国家临床执业医师资格考试推荐用书

U0621275

国家临床执业及助理医师资格考试
精选真题考点精析
（试题分册）

刘　钊◎编著

2021考点全覆盖
考题命中90%
2022按新大纲编写
执业及助理医师通用

信昭昭　过医考
独家秘笈

表格理解　　图形记忆　　口诀背诵

考点贯通

增值服务二维码

执业医师

北京航空航天大学出版社
BEIHANG UNIVERSITY PRESS

内 容 简 介

昭昭老师是全国医学培训行业的名师,近10年来在全国各大城市开办国家临床执业及助理医师资格考试的辅导讲座,累计帮助数万名考生顺利取得执业及助理医师资格证书。本书中,作者收集了近10年来医师资格考试的常考题、必考题,并精选其中高频真题进行详细解析。

本书分为四部分:第一部分,临床医学综合考题。这一部分是考试的重中之重,占执业医师资格考试的绝大部分分值,常言道"得专业综合者得天下",考生如果想顺利过关,这一部分内容至关重要。第二部分,基础医学综合考题。这一部分相对来说难度较低,所占的分值少,对于这些内容只需把握其重要考点即可。第三部分,人文医学考题。这一部分应重点把握各种概念、观点及相关数值,重复考点较多。第四部分,预防医学考题。这是医师资格考试的一个大科目,需要大家重视,很多同学未能通过医考的原因,就在于忽视了此部分的考试分值。

本书力求在解析试题过程中教会大家做题技巧,提供经典考点的全面总结,相信大家用完此书后可以顺利过关,直取证书。

图书在版编目(CIP)数据

国家临床执业及助理医师资格考试精选真题考点精析 /
刘钊编著. — 北京:北京航空航天大学出版社,
2021.11
 ISBN 978 - 7 - 5124 - 3641 - 1

Ⅰ.①国… Ⅱ.①刘… Ⅲ.①临床医学-资格考试-
题解 Ⅳ.①R4-44

中国版本图书馆 CIP 数据核字(2021)第 228786 号

国家临床执业及助理医师资格考试精选真题考点精析
(试题分册)
刘 钊 编著
责任编辑 刘恬利
*
北京航空航天大学出版社出版发行
北京市海淀区学院路 37 号(邮编100191) http://www.buaapress.com.cn
发行部电话:(010)82317024 传真:(010)82328026
读者信箱:bhjiaopei@163.com 邮购电话:(010)82316936
保定市中画美凯印刷有限公司印装 各地书店经销
*
开本:787×1 092 1/16 印张:68 字数:2 298 千字
2021 年 11 月第 1 版 2021 年 11 月第 1 次印刷
ISBN 978 - 7 - 5124 - 3641 - 1 定价:219.00 元(全 2 册)

前　言

经过对近几年执业及助理医师资格考试的观察及总结,考生会发现考试难度在逐年上升,而通过率在逐年下降,这体现了国家对医疗队伍建设的要求在逐步提高,同时也意味着考生不可再抱有侥幸心理,只想依靠技巧通关而不练就真功夫,临考突击。昭昭老师提醒考生,执业及助理医师资格考试的新时代已经来临,必须一步一个脚印地把基础打好,才能顺利取得证书。昭昭老师在知识点的传授过程中除了对考试通关技巧进行总结外,更注重基本功的学习及对做题思路的培养,既要知其然,又要知其所以然,在理解的基础上记忆,打下牢固的基础,做到对知识的真正掌握。心中有物,在面对越来越灵活的考题时,方能从容应对。

同学们经常在国家医师资格考试中陷入这样的困境:明明看过背过的知识点,放到题目中却分析不出题干的重要信息,不知道考什么内容。这就应了昭昭老师经常跟考生说的一句话:会看书,不一定会做题。若想快速突破这一瓶颈,就需要有老师带领你一道一道地做题,训练做题思路,将学到的知识点运用到考题中,帮助你真正学会如何做题,这样才能使你提高分数,顺利过关。

2022 版《国家临床执业及助理医师资格考试精选真题考点精析》包含了国家医师资格考试常见考点的考题。用过 2021 版的同学会惊奇地发现,本书中包含了很多原题。为什么呢? 这就是昭昭老师反复跟大家强调的:考题在变,考点不变。考生在扎实掌握知识点的基础上,也需要一些应对考试的方法。

昭昭老师力图通过本书真正地教给大家如何做题,即昭昭老师解题三部曲:找题眼—明考点—选答案。我们通过一道一道地对题目进行分析,不但要知道这个题目为什么选 A,更要知道为什么不选剩余的选项,以及题干如何改变就会选其他选项。这样训练下来,同学们掌握的不仅仅是一个知识点,而是一串知识点,通过一道题目,把与其相同、相似的题目全部掌握。最后同学们就会发现,通过做题,对知识点的掌握有了巨大的进步,发生了本质的飞跃,使分数得到了真实的提高。

现在市场上的模拟题、练习题等种类繁多,质量参差不齐。如果大量做题,盲目地采用题海战术,往往会导致有的考点没有复习到,有的考点复习过了头,复习不得要领。国家医师资格考试最好的复习辅导书莫过于历年真题,最好的复习方法是"反复推敲历年真题",这是昭昭老师从事医师资格考试培训以来得到的深刻经验和体会。2022 版《国家临床执业及助理医师资格考试精选真题考点精析》涵盖了近 10 年来国家医师资格考试中涉及的真题,更有昭昭老师的独家讲解,是攻克医师资格考试的利器。同学们只要紧紧抓住历年真题,围绕真题提供的信息指导复习,真正理解和掌握真题的内涵,就能把握复习的主动权及方向。这是有效的复习方法,是简捷高效的复习途径。如果备考时间不够,基础知识不扎实,可参考昭昭老师编写的2022 版《国家临床执业及助理医师资格考试笔试核心考点背诵版》。此书将数千页的内容浓缩,将核心必考考点内容以图表的形式贯通起来,用口诀来背诵,使考生对知识点达到深度记忆,永不混淆。同时考生结合《国家临床执业及助理医师资格考试题眼狂背》,经过对题眼的背诵训练,达到看到题眼,即可快速选出正确答案的效果,快速提分;结合《国家临床执业及助理医师资格考试医师进阶重难题 3000 例》,针对学习中的重难点,验证做题方法,加深对考点的记忆。

推荐考生参考以下复习计划：

基础阶段	笔试重难点精析＋精选真题考点精析＋背诵版	笔试重难点打基础；背诵版精简考点，加深记忆；精选真题考点分析研究真题，把握做题思路
提高阶段	进阶重难题3000例＋背诵版	首轮复习后，通过重难题检验复习效果，结合背诵版巩固知识点
冲刺阶段	题眼狂背＋背诵版＋最后冲刺5套卷	题眼狂背，结合背诵版快速抓住题干中的题眼，选择正确答案，高效得分；最后冲刺5套卷，把握出题方向，全真模拟，为考试热身

　　成功属于那些坚持的人，坚持做完本书中的所有习题，掌握对应考点，你就会在医师资格考试的考场上如鱼得水、游刃有余！最后祝愿考生们顺利通过今年的医师资格考试！

昭昭老师

目　录

第一部分　临床医学综合

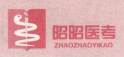

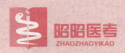
第二部分　基础医学综合

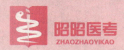
第三部分　人文医学

第四部分　预防医学

第一部分

临床医学综合

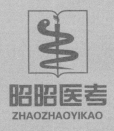

昭昭医考
ZHAOZHAOYIKAO

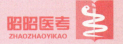

第一篇 呼吸系统

学习导图

章 序	章 名	内 容	所占分数	
			执业医师	助理医师
1	慢性阻塞性肺疾病	慢性阻塞性肺疾病	4 分	3 分
2	肺动脉高压和肺源性心脏病	肺动脉高压	3 分	1 分
		肺源性心脏病		
3	支气管哮喘	支气管哮喘	3 分	2 分
4	支气管扩张	支气管扩张	2 分	2 分
5	肺炎	总论	5 分	5 分
		肺炎链球菌肺炎		
		葡萄球菌肺炎		
		肺炎克雷伯杆菌肺炎		
		支原体肺炎		
		病毒性肺炎		
6	肺脓肿	肺脓肿	2 分	0 分
7	肺结核	肺结核	4 分	3 分
8	肺癌	肺癌	4 分	2 分
9	肺血栓栓塞	肺血栓栓塞	2 分	0 分
10	呼吸衰竭	急性呼吸衰竭	3 分	2 分
		慢性呼吸衰竭		
11	急性呼吸窘迫综合征与多器官功能障碍综合征	急性肺损伤(ALI)与急性呼吸窘迫综合征(ARDS)	1 分	0 分
		系统性炎症反应综合征与多器官功能障碍综合征		
12	胸腔积液	结核性和恶性胸腔积液	5 分	2 分
		血胸		
		脓胸		
13	胸部损伤	气胸	2 分	2 分
		肋骨骨折		
14	纵隔肿瘤	纵隔肿瘤	1 分	0 分

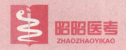
复习策略

呼吸系统属于三大内科内容之一，相对比较简单，其难度小于循环系统，大于消化系统，每年考试的分数占35～40分。本篇考点相对集中，每年必考题目为各疾病的诊断及首选检查、相应治疗等。考生在本篇的考试中一定要多拿分，以提高第二卷的考试分数。

第1章 慢性阻塞性肺疾病

【例1】引起阻塞性肺气肿的病因中，最主要的因素是
A. 吸烟
B. 感染
C. 大气污染
D. 过敏反应
E. 副交感神经功能亢进

【例2】阻塞性肺气肿最基本的发病机制是
A. 肺泡间血流减少
B. $\alpha_1 - AT$ 缺乏
C. 肺小血管痉挛
D. 分泌物所致单向活瓣作用
E. 支气管炎症致细支气管不完全阻塞

【例3】慢性阻塞性肺疾病患者存在的"持续气流受限"是指
A. 阻塞性通气功能障碍不能完全恢复
B. 支气管舒张试验阳性
C. 功能残气量显著增加
D. 支气管激发试验阳性
E. 存在限制性通气功能障碍

【例4】慢性阻塞性肺疾病急性发作最常见的诱因是
A. 空气污染
B. 过敏
C. 感染
D. 治疗不规律
E. 气候变化

【例5】COPD 气道炎症最主要的效应细胞是
A. 肥大细胞
B. 嗜酸性粒细胞
C. 中性粒细胞
D. 巨噬细胞
E. 淋巴细胞

【例6】男，67岁，咳嗽、咳痰20年，加重伴气短1周。查体：T36.8℃，双肺呼吸音减弱，语音震颤减弱，叩诊呈过清音。该患者最可能的诊断是

A. 支气管哮喘
B. 慢性阻塞性肺疾病
C. 气胸
D. 支气管扩张
E. 心力衰竭

【例7】不属于阻塞性肺气肿的体征是
A. 桶状胸
B. 触觉语颤增强
C. 肺下界和肝浊音界下降
D. 叩诊呈过清音，心浊音界缩小或不易叩出
E. 肺泡呼吸音降低，呼气明显延长

【例8】男，68岁，反复咳嗽、咳痰15年，加重伴发热3天。吸烟史40年，1包/天。查体：T38.8℃，口唇发绀，桶状胸，双肺可闻及哮鸣音和湿啰音。血 WBC $10.3×10^9$/L，N 0.85。该患者最可能的诊断是
A. 支气管肺癌
B. 肺血栓栓塞
C. 慢性阻塞性肺疾病
D. 支气管扩张
E. 支气管哮喘

【例9】男，70岁，因咳嗽、咳痰30年，气短5年，近期加重前来体检。胸部 X 线片示双肺透光度增加。其胸部查体最可能出现的体征是
A. 叩诊过清音
B. 呼吸音增强
C. 叩诊实音
D. 语颤增强
E. 三凹征

【例10】测定肺通气效率较高的指标是
A. 潮气量
B. 肺活量
C. 时间肺活量
D. 通气/血流比值
E. 肺扩散容量

【例11】肺功能检查时，阻塞性通气功能障碍最主要的表现是

A. 肺活量降低
B. 残气量增加
C. 气速指数>1.0
D. 第 1 秒用力呼气容积降低
E. 肺总量降低

【例 12】男,55 岁。间断咳嗽、咳痰,反复发作 30 年,近 2 年来渐觉气短,发现高血压 3 年,吸烟 36 年,40 支/日。查体:BP 140/90 mmHg,心肺无明显阳性体征,心脏彩超未发现异常,为明确诊断首选的检查是
A. 胸部 CT
B. 肺功能
C. 运动心肺功能
D. 冠状动脉造影
E. 核素心肌显影

【例 13】目前用于判断慢性阻塞性肺疾病严重程度的肺功能指标是
A. RV/TLC(残总比)
B. FVC 占预计值百分比
C. FEV_1 占预计值百分比
D. FEV_1/FVC(一秒率)
E. MVV 占预计值百分比

【例 14】诊断慢性阻塞性肺疾病(COPD)的必要条件是
A. 胸部 X 线片示肺纹理增粗紊乱
B. 肺功能检查示阻塞性通气功能障碍
C. 高分辨 CT 示肺气肿改变
D. 长期大量吸烟史
E. 慢性咳嗽、咳痰病史

【例 15】慢性阻塞性肺疾病最主要的病理生理特征是
A. 气道结构重塑
B. 肺泡通气量下降
C. 持续性气流受限
D. 肺泡弹性回缩力减退
E. 明显的肺外效应

(例 16~17 共用选项)
A. 有创机械通气
B. 无创机械通气
C. 间断高浓度吸氧
D. 持续高频呼吸机通气
E. 持续低流量吸氧

【例 16】慢性阻塞性肺疾病(COPD)的氧疗最常用的是

【例 17】COPD 急性加重伴呼吸功能不全早期,为防止呼吸功能不全加重最常用的是

【例 18】男,75 岁。间断咳嗽,咳痰 12 年,加重伴气短 2 天就诊。吸烟 40 余年,每天约 1 包。胸部 X 线片示双肺纹理粗乱。动脉血气示 pH 7.34,$PaCO_2$ 48 mmHg,PaO_2 55 mmHg。该患者氧疗的最佳方式是
A. 持续低流量吸氧
B. 无重复呼吸面罩吸氧
C. 气管插管、机械通气
D. 无创通气
E. 普通面罩吸氧

【例 19】慢性阻塞性肺疾病最常见的并发症不包括
A. 慢性肺源性心脏病
B. 自发性气胸
C. 右心功能不全
D. 支气管扩张
E. 慢性呼吸衰竭

【例 20】男性,50 岁,慢性阻塞性肺疾病 6 年,1 小时前突发呼吸困难加重,右侧胸痛,大汗,发绀,该患者应首先考虑的诊断是
A. 干性胸膜炎
B. 急性心肌梗死
C. 自发性气胸
D. 细菌性肺炎
E. 急性肺栓塞

(例 21~22 共用题干)
男,62 岁。间隔咳嗽、咳痰 10 余年,喘息 5 年,加重 3 天入院。吸烟 41 年,30 支/日,已戒烟 5 年。查体:烦躁,球结膜充血、水肿,口唇发绀。桶状胸,双肺呼吸音低,右下肺可闻及少许湿性啰音,肝肋下 5 cm,肝颈静脉回流征(+),双下肢水肿。血 K^+ 4.5 mmol/L,Na^+ 129 mmol/L,Cl^- 90 mmol/L。

【例 21】若该患者出现意识障碍,最可能的原因是
A. 感染中毒性脑病
B. 脑血管意外
C. 肝性脑病
D. 肺性脑病
E. 低钠血症

【例 22】该患者目前最重要的治疗措施为
A. 抗感染
B. 静脉滴注支链氨基酸
C. 无创通气
D. 利尿
E. 纠正电解质紊乱

(例 23~24 共用题干)
男,66 岁。活动后突发左侧胸痛伴呼吸困难 1 天。既往慢性阻塞性疾病史 10 余年。查体:R26 次/分,BP 95/60 mmHg。口唇发绀,左肺呼

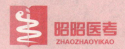

吸音明显减弱,心率102次/分,心律整齐。

【例23】该患者最可能的诊断是

A. 急性心肌梗死

B. 自发性气胸

C. 阻塞性肺不张

D. 胸腔积液

E. 肺栓塞

【例24】为明确诊断,应先采取的检查措施是

A. CT肺动脉造影

B. 胸腔穿刺

C. 支气管镜

D. 胸部X线片

E. 心电图

第2章　肺动脉高压和肺源性心脏病

第1节　肺动脉高压

【例25】引起继发性肺动脉高压的最常见的原因是

A. 慢性阻塞性肺疾病

B. 结缔组织病

C. 肺结核

D. 肺血栓栓塞

E. 间质性肺炎

【例26】女,32岁。反复胸痛半年,进行性活动后呼吸困难2个月,否认慢性咳嗽、咳痰及心脏病史。查体:BP 120/80 mmHg,双肺呼吸音低,未闻及干湿啰音,$P_2 > A_2$,三尖瓣区可闻及3/6级收缩期杂音,剑突下可见心尖搏动,为确定诊断最有意义的检查是

A. CT肺动脉造影

B. 胸部X线片

C. 肺通气功能

D. 血气分析

E. 超声心动图

【例27】男,45岁。进行性呼吸困难半年。无咳嗽、咯血及胸痛。查体,BP 110/75 mmHg。口唇发绀,颈静脉怒张。双肺呼吸音清,心界无扩大,心率92次/分,P_2亢进,三尖瓣区可触及抬举样搏动。双下肢轻度水肿。为明确诊断,首选的检查是

A. 超声心动图

B. 心电图

C. 肺通气/灌注扫描

D. 肺功能

E. CT肺动脉造影

第2节　慢性肺源性心脏病

【例28】导致慢性肺心病最常见的疾病是

A. 支气管扩张

B. 慢性阻塞性肺疾病

C. 严重胸廓畸形

D. 支气管哮喘

E. 肺血栓栓塞症

【例29】引起慢性阻塞性肺疾病(COPD)肺动脉高压最重要的原因是

A. 肺小动脉原位血栓形成

B. 肺小动脉内膜增厚

C. 肺小动脉痉挛

D. 肺小动脉壁纤维化

E. 肺小动脉微血栓栓塞

【例30】下列疾病所致的肺动脉高压中主要由低氧血症所致的是

A. 肺血栓栓塞

B. 结缔组织病

C. COPD

D. 特发性肺动脉高压

E. 心源性肺水肿

【例31】男,69岁。反复咳嗽、咳痰、喘息20年,加重2周,嗜睡1周。无发热、咯血。既往吸烟30年,每日约1包。查体:T36.8 ℃,BP 160/95 mmHg,昏睡状,口唇发绀,颈静脉充盈,肝颈静脉回流征阳性。双肺可闻及哮鸣音和细湿啰音。心率130次/分,$P_2 > A_2$,双下肢水肿,病理征(一)。该患者肺动脉高压的最主要机制是

A. 缺氧、CO_2潴留致血管收缩

B. 原位血栓形成

C. 肺毛细血管静水压升高

D. 肺小动脉结构重塑

E. 血红蛋白浓度升高

(例32~33 共用选项)

A. 慢性缺氧所致肺血管重建

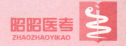

B. 缺氧性肺血管收缩

C. 支气管肺感染和阻塞

D. 血液黏稠度增加

E. 气道炎症

【例32】肺心病肺动脉高压形成的**解剖因素**是

【例33】肺心病肺动脉高压形成的**功能因素**是

【例34】慢性肺源性心脏病肺心功能代偿期**不具有**的体征是

A. 肺气肿征

B. 肺动脉瓣区第二心音亢进

C. 颈静脉充盈

D. 剑突下心脏收缩期搏动

E. 右心室奔马律

【例35】慢性肺心病患者提示**右心功能不全**的主要体征是

A. 双下肢水肿

B. 肝颈静脉回流征阳性

C. 心脏向左扩大

D. 肺动脉瓣区第二心音亢进

E. 肝大,触痛阳性

【例36】男,72岁。**慢性咳嗽15年**。间断**下肢水肿**2年。查体:BP 120/80 mmHg,颈静脉怒张,左下肺可闻及干湿啰音,心界向左扩大,$P_2 > A_2$。三尖瓣区可闻及3/6级收缩期吹风样杂音,余瓣膜区未闻及杂音,肝肋下3 cm。该患者最可能的诊断是

A. 肥厚型心肌病

B. 风湿性心脏瓣膜病

C. 冠心病

D. 慢性肺源性心脏病

E. 急性心包炎

【例37】男,69岁。**反复咳嗽、咳痰18年**,气短9年,近2天来发热、咳黄痰,夜间不能平卧而入院。查体:BP 170/90 mmHg,口唇发绀,**桶状胸**,双肺叩诊呈过清音,触诊语颤减弱,听诊呼吸音减弱,可闻及干、湿啰音,P_2**亢进**,**剑突下见心脏搏动**,三尖瓣区可闻及收缩期杂音。该患者最可能的诊断是

A. 冠状动脉硬化性心脏病

B. 慢性肺源性心脏病

C. 风湿性心脏病

D. 原发性心肌病

E. 先天性心脏病

【例38】肺源性心脏病**最常见**的心脏改变是

A. 右心房肥大

B. 左心房肥大

C. 右心室肥大

D. 左心室肥大

E. 左心房+左心室肥大

【例39】有**长期咳嗽史**患者,其心电图QRS额面平均电轴≥90°,重度顺时针转位,$RV_1 + SV_5 ≥ 1.05$ mV,$P_{II} > 0.22$ mV,最可能的诊断是

A. 阻塞性肺气肿

B. 支气管哮喘

C. 慢性肺源性心脏病

D. 风湿性心脏病二尖瓣狭窄

E. 心房间隔缺损

【例40】**不符合**慢性肺心病心电图表现的是

A. 电轴右偏

B. $SV_1 + RV_5 ≥ 1.05$ mV

C. 右束支传导阻滞

D. V_1 和 V_2 导联出现QS波

E. 肺型P波

【例41】女,63岁。**反复咳嗽、咳痰18年**,气短4年,近2周发热、气促、双下肢水肿入院。查体:BP 140/90 mmHg,颈静脉怒张,**桶状胸**,双肺叩诊呈过清音,可闻及干、湿啰音,P_2亢进,心率110次/分,可闻及期前收缩,剑突下见心脏搏动,肝大,肝颈静脉回流征阳性,**下肢凹陷性水肿**。该患者**首选**的治疗是

A. 有效控制感染

B. 快速推注强心剂

C. 快速推注强利尿剂

D. 快速纠正心律失常

E. 快速静滴扩血管药物

(例42~44共用题干)

男性,78岁。**反复咳嗽、气促20余年**,胸闷、心悸3年,加重伴发热1周,昏睡2小时入院。入院后查体BP 150/90 mmHg,**嗜睡状**,呼之能应,瞳孔等大等圆,对光反射存在,口唇发绀,双肺可闻及干、湿啰音,心率120次/分,期前收缩3次/分,**下肢凹陷性水肿**。

【例42】该患者最可能的**诊断**是

A. 冠状动脉硬化性心脏病

B. 慢性肺源性心脏病

C. 风湿性心脏病

D. 原发性心肌病

E. 高血压心脏病

【例43】假设上述诊断成立,补充体检时还可出现的**最主要体征**是

A. 心音强弱快慢不等

B. 心界向左下扩大

C. 心界向左、右两侧扩大

D. 肺动脉瓣区第二心音亢进

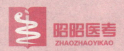

E. 心尖区可闻及 3/6 级粗糙吹风样全收缩期杂音

【例44】假设上述诊断成立,其出现昏睡最可能的原因是

A. 代谢性碱中毒

B. 中毒性脑病

C. 肺性脑病

D. 脑梗死

E. 脑出血

【例45】治疗肺心病心力衰竭的首要措施是

A. 卧床休息、低盐饮食

B. 使用小剂量强心剂

C. 使用小剂量作用缓和的利尿剂

D. 应用血管扩张剂减轻心脏负荷

E. 积极控制感染和改善呼吸功能

【例46】慢性肺心病引起的心律失常最常见的是

A. 房性期前收缩和房性心动过速

B. 心房颤动

C. 室性期前收缩

D. 室性心动过速

E. 房室传导阻滞

第3章　支气管哮喘

【例47】引起支气管哮喘发作,释放细胞因子和炎症介质的细胞是

A. 气道上皮细胞

B. 肥大细胞

C. 嗜酸性粒细胞

D. 肺泡巨噬细胞

E. 以上都包括

【例48】支气管哮喘患者出现气流受限的原因不包括

A. 腺体分泌亢进及黏液清除障碍

B. 气道壁炎性细胞浸润

C. 肺泡弹性回缩力下降及肺泡壁破坏

D. 气道平滑肌痉挛

E. 气道黏膜水肿

【例49】有关气道高反应性(AHR)的描述正确的是

A. AHR 是哮喘发病的重要神经机制

B. 气道炎症是导致 AHR 的重要机制

C. AHR 检测阳性者可诊断支气管哮喘

D. 肺泡巨噬细胞激活后可降低 AHR

E. AHR 不受遗传基因的影响

【例50】支气管哮喘的本质是

A. 一种自身免疫性疾病

B. 气道慢性炎症

C. 支气管平滑肌可逆性痉挛

D. 支气管平滑肌内受体功能低下

E. 肥大细胞膜上 M 胆碱能受体功能亢进

【例51】外源性支气管哮喘,浆细胞产生使人体致敏的抗体是

A. IgA

B. IgG

C. IgE

D. IgM

E. IgD

【例52】支气管哮喘发病的最主要临床特点是

A. 反复发作性咳嗽、喘息,经支气管扩张剂治疗后难以缓解

B. 反复发作性咳嗽、咳痰、喘息,经支气管扩张剂治疗后可缓解

C. 反复发作性咳嗽、喘息,经支气管扩张剂治疗后可缓解或自行缓解

D. 反复发作性咳嗽、咳痰、喘息,经支气管扩张剂和抗生素治疗后方可缓解

E. 反复发作性咳嗽、咳痰、喘息,经支气管扩张剂和抗生素治疗后仍难缓解

【例53】下列疾病中,最可能于凌晨反复出现咳嗽和气短症状的是

A. 慢性肺脓肿

B. 慢性支气管炎

C. 支气管哮喘

D. 肺结核

E. 支气管扩张

【例54】下列疾病中,最常表现为呼气性呼吸困难的疾病是

A. 气管异物

B. 急性喉炎

C. 气胸

D. 支气管哮喘

E. 心力衰竭

【例55】男性,18 岁。反复喘息发作 2 年,常在春季发病,表现为突然发作呼吸困难,每次发作1~2小时,经咳出白色黏痰后症状缓解,血象检查:嗜酸性粒细胞增多,IgE 增高,X 线胸片正常,应诊断为

A. 支气管哮喘
B. 急性左心衰竭
C. 急性间质性肺炎
D. 复发性多软骨炎
E. 慢性支气管炎

【例56】男，21岁。发作性喘息4年，再发3天急诊入院。查体：端坐呼吸，口唇发绀，双肺广泛哮鸣音，心率120次/分。该患者最可能的诊断是
A. 自发性气胸
B. 肺血栓栓塞
C. 急性左心衰竭
D. 慢性支气管炎急性发作
E. 支气管哮喘

【例57】男，18岁。发作性胸闷3年、再发2天。发作多以凌晨为主，无咯血和发热，发作时不经药物治疗可逐渐缓解。查体：双肺呼吸音清晰。该患者最可能的诊断是
A. 慢性支气管炎
B. 过敏性肺炎
C. 左心衰竭
D. 支气管哮喘
E. 胃食管反流病

【例58】典型支气管哮喘发作时最主要的体征为
A. 吸气性呼吸困难，双肺哮鸣音
B. 呼气性呼吸困难，双肺哮鸣音
C. 端坐呼吸，双肺密布中小水泡音
D. 呼气性呼吸困难，双肺散在干、湿啰音
E. 进行性呼吸困难，肺部局限性哮鸣音

【例59】女性，18岁。2小时前赏花时突然出现咳嗽、胸闷、呼吸困难，追问病史近1年来每年春季常有类似发作。体检：两肺满布哮鸣音，心脏无异常。X线胸片显示心肺无异常。该例诊断应为
A. 慢性喘息型支气管炎
B. COPD
C. 支气管扩张
D. 支气管哮喘
E. 心源性哮喘

【例60】支气管哮喘发作时，最有诊断意义的体征是
A. 胸廓饱满
B. 肋间隙增宽
C. 触诊胸部语颤
D. 叩诊胸部过清音
E. 听诊两肺广泛哮鸣音

【例61】女，28岁。发作性干咳、胸闷3年，夜间明显，无咯血、发热。每年发作2～3次，约1～2周可自行缓解。近2天来再次出现上述症状而就诊。查体：双肺呼吸音清晰，未闻及干湿性啰音，心率86次/分，心脏各瓣膜听诊区未闻及杂音。胸部X线片未见异常，肺通气功能正常。为明确诊断，应采取的进一步检查是
A. 支气管镜
B. 胸部高分辨CT
C. 胸部MRI
D. 胸部增强CT
E. 支气管激发试验

【例62】男，45岁。间断咳嗽2年，每年均于秋季出现，干咳为主，夜间明显，伴憋气，常常影响睡眠，白天症状常不明显。使用多种药物抗感染治疗无效，持续1～2个月后症状可自行消失。本次入秋后再次出现上述症状，体格检查未见明显异常。胸部X线片未见明显异常，肺通气功能正常。为明确诊断，宜采取的进一步检查措施是
A. 胸部CT
B. 支气管激发试验
C. 睡眠呼吸监测
D. 支气管镜
E. 血气分析

【例63】女，28岁。反复发作性干咳伴胸闷2年，多于春季发作，无发热、咯血及夜间阵发性呼吸困难，多次胸片检查无异常，常用抗生素治疗效果不明显。无高血压病史。全身体检无阳性体征。为明确诊断首选的检查是
A. 胸部CT
B. 心脏超声波
C. 支气管激发试验
D. 动脉血气分析
E. 纤维支气管镜

【例64】女性，18岁。反复发作性喘息、呼吸困难、咳嗽3年。体检：双肺散在哮鸣音，心脏无异常。下列检查结果中有助于明确诊断的是
A. 最大呼气流量显著降低
B. 一秒钟用力呼气容积降低
C. 最大呼气中段流量降低
D. 支气管舒张试验阳性
E. X线胸片显示肺纹理稍多

【例65】表明气道阻塞具有可逆性的检查结果是
A. 一秒钟用力呼气容积（FEV_1）>60%预计值
B. 最大呼气流量（PEF）>60%预计值
C. 吸入沙丁胺醇后FEV_1增加率>15%
D. 吸入倍氯米松后FEV_1增加率>15%

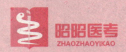

E. 支气管激发试验阳性

【例66】重症哮喘时**最多见**的酸碱失衡是
A. 呼吸性碱中毒
B. 呼吸性碱中毒合并代谢性碱中毒
C. 呼吸性碱中毒合并代谢性酸中毒
D. 呼吸性酸中毒合并代谢性碱中毒
E. 呼吸性酸中毒合并代谢性酸中毒

【例67】急性哮喘发作**早期**动脉血气分析最常见的表现是
A. PaO_2 降低、$PaCO_2$ 上升、pH 上升
B. PaO_2 降低、$PaCO_2$ 上升、pH 下降
C. PaO_2 正常、$PaCO_2$ 降低、pH 下降
D. PaO_2 降低、$PaCO_2$ 正常、pH 下降
E. PaO_2 降低、$PaCO_2$ 降低、pH 上升

【例68】支气管哮喘与过敏性肺炎的**不同点**是
A. 有过敏原接触史
B. 血中嗜酸性粒细胞增高
C. 喘息
D. 致敏原阳性
E. 胸部 X 线片表现

【例69】女，32 岁，间断**喘息** 5 年，无明显规律，发作期间无不适，此次因"气喘 6 小时"来院。查体，T 36.8℃，端坐呼吸，口唇发绀，双肺呼吸音低，**呼气相明显延长**，未闻及哮鸣音。血常规 WBC $8.3×10^9$/L，N 0.75，该患者最可能的诊断是
A. 慢性支气管炎
B. 支气管哮喘
C. 心源性哮喘
D. 过敏性肺炎
E. 肺栓塞

【例70】提示支气管哮喘患者**病情危重**的是
A. 呼气相延长
B. 脉压增加
C. 呼吸性酸中毒
D. 胸腹矛盾运动
E. 烦躁不安

【例71】女，45 岁。间断**干咳** 3 年，无低热、咯血等，**反复抗生素治疗无效**。查体无明显阳性体征。胸部 X 线片未见明显异常，最可能的诊断是
A. 支原体肺炎
B. 支气管结核
C. 支气管扩张
D. 咳嗽变异型哮喘
E. 慢性支气管炎

【例72】目前用于控制支气管哮喘患者气道高反应最主要的措施是
A. 使用 H_1 受体拮抗剂
B. 吸入支气管舒张剂
C. 特异性免疫治疗
D. 吸入糖皮质激素
E. 使用白三烯调节剂

【例73】消除支气管哮喘气道炎症**最有效**的药物是
A. 糖皮质激素
B. 抗生素
C. 抗组胺药
D. β受体激动剂
E. 色甘酸钠

（例74~77 共用题干）
女性，18 岁。反复发作**呼吸困难、胸闷、咳嗽** 2 年，每年秋季发作，可自行缓解，此次已发作半天，症状仍继续加重而来就诊。体检：**双肺满布哮鸣音**，心率 85 次/分，心律整齐，无杂音。

【例74】该患者的**诊断**应首先考虑为
A. 慢性支气管炎
B. 阻塞性肺气肿
C. 慢性支气管炎并肺气肿
D. 支气管哮喘
E. 心源性哮喘

【例75】对该患者的治疗应选用的**药物**为
A. $β_2$ 受体激动剂
B. $β_2$ 受体阻滞剂
C. α 受体激动剂
D. α 受体阻滞剂
E. 抗生素类药物

【例76】给予足量特布他林（博利康尼）和氨茶碱治疗 1 天多病情仍**无好转**，呼吸困难严重。口唇发绀。此时应采取
A. 原有药物加大剂量再用 24 小时
B. 应用琥珀酸氢化可的松静脉滴注
C. 大剂量二丙酸倍氯米松气雾吸入
D. 静脉滴注第三代头孢菌素
E. 静脉滴注 5% 碳酸氢钠

【例77】应用足量解痉平喘药和糖皮质激素等治疗均无效，患者**呼吸浅快、神志不清**，PaO_2 50 mmHg，$PaCO_2$ 70 mmHg。此时应采取的救治措施为
A. 高浓度吸氧
B. 甲基泼尼松龙静脉滴注
C. 纠正水电解质和酸碱平衡紊乱
D. 联合应用广谱抗生素静滴
E. 气管插管正压机械通气

【例78】女，29 岁。反复发作**喘息** 2 年。此次发作

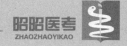

持续约 19 小时,大汗淋漓,发绀,端坐呼吸,双肺肺气肿征,有散在哮鸣音。首选的治疗是

A. 山莨菪碱(654-2)静脉注射

B. 补液+氨茶碱+β受体激动剂

C. 沙丁胺醇气雾剂吸入+溴化异丙托品吸入

D. 色甘酸钠吸入+糖皮质激素

E. 补液+糖皮质激素+氨茶碱

【例79】主要作用机制为控制支气管哮喘气道炎症的药物是

A. H_1 受体拮抗剂

B. 长效 β_2 受体激动剂

C. M 受体拮抗剂

D. 白三烯受体调节剂

E. 茶碱

(例80～82 共用选项)

A. 肾上腺素

B. 吗啡

C. 异丙肾上腺素

D. 特布他林

E. 氨茶碱

【例80】既能用于支气管哮喘,又能用于心源性哮喘的药物是

【例81】既能扩张支气管平滑肌,又能减轻支气管黏膜水肿的药物是

【例82】只能用于心源性哮喘,不能用于支气管哮喘的药物是

【例83】主要用于预防支气管哮喘的药物是

A. 氨茶碱

B. 肾上腺素

C. 特布他林

D. 色甘酸钠

E. 异丙肾上腺素

【例84】男,20 岁。持续喘息发作 24 小时来急诊。既往哮喘病史 12 年。查体:端坐呼吸,大汗淋漓,发绀,双肺布满哮鸣音。动脉血气分析结果显示 pH 7.21,$PaCO_2$ 70 mmHg,PaO_2 55 mmHg。此时应采取的紧急措施是

A. 机械通气

B. 使用光谱抗生素

C. 静脉点滴糖皮质激素

D. 静脉注射氨茶碱

E. 补充液体

【例85】不属于缓解哮喘急性发作药物的是

A. 静脉用糖皮质激素

B. 抗胆碱能药物

C. 短效茶碱

D. 速效 β_2 受体激动剂

E. 白三烯调节剂

【例86】支气管哮喘患者发作时禁用的药物是

A. 吗啡

B. 氨茶碱

C. 泼尼松

D. 肾上腺素

E. 沙丁胺醇

第4章 支气管扩张

【例87】引起支气管扩张最常见的原因是

A. 继发于肺结核

B. α-抗胰蛋白酶缺乏

C. 机体免疫功能失调

D. 继发于慢性支气管炎

E. 支气管肺组织感染及阻塞

【例88】支气管扩张的典型临床表现为

A. 慢性咳嗽、痰中带血,伴胸痛、杵状指,病变部位可有湿啰音

B. 慢性咳嗽、咳白色泡沫痰,很少咯血,双肺可有干、湿啰音

C. 慢性咳嗽、咳大量脓血痰,反复高热,病变部位可有湿啰音

D. 慢性咳嗽、咳大量脓痰,或反复咯血,病变部位有湿啰音

E. 慢性咳嗽,常伴低热、盗汗、咯血,上肺可有湿啰音

【例89】慢性咳嗽、大量脓痰、反复咯血最多见于

A. 慢性支气管炎

B. 支气管肺癌

C. 支气管扩张

D. 肺结核

E. 肺炎

【例90】女,18 岁。3 年来反复痰中带血,间有大口咯血。体格检查无异常体征,X 线胸片示左下肺纹理增粗、紊乱,最可能的诊断是

A. 风心病二尖瓣狭窄

B. 慢性支气管炎

C. 支气管扩张症

D. 支气管肺癌

E. 肺结核

【例91】干性支气管扩张是指

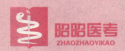

A. 反复咯血、无咳嗽、咳痰，其发生部位引流不畅

B. 反复咯血、无咳嗽、咳痰，其发生部位引流良好

C. 反复痰中带血、但痰极少，其发生部位引流良好

D. 反复咳嗽、大量脓血痰，其发生部位多位于下叶

E. 反复咯血、干咳，其发生部位多位于右下基底段

【例92】干性支气管扩张的主要症状是

A. 反复咳嗽
B. 大量脓痰
C. 反复咯血
D. 营养不良
E. 肌肉酸痛

【例93】较常出现杵状指(趾)的呼吸系统疾病是

A. 慢性支气管炎
B. 阻塞性肺气肿
C. 支气管哮喘
D. 支气管扩张症
E. 支原体肺炎

【例94】女，53岁。今晨突发咯血250mL，无发热。幼年8岁时起反复咳嗽，咳痰。查体：T36.8℃，BP 120/70 mmHg，左肺可闻及湿啰音，该患者最可能的诊断是

A. 肺结核
B. 支气管扩张
C. 支气管肺癌
D. 慢性支气管炎
E. 肺炎链球菌肺炎

【例95】女性，20岁自幼咳嗽，经常感冒后加重，咳大量脓痰，无咯血，考虑诊断为

A. 慢性支气管炎
B. 慢性肺脓肿
C. 支气管扩张症
D. 先天性支气管囊肿
E. 肺气肿继发感染

【例96】支气管扩张病情严重时，最常见的典型体征是

A. 奇脉
B. 口唇发绀
C. 双肺布满哮鸣音
D. 双肺布满湿啰音
E. 固定而持久的湿啰音

【例97】支气管扩张症最有意义的体征是

A. 贫血
B. 杵状指
C. 固定的局限性湿啰音
D. 消瘦
E. 多变的哮鸣音

【例98】男，34岁。咯鲜血半小时。就诊时仍有鲜血咯出。咳嗽不显著，无咳痰及呼吸困难。既往有类似情况出现，可自行停止。否认慢性心肺疾病史。查体：双肺呼吸音清晰。胸部X线片未见异常。为明确诊断，首先应进行的检查是

A. 上呼吸道检查
B. 支气管镜
C. 支气管动脉造影
D. 胸部CT
E. 肺动脉造影

【例99】最有助于确定支气管扩张大咯血患者出血部位的检查是

A. 支气管镜
B. 肺动脉造影
C. 支气管动脉造影
D. 胸部高分辨CT
E. 胸部增强CT

【例100】女，35岁。间断咳嗽、咳脓痰伴咯血10余年，再发2天入院。咯血总量约600 mL，经抗感染、静脉点滴垂体后叶素治疗后，咯血停止，行胸部CT检查示右下叶多发囊状，部分囊腔内可见液平，余未见异常，该患者宜进一步采取的最佳措施为

A. 支气管动脉栓塞
B. 规律使用流感疫苗
C. 感染时联合使用抗生素
D. 手术切除病变肺叶
E. 抗生素预防感染

【例101】双侧支气管扩张患者反复大咯血时，最佳的治疗手段是

A. 长期口服抗生素预防感染
B. 支气管动脉栓塞术
C. 手术切除病变肺组织
D. 长期口服钙通道阻滞剂
E. 支气管镜下介入治疗

第5章 肺 炎

【例102】社区获得性肺炎最常见的致病菌是
A. 流感嗜血杆菌
B. 肺炎支原体
C. 嗜肺军团菌
D. 肺炎链球菌
E. 葡萄球菌

【例103】社区获得性肺炎中最常见的革兰阴性菌是
A. 大肠杆菌
B. 不动杆菌
C. 铜绿假单胞菌
D. 流感嗜血杆菌
E. 肺炎克雷伯菌

【例104】治疗社区获得性肺炎时,可覆盖非典型病原体的抗生素是
A. 头孢菌素类
B. 糖肽类
C. 青霉素类
D. 大环内酯类
E. 氨基糖苷类

【例105】男,65 岁。间断咳嗽、咳痰 5 年,1 周来因发热、咳黄痰就诊。曾口服感冒药和祛痰药无明显效果。查体:T 38.5℃,口唇略发绀,双下肺可闻及少量湿啰音。为明确诊断,首选的检查是
A. 血气分析
B. 肺功能
C. 痰培养+药敏
D. 胸部 X 线片
E. 支气管镜

【例106】不易引起空洞的肺炎是
A. 肺炎链球菌肺炎
B. 金黄色葡萄球菌肺炎
C. 克雷伯杆菌肺炎
D. 大肠杆菌肺炎
E. 梭形菌肺炎

【例107】肺炎链球菌的主要致病因素是
A. C 反应蛋白
B. 自溶酶
C. 荚膜
D. 外毒素
E. 内毒素

【例108】休克型肺炎最常见的病原菌是
A. 军团菌
B. 肺炎球菌
C. 肺炎支原体
D. 革兰阴性杆菌
E. 金黄色葡萄球菌

【例109】女,38 岁。寒战高烧,右侧胸痛 3 天。查体:T 39.4 ℃,意识模糊,右下肺呼吸音减弱,血常规 WBC 14.3×10⁹/L,N 0.88。胸片示右下肺大片浸润阴影,该患者最可能的诊断是
A. 克雷伯杆菌肺炎
B. 肺炎链球菌肺炎
C. 肺炎支原体肺炎
D. 干酪性肺炎
E. 病毒性肺炎

【例110】关于肺炎链球菌肺炎叙述错误的是
A. 起病急
B. 咳砖红色痰
C. 不易形成空洞
D. 首选青霉素
E. 病前数日可有上感史

(例 111～112 共用题干)
男,28 岁。平素健康。受凉后,突发寒战、高热、头痛。第 3 天出现右侧胸痛、咳嗽、咳痰,胸片示右上肺大片实变影。

【例111】最可能诊断为
A. 大叶性肺炎
B. 胸膜增厚
C. 肺脓肿
D. 肺结核
E. 肺梗死

【例112】体检不会出现的体征是
A. 右上肺语颤增强
B. 右上肺叩诊浊音
C. 气管向左侧偏移
D. 急性病容
E. 脉率增快

【例113】某中年男性,临床诊断为大叶性肺炎,应首选
A. 庆大霉素
B. 氨苄西林
C. 多西环素
D. 红霉素
E. 头孢噻嗪

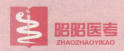

【例114】肺炎链球菌肺炎的抗生素治疗停药指标是
　A. 热退停药
　B. 热退 3 天
　C. 热退 5～7 天
　D. 症状体征消失
　E. 胸片病变消退

（例115～116 共用题干）

　男，28 岁，受凉后发热、咳嗽、咳痰 1 周，气促 2 天，意识模糊 1 小时。查体：T 39.8℃，血压 80/50 mmHg，口唇发绀，双肺可闻及较多湿啰音，心率 109 次/分，未闻及杂音，四肢冷，血常规 WBC 21×10⁹/L，N 0.90。

【例115】该患者最可能的诊断是
　A. 中枢神经系统感染
　B. 急性左心衰竭
　C. 重症肺炎
　D. 干酪性肺炎
　E. 肺栓塞

【例116】该患者经过抗感染等综合治疗后症状有所改善，血压 100/60 mmHg，动脉血气分析（面罩吸氧 5 L/min）提示 PaO_2 50 mmHg，$PaCO_2$ 28 mmHg，HCO_3^- 16 mmol/L。此时首选择措施是
　A. 静脉点滴糖皮质激素
　B. 静脉点滴呼吸兴奋剂
　C. 静脉点滴丙种球蛋白
　D. 静脉点滴碳酸氢钠
　E. 机械通气

【例117】有感染高危因素的院内肺炎病原体排在首位的是
　A. 大肠杆菌
　B. 肺炎链球菌
　C. 铜绿假单胞菌
　D. 肺炎克雷伯杆菌
　E. 金黄色葡萄球菌

【例118】女，62 岁。寒战、高热 1 周，少量脓血痰。查体：T 39.5℃，右下肺散在湿啰音，胸部 X 线片示右下肺叶实变阴影伴小空洞形成，血常规 WBC 14.8×10⁹/L，N 0.96。该患者感染的病原菌最可能是
　A. 结核分枝杆菌
　B. 肺炎链球菌
　C. 铜绿假单胞菌
　D. 金黄色葡萄球菌
　E. 流感嗜血杆菌

【例119】男，73 岁。因脑梗死住院半月，近一周出

现高热咳嗽，咳血痰。查体：T 38.5 ℃，意识模糊，呼吸急促，口唇发绀，双肺散在湿啰音，血常规 WBC 22.2×10⁹/L，N 0.95。胸片：右肺大片状阴影，其中可见多个气囊腔。该患者最可能得的是
　A. 金黄色葡萄球菌肺炎
　B. 肺炎链球菌肺炎
　C. 肺炎支原体肺炎
　D. 干酪性肺炎
　E. 真菌性肺炎

【例120】对 MRSA 引起的肺炎，首选抗生素是
　A. 青霉素 G
　B. 头孢唑啉
　C. 苯唑西林
　D. 万古霉素
　E. 头孢呋辛

【例121】老年患者突然发生寒战、高热、咳嗽、咳痰，痰黏稠，砖红色，胶冻状，引起感染最可能的病原菌是
　A. 葡萄球菌
　B. 克雷伯杆菌
　C. 铜绿假单胞菌
　D. 流感嗜血杆菌
　E. 嗜肺军团杆菌

【例122】男，73 岁。因脑梗死住院治疗 1 个月，病情基本稳定。3 天前受凉后出现发热、咳嗽、咳红色胶冻状黏痰。查体：T 38.7 ℃，呼吸急促，口唇发绀，右上肺叩诊浊音，可闻及支气管呼吸音和少量湿啰音。胸部 X 线片示右上肺大片状阴影，其中可见多个空洞。该患者最可能的诊断是
　A. 真菌性肺炎
　B. 肺炎链球菌肺炎
　C. 肺炎克雷伯杆菌肺炎
　D. 干酪性肺炎
　E. 厌氧菌肺炎

【例123】男性，68 岁。COPD 病史。因畏寒、发热，伴咳嗽、气急 3 天就诊。住院后高热不退，气急、发绀明显，咳黏稠脓性血痰。X 线胸片示右上叶大片密度增高的阴影，内有多个小透亮区，水平叶裂呈弧形下坠。最可能的诊断是
　A. 肺炎链球菌肺炎
　B. 肺脓肿
　C. 克雷伯杆菌肺炎
　D. 干酪性肺炎
　E. 金黄色葡萄球菌肺炎

（例124～125 共用选项）

A. 肺炎链球菌

B. 葡萄球菌

C. 铜绿假单胞菌

D. 克雷伯杆菌

E. 肺炎支原体

【例124】**不引起**肺组织坏死和空洞形成的肺炎致病菌是

【例125】最易引起**间质性**肺炎改变的致病菌是

【例126】男，35岁，发热，气短15天，伴明显**刺激性咳嗽**、咽痛、头痛。白细胞增高。胸片呈双下肺点片状浸润影。最有可能的诊断为

A. 干酪性肺炎

B. 葡萄球菌肺炎

C. 肺炎链球菌肺炎

D. 支原体肺炎

E. 肺孢子菌肺炎

（例127～128 共用选项）

A. 支气管哮喘

B. 喘息性慢性支气管炎

C. 支气管肺癌

D. 肺炎支原体肺炎

E. 克雷伯杆菌肺炎

【例127】**刺激性咳嗽**，伴气急、痰中带血，支气管解痉药效果欠佳的是

【例128】儿童和青年人多见，起病缓慢，阵发性干咳、发热、肌痛，胸片示下叶**间质性**肺炎改变的是

【例129】**肺炎支原体肺炎**最常见的胸部X线片表现是

A. 早期为下叶，肺实变后为边缘模糊的斑片状阴影

B. 肺叶和小叶实变，叶间隙呈弧形下坠，多发性蜂窝状脓肿形成

C. 肺叶或肺段实变，呈多发性、周围性肺浸润，可伴气囊肿

D. 呈叶、段分布的炎性实变阴影，在实变阴影中可见支气管气道征

E. 病变多在肺上部，呈大片浓密阴影，密度不均，历久不消散，可形成空洞

（例130～131 共用选项）

A. X线胸片呈段、叶分布的淡薄而均匀影

B. X线胸片见多发肺段、肺叶密度影及气囊肿

C. X线胸片见多形态浸润影，呈节段性斑片状模糊阴影，下叶多见

D. X线胸片见大叶、小叶实变影，叶间裂呈弧形下坠

E. X线胸片见椭圆形块影，边缘模糊有毛刺

【例130】符合**肺炎链球菌肺炎**表现的是

【例131】符合**肺炎支原体肺炎**表现的是

（例132～134 共用题干）

男性，18岁，低热、咳嗽、咽部不适2周，胸部X线片示两肺下部网状及小叶分布的斑片状浸润阴影，血常规 WBC $10 \times 10^9/L$。

【例132】患者最可能的**诊断**是

A. 支原体肺炎

B. 病毒性肺炎

C. 军团菌肺炎

D. 肺炎链球菌肺炎

E. 浸润型肺结核

【例133】首选哪项检查以**确定诊断**

A. 痰细菌培养

B. 痰真菌培养

C. 冷凝集试验

D. 血清抗体测定

E. 痰抗酸杆菌涂片

【例134】治疗药物**首选**

A. 青霉素

B. 红霉素

C. 氟康唑

D. 异烟肼＋利福平

E. 利巴韦林

（例135～136 共用选项）

A. 头孢唑啉

B. 左氧氟沙星

C. 庆大霉素

D. 克林霉素

E. 阿奇霉素

【例135】男，16岁，发热、**干咳**伴全身肌瘫3天，胸部X线片示**间质性**肺炎，同班级中数人有类似症状。治疗首选为

【例136】男，42岁，发热3天，**咳嗽臭痰**1天，胸部X线片示右下叶空洞影，其内有液平。治疗首选为

第6章 肺脓肿（助理医师不要求）

【例137】卧位时，**吸入性肺脓肿**好发于

A. 上叶后段或下叶背段

B. 下叶后基底段

C. 右上叶前段或后段

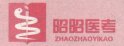

D. 右下叶后基底段

E. 肺尖部

【例138】吸入性肺脓肿**最常见**的病原体是

A. 铜绿假单胞菌

B. 厌氧菌

C. 表皮金黄色葡萄球菌

D. 金黄色葡萄球菌

E. 肺炎链球菌

【例139】引起血源性肺脓肿**最常见**的病原菌是

A. 粪链球菌

B. 葡萄球菌

C. 大肠埃希菌

D. 肺炎克雷伯杆菌

E. 厌氧菌

【例140】女，55岁。咳嗽，咳脓血痰伴高热2天。糖尿病病史8年。胸部X线片示双肺多发团片状阴影，有空洞形成。查体：背部可见多个疖肿，双肺少量湿性啰音，心腹未见异常。最可能的诊断为

A. 大肠埃希菌肺炎

B. 军团菌肺炎

C. 血源性肺脓肿

D. 肺炎克雷伯杆菌肺炎

E. 肺结核

【例141】男性，38岁。半月前拔牙，次晨畏寒发热，咳嗽，痰量逐渐增多，脓性有臭味，胸片示左下肺大片阴影，有空洞，最可能的诊断是

A. 左下肺炎症

B. 左下肺脓肿

C. 左下肺结核

D. 肺癌

E. 左下肺支气管扩张症

【例142】男性，52岁。发热咳嗽、咳痰2周，近3天来咳大量脓性臭痰，量约200 mL/d。查体：T 40℃，右下肺叩诊呈浊音，可闻及湿啰音，杵状指，应考虑的诊断为

A. 支气管炎

B. 急性肺脓肿

C. 肺炎球菌肺炎

D. 葡萄球菌肺炎

E. 克雷伯杆菌肺炎

【例143】男，18岁。寒战、高热、咳嗽4天。1周前脚趾曾划伤化脓感染，经治疗后愈合。听诊双肺可闻及湿啰音，血常规 WBC 17×10⁹/L，N 0.92，胸部X线片示两肺多发性团块状密度

增高影，部分有空洞形成。最可能的诊断是

A. 肺血管炎

B. 肺结核

C. 肺囊肿继发感染

D. 肺脓肿

E. 真菌性肺炎

【例144】女，34岁。寒战、高热、咯血痰1周。2周前干农活时右小腿外伤。查体：T 39.7℃。神志清楚，精神差。双肺未闻及干湿性啰音，右外踝上方可见小脓痂，血常规 WBC 17×10⁹/L，N 0.95，胸部X线片发现右下肺、左上肺尖圆形阴影，其内可见空洞及液平。该患者最可能的诊断是

A. 肺结核

B. 血源性肺脓肿

C. 真菌性肺炎

D. 革兰阴性杆菌肺炎

E. 吸入性肺脓肿

【例145】慢性肺脓肿较急性肺脓肿更为常见的体征是

A. 肺部闻及支气管呼吸音

B. 肺部叩诊呈鼓音

C. 肺部呼吸音减弱

D. 肺部闻及湿啰音

E. 杵状指

【例146】男，37岁。1周来寒战、咳嗽、高热，最高体温40℃，血常规 WBC 15.2×10⁹/L，N 0.91，经阿莫西林抗感染治疗后体温下降不明显，逐渐出现呼吸急促。半月前颈部皮肤疖肿，自行结痂。胸部X线片示双肺可见多发直径2～3 cm的边缘模糊的类圆形阴影，其内可见空洞。下列检查对诊断意义最大的是

A. 痰涂片革兰染色

B. 支气管镜

C. 动脉血气分析

D. 胸部CT

E. 血培养

【例147】治疗脆弱拟杆菌感染所致吸入性肺脓肿首选的抗菌药物是

A. 万古霉素

B. 庆大霉素

C. 青霉素

D. 克林霉素

E. 红霉素

第 7 章　肺结核

【例 148】下列肺结核类型中,传染性最强的是
　　A. 慢性纤维空洞型肺结核
　　B. 干酪性肺炎
　　C. 原发性肺结核
　　D. 急性血行播散型肺结核
　　E. 慢性血行播散型肺结核

【例 149】肺结核所致支气管扩张最好发的部位是
　　A. 上叶尖后段
　　B. 上叶前段
　　C. 右中叶
　　D. 左舌叶
　　E. 下叶基底段

【例 150】关于继发性肺结核病下列哪项正确
　　A. 病变在肺内无一定好发部位
　　B. 肺门淋巴结常有明显的结核病变
　　C. 不治疗多数能自然痊愈
　　D. 不易有空洞形成
　　E. 咯血是常见的死亡原因之一

【例 151】女,21 岁。干咳 2 个月伴不规则发热,体温 38.8 ℃,无咯血及关节、肌肉痛,先后多次静脉注射"头孢霉素"仍未见效,现停经 20 天。查体:消瘦,双颈部可触及成串小淋巴结,活动,无压痛,右上肺可闻及少量湿啰音。胸片示右上肺大片密度不均阴影,有小空洞形成。该患者最可能的诊断是
　　A. 细菌性肺炎
　　B. 支原体肺炎
　　C. 过敏性肺炎
　　D. 干酪性肺炎
　　E. 肺脓肿

【例 152】女性,32 岁。干咳、低热、盗汗半月,今日突然咯血而就诊。左上肺可闻及湿啰音。首先考虑的诊断是
　　A. 肺炎球菌肺炎
　　B. 支气管扩张
　　C. 肺脓肿
　　D. 肺结核
　　E. 肺癌

【例 153】判断肺结核传染性最主要的依据是
　　A. 血沉增快
　　B. 胸部 X 线片显示空洞性病变
　　C. 结核菌素试验阳性
　　D. 痰涂片找到抗酸杆菌

　　E. 反复痰中带血

【例 154】男,35 岁。低热伴咳嗽 3 周 ,咳少量白痰。使用多种抗生素治疗无效。胸部 X 线片示右下叶背段斑片状影,有多个不规则空洞,无液平面。为明确诊断,应首先进行的检查是
　　A. 痰涂片革兰染色
　　B. 痰涂片抗酸染色
　　C. 支气管镜
　　D. 痰真菌培养
　　E. 胸部 CT

【例 155】男,33 岁。咳嗽、痰中带血伴乏力 2 周。胸部 X 线片显示左上肺少量斑片状阴影,可见少许不规则透亮区,未见液平。为明确诊断首先采取的措施是
　　A. 痰涂片抗酸染色
　　B. 痰细菌培养＋药敏
　　C. 痰细胞学检查
　　D. 痰涂片找细菌
　　E. 痰涂片找含铁血黄素细胞

【例 156】有关活动性原发型肺结核的治疗原则,错误的是
　　A. RFP 疗程 6～12 个月
　　B. 巩固维持治疗采用 INH＋PZA
　　C. 强化治疗采用 INH＋RFP＋PZA
　　D. INH 疗程 12～18 个月
　　E. 宜采用分阶段治疗方案

【例 157】对初治结核病病例的短程化疗方案主要联用的药物是
　　A. INH＋PZA＋RFP
　　B. SM＋INH＋PAS
　　C. SM＋PZA＋EMB
　　D. INH＋SM＋EMB
　　E. PAS＋EMB＋SM

【例 158】仅对细胞外碱性环境中的结核菌有杀菌作用的是
　　A. 乙胺丁醇
　　B. 利福平
　　C. 异烟肼
　　D. 吡嗪酰胺
　　E. 链霉素

【例 159】属抑菌作用的抗结核药物是
　　A. 异烟肼(INH)
　　B. 利福平(RFP)

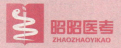

C. 链霉素（SM）

D. 乙胺丁醇（EMB）

E. 吡嗪酰胺（PZA）

【例160】女，28岁。发热、咳嗽两个月，胸部X线片示左上肺不规则片状阴影，予抗结核治疗1月余。查体：T 36.5 ℃。巩膜稍黄染。双肺未闻及干湿啰音。血常规 WBC $4.3×10^9$/L，N 0.55。肝功能检查：ALT、AST 正常，总胆红素 40.6 μmol/L，直接胆红素 17.8 μmol/L。该患者现停用的药物是

A. 利福平

B. 异烟肼

C. 吡嗪酰胺

D. 乙胺丁醇

E. 链霉素

【例161】男，53岁。低热、干咳1周，经胸部X线片诊断为浸润性肺结核。既往有高血压病史

3年，痛风病史3年，口服药物治疗。在患者进行抗结核治疗时，应避免使用的药物是

A. 异烟肼

B. 利福平

C. 乙胺丁醇

D. 吡嗪酰胺

E. 链霉素

【例162】男，38岁。因低热、咳嗽、痰中带血1月余，诊断为左上肺结核。现正规抗结核治疗（2HRZE/4HR）已4个月。近1周来纳差，肝功能检查示 ALT 较正常值升高4倍。此时应采取的最佳措施是

A. 加用护肝药

B. 停抗结核药物

C. 改用 HE＋链霉素

D. 改用 HE＋对氨基水杨酸

E. 改用 HE＋左氧氟沙星

第8章 肺 癌

【例163】预后最差的肺癌是

A. 鳞状细胞癌

B. 小细胞癌

C. 腺癌

D. 大细胞癌

E. 细支气管肺泡癌

【例164】下列疾病出现咯血时，最常表现为持续痰中带血的疾病是

A. 心力衰竭

B. 肺血栓栓塞症

C. 肺炎

D. 肺癌

E. 支气管扩张

【例165】男，65岁。干咳2周入院，无发热、咯血及呼吸困难。查体：心肺未见异常，双手可见杵状指。胸部X线片示右下肺可见直径约3 cm的类圆形阴影，其内可见小空洞，该患者应首先考虑的诊断是

A. 肺结核

B. 慢性肺脓肿

C. 肺囊肿继发感染

D. 支气管肺癌

E. Wegener 肉芽肿

【例166】支气管肺癌患者，近年来出现头面部、颈部和上肢水肿。查体可见颈静脉怒张，其发生是由于

A. 上腔静脉阻塞

B. 下腔静脉阻塞

C. 癌转移致心包积液

D. 癌转移致胸腔大量积液

E. 以上均有可能

【例167】关于晚期肺癌压迫侵犯邻近器官、组织，或远处转移时，下列征象不正确的是

A. 侵犯膈神经，引起同侧膈肌麻痹

B. 侵犯喉返神经，引起声带麻痹，声音嘶哑

C. 骨关节病综合征

D. 侵犯胸膜，引起胸膜腔积液

E. 侵入纵隔，压迫食管，引起吞咽困难

【例168】下列表现属于肺癌副癌综合征的是

A. 一侧眼睑下垂、瞳孔缩小

B. 声音嘶哑

C. 胸壁静脉曲张

D. 吞咽困难

E. 杵状指

【例169】男性，49岁，刺激性咳嗽5个月，视物不清10天，胸片示左肺上叶尖段边缘有直径8 cm不规则块状阴影，此病变造成的颈交感神经综合征不包括

A. 面部无汗

B. 瞳孔缩小

C. 眼球内陷

D. 声音嘶哑

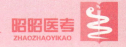

E. 上眼睑下垂

【例170】下列X线征象是周围型肺癌的特征是
A. 肺段或肺叶的局限性肺气肿
B. 圆形或类圆形肿块呈分叶状,有脐样切迹并有毛刺
C. 阻塞性肺炎
D. 出现囊状空洞或斑片状浸润
E. 可有S形的肺不张和密度较高的片状阴影

【例171】肺癌空洞的典型X线表现为
A. 薄壁空洞,形状不规则
B. 厚壁空洞,内壁光滑
C. 薄壁空洞,内壁光滑
D. 厚壁空洞,内壁凹凸不平
E. 厚壁空洞,内有液平

【例172】男,70岁,咳嗽半年,声音嘶哑1个月。胸部X线片示左肺门明显增大,胸部CT显示左肺叶可见直径4 cm的块状影,主动脉弓下及弓旁淋巴结明显肿大、融合。该患者最可能的诊断是
A. 阻塞性肺炎
B. 肺脓肿
C. 肺结核
D. 纵隔淋巴瘤
E. 肺癌

【例173】鉴别中心型肺癌和周围型肺癌最有价值的检查是
A. 血肿瘤标志物
B. 胸部正侧位X线片
C. 胸部CT
D. 胸部核磁共振
E. 痰细胞学

【例174】女,60岁,咳嗽伴痰中带血3个月,胸部X线片示左肺门阴影,大小为3 cm×2 cm,行痰细胞学检查3次均为阴性。对明确诊断最有价值的检查是
A. 支气管镜检查
B. 经胸壁穿刺活检
C. 胸部MRI
D. 胸部CT
E. 再次痰液检查癌细胞

【例175】健康体检时,胸部X线片发现肺内靠近胸膜的孤立性小结节,此时首先进行的检查是
A. 定期复查胸部X线片
B. 支气管镜
C. 痰细胞学
D. 胸部CT
E. 经皮穿刺活检

(例176～178共用题干)
男,70岁,痰中带血1月余。吸烟10年,40支/天。胸部X线片示右肺门肿块影伴右上肺不张。支气管镜见右上肺开口内新生物。

【例176】初步诊断首先考虑的肺癌类型是
A. 周围型
B. 弥漫型
C. 结节型
D. 中心型
E. 混合型

【例177】该患者肺癌的病理类型最可能是
A. 鳞癌
B. 腺癌
C. 小细胞癌
D. 大细胞癌
E. 腺鳞癌

【例178】该患者首选的下一步检查是
A. 头颅CT
B. 全身骨扫描
C. 肝、肾、肾上腺B型超声
D. 胸部CT
E. 腹部CT

(例179～180共用题干)
男,58岁。咳嗽、痰中带血丝半年余。吸烟18余年。胸部X线片示右上肺近肺门处有肿块影。

【例179】为明确病理诊断,首选的检查是
A. 开胸活检
B. 胸腔镜活检
C. 纵隔镜活检
D. 经胸壁肺穿刺活检
E. 支气管镜活检

【例180】如拟手术治疗,下列不属于手术禁忌证的是
A. 对侧肺门淋巴结转移
B. 肝转移
C. 锁骨上淋巴结转移
D. 同侧肺门淋巴结转移
E. 脑转移

【例181】男,56岁,咳嗽伴痰中带血2周,胸部X线片及CT检查发现右肺上叶周围型结节,痰细胞学检查示鳞癌可能性大。该患者首选的治疗是
A. 免疫治疗
B. 手术治疗
C. 化学药物治疗
D. 介入治疗
E. 放射治疗

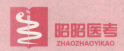
第9章　肺血栓栓塞（助理医师不要求）

【例182】急性肺栓塞常见的病症是
A. 肺血栓栓塞症
B. 肺脂肪栓塞综合征
C. 肺羊水栓塞综合征
D. 肺空气栓塞综合征
E. 肺瘤栓塞综合征

【例183】诊断肺栓塞的金标准是
A. 胸片
B. CT
C. 超声心动图
D. 肺通气/灌注(V/Q)显像
E. 肺血管造影

【例184】男,56岁。5小时前突发右侧胸痛伴咳嗽、憋气。否认其他病史。查体：R 24次/分,BP 130/80 mmHg,双肺呼吸音清晰,未闻及干湿性啰音及胸膜摩擦音。心率102次/分,P_2>A_2,心脏各瓣膜听诊区未闻及杂音。胸部X线片未见异常。动脉血气分析示 pH 7.45,$PaCO_2$ 32 mmHg,PaO_2 55 mmHg。下列检查对明确诊断意义最大的是
A. CT肺动脉造影
B. 心肌坏死标志物
C. 血 D-二聚体
D. UCG
E. ECG

【例185】男,47岁。患扩张型心肌病10年,活动后喘憋进行性加重,因病卧床半年。下床排便后喘憋突然加重1小时。查体：R 30次/分,

BP90/60 mmHg,口唇发绀,右下肺可闻及少许湿性啰音,心界向左扩大,心率90次/分,心律整齐,心音低钝,P_2亢进,双下肢无水肿。心电图示右束支传导阻滞。血气分析示 PaO_2 48 mmHg,$PaCO_2$ 35 mmHg。该患者喘憋突然加重的最可能原因是
A. 急性心包炎
B. 肺血栓栓塞
C. 急性心肌梗死
D. 心绞痛
E. 肺炎

【例186】发生肺血栓栓塞时,应首先考虑溶栓的情况是
A. 合并深静脉血栓的形成
B. 剧烈胸痛
C. 严重低氧血症
D. 持续低血压
E. 明显咯血

(例187～188 共用选项)
A. 氧耗量增加
B. 通气/血流比例失调
C. 弥散障碍
D. 肺内分流
E. 肺泡通气量下降

【例187】肺栓塞患者出现低氧血症最主要的机制是

【例188】COPD患者出现2型呼衰最主要的机制是

第10章　呼吸衰竭

【例189】Ⅱ型呼吸衰竭最常见的病因是
A. 肺纤维化
B. 肺结核
C. 支气管扩张
D. 阻塞性肺炎
E. 慢性阻塞性肺疾病

【例190】下列疾病中,最常出现Ⅱ型呼吸衰竭的是
A. 肺结核
B. 硅沉着病
C. 膈肌瘫痪
D. 特发性肺纤维化
E. 肺水肿

【例191】男,74岁。反复咳嗽、咳痰30年,近5年来长期夜间家庭氧疗。1周前因受凉后出现喘息,夜间入睡困难。昨夜自服舒乐安定(艾司唑仑)2片,并将吸氧流量提高至4 L/min,自觉喘息症状有所改善。今晨家属发现其呼之不应。入院查体：轻度昏迷,球结膜水肿,口唇无发绀。双肺呼吸音低。双侧巴宾斯基征(±)。该患者最可能出现的问题是
A. 电解质紊乱
B. 氧中毒
C. 肺性脑病
D. 镇静剂中毒
E. 脑梗死

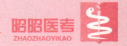

（例192～193共用题干）

男,70岁,间断咳嗽30余年,加重伴意识障碍2天入院。查体:T 38.0 ℃,P 102次/分,R 21次/分,BP 120/80 mmHg。烦躁不安,球结膜水肿充血,口唇发绀,桶状胸,双肺可闻及哮鸣音,双下肺少量湿性啰音。

【例192】对诊断最有意义的检查是

A. 心电图

B. 脑电图

C. 痰细菌培养

D. 动脉血气分析

E. 胸部CT

【例193】该患者禁忌使用的药物是

A. 甲泼尼龙

B. 地西泮

C. 氨茶碱

D. 地塞米松

E. 头孢曲松

【例194】女,65岁,间断咳嗽、咳痰10年,加重伴呼吸困难2天。血气分析:pH 7.35,PaO_2 56 mmHg,$PaCO_2$ 46 mmHg。给予该患者鼻导管吸氧治疗。如需使用的吸氧浓度为27%,则其氧流量应调整为

A. 1.0 L/min

B. 1.5 L/min

C. 2.0 L/min

D. 2.5 L/min

E. 3.0 L/min

第11章　急性呼吸窘迫综合征与多器官功能障碍综合征(助理医师不要求)

【例195】急性呼吸窘迫综合征最重要的临床特征是

A. 双肺渗出性病变

B. 呼吸困难和体位无关

C. 呼吸频率显著增加

D. 顽固性低氧血症

E. 混合型呼吸困难

【例196】急性呼吸窘迫综合征所致顽固性低氧血症的最主要机制是

A. 限制性通气功能障碍

B. 弥散功能障碍

C. 通气血流比例失衡

D. 分流率增加

E. 呼吸功增加

【例197】男,50岁,急性胰腺炎胆囊造瘘,胰腺引流术后,禁食,胃肠减压,输液及积极抗感染治疗,吸入高浓度纯氧,动脉血气分析:pH 7.48,PaO_2 53 mmHg,$PaCO_2$ 34 mmHg。胸片显示双肺广泛大片状阴影,心电图示窦性心动过速。该患者最有可能的诊断是

A. 肺梗死

B. 急性心力衰竭

C. 急性呼吸窘迫综合征

D. 术后肺不张

E. 败血症

【例198】男,47岁。因腹痛4小时于急诊诊断为重症急性胰腺炎。入院后给予禁食、补液及抗感染治疗。2天后患者逐渐感觉气短。查体:T 38.3 ℃,R 31次/分,BP 110/75 mmHg。双肺呼吸音清晰,心率96次/分,$P_2 < A_2$,未闻及杂音及附加音。腹部压痛(＋)。经皮氧饱和度监测示SpO_2由95%逐渐下降至88%。该患者首先考虑的诊断是

A. 医院获得性肺炎

B. 心力衰竭

C. 急性呼吸窘迫综合征

D. 阻塞性肺不张

E. 肺栓塞

【例199】男,38岁。因车祸致骨盆、股骨骨折急诊手术。术后一天逐渐出现憋气,烦躁不安。经皮血氧饱和度监测示由98%逐渐下降至87%,经面罩给氧(5 L/min)后,SpO_2增加至89%,但症状缓解不明显。查体:T 37.2 ℃,P 103次/分,R 32次/分,BP 90/60 mmHg,意识清楚,口唇发绀。双肺呼吸音对称,双肺闻及少量湿啰音。该患者最可能的诊断是

A. 气胸

B. 肺血栓栓塞

C. 腹腔内出血

D. 急性左心衰竭

E. 急性呼吸窘迫综合征

【例200】急性呼吸窘迫综合征的早期临床表现是

A. 发绀

B. 呼吸道分泌物多

C. 意识障碍

D. 呼吸窘迫

E. 体温高

【例201】成人呼吸窘迫综合征(ARDS)的最重要

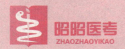

的诊断依据是

A. 呼吸频率增加,每分钟大于 28 次

B. 肺泡气-动脉血氧分压差降低

C. 肺内分流量减少

D. 氧合指数$(PaO_2/FiO_2)<300$

E. 血气分析显示为低氧伴轻度 CO_2 潴留

【例202】男,16 岁,溺水,经急救后送来急诊。查体:P 120 次/分,R 32 次/分,BP 95/65 mmHg,神志清楚,口唇发绀,双肺可闻及湿啰音。面罩吸氧后氧饱和度监测显示为 85%。该患者应立即采取的治疗措施是

A. 静脉注射地塞米松

B. 静脉注射毛花苷 C

C. 无创通气

D. 皮下注射吗啡

E. 静脉注射呋塞米

【例203】治疗成人呼吸窘迫综合征最有效的措施为

A. 低浓度持续吸氧

B. 高浓度吸氧

C. 正压机械通气

D. 呼气末正压通气

E. 应用糖皮质激素

【例204】治疗急性呼吸窘迫综合征最有效的措施是

A. 应用呼气末正压通气

B. 持续低浓度吸氧

C. 持续高浓度吸氧

D. 积极给予对症支持治疗

E. 早期应用糖皮质激素

【例205】女,68 岁。因急腹症入院,急救过程中先后出现少尿、肺水肿、呼吸困难、嗜睡,意识障碍、消化道出血等症状,应诊断为

A. DIC

B. ARF

C. MODS

D. ARDS

E. Curling 溃疡

第 12 章　胸腔积液

【例206】关于结核性胸膜炎特点的描述错误的是

A. 多见于中青年

B. 起病多缓慢

C. 可有结核中毒症状

D. X 线胸片可呈肋膈角消失或外高内低影

E. X 线胸片除胸液影外,还应有肺内结核灶

【例207】男,51 岁。发热 2 周,体温波动在37.5~38℃,右胸疼痛,近 3 天胸痛减轻,感胸闷、气促。查体:右下胸语音震颤减弱,叩诊浊音,呼吸音降低。诊断最可能是

A. 肺炎链球菌肺炎

B. 支原体肺炎

C. 结核性胸膜炎

D. 浸润性肺结核

E. 支气管肺癌

【例208】结核性干性胸膜炎最重要的体征是

A. 呼吸浅速

B. 患侧呼吸运动减弱

C. 患侧呼吸音减弱

D. 患侧语音震颤减弱

E. 患侧可听到胸膜摩擦音

【例209】女,18 岁,午后发热伴胸闷、气短 2 周入院,胸部 X 线片示左侧胸腔积液。其气短的最主要原因是

A. 阻塞性通气功能障碍

B. 肺组织弥散功能障碍

C. 限制性通气功能障碍

D. 通气/血流比例失调

E. 动静脉分流

【例210】女,59 岁。发热、咳嗽 3 天。查体:T 38 ℃,右侧胸廓略饱满,右下肺第4 前肋间以下叩诊呈实音,呼吸音明显减弱。该患者最可能出现的其他体征是

A. 右下肺可闻及湿性啰音

B. 右下肺可闻及胸膜摩擦音

C. 气管向右侧移位

D. 右下肺语音共振减弱

E. 右下肺可闻及支气管呼吸音

(例 211~215 共用选项)

A. 乳样,乙醚试验苏丹Ⅲ染成红色

B. 草黄,微浊,细胞数>$500×10^6$/L、蛋白 30 g/L、LDH 300 IU/L

C. LDH>500 IU/L,LZM(溶菌酶)与 ADA(腺苷脱氨酶)正常

D. 胸液蛋白/血清蛋白<0.5、LDH<200 IU/L、胸液 LDH/血 LDH<0.6

E. RBC>$5×10^9$/L、细胞数<$400×10^6$/L

【例211】漏出性胸液

【例212】乳糜性胸液

【例213】血性胸液

【例214】渗出性胸液

【例215】恶性胸液

【例216】男,22岁,发热咳嗽胸痛3天入院,抗感染治疗一周后未见明显效果,仍咳嗽胸痛加重,深呼吸时明显。查体:T 37.5 ℃,右下肺呼吸音减弱,语颤减弱,胸片显示右下肺大片状阴影,上缘呈弧形。为明确诊断,首选的检查是
　A. 支气管镜
　B. 胸部CT
　C. 痰找抗酸杆菌
　D. 结核菌素实验
　E. 胸腔穿刺

【例217】胸腔穿刺的指征不正确的是
　A. 检查胸腔积液的性质
　B. 穿刺胸膜腔给药
　C. 抽液减压
　D. 恶性脑腔积液者
　E. 常在CT下引导穿刺

【例218】男,38岁。发热2周,胸闷5天。无咳嗽、咳痰、咯血,曾使用"三代头孢菌素"抗感染治疗无效。查体:T 37.8 ℃,BP 140/90 mmHg,右下肺呼吸音消失,语音共振减弱。胸部X线片示右下肺大片状密度增高影,上缘呈外高内低弧形。为明确诊断应首选的检查是
　A. 超声心动图
　B. 支气管镜
　C. 胸部CT
　D. 胸腔穿刺抽液
　E. 血肿瘤标志物

(例219～220 共用选项)
　A. X线示肋膈角变钝
　B. X线示大片状、边缘模糊阴影
　C. X线示斑片状、边缘模糊阴影
　D. X线示凸面指向肺内呈"D"字征阴影
　E. X线示上缘呈向外侧升高的反抛物线阴影

【例219】胸腔积液量约400 mL

【例220】包裹性积液

【例221】女,58岁。咳嗽、痰中带血、左胸痛1个月,胸部X线片示左侧大量胸腔积液。查体:左侧呼吸音消失、语颤减弱。有助于明确诊断的检查不包括
　A. 胸腔积液细胞学及生化
　B. 胸部CT
　C. 胸膜活检
　D. 支气管镜

　E. 肺功能

【例222】发生结核性胸腔积液的患者,首要处理的原则是
　A. 糖皮质激素治疗
　B. 积极控制感染
　C. 注入滑石粉
　D. 外科手术
　E. 尽快抽尽胸腔积液

【例223】不是结核性胸膜炎常规治疗的是
　A. 抗结核化学药物
　B. 少量积液不需穿刺抽液
　C. 胸液量多,每周可抽液2～3次
　D. 抗结核化疗的同时可加用糖皮质激素
　E. 结核性脓胸应反复冲洗胸腔并在胸腔内注入链激酶

【例224】有关糖皮质激素在结核性胸膜炎治疗中的描述,错误的是
　A. 可减轻机体的变态反应
　B. 可改善结核中毒症状
　C. 可作为常规治疗
　D. 可导致结核扩散
　E. 需逐渐减量

【例225】防止结核性胸膜炎患者出现胸膜肥厚最有效的方法是
　A. 胸腔内注射糜蛋白酶
　B. 胸腔内注射链激酶
　C. 口服小剂量糖皮质激素
　D. 胸腔内注射抗结核药物
　E. 积极胸腔穿刺抽液

【例226】进行性血胸的诊断依据不包括
　A. 脉快、血压持续下降
　B. 胸腔引流连续3个小时,总量300 mL
　C. Hb、RBC反复测定呈持续下降
　D. 胸膜腔穿刺抽不出血,但X线示胸内阴影增大
　E. 经输血补液后血压不回升逐渐下降

【例227】男,21岁。2小时前被刺伤左胸,急诊测血压90/50 mmHg,心率120次/分,伤口不断有血液流出,快速输入血浆代用品及血液制品1 000 mL后,血压未见改善。积极的抢救措施应该是
　A. 内科医生会诊,纠正休克
　B. 心电图检查,排除心脏疾患
　C. 缝合伤口,加压包扎
　D. 体外心脏按压,增加心搏量
　E. 继续输血补液,立即准备开胸探查止血

(例228～229 共用题干)
　　男,20岁。右胸刀刺伤2小时就诊。既往体

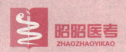
健。查体：T 36.5 ℃，P 120 次/分，R 24 次/分，BP 80/50 mmHg。面色苍白，皮肤潮湿，右胸腋前线第 5 肋间 2 cm 伤口，有血液流出，右胸叩诊实音，呼吸音减弱。急行胸腔闭式引流，引流出血性液体约 600 mL，1 小时内又引流出血性液体 300 mL。

【例 228】此时首先考虑的诊断是

A. 凝固性血胸
B. 创伤性湿肺
C. 迟发性血胸
D. 心脏压塞
E. 进行性血胸

【例 229】最有效的处置措施是

A. 气管插管呼吸机辅助呼吸
B. 开胸探查
C. 输液、输血
D. 镇静、吸氧
E. 调整引流管位置

【例 230】可致纵隔向患侧移位的疾病是

A. 闭合性气胸
B. 开放性气胸
C. 张力性气胸
D. 慢性脓胸
E. 急性脓胸

第 13 章　胸部损伤

【例 231】可致纵隔扑动的疾病是

A. 闭合性气胸
B. 张力性气胸
C. 开放性气胸
D. 血气胸
E. 脓胸

【例 232】开放性气胸引起的病理生理紊乱表现为

A. 患侧胸膜腔压力高于大气压，纵隔移向健侧
B. 患侧肺萎缩，呼吸功能减退
C. 吸气时，纵隔移向患侧
D. 呼气时，患侧胸膜腔压力低于大气压
E. 引起反常呼吸运动，导致呼吸、循环衰竭

【例 233】诊断张力气胸最充分的依据是

A. 呼吸困难并伴有皮下气肿
B. 伤侧胸部叩诊呈高调鼓音
C. 伤侧呼吸音消失
D. X 线见纵隔向健侧移位
E. 胸膜腔穿刺有高压气体

【例 234】男，20 岁。突发右侧胸痛伴气短 1 天入院。体检示右胸叩诊呈鼓音。该患者最可能出现的胸部 X 线片表现是

A. 巨大肺大疱
B. 少量胸腔积液
C. 膈疝
D. 肺气肿
E. 气胸

【例 235】男性，22 岁。突发右胸痛 2 天，无发热、咳嗽。查体：T 37.2 ℃，右胸廓稍饱满，语音震颤减弱，叩诊呈鼓音，呼吸音消失。该患者最可能的诊断是

A. 肺不张

B. 胸腔积液
C. 肺炎
D. 肺气肿
E. 气胸

【例 236】男，56 岁。咳嗽、胸闷、憋气，持续不缓解。查体：左侧呼吸运动减弱，叩诊呈鼓音，呼吸音明显减低，胸部 X 线显示左肺被压缩，该患者最有效的治疗措施是

A. 呼吸机辅助呼吸
B. 低流量吸氧
C. 胸腔闭式引流
D. 胸腔穿刺排气
E. 解痉平喘

【例 237】开放性气胸的急救首先是

A. 充分给氧
B. 肋间插管引流
C. 开胸探查
D. 迅速封闭胸壁伤口
E. 气管插管辅助呼吸

【例 238】男性，32 岁。活动时突感右胸部撕裂样痛。查体：大汗淋漓惊恐状，气促，气管左偏，叩诊右胸空瓮音，右侧呼吸音消失。该患者最可能的诊断为

A. 胸腔积液
B. 大叶性肺炎
C. 干性胸膜炎
D. 右侧张力性气胸
E. 肺气肿

【例 239】关于闭式胸腔引流的描述正确的是

A. 拔管时在患者深呼气屏气时拔除引流管
B. 插管部位在腋中线与腋后线之间第 6 或 7 肋

间隙
　　C. 引流管深入胸腔 3～5 cm
　　D. 闭式引流要保证胸腔内气液体克服 5～6 cm 的水柱
　　E. 每日要观察导管是否通畅与引流的质和量

【例240】男,20岁。闭合性胸外伤 5 小时。查体:口唇发绀,端坐呼吸,左侧胸壁触及皮下气肿,气管右偏,左侧呼吸音减弱,正确的急救措施是
　　A. 急诊开胸探查
　　B. 心包穿刺
　　C. 左胸腔穿刺排气
　　D. 加压吸氧
　　E. 气管插管

【例241】肋骨骨折多发生于
　　A. 第 1～3 肋
　　B. 第 4～7 肋
　　C. 第 8～10 肋
　　D. 第 11 肋
　　E. 第 12 肋

【例242】单侧多根多处肋骨骨折最严重的生理改变是
　　A. 疼痛,呼吸运动减弱
　　B. 胸壁软化,反常呼吸
　　C. 咳嗽,血痰
　　D. 严重皮下气肿
　　E. 出血,休克

(例243～244 共用题干)
　　男,28岁。左胸外伤后 1 小时,胸痛、呼吸困难。查体:BP 120/80 mmHg,心率 100 次/分。左前外侧胸壁皮下瘀血,局部约 6 cm×6 cm 的区域反常呼吸运动。

【例243】目前明确的诊断是
　　A. 气胸
　　B. 血胸
　　C. 肋骨骨折
　　D. 支气管断裂
　　E. 胸腹联合伤

【例244】胸部 X 线片发现左侧胸腔 2 cm 气液平面,最可能合并的是
　　A. 气胸
　　B. 血气胸
　　C. 脓胸
　　D. 肺水肿
　　E. 支气管断裂

【例245】男,47岁。从 3 米高处坠落致左胸外伤 8 小时。查体:T 36.5 ℃,P 95 次/分,R 16 次/分,BP 100/60 mmHg,神志清楚,气管居中,反常呼吸

运动,左胸壁可触及多根多处肋骨断端,左肺呼吸音明显减弱。最佳治疗方案首选
　　A. 胸腔闭式引流
　　B. 胸腔穿刺排气排液
　　C. 开胸探查＋肋骨固定
　　D. 胸壁加压包扎
　　E. 镇静止痛,鼓励排痰

【例246】男,50岁。高处坠落史。查体:神志清楚,呼吸 34 次/分,心率 100 次/分,血压 120/75 mmHg,右胸壁畸形,无伤口,出现反常呼吸,双肺呼吸音粗,无干湿性啰音。身体其余部分无损伤。现场急救的最重要处理是
　　A. 静脉输液治疗
　　B. 给氧、镇静、止痛治疗
　　C. 加压包扎,迅速消除反常呼吸
　　D. 行气管插管、人工控制呼吸
　　E. 行气管切开术

【例247】闭合性肋骨骨折的治疗要点是
　　A. 止痛、防止并发症
　　B. 胸腔穿刺
　　C. 胸腔闭式引流
　　D. 开胸探查
　　E. 气管插管或气管切开

(例248～249 共用题干)
　　男,28岁。车祸后胸痛、呼吸困难 40 分钟。曾咳出少量血痰,无恶心、呕吐,无腹胀、腹痛,无意识障碍。查体:P 118 次/分,R 15 次/分,BP 90/60 mmHg。气管右偏,左侧胸壁皮肤淤青,无皮下气肿,左侧 4、5、7 肋骨触痛明显,可触及骨擦感,左胸叩诊鼓音,呼吸音减弱,心律齐,未闻及心脏杂音。腹软,无压痛,肝脾肋下未触及。四肢活动尚可,病理反射未引出。辅助检查:Hb 100 g/L,RBC $3.2×10^{12}$/L,胸部 X 线片示左侧 4、5、7 侧肋骨折,左侧气胸,肺组织压缩约 70％,左侧胸腔中等量积液。

【例248】需要立即给予的处理是
　　A. 加压包扎固定胸壁
　　B. 胸腔闭式引流
　　C. 静脉输血
　　D. 剖腹探查
　　E. 穿刺排气减压

【例249】根据患者目前病情推断,最有可能合并存在的情况是
　　A. 连枷胸
　　B. 张力性气胸
　　C. 创伤性窒息
　　D. 肺裂伤
　　E. 心包破裂

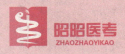

第 14 章　纵隔肿瘤（助理医师不要求）

【例 250】女性，56 岁。健康查体发现右前上纵隔椭圆形阴影，边界清晰，密度均匀，与周围组织界线明显。首先考虑的诊断可能是
A. 胸腺瘤
B. 淋巴瘤
C. 神经源性肿瘤
D. 心包囊肿
E. 支气管囊肿

【例 251】最常见的后纵隔肿瘤是
A. 脂肪瘤
B. 神经源性肿瘤
C. 淋巴瘤
D. 胸腺瘤
E. 畸胎瘤

【例 252】女，22 岁。双眼睑下垂 1 年余，诊断为重症肌无力。胸部 CT 发现前上纵隔占位，大小约为 2 cm×2 cm×1 cm，最可能的诊断是
A. 神经纤维瘤
B. 胸内甲状腺
C. 胸腺瘤
D. 畸胎瘤
E. 淋巴瘤

（例 253～254 共用题干）
　　女，48 岁。胸闷不适半年，近来出现进行性四肢无力。胸部 X 线片示右前上纵隔阴影。

【例 253】该患者首先考虑的诊断是
A. 食管囊肿
B. 胸腺瘤
C. 神经源性肿瘤
D. 胸内甲状腺
E. 支气管囊肿

【例 254】该患者首选的治疗措施是
A. 介入治疗
B. 射频治疗
C. 化疗
D. 放疗
E. 手术治疗

第二篇 循环系统

学习导图

章 序	章 名	内 容	所占分数	
			执业医师	助理医师
1	心力衰竭	总论	5 分	2 分
		慢性心力衰竭		
		急性心力衰竭		
2	心律失常	窦性心律失常	4 分	4 分
		房性心律失常		
		阵发性室上性心动过速		
		室性心律失常		
		房室传导阻滞		
3	心搏骤停	心搏骤停	3 分	1 分
4	高血压	原发性高血压	3 分	2 分
		继发性高血压		
5	冠状动脉性心脏病	心绞痛	8 分	5 分
		心肌梗死		
6	心脏瓣膜疾病	二尖瓣狭窄	5 分	3 分
		二尖瓣关闭不全		
		主动脉瓣狭窄		
		主动脉关闭不全		
7	感染性心内膜炎	感染性心内膜炎	2 分	2 分
8	心肌疾病	扩张型心肌病	1 分	1 分
		肥厚型心肌病		
		心肌炎		
		病毒性心肌炎		
9	心包疾病	急性心包炎	2 分	1 分
		心包积液与心脏压塞		
10	休克	总论	5 分	2 分
		失血性休克		
		感染性休克		
		过敏性休克		
		心源性休克		
11	周围血管病	动脉粥样硬化性外周血管病	3 分	0 分
		血栓性闭塞性脉管炎		
		单纯下肢静脉曲张		
		下肢深静脉血栓		

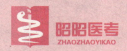

复习策略

　　循环系统内容属于内科学，相对比较复杂，考点也较多。本系统的重点是要掌握心脏的基本生理和解剖，如果将总论的内容学会了、学懂了，将非常有利于后面的学习。本篇复习的重点是心力衰竭、冠状动脉粥样硬化、休克等。

第1章　心力衰竭

第1节　总　论

【例255】 不是由于容量负荷过重所致心力衰竭的疾病是
A. 主动脉瓣关闭不全
B. 甲状腺功能亢进症
C. 二尖瓣关闭不全
D. 动静脉瘘
E. 高血压

【例256】 引起左心室后负荷增高的主要因素是
A. 肺循环高压
B. 体循环高压
C. 回心血量增加
D. 主动脉瓣关闭不全
E. 血细胞比容增大

【例257】 最可能引起左心室前负荷增加的是
A. 二尖瓣狭窄
B. 肺动脉瓣狭窄
C. 主动脉瓣关闭不全
D. 主动脉瓣狭窄
E. 体循环动脉高压

【例258】 老年心力衰竭患者症状加重的最常见诱因是
A. 过度劳累
B. 摄入液体过多
C. 心肌缺血
D. 室性期前收缩
E. 呼吸道感染

【例259】 下列属于心力衰竭常见病因的是
A. 心肌炎
B. 肺部感染
C. 感染
D. 冠状动脉粥样硬化性心脏病
E. 洋地黄用量不当

【例260】 男，66岁，急性前壁心肌梗死2天，轻微活动即喘憋。查体：BP 100/60 mmHg，双肺底可闻及少量细小湿啰音。心率102次/分。该患者心功能分级为
A. Killip 分级 Ⅱ级
B. Killip 分级 Ⅲ级
C. NYHA 分级 Ⅲ级
D. NYHA 分级 Ⅱ级
E. Killip 分级 Ⅰ级

【例261】 男性，68岁。陈旧性前壁心肌梗死5年，劳累后心悸、气短3年，双下肢水肿半年，近1周气短加重，体力活动明显受限，从事一般家务活动即感喘憋，入院时心电图与2个月前相比无变化，该患者的心功能分级为
A. NYHA 分级 Ⅱ级
B. NYHA 分级 Ⅲ级
C. Killip 分级 Ⅱ级
D. Killip 分级 Ⅲ级
E. Killip 分级 Ⅳ级

（例262～263共用选项）
A. Killip Ⅰ级
B. Killip Ⅱ级
C. Killip Ⅲ级
D. NYHA Ⅱ级
E. NYHA Ⅳ级

【例262】 急性心肌梗死，肺部有湿啰音，但啰音范围小于1/2肺野，判断为

【例263】 风湿性心脏病，休息时有心悸，呼吸困难或心绞痛，任何活动均可加重上述症状。判断为

【例264】 患者无心力衰竭的症状和（或）体征，但已出现心脏结构的改变，其心功能分级是
A. C 期
B. 不能分期
C. A 期
D. B 期
E. D 期

【例265】 按心力衰竭发展阶段分级，临床心力衰

竭阶段至少相当于
A. NYHA 分级 Ⅱ级
B. NYHA 分级 Ⅳ级
C. NYHA 分级 Ⅰ级
D. NYHA 分级 Ⅲ级
E. Killip 分级 Ⅰ级

第 2 节　慢性心力衰竭

【例266】左心衰竭最早出现的症状是
A. 劳力性呼吸困难
B. 夜间阵发性呼吸困难
C. 端坐呼吸
D. 咯血
E. 少尿

【例267】强烈提示患者左心功能衰竭的体征是
A. 心尖部第一心音增强
B. A_2 亢进
C. 舒张早期奔马律
D. 开瓣音
E. 心包叩击音

【例268】单纯左心衰竭的典型体征是
A. 下垂型对称性水肿
B. 肝颈静脉回流征阳性
C. 双肺底闻及湿啰音
D. 胸腔积液
E. 颈静脉怒张

【例269】右心衰竭的主要体征是
A. 动脉压下降
B. 颈静脉怒张
C. 心音低钝
D. 急性肺水肿
E. 端坐呼吸

【例270】消化道和肝脏淤血,软组织水肿考虑的疾病是
A. 左心衰竭
B. 右心衰竭
C. 肝硬化
D. 心律失常
E. 动脉硬化

【例271】右心衰竭时水肿形成的主要机制是
A. 血浆胶体渗透压降低
B. 小动脉壁通透性增高
C. 毛细血管内静水压增高
D. 黏多糖在组织间隙内沉积
E. 淋巴液回流受阻

【例272】右心衰竭患者最有诊断意义的体征是
A. 心率明显增快
B. 心律显著不齐
C. 胸骨左缘 4~5 肋间闻及舒张期早期奔马律
D. 胸骨左缘 3~4 肋间闻及收缩期杂音
E. 肺动脉瓣区第 2 心音明显亢进

【例273】哪种体位时颈静脉明显充盈怒张或搏动为异常征象
A. 立位
B. 卧位
C. 坐位或半坐位
D. 侧卧位
E. 以上都不对

【例274】男,72 岁。10 年前因心肌梗死住院,5 年前出现活动后气短,夜间憋醒。近 1 年双下肢水肿,少尿。查体:BP 140/90 mmHg,颈静脉怒张,双下肺可闻及湿啰音。心界向两侧扩大,心率 110 次/分,肝肋下 3 cm,质中,压痛阳性,双下肢水肿。该患者最可能的诊断是
A. 右心衰竭
B. 全心力衰竭
C. 心功能Ⅲ级(NYHA 分级)
D. 左心衰竭
E. 心功能Ⅲ级(Killip 分级)

【例275】左心衰竭患者合并右心衰竭后,可能减轻左心衰竭时的临床表现是
A. 恶心
B. 憋喘
C. 肝大
D. 颈静脉充盈
E. 下肢水肿

【例276】男,46 岁。活动耐力进行性下降 5 年,近半年来平地步行 50 米左右即感呼吸急促,并出现双下肢水肿。1 周前上呼吸道感染后症状加重,伴夜间阵发性呼吸困难。查体:平卧位,颈静脉怒张,肝颈静脉回流征阳性,双肺可闻及细湿啰音,双下肢凹陷性水肿。目前该患者的心衰类型为
A. 急性左心衰竭
B. 全心力衰竭
C. 急性右心衰竭
D. 慢性右心衰竭
E. 慢性左心衰竭

【例277】诊断心力衰竭首选的检查
A. 胸片 X 线片
B. 超声心动图
C. 左心室造影

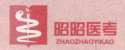
D. 运动符合试验

E. 心电图

【例278】男，50岁，活动后心悸、气短5年，加重伴少尿1周。查体：双肺底可闻及湿啰音，心尖搏动位于第5肋间锁骨中线外2cm，范围较弥散，心率106次/分，心律不齐，双下肢凹陷性水肿。最有助于确诊的检查是

A. 胸部X线片

B. 超声心动图

C. 尿常规

D. 血常规

E. 心电图

【例279】治疗顽固性心力衰竭首先进行的处理是

A. 做血液超滤

B. 使用非洋地黄类强心药

C. 联合应用利尿剂

D. 静脉应用血管扩张剂

E. 寻找病因

【例280】心力衰竭合并肾衰竭患者的利尿药物首选

A. 阿米洛利

B. 氨苯蝶啶

C. 呋塞米

D. 螺内酯

E. 氢氯噻嗪

【例281】慢性心力衰竭患者长期使用呋塞米需测

A. 血电解质

B. 糖化血红蛋白

C. 血脂

D. 肝功能

E. 尿渗透压

【例282】男，33岁。入院诊断为扩张型心肌炎，心功能Ⅳ级。心电图示心率92次/分，心房颤动。血清钾6.7 mmol/L，血清钠133 mmol/L。该患者不宜应用

A. 硝普钠

B. 呋塞米

C. 螺内酯

D. 地高辛

E. 阿司匹林

【例283】男，56岁。间断活动时憋喘1年余，近期加重，重体力活动即感喘憋，有夜间憋醒。既往高血压病8年余，糖尿病4年余。查体：BP 150/100 mmHg，双肺呼吸音清。心率76次/分，心律整齐。患者经药物治疗症状好转，为改善预后需要长期使用的药物

A. 洋地黄类药物

B. 肾上腺素能受体激动剂

C. 磷酸二酯酶抑制剂

D. 利尿剂

E. 血管紧张素转换酶抑制剂（ACEI）

（例284～285共用选项）

A. 降低心室前负荷

B. 降低心室后负荷

C. 降低心室前后负荷

D. 减弱心肌收缩力

E. 降低心室前后负荷并增加心排血量

【例284】硝普钠的作用是

【例285】呋塞米的作用是

【例286】女，65岁。急性心力衰竭1小时。查体：BP 180/70 mmHg，心率105次/分。立即静脉滴注硝普钠。硝普钠的主要作用机制是

A. 降低心脏后负荷

B. 增加心房内剩余血量

C. 增加心室内剩余血量

D. 减慢房室结传导

E. 降低窦房结自律性

【例287】男，56岁。充血性心力衰竭，房颤，心率长期在100～110次/分，口服地高辛0.25 mg/d，两周后心率无明显下降，为进一步控制心率，应首选

A. 硝普钠

B. β受体阻滞剂

C. 螺内酯

D. 苯妥英钠

E. 速尿

【例288】慢性心力衰竭时推荐使用的β受体阻滞剂是

A. 所有已上市的β受体阻滞剂

B. 美托洛尔

C. 阿替洛尔

D. 普萘洛尔

E. 吲哚洛尔

【例289】最宜使用洋地黄类药物治疗的是

A. 预激综合征合并心房颤动

B. 二度或高度房室传导阻滞

C. 病态窦房结综合征

D. 单纯舒张性心力衰竭伴流出道梗阻

E. 伴快速心房颤动的重度收缩性心力衰竭

【例290】女，30岁。活动后心悸气短2年，1周前受凉后出现咳嗽、咳白痰。有风湿性心脏病二尖瓣狭窄史。查体：高枕卧位，BP 90/60 mmHg，双肺底可闻及较密的细湿啰音，心率140次/分，心律绝对不齐，S_1强弱不一，治疗首选

A. 西地兰
B. 青霉素
C. 硝普钠
D. 美托洛尔
E. 多巴酚丁胺

【例291】洋地黄中毒最常见的心电图表现是
A. 心房颤动
B. 室性期前收缩
C. 房性期前收缩
D. ST - T 缺血性改变
E. 房室传导阻滞

【例292】女性,68 岁。风湿性心脏瓣膜病 12 年,近 1 年服用地高辛治疗。近日出现恶心、呕吐、心悸、黄视,心电图示频发室性期前收缩。目前主要诊断是

A. 左心衰竭
B. 右心衰竭
C. 洋地黄中毒
D. 急性心肌梗死
E. 心律失常

【例293】女性,28 岁。患风心病二尖瓣狭窄合并关闭不全,心悸、气短、下肢水肿,每日口服地高辛 0.25 mg,双氢克尿噻 25 mg,1 个月后感恶心、呕吐,心电图示窦性心律,心率 68 次/分,室性期前收缩二联律,治疗应
A. 改用毒毛花苷 K
B. 停地高辛,给氯化钾
C. 停地高辛,给呋塞米
D. 增加地高辛用量
E. 电复律

第3节 急性心力衰竭

【例294】急性肺水肿最特异的临床表现为
A. 肺动脉瓣区第二心音亢进
B. 心尖区收缩期杂音
C. 咳大量粉红色泡沫痰
D. 左肺底湿啰音
E. 气促、发绀

【例295】男,50 岁。突起呼吸困难,咳粉红色泡沫痰,血压 190/100 mmHg,诊断为急性左心衰,该患者的最佳治疗是
A. 西地兰
B. 氨茶碱
C. 硝普钠
D. 多巴酚丁胺
E. 硝酸甘油

【例296】下列药物中,治疗急性心源性肺水肿的首选药物是
A. 氨苯蝶啶
B. 氢氯噻嗪
C. 螺内酯
D. 呋塞米
E. 乙酰唑胺

【例297】男,68 岁。活动后心悸,气短 4 年。突发喘憋 1 小时来诊。高血压病史 10 年余,平时血压波动 130 ～ 150/70 ～ 90 mmHg。查体:BP230/100 mmHg,端坐位,双肺底可闻及少许湿性啰音,心率 114 次/分。该患者最适宜的治疗是

A. 口服哌唑嗪
B. 口服阿替洛尔
C. 口服硝苯地平
D. 静脉滴注硝普钠
E. 肌内注射利血平

【例298】男,60 岁。突发心悸,气促 2 小时,咳粉红色泡沫样痰,不能平卧。高血压病史 20 余年,未规律服用降压药。查体:BP 180/130 mmHg。双肺满布干、湿啰音,心界扩大,心率 110 次/分,心律绝对不齐。对该患者最恰当的治疗组合是
A. 硝酸甘油、毛花苷 C、美托洛尔
B. 硝普钠、地尔硫卓、呋塞米
C. 硝酸甘油、地尔硫卓、呋塞米
D. 尼尔地平、毛花苷 C、美托洛尔
E. 硝普钠、毛花苷 C、呋塞米

【例299】男,65 岁,4 小时前情绪激动后突发极度气急,咳白色泡沫痰,伴大汗,不能平卧,既往高血压病史 15 年,无慢性支气管炎病史,查体:BP 200/120 mmHg,神志清,表情焦虑,口唇发绀,双肺可闻及喘鸣音及湿啰音,心率 110 次/分,律齐,心脏及各瓣膜听诊区未闻及杂音,该患者得抢救措施不正确的是
A. 皮下注射吗啡
B. 口服美托洛尔
C. 取坐位、吸氧
D. 静脉注射呋塞米
E. 静脉注射硝普钠

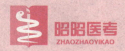

第2章 心律失常

第1节 房性期前收缩

【例300】男，40岁。查体发现心动过缓20余年。平时心率45～55次/分。无心悸，无头晕和乏力，无黑矇和晕厥。运动后心率可达90次/分。该患者最适宜的处置是

A. 口服胺碘酮

B. 暂不治疗，定期随访

C. 口服阿托品

D. 静脉注射异丙肾上腺素

E. 植入永久起搏器

【例301】女，33岁。健康查体时ECG发现偶发房性期前收缩。既往体健。查体：心界不大，心率80次/分，心脏各瓣膜区未闻及杂音。该患者最恰当的处理措施是

A. 寻找病因，定期随诊

B. 口服普罗帕酮

C. 口服美西律

D. 口服胺碘酮

E. 静脉注射利多卡因

【例302】男，38岁。因间断心悸1天就诊。查体：心率72次/分，偶可闻及期前收缩。心电图示提前出现的P波，形态与窦性P波略有不同，P-R间期0.13秒，QRS波群形态正常，代偿间期不完全。最恰当的处理是

A. 静脉注射阿托品

B. 口服美托洛尔

C. 口服普罗帕酮

D. 寻找和去除病因

E. 口服胺碘酮

第2节 心房颤动

【例303】持续性心房颤动是指心房颤动持续时间

A. 大于24小时

B. 小于48小时

C. 大于3个月

D. 大于1个月

E. 大于7天

【例304】最易引起急性心力衰竭的心律失常是

A. 窦性心动过缓

B. 一度房室传导阻滞

C. 偶发室性期前收缩

D. 快速心房颤动

E. 偶发房性期前收缩

【例305】男，36岁，心悸3年，既往体健。查体：BP 130/80 mmHg。双肺未闻及湿啰音，心脏各瓣膜区未闻及杂音。心律不齐，心电图示心室率140次/分，P波消失，代之大小不等的f波，该患者最可能出现的体征是

A. 发绀

B. 二尖瓣面容

C. 脉短绌

D. A₂亢进

E. 双下肢水肿

【例306】心房颤动时f波的频率为

A. 350～600次/分

B. ＜150次/分

C. 150～200次/分

D. ＞600次/分

E. 250～300次/分

【例307】心房颤动时，心室的频率为

A. 350～600次/分

B. ＜150次/分

C. 150～200次/分

D. ＞600次/分

E. 100～160次/分

【例308】男，50岁。因持续心悸5天入院。既往体健。查体：BP 142/80 mmHg，心界不大，心率132次/分，心律不齐，心电图示P波消失，代之以f波，心室律绝对不规则。控制心室率宜首选

A. 华法林

B. 腺苷

C. 胺碘酮

D. 比索洛尔

E. 普罗帕酮

（例309～310共用选项）

A. 24小时

B. 48小时

C. 72小时

D. 2周

E. 4周

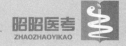

【例309】转复前需抗凝治疗的心房颤动是指其发作持续时间超过

【例310】心房颤动转复成功后需继续抗凝的时间为

【例311】男性,51岁,急性前壁心肌梗死,起病第二天发生心房颤动,心室率184次/分,血压84/60 mmHg,气急发绀,首选治疗措施是
A. 静脉注射毛花苷C
B. 同步电击除颤
C. 静脉注射美托洛尔
D. 静脉注射多巴酚丁胺
E. 静注胺碘酮

【例312】男,55岁。心房颤动5年,1年前曾发作语言不利伴肢体活动障碍。该患者长期抗栓治疗的药物宜首选
A. 阿司匹林
B. 尿激酶
C. 低分子肝素
D. 潘生丁
E. 华法林

【例313】女,76岁。持续性心房颤动两年。有高血压和糖尿病史。查体:BP 120/65 mmHg,心率87次/分,心脏各瓣膜区未闻及杂音。该患者最适宜的抗栓治疗措施是
A. 皮下注射低分子肝素
B. 静脉滴注肝素
C. 口服阿司匹林
D. 口服氯吡格雷
E. 口服华法林

(例314～315 共用题干)

女,38岁。突发心悸伴烦躁和胸闷30分钟,四肢发凉,曾出现黑矇,收入急诊监护病房。查体:BP 70/50 mmHg。心率180次/分,心律绝对不齐,心音强弱不等,心脏各瓣膜区未闻及杂音。心电图提示"预激综合征伴心房颤动"。

【例314】该患者最适宜的处理是
A. 静脉注射胺碘酮
B. 静脉注射维拉帕米
C. 电转复
D. 静脉注射西地兰
E. 静脉注射普罗帕酮

【例315】在诊疗过程中,该患者突然意识丧失,全身青紫,肢体抽搐。血压测不到,心音消失。心电图QRS-T波完全消失,代之以大小不等、极不匀齐的低小波。该患者需立即采取的治疗措施是
A. 心室超速起搏治疗
B. 同步直流电转复
C. 非同步直流电除颤
D. 植入永久起搏器
E. 植入临时起搏器

第3节 阵发性室上行心动过速

【例316】不属于阵发性室上性心动过速临床特点的是
A. 突发突止
B. 心率＞150次/分
C. 心律绝对规则
D. 第一心音强弱不等
E. 大部分由折返机制引起

【例317】女,42岁。阵发性心悸3年,无心跳间歇感。发作时按摩颈动脉窦心悸可突然终止。发作时心电图示:心室率190次/分,逆行P波。QRS波群形态与时限正常。该患者最可能的诊断是
A. 窦性心动过速
B. 心房扑动
C. 阵发性室性心动过速
D. 阵发性室上性心动过速
E. 心房颤动

【例318】男,25岁。无诱因突发心悸1小时来诊。查体:BP 130/80 mmHg,心率240次/分,心律整齐。压迫颈动脉窦后心率突然降至70次/分,心律整齐。该患者最可能的诊断是
A. 阵发性室上性心动过速
B. 心动过缓心动过速综合征
C. 室性心动过速
D. 窦性心动过速
E. 心房扑动

【例319】男,14岁,因阵发性心悸3年,再发2小时入院,查体无异常发现,心电图示心率180次/分,节律规则,QRS波群时限0.11秒,可见逆行P波。该患者最可能的诊断为
A. 阵发性室上性心动过速
B. 阵发性室性心动过速
C. 窦性心动过速
D. 心房扑动
E. 非阵发性房室交界区心动过速

【例320】合并急性左心衰竭的阵发性室上性心动过速,最佳治疗是
A. 静脉注射维拉帕米

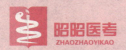

B. Valsalva 动作
C. 直流电复律

D. 植入起搏器
E. 射频消融

第 4 节　室性期前收缩

【例321】以下情况最常于听诊时发现心律不齐的是
A. 室性心动过速
B. 室上性心动过速
C. 室性期前收缩
D. 三度房室传导阻滞
E. 窦性心动过速

第 5 节　心室心动过速

【例322】提示室性心动过速的特征性心电图改变是
A. QRS 群电压交替
B. 室性融合波
C. P 波与 QRS 波群传导比例为 1：2
D. QRS 波群至逆传 P 波的时间≤0.10 秒
E. 心动过速由房性期前收缩诱发

【例323】诊断室性心动过速最重要的依据是
A. R-R 间期规整
B. QRS 波群宽大畸形
C. 频率 100～250 次/分
D. 心室夺获与室性融合波
E. T 波与 QRS 波主波方向相反

【例324】最有助于提示室性心动过速的依据是
A. QRS 波群宽大畸形
B. 心律规则
C. 心室夺获

D. P 波消失
E. ST 段下斜型压低

【例325】男，52 岁。心悸头晕，四肢冰凉，见宽 QRS 波，心动过速，心律不规则，采取最合理的治疗是
A. 直流电复律
B. 静脉注射普罗帕酮
C. 静脉注射利多卡因
D. 静脉注射普鲁卡因酰胺
E. 静脉注射胺碘酮

【例326】对于无器质性心脏病无症状的室性期前收缩的患者，应采取的治疗是
A. 除病因和诱因
B. 胺碘酮
C. 维拉帕米
D. 普罗帕酮
E. 美西律

第 6 节　心室颤动

【例327】男，60 岁。突发意识丧失，心电监护示心电波形、振幅与频率均极不规则，无法辨认 QRS 波群、ST 段与 T 波。该患者应首选
A. 美托洛尔 5 mg 静脉注射
B. 胺碘酮 150 mg 静脉注射
C. 利多卡因 1～1.5 mg/kg 静脉注射
D. 阿托品 0.1 mg 静脉注射
E. 360 J 直流电除颤

第 7 节　房室传导阻滞

【例328】男，55 岁。突发持续胸痛 4 小时。查体：BP 100/50 mmHg，心率 30 次/分，心律整齐，心电图示急性下壁、右室心肌梗死，三度房室传导阻滞。为提高心室率应立即采取的治疗措施是
A. 静脉滴注异丙肾上腺素
B. 静脉滴注多巴酚丁胺
C. 静脉注射肾上腺素
D. 同步直流电复律
E. 植入临时性心脏起搏器

【例329】男，55 岁。持续胸痛 5 小时。既往糖尿病 10 年，吸烟 30 年。查体：心率 35 次/分，心律整齐。心电图示 Ⅱ、Ⅲ、aVF 导联 ST 段弓背向

上抬高，转运中突然意识障碍，导致该患者意识障碍最可能的心律失常是
A. 心房颤动
B. 左束支传导阻滞
C. 窦性停搏
D. 三度房室传导阻滞
E. 右束支传导阻滞

【例330】男，60 岁。突发持续性胸痛 5 小时，查体：BP 100/50 mmHg，心率 40 次/分，律齐。心电图示急性下壁、右室心肌梗死，三度房室传导阻滞。最适宜的治疗措施是
A. 静脉滴注异丙肾上腺素

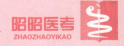

B. 静脉滴注肾上腺素

C. 静脉滴注多巴酚丁胺

D. 植入临时心脏起搏器

E. 植入永久心脏起搏器

第 3 章　心搏骤停

【例 331】心搏骤停的病理生理机制最常见的是

　　A. 心室颤动

　　B. 室性心动过速

　　C. 电机械分离

　　D. 三度房室传导阻滞

　　E. 心室停顿

【例 332】心脏性猝死最主要的病因是

　　A. 二尖瓣脱垂

　　B. 心肌病

　　C. 主动脉瓣狭窄

　　D. 冠心病及其并发症

　　E. 急性心肌炎

【例 333】心室颤动导致不可逆性脑损害，其发作至少持续

　　A. 4～6 分钟

　　B. 7～9 分钟

　　C. 30 秒

　　D. 1～3 分钟

　　E. 10 分钟

【例 334】男，68 岁，排便时诉胸闷，随即跌倒，呼之不应，皮肤发绀，最有助于确诊心搏骤停的临床表现是

　　A. 意识丧失

　　B. 呼吸停止

　　C. 皮肤发绀

　　D. 心音消失

　　E. 桡动脉搏动消失

【例 335】心搏骤停早期诊断最佳指标是

　　A. 瞳孔突然散大

　　B. 测不到血压

　　C. 颈动脉和股动脉搏消失

　　D. 呼吸停止

　　E. 面色苍白

【例 336】男，66 岁。发作性胸痛 1 小时。在问病史过程中突然跌倒，对呼唤和推搡无反应。此时应立即采取的措施是

　　A. 做超声心动图

　　B. 送往抢救室

　　C. 触诊大动脉

　　D. 做心电图

　　E. 查看瞳孔

【例 337】女，58 岁。患风湿性心脏病 6 年，近来心悸、胸闷痛、气短、下肢水肿、尿少。数分钟前突然晕倒，意识丧失，皮肤苍白，口唇发绀，无法扪及大动脉搏动，呼吸停止，其原因是

　　A. 脑栓塞

　　B. 急性左心衰竭

　　C. 癫痫大发作

　　D. 心脏性猝死

　　E. 急性右心衰竭

【例 338】成人心肺复苏抢救时胸外按压与人工呼吸通气的比例是

　　A. 15：2

　　B. 30：2

　　C. 10：2

　　D. 5：2

　　E. 40：2

【例 339】心搏骤停时首先要

　　A. 吸氧

　　B. 胸外心脏按压

　　C. 心电监测

　　D. 使用呼吸兴奋剂

　　E. 安置人工心脏起搏器

【例 340】心跳呼吸骤停患者现场急救首先要实施的是

　　A. 口对口人工呼吸

　　B. 开放静脉输液通道

　　C. 胸外心脏按压

　　D. 心内注射复苏药物

　　E. 通畅呼吸道和口对口人工呼吸

【例 341】胸外心脏按压的操作方法，下列哪项错误

　　A. 背部垫硬板

　　B. 部位在锁骨中线第 5 肋间

　　C. 按压次数至少 100 次/分

　　D. 使胸骨下陷至少 5 cm

　　E. 每按压 30 次后进行人工呼吸 2 次

【例 342】胸外心脏按压正确的部位是

　　A. 心前区

　　B. 胸骨下半部

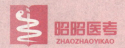
C. 胸骨中上 1/3 交界处

D. 胸骨中部

E. 胸骨角

【例 343】成人心肺复苏的合理顺序是

　A. 胸外按压→人工呼吸→开放气道

　B. 开放气道→胸外按压→人工呼吸

　C. 开放气道→人工呼吸→胸外按压

　D. 人工呼吸→胸外按压→开放气道

　E. 胸外按压→开放气道→人工呼吸

【例 344】男，47 岁。突然神志丧失，呼吸不规则，即刻进行心脏按压，判断其是否有效的主要方法是

　A. 测血压

　B. 呼喊患者看其是否清醒

　C. 摸桡动脉搏动

　D. 摸股动脉搏动

　E. 观察末梢循环状况

【例 345】经首次电除颤未消除心室颤动的最佳处理是

　A. 连续以更高级别的能量进行电除颤 2 次

　B. 连续以更高级别的能量进行电除颤 3 次

　C. 连续以同样级别的能量进行电除颤 3 次

　D. 连续以同样级别的能量进行电除颤 2 次

　E. 进行 2 分钟心肺复苏后再次电除颤

【例 346】治疗心室停顿的首选药物是

　A. 肾上腺素

　B. 胺碘酮

　C. 多巴酚丁胺

　D. 腺苷

　E. 利多卡因

【例 347】男，45 岁。突发心搏骤停，经心肺复苏后血压 70/40 mmHg，心率 34 次/分，患者应选用的药物是

　A. 阿托品

　B. 普罗帕酮

　C. 利多卡因

　D. 胺碘酮

　E. 多巴酚丁胺

【例 348】心室颤动时初次直流电除颤的能量是

　A. 300 J

　B. 360 J

　C. 100 J

　D. 200 J

　E. 250 J

【例 349】抢救由心室颤动引起的心搏骤停时，最

有效的方法是

　A. 静脉注射利多卡因

　B. 皮下注射肾上腺素

　C. 植入心脏起搏器

　D. 非同步电击复律

　E. 口对口人工呼吸

【例 350】复苏后治疗，保证一切复苏措施奏效最重要的是

　A. 维持良好的呼吸功能

　B. 确保循环功能的稳定

　C. 防治肾衰竭

　D. 脑复苏

　E. 防治感染

【例 351】脑复苏的治疗重点是

　A. 降低大脑耗氧量

　B. 防止脑水肿

　C. 促进脑细胞功能恢复

　D. 降低脑细胞能量消耗

　E. 维持血压，保证脑部血液供应

【例 352】男性，52 岁，因创伤致心跳呼吸停止，经复苏后恢复，继而出现体温升高、抽搐、惊厥，患者可能并发

　A. 肺水肿

　B. 心力衰竭

　C. 肾衰竭

　D. 脑死亡

　E. 脑水肿

【例 353】女，56 岁。清晨锻炼时突发心肌梗死，心搏骤停 1 分钟后实施心肺复苏后心跳、呼吸恢复，数分钟后到医院。查体：P 110 次/分，BP110/70 mmHg，浅昏迷，两侧瞳孔不等大。不必要的治疗措施是

　A. 足量抗生素静滴

　B. 呋塞米 20 mg 静脉滴注

　C. 物理降温使体温降至 33～35 ℃

　D. 高压氧疗

　E. 20％甘露醇 250 mL 静脉快速滴注

【例 354】关于脑复苏后脱水治疗，不正确的是

　A. 保持正常输液量

　B. 20％甘露醇 250 mL 静脉内快速滴入，每天 2～4 次

　C. 必要时加用呋塞米每次 20～40 mg 静脉注射

　D. 应定期检查血生化，以免引起水电解质紊乱

　E. 脱水治疗应持续 2～3 天

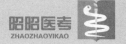

第4章 高血压

【例355】诊断高血压依据的血压值的测量方法是
A. 未用降压药的情况下,2次以上非同日血压值的均值
B. 未用降压药的情况下,2次以上同日血压值的均值
C. 用降压药的情况下,2次以上非同日血压值的均值
D. 用降压药的情况下,2次以上同日血压值的均值
E. 休息5分钟后测定的血压值

【例356】女,66岁,体检发现血压高,无不适,其父亲于49岁时死于急性心肌梗死。查体:BP 155/100 mmHg,实验室检查:血清总胆固醇5.90 mmol/L,尿蛋白240 mg/24 h。对该患者高血压的诊断应为
A. 1级,高危
B. 2级,高危
C. 2级,很高危
D. 2级,中危
E. 1级,很高危

【例357】男,45岁。1年前发现血压170/110 mmHg,长期口服氨氯地平等药物治疗,2个月前诊断为糖尿病,口服降糖药治疗,目前血压、血糖均在正常范围。该患者高血压诊断正确的是
A. 高血压3级,高危
B. 高血压1级
C. 高血压2级,高危
D. 高血压3级,很高危
E. 高血压2级,很高危

【例358】男,43岁,发现血压增高2年,近1年血压持续为(180～200)/(130～140) mmHg,近3天来头痛、视物模糊。眼底检查发现视盘水肿,最可能的诊断为
A. 急性视盘病变
B. 脑出血
C. 恶性高血压
D. 脑梗死
E. 高血压脑病

【例359】男,36岁。近日由于工作压力较大,出现焦虑,头痛等症状来诊。查体:BP 260/120 mmHg,出现癫痫样抽搐,呕吐,意识模糊等中枢神经系统功能障碍的表现,脑CT未见异常,最可能的诊断是

A. 脑出血
B. 高血压脑病
C. 蛛网膜下腔出血
D. 脑梗死
E. 高血压危象

【例360】有关高血压并发症,下列不正确的是
A. 心、脑、肾等器官是主要受累脏器
B. 眼底病变与高血压的严重程度直接有关
C. 恶性高血压以脑并发症最为突出
D. 脑卒中的发症率比心肌梗死高5倍左右
E. 高血压脑病症状出现可能与脑水肿有关

【例361】对高血压合并糖尿病患者,血压控制在
A. 130/80 mmHg
B. 130/85 mmHg
C. 135/85 mmHg
D. 140/90 mmHg
E. 150/90 mmHg

【例362】女,68岁,高血压病史5年,药物治疗后血压波动于(140～170)/(50～80) mmHg。既往糖尿病病史。该患者的收缩压控制目标应低于
A. 110 mmHg
B. 125 mmHg
C. 140 mmHg
D. 120 mmHg
E. 130 mmHg

【例363】男,76岁。高血压病史1年,血压波动于(170～190)/(60～65) mmHg,查体未见明显异常。实验室检查:血常规、尿常规、肾功能、空腹血糖、血脂等均正常。心电图正常。该患者的收缩压控制目标值至少低于
A. 140 mmHg
B. 170 mmHg
C. 130 mmHg
D. 150 mmHg
E. 160 mmHg

(例364～365共用选项)
A. β受体阻滞剂
B. 利尿剂
C. α受体阻滞剂
D. 血管紧张素Ⅱ受体阻滞剂
E. 钙通道阻滞剂

【例364】冠心病稳定型心绞痛合并高血压首选

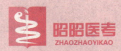

【例365】糖尿病肾病合并高血压首选

【例366】非二氢吡啶类钙通道阻滞剂的是
A. 氨氯地平
B. 硝苯地平
C. 维拉帕米
D. 非洛地平
E. 吲达帕胺

（例367～368 共用选项）
A. 螺内酯
B. 氨氯地平
C. 氢氯噻嗪
D. 维拉帕米
E. 美托洛尔

【例367】高血压伴支气管哮喘者禁用

【例368】高血压伴高钾血症者禁用

【例369】男，35 岁。发现蛋白尿、镜下血尿 3 年，血压升高 1 个月，BP 160/100 mmHg，尿 RBC 30～35/HP，尿蛋白 1.8 g/d，血 Cr 130 μmol/L，该患者首选的降压药是
A. β受体阻滞剂
B. 利尿剂
C. 钙通道阻滞剂
D. 利血平
E. 血管紧张素转换酶抑制剂

【例370】男，65 岁。高血压病史 10 余年，既往有痛风病史。查体：BP 180/100 mmHg，双肺呼吸音清，心率 50 次/分，心律整齐，心脏各瓣膜区未闻及杂音。实验室检查：血 Cr 320 μmol/L。该患者最适宜的降压药物是
A. 血管紧张素转换酶抑制剂
B. 噻嗪类利尿剂
C. 血管紧张素Ⅱ受体阻滞剂
D. 钙通道阻滞剂
E. β受体阻滞剂

【例371】女，79 岁。2 型糖尿病史 10 年。查体：BP 140/95 mmHg，心率 65 次/分。实验室检查：血 Cr 160 μmol/L，血 K⁺ 4.2 mmol/L，尿蛋白（＋）。该患者降血压药应首选
A. 钙通道阻滞剂
B. 利尿剂
C. 血管紧张素Ⅱ受体阻滞剂
D. α受体阻滞剂
E. β受体阻滞剂

【例372】男，35 岁。发现高血压 7 个月，未服药改善生活行为后，血压为(140～150)/(90～95) mmHg，心率 56 次/分。该患者治疗首选的药物是
A. 维拉帕米

B. 哌唑嗪
C. 利血平
D. 培哚普利
E. 比索洛尔

【例373】女，50 岁。糖尿病肾病伴高血压，BP 170/100 mmHg，心率 54 次/分，血肌酐 158 μmol/L。最适宜的治疗药物组合是
A. 氢氯噻嗪、吲达帕胺
B. 氨氯地平、缬沙坦
C. 美托洛尔、维拉帕米
D. 普萘洛尔、卡托普利
E. 螺内酯、福辛普利

（例374～375 共用选项）
A. 依那普利
B. 美托洛尔
C. 氢氯噻嗪
D. 特拉唑嗪
E. 氨氯地平

【例374】糖尿病合并高血压的患者首选的降压药物为

【例375】高血压合并窦性心动过速的患者首选的降压药物为

【例376】女性，25 岁，2 年来发现血压升高，体检可闻腹部杂音，最可能的诊断是
A. 高血压危象
B. 嗜铬细胞瘤
C. 肾动脉狭窄
D. 皮质醇增多症
E. 恶性高血压

【例377】男，32 岁。上肢血压(190～200)/(100～110) mmHg，下肢血压 150/80 mmHg。体检：肩胛间区可闻及血管杂音，伴震颤，尿 17 酮、17 羟类固醇正常，尿苦杏仁酸正常。其高血压原因应考虑为继发于
A. 皮质醇增多症
B. 主动脉缩窄
C. 嗜铬细胞瘤
D. 原发性醛固酮增多症
E. 单侧肾动脉狭窄

【例378】男，26 岁。发现高血压 1 年。查体：双上肢血压 180/100 mmHg，双下肢血压 140/80 mmHg，BMI 20，腰围 80 cm。正力体型。心尖区可闻及 2/6 级收缩期杂音，肩胛间区可闻及血管杂音，余瓣膜区未闻及杂音。该患者最可能的诊断是
A. 嗜铬细胞瘤
B. 皮质醇增多症

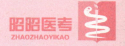

C. 原发性醛固酮增多症

D. 主动脉缩窄

E. 肾动脉狭窄

【例379】女,36岁。发作性血压升高 8 个月,发作时血压为 210/110 mmHg,伴面色苍白,大汗,心悸。发作间歇期血压正常。最有助于诊断的是

A. 螺内酯试验阳性

B. 地塞米松抑制试验阳性

C. 颅内蝶鞍 X 线检查阳性

D. 血压增高时血和尿儿茶酚胺及香草扁桃酸水平明显增高

E. 血压增高时血和尿 17-羟类固醇及 17-酮类固醇水平明显增高

第 5 章　冠状动脉性心脏病

【例380】不属于冠心病主要危险因素的是

A. 吸烟

B. 高血压

C. 酗酒

D. 年龄

E. 高胆固醇血症

【例381】不属于冠心病主要危险因素的是

A. 吸烟

B. 高血压

C. HDL 升高

D. LDL 升高

E. 高胆固醇血症

【例382】冠状动脉粥样硬化的好发部位是

A. 左旋支

B. 左前降支

C. 右冠状动脉后降支

D. 右冠状动脉

E. 左冠状动脉主干

(例383～384 共用选项)

A. 劳累性心绞痛病程在 1 个月以内

B. 劳累性心绞痛临床特点 1 个月以上无变化

C. 劳累性心绞痛病程在 3 个月以内

D. 劳累性心绞痛临床特点 3 个月以上无变化

E. 同等程度劳累所诱发的胸痛发作次数增加、严重程度加重及持续时间延长

【例383】初发劳累性心绞痛是

【例384】恶化型劳累性心绞痛是

【例385】发作时心电图 ST 段抬高的是

A. 恶性型劳力型心绞痛

B. 变异型心绞痛

C. 初发型心绞痛

D. 稳定型心绞痛

E. 梗死后心绞痛

【例386】女性,58岁。近半年来自觉心前区阵发性疼痛,常在休息或清晨时发作,持续时间一般为 20 分钟或半小时,含服硝酸甘油后缓解,疼痛发作时,心电图胸前导联 ST 段抬高,运动负荷试验阴性,其诊断为

A. 初发型心绞痛

B. 卧位型心绞痛

C. 稳定型心绞痛

D. 变异型心绞痛

E. 恶化型心绞痛

【例387】男性,63岁。半月前诊断为急性前壁心肌梗死,治疗后病情稳定,3 天前活动时又出现胸痛症状,持续 4 分钟,含服硝酸甘油 1 分钟后缓解,不伴咳嗽。胸痛于深吸气时无加重,可平卧。最可能的诊断是

A. 心力衰竭

B. 胸膜炎

C. 急性心包炎

D. 梗死后心绞痛

E. 急性肺动脉栓塞

【例388】男性,63岁。2 年前日常活动后出现胸骨后疼痛,每日 2～3 次,近 2 个月发作次数增多,每日 5～6 次,轻微活动也能诱发,发作的心电图 ST 段呈一过性水平压低,应诊断为

A. 稳定型心绞痛

B. 不稳定型心绞痛

C. 心内膜下心肌梗死

D. 中间综合征

E. 变异型心绞痛

【例389】冠心病心绞痛发作的典型部位是

A. 胸骨体下段之后

B. 心前区

C. 心尖部

D. 剑突下

E. 胸骨体中、上段之后

【例390】不符合冠心病心绞痛的特点是

A. 在体力活动或情绪激动时发作

B. 部位在胸骨体中上段的后面

C. 呈压榨样疼痛

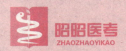

D. 有压迫感及紧缩感

E. 常放射至右肩、右臂内侧

【例391】关于典型**心绞痛**发作的临床特点，描述正确的是

A. 多于夜间睡眠时发作

B. 发作时间多超过 30 分钟

C. 疼痛性质为针刺样疼痛

D. 发作时心电图 ST 段抬高

E. 含服硝酸甘油后疼痛迅速缓解

【例392】男，62 岁，阵发性胸痛 8 天，每次发作持续 6 分钟左右，运动可诱发，近 2 周胸痛发作频率增加，**休息时亦可有发作**，有陈旧心肌梗死病史，该患者暂时**不宜**做的检查是

A. 心电图

B. 超声心动图

C. 动态心电图

D. 冠状动脉造影

E. 心电图负荷试验

【例393】男，56 岁。两年来间断出现活动时**胸闷**。近 4 个月无胸闷发作。查体：BP 130/80 mmHg，心率 72 次/分，心脏各瓣膜区未闻及杂音。最有助于**明确诊断**的检查是

A. 放射性核素心脏静态显像

B. 动态心电图

C. 超声心动图

D. 心电图运动负荷试验

E. 胸部 X 线片

【例394】**运动负荷试验阳性**的心电图标准是

A. ST 段水平型压低＞0. 05 mV（从 J 点后 0. 08 秒）持续 2 分钟

B. ST 段上斜型压低＞0. 05 mV（从 J 点后 0. 08 秒）持续 1 分钟

C. ST 段弓背向上抬高＞0. 1 mV（从 J 点后 0. 08 秒）持续 2 分钟

D. ST 段水平型压低≥0. 1 mV（从 J 点后 0. 08 秒）持续 1 分钟

E. ST 段水平型压低≥0. 1 mV（从 J 点后 0. 08 秒）持续 2 分钟

【例395】诊断冠心病的**金标准**是

A. 冠状动脉多排螺旋 CT 成像

B. 冠状动脉造影

C. 心电图

D. 超声多普勒

E. 手术病理

【例396】男，62 岁。反复心前区疼痛 3 周。劳累可诱发。**每次持续 30～40 分钟**。最有助于明确诊断的检查是

A. 超声心动图

B. 动态心电图

C. 冠状动脉造影

D. 运动负荷试验

E. 心肌核素显像

【例397】确定冠状动脉狭窄部位和严重程度的**最佳检查**是

A. 心电图

B. 胸部 X 线

C. 超声心动图

D. 动态心电图

E. 冠状动脉造影

【例398】**严重**冠状动脉狭窄是指冠脉狭窄程度达

A. 50％以上

B. 70％以上

C. 80％以上

D. 90％以上

E. 95％以上

【例399】能**改善稳定型心绞痛**患者临床预后的是

A. 速效救心丸

B. 阿司匹林

C. 硝酸甘油

D. 利多卡因

E. 尿激酶

【例400】**变异型心绞痛**患者首选药物是

A. 胺碘酮

B. ACEI

C. 利多卡因

D. 硝苯地平

E. 普萘洛尔

【例401】女性，57 岁。高血压，冠心病患者。近日心前区闷痛发作频繁，伴头胀，测血压为 150/100 mmHg，心电图示胸痛发作时相关导联 **ST 段一过性抬高**，应采取何种药物治疗最为适宜

A. 洋地黄

B. 硝苯地平

C. 利多卡因

D. β受体阻滞剂

E. 利尿剂

【例402】最可能**加重变异型心绞痛**的药物是

A. β受体阻滞剂

B. 钙通道阻滞剂

C. 硝酸酯类药物

D. 抗血小板药物

E. 调脂药物

【例403】男，46 岁，阵发性胸痛 4 个月，近 7 天于

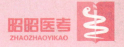

夜间睡眠时发作,持续约 20 分钟自行缓解,发作时心电图示 $V_1 \sim V_4$ 导联 ST 段抬高。查体:心界不大,未闻及心包摩擦音。该患者最可能的诊断是

A. 变异型心绞痛

B. 急性心包炎

C. 初发型劳力型心绞痛

D. 恶化型劳力型心绞痛

E. 急性心肌梗死

【例 404】大部分急性心肌梗死的病因是

A. 冠状动脉内动脉粥样斑块破裂,血栓形成

B. 冠状动脉痉挛,血栓形成

C. 动脉粥样斑块逐渐进展直至完全阻塞冠状动脉管腔

D. 冠状动脉炎,血栓形成

E. 冠状动脉栓塞,继发血栓形成

【例 405】男性,63 岁。晚饭间突感左胸前区疼痛,伴有恶心、呕吐,并出现严重的呼吸困难,送医院途中死亡。尸检发现左心室前壁大面积坏死。最可能发生阻塞的血管是

A. 右冠状动脉

B. 左冠状动脉旋支

C. 窦房结动脉

D. 左冠状动脉前降支

E. 后室间支

【例 406】心肌梗死最先出现和最突出的症状是

A. 恶心、呕吐、腹痛

B. 剧烈胸痛

C. 心力衰竭

D. 心律失常

E. 发热

【例 407】不符合急性心肌梗死胸痛的特点是

A. 在体力活动或情绪激动当时发作,休息数分钟可缓解

B. 胸痛比心绞痛更严重

C. 持续时间长,含硝酸甘油不缓解

D. 可伴休克

E. 可伴心力衰竭或心律失常

【例 408】最易引起房室传导阻滞的是

A. 前壁心肌梗死

B. 下壁心肌梗死

C. 侧壁心肌梗死

D. 后壁心肌梗死

E. 广泛前壁心肌梗死

【例 409】导致急性心肌梗死患者 24 小时内死亡的主要原因为

A. 心力衰竭

B. 心源性休克

C. 心律失常

D. 心脏破裂

E. 肺栓塞

【例 410】急性前壁心肌梗死时最常见的心律失常是

A. 心房颤动

B. 预激综合征

C. 房室传导阻滞

D. 室性期前收缩及室性心动过速

E. 非阵发性交界性心动过速

【例 411】男,65 岁。持续胸痛 4 小时,心电图提示 Ⅱ、Ⅲ、aVF 导联 ST 段抬高 0.2 mV,最可能出现的心律失常是

A. 阵发性室上性心动过速

B. 房室传导阻滞

C. 室性期前收缩

D. 房性期前收缩

E. 心房颤动

【例 412】心电图上 Ⅰ 和 AVL 导联出现急性心肌梗死的特异性改变,其梗死部位是心脏的

A. 下壁

B. 前壁

C. 后壁

D. 高侧壁

E. 前间壁

(例 413~414 共用选项)

A. 心肌核素显像

B. 冠状动脉 CT 造影

C. 心电图

D. 超声心动图

E. 胸部 X 线片

【例 413】女,65 岁。心尖部可闻及 3/6 级收缩期杂音。最有助于明确诊断的检查是

【例 414】男,55 岁。突发胸痛伴大汗 3 小时,有吸烟史。首选的检查是

【例 415】50 岁,女性,患心绞痛 2 年余,因情绪激动突然发作比以前严重的胸痛,疑为急性心肌梗死。以下哪项最有诊断价值

A. ST 段明显下移

B. T 波明显倒置

C. Q 波大于同导联 R 波 1/5

D. 血中肌钙蛋白增高

E. GPT 升高

【例 416】有关急性心肌梗死心肌损伤标记物的描述不正确的是

A. 肌红蛋白起病后 2 小时内升高,12 小时内达

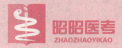

到高峰，24～48 小时恢复

　　B.肌钙蛋白起病后 6 小时内升高，5～6 天恢复

　　C.CK-MB 起病后 4 小时内升高，16～24 小时达到高峰，3～4 天恢复

　　D.AST 在起病 6～10 小时开始升高，3～6 天恢复正常

　　E.LDH 在起病 6～10 小时后升高，1～2 周内恢复正常

【例417】急性心肌梗死发病后 12 天血清检查仍可能高于正常的指标是

　　A.肌磷酸激酶的同工酶 CK-MB

　　B.天门冬氨酸基转移酶

　　C.肌钙蛋白Ⅰ

　　D.肌酸磷酸激酶

　　E.肌钙蛋白 T

【例418】对心肌梗死有特异性的是

　　A.LDH$_1$

　　B.LDH$_2$

　　C.LDH$_3$

　　D.LDH$_4$

　　E.LDH$_5$

【例419】急性心肌梗死最晚恢复正常的心肌坏死标志物是

　　A.肌红蛋白

　　B.肌酸肌酐

　　C.肌酸肌酶同工酶 MB

　　D.天门冬酸氨基转移酶

　　E.肌钙蛋白

【例420】男，54 岁。发作性胸痛 3 天，于劳累时发作，休息 5 分钟可缓解，每天发作 3～4 次，最近 2 小时内上述症状发作 2 次，每次持续 20 分钟。该患者最恰当的处理措施是

　　A.门诊预约超声心动图检查

　　B.立即收住院行心电图运动负荷试验

　　C.立即收住院监测心电图和血肌钙蛋白

　　D.门诊预约动态心电图检查

　　E.立即收住院做胸部 X 线片

【例421】男，68 岁。持续胸痛 2 小时。既往体健。查体：BP 110/65 mmHg，双肺呼吸音清，心率 94 次/分，心音低钝，A$_2$＞P$_2$。心电图：V$_1$～V$_6$ 导联 ST 段弓背向上抬高 0.3～0.5 mV。实验室检查：血清肌钙蛋白Ⅰ水平正常。该患者最可能的诊断是

　　A.急性心肌梗死

　　B.肺血栓栓塞

　　C.不稳定型心绞痛

　　D.急性心包炎

　　E.急性心肌炎

（例 422～424 共用题干）

　　男，68 岁，阵发性胸闷 3 年，持续加重 6 小时后突发意识丧失。查体：BP 40/20 mmHg，双肺呼吸音清，心率 32 次/分，心律整齐，各瓣膜区未闻及杂音。血清肌钙蛋白水平增高。

【例422】该患者意识丧失的最可能原因是

　　A.心肌病

　　B.主动脉夹层

　　C.急性肺栓塞

　　D.主动脉瓣狭窄

　　E.急性心肌梗死

【例423】最可能的心律失常是

　　A.心房颤动

　　B.心室颤动

　　C.室性心动过速

　　D.二度房室传导阻滞

　　E.三度房室传导阻滞

【例424】入院后经抢救患者病情平稳，但第 3 天突发喘憋，不能平卧。查体：心尖部可闻及 3/6 级收缩期杂音，双肺满布湿啰音。该患者最可能合并

　　A.心脏乳头肌断裂

　　B.急性心包炎

　　C.二尖瓣狭窄

　　D.主动脉瓣狭窄

　　E.肺部感染

【例425】心肌梗死患者心脏破裂最常见部位是

　　A.左房游离壁

　　B.右房游离壁

　　C.室间隔

　　D.左室游离壁

　　E.右室游离壁

（例 426～427 共用选项）

　　A.左心室血栓脱落

　　B.心室膨胀

　　C.室间隔穿孔

　　D.心肌梗死后综合征

　　E.乳头肌功能失调

【例426】急性心肌梗死后 1 天，心尖区出现收缩中晚期喀喇音和吹风样收缩期杂音，最可能出现的并发症是

【例427】心肌梗死后 4 周，发热、胸痛，超声心动图示心包腔内液性暗区，最可能出现的并发症是

【例428】女，64 岁。持续胸痛 4 小时，突然出现头晕。查体：BP 95/65 mmHg，心率 32 次/分，心

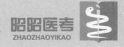

律整齐。心电图：Ⅱ、Ⅲ、aVF 导联 ST 段弓背向上抬高 0.3 mV，$V_1 \sim V_5$ 导联 ST 段压低 0.2 mV，QRS 波群时限 0.14 秒。该患者最可能出现的心律失常是

A. 三度房室传导阻滞

B. 二度窦房传导阻滞

C. 完全性右束支传导阻滞

D. 窦性心动过缓

E. 心房扑动

【例 429】男，55 岁。突发持续胸痛 4 小时。查体：BP 100/50 mmHg，心率 30 次/分，心律整齐，心电图示急性下壁、右室心肌梗死，三度房室传导阻滞。为提高心室率应立即采取的治疗措施是

A. 静脉滴注异丙肾上腺素

B. 静脉滴注多巴酚丁胺

C. 静脉注射肾上腺素

D. 同步直流电复律

E. 植入临时性心脏起搏器

（例 430～432 共用题干）

女，70 岁。突发胸闷、憋喘 10 小时入院。既往高血压病史 12 年，糖尿病病史 5 年。查体：BP 160/90 mmHg，端坐呼吸。双肺可闻及广泛湿啰音和散在哮鸣音。心率 128 次/分，心律整齐，心脏各瓣膜区未闻及杂音。ECG 示 $V_1 \sim V_6$ 导联 ST 段抬高。动脉血气分析：pH 7.35，$PaCO_2$ 71 mmHg，PaO_2 40 mmHg。

【例 430】该患者目前憋喘最可能的原因是

A. 肺动脉栓塞

B. 支气管哮喘

C. 糖尿病酮症酸中毒

D. 急性心肌梗死

E. 肺部感染

【例 431】最恰当的药物治疗是

A. 口服华法林

B. 静脉滴注糖皮质激素

C. 静脉推注毛花苷 C

D. 静脉滴注硝酸甘油

E. 静脉滴注抗生素

【例 432】患者经治疗后好转。入院第 5 天，患者突发呼吸困难、咳嗽、咳粉红色泡沫痰，查体：BP 150/90 mmHg，心尖部可闻及 4/6 级收缩期杂音。该患者突发呼吸困难的最可能原因是

A. 肺栓塞进展为肺梗死

B. 再次发生肺栓塞

C. 急性乳头肌功能不全

D. 哮喘急性发作

E. 肺部感染加重

（例 433～435 共用题干）

男，52 岁。2 年来每于剧烈活动时发作剑突下疼痛，向咽部放射，持续数分钟可自行缓解。2 周来发作频繁且夜间睡眠中发作。2 小时出现剑突下剧烈疼痛，向胸部放射，伴憋闷、大汗，症状持续不缓解，急诊平车入院。既往高血压病史 10 年，糖尿病病史 5 年，有吸烟史。查体：T 36.2 ℃，BP 160/80 mmHg。急性病容，口唇无紫绀，双肺呼吸音清，心率 103 次/分，律不齐，早搏 15 次/分，$A_2 > P_2$，腹软，无压痛。

【例 433】接诊时首先需考虑的诊断是

A. 消化性溃疡

B. 急性胰腺炎

C. 急性心肌梗死

D. 急性肺栓塞

E. 急性胆囊炎

【例 434】最可能引起该患者死亡的原因是

A. 感染中毒性休克

B. 弥漫性血管内凝血

C. 恶性心律失常

D. 上消化道出血

E. 急性腹膜炎

【例 435】接诊患者需首先完善的检查是

A. 急诊腹部 B 超

B. 急诊胃镜

C. 心电图

D. 血气分析

E. 血和尿淀粉酶测定

【例 436】男，68 岁。急性前壁心肌梗死，为预防再梗和猝死，如无禁忌证，宜尽早使用的药物是

A. 硝苯地平

B. 阿托品

C. 美托洛尔

D. 地高辛

E. 美西律

【例 437】女，69 岁，突发胸骨后压榨样疼痛 6 小时，持续不缓解。查体：BP 160/70 mmHg，心率 97 次/分。心电图示 $V_1 \sim V_6$ 导联 ST 段水平型压低 0.3～0.5 mV，实验室检查：血清肌钙蛋白 I 增高。该患者不宜采取的治疗是

A. 静脉滴注硝酸甘油

B. 皮下注射低分子肝素

C. 嚼服阿司匹林

D. 吸氧

E. 静脉滴注尿激酶

【例 438】男，50 岁。持续胸痛 5 小时。查体：皮肤

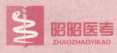
湿冷，BP 80/50 mmHg，心率 90 次/分，双肺满布细湿啰音。心电图：$V_1 \sim V_6$ ST 段抬高，血清肌钙蛋白升高。最主要的处理措施是

A. 静脉推注西地兰

B. 口服地高辛

C. 静脉滴注复方丹参

D. 静脉滴注尿激酶

E. 口服呋塞米

【例 439】不能用于判断急性心肌梗死后溶栓成功的临床指标为

A. 胸痛缓解

B. 心电图示 ST 段下降

C. 频发的室性期前收缩

D. CK-MB 峰值前移

E. 窦性心动过速

【例 440】急性前壁心肌梗死后 24 小时内出现急性肺水肿时应慎用

A. 西地兰

B. 呋塞米

C. 硝酸甘油

D. 硝普钠

E. 氨茶碱

【例 441】男，68 岁，陈旧性心肌梗死 5 年。规律服用培哚普利、美托洛尔、阿司匹林治疗，无胸痛发作。查体无异常。实验室检查：血 TC 5.0 mmol/L，LDL C 2.9 mmol/L，TG 5.9 mmol/L，HDL-C 0.9 mmol/L。该患者目前首选的降脂药物是

A. 瑞舒伐他汀

B. 考来烯胺

C. 依折麦布

D. 非诺贝特

E. 阿托伐他汀

第 6 章　心脏瓣膜疾病

第 1 节　二尖瓣狭窄

【例 442】成人心脏正常二尖瓣瓣口面积是

A. $0.5 \sim 1.0$ cm²

B. $2.0 \sim 3.0$ cm²

C. $4.0 \sim 6.0$ cm²

D. $6.5 \sim 7.5$ cm²

E. $8.0 \sim 9.0$ cm²

【例 443】单纯性二尖瓣狭窄，首先发生代偿性肥大和扩张的是

A. 左心室

B. 右心室

C. 左心房

D. 左房，左室同时发生

E. 左房，右室同时发生

【例 444】二尖瓣狭窄最不可能引起下列哪项变化

A. 左心房扩大

B. 左心室扩大

C. 右心房扩大

D. 左心房肥大

E. 右心室肥大

【例 445】二尖瓣狭窄患者出现右心力衰竭时最可能缓解的临床表现是

A. 肝大

B. 颈静脉怒张

C. 肝脏压痛

D. 双下肢水肿

E. 呼吸困难

【例 446】以下心血管疾病中最易引起咯血的是

A. 二尖瓣狭窄

B. 肺动脉瓣狭窄

C. 急性心包炎

D. 三尖瓣狭窄

E. 主动脉瓣狭窄

【例 447】下列不符合二尖瓣狭窄患者的描述的选项是

A. 两颧绀红色

B. 肺动脉段膨出

C. 左心房增大

D. 严重时发生急性肺水肿

E. 心音弱而远

【例 448】心尖区触及舒张期震颤提示存在

A. 二尖瓣关闭不全

B. 二尖瓣狭窄

C. 主动脉瓣关闭不全

D. 动脉导管未闭

E. 主动脉瓣狭窄

【例 449】男，40 岁。发现风湿性心脏病 10 余年。查体：双侧颊部皮肤呈紫红色，心界向左扩大，心腰膨隆，心率 96 次/分，心尖部可闻及开瓣音及舒张期隆隆样杂音。该患者查体还可能发现的其他阳性体征是

A. 肺动脉瓣区舒张早期杂音

B. 胸骨左缘第 3 肋间收缩期杂音

C. 第二心音减弱

D. 第一心音减弱

E. 第二心音逆分裂

【例450】最有助于诊断风湿性心脏瓣膜病二尖瓣狭窄的体征是

A. Graham-Steell 杂音

B. 面颊部呈紫红色

C. 心浊音界呈梨形

D. 第二心音亢进

E. 心尖部舒张期隆隆样杂音

【例451】提示二尖瓣狭窄合并左心房增大的主要心电图改变是

A. 高尖 P 波

B. 双峰 P 波

C. 逆行 P 波

D. QRS 波群宽

E. T 波明显倒置

【例452】二尖瓣狭窄心脏病患者早期 X 线表现

A. 左心室增大

B. 左心房增大

C. 右心室增大

D. 右心房增大

E. 主动脉增宽、扭曲

【例453】梨形心最常见于

A. 主动脉瓣关闭不全

B. 肺动脉瓣关闭不全

C. 二尖瓣狭窄

D. 二尖瓣关闭不全

E. 三尖瓣狭窄

【例454】二尖瓣狭窄时,体循环栓塞最常发生于

A. 脾动脉

B. 脑动脉

C. 肾动脉

D. 下肢动脉

E. 肠系膜动脉

【例455】以扩张小动脉为主的扩血管药物应慎

用于

A. 重度二尖瓣关闭不全

B. 重度二尖瓣狭窄

C. 重度主动脉瓣关闭不全

D. 室间隔缺损

E. 扩张型心肌病

(例456～458 共用题干)

女,50 岁。活动后胸闷 1 年,夜间阵发性呼吸困难 4 天。查体:BP 130/80 mmHg,P_2 亢进,心尖部可闻及舒张期隆隆样杂音,余瓣膜区未闻及杂音。

【例456】该患者最可能的诊断是

A. 二尖瓣关闭不全

B. 主动脉瓣关闭不全

C. 主动脉瓣狭窄

D. 室间隔缺损

E. 二尖瓣狭窄

【例457】该患者最易出现的心律失常是

A. 三度房室传导阻滞

B. 室上性心动过速

C. 心房扑动

D. 室性心动过速

E. 心房颤动

【例458】该患者突发心悸,伴胸闷、喘憋。查体:BP 70/40 mmHg,心率 160 次/分,心律绝对不齐。首选的治疗措施是

A. 植入临时起搏器

B. 静脉注射毛花苷 C

C. 静脉应用胺碘酮

D. 非同步直流电复律

E. 同步直流电复律

【例459】二尖瓣狭窄患者出现急性左心衰竭时,一般不宜采用的治疗措施是

A. 面罩吸氧

B. 静脉注射呋塞米

C. 静脉注射毛花苷 C

D. 静脉滴注硝酸甘油

E. 无创通气

第 2 节 二尖瓣关闭不全

【例460】在发展中国家,二尖瓣关闭不全最常见的病因是

A. 二尖瓣脱垂

B. 风湿性心脏病

C. 感染性心内膜炎

D. 二尖瓣环钙化

E. 冠心病

【例461】女性,23 岁,心尖区可闻及收缩中晚期吹风样杂音及喀喇音,超声心动图可见二尖瓣前叶CD 段呈吊床样波形,最可能的诊断是

A. 二尖瓣狭窄

B. 二尖瓣关闭不全

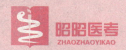
C. 主动脉瓣关闭不全

D. 主动脉瓣狭窄

E. 二尖瓣脱垂

【例 462】二尖瓣关闭不全的典型体征是

  A. 心尖部粗糙的收缩期杂音

  B. 心尖部 Austin-Flint 杂音

  C. 心尖部 S_1 亢进

  D. A_2 增强

  E. 心界呈梨形

【例 463】风湿性二尖瓣关闭不全最具有诊断意义的体征是

  A. 二尖瓣面容

B. 心尖部第一心音增强，呈拍击音

C. 二尖瓣开放拍击音

D. 心尖部收缩期吹风样杂音

E. 肺动脉瓣区第二心音增强、分裂

【例 464】乳头肌断裂致急性二尖瓣关闭不全时，下列描述正确的是

  A. 左心室大小无明显变化

  B. 可无症状

  C. 左心房明显扩大

  D. 胸部 X 线片示肺纹理稀疏

  E. 心电图示 $SV_1 + RV_5 > 4.0$ mV

第 3 节　主动脉瓣狭窄

【例 465】主动脉瓣中度狭窄时瓣口面积为

  A. < 0.75 cm^2

  B. $0.75 \sim 1.0$ cm^2

  C. $1.0 \sim 1.5$ cm^2

  D. $1.76 \sim 2.0$ cm^2

  E. $2.1 \sim 4.0$ cm^2

【例 466】最可能发生晕厥的心脏瓣膜病是

  A. 二尖瓣狭窄

  B. 主动脉瓣狭窄

  C. 肺动脉瓣狭窄

  D. 二尖瓣关闭不全

  E. 主动脉瓣关闭不全

【例 467】临床上可表现为心绞痛的心脏病是

  A. 非特异性心肌炎

  B. 扩张型心肌病

  C. 主动脉瓣狭窄

  D. 二尖瓣关闭不全

  E. 二尖瓣狭窄

【例 468】主动脉瓣狭窄时心脏震颤出现在

  A. 胸骨右缘第 2 肋间，舒张期

  B. 胸骨左缘第 2 肋间，连续性

  C. 胸骨左缘第 2 肋间，收缩期

  D. 胸骨左缘第 2 肋间，舒张期

  E. 胸骨右缘第 2 肋间，收缩期

【例 469】胸骨右缘第二肋间触及收缩期震颤，最常见于

  A. 三尖瓣狭窄

  B. 肺动脉瓣狭窄

  C. 二尖瓣狭窄

  D. 室间隔缺损

  E. 主动脉瓣狭窄

【例 470】主动脉瓣狭窄患者最重要的体征是主动脉瓣区

  A. 收缩期喷射性杂音

  B. 收缩期叹气样杂音

  C. 舒张期喷射性杂音

  D. 舒张期隆隆样杂音

  E. 舒张期叹气样杂音

【例 471】女，56 岁。发作性左胸痛 3 年，疼痛放射至左肩，发作持续 $3 \sim 4$ min，休息后可缓解。今日下午劳动时突发晕厥急诊。查体：BP 90/50 mmHg，神清，心率 140 次/分，主动脉瓣区可闻及收缩期喷射样杂音伴震颤，杂音向颈部传导，双肺呼吸音清。最可能的诊断是

  A. 高血压病

  B. 主动脉扩张

  C. 主动脉瓣狭窄

  D. 主动脉粥样硬化

  E. 主动脉瓣关闭不全

【例 472】42 岁，女性，活动后心悸、气喘 2 年余，查体轻度贫血，心率快，律整，胸骨右缘第 2 肋间闻及响亮而粗糙的收缩期杂音（4/6 级），首先应想到的疾病为

  A. 动脉导管未闭

  B. 主动脉瓣关闭不全

  C. 二尖瓣关闭不全

  D. 室间隔缺损

  E. 主动脉瓣狭窄

（例 473～474 共用题干）

  男，76 岁。一年来日常活动时即感胸闷，3 天前突发夜间阵发性呼吸困难，伴咳粉红泡沫痰。查体：BP 100/70 mmHg，心尖搏动呈抬举样，胸骨右缘第二肋间可闻及 4/6 级收缩期喷射样杂音，向颈部传导，双肺可闻及散在细湿啰音。

【例 473】对明确诊断最有帮助的检查是

  A. 心电图

B. 胸部 CT

C. 胸部 X 线片

D. 超声心动图

E. 心电图运动负荷试验

【例 474】最恰当的治疗措施是

A. 静脉滴注大剂量抗生素

B. 皮下注射低分子抗生素

C. 暂不处理,密切随访

D. 口服血管紧素转换酶抵制剂

E. 尽早外科手术

【例 475】主动脉瓣狭窄的手术适应证是

A. 主动脉瓣静息跨瓣压>40 mmHg

B. 主动脉瓣瓣口面积 1.6 cm²

C. 合并房性期前收缩

D. 主动脉瓣钙化

E. 病程>5 年

【例 476】女,34 岁。风湿性心脏瓣膜病主动脉瓣狭窄 9 年,进行性活动耐力减低,近 1 年来,每于剧烈运动中发生晕厥。无高血压、糖尿病、高脂血症病史。查体:BP 100/70 mmHg。心率 78 次/分,律齐,主动脉瓣区可闻及收缩期喷射样杂音。超声心动提示左心室增大,LVEF40%,主动脉瓣口面积 1.1 cm²,平均压力阶差 55 mmHg,跨瓣峰速度 5.4 m/s。对该患者最恰当的处置是

A. 每日口服单硝酸异山梨酯

B. 晕厥时硝酸甘油急救

C. 避免竞技性运动,其他体力活动不受限

D. 口服阿托伐他汀

E. 主动脉瓣置换术

第 4 节　主动脉瓣关闭不全

【例 477】主动脉瓣反流时心尖部可存在

A. Graham-Stell 杂音

B. Austin-Flint 杂音

C. Duroziez 征

D. TrauBe 征

E. Musset 征

【例 478】心脏 Austin-Flint 杂音见于

A. 二尖瓣狭窄

B. 二尖瓣关闭不全

C. 主动脉瓣狭窄

D. 主动脉瓣关闭不全

E. 肺动脉瓣关闭不全

【例 479】女,43 岁。诊断风湿性心脏瓣膜病 20 余年。查体:心前区未触及震颤,胸骨上缘第 3 肋间可闻及舒张期叹气样杂音,心尖部可闻及舒张早中期杂音,S₁减弱。最可能的诊断是

A. 主动脉瓣器质性狭窄伴二尖瓣器质性狭窄

B. 主动脉瓣相对性狭窄伴二尖瓣相对性狭窄

C. 主动脉瓣关闭不全伴二尖瓣相对性狭窄

D. 主动脉瓣相对性狭窄伴二尖瓣器质性狭窄

E. 主动脉瓣关闭不全伴二尖瓣器质性狭窄

【例 480】胸骨左缘第 3 肋间舒张期叹气样杂音

见于

A. 二尖瓣关闭不全

B. 主动脉瓣关闭不全

C. 主动脉瓣狭窄

D. 肺动脉瓣狭窄

E. 二尖瓣狭窄

【例 481】男性,74 岁。头晕、心悸 2 年,心尖搏动向左下移位,呈抬举性搏动,于胸骨左缘第 3 肋间闻及叹气样舒张期杂音,为递减型,向心尖传导,在心尖区闻及隆隆样舒张早期杂音,股动脉可闻及枪击音,首先应想到的诊断为

A. 二尖瓣狭窄

B. 主动脉瓣关闭不全

C. 二尖瓣关闭不全

D. 主动脉瓣狭窄

E. 室间隔缺损

【例 482】下列哪种脉搏提示主动脉瓣关闭不全

A. 交替脉

B. 奇脉

C. 水冲脉

D. 短绌脉

E. 脱落脉

第 7 章　感染性心内膜炎

【例 483】亚急性自体瓣膜感染性心内膜炎的主要致病菌是

A. 淋球菌

B. 草绿色链球菌

C. 肺炎链球菌

D. 葡萄球菌

E. 流感嗜血杆菌

【例 484】急性感染性心内膜炎最常见的致病菌是

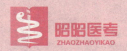

A. 草绿色链球菌

B. 金黄色葡萄球菌

C. 淋球菌

D. 肺炎球菌

E. 肠球菌

【例485】女，28岁。持续发热1周，有先天性心脏病病史。入院查体：贫血貌，胸骨左缘3肋间3/6级粗糙收缩期杂音伴震颤，脾肋下1cm，血培养两次阳性。入院后5天突感呼吸困难、胸痛，咯血多次，可能性最大的诊断是

A. 室间隔缺损合并急性心力衰竭

B. 感染性心内膜炎合并急性肺栓塞

C. 感染性心内膜炎合并肺部感染

D. 室间隔缺损合并肺部感染

E. 室间隔缺损合并支气管扩张症

（例486～487共用选项）

A. Janeway 损害

B. 瘀点

C. 脾大

D. Roth 斑

E. Osler 结节

【例486】主要见于急性感染性心内膜炎的体征是

【例487】亚急性感染性心内膜炎时发生于视网膜的病变是

【例488】风湿性心瓣膜病并发感染性心内膜炎时，最支持感染性心内膜炎诊断的是

A. 体温 38.5 ℃

B. 胸闷并胸膜摩擦音

C. 超声心动图显示有赘生物

D. 白细胞增高

E. 心电图 ST-T 改变

【例489】女性，28岁，发热半月，弛张热，伴恶寒、关节痛，体检：皮肤瘀点，Osler 结节，心脏有杂音，考虑为感染性心内膜炎，确诊的直接证据来自

A. 血液学检查

B. X线和心电图检查

C. 超声心动图检查

D. 免疫学检查

E. 组织学和细菌学检查

【例490】属于感染性心内膜炎主要诊断标准的是

A. 发热，体温≥38 ℃

B. 细菌性动脉瘤

C. 原有心脏瓣膜病

D. 超声心动图发现赘生物

E. Osler 结节

【例491】最有助于感染性心内膜炎诊断的实验室检查是

A. 血培养

B. 尿常规

C. 血常规

D. 补体

E. 血沉

【例492】女，55岁。拔牙后间断发热2个月。既往有室间隔缺损病史。实验室检查：血培养为草绿色链球菌。最有助于明确发热病因的检查是

A. 血类风湿因子

B. 经食管超声心动图

C. 血清补体

D. 血涂片

E. 眼底检查

【例493】右心感染性心内膜炎最常见的栓塞部位是

A. 冠状动脉

B. 肺动脉

C. 肾动脉

D. 大脑中动脉

E. 下肢动脉

（例494～496共用题干）

男，49岁。发热1周余，体温为37.8～38.5 ℃。未用抗生素治疗。风湿性二尖瓣狭窄合并关闭不全病史。超声心动图提示二尖瓣上有赘生物。

【例494】入院第一天应为该患者做血培养

A. 1 次

B. 2 次

C. 3 次

D. 4 次

E. 5 次

【例495】该患者最可能的血培养结果是

A. 金黄色葡萄球菌

B. 草绿色链球菌

C. 肺炎链球菌

D. 肠球菌

E. 淋球菌

【例496】该患者首选的抗生素是

A. 青霉素

B. 萘夫西林

C. 苯唑西林

D. 庆大霉素

E. 万古霉素

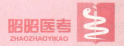

第8章　心肌疾病

【例497】扩张型心肌病典型的超声心动图改变是
A. 收缩期心尖部向外膨出
B. 瓣膜增厚、钙化、僵硬，瓣口开放受限
C. 心腔扩大，室壁运动弥漫减弱，瓣口开放小
D. 收缩期二尖瓣前叶向前运动
E. 舒张期室间隔厚度与左室厚度之比≥1.3

【例498】男，38岁。1年来活动后气促，伴腹胀及双下肢水肿。自述既往无不适，生活工作正常。查体：BP 100/60 mmHg，颈静脉怒张，双肺底可闻及湿性啰音，心界向两侧扩大，S₁减弱，心尖部可闻及3/6级收缩期杂音，肝肋下3 cm，双下肢凹陷性水肿。该患者最可能的诊断是
A. 扩张型心肌病
B. 风湿性心脏病
C. 缩窄性心包炎
D. 冠心病
E. 肥厚型心肌病

（例499～500共用题干）
　　男，33岁。活动时气短、心前区疼痛1年。查体：BP 146/80 mmHg，双肺呼吸音清，心率78次/分，心律整齐，胸骨左缘第3、4肋间可闻及3/6级收缩期喷射性杂音。超声心动图示舒张期间室间隔与左室后壁厚度之比＞1.5。

【例499】该者最可能的诊断是
A. 高血压性心脏损害
B. 风湿性心脏病
C. 病毒性心肌炎
D. 肥厚型心肌病
E. 扩张型心肌病

【例500】该患者最适宜的治疗药物是
A. 硝酸甘油
B. 地高辛
C. 美托洛尔
D. 氢氯噻嗪
E. 氨茶碱

【例501】可使梗阻性肥厚型心肌病患者的胸骨左缘3～4肋间收缩期杂音减轻的方法是
A. 取站立位
B. 做Valsalva动作
C. 含服硝酸甘油
D. 应用强心药
E. 口服β受体拮抗剂

【例502】引起病毒性心肌炎最常见的病毒是
A. 风疹
B. 呼吸道合胞病毒
C. 流感
D. 单纯性疱疹
E. 柯萨奇B组病毒

【例503】男，19岁。约2周前曾咳嗽、流涕，近3天感心悸。查体：心界不大，P₂＞A₂，心率96次/分，可闻及频发期前收缩。心脏各瓣膜区未闻及杂音及附加音。心电图示室性期前收缩，血清肌钙蛋白升高。该患者最可能的诊断是
A. 感染性心内膜炎
B. 扩张型心肌病
C. 急性心肌梗死
D. 急性心包炎
E. 病毒性心肌炎

【例504】病毒性心肌炎的确诊有赖于
A. 血肠道病毒核酸阳性
B. 血清柯萨奇B组病毒IgG 1：600
C. 心肌组织内病毒的检出
D. 血C反应蛋白水平增高
E. 血清柯萨奇B组病毒IgM 1：320以上

（例505～506共用题干）
　　男，22岁。3周前发热、流涕、咽痛，体温37～38℃，近一周自觉喘憋、心悸和乏力，呈进行性加重，既往体健。查体：T 37 ℃，R 22次/分，BP 100/65 mmHg。颈静脉无怒张，双下肺可闻及湿性啰音，心界不大，心率120次/分，心律不齐，可闻及期前收缩，心脏各瓣膜区未闻及杂音及心包摩擦音。实验室检查：血肌钙蛋白升高。

【例505】该患者最可能的诊断是
A. 扩张型心肌病
B. 肥厚型心肌病
C. 急性心肌梗死
D. 肺血栓栓塞
E. 病毒性心肌炎

【例506】最有助于确定喘憋原因的辅助检查是
A. 血气分析
B. 超声心动图
C. 冠状动脉造影
D. 心电图
E. 血常规

【例507】女，20岁。活动后胸闷，气短2天。3周前曾咳嗽持续发热1周。既往体健。查体：面色

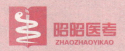

苍白、双肺呼吸音清,心界向左下扩大,心率 120 次/分,频发早搏,第一心音减弱,$P_2 > A_2$,心尖区可闻见 2/6 级收缩期杂音。实验室检查：血肌钙蛋白增高。该患者最可能的诊断是

A. 病毒性心肌炎

B. 急性心肌梗死

C. 急性肺栓塞

D. 慢性心力衰竭

E. 感染性心内膜炎

第9章　心包疾病

【例 508】我国心包炎中最常见的病因是

A. 病毒性

B. 化脓性

C. 结核性

D. 真菌性

E. 肿瘤

【例 509】诊断急性纤维蛋白性心包炎最具有特征性的是

A. 心前区疼痛

B. 心包摩擦音

C. 心浊音界向两侧扩大

D. 心尖搏动减弱或消失

E. 心音遥远

【例 510】急性心包炎时心包摩擦音的特点是

A. 在胸廓下部闻及

B. 与心搏一致

C. 吸气末明显

D. 仰卧位时最明显

E. 舒张期最明显

【例 511】下列符合急性心包炎胸痛临床特点的是

A. 疼痛不放射

B. 随渗液量的增多而加重

C. 吞咽时减轻

D. 深呼吸时减轻

E. 咳嗽时加重

【例 512】女,40 岁。因持续胸痛 1 天就诊。10 天前曾发热伴咳嗽。查体：BP 120/70 mmHg,心界不大,心率 84 次/分,心律整齐,胸骨左缘第 3、4 肋间可闻及性质粗糙、高音调、与心搏一致的双期抓刮样粗糙音,与呼吸无关。该患者最可能的诊断是

A. 限制型心肌病

B. 肥厚型心肌病

C. 急性心包炎

D. 病毒性心肌炎

E. 急性胸膜炎

【例 513】女,40 岁。咳嗽 2 周,心前区锐痛 2 天,深呼吸时加重,放射到颈部。查体：胸部无压痛。心界不大,胸骨左缘第 3、4 肋间可闻及抓刮样粗糙音,屏气后仍存在。该患者最可能的诊断是

A. 急性胸膜炎

B. 急性心包炎

C. 急性肋软骨炎

D. 急性心肌梗死

E. 急性心肌炎

【例 514】不符合急性心包炎的心电图变化是

A. 弓背向下型 ST 段抬高

B. T 波平担或倒置

C. QRS 波呈低电压

D. 电压交替

E. 弓背形向上的 ST 抬高

【例 515】男性,52 岁。持续胸痛伴发热 3 天。心电图上除 aVR 导联外,其余导联 ST 段均呈弓背向下型抬高。该患者最可能的诊断为

A. 主动脉夹层

B. 自发性气胸

C. 急性心包炎

D. 急性心肌梗死

E. 变异型心绞痛

【例 516】Ewart 征见于

A. 病毒性心肌炎

B. 渗出性心包炎

C. 肥厚型心肌病

D. 急性心肌梗死

E. 纤维素性心包炎

【例 517】提示心包积液的体征是

A. Musset 征

B. 脉短绌

C. Ewart 征

D. Roth 斑

E. Duroziez 征

【例 518】心脏压塞的典型体征是

A. 动脉压下降、颈静脉怒张和心音低钝

B. 动脉压下降、奇脉和心音低钝

C. 动脉压上升、颈静脉怒张和心音低钝

D. 动脉压上升、奇脉和心音低钝

E. 奇脉、颈静脉怒张和双下肢水肿

【例519】女，34岁。胸闷、气促1月余，伴干咳。查体：R 22 次/分，BP 90/80 mmHg。端坐位，颈静脉怒张，双肺未闻及干湿啰音，心率 90 次/分，心律整齐，心音低而遥远，P₂ 无亢进，肝肋下 3 cm，肝颈静脉回流征阳性，双下肢水肿。其心浊音界最可能为

A. 靴形

B. 梨形

C. 烧瓶样

D. 向左扩大

E. 普大形心

（例520～523 共用题干）

男性，25岁，主诉心前区疼痛 2 小时，向左肩放射，吸气时疼痛加重，坐位时减轻，伴有畏寒、发热就诊，体检：血压 105/75 mmHg，体温 38℃，心率 110 次/分，规则，心脏无杂音，两肺未见异常，有血吸虫病史。心电图示除 aVR 与 V 外各导联 ST 段抬高。

【例520】其最可能的诊断是

A. 肺梗死

B. 心肌梗死

C. 急性心包炎

D. 心肌梗死伴继发性心包炎

E. 心肌炎

【例521】入院第3天，血压 90/75 mmHg，颈静脉怒张，气急不能平卧，病情变化应考虑为

A. 再次肺梗死

B. 心肌梗死扩大范围

C. 心脏压塞

D. 败血症

E. 心脏腱索断裂

【例522】此时作 X 线检查可能显示

A. 左肺野楔状实质性阴影，伴左胸腔积液

B. 正常

C. 肺部无明显充血而心影显著增大

D. 左肺野多发炎症阴影

E. 两侧肺门影不大

【例523】本例正确治疗是

A. 手术取出栓子

B. 冠脉造影伴紧急 PTCA

C. 心包穿刺

D. 大剂量抗生素静脉滴注

E. 应用升压药以及强心利尿剂

【例524】女，62岁。干咳、呼吸困难 2 周，逐渐加重，现不能平卧，无发热。查体：R 24 次/分，BP85/70 mmHg，端坐位，颈静脉怒张，双肺呼吸音清，心浊音界向两侧扩大，心率 108 次/分，心律整齐，心音低而遥远，心脏各瓣膜区来闻及杂音，奇脉。心电图：窦性心动过速，各导联 QRS 波低电压。该患者最关键治疗措施是

A. 静脉滴注抗生素

B. 静脉滴注硝酸甘油

C. 口服美托洛尔

D. 心包穿刺

E. 静脉注射呋塞米

第10章 休　克

【例525】休克在微循环衰竭期最突出的情况是

A. 血管内高凝状态

B. 后括约肌收缩状态

C. 代谢性碱中毒

D. 前括约肌收缩状态

E. 毛细血管内"可进可出"

（例526～527 共用选项）

A. 交感-肾上腺髓质系统兴奋，释放大量儿茶酚胺

B. 组织缺氧，乳酸增多，代谢性酸中毒

C. 无氧代谢下能量产生不足，细胞功能衰退

D. 出现 DIC，血压下降

E. 出现多器官功能障碍

【例526】休克代偿期的生理调节改变主要是

【例527】休克失代偿期的生理调节改变主要是

【例528】男性，25岁。遭车祸时左季肋部撞伤致脾破裂。血压 90/60 mmHg。神志尚清楚，脉搏 110 次/分，表情淡漠，口渴，面色苍白。估计出血量达

A. 400～500 mL

B. 600～700 mL

C. 800～1 600 mL

D. 1 700～2 400 mL

E. 大于 2 400 mL

【例529】男性，28岁。腹部外伤，失血约 700 mL，伤后 3 小时入院，神志清楚，口渴，脉搏 100 次/

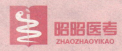
分,血压 120/96 mmHg,此种状态应判定为

A. 重度休克

B. 中度休克

C. 轻度休克

D. 非休克状态

E. 休克抑制期

【例530】可引起成人血压下降的最低失血量是

A. 400 mL

B. 600 mL

C. 800 mL

D. 1 000 mL

E. 1 200 mL

【例531】引起失血性休克的急性失血量,最低为全身血量的

A. 20%

B. 25%

C. 30%

D. 35%

E. 40%

【例532】血压下降在休克中的意义为

A. 是诊断休克的唯一依据

B. 是休克最常见的临床表现

C. 是估计休克程度的主要指标

D. 是组织细胞缺氧的主要指标

E. 是休克最早的指标

【例533】休克指数的计算方法是

A. 心率与舒张压之比

B. 脉率与脉压之比

C. 脉率与舒张压之比

D. 收缩压与舒张压之比

E. 脉率与收缩压之比

【例534】休克期反映器官血流灌注最简单可靠的指标是

A. 收缩压

B. 舒张压

C. 脉压

D. 脉率

E. 尿量

【例535】男性,39 岁。因交通事故致肝破裂,入院时收缩压 80 mmHg,脉搏触不清,无尿。输液后尿量增加,作为休克被纠正的标志,尿量至少维持在每小时

A. 60 mL

B. 50 mL

C. 40 mL

D. 30 mL

E. 20 mL

【例536】肺毛细血管楔压(PCWP)的正常值是

A. 0.5～0.7 kPa

B. 0.8～2.0 kPa

C. 2.1～2.5 kPa

D. 2.6～2.9 kPa

E. 3.0～3.3 kPa

【例537】最能反映休克预后的检测指标是

A. 静脉血氧测定

B. 动脉血气分析

C. 动脉血乳酸盐值

D. 二氧化碳结合力

E. 血细胞比容

【例538】关于休克的治疗原则,不正确的是

A. 失血性休克的治疗首先以输注平衡盐溶液为主

B. 感染性休克的治疗以处理原发感染灶、抗感染治疗为主

C. 休克合并酸中毒时,不主张早期给予碱性药物纠酸

D. 在充分容量复苏的前提下可给予血管活性药物

E. 无论失血性休克或感染性休克,应首先纠正休克,再处理原发病

【例539】男,40 岁。吞咽困难 30 天,不能进水 2 天。口渴、尿少、体重下降。查体:R 26 次/分,BP 80/50 mmHg,神志清楚,烦躁。血 Na^+ 152 mmol/L、血 K^+ 3.2 mmol/L、HCO_3 18 mmol/L,$PaCO_2$ 38 mmHg。首要处理措施应是

A. 补充血容量

B. 氧疗

C. 纠正酸碱失衡

D. 有控制的补充血钾

E. 应用升压药

【例540】对中心静脉压正常,血压下降的患者的正确的处理是

A. 充分补液

B. 适当补液

C. 强心

D. 扩张血管

E. 进行补液试验后处理

（例541～542共用选项）

A. 血容量不足

B. 心功能不全,血容量正常

C. 心功能不全或血容量相对较多

D. 容量血管过度收缩

E. 心功能不全或血容量不足

【例541】中心静脉压低,血压低

【例542】中心静脉压高,血压低

【例543】中心静脉压高而动脉压在正常范围,反映

A. 右心功能不全或血容量相对过多

B. 胸腔内压增加

C. 右心功能不全或容量相对不足

D. 静脉回心血量增加

E. 容量血管过度收缩

（例544～545共用选项）

A. 尿量少,CVP 很高

B. 尿量少,CVP 较低

C. 尿量多,CVP 很低

D. 尿量多,CVP 正常

E. 尿量多,CVP 偏高

【例544】说明抗休克治疗时液体已补足的是

【例545】说明抗休克治疗时血容量仍不足的是

【例546】休克患者中心静脉压为 5 cmH_2O,血压 80/65 mmHg,处理原则为

A. 适当补液

B. 使用强心药物

C. 用扩血管药

D. 补液试验

E. 充分补液

【例547】男,30 岁。外伤性脾破裂脾切除术后3 天,查体:BP 106/68 mmHg,中心静脉压 18 cmH_2O。此时应采取的治疗措施是

A. 利尿

B. 舒张血管

C. 收缩血管

D. 适当补液

E. 充分补液

【例548】男性,32 岁。腹痛、发热 36 小时,血压 90/60 mmHg,神志清楚面色苍白,四肢湿冷,全腹肌紧胀,肠鸣音消失,诊断为

A. 低血容量性休克

B. 感染性休克

C. 神经源性休克

D. 心源性休克

E. 过敏性休克

【例549】下列关于治疗休克的叙述中,错误的是

A. 失血性休克的治疗是扩容

B. 感染性休克时可应用大剂量氢化可的松

C. 失血性休克时,止血是不可忽视的主要手段

D. 感染性休克时,应首先使用升压药

E. 感染性休克应恢复有效循环血量

【例550】男,40 岁。右大腿挤压伤后发生化脓性感染 10 天。观察中血压下降至 80/60 mmHg,脉细速。其扩容治疗应首选

A. 葡萄糖溶液

B. 平衡盐溶液

C. 全血

D. 血浆

E. 碳酸氢钠溶液

【例551】应用皮质激素治疗感染性休克时,其使用量为常规用量的

A. 1/4

B. 1/2

C. 2 倍

D. 5 倍

E. 10 倍以上

【例552】女,20 岁。春天在花园中游玩时突然晕倒,入院时查体:脉搏细速,BP 40/20 mmHg,面色苍白,神志不清。其首要的救治措施是

A. 多巴胺 20 mg 静滴

B. 地塞米松 15 mg 静滴

C. 给氧、严密监护

D. 肾上腺素 1 mg 皮下注射

E. 安定 10 mg 静滴

第 11 章　　周围血管病

【例553】下列关于动脉粥样硬化叙述正确的是

A. 主要累及小动脉

B. 基本病变是动脉中膜的脂质沉积

C. HDL 促进其形成

D. 女性比男性多发

E. 多合并有高血压、高脂血症、糖尿病

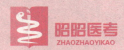

【例554】男性,35岁,稍长距离步行后感右小腿疼痛,肌肉抽搐而跛行,稍休息后症状消失,平时感右足发凉,怕冷,有麻木感。右足背动脉搏动减弱。应考虑

A. 血栓性浅静脉炎

B. 深静脉血栓形成

C. 血栓闭塞性脉管炎（营养障碍）

D. 血栓闭塞性脉管炎（局部缺血）

E. 动脉粥样硬化症

【例555】各种周围血管疾病的描述中,不正确的是

A. 雷诺病女性多见

B. 血栓闭塞性脉管炎男性多见

C. 血栓闭塞性脉管炎的特点是对称性和间歇性

D. "疼痛性股白肿"最常发生在产后

E. 血栓闭塞性脉管炎多发生在下肢

【例556】血栓闭塞性脉管炎诊断要点中不包括

A. 多为有吸烟嗜好的青壮年男性

B. 有游走性浅静脉炎病史

C. 患肢有不同程度的缺血性症状

D. 多合并有高血压、高脂血症、糖尿病

E. 患肢足背动脉搏动减弱或消失

【例557】男,42岁。左下肢疼痛,行走后加重3年。早期常感患肢麻木,行走后疼痛,短暂休息可缓解,近年来疼痛日益加重。吸烟20余年。查体:T 36.3 ℃,BP 100/70 mmHg。最可能的诊断是

A. 动脉硬化性闭塞症

B. 下肢静脉曲张

C. 多发性动脉炎

D. 雷诺综合征

E. 血栓闭塞性脉管炎

【例558】下列有关动脉硬化性闭塞症临床特点的描述,错误的是

A. 病变常位于小动脉

B. 多合并有高血压、高脂血症、糖尿病

C. 多见于男性

D. 一般无血栓性浅静脉炎病史

E. 发病年龄多在45岁以上

【例559】男,35岁。右下肢疼痛1年。让其抬高右下肢80°,1分钟后下肢皮肤苍白,再让其下肢垂于床沿,大约1分钟后下肢皮肤颜色方恢复正常。该检查结果提示

A. Buerger 试验阳性

B. TrendenBurg 试验阳性

C. Lasegue 试验阳性

D. Perthes 试验阳性

E. Pratt 试验阳性

【例560】周围血管疾病用测定双侧肢体皮肤温差的方法判断动脉血流减少情况,温度相差至少应大于

A. 0.5℃

B. 1.2℃

C. 2.5℃

D. 2.0℃

E. 1.0℃

【例561】判断血栓闭塞性脉管炎的闭塞部位的准确方法是

A. 肢体位置试验

B. 静脉注射 20％硫酸镁 10 mL

C. 仔细检查肢体各动脉搏动情况

D. 行交感神经阻滞

E. 行动脉造影

【例562】男,40岁,吸烟10年,近2月双下肢出现间歇性跛行,伴患肢怕冷、麻木、刺痛,确诊为血栓闭塞性脉管炎。关于该疾病叙述不正确的是

A. 患者几乎都为男性,年龄在 25～45 岁,病程缓慢

B. 发病后戒烟对治疗帮助不大

C. 多伴有游走性浅静脉炎病史

D. 出现肢体动脉搏动减弱或消失

E. 患肢发凉、怕冷,对外界寒冷敏感是血栓闭塞性脉管炎常见的早期症状

（例563～564 共用选项）

A. 深静脉是否通畅

B. 检测交通静脉功能

C. 检测血供是否充足

D. 检测桡骨茎突是否病变

E. 检测大隐静脉与深静脉交通瓣功能

【例563】Perthes 实验的目的是

【例564】Pratt 实验的目的是

【例565】女,45岁,右下肢静脉迂曲扩张15年。长期站立有酸胀感。近1年右足靴区颜色加深、肿胀,大隐静脉瓣膜功能试验（十）,深静脉通畅试验（一）,最可能的诊断是

A. 下肢深静脉血栓形成

B. 血栓形成浅静脉炎

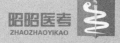

C. 动脉瘘

D. 单纯性下肢静脉曲张

E. 原发性下肢深静脉瓣膜功能不全

【例566】患者女,28岁,足月顺产后2周开始下床活动,觉左下肢痛,肿胀,左下肢皮肤略发绀,皮温高,表浅静脉曲张,沿左股静脉走行区有明显压痛,应考虑为

A. 血栓性股静脉炎

B. 血栓性大隐静脉炎

C. 局限性股深静脉血栓形成

D. 左髂股静脉血栓形成

E. 以上都不对

【例567】男,60岁,直肠癌切除术后4天,晨起时突发左下肢肿胀,左腿皮温增高,股三角区有深压痛。最可能的诊断是左下肢

A. 血栓性浅静脉炎

B. 动脉栓塞

C. 深静脉血栓形成

D. 大隐静脉曲张

E. 淋巴水肿

【例568】男,55岁,胰头癌行胰十二指肠切除术6天,发现整个右下肢肿胀,查体:右下肢皮温增高,股三角区深压痛,足背动脉搏动存在,错误的治疗措施是

A. 静脉输注低分子右旋糖酐

B. 应用止血药物

C. 卧床休息,提高患肢

D. 皮下注射低分子肝素

E. 口服阿司匹林

【例569】静脉血栓合并肺栓塞的栓子通常来源于

A. 下肢和骨盆深静脉

B. 心脏附壁血栓

C. 上肢静脉

D. 头颈部血管

E. 动脉粥样斑块脱落

第三篇　消化系统

学习导图

章　序	章　名	内　容	所占分数	
			执业医师	助理医师
1	食管疾病	胃食管反流病 食管癌	2 分	1 分
2	胃、十二指肠疾病	胃、十二指肠的解剖 急性胃炎 慢性胃炎 功能性消化不良 消化性溃疡病 胃癌	20 分	10 分
3	肝脏疾病	肝硬化 门静脉高压症 肝性脑病 脂肪性肝病 肝脓肿 原发性肝癌	10 分	5 分
4	胆道疾病	解剖 胆囊结石 急性胆囊炎 肝外胆管结石 急性梗阻性化脓性胆管炎 胆管癌	3 分	3 分
5	胰腺疾病	急性胰腺炎 胰腺癌与壶腹周围癌	6 分	3 分
6	肠道疾病	克罗恩病 溃疡性结肠炎 肠易激综合征 肠梗阻 结肠癌 肠结核 直、结肠息肉	15 分	8 分

章 序	章 名	内 容	所占分数	
			执业医师	助理医师
7	阑尾炎	急性阑尾炎	2 分	1 分
8	直肠肛管疾病	解剖	5 分	3 分
		肛裂		
		直肠肛管周围脓肿		
		肛瘘		
		痔		
		直肠癌		
9	消化道大出血	上消化道出血	1 分	1 分
		下消化道出血		
10	腹膜炎	急性化脓性腹膜炎	4 分	2 分
		腹腔脓肿		
		结核性腹膜炎		
11	腹外疝	腹股沟区解剖	5 分	3 分
		腹股沟疝		
		股疝		
12	腹部损伤	概论	5 分	2 分
		常见腹部脏器损伤		

复习策略

消化系统是在整个执业和助理医师考试中占分最多的重点内容。在每年的执业医师考试中,消化系统占 70～80 分;在助理医师考试中,消化系统占 30～40 分。所谓"得消化者得天下",足以说明消化系统在医师考试中所占的分量。该篇内容较多,涉及消化系统各个器官的疾病,但整体而言,考题难度并不高。在三大主要系统(消化、呼吸、循环)中,消化系统难度是最低的,所以应牢牢把握住此部分的分数。本系统的学习重点是食管、胃、十二指肠疾病、肝脏疾病及肠道疾病,考生必须熟练掌握其诊断、实验室检查及治疗方法。

第1章 食管疾病

第1节 胃食管反流病

【例570】胃食管反流病的主要发病机制不包括
A. 夜间胃酸分泌过多
B. 下食管括约肌压力降低
C. 异常的下食管括约肌一过性松弛
D. 胃排空异常
E. 食管清酸能力下降

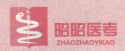

【例571】与幽门螺杆菌感染相关性**不确定**的疾病是
A. 消化性溃疡
B. 慢性胃炎
C. 反流性食管炎
D. 胃黏膜相关淋巴组织淋巴瘤
E. 胃癌

【例572】胃食管反流病患者的**典型症状**是
A. 餐后上腹胀
B. 上腹部钝痛
C. 吞咽困难
D. 嗳气
E. 反酸、胃灼热

（例573～576 共用选项）
A. 进行性吞咽困难
B. 进餐后上腹痛，至下一餐前缓解
C. 不洁饮食后上腹痛，伴呕吐、腹泻
D. 空腹及夜间上腹痛，进食后可缓解
E. 反酸、胃灼热伴胸骨后烧灼样痛

【例573】典型的**十二指肠溃疡**的症状特点是

【例574】典型的**胃食管反流病**的症状是

【例575】典型的**胃溃疡**症状是

【例576】典型的**食管癌**症状是

【例577】上体**前屈时腹痛明显**，直立位时减轻，提示何种疾病
A. 十二指肠淤滞症
B. 胰腺体部癌
C. 反流性食管炎
D. 胃黏膜炎
E. 胃溃疡

【例578】男性，35 岁。**反酸和胸骨后烧灼感** 3 年，1 周前出现声嘶。最有可能的诊断是
A. 冠心病
B. 贲门失弛缓症
C. 反流性食管炎
D. 食管癌
E. 胃溃疡

【例579】诊断反流性食管炎**最准确**的方法是
A. 食管测压
B. 24 小时食管 pH 检测
C. 食管滴酸试验
D. 食管内镜检查
E. 食管吞钡检查

【例580】女性，26 岁。胸痛、反酸、胃灼热、嗳气 3 个月。胃镜检查食管黏膜未见明显异常，最有助于明确诊断的检查是
A. 上消化道气钡双重造影
B. ^{13}C 尿素呼气试验
C. 24 小时胃食管 pH 监测
D. 腹部 B 超
E. 超声心动图

（例581～582 共用选项）
A. 24 小时食管 pH 监测
B. 胃镜及活检
C. 食管压力测定
D. 胸部 X 线片
E. 食管滴酸试验

【例581】诊断**胃食管酸反流**最适用的辅助检查是

【例582】诊断**反流性食管炎**最可靠的辅助检查是

【例583】女，42 岁。胃灼热半年，无吞咽困难。胃镜检查提示**慢性浅表性胃炎**。为进一步明确诊断，应进行的检查是
A. 24 小时食管 pH 监测
B. 食管脱落细胞学检查
C. 胸部 CT
D. 食管 X 线钡剂造影
E. 动态心电图

【例584】男，56 岁。**反酸、胃灼热** 5 年。胃镜检查：食管下段黏膜多发条形破损，相互融合。该患者**首选的治疗药物**是
A. 奥美拉唑
B. 法莫替丁
C. 硫糖铝
D. 枸橼酸铋钾
E. 铝碳酸镁

【例585】对反流性食管炎治疗作用**最强**的药物是
A. 法莫替丁
B. 奥美拉唑
C. 硫糖铝
D. 米索前列醇
E. 枸橼酸铋钾

【例586】胃食管反流病治疗措施**不包括**
A. 应用促胃肠动力药
B. 抗酸治疗
C. 高脂肪饮食
D. 减肥
E. 避免饮用咖啡和浓茶

【例587】对于胃食管反流病患者，需要**定期接受胃镜检查**的是
A. 非糜烂性胃食管反流病
B. 合并食管裂孔疝
C. Barrett 食管
D. 反酸、胃灼热反复出现者
E. 伴有咽部异物感

【例588】下列**不是**胃食管反流病并发症的是
A. 胃癌
B. 食管狭窄
C. 食管腺癌
D. 消化道出血
E. Barrett 食管

第2节　食管癌

【例589】男,56 岁,**吞咽困难** 5 个月。胃镜检查见食管中段隆起伴溃疡,管腔狭窄,管壁僵硬。黏膜活检最可能的病理改变是
A. 腺癌
B. 淋巴瘤
C. 非干酪样肉芽肿
D. 鳞癌
E. 干酪样肉芽肿

【例590】食管癌**最常见**的发生部位是
A. 胸上段
B. 胸中段
C. 胸下段
D. 腹段
E. 颈段

【例591】食管癌的早期临床表现**不包括**
A. 食管内异物感
B. 胸骨后针刺样疼痛
C. 咽下食物时哽噎感
D. 进行性吞咽困难
E. 上腹部烧灼感

【例592】**早期**食管癌的症状是
A. 持续胸背痛
B. 声音嘶哑
C. 进食呛咳
D. 吞咽困难
E. 进食哽噎

【例593】女,59 岁,**进食哽噎,烧灼感** 1 个月。食管钡餐造影检查:**食管下段黏膜紊乱、断裂**。考虑
A. 食管炎
B. 食管癌
C. 贲门失弛缓症
D. 食管静脉曲张
E. 食管平滑肌瘤

(例594～596 共用选项)
A. 内镜检查
B. 脱落细胞检查
C. 超声波断层检查
D. 甲胎蛋白定量测定
E. 选择性动脉造影

【例594】可发现**局部黏膜的早期食管癌**

【例595】判断**肝癌的疗效及预后**

【例596】一种**非侵入性检查方法**

【例597】男,58 岁,**进行性吞咽困难** 6 个月,既往体健。食管吞钡 X 线检查:**食管中段**黏膜紊乱、中断、管壁僵硬。CT:食管中段管腔狭窄。最可能的诊断是
A. 食管平滑肌瘤
B. 食管癌
C. 食管憩室
D. 贲门失弛缓症
E. 反流性食管炎

【例598】**早期食管癌**的造影表现是
A. 贲门部呈光滑鸟嘴状狭窄
B. 不规则线状狭窄
C. 外压狭窄,黏膜光滑完整
D. 食管黏膜呈串珠状改变
E. 黏膜呈局限性管壁僵硬

【例599】食管癌的 X 线表现**不包括**
A. 管壁僵硬
B. 黏膜皱襞增粗
C. 黏膜呈串珠样改变
D. 黏膜皱襞断裂
E. 充盈缺损或龛影

【例600】女性,**18 岁**。**间歇性吞咽困难** 2 年,无消瘦、贫血等其他临床表现。X 线钡餐检查显示**食管下端呈鸟嘴样狭窄**。考虑
A. 食管下段癌
B. 贲门失弛缓症
C. 食管炎
D. 食管瘢痕性狭窄
E. 食管平滑肌瘤

(例601～603 共用题干)
男性,63 岁,**进行性吞咽困难** 2 个月余,患者近期出现明显**消瘦、贫血、乏力**等。

【例601】对该患者最可能的**诊断**是
A. 食管灼伤狭窄
B. 食管癌
C. 食管平滑肌瘤
D. 贲门失弛缓症
E. 食管憩室

【例602】**首选检查方法**是
A. 胸部 CT
B. 食管超声波检查

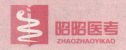

C. 食管拉网

D. 食管镜检查活检

E. 胸部 MRI

【例 603】食管吞钡 X 线片描述，下列哪项是错误的

    A. 食管呈鸟嘴样改变

    B. 食管充盈缺损

    C. 食管管壁僵硬

    D. 龛影

    E. 食管黏膜断裂

（例 604～606 共用题干）

    男性，62 岁。近 2 月来常有吞咽困难，伴隐痛，可进半流质饮食，自感体力不支，逐渐消瘦。

【例 604】该患者首选考虑的诊断是

    A. 食管炎

    B. 食管憩室

    C. 食管癌

    D. 食管平滑肌瘤

    E. 贲门失弛缓症

【例 605】对诊断最有价值的检查是

    A. 胸部 X 线片

B. 食管吞钡

C. 食管拉网

D. 纤维食管镜＋活检

E. 纵隔 CT

【例 606】经检查见食管病变位于主动脉弓到肺下静脉平面，该部位是食管解剖分段的

    A. 颈段

    B. 胸上段

    C. 胸中段

    D. 胸下段

    E. 腹段

【例 607】男性，70 岁。吞咽困难 3 个月。食管钡餐：中段有 3 cm 的不规则食管充盈缺损，取活体组织病理诊断为鳞癌。心电图有 ST 下降，T 波倒置。肺功能：严重障碍。治疗方法是

    A. 药物疗法

    B. 根治性手术治疗

    C. 姑息性手术

    D. 放射治疗

    E. 胃造瘘术

第 2 章　胃、十二指肠疾病

第 1 节　急性胃炎

【例 608】非甾体抗炎药引起急性胃炎的主要机制是

    A. 激活磷脂酶 A

    B. 抑制前弹性蛋白酶

    C. 抑制前列腺素合成

    D. 促进胃泌素合成

    E. 抑制脂肪酶

【例 609】急性糜烂出血性胃炎的常见病因不包括

    A. 非甾体抗炎药

    B. 脑外伤

    C. 乙醇

    D. 幽门螺杆菌感染

    E. 严重烧伤

【例 610】急性胃炎的临床表现不包括

    A. 黄疸

    B. 消化道出血

    C. 呕吐

    D. 上腹痛

    E. 恶心

【例 611】男，25 岁。大量饮酒后腹痛 2 天，伴反酸

嗳气。最具诊断意义的检查项目是

    A. 腹部 B 超

    B. 消化道钡餐

    C. 胃镜检查

    D. 大便隐血试验

    E. 胃液分析

【例 612】男，42 岁。近日来因服吲哚美辛数片后觉胃痛，今晨呕咖啡样胃内容物 200 mL 来诊。既往无胃病史。首选的检查是

    A. 血清胃泌素测定

    B. B 型超声检查

    C. X 线胃肠钡餐

    D. 急诊胃镜检查

    E. 胃液分析

【例 613】确诊急性糜烂性胃炎首选的检查方法是

    A. 便潜血试验

    B. 胃液分析

    C. 胃 X 线钡餐

    D. 胃镜

    E. B 超

【例614】与慢性胃炎和消化性溃疡有密切关系的病原菌为

A. 空肠弯曲菌

B. 幽门螺杆菌

C. 胎儿弯曲菌

D. 鼠伤寒沙门菌

E. 副溶血性弧菌

第2节　慢性胃炎

【例615】我国慢性活动性胃炎最主要的病因是

A. 药物

B. Hp

C. 胆汁

D. 自身免疫

E. 物理因素

【例616】慢性胃炎最主要的病因是

A. 刺激性食物

B. 化学损伤

C. 幽门螺杆菌感染

D. 药物损伤

E. 物理损伤

【例617】B型胃炎主要由下列哪个原因引起

A. 幽门螺杆菌感染

B. 胆汁反流

C. 消炎药物

D. 吸烟

E. 酒癖

【例618】血清壁细胞抗体阳性多见于哪种疾病

A. 慢性萎缩性胃体胃炎

B. 慢性萎缩性胃窦胃炎

C. 胃溃疡

D. 胃癌

E. 急性糜烂性胃炎

【例619】重度萎缩性胃体胃炎患者表现为

A. 胃酸明显减少

B. 胃酸明显增高

C. 胃酸轻度增高

D. 胃酸轻度减少

E. 胃酸正常或减少

【例620】萎缩性胃窦胃炎患者表现为

A. 胃酸明显减少

B. 胃酸明显增高

C. 胃酸轻度升高

D. 胃酸轻度减少

E. 胃酸正常或减少

【例621】关于慢性胃窦胃炎,错误的是

A. 引起恶性贫血

B. 消化道症状多见

C. 可同时存在溃疡

D. 血清壁细胞抗体多为阴性

E. 常有幽门螺杆菌感染

(例622～624 共用题干)

女,58 岁。上腹不适,食欲缺乏 3 年。上腹部轻压痛。Hb 88 g/L,MCV 115 fL。胃镜检查示胃体皱襞稀疏,黏膜血管透见。

【例622】应首先考虑的诊断是

A. Menetrier 病

B. 慢性萎缩性胃炎

C. 胃癌

D. 慢性淋巴性胃炎

E. 慢性浅表性胃炎

【例623】对诊断最有意义的辅助检查是

A. 血癌胚抗原

B. 血胃蛋白酶原

C. 血抗线粒体抗体 M2 亚型

D. 血壁细胞抗体

E. 血胃泌素

【例624】该患者发生贫血最可能的机制是

A. 铁利用障碍

B. 慢性消化道失血

C. 蛋白质吸收障碍

D. 维生素 C 缺乏

E. 内因子缺乏

【例625】最有助于自身免疫性胃炎诊断的实验室检查是

A. 血清壁细胞抗体检测

B. 血清促胃液素测定

C. 血清胃蛋白酶原定量

D. 胃液中胃酸测定

E. 胃液中蛋白酶定量

【例626】慢性胃炎活动期的判定依据是

A. 胃黏膜糜烂

B. 胃黏膜出血

C. 胃黏膜中性粒细胞增多

D. 胃黏膜主要有淋巴细胞、浆细胞浸润

E. 胃粘膜出现异型细胞

(例627～628 共用题干)

男性,62 岁。反复不规律上腹部胀痛 2 年,无明显消瘦。胃镜诊断为萎缩性胃炎。

【例627】判断该患者炎症活动的客观依据是

A. 胃黏膜肠上皮化生

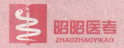
B. 胃黏膜出血

C. 胃黏膜内中性粒细胞增多

D. 胃黏膜中增多的主要是淋巴细胞

E. 胃黏膜纤维组织增生

【例628】该患者如考虑为 A 型胃炎，正确的是

A. 壁细胞抗体阴性

B. 胃酸升高

C. 不出现厌食，体重下降

D. 不出现恶性贫血

E. 主要位于胃体部

【例629】男，62 岁。反复上腹痛 7 年余，加重 1 个月，伴乏力。查体：结膜苍白，上腹部轻压痛。下列检查中，对明确诊断及指导治疗最有价值的是

A. X 线上消化道造影

B. 胃镜及活检

C. 腹部 B 型超声

D. 腹部 CT

E. 血清肿瘤标志物

【例630】女性，37 岁。上腹痛 1 年，疼痛发作与情绪、饮食有关。查体：上腹部轻压痛。胃镜：胃窦皱襞平坦，透见黏膜下血管分布。此病例可诊断为

A. 消化性溃疡

B. 胃黏膜脱垂症

C. 慢性非萎缩性胃炎

D. 胃癌

E. 慢性萎缩性胃炎

【例631】慢性胃炎 Hp 阳性应选择的治疗方法

A. 铋剂＋两种抗生素

B. 铋剂＋西沙必利

C. 铋剂＋硫酸铝

D. 铋剂＋稀盐酸

E. 铋剂＋蛋白酶＋西沙必利

【例632】男，45 岁。间断上腹部不适 1 年。经检查诊断为慢性胃炎并幽门螺杆菌感染。医生建议其服用奥美拉唑 20 mg、阿莫西林 1.0 g、克拉霉素 0.5 g，均每日两次。上述药物的服用疗程应为

A. 1～2 天

B. 3～5 天

C. 7～14 天

D. 15～20 天

E. ＞30 天

【例633】男性，37 岁。上腹隐痛 1 年余。近半年来厌食，消瘦、乏力。先后 3 次胃镜检查均显示胃体部大弯侧黏膜苍白，活检黏膜为中度不典型增生。对该患者的最佳治疗方法是

A. 补充微量元素锌、硒

B. 口服胃蛋白酶合剂

C. 口服米索前列醇

D. 补液、加强支持疗法

E. 胃镜随访，视病情是否进展

【例634】男性，41 岁。上腹痛 3 年余。胃镜检查显示胃小弯侧黏膜苍白，活检黏膜为重度不典型增生。对该患者的最佳治疗方法是

A. 胃镜下黏膜剥离术

B. 口服胃蛋白酶合剂

C. 口服奥美拉唑

D. 补液、加强支持疗法

E. 胃镜随访

第 3 节　消化性溃疡

【例635】胃酸分泌增多较明显的疾病是

A. 慢性浅表性胃炎

B. 十二指肠溃疡

C. 慢性萎缩性胃炎

D. 反流性食管炎

E. 胃溃疡

【例636】消化性溃疡发生的决定因素是

A. 胃蛋白酶

B. 胆盐

C. 乙醇

D. 胃酸

E. 非甾体类药物

【例637】胃溃疡常好发于

A. 贲门部

B. 胃底部

C. 胃大弯

D. 胃小弯

E. 胃体后壁

【例638】男，53 岁。上腹胀痛 10 余年，多于饭后约 30 分钟加重。半年来上腹痛加重，伴反酸，间断呕吐胃内容物。吸烟 15 年。饮白酒 10 年，每日约半斤。患者的病变最可能位于

A. 十二指肠球部

B. 胃窦

C. 胃体

D. 贲门

E. 胃底

【例639】关于胃溃疡，不正确的是

A. 多发生于慢性萎缩性胃炎的基础上

B. 好发于胃体大弯侧

C. 与口服非甾体抗炎药有密切关系

D. 根除幽门螺杆菌可降低复发率

E. 可发生癌变

【例640】女性,35岁。2个月来每于饭前上腹痛,进食缓解,反酸。钡餐:十二指肠球部变形,局部压痛。最可能的诊断是

A. 胃溃疡

B. 十二指肠溃疡

C. 慢性胃炎

D. 复合型溃疡

E. 巨大溃疡

(例641～642共用题干)

男性,56岁,反复上腹疼痛,多在餐后很快发作,不易用酸剂控制,每次发作时频繁呕吐。

【例641】最可能的诊断是

A. 胃角溃疡

B. 十二指肠球部溃疡

C. 十二指肠球后溃疡

D. 幽门管溃疡

E. 胃体溃疡

【例642】最常用的治疗方法

A. 手术

B. 制酸治疗

C. 抗生素治疗

D. 铋剂

E. 联合治疗

(例643～645共用题干)

男,38岁,腹痛、反酸9年。1周来症状加重,并出现夜间痛,进食能部分缓解。

【例643】诊断首先考虑

A. 胃癌

B. 肠易激综合征

C. 慢性胃炎

D. 十二指肠球部溃疡

E. 胃溃疡并幽门梗阻

【例644】最有助于明确诊断的检查是

A. 胃液分析

B. 胃肠钡餐

C. 胃镜

D. 结肠镜

E. 腹部B超

【例645】最佳的治疗方案是

A. 手术治疗

B. 胃黏膜保护剂＋抗生素

C. 胃黏膜保护剂＋铋剂

D. 质子泵抑制剂＋抗生素＋铋剂

E. 质子泵抑制剂

【例646】十二指肠球部溃疡的腹痛规律是

A. 无明显规律性

B. 疼痛→排便→加重

C. 进食→疼痛→缓解

D. 疼痛→进食→缓解

E. 疼痛→排便→缓解

【例647】男,38岁。突然呕血1天。呕吐物为血,混有食物,共呕吐4次,每次约100 mL,伴头晕。既往消化性溃疡病史6年。查体:P 110次/分,BP 100/70 mmHg,贫血貌,巩膜无黄染,腹平软,无压痛,未触及包块。腹水征(一)。临床确定出血部位应特别注意检查

A. 贲门部和十二指肠前壁

B. 胃底部和十二指肠球后壁

C. 胃小弯和十二指肠后壁

D. 幽门部和十二指肠前壁

E. 胃大弯和十二指肠侧壁

【例648】下列哪种消化性溃疡最易发生出血

A. 十二指肠球部溃疡

B. 十二指肠球后部溃疡

C. 胃小弯溃疡

D. 幽门管溃疡

E. 复合型溃疡

【例649】消化性溃疡最常见的并发症是

A. 穿孔

B. 出血

C. 幽门梗阻

D. 癌变

E. 瘘管形成

【例650】消化性溃疡穿孔最常发生的部位是

A. 胃底部

B. 胃大弯

C. 胃小弯

D. 十二指肠前壁

E. 十二指肠后壁

【例651】十二指肠球部前壁溃疡最常发生的并发症是

A. 穿孔

B. 幽门梗阻

C. 胆囊炎

D. 胰腺炎

E. 出血

【例652】男性,28岁。上夜班时突发上腹部剧烈疼痛,30分钟后疼痛波及右下腹。查体:肝浊音界消失,上腹部腹肌紧张,右下腹有明显压痛及

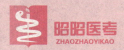

反跳痛。该患者最可能的诊断是

A. 胃溃疡急性穿孔

B. 急性阑尾炎

C. 急性胆囊炎

D. 急性胰腺炎

E. 急性小肠梗阻

【例653】男，32岁。腹部疼痛2小时。晨起突然腹痛难忍，呈刀割样，从上腹部开始，很快扩散至全腹。既往有十二指肠溃疡病史4年。查体：P 89次/分，BP 120/85 mmHg。面色苍白，表情痛苦，不敢深呼吸，板状腹，全腹压痛。最可能的诊断是

A. 急性胰腺炎

B. 急性胆囊炎

C. 急性化脓性梗阻性胆管炎

D. 急性阑尾炎

E. 上消化道穿孔

【例654】诊断消化性溃疡穿孔最有价值的临床表现是

A. 突发上腹部剧痛

B. 腹式呼吸消失

C. 上腹部压痛明显

D. 上腹部有反跳痛

E. 肝浊音界消失

【例655】男性，40岁。6小时前发生十二指肠壶腹部（球部）溃疡前壁穿孔。以下症状及体征中，不应出现的是

A. 全腹压痛及肌紧张

B. 肠鸣音亢进

C. 肝浊音界消失

D. 呼吸浅快，腹肌呈板样

E. 发热及白细胞计数上升

【例656】溃疡病穿孔后，最早出现的体征是

A. 脉搏增快

B. 高热

C. 血压升高

D. 腹强直

E. 膈下游离气体

【例657】男，35岁，晚餐进食较多，餐后突然出现上腹刀割样疼痛迅速波及全腹，不敢直立行走，2小时后急诊求治。查体：痛苦面容，腹式呼吸消失，腹膜刺激征（＋），肝浊音界消失，肠鸣音消失。该患者最有可能的诊断是

A. 阑尾炎穿孔

B. 急性肠梗阻穿孔

C. 胃十二指肠溃疡穿孔

D. 胆囊穿孔

E. 急性胰腺炎

【例658】男性，30岁。突发上腹剧痛2小时，怀疑消化道穿孔，无休克表现。为进一步明确诊断，首选的检查方法是

A. 腹腔诊断性穿刺

B. 立位腹部X线平片

C. CT检查

D. B超检查

E. X线胃肠钡餐检查

（例659～660共用题干）

女性，32岁，胃溃疡3年，今突上腹剧痛，面色苍白，大汗。查体：全腹压痛，腹肌紧张，疑穿孔。

【例659】胃溃疡穿孔在哪一部位多见

A. 胃大弯

B. 胃小弯

C. 胃体

D. 胃窦

E. 胃底部

【例660】急性穿孔诊断后几小时内手术治疗效果最好

A. 48小时

B. 12小时

C. 24小时

D. 8小时

E. 10小时

【例661】采取非手术方法治疗急性消化性溃疡穿孔，错误的处理措施是

A. 静脉输液、营养支持

B. 胃肠减压

C. 应用糖皮质激素

D. 静脉应用质子泵抑制剂

E. 静脉应用抗生素

（例662～665共用题干）

男，32岁。突发上腹剧痛2小时，蔓延至右下腹及全腹。既往有"胃痛"病史10余年，未诊治。查体：板状腹，压痛、反跳痛（＋），肝浊音界消失。

【例662】初步诊断应首先考虑

A. 绞窄性肠梗阻

B. 急性阑尾炎合并穿孔

C. 急性出血坏死性胰腺炎

D. 急性胆囊炎合并穿孔

E. 胃十二指肠溃疡急性穿孔

【例663】首选的检查方法是

A. 血生化

B. 立位腹部X线平片

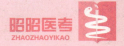

C. 血淀粉酶

D. 腹部 B 超

E. 腹部 CT

【例 664】决定是否手术治疗,术前最长的观察治疗时间(指上腹剧痛后)是

A. 6～8 小时

B. 14～16 小时

C. 10～12 小时

D. 1～2 小时

E. 3～5 小时

【例 665】非手术治疗中最重要的措施是

A. 止痛

B. 胃肠减压

C. 抗生素治疗

D. 洗胃

E. 低压灌肠

【例 666】幽门梗阻的典型特征是

A. 剧烈上腹痛

B. 呕吐宿食

C. 停止排便排气

D. 空腹时呕吐更为严重

E. 喷射性呕吐

【例 667】诊断消化性溃疡并发幽门梗阻最有价值的临床表现是

A. 进餐后上腹部饱胀不适

B. 呕吐物量大

C. 呕吐物内含大量宿食

D. 呕吐物内无胆汁

E. 呕吐后症状可暂时缓解

【例 668】诊断幽门梗阻最有价值的体征是

A. 振水音阳性

B. 肠鸣音亢进

C. 上腹部膨隆

D. 明显脱水

E. 上腹部固定压痛

【例 669】女性,45 岁。反复上腹痛 20 年。近 1 周出现频繁呕吐,呕吐量大,呕吐物为宿食,不含胆汁。查体可见胃型,振水音阳性。最可能的诊断是

A. 十二指肠憩室

B. 幽门梗阻

C. 十二指肠梗阻

D. 小肠梗阻

E. 食管裂孔疝

【例 670】男性,56 岁。幽门梗阻持续胃肠减压半月余。每日补 10％葡萄糖 2 800 mL,5％葡萄糖盐水 1 500 mL,10％氯化钾 30 mL,每日尿量

1 500 mL。2 天前出现全腹胀,无压痛及反跳痛,肠鸣音消失。最可能的原因是

A. 低钠血症

B. 低钾血症

C. 低钙血症

D. 低磷血症

E. 低氯血症

【例 671】男,28 岁。反复上腹痛 2 年,为空腹及夜间发作。加重伴呕吐宿食 1 周。该患者可能存在的主要电解质紊乱是

A. 高血钙

B. 低血钾

C. 低血镁

D. 高血钾

E. 高血钠

【例 672】胃十二指肠溃疡所致瘢痕性幽门梗阻的水、电解质代谢失调的主要表现为

A. 高钾高氯酸中毒

B. 低钾低氯碱中毒

C. 高钾高氯碱中毒

D. 低钾低氯酸中毒

E. 低钾高氯酸中毒

【例 673】男,58 岁。反复上腹痛 20 年。近 2 个月出现进食后腹胀,恶心,呕吐隔夜宿食,体重减轻 15 kg。为明确诊断,应首选的检查方法是

A. 腹部 CT

B. 腹部 B 型超声

C. 立位腹部透视

D. 胃镜

E. 腹部 ECT

【例 674】下列各项中不能作为幽门梗阻诊断依据的是

A. 上腹胀痛

B. 呕吐大量宿食

C. 胃型和蠕动波

D. 空腹振水音

E. 代谢性酸中毒

【例 675】胃溃疡最少见的并发症是

A. 癌变

B. 呕血

C. 幽门梗阻

D. 穿孔

E. 黑便

【例 676】确诊消化性溃疡的首选检查方法是

A. 胃镜检查

B. 上消化道钡餐透视

C. CT 仿真内窥镜

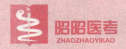

D. MRI

E. 超声

【例 677】作为幽门螺杆菌根除治疗后复查的<u>首选</u>方法是

A. 胃组织学检查

B. 快速尿素酶试验

C. 幽门螺杆菌培养

D. ^{14}C 尿素呼气试验

E. 血清学检查

【例 678】以下<u>不能</u>诊断幽门螺杆菌（Hp）感染的是

A. 胃黏膜快速尿素酶试验阳性

B. 胃黏膜 Hp 培养阳性

C. ^{13}C 尿素呼气试验阳性

D. 血清 Hp 抗体阳性

E. 粪便 Hp 抗原阳性

【例 679】<u>不能作为</u>判断幽门螺杆菌根除的检验方法是

A. 活组织幽门螺杆菌培养

B. 组织学检查找幽门螺杆菌

C. ^{13}C 尿素呼气试验

D. 快速尿素酶试验

E. 血清抗幽门螺杆菌抗体检测

【例 680】下列哪个部位的溃疡应特别注意 Zollinger-Ellison 综合征的可能

A. 胃窦部

B. 幽门管

C. 十二指肠球部

D. 十二指肠降部

E. 回肠近端

【例 681】男，30 岁，饥饿性上腹痛 2 年，进食后可缓解。胃镜检查：十二指肠溃疡愈合期，快速尿素酶试验阳性。最有效的治疗方案是

A. 奥美拉唑＋枸橼酸铋钾＋克拉霉素

B. 法莫替丁＋阿莫西林＋克拉霉素

C. 西咪替丁＋克拉霉素＋左氧氟沙星

D. 奥美拉唑＋硫糖铝

E. 奥美拉唑＋阿莫西林＋替硝唑

【例 682】女，38 岁。反复上腹痛伴反酸 6 年。胃镜示十二指肠球部溃疡，快速尿素酶试验阳性。治疗首选

A. 消化酶制剂

B. 抗酸剂

C. 促胃肠动力剂

D. 抑酸治疗和三联抗幽门螺杆菌治疗

E. 胃黏膜保护剂

【例 683】男，25 岁，夜间上腹痛 2 周，黑便 2 天，

呕血伴头晕乏力 4 小时。最适宜应用的药物是

A. 雷尼替丁

B. 西咪替丁

C. 奥美拉唑

D. 多潘立酮

E. 枸橼酸铋钾

【例 684】对十二指肠溃疡采用选择性迷走神经切断术时，附加幽门成形术的作用是

A. 减少溃疡复发率

B. 利于消化与吸收

C. 防止发生腹泻

D. 避免发生胃潴留

E. 进一步降低胃酸

【例 685】男，49 岁，胃溃疡病史 3 年，近 3 个月来症状加重。2 小时前餐后突发上腹部剧痛，并扩散至全腹，诊断为胃溃疡穿孔。最佳治疗方法是

A. 非手术治疗

B. 穿孔修补术

C. 全胃切除术

D. 胃大部切除术

E. 穿孔修补加选择性迷走神经切断术

【例 686】男，62 岁，顽固性十二指肠溃疡 5 年，拟行手术治疗。该患者可选择的手术方式<u>不包括</u>

A. 毕Ⅰ式胃大部切除术

B. 毕Ⅱ式胃大部切除术

C. 迷走神经干切断术

D. 选择性迷走神经切断术

E. 高选择性迷走神经切断术

【例 687】胃窦部溃疡的最佳手术方式是

A. 胃大部切除加十二指肠吻合术

B. 胃大部切除加胃空肠吻合术

C. 高选择性迷走神经切断术

D. 胃窦切除、选择性迷走神经切断术

E. 迷走神经干切断术

（例 688～689 共用选项）

A. 呕吐物为食物，无胆汁

B. 呕吐物为胆汁，无食物

C. 呕吐物既有胆汁，又有食物

D. 呕吐物呈酸臭味，有宿食

E. 无呕吐

【例 688】胃术后近端空肠综合征

【例 689】胃术后低血糖综合征

（例 690～691 共用选项）

A. 急性输入段梗阻

B. 慢性输入段梗阻

C. 输出段梗阻

D. 吻合口狭窄

E. 急性胃扩张

【例690】胃大部切除术毕Ⅱ式吻合后,呕吐物为大量胆汁,不含食物,属于

【例691】胃大部切除术毕Ⅱ式吻合后,呕吐物量少且不含胆汁,属于

【例692】男性,45 岁。胃大部切除、毕Ⅱ式吻合术后 8 天,进食后 20 分钟上腹突然胀痛,喷射性呕吐大量不含食物的胆汁,吐后腹痛消失。最可能的原因是

A. 吻合口梗阻

B. 急性完全性输入段梗阻

C. 慢性不完全性输入段梗阻

D. 输出段梗阻

E. 倾倒综合征

【例693】胃大部切除术后患者,发生早期倾倒综合征的最晚时间是餐后

A. 40 分钟

B. 50 分钟

C. 10 分钟

D. 20 分钟

E. 30 分钟

【例694】男,32 岁。因十二指肠溃疡行毕Ⅱ式胃大部切除术 6 个月。术后出现反酸、胃灼热症状。应用抑酸剂治疗无效。上述症状逐渐加重,并呕吐胆汁样物,上腹部及胸骨后烧灼样疼痛,体重减轻。查体:贫血貌,消瘦,营养不良,巩膜无黄染。胃液中无游离酸。胃镜检查见黏膜充血、水肿、糜烂。最适当的治疗措施是

A. 长期应用考来烯胺治疗

B. 注意餐后勿平卧

C. 行 Roux-en-Y 胃空肠吻合术

D. 采取少食多餐方式

E. 应用 H_2 受体拮抗剂

【例695】胃大部切除术后,胃酸分泌减少会引起

A. 巨幼细胞贫血

B. 脂肪泻

C. 倾倒综合征

D. 吻合口出血

E. 缺铁性贫血

【例696】男,73 岁。因胃溃疡行胃大部切除术后 15 年。近半年来进食后上腹胀,有时恶心,无呕吐。近 5 个月大便发黑、消瘦、乏力。查体:剑突下触及 6 cm×4 cm 包块,稍硬,活动,轻压痛。首先应考虑

A. 溃疡复发

B. 术后输入段梗阻

C. 术后输出段梗阻

D. 术后倾倒综合征

E. 残胃癌

【例697】如果患者发生残胃癌,时间至少超过术后

A. 1 年

B. 2 年

C. 3 年

D. 4 年

E. 5 年

第4节　胃　癌

【例698】胃癌最好发的部位是

A. 幽门管

B. 胃窦大弯侧

C. 胃体大弯侧

D. 胃窦小弯侧

E. 幽门小弯侧

【例699】早期胃癌指

A. 局限于胃窦部

B. 局限于黏膜或黏膜下层

C. 直径在 2 cm 以内

D. 尚无淋巴结转移

E. 尚未侵及浆膜层

(例 700～702 共用题干)

男性,62 岁。近 3 个月来逐渐出现上腹不适,进食后饱胀、嗳气。纤维胃镜发现大弯侧胃壁上 1 cm大小块状肿物,与周围组织界限不清,病理示恶性。

【例700】该肿瘤 Borrmann 分型属于

A. Ⅰ 型

B. Ⅱ 型

C. Ⅲ 型

D. Ⅳ 型

E. Ⅴ 型

【例701】如行根治手术,可以保留的淋巴结为

A. 沿胃小弯淋巴结

B. 肝总动脉周围淋巴结

C. 幽门下区淋巴结

D. 腹主动脉旁淋巴结

E. 贲门左区淋巴结

【例702】该疾病治疗最关键的是

A. 彻底清除淋巴结

B. 切除范围距肿瘤边缘 6～9 cm

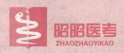

C. 术后坚持化疗

D. 早诊早治

E. 设法保留部分胃底

【例703】胃癌淋巴结转移的常见部位是

A. 右锁骨上

B. 左锁骨上

C. 右颈部

D. 左颈部

E. 左颌下

【例704】胃癌最常发生的转移途径是

A. 直接蔓延

B. 血行转移

C. 种植转移

D. 淋巴转移

E. 沿肠管转移

【例705】男,58 岁。上腹胀、隐痛 2 个月,伴食欲减退、乏力、消瘦、大便发黑。查体:消瘦,浅表淋巴结无肿大。上消化道钡剂造影见胃窦部小弯侧黏膜紊乱,可见直径 3.5 cm 不规则充盈缺损,胃壁僵直。其最常见的转移途径是

A. 胃肠道内转移

B. 淋巴转移

C. 直接浸润

D. 血行转移

E. 腹腔内种植

【例706】Krukenberg 瘤是指胃癌转移至

A. 肝

B. 脐周

C. 卵巢

D. 直肠前凹

E. 锁骨上淋巴结

【例707】女,65 岁。间断上腹痛 2 个月,进食后半小时为重。近 1 个月来转为持续性上腹胀痛伴恶心,持续大便隐血试验强阳性。首先考虑的诊断是

A. 应激性溃疡

B. 门静脉高压症

C. 慢性胃炎

D. 十二指肠溃疡

E. 胃癌

【例708】男性,62 岁。患胃溃疡多年,近月来上腹痛发作频繁,无规律性,体重减轻,营养不良。胃 X 线钡餐透视见有龛影。该患者下一步首要的检查为

A. 便潜血试验

B. 胃酸测定

C. 腹部 CT

D. 胃镜和细胞学检查

E. ERCP

【例709】男,48 岁。上腹部不适,食欲缺乏 2 年。胃镜检查提示慢性萎缩性胃炎,黏膜病理检查提示重度肠上皮化生。为防止癌变,最合适的随访检查方法是

A. 腹部 CT

B. 上消化道造影

C. 腹部 B 超检查

D. 胃镜

E. 血清肿瘤标志物

【例710】女性,60 岁。反复黑便、呕吐咖啡色液体 1 月余。消瘦,未触及肿块,血红蛋白 85 g/L,白细胞 6.6×10⁹/L。最大可能是

A. 急性胃炎

B. 慢性胃炎

C. 胃癌

D. 胃溃疡

E. 十二指肠溃疡

【例711】男性,70 岁。间断上腹痛 20 余年。2 月来加重伴饱胀,体重下降 6 kg,血红蛋白 90 g/L。最可能的诊断是

A. 慢性胆囊炎

B. 慢性肝炎

C. 胃癌

D. 消化性溃疡

E. 功能性消化不良

【例712】男,69 岁。慢性上腹痛、腹胀 20 余年,腹痛无规律。5 年前胃镜诊断为慢性萎缩性胃炎。2 个月来上腹痛加重,早饱,偶有呕吐,体重下降 7 kg。查体贫血貌。最可能的诊断是

A. 肝病

B. 胆囊癌

C. 十二指肠溃疡伴幽门梗阻

D. 胃癌

E. 功能性消化不良

(例 713～714 共用题干)

男,63 岁。上腹部不适、消瘦半年。体重下降 8 kg,便隐血试验阳性。查体:剑突下深压痛,无反跳痛。

【例713】应首先考虑的诊断是

A. 慢性胃炎

B. 胃溃疡

C. 十二指肠溃疡

D. 胃癌

E. 慢性胆囊炎

【例714】对明确诊断最有意义的检查是

A. 胃镜

B. 上消化道 X 线钡餐造影

C. 腹部超声

D. 腹部 CT

E. ^{13}C 尿素呼气试验

【例 715】胃癌诊断明确后，已不适宜行胃癌根治术且预后差的是

　　A. 合并完全性幽门梗阻

　　B. 胃大弯癌肿已与横结肠粘连

C. 持续性粪隐血阳性

D. 合并中等量癌性腹水

E. 进展期胃癌

【例 716】下列情况中，不能行胃癌根治手术的是

　　A. 子宫直肠窝转移

　　B. 肝十二指肠韧带内淋巴结转移

　　C. 脾门部淋巴结转移

　　D. 癌组织浸润胰尾部时

　　E. 癌组织浸润横结肠时

第 3 章　肝脏疾病

第 1 节　肝硬化

【例 717】我国肝硬化最常见的病因是

　　A. 慢性酒精中毒

　　B. 乙型病毒性肝炎

　　C. 自身免疫性肝炎

　　D. 丙型病毒性肝炎

　　E. 药物中毒

【例 718】男，40 岁。10 年前发现乙型肝炎表面抗原阳性，未规律诊治。近日食欲下降，穿刺可见假小叶。正确的诊断是

　　A. 肝癌

　　B. 慢性乙型肝炎

　　C. 肝结核

　　D. 肝淋巴瘤

　　E. 乙肝肝硬化

【例 719】对诊断肝硬化最有意义的病理改变是

　　A. 肝细胞脂肪样变性

　　B. 汇管区纤维结缔组织增生

　　C. 假小叶形成

　　D. 肝细胞坏死

　　E. 汇管区炎症细胞浸润

【例 720】蜘蛛痣的常见部位是

　　A. 上胸部

　　B. 上腹部

　　C. 足部

　　D. 臀部

　　E. 大腿

【例 721】肝硬化肝功能减退不包括的临床表现是

　　A. 腹水

　　B. 消化道症状

　　C. 内分泌紊乱

　　D. 出血倾向和贫血

　　E. 肝病面容

【例 722】男性肝硬化患者出现性欲减退、睾丸萎缩、肝掌的原因是

　　A. 雄激素过多

　　B. 肾上腺皮质激素过多

　　C. 雌激素过多

　　D. 甲状腺激素过多

　　E. 醛固酮过多

【例 723】肝硬化失代偿期，肝功能减退的表现是

　　A. 脾大

　　B. 肝掌、蜘蛛痣

　　C. 腹壁静脉曲张

　　D. 腹水

　　E. 食管胃底静脉曲张

【例 724】肝硬化患者肝功能减退的临床表现不包括

　　A. 齿龈出血

　　B. 脾大

　　C. 黄疸

　　D. 浮肿

　　E. 肝掌

【例 725】肝硬化时，肝合成功能下降表现为

　　A. 男性乳腺发育

　　B. 食管静脉曲张

　　C. 氨中毒

　　D. 凝血因子减少

　　E. 黄疸

【例 726】不属于肝硬化腹水形成的原因是

　　A. 门静脉压力增高

　　B. 低蛋白血症

　　C. 醛固酮灭活减少

　　D. 抗利尿激素灭活减少

　　E. 雌激素灭活减少

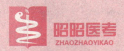

【例727】肝硬化大量腹水不会出现的腹部体征是
A. 腹部膨隆
B. 液波震颤阳性
C. 振水音阳性
D. 移动性浊音阳性
E. 蛙状腹

【例728】腹水患者，移动性浊音阳性，则说明其腹水量为
A. 500～600 mL
B. 700～800 mL
C. 800～900 mL
D. 900～1 000 mL
E. ＞1 000 mL

【例729】门脉性肝硬化晚期肝功能不全的表现是
A. 脾大
B. 胃肠道淤血，水肿
C. 蜘蛛状血管痣
D. 食管下段静脉曲张
E. 痔静脉怒张

【例730】肝硬化时，门静脉高压可引起
A. 男性乳腺发育
B. 食管静脉曲张
C. 氨中毒
D. 凝血因子减少
E. 黄疸

【例731】肝硬化门脉高压患者，出现全血细胞减少最主要的原因是
A. 营养不良
B. 脾功能亢进
C. 溶血
D. 消化道出血
E. 病毒感染

【例732】男，48 岁。既往有肝硬化病史10 年。近期出现腹壁静脉曲张，脐以上血流方向由下至上，脐以下血流由上至下。该患者应考虑为
A. 上腔静脉阻塞
B. 下腔静脉阻塞
C. 门静脉高压或门静脉阻塞
D. 髂内静脉阻塞
E. 髂外静脉阻塞

【例733】男，45 岁。呕血、便血2 天。突然恶心，并呕出大量鲜血，头晕、四肢无力。乙肝病史24 年。查体：腹部膨隆，肝肋下2 cm，脾肋下4 cm，移动性浊音（＋）。最可能的出血原因是
A. 胆石病
B. 门静脉高压症
C. 胃癌

D. 十二指肠溃疡
E. 胃溃疡

（例734～735 共用题干）
男，45 岁。1 天前进较硬食物后突发呕血1 次，约400 mL，排黑色糊状便2 次，每次量约200 g，无腹痛。既往乙型肝炎病史14 年，1 年前曾发生类似呕血1 次。查体：BP 105/65 mmHg。皮肤巩膜无黄染，腹软，无压痛。肝肋下未触及，脾肋下2 cm，移动性浊音阴性，肠鸣音4～5 次/分。实验室检查：Hb 95 g/L，WBC 2.5×10^9/L，Plt 47×10^9/L。

【例734】首先考虑的出血原因是
A. 急性糜烂性胃炎
B. 胃癌
C. 胃溃疡
D. 贲门黏膜撕裂
E. 食管静脉曲张破裂

【例735】目前最有意义的检查方法是
A. 胃镜
B. 腹部 CT
C. 腹部 B 超
D. 腹部 MRI
E. 上消化道 X 线钡餐造影

【例736】可反映肝硬化患者肝功能的血清检查是
A. 谷丙转氨酶
B. γ-谷氨酰转氨酶
C. 白蛋白
D. 碱性磷酸酶
E. 胆红素

【例737】可反映肝硬化患者肝纤维化程度的血清检查是
A. 谷丙转氨酶
B. 血清Ⅲ型前胶原肽
C. 白蛋白
D. 碱性磷酸酶
E. 胆红素

（例738～740 共用题干）
男，60 岁，有饮酒史20 年，每天饮半斤白酒。2 年来间断上腹隐痛，腹胀乏力，大便不成形，双下肢水肿。B 超示肝回声不均匀增强，脾大，少量腹水。

【例738】该患者最可能的诊断是
A. 慢性胰腺炎
B. 胰腺癌
C. 酒精性肝硬化
D. 慢性胆囊炎
E. 胃癌

【例739】为明确诊断,最有价值的检查方法是
A. 腹部 CT
B. ERCP 造影
C. 肝脏穿刺
D. 腹部 MRI
E. 静脉胆囊造影

【例740】患者呕血 500 mL 后出现昏迷,最可能的并发症是
A. 低钠血症
B. 脑出血
C. 脑血栓
D. 肝性脑病
E. 颅内感染

(例741~742 共用选项)
A. 腹水比重<1.016,蛋白 20 g/L
B. 腹水比重>1.018,李凡他(Rivalta)试验阳性
C. 乳糜样腹水
D. 腹水细胞总数>1×10^9/L,分类以中性粒细胞为主
E. 腹水细胞总数为 100×10^6/L,分类以间皮细胞为主

【例741】最可能为漏出性腹水的是

【例742】最可能为渗出性腹水的是

(例743~744 共用选项)
A. 渗出性
B. 血性
C. 乳糜性
D. 介于渗出液与漏出液之间
E. 漏出液

【例743】肝硬化并发自发性腹膜炎

【例744】结核性结膜炎

【例745】肝硬化最常见的并发症是
A. 上消化道出血
B. 肝性脑症
C. 感染
D. 肝肾综合征
E. 肝肺综合征

【例746】肝硬化最严重的并发症是
A. 肝性脑病
B. 自发性腹膜炎
C. 肝肾综合征
D. 电解质紊乱
E. 上消化道出血

【例747】肝硬化最常见的死亡原因是
A. 肝性脑病
B. 上消化道出血

C. 原发性肝癌
D. 原发性腹膜炎
E. 肝肾综合征

(例748~749 共用题干)
男,40 岁。腹胀、腹部持续性隐痛、发热 1 周。"肝炎"史 12 年,近 4 年来乏力、食欲缺乏,面色晦暗,间断性齿龈出血。查体:腹部膨隆,无肌紧张,有全腹压痛及反跳痛,肝未触及,脾肋下 3 cm,移动性浊音阳性。

【例748】最可能的诊断是
A. 腹腔转移癌
B. 肝硬化合并自发性腹膜炎
C. 肝硬化合并肝肾综合征
D. 布-加综合征
E. 继发性腹膜炎

【例749】为明确诊断,最有价值的检查是
A. 腹水常规、生化及细菌培养
B. X 线结肠钡剂造影
C. 腹部 CT
D. 腹部 X 平片
E. 肝功能

【例750】男,52 岁。乏力、食欲缺乏 12 年,间断谷丙转移酶升高。1 个月来尿少,双下肢水肿,腹胀逐渐加重,3 天前腹泻,黄稀水样便 3 次,2 天来腹痛、发热,T 38.5℃。该患者最可能的诊断是
A. 肝硬化并原发性腹膜炎
B. 胆系感染
C. 结核性腹膜炎
D. 急性细菌性痢疾
E. 肝病破裂

【例751】肝硬化患者,近 1 周来发热、腹痛,腹水明显增加。腹水检查:淡黄,比重 1.017,蛋白 35 g/L,白细胞 0.5×10^9/L,以中性粒细胞为主。最可能并发
A. 肝性脑病
B. 自发性腹膜炎
C. 门静脉血栓形成
D. 原发性腹膜炎
E. 肝肾综合征

【例752】男,38 岁。患肝硬化 3 年。1 周来畏寒、发热,体温 38 ℃,全腹痛,腹部明显膨隆,尿量 500 mL/d。以下体征中对目前病情判断最有意义的是
A. 全腹压痛及反跳痛
B. 蜘蛛痣及肝掌
C. 腹部移动性浊音阳性

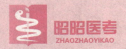
D. 脾大

E. 腹壁静脉曲张呈海蛇头样

【例753】男，45 岁。因肝硬化（失代偿期）入院。1 天前出现明显呼吸困难。查体：体温正常，双肺呼吸音清，血气分析示低氧血症。抗感染治疗无效。最可能发生的并发症是

A. 肺炎

B. 肝肾综合征

C. 肝肺综合征

D. 支气管哮喘

E. 急性左心衰

【例754】乙型肝炎后肝硬化的主要并发症不包括

A. 肝癌

B. 门静脉高压症

C. 急性肠系膜上静脉血栓形成

D. 肝功能衰竭

E. 急性肝静脉血栓形成

【例755】女，54 岁，肝硬化 20 年。腹部 B 超检查：腹水最大液深 18 cm。实验室检查：血清钠 142 mmol/L，钾 6.3 mmol/L，BUN 23 mmol/L，血肌酐 224 μmol/L。治疗措施错误的是

A. 10% 葡萄糖酸钙 20 mL 缓慢静脉注射

B. 口服螺内酯

C. 输白蛋白

D. 控制体液摄入量

E. 葡萄糖加胰岛素静点

【例756】男性，55 岁。肝硬化 8 年，查体有少量腹水。如患者应用利尿剂，首选的是

A. 甘露醇

B. 螺内酯

C. 乙酰唑胺

D. 氢氯噻嗪

E. 速尿

【例757】男性，56 岁。因患肝硬化腹水用速尿后

尿量每日超过 3 000 mL。近日出现四肢肌肉软弱无力，伴恶心呕吐，心电图出现传导和节律异常。其原因最可能是

A. 低钾血症

B. 高钾血症

C. 低钠血症

D. 高钠血症

E. 低镁血症

【例758】男，58 岁。患肝炎已 10 余年，因无力、食欲缺乏、腹胀 20 天诊断为乙肝后肝硬化（失代偿期）入院。肝功能试验显著异常，其中白蛋白降低，球蛋白增高，白蛋白/球蛋白比率倒置。为治疗低蛋白血症，首选的血液制品是

A. 全血

B. 新鲜冰冻血浆

C. 普通冰冻血浆

D. 冷沉淀

E. 白蛋白

（例759～760 共用题干）

女，38 岁。肝硬化腹水患者。1 周来畏寒、发热，体温 38 ℃左右，全腹痛，腹部明显膨隆，尿量 500 mL/d。

【例759】下列体征应特别注意

A. 蜘蛛痣及肝掌

B. 腹壁静脉曲张

C. 脾大

D. 全腹压痛及反跳痛

E. 腹部移动性浊音

【例760】下列治疗措施最重要的是

A. 严格控制水、钠摄入

B. 应用有效抗生素

C. 联合应用利尿剂或加大利尿剂的用量

D. 大量放腹水

E. 输血浆或白蛋白

第 2 节　门静脉高压症

【例761】肝的血液供应来自门静脉的占

A. 30%～35%

B. 40%～45%

C. 50%～55%

D. 60%～65%

E. 70%～75%

【例762】下列静脉血管中属于门静脉系统的是

A. 髂内静脉

B. 肾静脉

C. 脾静脉

D. 肝静脉

E. 直肠下静脉

【例763】肝 Glisson 纤维鞘内包裹的管道有

A. 门静脉、肝静脉、肝胆管

B. 门静脉、肝动脉、胆总管

C. 门静脉、肝动脉、肝静脉

D. 门静脉、肝动脉、肝胆管

E. 肝静脉、肝胆管、肝动脉

【例764】在门静脉与腔静脉的交通支中，最主要的是

A. 胃底、食管下段交通支

B. 直肠下段、肛管交通支

C. 前腹壁交通支

D. 腹膜后交通支

E. 肝被膜交通支

【例765】门静脉高压症的主要原因是

A. 门静脉主干先天性畸形

B. 肝静脉血栓形成、狭窄

C. 肝段下腔静脉阻塞

D. 肝硬化

E. 各种原因致脾静脉血流量过大

【例766】男,55岁。疲乏、贫血4个月入院。既往有乙型肝炎病史10年。查体:眼结膜略苍白,腹软,可见腹壁静脉曲张,肝肋下未触及,脾大,移动性浊音阳性,血 Plt $50×10^9$/L,血小板减少的最可能原因

A. 营养不良

B. 溶血

C. 骨髓抑制

D. 脾功能亢进

E. 出血

【例767】肝硬化食管静脉曲张破裂大出血后,可能出现的表现不包括

A. 血尿素氮增高

B. 脾缩小

C. 腹水减少

D. 意识障碍

E. 少尿

【例768】肝硬化门脉高压患者,出现全血细胞减少最主要的原因是

A. 病毒感染

B. 消化道出血

C. 肝功能减退

D. 脾功能亢进

E. 营养不良

【例769】肝硬化时,脾大的主要原因是

A. 脾窦扩张红细胞淤滞

B. 脾窦巨噬细胞增多

C. 脾内淋巴细胞聚集

D. 脾内纤维组织增生

E. 脾小体多量中性粒细胞浸润

【例770】肝硬化门脉高压症最具有诊断价值的表现是

A. 腹水

B. 脾大

C. 门静脉增宽

D. 食管下段、胃底静脉曲张

E. 黄疸

(例771~773共用题干)

男,48岁。呕血5小时入院。查体:P 120次/分,BP 80/55 mmHg。神志不清,营养状况差。巩膜明显黄染,腹壁可见静脉曲张,肝肋下可触及,质地较硬,边缘较钝,脾肋下6 cm,移动性浊音阳性,肠鸣音弱。

【例771】该患者呕血最可能的原因是

A. 胆石症所致胆道出血

B. 消化性溃疡出血

C. 食管胃底曲张静脉破裂

D. 晚期胃癌出血

E. 胆管肿瘤所致胆道出血

【例772】首选的检查是

A. 腹部X线片

B. 腹部B型超声

C. 上消化道钡餐造影

D. 腹腔动脉造影

E. 腹部CT

【例773】此时不宜采取的处理措施是

A. 快速输血、输液

B. 急症手术

C. 静脉注射垂体后叶素

D. 内镜下止血治疗

E. 试用三腔管压迫止血

【例774】肝硬化门脉高压诊断最具有特征意义的表现是

A. 腹水

B. 脾大

C. 内分泌紊乱

D. 出血倾向和贫血

E. 侧支循环开放

【例775】对肝硬化门脉高压诊断最有价值的是

A. 超声显示肝回声不均匀

B. 蜘蛛痣

C. 肝功能异常

D. 钡餐示食管下段有蚯蚓样充盈缺损

E. 脾大

【例776】外科治疗门静脉高压症的主要目的是

A. 解除脾亢

B. 消除腹水

C. 防止上消化道出血

D. 改善肝功能

E. 防止肝性脑病

【例777】女,67岁。乙型肝炎病史18余年。1小时前进食烧饼后突然出现呕血,量约500 mL。查体:全身皮肤黏膜无黄染,无腹水。如急诊手

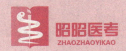

术,最佳手术方式是

A. 经颈静脉肝内门体分流术

B. 非选择性门体分流术

C. 选择性门体分流术

D. 贲门周围血管离断术

E. 脾切除术

【例778】贲门周围血管离断术需离断的血管中**不**

包括

A. 胃冠状静脉

B. 胃短静脉

C. 胃网膜右静脉

D. 胃后静脉

E. 左膈下静脉

第3节　肝性脑病

【例779】肝性脑病的诱因**不包括**

A. 消化道出血

B. 高钾性酸中毒

C. 便秘

D. 低血糖

E. 缺氧

【例780】可诱发肝性脑病的常见**电解质紊乱**是

A. 低血磷

B. 低血钙

C. 低血钠

D. 低血钾

E. 低血镁

【例781】男,49岁,反复**肝功能异常多年**,尿少、双

下肢水肿1年,加重1周。口服呋塞米

20 mg/d,1天来**昏睡**,**呼之有反应**,患者意识障

碍最可能的原因是

A. 脑血管意外

B. 肝肺综合征

C. 肝性脑病

D. 肝肾综合征

E. 低血容量性休克

【例782】肝性脑病的分期**不包括**

A. 前驱期

B. 兴奋期

C. 昏迷期

D. 昏睡期

E. 昏迷前期

【例783】肝性脑病**前驱期**的主要表现是

A. 性格改变

B. 计算能力减退

C. 定向力减退

D. Babinski征阳性

E. 生理反射亢进

【例784】有助于诊断**肝性脑病**的血液化验指标是

A. 球蛋白

B. 丙氨酸氨基转移酶

C. 白蛋白

D. 血小板计数

E. 血氨

【例785】肝性脑病**首选**的灌肠药物是

A. 弱碱性溶液

B. 肥皂水

C. 中草药汤剂

D. 中性液

E. 乳果糖

【例786】肝性脑病患者灌肠或导泻时应**禁用**

A. 25%硫酸镁

B. 肥皂水

C. 生理盐水

D. 生理盐水加食醋

E. 乳果糖加水

【例787】**乳果糖**治疗肝性脑病的作用机制是

A. 促进肝细胞再生

B. 抑制肠道细菌增殖

C. 吸附肠内毒素

D. 减少肠内氨的形成和吸收

E. 供给糖以提供热量

【例788】肝性脑病注射**支链氨基酸**的主要作用是

A. 减少肠道内氨的形成和吸收

B. 纠正氨基酸不平衡

C. 降低门静脉压力

D. 纠正电解质紊乱

E. 纠正酸碱平衡紊乱

第4节　肝脓肿

【例789】细菌性肝脓肿致病菌**最常见**的侵入途

径是

A. 门静脉

B. 肝总动脉

C. 肝静脉

D. 肝血管

E. 胆道系统

【例790】**肝脓肿**的特点正确的是

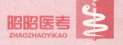

A. 细菌性肝脓肿常为单发,较大

B. 阿米巴性肝脓肿起病急,伴寒战,高热

C. 阿米巴性肝脓肿较少,多为多发性

D. 阿米巴性肝脓肿液为褐色,无臭味

E. 阿米巴性肝脓肿患者粪便中可以找到阿米巴原虫

【例791】**不属于**细菌性肝脓肿的临床特征是

A. 全身中毒症状明显

B. 脓肿较小,常多发

C. 常继发于肠道感染

D. 穿刺脓液为咖啡色

E. 细菌培养可阳性

【例792】关于细菌性肝脓肿的临床表现**不正确**的是

A. 肝大并有触压痛

B. 寒战、高热

C. 肝区胀痛

D. 胆囊肿大

E. 起病急

【例793】男,65 岁。**寒战、高热** 3 周,伴右上腹胀痛,**无胆绞痛史**。查体:T 39.5 ℃,P 100 次/分,BP 129/80 mmHg。巩膜无黄染,右季肋部隆起,肝肿大、质中、触痛,上腹部肌紧张。血白细胞 20×10⁹/L,核左移,**AFP 阴性**。首先应考虑的诊断是

A. 急性化脓性胆囊炎

B. 阿米巴性肝脓肿

C. 原发性肝癌

D. 急性细菌性肝脓肿

E. 膈下脓肿

【例794】细菌性肝脓肿的**首选检查方法**是

A. X 线

B. CT

C. MRI

D. 放射性核素检查

E. B 超

【例795】为确定肝脓肿穿刺点或手术引流进路,**首选的辅助检查方法**是

A. 腹部 X 线平片

B. B 超

C. CT

D. MRI

E. 肝动脉造影

【例796】**细菌性肝脓肿**的主要治疗是

A. 抗生素治疗

B. 穿刺抽脓,脓腔注入抗生素

C. 切开引流

D. 理疗

E. 内引流术

【例797】男,59 岁。**寒战伴高热、肝区疼痛** 1 月余,腹部 CT 提示**肝内有 2 个脓肿**,最大者直径达 6 cm,体温每日高达 39.8 ℃。治疗应首选

A. 经皮穿刺置管引流

B. 右半肝切除

C. 脓腔内注入抗生素

D. 全身大剂量应用抗生素

E. 继续支持治疗

【例798】男,18 岁。**寒战、高热** 5 天,伴右上腹痛、恶心、呕吐、全身乏力。血常规:WBC 18.6×10⁹/L,N 0.92。腹部 B 超示肝内多发液性暗区,最大直径为 1.5 cm。目前最主要的治疗措施是

A. 腹腔镜引流术

B. 静脉抗生素治疗

C. 肝叶切除术

D. 脓肿穿刺引流术

E. 脓肿切开引流术

第 5 节　原发性肝癌

【例799】原发性肝癌的**肝外血行转移**最多见于

A. 肺

B. 骨

C. 脑

D. 脾

E. 胰

【例800】原发性肝癌**最多见**的淋巴转移部位是

A. 肝门

B. 胰周

C. 腹膜后

D. 主动脉旁

E. 锁骨上

【例801】原发性肝癌肝内扩散的**最主要**途径是

A. 经淋巴管

B. 经肝静脉

C. 直接侵犯

D. 经肝动脉

E. 经门静脉

【例802】男,57 岁。右季肋部胀痛、食欲减退、尿黄 1 个月。**乙肝肝硬化病史** 9 年。查体:肝肋

下 5 cm，表面不平，质硬，压痛。最可能的诊断是

A. 肝脓肿

B. 原发性肝癌

C. 继发性肝癌

D. 乙肝活动期

E. 肝结核

【例 803】男，47 岁。既往有慢性乙型病毒性肝炎病史 10 余年，1 月前出现右上腹隐痛不适。查体：右腹部膨隆，可触及质地坚硬、表面凹凸不平的肿块，移动性浊音阳性。腹腔积液为血性。最可能的诊断是

A. 肝包虫病

B. 原发性肝癌

C. 肝囊肿

D. 肝脓肿

E. 肝血管瘤

【例 804】肝癌的实验室检查项目中，诊断意义较大的是

A. 癌胚抗原

B. 碱性磷酸酶

C. 乳酸脱氢酶

D. 谷氨酰转肽酶

E. AFP

【例 805】男，58 岁。3 年前曾行直肠癌根治术，近 3 个月右上腹及背部胀痛，无发热，大便正常。查体：锁骨上未触及肿大淋巴结，腹平软，未触及肿物，肝肋下未触及。实验室检查：WBC10×10⁹/L，AFP 无升高。腹部 B 超示肝右叶多个实性占位，最大直径约 3 cm。首先应考虑的诊断是

A. 阿米巴肝脓肿

B. 肝血管瘤

C. 多发肝囊肿

D. 原发性肝癌

E. 肝转移癌

【例 806】男，63 岁。乏力、腹胀 3 个月，加重伴尿少 1 个月。慢性肝炎病史 20 余年。查体：巩膜轻度黄染，肝肋下 4 cm，质硬，脾肋下 3 cm，移动性浊音阳性，双下肢水肿。对诊断最有意义

的实验室检查是

A. 腹水铁蛋白

B. 血癌胚抗原

C. 血甲胎蛋白

D. 血 CA125

E. 腹水腺苷脱氨酶

【例 807】男，40 岁。3 天前体检 B 超发现右肝内一肿物，直径 3 cm。血 AFP 500 μg/L。最有效的处理方法是

A. 经股动脉插管化疗

B. 经皮肿瘤穿刺注无水乙醇

C. 行肝段切除术

D. 放射治疗

E. 全身化疗

【例 808】根治原发性肝癌最好的方法是

A. 化学抗癌药物治疗

B. 手术切除治疗

C. 放射治疗

D. 中医治疗

E. 生物和免疫治疗

（例 809～810 共用题干）

男，56 岁。乏力、食欲缺乏、恶心、消瘦 1 个月。乙型肝炎病史 10 年。查体：皮肤巩膜无黄染，腹软，剑突下压痛，肝肋下 3 cm，可触及质硬的结节，Murphy 征阴性，移动性浊音阳性。

【例 809】为了明确肝结节性质，最有诊断价值的肿瘤标志物是

A. CEA

B. CA125

C. CK19

D. AFP

E. CA19-9

【例 810】为进一步检查明确肝结节的大小与位置，首选的检查是

A. PET-CT 检查

B. MRI 检查

C. 放射性核素扫描

D. B 超检查

E. 肝动脉造影

第 4 章　胆道疾病

【例 811】Calot 三角的组成包括肝下缘和

A. 副肝管

B. 胆总管

C. 肝总管

D. 右肝管

E. 左肝管

【例 812】在绝大多数人的生理结构中
　　A. 胆囊管汇合于右肝管
　　B. 胆囊管汇合于肝总管
　　C. 胆囊管汇合于左肝管
　　D. 胆囊管汇合于乏特氏壶腹部
　　E. 胆囊管汇合于十二指肠球后部胆总管

【例 813】下列有关胆管的描述正确的是
　　A. 左、右肝管汇合形成胆总管
　　B. 胆囊管与胆总管汇合形成肝总管
　　C. 乏特壶腹通常开口于十二指肠球部
　　D. 胆总管分为十二指肠上段、后段和胰腺段
　　E. 胆总管长 7～9 cm，直径 0.6～0.8 cm

【例 814】关于胆囊结石描述，错误的是
　　A. 胆囊结石均有症状
　　B. 进食油腻食物后症状加重
　　C. 大的单发结石不易发生嵌顿
　　D. 结石嵌顿于胆囊壶腹后，导致急性胆囊炎
　　E. 胆绞痛向右肩部放射

（例 815～817 共用题干）
　　女性，49 岁，近半年数次发作性右上腹疼痛，伴恶心、呕吐，多为夜间睡眠后发作，并向右肩部放射。检查：肥胖体质，BP 110/90 mmHg，P 90 次/分，右上腹轻度压痛，无腹肌紧张。

【例 815】此患者最可能的诊断是
　　A. 高位急性阑尾炎
　　B. 急性胆囊炎
　　C. 十二指肠溃疡穿孔
　　D. 急性胰腺炎
　　E. 肝炎

【例 816】虽经治疗未缓解，反而持续性疼痛加重，右上腹压痛、反跳痛、肌紧张，T 38℃，可能的诊断
　　A. 急性坏死性胰腺炎
　　B. 十二指肠溃疡穿孔并弥漫性腹膜炎
　　C. 胆总管结石
　　D. 结石性急性坏疽性胆囊炎
　　E. 急性化脓性胆管炎

【例 817】病情进一步加重，出现黄疸，应首先考虑
　　A. 急性坏死性胰腺炎
　　B. 胆囊穿孔性腹膜炎
　　C. 亚急性重型肝炎
　　D. 胆囊癌侵犯肝总管
　　E. 胆囊结石进入肝总管并堵塞远端

【例 818】急性结石性胆囊炎常见的致病菌是
　　A. 铜绿假单胞菌
　　B. 大肠埃希菌
　　C. 厌氧菌

　　D. 幽门螺杆菌
　　E. 粪肠球菌

【例 819】男，32 岁。2 天前饮酒后出现右上腹疼痛，向右肩部放射。查体：右上腹肌紧张，压痛（＋），Murphy 征（＋）。最可能的诊断是
　　A. 十二指肠球部溃疡
　　B. 急性胃炎
　　C. 急性胆囊炎
　　D. 急性胰腺炎
　　E. 右肾结石

【例 820】诊断胆囊结石首选的检查方法是
　　A. 腹部 X 线平片
　　B. B 超
　　C. 口服胆囊造影
　　D. CT
　　E. MRI

【例 821】对胆囊结石最有价值的特殊检查方法是
　　A. X 线平片
　　B. 超声检查
　　C. CT
　　D. MRI
　　E. PTC

【例 822】男性，70 岁。健康体检时 B 超发现胆囊内有一约 0.8 cm 直径结石，随体位活动，口服法胆囊造影，充盈缺损不明显。既往无胃病史，无胆囊炎发作史，无心脏病、糖尿病史。目前的治疗建议是
　　A. 观察、随诊
　　B. 溶石疗法
　　C. 中药排石
　　D. 择期行胆囊切除术
　　E. 择期行腹腔镜胆囊切除术

【例 823】治疗胆囊结石，方法正确又效果确切的是
　　A. 药物溶石疗法
　　B. 体外震波碎石法
　　C. 经皮胆囊取石术
　　D. 胆囊切除术
　　E. 胆囊切除，胆总管探查引流术

【例 824】对于下列无症状的胆囊结石，不做胆囊切除，只需观察就诊的情况是
　　A. 结石直径小于 1 cm
　　B. 合并糖尿病且糖尿病已控制时
　　C. 伴有胆囊息肉
　　D. 瓷化胆囊
　　E. 口服胆囊造影，胆囊不显影

【例 825】胆囊结石最常见的并发症是

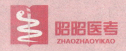

A. 胆道蛔虫症

B. 肝脓肿

C. 急性胆囊炎

D. 急性梗阻性化脓性胆管炎

E. 急性胰腺炎

【例 826】急性胆囊炎的典型体征是

A. Murphy 征

B. Grey - turner 征

C. Cullen 征

D. 反跳痛

E. 腹部揉面感

【例 827】Murphy 征阳性提示

A. 细菌性肝脓肿

B. 急性胆管炎

C. 肝总管结石

D. 左肝管结石

E. 急性胆囊炎

【例 828】男，41 岁。3 年来经常夜间上腹不适，2 日前进油腻食物，突感右上腹部阵发性绞痛伴恶心，入院时体温 38℃，巩膜轻度黄染，右上腹肌紧张，压痛明显，肠鸣音弱，WBC 16×10⁹/L，血清淀粉酶 128 温氏单位。应首先考虑诊断为何种疾病

A. 急性阑尾炎

B. 急性胰腺炎

C. 溃疡穿孔

D. 急性化脓性胆囊炎

E. 胆道蛔虫症

【例 829】女性，35 岁。右上腹痛 2 天，伴恶心、呕吐。今起疼痛阵发性加剧，伴畏寒、发热。体检：T 38 ℃，巩膜无黄染，右上腹有压痛。诊断首先考虑

A. 急性阑尾炎

B. 急性胆囊炎

C. 急性胰腺炎

D. 胃十二指肠溃疡穿孔

E. 胆总管结石、胆管炎

【例 830】胆囊结石反复诱发急性胆囊炎最可靠的治疗是

A. 抗生素治疗

B. 口服溶石剂

C. 口服中药排石汤

D. 手术切除胆囊

E. 碎石治疗

（例 831～833 共用题干）

女性，48 岁。突发右上腹剧烈绞痛，伴右肩背痛，恶心、呕吐 24 小时。既往有类似发作，吃油腻食物后右上腹胀，嗳气。T 39.8 ℃，P 98 次/分，BP 140/90 mmHg，无黄疸，可触及肿大胆囊，有明显的腹膜刺激征，Murphy 征阳性。

【例 831】首先考虑的诊断是

A. 十二指肠溃疡穿孔

B. 肝外胆管结石

C. 急性化脓性胆囊炎

D. 急性梗阻性化脓性胆管炎

E. 急性胰腺炎

【例 832】最重要的治疗方法是

A. 大剂量抗生素

B. 对症治疗

C. 禁食、输液

D. 胆囊切除术

E. 中药治疗

【例 833】若有继发性腹膜炎，最多见的致病菌是

A. 厌氧菌

B. 大肠杆菌

C. 变形杆菌

D. 溶血性链球菌

E. 肺炎双球菌

【例 834】以 Charcot 三联征为典型表现的疾病是

A. 急性憩室炎

B. 急性出血性胰腺炎

C. 急性胆管炎

D. 十二指肠憩室

E. 胃溃疡

【例 835】Charcot 三联征最常出现在

A. 胰头或乏特壶腹癌

B. 胆囊结石

C. 肝内胆管结石

D. 胆总管结石

E. 肝门部胆管癌

（例 836～839 共用题干）

女性，48 岁。发作性剑突下及右上腹绞痛 3 天，伴有寒战，半年前有过类似发作史。查体：体温 39℃，脉搏 110 次/分，血压 140/85 mmHg。血常规检查：WBC 12×10⁹/L，N 80%，神志清楚，皮肤、巩膜轻度黄染，右肋缘下扪及肿大的胆囊、触痛。

【例 836】该患者最可能的诊断是

A. 细菌性肝脓肿

B. 肝外胆管结石并胆管炎

C. 急性化脓性胆囊炎

D. 肝内胆管结石并胆管炎

E. 急性梗阻性化脓性胆管炎

【例 837】首选的检查方法是

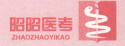

A. 腹部 B 超

B. MRCP

C. ERCP

D. PTC

E. 腹部 CT

【例 838】该患者皮肤、巩膜黄染加重，体温升高至 40℃，脉搏 130 次/分，血压 90/60 mmHg，神志不清，此时最可能的诊断为

A. 细菌性肝脓肿破裂

B. 肝外胆管结石并胆管炎

C. 急性化脓性胆囊炎穿孔

D. 肝内胆管结石并胆管炎

E. 急性梗阻性化脓性胆管炎

【例 839】该患者此时最有效的治疗是

A. 胆总管切开减压、T 管引流

B. 联合应用大剂量抗生素

C. 补液、恢复血容量

D. 给予糖皮质激素

E. 物理降温，支持治疗

【例 840】男，60 岁。右上腹剧烈疼痛 2 天，黄疸、发热 1 天。首选的检查是

A. 腹部 B 超

B. 腹部 X 线平片

C. 磁共振胰胆管成像

D. 腹部 CT

E. 经内镜逆行胰胆管造影

【例 841】女，40 岁。腹痛、寒战高热、黄疸反复发作 1 年。2 天来上腹部持续性疼痛，伴阵发性绞痛，恶心，无呕吐。查体：T 38.8℃，巩膜黄染，右上腹压痛（＋），无反跳痛，胆囊肿大，Murphy 征（＋）。最佳处理措施是

A. 胆总管 Oddi 括约肌切开术

B. 胆囊造瘘术

C. 单纯胆囊切除术

D. 胆囊切除＋胆总管探查 T 管引流术

E. 胆囊切除＋胆总管十二指肠吻合术

【例 842】急性梗阻性化脓性胆管炎的特征性表现是

A. Trendelenburg 征

B. Whipple 三联征

C. Reynolds 五联征

D. Babinski 征

E. Murphy 征

【例 843】治疗急性梗阻性化脓性胆管炎的关键是

A. 取净胆道内结石

B. 抗菌药物治疗无效后再手术治疗

C. 纠正水、电解质紊乱

D. 引流胆管

E. 使用多巴胺等药物扩张血管

【例 844】治疗急性梗阻性化脓性胆管炎最常用的有效手术方式是

A. 急诊胆总管切开引流

B. 胆囊切除术

C. 胆囊造口术

D. 胆管空肠吻合术

E. 胆囊空肠吻合术

【例 845】不伴有胆囊肿大的是

A. 胆总管结石

B. 壶腹癌

C. 胰头癌

D. 胆囊炎

E. 肝门部肿瘤

【例 846】黄疸患者合并肿大而无触痛的胆囊时，最可能是

A. 急性胆囊炎

B. 慢性胆囊炎、胆囊积水

C. 胆囊颈部结石嵌顿

D. 中下段胆管癌

E. 胆总管下段结石

【例 847】女，68 岁。上腹部不适 1 个月，伴皮肤黄染、食欲不振、厌油腻饮食，体重减轻 5 kg。查体：巩膜明显黄染，肝肋下未触及，右肋缘下可触及肿大的胆囊底部，无触痛。实验室检查：血胆红素 340 μmol/L。首先考虑的诊断是

A. 肝癌

B. 胆总管结石

C. 胆囊结石

D. 胃癌

E. 胆管癌

【例 848】女，59 岁。无痛性进行性皮肤巩膜黄染 3 个月。查体：T 36.4 ℃，P 60 次/分，BP 120/90 mmHg。皮肤、巩膜黄染，右上腹可触及肿大的肝及胆囊。Murphy 征（一）。首先进行的腹部影像学检查是

A. MRI

B. B 超

C. X 线

D. 核素扫描

E. CT

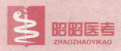

第 5 章　胰腺疾病

第 1 节　急性胰腺炎

（例 849～850 共用选项）

A. 胆道疾病

B. 过量饮酒

C. 暴饮暴食

D. 高脂血症

E. 十二指肠液反流

【例 849】我国胰腺炎最常见的病因

【例 850】国外胰腺炎最常见的病因

（例 851～852 共用题干）

男,42 岁。进食油腻饮食后腹胀、腹痛 4 小时。持续性上腹痛,伴有恶心、呕吐、发热、腰背部不适。查体:T 38.4 ℃,P 124 次/分,BP 90/60 mmHg,急性痛苦貌,巩膜无黄染,腹饱满,全腹肌紧张,有压痛和反跳痛,上腹为主,肠鸣音消失。右下腹穿刺抽出淡红色血性液体。血 WBC 16.2×10^9/L,N 0.9。血清淀粉酶 6 000 U/L（Somogyi法）。

【例 851】出现这种病变的主要发病机制是

A. 细菌侵入胰周围和胰腺内

B. 胰腺供血动脉栓塞引起供血障碍

C. 穿透性十二指肠溃疡导致胰腺炎性反应

D. 胆囊炎、胆囊结石堵塞胆囊管引起梗阻

E. 胰腺中的消化酶被激活后导致胰腺损害

【例 852】引起这种疾病的常见因素不包括

A. 腹部外伤

B. 暴饮暴食

C. 酗酒

D. 胆道感染

E. 胃食管反流

【例 853】能使胰蛋白酶原转变为胰蛋白酶最重要的物质是

A. 胃酸

B. 胰蛋白酶

C. 糜蛋白酶

D. 肠致活酶

E. 组织液

【例 854】正常情况下胰液进入十二指肠首先被激活的是

A. 胰蛋白酶原

B. 糜蛋白酶原

C. 激肽释放酶原

D. 前磷脂酶

E. 肠激酶原

【例 855】急性重症胰腺炎的临床表现一般不包括

A. 休克

B. 呼吸衰竭

C. 发热

D. 腹泻

E. 消化道出血

【例 856】女,45 岁。饱餐后出现上腹部剧烈疼痛 10 小时,向后背放射,屈曲位腹痛减轻,伴呕吐。有胆囊结石病史。查体:腹软,上腹部有压痛、反跳痛,Murphy 征阴性,肠鸣音弱。最可能的诊断是

A. 急性胆囊炎

B. 消化道穿孔

C. 急性胰腺炎

D. 急性阑尾炎

E. 急性心肌梗死

【例 857】男,30 岁。1 天前饮大量酒后出现上腹痛,呕吐,吐后疼痛不减轻,加重伴腹胀 3 小时。血淀粉酶 650 U/L（Somogyi）,血压 80/60 mmHg,脉搏 120 次/分,脐周围及两胁腹部皮肤青紫,最可能的诊断是

A. 急性重症胰腺炎

B. 急性胆囊炎

C. 急性胃炎

D. 急性肝炎

E. 肠梗阻

【例 858】急性胰腺炎的典型症状是

A. 上腹部烧灼样疼痛,进食后可缓解

B. 上腹部持续性剧烈疼痛,向后腰背部放射

C. 阵发上腹部钻顶样疼痛,辗转体位

D. 脐周阵发性疼痛,停止排便和排气

E. 上腹部剧烈疼痛,向左上臂内侧放射

【例 859】鉴别水肿型和出血坏死型胰腺炎最有价值的是

A. 上腹剧痛向左腰背部放射

B. 黄疸

C. 发热

D. Cullen 征

E. 呕吐

【例 860】急性胰腺炎所致腹痛的常见放射部位是

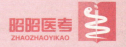

A. 左上臂内侧
B. 左腰背部
C. 下腰骶部
D. 左下颌部
E. 左肩部

【例861】急性胰腺炎患者血清淀粉酶值的高峰出现在发病后
A. 12 小时
B. 8 小时
C. 48 小时
D. 24 小时
E. 4 小时

（例862～863 共用选项）
A. 血清淀粉酶检测
B. 血清甲胎蛋白检测
C. 腹部 CT 检查
D. 血 CEA
E. 血 CRP

【例862】诊断急性出血坏死型胰腺炎最有意义的检查是

【例863】诊断早期原发性肝癌最有意义的检查是

【例864】以下哪项提法是正确的
A. 只有血、尿淀粉酶增高才能诊断急性胰腺炎
B. 血清淀粉酶在 8 小时达峰值
C. 血清淀粉酶超过正常 2 倍可确诊急性胰腺炎
D. 淀粉酶的高低并不一定反映病情的严重程度
E. 尿淀粉酶增高可持续 2～4 周

【例865】急性胰腺炎的实验室检查中，最早出现异常的是
A. 尿淀粉酶
B. 血清淀粉酶
C. 血糖
D. 血清正铁白蛋白
E. 血清脂肪酶

【例866】男性，62 岁。晚餐后 4 小时开始上腹疼痛，向左肩、腰背部放射，伴恶心、呕吐、腹胀，现已持续 29 个小时。曾有胆结石史。体检：R 24 次/分，T 38.9 ℃，BP 90/75 mmHg。巩膜可疑黄染，全腹压痛，以上腹部显著，伴肌紧张和反跳痛，移动性浊音阳性，血 WBC 16×10⁹/L，中性粒细胞 89％。为确定诊断，最有价值的检查是
A. 测定血淀粉酶
B. 测定尿淀粉酶
C. 腹腔穿刺液检查并测定淀粉酶

D. 腹部超声检查
E. 腹部 X 线检查

【例867】女，48 岁，进食大量肉食后腹痛伴呕吐 6 小时。腹痛为持续性，阵发加重，向左腰背部放射，呕吐物为胃内容物。对明确诊断最有意义的实验室检查是
A. 尿淀粉酶
B. 血淀粉酶
C. 血白细胞计数
D. 血胆红素
E. 尿常规

【例868】对重症急性胰腺炎的诊断最有意义的检查是
A. 尿淀粉酶
B. 腹部 B 超
C. 腹部增强 CT
D. 血淀粉酶
E. 血清脂肪酶

【例869】急性出血坏死型胰腺炎最有意义的检查是
A. 腹部平片
B. 腹部 B 超
C. 腹部 CT
D. 血常规
E. 生化检查

【例870】急性胰腺炎首选的影像学检查方法是
A. 腹部 B 超
B. 腹部 X 线
C. 增强 CT 扫描
D. MRI
E. 胃镜

【例871】不属于急性胰腺炎手术适应证的是
A. 多次反复发作胰腺炎
B. 继发性胰腺感染、脓肿
C. 胰腺假性囊肿
D. 急性水肿性胰腺炎
E. 胆源性胰腺炎

（例872～874 共用题干）
男，44 岁，大量饮酒后出现上腹部剧烈疼痛，伴呕吐，吐后腹痛不缓解。保守治疗 2 天，病情持续恶化，并出现休克。查体：T 38.9 ℃，脐周及背部可见大片青紫瘀斑，上腹肌紧张，压痛、反跳痛明显，肠鸣音减弱。

【例872】首先考虑的诊断是
A. 十二指肠乳头肿瘤
B. 消化性溃疡并穿孔
C. 急性肝脓肿

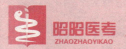
D. 重症急性胰腺炎

E. 急性梗阻性化脓性胆囊炎

【例873】为明确诊断，首选的辅助检查是

A. 腹部 X 线片

B. 腹部 B 超

C. 血常规

D. 血 CA19-9

E. 肝功能

【例874】最重要的治疗措施是

A. 对症治疗

B. 急诊治疗

C. 择期手术

D. 纠正休克后急诊手术

E. 应用广谱抗生素

【例875】男，40 岁。饮酒后突发腹痛 24 小时，腹痛剧烈，呈持续性，从上腹部很快波及全腹，伴恶心、呕吐。查体：腹部膨隆，全腹肌紧张，有压痛、反跳痛，脐周 Cullen 征（＋），血淀粉酶 8 500 U/L。手术治疗的常用措施中最重要的是

A. 坏死组织切除

B. 探查并解除胆道梗阻

C. 坏死组织清除加引流

D. 胰腺部分切除

E. 胃造瘘

【例876】女，52 岁。确诊为急性胰腺炎，内科正规治疗 1 周后体温仍在 38～39℃，左上腹部压痛明显。尿淀粉酶 256 U（Winslow 法），血白细胞 16×10^9/L，可能性最大的是

A. 病情迁延未愈

B. 并发胰腺脓肿

C. 并发胰腺假性囊肿

D. 败血症

E. 合并急性胆囊炎

【例877】急性出血坏死型胰腺炎的局部并发症是

A. 上消化道大出血

B. 急性肾衰竭

C. 胰性脑病

D. 胰腺假性囊肿

E. 血栓性静脉炎

第 2 节　胰腺癌与壶腹周围癌

【例878】胰腺癌的最好发部位是

A. 胰腺头部

B. 胰腺尾部

C. 全胰腺

D. 异位胰腺

E. 胰腺体部

【例879】女，63 岁。近 3 年经常于清晨突发晕厥，出冷汗，饮糖水后症状缓解。B 超提示胰腺占位，约 1.5 cm，该肿瘤的好发部位依次是

A. 胰头、胰颈、胰体

B. 胰头、胰体、胰尾

C. 胰颈、胰体、胰尾

D. 胰体、胰尾、胰头

E. 胰尾、胰体、胰头

【例880】胰头癌最主要的临床表现是

A. 上腹痛

B. 黄疸

C. 腹胀

D. 便秘

E. 消化不良

【例881】目前胰腺癌患者预后较差的主要原因是

A. 患者消化不良，营养状况差

B. 胰十二指肠切除术对患者创伤大

C. 黄疸对肝功能影响较大

D. 肿瘤细胞浸润胰管

E. 早期症状不明显，发现和确诊晚

【例882】男性，55 岁。巩膜皮肤黄染进行性加重 2 月余。胆囊肿大呈圆形，可推动，无触压痛。首先考虑的疾病是

A. 胆囊癌

B. 急性胆囊炎

C. 胆囊结石

D. 急性病毒性肝炎

E. 胰头癌

【例883】胰腺癌与胆总管结石的主要鉴别点是

A. 进行性黄疸

B. 肝功能改变

C. 淀粉酶改变

D. 胆囊肿大

E. 皮肤瘙痒

【例884】提示胰头癌最有价值的体征是

A. 左肋脊角叩击痛阳性

B. 上腹部肌紧张

C. Grey-Turner 征阳性

D. 肠鸣音消失

E. Courvoisier 征阳性

【例885】男性，65 岁。皮肤巩膜黄染进行性加重 1 个月来诊。自述尿色深黄，大便灰白色。查体：触诊胆囊无肿大，Murphy 征阴性，腹部未触及肿块。诊断首先考虑

A. 胰头癌

B. 胆总管下端癌

C. 乏特壶腹癌

D. 肝门部胆管癌

E. 十二指肠腺癌

（例886～887 共用题干）

女，55 岁，皮肤黄染进行性加重1 个月，10 天前发现小便呈浓茶样，近几日大便呈灰白色。查体：T 36.8℃，皮肤、巩膜黄染，腹软，右上腹可触及肿大的胆囊，无压痛，无反跳痛。

【例886】最可能的诊断是

A. 胆总管结石

B. 肝细胞性肝癌

C. 肝门部胆管癌

D. 胆囊结石

E. 胰头癌

【例887】该患者手术治疗后第4 天发生上腹部剧烈疼痛，腹腔引流明显增加，引流液淀粉酶15 000 U/L，患者最有可能发生的并发症是

A. 胰漏

B. 急性胰腺炎

C. 肠系膜血栓形成

D. 肠漏

E. 胆漏

【例888】男，68 岁，皮肤及巩膜黄染2 周。无腹痛及发热。查体：皮肤巩膜明显黄染，右上腹可触及肿大的胆囊，张力高，无压痛。最可能的诊断是

A. 胆管结石

B. 肝癌

C. 慢性胰腺炎

D. 胆囊结石

E. 胰头癌

【例889】术前判断胰头癌是否侵犯大血管的检查方法是

A. 内镜超声

B. 腹腔血管造影

C. 增强 CT

D. B 型超声

E. MRCP

【例890】临床上壶腹癌最重要的症状是

A. 黄疸

B. 上腹痛及腰背痛

C. 寒战、发热

D. 消化道症状

E. 贫血、消瘦

【例891】女性，63 岁，无痛性皮肤、巩膜黄染4 个月，曾经稍有减退，近2 个月来呈进行性加重。查体：腹软，右上腹轻压痛，可触及肿大的胆囊，全腹未触及肿块。首先应考虑的疾病是

A. 肝门部胆管癌

B. 壶腹癌

C. 肝癌

D. 胆囊癌

E. 胰体尾癌

第 6 章　肠道疾病

第 1 节　克罗恩病（助理医师不要求）

（例892～893 共用题干）

男，30 岁。反复右下腹痛1 年，伴便秘、口腔溃疡，无发热及乏力。否认结核病史及结核密切接触史。查体：右下腹可触及边界不清的包块，可移动，压痛阳性。

【例892】首先考虑的诊断是

A. 肠结核

B. 克罗恩病

C. 结肠癌

D. 阑尾炎癌

E. 结核性腹膜炎【例893】为明确诊断，最重要的检查是

A. 便潜血

B. 粪查找抗酸杆菌

C. 腹部 CT

D. 结肠镜检查及活检

E. 腹部 B 超

【例894】克罗恩病典型的表现中不包括

A. 受累肠段弥漫性充血性水肿伴溃烂

B. 病变呈节段性分布

C. 纵行溃疡

D. 裂隙样溃疡

E. 铺路石样改变

【例895】克罗恩病变最好发的部位是

A. 直肠、乙状结肠

B. 回肠末段

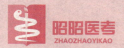

C. 食管

D. 横结肠

E. 空肠

【例896】女，21岁。腹泻2年。体检发现一肛瘘。结肠镜示回盲部铺路石样改变。最可能的诊断是

　A. 结肠癌

　B. 溃疡性结肠炎

　C. 细菌性痢疾

　D. 克罗恩病

　E. 肠结核

【例897】最有助于诊断克罗恩病的病理改变是

　A. 黏膜弥漫性炎症

　B. 黏膜下层有淋巴细胞浸润

　C. 隐窝脓肿

　D. 干酪性肉芽肿

　E. 非干酪性肉芽肿

【例898】男性，21岁。2年来反复出现腹泻，粪便糊状。结肠镜检查发现病变主要位于回肠末端，表现为多发的纵行溃疡，溃疡间黏膜正常。最有可能的诊断是

　A. 结肠癌

　B. 溃疡性结肠炎

　C. 细菌性痢疾

　D. 克罗恩病

　E. 肠结核

（例899～900共用选项）

　A. 腹部B超

　B. 腹部CT

C. 便潜血

D. 胃镜

E. 纤维结肠镜

【例899】胃溃疡诊断最有意义的检查方法是

【例900】克罗恩病诊断最有意义的检查方法是

【例901】克罗恩病患者长期用药不考虑用

　A. 氨基水杨酸制剂

　B. 糖皮质激素

　C. 免疫抑制剂

　D. 抗菌药物

　E. 生物制剂

【例902】克罗恩病的手术指征不包括

　A. 肠内瘘

　B. 慢性肠穿孔

　C. 发热、腹痛、体重下降

　D. 肠管狭窄

　E. 持续出血

【例903】克罗恩病的主要手术指征是

　A. 营养不良、体重减轻

　B. 严重腹泻

　C. 持续性便潜血阳性

　D. 疑有恶变

　E. 合并结肠息肉

【例904】克罗恩病的最常见并发症是

　A. 中毒性休克

　B. 结肠大出血

　C. 肠梗阻

　D. 急性肠穿孔

　E. 癌变

第2节　溃疡性结肠炎

【例905】溃疡性结肠炎病变多发生在

　A. 末端回肠

　B. 升结肠

　C. 降结肠

　D. 全结肠

　E. 直肠及乙状结肠

【例906】下述哪项不是溃疡性结肠炎的常见并发症

　A. 中毒性巨结肠

　B. 直肠结肠出血

　C. 癌变

　D. 多发性瘘管

　E. 急性肠穿孔

【例907】典型溃疡性结肠炎患者的粪便特点是

　A. 稀水样便

　B. 黏液便

C. 蛋花样便

D. 糊状便

E. 黏液脓血便

【例908】男，27岁。反复排黏液血便2年，加重1个月。抗生素治疗无效。肠镜示直肠至结肠脾曲黏膜弥漫性充血、水肿，较多糜烂及表浅小溃疡。最可能的诊断是

　A. 溃疡性结肠炎

　B. 克罗恩病

　C. 细菌性痢疾

　D. 阿米巴痢疾

　E. 肠结核

【例909】男，30岁，农民。腹痛、腹泻半个月，大便4～8次/天，便量多，为暗红色，有腥臭味，肉眼可见血液及黏液，患者无发热，左下腹隐痛。大便镜检：WBC 10～15个/HP，RBC满视野。该

患者最可能的诊断是

    A. 细菌性痢疾

    B. 肠伤寒合并肠出血

    C. 阿米巴痢疾

    D. 溃疡性结肠炎

    E. 血吸虫病

（例 910～911 共用题干）

    男，27 岁。间断脓血便 1 年，大便成形或糊状，每日 2～4 次，有时里急后重，抗生素治疗无效。

【例 910】最可能的诊断是

    A. 溃疡性结肠炎

    B. 克罗恩病

    C. 慢性细菌性痢疾

    D. 肠结核

    E. 阿米巴肠炎

【例 911】明确诊断最有意义的检查是

    A. 大便培养

    B. 便常规检查

    C. 大便潜血检查

    D. 钡灌肠造影检查

    E. 结肠镜检查

【例 912】男，21 岁。间断腹痛、腹泻、脓血便 4 年，再发 1 个月。既往诊断为溃疡性结肠炎，未维持治疗。现脓血便 3～4 次/日，无发热。结肠镜示降结肠以下黏膜弥漫充血水肿，颗粒样改变，多发浅溃疡。此患者目前首选的治疗是

    A. 口服菌群调节剂

    B. 口服止泻剂

    C. 禁食，静脉营养

    D. 静脉应用糖皮质激素

    E. 口服氨基水杨酸制剂

【例 913】水杨酸类制剂在溃疡性结肠炎治疗中主要适用于

    A. 轻中度病例

    B. 重度病例

    C. 中毒性巨结肠

    D. 激素治疗无效者

    E. 顽固病例

【例 914】重型溃疡性结肠炎治疗首选药物

    A. 肾上腺糖皮质激素

    B. 柳氮磺吡啶

    C. 免疫抑制剂

    D. 抗生素

    E. 乳酸杆菌制剂

【例 915】有关糖皮质激素治疗溃疡性结肠炎的说法中，正确的是

    A. 柳氮磺吡啶治疗无效时应用激素治疗效果也差

    B. 特别适合于重型活动性溃疡性结肠炎

    C. 不可用于灌肠治疗

    D. 不可与柳氮磺吡啶联合治疗

    E. 可以作为试验性治疗用于溃疡性结肠炎的鉴别诊断

【例 916】溃疡性结肠炎并发中毒性巨结肠的常见诱因是

    A. 低血镁

    B. 低血钠

    C. 低血钾

    D. 低蛋白血症

    E. 低血钙

【例 917】溃疡性结肠炎重度活动期最严重的并发症是

    A. 腹腔内脓肿

    B. 中毒性巨结肠

    C. 肠出血

    D. 癌变

    E. 肠梗阻

【例 918】女，26 岁。有溃疡性结肠炎病史，2 天前出现脓血便，未行系统治疗。1 天前又出现高热、明显腹胀。体格检查：腹膨隆，明显压痛和反跳痛，肠鸣音减弱。X 线腹部平片可见结肠扩张，结肠袋消失。此患者最可能出现的并发症是

    A. 结核性腹膜炎

    B. 自发性腹膜炎

    C. 中毒性巨结肠

    D. 肠穿孔

    E. 肠梗阻

第 3 节　肠易激综合征

【例 919】肠易激综合征患者几乎都有的临床症状是

    A. 腹泻

    B. 肠瘘

    C. 腹痛

    D. 便秘

    E. 腹胀

【例 920】男，25 岁。腹痛 2 个月，以左下腹疼痛明显，排便后缓解，大便呈稀糊状。体检：左下腹压痛明显，X 线及结肠镜检查未见异常。最可

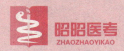
能的诊断是
　A. 自发性腹膜炎
　B. 肠易激综合征
　C. 左半结肠癌
　D. 功能性消化不良
　E. 溃疡性结肠炎

【例921】男，35岁。间断腹痛、腹泻2年，受凉后加重，大便2～4次/日，多为不成形便，时带黏液，排便后腹痛可缓解。体重无明显变化。平素少量饮酒。结肠镜检查无异常。最可能的诊断是
　A. 慢性胰腺炎
　B. 功能性消化不良
　C. 酒精性肝硬化
　D. 肠易激综合征
　E. 肠道病毒感染

（例922～923共用题干）
　女，28岁，间断性下腹痛4年余。大便2～3次/日，稀便，无脓血，便后下腹痛。粪常规检查未见细胞，便潜血试验阴性。查体：无异常发现。

【例922】该患者可能的诊断是
　A. 溃疡性结肠炎
　B. 克罗恩病
　C. 肠结核
　D. 肠易激综合征
　E. 慢性细菌性痢疾

【例923】最适合的药物治疗为
　A. 糖皮质激素
　B. 匹维溴铵
　C. 柳氮磺砒啶
　D. 硫唑嘌呤
　E. 喹诺酮药物

第4节　肠梗阻

【例924】临床最常见的肠梗阻病因是
　A. 粘连及索带压迫
　B. 神经抑制
　C. 毒素刺激
　D. 血运障碍
　E. 遗传性疾病

【例925】引起机械性肠梗阻最常见的原因是
　A. 粪块
　B. 肿瘤
　C. 术后肠粘连
　D. 炎症性肠病
　E. 蛔虫

【例926】有肠绞窄的机械性肠梗阻临床表现为
　A. 剧烈的阵发性腹痛，肠鸣音亢进
　B. 腹部明显隆起、对称
　C. 呕吐物、胃肠减压液内有胆汁
　D. 明显腹膜刺激征
　E. 腹部X线检查见孤立、突出的胀大肠袢，随时间可移位

【例927】急性持续性疼痛阵发性加剧并休克，最可能的疾病是
　A. 急性阑尾炎
　B. 绞窄性肠梗阻
　C. 泌尿结石，肾绞痛
　D. 外伤性肝破裂
　E. 急性单纯性肠梗阻

【例928】女，43岁。腹痛16小时，呈持续性，阵发性加重，伴呕吐，无肛门排气。查体：全腹肌紧张，有压痛及反跳痛。行腹腔穿刺抽出的液体

呈血性，伴臭味。最可能的诊断是
　A. 绞窄性肠梗阻
　B. 胃、十二指肠穿孔
　C. 急性阑尾炎穿孔
　D. 结核性腹膜炎
　E. 急性重症胰腺炎

【例929】患者发生绞窄性肠梗阻时，其病理生理改变中错误的是
　A. 脱水
　B. 有效循环血量减少
　C. 严重的代谢性碱中毒
　D. 大量毒素吸收
　E. 最终发生肠坏死和穿孔

【例930】绞窄性肠梗阻的腹痛特点是
　A. 持续性钝痛
　B. 持续性剧痛
　C. 阵发性绞痛
　D. 阵发性剧痛
　E. 持续性隐痛，阵发性加剧

【例931】男性，56岁。阵发性腹痛6天，伴恶心、腹胀2天入院。无发热。体格检查：腹膨隆，见肠型，肠鸣音亢进，有气过水声。腹部平片见腹中部扩张小肠呈阶梯状液平，结肠内少量积气。可能的诊断是
　A. 麻痹性肠梗阻
　B. 低位小肠梗阻
　C. 高位小肠梗阻
　D. 坏死性小肠炎
　E. 乙状结肠扭转

【例932】男,63岁。无排便5天,腹痛、呕吐1天,平素便秘。查体:肠鸣音亢进,最可能的诊断是
　A. 急性腹膜炎
　B. 机械性肠梗阻
　C. 急性胃炎
　D. 急性胰腺炎
　E. 急性阑尾炎

【例933】男,55岁。因粘连性肠梗阻行粘连松解手术后3天,一直无肛门排气,患者腹胀,全身感乏力。查体:体温正常,腹部无明显压痛,听诊无肠鸣音。白细胞 $8 \times 10^9/L$。腹部透视可见小的气液平面。最可能的诊断是
　A. 粘连性肠梗阻
　B. 腹腔出血并感染
　C. 肠穿孔并腹膜炎
　D. 呼吸性碱中毒
　E. 术后低钾血症

【例934】在鉴别单纯性肠梗阻与绞窄性肠梗阻时,最有意义的检查项目是
　A. 血气分析
　B. 血红蛋白测定
　C. 血白细胞计数
　D. 尿常规检查
　E. 呕吐物隐血试验

【例935】腹腔穿刺抽出血性液体,最可能的诊断是
　A. 急性水肿型胰腺炎
　B. 急性化脓性胆囊炎
　C. 腹膜后血肿
　D. 完全性绞窄性肠梗阻
　E. 宫外孕破裂

【例936】乙状结肠扭转最具特征性的表现是
　A. 多发于2岁以下的儿童
　B. 经常有腹泻及便秘交替
　C. 腹部X线平片见马蹄状巨大的双腔充气肠袢
　D. 低压灌肠,往往灌注1 000 mL,而无法排出
　E. 钡剂灌肠见扭转部位钡剂受阻,呈"杯口"状

【例937】男性,2岁。因突发阵发性腹痛,哭闹,伴呕吐和果酱样血便6小时来诊。查体:腹肌软,脐右下方触及肿块,有压痛,右下腹触诊有空虚感。首选检查方法是
　A. 腹部B超
　B. 空气或钡剂灌肠
　C. 腹部CT
　D. 腹部磁共振
　E. 腹腔穿刺

(例938~939共用题干)
　男,26岁。饱餐后剧烈运动,腹痛2小时,持续性痛,阵发性加剧,脐周伴腰背痛,呕吐频繁,吐后症状无缓解,腹肌紧张,脐周有压痛及反跳痛,肠鸣音亢进,有气过水声。

【例938】最可能的诊断是
　A. 胃扭转
　B. 急性出血坏死性肠炎
　C. 小肠扭转
　D. 肠系膜血管栓塞
　E. 肠套叠

【例939】该患者需要首先静脉输入
　A. 血浆
　B. 代血浆
　C. 全血
　D. 等渗糖盐水
　E. 复方氨基酸

【例940】男,73岁。急性肠梗阻术后5天,未进食但仍感腹胀,恶心未呕吐,有少量肛门排气。查体:腹部均匀隆起,腹软,叩诊呈鼓音,无压痛和反跳痛,肠鸣音减弱。首先采取的重要处理措施是
　A. 查血生化并纠正水、电解质紊乱
　B. 进流食
　C. 服用增强肠动力药物
　D. 禁食水
　E. 高渗盐水灌肠

【例941】肠梗阻患者保守治疗期间,病情进展需手术的最主要指征是
　A. 肠鸣音减弱或消失
　B. 腹痛加重
　C. 呕吐频繁和量大
　D. 腹膜刺激征加重
　E. 腹胀程度加重

【例942】男性,39岁。有胃溃疡穿孔手术史,5天前出现腹胀、腹痛伴呕吐,肛门停止排便排气,经检查诊断为肠梗阻。目前最为重要的是了解梗阻的
　A. 原因
　B. 部位
　C. 程度
　D. 发生速度
　E. 是否绞窄

【例943】右侧结肠癌最多见的大体形态是
　A. 浸润型
　B. 溃疡型
　C. 肿块型

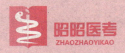

D. 浸润溃疡型

E. 弥漫型

【例944】有关结肠癌的描述,正确的是

A. 溃疡型癌多见于右半结肠,一般预后良好

B. 肿块型癌多发生于乙状结肠,易引发肠梗阻

C. 肿块型癌多发生于升结肠,易引发肠梗阻

D. 浸润型癌多发生于左半结肠,易引起肠腔狭窄

E. 患者血清 CEA 均增高

【例945】降结肠癌最早出现的表现中,较常见的是

A. 排便习惯与粪便性状改变

B. 腹部肿块

C. 腹痛

D. 腹胀

E. 面色苍白、乏力

【例946】男,65 岁。间断性下腹痛、腹泻 4 个月,乏力、面色苍白 2 个月。查体:右下腹压痛,可触及 4 cm×2 cm 边界欠清的包块,质地硬,轻压痛,Hb 86 g/L。最可能的诊断是

A. 慢性细菌性痢疾

B. 肠结核

C. 克罗恩病

D. 慢性阑尾炎

E. 结肠癌

【例947】结肠癌患者中血清 CEA 水平高于正常的约占

A. 30%

B. 40%

C. 50%

D. 60%

E. 70%

【例948】目前公认对大肠癌有诊断意义的指标是

A. CA19-9

B. AFP

C. CA125

D. CEA

E. PSA

【例949】男,68 岁。低热伴右侧腹部隐痛不适半年。查体:贫血貌,右侧中腹部触及 5 cm×3 cm 质硬肿块,可推动,压痛不明显。首选的检查方法是

A. 胃镜

B. 全消化道钡餐造影

C. 结肠镜

D. 静脉肾盂造影

E. 腹部 CT

【例950】发现早期直肠癌最有意义的方法是

A. 结肠镜检查

B. 钡灌肠

C. B 超

D. 便潜血检查

E. CT

【例951】增殖性肠结核患者不经常出现的临床表现是

A. 腹泻

B. 便秘

C. 腹痛

D. 腹部包块

E. 发热

【例952】男,35 岁。低热、右下腹痛、腹泻 1 个月。有时腹泻便秘交替。消瘦、贫血。钡餐检查:回盲部黏膜粗乱,充盈不佳,呈"跳跃征",考虑诊断

A. 肠易激综合征

B. 肠结核

C. 克罗恩病

D. 溃疡性结肠炎

E. 结肠癌

【例953】肠结核最常见的发病部位是

A. 直肠

B. 乙状结肠

C. 回盲部

D. 回肠末段

E. 升结肠

【例954】对肠结核最有价值的诊断是

A. X 线钡餐检查发现肠腔狭窄

B. 结肠镜检查示回盲部炎症

C. 结肠镜下活检干酪样上皮样肉芽肿

D. 结核菌素试验强阳性

E. 粪便中检查到结核杆菌

【例955】女,26 岁。右下腹痛、腹泻 3 个月,伴低热。结肠镜检查在回盲部见环形溃疡。X 线钡剂结肠造影可见回盲部"跳跃征"。最可能的诊断是

A. 溃疡性结肠炎

B. 肠淋巴瘤

C. 肠结核

D. 克罗恩病

E. 阿米巴肠病

【例956】女,31 岁。腹泻、便秘交替出现 4 个月,大便多为糊状,无黏液和脓血,无里急后重,伴低热、乏力、盗汗。查体:轻度贫血貌,右下腹有轻压痛。粪常规(一)。最可能的诊断是

A. 肠易激综合征

B. 结肠癌

C. 溃疡性结肠炎

D. 肠阿米巴病

E. 肠结核

（例957～959 共用选项）

A. 交界性肿瘤

B. 早期癌

C. 良性肿瘤

D. 恶性肿瘤

E. 癌前病变

【例957】结、直肠家族型多发性腺瘤性息肉属于

【例958】仅浸润黏膜层及黏膜下层的胃肠癌称

【例959】未成熟型畸胎瘤属于

【例960】直肠息肉中癌变倾向最大的是

A. 管状腺瘤

B. 绒毛状腺瘤

C. 增生性息肉

D. 炎性息肉

E. 幼年性息肉

【例961】下列哪种疾病与结肠癌关系最密切

A. 回盲部结核

B. 家族性结肠息肉病

C. 溃疡性结肠炎

D. 血吸虫肉芽肿

E. 克罗恩病

【例962】家族性息肉病首选的治疗是

A. 内镜下摘除

B. 内镜下圈套电灼切除

C. 开腹手术

D. 肛门镜下显微手术

E. 扩肛后拖出手术

【例963】对于直肠内高位带蒂息肉，最适合的去除方式是

A. 经肛门用丝线从根部结扎切除

B. 腹腔镜直肠部分切除

C. 剖腹行局部切除术

D. 经肛门用血管钳钳夹切除

E. 内镜下高频电切除

【例964】男，16 岁。腹痛、腹泻、消瘦 3 年。腹部阵发性疼痛，大便 3～4 次/日，伴黏液和血。有家族性结肠息肉病史。查体：营养不良，贫血貌，腹平软，下腹部有轻压痛。结肠镜检查见结肠内全部布满息肉，直肠病变轻。最佳手术方式是

A. 单腔回肠造瘘术

B. 结肠次全切除术

C. 全结肠切除、末端回肠直肠吻合术

D. 电灼摘除息肉

E. 经腹会阴联合全结直肠切除术

第 7 章　阑尾炎

【例965】阑尾解剖位置的体表投影在

A. 脐横线与右锁骨中线的交点

B. 右髂前上棘至脐连线中内 1/3 处

C. 右腹股沟中点与脐连线的中外 1/3 处

D. 右髂前上棘至脐连线的中外 1/3 处

E. 位置不定，经常变异

【例966】支配阑尾的神经是交感神经腹腔丛和

A. 内脏小神经

B. 第 10 胸神经

C. 第 12 胸神经

D. 内脏大神经

E. 第 1 腰神经

【例967】导致阑尾穿孔最主要的因素是

A. 阑尾管腔阻塞

B. 阑尾壁受粪石压迫缺血

C. 细菌毒力

D. 淋巴管阻塞

E. 免疫力低

【例968】女，30 岁。转移性右下腹痛 5 天，加重伴胃寒、发热 2 天。查体：全腹肌紧张，有明显压痛和反跳痛，麦氏点压痛明显，肠鸣音消失。腹腔穿刺抽出脓性液体，细菌培养结果最有可能的是

A. 粪链球菌

B. 铜绿假单胞菌

C. 变形杆菌

D. 金黄色葡萄球菌

E. 大肠埃希菌

【例969】男，32 岁。腹痛伴恶心 6 天。3 小时前脐周疼痛伴呕吐，继而右下腹疼痛逐渐加剧。查体：右下腹部可触及一直径约 5 cm 肿块，界限不清，有明显触痛。最可能的诊断是

A. 结肠癌

B. 克罗恩病

C. 阑尾周围脓肿

D. 溃疡性结肠炎

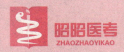
E. 直肠癌

【例970】男，28 岁。腹痛伴呕吐 8 小时，起初疼痛在脐周，继而右下腹疼痛逐渐加重。既往无腹痛与便血史。查体：全腹紧张，有明显压痛和反跳痛，麦氏点压痛明显，肠鸣音减弱，腹穿抽出脓性液体。最可能的诊断是

A. 克罗恩病穿孔
B. 阑尾炎穿孔
C. 肠套叠坏死
D. 肠伤寒穿孔
E. 胃穿孔

【例971】男性，63 岁。腹部疼痛 8 天，以右下腹为重，伴呕吐。查体：急性病容，右下腹饱满压痛，肌紧张。腹部透视可见少量气液平面。最可能的诊断为

A. 阑尾周围脓肿
B. 急性肠梗阻
C. 急性胰腺炎
D. 急性胆囊炎
E. 急性化脓性胆管炎

【例972】关于急性阑尾炎临床表现描述正确的是

A. 都有转移性腹痛
B. 肝下区阑尾炎可刺激泌尿系统引起血尿
C. 坏疽性阑尾炎呈持续性腹痛
D. 阑尾穿孔后腹痛可暂时减轻，体温下降，说明病情减轻
E. 出现轻度黄疸表明同时合并胆管结石

【例973】急性阑尾炎患者，当腹痛尚未转移至右下腹时，在诊断上具有重要意义的是

A. 已出现发热
B. 有白细胞显著升高
C. 已有脐周压痛反跳痛
D. 脐区及右下腹出现压痛反跳痛
E. 压痛已固定在右下腹

【例974】下列关于阑尾炎的叙述不正确的是

A. 阑尾动脉是终末动脉
B. 阑尾组织中有丰富的淋巴滤泡
C. 阑尾炎发作时脐周痛属于内脏性疼痛
D. 成人切除阑尾将损害机体的免疫功能
E. 阑尾深部黏膜有嗜银细胞与类癌发生有关

【例975】转移性腹痛最常见的疾病是

A. 急性肠穿孔
B. 急性阑尾炎
C. 急性胃炎
D. 急性胰腺炎
E. 急性胆囊炎

（例976～978 共用题干）

男性，29 岁。转移性右下腹痛伴发热 36 小时入院，诊断为急性阑尾炎。

【例976】医生查体时，让患者仰卧，使右髋和右大腿屈曲，然后医生向内旋其下肢，引起患者右下腹疼痛，提示其阑尾位置

A. 位于右上腹部
B. 在右下腹麦氏点深面
C. 靠近闭孔内肌
D. 位于腰大肌前方
E. 靠近脐部

【例977】入院后腹痛加重，伴有寒战，体温 40 ℃，巩膜轻度黄染，剑突下压痛，右下腹肌紧张，右下腹明显压痛、反跳痛。最可能的诊断是

A. 急性阑尾穿孔
B. 阑尾炎合并胃穿孔
C. 腹膜炎引起溶血性黄疸
D. 门静脉炎
E. 阑尾与结肠形成内瘘

【例978】急诊行阑尾切除术，并大剂量抗生素治疗。术后 5 天，体温 38.5 ℃，患者出现下腹坠痛，里急后重。首选的检查方法是

A. 腹部 B 超
B. 盆腔 CT
C. 直肠镜
D. 钡剂灌肠
E. 直肠指检

【例979】急性阑尾炎闭孔内肌试验阳性提示阑尾的位置在

A. 盲肠后位
B. 盆位
C. 盲肠外位
D. 回肠前位
E. 回肠后位

（例980～981 共用题干）

男，33 岁。因急性坏疽性阑尾炎行阑尾切除。术后第 10 天出现发热，体温 39.2 ℃，腹胀、恶心、肛门有下坠感，里急后重，曾排便 4 次，为黏液样便。

【例980】此时首先应选用的检查是

A. 大便培养
B. 腹部 X 线平片
C. 血常规
D. 腹部 B 超
E. 直肠指检

【例981】诊断明确后，除抗感染和支持疗法外，以下处理措施应首选的是

A. 经下腹正中切口进入腹腔引流

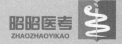

B. 经直肠穿刺抽液定位后切开引流

C. 经原麦氏切口进入腹腔引流

D. 腹部透热理疗

E. 温盐水加甲硝唑保留灌肠

（例 982～984 共用题干）

女性，68 岁。下午起脐周隐痛，至夜间，渐渐转移并固定于右下腹部，腹痛持续性加重。体检：体温 37.8 ℃，血压 150/100 mmHg，体胖，腹膨隆，右下腹麦氏点压痛明显，肌紧张且有反跳痛。

【例 982】应考虑为

A. 克罗恩病

B. 肠结核

C. 阑尾炎

D. 结肠癌

E. 盆腔炎

【例 983】该病手术最常见的术后并发症是

A. 切口感染

B. 腹膜炎

C. 粪瘘

D. 阑尾残株炎

E. 粘连性肠梗阻

【例 984】阑尾周围脓肿非手术治疗治愈，择期行阑尾切除的时间是治愈后

A. 1 周

B. 2 周

C. 1 个月

D. 2 个月

E. 3 个月

第 8 章 直肠肛管疾病

【例 985】直肠长度为

A. 5～10 cm

B. 12～15 cm

C. 16～20 cm

D. 21～25 cm

E. 26～30 cm

【例 986】齿状线是直肠肛管的重要分界线，不以齿状线为分界的是

A. 直肠上动脉与直肠下动脉

B. 直肠上静脉与直肠下静脉

C. 直肠与肛管的淋巴引流

D. 局部的交感、副交感神经与阴部神经

E. 直肠上静脉与直肠下静脉、肛管静脉

【例 987】有关齿状线解剖意义的描述中，错误的是

A. 齿状线以上是黏膜，以下是皮肤

B. 齿状线以上发生的痔是内痔，以下是外痔

C. 齿状线以上由直肠上、下动脉供血，以下由肛管动脉供血

D. 齿状线以上淋巴引流入髂外淋巴结，以下入腹股沟淋巴结

E. 齿状线以上受自主神经支配，以下属阴部内神经支配

（例 988～989 共用选项）

A. 左侧卧位

B. 胸膝位

C. 截石位

D. 蹲位

E. 弯腰前俯位

【例 988】直肠指检和结肠镜检查常用的体位是

【例 989】可看到内痔和脱肛状况的最佳体位是

【例 990】分析直肠癌延误诊断的原因，最常见的是

A. 未做大便隐血试验

B. 未做直肠指检

C. 未仔细询问病史

D. 未做直肠镜检查

E. 未测肿瘤标记物

【例 991】怀疑肛管直肠肿瘤，最简单而重要的检查是

A. 直肠指检

B. 乙状结肠镜检查

C. 直肠镜检查

D. X 线气钡灌肠

E. B 型超声检查

【例 992】肛裂三联征是指

A. 内痔，外痔，肛裂

B. 肛裂，内痔，前哨痔

C. 内痔，外痔，前哨痔

D. 肛裂，前哨痔，齿状线上乳头肥大

E. 肛裂，前哨痔，外痔

【例 993】以下肛门截石位的不同位置中，肛裂好发于

A. 10 点

B. 4 点

C. 6 点

D. 2 点

E. 8 点

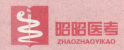

【例994】关于肛裂的描述,正确的是
A. 老年人发病率高
B. 常伴大出血
C. 最常见于膝胸位肛门12点处
D. 应以手术治疗为主
E. 多由慢性腹泻引起

【例995】肛裂患者肛门疼痛的特点正确的是
A. 疼痛多为隐痛
B. 排便前出现括约肌挛缩痛
C. 排便后出现肛门隐痛可延续数小时
D. 排便时与排便后疼痛之间有间歇期
E. 疼痛无规律

【例996】男性,28岁,便秘1年,近半月来大便时肛门疼痛,粪便表面及便纸上附有鲜血,其诊断最可能是
A. 内痔
B. 外痔
C. 直肠癌
D. 肛瘘
E. 肛裂

【例997】不宜行直肠指诊的疾病是
A. 肛裂
B. 肛窦炎
C. 内痔
D. 肛瘘
E. 肛周脓肿

【例998】男性,29岁。因肛周剧痛伴发热5天来诊。查体:肛门旁右侧红肿,触痛明显,有波动感。正确的处理是
A. 痔切除
B. 肛裂切除
C. 切开引流
D. 结肠造口
E. 局部温水坐浴

【例999】女,28岁。肛门周围胀痛,伴畏寒、发热3天。检查:肛门周围皮肤发红,压痛明显。最可能的诊断是
A. 肛门旁皮下脓肿
B. 肛窦炎
C. 混合痔
D. 内痔
E. 肛瘘

【例1000】直肠肛管周围脓肿最常见的发病部位是
A. 骨盆直肠间隙
B. 肛门周围皮下
C. 肛管括约肌间隙
D. 坐骨肛管间隙
E. 直肠壁内

【例1001】内痔的早期症状是
A. 排便时疼痛
B. 内痔脱出
C. 里急后重
D. 肛门瘙痒
E. 排便时出血

【例1002】女,36岁,肛门疼痛5天,无便血。查体:体温36.9℃,肛门口有直径2cm暗紫色肿物,表面光滑,边界清楚,质硬,触痛明显。最可能的诊断是
A. 血栓性外痔
B. 肛门黑色素
C. 内痔脱出坏死
D. 直肠息肉脱出
E. 肛裂所致前哨痔

【例1003】女性,35岁,便血并排便不尽感半月就诊。既往有内痔病史。首选的检查方法是
A. 大便潜血试验
B. 直肠指检
C. 直肠镜检
D. 结肠镜检
E. 钡剂灌肠检查

【例1004】男,32岁。反复发作肛门胀痛伴畏寒、发热2个月。症状逐渐加重,排尿不适,肛门旁出现局部红肿疼痛,继之破溃流出脓液。确保疗效的关键步骤是
A. 瘘管切开,形成敞开的创面
B. 抗感染治疗后手术
C. 首先充分扩肛
D. 明确破溃外口和内口的位置
E. 1:5 000高锰酸钾溶液坐浴

【例1005】早期直肠癌的临床特征是
A. 便血和排便习惯改变
B. 肠梗阻
C. 贫血
D. 体重减轻
E. 直肠肿块

(例1006~1007共用题干)
女,62岁。近3个月来常有黏液脓血便,大便次数增多,有肛门坠胀及里急后重感,大便变细,上述症状进行性加重。查体:生命体征平稳,腹部无明显阳性体征。血、尿常规均正常。

【例1006】首选的检查应是
A. 乙状结肠镜
B. 腹部B超

C. 腹部 CT

D. 钡灌肠

E. 直肠指检

【例1007】患者未经积极治疗,3个月后出现膀胱刺激症状,最可能的原因是

A. 膀胱原发肿瘤

B. 淋巴转移

C. 血行转移

D. 种植转移

E. 直接浸润

【例1008】发现早期直肠癌最有意义的方法是

A. 直肠镜

B. 钡灌肠

C. B 超

D. 大便潜血检查

E. CT

【例1009】男,50岁。大便变细、次数增多3个月,伴肛门下坠感、里急后重,常有黏液血便,进行性加重。首先应进行的检查是

A. 腹部 B 超

B. 直肠镜

C. 下消化道 X 线钡剂造影

D. 直肠指诊

E. 大便隐血

【例1010】女性,48岁。大便带血 3 个月,排便有下坠感,里急后重,直肠镜检查距肛门 12 cm 处有 3 cm×3 cm 大的肿块,菜花状,质脆,易出血,病理诊断直肠腺癌。若选择手术,最佳术

式为

A. 经腹会阴直肠癌根治术

B. 经腹直肠癌切除术

C. 经腹直肠癌切除、人工肛门、远端封闭手术

D. 拉下式直肠癌切除术

E. 局部切除加放疗术

(例1011～1013 共用题干)

女性,65 岁。腹胀痛,腹泻便秘交替月余,伴里急后重感,无鲜血便。体格检查:腹平软,未及包块,左锁骨上、腹股沟淋巴结未触及。

【例1011】该患者可能的诊断是

A. 直肠癌

B. 乙状结肠癌

C. 降结肠癌

D. 升结肠癌

E. 盲肠癌

【例1012】进一步检查应首先采用

A. 肛门指检、直肠镜检

B. 大便常规加涂片

C. 腹部 B 超

D. 腹部 X 线平片

E. 钡剂灌肠

【例1013】此患者主要的治疗应采取

A. 肠造瘘术

B. 根治性切除术

C. 化学治疗

D. 放射治疗

E. 免疫治疗

第 9 章　消化道大出血

【例1014】关于上消化道出血的定义,正确的是

A. 贲门以上部位出血

B. 幽门以上部位出血

C. 空肠以上部位出血

D. Treitz 韧带以上部位出血

E. 十二指肠乳头水平以上部位出血

【例1015】上消化道大出血最常见于

A. 胃十二指肠溃疡

B. 胃癌

C. 胆道出血

D. 出血性胃炎

E. 食管胃底静脉曲张

【例1016】男,28岁。酗酒后剧烈呕吐胃内容物5次。随即呕吐鲜血 30 mL,伴头晕、心悸等症状,剧烈腹痛,BP 130/80 mmHg,心率 90 次/

分。最可能的诊断是

A. 消化性溃疡出血

B. 食管胃底静脉曲张破裂出血

C. 急性糜烂性胃炎出血

D. 食管贲门黏膜撕裂综合征

E. 反流性食管炎伴出血

(例1017～1018 共用选项)

A. 食管静脉曲张破裂出血

B. 急性胃炎出血

C. 反流性食管炎出血

D. 食管贲门黏膜撕裂综合征

E. 消化性溃疡出血

【例1017】男性,32岁。5年来右上腹部节律性疼痛,进食可缓解,伴有反酸,2周前突然疼痛加重,伴有黑便,每日 3～6 次。

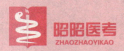
【例1018】女性，56岁。进硬食后，突然呕血约600 mL，色红，呕血呈喷射状，心率100次/分，BP 90/60 mmHg，既往有慢性肝病史，平时常有肝区疼痛并伴有腹胀。

【例1019】对鉴别上下消化道出血有帮助的是
A. 大便潜血阳性
B. 血尿素氮升高
C. 血肌酐升高
D. 血红蛋白下降

E. 血氨升高

【例1020】男，62岁。1小时前呕血1 000 mL。既往史：HBsAg（＋）20年，冠心病史10年。近期有心绞痛发作。不宜应用的药物是
A. 血管加压素
B. 生长抑素
C. 支链氨基酸
D. 奥美拉唑
E. 法莫替丁

第10章 腹膜炎

【例1021】对腹膜刺激最小的是
A. 血液
B. 肠液
C. 胰液
D. 胆汁
E. 胃液

【例1022】关于腹膜的解剖生理，错误的是
A. 成人腹膜总面积可达2 m²
B. 正常腹腔可有100 mL液体
C. 腹腔有强大吸收力
D. 腹膜可分泌大量渗出液
E. 脏层腹膜比壁层腹膜痛觉敏感

【例1023】正常情况下，腹腔内的黄色液体量为
A. 0～30 mL
B. 50～100 mL
C. 150～200 mL
D. 250～300 mL
E. 400～500 mL

（例1024～1025共用选项）
A. 变形杆菌
B. 大肠埃希菌
C. 肺炎链球菌
D. 铜绿假单胞菌
E. 弧杆菌

【例1024】引起继发性腹膜炎的细菌主要是

【例1025】通过血行播散引起的原发性腹膜炎其致病菌主要是

【例1026】急性腹膜炎最主要的临床症状是
A. 腹痛
B. 恶心、呕吐
C. 发热
D. 腹泻
E. 腹胀

【例1027】在急性腹膜炎的情况下，下列哪一种原因最常引起早期发热
A. 胃十二指肠溃疡穿孔
B. 急性阑尾炎、胆囊炎穿孔
C. 实质性脏器破裂
D. 结肠破裂早期
E. 代谢性酸中毒

【例1028】男性，46岁，阑尾切除术后3天起上腹隐痛，伴发热、寒战，体温高达38℃，无腹泻。右下胸部叩痛，呼吸音减弱，腹稍胀，右上腹压痛，腹肌软，未及肿块，肠鸣音不亢进。最可能的诊断是
A. 右侧肺炎
B. 右侧肺不张
C. 膈下脓肿
D. 盆腔脓肿
E. 小肠梗阻

【例1029】男性，25岁。因急性阑尾炎穿孔，行阑尾切除手术后3天，仍有腹胀、腹痛。体温39.5℃，大便4～7次/天，有下坠感。首选的检查是
A. 查看切口
B. 腹部B超
C. 粪便常规检查
D. 直肠指检
E. 血常规检查

【例1030】男，39岁。因十二指肠溃疡穿孔6小时急诊行胃大部切除。术后2天起出现体温升高，呈弛张热，已持续1天，伴有下腹坠痛、里急后重，排黏液样稀便。最可能的诊断是
A. 肠间隙脓肿
B. 膈下脓肿
C. 盆腔脓肿
D. 急性肠炎
E. 肛周脓肿

【例1031】有关盆腔脓肿的治疗错误的是

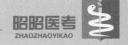

A. 盆腔脓肿未形成时,应以药物为主,辅以物理疗法
B. 小脓肿可采用非手术治疗
C. 脓肿较大时,须手术治疗
D. 可采用经腹腔排脓
E. 已婚妇女可采用后穹窿途径排脓

【例1032】结核性腹膜炎最有价值的检查是
A. PPD试验
B. 结肠镜检查
C. 血沉
D. 腹水检查
E. 腹腔镜检查+腹膜活检

【例1033】女性,55岁。3个月来腹胀,食欲缺乏,低热。查体:腹饱满,移动性浊音(+),抗结核治疗2周未见好转。为进一步明确诊断,应做的检查是
A. 腹水常规
B. 血沉
C. 腹腔镜+活检
D. 全胃肠钡餐透视
E. 剖腹探查

【例1034】女,30岁。低热、腹胀、腹痛1个月。查体:腹部弥漫压痛,揉面感,移动性浊音阳性。对诊断最有意义的检查是
A. 结核菌素试验
B. 血清结核抗体

C. 血沉
D. 腹腔穿刺抽液检查
E. 血常规

(例1035~1037共用题干)
女,25岁。低热、腹痛1个月,尿少,腹围增加1周。查体:腹部弥漫压痛(+),揉面感,移动性浊音阳性。

【例1035】对该患者诊断最有意义的检查是
A. 血常规及血沉
B. 肾功能
C. 腹腔穿刺
D. 尿常规
E. 妇科盆腔检查

【例1036】如考虑腹腔结核感染,对于确诊最有意义的是
A. 腹部X线平片
B. 腹水结核杆菌培养
C. 腹部B型超声检查
D. 胸腹部CT
E. PPD试验

【例1037】应采用的主要治疗措施是
A. 抗结核治疗
B. 口服利尿剂
C. 免疫治疗
D. 静脉点滴抗生素
E. 静脉输注尿蛋白

第11章 腹外疝

【例1038】关于腹股沟疝的描述正确的是
A. 斜疝疝块外形多呈半球形
B. 斜疝疝囊颈在腹壁下动脉外侧
C. 直疝精索在疝囊后方
D. 直疝疝囊颈在腹壁下动脉外侧
E. 直疝由直疝三角突出,可进入阴囊

【例1039】查体时鉴别腹股沟斜疝与直疝最有意义的是
A. 疝的外形
B. 透光试验
C. 疝内容物是否进入阴囊
D. 疝囊是否位于腹壁下动脉外侧
E. 回纳后压迫腹股沟深环,疝块是否能够复出

【例1040】关于斜疝特点描述正确的是
A. 精索在疝囊前外方
B. 精索在疝囊后方
C. 很少发生嵌顿
D. 多见于老年人

E. 疝囊颈在腹壁下动脉的内侧

【例1041】男性,50岁。腹股沟三角突出半球形包块,易还纳,未进入阴囊,不透光。主要考虑为
A. 鞘膜积液
B. 隐睾
C. 股疝
D. 斜疝
E. 直疝

【例1042】患者,男,70岁。有多年排尿困难,呈淋漓状。近2年来双侧腹股沟区出现半圆形肿块,站立时明显,平卧后消失,体检时压迫内环肿块仍出现。诊断为
A. 腹股沟斜疝
B. 腹股沟直疝
C. 股疝
D. 切口疝
E. 巨大疝

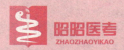

【例1043】难复性疝不易回纳的内容物**最多见**的是
A. 乙状结肠
B. 大网膜
C. 小肠
D. 膀胱
E. 横结肠

【例1044】腹外疝**最多见**的疝内容物是
A. 小肠
B. 大网膜
C. 乙状结肠
D. 膀胱
E. 横结肠

【例1045】**嵌顿疝与绞窄疝**的鉴别要点是
A. 深(内)环口的大小
B. 有无休克
C. 不能还纳的时间
D. 有无肠梗阻
E. 有无血循环障碍

【例1046】嵌顿疝内容物是**小肠憩室**,称为
A. 闭孔疝
B. Richter 疝
C. Littre 疝
D. 腹股沟滑动性疝
E. 股疝

【例1047】**易复性疝**是指
A. 疝内容物易回纳入腹腔
B. 疝内容物不能完全回纳入腹腔
C. 疝内容物有动脉性血循环障碍
D. 疝内容物被疝环卡住不能还纳,但无动脉性循环障碍
E. 疝内容物为部分肠壁不能还纳时

【例1048】男性,50岁。右侧腹股沟斜疝**嵌顿8小时**入院。急诊手术中发现嵌顿入疝囊的回肠有约5cm坏死,行**坏死回肠切除、肠吻合术**。对伤口进行彻底清洗后,无明显炎症表现。疝处理应**首选**
A. 单纯疝囊高位结扎术
B. Ferguson 法疝修补术
C. Bassini 法疝修补术
D. Halsted 法疝修补术

E. 无张力疝修补术

【例1049】腹股沟疝处理原则**正确**的是
A. 2岁以下,疝环直径小于1.5cm的婴幼儿可暂不手术
B. 如果伴有引起腹内压增高的疾病,必须处理后再择期手术
C. 无张力疝修补术强调必须高位结扎疝囊
D. 加强腹股沟管前壁是最常用的方法
E. 嵌顿时间在6小时内的疝应首先试行手法复位

【例1050】男,65岁。15小时前因咳嗽而突然右下腹剧烈疼痛,右侧阴囊亦肿胀疼痛。右侧腹股沟区**呈梨形隆起**,不能回纳。行急诊手术治疗,术中发现**嵌顿的肠管已坏死**,应采取的手术方法是坏死肠段切除和
A. 无张力疝修补术
B. 疝囊高位结扎术
C. Bassini 修补术
D. 疝成型术
E. Ferguson 修补术

【例1051】股疝**最常用**的手术方法是
A. Ferguson 法
B. Halsted 法
C. Bassini 法
D. Shouldice 法
E. McVay 法

【例1052】男性,80岁。**右腹股沟斜疝嵌顿6小时**来诊。既往有可复性腹股沟斜疝史30年。检查:右侧腹股沟区10cm×6cm嵌顿疝,张力较高,**皮肤无红肿**。首选的治疗方法是
A. 试行手法复位
B. 手术复位并行疝囊高位结扎
C. 手术复位并行加强腹股沟管前壁疝修补术
D. 手术复位并行无张力疝修补术
E. 手术复位并行加强腹股沟管后壁斜疝修补术

【例1053】临床上最易发生**嵌顿的疝**是
A. 腹股沟直疝
B. 小儿脐疝
C. 腹股沟斜疝
D. 白线疝
E. 股疝

第 12 章　腹部损伤

【例1054】腹部损伤有腹内脏器损伤时,**诊断性腹腔穿刺**阳性率至少可达

A. 50%
B. 80%

C. 90%

D. 95%

E. 70%

【例1055】男,33岁。右上腹外伤2小时。查体：P 120次/分,R 28次/分,BP 90/60 mmHg。全腹有压痛、反跳痛,以右上腹为主,移动性浊音（＋）。最有意义的辅助检查是

A. 腹部B超

B. 立位腹部X线平片

C. 腹部CT

D. 诊断性腹腔穿刺

E. 腹部MRI

（例1056～1058共用题干）

女,16岁。被倒塌的房屋压伤后腹痛伴呕吐1小时。查体：P 140次/分,R 26次/分,BP 80/54 mmHg。神志清,痛苦面容,腹肌紧张,有压痛和反跳痛,移动性浊音阳性,肠鸣音消失。

【例1056】伤后1小时,对判断有无腹膜脏器损伤价值最小的实验室检查结果是

A. 粪便常规有大量红细胞

B. 血细胞比容下降

C. 尿中可见大量红细胞

D. 红细胞及血红蛋白下降

E. 白细胞及中性粒细胞升高

【例1057】若行急症手术,原则上应首先探查

A. 空肠和回肠

B. 肝和脾

C. 结肠和直肠

D. 胃和大网膜

E. 十二指肠和胰腺

【例1058】非手术治疗最主要的措施是

A. 应用止血药物

B. 应用止痛药物

C. 给予一次大剂量糖皮质激素

D. 使用大剂量抗菌药物

E. 快速补充血容量

【例1059】闭合性腹部损伤中最容易受损的脏器是

A. 肝脏

B. 胆囊

C. 胰腺

D. 脾

E. 小肠

【例1060】女,23岁。交通事故伤及左肋部,自述左季肋部疼痛,后疼痛缓解。3日后突发腹痛加剧,出现失血性休克。查体：全腹压痛、反跳痛及肌紧张。最可能的诊断是

A. 宫外孕破裂

B. 肝破裂

C. 肠穿孔

D. 延迟性脾破裂

E. 肠梗阻

【例1061】女性,30岁。被汽车撞伤左季肋部1小时来诊,查体：体温37.5℃,脉搏110次/分,血压90/60 mmHg。腹平坦,左上腹肌略紧张,局部压痛,全腹有反跳痛,移动性浊音（＋）,听诊未闻及肠鸣音。首选的检查是

A. 平卧位X线腹部平片

B. 胸部X线检查

C. 腹部CT

D. 上消化道钡餐透视

E. 诊断性腹腔穿刺

【例1062】男,48岁。左上腹部外伤3小时。急诊留观时出现口渴、烦躁、左上腹疼痛加剧。体温39.1℃,复查血常规提示白细胞计数明显升高。下一步治疗应选择

A. 大量补液

B. 急诊剖腹探查

C. 皮下注射吗啡

D. 腹部CT检查

E. 抗感染治疗后择期手术

【例1063】处理外伤性直肠损伤选择

A. 一期修补

B. 直肠切除后吻合

C. 乙状结肠造瘘,2～3个月后处理

D. 观察两日

E. 生理盐水冲洗,待其自行吻合

【例1064】男,30岁。2小时前伤及腹部,急诊入院。查体：痛苦面容,意识模糊,皮肤黏膜苍白,腹部压痛、反跳痛、肌紧张,血压85/60 mmHg,心率120次/分。正确的处理措施是

A. 抗休克治疗,观察疗效

B. 抗休克治疗的同时剖腹探查

C. 强心

D. 立即剖腹探查

E. 立即注射升压药

【例1065】男,41岁。刀刺伤右上腹1小时来诊。腹腔穿刺抽出不凝血,急诊手术探查。正确的腹腔探查顺序是首先探查

A. 胃十二指肠

B. 膈肌

C. 胃后壁及胰腺

D. 右肾

E. 肝

第四篇　泌尿系统

学习导图

章 序	章 名	内 容	所占分数 执业医师	所占分数 助理医师
1	尿液检查	血尿	2 分	1 分
		蛋白尿		
		管型尿		
		白细胞尿		
2	肾小球疾病	概述	10 分	5 分
		急性肾小球肾炎		
		急进性肾小球肾炎		
		慢性肾小球肾炎		
		肾病综合征		
		IgA 肾病		
3	尿路感染	尿路感染	0 分	0 分
4	男性泌尿生殖系统感染	前列腺炎	2 分	2 分
		附睾炎		
5	肾结核	肾结核	1 分	1 分
6	尿路结石	概述	5 分	2 分
		上尿路结石		
		膀胱结石		
7	泌尿、男性生殖系统肿瘤	概述	5 分	2 分
		肾肿瘤		
		膀胱肿瘤		
		前列腺癌		
		睾丸肿瘤		
		阴茎癌		
8	泌尿系统梗阻	概述	3 分	2 分
		肾积水		
		良性前列腺增生		
		急性尿潴留		
9	泌尿系统损伤	肾损伤	3 分	1 分
		前尿道损伤		
		后尿道损伤		
10	泌尿、男性生殖系统先天性畸形及其他疾病	隐睾	1 分	0 分
		鞘膜积液		
		精索静脉曲张		
11	肾功能不全	急性肾衰竭	3 分	3 分
		慢性肾衰竭		

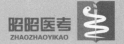

复习策略

泌尿系统在整个医师资格考试中属于非常重要的内容,在每年执业医师考试中占 30~35 分,在助理医师考试中占 15~20 分。纵观所有章节,肾小球疾病属于重点、难点内容,考生必须牢固掌握毛细血管内增生性肾小球肾炎、新月体型肾炎、微小病变肾病等病理分型及其表现。其余章节内容难度相对较小,如泌尿系统感染、肿瘤、先天性畸形及肾衰竭等。泌尿系统结石和尿路梗阻属于泌尿外科的考点,内容比较简单,通俗、易懂,容易得分,考生切忌掉以轻心,应争取全部答对。

第 1 章 尿液检查

【例1066】关于血尿描述正确的是

A. 尿沉渣高倍镜下视野红细胞>5 个

B. 尿沉渣低倍镜下视野红细胞>5 个

C. 尿沉渣高倍镜下视野红细胞>3 个

D. 尿沉渣低倍镜下视野红细胞>3 个

E. 1 000 mL 尿液含有 10 mL 血方可表现为肉眼血尿

【例1067】对鉴别肾小球源性血尿最有意义的是

A. 全程血尿

B. 合并尿路刺激征

C. 尿潜血阳性

D. 肉眼血尿

E. 变形红细胞血尿

【例1068】区分血尿与血红蛋白的主要方法是

A. 观察血尿颜色

B. 尿胆原测验

C. 尿潜血试验

D. 尿三杯试验

E. 尿沉渣镜检

【例1069】肾小球源性血尿的特点是

A. 变形红细胞尿

B. 终末血尿

C. 尿痛伴血尿

D. 初始血尿

E. 有凝血块的尿

【例1070】男,45 岁。排尿结束前少量血尿,伴尿痛。最可能的病变部位是

A. 前尿道病变

B. 膀胱三角区,后尿道病变

C. 输尿管病变

D. 肾盂病变

E. 肾小球病变

(例1071~1073 共用选项)

A. 无痛性全程肉眼血尿

B. 终末血尿伴膀胱刺激征

C. 初始血尿

D. 疼痛伴血尿

E. 血红蛋白尿

【例1071】泌尿系结核血尿特点是

【例1072】泌尿系肿瘤血尿特点是

【例1073】泌尿系结石血尿特点是

【例1074】血尿的常见原因不包括

A. 输尿管结石

B. 急性膀胱炎

C. IgA 肾病

D. 单纯性肾囊肿

E. 膀胱癌

【例1075】尿蛋白主要为白蛋白的为

A. 肾小管性蛋白尿

B. 溢出性蛋白尿

C. 肾小球性蛋白尿

D. 分泌性蛋白尿

E. 组织性蛋白尿

【例1076】下列属于生理性蛋白尿的是

A. 肾淤血产生的蛋白尿

B. 肾动脉硬化引起的蛋白尿

C. 体位性蛋白尿

D. 凝溶性蛋白尿

E. 血管内溶血引起的血红蛋白尿

【例1077】选择性蛋白尿的特点是以

A. 溶菌酶为主

B. 白蛋白为主

C. 本-周蛋白为主

D. IgA 为主

E. β_2 微球蛋白为主

【例1078】肾病综合征出现大量蛋白尿的主要机制是

A. 肾小球滤过膜内皮窗孔径异常过大

B. 肾小球滤过膜电荷屏障受损

C. 肾小球上皮细胞足突裂隙增大

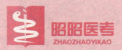

D. 肾血流量增加

E. 肾静脉回流障碍

【例1079】女,68岁。高血压病史20年,发现尿蛋白3年。尿比重1.010,红细胞0～1/HP,尿蛋白0.45 g/d,尿蛋白分析 β_2-MG,α_1-MG 升高。该患者尿蛋白属于

A. 组织性

B. 溢出性

C. 肾小管性

D. 功能性

E. 肾小球性

【例1080】下列关于蛋白尿分类的叙述,正确的是

A. 肾小管性蛋白尿为良性过程,是因高热、剧烈运动、急性疾病而发生的蛋白尿

B. 肾小球性蛋白尿由于滤过膜破坏程度不同可分为选择性和非选择性蛋白尿

C. 分泌性蛋白尿主要为尿中 IgM 排泄增多

D. 肾小管性蛋白尿多为大、中分子蛋白尿,尿蛋白总量一般＞2 g/d

E. 溢出性蛋白尿主要是由于肾小管病变不能重吸收经肾小球正常滤过的蛋白成分所致

【例1081】关于蛋白尿的描述,下列哪项不正确

A. 多发性骨髓瘤所致的蛋白尿为溢出性

B. 狼疮性肾炎所致的蛋白尿为混合性

C. 糖尿病肾病的蛋白尿主要为肾小球性

D. 间质性肾炎的蛋白尿以小管性为主

E. 高蛋白饮食后出现的蛋白尿为生理性

【例1082】临床上最常见的蛋白尿是

A. 肾小球性

B. 肾小管性

C. 溢出性

D. 分泌性

E. 组织性

【例1083】女,70岁。蛋白尿1个月,尿蛋白6 g/d。蛋白电泳显示以小分子蛋白为主,呈单株峰。其蛋白尿的性质应该为

A. 肾小球性蛋白尿

B. 分泌性蛋白尿

C. 溢出性蛋白尿

D. 肾小管性蛋白尿

E. 组织性蛋白尿

【例1084】蛋白尿的定义是24小时尿蛋白超过

A. 150 mg

B. 100 mg

C. 200 mg

D. 250 mg

E. 300 mg

（例1085～1087 共用选项）

A. 白细胞管型

B. 红细胞管型

C. 透明管型

D. 蜡样管型

E. 上皮细胞管型

【例1085】正常人尿中偶可见到

【例1086】对肾盂肾炎的诊断有意义的

【例1087】慢性肾小球肾炎晚期可见

（例1088～1089 共用选项）

A. 上皮细胞管型

B. 白细胞管型

C. 颗粒管型

D. 红细胞管型

E. 脂肪管型

【例1088】对急性肾盂肾炎诊断有意义的尿常规检查

【例1089】对急性肾小球肾炎诊断有意义的尿常规检查

【例1090】关于管型的叙述,正确的是

A. 红细胞管型,常见于急性肾炎

B. 白细胞管型,常见于急性肾衰竭

C. 脂肪管型,常见于肾盂肾炎

D. 蜡样管型,常见于肾病综合征

E. 上皮细胞管型,常见于慢性肾炎晚期

【例1091】不出现管型尿的疾病是

A. 肾病综合征

B. 急性肾小球肾炎

C. 急进性肾小球肾炎

D. 急性肾盂肾炎

E. 急性膀胱炎

【例1092】女,32岁。发热伴寒战3天,肉眼血尿1天,无尿频、尿痛。查体:右肾区叩痛(＋)。尿常规:蛋白(＋),RBC 30～40/HP。WBC 20～30/HP,管型3～5/LP。其管型最可能是

A. 透明管型

B. 蜡样管型

C. 白细胞管型

D. 颗粒管型

E. 上皮细胞管型

（例1093～1094 共用选项）

A. 白细胞管型

B. 红细胞管型

C. 透明管型

D. 颗粒管型

E. 蜡样管型

【例1093】慢性肾衰竭尿中常见的管型为

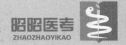

【例1094】急性肾盂肾炎尿中最常见的管型为

第2章 肾小球疾病

第1节 急性肾小球肾炎

【例1095】引起急性肾小球肾炎最常见的病原体为
A. 结核分枝杆菌
B. 金黄色葡萄球菌
C. 柯萨奇病毒
D. 寄生虫
E. 溶血性链球菌

【例1096】最早导致肾小球损伤并产生相应临床症状的主要病理变化是
A. 循环免疫复合物沉积及原位免疫复合物形成
B. 细胞免疫
C. 凝血剂纤溶系统因子,细胞黏附分子
D. 免疫反应激活炎性细胞使之释放炎性介质致肾损害
E. 肾小球固有细胞在特定条件下有致损伤作用

【例1097】急性肾小球肾炎的主要临床表现是
A. 少尿,水肿,蛋白尿,低蛋白血症
B. 血尿,蛋白尿,水肿,低蛋白血症
C. 水肿,少尿,血尿,高血压
D. 血尿,少尿,水肿,蛋白尿
E. 水肿,少尿,蛋白尿,高血压

【例1098】男,32岁。反复发作无痛性肉眼血尿4年,多于上呼吸道感染后出现。尿RBC 3～5/HP,无水肿及高血压,无肾脏疾病家族史。其血尿最可能的原因是
A. 肾小球肾炎
B. 尿路结石
C. 前列腺炎
D. 泌尿系结核
E. 尿路感染

【例1099】急性肾小球肾炎水肿的主要机制为
A. 肾小球滤过率下降,水钠潴留
B. 低蛋白血症
C. 毛细血管通透性增加
D. 继发性醛固酮增多症
E. 抗利尿激素增加

(例1100～1101共用选项)
A. 左肾静脉受压
B. 尿路结石
C. 泌尿系肿瘤
D. 肾小球肾炎
E. 尿路感染

【例1100】男,35岁。突发右侧腰部剧痛半天。尿常规红细胞满视野。相差显微镜红细胞为正常形态。最可能的原因为

【例1101】男,15岁。"上呼吸道感染"后2周出现肉眼血尿伴水肿、血压升高。最可能的原因为

【例1102】男,35岁。镜下血尿伴蛋白尿3年。辅助检查:尿RBC 20～25/HP,为异形红细胞,尿蛋白定量1.5 g/d,血肌酐90 μmol/L。B超示双肾大小正常。为明确诊断需要进一步做的检查是
A. 腹部X线平片
B. ANCA
C. 肾盂造影
D. 尿培养
E. 肾活检

【例1103】链球菌感染后急性肾小球肾炎与膜增生性肾小球肾炎相鉴别的要点是
A. ASO是否升高
B. 有无前驱感染
C. 是否伴肾病综合征表现
D. 早期有无少尿、无尿及肾功能恶化
E. 低补体血症是否于8周内恢复

【例1104】男,15岁。上感后2周出现肉眼血尿,BP 150/95 mmHg,临床诊断为急性肾小球肾炎。控制血压应首选
A. 血管紧张素转换酶抑制剂
B. 血管紧张素Ⅱ受体拮抗剂
C. 钙拮抗剂
D. α受体阻断剂
E. 利尿剂

第2节 急进性肾小球肾炎

【例1105】以下有关急进性肾小球肾炎的描述,正 | 确的是

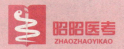
A. Ⅱ型多伴循环免疫复合物增加

B. Ⅲ型多伴血清抗肾小球基底膜抗体阳性

C. 病理改变特征为系膜细胞重度增生

D. 光镜下改变是分型的主要依据

E. Ⅰ型多伴血清抗中性粒细胞胞浆抗体阳性

【例1106】男,68 岁。间断发热 1 个月,咯血伴进行性少尿 10 天。查体:BP 165/100 mmHg,双中下肺可闻及湿性啰音,双下肢水肿。尿常规:RBC 40～50/HP,蛋白(＋＋)。血 Cr 455 μmol/L,BUN18.5 mmol/L。B超示双肾增大。ANA(－),抗中性粒细胞胞浆抗体阳性。最可能的诊断是

A. 急进性肾小球肾炎Ⅱ型

B. 急进性肾小球肾炎Ⅲ型

C. 急性肾小球肾炎

D. IgA 肾病

E. 急进性肾小球肾炎Ⅰ型

【例1107】弥漫性新月体性肾小球肾炎因肾小球囊内新月体形成,阻塞囊腔,患者可迅速出现的异常情况是

A. 蛋白尿

B. 血尿

C. 少尿

D. 管型尿

E. 乳糜尿

【例1108】下列哪项不支持急进性肾小球肾炎的诊断

A. 呈急性肾炎综合征

B. 肾功能急剧恶化

C. 早期出现少尿性急性肾衰竭

D. 数周至半年进展至尿毒症

E. 无贫血表现

【例1109】男,32 岁。咽痛、咳嗽 7 天,水肿、尿少 5 天。化验:Hb 90 g/L,尿蛋白(＋＋＋),尿RBC 10～15/HP,血肌酐 500 μmol/L,血尿素氮 23 mmol/L。B超:双肾增大。其最可能的临床诊断是

A. 肾病综合征

B. 慢性肾小球肾炎

C. 急性肾小球肾炎

D. 急性肾盂肾炎

E. 急进性肾小球肾炎

【例1110】男,20 岁。感冒后 7 天出现颜面及双下肢水肿,尿少。血压 160/100 mmHg,尿蛋白(＋＋＋),尿沉渣红细胞(＋＋),Scr 130 μmol/L,2 周后尿少,BUN 28 mmol/L,Scr 620 μmol/L。哪种疾病可能性大

A. 急性肾小球肾炎

B. 急进性肾小球肾炎

C. 慢性肾炎

D. 肾病综合征

E. 高血压肾病

【例1111】男,25 岁。肉眼血尿、进行性尿量减少伴恶心、呕吐 1 周。查体:BP 160/90 mmHg,双下肢中度凹陷性水肿,蛋白(＋＋),尿 RBC20～30/HP,Hb 96 g/L,Scr 490 μmol/L。B超示双肾增大。最可能的临床诊断是

A. 急性肾盂肾炎

B. 慢性肾小球肾炎急性发作

C. 急性肾小球肾炎

D. 急性间质性肾炎

E. 急进性肾小球肾炎

(例1112～1113 共用选项)

A. 微小病变肾病

B. 新月体性肾小球肾炎

C. 硬化性肾小球肾炎

D. 系膜增生性肾小球肾炎

E. 毛细血管内增生性肾小球肾炎

【例1112】急进性肾小球肾炎病理类型

【例1113】急性肾小球肾炎病理类型

【例1114】需血浆置换的疾病是

A. 急性肾炎

B. ANCA 相关性血管炎伴肺出血

C. 急性肾小管坏死

D. 急性间质性肾炎

E. Ⅲ型狼疮性肾炎

第 3 节　慢性肾小球肾炎

【例1115】男,28 岁。夜尿增多 1 年余。偶有水肿。查体:BP 150/110 mmHg,尿蛋白(＋),Hb 90 g/L,红细胞 3～5/HP,血肌酐 120 μmol/L。最可能的诊断为

A. 急性肾小球肾炎

B. 慢性肾小球肾炎

C. 肾病综合征

D. 急进性肾小球肾炎

E. 高血压病肾动脉硬化

【例1116】女,30 岁。1 年来乏力,易疲倦,腰部不适,有时下肢水肿,未检查。2 个月来加重,伴食欲缺乏,血压增高为 150/100 mmHg,下肢轻度

水肿。尿蛋白（＋），沉渣 RBC 5～10/HP,偶见颗粒管型,血化验 Hb 90 g/L,血肌酐 400 μg/L。最可能的诊断是

A. 慢性肾盂肾炎
B. 慢性肾小球肾炎
C. 肾病
D. 狼疮肾炎
E. 急性肾炎

（例 1117～1118 共用题干）

女,45 岁,间断水肿 3 年,乏力 3 个月。查体:BP 155/100 mmHg,双下肢轻度凹陷性水肿,尿 RBC 20～30/HP,尿蛋白 2.1 g/d,血 Hb 78 g/L,血 Cr 342 μmol/L,BUN 16.1 mmol/L。B 超:双肾萎缩。

【例 1117】最可能的临床诊断是
A. 慢性肾小球肾炎
B. 急性肾小球肾炎
C. 慢性间质性肾炎
D. 高血压肾损害
E. 肾病综合征

【例 1118】为改善乏力症状,最有效的治疗措施是
A. 激素及免疫抑制治疗
B. 利尿治疗
C. 降压治疗
D. 注射促红细胞生成素及补充造血材料
E. 血液净化治疗

（例 1119～1121 共用题干）

男,40 岁。发现血尿、蛋白尿 5 年。查体:BP150/90 mmHg,24 小时尿蛋白定量 1.0～1.7 g,血肌酐 100 μmol/L。

【例 1119】首先考虑的临床诊断是
A. 肾血管性高血压
B. 慢性肾炎
C. 隐匿性肾炎
D. 高血压肾损害
E. 肾病综合征

【例 1120】理想的血压控制目标是
A. ＜160/95 mmHg
B. ＜140/90 mmHg

C. ＜140/85 mmHg
D. ＜130/80 mmHg
E. ＜125/75 mmHg

【例 1121】治疗的主要目标是
A. 防止或延缓病变进展
B. 降血压
C. 消除尿蛋白
D. 消除血尿
E. 消除水肿

（例 1122～1125 共用题干）

男,40 岁。发现血尿、蛋白尿 5 年。查体:BP150/90 mmHg,双下肢轻度凹陷性水肿。实验室检查:尿蛋白 1.0～1.7 g/L,尿 RBC 5～15/HP,Scr 100 μmol/L,B 超示双肾大小正常。

【例 1122】该患者首先考虑的临床诊断是
A. 无症状性蛋白尿和(或)血尿
B. 急性肾小球肾炎
C. 慢性肾小球肾炎
D. 肾病综合征
E. 高血压肾损害

【例 1123】该患者应首选的进一步检查项目是
A. 肾活检病理检查
B. 尿找肿瘤细胞
C. 肾动脉造影
D. 24 小时尿钠测定
E. 双肾 CT 检查

【例 1124】该患者应首选的降压药物是
A. 袢利尿剂
B. 血管紧张素转换酶抑制剂
C. 钙通道阻滞剂
D. β受体拮抗剂
E. α受体拮抗剂

【例 1125】治疗的最终目标是
A. 消除蛋白尿
B. 消除水肿
C. 延缓肾脏病变进展
D. 控制血压
E. 消除血尿

第 4 节　肾病综合征

【例 1126】肾病综合征引起水肿最主要的机制是
A. 血浆晶体渗透压降低
B. 毛细血管滤过压升高
C. 毛细血管通透性增高
D. 血浆胶体渗透压降低

E. 肾小球滤过率下降

【例 1127】下列哪项不是肾病综合征的临床表现
A. 高脂血症
B. 蛋白尿
C. 血尿

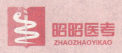

D. 水肿

E. 低蛋白血症

【例1128】女性，15岁，无原因出现眼睑及下肢水肿，血压100/70 mmHg，心肺正常，尿蛋白（＋＋＋），红细胞0～1/HP，血浆蛋白30 g/L。最可能的诊断是

A. 急性肾炎

B. 肾病综合征

C. 慢性肾炎

D. 肾淀粉样变

E. 泌尿系感染

【例1129】女性，18岁。水肿、少尿20天。近2天来出现发热，体温达38 ℃。BP 120/80 mmHg，Hb 110 g/L，尿常规白细胞10～15/HP，尿蛋白（＋＋＋），红细胞3～5/HP。最可能的诊断是

A. 肾病综合征合并上呼吸道感染

B. 肾病综合征合并泌尿系统感染

C. 感染所致尿改变

D. 急性肾盂肾炎

E. 急性肾炎合并泌尿系统感染

【例1130】诊断肾病综合征必须具备的依据是

A. 大量蛋白尿与血尿

B. 高脂血症与水肿

C. 大量蛋白尿与低白蛋白血症

D. 低白蛋白血症与高脂血症

E. 水肿与低白蛋白血症

（例1131～1132 共用题干）

男，15岁。全身水肿1周。查体：BP 120/70 mmHg，腹部移动性浊音阳性。尿蛋白定量6.5 g/d，沉渣 RBC 0～2/HP。血白蛋白22 g/L，胆固醇8 mmol/L，BUN 6.5 mmol/L，Scr98 μmol/L。ASO升高，血补体 C_3 0.88 g/L（正常值0.8～1.5 g/L）。

【例1131】最可能的临床诊断是

A. 慢性肾小球肾炎

B. 原发性肾病综合征

C. 狼疮性肾炎

D. 急进性肾小球肾炎

E. 急性肾小球肾炎

【例1132】最可能的病理类型是

A. 系膜毛细血管性肾炎

B. 新月体型肾炎

C. 膜性肾病

D. 微小病变性肾病

E. 重度系膜增生性肾炎

【例1133】女，60岁。双下肢水肿2周。既往高血压10年，平时血压140/90 mmHg，糖尿病3年。尿蛋白3.8 g/d，尿红细胞3～5/HP，血 Alb29 g/L，空腹 GLU 8.5 mmol/L，Scr 198 μmol/L。双侧眼底出血。以下最支持糖尿病肾病诊断的是

A. 空腹血糖高

B. 眼底出血

C. 水肿

D. 血肌酐升高

E. 糖尿病病史3年

（例1134～1135 共用题干）

男，68岁。2型糖尿病病史14年，血压升高7年，视物模糊3年，渐进性水肿1年。BP 170/95 mmHg，尿 RBC（－），尿蛋白3.8 g/d，血肌酐182 μmol/L。B超显示双肾大小正常。

【例1134】最可能的临床诊断是

A. 急性肾小球肾炎

B. 慢性肾小球肾炎

C. 原发性肾病综合征

D. 高血压肾损害

E. 糖尿病肾病

【例1135】最支持以上诊断的检查是

A. 尿渗透压下降

B. 血 ASO 升高

C. 眼底检查糖尿病眼底病变Ⅳ期

D. 血 IgA 正常

E. 血白蛋白＜30 g/L

【例1136】男性，20岁。原发性肾病综合征患者，首次治疗，每日用泼尼松龙60 mg，3周后尿蛋白仍为（＋），此时应

A. 改为地塞米松

B. 将泼尼松龙加量至80 mg/d

C. 改用环磷酰胺

D. 用原量继续观察

E. 减少泼尼松龙量至40 mg/d，加用免疫抑制剂

【例1137】肾病综合征患者高度水肿，尿量400～500 mL/d，持续2周，尿蛋白（＋＋＋＋），血浆蛋白20 g/L，肌酐清除率为100 mL/min。本患者的治疗主要是

A. 呋塞米

B. 消炎药

C. 输血浆或清蛋白

D. 肾上腺皮质激素

E. 血液透析

【例1138】男性，15岁。高度水肿，尿蛋白（＋＋＋），管型少许，血清蛋白15 g/L，血胆固醇

10 mmol/L,应用泼尼松 4 周,尿量增加,水肿消退,尿蛋白(＋＋＋)。此时应用哪项措施

A. 泼尼松原剂量继续治疗

B. 泼尼松开始减量

C. 加用清蛋白,泼尼松开始减量

D. 加用 ACTH,泼尼松减量

E. 加用吲哚美辛,泼尼松减量

（例 1139～1141 共用题干）

男性,35 岁,双下肢水肿 2 周。查体:血压 130/80 mmHg,双下肢凹陷。尿常规:蛋白(＋＋＋),红细胞(＋＋),Cr 122 μmol/L,血浆蛋白 28 g/L。

【例 1139】为明确诊断,不需要的检查项目是

A. 肾活检

B. 双肾超声

C. 肾 CT

D. 尿蛋白定量

E. 血脂

【例 1140】若肾活检示肾小球系膜轻度增生,系膜区可见免疫复合物沉积。最可能的诊断是

A. 系膜增生性肾小球肾炎

B. 系膜毛细血管性肾小球肾炎

C. 微小病变性肾病

D. 局灶节段性肾小球硬化

E. 膜性肾病

【例 1141】若为上述病理类型,首选治疗药物为

A. 环磷酰胺

B. 环孢素 A

C. 霉酚酸酯

D. 糖皮质激素

E. 硫唑嘌呤

【例 1142】女,15 岁。双下肢及颜面水肿 2 周。尿蛋白 5.2 g/d,尿 RBC 0～2/HP,血白蛋白 28 g/L,Scr 90 μmol/L,抗核抗体阴性。治疗方法正确的是

A. 低分子肝素抗凝

B. 静脉点滴白蛋白

C. 口服 ACEI 类药物

D. 泼尼松联合环磷酰胺

E. 泼尼松足量足疗程

【例 1143】女,58 岁。双下肢及颜面水肿 2 个月。尿蛋白 5.2 g/24 h,血白蛋白 19 g/L。1 天来出现肉眼血尿,首选应考虑的诊断是

A. 肾小球病进展

B. 尿路感染

C. 尿路结石

D. 急性肾炎

E. 肾静脉血栓

（例 1144～1145 共用题干）

男,40 岁。双下肢水肿 1 个月。查体:BP 150/100 mmHg,尿红细胞 3～5/HP,尿蛋白 5 g/d,血白蛋白 20 g/L,血肌酐 70 μmol/L。近 3 天腰痛,尿量减少。复查尿常规:尿红细胞 30～50/HP。B 超示右肾增大。

【例 1144】血尿加重最可能的原因是

A. 急性过敏性间质肾炎

B. 肾静脉血栓形成

C. 合并泌尿系统肿瘤

D. 进展为新月体型肾炎

E. 尿路感染

【例 1145】为明确诊断,最重要的检查是

A. 肾血管彩超检查

B. 肾活检

C. 测尿钠排泄分数及尿渗透压

D. 尿培养

E. ANCA 及抗 GBM 抗体检查

第 3～4 章 尿路感染、男性泌尿生殖系统感染

【例 1146】上行性尿路感染是最常见的尿路感染途径,占总尿路感染的

A. 50%

B. 65%

C. 85%

D. 70%

E. 95%

【例 1147】尿路感染的易感因素不包括

A. 膀胱输尿管反流

B. 留置导尿管

C. 神经源性膀胱

D. 糖尿病

E. 青年男性

【例 1148】慢性肾盂肾炎是指

A. 累及肾实质和肾盂黏膜的慢性炎症

B. 累及肾间质和肾盂黏膜的慢性炎症

C. 累及肾皮质和肾盂黏膜的慢性炎症

D. 累及肾髓质和肾盂黏膜的慢性炎症

E. 累及肾实质、间质和肾盂黏膜的慢性炎症

【例 1149】女,45 岁。尿频、尿急、尿痛 2 天,伴高热、

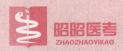

寒战、腰痛半天。查体:T 39 ℃,BP 110/70 mmHg。左肾区有叩击痛。尿常规:蛋白(＋),RBC2～5/HP,WBC 40～50/HP。最可能的诊断是

A. 急性膀胱炎

B. 肾肿瘤

C. 肾结核

D. 急性肾盂肾炎

E. 慢性肾盂肾炎

【例1150】尿路感染诊断的最重要依据是

A. 有尿频、尿急、尿痛症状

B. 腰痛和肾区叩痛

C. 有真性细菌尿

D. 有白细胞尿

E. 有蛋白管型

【例1151】对上、下尿路感染无鉴别意义的是

A. 尿白细胞管型

B. 尿渗透压

C. 抗体包被细菌

D. 肾区叩痛

E. 尿培养

【例1152】女,28岁,尿频、尿急、尿痛2天,无发热及腰痛,既往无类似发作。查体:双肾区无叩击痛,血WBC 5.4×10^9/L,尿WBC 30～40/HP,RBC 10～15/HP,亚硝酸盐(＋)。该患者抗感染治疗疗程应为

A. 4周

B. 3天

C. 7天

D. 10天

E. 2周

【例1153】女,35岁。尿频、尿痛伴肉眼血尿1天。既往体健。查体无异常。尿亚硝酸盐阳性,尿沉渣镜检红、白细胞满视野。抗生素疗程一般为

A. 14天

B. 5天

C. 7天

D. 10天

E. 3天

【例1154】急性肾盂肾炎的疗程通常是

A. 1周

B. 2周

C. 3周

D. 4周

E. 6周

(例1155～1157共用题干)

女性,36岁。突然寒战、高热,腰痛并尿急、尿痛1周,既往无类似病史。检查:体温39.4 ℃,右侧肾区叩击痛阳性,尿蛋白(＋),白细胞20～30/HP,白细胞管型0～2/LP,比重1.022。

【例1155】此患者最可能是

A. 感染

B. 肾结石合并泌尿系感染

C. 膀胱炎

D. 急性肾盂肾炎

E. 肾炎合并泌尿系感染

【例1156】诊断的主要依据是

A. 突然寒战、高热

B. 腰痛

C. 尿频、尿痛

D. 右侧肾区叩击痛(＋)

E. 尿蛋白(＋),白细胞20～30/HP,白细胞管型0～2/LP

【例1157】为了确定诊断还需要做的最主要的检查是

A. 血β$_2$微球蛋白

B. 尿β$_2$微球蛋白

C. 血BUN

D. 尿细菌培养

E. 血肌酐

【例1158】需治疗的无症状性细菌尿见于

A. 老年女性

B. 长期留置导尿管

C. 糖尿病

D. 绝经前非妊娠妇女

E. 妊娠妇女

第5章　肾结核

【例1159】肾结核最具有特征性的临床表现是

A. 腰痛

B. 发热伴盗汗

C. 肉眼血尿

D. 慢性膀胱刺激症状

E. 消瘦

【例1160】男,35岁。慢性膀胱刺激症状经抗感染治疗无效,应考虑是

A. 前列腺炎

B. 前列腺增生

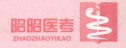

C. 慢性膀胱炎

D. 尿道炎

E. 泌尿系结核

【例 1161】附睾结核多继发于

A. 肾结核

B. 骨结核

C. 淋巴结核

D. 肠结核

E. 肺结核

【例 1162】对诊断肾结核最有意义的是

A. 尿路平片

B. 肾图

C. B 超

D. 静脉尿路造影

E. 膀胱镜检

【例 1163】男性,37 岁。尿频、尿急、尿痛 2 年,一般抗感染治疗不好转,时有低热、无力。尿检:白细胞 20～30/HP,红细胞 5～8/HP。肾图:右

肾功能严重受损,左肾积水。初诊为肾结核,为确诊应做哪项检查意义更大

A. IVU

B. B 超

C. CT

D. 肾动脉造影

E. 血常规

【例 1164】女,25 岁,右肾结核行右肾切除,抗结核治疗半年多,尿痛缓解,但尿频加重,每晚 7～8 次。静脉尿路造影见左肾显影尚好,仅伴轻度肾积水及膀胱挛缩,尿常规白细胞 0～2/HP。现治疗应选择

A. 左肾造瘘术

B. 继续抗结核治疗

C. 左输尿管皮肤造瘘术

D. 膀胱扩大术

E. 膀胱造瘘术

第 6 章 尿路结石

【例 1165】X 线平片绝大多数能显影的结石是

A. 胆囊结石

B. 肝内胆管结石

C. 肝外胆管结石

D. 尿路结石

E. 胃石

(例 1166～1167 共用选项)

A. 碳酸盐结石

B. 尿酸结石

C. 混合型结石

D. 磷酸盐结石

E. 草酸钙结石

【例 1166】腹部平片不显影的结石是

【例 1167】感染性结石的性质是

【例 1168】鹿角形结石引起泌尿道的病理生理改变,最严重的后果是

A. 尿路梗阻

B. 尿路感染

C. 尿路上皮恶性变

D. 肾积水

E. 尿毒症

【例 1169】尿路结石关于输尿管结石的描述正确的是

A. 肾区疼痛,有的无症状

B. 肾绞痛,腰部阵发性疼痛

C. 排尿时突然疼痛

D. 尿痛,会阴部疼痛

E. 肋脊角叩痛

【例 1170】鉴别上尿路结石与腹腔钙化灶常用的检查方法是

A. 静脉尿路造影

B. CT

C. 腹部侧位 X 线平片

D. B 超

E. MRI

(例 1171～1172 共用题干)

男,32 岁。反复腰部胀痛 1 年余。B 超见右肾盂结石,大小 1.5 cm×1.0 cm,左肾积水,左输尿管上段结石,大小 1.0 cm×0.8 cm。尿常规:RBC 5～10/HP,WBC 16～20/HP。总肾功能正常。

【例 1171】要了解该患者分肾功能首选的检查方法是

A. CT 平扫

B. 复查 B 超

C. KUB

D. MRI

E. IVU

【例 1172】首选的治疗方法是

A. 左输尿管结石体外冲击波碎石

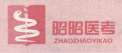

B. 右肾盂结石体外冲击波碎石

C. 左输尿管切开取石

D. 药物排石

E. 右肾盂切开取石

（例1173～1174 共用题干）

男，18岁。反复左侧腰部胀痛3年余。B超见左肾重度积水，左输尿管显示不清。总肾功能正常。尿常规：RBC(－)，WBC 5～10/HP。IVU检查显示左肾显影不清晰，右肾正常。

【例1173】为明确病变部位，最常用的检查方法是

A. KUB

B. 放射性核素肾显像

C. B超

D. 逆行肾盂造影

E. CT平扫

【例1174】最有效的治疗方法是

A. 抗感染治疗

B. 肾盂输尿管成形

C. 继续观察

D. 放置输尿管支架引流

E. 左肾造瘘

【例1175】右肾盂内1.3 cm单发结石，静脉尿路造影显示右肾轻度积水，肾功能正常。首选治疗方法是

A. 体外冲击波碎石

B. 经皮肾镜碎石

C. 经输尿管镜碎石

D. 药物治疗

E. 肾盂切开取石

【例1176】男，40岁。左肾盂结石1.5 cm，静脉尿路造影显示左肾功能正常，逆行肾盂造影证实左侧肾盂输尿管交界处狭窄。首选的治疗方法是

A. 服用药物排石

B. 开放手术取石＋肾盂输尿管成形

C. 体外冲击波碎石

D. 经皮肾镜碎石

E. 大量饮水

【例1177】以下不适用输尿管镜碎石的是

A. 输尿管狭窄

B. 阴性结石

C. 结石停留时间较长

D. 患侧肾积水

E. 肥胖患者

（例1178～1180 共用题干）

男性，35岁。右肾疼痛，尿常规红细胞满视野，白细胞2～3/HP。尿路平片可见右下段输尿管走行区高密度阴影0.6 cm，IVU可见右输尿管下段结石，其上输尿管轻度扩张，右肾轻度积水。

【例1178】输尿管结石绞痛发作时应给予的治疗

A. 大量饮水，促使结石排出

B. 体外震波碎石

C. 立即手术取石

D. 输尿管导管套石

E. 用药物解除绞痛症状

【例1179】患者采取中西药物治疗和大量饮水活动后绞痛解除，突然出现尿流中断及排尿终末痛，原因是

A. 急性前列腺炎

B. 结石在输尿管间壁段

C. 结石到膀胱

D. 结石到尿道

E. 尿道炎

【例1180】对该患者应采取哪种治疗方法

A. 膀胱切开取石术

B. 套石术

C. 药物排石

D. 大量饮水等待自然排出

E. 体外震波碎石

【例1181】男，30岁。B超发现右肾盂结石，大小2.0 cm×1.5 cm，合并轻度肾积水。首选的治疗方法是

A. 体外冲击波碎石

B. 经皮肾镜碎石

C. 饮水＋药物治疗

D. 肾盂切开取石

E. 服用中药排石

【例1182】表现为排尿突然中断的疾病是

A. 尿道结石

B. 肾结石

C. 膀胱结石

D. 前列腺增生

E. 肾癌

【例1183】男性，68岁。排尿困难2年。腹平片提示膀胱区有2.0 cm椭圆形浓密影。典型的临床表现是

A. 膀胱刺激征

B. 进行性排尿困难

C. 血尿

D. 腰痛、血尿、脓尿

E. 尿流中断，改变体位后好转

【例1184】男，39岁。排尿中突发尿流中断伴疼痛，疼痛放射至阴茎头部，伴排尿困难和膀胱刺激症状。曾有肾绞痛病史。首先应考虑的疾

病是

A. 膀胱炎

B. 输尿管结石

C. 尿道炎

D. 膀胱肿瘤

E. 膀胱结石

【例 1185】男孩,5 岁。排尿困难,尿流中断,跑动

或改变体位姿势后又可排尿。最可能的疾病是

A. 尿道狭窄

B. 神经源性膀胱

C. 前尿道结石

D. 尿道瓣膜

E. 膀胱结石

第 7 章　泌尿、男性生殖系统肿瘤

【例 1186】泌尿系肿瘤中最常见的是

A. 膀胱癌

B. 肾细胞癌

C. 肾盂癌

D. 前列腺癌

E. 睾丸癌

【例 1187】老年人无痛性血尿,首先应考虑

A. 泌尿系肿瘤

B. 泌尿系畸形

C. 泌尿系感染

D. 泌尿系结石

E. 泌尿系结核

【例 1188】肾癌典型的临床表现是

A. 消瘦、肿块和疼痛

B. 高血压、肿块和疼痛

C. 血尿、肿块和疼痛

D. 发热、肿块和疼痛

E. 水肿、肿块和疼痛

【例 1189】成人肾肿瘤最常见的症状是

A. 腰部包块

B. 腹部包块

C. 高血压

D. 精索静脉曲张

E. 间歇无痛性血尿

【例 1190】肾癌患者出现血尿时肿瘤已

A. 累及肾包膜

B. 转移至膀胱

C. 累及肾周脂肪囊

D. 血行转移

E. 侵及肾盂肾盏

【例 1191】男,60 岁。发现肉眼全程血尿伴条状血凝块 1 周。无尿痛、尿频、尿急。B 超显示左肾实质占位,肿块直径 55 mm。为明确肿块性质,进一步检查首选

A. 尿细胞学检查

B. 肾动脉造影

C. 静脉尿路造影

D. 腹部 CT 平扫＋增强

E. 尿路平片

【例 1192】难以鉴别的肾癌和肾囊肿,最可靠的鉴别方法是

A. 排泄性尿路造影

B. 逆行肾盂造影

C. B 超

D. 肾动脉造影

E. CT

(例 1193～1194 共用选项)

A. CT

B. 放射性核素显像

C. KUB

D. 腹部 B 超

E. MRI

【例 1193】男性,71 岁,间断无痛肉眼血尿伴腰部钝痛 1 个月,对明确诊断最有帮助的检查为

【例 1194】男,14 岁。反复左腰部胀痛 1 年。查体:左腰部包块,质软,呈囊性感。B 超提示左肾积水,肾皮质变薄。为了解左肾实质损害程度及分侧肾功能,首选的检查是

【例 1195】男性,48 岁。体检发现右肾下极有 2 cm×2 cm 占位病变,IVU 未见右肾盂、肾盏形态改变。CT 可诊断右肾下极恶性肿瘤,左肾形态和功能正常。下面治疗方案哪项是正确的

A. 根治性右肾切除

B. 右肾切除

C. 右肾动脉切除

D. 右肾动脉栓塞

E. 右肾部分切除加放化疗

(例 1196～1197 共用选项)

A. 免疫治疗

B. 随访观察

C. 根治性肾切除

D. 肾部分切除

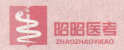

E. 放射治疗

【例1196】5.0 cm×4.0 cm 肾癌靠近肾门，对侧肾功能正常，应选择的治疗方法是

【例1197】右肾下极 2.5 cm×2.0 cm 肾癌，左肾无功能，应选择的治疗方法是

【例1198】肾盂肿瘤最常见的组织类型是
A. 鳞状细胞癌
B. 移行细胞癌
C. 颗粒细胞癌
D. 透明细胞癌
E. 腺癌

【例1199】肾盂癌最常见的症状是
A. 高血压
B. 腰部包块
C. 肾绞痛并有血尿
D. 间歇无痛性血尿
E. 精索静脉曲张

【例1200】男性，39 岁。间歇性肉眼血尿 2 月余。IVP 见左肾盂内有不规则充盈缺损。膀胱镜检见左侧输尿管口喷血，应首先考虑
A. 肾结核
B. 肾癌
C. X 线不显影肾结石
D. 肾盂癌
E. 肾炎

【例1201】5 岁男性，间歇性肉眼血尿 3 月余。IVP 见左肾盂内有不规则充盈缺损。膀胱镜检见左侧输尿管口喷血。应首先考虑
A. 肾结核
B. 肾癌
C. X 线不显影肾结石
D. 肾盂癌
E. 肾炎

【例1202】男，55 岁。间歇性全程无痛肉眼血尿 2 个月。静脉尿路造影可见右肾盂充盈缺损。首先考虑的疾病是
A. 肾盂肾炎
B. 肾结石
C. 肾结核
D. 肾癌
E. 肾盂癌

【例1203】肾盂癌手术切除范围是
A. 患肾＋同侧中上段输尿管
B. 患肾＋同侧肾上腺
C. 患肾
D. 患肾＋同侧上段输尿管
E. 患肾＋同侧全长输尿管

【例1204】需要切除病肾及全长输尿管的疾病是
A. 肾结核
B. 肾癌
C. 肾盂癌
D. 肾母细胞瘤
E. 萎缩肾

【例1205】肾母细胞瘤的临床表现特点是
A. 血尿
B. 腹痛
C. 腹部包块
D. 发热
E. 贫血

【例1206】女，6 个月。偶然发现右腹部包块，中等硬度，光滑，无压痛。应首先考虑的疾病是
A. 右肾结石
B. 右肾囊肿
C. 右肾母细胞瘤
D. 右肾错构瘤
E. 右肾积水

【例1207】膀胱癌最常见的组织类型是
A. 鳞癌
B. 腺癌
C. 移行细胞癌
D. 透明细胞癌
E. 乳头状癌

【例1208】膀胱肿瘤 T_1 期表明肿瘤侵及
A. 黏膜表面
B. 黏膜固有层
C. 浅肌层
D. 深肌层
E. 外膜层

【例1209】采用 TNM 分期标准，膀胱肿瘤浸润浅肌层的分期是
A. T_1 期
B. T_{2b} 期
C. T_{3a} 期
D. T_a 期
E. T_{2a} 期

【例1210】肉眼血尿伴有凝血块可见于
A. 急进性肾小球肾炎
B. 急性肾小球肾炎
C. 慢性肾小球肾炎
D. 膀胱癌
E. Alport 综合征

【例1211】膀胱肿瘤最常见的临床表现是
A. 尿频、尿急、尿痛
B. 疼痛＋血尿

C. 镜下血尿

D. 排尿困难

E. 全程肉眼血尿

（例1212～1213 共用题干）

男性，59岁。间歇、无痛性肉眼血尿5个月来诊。查体：一般状态好，轻度贫血貌，双肾未触及，膀胱区叩诊清音。

【例1212】该病例临床诊断首先考虑

A. 尿路感染

B. 前列腺增生症

C. 泌尿系结核

D. 膀胱结石

E. 泌尿系肿瘤，以膀胱肿瘤可能性大

【例1213】该病例首选的简便检查方法是

A. B型超声

B. CT

C. MRI

D. 腹部平片

E. 肾图

【例1214】诊断膀胱肿瘤最可靠的方法是

A. 尿常规检查

B. 尿细胞学检查

C. 膀胱造影

D. 膀胱B超

E. 膀胱镜检查＋活检

（例1215～1216 共用题干）

女，45岁。无痛性肉眼血尿1个月，尿中偶有血块，伴膀胱刺激症状。B超见膀胱右侧壁1 cm×2 cm软组织影，有蒂。

【例1215】应考虑的诊断是

A. 膀胱结石

B. 急性膀胱炎

C. 膀胱异物

D. 膀胱憩室

E. 膀胱肿瘤

【例1216】为了明确诊断，最有价值的检查方法是

A. 静脉肾盂造影

B. 盆腔MRI

C. 盆腔CT

D. 膀胱造影

E. 膀胱镜检查＋活检

（例1217～1218 共用题干）

男性，50岁。间歇性无痛性血尿2个月。B超：膀胱内有1.5 cm×1.0 cm新生物，有蒂。

【例1217】对诊断最重要的检查是

A. 尿常规

B. 尿脱落细胞

C. 膀胱镜＋活检

D. IVP

E. CT

【例1218】目前最常用的治疗方法是

A. 膀胱灌注化疗

B. 经尿道电切

C. 开放手术

D. 放疗

E. 全身化疗

【例1219】T_3期多发性膀胱肿瘤治疗方法是

A. 膀胱部分切除术

B. 经尿道膀胱肿瘤切除术

C. 膀胱内灌注化疗

D. 放疗

E. 根治性膀胱全切术

【例1220】男，52岁。无痛性肉眼血尿3个月。膀胱镜检查见膀胱三角区有一4 cm×3 cm新生物，呈浸润性生长，病理诊断为膀胱腺癌。最适宜的治疗方法是

A. 膀胱部分切除

B. 经尿道膀胱肿瘤电切

C. 化疗

D. 根治性膀胱切除

E. 放疗

【例1221】膀胱T_a期乳头状癌的治疗方法首选

A. 膀胱全切除术

B. 膀胱部分切除术

C. 局部放疗

D. 膀胱灌注化疗

E. 经尿道膀胱肿瘤切除术

【例1222】男，59岁。排尿困难2个月。B超检查见前列腺增大，血清总PSA 24 ng/mL。为明确诊断，最可靠的检查方法是

A. 经直肠腔内超声

B. 前列腺MRI

C. 前列腺CT

D. 前列腺穿刺活检

E. 直肠指检

【例1223】前列腺癌筛查最常用的方法是

A. 前列腺穿刺

B. 直肠指检

C. 盆腔MRI

D. 前列腺特异性抗原检测

E. 盆腔CT

（例1224～1225 共用选项）

A. 前列腺穿刺活检

B. 直肠指检

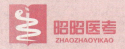
C. 前列腺 MRI

D. 前列腺 B 超

E. 血清 PSA 检查

【例 1224】确诊前列腺癌的检查是

【例 1225】前列腺癌临床分期常用的检查是

【例 1226】男性,75 岁。进行性排尿困难 6 个月。直肠指检发现前列腺有 2 cm×2 cm 硬结,1 周后行 PSA 检查为 120 ng/mL。核素全身骨扫描示骨盆及腰椎系统反射性浓聚区,诊断为前列腺癌骨转移。对此患者最适宜的治疗是

A. 根治性前列腺切除＋放射治疗

B. 根治性前列腺切除＋化疗

C. 根治性前列腺切除＋盆腔淋巴结清扫

D. 前列腺切除＋综合治疗

E. 双睾丸切除＋抗雄激素药物＋放射治疗

（例 1227～1228 共用题干）

男,75 岁。腰骶部疼痛 1 个月。直肠指检前列腺增大,有结节,质地坚硬且侵犯直肠,血清 PSA 80.6 ng/mL。前列腺穿刺活检诊断前列腺癌。放射性核素骨显像见腰椎转移病灶。

【例 1227】该患者临床分期为

A. T_4 期

B. T_1 期

C. T_{2a} 期

D. T_{2b} 期

E. T_3 期

【例 1228】应选择的最佳治疗方法是

A. 根治性前列腺切除＋内分泌治疗

B. 根治性前列腺切除术

C. 观察,对症处理

D. 双侧睾丸切除术

E. 药物去势＋抗雄激素制剂

【例 1229】前列腺癌（T_{1b}、T_2 期）的最佳治疗方法是

A. 应用促黄体释放激素分泌物缓释剂

B. 睾丸切除

C. 根治性前列腺切除

D. 抗雄激素治疗

E. 化疗

【例 1230】男,25 岁。右侧阴囊坠胀 3 个月。查体:右侧睾丸增大、质硬,有沉重感。首先考虑的疾病是

A. 鞘膜积液

B. 睾丸炎

C. 睾丸扭转

D. 睾丸肿瘤

E. 睾丸结核

第 8 章　泌尿系统梗阻

【例 1231】急性尿潴留病因中,属于机械性梗阻的是

A. 腰麻和肛管直肠术后

B. 外伤性高位截瘫

C. 使用药物阿托品、普鲁苯辛后

D. 腹泻或长期使用利尿剂

E. 尿道结石

【例 1232】急性尿潴留病因中,属于非机械性梗阻的是

A. 尿道结石

B. 外伤性高位截瘫

C. 尿道断裂

D. 尿道肿瘤

E. 前列腺增生

【例 1233】前列腺增生最重要的症状是

A. 尿频

B. 尿急

C. 尿痛

D. 尿潴留

E. 进行性排尿困难

【例 1234】前列腺增生症,残尿量过多,使膀胱失去收缩能力,膀胱过度膨胀,尿不自主从尿道口冲出,称为

A. 压力性尿失禁

B. 充盈性尿失禁

C. 急迫性尿失禁

D. 真性尿失禁

E. 尿滴沥

【例 1235】男性充盈性尿失禁常见病因是

A. 使用利尿剂

B. 输尿管结石

C. 前列腺增生

D. 下尿路感染

E. 直肠脱垂

【例 1236】可同时了解肾积水患者肾功能及其梗阻程度的检查方法是

A. 逆行肾盂造影

B. MRI

C. CT

D. B 超检查

E. 放射性核素肾图

（例 1237～1238 共用题干）

男，70 岁，进行性排尿困难 10 年，夜尿 3～4 次。从未药物治疗。直肠指检：前列腺体积增大，中央沟消失，表面尚光滑，质地中等。B 超：双肾无积水，输尿管未见扩张。最大尿流率 10 mL/s。

【例 1237】首先考虑的疾病是

A. 膀胱结石

B. 膀胱颈部挛缩

C. 前列腺癌

D. 前列腺增生

E. 神经源性膀胱

【例 1238】首选的治疗方法是

A. 膀胱造瘘

B. 根治性前列腺切除术

C. 口服多沙唑嗪＋非那雄胺

D. 经尿道前列腺切除术

E. 膀胱切开取石

【例 1239】男，68 岁，进行性排尿困难 5 年。夜尿 4～5 次，近期曾发生急性尿潴留 2 次，既往体健。心肺功能正常。前列腺 Ⅱ 度肿大，血清 PSA 3.1 μg/L，膀胱残余尿 80 mL。首选的手术方法是

A. 双侧睾丸切除

B. 经会阴前列腺切除

C. 经尿道前列腺切除

D. 耻骨上前列腺切除

E. 耻骨后前列腺切除

【例 1240】男，63 岁。排尿困难 2 年，尿线细，射程短，排尿时间延长。1 天前因感冒后突发不能自行排尿，下腹区胀痛难忍。应先行

A. 输液抗感染

B. 导尿术

C. 前列腺切除术

D. 针刺

E. 理疗

【例 1241】男，72 岁，进行性排尿困难 6 年。近 1 周出现排尿疼痛伴发热，T 39 ℃。B 超提示前列腺增大，残余尿 400 mL，双肾积水。尿常规：WBC 30～50/HP。血 BUN 及 Ccr 升高。入院后首选的治疗是

A. 耻骨上膀胱造瘘＋抗感染治疗

B. α 受体阻滞剂

C. 5α 还原酶抑制剂

D. 前列腺切除

E. 抗感染治疗

【例 1242】腰麻术后出现急性尿潴留，最常用的处理方法是

A. 热敷

B. 耻骨上膀胱穿刺抽吸

C. 耻骨上膀胱造瘘

D. 导尿

E. 针灸

第 9 章　泌尿系统损伤

【例 1243】患者，男，35 岁。左腰部受伤后出现腰痛。体检：BP 125/90 mmHg，P80 次/分，左肾区叩痛，腹膜刺激征（－）。尿常规检查：RBC 5～10/HP。患者最可能的诊断是

A. 肾部分裂伤

B. 肾全层裂伤

C. 肾蒂损伤

D. 肾挫伤

E. 自发性肾破裂

【例 1244】男性，21 岁。骑自行车摔倒伤及右腰部，伤后腰部痛，无肉眼血尿。尿常规：红细胞满视野，血压、脉搏正常，右腰部包块，但无叩击痛。诊断哪种损伤最确切

A. 重度肾损伤

B. 肾挫伤

C. 中度肾损伤

D. 肾血管损伤

E. 输尿管损伤

【例 1245】协助诊断肾挫伤，首要的检查是

A. 血肌酐

B. 尿常规

C. 静脉尿路造影

D. 腹部 CT 平扫

E. 血细胞比容

（例 1246～1247 共用题干）

男，30 岁。1 小时前从 3 米高处坠落，右腰部受伤，局部疼痛，有肉眼血尿。查体：生命体征平稳，腹软。住院 5 日后下床活动，右腰部疼痛加剧并出现腰部包块。P 120 次/分，BP 80/40 mmHg。

【例 1246】为了解右腰部包块来源，应采用的检

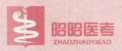

查是

A. 同位素肾图

B. B超

C. KUB

D. 血常规

E. 尿常规

【例1247】下一步最恰当的治疗措施是

A. 抗休克同时准备手术

B. 输血

C. 抗感染

D. 输液

E. 继续观察

【例1248】男，32岁。右腰部外伤伴血尿3小时。经保守治疗后血尿消失，血压持续下降达80/45mmHg，血红蛋白及血细胞比容继续降低，右腰部出现肿块。下一步最重要的治疗措施是

A. 应用止血剂

B. 继续观察

C. 加强抗感染治疗

D. 抗休克＋手术治疗

E. 输血

【例1249】骑跨伤致尿道损伤的部位是

A. 前列腺部

B. 膜部

C. 球部

D. 阴茎部

E. 尿道全部

（例1250～1251共用题干）

男，35岁。会阴部骑跨伤，受伤后尿道外口滴血，会阴部和阴囊处肿胀、瘀斑及蝶形血肿。

【例1250】该患者泌尿系损伤的部位是

A. 尿道阴茎部

B. 尿道球部

C. 膀胱

D. 尿道前列腺部

E. 尿道膜部

【例1251】该患者最可能的诊断是

A. 后尿道挫裂伤

B. 膀胱破裂

C. 膀胱挫伤

D. 前尿道裂伤

E. 前尿道挫伤

【例1252】男，20岁。跨栏比赛时会阴部受伤。伤后会阴部疼痛、青紫，尿道出血，不能自行排尿。应考虑的诊断是

A. 尿道球部受伤

B. 耻骨骨折

C. 后尿道损伤

D. 睾丸损伤

E. 膀胱破裂

【例1253】男，32岁。会阴部骑跨伤5小时。伤后会阴部疼痛，尿道口滴血，不能自行排尿。生命征稳定，阴囊肿大、青紫。正确的处理方法是

A. 抗感染治疗

B. 经会阴尿道断端吻合＋引流尿外渗

C. 膀胱造瘘

D. 导尿

E. 应用止血药

【例1254】男，26岁。骨盆骨折后，下腹胀痛，排尿困难。检查：下腹膨隆、压痛明显，叩诊浊音。此时应考虑的损伤是

A. 肠破裂

B. 后尿道损伤

C. 膀胱破裂

D. 前尿道损伤

E. 输尿管损伤

【例1255】男性，35岁。车祸致骨盆骨折，发生排尿困难，尿潴留，会阴部肿胀，导尿管不能插入膀胱。损伤的部位应是

A. 膀胱

B. 肛门直肠

C. 后尿道

D. 尿道球部

E. 阴茎部尿道

【例1256】男，25岁。骨盆骨折伴后尿道损伤，急性尿潴留，试插尿管失败。急诊处理办法是

A. 针灸

B. 热敷

C. 耻骨上膀胱造瘘

D. 急症行尿道会师术

E. 急症行尿道断端吻合术

第10章 泌尿、男性生殖系统先天性畸形及其他疾病

【例1257】男孩，1岁。B型超声检查发现左侧睾丸位于腹股沟管内，经内分泌治疗10周后睾丸

仍未下降到阴囊内。下一步治疗的最佳方法是

A. 观察

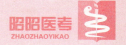

B. 左睾丸切除术

C. 继续内分泌治疗

D. 近期行左睾丸下降固定术

E. 3 岁后行左睾丸下降固定术

【例 1258】鞘膜积液分型中哪种最常见

A. 精索鞘膜积液

B. 继发性鞘膜积液

C. 睾丸、精索鞘膜积液

D. 交通性鞘膜积液

E. 睾丸鞘膜积液

【例 1259】患者,男,15 岁。阴囊内肿块,每日起床或站立后肿块缓慢增大,平卧位缩小。透光试验阳性。最可能的诊断为

A. 交通性鞘膜积液

B. 睾丸鞘膜积液

C. 隐睾

D. 精索鞘膜积液

E. 急性肠梗阻

【例 1260】男,65 岁。右侧阴囊逐渐增大 5 年,无疼痛。查体见右侧阴囊肿大,大小约 15 cm×10 cm,呈囊性,未触及睾丸,透光试验阳性。首先应考虑的诊断是

A. 睾丸炎

B. 精索静脉曲张

C. 睾丸肿瘤

D. 睾丸鞘膜积液

E. 腹股沟斜疝

【例 1261】男孩,3 岁。右侧阴囊内肿块,光滑、有波动感,右侧睾丸未触及。卧位时肿块不消失。首先考虑的诊断是

A. 腹股沟疝

B. 精索鞘膜积液

C. 隐睾

D. 睾丸鞘膜积液

E. 交通性鞘膜积液

【例 1262】成人巨大睾丸鞘膜积液,最佳治疗措施是

A. 睾丸鞘膜翻转

B. 鞘膜囊全部切除

C. 等待自行吸收消退

D. 内环处高位结扎鞘状突

E. 鞘膜积液穿刺抽液

【例 1263】左侧精索静脉曲张多于右侧的主要原因不包括

A. 左侧呈直角注入左肾静脉

B. 乙状结肠压迫

C. 肾静脉处瓣膜发育不全

D. 静脉壁的平滑肌薄弱

E. 左肾下垂

第 11 章 肾功能不全

【例 1264】脑出血引起肾衰竭的原因是

A. 肾小球坏死

B. 肾后性肾衰竭

C. 急性肾小管坏死

D. 肾性肾衰竭

E. 肾中毒

【例 1265】卵巢癌引起肾衰竭的原因是

A. 肾后性肾衰竭

B. 肾前性肾衰竭

C. 肾性肾衰竭

D. 卵巢性肾衰竭

E. 多器官功能障碍

【例 1266】女,59 岁。因高热、腹泻静点庆大霉素治疗,5 天后出现恶心、呕吐、少尿。查血白细胞总数及分类正常,比重 1.010,蛋白(+),红细胞 $0\sim2$/HP,白细胞 $3\sim5$/HP。血肌酐 320 μmol/L,尿素氮 17 mmol/L,尿钠 100 mmol/L。该患者出现肾衰竭最可能的原因是

A. 急性肾小管坏死

B. 急性间质性肾炎

C. 急进性肾小球肾炎

D. 肾前性氮质血症

E. 急性肾小球肾炎

【例 1267】急性肾衰竭少尿期最常见的酸碱失衡是

A. 代谢性酸中毒

B. 呼吸性酸中毒

C. 代谢性碱中毒

D. 呼吸性碱中毒

E. 呼吸性酸中毒合并代谢性碱中毒

【例 1268】急性肾衰竭少尿期最主要的电解质紊乱是

A. 水中毒

B. 高钾血症

C. 高镁血症

D. 低磷血症

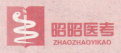

E. 低钾血症

【例1269】急性肾衰竭少尿期的主要死因是

　A. 低血钾

　B. 高血钾

　C. DIC

　D. 代谢性酸中毒

　E. 氮质血症

【例1270】急性肾衰竭少尿或无尿期最危险的是

　A. 水中毒

　B. 血钠、血钙降低

　C. 高血钾

　D. 代谢性酸中毒

　E. 高血压

（例1271～1272 共用选项）

　A. 肾后性急性肾衰竭

　B. 肾前性氮质血症

　C. 肾性肾小管坏死

　D. 急进性肾炎

　E. 急性间质性肾炎

【例1271】充血性心力衰竭加重期出现少尿，血BUN＞20，尿比重 1.025。最可能的诊断是

【例1272】老年糖尿病肾病患者腹部增强 CT 检查后出现少尿，尿钠 54 mmol/L。最可能的诊断是

【例1273】急性肾衰竭选择血液净化疗法时，血钾（mmol/L）至少应达到

　A. 5.0

　B. 5.5

　C. 6.0

　D. 6.5

　E. 7.0

【例1274】慢性肾衰竭患者出现下列检查结果需要紧急透析治疗的是

　A. 血肌酐 700 μmol/L

　B. 血钾 6.8 mmol/L

　C. 血红蛋白 72 g/L

　D. 血钠 130 mmol/L

　E. 血钙 1.9 mmol/L

【例1275】在我国，目前慢性肾衰竭最常见的病因是

　A. 高血压肾病

　B. 糖尿病肾病

　C. 遗传性肾病

　D. 原发性肾小球肾炎

　E. 慢性肾盂肾炎

【例1276】慢性肾脏病（CKD）4 期是指

　A. GFR 15～29 mL/(min · 1.73 m²)

　B. GFR≥60 mL/(min · 1.73 m²)

　C. GFR＜15 mL/(min · 1.73 m²)

　D. GFR＜10 mL/(min · 1.73 m²)

　E. GFR 50～59 mL/(min · 1.73 m²)

【例1277】慢性肾衰竭进展过程中最早出现的临床表现常为

　A. 消化道症状

　B. 贫血

　C. 出血

　D. 反复感染

　E. 骨痛

【例1278】男，4 岁。慢性肾衰竭患者，饮食控制欠佳。突发抽搐，意识丧失，心跳骤停。死亡原因最可能是

　A. 代谢性酸中毒

　B. 高血压

　C. 心功能不全

　D. 高钾血症

　E. 尿毒症脑病

【例1279】尿毒症患者血液系统的临床表现为

　A. 低色素、小细胞性贫血

　B. 白细胞出现中毒颗粒，核左移

　C. 血小板异常增多

　D. 贫血常为中、重度

　E. 促红细胞生成素增加

（例1280～1281 共用题干）

　男性，30 岁。头昏、乏力 2 年，血压 160/100 mmHg。血红蛋白 80 g/L，尿比重 1.014，尿蛋白（＋ ＋），颗粒管型 0～2/HP，BUN 16.4 mmol/L（46 mg/dL），血肌酐 309.4 μmol/L，眼底视网膜动脉细窄迂曲。

【例1280】可能性最大的诊断是

　A. 高血压病Ⅲ级

　B. 肾性高血压

　C. 慢性肾小球肾炎尿毒症晚期

　D. 慢性肾小球肾炎氮质血症期

　E. 慢性肾盂肾炎

【例1281】最佳的治疗方案是

　A. 血液透析

　B. 腹膜透析

　C. 应用降血压药物

　D. 应用促红细胞生成素

　E. 饮食和对症治疗等非透析综合治疗

【例1282】男，60 岁。因慢性肾功能不全入院。血生化检查：K^+ 6.5 mmol/L，Na^+ 136 mmol/L，Ca^{2+} 2.1 mmol/L，CO_2 CP 25 mmol/L。心电图示 T 波高尖。下列处理不正确的是

A. 静脉滴注碳酸氢钠溶液

B. 应用氨苯喋啶快速利尿

C. 静脉注射葡萄糖酸钙

D. 停用含钾药物

E. 静脉滴注葡萄糖和胰岛素

（例 1283～1284 共用题干）

男，38 岁。发热、咳黄痰 5 天，水肿伴恶心、呕吐、呼吸困难 2 周，3 天前突发抽搐、昏迷。既往 IgA 肾病 5 年。查体：BP 170/105 mmHg，贫血貌，深大呼吸，双中下肺野闻及湿啰音，心率 120 次/分，双下肢水肿，Hb 68 g/L，Scr 1 325 μmol/L。

【例 1283】患者意识障碍最有可能的原因是

A. 高血压脑病

B. 低钙血症

C. 尿毒症脑病

D. 贫血

E. 脑血管病

【例 1284】当前最有效的治疗措施是

A. 血液透析

B. 大剂量利尿剂

C. 输血

D. 降压

E. 抗感染

（例 1285～1286 共用题干）

女，36 岁。慢性肾衰竭 4 年。1 周前水肿加重，伴恶心、呕吐、胸痛、呼吸困难。查体：T 38.1 ℃，BP180/100 mmHg，心前区可闻及心包摩擦音。血红蛋白 63 g/L，血尿素氮 28.6 mmol/L，肌酐 870.9 μmol/L。

【例 1285】此患者病情危重的主要表现是

A. 内分泌失调

B. 高血压

C. 呼吸困难

D. 贫血

E. 水肿

【例 1286】目前治疗错误的是

A. 血液透析

B. 利尿

C. 抗感染

D. 快速补充血容量

E. 控制血压

【例 1287】男，45 岁。进行性少尿 4 天。既往体健。查体：BP 160/90 mmHg，心率 120 次/分，双下肢水肿。血 BUN 18.9 mmol/L，Scr 655.6 μmol/L。动脉血气分析：pH 7.31，PaO_2 65 mmHg，$PaCO_2$ 33 mmHg，BE －8.5 mmol/L。急需采取的最主要治疗措施是

A. 透析治疗

B. 利尿治疗

C. 降压治疗

D. 口服泼尼松

E. 纠正酸中毒

第五篇　血液系统

学习导图

章序	章名	内容	所占分数	
			执业医师	助理医师
1	贫血	贫血概论	5分	4分
		缺铁性贫血		
		巨幼细胞贫血		
		再生障碍性贫血		
		溶血性贫血		
2	白血病	急性白血病	5分	3分
		慢性粒细胞白血病		
3	骨髓增生异常综合征	骨髓增生异常综合征（MDS）	1分	0分
4	淋巴瘤	霍奇金淋巴瘤	3分	0分
		非霍奇金淋巴瘤		
5	多发性骨髓瘤	多发性骨髓瘤	0分	0分
6	出血性疾病	概述	2分	1分
		过敏性紫癜		
		特发性血小板减少性紫癜		
		弥散性血管内凝血		
7	白细胞减少及粒细胞缺乏症	白细胞减少和粒细胞缺乏症	1分	1分
8	输血	概述、合理输血	4分	2分
		安全输血		

复习策略

　　血液系统在整个执业医师和执业助理医师考试中，属于中等的小科目，考试分数：执业医师为 20～25 分，执业助理医师为 10～15 分。在所有章节中，贫血、白血病及输血是最为重要的考点，占据大部分分数，所以一定要把这三章内容熟练掌握。其中，白血病是考生公认的难点，输血是近年来考试的必考考点，主要考查其实验室检查。出血性疾病的考点较为复杂和琐碎，特别是关于 APTT、PT 及 D-二聚体的相关意义，考生应在理解的基础上进行记忆。

第1章　贫　血

第1节　贫血概论

【例 1288】下列属于正细胞性贫血的是

A. 急性失血性贫血

B. 骨髓增生异常综合征

C. 缺铁性贫血

D. 慢性失血性贫血

E. 铁粒幼细胞性贫血

【例1289】不属于小细胞性贫血的是

A. 缺铁性贫血

B. 海洋性贫血

C. 慢性感染性贫血

D. 铁粒幼细胞性贫血

E. 再生障碍性贫血

【例1290】下列属于正细胞性贫血的是

A. 缺铁性贫血

B. 巨幼细胞贫血

C. 再生障碍性贫血

D. 铁粒幼细胞性贫血

E. 珠蛋白生成障碍性贫血

【例1291】重度贫血的血红蛋白浓度是

A. <30 g/L

B. 30~59 g/L

C. 60~89 g/L

D. 90~100 g/L

E. >100 g/L

（例1292~1293 共用选项）

A. 140 g/L

B. 130 g/L

C. 120 g/L

D. 110 g/L

E. 100 g/L

【例1292】诊断成年女性贫血的标准为血红蛋白浓度低于

【例1293】诊断成年男性贫血的标准为血红蛋白浓度低于

【例1294】血红素合成障碍所致的贫血

A. 再生障碍性贫血

B. 缺铁性贫血

C. 巨幼细胞贫血

D. 海洋性贫血

E. 自身免疫性溶血性贫血

【例1295】不属于红细胞生成不足的贫血是

A. 营养性缺铁性贫血

B. 原发性再生障碍性贫血

C. 继发性再生障碍性贫血

D. 自身免疫性溶血性贫血

E. 营养性巨幼细胞贫血

【例1296】红细胞分化、成熟障碍所造成的贫血不包括

A. 巨幼细胞贫血

B. 缺铁性贫血

C. 地中海贫血

D. 遗传性球形细胞增多症

E. 再生障碍性贫血

【例1297】下列哪一种贫血是由于红细胞破坏过多引起的

A. ITP

B. 缺铁性贫血

C. 巨幼细胞贫血

D. 再生障碍性贫血

E. 遗传性球形细胞增多症

（例1298~1299 共用选项）

A. 再生障碍性贫血

B. 巨幼细胞贫血

C. 缺铁性贫血

D. 慢性失血性贫血

E. 海洋性贫血

【例1298】叶酸缺乏引起的贫血是

【例1299】珠蛋白生成障碍引起的贫血是

第 2 节　缺铁性贫血

【例1300】人体铁吸收率最高的部位是

A. 回肠远段及回盲部

B. 升结肠及降结肠

C. 食管及胃

D. 十二指肠及空肠上段

E. 空肠下段及回肠近段

【例1301】下列属于贮存铁的是

A. 血红蛋白铁

B. 肌红蛋白铁

C. 转铁蛋白结合的铁

D. 乳铁蛋白结合的铁

E. 含铁血黄素

【例1302】有关铁的描述，正确的是

A. 食物中的铁以二价铁为主

B. 肠黏膜吸收的铁为二价铁

C. 转铁蛋白结合的铁为二价铁

D. 体内铁蛋白中结合的铁为二价铁

E. 血红蛋白中的铁为三价铁

【例1303】缺铁性贫血最常见的病因是

A. 慢性胃炎

B. 慢性肝炎

C. 慢性溶血

D. 慢性感染

E. 慢性失血

【例1304】男，45 岁。便血、面色苍白 3 个月。血常规：Hb 60 g/L，MCV 72 fL，MCHC 27%，

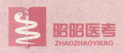

WBC 8.0×10^9/L，Plt 138×10^9/L，网织红细胞
0.025。最可能出现的特有临床表现是

A. 皮肤瘀斑

B. 匙状甲

C. 酱油色尿

D. 巩膜黄染

E. 肝、脾大

【例1305】女，42岁。1年前因胃出血行胃大部切除术，近1年半来头晕，乏力，面色逐渐苍白，平时月经量稍多。检查：Hb 76 g/L，RBC 3.1×10^{12}/L，WBC 5.3×10^9/L，网织红细胞 0.015。进行体格检查时，不可能出现的体征是

A. 皮肤干燥，毛发干燥易脱落

B. 行走不稳，深感觉减退

C. 口腔炎，舌乳头萎缩

D. 指甲变脆、变平或匙状甲

E. 心尖部收缩期吹风样杂音

【例1306】在下列缺铁性贫血的临床表现中，属于组织缺铁表现的是

A. 头晕

B. 眼花

C. 心悸

D. 异食癖

E. 气短

【例1307】缺铁性贫血患者最可能出现的体征是

A. 肝脾大

B. 淋巴结肿大

C. 舌乳头萎缩

D. 指甲变薄、变脆

E. 胸骨压痛

【例1308】缺铁性贫血患者因组织缺铁而发生的临床表现不包括

A. 口腔炎、舌炎

B. 匙状甲

C. 吞咽困难

D. 头晕、乏力

E. 皮肤干燥、皱缩

【例1309】缺铁性贫血不可见到的是

A. 总铁结合力增加

B. 血清铁降低

C. 血清铁蛋白降低

D. 转铁蛋白饱和度降低

E. 游离原卟啉减少

【例1310】小细胞低色素性贫血可见于

A. 缺铁性贫血

B. 巨幼细胞贫血

C. 骨髓增生异常综合征

D. 再障

E. 溶血性贫血

【例1311】下列疾病中，骨髓有核红细胞出现"核老浆幼"现象的是

A. 巨幼细胞贫血

B. 急性红血病

C. 缺铁性贫血

D. 骨髓增生异常综合征

E. 再生障碍性贫血

【例1312】女，36岁。乏力、头晕，Hb 64 g/L，检查提示红细胞体积减小，中间淡染区扩大，最可能出现的结果是

A. 细胞内血红蛋白减少

B. 血液内转铁蛋白增加

C. 骨髓内铁没有变化

D. 总铁结合力增加，铁蛋白减少

E. 总铁结合力增加，铁蛋白增加

【例1313】女，30岁。乏力、头晕伴经过多半年。检查：Hb 60 g/L，RBC 3.1×10^{12}/L，WBC 7.3×10^9/L，Plt 315×10^9/L，红细胞中心淡染区扩大。该患者最可能的检查结果是

A. 血清铁降低，总铁结合力降低，红细胞游离原卟啉降低

B. 血清铁降低，总铁结合力降低，红细胞游离原卟啉增高

C. 血清铁降低，总铁结合力增高，红细胞游离原卟啉增高

D. 血清铁增高，总铁结合力增高，红细胞游离原卟啉降低

E. 血清铁降低，总铁结合力增高，红细胞游离原卟啉降低

【例1314】缺铁性贫血实验室检查不符合的是

A. 红细胞内游离原卟啉下降

B. 细胞中央淡染区扩大

C. 总铁结合力升高

D. 血清蛋白低于正常

E. 红细胞内游离原卟啉升高

【例1315】女性，18岁。1年来逐渐面色苍白。检查：血红蛋白 50 g/L，白细胞 5.0×10^9/L，血清铁 4 μmol/L。最可能的诊断是

A. 缺铁性贫血

B. 巨幼细胞贫血

C. 恶性贫血

D. 再生障碍性贫血

E. 溶血性贫血

【例1316】女，20岁。头晕、乏力1年。实验室检查：Hb 70 g/L，RBC 3.0×10^{12}/L，WBC 4.1 $\times$

10^9/L,Plt $200×10^9$/L,血清铁蛋白 4 μg/L。最可能的诊断是

A. 地中海贫血

B. 巨幼细胞贫血

C. 缺铁性贫血

D. 骨髓增生异常综合征

E. 慢性病性贫血

【例1317】口服铁剂治疗有效的缺铁性贫血患者，下列检查指标最先上升的是

A. 网织红细胞

B. 血红蛋白

C. MCV

D. MCH

E. MCHC

【例1318】铁剂治疗营养性缺铁性贫血，血红蛋白达正常后继续用药的时间是

A.1 周

B.2 周

C.8 周

D. 12 周

E. 16 周

【例1319】缺铁性贫血的治疗中错误的是

A. 口服铁剂宜从小剂量开始,饭后服

B. 铁剂宜加服维生素 C

C. 铁剂不宜与浓茶同服

D. 口服铁剂后 2 周血红蛋白上升

E. 血红蛋白上升至正常后,停服铁剂

【例1320】女,25 岁。头晕、乏力 2 个月。既往体健,近 1 年来月经量明显增多。实验室检查:Hb 95 g/L、RBC $3.5×10^{12}$/L,红细胞大小不等,中心淡染区扩大,WBC $4.5×10^9$/L,Plt $310×10^9$/L,便隐血(一)。最根本的治疗措施是

A. 给予糖皮质激素

B. 给予铁剂

C. 治疗妇科疾病

D. 给予维生素 B_{12} 及叶酸

E. 给予雄激素

第3节　巨幼细胞贫血

【例1321】维生素 B_{12}缺乏与叶酸缺乏所导致的营养性巨幼细胞贫血其临床表现的主要区别是

A. 骨髓象改变

B. 神经系统症状

C. 肝脾大

D. 贫血症状

E. 血象改变

【例1322】女,25 岁。妊娠 35 周,头晕、乏力、心悸 2 个月。既往体健。血常规:Hb 80 g/L,MCV108 fL, MCH 35 pg, MCHC 33%, WBC $3.6×10^9$/L,Plt $95×10^9$/L。为明确诊断,首先应进行的检查是

A. 尿 Rous 试验

B. 粪隐血试验

C. 血清铁、铁蛋白测定

D. Coombs 试验

E. 血液叶酸、维生素 B_{12}测定

【例1323】母乳喂养小儿出现巨幼细胞贫血,需补充

A. 叶酸＋维生素 B_{12}

B. 铁

C. 维生素 D

D. 维生素 E

E. 维生素 C

第4节　再生障碍性贫血

【例1324】引起继发性再生障碍性贫血最常见的病因是

A. 药物及化学物质

B. 物理因素

C. 病毒感染

D. 细菌感染

E. 营养因素

【例1325】最易引起再生障碍性贫血的药物是

A. 氯霉素

B. 磺胺嘧啶

C. 环磷酰胺

D. 保泰松

E. 他巴唑(甲巯咪唑)

【例1326】下列有关再生障碍性贫血发病机制的检查结果,错误的是

A. 血清 IL-2 水平增高

B. 血清 TNF 水平增高

C. CD4$^+$T 细胞增高

D. CD8$^+$T 细胞增高

E. CD25$^+$T 细胞增高

【例1327】慢性再生障碍性贫血患者最常见的感染是

A. 败血症

B. 肠道感染

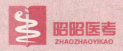

C. 尿路感染

D. 上呼吸道感染

E. 皮肤感染

【例1328】再障的诊断，下列哪一项不正确

A. 发热、出血、贫血

B. 一般无肝、脾和淋巴结肿大

C. 中性粒细胞碱性磷酸酶阳性率和积分减低

D. 骨髓呈灶性增生，但巨核细胞减少

E. 末梢血淋巴细胞比例增高

【例1329】鉴别再障和白细胞不增多性白血病最重要的检查是

A. 血小板计数

B. 周围血找幼稚白细胞

C. 周围血找红细胞

D. 骨髓细胞学检查

E. 网织红细胞计数

【例1330】下列实验室检查结果中，支持再生障碍性贫血的是

A. 外周血出现有核红细胞

B. 外周血淋巴细胞比例减低

C. 中性粒细胞碱性磷酸酶积分减低

D. 骨髓中巨核细胞减少

E. 骨髓中非造血细胞减少

【例1331】女性，20岁。因皮肤紫癜1个月，高热，口腔黏膜血疱，牙龈出血不止，入院2天。肝、脾、淋巴结不大，胸骨无压痛。化验：Hb 40 g/L，WBC 2.0×10^9/L，Plt 15×10^9/L，骨髓增生极度减低，全片未见巨核细胞。诊断首先考虑

A. 急性再生障碍性贫血

B. 慢性再生障碍性贫血

C. 急性白血病

D. 血小板减少性紫癜

E. 过敏性紫癜

【例1332】诊断再生障碍性贫血的最重要依据是

A. 抗贫血治疗无效

B. 骨髓造血细胞减少

C. 网织红细胞减少

D. 无肝、脾淋巴结肿大

E. 全血细胞减少

【例1333】支持重型再生障碍性贫血诊断的是

A. 网织红细胞绝对值18×10^9/L

B. 血小板计数10×10^9/L

C. 中性粒细胞计数1.0×10^9/L

D. 中性粒细胞碱性磷酸酶积分减低

E. 骨髓全片见巨核细胞8个

【例1334】下列不符合急性再生障碍性贫血诊断标准的是

A. 贫血进行性加重

B. 脾大

C. 网织红细胞绝对值<15×10^9/L

D. 中性粒细胞<0.5×10^9/L

E. 血小板<20×10^9/L

【例1335】在再生障碍性贫血的治疗中，下列属于促进造血的药物是

A. 抗淋巴细胞球蛋白

B. 环孢素A

C. 环磷酰胺

D. 甲泼尼龙

E. 司坦唑醇（康力龙）

（例1336～1337共用选项）

A. 缺铁性贫血

B. 再生障碍性贫血

C. 溶血性贫血

D. 巨幼细胞贫血

E. 甲状腺功能减低所致贫血

【例1336】可采用雄激素治疗的贫血

【例1337】可采用维生素治疗的贫血

【例1338】下列治疗再生障碍性贫血的药物中，属于免疫抑制剂的是

A. 司坦唑醇

B. 达那唑

C. 丙酸睾酮

D. 环孢素A

E. 安雄

【例1339】男性，24岁。近3个月来感乏力，面色苍白，近1周来反复鼻出血。查体：贫血面容，肝、脾未及。血红蛋白70 g/L，白细胞3.5×10^9/L，血小板2.5×10^9/L，骨髓细胞增生低下，巨核细胞明显减少。首选治疗

A. 肾上腺糖皮质激素

B. DA方案

C. 长春新碱

D. 铁剂

E. 雄激素

【例1340】治疗慢性再生障碍性贫血的首选药物是

A. 肾上腺糖皮质激素

B. 雄激素

C. 碳酸锂

D. 硝酸士的宁

E. 抗胸腺细胞球蛋白

【例1341】抗胸腺细胞球蛋白（ATG）治疗重型再生障碍性贫血的机制是

A. 抑制T细胞，使造血功能恢复

B. 提高体内 EPO 水平

C. 刺激造血干细胞增殖

D. 稳定血管内皮细胞,减少出血

E. 改善骨髓微环境

第5节　溶血性贫血

【例1342】属于红细胞周围环境异常所致的溶血性贫血是

A. 遗传性球形细胞增多症

B. PNH

C. 自身免疫性溶血性贫血

D. 海洋性贫血

E. 血红蛋白病

【例1343】下列可出现原位溶血的疾病是

A. 遗传性球形细胞增多症

B. G6PD 缺乏症

C. 骨髓增生异常综合征

D. 异常血红蛋白病

E. 阵发性睡眠性血红蛋白尿

(例1344～1346 共用题干)

女性,9 岁。发现贫血、黄疸 3 年。脾肋下 3 cm,质中。血红蛋白 65 g/L,网织红细胞 0.04,白细胞和血小板数均正常。红细胞渗透脆性试验:0.6% 盐水溶液开始溶血。其母也有轻度黄疸。

【例1344】下列哪种贫血最有可能

A. 缺铁性贫血

B. 海洋性贫血

C. 遗传性球形细胞增多症

D. 遗传性铁粒幼细胞性贫血

E. 巨幼细胞贫血

【例1345】要明确诊断,最有价值的实验室检查是

A. 周围血涂片

B. 骨髓象

C. 血清铁总铁结合力

D. 血红蛋白电泳

E. 肝功能试验

【例1346】考虑治疗措施时应首选

A. 输血

B. 肾上腺皮质激素

C. 脾切除

D. 叶酸

E. 维生素 B_{12}

【例1347】女,25 岁。3 个月来全身乏力伴四肢关节痛、脱发 1 cm。化验:Hb 70 g/L,N 0.72,L 0.25,M 0.03,Plt 135×10⁹/L。网织红细胞 0.10,尿蛋白(++),血肌酐 93 μmol/L,酸溶血试验(一),骨髓检查示增生明显活跃,粒红比例倒置。最可能的诊断是

A. 自身免疫性溶血性贫血

B. 骨髓增生异常综合征

C. 脾功能亢进

D. 肾性贫血

E. 阵发性睡眠性血红蛋白尿

【例1348】血管外溶血时,红细胞破坏的最主要场所是

A. 心脏

B. 脾

C. 肝

D. 肾

E. 骨髓

【例1349】贫血伴黄疸最可能的诊断是

A. 溶血性贫血

B. 急性失血性贫血

C. 缺铁性贫血

D. 再生障碍性贫血

E. 营养不良性贫血

【例1350】男,22 岁。发现贫血、黄疸、脾大半个月。血红蛋白 70 g/L,白细胞 5.5×10⁹/L,抗人球蛋白试验(十)。最可能的诊断是

A. 巨幼细胞贫血

B. 自身免疫性溶血性贫血

C. 珠蛋白生成障碍性贫血

D. 阵发性睡眠性血红蛋白尿

E. 缺铁性贫血

【例1351】可引起红细胞渗透脆性增高的溶血性贫血是

A. 海洋性贫血

B. 巨幼细胞贫血

C. 镰型细胞贫血

D. 阵发性睡眠性血红蛋白尿

E. 遗传性球形细胞增多症

【例1352】下列可直接提示红细胞破坏增多的检查结果是外周血

A. 网织红细胞增多

B. 见到晚幼红细胞

C. 见到晚幼粒细胞

D. 见到破碎红细胞

E. 靶形红细胞增多

【例1353】女性,29 岁。面色苍白、乏力 4 个月。既往体健,月经正常。化验示 Hb 80 g/L,网织红细胞 0.1,WBC 5.8×10⁹/L,Plt 170×10⁹/L,

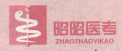

临床拟诊为自身免疫性溶血性贫血。下列检查中支持诊断的是

A. Coombs 试验阳性

B. Ham 试验阳性

C. 蔗糖溶血试验阳性

D. 高铁血红蛋白还原试验阳性

E. 尿含铁血黄素试验阳性

【例1354】某男性患者,13 岁。食蚕豆后突感畏寒,发热,皮肤发黄。血红蛋白 70 g/L,网织红细胞 0.15,尿胆原阳性,胆红素阴性。对明确诊断最重要的检查是

A. 血总胆红素测定

B. 酸化血清溶血试验

C. 抗人球蛋白试验

D. 骨髓检查

E. 高铁血红蛋白还原试验

【例1355】溶血性贫血时,能提示骨髓代偿性增生的实验室检查是

A. 周围血出现晚幼红细胞

B. 周围血出现破碎红细胞

C. 血清胆红素增高

D. 血清结合珠蛋白降低

E. 尿含铁血黄素试验阳性

【例1356】患者检查示血红蛋白 50 g/L,血小板 100×10^9/L,Coombs 试验阳性,最可能的诊断是

A. 阵发性睡眠性血红蛋白尿

B. 缺铁性贫血

C. 再生障碍性贫血

D. 巨幼细胞贫血

E. 自身免疫性溶血性贫血

【例1357】诊断温抗体型溶血性贫血最重要的实验室检查是

A. Ham 试验

B. Coombs 试验

C. 红细胞渗透脆性试验

D. 免疫球蛋白测定

E. 血红蛋白电泳

（例1358～1361 共用题干）

患者,女,35 岁。黄疸、贫血伴关节酸痛 3 个月,体检:巩膜黄染,脾肋下 2 cm,血红蛋白 58 g/L,白细胞 5×10^9/L,网织红细胞 0.25,外周血涂片成熟红细胞形态正常,尿隐血试验阴性。

【例1358】最可能的诊断是

A. 急性白血病

B. 急性黄疸型肝炎

C. 肝痛骨髓转移

D. 溶血性贫血

E. 风湿性关节炎

【例1359】为明确诊断应做哪项检查

A. 肝功能测定

B. Coombs 试验

C. CT

D. 免疫球蛋白测定

E. 骨髓检查

【例1360】首选何种治疗

A. 脾切除

B. 长春新碱

C. 糖皮质激素

D. 环磷酰胺

E. 大剂量丙种球蛋白

【例1361】经治疗缓解后,又出现上述症状,应同时采取哪种措施

A. 大剂量丙种球蛋白

B. 脾切除

C. α-干扰素

D. 6-TG

E. ATG

【例1362】进行脾切除最有价值的是

A. 海洋性贫血

B. 缺铁性贫血

C. 遗传性球形细胞增多症

D. 再生障碍性贫血

E. 白血病

【例1363】女,47 岁。间断尿色异常 3 年。查体:贫血貌,肝、脾不大,红细胞 2.5×10^{12}/L,血红蛋白 65 g/L,白细胞 4×10^9/L,血小板 100×10^9/L,网织红细胞计数 0.12,Ham 试验、Rous 试验阳性。最可能的诊断是

A. 自身免疫性溶血性贫血

B. 遗传性球形细胞增多症

C. 地中海贫血

D. G-6-PD 缺乏症

E. PNH

【例1364】诊断阵发性睡眠性血红蛋白尿最有意义的血细胞膜免疫标志是

A. CD19、CD20

B. CD3、CD4

C. CD33、CD34

D. CD3、CD8

E. CD55、CD59

【例1365】阵发性睡眠性血红蛋白尿的特异性诊断依据为

A. 红细胞寿命缩短

B. Coombs 试验(+)

C. 尿含铁血黄素试验(+)

D. Ham 试验(+)

E. 网织红细胞增高

第 2 章　白血病

第 1 节　急性白血病

【例 1366】下列各种类型急性白血病中,哪一类最常发生于中枢神经系统

A. 急性粒细胞白血病

B. 急性单核细胞白血病

C. 急性淋巴细胞白血病

D. 急性粒单核细胞白血病

E. 红白血病

【例 1367】常可导致牙龈肿胀、口腔溃疡的是

A. 急性粒细胞白血病

B. 急性早幼粒细胞白血病

C. 急性单核细胞白血病

D. 红白血病

E. 急性淋巴细胞白血病

【例 1368】男,36 岁。高热伴皮肤瘀斑 4 周,查体:T 39.5 ℃,胸部和下肢可见瘀斑,浅表淋巴结不大,巩膜黄染,胸骨压痛,右下肺可及少许啰音,心率 100 次/分,律齐,腹软,肝、脾未及。检查:Hb 79 g/L,WBC $2.9×10^9$/L,Plt $30×10^9$/L,骨穿示增生极度活跃,易见 Auer 小体,有的呈柴捆状,POX 染色阳性或强阳性。最可能的诊断是

A. 急性淋巴细胞白血病

B. 急性单核细胞白血病

C. 急性粒单核细胞白血病

D. 急性早幼粒细胞白血病

E. 急性巨核细胞白血病

【例 1369】急性白血病引起贫血最重要的原因是

A. 出血

B. 红系增殖受白血病细胞干扰

C. 无效红细胞形成

D. 造血原料缺乏

E. 红细胞寿命缩短

【例 1370】下列哪项符合急性淋巴细胞白血病的特征

A. 为儿童最多见的急性白血病

B. 中枢神经系统白血病少见

C. 化疗效果差

D. 易发生 DIC,出血严重

E. 与 EB 病毒感染有关

(例 1371～1373 共用选项)

A. 急性粒细胞白血病

B. 急性早幼粒细胞白血病

C. 急性单核细胞白血病

D. 红白血病

E. 急性淋巴细胞白血病

【例 1371】易导致肝、脾和淋巴结明显肿大的是

【例 1372】可导致弥散性血管内凝血(DIC)的是

【例 1373】常可导致牙龈肿胀、口腔溃疡的是

(例 1374～1376 共用题干)

男,36 岁。5 天前发热、咽喉疼痛,使用抗生素治疗无效,颈部浅表淋巴结肿大,咽部充血。扁桃体Ⅱ度肿大,下肢少许瘀斑。白细胞 $16.6×10^9$/L,原始细胞 0.60,血红蛋白 80 g/L,血小板 $34×10^9$/L。

【例 1374】最可能的诊断是

A. 特发性血小板减少性紫癜

B. 缺铁性贫血

C. 再生障碍性贫血

D. 溶血性贫血

E. 急性白血病

【例 1375】体检中应特别注意的体征是

A. 睑结膜苍白

B. 胸骨压痛

C. 浅表淋巴结肿大

D. 皮肤出血点

E. 心脏杂音

【例 1376】为明确诊断应做的检查是

A. 血小板抗体

B. 血清铁蛋白

C. 骨髓扫描

D. 淋巴结活检

E. 骨髓涂片细胞学检查

【例 1377】急性白血病诊断的主要依据是

A. 发热、贫血、出血

B. 白细胞计数>$50×10^9$/L

C. 骨髓增生极度活跃

D. 胸骨压痛(+)

E. 骨髓中原始细胞明显增高

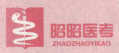

【例 1378】男性,25 岁。半个月来出现原因不明的牙龈出血,下肢皮肤发现出血点和瘀斑,既往体健。化验 Hb 122 g/L,WBC 5.4×10⁹/L,N64％,L 32％,M 4％,血小板 23×10⁹/L。为明确诊断,首选的检查是

A. 凝血功能

B. 骨髓检查

C. 骨髓活检

D. 血小板功能

E. 束臂试验

【例 1379】急性白血病诊断必须具备

A. 骨髓增生极度活跃

B. 白细胞计数显著增高

C. 骨髓中原始及幼稚细胞比例明显增高

D. 胸骨压痛伴肝、脾增大

E. 发热、贫血及出血

【例 1380】急性白血病诊断的主要依据是

A. 发热、多汗

B. 贫血、出血

C. 肝、脾肿大

D. 胸骨下段压痛

E. 骨髓细胞学检查

【例 1381】下列哪项组合不正确

A. 急粒白血病——可见 Auer 小体

B. M3 白血病——t(15;17)

C. 急淋白血病——过氧化物酶阳性

D. 慢粒白血病——NAP 下降

E. 慢淋白血病——以成熟小淋巴细胞为主

【例 1382】男,26 岁。发热、乏力伴皮肤出血点 2 周。查体:贫血貌,牙龈肿胀,肝、脾轻度肿大。化验:Hb 75 g/L,WBC 2.8×10⁹/L,Plt57×10⁹/L,骨髓增生极度活跃,原始细胞 84％,过氧化物酶染色弱阳性,非特异性酯酶染色阳性,阳性反应可被氟化钠抑制。该患者最可能的诊断是

A. 急性淋巴细胞白血病

B. 急性巨核细胞白血病

C. 急性单核细胞白血病

D. 急性粒细胞白血病

E. 红白血病

【例 1383】女性,25 岁。发热伴牙龈出血 3 周。查体:贫血貌,脾肋下 3 cm,胸骨压痛(＋),血红蛋白 70 g/L,白细胞 14.0×10⁹/L,血小板 35×10⁹/L,骨髓增生明显活跃,原始细胞 62％。为进一步诊断,首选哪项检查

A. 染色体核型分析

B. 细胞化学染色

C. 血清铁测定

D. 血细菌培养

E. 抗血小板抗体检测

【例 1384】男,42 岁。3 周来乏力、发热伴牙龈肿胀、出血。化验 Hb 75 g/L,WBC 4.0×10⁹/L,分类见原幼细胞 42％,Plt 29×10⁹/L。骨髓检查原始细胞 60％,POX 染色部分呈弱阳性,非特异性酯酶染色阳性,NaF 可抑制。该例急性白血病最可能的 FAB 分型是

A. M₁型

B. M₂型

C. M₃型

D. M₄型

E. M₅型

【例 1385】男性,56 岁。发热伴鼻出血 3 周。检查:牙龈肿胀,肝、脾轻度肿大,血红蛋白 60 g/L,白细胞 8.0×10⁹/L,血小板 15×10⁹/L,骨髓象原始细胞 70％,过氧化物酶染色阳性,非特异性酯酶阳性,阳性反应可被氟化钠抑制。应诊断为

A. 急性粒细胞白血病

B. 急性早幼粒细胞白血病

C. 急性淋巴细胞白血病

D. 急性红白血病

E. 急性单核细胞白血病

(例 1386～1388 共用选项)

A. 过氧化物酶强阳性

B. 中性粒细胞碱性磷酸酶偏低

C. 细胞内铁染色强阳性

D. 非特异酯酶染色阳性,可被氟化钠抑制

E. 糖原染色阳性,呈块状或颗粒状

【例 1386】急性早幼粒细胞白血病

【例 1387】急性单核细胞白血病

【例 1388】急性淋巴细胞白血病

【例 1389】男性,45 岁。因头晕、乏力,伴皮肤出血点 1 周入院,既往体健。查体见牙龈增生、肿胀,血常规示 Hb 86 g/L,WBC 3.0×10⁹/L,血小板 24×10⁹/L。骨髓中原始细胞占 45％,POX 染色弱阳性,非特异性酯酶(NSE)染色阳性,NaF 可抑制。诊断为急性白血病,最可能的类型是

A. 淋巴细胞性

B. 粒细胞性

C. 单核细胞性

D. 粒-单核细胞性

E. 巨核细胞性

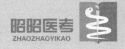

【例1390】男性,17岁。发热、皮肤紫癜、齿龈肿胀1个月,皮肤散在紫癜,淋巴结、肝、脾肿大,白细胞 42.0×10⁹/L,分类可见原始细胞,非特异性酯酶染色强阳性,能被 NaF 抑制,过氧化物酶染色弱阳性。最可能的诊断是
A. 急性单核细胞白血病
B. 急性粒细胞白血病
C. 急性淋巴细胞白血病
D. 类白血病反应
E. 淋巴瘤

【例1391】男,36岁。发热、皮肤瘀斑4天。查体:贫血面容,胸骨压痛明显,肝肋下 5 cm,脾肋下 4 cm,血红蛋白 80 g/L,白细胞 60×10⁹/L,血小板 30×10⁹/L。骨髓检查:原始细胞 0.70,过氧化物酶阴性,糖原染色(PAS)阳性,呈粗颗粒状,非特异性酯酶阴性,血清溶菌酶正常。本例的诊断是
A. 急性单核细胞白血病
B. 急性淋巴细胞白血病
C. 红白血病
D. 急性粒细胞白血病未分化型
E. 急性早幼粒细胞白血病

【例1392】染色体检查结果为 t(15;17)的白血病类型是
A. AML - M₃
B. AML - M₂
C. CML
D. AML - M₅
E. ALL

【例1393】男性,25岁。急非淋 M₂ 型经 DA 方案治疗后部分缓解。近日自觉左下肢疼痛,腰 4～5 椎旁压痛(+),直腿抬高试验(+)。应如何治疗
A. 腰穿脑脊液检查,鞘内注射 MTX
B. 骨科治疗
C. 大剂量治疗
D. 放疗
E. 细胞因子,如 IL - 2 或 IFN - α

(例1394～1395 共用选项)
A. DA 方案
B. ABVD 方案
C. MOPP 方案
D. MP 方案
E. VDLP 方案

【例1394】急性淋巴细胞白血病首选的治疗方案是

【例1395】急性粒细胞白血病(M2 型),首选的治疗方案是

(例1396～1398 共用题干)
男性,36 岁。7 天来鼻及牙龈出血,皮肤瘀斑,血红蛋白 65 g/L,白细胞 9.0×10⁹/L,血小板 25×10⁹/L。骨髓增生活跃,幼稚细胞占 80%,胞浆内有大小不等颗粒及成堆棒状小体,过氧化物酶染色强阳性。

【例1396】诊断考虑
A. M₁
B. M₂
C. M₃
D. 慢性粒细胞白血病急变
E. 急性单核细胞白血病

【例1397】患者临床容易出现
A. 巨脾
B. DIC
C. 严重感染
D. 中枢神经系统受侵犯
E. 齿龈肿胀

【例1398】治疗首选
A. DA 方案
B. 全反式维 A 酸
C. 羟基脲
D. VP 方案
E. 骨髓移植

【例1399】男性,25岁。头晕、乏力1周,发热伴牙龈出血2天。既往体健。查体:T 38.2 ℃,四肢及躯干皮肤可见出血点,胸骨压痛(+),心肺未见异常,腹平软,肝、脾肋下未及。实验室检查:Hb 78 g/L,WBC 2.0×10⁹/L,Plt 20×10⁹/L,骨髓细胞学检查原始细胞占 0.85,髓过氧化物酶染色(一),非特异性酶染色(一)。该患者应选择的化疗方案是
A. VAD 方案
B. VDLP 方案
C. ABVD 方案
D. DA 方案
E. CHOP 方案

【例1400】环磷酰胺的副作用不包括
A. 骨髓抑制
B. 肾功能损伤
C. 出血性膀胱炎
D. 移行上皮癌
E. 性腺抑制

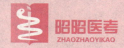
第 2 节 慢性粒细胞白血病

【例 1401】脾大最显著的疾病是
A. 急性粒细胞白血病
B. 急性淋巴细胞白血病
C. 急性单核细胞白血病
D. 慢性粒细胞白血病
E. 慢性淋巴细胞白血病

【例 1402】男性，35 岁。因左上腹肿块进行性肿大就诊。体检：肝肋下 3 cm，脾肋下 2 cm，血红蛋白 130 g/L，白细胞 120×10⁹/L，血小板 200×10⁹/L。本例最可能的诊断为
A. 肝硬化脾功能亢进
B. 急性粒细胞白血病
C. 慢性粒细胞白血病
D. 类白血病反应
E. 骨髓纤维化

【例 1403】下列临床表现中，最不常见于慢性粒细胞白血病的是
A. 乏力、低热
B. 体重减轻
C. 胸骨中下段压痛
D. 淋巴结肿大
E. 巨脾

【例 1404】中性粒细胞碱性磷酸酶活性明显增高见于
A. 慢性粒细胞白血病
B. 类白血病反应
C. 急性粒细胞白血病
D. 急性淋巴细胞白血病
E. 淋巴瘤

【例 1405】不支持慢性粒细胞白血病加速期的是
A. 外周血中原始粒细胞≥5%
B. 骨髓中原始粒细胞≥10%
C. 外周血嗜碱性粒细胞>20%
D. 不明原因的血小板进行性减少
E. 不明原因的血小板进行性增加

【例 1406】下列检查结果支持 CML 急变期的是
A. 血中原粒细胞>5%
B. 血中原粒细胞＋早幼粒细胞>20%
C. 骨髓中原粒细胞>20%
D. 骨髓中原粒细胞＋早幼粒细胞>40%
E. 骨髓活检显示胶原纤维显著增生

【例 1407】不支持慢性粒细胞白血病加速期的血常规检查结果是
A. 外周血嗜碱性粒细胞>20%
B. 血小板进行性减少

C. 血小板增高
D. 血红蛋白逐渐下降
E. 外周血原始粒细胞<10%

【例 1408】女，63 岁。乏力、消瘦伴上腹胀半年。查体：T 36.8 ℃，肝右肋下 2 cm，脾平脐。实验室检查：Hb 30 g/L，WBC 169×10⁹/L，Plt423×10⁹/L，白细胞分类：原粒细胞 2%，早幼粒细胞 3%，中幼粒细胞 10%，晚幼粒细胞 12%，中性分叶核粒细胞 16%，淋巴细胞 22%，嗜酸性粒细胞 0.12%，嗜碱性粒细胞 10%，单核细胞 5%。此患者最可能的诊断是
A. 慢性粒细胞白血病
B. 原发性血小板增多症
C. 慢性淋巴细胞白血病
D. 骨髓纤维化
E. 类白血病反应

【例 1409】下列不支持 CML 的外周血检查结果是
A. 中性粒细胞碱性磷酸酶染色强阳性
B. 嗜酸性粒细胞绝对数增高
C. 中性粒细胞绝对数明显增高
D. 嗜碱性粒细胞绝对数增高
E. 单核细胞的百分数降低

（例 1410～1412 共用题干）
女，65 岁。常规体检发现脾左肋下 5 cm，Hb135 g/L，WBC 117×10⁹/L，分类：中幼粒细胞 5%，晚幼粒细胞 12%，杆状核粒细胞 22%，分叶中性粒细胞 34%，嗜酸性粒细胞 8%，嗜碱性粒细胞 5%，淋巴细胞 14%，Plt 560×10⁹/L，NAP（一）。

【例 1410】为确定诊断，首选的检查是
A. 腹部 CT
B. 腹部 B 超
C. 肝功能
D. 血免疫球蛋白
E. 骨髓检查

【例 1411】进一步应采取的检查是
A. 骨髓干细胞培养
B. 染色体核型
C. 食管造影
D. 同位素扫描
E. 骨髓活检

【例 1412】最有效的治疗是
A. 羟基脲
B. 脾切除

C. 阿糖胞苷

D. 糖皮质激素

E. 伊马替尼

（例 1413～1415 共用题干）

男，25 岁。乏力、消瘦、腹胀 2 个月。查体：心肺未见异常，肝肋下 1 cm，脾肋下 8 cm。化验：Hb 138 g/L，WBC 96×10⁹/L，Plt 385×10⁹/L。分子生物学检查可见 bcr/abl 融合基因。

【例 1413】该患者的诊断是

A. 急性粒细胞白血病

B. 慢性淋巴细胞白血病

C. 慢性粒细胞白血病

D. 肝硬化，门静脉高压症

E. 急性淋巴细胞白血病

【例 1414】该患者应出现的染色体异常是

A. t(9;22)

B. t(8;21)

C. t(9;11)

D. inv(16)

E. t(15;17)

【例 1415】该患者最有效的治疗是

A. 口服伊马替尼

B. DA 方案化疗

C. 口服苯丁酸氮芥

D. 脾切除

E. VLDP 方案化疗

第 3 章　骨髓增生异常综合征（助理医师不要求）

【例 1416】骨髓增生异常综合征患者的骨髓原始细胞中有 Auer 小体，见于

A. RA 型

B. RAS 型

C. CMML 型

D. RAEB 型

E. RAEB－T 型

【例 1417】女，72 岁。7 个月来乏力、面色苍白，既往体健。化验 Hb 69 g/L，WBC 4.5×10⁹/L，分类 N 75%，L 22%，M 3%，Plt 63×10⁹/L，骨髓增生明显活跃，原始细胞 15%，可见 Auer 小体，全片见巨核细胞 42 个，易见小巨核细胞，骨髓细胞外铁（＋＋），环形铁粒幼细胞 10%。临床考虑 MDS，根据 FAB 分型最可能的类型是

A. RA 型

B. RAS 型

C. RAEB 型

D. RAEB－T 型

E. CMML 型

【例 1418】男性，56 岁。3 年来面色苍白、乏力，3 个月来出现牙龈出血。化验 Hb 74 g/L，WBC

3.1×10⁹/L，Plt 32×10⁹/L，骨髓检查增生明显活跃，原始细胞 4%，可见到 Auer 小体，铁染色示细胞外铁（＋＋＋），环形铁粒幼细胞占 17%，诊断骨髓增生异常综合征，根据 FAB 分型最可能的类型是

A. RA 型

B. RAS 型

C. RAEB 型

D. RAEB－T 型

E. CMML 型

【例 1419】男，56 岁，面色逐渐苍白，乏力伴牙龈出血半年，检查 Hb 68 g/L，WBC 3.8×10⁹/L，Plt 35×10⁹/L，经骨髓穿刺细胞学检查诊断为骨髓增生异常综合征。为进行 FAB 分行，最重要的检查是

A. 网织红细胞

B. 骨髓铁染色

C. 染色体检查

D. 骨髓活检

E. 血清铁检查

第 4 章　淋巴瘤（助理医师不要求）

【例 1420】对霍奇金淋巴瘤最具诊断意义的细胞是

A. R－S 细胞

B. 霍奇金细胞

C. 陷窝细胞

D. 多形性瘤细胞

E. 嗜酸性细胞

【例 1421】霍奇金淋巴瘤最典型的临床表现是

A. 发热

B. 面色苍白

C. 无痛性淋巴结肿大

D. 肝、脾肿大

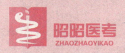

E. 体重减轻

【例1422】霍奇金病特征性的热型是
A. 间歇热
B. 稽留热
C. 弛张热
D. 周期性发热
E. 不规则热

【例1423】男，40岁。无痛性双侧颈部淋巴结进行性肿大伴发热半个月，发病以来体温最高37.5 ℃，无盗汗，体重无明显变化。查体：双侧颈部各触及一个2 cm×2 cm大小淋巴结，左腋窝一个2 cm×2 cm大小淋巴结，活动，无压痛。腹软，肝、脾肋下未触及。血常规：Hb 126 g/L，WBC 5.3×10⁹/L，Plt 155×10⁹/L。胸部CT未见淋巴及肿大。右颈部淋巴结活检为弥漫性大B细胞淋巴瘤。本例最可能的分期是
A. ⅢA
B. ⅠB
C. ⅡA
D. ⅠA
E. ⅡB

【例1424】男，59岁。反复发热半个月。查体：T38.5 ℃，双侧颈部和腹股沟淋巴结肿大。最大者2 cm×2 cm，无压痛，肝、脾不大。CT显示：右侧胸腔中等量积液，穿刺胸水见大量淋巴瘤细胞。根据目前信息，该患者分型为
A. ⅠB
B. ⅢB
C. ⅣA
D. ⅣB
E. ⅢA

【例1425】男，36岁。双侧颈部淋巴结肿大伴发热1周。查体：T 38.4 ℃，颈部和右侧腹股沟区可触及数枚肿大淋巴结，最大3 cm×2 cm，均活动、无压痛，心肺未见异常，腹平软，肝肋下未触及，脾肋下2 cm。实验室检查：Hb 128 g/L，WBC 6.0×10⁹/L，Plt 120×10⁹/L，左侧颈部淋巴结活检诊断为霍奇金淋巴瘤。根据Ann Arbor临床分期标准，该患者的临床分期是
A. ⅡEB
B. ⅢSB
C. ⅢA
D. ⅡB
E. ⅢEB

【例1426】目前HL的首选化疗方法是
A. CHOP方案
B. COP方案

C. HA方案
D. ABVD方案
E. DVLP方案

（例1427～1430 共用题干）
　男性，35岁，高热，皮肤瘙痒半月，右颈及锁骨淋巴结肿大，无压痛，互相粘连，血红蛋白90 g/L，白细胞10×10⁹/L，中性粒细胞66％，淋巴细胞24％，骨髓涂片找到R-S细胞。

【例1427】最可能的诊断是
A. 结核性淋巴结炎
B. 慢性淋巴细胞白血病
C. 癌转移
D. 淋巴瘤
E. 风湿性疾病

【例1428】如需明确诊断首先应做的检查是
A. 肝、脾B超
B. 腹部或全身CT
C. 淋巴结活检
D. MRI
E. 中性粒细胞碱性磷酸酶测定

【例1429】首选治疗方案是
A. 干扰素
B. 手术方案
C. 放射治疗
D. 肿瘤坏死因子
E. 放疗＋化疗

【例1430】常用的化疗方案是
A. MOPP
B. VDP
C. 羟基脲
D. 苯丁酸氮芥
E. HA/DA

（例1431～1432 共用选项）
A. M₂方案
B. ESHAP方案
C. ABVD方案
D. CHOP方案
E. VLDP方案

【例1431】治疗结节硬化型霍奇金淋巴瘤首选的方案是

【例1432】治疗弥漫性大B细胞淋巴瘤首选的方案是

（例1433～1434 共用选项）
A. ABVD方案
B. CHOP方案
C. MOPP方案
D. VDP方案

E. DA 方案

【例 1433】霍奇金淋巴瘤化疗首选的方案是

【例 1434】非霍奇金淋巴瘤化疗首选的方案是

第 5 章 多发性骨髓瘤(助理医师不要求)

【例 1435】男,68 岁。发现大量蛋白尿 2 周。入院后查尿本-周蛋白阳性。为明确诊断,意义最大的检查是
A. 肾活检
B. 骨髓穿刺
C. 核素骨扫描
D. 全身 X 线骨摄片
E. 血清蛋白电泳

【例 1436】男,50 岁。头晕、乏力伴腰痛 3 个月。血常规:Hb 72 g/L,WBC 6.4×10⁹/L,

Plt125×10⁹/L,ESR 106 mm/h,血清蛋白电泳见 M 蛋白带。尿蛋白(+)。骨髓细胞学检查:幼稚浆细胞占 0.42,腰椎 X 线检查见第 2、3 椎体压缩性骨折。最可能的诊断是
A. 反应性浆细胞增多症
B. 多发性骨髓瘤
C. 骨转移癌
D. 慢性肾小球肾炎
E. 霍奇金淋巴瘤

第 6 章 出血性疾病

(例 1437～1438 共用选项)
A. 血 vWF 测定
B. PF₃ 有效性测定
C. 血栓素 B₂ 测定
D. 血 PC 测定
E. 血 D-二聚体测定

【例 1437】属于抗凝异常的实验室检查是

【例 1438】属于纤溶异常的实验室检查是

(例 1439～1440 共用选项)
A. 肾上腺素试验
B. 凝血活酶生成及纠正试验
C. D-二聚体测定
D. 毛细血管脆性试验
E. 血小板聚集试验

【例 1439】确诊血友病的检查是

【例 1440】确定是否存在纤溶亢进的检查是

【例 1441】凝血酶原时间(PT)正常见于
A. 维生素 K 缺乏
B. 慢性肝病肝功能失代偿
C. 血友病
D. 口服双香豆素
E. 先天性 V 因子缺乏

【例 1442】下列凝血因子中,不属于维生素 K 依赖性的是
A. Ⅶ
B. Ⅹ
C. Ⅷ
D. Ⅸ

E. Ⅱ

(例 1443～1444 共用选项)
A. 缺少凝血因子Ⅲ和Ⅹ
B. 缺少凝血因子Ⅲ和Ⅴ
C. 缺少凝血因子Ⅱ和Ⅹ
D. 缺少凝血因子Ⅷ和Ⅸ
E. 缺少凝血因子Ⅳ和Ⅶ

【例 1443】血友病患者可能出现的凝血因子异常是

【例 1444】肠切除术后肠瘘长期禁食患者可能出现的凝血因子异常是

【例 1445】Henoch 型过敏性紫癜的临床表现中,除皮肤紫癜外,还有
A. 关节肿痛
B. 便血
C. 尿血
D. 视网膜出血
E. 虹膜炎

【例 1446】下列不符合腹型过敏性紫癜临床表现的是
A. 皮肤紫癜
B. 恶心、呕吐
C. 便秘
D. 腹泻
E. 便血

【例 1447】男性,19 岁。2 日来出现皮肤紫癜,以下肢为主,两侧对称,颜色鲜红,高出皮肤表面,伴有关节及腹痛。应诊断为

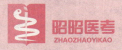

A. 血小板减少性紫癜

B. 过敏性紫癜

C. 急性白血病

D. 急性关节炎

E. 急腹症

【例1448】女，40岁。皮肤出血点及瘀斑，牙龈出血1周。查体：肝、脾不大。血常规：Hb 110 g/L，WBC 4×10^9/L，Plt 10×10^9/L。骨髓细胞学检查：巨核细胞95个/（2 cm×2 cm），产板型巨细胞1个，最可能的诊断是

A. 巨幼细胞贫血

B. 急性白血病

C. 特发性血小板减少性紫癜

D. 再生障碍性贫血

E. 骨髓增生异常综合征

【例1449】女，28岁。反复牙龈出血和月经增多半年。查体：轻度贫血貌，巩膜无黄染，肝、脾肋下未触及。实验室检查：Hb 82 g/L，RBC 4.0×10^{12}/L，WBC 5.6×10^9/L，Plt 13×10^9/L，骨髓增生明显活跃，红系占36％，巨核细胞明显增多，产板型巨核细胞少，骨髓内、外铁均减少。该患者最可能的诊断是

A. 溶血性贫血

B. 慢性ITP合并缺铁性贫血

C. 慢性再生障碍性贫血

D. 急性白血病

E. 骨髓增生异常综合征

【例1450】女，25岁。间断牙龈出血、皮肤瘀斑2个月，反复发生口腔溃疡。查体：双下肢和腹部散在瘀斑，浅表淋巴结无肿大，巩膜无黄染，腹软，肝肋下未触及，脾肋下刚可触及。化验：Hb 121 g/L，WBC 4.5×10^9/L，Plt 25×10^9/L。为除外继发免疫性血小板减少性紫癜，最重要的检查是

A. 血小板功能

B. 血小板抗体

C. 抗核抗体谱

D. 腹部B超

E. 胸部X线片

【例1451】下列支持ITP诊断的是

A. 肝、脾肿大

B. 骨髓中产板型巨核细胞增多

C. PAIg阴性

D. PAC_3阴性

E. 脾切除治疗有效

【例1452】女性，26岁。10天来全身皮肤出血点伴牙龈出血就诊。化验 Plt 35×10^9/L，临床诊断为慢性特发性血小板减少性紫癜。下列体征支持ITP诊断的是

A. 皮肤有略高出皮面的紫癜

B. 面部蝶形红斑

C. 口腔溃疡

D. 下肢肌肉血肿

E. 脾不大

【例1453】在ITP的免疫抑制治疗中，最常用的免疫抑制剂是

A. 阿糖胞苷

B. 长春新碱

C. 柔红霉素

D. 左旋门冬酰胺酶

E. 足叶乙甙

【例1454】关于糖皮质激素治疗慢性特发性血小板减少性紫癜，下列说法中错误的是

A. 一般为首选治疗

B. 一般选用泼尼松

C. 近期有效率约为80％左右

D. 复发时再应用常无效

E. 治疗缓解后一般小剂量维持3～6个月

【例1455】易发生DIC的急性白血病类型是

A. 急性淋巴细胞白血病

B. 急性淋巴细胞白血病部分分化型

C. 急性早幼粒细胞白血病

D. 急性单核细胞白血病

E. 红白血病

【例1456】能同时启动内源性和外源性凝血途径导致DIC的是

A. 羊水栓塞

B. 急性早幼粒细胞白血病

C. 广泛创伤

D. 大型手术

E. 严重感染

第7章 白细胞减少及粒细胞缺乏症

【例1457】下列由于免疫因素引起中性粒细胞减少的是

A. Felty综合征

B. 周期性中性粒细胞减少症

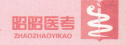

C. 假性粒细胞减少

D. 脾功能亢进所致中性粒细胞减少

E. 病毒感染或败血症时的粒细胞减少

【例 1458】Felty 综合征引起中性粒细胞减少最可能的机制是

A. 生成减少

B. 成熟障碍

C. 免疫性破坏过多

D. 非免疫性破坏过多

E. 分布异常

【例 1459】中性粒细胞减少症是指白细胞少于

A. $4.0 \times 10^9/L$

B. $3.0 \times 10^9/L$

C. $2.0 \times 10^9/L$

D. $1.0 \times 10^9/L$

E. $0.5 \times 10^9/L$

（例 1460～1461 共用选项）

A. $0.2 \times 10^9/L$

B. $0.5 \times 10^9/L$

C. $4.0 \times 10^9/L$

D. $1.5 \times 10^9/L$

E. $3.0 \times 10^9/L$

【例 1460】白细胞减少症的诊断标准是指外周血白细胞总数低于

【例 1461】粒细胞缺乏症的诊断标准是指外周血中性粒细胞绝对数低于

第 8 章　输　血

【例 1462】不属于有形成分输血的优点是

A. 一血多用

B. 提高疗效

C. 减少输血反应

D. 降低心脏负荷

E. 有效改善血容量

【例 1463】关于成分输血的描述，错误的是

A. 减少输血传播疾病的发生

B. 治疗效果不如全血好

C. 输血不良反应少

D. 节约血液资源

E. 便于保存和使用

【例 1464】输血是救治患者生命的重要医疗手段，为做好医疗服务，保证临床治疗效果，应当

A. 使用全血

B. 满足患者及家属的要求

C. 给所有手术患者输血

D. 使用成分血

E. 使用 1 天内采集的新鲜血

【例 1465】男，29 岁。体重 70 kg，外伤引起急性失血 800 mL，经手术后已止血。脉搏 90 次/分，血压 105/70 mmHg，Hb 100 g/L，患者家属强烈要求输血。此时医生应

A. 给患者输全血 200 mL

B. 给患者输红细胞悬液 1 单位

C. 给患者输血浆 200 mL

D. 给患者输洗涤红细胞 1 单位

E. 不给患者输血

【例 1466】产妇分娩时产道出血 400 mL，血压 100/65 mmHg，Hb 110 g/L，因平时身体虚弱，

其家属要求输血以补充营养和加快恢复体力。此时正确的处理是

A. 输注全血 2 单位

B. 输注红细胞悬液 2 单位

C. 输注新鲜冰冻血浆 400 mL

D. 加强饮食营养，但不输注任何血液制品

E. 输注人血白蛋白

【例 1467】男，47 岁。既往身体健康。因外伤性骨盆骨折入院。查体：神志恍惚，面色苍白，脉搏 115 次/分，血压 95/75 mmHg，Hb 75 g/L。首选的治疗方案是输注

A. 全血

B. 胶体液和全血

C. 晶体液和全血

D. 新鲜冰冻血浆和红细胞悬液

E. 晶体液和红细胞悬液

【例 1468】女，40 岁。因长期月经过多而贫血，要求输血治疗。患者呈贫血貌，血常规检查：RBC $2.8 \times 10^{12}/L$，Hb 80 g/L，血清总蛋白 58 g/L，白蛋白 30 g/L。正确的治疗方案是

A. 不给予输血

B. 输注新鲜全血 2 单位

C. 输注红细胞悬液 2 单位

D. 输注新鲜冰冻血浆 400 mL

E. 输注冷沉淀 10 单位

【例 1469】男性，37 岁。因患甲状腺肿瘤入院行手术治疗，术前查 Hb 120 g/L，手术过程顺利，估计失血量 380 mL，已输入平衡盐溶液 1 000 mL，患者呼吸、脉搏和血压正常。此时应该

A. 输注全血 2 单位

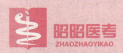

B. 输注红细胞悬液 2 单位

C. 输注新鲜冰冻血浆 400 mL

D. 继续观察，暂不输血

E. 输注少白细胞的红细胞 2 单位

【例 1470】关于急性失血患者的输血，正确的是

A. 用等量全血补充所估计的失血量

B. 在晶体液、胶体液扩容的基础上，适当输注全血

C. 在晶体液、胶体液扩容的基础上，合理输血

D. 先输注血浆补充血容量，再输注红细胞纠正贫血

E. 红细胞、新鲜冰冻血浆及血小板三者合理搭配输注

【例 1471】紧急出血后出现休克症状，表明至少已丢失全身总血量的

A. 10%

B. 15%

C. 20%

D. 25%

E. 30%

【例 1472】男性，50 岁。因胃癌伴重度贫血入院。既往体健，无输血史。术前化验 Hb 56 g/L，为纠正贫血。下列最合适的输血治疗是

A. 输全血

B. 输浓缩红细胞

C. 输洗涤红细胞

D. 输去白细胞的红细胞

E. 输冷冻红细胞

【例 1473】去除白细胞、血小板、肝炎病毒和抗 A、B 抗体的红细胞属于

A. 浓缩红细胞

B. 洗涤红细胞

C. 冰冻红细胞

D. LPRBC

E. 冷沉淀

【例 1474】成年患者输注 1 单位红细胞估计可提升的血红蛋白含量是

A. 3 g/L

B. 1 g/L

C. 10 g/L

D. 7 g/L

E. 5 g/L

【例 1475】患者女，体重 60 kg，因外伤引起急性出血约 2 000 mL。经手术止血并在应用晶体液和人造胶体液补足血容量的基础上，宜输注下列哪种血制品

A. 红细胞悬液

B. 保存全血

C. 洗涤红细胞

D. 新鲜冰冻血浆

E. 新鲜全血

【例 1476】男，53 岁。因胃癌行胃大部切除术，术前查 Hb 110 g/L，术中失血约 1 100 mL，已输入平衡盐溶液 2 000 mL。术后第 1 天感胸闷、气促。查体：T 37.0 ℃，BP 100/60 mmHg。实验室检查：Hb 80 g/L。最好应给患者输注

A. 悬浮红细胞

B. 浓缩血小板

C. 全血

D. 普通冰冻血浆

E. 新鲜冰冻血浆

【例 1477】对于曾有输血相关非溶血性发热反应病史的慢性贫血患者，输血时应首选的血液制品为

A. 浓缩红细胞

B. 悬浮红细胞

C. 辐照红细胞

D. 少白细胞的红细胞

E. 新鲜全血

【例 1478】男，63 岁。因患慢性肾炎、慢性肾衰竭入院，准备做血液透析治疗。血红蛋白 40 g/L，血肌酐 707 μmol/L，血钾 7.6 mmol/L。患者诉头晕、无力、心悸。为改善贫血症状需要输血，首选的血液制品是

A. 全血

B. 浓缩红细胞

C. 红细胞悬液

D. 洗涤红细胞

E. 去除白细胞的红细胞

【例 1479】临床上输注红细胞制品的主要目的是

A. 扩充血容量

B. 提高携氧能力

C. 维持酸碱平衡

D. 维持胶体渗透压

E. 增强免疫力

【例 1480】准备进行骨髓移植的患者需要输血改善贫血症状，首选的血液制品为

A. 全血

B. 红细胞悬液

C. 去除白细胞的红细胞

D. 洗涤红细胞

E. 浓缩红细胞

【例 1481】男性，29 岁。因慢性再生障碍性贫血 2 年，头晕、乏力、心悸 2 天入院。入院时检查：

贫血貌,Hb 50 g/L,患者既往有多次输血史,1个月前在输血过程中曾出现发热反应,体温达39.5 ℃,经对症处理缓解。此次给予输血治疗,首选的血液制品是

A. 全血

B. 洗涤红细胞

C. 浓缩红细胞

D. 红细胞悬液

E. 去除白细胞的红细胞

【例1482】输血曾出现过敏反应的患者需要红细胞输血时,应选用

A. 辐照红细胞

B. 红细胞悬液

C. 洗涤红细胞

D. 去除白细胞的红细胞

E. 浓缩红细胞

【例1483】高钾血症及肝肾功能障碍患者需要输血时,应选用

A. 全血

B. 红细胞悬液

C. 少白细胞的红细胞

D. 洗涤红细胞

E. 浓缩红细胞

【例1484】女,36 岁。因子宫肌瘤、阴道出血先后在某医院输注 ABO 同型全血两次,共 800 mL,两次输血后均出现全身荨麻疹,且有广泛性皮肤瘙痒。此次入院准备做子宫切除,需要输血,最好选择下列何种血制品

A. 库存全血

B. 红细胞悬液(添加红细胞)

C. 浓缩红细胞

D. 洗涤红细胞

E. 新鲜全血

【例1485】女,20 岁。因患地中海贫血需进行反复输血治疗,应为该患者选择的最佳血液成分是

A. 去除白细胞的红细胞

B. 冷冻红细胞

C. 悬浮红细胞

D. 洗涤红细胞

E. 悬浮红细胞和血浆

【例1486】下列属于输注血小板禁忌证的是

A. 骨髓造血功能衰竭

B. 血小板功能障碍

C. 血小板减少患者手术前输注血小板

D. 血栓性血小板减少性紫癜

E. 大量输血所致的稀释性血小板减少

【例1487】输注新鲜冰冻血浆的主要目的是

A. 提高免疫力

B. 补充血容量

C. 纠正止血功能异常

D. 补充营养

E. 补充血浆蛋白

【例1488】不需要使用 γ 射线照射来预防输血相关移植物抗宿主病的血液成分是

A. 新鲜冰冻血浆

B. 浓缩血小板

C. 单采血小板

D. 洗涤红细胞

E. 悬浮红细胞

【例1489】对于存在凝血功能障碍的肝病患者,应给予输注

A. 全血

B. 新鲜冰冻血浆

C. 白蛋白

D. 血小板

E. 红细胞悬液

【例1490】应用下列哪一种血液制品无传播病毒性疾病的危险

A. 冷沉淀

B. 浓缩血小板

C. 白蛋白

D. 去除白细胞的红细胞

E. 洗涤红细胞

【例1491】健康人血白蛋白主要用于

A. 补充营养

B. 增强机体抵抗力

C. 低血容量性休克的扩容治疗

D. 自身免疫性疾病的治疗

E. 低丙种球蛋白血症的替代疗法

【例1492】男,58 岁。患肝炎已 10 余年,因无力、食欲缺乏、腹胀 20 天诊断为肝炎后肝硬化(失代偿期)入院。肝功能试验显著异常,其中白蛋白降低,球蛋白增高,白/球比率倒置。为治疗低蛋白血症,首选的血液制品是

A. 全血

B. 新鲜冰冻血浆

C. 普通冰冻血浆

D. 冷沉淀

E. 白蛋白

【例1493】传播病毒危险性最大的血液成分是

A. 红细胞

B. 白细胞

C. 血小板

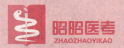

D. 血浆

E. 冷沉淀

【例1494】全血在保存过程中，发生了"保存损害"，丧失了一些有用成分，包括

A. 血小板、粒细胞、不稳定的凝血因子

B. 红细胞、白细胞、血小板

C. 白细胞、血小板、稳定的凝血因子

D. 白细胞、血小板、纤维蛋白原

E. 血小板、淋巴细胞、凝血因子Ⅶ

【例1495】保存期内的全血最主要的有效成分是

A. 红细胞

B. 白细胞

C. 血小板

D. 凝血因子

E. 免疫球蛋白

【例1496】女性，59岁。因患乳腺瘤在硬膜外麻醉下行根治术，出血较多，即输"AB"型红细胞悬液2个单位，当输入20 mL左右时出现畏寒、胸闷、胸背疼痛，呼吸急促，脉搏加速，血压下降，立即停止输血，经处理1小时体温升至39℃，排尿1次，呈浓茶样，量少。最可能的输血不良反应是

A. 非溶血性发热性输血反应

B. 输血相关的急性肺损伤

C. 即发性溶血性输血反应

D. 细菌污染反应

E. 过敏反应

【例1497】输血后7～14天发生的输血并发症是

A. 非溶血性发热性输血反应

B. 过敏反应

C. 迟发性溶血反应

D. 细菌污染反应

E. 输血相关的急性肺损伤

【例1498】成年患者，输血100 mL后，突发寒战、高热，恶心、呕吐，头痛、心悸、剧烈腰痛，血压下降等，可诊断为

A. 发热反应

B. 过敏反应

C. 细菌污染反应

D. 溶血反应

E. 循环超负荷

【例1499】男，50岁，黑便、头晕，血压90/60 mmHg，输悬浮红细胞后出现呼吸困难，胸闷。最可能的诊断是

A. 过敏反应

B. 输血后正常反应

C. 急性溶血反应

D. 急性肺损伤

E. 急性肾损伤

【例1500】患者输血20 mL后感觉头痛、恶心、寒战、呼吸困难、心前区压迫感，提示可能发生了

A. 溶血反应

B. 细菌污染反应

C. 过敏反应

D. 免疫反应

E. 发热反应

【例1501】女，56岁，因宫颈癌接受化疗。近3天来常发生牙龈出血，血小板计数20×10⁹/L。遂给予血小板输注，输注后20分钟，患者突然寒战、发热、恶心，体温39.5℃，尿色正常。该患者很可能发生的输血不良反应是

A. 非溶血性发热性输血反应

B. 溶血性输血反应

C. 过敏反应

D. 细菌污染反应

E. 循环超负荷

【例1502】女性，68岁。患乳腺癌进行化疗。因血小板计数低下进行血小板输注。开始输注10分钟后，患者出现寒战，体温39℃，血压80/40 mmHg。此时应首先考虑的输血不良反应是

A. 输血相关移植物抗宿主病

B. 非溶血性发热性输血反应

C. 细菌污染反应

D. 循环超负荷

E. 过敏反应

【例1503】男性，68岁。患慢性支气管炎伴肺气肿20年。此次因主动脉瘤入院手术，术中出血约1 500 mL，手术中输液1 400 mL，输红细胞悬液7个单位。处理措施以输液和红细胞为主，未输全血，其主要理由是

A. 全血宝贵，应节约用血

B. 红细胞悬液黏性小，输注速度快

C. 输全血容易引起发热性输血反应

D. 输全血传播病毒性疾病的危险相对较大

E. 输液和红细胞足以处理此手术出血，输大量全血易导致循环超负荷

【例1504】男性，67岁。体重52 kg，因胃癌进行手术治疗。为补充术中失血，给予输注全血。当全血输注至1 000 mL时，患者突然出现呼吸困难、咳嗽，肺部湿性啰音，脉搏130次/分，血压160/90 mmHg。患者很可能发生了

A. 溶血性输血反应

B. 输血相关过敏反应

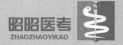

C. 输血相关循环超负荷

D. 输血相关败血症

E. 输血相关急性肺损伤

【例1505】输注经 γ 射线辐照的红细胞制品可预防的输血不良反应是

A. 细菌污染反应

B. 发热反应

C. 输血相关移植物抗宿主病

D. 溶血反应

E. 过敏反应

【例1506】引起变态反应的主要血液成分是

A. 红细胞

B. 血浆

C. 淋巴细胞

D. 血小板

E. 中性粒细胞

【例1507】不能通过输血传播的病原是

A. 单纯疱疹病毒

B. EB 病毒

C. 巨细胞病毒

D. 肝炎病毒

E. HIV

【例1508】男,40 岁。因急性粒细胞白血病入院。检查:四肢皮肤多处出血点和瘀斑,Plt 8×10^9/L。给予单采血小板输注。输注 4 小时后,患者出现胸闷、呼吸困难。急查胸部 X 线片可见弥漫性阴影。患者最可能发生的输血不良反应是

A. 急性过敏反应

B. 急性溶血反应

C. 细菌性感染

D. 循环超负荷

E. 输血相关急性肺损伤

【例1509】女,35 岁。因输卵管妊娠破裂出血 1 小时急诊入院。怀孕 3 次,自然流产 2 次,顺产 1 胎。术前查 Hb 75 g/L,术中输注悬浮红细胞 5 单位。术后第一天复查 Hb 100 g/L。术后 8 天出现皮肤、巩膜黄染,发热,T 38.5 ℃。检查 Hb 70 g/L。该患者可能发生的输血不良反应是

A. 输血性肝炎

B. 过敏反应

C. 细菌污染反应

D. 非溶血性发热反应

E. 迟发性溶血反应

第六篇　内分泌系统

学习导图

章　序	章　名	内　容	所占分数	
			执业医师	助理医师
1	内分泌系统概述	概述	0 分	0 分
2	下丘脑-垂体疾病	垂体腺瘤	4 分	1 分
		泌乳素瘤		
		生长激素瘤		
		腺垂体功能减退症		
		中枢性尿崩症		
3	甲状腺疾病	甲状腺的解剖和生理	10 分	6 分
		甲状腺功能亢进症		
		甲状腺功能减退症		
		亚急性甲状腺炎		
		单纯性甲状腺肿		
		甲状腺瘤		
4	甲状旁腺功能亢进	甲状旁腺功能亢进	0 分	0 分
5	肾上腺疾病	库欣综合征	3 分	0 分
		原发性醛固酮增多症		
		肾上腺皮质功能减退症		
		嗜铬细胞瘤		
6	糖尿病及低血糖	糖尿病及低血糖症	4 分	2 分
7	水、电解质代谢和酸碱平衡失调	水和钠代谢紊乱	4 分	3 分
		血钾异常		
		血钙异常		
		酸碱平衡紊乱		

复习策略

　　本系统复习首先强调总论的学习,总论是各论的基础。重要的各论章节为甲状腺疾病和糖尿病,考点涉及临床表现、诊断、检查和治疗,特别是甲状腺疾病药物治疗和手术治疗的选择,以及糖尿病治疗药物的选择。

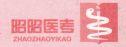

第1章 内分泌系统概述

（例1510～1511 共用选项）

  A. TSH

  B. ACTH

  C. LH

  D. GH

  E. FSH

【例1510】促进甲状腺激素分泌的激素是

【例1511】促进皮质醇分泌的激素是

【例1512】神经垂体贮存的激素是

  A. 促甲状腺激素

  B. 血管加压素

  C. 生长激素

  D. 促肾上腺皮质激素

  E. 促性腺激素

【例1513】神经垂体储存的激素是

  A. 血管加压素

  B. 生长激素

  C. 促肾上腺皮质激素

  D. 促甲状腺激素

  E. 泌乳素

（例1514～1515 共用选项）

  A. 促甲状腺激素释放激素

  B. 血管加压素

  C. 肾上腺素

  D. 泌乳素

  E. 皮质醇

【例1514】腺垂体分泌的激素是

【例1515】神经垂体储存的激素是

【例1516】由下丘脑产生的激素是

  A. 泌乳素

  B. 促肾上腺皮质激素

  C. 血管紧张素

  D. 生长激素

  E. 血管加压素

【例1517】甲状腺滤泡旁细胞分泌降钙素的作用

  A. 促进细胞内的氧化作用

  B. 维持糖、蛋白、脂肪正常的代谢

  C. 促进机体的正常生长发育

  D. 保持机体各系统、器官的生理功能

  E. 抑制骨骼的吸收

【例1518】分泌胰岛素的细胞是

  A. S细胞

  B. P细胞

  C. α细胞

  D. β细胞

  E. 导管细胞

【例1519】内分泌疾病定位诊断检查不包括

  A. 磁共振成像

  B. 放射性核素显影

  C. B型超声

  D. 静脉导管分段取血

  E. 血清激素水平测定

【例1520】内分泌疾病检查方法中属于功能诊断检查的是

  A. MRI或CT扫描

  B. 甲状腺^{131}I摄取率

  C. B型超声仪探查

  D. 动脉插管造影术

  E. 静脉导管分段取血

【例1521】下列不属于内分泌腺体功能减退常见原因的是

  A. 肿瘤

  B. 增生

  C. 感染

  D. 药物

  E. 遗传

【例1522】疑为垂体腺瘤时，定位诊断首选

  A. 脑电图

  B. CT

  C. MRI

  D. 放射性核素扫描

  E. 脑血管造影

【例1523】内分泌功能减退性疾病目前较普遍使用的替代治疗方法是给予

  A. 生理剂量的靶腺激素

  B. 药理剂量的靶腺激素

  C. 药理剂量的促垂体激素

  D. 药理剂量的垂体激素

  E. 调节神经递质或受体的药物

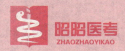

第2章 下丘脑-垂体疾病

【例1524】无功能性垂体腺瘤可能分泌的是
A. α亚单位
B. 黄体生成素
C. 促甲状腺激素
D. 催乳素
E. 生长激素

【例1525】有功能的垂体腺瘤最常见的是
A. ACTH瘤
B. TSH瘤
C. GH瘤
D. PRL瘤
E. FSH/LH瘤

【例1526】女性垂体泌乳素腺瘤的典型临床表现是
A. 持续泌乳及头痛
B. 视野缺损和视力下降
C. 月经稀发
D. 闭经、泌乳
E. 体重增加并糖耐量减低

【例1527】女，40岁。闭经、泌乳半年。磁共振发现垂体1.5 cm×1.0 cm占位病变，需做激素检查。下列无助于诊断的检查是
A. 泌乳素
B. 生长激素
C. 促肾上腺皮质激素
D. 血管加压素
E. 促甲状腺激素

【例1528】垂体泌乳素腺瘤妇女的高泌乳素血症长期不予治疗可发生
A. 高血压
B. 低钾血症
C. 骨质疏松症
D. 低蛋白血症
E. 甲状腺功能减退

【例1529】偏盲型视野缺损最常见于
A. 糖尿病性视神经盘水肿
B. Graves病浸润性突眼
C. 嗜铬细胞瘤阵发高血压眼底出血
D. 垂体腺瘤鞍上发展
E. 希恩（Sheehan）综合征垂体梗死

【例1530】希恩（Sheehan）综合征的主要原因是
A. 垂体脓肿
B. 下丘脑肿瘤
C. 垂体柄受压
D. 垂体腺瘤
E. 产后大出血

（例1531~1533 共用题干）
女，42岁。10年前分娩后闭经。1周前因不洁饮食出现腹泻，食欲减退，精神萎靡，卧床不起，今日上午被家人发现神志不清来急诊，查体：BP80/50 mmHg，皮肤苍白，毛发稀疏，消瘦，心率90次/分，血糖2.4 mmol/L。胸部X线检查示"左上肺陈旧性结核"。

【例1531】应了解的最重要的既往史
A. 胃肠道疾病史
B. 糖尿病史
C. 分娩出血史
D. 结核病史
E. 进食异常

【例1532】低血糖最可能的原因是
A. 长期营养不良
B. 肾上腺结核
C. 慢性胃炎
D. 早期糖尿病
E. 腺垂体功能减退

【例1533】最有助于诊断的检查是
A. 肝功能检查
B. 胰腺MRI
C. 糖化血红蛋白
D. 垂体激素检查
E. 胸部CT

【例1534】腺垂体功能减退症最常见的原因是
A. 希恩（Sheehan）综合征
B. 各种垂体肿瘤
C. 原发性空蝶鞍症
D. 糖尿病血管病变
E. 颅内感染后遗症

【例1535】可引起继发性腺垂体功能减退症的是
A. 垂体大腺瘤
B. 希恩（Sheehan）综合征
C. 真菌性垂体脓肿
D. 外伤性垂体柄断裂
E. 垂体卒中

【例1536】男，45岁。畏寒、乏力、性欲减低1年。2年前曾因脑部肿瘤行放射治疗。多次因低血压、低血钠入院，静脉输注生理盐水治疗可好

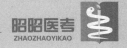

转。查体：T 36 ℃，卧位 BP 120/70 mmHg，心率 90 次/分，坐位 BP 100/60 mmHg，心率 110 次/分，皮肤黏膜干燥，阴毛、腋毛稀疏，睾丸小。实验室检查：Hb 103 g/L，血细胞比容30%，血清尿素氮 4 mmol/L，血肌酐 88.4 μmol/L，血钠 123 mmol/L，血钾 3.9 mmol/L，血浆渗透压 264 mmol/L，尿渗透压 354 mmol/L。该患者最可能的诊断是

A. 原发性甲状腺功能减退症

B. 血管加压素分泌失调综合征

C. 腺垂体功能减退症

D. 直立性低血压

E. 原发性肾上腺皮质功能减退症

【例 1537】严重的腺垂体功能减退症易发生低血糖，主要是因为缺乏

A. PRL 及 LH

B. PRL 及 TSH

C. PRL 及 ACTH

D. GH 及 TSH

E. GH 及 ACTH

【例 1538】女，38 岁。10 年前分娩后出现无乳、闭经、食欲减退、怕冷、面色苍白、毛发脱落。最可能的诊断是

A. 腺垂体功能减退症

B. 原发性甲状腺功能减退症

C. 神经性厌食症

D. 肾上腺皮质功能减退症

E. 卵巢功能早衰症

【例 1539】下列属于由内分泌疾病而引起尿量增多的原因是

A. 摄水过多

B. 急性肾衰多尿期

C. 应用利尿剂

D. 中枢性尿崩症

E. 慢性肾盂肾炎

【例 1540】尿渗透压降低常见于

A. 中枢性尿崩症

B. 甲状旁腺功能亢进症

C. 甲状腺功能亢进症

D. 糖尿病

E. 原发性醛固酮增多症

【例 1541】控制中枢性尿崩症患者尿量最佳的药物是

A. 氢氯噻嗪

B. 呋塞米

C. 垂体后叶素

D. 去氨加压素

E. 油剂鞣酸加压素

第 3 章　甲状腺疾病

【例 1542】人体降钙素主要来源于

A. 甲状腺滤泡旁细胞

B. 甲状腺滤泡上皮细胞

C. 甲状旁腺主细胞

D. 成骨细胞

E. 破骨细胞

【例 1543】甲状旁腺素对血钙的调节主要是通过

A. 肠和胃

B. 肝和胆

C. 胰和胆

D. 骨和肾

E. 脑垂体

【例 1544】直接调节甲状腺素产生与分泌的激素是

A. 糖皮质激素

B. 促甲状腺激素

C. 甲状旁腺素

D. 降钙素

E. 甲状腺球蛋白

【例 1545】甲状腺功能亢进最常见的病因是

A. 弥漫性毒性甲状腺肿

B. 多结节性甲状腺肿

C. 甲状腺自主高功能腺瘤

D. 亚急性甲状腺炎

E. 桥本氏病

【例 1546】女，36 岁。颈前包块 10 年，心慌、气短、怕热、多汗半年。查体：P 110 次/分，BP 160/70 mmHg，无突眼，甲状腺触及多个结节，中等硬度，表面光滑，随吞咽可上下移动。实验室检查：T_3、T_4增高，TSH 降低，TPOAb 及 TGAb 均阴性。最可能的诊断是

A. 单纯性甲状腺肿

B. 结节性毒性甲状腺肿

C. 慢性淋巴细胞性甲状腺炎

D. 甲状腺自主高功能腺瘤

E. 弥漫性毒性甲状腺肿

【例 1547】引起 Graves 病基本的原因是

A. 长期碘摄入不足

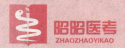

B. 长期碘摄入过多

C. 各种因素致下丘脑分泌 TRH 过多

D. 各种原因致垂体分泌 TSH 过多

E. 遗传易感性和自身免疫功能异常

（例 1548～1550 共用题干）

　　男，28 岁。心悸、无力、手颤抖 3 个月。大便每日 2～3 次，不成形，体重下降 5 kg。1 周前诊断为甲状腺功能亢进症，尚未治疗。昨晚饮白酒半斤，呕吐一次，晨起醒来发现双下肢不能活动。

【例 1548】为明确下肢不能活动的原因首先应测定

A. 血钠

B. 血镁

C. 血糖

D. 血钾

E. 血钙

【例 1549】下肢不能活动的紧急处理是

A. 口服大剂量 β 受体阻滞剂

B. 静脉补钾

C. 口服丙硫氧嘧啶

D. 注射 B 族维生素

E. 静脉滴注氢化可的松

【例 1550】为避免再次出现下肢不能活动，甲亢治疗应采用

A. 抗甲状腺药物

B. 放射性碘

C. 肾上腺皮质激素

D. 立即行甲状腺手术

E. 复方碘溶液

【例 1551】甲状腺功能亢进时，腹泻的主要发生机制是

A. 肠蠕动增强

B. 肠内容物渗透压增高

C. 肠腔内渗出物增加

D. 肠液分泌增多

E. VIP 的作用

【例 1552】男，30 岁。患甲状腺功能亢进症，突然出现双下肢不能活动。检查：双下肢膝腱反射减退，无肌萎缩。血钾测定 2.3 mmol/L。你认为最可能是下列哪种情况

A. 慢性甲亢性肌病

B. 周期性瘫痪

C. 周围神经炎

D. 重症肌无力

E. 癔症

【例 1553】Graves 病甲状腺的特点是

A. 症状越严重甲状腺越大

B. 甲状腺质地较硬且有触痛

C. 用碘剂可使甲状腺变软

D. 甲状腺呈弥漫性对称性肿大

E. 大多为结节性甲状腺肿

【例 1554】诊断甲亢（Graves 病）最有价值的体征是

A. 皮肤湿润多汗、手颤

B. 阵发性心房纤颤

C. 甲状腺肿大伴震颤和血管杂音

D. 收缩压升高，舒张压降低，脉压增大

E. 窦性心动过速

【例 1555】反映甲状腺功能最敏感的实验室检查指标是

A. FT$_3$

B. FT$_4$

C. TSH

D. TRAb

E. TRH

（例 1556～1558 共用题干）

　　女，17 岁。疲乏无力、心烦易怒、怕热多汗多年。易饿，体重下降 11 kg。月经量减少，经期仅 1～2 天。查体：P 108 次/分，BP 140/70 mmHg，皮肤微潮，手有细颤，轻微突眼，甲状腺Ⅰ度弥漫性肿大，质软，无触痛。

【例 1556】该患者最可能的诊断是

A. 亚急性甲状腺炎

B. Graves 病

C. 单纯性甲状腺肿

D. 自主神经功能紊乱

E. 糖尿病

【例 1557】明确诊断的主要检查是

A. 甲状腺放射性核素扫描

B. 垂体功能测定

C. 血甲状腺激素水平

D. OGTT

E. 甲状腺摄^{131}I 率

【例 1558】最可能的检查结果是

A. FT$_3$ 及 FT$_4$ 升高

B. TSH 升高

C. 甲状腺摄^{131}I 率降低

D. 继发性垂体功能降低

E. 血糖升高

【例 1559】患者发生甲状腺功能亢进时，^{131}I 摄取率 2 小时至少超过

A. 15%

B. 20%

C. 25%

D. 30%

E. 35%

【例1560】确诊高功能性甲状腺结节最有意义的检查是

A. TRH 兴奋试验

B. T_3 抑制试验

C. ^{131}I 摄取率

D. 放射性核素扫描

E. 甲状腺 MRI

（例1561～1562 共用题干）

男，37岁。多食，易饥，大便次数增多，体重下降3个月，发作性软瘫1天。查体：P 110次/分，匀称，皮肤潮湿。血钾 3.0 mmol/L。

【例1561】对明确诊断最有帮助的检查是

A. 24小时尿儿茶酚胺

B. 24小时尿钾

C. 空腹血糖

D. FT_3、FT_4 和 TSH

E. 24小时尿游离皮质醇

【例1562】该患者血钾降低的原因是

A. 出汗排钾增多

B. 腹泻排钾增多

C. 细胞内外钾分布异常

D. 钾摄入不足

E. 尿钾排出增多

【例1563】女，15岁。烦躁、怕热、多汗，体重减轻2个月。查体：BP 120/60 mmHg，体形偏瘦，皮肤潮湿，手有震颤，轻微突眼，甲状腺弥漫Ⅰ度大，质地软，无触痛，可闻及轻度血管杂音，心率108次/分，经甲状腺功能检查确诊 Graves 病。首选的治疗是

A. 普萘洛尔

B. 碘剂

C. 丙硫氧嘧啶

D. 核素 ^{131}I

E. 甲状腺大部切除

（例1564～1565 共用题干）

男，36岁。心悸、怕热、手颤、乏力1年。大便不成形，每日4次，体重下降11 kg。查体：脉搏90次/分，血压 128/90 mmHg，皮肤潮湿，双手细颤，双眼突出，甲状腺弥漫Ⅱ度肿大，可闻及血管杂音，心率104次/分，律不齐，心音强弱不等，腹平软，肝、脾肋下未及，双下肢无水肿。

【例1564】为明确诊断，首选检查是

A. 甲状腺摄 ^{131}I 率

B. 血 TSH、T_3、T_4

C. T_3 抑制试验

D. TRH 兴奋试验

E. 抗甲状腺抗体

【例1565】患者心律不齐最可能是

A. 窦性心律不齐

B. 阵发性期前收缩

C. 心房颤动

D. 心房扑动

E. 二度房室传导阻滞

（例1566～1568 共用题干）

女，59岁。乏力伴心悸、多汗、手颤、易饿3个月，脾气暴躁。每天大便4～5次，不成形。体重下降6.0 kg。查体：甲状腺Ⅱ度肿大、质软，心率110次/分，律齐，心音有力。

【例1566】该患者最可能的诊断是

A. 1型糖尿病

B. 溃疡性结肠炎

C. 2型糖尿病

D. 甲状腺功能亢进症

E. 更年期综合征

【例1567】目前确定诊断的主要检查项目是

A. 口服葡萄糖耐量试验

B. 结肠镜检查

C. 胰岛素释放试验

D. 甲状腺功能测定

E. 甲状腺摄 ^{131}I 率

【例1568】该患者适宜的治疗是

A. 胰岛素

B. 口服泼尼松

C. 口服降血糖药

D. ^{131}I 治疗

E. 抗甲状腺药物

【例1569】硫脲类抗甲状腺药物治疗甲状腺功能亢进的主要作用是

A. 降低靶细胞对 T_3、T_4 的敏感性

B. 抑制碘的吸收

C. 抑制甲状腺激素的释放

D. 抑制促甲状腺激素的合成

E. 抑制甲状腺激素的合成

【例1570】甲亢治疗时粒细胞减少多见于

A. 放射性核素 ^{131}I 治疗

B. 复方碘溶液治疗

C. 抗甲状腺药物治疗

D. 甲状腺次全切除术

E. 甲状腺素治疗

【例1571】丙硫氧嘧啶治疗甲亢过程中，需停药处理的为

A. 规则用药已6个月，甲亢仍未控制

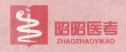

B. T_3、T_4 恢复正常

C. 甲状腺较治疗前明显增大

D. 突眼情况加重

E. 血中性粒细胞 $<1.5\times10^9/L$

【例1572】可选择放射性核素治疗的是

A. 肾上腺皮质功能减退症

B. 特发性中枢性尿崩症

C. 原发性甲状腺功能亢进症

D. 原发性甲状腺功能减退症

E. 原发性甲状旁腺功能亢进症

（例1573～1576 共用题干）

　　女，25岁。发现心悸、盗汗、易怒1年，伴有饮食量增加、消瘦。查体：BP 110/80 mmHg，重度突眼，甲状腺弥漫性肿大，深入胸骨后上纵隔内，心率116次/分。测血 T_3、T_4 值高于参考值上限1倍。

【例1573】该患者诊断是

A. Graves 病

B. 高功能腺瘤

C. 结节性甲状腺肿

D. 亚急性甲状腺炎

E. 慢性淋巴细胞性甲状腺炎

【例1574】对患者应尽早手术治疗，其适应证是

A. TSH 增高

B. T_3、T_4 值显著升高

C. 甲状腺弥漫性肿大

D. 甲状腺位于胸骨后

E. 重度突眼

【例1575】该患者术前最适合的药物准备是

A. 丙硫氧嘧啶

B. 碘剂

C. 抗甲状腺药＋碘剂

D. 抗甲状腺药＋普萘洛尔

E. 普萘洛尔

【例1576】该患者行双侧甲状腺次全切除术，术后第2天发生四肢抽搐。有效的处理方法应是

A. 口服钙剂

B. 10%葡萄糖酸钙静脉点滴

C. 口服镇静剂

D. 口服碘剂

E. 气管切开防窒息

【例1577】女，28岁。结节性甲状腺肿10年，近半年出现怕热、多汗。T_3、T_4 值高于正常值近1倍。妊娠4个月，有哮喘史。最适合的治疗方法是

A. 抗甲状腺药物治疗

B. 普萘洛尔治疗

C. 碘剂治疗

D. 放射性碘治疗

E. 甲状腺大部切除

【例1578】女，36岁。发现颈部包块2年，包块逐渐增大，无甲亢表现，目前有憋闷感。查体：右侧甲状腺可触及 4 cm×3 cm 包块，光滑，质韧，随吞咽上下移动，无压痛，未触及肿大淋巴结。核素扫描：甲状腺右叶温结节。建议手术治疗，最主要的依据是

A. 易发生继发感染

B. 用力后包块易破裂

C. 可继发甲亢

D. 有压迫症状

E. 易发生恶变

【例1579】不能列为甲状腺大部切除术适应证的是

A. 继发性甲亢或高功能腺瘤

B. 中度以上的原发性甲亢

C. 青少年甲亢患者

D. 有压迫症状或胸骨后甲状腺肿并发甲亢

E. 抗甲状腺药物或碘治疗复发者

【例1580】甲状腺功能亢进症患者的手术禁忌证是

A. 中度 Graves 病

B. 胸骨后甲状腺肿伴甲亢

C. 高功能腺瘤

D. 妊娠早期重度甲亢

E. 青少年患者

【例1581】关于甲亢患者术前准备服用碘剂的作用，错误的是

A. 抑制甲状腺素的合成

B. 使甲状腺缩小变硬

C. 抑制甲状腺素释放

D. 可以减少甲状腺的血流量

E. 抑制蛋白水解酶，减少甲状腺球蛋白的分解

【例1582】为抑制甲状腺功能亢进患者甲状腺素的释放，外科手术前最常选择的药物是

A. 卡比马唑

B. 普萘洛尔

C. 丙硫氧嘧啶

D. 碘剂

E. 甲巯咪唑

【例1583】甲亢患者术前准备应降低手术的基础代谢率，至少降至

A. ＋10%以下

B. ＋20%以下

C. ＋25%以下

D. +30% 以下

E. +35% 以下

【例1584】甲亢术前准备,脉率应降至每分钟

A. 80 次以下

B. 90 次以下

C. 100 次以下

D. 110 次以下

E. 120 次以下

【例1585】女,28 岁。甲状腺肿大 3 年。性情急躁,怕热、多汗、心悸,食欲强但消瘦,有哮喘病史。拟行手术治疗,其术前药物准备措施应首选的是

A. 单用复方碘剂

B. 单用硫脲类药物

C. 先用硫脲类药物,后加用复方碘剂

D. 单用普萘洛尔

E. 应用普萘洛尔+硫脲类药物

【例1586】关于甲亢手术治疗,下列哪项正确

A. 通常需切除双侧甲状腺腺体的 60%～70%

B. 处理甲状腺上极血管时应远离甲状腺上极

C. 结扎甲状腺下动脉要尽量离开腺体背面靠近颈总动脉

D. 甲状腺峡部要保留

E. 止血充分时,术野可不放置引流

(例1587～1588 共用题干)

男性,20 岁。因甲状腺功能亢进症行甲状腺大部切除术。术后第二天出现手足抽搐。

【例1587】最可能的原因是

A. 喉上或喉返神经损伤

B. 甲状腺功能低下

C. 甲状腺危象

D. 喉头水肿导致喉梗阻

E. 甲状旁腺功能低下

【例1588】采用的治疗方法是

A. 颈部理疗

B. 口服甲状腺素片

C. 口服复方碘化钾溶液

D. 气管切开

E. 静脉注射 10% 葡萄糖酸钙

【例1589】女性,26 岁。因甲状腺癌行甲状腺全切除术。术后当晚出现呼吸困难,伤口肿胀有血液渗出。最佳急救处理为

A. 气管切开

B. 气管插管

C. 面罩吸氧

D. 静注地塞米松

E. 拆除缝线,敞开手术创口

【例1590】男,39 岁。行甲状腺根治术后 1 天,感觉面部针刺样麻木,手足抽搐。正确的处理措施是

A. 口服葡萄糖酸钙

B. 静脉注射钙剂

C. 口服维生素 D_3

D. 伤口切开

E. 气管切开

【例1591】女,55 岁。因甲状腺功能亢进症行甲状腺次全切除术后 1 小时,突然呼吸困难。查体:面色青紫、颈部肿胀。引起呼吸困难最可能的原因是

A. 气管塌陷

B. 甲状腺危象

C. 喉上神经内外支损伤

D. 双侧喉返神经损伤

E. 切口内出血

【例1592】女,23 岁。因原发性甲状腺功能亢进症在气管内插管全麻下行甲状腺双侧次全切除术。术后清醒拔出气管插管后患者出现呼吸困难,伴有失音,无手足麻木。查体:37.3 ℃,P 92 次/分,R 28 次/分,BP 130/70 mmHg,面红无发绀,颈部不肿,引流管通畅,有少许血液流出。引起该患者呼吸困难最可能的原因是

A. 喉上神经损伤

B. 伤口出血

C. 甲亢危象

D. 双侧喉返神经损伤

E. 甲状旁腺损伤

【例1593】甲状腺大部切除后 48 小时内,需注意最危急的并发症为

A. 喉上神经内侧支损伤

B. 喉返神经单侧损伤

C. 手足抽搐

D. 呼吸困难和窒息

E. 甲状腺危象

【例1594】原发性甲状腺功能减退症最早出现异常的是

A. 血 TSH

B. 血总 T_3

C. 血游离 T_3

D. 血总 T_4

E. 血游离 T_4

【例1595】原发性甲状腺功能减退症血中升高的是

A. TT_3

B. FT_3

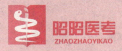

C. TRAb

D. TT$_3$

E. TSH

【例1596】女，42岁。乏力、怕冷、便秘伴声音嘶哑1年，体重增加8 kg。经检查诊断为**甲状腺功能减退症**。拟采用**左甲状腺素替代治疗**，最适宜的起始剂量为

A. 125 μg

B. 100 μg

C. 75 μg

D. 50 μg

E. 25 μg

【例1597】女，25岁。心慌、多汗、**低热**1周。查体：甲状腺左叶肿大、**触痛**、质硬。血FT$_3$及FT$_4$升高，血沉80 mm/h。应首先考虑

A. 甲状腺左叶出血

B. 自主性功能亢进性甲状腺腺瘤

C. Graves病

D. 亚急性甲状腺炎

E. 桥本甲状腺炎

【例1598】女，38岁。2周前突发颈前部**疼痛**，右侧尤甚，吞咽时疼痛加重，伴有午后低热。4周前曾有咳嗽、咽痛。查体：无突眼，甲状腺Ⅱ度肿大，右侧可触及直径1 cm质硬结节，有触痛。实验室检查：**FT$_3$、FT$_4$升高**，TSH降低，TPOAb和TGAb均阴性，^{131}I摄取率降低。最可能的诊断是

A. 慢性淋巴细胞性甲状腺炎

B. 甲状腺功能亢进症

C. 亚急性甲状腺炎

D. 甲状腺肿瘤

E. 单纯性甲状腺肿

【例1599】引起**单纯性**甲状腺肿的主要因素是

A. 青春期发育

B. 甲状腺素合成障碍

C. 甲状腺素分泌障碍

D. 机体对甲状腺素需要量增加

E. 饮食中碘的缺乏

【例1600】地方性单纯性甲状腺肿**最主要**的发病原因是

A. 妊娠、哺乳等因素对甲状腺激素需要量增加

B. 食物和饮水中含碘量多而长期摄碘量过多

C. 土壤、食物和饮水中含碘量低而长期摄碘量不足

D. 长期服用有抗甲状腺作用的硫脲类药物

E. 先天性酶缺乏使甲状腺激素合成障碍

【例1601】下列**不符合**单纯性甲状腺肿的是

A. 抗甲状腺抗体正常

B. 甲状腺轻度或中度弥漫性肿大

C. 甲状腺肿大伴有震颤或血管杂音

D. 随病情发展呈多结节性甲状腺肿

E. 甲状腺肿大引起气管压迫症状

【例1602】**单纯性**甲状腺肿是指

A. 甲状腺弥漫性肿大

B. 甲状腺结节性肿大

C. 吸^{131}I率正常的甲状腺肿大

D. 甲状腺功能正常的甲状腺肿大

E. 慢性甲状腺炎引起的甲状腺肿大

【例1603】女，17岁。颈部肿大1年，无怕热、多食、易激动。查体：脉率、血压正常，甲状腺**弥漫性肿大**，质地柔软，未触及结节，表面光滑。采用的**最佳**治疗措施是

A. 多吃含碘丰富的食物

B. 小剂量甲状腺素治疗

C. 口服甲硫氧嘧啶治疗

D. 注射^{131}I治疗

E. 甲状腺大部切除术

【例1604】青春期甲状腺肿，肿大明显时**首选治疗方法**是

A. 口服硫氧嘧啶类药物

B. 行甲状腺大部切除术

C. 口服甲状腺素片

D. 行放射性核素碘治疗

E. 多食营养丰富食物

【例1605】甲状腺**髓样癌**是一种

A. 交界性肿瘤

B. 鳞癌

C. 未分化癌

D. 迷离瘤

E. 神经内分泌肿瘤

【例1606】关于**甲状腺滤泡状癌**正确的是

A. 多见于儿童

B. 生长慢，属于低度恶性

C. 来源于滤泡旁降钙素分泌细胞

D. 有侵入血管的倾向

E. 预后优于甲状腺乳头状癌

【例1607】甲状腺恶性肿瘤**最常见**的病理类型是

A. 乳头状瘤

B. 未分化癌

C. 滤泡状癌

D. 髓样癌

E. 内分泌细胞瘤

【例1608】甲状腺癌预后**最好**的病理类型是

A. 未分化癌

B. 乳头状癌

C. 髓样癌

D. 鳞状细胞癌

E. 滤泡状癌

【例 1609】女，20 岁。甲状腺肿大 5 年，右侧叶明显，无不适，近来出现 Horner 综合征。其诊断最可能是

A. 甲状腺腺瘤

B. 桥本甲状腺炎

C. 单纯性甲状腺肿

D. Graves 病

E. 甲状腺癌

【例 1610】男，30 岁。颈部肿块 7 天，可随吞咽上下活动。欲确诊病变的性质，应采取的诊断方法

A. 甲状腺 B 超

B. 甲状腺 CT

C. 甲状腺功能测定

D. 甲状腺同位素测定

E. 细针穿刺细胞学检查

【例 1611】对甲状腺结节的诊断，首先进行的辅助检查是

A. 放射性核素扫描

B. 甲状腺 B 超

C. 穿刺细胞学

D. 颈部 MRI

E. 颈部 CT

（例 1612～1613 共用题干）

男，45 岁。发现颈部肿物 3 个月，无不适，无结核病史。查体：左颈部外侧中部触及一肿块，2.5 cm 大小，活动，无压痛，甲状腺未触及结节。

【例 1612】对该患者确诊最有意义的检查是

A. MRI 检查

B. PPD 检查

C. B 超检查

D. CT 检查

E. 细针穿刺细胞学检查

【例 1613】若以上检查方法未能明确诊断，而肿块仍在增大，其进一步的检查是

A. 用抗生素治疗、观察

B. 肿瘤标记物检查

C. 肿块切除活检

D. 复查 MRI

E. 同位素扫描

第 4 章　甲状旁腺功能亢进（助理医师不要求）

【例 1614】甲状旁腺素对血钙的调节主要是通过

A. 肠和胃

B. 肝和胆

C. 胰和胆

D. 骨和肾

E. 脑垂体

【例 1615】甲状旁腺素对血液中钙磷浓度的调节作用表现为

A. 降低血钙浓度，升高血磷浓度

B. 升高血钙浓度，降低血磷浓度

C. 升高血钙浓度，不影响血磷浓度

D. 降低血钙浓度，不影响血磷浓度

E. 升高血钙、血磷浓度

【例 1616】符合甲状旁腺功能亢进症的实验室检查结果是

A. 高血钙、高血磷和低尿钙

B. 高血钙、低血磷和低尿钙

C. 低血钙、低血磷和高尿钙

D. 高血钙、低血磷和高尿钙

E. 低血钙、高血磷和高尿钙

第 5 章　肾上腺疾病（助理医师不要求）

第 1 节　库欣综合征

【例 1617】皮质醇增多症（库欣综合征）最常见的病因是

A. 肾上腺皮质腺瘤

B. 肾上腺皮质腺癌

C. 垂体 ACTH 分泌过多

D. 异位 ACTH 综合征

E. 医源性皮质醇增多症

【例 1618】库欣综合征分泌过多的激素是

A. 醛固酮

B. 肾上腺素

C. 皮质醇

D. 去甲肾上腺素

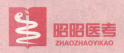

E. 肾素

【例1619】男，40岁。肥胖、头晕、乏力两年半。血压 180/120 mmHg，体重 85 kg，BMI 29.4，向心性肥胖。对确诊有意义的检查为

A. 血促肾上腺皮质醇增高
B. 皮质醇
C. 尿促肾上腺皮质醇增高
D. 尿游离皮质醇增高
E. 小剂量地塞米松抑制试验

【例1620】诊断库欣综合征最有意义的检查是

A. ACTH 兴奋性试验
B. 甲吡酮试验
C. 赛庚啶试验
D. 地塞米松抑制试验
E. 螺内酯试验

【例1621】女性，26岁。多血质外观，向心性肥胖，痤疮，下腹及大腿外侧可见紫纹，血皮质醇明显增高。为进一步诊断病变部位，哪项检查最有意义

A. 尿 17-羟测定
B. 血 ACTH 测定
C. 尿游离皮质醇测定
D. 小剂量地塞米松抑制试验
E. 垂体 CT

【例1622】女，40岁。向心性肥胖伴乏力3年。查体：BP 180/110 mmHg，满月脸、多血质，皮肤可见宽大紫纹，血糖12.8 mmol/L，血钾3.8 mmol/L，尿皮质醇增高，小剂量地塞米松试验不能抑制，但大剂量地塞米松试验能抑制。为明确病因，除肾上腺 CT 检查外，最需要进行的检查是

A. 鞍区 MRI
B. 肾区 B 超
C. 胸部 CT
D. 肾动脉造影
E. 头颅 X 线平片

（例1623～1625共用题干）

女，45岁。圆脸、变红1年，体重增加、月经稀发6个月。查体：BP 160/100 mmHg，向心性肥胖，皮肤薄，面部痤疮较多，下颌小胡须，全身体毛增多。腹部、大腿根部可见宽大紫纹。血钾3.3 mmol/L，空腹血糖15.4 mmol/L。

【例1623】该患者最可能的诊断是

A. 原发性醛固酮增多症
B. 原发性高血压
C. 女性男性化

D. 库欣综合征
E. 糖尿病

【例1624】定性诊断最主要的检查是

A. 大剂量地塞米松抑制试验
B. 血 ACTH 测定
C. 小剂量地塞米松抑制试验
D. 血皮质醇测定
E. 血醛固酮测定

【例1625】有助于了解其病因或病变部位的检查是

A. 大剂量地塞米松抑制试验
B. OGTT
C. 小剂量地塞米松抑制试验
D. 血皮质醇测定
E. 血醛固酮测定

【例1626】女，52岁。进行性体重增加伴头晕、腰痛2年。查体：BP 180/120 mmHg，多毛，面圆，有痤疮。实验室检查：尿糖（＋＋），血浆皮质醇早8时 810 nmol/L（正常 55～248 nmol/L），下午4时 752 nmol/L（正常 55～138 nmol/L），初步诊断为库欣综合征。为进一步明确诊断，应进行的检查是

A. 葡萄糖耐量试验
B. ACTH 兴奋试验
C. 螺内酯抑制试验
D. 酚妥拉明抑制试验
E. 地塞米松抑制试验

（例1627～1628共用题干）

女，35岁。脸圆、脸红、向心性肥胖1年余。患者出现明显的乏力与口干。腹部皮肤可见紫纹，皮肤薄。血压 160/80 mmHg。闭经1年。

【例1627】对定性诊断最有帮助的检查是

A. 24 小时游离皮质醇测定
B. 大剂量地塞米松抑制试验
C. 小剂量地塞米松抑制试验
D. 早8点血皮质醇检测
E. 下午4点血皮质醇水平检测

【例1628】如果该患者胸部 CT 检查发现左肺有占位性病变，考虑的可能诊断是

A. 库欣病
B. 异位 ACTH 综合征
C. 肺部肿瘤
D. 肺部感染
E. 肺结核

第2节 原发性醛固酮增多症

【例1629】对伴有低血钾的高血压,病因首先考虑
A. 皮质醇增多症
B. 原发性醛固酮增多症
C. 嗜铬细胞瘤
D. 慢性肾炎
E. 肾动脉狭窄

【例1630】患者,男,40岁。发现血压高半年,最高达150/100 mmHg,伴乏力,肌痛,口渴。查体:血压170/100 mmHg,肥胖,心脏不大,心律整齐,心率76次/分,双下肢不肿。尿常规:尿蛋白(+),比重1.018,血钾3.1 mmoL/L。最可能的诊断是
A. 原发性醛固酮增多症
B. 原发性高血压
C. 肾性高血压
D. 肾血管性高血压
E. 嗜铬细胞瘤

【例1631】女性,45岁。肢体软弱无力,夜尿多2年余。今晨起双下肢不能活动。查体:血压170/100 mmHg,均匀性轻度肥胖,双下肢弛缓性瘫痪,血钾2.4 mmol/L。最可能的诊断是
A. 原发性高血压
B. 嗜铬细胞瘤
C. 肾性高血压
D. 原发性醛固酮增多症
E. 库欣病

【例1632】血浆肾素活性降低见于
A. 嗜铬细胞瘤
B. 醛固酮瘤
C. 肾动脉瘤
D. 生长激素瘤
E. 甲状腺功能亢进症

【例1633】男,42岁。高血压未服药。查体:心律齐,腹软,全腹叩诊呈鼓音,肠鸣音1次/分。实验室检查:血钾2.9 mmol/L。腹部B超示左侧肾上腺结节1.5 cm×1.5 cm。该患者最有助于明确诊断的筛查指标是
A. 血气分析
B. 血促肾上腺皮质激素水平
C. 血浆游离间苄肾上腺素水平
D. 血浆醛固酮/血浆肾素活性比值
E. 血浆肾素水平

【例1634】多数原发性醛固酮增多症的最佳治疗是
A. 口服螺内酯
B. 口服钙离子阻断剂
C. 手术治疗
D. 口服苯基蝶啶
E. 口服阿米洛利

(例1635～1636共用题干)
女,28岁。发现血压升高3年,下肢无力1年。无高血压家族史。查体:BP 160/110 mmHg,无向心性肥胖,无满月脸和水牛背,未见紫纹,双下肢无水肿。实验室检查:尿比重1.005,尿pH 7.0,余正常。血钠149 mmol/L,血钾3.1 mmol/L,肝、肾功能正常。

【例1635】该患者最可能的诊断是
A. 库欣综合征
B. 嗜铬细胞瘤
C. 1型糖尿病
D. 原发性醛固酮增多症
E. 慢性肾小球肾炎

【例1636】患者高血压的特效治疗药物是
A. ARB
B. α受体拮抗剂
C. β受体拮抗剂
D. ACEI
E. 螺内酯

第3节 肾上腺皮质功能减退症

【例1637】男,20岁。乏力,皮肤色素沉着1年余,经常感冒,食欲差,偶尔恶心、呕吐。查体:P 84次/分,BP 90/60 mmHg,体形偏瘦,皮肤较黑,掌纹、乳晕、齿龈、颊黏膜等处色素沉着明显。余未见异常。最可能的诊断是
A. 结核
B. 淋巴瘤
C. 原发性肾上腺皮质功能减退症

D. 先心病
E. 性染色体异常

【例1638】女,28岁。恶心、呕吐、乏力、头晕1周。近2个月体重减低,皮肤变黑。查体:BP 90/60 mmHg,心率84次/分,立位BP 75/50 mmHg,心率99次/分,身高169 cm,体重50 kg,皮肤黑,甲状腺Ⅰ度肿大。心、肺、腹未见异常。实验室检查:血钠124 mmol/L,血钾5.8 mmol/L,

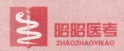

血糖 3.5 mmol/L。该患者最可能的诊断是

A. 甲状腺功能减退

B. 垂体卒中

C. 原发性慢性肾上腺皮质功能减退症

D. 慢性肾衰竭

E. 真菌感染

【例 1639】男，46 岁。消瘦、乏力、头晕、食欲减退 3 年，近 5 个月来早晨有时出现精神症状，进食后缓解。查体：BP 90/60 mmHg，皮肤色素沉着，心率 60 次/分。血糖 2.7 mmol/L，血钠 124 mmol/L，血钾 5.2 mmol/L。最可能的病因是

A. 原发性慢性肾上腺皮质功能减退症

B. 胰岛素瘤

C. 营养不良

D. 2 型糖尿病

E. 自主神经功能紊乱

【例 1640】原发性慢性肾上腺皮质功能减退症的症状是由于缺乏

A. 促肾上腺皮质激素

B. 醛固酮

C. 皮质醇

D. 醛固酮及皮质醇

E. 肾上腺素及去甲肾上腺素

【例 1641】对原发性慢性肾上腺皮质功能减退症的诊断最有意义的血检结果是

A. 醛固酮下降

B. 血糖下降

C. 血钠下降

D. 皮质醇下降

E. ACTH 下降

【例 1642】女，25 岁。乏力、皮肤色素沉着 3 年余。经常感冒，食欲差，偶尔恶心、呕吐。查体：P 90 次/分，BP 90/60 mmHg，全身皮肤较黑，掌纹、乳晕色深，齿龈、颊黏膜处可见色素沉着，余未见异常。该患者替代治疗应用

A. 氢化可的松

B. 地塞米松

C. 泼尼松

D. 甲泼尼松龙

E. 泼尼松龙

第 4 节　嗜铬细胞瘤

【例 1643】女，50 岁。3 个月来发作性头晕、头痛伴面色苍白，心悸，冷汗，共发作 3 次，每次持续 20 分钟到 2 小时。发作时测血压 180～210/110～130 mmHg，平时血压正常。查体：BP120/90 mmHg，体形偏瘦，皮肤微潮，心率 90 次/分，律齐，四肢末梢凉。该患者首先考虑的诊断是

A. 原发性高血压

B. 原发性醛固酮增多症

C. 嗜铬细胞瘤

D. 围绝经期综合征

E. 肾性高血压

【例 1644】女性，35 岁。持续性血压升高 2 个月，疑诊嗜铬细胞瘤。下列检查中哪项检查的敏感性和特异性最高

A. 香草杏仁酸

B. 尿甲氧基肾上腺素和甲氧基去甲肾上腺素

C. 尿皮质醇

D. 尿 17-酮

E. 尿 17-羟

【例 1645】男，40 岁。发作性心悸、头痛、大汗，发作时血压 230/130 mmHg，平素血压不高。对诊断最有帮助的是发作时测定尿

A. 儿茶酚胺

B. 蛋白

C. 钾、钠、氯

D. 钙、磷

E. 游离皮质醇

【例 1646】男，40 岁。发作性心悸、头晕、大汗 4 个月，每次发作持续约 20 分钟。发作时血压 180/120 mmHg，平素血压不高。对诊断最有帮助的是在血压升高时检查尿中的

A. 儿茶酚胺水平

B. 钾、钠水平

C. 蛋白水平

D. 钙、磷水平

E. 皮质醇水平

【例 1647】男，30 岁。发作性头晕、头痛，伴面色苍白、心悸、冷汗 9 个月。每次持续 20 分钟左右，发作时 BP 180～220/110～140 mmHg，平素血压正常。查体：BP 120/80 mmHg，体形偏瘦，心率 90 次/分，律齐，四肢末梢凉。对明确诊断最有帮助的是在发作时检测

A. 血皮质醇

B. 血醛固酮

C. 血儿茶酚胺

D. 血电解质

E. 血浆肾素活性

（例 1648~1649 共用选项）

A. 螺内酯

B. 酚苄明

C. 酮康唑

D. 米托坦

E. 美替拉酮

【例 1648】原发性醛固酮增多症治疗用

【例 1649】嗜铬细胞瘤术前药物准备用

第 6 章　糖尿病及低血糖

【例 1650】由胰岛 α 细胞分泌的激素是

A. 胰岛素

B. 胰高血糖素

C. 生长抑素

D. 血管活性肠肽

E. 胰多肽

【例 1651】1 型糖尿病的主要特点是

A. 多见于 40 岁以上的成年人

B. 易发生糖尿病酮症酸中毒

C. 与免疫介导的胰岛 β 细胞增生有关

D. 早期常不需要胰岛素治疗

E. 多数患者表现为胰岛素抵抗

【例 1652】2 型糖尿病的特点是

A. 都有"三多一少"表现

B. 患者体形均较肥胖

C. 患者空腹血糖较高

D. 空腹尿糖呈阳性

E. 少数以酮症酸中毒为首发表现

【例 1653】反映糖尿病患者取血前 8~12 周血糖情况的指标是

A. 糖基化血红蛋白

B. 24 小时动态血糖

C. 空腹血糖平均值

D. 餐后血糖平均值

E. 糖化血清蛋白

【例 1654】对糖尿病分型首选

A. 24 小时尿糖定量测定

B. 餐后 2 小时血糖测定

C. 糖基化血红蛋白测定

D. 口服葡萄糖耐量试验

E. 胰岛素释放试验

【例 1655】有关糖尿病的诊断，正确的是

A. 空腹血糖升高是重要指标

B. 空腹血糖正常可排除糖尿病

C. 两次 OGTT 还不能诊断时应做第三次

D. 糖耐量减低是糖尿病的一个亚型

E. 尿糖阴性可排除糖尿病

【例 1656】以下对糖尿病检验结果的解释正确的是

A. 尿糖阴性可以排除糖尿病

B. 尿糖阳性可以诊断糖尿病

C. 尿酮阳性仅见于糖尿病

D. 空腹血糖正常可以排除糖尿病

E. 餐后 2 小时血糖正常也可以是糖尿病

【例 1657】双胍类降血糖药物的降糖作用机制是

A. 抑制肝糖原的分解

B. 增加基础胰岛素的分泌量

C. 改变餐时胰岛素的分泌模式

D. 延缓肠道碳水化合物的吸收

E. 激活过氧化物酶增殖体活化因子受体

（例 1658~1660 共用题干）

男，45 岁。体检发现空腹血糖 8 mmol/L，餐后 2 小时血糖 13 mmol/L，血清甘油三酯 3.5 mmol/L，低密度脂蛋白 3.6 mmol/L。无明显不适，半年体重下降 10 kg。查体：BP 160/100 mmHg，BMI 28，心肺腹查体无阳性发现。

【例 1658】首选的降血糖药物是

A. 阿卡波糖

B. 瑞格列奈

C. 罗格列酮

D. 二甲双胍

E. 格列苯脲

【例 1659】降血压首选的治疗药物是

A. α 受体阻滞剂

B. 血管紧张素转换酶抑制剂

C. 钙通道阻滞剂

D. 利尿剂

E. β 受体阻滞剂

【例 1660】该患者首选的调脂药物是

A. 他汀类

B. 多烯酸乙酯

C. 贝特类

D. 维生素 E

E. 烟酸类

（例 1661~1663 共用题干）

女性，45 岁。肥胖多年，口渴 5 个月。尿糖（＋），空腹血糖 7.9 mmol/L，餐后 2 小时血糖 12.1 mmol/L。

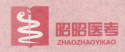

【例1661】本例可诊断为

A. 1型糖尿病

B. 肾性糖尿

C. 食后糖尿

D. 2型糖尿病

E. 类固醇性糖尿病

【例1662】应首选下列哪种药物或治疗

A. 双胍类降糖药

B. 磺脲类降糖药

C. 胰岛素

D. 饮食治疗＋双胍类降糖药

E. 运动疗法

【例1663】下列哪组生化指标达到糖尿病临时满意控制,分别为空腹血糖(mmol/L)、餐后2小时血糖(mmol/L)、HbA1c(%)

A. <5.6,<7.2,≤4

B. <6.1,<7.8,≤7.0

C. <7.2,<8.3,≤6

D. <7.8,<8.3,≤8

E. <8.3,<10.0,≤10

(例1664~1666共用题干)

男,45岁。体检发现血糖升高,空腹血糖7.6 mmol/L,餐后2小时血糖13.6 mmol/L,HbA1c 7.8%。查体:BP 150/100 mmHg,BMI28,心肺腹查体未见明显异常。

【例1664】该患者HbA1c控制目标应小于

A. 7.0%

B. 6.5%

C. 5.5%

D. 6.0%

E. 8.0%

【例1665】在控制饮食和运动的基础上首选的降糖药物是

A. 二甲双胍

B. 阿卡波糖

C. 那格列奈

D. 吡格列酮

E. 格列苯脲

【例1666】该患者首选的降压药物是

A. 氨氯地平

B. 美托洛尔

C. 哌唑嗪

D. 氢氯噻嗪

E. 氯沙坦

(例1667~1668共用选项)

A. 罗格列酮

B. 比格列酮

C. 阿卡波糖

D. 格列齐特

E. 二甲双胍

【例1667】促进胰岛素分泌的药物是

【例1668】延缓肠道碳水化合物吸收的药物是

(例1669~1670共用选项)

A. 双胍类

B. 噻唑烷二酮类

C. 磺脲类

D. 格列奈类

E. α葡萄糖苷酶抑制剂

【例1669】刺激餐后胰岛素早期分泌的降血糖药是

【例1670】严重心功能不全患者不宜使用的降血糖药是

(例1671~1672共用题干)

男性,48岁。确诊2型糖尿病1年,予合理饮食和运动治疗并口服二甲双胍500 mg,每日3次。查体:身高173 cm,体重78 kg,血压130/90 mmHg,心、肺和腹部检查未见异常。复查空腹血糖5.2 mmol/L,三餐后2小时血糖分别为11.4 mmol/L、13.1 mmol/L和12.6 mmol/L。

【例1671】下一步最合理的治疗是

A. 二甲双胍加大剂量

B. 改用胰岛素

C. 改用磺脲类降血糖药

D. 加用磺脲类降血糖药

E. 加用α葡萄糖苷酶抑制剂

【例1672】α葡萄糖苷酶抑制剂常见的不良反应是

A. 低血糖症

B. 腹胀和腹泻

C. 下肢水肿

D. 乳酸性酸中毒

E. 充血性心力衰竭

【例1673】男,50岁。肥胖,2型糖尿病5年,口服二甲双胍250 mg,每日三次。5个月前因外伤发生左足溃疡至今未愈。空腹血糖7.2 mmol/L,三餐后血糖分别为9.2 mmol/L,8.7 mmol/L,8.6 mmol/L。控制糖尿病的最佳治疗方案应选择

A. 增加二甲双胍剂量

B. 加用胰岛素制剂

C. 加用磺脲类口服降糖药

D. 加用α葡萄糖苷酶抑制剂

E. 加用噻唑烷二酮类药

【例1674】女,52岁。糖尿病史2年,经饮食治疗

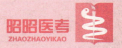

并口服二甲双胍,病情控制良好。近日受凉后发热、咳嗽、咳黄痰,X线检查为**右下肺炎**。血糖17.9 mmol/L,尿糖(＋＋＋＋)。对该患者除治疗肺炎外,糖尿病的处理应

A. 用胰岛素治疗

B. 增加二甲双胍剂量

C. 改用格列吡嗪

D. 加用格列吡嗪

E. 加用葡萄糖苷酶抑制剂

（例1675～1676 共用选项）

A. 晚餐碳水化合物摄入过多

B. 夜间曾发生过低血糖

C. 夜间肝葡萄糖产生过多

D. 清晨胰岛素作用不足

E. 清晨胰岛素拮抗激素增多

【例1675】**Somogyi**效应的原因是

【例1676】**黎明现象**的原因是

【例1677】女性,42岁。**糖尿病**5年,每日皮下注射混合胰岛素治疗,早餐前30 U,晚餐前24 U,每日进餐规律,主食量300 g。近来查空腹血糖12.5 mmol/L,餐后血糖7.6～9.0 mmol/L。为确定空腹高血糖的原因**最有意义**的检查是

A. 多次测定空腹血糖

B. 多次测定餐后血糖

C. 测糖基化血红蛋白

D. 夜间血糖监测

E. 口服葡萄糖耐量试验

【例1678】糖尿病酮症酸中毒的**酮体**是指

A. 乙酰乙酸、β-羟丁酸、丙酮、游离脂肪酸

B. 乙酰乙酸、β-羟丁酸、游离脂肪酸

C. 游离脂肪酸、β-羟丁酸、丙酮

D. 乙酰乙酸、游离脂肪酸、丙酮

E. 乙酰乙酸、β-羟丁酸、丙酮

【例1679】女性,20岁。**1型糖尿病**患者,出现恶心、厌食2天,神志不清1小时。查体:**面色潮红,呼吸深快,意识障碍**。诊断最可能是

A. 糖尿病酮症酸中毒

B. 糖尿病高渗性昏迷

C. 乳酸性酸中毒

D. 糖尿病合并尿毒症酸中毒

E. 低血糖昏迷

（例1680～1681 共用题干）

女,20岁。**1型糖尿病**病史10年,平时每日4次胰岛素强化治疗。近2日发热、咽痛、食欲不佳,摄食少,自行停用胰岛素。晨起家属发现患者答非所问,急诊就诊。查体:T 38.5 ℃,精神差,轻度脱水貌。实验室检查:血钾4.8 mmol/L,血钠142 mmol/L,血糖19.1 mmol/L,**尿酮体(＋＋＋)**,血pH 7.25,尿量40～50 mL/h。

【例1680】目前该患者合理的**胰岛素**使用方案是

A. 改用2次预混胰岛素皮下注射治疗

B. 恢复4次胰岛素皮下注射治疗

C. 静脉小剂量短效胰岛素治疗

D. 使用基础胰岛素皮下注射治疗

E. 静脉大剂量短效胰岛素治疗

【例1681】关于纠正电解质及酸碱平衡紊乱,应立即采取的**治疗措施**是

A. 补碱、补钾、补钠治疗

B. 补钾、补钠治疗

C. 补碱、补钠治疗

D. 补钠治疗

E. 补碱、补钾治疗

（例1682～1684 共同题干）

男性,69岁。因腹泻5天,昏睡3小时来急诊。既往**糖尿病**史12年。查体:血压90/50 mmHg,意识模糊。检查时手足乱动,配合欠佳,皮肤弹性差,心率106次/分,呼吸22次/分,两肺未闻及干、湿啰音。腹软,肝、脾未触及,双下肢胫前轻度可凹性水肿,尿糖(＋＋＋),**尿酮(＋),尿蛋白(＋)**。

【例1682】首先应考虑的**诊断**是

A. 糖尿病肾病尿毒症昏迷

B. 糖尿病并发脑出血

C. 高渗性非酮性糖尿病昏迷

D. 糖尿病酮症酸中毒

E. 糖尿病并发感染性休克

【例1683】除测定血糖外还应优先选择的**急诊检查**是

A. 电解质

B. 颅脑CT或MRI

C. 24小时尿蛋白定量

D. 血酮体定量

E. 便常规和细菌培养

【例1684】初始的合理治疗方案除静脉滴注**小剂量胰岛素**外还应包括

A. 甘露醇

B. 生理盐水

C. 葡萄糖盐水

D. 碳酸氢钠

E. 升血压药

（例1685～1687 共用题干）

男,62岁。软弱无力,进食减少,口渴、多尿1周,近3天嗜睡。急诊检查:BP 80/50 mmHg,神志朦胧,皮肤干燥失水,呼吸29次/分,心率105次/分,尿糖(＋＋＋),尿酮(±)。既往无糖

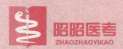

尿病史。

【例1685】最可能的诊断是
A. 糖尿病肾病
B. 糖尿病神经病变
C. 糖尿病酮症酸中毒
D. 高渗性非酮症性糖尿病昏迷
E. 糖尿病乳酸性酸中毒

【例1686】为明确诊断，除血糖测定外，首选的检查是
A. 血电解质＋尿素氮、肌酐
B. 糖基化血红蛋白＋尿素氮、肌酐
C. 血气分析＋尿素氮、肌酐
D. 血酮体＋血气分析
E. 血乳酸＋血气分析

【例1687】最主要的治疗措施是
A. 抗感染
B. 肾上腺皮质激素
C. 口服降血糖药
D. 小剂量胰岛素及补液
E. 补充碱性药物

【例1688】下列提示糖尿病微血管病变的是
A. 脑卒中
B. 心肌梗死
C. 足部溃疡
D. 高血压
E. 眼底出血

【例1689】男，59岁，2型糖尿病12年。空腹血糖50.6 mmol/L，餐后2小时血糖14.6 mmol/L，糖化血红蛋白70%。3年前眼底检查可见微血管瘤和出血，近2个月来视力明显减退。眼底检查可见新生血管和玻璃体积血。目前糖尿病视网膜病变已进展为
A. Ⅱ期
B. Ⅲ期
C. Ⅳ期
D. Ⅴ期
E. Ⅵ期

【例1690】糖尿病最常见的神经病变是
A. 周围神经炎
B. 动眼神经麻痹
C. 坐骨神经痛
D. 自主神经病变
E. 腕管综合征

【例1691】下列属于糖尿病自主神经病变表现的是
A. 直立性低血压
B. 动眼神经麻痹
C. 肌张力减低
D. 共济失调
E. 肢端感觉异常

【例1692】低血糖出现交感神经兴奋症状是由于释放大量
A. 肾上腺素
B. 糖皮质激素
C. 胰高血糖素
D. 血管加压素
E. 生长激素

【例1693】有关低血糖症的论述中，正确的是
A. 口服α糖苷酶抑制剂易发生低血糖
B. 低血糖可伴有精神症状
C. 部分2型糖尿病可表现为低血糖
D. 胰岛素瘤较少出现空腹低血糖
E. 腺垂体功能减退低血糖时血胰岛素升高

【例1694】男，21岁。3年来多次昏迷，多在饭前发作。发作前伴恐惧感及心悸发汗。发病以来食欲好，体重增加，但记忆力差，患者发现昏迷发作前，及时进食可预防或缩短昏迷时间。应考虑
A. 胃泌素瘤
B. 癫痫
C. 脑血管疾病
D. 心血管疾病
E. 胰岛素瘤

【例1695】具有典型Whipple三联征的疾病是
A. 胰岛素瘤
B. 胃泌素瘤
C. 肠肽瘤
D. 高血糖瘤
E. 生长抑素瘤

第7章　水、电解质代谢和酸碱平衡失调

【例1696】细胞外液占成人体重的
A. 20%
B. 25%
C. 30%
D. 35%
E. 40%

【例1697】细胞内液中主要的阳离子是
A. Na$^+$
B. Ca^{2+}
C. K$^+$
D. NH$_4$
E. Fe^{2+}

【例1698】细胞外液中主要的阳离子是
A. K$^+$
B. Na$^+$
C. Ca^{2+}
D. Mg^{2+}
E. Fe^{2+}

【例1699】细胞内、外液的渗透压范围为
A. 230~250 mmol/L
B. 251~269 mmol/L
C. 270~289 mmol/L
D. 290~310 mmol/L
E. 311~330 mmol/L

【例1700】高渗性缺水的患者最常见的临床表现是
A. 头晕、视力减退
B. 兴奋、手足麻木
C. 口渴、谵妄
D. 淡漠、反应迟缓
E. 呆滞、嗜睡

【例1701】女，60岁。高温天气户外活动4小时，出现口渴，尿少，突然晕倒。最可能的原因是
A. 稀释性低钠血症
B. 等渗性缺水
C. 急性肾衰竭
D. 高渗性缺水
E. 低渗性缺水

【例1702】女，50岁，恶心、呕吐伴乏力、少尿6小时，呕吐量大，无口渴。2年前有腹部手术史。此时患者最可能出现的水电解质平衡紊乱是
A. 稀释性低钠血症
B. 高渗性缺水
C. 低渗性缺水
D. 高钾血症
E. 等渗性缺水

【例1703】等渗性缺水的临床表现为
A. 短期内体液的丧失达体重3％时有休克
B. 休克常伴有代谢性酸中毒
C. 明显口渴
D. 化验检查见血清Na$^+$降低
E. 化验检查见尿比重在1.010以下

【例1704】低钾性碱中毒可能出现于下列哪种情况
A. 肾衰竭
B. 胃手术后
C. 术后少尿
D. 严重创伤
E. 大量输血

（例1705~1706 共用选项）
A. 氯化钾
B. 氯化钠
C. 螺内酯
D. 新斯的明
E. 肾上腺皮质激素

【例1705】对低血钾性周期性瘫痪有诊断意义

【例1706】低血钾性周期性瘫痪发作期有效治疗

（例1707~1708 共用选项）
A. 挤压综合征
B. 长期饥饿状态
C. 反复呕吐
D. 盐皮质激素过多
E. 长期胃肠减压

【例1707】高钾血症的常见原因是

【例1708】代谢性酸中毒的常见病因是

【例1709】高钾血症常见的临床表现是
A. 心动过缓
B. 肠蠕动消失
C. 四肢肌张力增强
D. 恶心、呕吐
E. 腹胀

【例1710】血钾浓度6.5 mmoL，其首要处理措施是
A. 静注10％葡萄糖酸钙
B. 透析治疗
C. 停止一切钾的摄入
D. 快速补液
E. 静注葡萄糖胰岛素液

【例1711】肺心病慢性呼吸衰竭患者，血气分析结果：pH 7.188，PaCO$_2$ 75 mmHg，PaO$_2$ 50 mmHg，HCO$_3^-$ 27.6 mmol/L，BE －5 mmol/L。其酸碱失衡类型是
A. 代谢性酸中毒
B. 呼吸性酸中毒
C. 呼吸性酸中毒合并代谢性酸中毒
D. 代谢性碱中毒
E. 呼吸性酸中毒合并代谢性碱中毒

第七篇　风湿性疾病

学习导图

章　序	章　名	内　容	所占分数	
			执业医师	助理医师
1	风湿性疾病总论	风湿性疾病分类、检查、治疗	1 分	1 分
2	系统性红斑狼疮	系统性红斑狼疮	2 分	1 分
3	类风湿关节炎	类风湿关节炎	2 分	1 分
4	脊柱关节炎	强直性脊柱炎	1 分	0 分
5	痛风	痛风	1 分	1 分

复习策略

本篇重点包括三种疾病——系统性红斑狼疮、类风湿关节炎和强直性脊柱炎，重点考查内容是疾病的诊断、实验室检查（各种抗体）和治疗（首选药物）。考生务必准确记忆抗核抗体、抗 Sm 抗体、抗 ds－DNA 抗体、抗 CCP 抗体和 HLA-27 各自代表的意义，以及糖皮质激素、环磷酰胺、甲氨蝶呤和柳氮磺吡啶分别是治疗何种疾病的首选药物。

第 1 章　风湿性疾病总论

【例 1712】风湿性疾病是指
　A. 累及关节及周围软组织的一大类疾病
　B. 过敏性疾病
　C. 嗜酸性粒细胞增多的一类疾病
　D. 病毒感染的一类疾病
　E. 血尿酸增高的一组疾病

【例 1713】关于风湿性疾病的临床特点，不正确的是
　A. 病程多呈慢性经过
　B. 临床表现差异不大
　C. 反复发作与缓解交替出现
　D. 免疫学异常表现复杂
　E. 对治疗反应的个体差异较大

【例 1714】不属于弥漫性结缔组织病的疾病是
　A. 系统性红斑狼疮
　B. 干燥综合征
　C. 多肌炎和皮肌炎
　D. 类风湿关节炎
　E. 骨性关节炎

【例 1715】不属于弥漫性结缔组织病的是
　A. 系统性红斑狼疮
　B. 类风湿关节炎
　C. 硬皮病
　D. Reiter 综合征
　E. 干燥综合征

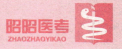

第2章　系统性红斑狼疮

【例1716】系统性红斑狼疮最主要的临床表现是
　A. 育龄女性多发
　B. 皮肤黏膜与关节表现
　C. 肾炎
　D. 浆膜炎
　E. 贫血

【例1717】女,18岁。近1周来两面颊出现对称性红斑、手指关节红肿。化验:血红蛋白 90 g/L,白细胞 $3.0×10^9$/L,尿蛋白(＋＋＋),抗dsDNA抗体阳性。应首先考虑诊断
　A. 缺铁性贫血
　B. 慢性肾炎
　C. 类风湿关节炎
　D. 系统性红斑狼疮
　E. 风湿热

【例1718】女,22岁。因多关节疼痛2个月就诊,近1周出现双手指间关节及掌指关节肿胀,晨僵30分钟。血白细胞 $3.2×10^9$/L,血小板 $83×10^9$/L。24小时尿蛋白定量 1.9 g,血沉 48 mm/h,血抗核抗体阳性,补体 C_3 轻度下降。最可能的诊断是
　A. 类风湿关节炎
　B. 骨关节炎
　C. 系统性红斑狼疮
　D. 原发性干燥综合征
　E. 系统性血管炎

【例1719】女,22岁。持续高热6天,颜面部出现水肿性皮肤损害,伴膝、踝关节肿痛,下肢水肿,有散在淤点。化验:ESR 98 mm/h,Hb 76 g/L,网织红细胞 0.10,Coombs 试验(＋),Plt $40×10^9$/L,尿检蛋白(＋＋＋),RBC 6～8/HP。本例最可能的诊断为
　A. 风湿热
　B. 慢性肾炎
　C. SLE
　D. 自身免疫性溶血性贫血
　E. 特发性血小板减少性紫癜(ITP)

【例1720】关于 SLE 关节病变,哪项是错误的
　A. 关节肿痛
　B. 呈多关节对称性损害
　C. 近端指间关节多受累
　D. 关节软骨破坏,关节畸形
　E. 大关节易受累

【例1721】下列哪项不符合 SLE 的血液系统改变
　A. 白细胞减少
　B. 血小板减少
　C. 自身免疫性溶血性贫血
　D. 正常细胞性贫血
　E. 类白血病样改变

(例1722～1723共用选项)
　A. 抗核抗体
　B. 抗 Sm 抗体
　C. 抗双链 DNA 抗体
　D. 抗磷脂抗体
　E. 类风湿因子

【例1722】特异性高,但与 SLE 活动性无关

【例1723】特异性高,效价随 SLE 病情缓解而下降

【例1724】诊断系统性红斑狼疮最有价值的自身抗体是
　A. 抗 Sm 抗体
　B. 抗环瓜氨酸肽抗体
　C. 抗 SSA 抗体
　D. 抗 Scl-70 抗体
　E. 抗核抗体

【例1725】与狼疮肾损害关系最密切的自身抗体是
　A. 抗 RNP 抗体
　B. 抗 dsDNA 抗体
　C. 抗 SSB 抗体
　D. 抗 SSA 抗体
　E. 抗 Sm 抗体

【例1726】系统性红斑狼疮诊断常用而有价值的病理检查是
　A. 肾穿刺
　B. 骨髓穿刺
　C. 肺穿刺
　D. 淋巴结活检
　E. 皮肤狼疮带试验

【例1727】女,25岁。双手关节肿胀、疼痛2个月,面部蝶形红斑、发热1周。血白细胞 $2.1×10^9$/L,血红蛋白 90 g/L,血小板 $65×10^9$/L,尿蛋白(＋＋),红细胞(＋＋)。胸部X线片示双侧少量胸腔积液。对明确诊断最有价值的检查是
　A. 手关节 X 线片
　B. 骨髓穿刺

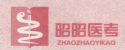

C. 胸腔穿刺

D. 肾穿刺活检

E. 抗核抗体谱

【例1728】SLE 狼疮肾炎（病理为Ⅳ型）首选的免疫抑制剂为

　A. 环磷酰胺

　B. 甲氨蝶呤

　C. 长春新碱

　D. 硫唑嘌呤

　E. 雷公藤

【例1729】使用环磷酰胺治疗系统性红斑狼疮的指征是

　A. 口腔溃疡

　B. 关节炎

　C. 肾炎

　D. 浆膜炎

　E. 蝶形红斑

【例1730】女，20岁。系统性红斑狼疮患者，狼疮肾，尿蛋白持续（＋＋），足量糖皮质激素治疗4周后无效，应

　A. 加大激素用量

　B. 加用免疫抑制剂

　C. 加抗疟药

　D. 雷公藤

　E. 加利尿药

【例1731】关于SLE患者妊娠的问题，哪项不正确

　A. 易发生流产、早产

　B. 病情稳定，心肾功能正常，方可妊娠

　C. 可出现新生儿狼疮

　D. 妊娠时可使SLE病情恶化

E. 妊娠前3个月内可应用免疫抑制剂

（例1732～1733共用题干）

女，38岁。发热、皮疹、脱发和口腔溃疡6个月。查体：T 39.0 ℃，面部充血性红斑，双手近端指间关节压痛，轻度肿胀，双下肢凹陷性水肿。实验室检查：尿蛋白（＋＋＋），尿红细胞（＋＋＋），24小时尿蛋白3.8 g，血Plt 88×10⁹/L，ANA1：640，抗SSA抗体（＋），抗双链DNA抗体（＋），补体C₃低下。

【例1732】不能提示患者疾病处于活动期的指标是

　A. 抗SSA抗体（＋）

　B. 抗双链DNA抗体（＋）

　C. 补体C₃低下

　D. 血小板减少

　E. 尿蛋白（＋＋＋）

【例1733】最佳治疗方案是泼尼松1 mg/(kg·d)联合

　A. 柳氮磺吡啶

　B. 环磷酰胺

　C. 布洛芬

　D. 青霉素

　E. 血浆置换

【例1734】系统性红斑狼疮治疗的基础用药是

　A. 硫唑嘌呤

　B. 甲氨蝶呤

　C. 羟氯喹

　D. 环磷酰胺

　E. 柳氮磺吡啶

第3章　类风湿关节炎

【例1735】在类风湿关节炎发病中起主要作用的细胞是

　A. CD3⁺T 细胞

　B. CD4⁺T 细胞

　C. CD8⁺T 细胞

　D. B 淋巴细胞

　E. 巨噬细胞

【例1736】类风湿关节炎不常累及的关节是

　A. 肘关节

　B. 远端指间关节

　C. 掌指关节

　D. 近端指间关节

　E. 腕关节

【例1737】类风湿关节炎最常累及的关节是

　A. 髋关节

　B. 肘关节

　C. 膝关节

　D. 肩关节

　E. 四肢小关节

【例1738】类风湿关节炎最早侵犯的关节是

　A. 近端指间关节

　B. 掌指关节

　C. 腕肘关节

　D. 踝关节

　E. 髋关节

【例1739】近端指间关节呈梭形肿胀常见于

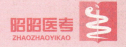

A. 类风湿关节炎

B. 风湿性关节炎

C. 骨性关节炎

D. 痛风性关节炎

E. 系统性红斑狼疮

【例 1740】可出现晨僵的疾病是

A. 骨性关节炎

B. 痛风

C. 银屑病关节炎

D. 类风湿关节炎

E. 风湿性关节炎

【例 1741】类风湿关节炎的主要表现是

A. 游走性大关节肿痛

B. 全身关节肿痛伴发热、皮疹

C. 对称性小关节肿痛伴晨僵

D. 腰骶痛伴晨僵

E. 多关节肿痛伴四肢末梢感觉障碍

【例 1742】双腕关节肿痛伴晨僵最常见于

A. 风湿性关节炎

B. 类风湿关节炎

C. 骨性关节炎

D. 系统性红斑狼疮

E. 痛风

【例 1743】晨僵在哪类关节炎中表现最为突出?

A. 骨性关节炎

B. 类风湿关节炎

C. 强直性脊柱炎

D. 感染性关节炎

E. 风湿性关节炎

【例 1744】除有关节肿痛外,对类风湿关节炎诊断最有意义的表现是

A. 足跟、足掌部位疼痛

B. 关节隆突部与受压部皮下出现无痛性结节

C. 弥漫性肺间质病变

D. 胸腔积液

E. 小腿痛性皮下结节

【例 1745】类风湿关节炎的临床特点不包括

A. 类风湿因子常阳性

B. 晨僵持续时间大于 1 小时

C. 非甾体抗炎药能改善关节疼痛

D. 反复发作虹膜睫状体炎

E. 多关节、小关节受累

【例 1746】Felty 综合征引起中性粒细胞减少的最可能的机制是

A. 生成减少

B. 成熟障碍

C. 免疫性破坏过多

D. 非免疫性破坏过多

E. 分布异常

【例 1747】女性,48 岁。发热伴对称性多关节肿痛,晨僵 3 个月。ANA 低效价阳性,RF(+),IgG 和补体升高。最可能的诊断是

A. 多肌炎

B. 系统性红斑狼疮

C. 类风湿关节炎

D. 干燥综合征

E. 混合性结缔组织病

(例 1748～1749 共用题干)

女,54 岁。双腕、双手近端指间关节、掌指关节肿痛 3 年,晨僵 1 小时。查体:双腕、双手 2～4 指端关节及 3～4 近端指尖关节肿胀,压痛(+),ANA(一)。

【例 1748】最可能的诊断是

A. 强直性脊柱炎

B. 类风湿关节炎

C. 反应性关节炎

D. 骨关节炎

E. 痛风性关节炎

【例 1749】该患者基本病变的基本特征是

A. 血管炎

B. 软骨炎

C. 滑膜炎

D. 附着点炎

E. 韧带炎

【例 1750】女,35 岁。双手第 2、3、5 近端指间关节肿痛 1 年,伴晨僵。X 线片:双手骨质疏松,第 2 近端指间关节可见骨质破坏。对诊断最有意义的实验室检查是

A. 血尿酸

B. 类风湿因子

C. 抗核抗体

D. 抗链"O"

E. 抗环瓜氨酸肽抗体

【例 1751】类风湿患者可以查到类风湿因子(RF),因此 RF

A. 是诊断 RA 的必备条件

B. 一旦出现,将不会发生改变

C. 可随疾病的变化而变化

D. 正常人不会出现

E. 在其他自身免疫病中不会出现

【例 1752】关于类风湿因子(RF)与类风湿关节炎(RA)的叙述,正确的是

A. RF 阳性的患者一定都是 RA,而且 RA 患者 RF 一定都阳性

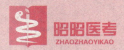

B. RF 阳性的患者一定都是 RA，但是 RA 患者 RF 不一定都阳性

C. RF 阳性的患者不一定都是 RA，但是 RA 患者 RF 一定都阳性

D. RF 阳性的患者不一定都是 RA，而且 RA 患者 RF 不一定都阳性

E. 在 RA 患者中，RF 一旦出现就不再发生变化

【例 1753】有关类风湿关节炎和类风湿因子的描述，正确的是

A. 类风湿因子阳性可诊断类风湿关节炎

B. 类风湿子阴性可排除类风湿关节炎

C. 类风湿关节炎可出现类风湿因子阴性

D. 类风湿因子属于抗核抗体谱

E. 平时最常测定的类风湿因子为 IgG 型

【例 1754】在常规临床工作中测得的 RF 类型是

A. IgG

B. IgA

C. IgM

D. IgD

E. IgE

（例 1755～1756 共用题干）

女性，48 岁。反复双手近端指间关节、双膝关节肿痛伴晨僵 2 年，肘部伸侧可触及皮下结节，质硬，无触痛。

【例 1755】诊断首先考虑

A. 风湿性关节炎

B. 系统性红斑狼疮

C. 痛风

D. 骨性关节炎

E. 类风湿关节炎

【例 1756】最有助于确定诊断的辅助检查是

A. 抗核抗体

B. 血沉

C. 血 C 反应蛋白

D. 影像学检查

E. 血抗链球菌溶血素"O"测定

【例 1757】下列关于类风湿因子（RF）与类风湿关节炎（RA）的描述，不正确的是

A. 高滴度 RF 阳性对诊断 RA 有意义

B. RF 高滴度是 RA 预后不良的指标之一

C. RF 阳性可见于 RA 以外的其他疾病

D. 部分 RA 患者的血清 RF 阴性

E. RF 阳性是诊断 RA 的必备条件

（例 1758～1759 共用题干）

女，45 岁。反复双手近端指间关节、双膝关节疼痛伴晨僵 2 年。肘部伸侧可触及皮下结节，质硬，无触痛。实验室检查：血 RF1：40（＋），ESR 100 mm/h。

【例 1758】最有可能的诊断是

A. 风湿性关节炎

B. 类风湿关节炎

C. 系统性红斑狼疮

D. 骨性关节炎

E. 痛风

【例 1759】确诊后，最佳的治疗药物是

A. 泼尼松

B. 阿司匹林

C. 青霉胺

D. 雷公藤

E. 金制剂

【例 1760】用于治疗类风湿关节炎的改变病情抗风湿药联合治疗方案是

A. 甲氨蝶呤＋来氟米特

B. 双氯芬酸钠＋来氟米特

C. 甲氨蝶呤＋硫酸氨基葡萄糖

D. 对乙酰氨基酚＋硫酸氨基葡萄糖

E. 双氯芬酸钠＋泼尼松

（例 1761～1762 共用题干）

女性，48 岁。类风湿关节炎病史 6 年，未予正规治疗。近 1 个月来感双手指间关节疼痛加重，晨僵约 2 小时。查体：双手第 2～4 掌指关节（MCP2～4）肿胀、左手第 1～4 近端指间关节（PIP1～4）肿胀，压痛明显，右手 PIP2 和 PIP3 肿胀伴压痛，双侧腕关节肿胀，屈伸明显受限。双手 X 线检查提示骨质疏松，双腕关节各骨融合，双手掌指关节和近端指间关节间隙变窄。

【例 1761】患者双手 X 线检查提示已达类风湿关节炎的分期为

A. Ⅰ 期

B. Ⅱ 期

C. Ⅲ 期

D. Ⅳ 期

E. 无法分期

【例 1762】此患者的治疗方案中，除非甾体抗炎药对症治疗外，应该首选的慢作用抗风湿药是

A. 糖皮质激素

B. 柳氮磺吡啶

C. 雷公藤总苷

D. 金诺芬

E. 甲氨蝶呤

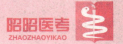

第4章 脊柱关节炎

（例 1763～1764 共用选项）

A. 化脓性关节炎

B. 强直性脊柱炎

C. 骨关节炎

D. 类风湿关节炎

E. 痛风性关节炎

【例 1763】以腰骶痛为主要表现的是

【例 1764】主要侵犯小关节的疾病是

（例 1765～1766 共用题干）

男，25 岁。因右膝关节肿痛 2 周就诊，腰痛 3 年。查体：右膝关节肿胀，有压痛，浮髌试验阳性，左侧"4"字征阳性，左侧骶髂关节压痛阳性。

【例 1765】最有意义的检查是

A. 骶髂关节 X 线片

B. 血沉

C. 类风湿因子

D. 抗"O"

E. HLA - B27

【例 1766】检查类风湿因子、抗"O"均阴性，血沉 28 mm/h，HLA-B27 阳性。骶髂关节 X 线片提示左侧间隙狭窄，边缘不整，可见骨破坏。最可能的诊断是

A. 类风湿关节炎

B. 骨关节炎

C. 风湿性多肌炎

D. 化脓性关节炎

E. 强直性脊柱炎

【例 1767】对强直性脊柱炎临床表现叙述错误的是

A. 早期可无明显体征

B. 早期不会出现局部压痛

C. 随病情进展可见腰椎前凸消失

D. 随病情进展腰椎活动度降低

E. 病情活动期可有韧带/肌腱与骨附着点压痛

【例 1768】X 线检查出现脊柱竹节样改变的疾病是

A. 强直性脊柱炎

B. 骨性关节炎

C. 类风湿关节炎

D. 反应性关节炎

E. 系统性红斑狼疮

【例 1769】男，22 岁。腰背痛 2 年。下腰段、骶髂关节压痛，腰椎活动明显受限。X 线片示双侧骶髂关节虫蚀样破坏，脊柱呈"竹节样"改变。最可能的诊断是

A. 强直性脊柱炎

B. 腰椎间盘突出症

C. 腰椎结核

D. 腰椎肿瘤

E. 化脓性脊柱炎

【例 1770】男，18 岁。腰痛，近期出现右膝痛，其父有类似病史。首选的检查是

A. 腰椎 X 线片

B. 骶髂关节 X 线片

C. 双肾 CT

D. 腹部 B 超

E. MRI

【例 1771】男，22 岁。下腰痛 2 年余，加重 6 周。疼痛以夜间明显，有痛醒现象。查体：双侧"4"字试验阳性，腰部活动受限。实验室检查：血沉 48 mm/h，HLA-B27 阳性。最可能的诊断是 A. 腰椎间盘突出症

B. 类风湿关节炎

C. 强直性脊柱炎

D. 风湿性关节炎

E. 腰肌劳损

【例 1772】男，20 岁。腰痛 3 年，膝关节痛 2 个月。查体：右膝肿胀、压痛，浮髌试验阴性。实验室检查：血尿酸正常，HLA-B27 阳性。X 线：双侧骶髂关节骨侵蚀改变，伴间隙狭窄。最可能的诊断是

A. 痛风关节炎

B. 反应性关节炎

C. 强直性脊柱炎

D. 银屑病关节炎

E. 感染性关节炎

（例 1773～1774 共用题干）

男，38 岁。右膝关节、右踝关节持续性肿痛 2 个月。既往腰痛 14 年，伴晨僵，活动后改善。查体：右膝及右踝关节肿胀，有压痛，右膝关节积液，双侧"4"字试验（＋）。实验室检查：WBC 13.2×10^9/L，Plt 383×10^9/L，ESR 78 mm/h，RF（－），HLA - B27（＋）。

【例 1773】最可能的诊断是

A. 化脓性关节炎

B. 强直性脊柱炎

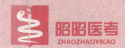
C. 骨关节炎

D. 类风湿关节炎

E. 痛风性关节炎

【例1774】首选的治疗药物是

A. 羟基氯喹

B. 青霉胺

C. 硫酸氨基葡萄糖

D. 秋水仙碱

E. 柳氮磺吡啶

第5章　痛　风

【例1775】急性痛风性关节炎的主要临床特点不包括

A. 秋水仙碱治疗可迅速缓解关节炎症状

B. 常伴高尿酸血症

C. 单侧第一掌指关节肿痛最为常见

D. 在偏振光显微镜下关节液内发现成双折光的针形尿酸盐结晶

E. 疼痛剧烈初次发作呈自限性

【例1776】下列物质含量异常可作为痛风诊断指征的是

A. 嘧啶

B. 嘌呤

C. β-氨基丁酸

D. 尿酸

E. β-丙氨酸

【例1777】男，72岁。发作性关节肿痛2年。查体：左膝关节红肿、压痛，浮髌试验阳性。实验室检查，血沉45 mm/h，血尿酸增高。最有可能的诊断是

A. 类风湿关节炎

B. 感染性关节炎

C. 银屑病关节炎

D. 反应性关节炎

E. 痛风关节炎

第八篇 运动系统

学习导图

章　序	章　名	内　容	所占分数	
			执业医师	助理医师
1	骨折概论	骨折病因 骨折分类 骨折表现 骨折的影像学检查 骨折治疗 骨折并发症	5 分	4 分
2	上肢骨折	锁骨骨折 肱骨近端骨折 肱骨干骨折 肱骨髁上骨折 前臂双骨折 桡骨远端骨折	2 分	0 分
3	下肢骨折	股骨颈骨折 股骨转子间骨折 股骨干骨折 胫骨平台骨折 胫腓骨骨折 踝部骨折 踝部扭伤	4 分	2 分
4	脊柱和骨盆骨折	脊柱骨折 脊髓损伤 骨盆骨折	2 分	1 分
5	关节脱位和损伤	肩关节脱位 桡骨小头半脱位 髋关节脱位 膝关节韧带及半月板损伤	3 分	2 分
6	手外伤及断指再植	手外伤 断指再植	1 分	1 分
7	周围神经损伤	上肢神经损伤 下肢神经损伤	1 分	1 分

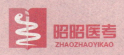
续表

章 序	章 名	内 容	所占分数	
			执业医师	助理医师
8	运动系统的慢性损伤	肩周炎	3 分	2 分
		肱骨外上髁炎		
		狭窄性腱鞘炎		
		股骨头缺血性坏死		
		颈椎病		
		腰椎间盘突出症		
9	骨关节炎	骨关节炎	1 分	1 分
10	骨与关节感染	急性血源性骨髓炎	3 分	2 分
		化脓性关节炎		
11	骨与关节结核	骨与关节结核	1 分	0 分
		脊柱结核		
		髋关节结核		
12	骨肿瘤	良、恶性骨肿瘤	3 分	2 分
		骨软骨瘤		
		骨囊肿		
		骨巨细胞瘤		
		骨肉瘤		
		转移性骨肿瘤		

复习策略

　　运动系统属于外科学内容，知识相对来说比较简单，重复考点较多。本系统总论部分非常重要，熟练掌握总论内容，对于后面各章的学习会非常有利。复习过程中，可以通过一些好的记忆方法来辅助掌握考点，如 Thomas 征、Spurling 征、Colles 骨折、Smith 骨折等，这样本篇的重难点内容就迎刃而解了。

第 1 章　骨折概论

【例 1778】某新战士参加野营拉练，归来途中自觉右小腿疼痛，经休息治疗 2 周后无好转。拍 X 线片检查发现右腓骨下段横行骨折线，无移位。其骨折的主要成因是
　　A. 直接暴力
　　B. 积累性劳损
　　C. 间接暴力
　　D. 肌拉力
　　E. 骨髓炎

【例 1779】男，10 岁。行走时不慎摔倒，左手着地，随后自觉左肘部疼痛，不敢活动。查体：局部畸形，压痛，反常活动。急诊行 X 线检查提示肱骨髁上骨折。该患者受伤的机制是
　　A. 直接暴力

B. 积累性劳损
C. 间接暴力
D. 肌拉力
E. 骨髓炎

【例 1780】下列骨折中，最不稳定的是
　　A. 裂缝骨折
　　B. 横行骨折
　　C. 螺旋形骨折
　　D. 青枝骨折
　　E. 嵌插骨折

【例 1781】压缩性骨折最常发生于
　　A. 肱骨头
　　B. 股骨头
　　C. 椎体

D. 腕舟状骨

E. 足舟状骨

（例1782～1784 共用选项）

A. 骨折有移位、畸形

B. 骨折处软组织破裂，骨折端与外界相通

C. 骨折部碎成3块以上

D. 骨折处皮肤黏膜完整，骨折端不与外界相通

E. 发生于肌腱附着部位的骨折

【例1782】开放性骨折

【例1783】粉碎性骨折

【例1784】撕脱性骨折

【例1785】开放性骨折体温升高时应考虑有

A. 疼痛刺激

B. 感染

C. 休克

D. 失血

E. 组织液丢失

【例1786】属于骨折全身表现的是

A. 休克

B. 肿胀

C. 疼痛

D. 畸形

E. 瘀斑

（例1787～1788 共用选项）

A. 异常活动

B. 肿胀疼痛

C. 功能障碍

D. 皮肤瘀斑

E. 死骨形成

【例1787】骨折专有体征是

【例1788】慢性骨髓炎的表现是

【例1789】骨折的专有体征是

A. 疼痛

B. 瘀斑

C. 功能障碍

D. 肿胀

E. 反常活动

【例1790】右下肢被机动车压伤。具备下列哪一项可诊断为骨折

A. 局部高度肿胀

B. 压痛明显

C. 下肢不能自主活动

D. 异常活动

E. 明显跛行

【例1791】男，32岁。车祸致左大腿受伤。X线示左股骨皮质连续性中断。对诊断最有价值的临床表现是

A. 疼痛

B. 反常活动

C. 肿胀

D. 发红

E. 活动障碍

【例1792】女，65岁。跌倒，臀部着地。当即腰部疼痛，不能活动。首选的检查方法是

A. X线片

B. CT

C. MRI

D. 超声检查

E. 核素扫描

【例1793】男，16岁。右肘部摔伤2天。右肘关节肿胀，压痛明显，活动受限，内上髁处有骨擦感。对诊断有意义的首选检查是

A. 核素骨扫描

B. X线片

C. B型超声

D. CT

E. MRI

【例1794】骨折X线检查的重要意义是

A. 了解骨折的发生机制

B. 明确骨折的诊断

C. 判断骨折的预后

D. 了解组织的损伤情况

E. 了解骨质密度

【例1795】对骨折诊断中X线检查的叙述，不正确的是

A. X线摄片时，只需将骨折断端包括在内

B. 对不易明确诊断者，需加拍对侧相应部位的X线片

C. 高度怀疑骨折但X线片未见骨折征象者，应于伤后2周复查X线片

D. 怀疑骨折时，应常规进行X线检查

E. 确诊骨折时，需进行X线检查

【例1796】骨折治疗原则中的首要步骤是

A. 功能锻炼

B. 内固定

C. 复位

D. 包扎

E. 外固定

【例1797】50岁女性，汽车撞伤左小腿，局部肿痛畸形，反常活动，有片状皮肤擦伤出血。现场紧急处理时最重要的是

A. 创口消毒

B. 创口包扎

C. 创口缝合

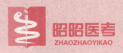

D. 夹板固定

E. 迅速运送医院，由医院处理

【例1798】骨折的治疗原则是

A. 创口包扎

B. 迅速运输

C. 积极手术

D. 正确搬运

E. 复位固定功能锻炼

【例1799】骨折急救固定的目的不包括

A. 便于搬动运送

B. 恢复肢体的正常解剖关系

C. 减轻患者疼痛

D. 减少骨折端活动

E. 避免搬运中造成血管、神经损伤

【例1800】骨折急救处理中不正确的是

A. 包扎伤口

B. 妥善的外固定

C. 首先抢救生命

D. 外露的骨折端立即复位

E. 迅速运往医院

【例1801】骨折切开复位比闭合复位的最大优点是

A. 达到解剖复位

B. 降低感染风险

C. 制动时间缩短

D. 缩短骨折愈合时间

E. 减少骨折部位创伤

【例1802】女，21岁。左胫骨下段横行骨折，经手法复位石膏固定后复查X线片。符合功能复位的是

A. 骨折向前方成角5°

B. 骨折向外侧成角5°

C. 断端旋转5°

D. 断端分离1 cm

E. 断端重叠2 cm

【例1803】下列哪项不属于闭合性骨折切开复位内固定的适应证

A. 骨折端间有软组织嵌插，手法复位失败

B. 关节内骨折，手法复位对位不好

C. 并发主要血管损伤

D. 并发主要神经损伤

E. 未达到解剖复位

【例1804】对于3岁以下儿童股骨干骨折的治疗，正确的叙述是

A. 可以接受骨折断端有2 cm以内的缩短

B. 常采用切开复位内固定治疗

C. 常采用骨牵引治疗

D. 可以接受轻度的旋转移位

E. 应与成人骨折的治疗原则一致

【例1805】符合骨折功能复位标准的是

A. 允许下肢骨折存在与关节活动方向垂直的侧方成角

B. 儿童下肢骨干骨折缩短2 cm以内

C. 骨折部分的旋转移位不必完全矫正

D. 复位后骨折断端对位达1/5

E. 骨折部分的分离移位不必完全矫正

【例1806】下面关于开放性骨折处理，正确的是

A. 用毛刷洗刷创口内污染的骨质

B. 失去活力的大块肌肉组织可以部分保留

C. 已污染的骨膜应完全切除

D. 游离污染的小骨片应该去除

E. 不能切除创口的边缘

【例1807】骨折愈合过程中，属于血肿机化演进期的表现是

A. 多出现软骨内骨化

B. 出现无菌性炎症反应

C. 可形成环状骨痂、髓内骨痂

D. 可形成内骨痂、外骨痂

E. 出现膜内化骨

【例1808】下面关于骨折愈合的过程，正确的是

A. 原始骨痂形成期膜内成骨比软骨内化骨慢

B. Wolff定律即骨折愈合过程中板层骨总是沿断端承受的生理应力方向吸收

C. 临床上骨折愈合过程多为一期愈合

D. 新骨的爬行替代过程是在破骨细胞和成骨细胞同时作用下完成的

E. 骨板形成塑形期在应力轴线上的骨痂逐步消失

【例1809】胫骨中下段多段闭合性骨折，功能复位后发生骨不愈合，最可能的原因是

A. 未达到解剖复位

B. 未用促骨折愈合药物

C. 骨折端软组织嵌入

D. 骨折端血液供应差

E. 功能锻炼不够

【例1810】胫骨中下段多段闭合性骨折，功能复位后发生骨不愈合，最可能的原因是

A. 未达到解剖复位

B. 未用促骨折愈合药物

C. 骨折端软组织嵌入

D. 骨折端血液供应差

E. 功能锻炼不够

【例1811】影响骨折愈合的最重要因素是

A. 软组织损伤

B. 神经损伤

C. 静脉血栓

D. 断端血供

E. 健康状况

【例1812】骨折临床愈合标准,错误的是

A. 患肢无纵向叩击痛

B. 局部无异常活动

C. X线摄片骨折线有间断的骨痂通过

D. 解除外固定后不变形

E. 受伤上肢向前平举1公斤持续1分钟

【例1813】最容易发生休克的骨折是

A. 骨盆骨折

B. 肱骨髁上骨折

C. 股骨颈骨折

D. 锁骨骨折

E. Colles骨折

(例1814～1816共用选项)

A. 骨盆骨折

B. 肱骨髁上骨折

C. 股骨颈骨折

D. 锁骨骨折

E. Colles骨折

【例1814】易发生神经和血管损伤的骨折

【例1815】易发生休克的骨折

【例1816】易发生缺血性坏死的骨折

【例1817】属于骨折早期并发症的是

A. 关节僵硬

B. 脂肪栓塞

C. 损伤性骨化

D. 创伤性关节炎

E. 急性骨萎缩

【例1818】严重外伤患者发生脂肪栓塞综合征,主要累及的部位是

A. 胰

B. 肾

C. 肝

D. 骨

E. 肺

【例1819】属于骨折早期并发症的是

A. 急性骨萎缩

B. 血管神经损伤

C. 缺血性骨坏死

D. 创伤性骨关节炎

E. 关节僵硬

【例1820】骨筋膜室综合征的晚期并发症是

A. 缺血性骨坏死

B. 肾衰竭

C. 缺血性肌挛缩

D. 肺栓塞

E. 梗死性脊髓炎

【例1821】肱骨髁上骨折伴有前臂骨筋膜室综合征宜采取哪项治疗措施

A. 抬高患肢,消肿后复位

B. 持续牵引复位

C. 立即手法复位

D. 切开复位,处理血管,骨筋膜室减压

E. 切开复位,处理神经

(例1822～1823共用题干)

男,25岁。外伤致胫腓骨骨折,小腿持续性剧烈疼痛。查体:左小腿淤血,肿胀严重,压痛明显,足背动脉搏动微弱,足背屈时疼痛剧烈。

【例1822】可能出现的严重并发症是

A. 静脉血栓

B. 脂肪栓塞

C. 神经损伤

D. 血管损伤

E. 骨筋膜室综合征

【例1823】最有效的治疗方法是

A. 制动休息

B. 消肿镇痛治疗

C. 立即骨折复位

D. 早期切开减压

E. 继续观察患肢血液循环

(例1824～1826共用题干)

男,28岁。6小时前从4米高处坠落,不能站立行走,查体:左小腿明显肿胀,中段畸形,足背动脉搏动减弱,皮肤温度较对侧降低,被动屈伸足趾时疼痛加重。

【例1824】下列治疗方法首选的是

A. 镇痛剂,激素治疗

B. 小腿石膏托固定

C. 筋膜室切口减压

D. 小夹板固定

E. 跟骨结节骨牵引

【例1825】此类临床表现最主要的原因是

A. 胫腓骨骨折不稳定

B. 骨折压迫动脉影响血供

C. 骨折压迫静脉影响血流

D. 骨筋膜室内压力增高

E. 小腿部广泛软组织挫伤

【例1826】预后状况最主要取决于

A. 手术减压的早晚

B. 外固定时间的长短

C. 内固定方式的选择

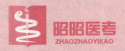
D. 有无应用脱水抗感染治疗

E. 有无及早抬高患肢

【例1827】损伤性骨化最常见于

A. 腕关节

B. 肘关节

C. 髋关节

D. 膝关节

E. 肩关节

【例1828】扭伤、脱位及关节附近骨折晚期最易发

A. 骨肉瘤

B. 损伤性骨化

C. 骨结核

D. 骨髓炎

E. 腱鞘炎

【例1829】男，31岁。右小腿被撞伤，创口出血，骨外露24小时。X线片示右胫腓骨下段粉碎性骨折，最易出现的并发症是

A. 坠积性肺炎

B. 神经血管损伤

C. 骨筋膜室综合征

D. 感染

E. 急性骨萎缩

第2章　上肢骨折

【例1830】男孩，4岁。1小时前摔倒后右肩部疼痛。查体：头向右侧偏斜，右肩下沉，右侧上肢活动障碍，Dugas征阴性。最可能的诊断是

A. 锁骨骨折

B. 正中神经损伤

C. 桡骨头半脱位

D. 肘关节脱位

E. 肩关节脱位

【例1831】中年，男性。不慎跌倒摔伤右肩，以左手托右肘部来诊，头向右倾。查体见右肩下沉，右上肢功能障碍，胸骨柄至右肩峰连线中点隆起，并有压痛。可能的诊断是

A. 肩关节脱位

B. 锁骨骨折

C. 肱骨外科颈骨折

D. 肩胛骨骨折

E. 肱骨解剖颈骨折

【例1832】幼儿锁骨青枝骨折应选用

A. "8"字固定

B. 三角巾包扎固定

C. 小夹板固定

D. 皮牵引

E. 搁置

【例1833】肱骨外科颈的解剖部位是

A. 肱骨大、小结节交界处

B. 肱骨中上1/3交界处

C. 肱骨头周围环型沟

D. 肱骨上端之骨端

E. 肱骨大、小结节移行肱骨干之交界处

【例1834】男，54岁。因外伤造成右肱骨外科颈骨折，臂不能外展，三角肌表面皮肤麻木。考虑损伤了

A. 桡神经

B. 尺神经

C. 腋神经

D. 正中神经

E. 肌皮神经

【例1835】女，78岁。跌倒时左肩部着地受伤。既往脑梗死病史8年，遗留左侧肢体瘫痪。查体：左肩部肿痛，活动受限。X线片检查示左肱骨大结节与肱骨干交界处可见多个骨碎块，对线尚可，略有侧方移位。首选的治疗方法是

A. 尺骨鹰嘴外展位骨牵引

B. 手法复位外固定

C. 小夹板固定皮牵引

D. 切开复位内固定

E. 三角巾悬吊、对症治疗

【例1836】女，80岁。摔伤致右肱骨外科颈粉碎骨折，伴有高血压、肺心病。最佳治疗方法是

A. 三角巾悬吊

B. 肩关节融合手术

C. 切开复位钢板内固定术

D. 切开复位髓内针固定术

E. 手法复位外固定术

【例1837】女性，75岁。肩部摔伤，Dugas征阴性。X线片见肱骨外科颈骨折对位2/3，并有嵌入。最佳治疗方案是

A. 仅用三角巾悬吊即可

B. 切开复位钢板固定

C. 手法复位夹板固定

D. 切开复位钢针固定

E. 人工肱骨头置换术

【例1838】外展或内收型肱骨外科颈骨折的复位方法是

A. 手法复位小夹板固定

B. 三角巾悬吊

C. 单纯手法复位

D. 保守治疗

E. 切开复位

【例1839】女，72岁。摔倒后右肩部着地受伤，肩部肿胀、疼痛，肩关节活动障碍。X线片示右侧肱骨外科颈骨皮质连续性中断，无明显移位。首选的治疗方法是

A. 三角巾悬吊贴胸位固定

B. 石膏外固定

C. 切开复位内固定

D. 小夹板外固定

E. 尺骨鹰嘴骨牵引＋夹板固定

【例1840】肱骨中下1/3骨折，最易发生的并发症是

A. 肱动脉损伤

B. 正中神经损伤

C. 尺神经损伤

D. 桡神经损伤

E. 肱二头肌断裂

【例1841】男，30岁，被枪弹击伤上臂中段。查体：垂腕，各手指不能伸直，拇指、示指、中指背侧麻木，肘关节伸屈活动正常。X线：肱骨中段见一弹头形状的金属异物，骨质未见断裂。最可能的神经损伤是

A. 桡神经

B. 正中神经

C. 尺神经

D. 臂丛神经

E. 肌皮神经

【例1842】男性，60岁。左上肢摔伤，急诊来院。X线摄片显示肱骨干横行骨折，并有移位，经手法复位不理想，后改为牵引治疗，又经X线片检查见骨折端有分离。最可能的后果是

A. 桡神经损伤

B. 肩关节强直

C. 肘关节僵直

D. 损伤性骨化

E. 骨折不愈合

【例1843】不属于肱骨髁上骨折临床表现的是

A. 肘部疼痛肿胀

B. 肘部皮下瘀斑

C. 肘部三角异常

D. 手部皮肤苍白

E. 皮肤较冷

【例1844】符合伸直型肱骨髁上骨折特点的描述是

A. 肘后三角异常改变

B. 骨折线由前上斜向后下

C. 骨折线由前下斜向后上

D. 伴有桡神经损伤

E. 患肘向前突出呈后伸位

【例1845】肱骨髁上骨折，向尺侧侧方移位，未能矫正时，最常见的后遗症是

A. 肘关节后脱位

B. 尺神经损伤

C. 肘内翻畸形

D. 肘关节前脱位

E. 前臂缺血性肌挛缩

【例1846】男孩，11岁。摔倒后左手着地受伤，左肘部疼痛、畸形，肘后三角正常，且伴有桡动脉搏动消失、手部感觉麻木。X线示肱骨远端骨折。最可能损伤的血管是

A. 尺动脉

B. 桡动脉

C. 腋动脉

D. 肱动脉

E. 锁骨下动脉

【例1847】青年患者，前臂双骨折。经急诊手法复位失败。此时应采取的合理治疗是

A. 小夹板固定，力争对线良好便可

B. 管型石膏固定，两周后再手术

C. 用1/7体重的重量持续骨牵引

D. 手术切开复位及内固定

E. 待骨折愈合后再行矫形手术

【例1848】女性，28岁。前臂尺、桡骨骨折，行手法复位，夹板固定。因固定不当，最早出现的并发症是

A. 前臂骨筋膜室综合征

B. 前臂感染

C. 尺神经损伤

D. 正中神经损伤

E. 桡神经损伤

【例1849】Smith骨折的典型移位是

A. 远侧端向掌侧移位

B. 远侧端向尺侧移位

C. 远侧段向桡侧移位

D. 近侧端向掌侧移位

E. 近侧端旋转移位

【例1850】女，58岁。摔倒时左手掌部着地，左腕部肿胀、疼痛。X线片示桡骨远端向掌侧、桡侧移位。最可能的诊断是

A. Chance骨折

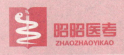

B. Jefferson 骨折

C. Smith 骨折

D. Barton 骨折

E. Colles 骨折

【例1851】Colles 骨折时骨折段的典型移位是

A. 远侧端向尺侧移位

B. 近侧端向背侧移位

C. 远侧端向背侧移位

D. 很少嵌插

E. 一般下尺桡关节不受累

【例1852】女，75岁。摔倒时右手撑地，腕部疼痛、肿胀。查体：右腕部呈"枪刺样"畸形。最可能诊断是

A. Galeazzi 骨折

B. Colles 骨折

C. Monteggia 骨折

D. Chance 骨折

E. Smith 骨折

【例1853】女性，68岁。不慎跌倒，手掌着地受伤，腕部出现"枪刺样"畸形。X线检查证实 Colles 骨折。最适合的固定方法是

A. 持续骨牵引

B. 持续皮牵引

C. 外固定架固定

D. 手法复位小夹板固定

E. 切开复位髓内针固定

（例1854～1855 共用题干）

A. "爪"形手畸形

B. 垂腕畸形

C. "银叉样"畸形

D. "枪刺样"畸形

E. "天鹅颈"畸形

【例1854】桡骨远端骨折侧面观察的畸形表现是

【例1855】尺神经损伤最容易出现的畸形是

第3章　下肢骨折

【例1856】股骨颈骨折时，股骨头缺血性坏死率最高的是

A. 完全性头下骨折

B. 完全性经颈骨折

C. 完全性基底骨折

D. 不完全性经颈骨折

E. 不完全性基底骨折

【例1857】女性，60岁。1年前因股骨颈骨折行三刃钉固定术。近2个月右髋活动时疼痛。X线片显示左股骨头密度增高，纹理不清。应考虑为

A. 化脓性关节炎

B. 创伤性关节炎

C. 股骨头缺血性坏死

D. 老年性关节炎

E. 关节结核

【例1858】股骨颈骨折 Pauwels 角指

A. 股骨颈长轴线与股骨干纵轴线之间形成的夹角

B. 股骨颈长轴线与股骨颈骨折线之间的夹角

C. 股骨颈骨折线与股骨干纵轴线之间的夹角

D. 股骨颈骨折线与两大转子连线之间的夹角

E. 股骨颈骨折线与两髂嵴连线之间的夹角

【例1859】股骨颈内收型骨折 Pauwels 角

A. 大于50°

B. 等于50°

C. 小于50°

D. 大于30°

E. 小于30°

【例1860】女，65岁。摔伤致右髋关节疼痛、功能障碍。X线片示右股骨颈头下骨皮质连续性中断，Pauwels 角为60°。该股骨颈骨折属于

A. 不完全骨折

B. 稳定性骨折

C. 关节外骨折

D. 内收型骨折

E. 外展型骨折

【例1861】较为稳定的股骨颈骨折是

A. 外展型

B. 内收型

C. 粗隆间型

D. 头下型

E. 颈基底型

【例1862】女，56岁。2小时前不慎摔倒，左髋部疼痛，无法行走。X线检查示左股骨颈中断骨折并有短缩完全移位，Pauwels 角为60°。该患者股骨颈骨折的类型是

A. 外展型骨折

B. Garden Ⅰ型骨折

C. Garden Ⅲ型骨折

D. 内收型骨折

E. Garden Ⅱ型骨折

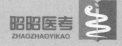

（例 1863～1865 共用题干）

男性，70 岁。下楼时不慎摔伤右髋部，查体：右下肢缩短，外旋 50°畸形，右髋肿胀不明显，有叩痛。

【例 1863】该患者最可能的诊断是
A. 右髋后脱位
B. 右髋前脱位
C. 右股骨颈骨折
D. 右股骨粗隆间骨折
E. 右髋软组织损伤

【例 1864】为证实诊断首先应进行的检查是
A. 普通 X 线片
B. CT 检查
C. MRI 检查
D. 核素骨扫描
E. 关节造影

【例 1865】该患者最易发生的并发症是
A. 脂肪栓塞
B. 坐骨神经损伤
C. 髋内翻畸形
D. 股骨头缺血性坏死
E. 髋关节周围创伤性骨化

【例 1866】男，66 岁。5 年前诊断左股骨颈骨折。近 1 年左髋疼痛，行走困难。X 线片示左髋关节间隙变窄，股骨头变形。最佳治疗方案是
A. 左下肢皮肤牵引
B. 切开复位钢板内固定
C. 人工关节置换术
D. 闭合复位内固定
E. 卧床休息对症治疗

【例 1867】女，70 岁。跌倒后感右髋部疼痛 1 小时来诊。X 线片检查右股骨颈头下型骨折，Pauwels 角为 0°。最适宜的治疗方法是
A. 手术治疗
B. 右下肢皮牵引
C. 石膏固定
D. 休息制动
E. 手法复位

【例 1868】女，78 岁。跌倒右髋受伤 2 小时，局部疼痛，活动受限，患肢缩短，轴向叩击痛（＋）。X 线片显示右股骨颈基底部骨皮质连续性中断，断端嵌插，Pauwels 角 25°。一般状态差，既往高血压、肺心病、糖尿病病史 30 余年，心功能 Ⅳ 级。最佳治疗方案是
A. 闭合复位内固定
B. 切开复位内固定
C. 下肢中立位皮牵引 6～8 周

D. 转子间截骨矫正力线
E. 人工关节置换术

【例 1869】年轻患者嵌插型股骨颈骨折，正确的治疗措施是
A. 持续皮牵引固定 6～8 周
B. 皮牵引 6～8 周后手术，内固定
C. 立即手术行全髋置换术
D. 小夹板固定
E. 完全不必处理，听其自然

【例 1870】股骨转子间骨折与股骨颈骨折的临床主要不同点是
A. 肢体明显缩短
B. 功能有严重丧失
C. 肿胀不明显
D. 骨擦音、骨擦感不明显
E. 远侧骨折端处于极度外旋位

【例 1871】股骨干下 1/3 骨折时骨折端移位方向是
A. 近折端向前上移位、远折端向前方移位
B. 近折端向前上移位、远折端向后方移位
C. 近折端向后上移位、远折端向前方移位
D. 近折端向后下移位、远折端向内侧移位
E. 近折端向后下移位、远折端向前方移位

【例 1872】最容易合并休克的骨折是
A. 肱骨骨折
B. 尺骨和桡骨骨折
C. 股骨骨折
D. 胫骨和腓骨骨折
E. 第 2 跖骨骨折

【例 1873】预防闭合性股骨骨折发生休克，下列哪项处置最好
A. 镇静、止血
B. 镇痛、外用药
C. 镇痛、复位、固定、输血、补液
D. 镇痛、输液
E. 输血浆及葡萄糖

【例 1874】成人股骨干骨折，并有足背及胫前动脉搏动细弱，首选的治疗方法是
A. 下肢皮牵引
B. 下肢骨牵引
C. 切开复位内固定
D. 手法复位夹板外固定
E. 手法复位石膏外固定

【例 1875】青年男性，车祸致头部及左大腿外伤。检查：意识清楚，左大腿中段异常活动。X 线片示股骨干骨折，足背及胫后动脉搏动细弱。首选的治疗方案是

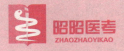

A. 垂直悬吊牵引
B. 持续骨牵引复位
C. 切开复位内固定
D. 手法复位夹板固定
E. 手法复位石膏外固定

（例1876～1877 共用题干）

一臀位娩出婴儿，生后发现左大腿肿胀，缩短**畸形**，并有**异常活动**。

【例1876】为确定诊断**首选**的检查是
A. 血常规
B. 出凝血时间
C. X 线片
D. CT
E. MRI

【例1877】如经检查诊断为左股骨干骨折，其**首选**的治疗方法应该是
A. 切开复位内固定手术
B. 手法复位，小夹板外固定
C. 垂直悬吊牵引
D. 蛙位石膏外固定
E. 将伤肢用绷带固定于胸腹部

【例1878】胫骨平台骨折，最容易引起的并发症是
A. 骨筋膜室综合征
B. 缺血性骨坏死
C. 骨化性肌炎
D. 骨折不愈合
E. 创伤性关节炎

【例1879】胫骨骨折后因局部血液供应差，容易造成**延迟愈合或骨不连接**的部位是
A. 胫骨上段骨折
B. 胫骨平台骨折
C. 胫骨中段骨折
D. 胫骨中下 1/3 骨折
E. 踝上骨折

【例1880】50 岁，男。外伤后致右胫腓骨中下段开放性骨折，经抗生素治疗和石膏固定，3 个月后 X 线片复查见骨折略有移位，骨折线清晰，未见骨痂生长。影响骨折**延迟愈合**的**最主要**原因是

A. 年龄较大
B. 骨折段血液供应不良
C. 伤口感染
D. 周围软组织损伤较重
E. 骨折复位不良

【例1881】**胫骨**易发生骨折的部位是
A. 上端干骺端部位
B. 横切面三棱形部位
C. 横切面四边形部位
D. 横切面三棱形与四边形移行部位
E. 胫骨下端之踝上部位

【例1882】患者 30 岁，1 小时前被汽车撞伤致右膝部闭合性损伤。X 线片示**腓骨颈斜骨折**。伤后患者足**不能主动背伸**，其原因是
A. 坐骨神经损伤
B. 胫前肌损伤
C. 胫后神经损伤
D. 腓总神经损伤
E. 胫后肌损伤

【例1883】男，31 岁。右小腿被撞伤，创口出血，**骨外露 24 小时**。X 线片示右胫腓骨下段粉碎性骨折。最易出现的并发症是
A. 坠积性肺炎
B. 神经血管损伤
C. 骨筋膜室综合征
D. 感染
E. 急性骨萎缩

【例1884】男，26 岁。右小腿受伤 12 小时。查体：右小腿中段前方皮肤有 10 cm 长伤口，软组织挫伤**严重**，**胫骨断端外露**，外侧足背动脉搏动对称，感觉正常。彻底清创后最适宜的进一步治疗方法是
A. 螺丝钉固定
B. 髓内针固定
C. 石膏固定
D. 钢板固定
E. 外固定架固定

第 4 章　脊柱和骨盆骨折

【例1885】胸腰椎 Chance 骨折是指
A. 不稳定性爆破型骨折
B. 脊柱屈曲牵拉型损伤
C. 椎体水平状撕裂型损伤
D. 单纯性楔形压缩性骨折

E. 脊柱骨折脱位

【例1886】关于胸腰椎 Chance 骨折，下列叙述**错误**的是
A. 为椎体水平状撕裂型损伤
B. 损伤机制较为复杂，不只是发生在系有安全

带的交通伤中

C. 是一种稳定性脊柱骨折

D. 临床上比较少见

E. 短阶段螺根钉治疗可重建脊柱的稳定性

（例1887～1889共用题干）

　　男，44岁，建筑工人。6小时前不慎从高处坠落摔伤，腰部疼痛，活动受限，不能站立行走。

【例1887】为明确有无合并神经损伤，最有意义的体格检查是

A. 逐个棘突按压

B. 椎旁肌按压

C. 直腿抬高试验

D. 腰部过伸试验

E. 双下肢感觉运动

【例1888】为明确是否有腰椎骨折，首选的影像学检查是

A. B超

B. MRI

C. ECT

D. CT

E. X线

【例1889】为明确神经损伤情况，首选的检查是

A. 肌电图

B. CT

C. MRI

D. ECT

E. B超

（例1890～1892共用题干）

　　建筑工人，不慎坠楼，腰剧痛，双下肢感觉、运动障碍，大小便功能障碍。

【例1890】现场搬运的正确方法是

A. 平托或滚动法

B. 单人搂抱法

C. 双人搂抱法

D. 侧卧搬运法

E. 背驮法

【例1891】经X线平片检查，诊断为胸腰段屈曲型压缩骨折并脊髓损伤。为进一步明确骨折片向

椎管内的移动情况，下列哪项检查是最有价值的

A. MRI

B. CT

C. ECT

D. 脊髓造影

E. X线断层摄影

【例1892】除手术外，伤后早期最重要的治疗措施是

A. 抗生素

B. 止痛剂

C. 甘露醇与大剂量糖皮质激素

D. 防止褥疮

E. 留置尿管

【例1893】男，20岁。高楼坠落，下腹部疼痛。骨盆分离和挤压试验阳性，会阴部瘀斑。诊断是

A. 髋关节脱位

B. 尾骨骨折

C. 耻骨骨折

D. 骶骨骨折

E. 腰椎骨折

【例1894】女，34岁。车祸致伤。查体：骨盆分离和挤压试验阳性，下腹部压痛、腹肌紧张。对腹腔脏器损伤诊断最有价值的检查是

A. 血常规

B. 腹部X线平片

C. 腹部CT

D. 腹腔穿刺

E. 腹部B超

【例1895】男性，马车翻车时砸伤下腹部。查体：耻骨联合处压痛，挤压试验阳性，膀胱胀满，橡皮导管插入一定深度未引出尿液，导管尖端见血迹。此时应考虑

A. 导尿管插入深度不足

B. 导尿管插入方法不对

C. 导尿管阻塞

D. 骨盆骨折并尿道断裂

E. 骨盆骨折合并膀胱损伤

第5章　关节脱位和损伤

【例1896】脱位发生率最高的关节是

A. 肩关节

B. 肘关节

C. 髋关节

D. 膝关节

E. 骶髂关节

【例1897】肩关节脱位时，肱骨头最容易脱出的方向是

A. 前方

B. 外侧

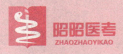

C. 内侧

D. 上方

E. 后方

【例1898】肩关节脱位的特殊体征是

A. 肿胀

B. 反常活动

C. Dugas 征阳性

D. 骨擦音

E. 瘀斑

【例1899】中年男性，右上肢外展牵拉伤，肩疼痛，以健手托患侧前臂。检查患侧方肩，Dugas 征阳性。其可能的诊断是

A. 锁骨骨折

B. 肱骨解剖颈骨折

C. 肱骨外科颈骨折

D. 肩关节脱位

E. 肩锁关节脱位

（例1900～1901 共用选项）

A. "4"字试验阳性

B. 伸肌腱牵拉试验（Mills 征）阳性

C. 杜加（Dugas）征阳性

D. 直腿抬高试验（Lasegue）阳性

E. 压头试验阳性

【例1900】肩关节脱位的主要体征是

【例1901】肱骨外上髁炎的主要体征是

【例1902】女，38 岁。右肩部外伤后疼痛、活动受限2小时。查体：右侧肩胛盂处有空虚感，Dugas征阳性。X 线检查未见骨折。首选的治疗方法是

A. 外展支具固定

B. 肩部绷带固定

C. 三角巾悬吊固定

D. 切开复位

E. 麻醉下 Hippocrates 法复位

【例1903】3 岁患儿上楼梯时，其父向上牵拉右上肢，患儿哭叫，诉肘部疼痛，不肯用右手取物。最可能的诊断是

A. 肘关节脱位

B. 桡骨头骨折

C. 桡骨头半脱位

D. 肌肉牵拉伤

E. 尺骨鹰嘴撕脱骨折

【例1904】4 岁男孩，妈妈在为其穿衣服时牵拉左腕，患儿突然大哭，左肘功能障碍，左手不肯拿玩物。可能的诊断是

A. 左肘关节脱位

B. 左肱骨髁上骨折

C. 左肱骨内髁骨折

D. 左肱骨外髁撕脱骨折

E. 左桡骨头半脱位

【例1905】关于桡骨头半脱位时的复位手法，下列说法正确的是

A. 屈肘 90°，前臂旋前、旋后

B. 将患肢抬起，使肘关节置于半屈曲位，沿前壁方向做持续牵引

C. 屈肘约 50°，前臂中位站立，沿前臂纵轴牵引

D. Hippocrates 法复位

E. Allis 法复位

【例1906】桡骨头半脱位最常见的处理方法是

A. 切开复位，内固定

B. 手法复位，石膏外固定

C. 手法复位，无须制动固定

D. 切开复位，外固定

E. 手法复位，三角巾悬吊

【例1907】女，3 岁。被牵拉前臂后，出现肘部疼痛，不能用手取物，桡骨近端压痛。X 线片检查未见骨折征象。最适宜的治疗方法是

A. 肩肘固定带悬吊

B. 外敷药物

C. 石膏固定

D. 手法复位

E. 切开探查

【例1908】髋关节脱位的最常见类型是

A. 前脱位

B. 后脱位

C. 中心脱位

D. 合并髋臼骨折的脱位

E. 合并股骨头骨折的脱位

【例1909】女，37 岁。交通事故致右下肢受伤3小时。查体：右下肢短缩，右髋关节呈屈曲、内收、内旋畸形，右足背麻木，背屈无力。最可能的诊断是

A. 髋关节中心脱位、坐骨神经损伤

B. 髋关节前脱位、坐骨神经损伤

C. 髋关节前脱位、闭孔神经损伤

D. 髋关节后脱位、股神经损伤

E. 髋关节后脱位、坐骨神经损伤

【例1910】男性，30 岁。驾车撞树致伤，伤后右髋关节疼痛剧烈不能活动。查体：患肢短缩，呈屈曲、内收、内旋畸形。应首先考虑的诊断是

A. 股骨颈骨折

B. 股骨干骨折

C. 髋关节后脱位

D. 髋关节前脱位

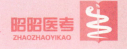

E. 坐骨神经损伤

【例 1911】男，21 岁。车祸致左髋关节受伤，出现左髋部疼痛，外展、外旋、屈曲畸形，弹性固定。正确的诊断是

A. 股骨颈骨折

B. 髋关节后脱位

C. 骨盆骨折

D. 髋关节中心脱位

E. 髋关节前脱位

【例 1912】髋关节后脱位复位的最佳时期是

A. 最初 24～48 小时

B. 最初 36～48 小时

C. 最初 48～60 小时

D. 最初 2～3 天

E. 最初 3～4 天

【例 1913】单纯性髋关节后脱位首选的治疗方法是

A. 皮牵引

B. 骨牵引

C. Allis 手法复位

D. 手术切开复位

E. Hippocrates 手法复位

（例 1914～1916 共用题干）

男性，35 岁。驾车肇事，右髋致伤剧痛。检查见右下肢短缩，内旋、内收位弹性固定。

【例 1914】为明确诊断首先应做的检查是

A. 肌电图

B. CT

C. MRI

D. X 线片

E. 血型及血常规

【例 1915】如果经检查确定为髋关节后脱位，其治疗方法应尽早考虑

A. 下肢皮牵引复位

B. 下肢骨牵引复位

C. 手法复位

D. 手术切开复位

E. 镇静止痛，肢体重力复位

【例 1916】该损伤容易出现的晚期并发症是

A. 坐骨神经损伤

B. 急性骨萎缩

C. 股骨头坏死

D. 下肢深静脉血栓

E. 下肢淋巴水肿

第 6 章　手外伤及断指再植

【例 1917】手部创口清创处理，一般不迟于

A. 8 小时

B. 9 小时

C. 10 小时

D. 11 小时

E. 12 小时

【例 1918】关于断肢再植原则，下列哪项是错误的

A. 首先进行彻底的清创

B. 可将骨骼短缩

C. 肌腱常做二期缝接

D. 主要的动、静脉均应做吻合

E. 神经应做一期修复

【例 1919】手外伤后在转送途中创口出血，首先采用的止血方法是

A. 手压法

B. 患肢抬高

C. 缚止血带

D. 局部加压包扎

E. 钳夹止血

【例 1920】男，44 岁。切伤右手中指，即刻来诊。检查：神经肌腱功能正常。最简便、有效的止血

方法是

A. 以止血钳夹住血管 5 分钟

B. 冷冻止血

C. 外用止血药

D. 以气囊止血带止血

E. 局部包扎或缝合止血

【例 1921】手外伤治疗的最终目的是

A. 早期彻底清创

B. 一期闭合伤口

C. 骨折解剖复位、固定

D. 组织修复

E. 恢复手部运动功能

【例 1922】关于断肢再植，下列哪项是错误的

A. 断肢平面越近躯干，再植后全身反应越大

B. 断肢平面越低，术后反应越轻

C. 断肢时间越短，术后存活机会越大

D. 断肢保存良好者，术后存活的可能性大

E. 断肢保存温度越高，再植成活的机会越大

【例 1923】男，25 岁。右手腕部被机器绞伤，皮肤脱套，异常活动，创口流血。正确的处理方法是

A. 简单包扎，消炎治疗

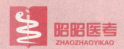

B. 直接缝合，包扎伤口

C. 清创后有骨折和脱位者，必须复位固定

D. 对重要血管损伤留待二期处理

E. 肌腱损伤修补后立即进行功能锻炼，防止粘连

【例1924】Allen 试验主要用于检查

A. 手部肌腱损伤情况

B. 手指末端血运情况

C. 神经损伤后的恢复情况

D. 手部神经损伤程度

E. 桡尺动脉的通畅和吻合情况

（例1925～1927共用题干）

34岁女性，左手中指掌指关节处掌面被宽3 cm锐器刺伤，入院2小时。查体发现中指呈伸直位，感觉障碍，手指苍白发凉。Allen 试验阳性。

【例1925】该患者诊断考虑为

A. 皮肤裂伤

B. 手指不全离断伤

C. 开放性指骨骨折

D. 手指固有神经损伤

E. 左中指屈指肌腱、指两侧固有神经和指动脉开放性损伤

【例1926】该患者的治疗方案是

A. 清创后，修复屈指肌腱、神经，吻合动脉缝合创口

B. 清创后，修复神经，吻合动脉，肌腱二期修复

C. 清创后，修复肌腱，吻合动脉，神经二期修复

D. 清创后，修复肌腱和神经

E. 清创后，缝合伤口，其他组织二期修复

【例1927】患者术后48小时突然出现中指色泽发白，凉，皮温较健侧低2.5 ℃，指腹发瘪，此时应采取何种措施

A. 患肢抬高，保温

B. 应用镇静，止痛药

C. 立即手术探查吻合的指动脉

D. 臂丛麻醉

E. 应用抗血管痉挛药物

第7章　周围神经损伤

【例1928】肱骨髁上骨折后出现手指不能内收、外展，夹纸试验阳性，最可能损伤的神经是

A. 桡神经

B. 正中神经

C. 尺神经

D. 腋神经

E. 肌皮神经

【例1929】以下不是尺神经损伤表现的是

A. Froment 征

B. 手指内收、外展障碍

C. 手部尺侧半和桡侧一个半手指感觉障碍

D. 小指爪形手畸形

E. 拇指感觉消失

【例1930】女，20岁。右腕部被刀割伤3小时。查体：右手小指掌背侧及环指尺侧感觉障碍。考虑原因是

A. 肌皮神经损伤

B. 正中神经损伤

C. 桡神经损伤

D. 尺神经损伤

E. 缺血性肌挛缩

【例1931】正中神经损伤，以下哪种表现说明该患者为肘上损伤

A. 拇指对掌功能障碍

B. 拇指和示、中指屈曲功能障碍

C. 中指近节感觉消失

D. 示指远节感觉消失

E. 手的桡侧半感觉障碍

【例1932】17岁女患者，割腕自杀未遂。拇指对掌功能和手的桡侧半感觉障碍，示、中指远节感觉消失。初步判断应为

A. 腓总神经损伤

B. 桡神经损伤

C. 正中神经损伤

D. 臂丛损伤

E. 颅神经损伤

【例1933】桡神经损伤典型畸形是

A. 垂腕

B. 餐叉手

C. 伸直状态

D. 猿手

E. 爪形手

【例1934】股后中、下部坐骨神经损伤的临床表现错误的是

A. 膝关节不能屈

B. 足下垂

C. 小腿后外侧感觉丧失

D. 足部感觉丧失

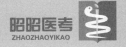

E. 膝关节伸直功能丧失

【例1935】女,45岁。不慎被汽车撞伤左下肢。查体:左膝部及小腿淤血、肿胀、疼痛,膝关节屈伸受限,足背动脉触诊不清,足背屈、外翻功能障碍。以下符合腓总神经损伤的表现是

A. 小腿疼痛、活动受限

B. 足背动脉触诊不清

C. 足背屈、外翻功能障碍

D. 膝关节屈伸受限

E. 小腿肿胀

第8章 运动系统的慢性损伤

第1节 肩周炎

【例1936】肩关节周围炎的好发年龄是

A. 20岁左右

B. 30岁左右

C. 40岁左右

D. 50岁左右

E. 各年龄发生率相等

【例1937】肩关节周围炎

A. 多见于青少年

B. 发病急,病程约数周

C. 夜间疼痛减轻

D. 可见典型疼痛弧

E. 肩关节外展受限

【例1938】女性,52岁。右肩部疼痛进行性加重1年,冬春季重,夏秋季轻,活动障碍以外展、上举、旋转较重,关节无红、肿、热等征象。应首先考虑的诊断是

A. 肩关节脱位

B. 肩关节骨折

C. 肩关节肿瘤

D. 肩关节周围炎

E. 肩关节慢性感染

【例1939】50岁,男性。肩痛,僵硬,活动受限,颈部无症状。最可能的诊断是

A. 颈椎病

B. 胸廓出口综合征

C. 臂丛神经炎

D. 肩关节周围炎

E. 脊髓空洞症

【例1940】肩周炎是自限性疾病,一般恢复时间需要

A. 1个月左右

B. 3个月左右

C. 1年左右

D. 2年左右

E. 3年左右

【例1941】女,52岁。左肩部疼痛8个月。梳头、洗脸困难,肩袖间隙区明显压痛,部位局限,肩关节活动受限。X线未见明显异常。不正确的处理是

A. 使用非甾体抗炎药

B. 早期给予理疗、按摩

C. 手术治疗

D. 保持肩关节主动活动

E. 使用激素类药物局部注射

第2节 肱骨外上髁炎

【例1942】对肱骨外上髁炎有诊断意义的检查是

A. "4"字试验

B. Mills征

C. Spurling试验

D. Dugas征

E. Thomas征

【例1943】肱骨外上髁炎的诊断依据是

A. Mills征阳性

B. Dugas征阳性

C. Thomas征阳性

D. Lasegue征阳性

E. Finkelstein征阳性

【例1944】肱骨外上髁炎正确的治疗方法是

A. 限制腕关节活动

B. 增加肌腱起点处的压迫应力

C. 限制肘关节活动

D. 立即施行伸肌总腱起点剥离松解术

E. 立即行卡压神经血管束切除结扎术

【例1945】肱骨外上髁炎的首选治疗方法是

A. 加强功能锻炼

B. 局部封闭

C. 肘关节制动

D. 抗生素消炎

E. 手术治疗

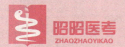

【例1946】女,30岁。右肘关节外侧疼痛半年。查体:右侧 Mills 征阳性。X 线检查未见异常。治疗和预防该病复发的关键是

A. 局部按摩

B. 功能锻炼

C. 早期手术

D. 限制腕关节活动

E. 药物治疗

第3节　狭窄性腱鞘炎

【例1947】某老年患者,右拇指掌指关节有疼痛及弹响 2 年余。检查时掌指关节掌侧可触及一结节,有压痛,伸屈拇指时可感到弹响发生于结节处。最可能的诊断是

A. 神经瘤

B. 腱鞘囊肿

C. 滑囊炎

D. 陈旧性掌指关节脱位

E. 狭窄性腱鞘炎

【例1948】女,38岁。手工业工人,右拇指疼痛,伸屈受限并弹响。最可能的诊断是

A. 风湿性关节炎

B. 类风湿关节炎

C. 狭窄性腱鞘炎

D. 骨性关节炎

E. 软骨炎

第4节　股骨头缺血性坏死

【例1949】对股骨头缺血性坏死早期诊断最有价值的是

A. B超

B. 临床表现

C. X线片

D. CT

E. MRI

【例1950】诊断早期股骨头坏死最敏感的检查是

A. B超

B. MRI

C. 血管造影

D. CT

E. X线

（例1951～1953 共用题干）

男,65岁。1 年前无明显诱因出现髋关节进行性疼痛,休息后可好转,无消瘦、乏力。长期饮酒。查体:腹股沟区压痛(+),类风湿因子(−)。X 线显示髋关节间隙正常,股骨头可见弧形透明带。

【例1951】最可能的诊断是

A. 股骨头缺血性坏死

B. 髋关节结核

C. 类风湿关节炎

D. 强直性脊柱炎

E. 髋关节骨关节炎

【例1952】最有价值的辅助检查是

A. MRI

B. B超

C. 关节液检查

D. 结核菌素试验

E. CT

【例1953】最适宜的治疗措施是

A. 人工关节置换

B. 口服糖皮质激素

C. 关节镜下滑膜切除

D. 理疗、避免负重

E. 髋关节融合

【例1954】女,60 岁。右髋部疼痛 20 余年,近 2 年加重。步行 200 米即出现明显髋痛,不能盘腿,髋关节内、外旋均受限。X 线片示右髋关节间隙消失,关节边缘骨质增生,股骨头变扁,头臼失去正常对合关系。首选的治疗方法是

A. 关节清理术

B. 人工全髋关节置换术

C. 股骨截骨术

D. 关节镜手术

E. 人工股骨头置换术

第5节　颈椎病

【例1955】椎动脉型颈椎病最突出的症状是

A. 恶心

B. 猝倒

C. 头痛,眩晕

D. 视物不清

E. 耳鸣,耳聋

【例1956】男,52 岁。颈肩痛 3 个月,并向左上肢放射。左上肢肌力下降,手指动作不灵活。颈

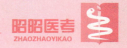

椎棘突间有压痛,左手拇指感觉减弱。上肢牵拉试验阳性,压头试验阳性。最可能的颈椎病类型是

A. 脊髓型

B. 神经根型

C. 混合型

D. 椎动脉型

E. 交感神经型

(例 1957~1958 共用选项)

A. 椎动脉型颈椎病

B. 脊髓型颈椎病

C. 交感神经型颈椎病

D. 神经根型颈椎病

E. 复合型颈椎病

【例 1957】手指麻木伴上肢放射痛,压头试验阳性,最可能的颈椎病类型是

【例 1958】手足无力、括约肌功能障碍、脚踩棉花感,最可能的颈椎病类型是

【例 1959】女,65 岁。近半年来反复出现头痛,头晕,今晨在突然转头时感眩晕、耳鸣,恶心、呕吐,摔倒在地,2 分钟后缓解。既往曾有类似发作 2 次。X 线片:$C_{5~6}$ 椎体后缘骨质增生,椎间孔明显缩小,最可能的诊断是

A. 神经根型颈椎病

B. 脊髓型颈椎病

C. 交感神经型颈椎病

D. 椎动脉型颈椎病

E. 癫痫发作

【例 1960】男,50 岁。四肢麻胀、乏力逐渐加重近 2 年,1 个月前不慎滑倒,当即出现四肢活动障碍。查体:神志清楚,头部活动无明显受限,第 2 肋以下皮肤痛觉减退,四肢不能主动活动,肌张力增高,病理征(十)。X 线片示 $C_4~T_1$ 椎体后缘骨质增生,椎间隙变窄。诊断为

A. 外伤性颈髓损伤

B. 颈椎脱位

C. 脊髓型颈椎病

D. 颈椎肿瘤

E. 颈椎管内肿瘤

【例 1961】女,40 岁。颈肩痛 3 个月,伴右手麻木,无视物模糊、行走不便和眩晕。查体:颈部压痛,伴右上肢放射性痛,压头试验阳性。右手"虎口区"麻木,右侧伸腕肌肌力减弱,Hoffman 征阴性。考虑颈椎病,最可能的类型是

A. 神经根型

B. 交感神经型

C. 椎动脉型

D. 脊髓型

E. 复合型

第 6 节　腰椎间盘突出症

【例 1962】以下关于腰椎间盘突出症描述错误的是

A. 腰椎侧突具有辅助诊断价值

B. 几乎所有患者有不同程度的腰部活动受限

C. 大多数患者在病变间隙的棘突间有压痛

D. 大多数患者有肌力下降

E. 直腿抬高试验及加强试验多为阴性

【例 1963】腰椎间盘突出症最多见于

A. $L_{1~2}$

B. $L_{2~3}$

C. $L_{3~4}$

D. $L_{4~5}$

E. $L_{5~6}$

【例 1964】中年男子,猛抬重物后腰部剧烈痛并向右下肢放射,右足麻木。诊断最大可能是

A. 腰椎骨折

B. 腰椎滑脱

C. 腰部肌筋膜炎

D. 腰椎间盘突出症

E. 腰扭伤

【例 1965】患者伤后出现单侧坐骨神经痛及腰痛,直腿抬高试验及加强试验阳性,脊柱侧弯,踝反射异常,足趾跖屈力减退。此时最可能的诊断是

A. $L_{1~2}$ 椎间盘突出

B. $L_{2~3}$ 椎间盘突出

C. $L_{3~4}$ 椎间盘突出

D. $L_{4~5}$ 椎间盘突出

E. $L_5~S_1$ 椎间盘突出

【例 1966】女,42 岁。腰腿痛 2 个月。查体:下腰椎旁压痛,左下肢直腿抬高试验阳性(50°),加强试验阳性,外踝及足背外侧皮肤感觉减弱,踝反射消失,考虑为腰椎间盘突出症。最可能突出的间隙是

A. $L_{4~5}$

B. $L_5~S_1$

C. $L_{2~3}$

D. $L_{1~2}$

E. $L_{3~4}$

(例 1967~1968 共用题干)

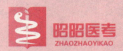

男性，重体力劳动工人，腰腿痛，并向左下肢放射，咳嗽、喷嚏时加重。腰部活动明显受限，病程中无低热、盗汗、消瘦症状。

【例1967】针对该患者首选的检查是

A. X线

B. CT

C. 物理检查

D. B超

E. 肌电图

【例1968】如有小腿及足外侧麻木，足趾跖屈力及跟腱反射减弱，考虑压迫的神经根是

A. L_2

B. L_3

C. L_4

D. L_5

E. S_1

【例1969】男，35岁。外伤后腰痛伴右下肢麻木1周。查体：腰部活动受限，右小腿外侧感觉减退，疑有腰椎间盘突出症。最有诊断价值的检查方法是

A. X线片

B. 腹部透视

C. CT

D. 核素骨扫描

E. 肌电图

【例1970】男，36岁。2天前因搬家抬重物后腰部疼痛并向左下肢放射。查体：直腿抬高试验阳性，足背麻木，左姆趾伸肌肌力略差。为了解神经受压情况，首选检查是

A. X线片

B. MRI

C. CT

D. 核素骨扫描

E. B超

【例1971】鉴别中央型腰椎间盘突出症与椎管内肿瘤最有意义的检查是

A. MRI

B. 鞍区感觉检查

C. CT

D. X线

E. 肛门括约肌检查

（例1972～1974共用题干）

男，35岁。腰痛伴右侧下肢放射性疼痛2个月，无明显发热、盗汗。查体：右下肢直腿抬高试验阳性，小腿外侧和足背感觉减退，姆背伸肌力减退。

【例1972】最可能的诊断是

A. 腰椎间盘突出症

B. 腰肌劳损

C. 腰椎肿瘤

D. 腰椎结核

E. 强直性脊柱炎

【例1973】最可能的病变部位是

A. $L_{2～3}$

B. $L_{3～4}$

C. $L_{1～2}$

D. $L_{4～5}$

E. $L_5～S_1$

【例1974】最适合的治疗方法是

A. 联合应用抗生素

B. 卧床休息，牵引理疗

C. 抗结核药物治疗

D. 单纯椎板减压手术

E. 髓核摘除术

（例1975～1976共用选项）

A. 下肢腱反射无改变

B. 膝腱反射减弱或消失

C. 跟腱反射减弱或消失

D. 下肢病理反射阳性

E. 下肢腱反射亢进

【例1975】$L_{4～5}$椎间盘突出

【例1976】$L_5～S_1$椎间盘突出

（例1977～1979共用题干）

男性，40岁，装卸工人。腰扭伤，经治疗后腰痛缓解，但仍有左下肢麻木、疼痛并放射。查体：腰背肌痉挛，沿坐骨神经走行有压痛，直腿抬高试验阳性。

【例1977】最可能的诊断是

A. 腰部棘上韧带炎

B. 腰椎结核

C. 腰椎骨髓炎

D. 单纯坐骨神经痛

E. 腰椎间盘突出症

【例1978】为明确诊断首选的检查方法是

A. X线片

B. CT

C. MRI

D. ECT

E. 肌电图

【例1979】如果病史较长，反复发作，其治疗方法应考虑

A. 牵引

B. 按摩

C. 手术

D. 理疗

E. 封闭

第 9 章　骨关节炎

【例 1980】骨关节炎的病理特点为
A. 滑膜炎
B. 附着点炎
C. 关节软骨变性
D. 小血管炎
E. 关节腔炎症

【例 1981】肥胖是下列哪种风湿病的易感因素
A. 强直性脊柱炎
B. 骨性关节炎
C. 类风湿关节炎
D. 反应性关节炎
E. 银屑病性关节炎

【例 1982】骨关节炎最常累及的外周关节是
A. 远端指间关节、腕关节、膝关节
B. 腕关节、膝关节、髋关节
C. 远端指间关节、腕关节、肘关节
D. 远端指间关节、膝关节、髋关节
E. 远端指间关节、腕关节、髋关节

【例 1983】骨关节炎的主要症状是
A. 疼痛
B. 晨僵
C. 关节肿大
D. 休息痛
E. 关节畸形

【例 1984】骨关节炎导致的畸形变是
A. 纽扣花样畸形
B. 方形手
C. 手关节尺侧偏斜
D. 天鹅颈样畸形
E. 杵状指

【例 1985】女,56 岁。多关节痛 1 年,以双膝关节为首发症状,伴晨僵 15 分钟。查体:双手近端和远端指间关节压痛,骨性肿大,双膝关节骨擦音阳性。检查:血沉 22 mm/h,类风湿因子 15 U/L。该患者最可能的诊断是
A. 风湿关节炎
B. 骨关节炎

C. 未分化结缔组织病
D. 强直性脊柱炎
E. 痛风

【例 1986】男,70 岁。上、下楼梯时双膝关节疼痛 2 年。查体:双手远端指间关节背侧可见 Heberden 结节,双膝活动有摩擦感。实验室检查:ESR 正常,RF 15 IU/mL(正常<20 IU/mL)。最可能的诊断是
A. 痛风性关节炎
B. 风湿性关节炎
C. 类风湿关节炎
D. 骨关节炎
E. 半月板损伤

【例 1987】女性,68 岁。双膝关节疼痛,活动弹响 10 余年。无关节肿胀,双膝关节有骨擦音。X 线片示膝关节间隙狭窄,髁间嵴增大,骨赘形成。最可能的诊断是
A. 类风湿关节炎
B. 骨性关节炎
C. 骨质疏松症
D. 强直性脊柱炎
E. 痛风

【例 1988】女,64 岁,右膝疼痛 10 年,加重半年。查体:右膝肿胀,屈曲内翻畸形。X 线片见关节间隙严重狭窄,关节边缘大量骨赘形成。最佳治疗方案是
A. 制动和理疗
B. 关节融合术
C. 人工关节置换术
D. 口服非甾体抗炎药
E. 滑膜切除术

【例 1989】骨关节炎镇痛治疗首选
A. 关节内注射激素
B. 阿司匹林
C. 氨基葡萄糖
D. 关节内注射透明质酸钠
E. 对乙酰氨基酚

第 10 章　骨与关节感染

【例 1990】急性血源性骨髓炎最常见的致病菌是
A. 溶血性链球菌

B. 金黄色葡萄球菌
C. 白色葡萄球菌

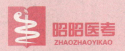

D. 铜绿假单胞菌

E. 大肠杆菌

【例1991】急性血源性骨髓炎**好发人群**是

A. 婴幼儿

B. 少年

C. 青年

D. 中壮年

E. 老年

【例1992】患儿，7岁。骤然起病，**恶寒、高热**3周。右小腿肿痛，膝关节活动受限，右小腿弥漫性红肿，广泛压痛，膝关节积液，浮髌试验阳性。关节穿刺为浆液性渗出。X线示右胫骨上端与骨皮质散在虫蚀样骨破坏，骨膜反应明显。血象：白细胞 $15.6\times10^9/L$。分层穿刺见软组织内与骨膜下**大量积脓**，切开引流后体温下降，急性症状消退，其转归是

A. 痊愈

B. 形成慢性骨髓炎

C. 形成硬化性骨髓炎

D. 形成 Brodie's 骨脓肿

E. 以上都不是

【例1993】男孩，8岁。**高热伴右下肢剧痛**、不能活动2天。查体：T 39.4℃，P 135次/分，精神不振，右胫骨上端微肿，有深压痛，**白细胞 $26\times10^9/L$**，血沉 80 mm/h。X线检查未见明显异常，核素扫描显示右胫骨上端有**浓聚区**。最可能的诊断是

A. 风湿性关节炎

B. 膝关节结核

C. 急性化脓性骨髓炎

D. 恶性骨肿瘤

E. 急性化脓性关节炎

【例1994】急性骨髓炎与恶性骨肿瘤鉴别诊断的**主要依据**是

A. 局部肿胀的程度

B. 局部穿刺所见

C. 发热的程度

D. 血沉是否增快

E. 局部疼痛程度

【例1995】诊断**早期**急性血源性骨髓炎的重要依据是

A. 全身中毒症状

B. 局部红、肿、热、痛

C. 白细胞数增高

D. 局部分层穿刺

E. X线骨质有破坏

【例1996】10岁，男孩。右股下端疼痛伴高热两

天，疑诊为**急性血源性骨髓炎**。诊断**最有力**的证据是

A. 右股骨下端皮温增高

B. 右股骨干骺端骨膜下穿刺有脓液

C. 右股骨下端肿胀，膝关节屈伸受限

D. 局部血管充盈怒张

E. 右膝关节浆液性渗出

【例1997】急性血源性骨髓炎变为**慢性骨髓炎**的主要标志是

A. 体温下降

B. 脓肿吸收

C. 死骨、窦道、死腔形成

D. 疼痛减轻

E. 一般情况好转

【例1998】慢性骨髓炎**长期不愈**的主要原因是

A. 全身抵抗力弱

B. 局部血液循环差

C. 有死骨和感染性骨腔存在

D. 细菌产生抗药性

E. 引流不畅

【例1999】男性，28岁。胫骨开放性骨折创口不愈，治疗3个月后形成窦道，有少量脓性分泌物，并有**死骨排出**。应考虑为

A. 骨结核

B. 骨肿瘤

C. 慢性骨髓炎

D. 缺血性骨坏死

E. 急性化脓性骨髓炎

【例2000】慢性骨髓炎死骨摘除术**指征**

A. 有死骨、死腔，骨包壳薄弱

B. 发热，局部红肿，有死骨、死腔

C. 开放性骨折感染，骨折尚未愈合，有大块死骨

D. 骨包壳充分形成，有死骨、死腔

E. 死骨分界不清，有死腔与窦道

（例2001～2002 共用选项）

A. 手术应做到死骨摘除彻底

B. X线片可见 Codman 三角

C. 杜加征阳性

D. 伤后出现"餐叉"样畸形

E. 早期局部分层穿刺有助于诊断

【例2001】肩关节脱位

【例2002】慢性骨髓炎

【例2003】男，28岁。左侧小腿上段皮肤窦道反复流脓，**排出碎骨块**3年。近2日发热，局部红肿、剧痛，有波动感。X线检查示左胫骨上端增粗，见**死骨**，周围有新生骨，无包壳形成。应用

抗生素的同时应给予
A. 病灶刮除、植骨
B. 死骨摘除术
C. 切开引流
D. 穿刺抽脓
E. 抗结核药物

【例2004】慢性骨髓炎的治疗原则**不包括**
A. 摘除死骨
B. 清除瘢痕和肉芽
C. 消灭死腔
D. 改善局部血液循环
E. 切除新生包壳

【例2005】男孩,12岁。诊断为左胫骨近端骨髓炎,经局部引流后症状好转,但目前局部仍有窦道流脓。X线检查示大块死骨及新生骨,有包壳形成。最主要的治疗措施是
A. 清除病灶
B. 间断应用抗生素

C. 窦道刮除术
D. 大剂量抗生素
E. 石膏固定

【例2006】下列提示**化脓性关节炎**的是
A. 皮色正常、皮温略高,表面静脉怒张
B. 疼痛与压痛在长骨干骺端,压痛局限深在,红肿不明显
C. 疼痛与压痛在关节,红肿明显,关节活动障碍
D. 疼痛与压痛表浅,红肿广泛、明显
E. 疼痛与压痛在长骨骨干

【例2007】化脓性关节炎经穿刺及关节腔内注入抗生素治疗后**仍未能控制症状**时,应当
A. 调整抗生素种类
B. 调整并加大抗生素全身用量
C. 增加关节穿刺次数
D. 增加关节内抗生素用量
E. 切开引流

第11章　骨与关节结核

【例2008】脊柱结核发生率**最高**的部位是
A. 腰椎
B. 颈椎
C. 胸椎
D. 骶椎
E. 尾椎

【例2009】**拾物试验**阳性见于
A. 肩关节结核
B. 腰椎结核
C. 髋关节结核
D. 膝关节结核
E. 踝关节结核

【例2010】与脊柱结核有关的**体格检查**方法是
A. 抽屉试验
B. 直腿抬高试验
C. "4"字试验
D. 拾物试验
E. 研磨试验

【例2011】成人脊柱结核**最多见**的X线表现是
A. 一般只影响单个椎体,椎间隙正常
B. 椎体骨质密度增高,硬化,椎间隙变窄
C. 椎体骨质疏松,脊柱呈竹节样融合
D. 椎体边缘破坏,椎间隙变窄,椎旁软组织阴影增宽
E. 一般影响多个椎体,椎体变形,椎间隙正常

【例2012】成人脊椎结核和椎体肿瘤在X线上的主要**鉴别点**是观察
A. 椎体破坏的程度
B. 椎体破坏的数目
C. 椎旁软组织阴影的形态
D. 椎间隙是否变狭窄或消失
E. 椎体骨质疏松的程度

【例2013】女性患者,28岁。妊娠后期出现**进行性背痛**,下肢乏力,食欲减退。查体:第7胸椎轻度后凸,有叩痛。X线片示**第6、7胸椎间隙变窄**,椎旁软组织阴影膨隆,血沉60 mm/h。最可能的诊断是
A. 胸椎转移癌
B. 胸椎结核
C. 胸椎血管瘤
D. 化脓性脊椎炎
E. 胸椎间盘脱出

【例2014】诊断成人腰椎结核**最可靠**的依据是
A. 低热、盗汗、乏力、食欲缺乏
B. 贫血、血沉增快
C. 腰痛、活动困难、棘突叩痛
D. X线片示椎间隙窄,椎体边缘模糊
E. 结核菌素试验阳性

【例2015】脊柱结核的主要**X线**表现是
A. 椎弓根骨质破坏和椎间隙正常

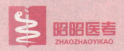

B. 椎体骨质增生和椎间隙狭窄

C. 脊柱竹节样改变

D. 椎体骨质破坏和椎间隙狭窄

E. 椎体骨质破坏和椎间隙增宽

【例 2016】女，38 岁。低热 2 个月，左大腿根部肿物 10 天。查体：左腹股沟处可触及 5 cm×5 cm 质软、圆形肿物，轻度压痛。B 超示低回声肿物。腰椎 X 线示腰大肌阴影增宽，L_2、L_3 椎体边缘骨质破坏，$L_{2\sim3}$ 椎间隙狭窄。首先应考虑的诊断是

A. 骨髓炎

B. 骨巨细胞瘤

C. 转移性骨肿瘤

D. 骨结核

E. 类风湿关节炎

【例 2017】男，35 岁。腰背部疼痛 3 个月，伴乏力、盗汗。查体：双下肢感觉、运动功能正常。X 线显示 $L_{2\sim3}$ 椎间隙狭窄，腰大肌阴影增宽。最适

宜的治疗方法是

A. 抗结核药物治疗

B. 局部注射抗炎药物

C. 腰背部理疗按摩

D. 加强腰背肌锻炼

E. 立即行病灶清除手术

【例 2018】下列关于髋关节结核的叙述，错误的是

A. 儿童多见

B. 早期病变以单纯性骨结核多见

C. 可出现膝关节处疼痛

D. 进行性关节间隙变窄为早期 X 线征象

E. "4"字征阳性

【例 2019】对髋关节结核有诊断意义的检查是

A. 拾物试验

B. Mills 征

C. Spurling 试验

D. Dugas 征

E. Thomas 征

第 12 章　骨肿瘤

【例 2020】男性，22 岁。右膝内侧肿块 5 枚，生长缓慢，无明显疼痛。X 线片显示股骨下端内侧干骺端杵状肿块，边缘清楚。应首先考虑的是

A. 骨肉瘤

B. 骨巨细胞瘤

C. 软骨肉瘤

D. 骨软骨瘤

E. 骨样骨瘤

【例 2021】关于骨软骨瘤临床表现的叙述，正确的是

A. 一般无症状，生长缓慢的骨性突起

B. 肿物与周围界线不清

C. X 线检查可见骨膜反应

D. 肿胀明显，皮肤有静脉怒张

E. 生长较快，伴明显疼痛

【例 2022】骨巨细胞瘤的性质属于

A. 良性

B. 潜在恶性

C. 恶性

D. 高度恶性

E. 性质不明

【例 2023】40 岁男性，股骨下端疼痛，膝关节活动轻微受限。查体：股骨下端偏外侧局限性隆起，压痛。皮温略高。X 线片：股骨外侧髁可见偏心性生长的骨吸收病灶，皮质向外膨隆，变薄，

无骨膜反应。诊断为

A. 骨纤维异常增殖症

B. 骨巨细胞瘤

C. 嗜酸性肉芽肿

D. 内生软骨瘤

E. 骨囊肿

（例 2024~2025 共用题干）

女性，25 岁。左膝外上方逐渐隆起包块伴酸痛半年。X 线片提示左股骨下端外侧有一病灶，边缘膨胀，中央有肥皂泡样改变，无明显的骨膜反应。

【例 2024】其诊断考虑为

A. 骨纤维异常增殖症

B. 骨髓瘤

C. 骨肉瘤

D. 骨巨细胞瘤

E. 骨囊肿

【例 2025】确立诊断，最有力的检查方法是

A. 外周血中碱性磷酸酶检测

B. 局部穿刺活组织检查

C. CT 检查

D. 核素骨扫描

E. 外周血白细胞计数和分类

【例 2026】骨肉瘤 X 线片可见病变

A. 发生在骨端

B. 短管状骨多见

C. 可见"日光照射"现象

D. 可为膨胀性生长

E. 与正常组织界线清楚

（例 2027～2028 共用选项）

A. 骨囊肿

B. 骨巨细胞瘤

C. 骨软骨瘤

D. 骨肉瘤

E. 骨纤维异常增殖症

【例 2027】X 线显示日光放射状骨膜反应的疾病是

【例 2028】X 线显示干骺端圆形边界清楚的透亮区,骨皮质变薄,无骨膜反应的疾病是

（例 2029～2030 共用选项）

A. 葱皮样骨膜反应

B. 骨质破坏,死骨形成

C. 日光放射状骨膜反应

D. 肥皂泡样骨质改变

E. 干骺端圆形边界清楚的溶骨型病灶

【例 2029】骨巨细胞瘤的典型 X 线表现是

【例 2030】骨肉瘤的典型表现是

（例 2031～2032 共用题干）

　　男性,18 岁。右大腿下端肿胀,疼痛伴消瘦、乏力 2 个月。查体:右膝上肿胀,皮肤静脉怒张。X 线片见右股骨下端骨质破坏,可见 Codman 三角。

【例 2031】首先考虑的诊断是

A. 骨结核

B. 骨肉瘤

C. 骨软骨瘤

D. 骨巨细胞瘤

E. 慢性骨髓炎

【例 2032】最佳治疗方案应选择

A. 刮除植骨

B. 抗结核治疗

C. 术前化疗加保肢术

D. 抗感染治疗

E. 消肿镇痛治疗

【例 2033】男性,19 岁。9 个月前开始右上臂肿胀,疼痛,诊断为右肱骨上端骨肉瘤。首选的治疗方案是

A. 化疗

B. 化疗加放疗

C. 左肩关节离断术

D. 肿瘤刮除术

E. 术前化疗加根治性手术和术后放疗

（例 2034～2036 共用题干）

　　男孩,12 岁。1 个月前无明显诱因出现左胫骨近端肿痛,逐渐加重,皮肤表面静脉怒张,皮温增高。X 线片见左胫骨近端呈溶骨性破坏,伴有骨膜日光放射性表现。

【例 2034】最可能的诊断是

A. 骨囊肿

B. 骨巨细胞瘤

C. 骨髓炎

D. 骨肉瘤

E. 骨结核

【例 2035】确定该病的检查方法是

A. CT

B. MRI

C. 组织活检

D. B 超

E. 核素扫描

【例 2036】最适宜的治疗方法是

A. 刮除植骨

B. 对症治疗

C. 单纯截肢术

D. 放疗

E. 化疗＋保肢治疗

【例 2037】女性,36 岁。右股骨上端疼痛 20 天。查体:右股骨上端肿胀,压痛,右髋关节活动受限。X 线片:右股骨颈及转子下溶骨性骨破坏。3 年前患乳癌,施乳癌根治术,局部无复发。最可能的诊断是

A. 骨肉瘤

B. 软骨肉瘤

C. 纤维肉瘤

D. 骨巨细胞瘤

E. 乳癌骨转移

【例 2038】拟检查其他部位的骨骼是否有并存病灶,最重要的检查项目是

A. CT

B. 全身核素骨扫描

C. MRI

D. X 线断层摄影

E. 骨髓穿刺

第九篇　其　他

学习导图

章序	章名	内容	所占分数	
			执业医师	助理医师
1	围术期处理	术前准备 术后处理 术后并发症	3分	2分
2	外科患者的营养代谢	概述 肠内营养 肠外营养	3分	2分
3	外科感染	概述 软组织的急性化脓性感染 全身化脓性感染 有芽孢厌氧菌感染 抗菌药合理应用的原则	5分	3分
4	创伤和战伤	火器伤 战伤	1分	1分
5	烧伤	烧伤	3分	1分
6	乳腺疾病	概述 急性乳腺炎 乳腺囊性增生病 乳腺纤维腺瘤 乳腺癌	3分	1分
7	中毒	概述 有机磷中毒 CO 中毒 镇静催眠药中毒 亚硝酸盐中毒 急性毒品中毒	3分	2分
8	中暑	中暑	1分	1分

复习策略

本篇内容在医师资格考试中所占比例中等,考试分数在执业医师考试中每年有20分左右,执业助理医师考试中每年10分左右。各章节间的内容关联性较小,基本属于大外科的知识点,难度相对较低。考生应重点把握糖尿病、高血压患者的术前准备,各类感染的特点,肠外营养的并发症,创伤和战伤的治疗,烧伤范围、深度、程度及补液的识别和计算,以及有机磷和CO中毒的诊断、表现和治疗等。其中肠外营养的补液治疗及烧伤补液是难点,需重点理解并掌握。

第1章 围术期处理

【例2039】手术患者术前12小时禁食,4小时禁水是为了

A. 减少术后感染

B. 防止术后腹胀

C. 防止吻合口瘘

D. 防止术后伤口裂开

E. 防止麻醉或术中呕吐

【例2040】女,25岁。因甲状腺肿大导致呼吸困难,欲行手术治疗。术前禁食时间是

A. 4小时

B. 6小时

C. 8小时

D. 12小时

E. 24小时

【例2041】手术前不需预防性使用抗生素的是

A. 先天性心脏病手术

B. 乳腺癌根治术

C. 肾移植术

D. 甲状腺腺瘤切除术

E. 无张力疝修补术

【例2042】若对急性心肌梗死患者行其他疾病的择期手术,最早应在心肌梗死后

A. 2周

B. 2个月

C. 6个月

D. 3个月

E. 1个月

【例2043】对心力衰竭患者行择期手术,至少待心衰控制以后

A. <1周

B. 1～2周

C. 3～4周

D. 5～6周

E. >6周

【例2044】成人术前需要应用降压药的血压(mmHg)指标是超过

A. 130/90

B. 140/90

C. 150/100

D. 160/100

E. 170/110

【例2045】女性,58岁。因胃溃疡,欲行胃大部切除术。术前检查发现血压160/100 mmHg,中度贫血,消瘦。术前准备不是必要的项目是

A. 纠正贫血

B. 改善营养状态

C. 检测肝功能

D. 血压降至正常

E. 血生化检查

【例2046】心脏病患者手术耐受力最差的类型是

A. 房室传导阻滞

B. 风湿性心脏病

C. 高血压心脏病

D. 急性心肌炎

E. 冠状动脉粥样硬化型心脏病

【例2047】多器官疾病术前准备不正确的是

A. 心力衰竭需控制3～4周

B. 经常发作哮喘的患者,术前可口服地塞米松

C. 肝功能严重损害的患者,一般不宜行任何手术

D. 肾功能不全的患者,在有效透析疗法支持下,可耐受手术

E. 糖尿病患者术前应将血糖控制到正常

【例2048】男,49岁,拟行甲状腺根治术。既往有2型糖尿病病史10余年,平素糖尿病饮食,长期口服短效降糖药控制血糖。术前正确的处理措施是

A. 提前1天改服长效降糖药物

B. 提前3天换用普通胰岛素

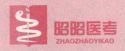

C. 提前1周换用普通胰岛素

D. 服用降糖药物至手术前一天晚上

E. 术中皮下注射胰岛素

【例2049】重症糖尿病患者施行择期手术前,血糖和尿糖应控制在

A. 血糖5.6～11.2 mmol/L,尿糖(+～++)

B. 血糖5.6 mmol/L以下,尿糖阴性

C. 血糖11.2 mmol/L以下,尿糖阴性

D. 血糖小于5.6 mmol/L,尿糖(+)

E. 血糖大于11.2 mmol/L,尿糖(+)

【例2050】蛛网膜下腔麻醉术后12小时内应采取的体位是

A. 俯卧位

B. 头高脚低位

C. 平卧位

D. 侧卧位

E. 半卧位

【例2051】下列关于全麻术后的处置措施中,错误的是

A. 仰卧头低位

B. 吸氧

C. 监测心电

D. 观察切口

E. 观察引流管

【例2052】腹部手术后多采取

A. 平卧位

B. 侧卧位

C. 俯卧位

D. 高坡卧位

E. 低半坐位

【例2053】行颈、胸手术后,患者应采取的体位是

A. 平卧位

B. 侧卧位

C. 高坡卧位

D. 低半坐位

E. 15°～30°头高脚低斜坡卧位

【例2054】手术后乳胶片引流拔除时间一般在术后

A. 1～2天

B. 3天

C. 4天

D. 5天

E. 5天以后

【例2055】下列各种引流管,不正确的处理是

A. 要注意观察各种引流管是否通畅

B. 详细记录引流液的色泽和容量

C. 留置胆管内的"T"形管可在术后1周拔除

D. 胃肠功能恢复后可将胃肠减压管拔除

E. 腹腔烟卷引流一般在术后24～72小时拔除

【例2056】腹部手术后,原则上鼓励早期活动的理由不包括

A. 促进切口愈合

B. 改善全身血液循环

C. 减少深静脉血栓形成

D. 减少肺部并发症

E. 减少腹腔感染

【例2057】上腹部手术的拆线日期是

A. 4～5天

B. 6～7天

C. 7～10天

D. 10～12天

E. 14天

【例2058】颈部术后拆线时间一般在术后

A. 第11天

B. 第14天

C. 第5天

D. 第7天

E. 第9天

【例2059】下列表现属于Ⅱ/乙切口的是

A. 清洁切口/愈合良好,无不良反应

B. 清洁伤口/愈合处有炎症,但未化脓

C. 可能污染切口/愈合处有炎症,但未化脓

D. 可能污染切口/愈合良好,无不良反应

E. 污染切口/切口已化脓,需切开引流

【例2060】女,32岁。右侧乳腺纤维腺瘤切除术后1小时。切口处不断有新鲜血渗出,再次手术止血重新缝合伤口。术后换药见切口稍有红肿,局部可触及硬结,术后第7天顺利拆除缝线。则此切口愈合情况为

A. Ⅱ/乙

B. Ⅲ/乙

C. Ⅰ/甲

D. Ⅰ/乙

E. Ⅱ/甲

【例2061】女,30岁。化脓性阑尾炎术后1周。切口红肿、硬结,但拆线后未见脓性分泌物。切口愈合类型应记为

A. Ⅱ/乙

B. Ⅱ/丙

C. Ⅲ/甲

D. Ⅲ/乙

E. Ⅲ/丙

【例2062】乳腺纤维腺瘤切除术后,切口红肿有积液,穿刺抽吸后愈合。其切口分类记为

A. Ⅰ/甲
B. Ⅰ/乙
C. Ⅱ/甲
D. Ⅱ/丙
E. Ⅲ/丙

【例2063】预防术后肺不张最主要的措施是
A. 应用大量抗生素
B. 蒸气吸入
C. 多翻身,多做深呼吸,鼓励咳嗽
D. 应用祛痰药物
E. 氧气吸入

【例2064】女,56岁。行胃癌根治术后6天。咳嗽后腹部正中伤口内有多量淡红色液体流出。最可能出现的情况是

A. 切口下异物
B. 切口皮下积液
C. 切口裂开
D. 切口感染
E. 切口内血肿

【例2065】男性,45岁。外伤致骨盆骨折、会阴部撕裂伤,术后尿潴留,烦躁不安。最佳处理方法是
A. 肌注安定10 mg
B. 下腹部热敷
C. 口服镇痛药
D. 静注卡巴胆碱
E. 留置导尿管

第2章 外科患者的营养代谢

第1节 概述

【例2066】正常成人热量的基本需要量是
A. 30 kcal/(kg·d)
B. 35 kcal/(kg·d)
C. 20 kcal/(kg·d)
D. 25 kcal/(kg·d)
E. 15 kcal/(kg·d)

【例2067】女,60岁。身高170 cm,体重65 kg。每天所需基本热量约为
A. 2 900 kcal
B. 2 200 kcal
C. 1 200 kcal
D. 1 600 kcal
E. 1 000 kcal

【例2068】女,39岁。因胆囊结石行胆囊切除术后1天,静息能量消耗(REE)比正常约增加
A. 30%
B. 50%
C. 5%
D. 10%
E. 20%

【例2069】严重感染时患者基础能量消耗是
A. 20~24 kcal/(kg·d)
B. 25~29 kcal/(kg·d)
C. 30~35 kcal/(kg·d)
D. 36~40 kcal/(kg·d)
E. 41~45 kcal/(kg·d)

【例2070】机体对创伤或感染代谢反应不同于禁食代谢反应的主要特点是
A. 机体能量消耗减少
B. 处理葡萄糖的能力降低
C. 体内蛋白质分解减慢
D. 尿氮减少
E. 脂肪动用减慢

【例2071】机体处于应激情况,如创伤、手术或感染时,以下有关能量代谢的变化中,错误的是
A. 机体出现高代谢和分解代谢
B. 脂肪动员加速
C. 蛋白质分解加速
D. 处理葡萄糖能力增强
E. 机体处于负氮平衡

【例2072】手术创伤并术后禁食期间,患者机体代谢变化为
A. 蛋白分解减少、糖异生减少,脂肪分解减少
B. 蛋白分解增加、糖异生减少,脂肪分解增加
C. 蛋白分解增加、糖异生增加,脂肪分解增加
D. 蛋白分解增加、糖异生减少,脂肪分解减少
E. 蛋白分解减少、糖异生增加,脂肪分解减少

【例2073】机体发生创伤后,营养状况的评估指标中不包括
A. 血小板测定
B. 体重
C. 白蛋白测定
D. 皮褶厚度
E. 淋巴细胞测定

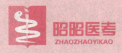

第 2 节　肠内营养（暂无）

第 3 节　肠外营养

【例 2074】一般不首选肠外营养治疗的是
A. 严重脓毒症患者
B. 不宜经口进食超过 7 天者
C. 脑外伤昏迷者
D. 小肠仅剩 50 cm 者
E. 急性重症胰腺炎患者

【例 2075】长期采用全胃肠外营养，理想静脉为
A. 颈内或锁骨下静脉
B. 颈外静脉
C. 头静脉
D. 大隐静脉
E. 上肢静脉

【例 2076】长期全胃肠外营养治疗一般采用的置管途径是
A. 股静脉
B. 大隐静脉
C. 上腔静脉
D. 锁骨下静脉
E. 小隐静脉

【例 2077】中心静脉导管感染时的首要处理措施是
A. 应用抗真菌药物
B. 控制高热
C. 预防感染性休克
D. 广谱抗菌药预防细菌性内膜炎
E. 拔出静脉导管尖端送细菌培养

【例 2078】肠内营养最常出现的并发症是
A. 胆汁淤积
B. 胆石形成
C. 误吸
D. 肠源性感染
E. 肝酶谱升高

第 3 章　外科感染

【例 2079】属于特异性感染的是
A. 疖
B. 痈
C. 丹毒
D. 急性化脓性腱鞘炎
E. 气性坏疽

【例 2080】非特异性感染中，不应出现的病理改变是
A. 炎症介质、细胞因子释放
B. 血管通透性增加
C. 血浆成分渗出
D. 干酪样坏死
E. 转为慢性炎症

【例 2081】不能引起特异性感染的是
A. 破伤风杆菌
B. 结核杆菌
C. 溶血性链球菌
D. 真菌
E. 梭状芽孢杆菌

（例 2082～2083 共用选项）
A. 大肠埃希菌
B. 双歧杆菌
C. 金黄色葡萄球菌
D. 铜绿假单胞菌
E. 艰难梭状芽孢杆菌

【例 2082】与体表化脓感染相关的肝脓肿的常见致病菌是

【例 2083】与胆道感染相关的肝脓肿的常见致病菌是

【例 2084】痈的急性化脓性感染分布在
A. 单个毛囊及其所属皮脂腺
B. 邻近多个毛囊及其所属皮脂腺
C. 全身广泛的皮肤毛囊及其所属皮脂腺
D. 皮肤网状淋巴管
E. 肌间隙蜂窝组织

【例 2085】危险三角区的疖发生在
A. 背部
B. 胸部
C. 臀部
D. 颈部
E. 面部

【例 2086】关于痈的治疗正确的是
A. 初期只有红肿时，热敷治疗
B. 表面紫褐色已破溃流脓时，不必切开
C. 切开引流时作"十"形切口
D. 切口应达病变边缘皮肤

E. 切口应深达筋膜深面

【例2087】男,12岁。10天前出现上唇部红肿见脓头,自行挤压排脓液,后出现发热,体温最高达38.9℃,寒战,头痛剧烈,神志不清。最可能的并发症是

A. 颌下淋巴结炎

B. 眼眶内感染

C. 海绵状静脉窦炎

D. 面部蜂窝织炎

E. 化脓性上颌窦炎

【例2088】上唇部疖或痈的危险是导致

A. 颈部蜂窝织炎

B. 大脑肿瘤

C. 眼球感染

D. 上颌骨骨髓炎

E. 海绵状静脉窦炎

【例2089】男性,28岁。上唇一个毛囊尖处出现红肿、疼痛的结节,中央部有灰黄色小脓栓形成,错误的处置是

A. 休息

B. 外敷鱼石脂

C. 挤出脓栓,以利于引流

D. 应用抗生素

E. 湿热敷

(例2090～2091共用题干)

女,18岁。上唇红肿疼痛7天,加重伴寒战、高热、头痛2天。检查:表情淡漠,体温39.5℃,脉搏120次/分,上唇隆起呈紫红色,中心组织坏死塌陷,有多个脓栓,鼻部、眼部及其周围广泛肿胀,发硬触痛。

【例2090】本例应考虑的诊断是

A. 唇部蜂窝组织炎

B. 唇痈

C. 唇静脉瘤继发感染

D. 唇痈并发化脓性海绵状静脉窦炎

E. 唇部脓肿

【例2091】本例治疗措施错误的是

A. 补液、少量多次输血

B. 限制张口、少言语

C. 早期联合静滴抗生素

D. 过氧化氢液局部湿敷

E. 切开引流

【例2092】丹毒的致病菌是

A. 金黄色葡萄球菌

B. 表皮葡萄球菌

C. 大肠埃希菌

D. 产气荚膜梭菌

E. 乙型溶血性链球菌

【例2093】丹毒是指

A. 多个毛囊同时感染

B. 皮肤管状淋巴管的急性炎症

C. 扩散到皮下组织的毛囊感染

D. 皮肤及其网状淋巴管的急性炎症

E. 有全身症状的毛囊及其所属皮脂腺的感染

(例2094～2095共用选项)

A. 颈部和背部

B. 臀部

C. 下腹部及会阴部

D. 下肢

E. 面部

【例2094】痈好发于

【例2095】产气性皮下蜂窝织炎多见

【例2096】关于蜂窝织炎的描述错误的是

A. 病变组织呈马蜂窝状

B. 皮肤、肌肉和阑尾是好发部位

C. 主要由溶血性链球菌引起

D. 病变弥漫与细菌透明质酸酶和链激酶有关

E. 淋巴细胞弥漫浸润组织

【例2097】男,20岁。皮肤红疹伴发热。查体:右小腿皮肤片状红疹,颜色鲜红,中间较淡,边缘清楚,隆起,皮温增高。最可能的诊断是

A. 疖

B. 痈

C. 急性蜂窝织炎

D. 丹毒

E. 急性淋巴结炎

【例2098】男,25岁。右小腿疼痛伴发热2天。查体:右小腿皮肤片状红疹,颜色鲜红,中间较淡,边缘清楚,隆起,皮温增高。最可能的诊断是

A. 疖

B. 痈

C. 急性蜂窝织炎

D. 丹毒

E. 急性淋巴结炎

【例2099】很少化脓的软组织感染是

A. 疖

B. 痈

C. 急性蜂窝织炎

D. 丹毒

E. 急性淋巴结炎

(例2100～2101共用题干)

女性,45岁。被鱼刺扎伤右手示指半天,右手示指针刺样痛半天就诊。查体:T 36.8℃,右手示指末节轻度肿胀、压痛,但张力不高,皮肤不红。

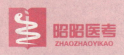

【例2100】该病的诊断是
　A. 甲沟炎
　B. 指头炎
　C. 指骨髓炎
　D. 腱鞘炎
　E. 滑囊炎

【例2101】下列处理错误的是
　A. 抗生素控制感染
　B. 保持右手下垂，以利于血液循环
　C. 鱼石脂软膏外敷右手示指
　D. 金黄散糊剂敷贴右手示指
　E. 右手示指理疗

【例2102】患者右手示指肿胀加重，伴有剧烈搏动性跳痛。此时行切开引流，正确的操作是
　A. 右手示指末端做鱼口形切口
　B. 末节指侧面纵切口，远侧应超过甲沟的1/2
　C. 右手两侧面纵切口，远侧应超过指节横纹
　D. 脓腔较大时，宜做对口引流
　E. 突出切口的脂肪不应剪去，以防损伤血管、神经

【例2103】女，32岁。右中指末节红肿5天，疼痛剧烈，掌侧肿胀明显，予切开引流。患者应采用的正确切口是
　A. 关节皱折处切开
　B. 掌侧横行切开
　C. 甲根处切开
　D. 背侧切开
　E. 侧面纵行切开

【例2104】右手中指受伤，3天后到医院就诊。查中指肿胀、发热、有波动感。最恰当的处理是
　A. 热盐水浸泡患指
　B. 抗菌药物静脉注射
　C. 肌注哌替啶25 mg
　D. 中指侧面纵行切口引流
　E. 患指理疗

【例2105】女，30岁。左手示指末节皮下感染5天，伴剧烈跳痛，肿胀明显，需切开引流。正确的切口应是
　A. 经甲床切开
　B. 经甲沟切开
　C. 指末端鱼口状切口
　D. 指侧面纵切口
　E. 末节指腹横切口

【例2106】示指急性化脓性腱鞘炎如果处理不及时可蔓延至
　A. 鱼际间隙
　B. 掌中间隙
　C. 胸部和前臂
　D. 桡侧滑液囊
　E. 尺侧滑液囊

【例2107】掌深部间隙感染处理原则错误的是
　A. 切口常选在手背肿胀明显处
　B. 抬高患侧上肢
　C. 切口不超过手掌远侧横纹
　D. 纵轴切开引流
　E. 早期静脉滴注大剂量青霉素

【例2108】脓毒症早期典型的临床表现是
　A. 休克
　B. 呼吸困难
　C. 寒战、高热
　D. 少尿
　E. 昏迷

【例2109】男，28岁。右大腿清创缝合术后6天，发热，局部伤口红肿，范围较大，疼痛明显。伤口局部见稀薄脓液，淡红色，量多，无异味。最可能感染的致病菌是
　A. 大肠埃希菌
　B. 金黄色葡萄球菌
　C. 溶血性链球菌
　D. 无芽孢厌氧菌
　E. 铜绿假单胞菌

（例2110～2114共用选项）
　A. 金黄色葡萄球菌
　B. 溶血性链球菌
　C. 大肠埃希菌
　D. 铜绿假单胞菌
　E. 变形杆菌

【例2110】脓液稠厚，有恶臭或粪臭

【例2111】脓液稠厚、黄色、不臭

【例2112】常伴有转移性脓肿

【例2113】大面积烧伤创面感染最常见的细菌

【例2114】虽易引起败血症，但一般不发生转移性脓肿

【例2115】男，25岁，外伤清创术后第3天。换药时发现伤口脓液有恶臭、发黑带血性。估计感染菌为
　A. 金黄色葡萄球菌
　B. 链球菌
　C. 大肠埃希菌
　D. 铜绿假单胞菌
　E. 类杆菌

【例2116】男，21岁，重症感染患者。近3天以来每天上午11点出现寒战、高热。疑有败血症，

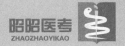

应做血培养。最佳抽血时间应在

A. 出现寒战时

B. 预计发生寒战及发热前

C. 寒战后体温升至最高时

D. 体温正常后 1 小时

E. 体温正常后半小时

（例 2117～2118 共用题干）

男，50 岁。右大腿被撞伤 12 天。局部肿痛，行走困难。近 3 天寒战、发热，体温高达 40 ℃，伴恶心、烦躁。查体：P 110 次/分，R 22 次/分，BP100/70 mmHg。重病容。扁桃体肿大，双肺呼吸音粗糙，右大腿外侧明显肿胀，压痛（＋），局部无波动感。血 WBC 24×10⁹/L。

【例 2117】为明确诊断，最有意义的检查方法是

A. 咽拭子培养

B. 正侧位胸部 X 线片

C. 右大腿肿胀处 B 超检查

D. 血常规＋血沉

E. 患者高热时行血培养检查

【例 2118】若采取多种治疗未好转，体温每日仍波动于 38～40 ℃之间，呼吸深快，右大腿肿胀加重，有波动感。P 120 次/分，BP 90/50 mmHg。应采取的主要治疗措施是

A. 联合静脉内应用抗生素

B. 积极补液抗休克

C. 大剂量应用肾上腺糖皮质激素

D. 右大腿脓肿穿刺并切开引流

E. 纠正代谢性酸中毒

【例 2119】男，32 岁。2 周前右足底被铁钉刺伤，未做清创处理。近日，感头痛、咬肌紧张酸胀，诊断为破伤风。其发病机制中错误的是

A. 破伤风杆菌产生的内毒素引起症状

B. 痉挛毒素是引起症状的主要毒素

C. 溶血毒素引起组织局部坏死和心肌损害

D. 破伤风是一种毒血症

E. 毒素也可影响交感神经

【例 2120】破伤风患者典型的症状是在肌紧张性收缩的基础上，发生阵发性肌肉强烈痉挛，通常最先受影响的肌群是

A. 面部表情肌

B. 咀嚼肌

C. 胸部肌群

D. 背部肌群

E. 四肢肌

（例 2121～2122 共用题干）

男，40 岁。田间劳动时右足底被割破，伤口长 2 cm，深达肌腱，自行包扎。10 天后感乏力、畏光、

咀嚼无力、下肢痛，无神经系统疾病史。查体：满面大汗，苦笑脸，张口困难，角弓反张，阵发性四肢痉挛，心肺查体无异常，腹肌强直，无压痛。

【例 2121】该患者早期典型的症状是

A. 四肢抽搐

B. 畏光

C. 咀嚼无力

D. 全身乏力

E. 张口困难

【例 2122】下列治疗中最重要的是

A. 控制肌肉痉挛

B. 中和血中毒素

C. 应用大剂量青霉素

D. 纠正水、电解质失衡

E. 吸氧

（例 2123～2124 共用题干）

男，20 岁。施工时左大腿开放伤，未发现骨折，行简单的创口缝合。2 天后感伤肺包扎过紧，疼痛剧烈，患肢肿胀明显，缝合处血性液体渗出多，恶臭。

【例 2123】该患者此时最可能的诊断为

A. 丹毒

B. 急性蜂窝织炎

C. 急性淋巴管炎

D. 化脓感染

E. 气性坏疽

【例 2124】导致这种感染的最主要原因是

A. 伤口包扎过紧

B. 未应用广谱抗生素

C. 初次缝合创面止血不充分

D. 未行静脉营养

E. 第一次清创不彻底

【例 2125】气性坏疽的治疗不正确的是

A. 一经诊断，应急诊清创

B. 伤口用 3％的 H_2O_2 或 1∶1 000 高锰酸钾冲洗

C. 首选氨基糖苷类抗生素

D. 高压氧治疗

E. 营养支持治疗

（例 2126～2128 共用题干）

男性，38 岁。24 小时前施工时右下肢被石板砸伤，诊断为软组织损伤，行清创缝合。现患者突然出现烦躁不安，伴恐惧感，大汗淋漓，自述右下肢伤处疼痛加重，胀裂感。体温 38.5 ℃，脉搏 110 次/分，血压 130/90 mmHg，右小腿肿胀明显，大量浆液血性渗出物自切口渗出，皮肤表面呈大理石样花纹，渗出物有恶臭味。

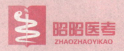

【例2126】本病可诊断为
A. 芽孢菌性蜂窝织炎
B. 厌氧性链球菌性蜂窝织炎
C. 大肠埃希菌性蜂窝织炎
D. 梭状芽孢杆菌感染
E. 变形杆菌感染

【例2127】治疗上不恰当的是
A. 右下肢广泛、多处切开
B. 800万单位青霉素静脉注射
C. 输200 mL同型新鲜血
D. 右下肢截肢
E. 高压氧疗法

【例2128】出现本病的可能原因为
A. 清创不彻底
B. 患者有复合创伤
C. 未注射TAT
D. 患者低蛋白血症
E. 切口包扎过紧

第4章　创伤和战伤

【例2129】男，20岁。右前臂被炸伤4小时，最大伤口长5 cm，出血多，伤及肌肉。X线检查无骨折，未见金属异物。其伤口最佳处理是
A. 清创后二期缝合
B. 加压包扎止血、观察
C. 清洗伤口后包扎
D. 包扎，石膏固定患肢
E. 清创后一期缝合

（例2130～2131共用题干）
　　男，32岁，右大腿外伤4小时，伤口包扎处理。查体：T 37.8 ℃，P 141次/分，R 21次/分，BP 72/49 mmHg，面色苍白，呼吸急促，双肺呼吸音清晰，心律齐，腹软，无压痛，大腿中下1/3处对穿性伤口。已经用纱布覆盖包扎，无明显渗血，足背动脉搏动弱。

【例2130】该患者首要的处理措施是
A. 建立静脉通道，补充血容量
B. 注射TAT
C. DSA检查血管有无损伤
D. 急诊清创缝合
E. 拆开纱布，检查伤口

【例2131】若患者进行清创术，以下措施不正确的是
A. 伤口近端绕扎止血带
B. 伤口内放置引流物
C. 若清创彻底，一期缝合伤口
D. 若有大血管损伤，尽量修补
E. 沿大腿纵轴切开探查，切除创缘皮肤1～2 mm

第5章　烧　伤

【例2132】成年男性右侧膝关节以下烧伤，其烧伤面积占人体体表面积的百分比是
A. 5%
B. 6%
C. 8%
D. 10%
E. 13%

【例2133】成人胸、腹、会阴和两侧大腿前侧烧伤时，烧伤面积估计是
A. 25%
B. 28%
C. 30%
D. 32%
E. 34%

【例2134】男，36岁。不慎跌入热水池中烫伤臀部及双下肢。按新九分法计算其烧伤面积是

A. 27%
B. 36%
C. 46%
D. 54%
E. 87%

【例2135】男，32岁。右上肢烫伤，创面与本人手指并拢时的两只手掌等大，相当于其体表面积的
A. 1.0%
B. 1.5%
C. 2.0%
D. 2.5%
E. 3.0%

【例2136】男性，35岁。上肢被开水烫伤，皮肤见多数较大水疱，其烧伤累及皮肤的深度为
A. 表皮

B. 真皮浅层

C. 真皮深层

D. 皮肤全层

E. 皮肤及皮下组织

【例2137】深Ⅱ°烧伤损伤深度已达

A. 皮下脂肪层

B. 表皮浅层

C. 表皮生发层和真皮乳头层

D. 皮肤全层及肌肉

E. 真皮深层

【例2138】浅Ⅱ°烧伤创面特征是

A. 局部红肿

B. 局部水疱

C. 红白相间

D. 可见网状栓塞血管

E. 焦黄无水疱

【例2139】男,23岁。右足和右小腿被开水烫伤,有水疱伴剧痛。创面基底部肿胀发红。该患者烧伤面积和深度的诊断为

A. 5%浅Ⅱ°

B. 5%深Ⅱ°

C. 10%浅Ⅱ°

D. 10%深Ⅱ°

E. 15%浅Ⅱ°

【例2140】重度烧伤是指Ⅲ°烧伤面积

A. 不足10%

B. 10%～19%

C. 20%～29%

D. 30%～39%

E. 40%

【例2141】符合中度烧伤的Ⅱ°烧伤面积的范围是

A. 51%～60%

B. 11%～30%

C. 5%～10%

D. 41%～50%

E. 31%～40%

【例2142】属于成人中度烧伤的是

A. Ⅲ°烧伤面积小于10%

B. 烧伤总面积达31%～50%

C. Ⅱ°烧伤面积小于10%

D. Ⅱ°烧伤面积小于20%伴休克

E. Ⅲ°烧伤面积11%～20%

【例2143】男,39岁。烧伤患者,烧伤总面积35%,其中Ⅲ°烧伤面积10%。该患者所属烧伤的类型是

A. 轻度烧伤

B. 中度烧伤

C. 重度烧伤

D. 特重烧伤

E. 小面积烧伤

（例2144～2145 共用题干）

男,35岁。烧伤后2小时入院。疼痛剧烈,感口渴。面色苍白,心率100次/分,BP 90/60 mmHg,头颈面部、躯干部及会阴部布满大小不等水疱,可见潮红创面,两上肢呈焦黄色,无水疱。

【例2144】该病员的烧伤总面积估计为

A. 63%

B. 54%

C. 45%

D. 36%

E. 27%

【例2145】该病员Ⅲ°烧伤面积为

A. 9%

B. 18%

C. 27%

D. 36%

E. 45%

【例2146】男性,10岁。右手烧伤,有水疱,剧痛。现场急救中,为减轻疼痛,最恰当的方法是

A. 安慰和鼓励受伤者

B. 肌注地西泮(安定)

C. 肌注哌替啶(杜冷丁)

D. 抽吸水疱

E. 将手浸入冷水中

【例2147】男性,25岁。烧伤后2小时入院,Ⅱ°烧伤面积共约40%,体重约60 kg。第1个24小时应输入的液体总量约为

A. 2 400 mL

B. 3 400 mL

C. 4 600 mL

D. 5 600 mL

E. 6 500 mL

【例2148】8个月男婴烧伤时每1%Ⅱ°烧伤面积、千克体重额外丢失补液量为

A. 1.0 mL

B. 1.5 mL

C. 2.0 mL

D. 2.5 mL

E. 3.0 mL

【例2149】婴儿Ⅲ°烧伤。第2个24小时每1%烧伤面积、千克体重的额外补液量是

A. 0.5 mL

B. 1.0 mL

C. 1.2 mL

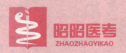

D. 1.5 mL

E. 1.8 mL

（例 2150～2151 共用题干）

男，40 岁。体重 60 kg。右上肢肩关节以下，右下肢膝关节以下烧伤深度为浅Ⅱ°至深Ⅱ°，右足部烧伤深度为Ⅲ°。

【例 2150】该患者的烧伤总面积为

A. 20%

B. 38%

C. 18%

D. 37%

E. 19%

【例 2151】该患者第 1 个 24 小时的补液量为

A. 2 500 mL

B. 1 700 mL

C. 4 000 mL

D. 2 000 mL

E. 3 700 mL

【例 2152】男，32 岁。体重 50 kg，Ⅱ°以上烧伤面积 40%，第 1 个 24 小时的前 8 小时内补液量为

A. 1 000 mL

B. 1 500 mL

C. 2 000 mL

D. 2 500 mL

E. 3 000 mL

【例 2153】男，28 岁。体重 60 kg。热力烧伤后 2 小时入院。查体：Ⅰ°烧伤面积 10%，Ⅱ°烧伤面积 20%，Ⅲ°烧伤面积 30%。入院后 8 小时内补液总量最好是

A. 2 000～2 250 mL

B. 2 300～2 500 mL

C. 3 000～3 250 mL

D. 3 400～3 500 mL

E. 3 600～4 000 mL

【例 2154】烧伤最常见的死亡原因是

A. 休克

B. ARDS

C. 肾功能衰竭

D. 感染

E. 心功能衰竭

【例 2155】大面积烧伤患者，近日来常感寒战、高热，呈间歇热，四肢厥冷，发绀，尿量明显减少，很快发生血压下降，休克。其最大可能的原因是

A. 革兰阳性细菌败血症

B. 革兰阴性细菌败血症

C. 真菌性败血症

D. 厌氧菌性败血症

E. 二重感染

第 6 章　乳腺疾病

第 1 节　概　述

【例 2156】判断乳腺包块周围血供情况首选的方法是

A. 钼靶 X 线射片

B. 胸部 CT

C. PET - CT

D. 乳腺 MRI

E. 乳腺 B 超

【例 2157】乳房干板静电摄影技术最重要的优点是

A 血管影特别清晰

B. 肿块边缘更为清晰

C. 钙化影更为清晰

D. 乳房腺叶更为清晰

E. 乳管影更为清晰

（例 2158～2159 共用题干）

女，45 岁，左乳房包块 5 个月，乳房无不适症状，有时感左肩部不适、隐痛。查体：一般情况好，左乳房外上象限可触及 3 cm×2 cm 包块，质硬，不光滑，活动，无压痛，左腋窝触及 3 枚肿大淋巴结。钼靶摄片：左乳房 2 cm×2 cm 高密度影，周边有毛刺，中央有细沙样钙化点。

【例 2158】若患者拟行手术治疗，预防术后感染最重要的措施是

A. 缝合前彻底冲洗

B. 术前纠正贫血和低蛋白血症

C. 术前、术中、术后应用广谱抗生素

D. 安置有效的术后引流

E. 遵守无菌操作

【例 2159】患者术后 3 年出现腰背部疼痛，逐渐加重。为明确诊断首选的主要检查是

A. PET - CT

B. CEA

C. CA153

D. 同位素骨扫描

E. 免疫指标检测

【例2160】目前确定乳腺肿块性质最可靠的方法是

A. X线检查

B. B超

C. 近红外线扫描

D. 液晶热图像

E. 活组织病理检查

第2节 急性乳腺炎

【例2161】急性乳腺炎最常发生在产后

A. 1个月

B. 3个月

C. 4个月

D. 5个月

E. 6个月

【例2162】急性乳腺炎最常见的致病菌是

A. 溶血性链球菌

B. 肺炎链球菌

C. 白色葡萄球菌

D. 厌氧菌

E. 金黄色葡萄球菌

【例2163】急性乳腺炎的病因不包括

A. 乳头内陷

B. 乳汁过多

C. 乳管不通

D. 乳房淋巴管阻塞

E. 婴儿吸乳少

【例2164】乳房脓肿临床治疗的主要方法是

A. 应用足量抗生素

B. 局部理疗

C. 乳罩托起乳房

D. 停止哺乳

E. 切开引流

【例2165】乳房后脓肿切开引流最好采用

A. 乳房表面放射状切口

B. 乳房表面横切口

C. 乳晕下缘弧形切口

D. 乳房下缘弧形切口

E. 乳房外侧斜切口

【例2166】乳房脓肿切开引流处理错误的是

A. 可以做对口引流

B. 应做放射状切口

C. 切开乳管充分引流

D. 乳晕下脓肿应沿乳晕边缘做弧形切口

E. 深部脓肿可沿乳房下缘做弧形切口

【例2167】乳房表浅脓肿切开引流,最佳切口应选择为

A. 轮辐状切口

B. 横切口

C. "+"字切口

D. "++"形切口

E. 竖切口

第3节 乳腺囊性增生病

【例2168】乳腺囊性增生病的临床表现最突出的特点是

A. 疼痛与月经周期有关

B. 肿块呈颗粒状或结节状

C. 肿块大小不一

D. 肿块质韧

E. 可有乳头溢液

【例2169】女性,31岁。双侧乳房周期性胀痛1年,并可触及不规则包块,伴有触痛,月经过后疼痛缓解,包块略缩小。考虑可能是

A. 乳腺癌

B. 乳腺炎

C. 乳腺纤维瘤

D. 乳腺囊性增生病

E. 乳管内乳头状瘤

第4节 乳腺纤维腺瘤

【例2170】女,18岁。左乳肿块1年,增长缓慢。查体:左乳外上象限触及1.5 cm分叶肿块,质硬,光滑,边界清楚,活动,无压痛,左侧腋窝未触及肿大淋巴结。最可能的诊断是

A. 乳腺癌

B. 乳房纤维腺瘤

C. 乳房肉瘤

D. 乳腺囊性增生症

E. 乳管内癌乳头状瘤

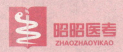

第5节 乳腺癌

【例2171】乳癌多发生于
A. 乳头乳晕区
B. 内上象限
C. 外上象限
D. 内下象限
E. 外下象限

【例2172】乳腺癌中，一般分化低、预后较差的病理类型是
A. 浸润性小叶癌
B. 髓样癌
C. 小管癌
D. 乳头状癌
E. 黏液腺癌

【例2173】患者，女，49岁。发现右乳外上象限无痛、单发、质硬、边界欠清肿块。最常见的疾病是
A. 纤维腺瘤
B. 乳腺癌
C. 乳管内乳头状瘤
D. 乳腺结核
E. 乳腺炎

【例2174】乳腺癌患者乳腺皮肤出现酒窝征的原因是
A. 肿瘤侵犯了胸大肌
B. 肿瘤侵犯了Cooper韧带
C. 癌细胞堵塞了局部皮下淋巴管
D. 肿瘤侵犯了周围腺体
E. 肿瘤侵犯了局部皮肤

【例2175】下列哪项不是乳癌的临床表现
A. 肿块生长速度较快
B. 癌块表面皮肤凹陷
C. 肿块表面光滑，活动度好
D. 橘皮样外观
E. 最早表现为无痛、单发、质硬、界线不清小肿块

【例2176】乳房Paget病是指
A. 乳头湿疹样乳腺癌
B. 炎性乳腺癌
C. 浆细胞性乳腺炎
D. 乳腺结核病
E. 男性乳房肥大症

【例2177】恶性程度最高、预后最差的乳腺癌是
A. 乳头湿疹样乳腺癌
B. 乳头状癌
C. 炎性乳腺癌

D. 髓样癌伴淋巴细胞浸润
E. 髓样癌不伴大量淋巴细胞浸润

【例2178】乳腺癌局部表现中提示预后最差的是
A. 乳头内陷、偏向一侧
B. 乳头湿疹样变
C. 皮肤红肿、炎症样变
D. 局部皮肤凹陷呈"酒窝"
E. 皮肤橘皮样变

【例2179】女，64岁，左乳房红肿、增大1个月，进展较快，无疼痛、发热。查体：左乳房红肿、局部温度略高，发硬，但未触及包块，左腋窝有肿大淋巴结，稍硬，活动度好，无压痛。血常规正常。最可能的诊断是
A. 乳腺增生症
B. 急性乳腺炎
C. 乳房结核
D. 导管内乳头状瘤
E. 炎性乳腺癌

（例2180～2181共用题干）
女，28岁。左乳皮肤水肿、发红2个月，口服抗生素未见好转。查体：T 37.0℃，左乳皮肤发红、水肿，呈"橘皮样"，乳头内陷，乳房质地变硬，无触痛，未触及肿块。左腋下触及多个肿大淋巴结，质硬、融合，无触痛。血常规：WBC 8.0×10^9/L，N 0.67。

【例2180】首先应考虑的诊断是
A. 乳汁淤积
B. 急性乳腺炎
C. 乳腺囊性增生病
D. 乳房后脓肿
E. 炎性乳腺癌

【例2181】最佳治疗方案是
A. 局部按摩
B. 静脉应用广谱抗生素
C. 穿刺活检后行左乳房切除术
D. 局部热敷、理疗
E. 穿刺活检后化疗

【例2182】女性，53岁，左乳头刺痒，伴乳晕发红、糜烂2个月。查体：双侧腋窝无肿大淋巴结，乳头分泌物涂片细胞学检查见癌细胞。该患者癌变的类型是
A. 乳头湿疹样癌
B. 髓样癌
C. 鳞状细胞癌
D. 黏液细胞癌

E. 大汗腺样癌

（例 2183～2184 共用题干）

女，29 岁。右乳红肿 3 个月。查体：右乳皮肤红肿，呈橘皮样改变，未触及肿块，右腋窝可触及多个肿大、质硬、融合淋巴结。皮肤活检在真皮淋巴管内查见癌栓，ER、PR 阳性，C - erbB$_2$（HER$_2$）阴性。

【例 2183】最可能的诊断是

A. 炎性乳腺癌

B. 黏液腺癌

C. 乳头状癌

D. 髓样癌

E. 乳头湿疹样乳腺癌

【例 2184】最佳综合治疗顺序是

A. 放疗、手术、化疗、内分泌治疗

B. 内分泌治疗、手术、放疗、化疗

C. 手术、化疗、放疗、内分泌治疗

D. 手术、放疗、化疗、内分泌治疗

E. 化疗、手术、放疗、内分泌治疗

【例 2185】女性，45 岁。右乳 1.5 cm×1.0 cm 肿块，活动度大。穿刺细胞学诊为乳腺癌。右侧腋窝触及多枚肿大、质硬、整合的淋巴结，锁骨上、颈部未触及淋巴结，检查未发现远处转移征象。该患者的临床分期是

A. $T_1N_1M_0$

B. $T_2N_1M_0$

C. $T_1N_2M_0$

D. $T_2N_2M_0$

E. $T_1N_3M_0$

【例 2186】女，40 岁。右乳外上象限无痛性肿块，直径 4 cm，与皮肤轻度粘连，右腋下可触及一枚可推动淋巴结，诊断为"乳腺癌"。按 TNM 分期，应为

A. $T_1N_1M_0$

B. $T_1N_0M_0$

C. $T_2N_1M_0$

D. $T_2N_0M_0$

E. $T_1N_2M_3$

【例 2187】对乳腺癌治疗方案设计和预后判断最有意义的是检测前哨淋巴结

A. 大小

B. 是否有癌转移

C. 质地

D. 数量

E. 染色的状况

【例 2188】乳腺癌术后必须辅以放疗、化疗的术式是

A. 乳腺癌根治术

B. 乳腺癌扩大根治术

C. 乳腺癌改良根治术

D. 保留乳房的乳腺癌切除术

E. 全乳房切除术

（例 2189～2190 共用题干）

女，40 岁。左乳外上象限 4 cm×3 cm 肿物，距乳头距离 5 cm，可推动，但患者双手叉腰时肿块活动度明显受限，左腋窝未触及肿大淋巴结。

【例 2189】该患者最佳的定性诊断方法是

A. 粗针穿刺活检

B. 钼靶 X 线摄片

C. 切取活检

D. 近红外线扫描

E. 细针穿刺细胞学

【例 2190】若该患者确诊为乳腺癌，手术方式应选择

A. 乳腺癌根治术

B. 乳腺癌扩大根治术

C. 保留胸大、小肌的乳腺癌改良根治术

D. 保留胸大肌、切除胸小肌的乳腺癌改良根治术

E. 保留乳房的乳腺癌切除术

【例 2191】乳腺癌扩大根治术的切除范围包括

A. 乳房及同侧腋窝脂肪淋巴组织

B. 乳房、胸大肌、胸小肌及其筋膜

C. 乳房、胸大肌、胸小肌及同侧腋窝脂肪淋巴组织

D. 乳房、胸大肌、胸小肌及同侧腋窝、锁骨上脂肪淋巴组织

E. 乳房、胸大肌、胸小肌及同侧腋窝、胸骨旁脂肪淋巴组织

【例 2192】乳癌患者，发现同侧腋下及胸骨旁有淋巴结转移，但一般情况尚可，宜行

A. 乳癌扩大根治术

B. 单纯乳房切除术

C. 乳癌根治术

D. 改良根治术

E. 放疗加化疗

【例 2193】乳腺癌术后辅助化疗 CMF 方案的三种药物为氟尿嘧啶和

A. 环磷酰胺、阿霉素

B. 长春新碱、甲氨蝶呤

C. 环磷酰胺、甲氨蝶呤

D. 长春新碱、环磷酰胺

E. 长春新碱、阿霉素

【例 2194】女性，29 岁。右乳腺癌改良根治术后，

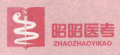

腋窝淋巴结中有 3 枚癌转移，浸润性导管癌，直径 1.5 cm，ER 和 PR 检测均阴性。首选的辅助治疗方法是

A. 骨髓移植
B. 化疗
C. 口服三苯氧胺
D. 胸壁和腋窝放疗
E. 双侧卵巢切除术

【例 2195】乳腺癌术后是否选择内分泌治疗的主要依据是

A. 是否绝经
B. 病理类型
C. 手术方式
D. ER、PR 表达
E. 患者的愿望

（例 2196～2197 共用题干）

女，63 岁。右乳腺癌行乳癌改良根治术，肿瘤直径 3、3.5 cm，ER、PR 均阳性，C-erbB₂ 阴性，腋淋巴结检查无转移。

【例 2196】术后首选的治疗是

A. 放疗
B. 化疗
C. 内分泌治疗
D. 免疫治疗
E. 靶向治疗

【例 2197】术后内分泌治疗药物首选

A. 三苯氧胺
B. 依西美坦
C. 来曲唑
D. 阿那曲唑
E. 甲孕酮

【例 2198】女性，58 岁。因乳腺癌手术治疗，术后病理检查结果显示浸润性导管癌，2 cm×2 cm 大小，淋巴结无转移，ER(＋＋)，PR(＋)。术后最佳治疗应选

A. 放疗
B. 化疗
C. 内分泌治疗
D. 生物免疫治疗
E. 中药

第 7 章　中　毒

【例 2199】男，26 岁。温度计厂工人。近半年来表现为易激动、易怒。3 个月前有唇、手指等细小震颤，现发展至全身震颤，并出现书写震颤，有口腔炎反复发作。该患者的可能诊断为

A. 汞中毒
B. 铅中毒
C. 苯中毒
D. 镉中毒
E. 砷中毒

【例 2200】在职业性中毒中，生产性毒物主要通过下述哪种途径进入体内

A. 消化道
B. 皮肤
C. 呼吸道
D. 毛囊
E. 汗腺

【例 2201】男，46 岁。某蓄电池厂工人，主诉头晕、头痛、乏力、记忆减退、睡眠障碍、食欲缺乏、脐周隐痛，经检验尿中 δ-ALA 为 28.6 μmol/L。最可能的诊断为

A. 慢性铅中毒
B. 慢性苯中毒
C. 慢性汞中毒

D. 慢性氰化物中毒
E. 慢性硫化氢中毒

【例 2202】女性，25 岁。同学发现其昏迷倒地，其旁有呕吐物，呈大蒜味，送来急诊。查体：昏迷，瞳孔缩小，两肺中水泡音。最可能的诊断是

A. 有机磷中毒
B. 安定药物中毒
C. 一氧化碳中毒
D. 乙醇中毒
E. 华法林中毒

【例 2203】氰化物中毒时，患者的呼吸气味可呈

A. 烂苹果味
B. 蒜臭味
C. 腥臭味
D. 酒味
E. 苦杏仁味

【例 2204】男，34 岁。急性药物中毒患者，表现为昏迷、瞳孔极度缩小、呼吸深度抑制、血压降低，出现上述中毒症状的药物是

A. 苯巴比妥
B. 吗啡
C. 地西泮
D. 氯丙嗪

E. 苯妥英钠

【例2205】下列物品中毒抢救时,禁忌洗胃的是

A. 有机磷农药

B. 浓硫酸

C. 杀鼠剂

D. 安眠药

E. 阿托品

【例2206】女,22岁。头晕、呕吐伴流涎半小时。1小时前曾少量饮酒并进食较多凉拌蔬菜。查体:P 55次/分,BP 100/70 mmHg,神志清楚,皮肤潮湿,双瞳孔针尖样大小,双下肺可闻及湿啰音。最可能的诊断是

A. 亚硝酸盐中毒

B. 杀鼠药中毒

C. 吗啡中毒

D. 有机磷农药中毒

E. 乙醇中毒

【例2207】下列关于急性中毒的治疗原则,不正确的是

A. 酸性毒物污染皮肤黏膜后应用碱性液体冲洗中和

B. 立即终止接触药物

C. 迅速清除进入体内已经被吸收或尚未被吸收的毒物

D. 及早使用特效解毒剂和拮抗剂

E. 根据患者不同情况进行对症治疗

【例2208】对危重急性中毒者,治疗应立即采取的措施是

A. 吸氧

B. 导泻

C. 维持生命体征并终止毒物接触

D. 洗胃

E. 使用特效解毒药

【例2209】男,23岁。因误服强碱性溶液后,不能用于口服治疗的是

A. 牛奶

B. 蛋清

C. 冷生理盐水

D. 弱酸性液体

E. 弱碱性液体

【例2210】对危重急性中毒患者,应立即采取的措施是

A. 维持生命体征并终止毒物接触

B. 吸氧,保护脑组织

C. 洗胃,迅速排出消化道毒物

D. 导泻,迅速排出体内毒物

E. 使用特效解毒药

【例2211】女,30岁。4小时前口服敌百虫。查体:躁动,瞳孔缩小,肺部湿啰音。错误的处置是

A. 应用阿托品

B. 应用解磷定

C. 吸氧

D. 应用抗生素

E. 地西泮肌肉注射

(例2212~2214 共用选项)

A. 骨骼

B. 肾

C. 肝

D. 骨髓

E. 神经组织

【例2212】铅的主要蓄积部位是

【例2213】苯的主要蓄积部位是

【例2214】汞的主要蓄积部位是

(例2215~2216 共用题干)

一食堂,就餐者用餐1小时后,陆续出现唇、指甲以及全身皮肤青紫等症状。

【例2215】根据中毒症状,中毒的原因最可能是

A. 钡盐中毒

B. 赤霉病中毒

C. 磷化锌中毒

D. 亚硝酸盐中毒

E. 黄变米中毒

【例2216】应采取何种措施进行急救

A. 洗胃,导泻

B. 洗胃,导泻,灌肠

C. 静脉注射维生素C

D. 静脉注射亚甲蓝

E. 洗胃,灌肠,导泻,静脉注射维生素

【例2217】有机磷中毒中,属烟碱样症状的是

A. 恶心、呕吐、腹痛

B. 多汗、流涎、流泪、流涕

C. 肌纤维颤动、肌肉强直性痉挛

D. 心跳减慢和瞳孔缩小

E. 咳嗽、气促、肺水肿

【例2218】女性,25岁,误服敌敌畏半小时后昏迷来院。诊断急性有机磷中毒。下列哪一项不属于毒蕈碱样症状

A. 多汗

B. 肌纤维束颤动

C. 瞳孔缩小

D. 流涎

E. 肺水肿

【例2219】男性,33岁。因头晕、头痛、多汗、呕吐、

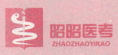
腹痛、腹泻 1 小时来诊。半小时前午餐曾吃青菜和肉类。查体：呼吸 21 次/分，脉搏 100 次/分，血压 120/70 mmHg，多汗，瞳孔缩小，肺部偶有湿啰音，心脏无杂音，心律规则。最可能的诊断是

A. 细菌性食物中毒

B. 可溶性钡盐中毒

C. 有机磷杀虫剂中毒

D. 中暑

E. 菌痢

【例 2220】有机磷农药中毒最常见的死亡原因是

A. 急性心力衰竭

B. 中间型综合征

C. 呼吸衰竭

D. 心律失常

E. 休克

【例 2221】男，38 岁。服农药自杀，被发现后急送医院。查体：R 30 次/分，BP 110/80 mmHg，昏迷状态，皮肤湿冷，双瞳孔针尖大小，双肺大量湿啰音。该病最主要的致死原因是

A. 中毒性心肌炎

B. 脑水肿

C. 中毒性休克

D. 急性肾衰竭

E. 呼吸衰竭

【例 2222】中间综合征常发生在有机磷中毒后

A. 4～12 小时

B. 24～96 小时

C. 7～9 天

D. 12～24 天

E. 3～60 天

【例 2223】有机磷农药中毒的发病机制主要是有机磷抑制了

A. 胆碱酯酶

B. 6-磷酸葡萄糖脱氢酶

C. 细胞色素氧化酶

D. 糜蛋白酶

E. 乳酸脱氢酶

【例 2224】可判断有机磷杀虫药中毒的严重程度并对指导治疗最有意义的是

A. 血氧分压

B. 血胆碱酯酶活力

C. 心率

D. 肺部湿啰音

E. 瞳孔大小

【例 2225】男性，41 岁。因口服敌敌畏重度中毒 2 小时入院。经阿托品、氯磷啶等各项治疗 1 天

后神志清醒，中毒症状缓解，体征消失，再用阿托品口服维持 5 天后，查全血胆碱酯酶活力仍处于 75% 左右。究其原因，最可能是

A. 系高毒类毒物中毒

B. 胃、肠、胆道内仍有残毒在吸收

C. 解毒药剂量不足

D. 肝解毒功能差

E. 红细胞再生尚不足

【例 2226】男性，26 岁。与其父吵架后服敌敌畏 60 mL，30 分钟后被家人送到医院，神志清楚。治疗过程中最重要的措施是

A. 静脉注射安定

B. 应用阿托品

C. 应用解磷定

D. 应用水合氯醛

E. 彻底洗胃

【例 2227】女，39 岁。误服有机磷农药 200 mL，立即被其家人送往医院。该患者抢救成功的关键是

A. 彻底洗胃

B. 早期应用解磷定

C. 早期应用阿托品

D. 解磷定与阿托品合用

E. 静脉注射毛花苷 C

【例 2228】男性，31 岁。服"农药"约 50 mL 后咳嗽，出汗多，先咳白色泡沫痰后呈粉红色，抽搐，呼之不应。体检：呼吸 30 次/分，血压 130/80 mmHg，两侧瞳孔小似针尖大，两肺满布湿啰音，心率 80 次/分，心律整齐。衣服上有呕吐物，大蒜样气味。本病例应立即首先给予

A. 洗胃

B. 吸入经乙醇湿化的高浓度氧气

C. 毛花苷 C 静脉注射

D. 静脉注射阿托品

E. 氨茶碱静脉注射

【例 2229】女性，25 岁。就诊前 20 分钟口服敌百虫 300 mL。该患者洗胃不宜用

A. 清水

B. 1：5 000 高锰酸钾

C. 0.9% 氯化钠溶液

D. 5% 葡萄糖液

E. 2% 碳酸氢钠溶液

【例 2230】临床上抢救有机磷酸酯类中毒的最合理药物组合是

A. 碘解磷定和毛果芸香碱

B. 阿托品和毛果芸香碱

C. 阿托品和新斯的明

D. 阿托品和碘解磷定

E. 碘解磷定和新斯的明

【例2231】解除有机磷中毒时毒蕈碱中毒性作用，首选

A. 静注阿托品

B. 静注解磷定

C. 静注贝美格

D. 静注甘露醇

E. 静注乙酰胆碱

【例2232】治疗急性有机磷农药中毒致肺水肿的主要药物是

A. 毛花苷C

B. 阿托品

C. 解磷定

D. 安定

E. 地塞米松

【例2233】关于有机磷中毒的治疗，正确的描述是

A. 乐果中毒首选的洗胃液体是1∶5 000高锰酸钾

B. 阿托品治疗有效的表现是烟碱样症状明显好转

C. 特效解毒剂的应用原则是早期、足量、联合及重复用药

D. 发生"急性肺水肿"时，应给予强心剂

E. 敌百虫中毒首选的洗胃液体是2%碳酸氢钠

【例2234】一氧化碳中毒的机制是

A. 该气体与细胞色素氧化酶中三价铁和谷胱甘肽结合抑制细胞呼吸酶

B. 该气体与氧化型细胞色素氧化酶中的二价铁结合，引起细胞内窒息

C. 使血氧饱和度增加，组织不能利用氧

D. 引起氧分压增加，导致组织供氧不足，引起缺氧

E. 影响血液中氧的释放和传送，导致低氧血症和组织缺氧

【例2235】女，60岁。被家人发现昏迷在浴池内，浴池使用的是燃气热水器。急诊入院。查体：皮肤潮红，瞳孔大小正常，口唇樱桃红色。最可能的诊断是

A. 乙醇中毒

B. 有机磷杀虫剂中毒

C. 阿托品中毒

D. 安眠药中毒

E. 一氧化碳中毒

【例2236】对诊断一氧化碳中毒最具意义的是

A. 意识障碍

B. 口唇呈樱桃红色

C. 头痛、头晕

D. 恶心、呕吐

E. 四肢无力

【例2237】女，36岁。因急性一氧化碳中毒入院。治疗1周后症状消失出院。2个月后突然出现意识障碍。既往无高血压及脑血管病史。最可能的诊断是

A. 脑出血

B. 脑梗死

C. 肝性脑病

D. 中毒迟发脑病

E. 中间综合征

【例2238】男，58岁。因急性中度一氧化碳中毒、意识障碍入院治疗，经吸氧、支持及对症治疗后，患者意识恢复，好转出院。3周后患者突然出现失语、不能站立、偏瘫，二便失禁。查体：T36.5℃，P 85次/分，R 16次/分，BP 125/70 mmHg，双侧病理反射阳性。首先考虑的诊断是

A. 中枢神经系统感染

B. 急性脑梗死

C. 急性脑出血

D. 药物中毒

E. 急性一氧化碳中毒迟发脑病

【例2239】对一氧化碳中毒有确诊价值的是

A. 血氧饱和度下降

B. 皮肤黏膜樱桃红色

C. 呼吸困难

D. 血氧合血红蛋白浓度降低

E. 血碳氧血红蛋白浓度升高

【例2240】女，63岁。冬天煤炉取暖过夜。清晨被家人发现昏迷不醒急送医院。查体：口唇樱桃红色。对诊断最有帮助的检查是

A. 血胆碱酯酶活力

B. 血气分析

C. 血糖测定

D. 血COHb测定

E. 颅脑CT

【例2241】一氧化碳中毒现场急救首先采取

A. 吸氧

B. 建立静脉通道

C. 就地心肺复苏

D. 清洗皮肤

E. 撤离现场

【例2242】CO中毒时下列哪项是不正确的

A. 老人和孩子易患

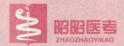

B. 老人应与脑血管疾病鉴别

C. 严重中毒血液 COHb 浓度可高于 50％

D. 应立即原地抢救

E. 迟发脑病恢复较慢

【例 2243】重症一氧化碳中毒患者的最有效治疗措施是

A. 鼻导管间断低流量吸氧

B. 高压氧舱治疗

C. 吸入纯氧

D. 鼻导管持续低流量吸氧

E. 面罩吸氧

【例 2244】治疗重度一氧化碳中毒首选的氧疗是

A. 鼻导管吸氧

B. 呼吸新鲜空气

C. 人工呼吸

D. 面罩吸氧

E. 高压氧舱

第 8 章　中　暑

【例 2245】男，28 岁。在气温 34 ℃时，负重跑步 5 公里后突发意识不清伴痉挛、抽搐 2 小时。查体：T 41.5 ℃，P 166 次/分，R 28 次/分，BP 100/42 mmHg。瞳孔等大等圆，心尖部第一心音低钝，四肢肌张力高。最关键的治疗措施是

A. 应用抗癫痫药物

B. 应用镇静药

C. 降温治疗

D. 氧疗

E. 应用甘露醇

第十篇　传染病、性病

学习导图

章　序	章　名	所占分数	
		执业医师	助理医师
1	概论	2 分	2 分
2	肝炎	3 分	2 分
3	肾综合征出血热	2 分	1 分
4	流行性乙型脑炎	2 分	0 分
5	钩端螺旋体病	2 分	0 分
6	伤寒	1 分	0 分
7	细菌性痢疾	1 分	1 分
8	霍乱	1 分	0 分
9	流行性脑脊髓膜炎	1 分	1 分
10	疟疾	2 分	2 分
11	日本血吸虫病	1 分	1 分
12	囊尾蚴病	1 分	1 分
13	艾滋病	1 分	1 分
14	性病部分(淋病、梅毒、病毒感染、尖锐湿疣)	3 分	2 分

复习策略

　　传染病、性病在整个执业医师资格考试中属于中等科目,考试分数在执业医师资格考试中占 20~25 分,在执业助理医师资格考试中占 10~15 分。在所有章节中,总论和病毒性肝炎是两大考点,其余每个章节所占分数很接近,所以考生应认真掌握每种疾病。本系统的知识点主要从以下三个方面来考查:诊断、检查和治疗。例如,疟疾最常考查诊断和治疗,而病毒性肝炎中的慢性重型肝炎几乎是每年必考。故请大家牢记本系统的学习方法和技巧,记准知识点,力争将本篇的分数全部拿下。

第1章　概　论

【例 2246】下列疾病不属于乙类传染病的是

A. 风疹

B. 肺炭疽

C. 传染性非典型肺炎

D. 禽流感

E. 肺结核

【例 2247】属于乙类传染病的是

A. 麻疹

B. 麻风病

C. 流行性感冒

D. 急性出血性结膜炎

E. 风疹

【例 2248】男,39 岁。发热 2 天。伴畏寒,右上肢剧烈疼痛,有啮齿动物接触史。查体:T 39.8 ℃,P 110 次/分,R 22 次/分,BP 120/75 mmHg,神志清楚,强迫体位,右腋下可触及肿大淋巴结,触痛明显,心肺腹未见异常。实验室检查:血 WBC 12.4×10⁹/L,中性粒细胞 0.86,淋巴细胞

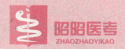

0.14，淋巴结穿刺液涂片染色检查可见 G⁻ 菌。引起该病的病原体是

A. 伤寒杆菌
B. 大肠埃希菌
C. 奈瑟球菌
D. 鼠疫耶尔森菌
E. 流感嗜血杆菌

【例 2249】可通过母婴传播的传染病是
A. 甲型病毒性肝炎
B. 艾滋病
C. 流行性脑脊髓膜炎
D. 霍乱
E. 细菌性痢疾

【例 2250】可引起疾病暴发的是
A. 接触传播
B. 诊疗技术传播
C. 水和食物传播
D. 各种制剂传播
E. 虫媒传播

【例 2251】最易形成潜伏感染的病毒是
A. 麻疹病毒
B. 流感病毒
C. 狂犬病
D. 脊髓灰质炎
E. 水痘-带状疱疹病毒

【例 2252】在大多数传染病的感染过程中最常见的是
A. 病原体被清除
B. 隐性感染
C. 显性感染
D. 病原携带状态
E. 潜伏性感染

【例 2253】传染病隐性感染特点不包括
A. 感染过程结束后，少数人可转变为病原携带状态
B. 病原体感染人体后诱导机体产生特异性免疫应答
C. 不引起或仅引起轻微组织损伤

D. 无明显临床表现
E. 在传染病中少见

【例 2254】感染病原体后，仅引起机体发生特异性免疫应答而临床上不出现特异性的症状和体征，称为
A. 显性感染
B. 潜伏性感染
C. 隐性感染
D. 病原携带状态
E. 病原体被清除

【例 2255】女性，39 岁。慢性乙肝病史 8 年。血 HBsAg（＋），HBeAg（＋），抗 HBc（＋）。其 12 岁女儿体检时抗 HBs（＋），追问病史无任何临床症状，未注射乙肝疫苗。该患者女儿属于
A. 垂直感染
B. 隐性感染
C. 显性感染
D. 潜伏性感染
E. 病原携带状态

（例 2256～2258 共用选项）
A. 严密隔离
B. 肠道隔离
C. 接触隔离
D. 血液和体液隔离
E. 保护性隔离

【例 2256】对乙肝、艾滋病等疾病应采取
【例 2257】对大面积烧伤、免疫缺陷、白血病等应采取
【例 2258】对外科伤口感染、尿路感染等疾病应采取

（例 2259～2260 共用选项）
A. 输血，注射
B. 消化道传播
C. 生活接触
D. 呼吸道传播
E. 性接触

【例 2259】戊型肝炎的主要传播途径是
【例 2260】丙型肝炎的主要传播途径是

第 2 章 肝 炎

【例 2261】属于 DNA 病毒的肝炎病毒是
A. HAV
B. HCV
C. HEV
D. HDV

E. HBV

【例 2262】女，40 岁。体检：HBsAg（－），抗 HBs（＋），ALT 15 U/L。最可能的情况是
A. 感染过 HBV，已开始恢复
B. 感染过 HBV，已产生免疫力

C. 体内有病毒复制

D. 有传染性

E. 肝炎急性期,已开始恢复

（例 2263～2265 共用选项）

A. 抗 HBs

B. HBeAg

C. HBcAg

D. 抗- HBe

E. 抗- HBc

【例 2263】用常规检测方法在患者血清中检测不到的 HBV 标志物是

【例 2264】HBV 感染后产生的保护性抗体是

【例 2265】乙肝病毒标记物中反映 HBV 有活动性复制和传染性的是

【例 2266】Dane 颗粒是

A. 丁型肝炎病毒

B. 乙型肝炎病毒

C. 甲型肝炎病毒

D. 戊型肝炎病毒

E. 丙型肝炎病毒

【例 2267】女,30 岁。健康体检时发现血清 HBsAg、抗-HBe 和抗-HBc 均阳性。判断其是否具有传染性,还应做的检查是

A. 肝功能

B. HBV DNA

C. HBcAg

D. 肝 B 型超声

E. 肝 MRI

【例 2268】在乙型肝炎患者的血清中,不能检测到的乙肝病毒标记物是

A. HBsAg

B. 抗- HBs

C. HBeAg

D. HBcAg

E. 抗- HBc

【例 2269】女,36 岁。既往健康。6 天前无明确诱因出现发热、恶心、食欲缺乏,伴尿黄,明显乏力。实验室检查:ALT 4 000 U/L,TBil64 μmol/L。该患者诊断应考虑为

A. 淤胆型肝炎

B. 急性黄疸型肝炎

C. 急性重型肝炎

D. 亚急性重型肝炎

E. 急性无黄疸型肝炎

【例 2270】甲型肝炎病程中,传染性最强的阶段是

A. 潜伏期

B. 黄疸前期

C. 恢复期

D. 慢性期

E. 感染期

【例 2271】男,45 岁。急性黄疸型肝炎患者,经治疗无效,症状逐渐加重。诊断重型肝炎最主要的依据

A. 血清胆红素明显升高

B. 谷氨酸氨基转移酶升高

C. 凝血酶原活动度小于 40%

D. 肝细胞大量减少

E. 血小板降低

【例 2272】重型病毒性肝炎出血的最主要病因是

A. 血小板减少

B. 毛细血管脆性增加

C. 凝血因子合成减少

D. 肝素样物质增多

E. 骨髓造血功能受抑制

【例 2273】男,33 岁。体检中发现 HBsAg 阳性,当时无自觉症状及体征,肝功能正常。次年 3 月,因突然乏力、恶心、厌食、尿黄而入院。化验:ALT 600 U/L,血清总胆红素 85 μmol/L,抗- HAVIgM(+)。该患者的诊断可能为

A. 乙型肝炎,慢性迁延型,既往感染过甲型肝炎

B. 乙型肝炎,慢性活动型,既往感染过甲型肝炎

C. 急性甲型黄疸型肝炎,乙型肝炎病毒携带者

D. 急性乙型肝炎,合并甲型肝炎

E. 急性黄疸型肝炎,甲、乙型肝炎病毒混合感染

【例 2274】男孩,10 岁。近 8 天来食欲缺乏,恶心、呕吐、乏力、尿色黄来院就诊。检查:巩膜黄染,肝肋下 3 cm,脾未触及。化验:ALT 500 U/L,胆红素 85.5 μmol/L,抗-HAV-lgM(+),抗-HAV-IgG(+),HBs-Ag(+),HBe-Ag(+),抗-HBc-IgM(+)。应诊断为

A. 急性甲型肝炎,乙肝病毒携带者

B. 急性乙型肝炎,既往感染过甲型肝炎

C. 急性甲型肝炎,乙型肝炎

D. 被动获得甲肝抗体,急性甲型肝炎,乙肝病毒携带者

E. 被动获得甲肝抗体,急性乙型肝炎

【例 2275】丙型肝炎抗病毒治疗应选择

A. α-干扰素

B. 核苷酸类似物

C. β-干扰素

D. 拉米呋定

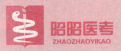

E. 更昔洛韦

（例 2276～2277 共用题干）

男，47 岁。HBsAg 阳性 20 年，乏力、纳差、尿黄 7 天。查体：巩膜黄染，肝肋下 2 cm，质软。实验室检查：ALT 460 U/L，TBil 84 μmol/L，HBVDNA$1.2×10^5$copies/mL，抗－HAV－IgM（－），抗 HEV（－），抗 HCV（－）。

【例 2276】该患者最重要的治疗是
A. 对症治疗
B. 保肝治疗
C. 抗纤维化治疗
D. 免疫治疗
E. 抗病毒治疗

【例 2277】最重要的治疗药物是
A. 核苷（酸）类药物
B. 胸腺素
C. 丹参
D. 甘草酸制剂
E. 干扰素

（例 2278～2280 共用题干）

男，45 岁。乏力、纳差、眼黄、尿黄 6 天入院。病前 2 个月外出旅游 20 多天，多在餐馆进餐及进食生冷食物。实验室检查：ALT 860 U/L，AST620 U/L，TBil 260 μmol/L，DBil 160 μmol/L，PTA 85%。

【例 2278】未明确诊断，应追问的病史不包括
A. 饮酒史
B. 服用损肝药物药物史

C. 输血史
D. 既往肝炎病史
E. 宠物接触史

【例 2279】如查体发现患者有肝掌，脾大。化验抗 HAV-IgM、抗 HEV 均（－），HBsAg、HBeAg 及抗 HBc（＋），HBV DNA $5.1×10^6$copies/mL。应诊断为
A. HBsAg 携带者
B. 肝衰歇乙型
C. HBV 携带者
D. 急性乙型肝炎
E. 慢性乙型肝炎

【例 2280】最重要的治疗是
A. 中药治疗
B. 抗 HBV 治疗
C. 对症治疗
D. 抗肝纤维化治疗
E. 保肝治疗

【例 2281】某大夫在给一位乙型肝炎病毒（HBV）携带者手术时，不慎被患者用过的刀片刺伤手指。为预防乙型肝炎病毒感染，应首先采取的措施是
A. 注射抗生素
B. 注射丙种球蛋白
C. 注射乙型肝炎疫苗
D. 注射 HBlG
E. 注射 α-干扰素

第 3 章　肾综合征出血热

（例 2282～2283 共用选项）
A. 灭蚊
B. 灭鼠
C. 灭蚤
D. 灭蜱
E. 灭虱

【例 2282】流行性乙型脑炎的预防措施是
【例 2283】肾综合征出血热的预防措施是
【例 2284】流行性出血热早期休克的原因是
A. 过敏性
B. 失血浆性
C. 出血性
D. 感染性
E. 心源性

【例 2285】男，32 岁。发热 2 周，体温 39 ℃，病初

皮肤出现少数皮疹，头痛，腰痛，眼眶痛。患者可能的诊断是
A. 肾综合征出血热
B. 流行性乙型脑炎
C. 麻疹
D. 风疹
E. 肾病综合征

【例 2286】女，54 岁。发热 4 天，头痛、乏力 2 天，尿少 1 天。查体：T 39 ℃，BP 90/50 mmHg，面部潮红，结膜充血，眼睑水肿，腋下有出血点。实验室检查：血 WBC $17×10^9$/L，尿蛋白（＋＋＋）。最可能的诊断是
A. 流行性脑脊髓膜炎
B. 肾综合征出血热
C. 急性肾小球肾炎

D. 钩端螺旋体病

E. 败血症

【例 2287】男,35 岁,农民。发热,头痛,恶心呕吐 5 天。查体:T 37.8 ℃,BP 60/40 mmHg,脉搏细速,躯干有瘀点,双肾区叩击痛。血常规:WBC 30×10⁹/L,中性粒细胞 0.80,异常淋巴细胞 0.10,血小板 50×10⁹/L,尿蛋白(＋＋)。诊断为

A. 流行性脑脊髓膜炎

B. 败血症,感染性休克

C. 流行性肾综合征出血热

D. 钩端螺旋体病

E. 传染性单核细胞增多症

【例 2288】男,28 岁。5 天来发热,恶心,呕吐,食欲减退,头痛,四肢酸痛,腰痛。体检:重病容,球结膜充血,无水肿,咽充血,腋下可见点状抓痕样出血点,肝、脾未及。血常规检查:WBC 12×10⁹/L,N 0.72,L 0.28。可见异型淋巴细胞。尿常规:尿蛋白(＋＋＋),RBC 2~5/HP。该患者首先考虑的诊断为

A. 钩端螺旋体病

B. 败血症

C. 流行性出血热

D. 流行性脑脊髓膜炎

E. 结核性脑膜炎

(例 2289~2290 共用题干)

男,25 岁。因发热、头痛、呕吐 5 天入院。体检:面颈部潮红,双腋下少许出血点。尿常规:蛋白(＋＋),红细胞 5~12/HP。血常规:WBC 23.0×10⁹/L,异型淋巴细胞 0.12,Plt 48×10⁹/L。

【例 2289】该患者的诊断可能为

A. 流行性脑脊髓膜炎

B. 斑疹伤寒

C. 流行性出血热

D. 钩端螺旋体病

E. 败血症

【例 2290】住院两天后,患者热退但症状加重,出血点增加,四肢厥冷,脉搏细弱,血压 80/60 mmHg。此时对该患者的治疗原则是

A. 以扩容为主

B. 以应用血管活性药物为主

C. 以应用激素为主

D. 以纠正酸中毒为主

E. 以输入胶体液为主

【例 2291】男,35 岁。突起寒战、高热、恶心、呕吐、腰痛已 6 天。体检:重病容,眼睑水肿,球结膜及胸部皮肤充血,腋下见少许点状出血点,血压 80/60 mmHg,怀疑流行性出血热。本例必须首先考虑的治疗措施是

A. 使用升压药

B. 补充血容量

C. 纠正酸中毒

D. 小剂量肝素抗 DIC

E. 选用抗病毒治疗

(例 2292~2295 共用题干)

男,45 岁。发热 3 天,少尿 1 天,于 12 月 15 日入院。查体:神志清,球结膜充血、水肿,双腋下有出血点。实验室检查:WBC 25×10⁹/L,Plt 50×10⁹/L,尿蛋白(＋＋＋)。

【例 2292】最可能的诊断是

A. 立克次体病

B. 急性肾炎

C. 肾综合征出血热

D. 流行性感冒

E. 钩端螺旋体病

【例 2293】为明确诊断应进行的检查是

A. 肥达-外斐反应

B. 尿培养

C. 血清汉坦病毒特异性抗体检测

D. 咽拭子培养

E. 钩端螺旋体显微凝集试验

【例 2294】病原治疗首选药物是

A. 四环素

B. 环丙沙星

C. 利巴韦林

D. 金刚烷胺

E. 青霉素

【例 2295】不必要的处理是

A. 应用糖皮质激素

B. 纠正酸中毒

C. 应用抗病毒药

D. 快速补充血容量

E. 静脉滴注青霉素

第 4 章　流行性乙型脑炎

【例 2296】乙型脑炎(简称乙脑)的主要传染源是

A. 猪

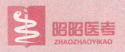

B. 乙脑病毒携带者

C. 乙脑患者

D. 蚊虫

E. 野鼠

【例2297】下列关于流行性乙型脑炎病理改变的叙述,错误的是

A. 神经细胞变性,坏死

B. 血管套形成

C. 软化灶

D. 蛛网膜下隙有脓性渗出物

E. 胶质细胞增生

【例2298】流行性乙型脑炎不具有的改变是

A. 血管周围淋巴细胞浸润和血管套形成

B. 筛网状软化灶和脑水肿

C. 蛛网膜下隙以中性粒细胞为主的炎性渗出

D. 胶质结节形成

E. 神经细胞变性、坏死,出现噬神经细胞和卫星现象

【例2299】流行性乙型脑炎极期的临床表现不包括

A. 肾衰竭

B. 持续高热

C. 呼吸衰竭

D. 惊厥或抽搐

E. 意识障碍

【例2300】确诊流行性乙型脑炎常检查的抗体是

A. 特异性IgM抗体

B. 血凝抑制抗体

C. 血凝素抗体

D. 中和抗体

E. 补体结合抗体

【例2301】可用于流行性乙型脑炎早期诊断的实验室检查是

A. 补体结合试验

B. 血凝抑制试验

C. 中和试验

D. 特异性IgM抗体检测

E. 病毒分离

（例2302～2303共用题干）

男,10岁。发热、头痛、呕吐3天,嗜睡半天,于7月10日入院。既往体健。查体:T 38.6℃,P 112次/分,R 20次/分,BP 130/75 mmHg。神志不清,皮肤未见出血点,心肺未见异常,腹软,压痛及反跳痛,双侧Babinski征（＋）。淋巴细胞0.30。腰穿脑脊液检查:压力200 mm H₂O,WBC 170×10⁶/L,单核0.66,多核0.34,蛋白11 g/L,糖4.2 mmol/L,氯化物115 mmol/L。

【例2302】该患者最可能的诊断是

A. 流行性乙型脑炎

B. 肾综合征出血热

C. 流行性脑脊髓膜炎

D. 结核性脑膜炎

E. 隐球菌性脑膜炎

【例2303】最有助于确诊的检查是

A. 血清特异性IgM抗体

B. 脑脊液涂片找细菌

C. 脑脊液培养

D. 血培养

E. 结核菌素试验

【例2304】男,14岁。因发热伴剧烈疼痛,频繁呕吐、抽搐2天,于8月10日来诊,家中住平房,蚊子多,周围有类似患者。查体:T 39.8℃,P120次/分,BP 150/90 mmHg,神志不清,皮肤无皮疹,瞳孔等大等圆,对光反射存在,颈无抵抗,Kernig征及Babinski征（＋）。实验室检查:血 WBC 15×10⁹/L,N 0.75。CSF检查:压力230 mmH₂O,外观清亮,有核细胞数200×10⁶/L,单核细胞0.9,蛋白轻度升高,糖、氯化物正常。最可能的诊断是

A. 流行性乙型脑炎

B. 流行性脑脊髓膜炎

C. 钩端螺旋体病

D. 结核性脑膜炎

E. 肾综合征出血热

第5章 钩端螺旋体病（助理医师不要求）

【例2305】钩端螺旋体病的基本病理变化是

A. 全身毛细血管的感染中毒性损伤

B. 小血管及血管周围炎,细胞浸润

C. 肺毛细血管出血

D. 急性肾功能不全

E. 弥散性血管内凝血

【例2306】引起我国雨水洪水型钩端螺旋体病的主要钩体群是

A. 七日群

B. 秋季群

C. 犬群

D. 黄疸出血群

E. 波摩那群

（例2307～2308共用题干）

男，46岁，农民。发热5天，于9月16日入院。体温持续在39℃以上，伴寒战、全身乏力，明显头痛。近2天出现腹泻，每日3～5次，水样便。既往体健。查体：T 39.5℃，P 102次/分，R 22次/分，BP 135/78 mmHg。结膜充血，巩膜轻度黄染，咽红，腹股沟淋巴结轻度肿大，有压痛，质软，心肺未见异常，腹软，压痛及反跳痛（－），肝肋下触及边缘，有触痛，脾肋下未触及，腓肠肌压痛明显，双侧Babinski（－）。实验室检查：血WBC 10.4×10⁹/L，中性粒细胞0.80，淋巴细胞0.20。ALT 210 U/L、TBil 40 μmol/L。尿蛋白（＋）。

【例2307】该患者最可能的诊断是
A. 败血症
B. 伤寒
C. 钩端螺旋体病
D. 病毒性肝炎急性黄疸型
E. 肾综合征出血热

【例2308】引起本病的病原是
A. 汉坦病毒
B. 伤寒病毒
C. 肝炎病毒
D. 钩端螺旋体
E. 痢疾杆菌

【例2309】男，53岁。发热4天，伴全身痛、乏力、头痛。近1个月当地暴雨不断。查体：眼结膜充血，颈部、腋下淋巴结肿大，腓肠肌压痛（＋）。最可能的诊断是
A. 流行性感冒
B. 败血症
C. 疟疾
D. 钩端螺旋体病
E. 肾综合征出血热

【例2310】钩端螺旋体病的临床类型不包括
A. 黄疸出血型
B. 胃肠型
C. 肾衰竭型
D. 流感伤寒型
E. 肺出血型

【例2311】钩端螺旋体感染可引起
A. 黄疸出血症状
B. 咽峡炎
C. 关节炎及关节畸形
D. 脊髓瘤及动脉瘤
E. 反复发热与缓解

【例2312】不属于钩端螺旋体病并发症的是

A. 后发热
B. 虹膜睫状体炎
C. 反应性脑膜炎
D. 肾损害
E. 闭塞性脑动脉炎

【例2313】诊断钩端螺旋体病的血清学检查方法为
A. 肥达试验
B. 外斐反应
C. 补体结合试验
D. 显微镜凝集溶解试验
E. 红细胞溶解试验

【例2314】钩端螺旋体病治疗首选
A. 头孢菌素
B. 链霉素
C. 四环素
D. 青霉素
E. 红霉素

（例2315～2318共用题干）

24岁，男性，农民。因畏寒、发热起病，伴全身肌肉酸痛，头痛4天，于8月10日入院。入院1天发现皮肤黄染，尿量减少，尿色深黄。查体：结膜充血，巩膜及皮肤中度黄染，皮肤有出血点，浅表淋巴结肿大，肝肋下1 cm，压痛（＋），脾（－）。实验室检查：WBC 15.4×10⁹/L，N 0.80，L 0.20。尿检：尿蛋白（＋），颗粒管型，WBC 8～15/HP，RBC 20～30/HP，BUN 24 mmol/L，凝集溶解试验阳性。

【例2315】最可能的诊断是
A. 急性黄疸型肝炎
B. 肾综合征出血热
C. 伤寒
D. 疟疾
E. 钩端螺旋体病

【例2316】哪项检查最有诊断意义
A. 血常规
B. 尿常规
C. X线
D. 凝集溶解试验
E. 肾功能检查

【例2317】哪种药物治疗为首选
A. 庆大霉素
B. 四环素
C. 新诺明
D. 青霉素
E. 头孢曲松

【例2318】用青霉素治疗下列疾病的过程中，首剂

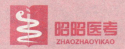

肌内注射后可出现赫氏反应的是

A. 流脑

B. 猩红热

C. 钩体病

D. 白喉

E. 败血症

第6章　伤寒（助理医师不要求）

【例2319】关于伤寒病原学染色阴性,描述错误的是

A. 伤寒杆菌为革兰氏染色阴性

B. "Vi"抗体有助于诊断

C. 属于沙门菌属的D组

D. 其内毒素是致病的重要因素

E. 本菌有"O"、"H"和"Vi"抗原

【例2320】伤寒患者最具有特征性的病理改变部位是在

A. 回肠末端

B. 升结肠

C. 乙状结肠

D. 肝、脾

E. 心、脑

【例2321】男,35岁。持续高热5天入院。查体:前胸部可见散在的玫瑰疹,脾肋下2cm。化验:肝功能及心肌酶均轻度升高。考虑该患者出现了全身脏器损伤。最不可能损伤的器官是

A. 脾

B. 肠系膜淋巴结

C. 骨髓

D. 肾

E. 肠道

【例2322】可经过肠道传播的传染病是

A. 丁型肝炎

B. 钩端螺旋体病

C. 血吸虫病

D. 伤寒

E. 斑疹伤寒

【例2323】伤寒的临床特点不包括

A. 玫瑰疹

B. 肝、脾大

C. 血白细胞升高

D. 持续发热

E. 相对缓脉

【例2324】男性,6岁。持续发热9天,体温39～39.5℃,伴腹泻每日3～5次。体检:精神萎靡,心率72次/分,肝右肋下2cm,脾肋下1.5cm。血常规检查:WBC $2.0×10^9$/L,中性粒细胞0.50,淋巴细胞0.40,ALT 200 U/L。该病例最

可能的诊断是

A. 急性乙型肝炎

B. 伤寒

C. 钩端螺旋体病

D. 急性血吸虫病

E. 急性细菌性痢疾

（例2325～2326共用题干）

女,26岁,持续高烧2周后入院。查体:T39.8℃,心率86次/分,神志清楚,表情淡漠,面色苍白,前胸部可见散在红色斑丘疹,脾肋下可及。

【例2325】首先应考虑的诊断是

A. 伤寒

B. 疟疾

C. 斑疹伤寒

D. 肾综合征出血热

E. 败血症

【例2326】为确诊最有意义的检查是

A. 出血热病毒抗体

B. 外斐反应

C. 肥达反应

D. 血涂片查疟原虫

E. 血细菌培养

（例2327～2328共用题干）

男,38岁。发热伴腹胀、乏力1周。查体:T39℃,P 84次/分,表情淡漠,胸部少许充血性皮疹,脾肋下可触及,质软。实验室检查:血WBC $3.6×10^9$/L,N 0.59,杆状核粒细胞0.01,L 0.40。

【例2327】最可能的诊断是

A. 伤寒

B. 布鲁菌病

C. 结核病

D. 斑疹伤寒

E. 疟疾

【例2328】确诊最有价值的检查是

A. 布氏杆菌凝集试验

B. 外斐反应

C. 血培养

D. 血涂片找疟原虫

E. PPD试验

【例2329】男性,19岁。发热6天伴食欲减退,体

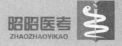

弱。体检:体温 39.6 ℃,脉搏 74 次/分,肝肋下 2.0 cm,脾肋下 1.0 cm。外周血白细胞 26×10⁹/L,中性粒细胞 0.85,淋巴细胞 0.14,嗜酸性粒细胞 0.01。临床拟诊断伤寒,为确定诊断,选用下列哪一种培养最恰当

A. 粪便培养

B. 血培养

C. 尿培养

D. 胆汁培养

E. 玫瑰疹刮取物培养

【例 2330】伤寒最严重的并发症是

A. 肺炎

B. 肠穿孔

C. 血栓性静脉炎

D. 中毒性心肌炎

E. 肠出血

第 7 章 细菌性痢疾

【例 2331】细菌性痢疾病变多位于

A. 直肠和乙状结肠

B. 空肠

C. 十二指肠

D. 回肠

E. 以上都不是

【例 2332】我国细菌性痢疾主要流行菌群是

A. 宋内志贺菌

B. 痢疾志贺菌

C. 福氏志贺菌

D. 鲍氏志贺菌

E. 产志贺毒素大肠杆菌

(例 2333～2334 共用选项)

A. 溃疡呈环行与肠的长轴垂直

B. 溃疡呈长椭圆形与肠的长轴平行

C. 溃疡呈烧瓶状,口小底大

D. 溃疡边缘呈堤状隆起

E. 溃疡表浅呈地图状

【例 2333】肠伤寒的肠溃疡特征

【例 2334】细菌性痢疾的肠溃疡特征

(例 2335～2336 共用题干)

男性,21 岁。5 天来发热,最高 39 ℃,伴腹痛、腹泻,每日 8 余次,初为稀便,后为黏液脓血便,伴里急后重。粪便常规检查 WBC 18～20/HP,RBC 5～10/HP。

【例 2335】该患者诊断为急性细菌性痢疾,其发病机制为

A. 痢疾杆菌毒素对结肠黏膜的直接损害

B. 有侵袭力的菌株进入黏膜固有层,繁殖引起炎症溃疡

C. 痢疾杆菌在肠腔内大量繁殖引起肠溃疡病变

D. 结肠急性弥漫性、纤维蛋白渗出性炎症及溃疡

E. 特异性体质对细菌毒素产生强烈过敏反应

【例 2336】该病例用抗生素治疗 3 天,症状好转即停药,有可能产生的后果是

A. 病情加重,出现肠穿孔

B. 发生肠出血

C. 转为慢性菌痢

D. 发生癌变

E. 合并败血症

【例 2337】急性菌痢临床分型不包括

A. 中毒性

B. 暴发性

C. 轻型

D. 普通型

E. 重型

【例 2338】患者出现发热,无力,食欲缺乏,腹痛,以左下腹明显,腹泻早期为稀便,大便次数增多后转为黏液脓血便,并有里急后重。应诊断为

A. 急性胃肠炎

B. 急性细菌性痢疾

C. 肠伤寒

D. 食物中毒

E. 肠阿米巴病疾

【例 2339】女,36 岁。腹痛、腹泻、里急后重伴发热半天。查体:T 39.2 ℃,BP 126/80 mmHg,腹软,左下腹压痛(+)、反跳痛(一)。实验室检查:血 WBC 18×10⁹/L,N 0.87,L 0.13。粪镜检 WBC 满视野,RBC 20/HP。最可能的诊断是

A. 霍乱

B. 急性阿米巴痢疾

C. 急性细菌性痢疾

D. 急性阑尾炎

E. 急性肠炎

【例 2340】中毒型细菌性痢疾多见于

A. 低出生体重儿

B. 3～6 个月体格健壮的婴幼儿

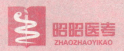

C. 2～7 岁体格健壮的小儿

D. 8～10 岁营养状况较差的儿童

E. 12～14 岁儿童

【例 2341】6 岁男孩，发热 3 天，腹泻 4～6 次，为黏液脓血便，腹痛伴里急后重。病前吃过未洗的黄瓜。大便常规检查：黏液便，红、白细胞满视野，诊断为细菌性痢疾。其类型属于

A. 普通型

B. 轻型

C. 重型

D. 中毒型

E. 慢性型

【例 2342】女性，15 岁。昨日进食海鲜，今晨开始畏寒、发热、腹痛，以左下腹痛为重，腹泻伴明显里急后重，大便每日 6 次，初为稀便，继之为黏液脓血便。此病例的诊断为

A. 急性轻型细菌性痢疾

B. 急性普通型细菌性痢疾

C. 中毒型细菌性痢疾

D. 霍乱

E. 急性肠炎

【例 2343】慢性细菌性痢疾迁延型是指病情迁延不愈，病程至少超过

A. 14 天

B. 150 天

C. 7 天

D. 60 天

E. 28 天

【例 2344】男，7 岁，1 天前食多量不清洁生黄瓜后突发高热，并迅速出现精神萎靡，面色灰白，四肢厥冷，脉速。大便呈黏液脓血便，镜检有多量脓细胞、红细胞和吞噬细胞。最有可能的诊断是

A. 高热惊厥

B. 流行性乙型脑炎

C. 肠结核

D. 中毒性菌痢

E. 肠伤寒

【例 2345】女孩，4 岁，夏季突然发病，高热 4 小时，T 39.5 ℃，惊厥 1 次，无呕吐、腹泻。病前有可疑不洁饮餐史。实验室检查：WBC 21.0× 10^9/L，N 0.86。最可能的诊断是

A. 中毒型细菌性痢疾

B. 流行性乙型脑炎

C. 化脓性脑膜炎

D. 热性惊厥

E. 流行性脑脊髓膜炎

【例 2346】患儿，5 岁，夏季出现发热、惊厥、意识障碍 5 小时。对诊断中毒型痢疾最有帮助的是

A. 血细菌培养

B. 血常规

C. 尿常规

D. 粪便常规及培养

E. 脑脊液检查

（例 2347～2348 共用题干）

　　女，35 岁。昨晚吃街边烧烤后于今晨 5 时突然畏寒、高热、呕吐、腹痛、腹泻。腹泻共 6 次，开始为稀水样便，继之便中带有黏液和脓血。尚未行实验室检查。

【例 2347】该患者可能诊断是

A. 急性轻型细菌性痢疾

B. 急性普通型细菌性痢疾

C. 中毒型细菌性痢疾

D. 慢性细菌性痢疾急性发作

E. 慢性迁延型细菌性痢疾急性发作

【例 2348】首选下列哪种抗生素

A. 青霉素类

B. 红霉素

C. 喹诺酮类

D. 氯霉素

E. 头孢三代抗生素

第 8 章　霍乱（助理医师不要求）

【例 2349】霍乱的传播途径不包括

A. 污染的食物

B. 苍蝇媒介

C. 日常生活接触

D. 空气传播

E. 污染的水

【例 2350】霍乱弧菌的致病因素不包括

A. 鞭毛

B. 菌毛

C. 荚膜

D. 肠毒素

E. 内毒素

【例 2351】霍乱弧菌的主要致病物质是

A. 霍乱肠毒素

B. 霍乱内毒素

C. 腺苷酸环化酶

D. 透明质酸酶

E. 蛋白水解酶

【例2352】霍乱吐泻"米泔水"样物质是由于泻吐物中

　A. 含大量黏液

　B. 含大量脱落上皮细胞

　C. 含大量胃肠黏膜

　D. 缺乏胃酸

　E. 缺乏胆汁

【例2353】霍乱的主要临床表现是

　A. 腹泻、呕吐

　B. 烦躁不安

　C. 循环衰竭

　D. 声音嘶哑

　E. 腓肠肌痉挛

【例2354】从东南亚入境一男子,3天前突然剧烈呕吐,腹泻入院。腹泻呈米泔水样。便检发现穿梭状运动的细菌。致病菌可能是

　A. 副溶血弧菌

　B. 肠炎杆菌

　C. 鼠伤寒沙门菌

　D. 产气荚膜梭菌

　E. 霍乱弧菌

【例2355】女,20岁。腹泻、呕吐伴轻度腹痛1天,6月下旬来诊。共腹泻6次,开始为黄稀便,继之水样便。呕吐1次,为胃内容物。无发热。粪便检查动力试验(+),碱性蛋白胨水培养有细菌生长。最可能的诊断为

　A. 细菌性痢疾

　B. 沙门菌食物中毒

　C. 霍乱

　D. 空肠弯曲菌肠炎

　E. 变形杆菌肠炎

【例2356】典型霍乱患者,发病后最先出现的常见症状是

　A. 畏寒、发热

　B. 声音嘶哑

　C. 剧烈腹泻,继之呕吐

　D. 腹部绞痛

　E. 腓肠肌痉挛

【例2357】男,28岁。船民,昨晚进食海蟹一只,晨起腹泻稀水便,10小时内排便20余次,量多,水样,无臭味,中午呕吐3~4次,初起水样,后为米泔水样。发病后无排尿,就诊时呈重度脱水

征,神志淡漠,BP 80/50 mmHg。下列检查均有助于诊断,除了

　A. 血培养

　B. 血清凝集试验

　C. 大便悬滴镜检

　D. 大便碱性蛋白胨增菌培养

　E. 大便涂片革兰染色镜检

(例2358~2359 共用题干)

男,20岁,8月5日来诊。进食海鲜后3小时出现腹泻,呕吐伴轻微腹痛,稀水样便,共20次。查体:烦躁不安,脱水貌,双侧腓肠肌痉挛。粪常规可见少量白细胞,未见红细胞。

【例2358】该患者最可能的诊断是

　A. 霍乱

　B. 细菌性痢疾

　C. 细菌性食物中毒

　D. 急性胃肠炎

　E. 胃肠型感冒

【例2359】首选的治疗措施是

　A. 静脉点滴抗生素

　B. 静脉点滴碳酸氢钠

　C. 静脉补充电解质和液体

　D. 口服补液盐

　E. 口服止泻药

(例2360~2361 共用题干)

男性,32岁,农民。既往体健。腹泻2天,为水样便,带少量黏液,量多,每日8余次,相继呕吐数次。无发热、腹痛。腓肠肌痉挛。体检:体温38℃,神志清,皮肤弹性差,脉细速,血压70/50 mmHg。化验检查:大便镜检白细胞0~3个/HP,血红蛋白160 g/L,血白细胞计数12×10^9/L,中性粒细胞0.68,淋巴细胞0.15,单核细胞0.15。

【例2360】最可能的诊断是

　A. 菌痢

　B. 急性肠炎

　C. 细菌性食物中毒

　D. 霍乱

　E. 轮状病毒感染

【例2361】本例治疗的关键环节是

　A. 抗菌治疗

　B. 抗病毒治疗

　C. 补充液体和电解质

　D. 低分子右旋糖酐扩容

　E. 首选升压药,纠正低血压

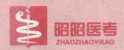

第9章　流行性脑脊髓膜炎

【例2362】流行性脑脊髓膜炎的病变主要累及
A. 胶质细胞
B. 神经元
C. 硬脑膜
D. 软脑膜
E. 脑脊液

【例2363】流行性脑脊髓膜炎时的脓液主要聚集于
A. 软脑膜与脑皮质之间的腔隙
B. 蛛网膜与软脑膜之间的腔隙
C. 蛛网膜与硬脑膜之间的腔隙
D. 蛛网膜本身的疏松纤维组织间隙
E. 软脑膜本身的疏松纤维组织间隙

【例2364】流行性脑脊髓膜炎败血症期患者皮肤瘀点的主要病理基础是
A. 血管脆性增强
B. 弥散性血管内凝血
C. 血小板减少
D. 小血管炎致局部坏死及栓塞
E. 凝血功能障碍

【例2365】女孩，7岁。发热、头痛、呕吐3天。体检：神志恍惚，口唇单纯疱疹，皮肤有大小不等的瘀斑，少数融合成片。诊断应首先考虑
A. 流行性乙型脑炎
B. 钩端螺旋体病脑膜脑炎型
C. 流行性出血热
D. 脑型疟疾
E. 流行性脑脊髓膜炎

【例2366】确诊流脑的依据是
A. 流行季节
B. 突然发病，高热、头痛、呕吐
C. 脑膜刺激征阳性
D. 皮肤瘀点检菌阳性
E. 脑脊液为典型化脓性脑膜炎改变

【例2367】男孩，8岁。1月突发高热、剧烈头痛、恶心伴非喷射性呕吐入院。体检：神志清楚，全身皮肤散在瘀点、瘀斑，颈项抵抗，心率110次/分，两肺无异常，腹软无压痛。化验检查：血白细胞计数20×10⁹/L，中性粒细胞0.88，淋巴细胞0.05，单核细胞0.06。最可能的诊断是
A. 伤寒
B. 流行性脑脊髓膜炎
C. 结核性脑膜炎

D. 流行性乙型脑炎
E. 病毒性脑炎

【例2368】女孩，9岁。发热、头痛、呕吐2天，烦躁不安1天，于2月20日入院。查体：T 39.8 ℃，BP 130/80 mmHg，神志清楚，精神差，全身散在瘀点、瘀斑，颈抵抗（＋），Kernig征（＋），Babinski征（＋）。实验室检查：血WBC 20×10⁹/L，N 0.90。脑脊液检查：压力240 mm H₂O，外观浑浊，WBC 1 200×10⁶/L，蛋白1.5g/L，糖1.5 mmol/L，氯化物100 mmol/L。最可能的诊断是
A. 钩端螺旋体病
B. 中毒型细菌性痢疾
C. 流行性乙型脑炎
D. 结核性脑膜炎
E. 流行性脑脊髓膜炎

【例2369】患儿4岁，发热、呕吐5小时入院。神志不清，口唇发绀。对诊断流行性脑脊髓膜炎有帮助的临床表现是
A. 口唇疱疹
B. 脑膜刺激征
C. 皮肤瘀点、瘀斑
D. 反复惊厥
E. 抽搐，昏迷

（例2370～2372共用题干）
男性，25岁。春季发病，主诉寒战、高热、剧烈头痛1天，呕吐3次。查体：神志清楚，体温39.8 ℃，颈强直（＋），皮肤有瘀点，咽部充血，心肺腹无异常，克氏征阴性。血白细胞20×10⁹/L，中性粒细胞85％。脑脊液呈米汤样，细胞数3 000×10⁶/L，中性粒细胞80％，糖1.2 mmol/L。

【例2370】最可能的诊断是
A. 流行性乙型脑炎
B. 结核性脑膜炎
C. 化脓性脑膜炎
D. 流行性脑脊髓膜炎
E. 脑型疟疾

【例2371】可能出现的并发症有
A. 化脓性关节炎
B. 中耳炎
C. 肺炎
D. 心内膜炎
E. 以上均是

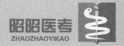

【例2372】最有效的治疗是
　A. 青霉素 G
　B. 头孢菌素
　C. 环丙沙星
　D. 氯霉素
　E. 庆大霉素

第10章　疟　疾

【例2373】平原地区间日疟传播的主要媒介是
　A. 淡色库蚊
　B. 中华按蚊
　C. 三带喙库蚊
　D. 伊蚊
　E. 微小按蚊

【例2374】疟疾典型临床发作的机制是由于
　A. 疟原虫在肝细胞内增殖
　B. 疟原虫在红细胞内增殖
　C. 大量裂殖子入血
　D. 裂殖子及其代谢产物释放入血
　E. 大量配子体入血

【例2375】间日疟的典型发作中,不存在
　A. 前驱期
　B. 寒战期
　C. 高热期
　D. 大汗期
　E. 间歇期

【例2376】女,25岁。间断发热5天,于8月底来诊。6天前由南方到北京,次日出现寒战、发热、头痛,服退烧药后热退,2天后再次高热,持续数小时,大汗后热退,伴乏力,精神差。实验室检查:血 WBC 6.5×10^9/L,淋巴细胞0.40。最可能的诊断是
　A. 急性血吸虫病
　B. 流行性乙型脑炎
　C. 败血症
　D. 伤寒
　E. 疟疾

【例2377】患者28岁,家住哈尔滨,于1月突然发病,表现为发冷、寒战、大汗后缓解,隔日发作1次,已持续8天。体检:脾肋下1 cm,余未见异常,末梢血化验 WBC 50×10^9/L,N 0.68,L 0.32。Hb 100 g/L,患者同年7月曾去三亚度蜜月。该患者发热最可能的原因是
　A. 伤寒

　B. 疟疾
　C. 败血症
　D. 急性血吸虫病
　E. 急性粒细胞白血病

【例2378】临床上最简单的用于确诊疟疾的试验检查方法是
　A. 血或骨髓涂片检查疟原虫
　B. 间接荧光抗体检测
　C. 聚合酶链式反应测定血中疟原虫 DNA
　D. 间接红细胞凝集试验
　E. 外周血检查发现贫血和嗜酸性粒细胞增多

【例2379】疟疾患者的周围血涂片检查显示
　A. 白细胞总数明显升高
　B. 血小板增多
　C. 网织红细胞减少
　D. 红细胞减少
　E. 大单核细胞减少

(例2380～2382 共用选项)
　A. 氯喹
　B. 卡巴肿
　C. 磷酸伯氨喹
　D. 甲硝唑
　E. 乙胺嘧啶

【例2380】疟区居民常服用哪种药物来预防疟疾

【例2381】能够杀灭红细胞内疟原虫配子体和迟发型子孢子的药物是

【例2382】能够杀灭各型阿米巴原虫,适用于肠内外急慢性阿米巴病的是

(例2383～2384 共用选项)
　A. 吡喹酮
　B. 氯喹
　C. 乙胺嘧啶
　D. 伯氨喹
　E. 奎宁

【例2383】控制间日疟发作的首选药物是

【例2384】防止疟疾复发的药物是

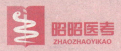

第11章　日本血吸虫病

【例2385】在血吸虫发育各阶段中,对人体危害最大的是
　A. 尾蚴
　B. 成虫
　C. 虫卵
　D. 幼虫
　E. 毛蚴

【例2386】血吸虫虫卵引起的病变主要发生在
　A. 大肠壁和肝
　B. 肠系膜静脉
　C. 门静脉
　D. 肺和肠
　E. 肝和脾

【例2387】晚期日本血吸虫病的临床分型不包括
　A. 结肠肉芽肿型
　B. 侏儒型
　C. 巨脾型
　D. 腹水型
　E. 脑病型

【例2388】晚期血吸虫病中,最常见的临床类型是
　A. 巨脾型
　B. 腹水型
　C. 侏儒型
　D. 脑型
　E. 肺型

【例2389】血吸虫病的病原治疗首选药物是
　A. 利福平
　B. 吡喹酮
　C. 酒石酸锑钾
　D. 葡萄糖酸锑钠
　E. 依米丁

第12章　囊尾蚴病(助理医师不要求)

【例2390】脑囊尾蚴病的临床表现复杂多样,但最常见的临床类型是
　A. 脑实质型
　B. 脑室型
　C. 软脑膜型
　D. 脊髓型
　E. 混合型

【例2391】女,30岁。因头痛3个月,加重伴呕吐、间断抽搐、视物模糊1个月就诊。近2年来,喜食生肉。眼底检查发现视神经乳头水肿。最可能的诊断是
　A. 脑囊尾蚴病
　B. 结核性脑膜炎
　C. 隐球菌性脑膜炎
　D. 脑肿瘤
　E. 病毒性脑膜炎

【例2392】囊尾蚴在人体最常见的寄生部位是
　A. 脊髓
　B. 脑
　C. 心脏
　D. 眼
　E. 皮下及肌肉

【例2393】下列均是皮下及肌肉囊虫病的特点,除了
　A. 皮下可扪及椭圆形结节
　B. 多在躯干
　C. 数量由数个至数百个不等
　D. 皮下小结与周围组织有明显粘连
　E. 结节可先后分批出现

(例2394～2395共用题干)
　　男,35岁,头痛伴视物模糊3个月,偶伴抽搐,曾在大便中发现带状节片虫卵。

【例2394】最可能的诊断是
　A. 病毒性脑膜炎
　B. 脑囊尾蚴病
　C. 脑肿瘤
　D. 隐球菌性脑膜炎
　E. 疟疾

【例2395】对该病最有效的药物是
　A. 抗病毒药物
　B. 伯胺喹
　C. 吡喹酮
　D. 阿苯达唑
　E. 手术

【例2396】对眼囊尾蚴病患者首选的治疗是
　A. 阿苯达唑
　B. 吡喹酮
　C. 氯喹

D. 伯氨喹

E. 手术

第13章　艾滋病

【例2397】人类免疫缺陷病毒（HIV）不易传播的途径是

A. 性传播

B. 器官移植

C. 母婴传播

D. 生活接触

E. 不洁注射

【例2398】男性，35岁，低热、乏力，腹泻2月余。体重下降约5kg。查体：体温：37.4℃，颈、腋淋巴结肿大，无痛，活动好，心肺（－），肝肋下2cm。为诊断艾滋病，下列哪项病史无助于诊断

A. 反复输血

B. 蚊虫叮咬

C. 吸毒

D. 同性恋

E. 双性恋

【例2399】HIV与感染细胞膜上CD4$^+$分子结合的病毒刺突是

A. gp120

B. gp41

C. P24

D. gp17

E. gp160

【例2400】HIV主要感染的细胞不包括

A. CD4$^+$T淋巴细胞

B. 单核－吞噬细胞

C. 库普弗细胞

D. B淋巴细胞

E. 小神经胶质细胞

【例2401】HIV造成机体免疫功能损害主要侵犯的细胞是

A. CD4$^+$T淋巴细胞

B. CD8$^+$T淋巴细胞

C. B淋巴细胞

D. NK细胞

E. 浆细胞

【例2402】艾滋病患者肺部机会性感染最常见的病原体是

A. 白念珠菌

B. 结核杆菌

C. 疱疹病毒

D. 巨细胞病毒

E. 肺孢子菌

【例2403】艾滋病患者中，最常见的恶性肿瘤是

A. 霍奇金淋巴瘤

B. 非霍奇金淋巴瘤

C. 卡波西肉瘤

D. 子宫颈癌

E. 阴茎癌

【例2404】男，40岁。因反复机会性感染入院，检查发现患者有卡波西肉瘤，诊断应首先考虑

A. 先天性胸腺发育不全

B. 腺苷脱氨酶缺乏症

C. X-性连锁低丙球血症

D. 艾滋病

E. 选择性IgA缺乏症

【例2405】男，44岁。乏力、低热、腹泻伴体重下降3个月。近1年有吸毒史。查体：颌下及腋下淋巴结肿大。对明确诊断最有价值的检查是

A. 骨髓培养

B. 粪便培养

C. 淋巴结活检

D. PPD试验

E. 血清抗-HIV抗体

（例2406～2407共用题干）

　　男，28岁。上腹部不适，腹泻伴消瘦半年，无发热。近2年有静脉吸毒史。胃镜检查见食管上覆白膜，慢性浅表性胃炎。实验室检查：血WBC 3.8×10^9/L。

【例2406】最有助于明确诊断的检查是

A. 血糖

B. CD4$^+$T细胞计数

C. 抗-HIV

D. 血免疫球蛋白水平

E. 血沉

【例2407】HIV的感染途径不包括

A. 输血制品

B. 呼吸道传播

C. 母婴传播

D. 不洁注射

E. 性接触传播

【例2408】男，45岁。近1月体重急剧下降。查体可见全身多处淋巴结肿大，肛周、生殖器尖锐湿

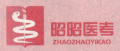
疹，口唇和胸部带状疱疹，口腔黏膜糜烂、充血、有乳酪状覆盖物。**HIV 病毒抗体阳性**。诊断为"**艾滋病**"。下列治疗错误的是

A. 营养干预可以改善艾滋病患者生活质量

B. 早期患者不需要使用 AZT

C. 造血干细胞移植用于治疗艾滋病费用太高，

而且风险过大

D. 免疫调节药物往往由于过敏反应导致其效果短暂或难以肯定

E. 复方新诺明可用于治疗机会感染性疾病如卡式肺囊虫肺炎

第 14 章　性病部分（淋病、梅毒、病毒感染、尖锐湿疣）

第 1 节　淋　病

【例 2409】**淋病**是何种类型的炎症

A. 急性化脓性炎症

B. 慢性化脓性炎症

C. 急性变质性炎症

D. 出血性炎

E. 浆液性炎症

【例 2410】男，28 岁。个体户，有冶游史 1 周。2

天前自觉尿痛、尿频、**尿道口出脓**。查体：尿道口有大量脓性分泌物。此时何种疾病可能性大

A. 梅毒

B. 生殖器疱疹

C. 天疱疹

D. 淋病

E. 艾滋病

第 2 节　梅　毒

【例 2411】女性，24 岁，服务业人员，未婚，不否认有**性交行为**。半月前躯干、四肢、双手、掌跖出现红斑，无痒痛感觉。查体：躯干、四肢可见**玫瑰色椭圆形斑疹**，对称分布，掌跖部可见黄豆大小铜红色领圈样脱屑。患者最可能是

A. 玫瑰糠疹

B. 梅毒

C. 红斑狼疮

D. 麻疹

E. 结节性红斑

【例 2412】关于梅毒血清试验叙述**错误**的是

A. 非梅毒螺旋体抗原血清试验用心磷脂做抗原，测定血清中抗心磷脂抗体（反应素）

B. 非梅毒螺旋体抗原血清试验特异性高而敏感性较低

C. 早期梅毒患者经充分治疗后，反应素可以消失

D. 梅毒螺旋体抗原血清试验敏感性和特异性均较高

E. 梅毒螺旋体抗原血清试验不能用于观察疗效

【例 2413】孕妇感染**梅毒**的治疗，**首选**

A. 甲硝唑

B. 第三代头孢菌素

C. 青霉素

D. 红霉素

E. 阿奇霉素

（例 2414～2415 共用选项）

A. 青霉素

B. 多西环素

C. 四环素

D. 头孢曲松

E. 红霉素

【例 2414】治疗**淋病**首选的药物

【例 2415】孕妇患**梅毒**首选的治疗药物

第 3 节　生殖道病毒感染（助医师理不要求）

【例 2416】孕早期患下列疾病，应**终止妊娠**的疾病是

A. 外阴阴道炎

B. 细菌性阴道炎

C. 生殖器尖锐湿疣

D. 沙眼衣原体感染

E. 巨细胞病毒感染

第4节 尖锐湿疣

【例2417】引起尖锐湿疣的病原体是

A. 人免疫缺陷病毒

B. 人乳头瘤病毒

C. EB病毒

D. 水痘带状疱疹病毒

E. 巨细胞病毒

（例2418～2419共用选项）

A. 难辨梭菌

B. 苍白密螺旋体

C. 甲型溶血性链球菌

D. 人类乳头瘤病毒

E. HIV

【例2418】引起梅毒的病原体是

【例2419】可引起尖锐湿疣的病原体是

【例2420】女，23岁，外阴瘙痒、白带增多5天。有不洁性交史。妇科检查：外阴皮肤黏膜充血，小阴唇内侧见多个小菜花状赘生物，宫颈光滑，子宫正常大，附件无异常。最可能的诊断是

A. 外阴阴道念珠菌病

B. 滴虫性阴道炎

C. 梅毒

D. 淋病

E. 尖锐湿疣

【例2421】女，23岁。外阴瘙痒，白带增多5天。妇科检查：外阴皮肤黏膜充血，小阴唇内侧多个小菜花状赘生物，宫颈柱状上皮异位，子宫正常大，附件无明显异常。为确诊，应选择的辅助检查是

A. 赘生物活组织检查

B. 白带革兰染色检查

C. B超检查

D. 宫颈刮片细胞学检查

E. 血常规

【例2422】确诊为女性生殖器尖锐湿疣，不适宜的治疗是

A. 50％三氯醋酸

B. 冷冻

C. 激光

D. 口服红霉素

E. 微波

第5节 生殖道沙眼衣原体感染（旧大纲要求，助理医师不要求）

（例2423～2424共用选项）

A. 青霉素

B. 头孢曲松

C. 克林霉素

D. 氧氟沙星

E. 红霉素

【例2423】孕妇感染生殖道沙眼衣原体首选的治疗药物是

【例2424】孕妇感染苍白密螺旋体首选的治疗药物是

第十一篇　女性生殖系统

学习导图

章 序	章 名	内 容	所占分数	
			执业医师	助理医师
1	女性生殖系统解剖	女性生殖系统解剖	2 分	1 分
2	女性生殖系统生理	女性生殖系统生理	2 分	1 分
3	妊娠生理	妊娠生理	1 分	1 分
4	妊娠诊断	妊娠诊断	1 分	1 分
5	孕期监护和孕期保健	孕期监护与孕期保健	3 分	1 分
6	正常分娩	影响分娩的因素	4 分	1 分
		枕先露的分娩机制		
		先兆临产及临产的诊断		
		分娩的临床经过及处理		
7	正常产褥	产褥期母体变化	1 分	1 分
		产褥期临床表现		
		产褥期处理及保健		
		母乳喂养		
8	病理妊娠	流产	12 分	6 分
		早产		
		过期妊娠		
		异位妊娠		
		妊娠期高血压疾病		
		妊娠呕吐		
		胎盘早剥		
		前置胎盘		
		双胎妊娠		
		巨大胎儿		
		胎儿生长受限		
		死胎		
		胎膜早破		
		胎儿窘迫		

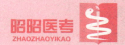

章 序	章 名	内 容	所占分数	
			执业医师	助理医师
9	妊娠合并症	妊娠合并心脏病 妊娠合并急性病毒性肝炎 妊娠合并糖尿病	2 分	1 分
10	遗传咨询、产前筛查、诊断	遗传咨询、产前筛查、产前诊断	0 分	0 分
11	异常分娩	产力异常 产道异常 胎位异常	4 分	1 分
12	分娩期并发症	子宫破裂 产后出血 羊水栓塞 脐带先露与脐带脱垂	2 分	1 分
13	异常产褥	产褥感染 晚期产后出血	1 分	0 分
14	女性生殖系统炎症	生殖道防御机制 细菌性阴道病 外阴阴道念珠菌病 滴虫阴道炎 萎缩性阴道炎 子宫颈炎 盆腔炎	3 分	1 分
15	女性生殖系统肿瘤	子宫颈癌 子宫肌瘤 子宫内膜癌 卵巢肿瘤	10 分	5 分
16	妊娠滋养细胞肿瘤	葡萄胎 妊娠滋养细胞肿瘤	3 分	2 分
17	生殖内分泌疾病	功能失调性子宫出血 闭经 多囊卵巢综合征 绝经综合征	3 分	1 分
18	子宫内膜异位症和子宫腺肌病	子宫内膜异位症 子宫腺肌病	3 分	1 分
19	女性生殖器损伤性疾病	子宫脱垂	2 分	1 分
20	不孕症与辅助生殖技术	不孕症与辅助生殖技术	1 分	0 分

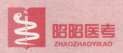
续表

章序	章名	内容	所占分数	
			执业医师	助理医师
21	计划生育	宫内节育器避孕	4分	2分
		甾体激素药物避孕		
		屏障避孕		
		其他避孕方法		
		输卵管绝育术		
		人工流产		
22	妇女保健	妇女保健	0分	0分

复习策略

　　女性生殖系统是医师资格考试中非常重要的内容,考试所占分数仅次于消化系统。此课程内容对于大部分考生甚至研究生而言都是比较陌生的,因为它在妇产科的临床实践中相对较少,但是这部分内容在考试中却非常重要,因此应进行重点学习,务必将考点牢固记忆并掌握。

第1章　女性生殖系统解剖

第1节　外生殖器及其功能

【例2425】女性外阴部外伤后最易发生血肿的部位是
　A. 阴阜
　B. 阴蒂
　C. 大阴唇
　D. 小阴唇
　E. 会阴部

【例2426】18岁女学生,骑自行车与三轮车相撞,自觉外阴疼痛难忍并肿胀就诊。根据女性外阴解剖学特点,诊断可能是
　A. 小阴唇裂伤
　B. 处女膜破裂
　C. 大阴唇血肿
　D. 阴道前庭损伤

　E. 前庭大腺肿大伴出血

【例2427】关于女性外生殖器的解剖,不正确的是
　A. 阴阜皮下有丰富的脂肪组织
　B. 大阴唇富含神经末梢
　C. 小阴唇为一对纵行黏膜皱襞,表面湿润
　D. 阴蒂为小阴唇前端的海绵体组织
　E. 阴道前庭为两侧小阴唇之间的菱形区域

【例2428】关于女性外生殖器解剖,正确的是
　A. 女性外生殖器即外阴
　B. 女性阴毛分布呈菱形
　C. 双侧小阴唇前端为腹股沟韧带终止点
　D. 前庭大腺开口于阴道内
　E. 阴道前庭为双侧大阴唇之间的菱形区

第2节　内生殖器及其功能

【例2429】下列属于阴道特征的是
　A. 孕育胚胎
　B. 产生月经
　C. 内分泌功能

　D. 性交器官
　E. 输送受精卵

【例2430】子宫峡部是
　A. 宫颈阴道部

B. 宫颈阴道上部

C. 宫颈管最狭窄部分

D. 宫颈与宫体之间最狭窄的部分

E. 宫体最狭窄部分

【例2431】关于宫颈的解剖,下列哪项不正确

　A. 宫颈分为阴道上部和阴道部

　B. 子宫峡部下端是组织学内口

　C. 宫颈管黏膜上皮在组织学内口处由柱状上皮变为鳞状上皮

　D. 宫颈黏膜上皮有分泌黏液的功能

　E. 青春期宫体、宫颈之比为1∶2

【例2432】关于子宫,正确的是

　A. 成年子宫长7~8 cm,宽4~5 cm,厚4~5 cm

　B. 宫体与宫颈的比例,成年人为1∶2

　C. 子宫体与子宫颈之间形成最狭窄的部分为子宫峡部

　D. 子宫峡部的上端是组织学内口

　E. 经产妇的子宫颈外口是圆形

【例2433】正常足月妊娠,子宫腔容量平均比未孕时增加的倍数是

　A. 100

　B. 200

　C. 300

　D. 500

　E. 1 000

【例2434】关于子宫峡部形态学特征,正确的是

　A. 属于宫颈的一部分

　B. 峡部下端为解剖学内口

　C. 未孕时子宫峡部长度约为1 cm

　D. 妊娠期峡部变软不明显

　E. 临产后形成子宫下段平脐

【例2435】关于子宫韧带的解剖,正确的是

　A. 圆韧带起于子宫角,止于腹股沟

　B. 阔韧带富于肌纤维,与宫体肌纤维相连

　C. 卵巢固有韧带使子宫倾向后方

　D. 主韧带横行于宫颈两侧和骨盆侧壁之间

　E. 子宫动、静脉从阔韧带上部穿过

【例2436】防止子宫下垂最主要的韧带是

　A. 子宫圆韧带

　B. 子宫阔韧带

　C. 子宫主韧带

　D. 宫骶韧带

　E. 腹股沟韧带

【例2437】卵巢表面的组织为

　A. 腹膜

　B. 卵巢白膜

　C. 卵巢皮质

　D. 结缔组织

　E. 表面上皮

【例2438】卵巢动、静脉通过的韧带是

　A. 圆韧带

　B. 主韧带

　C. 宫骶韧带

　D. 阔韧带

　E. 骨盆漏斗韧带

【例2439】关于卵巢形态学特征,说法正确的是

　A. 卵巢白膜是平滑肌组织

　B. 成年妇女卵巢重约15 g

　C. 皮质内含血管、神经、淋巴管

　D. 卵巢表面无腹膜

　E. 髓质内含许多始基卵泡

第3节　血管、神经及淋巴系统

【例2440】卵巢动脉来自

　A. 腹主动脉

　B. 髂总动脉

　C. 髂内动脉

　D. 髂外动脉

　E. 肾动脉

【例2441】以下不是女性外生殖器官血液供应主

要来源的是

　A. 髂外动脉

　B. 卵巢动脉

　C. 子宫动脉

　D. 阴道动脉

　E. 阴部内动脉

第4节　骨盆(暂无)

第5节　骨盆底的组成及会阴和解剖

【例2442】不属于骨盆底外层的肌肉是

　A. 坐骨海绵体肌

　B. 会阴深横肌

　C. 会阴浅横肌

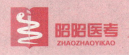

D. 肛门外括约肌　　　　　　　　E. 球海绵体肌

第6节　内生殖器与邻近器官的关系(暂无)

第2章　女性生殖系统生理

第1节　女性一生各阶段的生理特点

【例2443】青春期开始的重要标志为
A. 卵泡开始发育
B. 出现周期性排卵
C. 第一次月经来潮
D. 开始出现第二性征
E. 出现体格发育第二高峰

【例2444】关于女性青春期生理特点正确的是
A. 月经初潮
B. 卵巢体积无明显变化
C. 乳房发育一般在月经初潮之后
D. 肾上腺功能无明显变化
E. 性腺轴功能已成熟

第2节　卵巢功能与卵巢周期性变化

【例2445】关于排卵,正确的是
A. 排卵多发生在下次月经来潮前14天左右
B. 妇女自青春期开始周期性规律排卵
C. 在FSH作用下黄体形成
D. 每一个月经周期,每个卵巢排出一个卵子
E. 卵巢排出卵子直接进入输卵管

【例2446】卵泡期分泌量少,排卵后分泌量明显增加,8~9天后下降的激素是
A. 促卵泡激素
B. 黄体生成激素
C. 雌激素
D. 孕激素
E. 催乳素

【例2447】卵子排出后若未受精,黄体开始萎缩的时间是在排卵后
A. 5~6天
B. 7~8天
C. 9~10天
D. 11~12天
E. 13~14天

【例2448】月经来潮前性激素的生理变化是
A. 孕激素出现两个高峰
B. 出现雌激素高峰
C. 只出现雌激素高峰
D. 只出现孕激素高峰
E. 雌、孕激素均不出现高峰

【例2449】月经周期中能起正反馈作用于下丘脑-垂体的激素是
A. 孕激素
B. 雄激素
C. 雌激素
D. 甲状腺激素
E. 促性腺激素

【例2450】下列不属于雌激素生理作用的是
A. 使子宫内膜发生增殖期变化
B. 可协调FSH促进卵泡发育
C. 可诱导LH高峰
D. 导致排卵的直接原因
E. 促使子宫肌细胞增生和肥大

【例2451】下列有关孕激素生理作用的叙述,正确的是
A. 使子宫内膜发生增殖期变化
B. 使子宫内膜发生分泌期变化
C. 降低血浆低密度脂蛋白含量
D. 促使并维持女性第二性征的出现
E. 促进子宫收缩

【例2452】能够引起排卵后体温升高的激素是
A. 黄体生成素
B. 促卵泡激素
C. 雌激素
D. 孕激素
E. 催乳素

【例2453】在雌、孕激素作用下,出现周期性变化最显著的是
A. 子宫内膜
B. 宫颈上皮
C. 输卵管黏膜
D. 阴道黏膜
E. 卵巢表面上皮

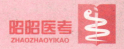

第3节 子宫内膜与生殖器其他部位的周期性变化

【例2454】子宫内膜腺上皮细胞的核下开始出现含糖原小泡,相当于月经周期的
A. 增殖期早期
B. 分泌期早期
C. 增殖期中期
D. 分泌期中期
E. 增殖期晚期

【例2455】月经周期长短取决于
A. 黄体退化为白体的时间
B. 白体寿命长短
C. 增殖期长短
D. 分泌期长短
E. 月经期长短

【例2456】月经周期为28天的有排卵妇女,于月经周期第11天刮宫。镜检子宫内膜应为
A. 增殖期中期
B. 增殖期晚期
C. 分泌期早期
D. 分泌期中期
E. 分泌期晚期

【例2457】造成宫颈黏液涂片干后镜下见羊齿状结晶的激素是
A. 雌激素
B. 孕激素
C. 雄激素
D. 催乳激素
E. 甲状腺素

第4节 月经周期的调节(见"基础医学综合 生理学")

第3章 妊娠生理

第1节 受精及受精卵发育、输送与着床

【例2458】受精卵着床时间是受精后
A. 6~7天
B. 7~8天
C. 8~9天
D. 9~10天
E. 10~11天

第2节 胎儿发育及生理特点(暂无)

第3节 胎儿附属物的形成及其功能

【例2459】胎盘的组成为
A. 羊膜、叶状绒毛膜和底蜕膜
B. 羊膜、平滑绒毛膜和包蜕膜
C. 羊膜、叶状绒毛膜和包蜕膜
D. 羊膜、平滑绒毛膜和底蜕膜
E. 羊膜、平滑绒毛膜和真蜕膜

【例2460】底蜕膜的作用是
A. 构成胎盘的胎儿部分
B. 排泄胎儿代谢产物
C. 合成激素和酶
D. 产生孕激素
E. 构成胎盘母体面

【例2461】关于胎盘的叙述正确的是
A. 胎盘由羊膜和底蜕膜构成
B. 底蜕膜发育成胎盘的母体部分
C. 底蜕膜指位于宫底部分的蜕膜
D. 底蜕膜指与囊胚直接接触部分的蜕膜
E. 羊膜发育成胎盘的母体部分

【例2462】妊娠期间HCG分泌量达高峰的时间是
A. 妊娠4~6周
B. 妊娠8~10周
C. 妊娠12~14周
D. 妊娠16~18周
E. 妊娠20~22周

【例2463】产生HCG的主要部位是
A. 胎膜
B. 卵巢黄体
C. 合体滋养层细胞
D. 叶状绒毛膜
E. 胎儿胎盘单位

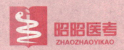
【例2464】关于**人绒毛膜促性腺激素**叙述正确的是
A. 由细胞滋养细胞分泌的激素
B. 属于甾体激素
C. 分泌量随妊娠进展而持续增加
D. 部分亚基的组成与FSH、LH几乎相同
E. 与黄体生成素有相似的生物活性

【例2465】正常**脐带内含有**
A. 一条脐动脉,一条脐静脉
B. 两条脐动脉,一条脐静脉
C. 两条脐动脉,两条脐静脉
D. 一条脐动脉,两条脐静脉
E. 两条脐动脉

【例2466】**妊娠早期**羊水的主要来源是
A. 母体血清经胎膜进入羊膜腔的透析液
B. 胎儿尿液
C. 胎儿皮肤
D. 胎儿肺
E. 胎膜

(例2467~2468共用选项)
A. 1 000 mL
B. 800 mL
C. 600 mL
D. 400 mL
E. 300 mL

【例2467】**足月妊娠**时的羊水量约为
【例2468】正常**妊娠38周**时的羊水量约为

第4节 妊娠期母体变化

【例2469】关于**妊娠期生殖系统**的变化,正确的是
A. 卵泡发育及排卵活跃,可见多个黄体形成
B. 子宫各部均匀增大
C. 子宫峡部在妊娠晚期开始变软并延长
D. 阴道皱襞增多,伸展性增加
E. 宫颈管内的腺体肥大增生,黏液减少

【例2470】关于**妊娠期母体乳房**的变化,正确的是
A. 乳头增大变黑,乳晕颜色加深
B. 大量孕激素刺激乳腺管发育
C. 初乳为白色浓稠液体
D. 妊娠晚期开始分泌乳汁
E. 大量雌激素刺激乳腺腺泡发育

【例2471】妊娠期母体**循环血容量达高峰**的时期是在
A. 28~30周
B. 32~34周
C. 36~40周
D. 20~22周
E. 24~26周

【例2472】**妊娠末期**心脏容量约增加
A. 20%~35%
B. 30%~35%
C. 40%~45%
D. 50%~55%
E. 10%~15%

【例2473】妊娠期**母体循环系统**的变化,下列哪项**错误**
A. 血容量至妊娠末期增加40%~50%
B. 心率从孕早期至末期每分钟增加10~15次
C. 心搏出量至妊娠32~34周达高峰
D. 妊娠后期心脏向左、上、前移位
E. 第二产程期间,心搏出量略减少

第4章 妊娠诊断

第1节 妊娠的分期(暂无)

第2节 早期妊娠

【例2474】妊娠6~8周出现的**黑加征**是指子宫
A. 增大变软
B. 双合诊呈前屈或后屈位
C. 前后径变宽,略饱满呈球形
D. 峡部极软,感觉宫颈和宫体似不相连
E. 双合诊感觉子宫半侧较另半侧隆起

【例2475】早孕的临床表现**不包括**
A. 尿频
B. 腹部有妊娠纹
C. 黑加征阳性
D. 嗜睡、乏力、食欲缺乏
E. 乳房增大,乳晕着色加深

【例2476】早期妊娠的**确诊依据**是
A. 停经史

B. 早孕反应

C. 尿妊娠试验

D. 黑加征

E. B 型超声检查

【例 2477】阴道 B 型超声最早在宫腔内见到妊娠囊的时间是停经后

　　A. 8～9 周

　　B. 10～11 周

　　C. 2～3 周

D. 4～5 周

E. 6～7 周

【例 2478】判断早期宫内妊娠最准确的是

　　A. B 超检查

　　B. 停经史

　　C. 黄体酮试验

　　D. 尿妊娠试验

　　E. 黑加征阳性

第 3 节　中晚期妊娠的诊断

【例 2479】关于正常妊娠,于 12 周末时手测宫底高度是

　　A. 双合诊才能够触及

　　B. 耻骨联合上 2～3 横指

　　C. 脐耻之间

　　D. 下腹部不能触及

　　E. 耻骨联合上刚能触及

【例 2480】24 岁,孕妇,G1P0,末次月经记不清。产科检查:宫高 34 cm(宫底在剑突略高),胎头入盆,胎心位于脐右下方。其孕周是

　　A. 20 周

　　B. 24 周

　　C. 28 周

　　D. 34 周

　　E. 40 周

【例 2481】孕妇开始自觉胎动的时间是

　　A. 妊娠 15～17 周

　　B. 妊娠 18～20 周

C. 妊娠 21～22 周

D. 妊娠 23～24 周

E. 妊娠 27 周以上

【例 2482】在孕妇腹壁上听诊,与母体心率相一致的是

　　A. 胎心音

　　B. 子宫杂音

　　C. 脐带杂音

　　D. 胎动音

　　E. 肠蠕动音

【例 2483】足月妊娠时的胎心率正常值应是每分钟

　　A. 90～130 次

　　B. 100～140 次

　　C. 110～150 次

　　D. 110～160 次

　　E. 130～170 次

第 4 节　胎产式、胎先露、胎方位

【例 2484】胎方位是指

　　A. 胎儿纵轴与母体纵轴的关系

　　B. 胎儿顶骨与母体骨盆的关系

　　C. 最先进入骨盆入口的胎儿部分与母体骨盆的关系

　　D. 胎儿先露部的指示点与母体骨盆的关系

　　E. 以上都不是

【例 2485】经产妇,足月活胎可经阴道娩出的胎位是

　　A. 枕右后位

　　B. 肩左后位

　　C. 肩右后位

　　D. 颏左后位

　　E. 颏右后位

第 5 章　孕期监护和孕期保健

第 1 节　围生医学的概念

【例 2486】我国围生期定义为

　　A. 自妊娠 20 周到生后 7 足天

　　B. 自妊娠 28 周到生后 7 足天

C. 自妊娠 20 周到生后 14 足天

D. 自妊娠 28 周到生后 14 足天

E. 自妊娠 28 周到生后 28 足天

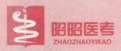
第 2 节　孕期监护

【例 2487】计算预产期的**最可靠依据**是
 A. 基础体温测定
 B. 开始早孕反应的日期
 C. 末次月经第 1 日
 D. 开始胎动的日期
 E. 妇科检查确诊早孕日期

【例 2488】女性，26 岁，**末次月经是 2007 年 4 月 25 日**。则预产期应是
 A. 2008 年 2 月 1 日
 B. 2008 年 1 月 2 日
 C. 2008 年 3 月 21 日
 D. 2008 年 1 月 30 日
 E. 2008 年 3 月 1 日

【例 2489】孕妇月经周期规则，**末次月经第 1 日是 2005 年 4 月 18 日**，推算其预产期应是
 A. 2006 年 1 月 22 日
 B. 2006 年 1 月 23 日
 C. 2006 年 1 月 24 日
 D. 2006 年 1 月 25 日
 E. 2006 年 1 月 27 日

【例 2490】有助于判断**中骨盆狭窄**的重要指标是
 A. 骶耻外径
 B. 髂嵴间径
 C. 髂棘间径
 D. 坐骨结节间径
 E. 坐骨切迹宽度

【例 2491】胎儿**能否衔接入盆**的关键径线是
 A. 坐骨棘间径
 B. 入口前后径
 C. 坐骨结节间径
 D. 入口横径
 E. 中骨盆前后径

【例 2492】骨盆测量数值为**正常**的是
 A. 髂棘间径 20 cm
 B. 髂嵴间径 22 cm
 C. 骶耻外径 17 cm
 D. 坐骨棘间径 8.5 cm
 E. 坐骨结节间径 9 cm

【例 2493】**对角径**是指
 A. 骨盆入口平面的前后径
 B. 中骨盆平面的前后径
 C. 坐骨棘间径
 D. 耻骨联合下缘至骶岬上缘中点
 E. 耻骨联合下缘至骶尾关节

【例 2494】初产妇，29 岁。**临产 3 小时胎头未进入骨盆入口**。此时测量骨盆最有价值的径线为
 A. 对角径
 B. 出口横径
 C. 坐骨棘间径
 D. 出口后矢状径
 E. 中骨盆前后径

第 3 节　孕妇的管理(暂无)

第 4 节　胎儿监护

【例 2495】胎心率变异减速的特征**不包括**
 A. 发生与宫缩无固定关系
 B. 胎心率下降迅速
 C. 胎心率恢复缓慢
 D. 持续时间长短不一
 E. 胎心率恢复迅速

【例 2496】胎心减速与宫缩无固定关系，**下降迅速且下降幅度大，恢复也迅速**，提示为
 A. 胎儿状况良好
 B. 宫缩时胎头受压
 C. 胎儿受镇静药物影响
 D. 宫缩时脐带受压兴奋迷走神经
 E. 胎儿缺氧

【例 2497】初产妇，24 岁。妊娠 39 周临产，产程进展顺利，枕左前，S＝0，胎心监护突然出现**变异减速**，胎心 70 次/分，持续 50 秒。胎心减慢最可能的原因是
 A. 胎盘早剥
 B. 脐带受压
 C. 胎头受压
 D. 胎盘功能减退
 E. 慢性胎儿窘迫

(例 2498～2499 共用选项)
 A. 宫缩时胎头受压
 B. 胎儿受镇静药物影响
 C. 宫缩时脐带受压，兴奋迷走神经
 D. 胎儿缺氧
 E. 胎儿状况良好

【例 2498】胎心减速出现在宫缩高峰后，**下降慢**，持续时间长，**恢复慢**，临床提示的情况是

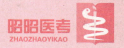

【例 2499】胎心减速与宫缩无固定关系,下降迅速且下降幅度大,恢复也迅速,临床提示的情况是

(例 2500～2501 共用选项)

　　A. 肌酐值

　　B. 淀粉酶值

　　C. 卵磷脂/鞘磷脂比值

　　D. 胆红素类物质值

　　E. 脂肪细胞出现率

【例 2500】提示胎儿肝是否成熟的指标是

【例 2501】提示胎儿肺是否成熟的指标是

【例 2502】了解胎儿成熟度最常用的检查项目是

　　A. 检测羊水中卵磷脂/鞘磷脂比值

　　B. 检测羊水中肌酐值

　　C. 检测羊水中胆红素类物质值

　　D. 检测羊水中淀粉酶值

　　E. B 型超声检查胎儿双顶径值

【例 2503】正常胎儿成熟度的判定,正确的是

　　A. 羊水肌酐值≥88.4 μmol/L 提示胎儿肾成熟

　　B. 羊水胆红素类物质 ΔOD450<0.10,提示胎儿肝成熟

　　C. 羊水卵磷脂/鞘磷脂比值>1,提示胎儿肺成熟

　　D. 羊水含脂肪细胞出现率>10%,提示胎儿皮肤成熟

　　E. B 超测胎儿双顶径>8.5 cm,提示胎儿成熟

【例 2504】孕妇尿中与胎儿胎盘功能关系密切的激素为

　　A. 雌酮

　　B. 黄体酮

　　C. 睾酮

　　D. 雌二醇

　　E. 雌三醇

【例 2505】属于胎盘功能检查的是

　　A. 测定孕妇尿雌二醇值

　　B. 测定孕妇血清游离雌三醇值

　　C. 测定孕妇尿胎盘生乳素值

　　D. 测定孕妇尿催产素酶值

　　E. 以上都不是

【例 2506】下列提示胎盘功能正常的情况是

　　A. 血清胎盘生乳素突然降低 50%

　　B. 胎动<10 次/12 小时

　　C. OCT 试验阳性

　　D. 尿雌激素/肌酐比值>15

　　E. NST 试验无反应型

第5节　孕妇用药的基本原则及药物对胎儿的不良影响(暂无)

第6章　正常分娩

第1节　影响分娩的因素

【例 2507】分娩时最主要的产力是

　　A. 子宫收缩力

　　B. 肛提肌收缩力

　　C. 腹肌收缩力

　　D. 膈肌收缩力

　　E. 腹压力

【例 2508】临产后正常宫缩起自

　　A. 两侧子宫角部

　　B. 两侧子宫侧壁

　　C. 宫颈部

　　D. 子宫下段

　　E. 宫底部

【例 2509】不属于临产后正常宫缩特点的是

　　A. 节律性

　　B. 规律性

　　C. 对称性

　　D. 极性

　　E. 缩复作用

【例 2510】临产后子宫收缩力错误的是

　　A. 正常宫缩起自两侧子宫角部,以微波形式扩散直至整个子宫收缩

　　B. 宫底部收缩力最持久且最强,几乎是子宫下段的 2 倍

　　C. 宫缩时宫体平滑肌纤维短缩变宽,收缩后肌纤维松弛,恢复原长度

　　D. 有使宫口逐渐开大、胎先露部逐渐下降的作用

　　E. 宫缩达高峰时,宫体隆起变硬

【例 2511】分娩中协助胎先露在盆腔中内旋转的肌肉是

　　A. 子宫平滑肌

　　B. 会阴浅横肌

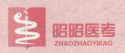
C. 会阴深横肌

D. 肛门括约肌

E. 盆底肛提肌

【例2512】成年妇女骨盆倾斜度的正常值应是

A. 50°

B. 55°

C. 60°

D. 65°

E. 70°

【例2513】临产后的宫颈变化，正确的是

A. 宫颈管消失过程是先形成漏斗状，逐渐短缩直至消失

B. 初产妇宫颈管消失与宫口扩张同步进行居多

C. 经产妇宫颈管先消失，宫口后扩张居多

D. 前羊水囊形成使宫口不易扩张

E. 破膜后胎先露部直接压迫宫颈，影响宫口扩张

第2节 枕先露的分娩机制

【例2514】枕左前位胎头进入骨盆入口时衔接的径线是

A. 双顶径

B. 双颞径

C. 枕下前囟径

D. 枕额径

E. 枕颏径

【例2515】枕先露时，通过产道的最小径线是指头的

A. 枕颏径

B. 双顶径

C. 枕下前囟径

D. 枕额径

E. 枕顶径

【例2516】正常足月分娩时，胎头俯屈后通过产道的胎头径线为

A. 双颞径

B. 枕额径

C. 枕颏径

D. 双顶径

E. 枕下前囟径

【例2517】枕左前位胎头内旋转动作是使胎头

A. 矢状缝与入口径一致

B. 矢状缝与中骨盆及骨盆出口前后径一致

C. 矢状缝与中骨盆及骨盆出口横径一致

D. 前囟转向耻骨弓下

E. 后囟转向骶骨前方

第3节 先兆临产及临产的诊断（暂无）

第4节 分娩的临床经过及处理

【例2518】临产第二产程的标志是

A. 外阴膨隆

B. 胎头拨露

C. 胎头着冠

D. 宫口开全10 cm

E. 肛门括约肌痉挛

【例2519】第三产程不应超过

A. 5 分钟

B. 10 分钟

C. 15 分钟

D. 20 分钟

E. 30 分钟

【例2520】产程分期正确的是

A. 初产妇第三产程需 15～30 分钟

B. 经产妇第三产程需 10～20 分钟

C. 初产妇第一产程需 11～13 小时

D. 经产妇第一产程需 8～10 小时

E. 初产妇第二产程需 1～2 小时

【例2521】初产妇，27 岁。妊娠 38 周，临产 4 小时，半小时前胎膜破裂急诊入院。骨盆外测量正常，枕右前位，胎心率 136 次/分，宫口开大 2 cm，S=0。该产妇最可能的诊断是

A. 胎膜早破

B. 潜伏期延长

C. 头盆不称

D. 正常产程

E. 活跃期延长

（例2522～2523 共用选项）

A. 胎头拨露

B. 胎头着冠

C. 宫口开大 4 cm

D. 宫口开大 6 cm

E. 宫口开大 10 cm

【例2522】分娩时胎膜自然破裂的时间常在

【例2523】初产妇进入分娩室的时间是

【例2524】宫口开全后，开始保护会阴的时机应是

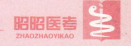

A. 经阴道外口看到胎发时
B. 胎头开始拨露时
C. 胎头拨露 10 分钟时
D. 胎头拨露使阴唇后连合紧张时
E. 胎头开始着冠时

第 7 章 正常产褥

第 1 节 产褥期母体变化

【例 2525】胎盘附着部位的子宫内膜完全修复需到产后
A. 3 周
B. 4 周
C. 5 周
D. 6 周
E. 8 周

【例 2526】初产妇,25 岁。会阴侧切分娩体重 3 400 g 健康男婴。其正常产褥期的临床表现是产后
A. 1 周血容量恢复至未孕状态
B. 4 周宫颈恢复至未孕状态
C. 2 周恶露开始转为浆液性
D. 24 小时体温 38.2 ℃
E. 第 1 天宫底达脐下 3 指

【例 2527】关于产褥期血液系统的变化,正确的是
A. 产褥早期血液转为低凝状态
B. 红细胞沉降率于产后 1～2 周降至正常
C. 红细胞计数及血红蛋白值逐渐增多
D. 白细胞总数于产褥早期较低
E. 血小板数减少

第 2 节 产褥期临床表现

【例 2528】正常产褥期的临床表现正确的是
A. 产后脉搏一般偏快
B. 产后第一天宫底平脐
C. 产后 10 天内有血性恶露
D. 产后呼吸浅快
E. 产后 24 小时内体温超过 38 ℃属正常

【例 2529】关于恶露的特点,正确的是
A. 白色恶露含少量胎膜
B. 浆液恶露持续 3 天
C. 正常恶露持续 4～6 周
D. 血性恶露持续 7 天
E. 血性恶露含有蜕膜及细菌

第 3 节 产褥期处理及保健(暂无)

第 4 节 母乳喂养(暂无)

第 8 章 病理妊娠

第 1 节 流 产

【例 2530】关于流产的定义,下列哪项是正确的
A. 妊娠＜28 周,胎儿体重＜1 000 g
B. 妊娠＜20 周,胎儿体重＜500 g
C. 妊娠 20～27 周,胎儿体重＜500 g
D. 妊娠 20～27 周,胎儿体重＜1 000 g
E. 妊娠 12～20 周,胎儿体重＜500 g

【例 2531】不全流产的特征是
A. 易休克和感染
B. 腹痛
C. 阴道流血

D. 无妊娠物排出
E. 妊娠物完全排出

【例 2532】已婚妇女,29 岁,妊娠 20 周。1 天前出现少量阴道流血,继而出现阵发性下腹痛。妇科检查宫口未开,胎膜未破。1 天来阴道流血增多,腹痛加剧。妇科检查宫颈口已开。此时的正确诊断为
A. 先兆流产
B. 难免流产
C. 不全流产

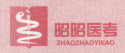
D. 完全流产

E. 功能失调性子宫出血

【例2533】女，26岁。平素月经规则。停经48天，阴道少量流血5天，偶有腹痛。检查宫颈口关闭，子宫大小与孕周相符。患者可能的诊断是

A. 难免流产

B. 先兆流产

C. 不全流产

D. 完全流产

E. 习惯性流产

（例2534～2536 共用题干）

女，28岁，停经3个月，早孕反应消失，阴道少许流血2天。妇科检查：宫口闭，子宫如妊娠8周大，质软，双侧附件区未触及异常。

【例2534】为明确诊断，首选的检查是

A. 腹部CT检查

B. 多普勒超声检查

C. B超检查

D. 诊断性刮宫

E. 血黄体酮测定

【例2535】该患者最可能的诊断是

A. 完全流产

B. 难免流产

C. 流产感染

D. 稽留流产

E. 先兆流产

【例2536】该患者正确的处理措施是

A. 抗感染治疗

B. 保胎治疗

C. 催产素

D. 刮宫术

E. 米非司酮

【例2537】女，26岁，妊娠8周，阵发性下腹痛2天，阴道少量流血5小时。为决定是否继续妊娠，最有价值的辅助检查是

A. 检测血清甲胎蛋白值

B. 尿妊娠试验

C. 检测血清雌三醇值

D. B超检查

E. 检测血清雌二醇值

【例2538】女，27岁，已婚。停经9周，阵发性下腹痛3天，阴道少量流血2天。为判断是否能继续妊娠，首选的辅助检查是

A. 尿妊娠试验

B. B超检查

C. 胎心监测

D. 胎盘功能检查

E. 监测血黄体酮

第2节 早 产

（例2539～2541 共用题干）

初产妇，27岁，妊娠32周，阴道少量流血及规律腹痛2小时。肛门检查：宫颈管消失，宫口开大。

【例2539】该患者最可能的诊断是

A. 先兆早产

B. 前置胎盘

C. 晚期流产

D. 先兆临产

E. 胎盘早剥

【例2540】该患者不恰当的处理措施是

A. 使用少量镇静剂

B. 口服沙丁胺醇

C. 静脉滴注硫酸镁

D. 左侧卧位

E. 使用催产素引产

【例2541】为促使胎儿肺成熟，应给予

A. 倍他米松

B. 硝苯地平

C. 辅酶A

D. 三磷腺苷

E. 5％葡萄糖液

第3节 过期妊娠

【例2542】与过期妊娠无关的是

A. 羊水过多

B. 头盆不称

C. 巨大胎儿

D. 雌、孕激素失调

E. 胎盘缺硫酸脂酶

第4节 异位妊娠

【例2543】异位妊娠体征不包括

A. 阴道后穹饱满

B. 直肠子宫陷凹有触痛结节

C. 宫颈举痛

D. 子宫漂浮感

E. 子宫一侧有触痛包块

【例2544】女性，30岁。停经43天，阴道少量出血伴右下腹隐痛2天。行吸宫术，病理报告为"蜕膜组织"。首先应考虑的疾病是

A. 闭经

B. 先兆流产

C. 月经

D. 月经不调

E. 异位妊娠

（例2545～2546共用选项）

A. 输卵管卵巢囊肿

B. 子宫穿孔

C. 卵巢黄体破裂

D. 急性阑尾炎

E. 稽留流产

【例2545】最易与输卵管妊娠破裂相混淆的疾病是

【例2546】最易与陈旧性宫外孕相混淆的疾病是

（例2547～2548共用题干）

女，25岁。停经7周。1小时前突然感下腹部疼痛，伴肛门坠胀感。查体：皮肤苍白，下腹压痛、反跳痛、肌紧张，阴道后穹饱满，有压痛。

【例2547】该患者最有可能的诊断是

A. 输卵管妊娠

B. 肠结核

C. 急性输卵管炎

D. 急性肠炎

E. 胃溃疡穿孔

【例2548】为确诊最可靠的检查是

A. 血常规

B. B型超声

C. 阴道后穹穿刺

D. 粪常规

E. 结核菌素试验

【例2549】确诊后，正确的处理措施为

A. 抗生素治疗

B. 抗结核治疗

C. 观察2天

D. 剖腹探查术

E. 雌激素治疗

【例2550】女，25岁，停经50天，剧烈腹痛2天，阴道不规则流血1天。今晨从阴道排出三角形膜样物质。检查：贫血貌，下腹部压痛、反跳痛明显。正确治疗应选择

A. 静脉滴注催产素

B. 肌内注射麦角新碱

C. 吸宫术终止妊娠

D. 应用止血药

E. 行腹腔镜手术

（例2551～2553共用题干）

女，30岁，已婚。平时月经规律。停经40天，右下腹剧痛4小时，伴头晕及肛门坠胀感。查体：BP 80/56 mmHg，面色苍白，痛苦病容，下腹部压痛及反跳痛（＋），尤以右侧为著，肌紧张不明显，移动性浊音（＋）。妇科检查：宫颈举痛，宫体稍大，右附件区触及不规则包块，大小约4 cm×3 cm×3 cm，压痛（＋）。实验室检查：Hb 100 g/L。

【例2551】该患者最可能的诊断是

A. 卵巢脓肿蒂扭转

B. 卵巢子宫内膜异位囊肿破裂

C. 卵巢滤泡囊肿破裂

D. 卵巢黄体囊肿破裂

E. 输卵管妊娠破裂

【例2552】该患者简单可靠的辅助检查是

A. 腹部CT检查

B. 阴道后穹穿刺

C. 腹部X线检查

D. 宫腔镜检查

E. 腹腔镜检查

【例2553】该患者正确的处理措施是

A. 口服止血药物

B. 肌内注射甲氨蝶呤

C. 手术治疗

D. 中药活血化瘀

E. 对症处理，严密观察

第5节 妊娠期高血压疾病

【例2554】发生子痫前期的高危因素不包括

A. 双胎妊娠

B. 糖尿病

C. 羊水过多

D. 前置胎盘

E. 营养不良

【例2555】子痫发作时孕妇的直接死亡原因是

A. 心脏病

B. 脑出血

C. Ⅲ度胎盘早剥

D. 急性重型肝炎

E. 急性肝功能衰竭

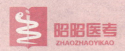
【例 2556】初孕妇，25 岁，妊娠 33 周。BP 150/90 mmHg，尿蛋白 0.5 g/24 h，伴有上腹部不适、头痛等症状。该患者属于

A. 妊娠期高血压
B. 轻度子痫前期
C. 重度子痫前期
D. 子痫
E. 慢性高血压合并子痫前期

【例 2557】初孕妇，29 岁，妊娠 37 周。头痛 1 周，今晨喷射性呕吐 1 次。1 小时前突然抽搐并随即昏迷入院。查体：BP 180/120 mmHg，尿蛋白（＋＋＋）。该患者最可能的诊断是

A. 子痫
B. 脑出血
C. 癔症
D. 癫痫
E. 脑血栓形成

【例 2558】重度先兆子痫孕妇血液生化改变不包括

A. 尿酸增高
B. 尿素氮增高
C. 血浆蛋白降低
D. 二氧化碳结合力升高
E. 血小板计数降低

【例 2559】初孕妇，24 岁。妊娠 38 周，自觉头痛，视物不清 4 天。下列情况与疾病严重程度关系较小的是

A. 血压水平
B. 水肿程度
C. 眼底检查
D. 自觉症状
E. 尿蛋白

【例 2560】关于重度妊娠期高血压病的治疗，下列哪项不适宜

A. 解痉、镇静、防止抽搐
B. 在解痉的基础上，扩容利尿
C. 适时终止妊娠
D. 严格控制钠盐入量，防止水肿加重

E. 扩容剂的选择，胶体溶液优于晶体溶液

【例 2561】初孕妇，25 岁，妊娠 37 周。剧烈头痛并呕吐，并自觉有 1 天无胎动。血压 160/110 mmHg，尿蛋白（＋＋），胎心 130 次/分，宫颈管未消失，OCT 呈频繁晚期减速（迟发性减速），血细胞比容 0.41。最合适的处理是

A. 静脉滴注硫酸镁及用肼屈嗪控制病情
B. 硫酸镁、降压加扩容疗法控制病情
C. 积极治疗，48 小时未能控制病情则行剖宫产
D. 破膜加静脉滴注催产素引产
E. 积极药物治疗的同时立即剖宫产

【例 2562】初孕妇，24 岁，妊娠 38 周。血压 170/110 mmHg，尿蛋白（＋＋＋），突然抽搐，后昏迷。首选的治疗方法是

A. 静脉推注硫酸镁
B. 引产
C. 积极控制抽搐，病情控制 2 小时后终止妊娠
D. 积极治疗，24 小时内行剖宫产
E. 控制抽搐，稳定病情，至自然分娩

【例 2563】初孕妇，28 岁。妊娠 37[+4] 周，剧烈头痛并呕吐 3 次。查体：BP 170/110 mmHg，尿蛋白（＋＋），双下肢轻度水肿。无宫缩，枕右前位，胎心率 138 次/分，估计胎儿体重 2 800 g。该患者应立即采取的处理措施是

A. 静脉滴注催产素
B. 静脉滴注硫酸镁及快速静脉滴注甘露醇
C. 人工破膜后静脉滴注催产素
D. 肌内注射哌替啶
E. 立即行剖宫产术

【例 2564】初产妇，24 岁。妊娠 38 周。既往血压正常，5 天前突感头痛且逐渐加重，BP 166/122 mmHg，双下肢水肿（＋＋）。24 小时尿蛋白 5 g，血细胞比容 0.42。此时首选的处理是

A. 硫酸镁缓慢静脉注射
B. 呋塞米静脉注射
C. 硝普钠静脉注射
D. 头颅 CT 检查
E. 立即行剖宫产

第 6 节　妊娠呕吐(暂无)

第 7 节　胎盘早剥

【例 2565】胎盘早剥出血发生在

A. 底蜕膜
B. 包蜕膜

C. 绒毛膜
D. 胎盘边缘血窦
E. 子宫腹腔动脉

【例2566】胎盘早剥的临床表现正确的是
　　A. 腹部柔软
　　B. 触诊胎位清楚
　　C. 听诊胎心正常
　　D. 妊娠晚期无痛性阴道出血
　　E. 休克程度与阴道淤血量不成正比

【例2567】有关胎盘早剥的说法，错误的是
　　A. 剧烈腹痛后，阴道流血
　　B. 阴道出血量与全身症状不成正比
　　C. 宫底升高
　　D. 子宫板状
　　E. 无痛性阴道流血

【例2568】初孕妇，26岁。妊娠35周，自觉头痛、视物模糊2周。晨起突然出现持续性腹痛且逐渐加重。腹部检查：子宫板状硬。该患者最可能的诊断是
　　A. 先兆早产
　　B. 胎盘早剥
　　C. 急性阑尾炎
　　D. 前置胎盘
　　E. 先兆子宫破裂

【例2569】有关Ⅲ度胎盘早剥的描述，正确的是
　　A. 阴道流血量与贫血程度成正比
　　B. 易导致凝血功能障碍
　　C. 胎盘剥离面为胎盘面积的1/5
　　D. 出现无原因、无痛性阴道流血

　　E. 一般胎儿存活

（例2570～2572共用题干）
　　初孕妇，28岁，妊娠36周，血压升高3周，今晨突然腹痛，呈持续性，阵发性加重。BP 150/98 mmHg，心率112次/分，尿蛋白（＋＋），阴道少量流血。

【例2570】体格检查最可能发现的子宫体征是
　　A. 不规则收缩，较硬，有压痛，宫缩间歇期子宫不完全松弛
　　B. 柔软，有压痛，无宫缩
　　C. 有规则阵发性收缩，宫缩间歇期子宫完全松弛
　　D. 局部隆起有包块，有压痛
　　E. 上段硬，下段膨隆压痛，交界处有环行凹陷

【例2571】此时对诊断最有价值的辅助检查是
　　A. 眼底检查
　　B. B型超声检查
　　C. 肝功能检查
　　D. 白细胞计数
　　E. 血细胞比容

【例2572】最可能出现的情况是
　　A. 前置胎盘
　　B. 子宫肌瘤红色样变
　　C. 先兆早产
　　D. 胎盘早剥
　　E. 先兆子宫破裂

第8节　前置胎盘

【例2573】前置胎盘的常见致病因素不包括
　　A. 受精卵滋养层发育迟缓
　　B. 子宫内膜炎
　　C. 双胎妊娠
　　D. 多次刮宫史
　　E. 初孕妇

【例2574】前置胎盘阴道出血的特征是
　　A. 有痛性阴道流血
　　B. 宫缩时阴道流血停止
　　C. 阴道淤血量与贫血程度不成正比
　　D. 阴道流血与外伤有关
　　E. 无痛性阴道流血

（例2575～2577共用题干）
　　29岁孕妇，妊娠32周。3周内阴道少量流血2次。今晨突然阴道流血多于月经量，无腹痛，血压130/70 mmHg，脉率96次/分，宫高30 cm，腹围85 cm，臀先露，未入盆，胎心清楚，144次/分。

【例2575】应最先考虑的疾病是
　　A. 早产

　　B. 前置胎盘
　　C. 胎盘早剥
　　D. 宫颈息肉
　　E. 妊娠合并子宫颈癌

【例2576】以下辅助检查中应首选哪一项对诊断意义最大
　　A. 血常规
　　B. 血小板测定
　　C. B超
　　D. X线摄片
　　E. 阴道检查

【例2577】下列哪项处理是错误的
　　A. 住院观察
　　B. 绝对卧床休息
　　C. 配血备用
　　D. 口服镇静药
　　E. 肛指检查

（例2578～2580共用题干）
　　经产妇，26岁，妊娠37周。晨起发现阴道流

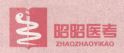
血,无明显腹痛,检查有宫缩,子宫大小大于孕周数,胎心存在。

【例2578】最可能的诊断是

A. 前置胎盘

B. 先兆流产

C. 胎盘早剥

D. 难免流产

E. 胎膜早破

【例2579】对确诊有价值的检查结果是

A. 贫血程度与阴道流血量不相符

B. 贫血程度与阴道流血量相符

C. 伴休克

D. 宫颈管消失

E. 胎位不正

【例2580】本例最适合的处理措施是

A. 阴道分娩

B. 行剖宫产术

C. 引产

D. 静脉滴注催产素

E. 人工破膜

【例2581】前置胎盘病例,适用于阴道分娩的是

A. 部分性前置胎盘而胎儿为头位

B. 边缘性前置胎盘而胎儿为头位

C. 部分性前置胎盘而胎儿为臀位

D. 低置前置胎盘而胎儿为臀位

E. 以上都不是

（例2582～2584共用题干）

初孕妇,25岁。妊娠31周。从妊娠29周起反复3次阴道流血,量少,无腹痛。再次阴道流血同月经量。查体:P 88次/分,BP 110/70 mmHg。子宫软,无宫缩,枕左前位,胎头高浮,胎心率144次/分。

【例2582】首先考虑的诊断是

A. 低置性前置胎盘

B. 中央性前置胎盘

C. 边缘性前置胎盘

D. 部分性前置胎盘

E. 前置血管破裂

【例2583】应进行的辅助检查是

A. 测定血雌三醇值

B. 血常规及尿常规

C. B超检查

D. 肛查判断宫颈是否扩张

E. 盆腔X线片

【例2584】错误的处理方法是

A. 出血停止可期待治疗

B. 卧床休息,应用宫缩抑制剂

C. 直接阴道检查确定前置胎盘类型

D. 输液备血

E. 继续流血,应行剖宫产术

第9节　双胎妊娠

【例2585】双胎妊娠最常见的并发症为

A. 脐带脱垂

B. 产程延长,产后出血

C. 产褥感染

D. 胎头交锁

E. 胎膜早破

第10节　巨大胎儿(暂无)

第11节　胎儿生长受限

【例2586】导致胎儿生长受限最主要的病因是

A. 前置胎盘

B. 胎盘早剥

C. 臀先露

D. 高龄初产妇

E. 重度子痫前期

第12节　死胎(暂无)

第13节　胎膜早破

【例2587】胎膜早破的病因不包括

A. 钙缺乏

B. 维生素C缺乏

C. 病原微生物上行感染

D. 胎膜受力不均

E. 羊膜腔压力增高

【例2588】初孕妇,26岁。妊娠38周,阴道流液4小时,无阵发性腹痛。体温36.8℃,腹部无压痛,胎心率140次/分,胎儿大小与实际孕周相符,血WBC 10×10^9/L。该患者最恰当的处理

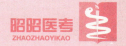

措施是

A. 期待疗法

B. 观察 12 小时,如未临产行剖宫产

C. 不予处置,等待自然分娩

D. 立即行剖宫产术

E. 观察 12 小时,如仍未临产给予引产

第 14 节　胎儿窘迫

【例 2589】急性胎儿窘迫的重要临床征象<u>不包括</u>

A. 胎心率异常

B. 胎动减少

C. 羊水胎粪污染

D. 胎盘功能减退

E. 胎儿头皮血 pH<7.35

第 9 章　妊娠合并症

第 1 节　妊娠合并心脏病

【例 2590】妊娠合并心脏病,其<u>发病率最高</u>的是

A. 先天性心脏病

B. 贫血性心脏病

C. 高血压心脏病

D. 风湿性心脏病

E. 围生期心脏病

【例 2591】对妊娠早期心脏病孕妇能否继续妊娠,<u>最主要的判定依据</u>是

A. 病变部位

B. 心功能分级

C. 心脏病种类

D. 孕妇年龄

E. 胎儿大小

【例 2592】28 岁,女性,风湿性心脏病、二尖瓣狭窄病史 5 年。平时不用药,登三楼无明显不适。孕 5 月起活动时常有轻度心慌、气促。现<u>孕 38 周</u>,因心悸、咳嗽,夜间不能平卧,<u>心功能Ⅲ级</u>而急诊入院。在制订治疗计划时,最佳的方案是

A. 积极控制心衰后终止妊娠

B. 积极控制心衰,同时行剖宫产术

C. 积极控制心衰,同时行引产术

D. 适量应用抗生素后继续妊娠

E. 纠正心功能,等待自然临产

【例 2593】心脏病产妇<u>胎儿娩出后应立即</u>

A. 腹部放置沙袋

B. 静脉注射麦角新碱

C. 鼓励下床活动

D. 抗感染

E. 行绝育手术

【例 2594】初孕妇,25 岁。现<u>妊娠 9 周</u>。半年前曾<u>因感冒诱发心力衰竭</u>。查体:<u>心率 110 次/分</u>,心尖部闻及舒张期杂音,肝肋下可触及。对该患者正确的处理措施是

A. 继续妊娠,不需特殊治疗

B. 继续妊娠,增加产前检查次数

C. 终止妊娠,行钳刮术

D. 继续妊娠,需口服地高辛

E. 终止妊娠,行负压吸引术

第 2 节　妊娠合并急性病毒性肝炎

【例 2595】孕产妇<u>死亡率较低</u>的疾病是

A. 妊娠期高血压疾病

B. 产后出血

C. 产褥感染

D. 妊娠合并糖尿病

E. 妊娠合并肝炎

(例 2596~2597 共用题干)

28 岁,孕 34 周。10 天前开始感觉<u>乏力</u>,<u>食欲差</u>。近 5 天病情加重,<u>伴呕吐、巩膜发黄</u>、神志欠清而入院。血压 135/90 mmHg,ALT 35 U/L,胆红素 176 μmol/L,尿蛋白(一)。

【例 2596】最佳诊断是

A. 妊娠脂肪肝

B. 妊娠肝内胆汁淤积症

C. 妊娠高血压肝损害

D. 药物性肝损害

E. 妊娠合并重症肝炎

【例 2597】首先选择的<u>检查</u>是

A. 全血细胞计数

B. 碱性磷酸酶

C. 胆酸

D. 肝炎病毒抗原抗体七项

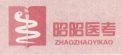
E. 血糖

【例2598】初产妇，28岁，妊娠34周。恶心，呕吐，腹胀，黄疸轻度，乏力，诊断为妊娠合并急性乙型病毒性肝炎。该患者的治疗是

A. 立即隔离、保肝治疗

B. 立即剖宫产

C. 无需特殊处理，等至顺产

D. 人工引产

E. 严密监护下继续妊娠

第3节　妊娠合并糖尿病（暂无）

第10章　遗传咨询、产前筛查、诊断（暂无）

第11章　异常分娩

第1节　产力异常

【例2599】初孕妇，26岁。妊娠40周，宫缩持续40秒，间歇5～6分钟，强度中等，胎心率154次/分，胎头先露已1小时无进展，阴道检查无异常。应诊断为

A. 协调性宫缩乏力

B. 不协调性宫缩乏力

C. 骨产道异常

D. 胎位异常

E. 胎儿窘迫

（例2600～2601共用选项）

A. 肌内注射哌替啶

B. 静脉滴注催产素

C. 人工破膜

D. 剖宫产术

E. 阴道内应用前列腺素栓

【例2600】协调性子宫收缩乏力时应采用的治疗是

【例2601】不协调性子宫收缩乏力时应采用的治疗是

【例2602】初产妇第一产程潜伏期延长是指潜伏期超过

A. 8小时

B. 10小时

C. 12小时

D. 20小时

E. 18小时

【例2603】初产妇，23岁。规律宫缩10小时，连续观察2小时，宫口由6 cm开大至7 cm，胎头S+1，胎心140次/分。恰当的处理应为

A. 严密观察产程进展

B. 肌内注射哌替啶

C. 静脉滴注催产素

D. 立即行人工破膜

E. 立即行剖宫产术

【例2604】24岁，初产妇。妊娠38周，规律宫缩7小时，血压110/70 mmHg，骨盆不小，预测胎儿体重为2 800 g，枕左前位，胎心良，肛诊宫口开大4 cm，S=0。本例正确处理应是

A. 不需干涉产程进展

B. 人工破膜

C. 静脉患者25％硫酸镁16 mL

D. 静脉滴注催产素

E. 静脉推注地西泮10 mg

（例2605～2606共用选项）

A. 手术助产缩短第二产程

B. 人工破膜

C. 剖宫产

D. 严密监护下继续妊娠

E. 静脉滴注催产素引产

【例2605】风湿性心脏病孕妇，妊娠38周，心衰治疗后心率110次/分，能平卧，胎心140次/分。恰当处理是

【例2606】初孕妇，妊娠36周，无痛性阴道少量流血3天。胎心136次/分，宫口开大5 cm，胎膜未破，胎头S+1。恰当处理是

【例2607】初孕妇，24岁，规律宫缩12小时，羊膜囊完整，胎头S+1，胎心140次/分。对该患者恰当的处理是

A. 立即行人工破膜

B. 无需处理

C. 立即剖宫产

D. 静脉滴注催产素

E. 会阴剪切

（例 2608～2609 共用题干）

25 岁初产妇，妊娠 40 周。规律宫缩 4 小时，枕左前位，估计胎儿体重 3 000 g，胎心 140 次/分。阴道检查：宫口开大 3 cm，未破膜，S＋1，骨盆外测量未见异常。

【例 2608】此时恰当的处理应是
A. 哌替啶肌内注射
B. 人工破膜
C. 等待自然分娩
D. 静脉滴注催产素
E. 行剖宫产术

【例 2609】若此后宫缩逐渐减弱，产程达 16 小时，胎膜已破，宫口开大 7 cm，则恰当的处理应是
A. 静注地西泮
B. 肌内注射催产素
C. 静脉滴注催产素
D. 静脉注射麦角新碱
E. 立即行剖宫产术

【例 2610】初产妇，35 岁。妊娠 40 周，出现规律宫缩 12 小时，枕右前位，宫口开大 6 cm，S＝0，阴道流出黄绿色羊水。胎心 100 次/分。本例恰当的处理措施是
A. 吸氧，观察产程进展
B. 吸氧同时剖宫产
C. 静脉滴注催产素
D. 胎头吸引助产
E. 产钳助产

【例 2611】协调性子宫收缩乏力行人工破膜适用

的临床情况是
A. 臀先露，宫口开大 2 cm
B. 足先露，宫口开大 4 cm
C. 枕先露，S＝0，宫口开大 4 cm
D. 肩先露，宫口开大 3 cm
E. 胎头高直后位，宫口开大 2 cm

（例 2612～2614 共用题干）

女，24 岁。足月妊娠临产 10 小时，宫口扩张 2 cm。自觉下腹部持续疼痛，孕妇烦躁不安，疼痛喊叫，宫缩频率高，子宫下段收缩最强。

【例 2612】患者初步诊断是
A. 不协调性宫缩乏力
B. 协调性宫缩乏力
C. 骨盆狭窄
D. 胎位不正
E. 正常分娩

【例 2613】患者最常见的原因是
A. 羊水过多
B. 头盆不称
C. 多胎妊娠
D. 巨大胎儿
E. 子宫畸形

【例 2614】此时应首选的措施是
A. 静脉滴注催产素
B. 行剖宫产
C. 肌内注射哌替啶
D. 人工破膜
E. 无需任何处理

第 2 节　产道异常

【例 2615】属于骨盆狭窄的径线是
A. 髂棘间径 24 cm
B. 骶耻外径 19 cm
C. 骨盆入口前后径 10 cm
D. 坐骨棘间径 10 cm
E. 坐骨结节间径 7.5 cm，出口后矢状径 8 cm

【例 2616】30 岁初产妇，妊娠 40 周。宫缩规律，枕左前位，胎心率正常，肛查宫口开大 2 cm，胎头未衔接。符合本产妇实际情况的骨盆测量数值应是
A. 骶耻外径 17 cm
B. 髂棘间径 24 cm
C. 髂嵴间径 27 cm
D. 坐骨棘间径 10 cm
E. 坐骨结节间径 8.5 cm

【例 2617】下列属于剖宫产绝对指征的是

A. 骶耻外径 15.5 cm
B. 枕后位
C. 持续性臀后位
D. 部分性前置胎盘
E. 完全臀先露

【例 2618】初产妇，26 岁。妊娠 39 周，出现规律宫缩 17 小时，查宫口扩张 4 cm，持续枕左横位，S＝0，胎心 140 次/分。与目前产程进展相符的骨盆测量结果是
A. 骶耻外径 19 cm
B. 坐骨棘间径 9 cm
C. 髂嵴间径 26 cm
D. 坐骨结节间径 8.5 cm
E. 髂棘间径 24 cm

【例 2619】初孕妇，25 岁。妊娠 38 周。骨盆外测量：骶耻外径 18.5 cm，髂嵴间径 27 cm，坐骨结

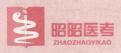

节间径 7.5 cm。本例孕妇的骨盆应诊断为

A. 单纯扁平骨盆

B. 佝偻病性扁平骨盆

C. 均小骨盆

D. 漏斗型骨盆

E. 男型骨盆

【例 2620】孕妇坐骨结节间径为 7 cm 时，还应测量

A. 耻骨弓角度

B. 对角径

C. 坐骨棘间径

D. 出口前矢状径

E. 出口后矢状径

【例 2621】初孕妇，26 岁。妊娠 40 周，规律宫缩 8 小时，宫缩 40～50 秒/4～5 分钟，胎心 140 次/分，枕右前位，估计胎儿体重 3 500 g，先露 S＝−1 cm，宫口开大 2 cm。骨盆外测量提示均小骨盆。本例正确的处理措施是

A. 静脉滴注催产素

B. 立即行剖宫产术

C. 肌内注射哌替啶

D. 静脉滴注葡萄糖液

E. 暂不处理，继续观察

第 3 节　胎位异常

【例 2622】26 岁初孕妇，妊娠 38 周。主诉肋下有块状物。腹部检查：子宫呈纵椭圆形，胎先露部较软且不规则，胎心在脐上偏左。本例应诊断为

A. 枕先露

B. 臀先露

C. 面先露

D. 肩先露

E. 复合先露

【例 2623】选用外转胎位术纠正臀先露的最佳时期是

A. 妊娠 22～24 周

B. 妊娠 26～28 周

C. 妊娠 32～34 周

D. 妊娠 34～36 周

E. 妊娠 38～40 周

【例 2624】初产妇，26 岁。妊娠 38 周，不完全臀先露，胎心良好，胎膜未破，估计胎儿体重＞3 800 g。最恰当的处理方法是

A. 等待自然分娩

B. 阴道镜检查

C. 催产素静脉滴注

D. 人工破膜

E. 行剖宫产术

【例 2625】与病理缩复环最相关的是

A. 双胎妊娠

B. 重度先兆子痫

C. 胎盘早剥

D. 前置胎盘

E. 嵌顿性肩先露

【例 2626】嵌顿性肩先露通常不易引起

A. 病理缩复环

B. 宫腔内感染

C. 脐带脱垂

D. 胎盘早剥

E. 胎死宫内

第 12 章　分娩期并发症

第 1 节　子宫破裂

【例 2627】26 岁初产妇，妊娠 40 周。临产后 10 小时出现烦躁不安，自述下腹痛难忍。检查：腹部见病理缩复环，下腹拒按，胎心听不清，导尿是血尿。此病例应诊断为

A. 先兆子宫破裂

B. 子宫破裂

C. 重度胎盘早剥

D. 羊水栓塞

E. 妊娠合并急性泌尿系感染

【例 2628】初孕妇，24 岁，妊娠 39 周。腹痛 2 天，加剧 1 小时。查体：BP 130/90 mmHg，心率 106 次/分。下腹拒按，阴道口可见胎儿上肢，胎心音消失，导尿呈淡红色。首选的处理措施是

A. 行毁胎术

B. 内倒转后臀牵引

C. 行胎头吸引术

D. 立即剖宫产

E. 行产钳助产术

（例 2629～2630 共用题干）

初产妇，妊娠 37 周。8 小时前突然出现阴道流液，如尿样。6 小时前开始出现规律宫缩，因胎手脱出于阴道口 2 小时就诊。查体：产妇烦躁不安，腹痛拒按，脉搏 110 次/分，呼吸 28 次/分，胎心 160 次/分，导尿是血尿。

【例 2629】诊断首先考虑

A. 胎膜早破

B. 子宫破裂

C. 先兆子宫破裂

D. 前置胎盘

E. 胎盘早剥

【例 2630】最适宜的处理是

A. 口服地西泮

B. 消毒后还纳肢体

C. 全麻下行内倒转术

D. 立即行剖宫产

E. 等待宫口开全后行牵引术

第 2 节　产后出血

【例 2631】产后出血是指阴道流血量在胎儿娩出后 24 小时内超过

A. 300 mL

B. 400 mL

C. 500 mL

D. 600 mL

E. 200 mL

【例 2632】产后出血最主要的原因是

A. 子宫收缩乏力

B. 胎盘因素

C. 软产道损伤

D. 凝血功能障碍

E. 血小板计数减少

【例 2633】初产妇，25 岁。因第二产程延长，行产钳助产。产后阴道流血约 800 mL。诊断为子宫收缩乏力所致。其主要临床表现为

A. 胎盘剥离延缓而出血

B. 胎盘娩出后出血无血块

C. 胎盘未娩出时出血不止

D. 胎儿娩出后立即流血不止

E. 胎盘娩出后阵发性出血时多时少

【例 2634】27 岁经产妇，妊娠 39 周，双胎妊娠。第一胎儿枕先露自然分娩，第二胎儿间隔 8 分钟臀位助产娩出，历经 10 分钟娩出胎盘，随后阴道流血量达 600 mL。最可能的诊断是

A. 副胎盘残留

B. 胎盘残留

C. 子宫收缩乏力

D. 宫颈裂伤

E. 凝血功能障碍

（例 2635～2636 共用选项）

A. 子宫收缩乏力

B. 软产道裂伤

C. 胎盘剥离不全

D. 胎盘部分粘连

E. 凝血功能障碍

【例 2635】胎盘剥离延缓，剥离后阴道流血不止，有血块，检查子宫轮廓不清，应诊断为

【例 2636】胎儿娩出后立即出现持续性阴道流血，色鲜红，子宫轮廓清楚，应诊断为

【例 2637】初产妇，胎儿娩出 5 分钟后，阴道流血达 300 mL，暗红色，有凝血块。首先考虑的是

A. 宫颈裂伤

B. 凝血功能障碍

C. 子宫收缩乏力

D. 胎盘部分剥离

E. 子宫胎盘卒中

第 3 节　羊水栓塞

【例 2638】健康妊娠妇女在分娩时突然发绀、呼吸困难、休克，应首先考虑为

A. 过敏性休克

B. 羊水栓塞

C. 空气栓塞

D. 血栓栓塞

E. 血型不合引起急性溶血

【例 2639】女，25 岁，妊娠 37 周，G1P0。因羊膜破裂入院待产。既往身体健康，无传染病及遗传性疾病史。分娩过程顺利，产一男婴 7 斤重。分娩后突然出现呼吸困难、发绀、抽搐、休克并死亡。最可能发生的是

A. 血栓形成

B. 空气栓塞

C. 脂肪栓塞

D. 心肌梗死

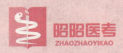
E. 羊水栓塞

【例 2640】初产妇，28 岁。孕足月临产后静脉滴注催产素，自然破膜 1 分钟后出现烦躁不安、呛咳、呼吸困难、发绀，数分钟后死亡。该患者最可能的诊断是
A. 子宫破裂
B. 重度胎盘早剥
C. 重度子痫前期
D. 子痫
E. 羊水栓塞

【例 2641】羊水栓塞的确诊依据是

A. 突发呼吸困难
B. 查到胎儿有核红细胞
C. 休克及昏迷
D. 出血不止
E. 腔静脉中查到胎脂、胎粪

【例 2642】抢救羊水栓塞的首要措施是
A. 纠正 DIC 及继发纤溶
B. 纠正呼吸循环衰竭
C. 纠正肾衰竭
D. 立即终止妊娠
E. 切除子宫

第 4 节　脐带先露与脐带脱垂

【例 2643】初产妇，30 岁。孕 37 周，规律宫缩 3 小时。产科检查：宫口开大 2 cm，臀先露，S－2，2 分钟前胎膜自然破裂，胎心监护显示胎心率 90 次/分。阴道内诊触及搏动条索状物。最恰当的处理措施是

A. 采取头低臀高位，立即行剖宫产术
B. 吸氧，胎心恢复后立即行剖宫产术
C. 行外转胎位术后待自然分娩
D. 静脉滴注催产素，宫口开全行臀牵引
E. 行内转胎位术后待自然分娩

第 13 章　异常产褥

第 1 节　产褥感染

【例 2644】产褥病率是指每天测 4 次体温，每次间隔 4 小时，其中有 2 次体温在 38 ℃以上，其测量的时间是在
A. 产后 24 小时内
B. 产后 24 小时以后的 1 周内
C. 产后 24 小时以后的 10 天内
D. 产后 24 小时以后的半个月内
E. 产褥期内

【例 2645】28 岁产褥妇，产后 8 天，发热、腹痛 5 天入院。体温 39.2 ℃，血压 90/60 mmHg，急性痛苦病容，下腹压痛。妇科检查：子宫如妊娠月大，触痛明显。子宫右侧触及有压痛实性肿块。本例应诊断为
A. 急性子宫内膜炎
B. 急性子宫肌炎
C. 急性盆腔结缔组织炎
D. 急性盆腔腹膜炎
E. 弥漫性腹膜炎

【例 2646】女，25 岁。产后 10 天，下腹痛伴发热 3

天。查体：T 39 ℃，P 98 次/分，R 26 次/分。脓血性恶露，有恶臭。血常规：WBC 13×10⁹/L，

天。查体：T 39 ℃，P 98 次/分，R 26 次/分。脓血性恶露，有恶臭。血常规：WBC $13×10^9$/L，N 0.88。最可能的诊断是
A. 晚期产后出血
B. 产褥中暑
C. 急性膀胱炎
D. 正常产褥
E. 产褥感染

（例 2647～2648 共用选项）
A. 急性子宫内膜炎、子宫肌炎
B. 急性盆腔结缔组织炎
C. 急性盆腔腹膜炎
D. 血栓性静脉炎
E. 脓毒症

【例 2647】产后 5 天，体温 37.7 ℃，恶露增多有臭味，下腹疼痛及压痛。最可能的诊断是

【例 2648】产后 10 天，寒战后发热，左下肢持续疼痛伴水肿，皮肤发白。最可能的诊断是

第 2 节　晚期产后出血

（例 2649～2651 共用题干）
产褥妇，26 岁，剖宫产术后 16 天，突然阴道

大量流血 3 小时来院。入院时 BP 84/60 mmHg，心率 122 次/分，Hb 84 g/L。

【例2649】该患者最可能的出血原因是

A. 继发性子宫收缩乏力

B. 胎膜残留

C. 胎盘附着面血栓脱落

D. 胎盘附着面复旧不全

E. 子宫切口裂开出血

【例2650】该患者应立即采取的处理措施不包括

A. 静脉滴注催产素

B. 建立静脉通道,补液、输血

C. 行清宫术止血

D. 行B超检查

E. 静脉滴注广谱抗生素预防感染

【例2651】该患者最有效的处理措施是

A. 剖腹探查,清创缝合

B. 宫腔镜检查并止血

C. 剖腹探查,行子宫全切除术

D. 清宫术

E. 剖腹探查,行子宫次全切除术

第14章 女性生殖系统炎症

第1节 生殖道防御机制

【例2652】关于女性生殖道防御机制的描述,正确的是

A. 阴道正常为碱性环境,可抑制病原体生长

B. 阴道黏膜为柱状上皮,抗感染能力强

C. 妇女正常月经可增加宫腔感染机会

D. 两侧大阴唇自然合拢,防止外界污染

E. 正常阴道菌群以乳杆菌和大肠埃希菌为主

【例2653】阴道自净作用主要是由于

A. 乳酸杆菌将单糖转化为乳酸,抑制其他病原菌生长

B. 巨噬细胞吞噬病原体

C. 淋巴细胞的免疫预防功能

D. 阴道局部补体、细胞因子等体液免疫防御功能

E. 棒状杆菌产生抗微生物因子可抑制或杀灭其他细菌

【例2654】正常的阴道菌群中占优势的是

A. 乳酸杆菌

B. 棒状杆菌

C. 大肠埃希菌

D. 类杆菌

E. 梭状杆菌

第2节 外阴及阴道炎症

【例2655】妇女,38岁。白带增多,均匀稀薄,有臭味,阴道黏膜无明显充血。最可能的诊断是

A. 急性淋病

B. 细菌性阴道病

C. 滴虫阴道炎

D. 念珠菌阴道炎

E. 老年性阴道炎

【例2656】女性,32岁。白带增多伴腥臭味3天。妇科检查:阴道黏膜无充血,阴道壁黏附有大量灰白色、均匀一致、稀薄的分泌物。该患者最可能的诊断是

A. 滴虫阴道炎

B. 阴道念珠菌病

C. 细菌性阴道病

D. 老年性阴道炎

E. 阿米巴性阴道炎

【例2657】细菌性阴道病的诊断标准不包括

A. 均质稀薄白带

B. 阴道pH>4.5

C. 胺臭味试验阳性

D. 线索细胞阳性

E. 挖空细胞阳性

【例2658】细菌性阴道病的诊断标准不包括

A. 阴道分泌物增多伴外阴瘙痒

B. 均质、稀薄、灰白色阴道分泌物

C. 线索细胞阳性

D. 阴道分泌物pH>4.5

E. 胺臭味试验阳性

【例2659】不符合细菌性阴道病的是

A. 阴道分泌物呈鱼腥味改变,性交后加重

B. 线索细胞阳性

C. 均质、淡薄、白色阴道分泌物

D. 碱性冲洗液冲洗阴道

E. 首选甲硝唑、克林霉素等治疗

【例2660】细菌性阴道病的首选治疗药物是

A. 头孢菌素

B. 青霉素

C. 制霉菌素

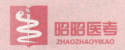

D. 阿奇霉素

E. 甲硝唑

【例 2661】外阴阴道念珠菌病传染的主要途径是

A. 间接性

B. 内源性

C. 血液

D. 垂直

E. 性生活

【例 2662】患者 48 岁，糖尿病史 7 年，外阴痒 2 月余，白带无异味。妇检：阴道黏膜充血，白带多，呈凝乳块状。本例最可能的诊断是

A. 细菌性阴道病

B. 老年性阴道炎

C. 外阴硬化性苔藓

D. 非特异性外阴炎

E. 念珠菌阴道炎

【例 2663】念珠菌阴道炎典型的白带是

A. 凝乳块状

B. 泡沫状

C. 黄色脓性

D. 水样

E. 血性

【例 2664】女,32 岁。外阴瘙痒伴烧灼感 4 天。妇科检查见外阴局部充血，小阴唇内侧及阴道黏膜表面有白色片状薄膜或凝乳状物。本例最可能的诊断是

A. 细菌性阴道病

B. 滴虫阴道炎

C. 外阴阴道念珠菌病

D. 淋菌性阴道炎

E. 萎缩性阴道炎

【例 2665】女性,52 岁。外阴痒 3 周，白带乳块状，镜检发现真菌菌丝。合理的处理是

A. 阴道内放置咪康唑栓

B. 阴道内放置甲硝唑栓

C. 阴道内放置己烯雌酚栓

D. 外阴应用氢化可的松软膏

E. 外阴应用 0.5% 醋酸液清洗

【例 2666】复发性外阴阴道念珠菌病（RVVC）的维持治疗应持续

A. 1 个月

B. 3 天

C. 3 个月

D. 6 个月

E. 7～14 天

【例 2667】女,29 岁。外阴瘙痒伴分泌物增多 3 天。妇科检查：外阴及阴道黏膜充血，阴道内大量豆渣样分泌物。正确的处理是

A. 常规阴道冲洗

B. 克林霉素治疗

C. 抗真菌治疗

D. 甲硝唑治疗

E. 雌激素治疗

【例 2668】滴虫阴道炎的传播方式不包括

A. 衣物传播

B. 性交传播

C. 公共浴池传播

D. 母婴垂直传播

E. 不洁器械和敷料传播

【例 2669】滴虫阴道炎的主要传播方式是

A. 经血液传播

B. 经消化道传播

C. 医源性传播

D. 性生活直接传播

E. 经呼吸道传播

【例 2670】滴虫阴道炎最常见的传播途径是

A. 性直接接触感染

B. 经血循环感染

C. 间接接触感染

D. 内源性感染

E. 经淋巴循环感染

（例 2671～2672 共用选项）

A. 滴虫阴道炎

B. 外阴阴道念珠菌病

C. 萎缩性阴道炎

D. 婴幼儿外阴阴道炎

E. 淋球菌阴道炎

【例 2671】孕妇、糖尿病患者及接受大量雌激素治疗的患者易发生

【例 2672】白带呈脓性泡沫状，用酸性液体冲洗阴道可提高疗效的病是

【例 2673】阴道分泌物呈稀薄、黄绿色、脓性泡沫状，最常见于

A. 慢性宫颈炎

B. 老年性阴道炎

C. 滴虫阴道炎

D. 细菌性阴道病

E. 外阴阴道念珠菌病

【例 2674】滴虫阴道炎典型的白带性状是

A. 泔水样恶臭白带

B. 白色稠厚凝乳状白带

C. 稀薄脓性泡沫状白带

D. 白色均质腥臭白带

E. 大量血性白带

（例 2675～2676 共用选项）

　　A. 雌激素

　　B. 孕激素

　　C. 雄激素

　　D. 甲硝唑

　　E. 克霉唑

【例 2675】治疗外阴阴道念珠菌病宜选用

【例 2676】治疗滴虫阴道炎宜选用

【例 2677】滴虫阴道炎的治疗，错误的是

　　A. 不能耐受口服用药者可选择局部用药

　　B. 性伴侣治疗

　　C. 随访至症状消失

　　D. 全身用药

　　E. 无需禁止性生活

【例 2678】关于老年性阴道炎的描述，错误的是

　　A. 雌激素水平下降

　　B. 阴道黏膜变薄

　　C. 上皮细胞内糖原含量上升

　　D. 阴道内 pH 增高

　　E. 局部抵抗力降低

【例 2679】老年性阴道炎的治疗可在阴道内放置

　　A. 孕激素

　　B. 雌激素

　　C. 雄激素

　　D. 糖皮质激素

　　E. 促性腺激素

（例 2680～2682 共用题干）

　　女，70 岁。外阴、阴道灼热感 4 天。妇科检查：阴道黏膜有散在出血点，阴道内少许分泌物，呈淡黄色。

【例 2680】该患者首先考虑的诊断为

　　A. 萎缩性阴道炎

　　B. 淋菌性阴道炎

　　C. 细菌性阴道病

　　D. 外阴阴道念珠菌病

　　E. 滴虫阴道炎

【例 2681】最可能的病因是

　　A. 雌激素水平低下

　　B. 淋菌感染

　　C. 阴道菌群失调

　　D. 念珠菌感染

　　E. 滴虫感染

【例 2682】该患者首选的外用药物是

　　A. 制霉菌素

　　B. 红霉素

　　C. 孕激素

　　D. 雌激素

　　E. 甲硝唑

第 3 节　子宫颈炎（暂无）

第 4 节　盆腔炎

【例 2683】女性，30 岁，继发不孕 5 年。经后 4 天突起高热、寒战、下腹痛，右侧甚，血压 110/80 mmHg，P 120 次/分，体温 39 ℃，白细胞 18×10⁹/L，中性粒细胞 80%，下腹轻压痛。复查：宫颈稍大、稍软，有压痛，双侧附件增厚、压痛。诊断为

　　A. 急性阑尾炎

　　B. 急性盆腔结缔组织炎

　　C. 急性盆腔腹膜炎

　　D. 急性子宫内膜炎

　　E. 子宫颈癌

【例 2684】女，30 岁。人工流产后发热伴下腹疼痛 20 天。查体：宫颈举痛，子宫后位，正常大小，触痛明显。右侧宫旁明显增厚、压痛。盆腔超声检查：子宫大小正常，右宫旁可探及不均质混合回声包块，大小约 5.0 cm×2.5 cm，边界欠清。最可能的诊断是

　　A. 急性盆腔炎

　　B. 盆腔结核

　　C. 卵巢肿瘤蒂扭转

　　D. 急性阑尾炎

　　E. 黄体破裂

（例 2685～2686 共用题干）

　　女，26 岁。人工流产术后 1 周，发热、下腹痛 3 天。查体：T 39.2 ℃，P 105 次/分，BP 105/70 mmHg。妇科检查：宫颈脓性分泌物，宫颈举痛（＋），子宫正常，压痛明显，双附件稍增厚，压痛（＋），重。血 WBC 14×10⁹/L，N 0.90。

【例 2685】该患者最可能的诊断为

　　A. 急性膀胱炎

　　B. 急性盆腔炎

　　C. 急性阑尾炎

　　D. 异位妊娠破裂

　　E. 不全流产

【例 2686】对治疗最有价值的辅助检查项目是

　　A. 尿妊娠试验

　　B. 病原体检查

　　C. 血常规

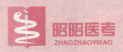

D. 盆腔 B 超

E. 尿常规

（例 2687～2688 共用题干）

女性,25 岁。人工流产术后 2 周,腹痛伴高热,阴道分泌物增多,大便里急后重。妇科检查:宫颈管内可见大量脓性分泌物,宫颈举痛,子宫前位,饱满,质中等,活动不良,压痛明显,附件增厚,下腹压痛、反跳痛及肌紧张阳性。查体:体温38.5 ℃。

【例 2687】患者最可能的诊断是

A. 子宫内膜异位症

B. 慢性盆腔炎

C. 急性盆腔腹膜炎

D. 宫腔粘连

E. 生殖器官结核

【例 2688】下一步治疗应选择

A. 手术切除子宫

B. 抗生素口服

C. 抗生素静脉点滴

D. 利福平、异烟肼联合应用 9 个月

E. 链霉素肌内注射半年

（例 2689～2691 共用题干）

女,35 岁。药物流产后 3 天,高热伴右下腹痛 1 天。妇科检查:白带脓性,宫颈举痛,宫体大小如妊娠 6 周,右附件区有明显压痛。

【例 2689】该患者首先考虑的诊断是

A. 急性盆腔炎

B. 宫外孕

C. 急性阑尾炎

D. 肠梗阻

E. 急性膀胱炎

【例 2690】对诊断本病无价值的是

A. 阴道分泌物直接涂片

B. 阴道后穹穿刺

C. 超声

D. 腹腔镜检

E. 尿 HCG 检测

【例 2691】对该患者的正确处理是

A. 急诊剖腹探查

B. 妇科手术处理

C. 等待宫颈分泌物

D. 临床应用抗生素

E. 不做任何处理,待其自然好转

第 15 章　女性生殖系统肿瘤

第 1 节　子宫颈癌

【例 2692】与子宫颈癌的发生密切相关的是

A. 人乳头瘤病毒

B. 麻疹病毒

C. 禽流感病毒

D. 乙肝病毒

E. 以上都不正确

【例 2693】下列不属于子宫颈癌相关危险因素的是

A. 多个性伴侣

B. 吸烟

C. 未生育

D. 不洁性行为

E. 过早性生活

【例 2694】由宫颈上皮内瘤变转变为宫颈浸润癌需

A. 16～20 年

B. 21～25 年

C. 1～4 年

D. 5～10 年

E. 11～15 年

【例 2695】关于宫颈原位癌的描述,正确的是

A. 宫颈上皮内瘤变即为宫颈原位癌

B. 异型细胞侵犯上皮的 1/3～2/3

C. 异型细胞侵犯宫颈间质血管和淋巴

D. 异型细胞累及上皮全层,未穿透基底膜

E. 异型细胞侵犯宫颈腺体,穿透基底膜

【例 2696】子宫颈癌最常见的转移途径是

A. 直接蔓延

B. 子宫颈旁淋巴结

C. 血行转移

D. 腹腔淋巴结

E. 种植转移

【例 2697】女,53 岁。接触性出血 1 个月。妇科检查:宫颈后唇一菜花样新生物,接触性出血阳性,宫体正常大小,附件(一)。该患者可能的诊断是

A. 子宫内膜癌

B. 急性宫颈炎

C. 子宫肌瘤

D. 子宫颈癌

E. 慢性宫颈炎

【例2698】宫颈炎症与子宫颈癌早期肉眼难以鉴别，**确诊方法**应是
A. 宫颈刮片细胞学检查
B. 宫颈碘试验
C. 阴道镜检查
D. 宫颈及宫颈管检查
E. 氮激光肿瘤固有荧光诊断法

【例2699】女，63岁。自述绝经后阴道不规则出血。近2个月阴道排液增多，呈血性。妇科检查示宫颈管肥大，触之易出血。**初步诊断为子宫颈癌**。**确诊**最可靠的方法是
A. 宫颈刮片细胞学检查
B. 宫颈和宫颈管活组织检查
C. 碘试验
D. B型超声检查
E. MRI

【例2700】女，33岁，阴道接触性出血。初步诊断为**子宫颈癌**。**宫颈刮片多次检查为阳性，而宫颈活检为阴性**。为确诊需做的进一步检查为
A. 不做任何处理，1个月后再次活检
B. 碘试验
C. 宫颈锥切术
D. CT
E. MRI

【例2701】女，28岁，G1P1。因**接触性出血**来院就诊，患者行阴道镜下活检为**CIN3**。正确的处理方式是
A. 宫颈锥切术
B. 全子宫切除术
C. 改良根治性子宫切除术
D. 放疗
E. 手术加放疗

【例2702】女，45岁。**性交后出血半年**。妇科检查：宫颈Ⅰ度糜烂状。宫颈细胞学检查结果为低度鳞状上皮内病变（LSIL）。为**明确诊断**，下一步应首选的处理是
A. 宫颈冷刀锥切
B. 宫颈电热圈切除术
C. 阴道镜下活检
D. 宫颈管搔刮
E. HPV－DNA检测

【例2703】下列表现属于**子宫颈癌Ⅱ期**的是
A. 原位癌
B. 癌灶局限在宫颈内
C. 超出宫颈，未及盆壁，侵及阴道上2/3
D. 侵及盆腔壁及阴道下1/3

E. 癌灶超越骨盆，或累及直肠、膀胱

（例2704～2706共用题干）
女，62岁，绝经2年，阴道不规则出血2周余。查体：宫颈口处有菜花状赘生物，大小约2.7 cm×3.1 cm×3.4 cm，触之容易出血，子宫稍小，活动可，双侧附件未见明显异常，宫旁结节状浸润达盆壁。

【例2704】该患者最可能的诊断是
A. 子宫内膜癌
B. 子宫颈癌
C. 卵巢肿瘤
D. 子宫颈肌瘤
E. 子宫颈息肉

【例2705】为明确诊断，应首选的检查是
A. HPV检测
B. 阴道镜
C. 宫腔镜
D. 分段诊刮
E. 宫颈活检

【例2706】该患者的临床分期属于
A. Ⅱ$_A$期
B. Ⅱ$_B$期
C. Ⅲ$_A$期
D. Ⅲ$_B$期
E. Ⅳ期

【例2707】40岁，已婚已育妇女。临床诊断为**宫颈原位癌**。最佳治疗是
A. 宫颈锥切术
B. 全子宫切除
C. 宫颈激光、微波物理治疗
D. 次广泛全子宫切除术
E. 全子宫＋附件切除

【例2708】50岁，妇女，**白带带血**1个月。复查：**宫颈中度糜烂，易出血**，子宫大小、质地正常，附件正常。阴道镜下多点活检报告为**CINⅢ**。宜采取下列哪项处理
A. 子宫全切术
B. 子宫根治术
C. 诊断性刮宫
D. 定期随访
E. 激光治疗

【例2709】女，49岁。**接触性出血**10个月。妇科检查：宫颈4 cm×4 cm菜花状肿物，**累及阴道上2/3，周围无盆腔浸润**。最恰当的治疗是
A. 子宫全切术
B. 宫颈锥切术
C. 子宫切除术及盆腔淋巴结清扫
D. 放疗

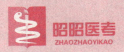

E. 手术加放疗

第2节　子宫肌瘤

【例2710】女，28岁。停经19周，剧烈腹痛1天。超声提示单胎妊娠合并子宫肌壁间肌瘤。考虑该肌瘤为
A. 囊性变
B. 红色变
C. 玻璃样变
D. 肉瘤变
E. 钙化

【例2711】初孕妇，32岁。妊娠20周，合并子宫肌壁间肌瘤，剧烈腹痛1天，无阴道流血。查体：T 38.2 ℃。血常规：WBC 10×10^9/L，N 0.75。最可能的诊断是
A. 子宫肌瘤变性
B. 子宫肌瘤蒂扭转
C. 子宫肌瘤合并急性阑尾炎
D. 子宫肌瘤合并感染
E. 子宫肌瘤红色变

【例2712】月经量过多或经期延长，但周期基本正常。应首先考虑
A. 子宫内膜癌
B. 子宫颈癌
C. 子宫肌瘤
D. 无排卵性功能失调性子宫出血
E. 宫颈息肉

【例2713】子宫肌瘤与临床症状关系最密切的是
A. 肌瘤大小
B. 肌瘤数目
C. 肌瘤生长部位
D. 肌瘤与肌壁关系
E. 肌瘤有无变性

【例2714】下列有关子宫肌瘤叙述错误的是
A. 多无明显症状
B. 月经改变为最常见的症状
C. 腹部可有包块
D. 可有继发性贫血
E. 有症状的不需要手术

第3节　子宫内膜癌

【例2715】子宫内膜癌的高危因素不包括
A. 不孕症
B. 卵巢早衰
C. 肥胖
D. 无排卵性功能失调性子宫出血
E. 糖尿病

【例2716】子宫内膜增生症对机体最大的危害是
A. 癌变
B. 导致性激素水平紊乱
C. 导致功能性子宫出血
D. 导致不孕症
E. 导致流产

【例2717】子宫内膜癌最常见的类型是
A. 腺癌伴鳞状上皮化生
B. 浆液性腺癌
C. 透明细胞癌
D. 移行细胞癌
E. 内膜样腺癌

【例2718】51岁妇女，绝经3年，阴道流血3个月。TBS分类为高度鳞状上皮细胞内病变。进一步的处理是
A. 切除子宫
B. 子宫次广泛切除
C. 阴道镜检查
D. 诊断性刮宫＋宫颈活体组织检查
E. 宫颈锥形切除术

【例2719】子宫内膜癌病理分期Ⅲ_B期是指
A. 癌侵犯宫颈间质
B. 癌累及宫颈黏膜腺体
C. 癌侵犯肌层＞1/2
D. 癌侵犯浆膜和（或）附件
E. 癌累及阴道上1/3

【例2720】女，45岁，确诊为子宫内膜癌。手术切除后病理示癌局限在子宫内膜。则手术-病理分期为
A. Ⅰ_A
B. Ⅰ_C
C. Ⅱ_B
D. Ⅰ_B
E. Ⅱ_A

【例2721】子宫内膜癌已累及宫颈间质，其分期应为
A. Ⅰ_B期
B. Ⅲ期
C. Ⅰ_A期
D. Ⅱ期
E. Ⅳ期

【例2722】女，45岁，近2年月经不规律。现停经

6个月,阴道不规则流血10天,无腹痛。查体:中度贫血貌,子宫及双侧附件无明显异常。首选的辅助检查方法是

A. X线检查

B. 分段刮宫

C. CT 检查

D. 阴道镜检查

E. 尿 HCG 测定

【例2723】女,45岁,阴道不规则出血2个月,出血量不多。妇科检查可见子宫增大,稍软。B超示子宫增大,宫腔内实质不均匀回声区,形态不规则,宫腔线消失。下列叙述错误的是

A. 最可能的诊断是子宫颈癌

B. 最可能的诊断是子宫内膜癌

C. 分段刮宫是最可靠的诊断方法

D. 原发性输卵管癌可能性小

E. 临床上与绝经过渡期功血难以鉴别,应先行分段刮宫,确诊后再对症处理

【例2724】女,48岁。月经不规则2年余,阴道不规则流血20天。查体:中度贫血貌,子宫略大,稍软,无压痛。宫旁未触及异常。为确定诊断,应首选的检查是

A. 盆腔 CT 检查

B. 尿 HCG 测定

C. 分段诊刮

D. 盆腔 B 超

E. 阴道镜检查

第 4 节 卵巢肿瘤

【例2725】卵巢黏液性囊腺瘤的病理特点,错误的是

A. 多房居多

B. 多为双侧

C. 体积多较大

D. 囊内充满胶冻状物

E. 囊内很少有乳头生长

【例2726】成年人最常见的卵巢癌为

A. 浆液性囊腺瘤

B. 黏液性囊腺瘤

C. 子宫内膜样癌

D. 透明细胞癌

E. 转移性癌

【例2727】好发于儿童及青少年的卵巢肿瘤是

A. 上皮性肿瘤

B. 转移性癌

C. 非特异性间质肿瘤

D. 生殖细胞肿瘤

E. 性索间质肿瘤

【例2728】容易引起子宫内膜增生的卵巢肿瘤是

A. 纤维瘤

B. 无性细胞瘤

C. 颗粒细胞瘤

D. 卵巢转移肿瘤

E. 畸胎瘤

【例2729】女,18岁。下腹疼痛2个月。盆腔B超检查子宫大小正常,左侧宫旁探及6 cm×5 cm×5 cm 大小肿块,边界清。血清 AFP900 μg/L。最可能的诊断是

A. 卵巢畸胎瘤

B. 卵巢内胚窦瘤

C. 卵巢颗粒细胞瘤

D. 卵巢卵泡膜细胞瘤

E. 卵巢无性细胞瘤

【例2730】卵巢肿瘤患者盆腔 X 线平片显示内含牙齿及骨骼提示

A. 内胚窦瘤

B. 卵泡膜细胞瘤

C. 纤维瘤

D. 颗粒细胞瘤

E. 畸胎瘤

【例2731】诊断卵巢上皮性癌价值最大的肿瘤标志物是

A. HCG

B. CA125

C. AFP

D. CA19 - 9

E. PSA

【例2732】卵巢内胚窦瘤的特异性肿瘤标志物是

A. AFP

B. CA125

C. HCG

D. PSA

E. CA19-9

【例2733】最常用于诊断卵巢肿瘤的辅助手段为

A. CT 检查

B. B 超

C. 腹部平片

D. 腹腔镜检查

E. 细胞学检查

(例 2734～2735 共用选项)

A. 血清雌激素

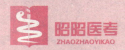
B. 血清 AFP

C. 血清 CA125

D. 血清雄激素

E. 血清 β - HCG

【例 2734】卵巢内胚窦瘤 的标志物是

【例 2735】卵巢浆液性囊腺癌 最常用的肿瘤标志物是

（例 2736~2737 共用选项）

　A. 顺铂＋阿霉素

　B. 卡铂＋紫杉醇

　C. 卡铂＋吉西他滨

　D. 顺铂＋拓扑替康

　E. 顺铂＋博来霉素＋依托泊苷

【例 2736】上皮性卵巢癌的治疗首选

【例 2737】卵巢恶性生殖细胞肿瘤的治疗首选

【例 2738】卵巢肿瘤最常见的并发症 是

　A. 蒂扭转

　B. 破裂

C. 囊性变

D. 恶变

E. 感染

【例 2739】卵巢纤维瘤伴胸、腹水形成 称为

　A. Meniere 综合征

　B. Down 综合征

　C. Meigs 综合征

　D. Cushing 综合征

　E. 类癌综合征

【例 2740】女，20 岁。突发下腹部疼痛伴恶心、呕吐 8 小时。检查：子宫前倾，正常大小，右侧附件区可触及一 8 cm×7 cm×5 cm 囊实性包块，边界清楚，触痛明显。最可能的诊断是

　A. 卵巢肿瘤蒂扭转

　B. 急性阑尾炎

　C. 卵巢黄体破裂

　D. 输卵管妊娠破裂

　E. 浆膜下子宫肌瘤

第 16 章　妊娠滋养细胞肿瘤

第 1 节　葡萄胎

【例 2741】关于葡萄胎的概念正确的是

　A. 葡萄胎的发生与卵子无关

　B. 完全性葡萄胎核型为二倍体，均来自母系

　C. 部分性葡萄胎核型多为四倍体

　D. 子宫小于停经月份可排除葡萄胎

　E. 完全性葡萄胎的组织学特征之一是绒毛间质内胎源性血管消失

【例 2742】女，35 岁。停经 3 个月，阴道不规则流血 3 天。妇科检查子宫如 4 个月妊娠大小，B 超显示宫腔内落雪征。首先考虑

　A. 自然流产

　B. 双胎妊娠

　C. 妊娠合并子宫肌瘤

　D. 葡萄胎

　E. 羊水过多

【例 2743】关于葡萄胎的处理措施，正确的是

　A. 应先备血，再吸宫

　B. 应先行子宫动脉栓塞，再吸宫

　C. 应先化疗，再吸宫

　D. 应先吸氧，再吸宫

　E. 应先静脉滴注催产素，再吸宫

【例 2744】葡萄胎处理，下列哪项是错误的

　A. 一经确诊，应尽快清宫

　B. 必要时第 2 次刮宫

　C. 宫腔内刮出物病理检查

　D. 术后严密随访至妊娠试验（一）为止

　E. 嘱患者术后避孕 1 年

（例 2745~2746 共用题干）

　女，35 岁。G2P1，停经 70 天。下腹隐痛，阴道不规则流血 6 天，子宫达脐水平，尿 HCG（＋）。

【例 2745】该患者首选检查为

　A. 盆腔 CT

　B. B 超检查

　C. 血 HCG

　D. 诊断性刮宫

　E. PPD 试验

【例 2746】随访中无需常规进行 的检查是

　A. HCG 定量测定

　B. 月经规律

　C. 胸片

　D. 定期 B 超检查

　E. 定期性激素水平测定

【例 2747】葡萄胎患者术后避孕首选

　A. 口服避孕药

　B. 针剂避孕药

　C. 埋入法避孕

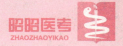

D. 阴茎套

E. 宫内节育器

第 2 节　妊娠滋养细胞肿瘤

【例 2748】绒毛膜癌与侵蚀性葡萄胎的主要鉴别依据是

A. 阴道有紫蓝色转移结节

B. 胸部 X 线片有棉团状阴影

C. 尿 HCG 阳性

D. 病理检查有无绒毛结构

E. 有卵巢黄素化囊肿

【例 2749】滋养细胞肿瘤常见的转移部位是

A. 肺

B. 阴道

C. 肾

D. 肝

E. 脑

【例 2750】女，26 岁。足月分娩后 12 个月出现持续的阴道不规则流血，血 β-HCG 持续高水平。CT 示肺部转移灶。最有可能的诊断是

A. 胎盘部位反应

B. 胎盘残留

C. 绒毛膜癌

D. 葡萄胎

E. 侵蚀性葡萄胎

【例 2751】患者女，25 岁。停经 3 个月，阴道淋漓流血 2 个月。阴道前壁有胡桃大紫蓝色结节，子宫软，如孕 4 个月大小，尿妊娠试验阳性。应考虑为

A. 葡萄胎

B. 侵蚀性葡萄胎

C. 双胎妊娠

D. 妊娠合并子宫肌瘤

E. 先兆流产

【例 2752】绒毛膜癌常见的转移部位依次是

A. 肺、盆腔、肝、脑、阴道

B. 肺、阴道、盆腔、肝、脑

C. 肺、脑、盆腔、肝、阴道

D. 阴道、肺、盆腔、肝、脑

E. 肺、肝、阴道、盆腔、脑

【例 2753】女，25 岁，葡萄胎清宫术后 13 个月，阴道流血 2 周。妇科检查：阴道口处见一直径

2 cm 紫蓝色结节，子宫稍大，质软，双侧附件正常。胸部 X 线片未见异常。尿妊娠试验（+）。阴道病灶组织病理检查见成对高度增生滋养细胞，无绒毛结构。最有可能的诊断是

A. 绒毛膜癌

B. 子宫内膜异位症

C. 葡萄胎

D. 侵蚀性葡萄胎

E. 阴道癌

【例 2754】女，42 岁。人工流产术后 2 年，阴道断续流血 6 个月余。今日出现咳血丝痰。血 β-HCG 13 000 U/L。胸部 X 线示肺部多个结节。首选的治疗方法是

A. 肺叶切除＋子宫切除术

B. 放射治疗

C. 肺叶切除术

D. 化学疗法

E. 子宫切除术

（例 2755～2756 共用题干）

女，28 岁。葡萄胎清宫术后阴道持续少量流血 3 个月。妇科检查：子宫如妊娠 50 天大小，质软，双侧附件均可触及囊性肿物，大小约 5 cm×4 cm，活动好。尿 HCG 阳性。盆腔超声示子宫肌层有一 4 cm×3 cm 不均质回声，血流信号丰富，两侧附件区有囊性低回声包块。

【例 2755】该患者最可能的诊断是

A. 子宫腺肌病合并卵巢囊肿

B. 不全流产

C. 早孕合并卵巢囊肿

D. 绒毛膜癌

E. 侵蚀性葡萄胎

【例 2756】首选的治疗是

A. 卵巢囊肿切除术

B. 放射治疗

C. 子宫病灶切除术

D. 清宫术

E. 化学治疗

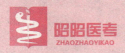

第 17 章　生殖内分泌疾病

第 1 节　功能失调性子宫出血

【例 2757】无排卵性功能失调性子宫出血患者诊断性刮宫的病理结果不可能出现的是
A. 分泌期和增殖期内膜并存
B. 单纯性增生
C. 复杂性增生
D. 萎缩型子宫内膜
E. 增生性子宫内膜

【例 2758】无排卵性功能失调性子宫出血子宫内膜病理结果不会出现
A. 单纯型增生内膜
B. 复杂型增生内膜
C. 不典型增生内膜
D. 分泌期子宫内膜
E. 增殖期子宫内膜

【例 2759】女,38 岁。近 3 年月经不调,表现为周期延长、经量增多且淋漓不净。此次停经 5 个月,反复阴道流血,量多。给予诊刮止血,刮出物病理学检查为子宫内膜复杂型增生。最可能的诊断是
A. 无排卵性功能失调性子宫出血
B. 黄体功能不足
C. 子宫内膜不规则脱落
D. 子宫内膜炎
E. 子宫内膜癌前病变

【例 2760】女,50 岁。近 3 年来月经不规则,经量时多时少,伴轻微下腹痛。妇检:子宫正常大小,双侧附件(一)。应诊断为
A. 功能失调性子宫出血
B. 闭经
C. 原发性痛经
D. 继发性痛经
E. 更年期综合征

【例 2761】女性,12 岁。月经周期紊乱,经期长短不一已有 4 个月余。肛门检查:子宫发育正常,双侧附件(一)。最可能的诊断是
A. 黄体功能不全
B. 黄体萎缩不全
C. 无排卵性功能失调性子宫出血
D. 子宫内膜息肉
E. 子宫黏膜下肌瘤

【例 2762】女,14 岁。初潮后月经周期紊乱,经期

长短不一已有 5 个月。肛门检查:子宫发育正常,双侧附件未见异常。首选的辅助检查是
A. B 型超声检查
B. 基础体温测定
C. X 线检查
D. 血雌激素水平测定
E. 诊断性刮宫

【例 2763】了解子宫内膜周期性变化最可靠的诊断依据是
A. 血清雌激素测定
B. 宫颈黏液检查
C. 尿雌二醇测定
D. 基础体温测定
E. 诊断性刮宫

【例 2764】女,53 岁。近 4 年月经不规律,现停经 1 个月,阴道不规则流血 8 天,无腹痛。查体:中度贫血貌,子宫略大,稍软,无压痛,双附件(一)。首选辅助检查方法是
A. X 线检查
B. 分段诊刮
C. CT 检查
D. 阴道镜检查
E. 尿 HCG 测定

【例 2765】检查卵巢功能简便易行的方法是
A. 阴道脱落细胞检查
B. 基础体温测定
C. 宫颈黏液检查
D. 子宫内膜活检
E. 性激素测定

【例 2766】判断有无排卵的检查不包括
A. 性激素测定
B. 基础体温测定
C. 诊断性刮宫
D. 宫颈黏液结晶检查
E. 阴道分泌物检查

【例 2767】女性,15 岁。月经周期 20～60 天,经期持续 7～15 天不等,量时多时少,伴有血块。此次月经来潮持续 15 天,量较多。应选择的止血方法是
A. 诊断性刮宫
B. 黄体酮肌内注射治疗 5 天

C. 氯米芬治疗 5 天后加用孕激素

D. 氨甲环酸治疗 2 周后,加用孕激素

E. 大剂量雌激素,止血后逐渐减量,2 周后加用孕激素

【例 2768】女,13 岁。月经初潮后 1 年,月经周期 1～4 个月,经量多,伴血块,此次行经已 8 日,量仍多。主要的止血措施是

A. 抗纤溶及促凝药物

B. 大剂量雄激素

C. 诊断性刮宫术

D. 小剂量孕激素

E. 大剂量雌激素

(例 2769～2770 共用题干)

女,18 岁。月经不规则 2 年,阴道大量流血 2 周,贫血貌。B 超示子宫及双侧附件未见异常。血 FSH、LH、T、PRL 水平正常。

【例 2769】该患者最可能的诊断是

A. 子宫内膜癌

B. 卵巢功能性肿瘤

C. 子宫内膜异位症

D. 功能失调性子宫出血

E. 多囊卵巢综合征

【例 2770】经过止血治疗并撤退性出血后,首选的治疗是

A. 氯米芬促排卵治疗

B. 雌孕激素序贯疗法

C. 雌激素治疗

D. 孕激素治疗

E. 雄激素治疗

【例 2771】女,48 岁。近 2 年月经不规律,未诊治。现闭经 3 个月,阴道大出血 15 天。首选哪项治疗

A. 诊断性刮宫

B. 性激素治疗

C. 子宫切除

D. 促排卵药物

E. 维生素 K 止血药

【例 2772】46 岁妇女,月经周期延长,经量增多及经期延长,此次月经量多且持续 12 天。妇科检查子宫稍大、稍软。本例有效的止血措施选择

A. 静脉注射巴曲酶(或氨基己酸)

B. 口服大剂量雌激素

C. 口服大量甲羟孕酮

D. 口服甲睾酮

E. 行刮宫术

【例 2773】28 岁女性,产后月经周期缩短,妇科检查无异常。基础体温曲线呈双相型。提示为

A. 无排卵性功血

B. 子宫内膜不规则脱落

C. 黄体功能不足

D. 早期妊娠

E. 不能确定诊断

【例 2774】黄体萎缩不全患者月经 5～6 天刮宫的病理表现是

A. 增殖期与分泌期并存

B. 复杂型增生

C. 分泌期内膜

D. 单纯型内膜

E. 增殖期内膜

(例 2775～2776 共用选项)

A. 月经第 5～6 天刮宫见子宫内膜分泌反应

B. 经前 2 天刮宫见子宫内膜分泌反应不良

C. 经前 3 天刮宫见子宫内膜增殖期改变

D. 经前 2 天刮宫见子宫内膜分泌期改变

E. 刮宫为蜕膜

【例 2775】子宫内膜不规则脱落时,应为

【例 2776】无排卵性功能失调性子宫出血时,应为

【例 2777】考虑黄体萎缩不全,诊断性刮宫的时间应在

A. 月经干净后第 5 天

B. 月经第 5 天

C. 月经来潮 24 小时内

D. 月经来潮 2 小时内

E. 随时刮宫

(例 2778～2779 共用选项)

A. 基础体温单相,无低温相

B. 基础体温双相,高温相下降缓慢

C. 基础体温双相,低温相短

D. 基础体温双相,高温相短

E. 基础体温单相,无高温相

【例 2778】青春期无排卵性功能失调性子宫出血的体温特点是

【例 2779】黄体功能不足的体温特点是

【例 2780】经产妇,38 岁。近半年经期 8～10 天,周期正常,经量多。妇科检查子宫前位,稍大,无压痛,双侧附件正常,基础体温双相。恰当的处理应是

A. 口服氯米芬

B. 人工周期疗法

C. 肌内注射 HMG

D. 经前 7 天肌内注射黄体酮

E. 月经干净后肌内注射黄体酮

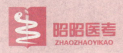

第2节 闭 经

【例2781】最常见的继发性闭经的类型是
A. 子宫性闭经
B. 卵巢性闭经
C. 垂体性闭经
D. 下丘脑性闭经
E. 原发性闭经

【例2782】希恩（Sheehan）综合征属于
A. 下丘脑性闭经
B. 精神性闭经
C. 子宫性闭经
D. 卵巢性闭经
E. 垂体性闭经

【例2783】下列疾病属于下丘脑性闭经的是
A. 颅咽管瘤
B. 空蝶鞍综合征
C. 子宫内膜炎
D. 卵巢早衰
E. Asherman综合征

【例2784】盆腔放射治疗后导致的闭经属于
A. 子宫性闭经
B. 卵巢性闭经
C. 垂体性闭经
D. 肾上腺性闭经
E. 下丘脑性闭经

【例2785】女，31岁，停经8个月。孕激素试验有出血，血FSH、LH正常。垂体兴奋试验LH不增高。诊断为继发性闭经。该患者最有可能的病变部位为
A. 甲状腺
B. 卵巢
C. 下丘脑
D. 垂体

E. 子宫

【例2786】女，30岁。7个月前孕48天行人工流产术，术后不来月经，雌、孕激素试验均阴性。闭经的原因应是
A. 卵巢性闭经
B. 垂体性闭经
C. 下丘脑性闭经
D. 子宫性闭经
E. 难以确定

【例2787】诊断子宫性闭经的依据是
A. 注射黄体酮有撤退性出血
B. 注射黄体酮无撤退性出血
C. 雌孕激素无撤退性出血
D. 雌孕激素有撤退性出血
E. 雌激素有撤退性出血

【例2788】由于卵巢功能衰竭引起卵巢性闭经，体内垂体促卵泡激素（FSH）水平应是
A. 增高
B. 降低
C. 波动很大
D. 持续下降
E. 测不出

【例2789】女性，20岁。继发性闭经9个月。检查卵巢不大。每天肌内注射黄体酮注射液20 mg，连用5天，停药后出现阴道流血。再静注Gn-RH 100 μg后45分钟，血LH值增高近3倍。本例闭经的病变部位应在
A. 下丘脑
B. 腺垂体
C. 卵巢
D. 子宫
E. 肾上腺

第3节 多囊卵巢综合征

（例2790～2791共用题干）
　　女，28岁，婚后5年未孕。月经稀发，肥胖，多毛。妇科检查：子宫未见异常，双侧卵巢稍大。基础体温单相。

【例2790】该患者最可能的诊断是
A. 无排卵性功能失调性子宫出血
B. 子宫内膜异位症
C. 生殖器结核
D. 卵巢早衰
E. 多囊卵巢综合征

【例2791】该患者促排卵治疗，需要注意防止的并发症是
A. 卵巢早衰
B. 肾功能损害
C. 肝损害
D. 卵泡黄素化未破裂综合征
E. 卵巢过度刺激综合征

【例2792】促进排卵药物不包括
A. 尿促性素
B. 氯米芬

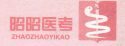

C. 绒促性素

D. 促卵泡激素

E. 孕激素

第 4 节　绝经综合征(暂无)

第 18 章　子宫内膜异位症和子宫腺肌病

第 1 节　子宫内膜异位症

【例 2793】子宫内膜异位症的好发部位是

A. 子宫内膜

B. 子宫阔韧带

C. 子宫圆韧带

D. 卵巢

E. 阴道

【例 2794】子宫内膜异位症最主要的临床特点是

A. 月经失调

B. 不孕症发生率高达 40%

C. 痛经和持续性下腹痛

D. 咯血

E. 腹痛、腹泻或便秘

【例 2795】女，28 岁，已婚未孕，进行性痛经。妇科检查：宫颈糜烂Ⅰ度，子宫正常大小，后倾，活动欠佳，附件增厚压痛，直肠子宫陷凹触及 2 个结节。最可能的诊断是

A. 盆腔结核

B. 子宫颈癌

C. 慢性盆腔炎

D. 子宫内膜异位症

E. 子宫肌瘤

【例 2796】子宫内膜异位症最主要的临床表现是

A. 经期第 1～2 天出现腹痛

B. 两侧下腹剧烈疼痛

C. 经期腹痛伴发热

D. 经期腹痛伴肛门坠胀感

E. 继发性痛经，进行性加重

【例 2797】女性，33 岁。继发性痛经 3 年。检查：子宫后倾，7.5 cm×7.0 cm 大小，质硬。本例不可能出现的临床表现为

A. 不孕

B. 性交疼痛

C. 经量过多

D. 经期延长

E. 月经稀发

【例 2798】子宫内膜异位症的典型症状是

A. 阴道不规则流血

B. 接触性出血

C. 阴道分泌物增多

D. 继发性痛经

E. 月经量增多

【例 2799】子宫内膜异位症的确诊依据是

A. 典型的病史

B. B 型超声检查

C. 血 CA125 升高

D. 病理组织学检查

E. 妇科检查

(例 2800～2801 共用选项)

A. 药物治疗

B. 保留生育功能手术

C. 根治性手术

D. 饮食注意

E. 无需处理

【例 2800】28 岁，未孕。继发性痛经 5 年，子宫右后方 7 cm 囊肿，按压有压痛。最佳的治疗方法是

【例 2801】43 岁，继发性痛经 6 年，子宫如妊娠 12 周大小。B 超检查，子宫肌层可见大小不等的结节，治疗方法应选择

(例 2802～2803 共用题干)

女，30 岁，进行性痛经 8 年，婚后 5 年未孕。妇科检查：子宫大小正常，后位，固定，盆底可触及多个痛性结节，右侧附件区触及直径约 6 cm 的囊性包块，不活动。左侧附件区组织略增厚。

【例 2802】首先考虑的诊断是

A. 盆腔结核

B. 原发性痛经

C. 慢性盆腔炎

D. 子宫内膜异位症

E. 卵巢肿瘤

【例 2803】首选的治疗方案是

A. 孕激素治疗

B. 手术治疗

C. 抗感染治疗

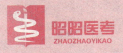
D. 抗结核治疗

E. 镇痛治疗

第2节　子宫腺肌病

【例2804】女，38岁。近1年来，月经量增多，经期延长，伴进行性痛经，且逐渐加重。体检示子宫质硬而有压痛。MRI示子宫均匀性增大。最有可能的诊断是

A. 子宫肌瘤

B. 多囊卵巢综合征

C. 痛经

D. 功能性子宫出血

E. 子宫腺肌病

【例2805】女，41岁。继发性痛经进行性加重1年。妇科检查子宫均匀增大，如2个月妊娠大小，质硬，有压痛，双侧附件正常。本例应诊断为

A. 子宫肥大症

B. 子宫肌瘤

C. 子宫内膜癌

D. 子宫腺肌病

E. 妊娠子宫

【例2806】女，38岁。人工流产术后2年出现痛经，进行性加重，需服用止痛药物。妇科检查：子宫后倾，如妊娠50天大小，呈球状，质硬，活动受限。B超检查示子宫肌层回声不均匀，局部有短线状增强。最可能的诊断是

A. 慢性盆腔炎

B. 子宫肌瘤

C. 子宫腺肌病

D. 子宫内膜炎

E. 盆腔结核

第19章　女性生殖器损伤性疾病

子宫脱垂

【例2807】子宫脱垂的主要原因是

A. 营养不良

B. 手术损伤

C. 分娩损伤

D. 慢性疾病

E. 过度负重

【例2808】子宫脱垂的主要原因是何韧带损伤

A. 阔韧带

B. 圆韧带

C. 宫骶韧带

D. 主韧带

E. 骨盆漏斗韧带

【例2809】女，56岁。阴道脱出肿物2年。妇科检查：阴道前壁膨出，宫颈光滑，用力时宫颈及部分宫体脱出阴道口外。该患者应诊断为阴道前壁膨出和子宫脱垂

A. Ⅰ度轻型

B. Ⅰ度重型

C. Ⅱ度轻型

D. Ⅱ度重型

E. Ⅳ度

（例2810～2811共用题干）

女性，46岁。主诉排便时阴道脱出一肿物。检查：用力时阴道前壁脱出，宫颈外口露于阴道口外。

【例2810】本例应诊断为

A. 阴道前壁脱出

B. 子宫脱垂Ⅰ度

C. 阴道后壁膨出

D. 子宫脱垂Ⅱ度重

E. 子宫脱垂Ⅱ度轻

【例2811】本例恰当的手术为

A. Manchester手术

B. 阴道前后壁修补术

C. 阴式子宫全切术

D. 阴式子宫全切术＋阴道前壁修补术

E. 经腹子宫全切术

【例2812】女，51岁，绝经5年。阴道脱出肿物。检查：宫颈及部分宫体脱出阴道口外。患者治疗应采取的方式是

A. 阴道前壁修补术

B. Manchester手术

C. 阴道纵隔形成术

D. 经阴道子宫全切及阴道前后壁修补术

E. 子宫悬吊术

【例2813】女，60岁。阴道脱出物3个月。查体：屏气用力时宫颈及部分宫体脱出阴道口外，宫颈前唇有一溃疡。首选的治疗是

A. 曼氏手术
B. 经阴道子宫全切除术
C. 阴道纵隔形成术
D. 子宫托
E. 腹腔镜圆韧带缩短术

【例2814】女，51岁。绝经2年，阴道脱出肿物1年。妇科检查：子宫体全部脱出阴道口外。适宜的处理方法为
A. 密切观察，暂不处理
B. Manchester手术
C. 阴道纵隔成形术
D. 使用子宫托
E. 经阴道子宫切除术

（例2815～2816共用题干）
女，60岁，G4P4。近2年来阴道脱出一肿物，逐渐增大。妇科检查：宫颈光滑，屏气用力后宫颈和部分宫体脱出阴道口外，子宫萎缩，双侧附件正常。

【例2815】对该患者子宫脱垂程度判断正确的是
A. Ⅰ度轻型
B. Ⅲ度
C. Ⅱ度轻型
D. Ⅰ度重型
E. Ⅱ度重型

【例2816】该患者适宜的治疗方法是
A. 放置子宫托
B. 经阴道子宫切除术
C. 阴道纵隔形成术
D. Manchester手术
E. 盆底肌肉锻炼

第20章　不孕症与辅助生殖技术

【例2817】诊断原发性不孕的依据为
A. 结婚2年，未避孕1年，未孕
B. 结婚2年，安全期避孕，未孕
C. 结婚3年，未避孕，自然流产后未孕
D. 结婚4年，避孕套避孕，近2年未避孕，未孕
E. 结婚4年，人工流产1年，近2年未避孕，未孕

【例2818】最常见的女性不孕因素是
A. 宫体因素
B. 精神因素
C. 阴道因素
D. 输卵管因素
E. 宫颈因素

【例2819】女性，32岁。结婚5年未孕。月经规律。妇科检查：子宫正常，双侧附件正常。男方精液检查正常。本例应首先进行
A. 阴道脱落细胞学检查
B. 输卵管通畅检查
C. 宫颈黏液结晶
D. 子宫内膜病理检查
E. 子宫输卵管造影

【例2820】不孕患者，检测排卵功能。对诊断关系不大的辅助检查方法为
A. B超检测卵巢排卵
B. 月经周期后半期宫颈黏液检查
C. 肾上腺功能检测
D. 基础体温测定
E. 月经周期前半期子宫内膜活检

【例2821】女，32岁。婚后3年不孕。患者平常月经规律，妇科检查未发现异常。内分泌检查正常。造影示双侧输卵管堵塞。适宜的辅助生殖技术是
A. 配子输卵管内移植
B. 胞浆内单精子注射
C. 植入前遗传学诊断技术
D. 体外受精与胚胎移植
E. 人工授精

第21章　计划生育

第1节　宫内节育器避孕

【例2822】宫内节育器的抗生育原理主要为
A. 抗孕激素
B. 抗雌激素
C. 抑制排卵
D. 阻碍受精
E. 干扰着床

（例2823～2824共用题干）
女，30岁，G2P1。既往月经规律，月经量少。

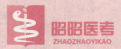

身体健康,要求长期采取避孕措施。

【例2823】首选的避孕方法是

A. 宫内节育器

B. 紧急避孕药

C. 安全期避孕

D. 长效口服避孕药

E. 外用杀精子剂

【例2824】该方法主要的避孕机制是

A. 影响受精卵着床

B. 阻止精子和卵子相遇

C. 抑制卵巢排卵

D. 改变宫颈黏液性状

E. 影响精子获能

【例2825】放置宫内节育环的时间是

A. 月经前3～7天

B. 月经后3～7天

C. 月经后1天

D. 月经前1天

E. 无时间限制

【例2826】放置宫内节育器应注意的事项不包括

A. 术后休息3日

B. 术后2周禁性交及盆浴

C. 术后月经来潮注意节育器有无脱落

D. 术后未见尾丝应行超声检查

E. 带铜节育器可放置5年

【例2827】宫内节育器取器适应证,错误的是

A. 带器妊娠者

B. 计划再生育者

C. 因不良反应治疗无效或出现并发症者

D. 放置期限已满要求更换者

E. 绝经2年者

【例2828】女,48岁。放置宫内节育器(IUD)10年,不规则阴道流血3个月。妇科检查:宫颈光滑。宫颈细胞学检查无异常。首选的处理方法是

A. 止血药治疗

B. 抗感染治疗

C. 取出IUD+诊断性刮宫术

D. 取出IUD+抗感染治疗

E. 人工周期治疗

【例2829】宫内节育器并发症不包括

A. 感染

B. 出血

C. 子宫穿孔

D. 腰酸

E. 闭经

第2节　甾体激素药物避孕

【例2830】药物避孕的机制不包括

A. 抑制排卵

B. 增加宫颈黏液黏稠度

C. 使内膜增生不良

D. 抑制精子获能

E. 阻止精子与卵子结合

【例2831】甾体激素药物避孕的机制不包括

A. 改变宫颈黏液性状

B. 改变子宫内膜形态与功能

C. 改变输卵管的功能

D. 抑制排卵

E. 杀精毒胚作用

【例2832】短效口服避孕药含

A. 雌激素

B. 孕激素

C. 雌激素+雄性激素

D. 孕激素+雄性激素

E. 雌激素+孕激素

【例2833】不属于短效口服避孕药禁忌证的是

A. 哺乳期

B. 慢性宫颈炎

C. 乳癌根治术后

D. 血栓性静脉炎

E. 乙型病毒性肝炎

【例2834】服用避孕药后有少量阴道流血,正确的处理方法是

A. 加服少量雌激素

B. 需立即停药

C. 加服少量孕激素

D. 加服少量雄激素

E. 加倍服药

【例2835】女,25岁。既往月经规律。现采用口服避孕药避孕。服药过程中,月经前半周期出现少量阴道流血。应加服的药物是

A. 甲羟黄体酮

B. 炔雌醇

C. 甲睾酮

D. 氨甲苯酸

E. 炔诺酮

【例2836】服用短效口服避孕药在前半周期出现阴道不规则流血。正确处理应选择

A. 停药

B. 用止血药

C. 减少避孕药量

D. 加服避孕药

E. 加服炔雌醇

【例2837】口服避孕药的不良反应**不包括**

A. 短期闭经

B. 体重增加

C. 卵巢肿瘤

D. 类早孕反应

E. 色素沉着

第3节　屏障避孕

【例2838】关于哺乳期避孕,正确的是

A. 不需要避孕

B. 应采用避孕药物

C. 最好使用工具避孕

D. 使用埋植避孕剂

E. 剖宫产术3个月放置IUD

第4节　其他避孕方法(暂无)

第5节　输卵管绝育术

【例2839】女,42岁。慢性肾炎3年,半年前因早孕行药物流产,现要求避孕指导。最正确的措施是

A. 安全期避孕

B. 口服短效避孕药

C. 皮下埋植避孕

D. 阴茎套避孕

E. 行输卵管结扎术

【例2840】女,43岁。G3P2,妊娠4个月。患风湿

性心脏病16年,心功能Ⅲ级。曾因风湿性心脏病行人工流产术4次。拟行中期剖宫取胎术。术后为防止再次妊娠,最佳的方法是

A. 避孕套

B. 宫内节育器

C. 短效口服避孕药

D. 长效口服避孕药

E. 输卵管绝育术

第6节　人工流产

【例2841】米非司酮终止早孕的机制是

A. 抗雌激素

B. 抑制子宫收缩

C. 抗孕激素

D. 抑制子宫胶原合成

E. 兴奋子宫肌

【例2842】人工流产的综合反应主要是由于

A. 机械刺激子宫或宫颈引起迷走神经反射

B. 精神过度紧张

C. 术中出血过多

D. 吸宫不全

E. 羊水栓塞

(例2843～2844共用题干)

女,32岁。停经56天,行人工流产负压吸宫

术时突然出现面色苍白,大汗淋漓。查体:BP 70/50 mmHg,P 60次/分。

【例2843】最有可能的诊断是

A. 子宫穿孔

B. 羊水栓塞

C. 空气栓塞

D. 人工流产综合征

E. 漏吸

【例2844】此时应暂停手术并给予

A. 阿托品

B. 异丙嗪

C. 氯丙嗪

D. 哌替啶

E. 哌替啶、异丙嗪

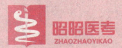
【例2845】女,27岁。妊娠7周行人工流产负压吸引术。术者突觉"无底"感,患者随即感觉下腹部剧烈疼痛,伴恶心。心率75次/分。首先应考虑的诊断是

A. 失血性休克

B. 流产不全

C. 羊水栓塞

D. 子宫穿孔

E. 人工流产综合反应

（例2846～2847 共用题干）

女,24岁。停经6周诊断为早孕,行人工流产术。吸宫后探宫腔发现探不到宫底,出血不多,自述心悸、轻度腹痛及恶心。

【例2846】该患者最可能的诊断是

A. 子宫畸形

B. 子宫穿孔

C. 人工流产综合反应

D. 羊水栓塞

E. 葡萄胎

【例2847】此时该患者首选的处理方法是

A. 吸氧,给予升压药

B. 继续手术,清空子宫

C. 暂停手术,密切观察病情

D. 静脉注射阿托品

E. 立即行剖腹探查术

第22章　妇女保健（暂无）

第十二篇　儿科疾病

学习导图

章 序	章 名	内 容	所占分数	
			执业医师	助理医师
1	儿科绪论	绪论	2 分	1 分
2	生长发育	小儿生长发育的一般规律	3 分	2 分
		体格生长常用指标		
		骨骼发育和牙齿发育		
		运动和语言发育		
3	儿童保健	儿童保健	2 分	1 分
4	营养和营养障碍性疾病	儿童营养基础	5 分	3 分
		婴儿喂养		
		维生素 D 缺乏性佝偻病		
		维生素 D 缺乏性手足搐搦症		
		蛋白质-能量营养不良		
		单纯性肥胖		
5	新生儿及新生儿营养性疾病	概述	6 分	3 分
		新生儿特点及护理		
		新生儿窒息		
		新生儿缺血缺氧性脑病		
		新生儿呼吸窘迫综合征		
		新生儿黄疸		
		新生儿溶血病		
		新生儿败血症		
		新生儿寒冷损伤综合征		
		新生儿坏死性小肠结肠炎		
6	遗传性疾病	21-三体综合征	3 分	2 分
		苯丙酮尿症		
7	风湿免疫性疾病	小儿免疫系统特点	2 分	1 分
		川崎病		
8	感染性疾病	常见出疹性疾病	4 分	2 分
		中毒型细菌性痢疾		
		传染性单核细胞增多症		

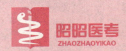
章 序	章 名	内 容	所占分数	
			执业医师	助理医师
9	结核病	概述	3 分	2 分
		原发型肺结核		
		结核性脑膜炎		
10	消化系统疾病	解剖生理特点	5 分	2 分
		先天性肥厚性幽门狭窄		
		先天性巨结肠		
		小儿腹泻病		
11	呼吸系统疾病	解剖生理特点	5 分	1 分
		急性上呼吸道感染		
		支气管哮喘		
		肺炎		
12	循环系统疾病	心血管系统生理特点	4 分	2 分
		先天性心脏病概述		
		房间隔缺损		
		室间隔缺损		
		动脉导管未闭		
		法洛四联症		
13	泌尿系统疾病	泌尿系统解剖生理特点	2 分	1 分
		儿童肾小球疾病的临床分类		
		急性肾小球肾炎		
		肾病综合征		
14	血液系统疾病	小儿造血及血象特点	2 分	1 分
		小儿贫血概述		
		缺铁性贫血		
		营养性巨幼红细胞性贫血		
15	神经系统疾病	小儿神经系统发育特点	3 分	1 分
		热性惊厥		
		化脓性脑膜炎		
16	内分泌系统疾病	先天性甲状腺功能减退症	1 分	1 分

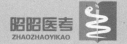

复习策略

儿科是执业医师资格考试中重要的考查内容,考题所占分数仅次于消化系统和女性生殖系统。儿科部分内容相对来说简单易懂,只需将考点记忆准确即可。如 1 岁幼儿的身高、体重的计算方法,3 岁幼儿需要注射的疫苗种类等。执业医师考试每年儿科考题所占的分数为 50～55 分,执业助理医师为 30～35 分。考点较为分散,每个部分均会考查,故须全面复习和掌握。

第 1 章　儿科绪论

【例 2848】我国现阶段采用的围生期是指

A. 从妊娠满 28 周至产后 6 周

B. 从妊娠满 28 周至产后 4 周

C. 从妊娠满 20 周至产后 1 周

D. 从妊娠满 28 周至产后 1 周

E. 从胚胎成形至产后 1 周

【例 2849】儿童死亡率最高的时期是

A. 新生儿期

B. 胎儿期

C. 婴儿期

D. 幼儿期

E. 围生期

【例 2850】新生儿的定义是指从出生到生后

A. 14 天内的婴儿

B. 28 天内的婴儿

C. 30 天内的婴儿

D. 32 天内的婴儿

E. 60 天内的婴儿

【例 2851】早期新生儿是指出生后

A. 10 天以内的新生儿

B. 15 天以内的新生儿

C. 1 天以内的新生儿

D. 3 天以内的新生儿

E. 7 天以内的新生儿

【例 2852】小儿生理性免疫功能低下的时期最主要是

A. 学龄期

B. 围生期

C. 婴儿期

D. 青春期

E. 幼儿期

【例 2853】下列属于婴儿期的是

A. 自出生后至满 1 周岁前

B. 从受精卵形成到胎儿出生

C. 自胎儿娩出、脐带结扎至 28 天

D. 自 1 周岁至满 3 周岁之前

E. 自 3 周岁至 6～7 周岁入小学前

【例 2854】小儿生长发育最迅速的时期是

A. 婴儿期

B. 幼儿期

C. 学龄前期

D. 学龄期

E. 青春期

【例 2855】关于小儿年龄分期,错误的是

A. 婴儿期是指自出生 28 天后到满 1 周岁

B. 胎儿期是指从受精卵开始至胎儿出生为止

C. 学龄前期是指 3 周岁后到 6～7 周岁入小学前

D. 新生儿期是指胎儿出生、脐带结扎至满 28 天

E. 幼儿期是指自 1 周岁至满 3 周岁前

【例 2856】智力发展的关键期在

A. 3 岁前

B. 4 岁前

C. 5 岁前

D. 6 岁前

E. 7 岁前

【例 2857】小儿体格发育的两个高峰期是

A. 青春期、学龄期

B. 学龄期、学龄前期

C. 青春期、幼儿期

D. 青春期、婴儿期

E. 学龄期、新生儿期

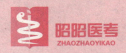
第2章 生长发育

第1节 生长发育的规律

【例2858】小儿出生以后发育先慢后快的系统是

A. 淋巴系统

B. 血液系统

C. 生殖系统

D. 神经系统

E. 内分泌系统

【例2859】关于小儿生长发育所遵循的一般规律错误的是

A. 由低级到高级

B. 由下到上

C. 由近到远

D. 由粗到细

E. 由简单到复杂

【例2860】小儿生长发育规律正确的是

A. 生长发育没有一定的规律

B. 各系统发育的速度不一致

C. 生长发育是量先增加后有质的变化

D. 青春期体格发育最快

E. 体格发育有绝对的正常值

第2节 体格生长

【例2861】最能反映近期营养状况的灵敏指标是

A. 身高

B. 体重

C. 头围

D. 胸围

E. 牙齿

【例2862】新生儿生理性体重下降发生在出生后

A. 第1周

B. 第2周

C. 第3周

D. 第4周

E. 第5周

【例2863】足月女婴母乳喂养，吸吮好，哺后安睡。生后4天体重下降7%。查体：反应好，面色红润，心肺（-）。体重下降最可能的原因是

A. 进乳量多，进水少

B. 进水多，进乳量少

C. 败血症

D. 呆小病

E. 生理性体重下降

【例2864】2岁到青春前期体重每年增加

A. 0.5 kg

B. 1 kg

C. 1.5 kg

D. 2 kg

E. 2.5 kg

【例2865】1～6岁小儿体重为

A. （月龄＋9）/2

B. 年龄×2＋8

C. 年龄×7－5

D. 年龄×6＋77

E. 年龄×5＋9

【例2866】一健康儿童体检结果身高110 cm，体重20 kg。该儿童的年龄可能是

A. 6岁

B. 7岁

C. 8岁

D. 9岁

E. 10岁

【例2867】一健康女婴，体重8 kg，身长68 cm，已能抓物，换手，独坐久，能发音。其符合的最早月龄是

A. 13～15个月

B. 11～12个月

C. 9～10个月

D. 4～6个月

E. 7～8个月

【例2868】2岁小儿身高

A. 65 cm

B. 75 cm

C. 87 cm

D. 95 cm

E. 100 cm

【例2869】一男婴营养状况良好，头围46 cm，前囟0.5 cm，身长75 cm。最可能的月龄是

A. 4个月

B. 8个月

C. 10个月

D. 6 个月

E. 12 个月

【例 2870】一小儿身长 76 cm,体重 9.5 kg,头围 46 cm,胸围 46 cm,出牙 6 颗。最可能的年龄是

A. 15 个月

B. 10 个月

C. 18 个月

D. 12 个月

E. 24 个月

【例 2871】生后第 1 年身高增长约

A. 35 cm

B. 32 cm

C. 30 cm

D. 27 cm

E. 25 cm

【例 2872】2～12 岁小儿平均身长(cm)的推算公式是

A. 年龄×7+75

B. 年龄×5+70

C. 年龄×6+77

D. 年龄×7+80

E. 年龄×9+80

【例 2873】正确测量头围的方法是

A. 将软尺绕头部一周测量最大周径

B. 将软尺紧贴头皮沿枕骨及眉弓绕头一周

C. 将软尺紧贴头皮沿枕骨结节最高点及眉弓一周

D. 将软尺紧贴头皮沿枕骨结节最高点及眉弓上缘一周

E. 以上都不是

【例 2874】出生时新生儿的头围约

A. 35 cm

B. 34 cm

C. 30 cm

D. 25 cm

E. 55 cm

【例 2875】3 个月龄婴儿的头围约是

A. 36 cm

B. 40 cm

C. 46 cm

D. 50 cm

E. 56 cm

【例 2876】1 周岁小儿的胸围应约为

A. 34 cm

B. 38 cm

C. 42 cm

D. 46 cm

E. 50 cm

【例 2877】小儿胸围与头围相等的年龄是

A. 6 个月

B. 8 个月

C. 10 个月

D. 1 岁

E. 2 岁

【例 2878】正常小儿后囟闭合的时间一般于生后

A. 3～5 周

B. 6～8 周

C. 9～11 周

D. 12～14 周

E. 15～18 周

【例 2879】前囟的正确测量方法是

A. 邻边中点连线

B. 邻角顶点连线

C. 对边中点连线

D. 周径长度

E. 对角定点连线

【例 2880】下列关于小儿运动发育顺序叙述错误的是

A. 1 个月能向一侧转头且会抬头

B. 6～7 个月能独坐片刻,两手支撑腋下

C. 12 个月能独立走路

D. 1 岁半至 2 岁会踢球,独立上下台阶

E. 2～3 岁能单脚站立片刻,迈过障碍物

【例 2881】小儿脊柱出现胸椎后突的时间是

A. 出生后 3 个月

B. 出生后 6 个月

C. 出生后 9 个月

D. 出生后 10 个月

E. 1 岁

【例 2882】小儿体重 8 kg,身长 68 cm,会抬头、独坐、爬,但不会站,萌牙 2 枚。为判断骨骼发育年龄,最有临床意义的 X 线拍片部位是

A. 膝部

B. 左手指

C. 左手掌

D. 踝部

E. 左手腕

【例 2883】一男婴,体重 7.5 kg,身长 66 cm,头围 44 cm,左腕骨骨化中心 2 个。此婴儿可能的月龄是

A. 4 个月

B. 5 个月

C. 6 个月

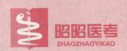

D. 8 个月

E. 12 个月

【例 2884】乳牙最晚于何时**出齐**

A. 1.5 岁

B. 2 岁

C. 2.5 岁

D. 3 岁

E. 3.5 岁

【例 2885】小儿乳牙**开始萌出**的时间最迟不超过生后

A. 8 个月

B. 10 个月

C. 13 个月

D. 14 个月

E. 16 个月

【例 2886】恒牙骨化**开始的年龄**是

A. 新生儿

B. 1 岁

C. 2 岁

D. 3 岁

E. 4 岁

【例 2887】小儿**语言发育三个阶段**的顺序是

A. 发音，理解，表达

B. 理解，表达，发音

C. 表达，理解，发音

D. 听觉，发音，理解

E. 模仿，表达，理解

【例 2888】小儿几岁时**能念儿歌**

A. 3 个月

B. 6 个月

C. 1 岁

D. 2 岁

E. 3 岁

【例 2889】女孩会用勺子吃饭，能双脚跳，**会翻书**，**会说 2～3 个字的短句**。最可能的年龄是

A. 2 岁

B. 4 岁

C. 1.5 岁

D. 3.5 岁

E. 3 岁

第 3 章　儿童保健

【例 2890】初种**麻疹减活疫苗**的时间是

A. 生后 2 个月

B. 生后 4 个月

C. 生后 6 个月

D. 生后 8 个月

E. 生后 10 个月

【例 2891】小儿**乙肝接种**的时间为

A. 0，1，6 月

B. 1，2，6 月

C. 2，4，6 月

D. 0，2，6 月

E. 0，3，6 月

【例 2892】我国规定 **1 岁**内必须完成的计划免疫是

A. 麻疹疫苗

B. 乙脑疫苗

C. 流脑疫苗

D. 流感疫苗

E. 甲型肝炎疫苗

【例 2893】**6 个月**的小儿应完成哪些计划免疫

A. 卡介苗、乙肝疫苗、脊髓灰质炎三价混合疫苗

B. 脊髓灰质炎三价混合疫苗、百白破混合制剂、麻疹疫苗

C. 卡介苗、乙肝疫苗、脊髓灰质炎三价混合疫苗、百白破混合制剂

D. 乙肝疫苗、脊髓灰质炎三价混合疫苗、百白破混合制剂

E. 卡介苗、脊髓灰质炎三价混合疫苗、百白破混合制剂

【例 2894】脊髓灰质炎疫苗**初种**的年龄是

A. 2 个月

B. 3 个月

C. 4 个月

D. 5 个月

E. 6 个月

【例 2895】婴儿接种**百白破**的基础免疫时间是产后

A. 第 3，4，5 个月

B. 第 4，5，6 个月

C. 第 5，6，7 个月

D. 第 2，3，4 个月

E. 第 1，2，3 个月

【例 2896】**新生儿期**计划免疫应接种的疫苗是

A. 骨髓灰质炎糖丸与百白破三联混合疫苗

B. 卡介苗与百白破三联混合疫苗

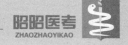

C. 卡介苗与乙肝疫苗

D. 乙肝疫苗与麻疹疫苗

E. 骨髓灰质炎糖丸与麻疹疫苗

（例 2897～2898 共用选项）

A. 2 个月

B. 3 个月

C. 8 个月

D. 1 个月

E. 生后 2～3 天

【例 2897】麻疹疫苗初种年龄是

【例 2898】百白破疫苗初种年龄是

第 4 章　营养和营养障碍性疾病

第 1 节　概　述

【例 2899】不属于婴儿总热量分配的是

A. 基础代谢

B. 生长发育

C. 食物特殊动力作用

D. 思维活动

E. 排泄损失

【例 2900】1 岁以内婴儿总能量每日每千克体重约需

A. 80 kcal

B. 90 kcal

C. 100 kcal

D. 110 kcal

E. 120 kcal

【例 2901】1 岁以内小儿的基础代谢量是

A. 44 kcal/(kg·d)

B. 30 kcal/(kg·d)

C. 25 kcal/(kg·d)

D. 40 kcal/(kg·d)

E. 55 kcal/(kg·d)

【例 2902】食物中每克碳水化合物、脂肪和蛋白质可供给的能量（kcal）分别为

A. 4,4,9

B. 9,4,4

C. 4,9,4

D. 4,9,9

E. 9,9,4

【例 2903】维持机体新陈代谢所必需的能量中，为小儿所特有的是

A. 基础代谢

B. 生长发育所需

C. 食物特殊动力作用

D. 活动所需

E. 排泄损失能量

【例 2904】小儿营养中最主要的能量来源是

A. 矿物质

B. 糖类

C. 脂类

D. 膳食纤维

E. 蛋白质

【例 2905】人工喂养的婴儿估计每日奶量的计算是根据

A. 能量需要量

B. 胃容量

C. 身高

D. 体表面积

E. 年龄

【例 2906】婴幼儿按供热能计算，三种产能营养素蛋白质、脂肪和糖类之间正确的比例是

A. 蛋白质占 20%，脂肪占 30%，糖类占 50%

B. 蛋白质占 25%，脂肪占 30%，糖类占 45%

C. 蛋白质占 20%，脂肪占 35%，糖类占 45%

D. 蛋白质占 25%，脂肪占 35%，糖类占 40%

E. 蛋白质占 15%，脂肪占 35%，糖类占 50%

【例 2907】小儿代谢旺盛，需水量较多，婴儿期每天每千克体重需水量是

A. 90 mL

B. 110 mL

C. 130 mL

D. 150 mL

E. 170 mL

第 2 节　婴儿喂养

【例 2908】与牛奶相比较，母乳的优点是

A. 蛋白质总量高

B. 饱和脂肪酸较多

C. 乳糖量多

D. 缓冲力大，对胃酸中和作用强

E. 含钙、磷高

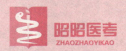
【例2909】关于母乳营养素的特点,下列哪项是错误的

A. 蛋白质生物价值高,且酪蛋白含量较少

B. 不饱和脂肪酸较多

C. 乳糖含量高,且以乙型乳糖为主

D. 维生素K含量较低

E. 含矿物质锌、铜、碘较低

【例2910】母乳喂养的优点应除了以下哪项

A. 三大物质比例适宜

B. 含很多抗感染物质

C. 钙磷的含量比例合适

D. 维生素D含量高

E. 容易消化吸收

【例2911】6个月婴儿不宜添加的食物是

A. 菜泥

B. 水果泥

C. 配方奶

D. 肉末

E. 米粉

（例2912～2914共用题干）

A. 出生后10～12个月

B. 出生后2个月

C. 出生后4～6个月

D. 出生后7～9个月

E. 出生后2周

【例2912】足月儿开始添加维生素D的时间是

【例2913】足月儿开始添加米粉的时间是

【例2914】足月儿开始添加肉末、菜末的时间是

第3节　维生素D缺乏性佝偻病

【例2915】男婴,8个月。自幼人工喂养,未补充维生素D制剂。近来出现多汗、烦躁、夜惊。查体:方颅,出牙延迟,肋骨串珠样改变,诊断为佝偻病活动期。发病机制下列哪项是错误的

A. 尿磷排出增加

B. 血中钙磷乘积降低

C. 维生素D缺乏

D. 钙磷经肠道吸收减少

E. 甲状腺代偿功能不足

【例2916】维生素D缺乏性佝偻病活动早期的临床表现是

A. 神经、精神症状

B. 全身肌肉松弛

C. 腕关节畸形

D. 出牙延迟

E. 颅骨软化

【例2917】佝偻病颅骨软化多发生于

A. 1～3个月

B. 3～6个月

C. 6～9个月

D. 6～12个月

E. 12个月以上

【例2918】维生素D缺乏性佝偻病最早出现的骨骼改变是

A. 方颅

B. 肋骨串珠

C. 肋膈沟

D. 鸡胸或漏斗胸

E. 颅骨软化

【例2919】以颅骨软化为主要表现属于佝偻病的哪一期

A. 初期

B. 早期

C. 恢复期

D. 后遗症期

E. 激期

（例2920～2921共用选项）

A. 颅骨软化

B. 出牙延迟

C. 方颅

D. 前囟增大

E. 胸廓畸形

【例2920】佝偻病患儿3～6个月时出现

【例2921】佝偻病患儿7～8个月时出现

【例2922】6个月女婴。冬季出生。单纯牛奶喂养,未添加辅食。近半个月来较烦躁,夜哭闹不安,多汗。体检:体重7 kg,有颅骨软化。最可能的诊断是

A. 营养不良

B. 亚临床维生素A缺乏症

C. 维生素D缺乏性佝偻病

D. 婴儿肠痉挛

E. 以上都不是

【例2923】女婴,4个月。烦躁、多汗半个月,夜间哭闹不安。冬季出生,足月顺产,单纯牛奶喂养,未添加辅食。查体:体重6 kg,有颅骨软化。最可能的诊断是

A. 维生素A缺乏症

B. 维生素D缺乏性佝偻病

C. 蛋白质-能量营养不良

D. 维生素D缺乏性手足搐搦症

E. 缺铁性贫血

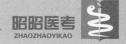

【例2924】维生素D缺乏性佝偻病后遗症期的临床特征是
A. 骨骼畸形
B. 长骨干骺端异常
C. 血磷、钙降低
D. 血碱性磷酸酶升高
E. 易激惹、烦闹、多汗

【例2925】维生素D缺乏性佝偻病可靠的早期诊断指标是
A. 血钙降低
B. 血磷降低
C. 血镁降低
D. 血1,25-$(OH)_2$-D_3降低
E. 血碱性磷酸酶增高

【例2926】男婴,6个月。平时多汗,有夜惊,枕秃明显,易激惹,烦躁,睡眠不安。早期诊断最可靠的指标是
A. 血1,25-$(OH)_2$-D_3下降
B. 血25-(OH)-D_3升高
C. 维生素C
D. 血清钙、磷降低
E. 骨密度

【例2927】维生素D缺乏性佝偻病激期血生化的特点是
A. 血清钙正常,血清磷降低,碱性磷酸酶降低
B. 血清钙降低,血清磷降低,碱性磷酸酶增高
C. 血清钙降低,血清磷正常,碱性磷酸酶增高
D. 血清钙降低,血清磷增高,碱性磷酸酶降低
E. 血清钙正常,血清磷降低,碱性磷酸酶增高

【例2928】为预防营养性维生素D缺乏性佝偻病,小儿每天口服维生素D的剂量是
A. 1 600～2 000 IU
B. 400～800 IU

C. 1 300～1 500 IU
D. 200～300 IU
E. 900～1 200 IU

【例2929】维生素D缺乏性佝偻病不正确的预防措施是
A. 适当多晒太阳
B. 提倡母乳喂养
C. 孕母补充维生素D及钙剂
D. 及时添加辅食
E. 早产儿2个月开始补充维生素D

(例2930～2931 共用题干)
　　6个月男婴,人工喂养。平时易惊、多汗、睡眠少。近2天来咳嗽、低热,今晨突然双眼凝视,手足抽动。查体:枕后有乒乓球感。

【例2930】患儿最可能是
A. 血糖降低
B. 血清钙降低
C. 血清镁降低
D. 血清钠降低
E. 脑脊液细胞数增多

【例2931】止抽后的处理是
A. 静脉滴注钙剂
B. 供给氧气
C. 肌内注射呋塞米
D. 肌内注射维生素B
E. 静脉滴注葡萄糖溶液

【例2932】关于维生素D缺乏性佝偻病的预防措施不正确的是
A. 及时添加辅食
B. 生后2周即应补充维生素D
C. 提倡母乳喂养
D. 增加户外活动
E. 每日补充维生素D 1 000 IU

第4节　维生素D缺乏性手足搐搦症

【例2933】维生素D缺乏性手足搐搦症的发病机制主要是
A. 甲状腺反应迟钝
B. 甲状旁腺反应迟钝
C. 脑垂体反应迟钝
D. 肾上腺皮质反应迟钝
E. 肾上腺髓质反应迟钝

【例2934】有关维生素D缺乏性手足搐搦症的论述,错误的是
A. 因缺乏维生素D所致
B. 神经肌肉兴奋性增高
C. 出现惊厥时,血钙离子低于1.25 mmol/L

D. 甲状旁腺反应迟钝
E. 血磷基本正常

【例2935】维生素D缺乏性手足搐搦症的隐性体征是
A. 巴宾斯基征
B. 布鲁辛基征
C. 面神经征
D. Kernig 征
E. 踝阵挛

【例2936】疑为维生素D缺乏性手足搐搦症患儿做陶瑟征检查。袖带的压力应维持在
A. 舒张压以下

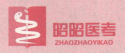

B. 收缩压与舒张压之间

C. 收缩压以下

D. 舒张压以上

E. 收缩压以上

【例2937】患儿男，2岁。因间断性四肢抽搐就医。1天内无热惊厥发作十数次。脑电图无异常，发作后神志清醒，无神经系统症状。查体可见"鸡胸样"畸形和"O"型腿。实验室检查示血钙1.45 mmol/L，血镁、尿镁无常。最有可能的诊断是

A. 维生素D缺乏性手足抽搐症

B. 低血糖症

C. 低镁血症

D. 婴儿痉挛症

E. 原发性甲状旁腺功能减退

（例2938～2939共用题干）

男婴4个月，冬季出生。近2天经常出现面部、四肢抽动，双眼上翻每次持续数10秒，1天发作数次，可自然缓解，发作后玩耍如常。体温正常。母孕期有腿部抽筋病史。

【例2938】该患儿最可能的诊断是

A. 婴儿痉挛症

B. 低血糖症

C. 维生素D缺乏性手足搐搦症

D. 低血镁症

E. 甲状旁腺功能减低症

【例2939】就诊过程中该患儿突然出现吸气困难，口唇青紫。错误的处理是

A. 静脉注射地西泮

B. 吸氧

C. 缓慢静脉注射葡萄糖酸钙

D. 肌内注射维生素D

E. 保持呼吸道通畅

【例2940】维生素D缺乏性手足抽搐症发生惊厥时，除给氧和保持呼吸道通畅外，应立即采取的措施是

A. 肌内注射维生素D

B. 静脉补充钙剂

C. 肌内注射硫酸镁

D. 静脉注射或肌内注射地西泮

E. 静脉滴注甘露醇

第5节 蛋白质-能量营养不良

【例2941】儿童蛋白质-能量营养不良的诱发因素中，最常见的疾病是

A. 长期发热

B. 急、慢性传染病

C. 恶性肿瘤

D. 肠道寄生虫病

E. 消化系统疾病或先天畸形

【例2942】小儿蛋白质-能量营养不良最早期的临床表现是

A. 体重减轻

B. 皮下脂肪消失

C. 体重不增

D. 肌肉松弛

E. 身高增长停滞

【例2943】患儿，1.5岁。因食欲差，母乳少，以米糊、稀饭喂养，未添加其他辅食，诊断为营养不良。最先出现的症状是

A. 身长低于正常

B. 体重不增

C. 皮肤干燥

D. 皮下脂肪减少

E. 肌张力低下

【例2944】蛋白质能量营养不良患儿皮下脂肪逐渐减少或消失，其最后消失的部位是

A. 腹部

B. 臀部

C. 四肢

D. 面颊

E. 躯干

【例2945】4岁男孩，身高90 cm，体重11 kg，皮肤较松弛，腹部皮下脂肪约0.3 cm。该小儿的营养状况属于

A. 正常

B. 轻度营养不良

C. 中度营养不良

D. 重度营养不良

E. 极重度营养不良

【例2946】女，7个月，体重5.5 kg。母乳喂养，量少，未加辅食。体检：神志清，精神可，稍苍白，腹部皮下脂肪0.5 cm，肌肉稍松弛。可能的诊断是

A. 正常儿

B. Ⅰ度营养不良

C. Ⅱ度营养不良

D. Ⅲ度营养不良

E. 佝偻病

【例2947】男婴，6个月。足月顺产，人工喂养。查体：体重5.4 kg，身长66 cm，前囟未闭，未出牙，

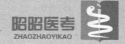

皮肤干燥,腹部皮下脂肪厚度 0.6 cm,心肺未见异常。最可能的诊断是

A. 重度营养不良消瘦型

B. 中度营养不良

C. 轻度营养不良

D. 重度营养不良水肿型

E. 正常婴儿

【例 2948】蛋白质-能量营养不良常见并发的维生素缺乏是

A. 维生素 A

B. 维生素 B_1

C. 维生素 C

D. 维生素 D

E. 维生素 E

【例 2949】不属于蛋白质-能量营养不良常见并发症的是

A. 维生素 A 缺乏症

B. 呼吸道感染

C. 腹泻病

D. 佝偻病

E. 缺铁性贫血

(例 2950~2952 共用题干)

女,2 岁。自幼牛乳喂养,未按要求添加辅食,有时腹泻,逐渐消瘦。体检:身高 80 cm,体重 7 000 g,皮下脂肪减少,腹壁皮下脂肪厚度 < 0.4 cm,皮肤干燥、苍白,肌张力明显减低,肌肉松弛,脉搏缓慢,心音较低钝。

【例 2950】此患儿目前最可能的主要诊断应是

A. 营养性缺铁性贫血

B. 先天性甲状腺功能减退症

C. 营养不良

D. 婴幼儿腹泻

E. 心功能不全

【例 2951】假设此患儿清晨突然面色苍白、神志不清、体温不升、呼吸暂停。首先应考虑最可能的原因是

A. 急性心力衰竭

B. 低钾血症引起的呼吸肌麻痹

C. 重度脱水伴休克

D. 钙血症引起的喉痉挛

E. 自发性低血糖

【例 2952】该情况下,除立即给氧外,首先应采取的紧急抢救措施为

A. 给予呼吸兴奋剂

B. 输液纠正脱水

C. 立即测血糖,静注高渗葡萄糖

D. 立即测血钙,补充钙剂

E. 立即给强心剂治疗

【例 2953】重度蛋白质-能量营养不良患儿,夜间睡眠中突然昏迷、死亡。最常见的原因是

A. 窒息

B. 低血容量休克

C. 败血症并急性化脓性脑膜炎

D. 心力衰竭

E. 自发性低血糖发作

第 6 节　单纯性肥胖(助理医师不要求)(暂无)

第 5 章　新生儿及新生儿营养性疾病

第 1 节　新生儿概述

(例 2954~2955 共用选项)

A. 25~37 周

B. 26~37 周

C. 27~38 周

D. 28~37 周

E. ≥42 周

【例 2954】早产儿的胎龄应是

【例 2955】过期儿的胎龄是

【例 2956】正常足月儿的出生体重是

A. <1 000 g

B. >1 000 g

C. >1 500 g

D. >2 000 g

E. >2 500 g

【例 2957】正常足月儿的皮肤外观特点是

A. 肤色苍白,皮下脂肪丰满

B. 肤色稍黄,皮下脂肪少

C. 肤色红润,皮下脂肪少

D. 肤色红润,皮下脂肪丰满

E. 肤色稍黄,毳毛少

【例 2958】早产儿指甲外观特点是

A. 指甲硬

273

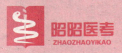

B. 反甲

C. 甲面多白纹

D. 指甲未达指尖

E. 指甲超过指尖

【例 2959】早产儿外生殖器特点是

A. 男婴睾丸已降

B. 男婴阴囊皱褶少

C. 女婴小阴唇被覆盖

D. 女婴阴蒂被覆盖

E. 女婴大阴唇发育好

【例 2960】早产儿因肺泡表面活性物质缺乏，易患的疾病是

A. 新生儿肺炎

B. 晚期代谢性酸中毒

C. 湿肺

D. 新生儿窒息

E. 肺透明膜病

（例 2961～2962 共用选项）

A. 25 周

B. 28 周

C. 30 周

D. 35 周

E. 40 周

【例 2961】羊水内出现肺泡表面活性物质的时间是

【例 2962】羊水内肺泡表面活性物质迅速增加的时间是

【例 2963】足月儿生后第 1 小时内呼吸频率是

A. 20～30 次/分

B. 40～50 次/分

C. 60～80 次/分

D. 90～100 次/分

E. 100～110 次/分

【例 2964】关于新生儿呼吸系统生理特点的描述，正确的是

A. 肺泡表面活性物质至 28 周时迅速增加

B. 肺泡表面活性物质是由肺泡 I 型上皮细胞产生的

C. 湿肺是由肺部感染、炎性渗出造成的

D. 足月儿生后第 1 小时呼吸频率可达 80～

90 次/分，伴呻吟、发绀

E. 早产儿呼吸不规则，易出现呼吸暂停

【例 2965】新生儿开始排便的时间常为生后

A. 24 小时

B. 36 小时

C. 48 小时

D. 60 小时

E. 72 小时

【例 2966】白细胞分类中中性粒细胞与淋巴细胞的比例大致相等的时间是

A. 生后 2～4 天及 2～4 个月

B. 生后 4～6 个月及 4～6 岁

C. 生后 4～6 个月及 6～8 岁

D. 生后 4～6 天及 4～6 个月

E. 生后 4～6 天及 4～6 岁

【例 2967】出生时可以存在，之后逐渐消失的反射是

A. 吞咽反射

B. 提睾反射

C. 角膜反射

D. 拥抱反射

E. 腹壁反射

（例 2968～2969 共用选项）

A. 35 ℃

B. 34 ℃

C. 33 ℃

D. 32 ℃

E. 31 ℃

【例 2968】婴儿，出生体重 1.5 kg，生后 3 天体温不升，需置暖箱，该暖箱适宜的温度是

【例 2969】婴儿，出生体重 1.0 kg，生后 5 天体温不升，需置暖箱，该暖箱适宜的温度是

【例 2970】35 周婴儿，出生体重 2 kg，生后体温不升，需放置暖箱，暖箱的正确相对湿度是

A. 80%

B. 10%

C. 60%

D. 70%

E. 40%

第 2 节　新生儿窒息

【例 2971】Apgar 评分的五项指标包括

A. 心率、呼吸、皮肤颜色、肌张力、对刺激的反应

B. 心率、呼吸、对刺激的反应、哭声、皮肤颜色

C. 心率、肌张力、对刺激的反应、反射、皮肤颜色

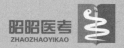

D. 心率、意识、肌张力、对刺激的反应、皮肤颜色

E. 心率、肌张力、对刺激的反应、体温、皮肤颜色

【例2972】对新生儿窒息进行 Apgar 评分的指标不包括

A. 呼吸

B. 心率

C. 体温

D. 皮肤颜色

E. 肌张力

【例2973】女，妊娠38周。因胎心减慢行剖宫产，羊水黄绿色。出生时患儿无呼吸，四肢青紫。此时应立即采取的首要复苏措施是

A. 复苏器加压给氧

B. 胸外心脏按压

C. 气管插管

D. 静脉滴注多巴胺

E. 吸净口、咽及鼻部黏膜异物

第3节　新生儿缺氧缺血性脑病

【例2974】新生儿缺氧缺血性脑病的主要病因是

A. 窒息

B. 宫内感染

C. 肺泡表面活性物质缺乏

D. 吸入羊水

E. 体温过低

【例2975】女婴，生后1天，足月产。出生1分钟 Apgar 评分3分。查体：P 90次/分，R 30次/分，嗜睡，面色微绀，前囟饱满，心音低钝，四肢肌张力减低，拥抱反射消失。最可能的诊断是

A. 胎粪吸入综合征

B. 新生儿败血症

C. 新生儿低血糖

D. 新生儿缺氧缺血性脑病

E. 新生儿肺透明膜病

【例2976】中度缺氧缺血性脑病的临床表现是

A. 出生24小时内症状最明显

B. 淡漠与激惹更替

C. 肌张力增加

D. 瞳孔扩大

E. 出现惊厥，肌阵挛

【例2977】足月婴儿出生时全身皮肤青紫，Apgar 评分为3分。查体：昏迷，反射消失，肌张力低下，心率慢，呼吸不规则，诊断为缺氧缺血性脑病。临床分度为

A. 极轻度

B. 轻度

C. 中度

D. 重度

E. 极重度

【例2978】女婴，生后2天。嗜睡1天来诊。足月产，有窒息史。查体：R 30次/分，面色发绀，前囟饱满、紧张，心率90次/分。心音低钝，四肢肌张力差，拥抱反射消失。最可能的诊断是

A. 新生儿低血糖

B. 新生儿缺血缺氧性脑病

C. 新生儿肺透明膜病

D. 胎粪吸入综合征

E. 新生儿湿肺

【例2979】有助于确定新生儿缺氧缺血性脑病损害严重程度和判断预后的检查首选

A. 脑氢质子磁共振波谱

B. 头颅CT

C. 头颅MRI

D. 脑电图

E. 颅脑超声检查

【例2980】新生儿缺氧缺血性脑病时发生惊厥，首选的药物是

A. 甘露醇

B. 地塞米松

C. 苯巴比妥

D. 苯妥英钠

E. 呋塞米

【例2981】足月女婴，自然分娩，出生体重3 kg。娩出时 Apgar 评分4分，抢救10分钟后评分9分。出生后2小时出现凝视、哭声单调，继而全身抽搐，肌张力偏高。为控制惊厥应首先采用

A. 肌内注射呋塞米

B. 肌内注射地塞米松

C. 静脉注射甘露醇

D. 静脉注射苯巴比妥钠

E. 肌内注射维生素 K

第4节　新生儿呼吸窘迫综合征(助理医师不要求)(暂无)

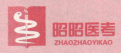

第 5 节　新生儿黄疸

【例 2982】不符合新生儿生理性黄疸原因的是
A. 红细胞的寿命
B. 红细胞数量多
C. 红细胞内酶发育不成熟
D. 肠道内正常菌群尚未建立
E. 肝功能不成熟

【例 2983】男婴，7 天。生后第 3 天面部出现黄染，逐渐加重。胎龄 38 周，出生体重 3.2 kg，母乳喂养，一般情况好。实验室检查：Hb 152 g/L，血清总胆红素 171 μmol/L，直接胆红素 3.4 μmol/L。首先考虑的诊断为
A. 新生儿生理性黄疸
B. 新生儿溶血病
C. 新生儿败血症
D. 新生儿母乳性黄疸
E. 新生儿肝炎

【例 2984】母乳性黄疸的特点下列哪项是错误的
A. 多于生后 3～8 天出现黄疸
B. 1～3 周达高峰
C. 胆红素在停止哺乳 24～72 小时后即下降
D. 食欲差，体重不增
E. 继续哺乳 1～3 个月胆红素降至正常

【例 2985】新生儿病理性黄疸的特点是
A. 生后 24 小时内出现黄疸
B. 足月儿 2 周内消退
C. 早产儿 3～4 周内消退
D. 血清胆红素 8～10 mg/dL
E. 血清结合胆红素 1 mg/dL 左右

【例 2986】新生儿生理性黄疸的特点是
A. 发生于所有的足月儿
B. 生后即出现黄疸
C. 4 周后黄疸消退
D. 一般情况差
E. 血清胆红素＜205.2 μmol/L

第 6 节　新生儿溶血病（助理医师不要求）

【例 2987】可能发生新生儿 ABO 溶血病的是
A. 母亲为 AB 型，婴儿为 A 型
B. 母亲为 AB 型，婴儿为 B 型
C. 母亲为 AB 型，婴儿为 AB 型
D. 母亲为 A 型，婴儿为 O 型
E. 母亲为 O 型，婴儿为 A 或 B 型

【例 2988】新生儿溶血病中，最常见的是
A. RhD 溶血病
B. RhE 溶血病
C. 其他 Rh 溶血病
D. ABO 溶血病
E. G—6—PD 缺乏症

【例 2989】男婴，生后 2 天，第 1 胎，足月顺产。出生 15 小时发现皮肤黄染，吃奶好。体检：反应好，皮肤巩膜中度黄染，肝肋下 2 cm，子血型"B"，母血型"O"，血清胆红素 257 μmol/L。最可能的诊断为
A. 新生儿肝炎
B. 败血症
C. 新生儿 ABO 溶血病
D. 新生儿 Rh 溶血病
E. 胆道闭锁

【例 2990】男婴生后 20 小时出现黄疸，母亲血型为 O 型。有确诊意义的检查是
A. 胆红素测定
B. 血清游离抗体测定

C. 抗体释放试验
D. 网织红细胞计数
E. 血型测定

【例 2991】新生儿溶血疾病换血治疗的指征是血清胆红素在足月儿至少应大于
A. 10 mg/dL
B. 15 mg/dL
C. 20 mg/dL
D. 25 mg/dL
E. 30 mg/dL

【例 2992】下列不属于新生儿黄疸需要换血的指征是
A. 总胆红素达 342 μmol/L
B. 产前已明确诊断，出生时脐血总胆红素大于 68 μmol/L
C. 出生 12 小时内胆红素每小时上升大于 12 μmol/L
D. 已有胆红素脑病的早期表现
E. 血清总胆红素小于 40 μmol/L

【例 2993】男婴，其母 G2P1，足月顺产，生后 10 小时出现黄疸，血红素为 306 μmol/L。患儿可能的诊断是
A. ABO 溶血病
B. Rh 溶血病
C. 生理性黄疸
D. 败血症

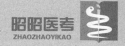

E. 胆道闭锁

（例 2994～2996 共用题干）

男婴，3 天。黄疸程度加重 2 天，足月儿母乳喂养。母亲血型为 O 型、Rh 阳性，父亲血型为 AB 型、Rh 阳性。实验室检查：TBiL 289 μmol/L。

【例 2994】为确诊最有效的检查是

A. 血培养

B. 肝功能

C. 改良直接抗人球蛋白试验

D. 血型测定

E. 血涂片查红细胞形态

【例 2995】最可能的诊断是

A. 新生儿败血症

B. 新生儿肝炎综合征

C. 新生儿母乳性黄疸

D. Rh 血型不合溶血病

E. ABO 血型不合溶血病

【例 2996】应采取的治疗措施首选是

A. 使用抗生素

B. 光疗

C. 口服苯巴比妥

D. 输注白蛋白

E. 换血疗法

【例 2997】新生儿胆红素脑病早期的主要临床特征是

A. 体温升高、体重减轻

B. 呼吸困难、发绀明显

C. 肢体痉挛、角弓反张

D. 前囟隆起、骨缝分离

E. 拒乳、嗜睡、肌张力低

第 7 节 新生儿败血症

【例 2998】新生儿败血症最常见的病原菌是

A. 大肠埃希菌

B. 铜绿假单胞菌

C. 链球菌

D. 念珠菌

E. 葡萄球菌

【例 2999】早发型新生儿败血症的感染途径最常见的是

A. 母亲垂直传播感染胎儿

B. 胎膜早破

C. 产时胎儿通过产道时吸入污染的分泌物

D. 脐带感染

E. 皮肤感染

【例 3000】关于新生儿败血症，错误的是

A. 临床表现常不典型

B. 可出现黄疸

C. 可伴肝脾肿大

D. 可并发脑膜炎

E. 均有高热

【例 3001】新生儿败血症的早期临床特点是

A. 发热

B. 体重不增

C. 不哭懒动

D. 食欲减退

E. 缺乏特异性症状

【例 3002】男婴 5 天，出生时正常。不吃、不哭、体温不升 1 天，嗜睡。查体：反应差，皮肤轻度黄染，并有花纹，呼吸急促。该婴儿的可能诊断是

A. 新生儿黄疸

B. 新生儿溶血病

C. 新生儿败血症

D. 新生儿窒息

E. 新生儿缺氧缺血性脑病

【例 3003】导致新生儿胆红素生成过多的疾病是

A. 新生儿败血症

B. 先天性甲状腺功能减退症

C. 先天性胆道闭锁

D. 新生儿窒息

E. 胆汁黏稠综合征

【例 3004】男婴 12 天。拒奶、少动、体温不升 10 小时急诊入院。查体：重病容，面色苍白，前囟平，颈软，心音低钝，双肺未闻及啰音，腹胀，肝右肋下 3.5 cm。脐有少许分泌物。实验室检查：血 WBC 5.0×10^9/L，N 0.70，L 0.30。最可能的诊断是

A. 新生儿寒冷损伤综合征

B. 新生儿化脓性脑膜炎

C. 新生儿肺炎

D. 新生儿颅内出血

E. 新生儿败血症

【例 3005】确诊新生儿败血症最有意义的检查是

A. 血 CRP

B. 血常规

C. 分泌物涂片革兰氏染色

D. 免疫功能测定

E. 血培养

【例 3006】新生儿败血症的主要治疗药物是

A. 碳酸氢钠

B. 地塞米松

C. 苯巴比妥

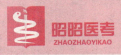
D. 头孢他啶

E. 地高辛

第8节　新生儿坏死性小肠结肠炎（助理不要求）

【例3007】新生儿坏死性小肠结肠炎最常见的病因是

A. 寒冷

B. 溶血

C. 未按时添加辅食

D. 早产

E. 双胎或多胎

【例3008】新生儿坏死性小肠结肠炎早期常见的临床表现是

A. 呕吐物不含胆汁

B. 过期产儿多见

C. 腹胀、呕吐、血便

D. 大便呈蛋花汤样

E. 多无感染中毒症状

【例3009】对于新生儿坏死性小肠结肠炎最有意义的辅助检查是

A. 腹部B超

B. 粪培养

C. 粪常规

D. 血培养

E. 腹部X线平片

【例3010】确诊新生儿坏死性小肠结肠炎的腹部X线检查的依据是

A. 肠壁僵硬

B. 门静脉积气及肠壁积气

C. 肠间隙明显增宽

D. 肠间隙明显变窄

E. 肠曲形态不规则

【例3011】新生儿坏死性小肠结肠炎的手术指征患儿出现

A. 黄疸

B. 体温不升

C. 神志萎靡

D. 酸中毒

E. 肠穿孔

第6章　遗传性疾病

第1节　21-三体综合征

【例3012】21-三体综合征的特点不包括

A. 眼裂小，眼距宽

B. 张口伸舌，流涎多

C. 皮肤粗糙增厚

D. 常合并先天性畸形

E. 精神运动发育迟缓

【例3013】2岁，女孩。智能低下，发育落后，表情呆滞，眼距宽，眼裂小，鼻梁低，口半张，舌伸出口外，皮肤细嫩，肌张力低下，右侧通贯手。最可能的诊断为

A. 21-三体综合征

B. 软骨发育不良

C. 先天性甲状腺功能减退症

D. 佝偻病

E. 苯丙酮尿症

【例3014】男孩，5岁。因生长和智力发育落后就诊。查体：身材矮小，头围小，眼距宽，鼻梁低，外耳小，通贯手，心脏听诊有杂音。为明确诊断最合适的检查是

A. 智力测定

B. 血清T_3、T_4检测

C. 头颅CT

D. 超声心动图检查

E. 染色体核型分析

【例3015】女孩，2岁。生长发育迟缓，智力发育落后。查体：眼裂小、眼外眦上斜、眼距宽、外耳小、鼻梁低平，皮肤细腻。为明确诊断首选的检查是

A. 尿三氯化铁试验

B. 尿蝶呤分析

C. 血T_3、T_4、TSH测定

D. 骨龄测定

E. 染色体核型分析

【例3016】先天愚型最具有诊断价值的是

A. 骨骼X线检查

B. 染色体检查

C. 血清T_3、T_4检查

D. 智力低下

E. 特殊面容，通贯手

【例3017】21-三体综合征患儿染色体核型的标准

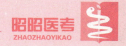

型是

A. 47,XX(XY),＋21

B. 47,XX(XY),＋21/46,XX(XY)

C. 46,XX(XY),－14,＋t(14q21q)

D. 46,XX(XY),－21,＋t(21q21q)

E. 46,XX(XY),－22,＋t(21q22q)

第2节　苯丙酮尿症

【例3018】苯丙酮尿症的遗传形式为

A. 常染色体显性遗传

B. 常染色体隐性遗传

C. X连锁显性遗传

D. X连锁隐性遗传

E. X连锁不完全显性遗传

【例3019】非典型PKU所缺乏的酶不包括

A. 苯丙氨酸羟化酶

B. 鸟苷三磷酸环化水合酶

C. 6-丙酮酰四氢蝶呤合成酶

D. 二氢生物蝶呤还原酶

E. 四氢生物蝶呤

【例3020】非典型苯丙酮尿症是由于缺乏

A. 酪氨酸

B. 苯丙氨酸羟化酶

C. 多巴胺

D. 5-羟色胺

E. 四氢生物蝶呤

【例3021】导致苯丙酮尿症发病的苯丙氨酸羟化酶缺乏的部位是

A. 肝细胞

B. 脑细胞

C. 甲状腺

D. 血细胞

E. 肾组织

【例3022】患儿,男,3岁。生后半年发现智能落后,近半年反复惊厥,且尿有鼠尿臭味。体检:目光呆滞,毛发棕黄,心脏正常,四肢肌张力高,膝反射亢进,尿三氯化铁试验阳性。可能的诊断是

A. 苯丙酮尿症

B. 半乳糖血症

C. 高精氨酸血症

D. 组氨酸血症

E. 肝糖原累积症

【例3023】患儿,女,2岁。头发稀黄,皮肤白嫩,头不能竖起,间断抽搐,尿有鼠尿臭味。该患儿的诊断是

A. 先天愚型

B. 呆小病

C. 先天性脑发育不全

D. 苯丙酮尿症

E. 脑性瘫痪

【例3024】苯丙酮尿症患儿最突出的临床表现是

A. 惊厥

B. 智能发育落后

C. 肌张力增高

D. 毛发皮肤色泽变浅

E. 尿和汗液有鼠臭味

【例3025】苯丙酮尿症临床症状出现的年龄是

A. 新生儿期

B. 3～6个月

C. 1岁

D. 1岁半

E. 2岁以后

【例3026】苯丙酮尿症主要的神经系统危害是

A. 智能发育落后

B. 肌痉挛

C. 癫痫小发作

D. 行为异常

E. 多动

(例3027～3028共用选项)

A. DNA分析

B. 血浆游离氨基酸分析

C. 尿三氯化铁试验

D. 尿蝶呤分析

E. Guthrie细菌生长抑制试验

【例3027】儿童苯丙酮尿症的初筛选用方法是

【例3028】鉴别三种非典型苯丙酮尿症的方法是

【例3029】苯丙酮尿症新生儿筛查采用的是

A. 尿有机酸分析

B. 血氨基酸分析

C. 尿蝶呤分析

D. 尿三氯化铁试验

E. Guthrie细菌生长抑制试验

(例3030～3031共用选项)

A. 血TSH测定

B. 染色体核型分析

C. 尿三氯化铁试验

D. 尿蝶呤分析

E. 血浆氨基酸分析

【例3030】儿童苯丙酮尿症的初筛选用的检查是

【例3031】儿童苯丙酮尿症的确诊检查是

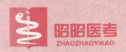
（例 3032～3033 共用题干）

男孩，1.5 岁。发现尿有怪臭味半年。1 岁时发现智力较同龄儿童低，尿有霉臭味。近 1 个月经常抽搐。发作体检：表情呆滞，毛发棕黄，面部湿疹，皮肤白皙。

【例 3032】最可能的诊断是

A. 21-三体综合征

B. 苯丙酮尿症

C. 呆小病

D. 癫痫

E. 佝偻病性手足抽搐症

【例 3033】应采取的治疗措施是

A. 抽搐时给予止抽搐药物

B. 口服甲状腺素片

C. 静脉推注 10% 葡萄糖酸钙，同时口服维生素 D

D. 限制苯丙氨酸摄入量

E. 口服碘化钾

第 7 章　风湿免疫性疾病

【例 3034】关于小儿免疫系统，错误的是

A. 新生儿时期各种 T 细胞亚群功能均不足

B. 新生儿 B 淋巴细胞发育已完善

C. IgG 不能通过胎盘

D. 脐血 IgM 水平过高，提示可能有宫内感染

E. 小儿血清补体浓度在生后 6～12 个月达成人水平

【例 3035】各种补体成分浓度达到成人水平的年龄是

A. 2 个月

B. 3 个月

C. 4 个月

D. 5 个月

E. 6 个月

【例 3036】男孩，1 岁。发热 9 天。查体：T 39 ℃，眼结膜充血，口唇鲜红、干裂，舌呈草莓样，皮肤有浅红色斑丘疹，右颈淋巴结蚕豆大。双肺呼吸音粗，心率 130 次/分，腹软，肝、脾无肿大，指、趾端少许脱皮。实验室检查：血 WBC 19×10^9/L。N 0.72，L 0.28，Plt 420×10^9/L。ESR120 mm/h。最可能的诊断为

A. 猩红热

B. 幼年类风湿关节炎

C. 传染性单核细胞增多症

D. 川崎病

E. 金黄色葡萄球菌败血症

【例 3037】下列川崎病的治疗中易发生冠状动脉瘤和影响冠脉修复而不宜单独使用的是

A. 阿司匹林

B. 糖皮质激素

C. 静脉注射丙种球蛋白

D. 双嘧达莫

E. 心脏手术

【例 3038】川崎病急性期的最佳治疗药物是

A. 丙种球蛋白

B. 糖皮质激素

C. 糖皮质激素＋阿司匹林

D. 阿司匹林

E. 丙种球蛋白＋阿司匹林

（例 3039～3041 共用题干）

男孩，1 岁。发热 8 天，皮疹 3 天入院。外院抗生素治疗 7 天无效。查体：T 39 ℃，烦躁不安，全身淡红色斑丘疹，双眼结膜充血，口唇鲜红，干裂，草莓舌，右颈淋巴结蚕豆大，质硬，有压痛。双肺呼吸音粗，心率 130 次/分，腹软，肝、脾无肿大，指、趾端硬性肿胀。实验室检查：血 WBC 19×10^9/L，N 0.78，L 0.22，PLT 420×10^9/L，血沉 120 mm/h，血培养（－）。

【例 3039】该患儿最可能的诊断为

A. 幼儿急疹

B. 猩红热

C. 咽结合膜热

D. 川崎病

E. 麻疹

【例 3040】首选的治疗措施是

A. 丙种球蛋白＋糖皮质激素

B. 对症治疗，观察

C. 丙种球蛋白＋阿司匹林

D. 阿司匹林＋糖皮质激素

E. 青霉素

【例 3041】对预后有重要意义的随访检查项目是

A. ASO、ESR

B. 血常规

C. 心脏彩超

D. 心电图

E. 尿常规

第8章 感染性疾病

第1节 常见出疹性疾病

【例3042】患儿,2岁。4天前发热、流涕、咳嗽、结膜充血、畏光。今晨发现耳后及颈部有淡红色斑丘疹。体温39℃,两颊黏膜充血。最可能的诊断是
A. 风疹
B. 幼儿急疹
C. 猩红热
D. 肠道病毒感染
E. 麻疹

(例3043~3044共用题干)
患儿,1岁。发热3天,流涕、咳嗽,咽部及眼结膜充血,下眼睑边缘见Stimson线,口腔黏膜充血。既往未接种麻疹疫苗。

【例3043】该患儿诊断为麻疹,属于麻疹病程的哪一期
A. 潜伏期
B. 前驱期
C. 卡他期
D. 出疹期
E. 恢复期

【例3044】疫苗接种年龄为
A. 1个月
B. 3个月
C. 4个月
D. 6个月
E. 8个月

【例3045】男孩,2岁。发热4天,体温达40℃。流涕,鼻塞,咳嗽,咽部充血,颈部出现散在红色丘疹,口唇颊黏膜可见白色斑点。该患者的诊断是
A. 风疹
B. 麻疹
C. 幼儿急疹
D. 水痘
E. 猩红热

【例3046】男,2岁。发热、流涕、咳嗽3天。今晨前额及耳后出现浅红色斑丘疹,球结膜充血,口腔黏膜粗糙,声音嘶哑,精神萎靡。两肺呼吸音粗。最可能的诊断是
A. 川崎病
B. 风疹

C. 猩红热
D. 幼儿急疹
E. 麻疹

【例3047】女,2岁。发热3天,体温39℃,流涕,咳重。皮肤出现红色斑丘疹,体温升至40℃。颊黏膜粗糙,可见白色斑点。最可能的诊断是
A. 麻疹
B. 风疹
C. 水痘
D. 猩红热
E. 肺炎

【例3048】典型麻疹的出疹时间与发热的关系是
A. 发热2~3天出疹,出疹时伴低热
B. 发热3~4天出疹,出疹时热退
C. 发热1~2天出疹,出疹时热
D. 发热3~4天出疹,出疹时热更高
E. 发热1~2天出疹,出疹时热更高

【例3049】最易并发维生素A缺乏症的是
A. 幼儿急疹
B. 麻疹
C. 川崎病
D. 风疹
E. 咽结合膜热

(例3050~3051共用选项)
A. 急性肺炎
B. 急性脑炎
C. 急性肝炎
D. 急性喉炎
E. 急性肾炎

【例3050】小儿麻疹最常见的并发症是
【例3051】猩红热的并发症是
【例3052】麻疹合并肺炎需隔离至出疹后
A. 5天
B. 7天
C. 10天
D. 15天
E. 21天

(例3053~3054共用选项)
A. 21天
B. 5天
C. 14天

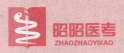

D. 10 天

E. 7 天

【例 3053】麻疹合并肺炎时应隔离至出疹后

【例 3054】接触麻疹的易感者需检疫观察的时间是

【例 3055】常见的可引起新生儿先天畸形的病毒是

A. 风疹病毒

B. 麻疹病毒

C. 狂犬病毒

D. 脊髓灰质炎病毒

E. EB 病毒

【例 3056】风疹的临床表现是

A. 潜伏期 5～7 天

B. 高热

C. 热退后全身出疹

D. 颈后、枕后、耳后淋巴结肿痛

E. 出疹后脱皮

（例 3057～3058 共用选项）

A. 人类疱疹病毒 6 型

B. 柯萨奇病毒 A 型

C. 柯萨奇病毒 B 型

D. 单纯疱疹病毒

E. 无正确选项

【例 3057】病毒性心肌炎的病原体是

【例 3058】幼儿急疹的病原体是

【例 3059】幼儿急疹出疹时间是

A. 先出疹后退热

B. 退热后出疹

C. 边出疹边退热

D. 出疹 1～2 天后退热

E. 出疹 3～5 天后退热

【例 3060】特征表现为多见于 6 个月～2 岁的婴幼儿，高热 3～5 天后热退疹出的是

A. 幼儿急疹

B. 麻疹

C. 风疹

D. 水痘

E. 猩红热

【例 3061】幼儿，1 岁。高热 4 天后，热退疹出。最可能的诊断是

A. 麻疹

B. 风疹

C. 水痘

D. 猩红热

E. 幼儿急疹

【例 3062】不符合幼儿急疹特点的是

A. 高热时可有惊厥

B. 红色斑丘疹以颈及躯干多见

C. 可有耳后淋巴结肿大

D. 出疹期热更高

E. 高热 3～5 天

【例 3063】患儿女，9 个月。高热 3 天。今日热退，但躯干部出现红色斑丘疹，皮疹间有正常皮肤。最可能的诊断是

A. 麻疹

B. 风疹

C. 幼儿急疹

D. 水痘

E. 猩红热

【例 3064】水痘的临床特点是

A. 潜伏期 5～7 天

B. 热退后全身出疹

C. 皮疹呈斑疹、丘疹、疱疹、结痂并存

D. 皮疹常有融合

E. 疹退后皮肤留有棕色色素沉着

【例 3065】水痘最常见的并发症是

A. 肺炎

B. 心肌炎

C. 脑炎

D. 血小板减少

E. 皮肤感染

（例 3066～3067 共用选项）

A. 猩红热

B. 水痘

C. 麻疹

D. 幼儿急疹

E. 风疹

【例 3066】皮疹为全身皮肤弥漫性发红，广泛性密集均匀，最可能的诊断是

【例 3067】皮疹为皮肤上同时存在斑疹、丘疹、水疱疹和结痂疹，最可能的诊断是

【例 3068】男，6 岁。高热 2 天，第 3 天出疹，全身皮肤弥漫性充血发红，可见密集均匀的红色细小丘疹，面部潮红，唇周苍白，咽扁桃体充血水肿，舌乳头红肿突起。最可能的诊断是

A. 风疹

B. 麻疹

C. 幼儿急疹

D. 猩红热

E. 水痘

【例 3069】猩红热患儿皮疹特点，以下哪项不正确

A. 皮疹粗糙，砂纸样

B. 常有散在糠屑样脱皮

C. 在腋窝、腹股沟等皮肤皱褶处皮疹稀疏

D. 常在 24 小时内遍及全身

E. 疹间皮肤亦呈红色

第 2 节　中毒型细菌性痢疾

【例 3070】中毒型细菌性痢疾多见于

A. 2～7 岁体格健壮的小儿

B. 3～6 个月体格健壮的婴幼儿

C. 低出生体重儿

D. 8～10 岁营养状况较差的儿童

E. 12～14 岁青春期儿童

【例 3071】目前国内最常见的细菌性痢疾病原菌是

A. 福氏痢疾杆菌

B. 宋内氏痢疾杆菌

C. 鲍氏痢疾杆菌

D. 舒氏痢疾杆菌

E. 志贺氏痢疾杆菌

【例 3072】男孩 5 岁,于夏季突发高热 2 小时后抽搐,面色灰暗,四肢凉,血压下降,心肺未见异常,脑膜刺激征阴性。最可能的诊断是

A. 中毒型细菌性痢疾

B. 结核性脑膜炎

C. 颅内肿瘤

D. 颅内出血

E. 化脓性脑膜炎

【例 3073】不属于中毒型细菌性痢疾临床特征

的是

A. 起病时肠道症状可不明显

B. 迅速发生休克与呼吸衰竭

C. 均有脑膜刺激征

D. 多见于 2～7 岁儿童

E. 急起高热,反复惊厥

【例 3074】患儿,女,4 岁。夏季发病,因高热 2 天,惊厥 1 次住院。查体:嗜睡,面色苍白,四肢发凉,BP 70/40 mmHg,心率 120 次/分,心音低钝,颈无抵抗,巴氏征(一)。最可能的诊断是

A. 热性惊厥

B. 流行性脑脊髓膜炎

C. 中毒型细菌性痢疾

D. 结核性脑膜炎

E. 急性风湿热

【例 3075】中毒型细菌性痢疾的诊断中,不强调

的是

A. 脑膜刺激征阳性

B. 大便检查异常

C. 病情迅速恶化

D. 急性起病伴高热

E. 反复惊厥,发生休克或呼吸衰竭

第 3 节　传染性单核细胞增多症(暂无)

第 9 章　结核病

第 1 节　概　述

【例 3076】最早出现结核菌素试验阳性反应的时间是在小儿受结核感染

A. <4 周

B. 4～8 周

C. 9～13 周

D. 14～18 周

E. 19～23 周

【例 3077】观察小儿结核菌素试验结果的时间是

A. 73～96 小时

B. 48～72 小时

C. 24～47 小时

D. 12～23 小时

E. 1～11 小时

【例 3078】PPD 试验,硬结直径 13 mm。正确的判断是

A. (一)

B. (+)

C. (++)

D. (+++)

E. (++++)

【例 3079】男孩,3 岁。咳嗽,偶有低热 1 个月。PPD 试验 2～3 天后观察,皮肤红肿,硬结直径 20 mm。该结果属于

A. 阴性

B. 阳性

C. 中度阳性

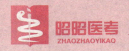

D. 强阳性

E. 极强阳性

【例 3080】结核菌素试验假阴性反应不包括

A. 部分危重结核病患者

B. 结核变态反应前期（初次感染 4～8 周前）

C. 急性传染病

D. 原发或继发免疫缺陷病

E. 应用肾上腺皮质激素治疗时

【例 3081】PPD 试验假阴性常见于

A. 患麻疹 3 个月后

B. 急性粟粒性肺结核

C. 接种卡介苗 8 周后

D. 患支气管肺炎时

E. 未接种卡介苗

第 2 节　原发型肺结核

【例 3082】小儿原发型肺结核，出现类似百日咳样痉挛性咳嗽，是由于胸内淋巴结肿大，压迫

A. 气管

B. 气管分叉处

C. 支气管

D. 细支气管

E. 喉返神经

【例 3083】女，8 岁。因低热、盗汗及干咳 1 个月入院，体检：T 38 ℃，消瘦，面色苍白，两肺呼吸音清，PPD 试验（＋＋＋），中性粒细胞稍高，血培养（一）。胸片示肺门淋巴结肿大。可能的诊断是

A. 败血症

B. 急性风湿热

C. 原发型肺结核

D. 大叶性肺炎

E. 肺不张

（例 3084～3086 共用题干）

男性，2 岁。1 个月来食欲减退，消瘦伴乏力、低热、盗汗，干咳 2 个月。易怒。体检：颈部可见数个肿大淋巴结，肝肋下 1.5 cm，结核菌素试验（＋＋）。

【例 3084】患儿最可能的诊断是

A. 原发型肺结核

B. 支气管肺炎

C. 支气管淋巴结核

D. 浸润性肺结核

E. 颈部淋巴结核＋支气管淋巴结核

【例 3085】首选的检查方法是

A. 胸部 X 线

B. 痰培养

C. 血沉检查

D. 脑脊液检查

E. 抗结核抗体

【例 3086】治疗药物选择

A. 异烟肼

B. 异烟肼＋利福平

C. 利福平＋链霉素

D. 链霉素＋乙胺丁醇

E. 利福平

（例 3087～3089 共用题干）

男，4 岁。因反复低热、咳嗽和盗汗 15 天就诊。查体：T 37.5 ℃，右眼球结膜充血，内部有一疱疹，咽部充血，右颈部可触及黄豆大小淋巴结，无明显压痛，心、肺无异常，肝肋下 1.5 cm。血 WBC $5.6×10^9$/L，L 0.70。

【例 3087】最可能的诊断是

A. 咳嗽变异性哮喘

B. 结核感染

C. 肺炎支原体感染

D. 急性上呼吸道感染

E. 支气管异物

【例 3088】若胸部 X 线片示肺门有直径 3 cm 的圆形致密阴影，其肺部病灶的病理改变应是

A. 渗出、水肿、坏死

B. 充血、水肿、渗出

C. 渗出、增殖、坏死

D. 充血、水肿、坏死

E. 充血、水肿、增殖

【例 3089】宜采取的治疗措施是

A. 应用大环内酯类抗生素

B. 糖皮质激素治疗

C. 抗结核治疗

D. 抗病毒治疗

E. 支气管镜取异物

第 3 节　结核性脑膜炎

【例 3090】结核性脑膜炎常侵犯的颅神经是

A. 动眼神经

B. 面神经

C. 视神经

D. 听神经

E. 展神经

【例 3091】小儿结核性脑膜炎常引起颅神经损害，但**不包括**以下哪对颅神经

A. 第Ⅶ对

B. 第Ⅵ对

C. 第Ⅴ对

D. 第Ⅳ对

E. 第Ⅲ对

【例 3092】小儿结核性脑膜炎**早期**主要临床表现是

A. 脑膜刺激征阳性

B. 急性高热伴剧烈呕吐

C. 性格改变

D. 出现惊厥

E. 昏睡伴意识模糊

【例 3093】小儿结核性脑膜炎**晚期**表现为

A. 颈项强直

B. 定向障碍

C. 剧烈疼痛

D. 轻度性格改变

E. 昏迷

【例 3094】结核性脑膜炎**早期**症状的特点**不包括**

A. 表情淡漠，好哭，嗜睡

B. 低热，盗汗，食欲减退

C. 便秘，性情改变

D. 头痛，呕吐

E. 反复惊厥

【例 3095】患儿男，6 个月，确诊有结核性脑膜炎。**不符合**该患儿脑脊液检查的是

A. 白细胞轻度升高

B. 淋巴细胞升高为主

C. 蛋白质升高

D. 糖降低

E. 中性粒细胞升高为主

【例 3096】男童，6 岁。发热 2 周，食欲差、乏力。近 3 天高热、头痛、喷射性呕吐。1 天来烦躁、嗜睡。查体：嗜睡状，右侧鼻唇沟变浅，心、肺、腹（一），未见卡介苗瘢痕，PPD（＋＋），脑膜刺激征（＋），巴氏征（＋），脑脊液压力高，外观透明，白细胞 110×10⁶/L，单核 80%，蛋白质 500 mg/L，糖 2.3 mmol/L，氯化物 103 mmol/L。该患儿最可能的诊断是

A. 病毒性脑炎

B. 乙型脑炎

C. 结核性脑膜炎

D. 化脓性脑膜炎

E. 新型隐球菌脑膜炎

【例 3097】诊断结核性脑膜炎**最可靠**的依据是

A. 脑脊液中细胞数增多，以淋巴细胞增多为主

B. 脑脊液中糖及氯化物下降

C. 脑脊液中蛋白质含量增加

D. 颅压高，脑脊液呈毛玻璃样

E. 脑脊液中找到抗酸杆菌

第 10 章　消化系统疾病

第 1 节　解剖生理特点（暂无）

第 2 节　先天性肥厚性幽门狭窄（助理医师不要求）

【例 3098】先天性肥厚性幽门狭窄所**特有的临床表现**是

A. 胃蠕动波

B. 呕吐

C. 黄疸

D. 右上腹肿块

E. 消瘦、脱水

【例 3099】对先天性肥厚性幽门狭窄**最有诊断意义**的是

A. 右上腹肿块

B. 黄疸

C. 消瘦、脱水

D. 呕吐

E. 胃蠕动波

【例 3100】男，1 个月，出生体重 3.5 kg。呕吐 1 周，生后 3 周左右开始溢乳，逐日加重呈喷射性呕吐，奶汁带凝块，不含胆汁。查体：体重 3.5 kg，皮肤轻度黄染，前囟稍凹，心肺无异常，上腹部蠕动波，右季肋下肿块，质较硬，光滑，移动。最可能的原因是

A. 喂养不当

B. 胃食管反流

C. 幽门痉挛

D. 先天性肥厚性幽门狭窄

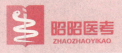

E. 胃扭转

第3节　先天性巨结肠（助理医师不要求）

【例3101】生后48小时内无胎便或少量胎便，以后出现顽固性便秘和腹胀，最常见于
A. 继发性巨结肠
B. 特发性巨结肠
C. 功能性便秘
D. 先天性肠闭锁
E. 先天性巨结肠

【例3102】男，4个月。顽固性便秘、腹胀伴呕吐，营养不良。首先考虑
A. 胃食管反流病
B. 胃扭转
C. 先天性肥厚性幽门狭窄
D. 先天性巨结肠
E. 幽门痉挛

【例3103】婴儿顽固性便秘、腹胀、呕吐、营养不良，首先考虑的诊断是
A. 幽门痉挛
B. 先天性肥厚性幽门狭窄
C. 胃食管反流病
D. 胃扭转
E. 先天性巨结肠

【例3104】先天性巨结肠最常见的并发症是
A. 肠梗阻
B. 败血症
C. 营养不良
D. 小肠结肠炎
E. 肠穿孔

第4节　小儿腹泻病

【例3105】哪项不是导致小儿腹泻病的内在因素
A. 消化系统发育不成熟
B. 消化道负担过重
C. 肠道内感染
D. 血中免疫球蛋白及胃肠道分泌型SIgA低
E. 胃内酸度低

【例3106】有关小儿肠道菌群建立的论述正确的是
A. 人工喂养者以双歧杆菌为主
B. 母乳喂养都以大肠埃希菌为主
C. 肠道菌群可辅助合成维生素D
D. 出生24小时后肠道开始出现细菌
E. 肠道菌群受食物成分影响

【例3107】婴儿腹泻重型与轻型的主要区别是
A. 发热、呕吐的程度
B. 腹泻，每天10余次
C. 大便蛋花汤样，混有黏液
D. 大便镜检有大量脂肪球
E. 有水及电解质紊乱

【例3108】患儿，7个月。因腹泻2天入院。稀水样便、尿少、哭时泪少、皮下脂肪0.3 mm，足稍凉，血钠125 mmol/L。本例脱水的程度及性质是
A. 轻度脱水，等渗性
B. 轻度脱水，低渗性
C. 中度脱水，等渗性
D. 中度脱水，低渗性
E. 重度脱水，低渗性

【例3109】轮状病毒肠炎容易出现
A. 败血症
B. 肠穿孔
C. 高钠血症
D. 中毒性脑病
E. 脱水、酸中毒

【例3110】女婴，9个月。秋季发病，腹泻，轻咳2天入院。大便10次/天，蛋花汤样。大便镜检：白细胞2～3/HP，便细菌培养阴性。血常规：WBC 7.5×10⁹/L。除轻度脱水征外无其他异常。最可能的诊断是
A. 轮状病毒肠炎
B. 细菌性痢疾
C. 金黄色葡萄球菌肠炎
D. 真菌性肠炎
E. 致病性大肠埃希菌肠炎

【例3111】男孩，2岁，秋季发病。低热伴腹泻2天，为蛋花汤样，10余次/天，无腥臭味。粪便常规偶见白细胞。最可能的病原体是
A. 肠道腺病毒
B. 轮状病毒
C. 柯萨奇病毒
D. 诺如病毒
E. 冠状病毒

【例3112】患儿女，1岁。于7月就诊。腹泻、呕吐3天，大便每天10余次，量中等，蛋花汤样，有黏液霉臭味。查体：精神稍萎靡，皮肤弹性差，哭泪少。粪常规检查发现少量白细胞。最可能的

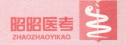

病原体是

A. 致病性大肠埃希菌

B. 真菌

C. 铜绿假单胞菌

D. 轮状病毒

E. 痢疾杆菌

【例3113】男婴，3个月。母乳喂养。腹泻2个月，大便5～6次/天，稀或糊便，无脓血，食欲好，面有湿疹，体重5.6 kg。最可能的诊断是

A. 迁延性腹泻

B. 慢性腹泻

C. 生理性腹泻

D. 饮食性腹泻

E. 感染性腹泻

【例3114】男婴，5个月。母乳喂养。腹泻2个月，大便5～6次/天，稀糊便，无脓血，食欲好，面有湿疹，体重7.6 kg。最可能的诊断是

A. 迁延性腹泻

B. 过敏性腹泻

C. 饮食性腹泻

D. 生理性腹泻

E. 感染性腹泻

【例3115】女婴，11个月。腹泻3天，约19次/天，呈稀水样，伴呕吐，每天2～3次，尿量减少。查体：皮肤干，弹性差，眼窝、前囟凹陷，心音低钝。最重要的处理措施是

A. 控制感染

B. 给予助消化药

C. 给予肠道微生态制剂

D. 纠正水、电解质紊乱

E. 给予止吐药

【例3116】小儿腹泻易出现

A. 代谢性酸中毒

B. 代谢性碱中毒合并呼吸性碱中毒

C. 代谢性酸中毒合并呼吸性酸中毒

D. 代谢性碱中毒

E. 呼吸性碱中毒

【例3117】婴儿腹泻的治疗原则包括以下内容，哪项除外

A. 调整和适当限制饮食

B. 纠正水、电解质紊乱

C. 加强护理，防止并发症

D. 控制肠道内外感染

E. 长期应用广谱抗生素

【例3118】女孩，2岁。腹泻伴呕吐3天，大便7～8次/天，为黄绿色水样便。黏液较多，时有发热，腹痛。粪常规示白细胞（＋＋）。不宜采用

的治疗是

A. 液体治疗

B. 锌制剂

C. 止泻剂

D. 肠道微生态制剂

E. 肠道黏膜保护剂

【例3119】重度脱水合并休克首选治疗措施是

A. 静脉补液

B. 口服补液

C. 饮食疗法

D. 药物治疗

E. 病因治疗

（例3120～3122 共用题干）

男，9个月。呕吐、腹泻伴体温升高（38 ℃）1天，腹泻12次/天，水样便。1天前误饮不洁水。查体：皮肤弹性差，精神萎靡，眼眶及前囟凹陷，体重下降6％，中毒症状明显。实验室检查：外周血白细胞总数稍增加，淋巴细胞明显增多，大便镜检无特殊发现。

【例3120】该患儿最有可能的诊断是

A. 细菌性痢疾

B. 肠伤寒

C. 肠结核

D. 病毒性肠炎

E. 生理性腹泻

【例3121】该患儿的补液方案为

A. 90～120 mL/kg

B. 120～150 mL/kg

C. 60～90 mL/kg

D. 150～180 mL/kg

E. 180～200 mL/kg

【例3122】若脱水纠正后中毒症状仍无好转，正确的处理为

A. 继续补液

B. 使用抗生素

C. 观察2天

D. 使用糖皮质激素

E. 甘露醇注射

（例3123～3125 共用题干）

女婴，8个月。水样便3天，10余次/天，呕吐3～4次/天，尿量减少。查体：体重8 kg，眼窝凹陷，皮肤弹性差，四肢尚暖，血钠125 mmol/L。

【例3123】该患儿最可能的诊断是

A. 轻度低渗性脱水

B. 中度等渗性脱水

C. 重度低渗性脱水

D. 轻度等渗性脱水

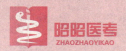

E. 中度低渗性脱水

【例3124】第1天补液总量是
A. 60～80 mL/kg
B. 150～180 mL/kg
C. 80～100 mL/kg
D. 100～120 mL/kg
E. 120～150 mL/kg

【例3125】第1天补充液体的种类是
A. 等张含钠液
B. 1/4张含钠液
C. 2/3张含钠液
D. 1/2张含钠液
E. 1/3张含钠液

【例3126】12个月小儿中度脱水第1天补液总量为
A. 900～1 200 mL
B. 1 200～1 500 mL
C. 1 500～1 800 mL
D. 1 600～1 900 mL
E. 1 300～1 600 mL

（例3127～3129 共用选项）
A. 60～90 mL/kg
B. 150～180 mL/kg
C. 50～60 mL/kg
D. 90～120 mL/kg
E. 120～150 mL/kg

【例3127】重度窒息新生儿推迟喂养第1天静脉补液的量是

【例3128】小儿腹泻中度脱水第1天静脉补液的量是

【例3129】小儿腹泻重度脱水第1天静脉补液的量是

（例3130～3334 共用题干）

女婴，10个月。腹泻3天，加重2天，暗红色水样便，每天10余次，量多，腥臭，伴高热、呕吐、少尿。查体：精神萎靡，呈嗜睡状，前囟、眼窝凹陷，皮肤弹性差，心音较低钝，腹胀，肝、脾不大。实验室检查：粪镜检有大量脓血细胞，血钠135 mmol/L，血钾3.5 mmol/L。

【例3130】患儿最可能的诊断是
A. 轮状病毒肠炎
B. 大肠埃希菌肠炎
C. 金黄色葡萄球菌肠炎
D. 细菌性痢疾
E. 真菌性肠炎

【例3131】该患儿腹泻脱水的程度与性质应是
A. 重度等渗性
B. 中度等渗性
C. 中度低渗性
D. 中度高渗性
E. 重度低渗性

【例3132】行液体疗法第1天补液的总量应是每千克体重
A. 160～180 mL
B. 70～110 mL
C. 120～150 mL
D. 30～60 mL
E. 190～220 mL

【例3133】第1天补液所采用液体的成分应是
A. 2/3张含钠液
B. 1/2张含钠液
C. 1/3张含钠液
D. 1/5张含钠液
E. 等张含钠液

【例3134】对该患儿最不适合的处理是
A. 使用止泻剂
B. 选用有效的抗生素
C. 使用微生态制剂
D. 继续饮食
E. 使用肠黏膜保护剂

第11章 呼吸系统疾病

第1节 解剖生理特点

【例3135】患儿男，2岁。发热、咳嗽3天，2天来诉右耳痛，诊断为急性卡他性中耳炎。其发病机制为
A. 小儿喉部呈漏斗型，感染不易向下，故向周围蔓延
B. 血行播散
C. 淋巴管播散
D. 咽鼓管较宽、直而短，呈水平位
E. 上呼吸道IgA分

【例3136】小儿扁桃体发育的高峰年龄段是
A. 3～6个月
B. 1～2岁

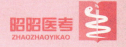

C. 2～4 岁

D. 4～10 岁

E. 10～14 岁

【例 3137】小儿下呼吸道的解剖特点是

A. 气管腔较宽

B. 黏膜血管少

C. 纤毛运动好

D. 左侧支气管较直

E. 肺弹力纤维发育差

【例 3138】婴幼儿易患呼吸道感染的主要原因是

A. 呼吸浅表

B. 呼吸频率快

C. 腹式呼吸

D. 呼吸道黏膜缺少 SIgA

E. 鼻腔短小、狭窄，黏膜血管丰富

第 2 节　急性上呼吸道感染

【例 3139】疱疹性咽峡炎的病原体为

A. 流感病毒

B. 副流感病毒

C. 柯萨奇病毒

D. 单纯疱疹病毒

E. 腺病毒

【例 3140】小儿疱疹性咽峡炎的病原体是

A. 柯萨奇病毒

B. 鼻病毒

C. 腺病毒

D. 金黄色葡萄球菌

E. 流感嗜血杆菌

（例 3141～3143 共用选项）

A. 柯萨奇病毒

B. 带状疱疹病毒

C. 腺病毒

D. 人类疱疹病毒 6 型

E. 呼吸道合胞病毒

【例 3141】幼儿急疹的病原体是

【例 3142】疱疹性咽峡炎的病原体是

【例 3143】咽结合膜热的病原体是

【例 3144】女孩，4 岁。高热、咽痛、食欲缺乏 2 天。查体：咽部充血，眼结膜充血，颈部、耳部淋巴结肿大，心肺无异常。最可能的病原体是

A. 副流感病毒

B. 腺病毒

C. 单纯疱疹病毒

D. 柯萨奇病毒

E. 流感病毒

【例 3145】患儿 9 个月。发热 3 天，烦躁、流涎 1 天。查体：一般状态可，前囟平坦，咽部充血，咽峡及软腭部可见直径 2～3mm 的疱疹及溃疡，颈部无抵抗，心肺听诊正常。其病原体最可能为

A. 溶血性链球菌

B. 腺病毒

C. 柯萨奇病毒

D. 副流感病毒

E. 流感嗜血杆菌

第 3 节　支气管哮喘

【例 3146】诊断小儿咳嗽变异性哮喘的基本条件是

A. 咳嗽持续或反复发作

B. 常伴夜间或清晨发作性咳嗽，痰少，运动后加重

C. 临床无感染征象

D. 用支气管舒张剂可使咳嗽发作缓解

E. 有个人或家族过敏史

【例 3147】男，5 岁。反复咳嗽 2 个月。查体：体温正常，无浅表淋巴结肿大，无咽部肿大，两肺布满哮鸣音，无水泡音。反复抗生素治疗无效，以往无呛咳病史，有过敏性鼻炎。该患儿的可能诊断是

A. 肺炎

B. 毛细血管炎

C. 咳嗽变异性哮喘

D. 肺结核

E. 气管异物

【例 3148】男孩，8 岁。气喘 2 天，每年春秋季发病。体温 37.5 ℃，两肺有普遍哮鸣音，白细胞 $7.6×10^9/L$，中性粒细胞 0.76。诊断可能为

A. 喘息性支气管炎

B. 支气管哮喘

C. 过敏性肺炎

D. 急性支气管炎

E. 支气管肺炎

【例 3149】女孩，7 岁。反复咳嗽 1 个月，活动后加重，常于夜间咳醒，痰不多，无发热。抗生素治疗无效。既往有湿疹史。查体：双肺呼吸音粗，余无异常。最可能的诊断是

A. 支气管炎

B. 支气管异物

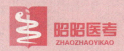

C. 咳嗽变异性哮喘

D. 支气管肺炎

E. 喘息性支气管炎

【例 3150】男孩，6 岁，反复咳嗽 2 个月，常于夜间咳醒，活动后加重，痰不多，无发热，使用抗生素无效。既往有湿疹史。查体：双肺呼吸音粗，无哮鸣音。最可能的诊断为

A. 支气管异物

B. 咳嗽变异性哮喘

C. 胃食管反流病

D. 喘息性支气管炎

E. 支气管炎

【例 3151】男，10 岁，其母有哮喘史。患儿幼时对花粉过敏，反复发作喘息数次以上。今又突发喘息。查体：两肺满布哮鸣音。皮下注射肾上腺素后哮鸣音明显减少。对该患儿有效的紧急处理是

A. 美托洛尔

B. 苯巴比妥注射

C. 毛花苷 C 注射

D. 氢化可的松注射

E. 注射甘露醇

【例 3152】患儿 8 岁，突然出现喘憋、烦躁不安、大汗，不能平卧。既往曾有喘息发作 2 次。查体：两肺布满哮鸣音，考虑为支气管哮喘。目前治疗首选

A. 糖皮质激素

B. 支气管扩张剂

C. 免疫抑制剂

D. 肥大细胞稳定剂

E. 脱敏疗法

【例 3153】男孩，8 岁。2 天前因"感冒"诱发咳嗽，口服糖皮质激素无缓解。3 岁至 8 岁类似喘息发作 10 余次，曾查肺功能明显降低，支气管舒张试验阳性。查体：呼吸困难，大汗淋漓，不能平卧，面色青灰，三凹征，双肺呼吸音降低，无哮鸣音，心音较低钝。此时不适合的治疗是

A. 补液，纠正酸中毒

B. 使用吸入型糖皮质激素

C. 必要时辅以机械通气

D. 氧疗

E. 使用吸入型速效 β_2 受体激动剂

第 4 节　肺　炎

【例 3154】小儿肺炎的病因分类中不包括

A. 嗜酸性粒细胞性肺炎

B. 间质性肺炎

C. 病毒性肺炎

D. 细菌性肺炎

E. 衣原体肺炎

【例 3155】患儿，男，3 岁。发热、咳嗽 2 天。查体：T 38 ℃，双肺闻及固定的中、细啰音。外周血 WBC $11×10^9$/L，N 0.58，L 0.49。最可能的诊断是

A. 毛细支气管炎

B. 支气管肺炎

C. 腺病毒肺炎

D. 肺炎支原体肺炎

E. 葡萄球菌肺炎

【例 3156】男婴，9 个月。咳嗽 2 天，发热伴气促 1 天。查体：呼吸急促，口周略发青，咽部充血，双肺闻及中小水泡音，心、腹（－）。白细胞 $10×10^9$/L，N 0.65，L 0.35。最可能的诊断是

A. 支气管炎

B. 支气管哮喘

C. 原发型肺结核

D. 支气管肺炎

E. 毛细支气管炎

【例 3157】女孩，3 岁。咳嗽 5 天，发热 2 天。查体：咽红，双侧扁桃体Ⅰ度肿大，双肺可闻及较固定的中、细湿啰音。最可能的诊断是

A. 上呼吸道感染

B. 支气管肺炎

C. 支气管哮喘

D. 支气管炎

E. 毛细支气管炎

【例 3158】患儿，3 岁。发热、咳嗽 2 天，惊厥、昏迷 1 天。体温 39 ℃，鼻翼翕动，肺部散在干湿啰音，心律齐，心率 130 次/分，肝未触及。诊断是支气管肺炎合并

A. 呼吸衰竭

B. 心力衰竭

C. 中毒性脑病

D. 中毒性肠麻痹

E. DIC

【例 3159】重症肺炎患儿发生腹胀主要是由于

A. 低钾血症

B. 中毒性肠麻痹

C. 胃肠道毛细血管通透性增加

D. 低钠血症

E. 代谢性酸中毒

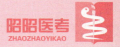

（例 3160～3162 共用题干）

男孩，3 岁。发热伴咳嗽 3 天，加重伴呼吸困难 1 天。自服抗生素治疗。查体：T 39 ℃，嗜睡，精神反应差，躯干可见散在脓疱疹，呼吸急促，双肺可闻及散在中、小水泡音。实验室检查：血 WBC 18×10⁹/L，N 0.85，L 0.12。

【例 3160】该患儿最可能的诊断是
　　A. 肺炎支原体肺炎
　　B. 肺炎衣原体肺炎
　　C. 呼吸道合胞病毒肺炎
　　D. 金黄色葡萄球菌肺炎
　　E. 腺病毒肺炎

【例 3161】患儿今起病情突然加重，出现高热及呼吸困难加重。查体：T 39.5 ℃，R 40 次/分，烦躁不安，鼻翼翕动，出现三凹征，面色苍白，唇周发绀，心率 140 次/分，心音有力，律齐，无奔马律，右肺呼吸音减低，肝、脾无肿大。最可能的并发症是
　　A. 化脓性脑膜炎
　　B. 脓胸或脓气胸
　　C. 中毒性脑病
　　D. 急性心力衰竭
　　E. 中毒性心肌炎

【例 3162】进一步有效的治疗措施是
　　A. 换用其他抗生素＋肾上腺皮质激素
　　B. 换用其他抗生素＋胸腔闭式引流
　　C. 换用其他抗生素＋胸腔内注射抗生素
　　D. 换用其他抗生素
　　E. 胸腔内注射抗生素

【例 3163】支气管肺炎与支气管炎的主要区别点是
　　A. 发热、频咳
　　B. 气促、喘憋
　　C. 呼吸音减弱
　　D. 肺部可闻及固定湿啰音
　　E. 白细胞增高

【例 3164】女婴 6 个月。咳嗽伴喘憋 2 天。查体：T 38 ℃，P 120 次/分，R 80 次/分，烦躁不安，双肺明显哮鸣音，喘息缓解时可闻及少许中、小湿啰音，肝肋下 2.0 cm。最可能的诊断是
　　A. 肺炎链球菌肺炎
　　B. 腺病毒肺炎
　　C. 呼吸道合胞病毒肺炎
　　D. 肺炎支原体肺炎
　　E. 金黄色葡萄球菌肺炎

（例 3165～3168 共用题干）

男，8 个月。持续高热、频咳，精神萎靡 5 天。近 2 天气促加重，今抽搐 3 次，全身性发作、嗜睡。查体：体温 40 ℃，呼吸 54 次/分，心率 148 次/分，双肺少量湿啰音，左下肺闻及管状呼吸音，肝肋下 1 cm，白细胞计数明显升高。X 线显示大小不等的片状病灶或整合性病灶，以两肺下野及右上肺多见。

【例 3165】最有可能的诊断是
　　A. 急性咽喉炎
　　B. 肺炎链球菌肺炎
　　C. 支原体肺炎
　　D. 腺病毒肺炎
　　E. 金黄色葡萄球菌肺炎

【例 3166】病程中患儿出现弛张高热，胸部 X 线片出现新的阴影，提示
　　A. 原有感染加重
　　B. 合并细菌感染
　　C. 病情好转前征兆
　　D. 并发败血症
　　E. 并发心衰

【例 3167】若患儿在病程中出现反复惊厥，腰椎穿刺颅压稍增高，脑脊液检查正常。最有可能的原因是
　　A. 中毒性脑病
　　B. 高热惊厥
　　C. 败血症
　　D. 心力衰竭
　　E. 癫痫

【例 3168】若患儿突然发生少尿，尿钠 40 mmol/L，尿沉渣出现棕色颗粒管型。最有可能出现的情况是
　　A. 败血症
　　B. 心力衰竭
　　C. 肾前性少尿
　　D. 尿路梗阻
　　E. 急性肾衰

（例 3169～3170 共用题干）

男孩，2 岁。发热伴咳喘 2 天，加重 1 天。查体：T 39.5 ℃，P 110 次/分，R 36 次/分。咽部充血，双侧扁桃体 Ⅱ 度肿大，充血明显。听诊：背部两侧下方可闻及固定的中、细湿啰音，心律齐，未闻及杂音。腹平软，肝右肋下 1.3 cm，脾未触及。

【例 3169】该患儿最主要的诊断是
　　A. 毛细支气管炎
　　B. 支气管哮喘
　　C. 急性支气管肺炎
　　D. 急性扁桃体炎
　　E. 急性支气管炎

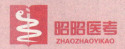

【例3170】如果在病程中患儿病情加重,胸部 X 线示**肋膈角变纯**,肺部可见**薄壁空洞**。最可能的病原体是

A. 金黄色葡萄球菌

B. 腺病毒

C. 呼吸道合胞病毒

D. 流感嗜血杆菌

E. 肺炎链球菌

【例3171】男,10 岁。发热 11 天,体温 38～39 ℃,**刺激性咳嗽**,明显胸痛。查体:双肺散在干啰音。胸片:**左肺下野淡薄片状阴影**。最可能的诊断是

A. 腺病毒肺炎

B. 呼吸道合胞病毒肺炎

C. 肺炎支原体肺炎

D. 金黄色葡萄球菌肺炎

E. 肺炎链球菌肺炎

【例3172】对于患**支原体肺炎**的患儿首选的抗生素是

A. 红霉素

B. 青霉素

C. 氨苄西林

D. 先锋霉素

E. 庆大霉素

第 12 章 循环系统疾病

第 1 节 心血管系统生理特点

【例3173】关于胎儿正常血液循环特点的描述,**错误**的是

A. 营养与气体交换通过胎盘与脐血管完成

B. 只有体循环,几乎无肺循环

C. 体内绝大部分是动脉血

D. 静脉导管、卵圆孔及动脉导管是特殊通道

E. 肝血含氧量最高

(例3174～3175 共用选项)

A. 生后 3～4 个月

B. 生后 12 个月内

C. 生后 1～2 岁

D. 生后 5～7 个月

E. 生后 8～10 个月

【例3174】小儿**卵圆孔**解剖上关闭的时间是

【例3175】80％的小儿**动脉导管**解剖上关闭的时间是

【例3176】2 岁以上小儿的**收缩压**计算公式为

A. (年龄×2)＋80 mmHg

B. (年龄×2)＋70 mmHg

C. (年龄×3)＋70 mmHg

D. (年龄×5)＋70 mmHg

E. (年龄×5)＋80 mmHg

【例3177】根据小儿动脉收缩压的推算公式,3 岁小儿的**收缩压**是

A. 56 mmHg

B. 66 mmHg

C. 76 mmHg

D. 86 mmHg

E. 96 mmHg

第 2 节 先天性心脏病概述

【例3178】**左向右分流型**的先天性心脏病是

A. 动脉导管未闭

B. 肺动脉狭窄

C. 主动脉缩窄

D. 右位心

E. 大血管错位

【例3179】小儿先天性心脏病中属于**青紫型**的是

A. 室间隔缺损

B. 动脉导管未闭

C. 肺动脉狭窄

D. 法洛四联症

E. 主动脉缩窄

【例3180】婴儿期**持续性青紫**见于

A. 房间隔缺损

B. 室间隔缺损

C. 肺动脉狭窄

D. 法洛四联症

E. 动脉导管未闭

【例3181】**不符合**左向右分流先天性心脏病共同特征的是

A. 胸骨左缘收缩期杂音

B. 容易并发肺部感染

C. 生长发育落后

D. 肺动脉瓣区第二心音增强

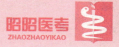

E.蹲踞现象

第3节 房间隔缺损

【例3182】房间隔缺损杂音产生的主要原理是

A.主动脉瓣相对狭窄

B.血流直接通过缺损口

C.二尖瓣相对狭窄

D.肺动脉瓣相对狭窄

E.三尖瓣相对狭窄

（例3183～3185共用题干）

男孩,8岁。剧烈运动后胸闷、气短1个月。查体:心前区未触及震颤,胸骨左缘2～3肋间闻及3级收缩期喷射性杂音,P₂增强,固定分裂。

【例3183】最可能的诊断是

A.动脉导管未闭

B.单纯肺动脉瓣狭窄

C.房间隔缺损

D.中型室间隔缺损

E.小型室间隔缺损

【例3184】心脏杂音形成的最直接原因是

A.肺动脉瓣明显狭窄

B.右心压力负荷增加

C.经肺动脉瓣血流量增多

D.主动脉瓣相对狭窄

E.血液经房间隔缺损自左房流入右房

【例3185】最典型的心电图改变是

A.左室高电压

B.不完全性右束支传导阻滞和电轴右偏

C.左心房肥大

D.二度房室传导阻滞Ⅰ型

E.一度房室传导阻滞

（例3186～3187共用题干）

男孩,4岁,生长落后,活动后气促。查体:胸骨左缘第2～3肋间有3级收缩期喷射性杂音,P₂亢进。X线片示右心房、右心室扩大。

【例3186】该患儿最可能的诊断是

A.法洛四联症

B.房间隔缺损

C.肺动脉狭窄

D.室间隔缺损

E.动脉导管未闭

【例3187】目前最佳的治疗方案是

A.口服卡托普利

B.随访观察

C.手术修补

D.口服吲哚美辛

E.防治感染

第4节 室间隔缺损

【例3188】所谓Roger病是指

A.原发孔房间隔缺损

B.继发孔房间隔缺损

C.小型室间隔缺损

D.中型室间隔缺损

E.大型室间隔缺损

【例3189】男,2岁。胸骨左缘第3～4肋间闻及3级收缩期杂音,肺动脉第2心音亢进。胸片示左、右心室扩大。诊断为

A.房间隔缺损

B.室间隔缺损

C.动脉导管未闭

D.肺动脉狭窄

E.法洛四联症

【例3190】先天性心脏病室间隔缺损的主要杂音是

A.第2肋间2级柔和的收缩期杂音

B.第4肋间2级柔和的舒张期杂音

C.第2肋间2级柔和的舒张期杂音

D.第4肋间4级粗糙的收缩期杂音

E.第4肋间4级粗糙的舒张期杂音

【例3191】室间隔缺损时不会出现的改变是

A.左室增大

B.右房增大

C.右室增大

D.肺动脉凸出

E.左心房增大

【例3192】心导管检查右心室血氧含量高于右心房的先天性心脏病是

A.房间隔缺损

B.室间隔缺损

C.动脉导管未闭

D.法洛四联症

E.肺动脉狭窄

（例3193～3195共用题干）

6岁女孩,出生后反复呼吸道感染,平时少活动。体检:无发绀,心前区稍隆起,胸骨左缘3～4肋间3级粗糙全收缩期杂音,伴震颤,P₂亢进。

【例3193】最可能的诊断是

A.房间隔缺损

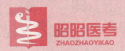

B. 室间隔缺损

C. 动脉导管未闭

D. 法洛四联症

E. 肺动脉狭窄

【例 3194】哪项**不是**该病常出现的合并症

  A. 肺水肿

  B. 支气管肺炎

  C. 脑血栓

  D. 充血性心力衰竭

  E. 亚急性感染性心内膜炎

【例 3195】该病血流动力学改变**首先引起**

  A. 右心室增大

B. 左心室增大

C. 左心房增大

D. 主动脉扩张

E. 肺动脉扩张

【例 3196】**胸骨左缘第 3～4 肋间可闻及 3 级粗糙收缩期杂音收缩期杂音**，双肺闻及**湿啰音**。该患儿的诊断是

  A. 室间隔缺损并急性支气管肺炎

  B. 房间隔缺损合并急性支气管肺炎

  C. 动脉导管未闭合并支气管肺炎

  D. 法洛四联症合并支气管肺炎

  E. 单纯性室间隔缺损

第 5 节　动脉导管未闭

【例 3197】临床上可出现**差异性青紫**（上半身不紫而下半身紫）的先天性心脏病是

  A. 法洛四联症

  B. 完全性大动脉转位

  C. 动脉导管未闭

  D. 房间隔缺损

  E. 室间隔缺损

【例 3198】室间隔缺损和动脉导管未闭患儿**压迫喉返神经**是由于

  A. 肺动脉扩张

  B. 主动脉扩张

  C. 右心房扩张

  D. 左心房扩张

  E. 左、右心房扩张

（例 3199～3200 共用选项）

  A. 房间隔缺损

  B. 室间隔缺损

  C. 动脉导管未闭

  D. 法洛四联症

  E. 复杂先天性心脏病

【例 3199】胸骨左缘第 2、3 肋间有 2～3 级柔和的收缩期**吹风样杂音**

【例 3200】胸骨左缘第 2 肋间有粗糙响亮的**连续性机械样杂音**

【例 3201】患儿，女，2 岁。多次患肺炎。胸片示**肺纹理增强，左心房、左心室增大，主动脉影增宽**，应诊断为

  A. 房间隔缺损

  B. 室间隔缺损

  C. 动脉导管未闭

  D. 法洛四联症

  E. 艾森门格综合征

【例 3202】男孩，2 岁。自幼咳嗽、气急，生长发育

落后。查体：**胸骨左缘上方可闻及收缩期杂音**。心导管检查发现**肺动脉血氧含量高于右心室**。最可能的诊断是

  A. 肺动脉狭窄

  B. 房间隔缺损

  C. 肺动脉高压

  D. 法洛四联症

  E. 动脉导管未闭

【例 3203】采用吲哚美辛治疗动脉导管未闭的**最佳年龄段**是

  A. 学龄前期

  B. 青春期

  C. 幼儿期

  D. 学龄期

  E. 新生儿期

（例 3204～3206 共用题干）

    男孩，1 岁。发热伴咳嗽、气促 7 天。自出生后喂养困难，生长发育落后，多次患肺炎。查体：T 38.0℃，P 120 次/分，R 50 次/分，消瘦，呼吸急促，双肺可闻及**细湿啰音，胸骨左缘上方闻及粗糙响亮的收缩期杂音**，腹软，肝肋下 3 cm，质中，脾肋下未触及，**手指甲床可见毛细血管搏动**。

【例 3204】该患儿**最可能罹患**的心脏病是

  A. 动脉导管未闭

  B. 房间隔缺损

  C. 法洛四联症

  D. 肺动脉瓣狭窄

  E. 室间隔缺损

【例 3205】该患儿手指甲床毛细血管搏动是由于

  A. 动脉收缩压降低

  B. 动脉舒张压升高

  C. 动脉收缩压升高

  D. 动脉舒张压降低

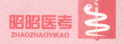

E. 肺动脉向主动脉分流

【例3206】该患儿目前最易发生的并发症是

A. 血栓形成

B. 生长落后

C. 充血性心力衰竭

D. 营养不良

E. 肺动脉瘤样扩张

第6节 法洛四联症

【例3207】法洛四联症不应存在下述哪种表现

A. 肺动脉狭窄

B. 右心室肥大

C. 室间隔缺损

D. 主动脉骑跨

E. 动脉血氧饱和度>95%

【例3208】法洛四联症最早出现的临床表现是

A. 活动耐力下降

B. 蹲踞现象

C. 阵发性呼吸困难

D. 青紫

E. 杵状指（趾）

【例3209】法洛四联症患者的青紫程度主要取决于

A. 肺动脉狭窄的程度

B. 室间隔缺损的大小

C. 室间隔缺损的部位

D. 主动脉骑跨的程度

E. 右心室肥厚的程度

【例3210】男，6个月。法洛四联症。近2天反复于哭闹时突然四肢抽搐，青紫加重，神志不清，呼吸急促持续时间2～3分钟。主要原因是

A. 脑栓塞

B. 肺动脉梗阻

C. 心力衰竭

D. 脑炎

E. 心包炎

【例3211】男孩，2岁。活动后气急、口唇青紫1年余。查体：胸骨左缘第3肋间闻及3级喷射性收缩期杂音。胸部X线片示心影稍增大，心尖圆钝上翘，肺动脉段凹陷，肺门血管影缩小，肺透亮度增加。最可能的诊断是

A. 完全性大动脉转位

B. 房间隔缺损合并动脉导管未闭

C. 室间隔缺损合并肺动脉高压

D. 动脉导管未闭

E. 法洛四联症

【例3212】室间隔缺损、房间隔缺损、动脉导管未闭及法洛四联症四种先天性心脏病患儿平时最常见的并发症是

A. 肺炎

B. 脑栓塞

C. 心律失常

D. 喉返神经麻痹

E. 感染性心内膜炎

第13章 泌尿系统疾病

第1节 泌尿系统解剖生理特点

【例3213】婴儿少尿的标准是每天尿量少于

A. 50 mL

B. 100 mL

C. 150 mL

D. 200 mL

E. 250 mL

第2节 儿童肾小球疾病的临床分类

【例3214】男，8岁。肾病综合征，初治体重25 kg。泼尼松每次25 mg，每天2次，治疗2周后，水肿消失，4周时，尿蛋白转阴。判断该患儿疗效为

A. 激素部分敏感

B. 激素依赖

C. 激素不耐受

D. 激素敏感

E. 激素耐药

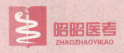
第3节　急性肾小球肾炎

【例3215】患儿，女，10岁。3周前患"感冒"。突然发热3天，体温38℃左右，眼睑及颜面部水肿。尿检红细胞6/HP，尿蛋白定性（＋＋＋）。血压120/90 mmHg。该患儿最可能的诊断是
A. 急进性肾小球肾炎
B. 慢性肾小球肾炎
C. 急性肾小球肾炎
D. 慢性肾炎急性发作
E. IgA肾病

【例3216】患儿，10岁。急性肾炎，血压140/100 mmHg，水肿明显，尿量明显减少，呼吸困难不能平卧。心率140次/分，心音低钝，肝肋下2 cm。X线胸片：肺纹理增强。该患儿可能出现
A. 肺炎，心衰
B. 高血压脑病
C. 肾衰竭
D. 循环充血
E. 支气管炎

【例3217】女孩，13岁。因水肿3天，剧烈头痛、呕吐2天入院。2周前曾发热、咽痛。查体：P110次/分，BP 170/120 mmHg。双肺无异常。Hb 110 g/L。尿常规：尿蛋白（＋＋），RBC30～50/HP，尿比重1.020。最可能的诊断是
A. 急性肾小球肾炎并严重循环充血
B. 急进性肾小球肾炎
C. 急性肾小球肾炎并高血压脑病
D. 急性肾小球肾炎并急性肾功能不全
E. 急性肾小球肾炎

【例3218】男孩，10岁。发现眼睑水肿3天，尿如深茶色1天。病前3周曾患皮肤脓疱疮。查体：血压130/90 mmHg，心率110次/分，肝于右肋下1 cm，有压痛，双下肢轻度凹陷性水肿。目前首选的治疗措施是给予
A. 限盐
B. 青霉素
C. 呋塞米
D. 氢氯噻嗪
E. 卡托普利

第4节　肾病综合征

【例3219】小儿肾病综合征最早出现的表现为
A. 肉眼血尿
B. 水肿
C. 少尿
D. 面色苍白
E. 精神萎靡

【例3220】男孩，3岁，因水肿伴尿少5天入院。血浆白蛋白25 g/L，RBC 2～3/HP，血压100/90 mmHg，下肢凹陷性水肿。可能的诊断是
A. 肾炎性肾病
B. 单纯型肾病综合征
C. 急进性肾炎
D. 急性肾炎
E. 慢性肾炎

【例3221】小儿肾病综合征最常见的并发症是
A. 低钠血症
B. 感染
C. 低钾血症
D. 肾静脉血栓形成
E. 低钙血症

（例3222～3223共用题干）

女孩，9岁。水肿1个月。查体：BP 135/95 mmHg，颜面和四肢明显水肿。实验室检查：尿蛋白（＋＋＋），24小时尿蛋白定量2.5 g，血浆白蛋白28 g/L，尿素氮10 mmol/L，血补体$C_3$0.65 g/L。

【例3222】该患儿最可能的诊断是
A. 急进性肾小球肾炎
B. 迁延性肾小球肾炎
C. 肾炎型肾病综合
D. 单纯型肾病综合征
E. 急性肾小球肾炎

【例3223】若患儿突然出现肉眼血尿伴腰痛，最可能并发
A. 肾静脉血栓
B. 间质性肾炎
C. 肾衰竭
D. 肾结石
E. 泌尿系感染

【例3224】女孩，4岁。反复呕吐3天，突发抽搐1次，食欲差，精神萎靡。肾病综合征病史半年，长期低盐饮食。其可能合并
A. 低钙血症
B. 肾静脉血栓
C. 低钠血症
D. 颅内感染

E. 脑血栓形成

【例3225】女孩,6岁,诊断为单纯型肾病综合征。病程中患儿出现腰痛、尿呈洗肉水样。此时最可能并发了
A. 电解质紊乱
B. 肾衰竭
C. 肾结石
D. 泌尿系感染
E. 肾静脉血栓形成

(例3226～3229 共用题干)

男孩,5岁,水肿伴尿少3天。病前2天有"上感"史。查体:BP 90/60 mmHg,眼睑及颜面水肿,双下肢凹陷性水肿。实验室检查:血浆白蛋白22 g/L,胆固醇7.2 mmol/L,肾功能正常,血CRP 1.25 g/L。PPD试验(一)。尿常规:RBC10/HP,蛋白(＋＋＋＋)。

【例3226】该患儿最可能的诊断为
A. IgA肾病
B. 慢性肾小球肾炎急性发作
C. 原发性单纯型肾病综合征
D. 急性链球菌感染后肺炎
E. 病毒性肺炎

【例3227】首选的治疗药物是
A. 波尼松

B. 青霉素
C. 环孢素A
D. 甲泼尼松
E. 雷公藤总甙

【例3228】若住院期间,患儿经限盐并给予大剂量呋塞米治疗后,尿量明显增加,水肿消退,但随后出现精神萎靡、头昏、乏力、恶心、呕吐、尿量减少。查体:BP 66/45 mmHg,四肢凉。最可能的并发症是
A. 低血容量性休克
B. 急性肾衰竭
C. 肾上腺皮质功能不全
D. 电解质紊乱
E. 高血压脑病

【例3229】若患儿经治疗,尿蛋白转阴9个月,已停药。2周前出现发热、咳嗽,随后出现尿蛋白(＋＋＋)、水肿,现已无感染表现。以下治疗措施中错误的是
A. 使用免疫调节剂
B. 抗凝利尿治疗,不必限盐
C. 加用免疫抑制剂治疗
D. 本次治疗可不必使用抗生素
E. 按初次方案重新开始治疗

第14章　血液系统疾病

第1节　小儿造血及血象特点

【例3230】胚胎第6周后主要造血器官是
A. 骨髓
B. 胸腺
C. 脾
D. 中胚叶
E. 肝

【例3231】小儿出生后,正常情况下造血器官主要是
A. 卵黄囊
B. 中胚叶
C. 肝
D. 骨髓
E. 脾

【例3232】小儿骨髓外造血的器官是
A. 卵巢
B. 胆囊
C. 脾

D. 淋巴管
E. 盲肠

【例3233】生理性贫血最明显的时间为生后
A. 1个月以内
B. 2～3个月
C. 4～5个月
D. 6个月
E. 7～9个月

【例3234】婴儿期白细胞总数维持在
A. ＞20×10⁹/L
B. 15×10⁹/L
C. 10×10⁹/L
D. 5×10⁹/L
E. ＜5×10⁹/L

【例3235】小儿外周血白细胞总数接近成人水平的年龄是
A. 4岁

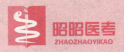

B. 6 岁
C. 8 岁
D. 10 岁
E. 12 岁

【例 3236】小儿末梢血中性粒细胞和淋巴细胞的**比例相等**的时间分别是

A. 1～3 天和 1～3 岁
B. 4～6 天和 4～6 岁
C. 7～9 天和 7～9 岁
D. 10～12 天和 10～12 岁
E. 13～15 天和 13～15 岁

第 2 节　小儿贫血概述

【例 3237】患儿，男，20 天。面色苍白 7 天就诊。血常规：Hb 50 g/L。该患儿属于
A. 中度贫血
B. 极重度贫血
C. 重度贫血
D. 正常
E. 轻度贫血

第 3 节　缺铁性贫血

【例 3238】营养性缺铁性贫血的**病因**是
A. 牛奶摄入量少
B. 生长发育迟缓
C. 未及时添加含铁辅食
D. 过期产儿
E. 未及时添加钙剂

【例 3239】女婴，12 个月。**单纯母乳喂养**，面色渐苍白 2 个月。烦躁、食欲不佳，不愿活动，肝肋下 2 cm，Hb 70 g/L，RBC 3.6×10¹²/L。MCV70 fL，MCH 23 pg，MCHC 29%。最可能的诊断是
A. 营养性巨幼细胞贫血
B. 营养性缺铁性贫血
C. 再生障碍性贫血
D. 地中海贫血
E. 铁粒幼细胞贫血

【例 3240】营养性缺铁性贫血的临床表现，**错误**的是
A. 年长儿可有头晕、眼前发黑、耳鸣等
B. 注意力不集中，记忆力减退
C. 食欲减退，可出现异食癖
D. 免疫功能低下，易合并感染
E. 年龄愈大，肝、脾肿大越明显

【例 3241】男孩，3 岁。面色苍白 2 个月，易疲乏，时而烦躁，食欲缺乏。体检：肝肋下 2 cm，质中，脾肋下 1 cm。血常规：Hb 86 g/L，RBC 3.3×10⁹/L，MCV 68 fL，MCH 20 pg，MCHC 0.26。最可能的诊断是
A. 叶酸缺乏性贫血
B. 再生障碍性贫血
C. 缺铁性贫血
D. VitB₁₂ 缺乏性贫血
E. 生理性贫血

（例 3242～3243 共用题干）
男孩，2 岁。面色苍白半年。易疲乏，精神不集中，时而烦躁、食欲缺乏、**异食癖**。查体：皮肤及唇、口腔黏膜苍白，肝、脾肋下 2 指。实验室检查：Hb 86 g/L，RBC 3.0×10¹²/L，MCV 65 fL，MCHC 0.25。

【例 3242】最可能的**诊断**是
A. 叶酸缺乏性贫血
B. 维生素 B₁₂ 缺乏性贫血
C. 营养性缺铁性贫血
D. 再生障碍性贫血
E. 生理性贫血

【例 3243】为**明确诊断**，需做的实验室检查是
A. 血清铁、总铁结合力、转铁蛋白饱和度
B. 血镁
C. 血钙
D. 血常规
E. DNA 检测

（例 3244～3245 共用题干）
男婴，8 个月，面色苍白 2 个月，早产儿，鲜牛奶喂养，**未添加辅食**。查体：体重 8 kg，心、肺检查未见异常，肝肋下 3 cm，脾肋下 1.5 cm。血常规：HB 70 g/L，RBC 3.0×10¹²/L，MCV 65 fL，WBC11×10⁹/L，Plt 250×10⁹/L。

【例 3244】最可能的**诊断**是
A. 溶血性贫血
B. 营养性巨幼细胞贫血
C. 生理性贫血
D. 缺铁性贫血
E. 失血性贫血

【例 3245】诊断缺铁性贫血**铁减少期**的敏感指标是
A. 血清铁蛋白

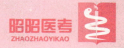

B. 血红蛋白

C. 红细胞游离原卟啉

D. 转铁蛋白饱和度

E. 血清铁

（例3246～3248 共用题干）

女婴，4 个月。双胎之小，单纯母乳喂养。面色苍白、食欲减退 2 个月。查体：肤色苍白，肝肋下 3.5 cm，脾肋下 1.5 cm。血 Hb 80 g/L，RBC $3.3×10^{12}$/L，MCV 60 fL，MCH 24 pg，MCHC25％，Plt、WBC 正常。

【例3246】最可能的诊断是

A. 再生障碍性贫血

B. 营养性巨幼细胞贫血

C. 感染性贫血

D. 混合性贫血

E. 缺铁性贫血

【例3247】经有效治疗后首先出现的变化是

A. 血红蛋白上升

B. 红细胞上升

C. 细胞内含铁酶活性开始恢复

D. 红细胞游离原卟啉上升

E. 网织红细胞上升

【例3248】若血红蛋白恢复正常，还需继续药物治疗的时间是

A. 3～4 周

B. 1～2 周

C. 9～12 周

D. 13～18 周

E. 6～8 周

第 4 节　营养性巨幼红细胞性贫血

【例3249】男婴，10 个月。近 2 个月出现面色黄，少笑，不哭，智力发育倒退。查体发现四肢及头部颤抖，腱反射亢进，踝阵挛阳性。不符合该患儿诊断的指标是

A. 平均红细胞血红蛋白量 34 pg

B. 网织红细胞减少

C. 幼红细胞质发育落后于细胞核

D. 平均红细胞容积 106 fL

E. 平均红细胞血红蛋白浓度 34％

【例3250】女孩，1 岁半。虚胖，面色蜡黄数月，肝、脾大，肢体和头部不规则震颤，甚至抽搐，肌张力增强。治疗该患儿主要的药物是

A. 维生素 C

B. 维生素 B_{12}

C. 铁剂

D. 铁剂加叶酸

E. 泼尼松

第 15 章　神经系统疾病

第 1 节　小儿神经系统发育特点（暂无）

第 2 节　热性惊厥

【例3251】男孩，12 个月。咳嗽 3 天，发热 2 小时，T 39.5 ℃，就诊过程中突然双眼上翻，肢体强直，持续 2 分钟。查体：咽红，心、肺、腹及神经系统无异常。半年前也有相同病史。最可能的诊断是

A. 癫痫

B. 低钙惊厥

C. 中毒性脑病

D. 化脓性脑膜炎

E. 高热惊厥

【例3252】男孩，11 个月。发热 41 ℃，突发抽搐，持续 2 分钟。最可能的诊断是

A. 维生素 D 缺乏

B. 化脓性脑膜炎

C. 中毒性脑病

D. 癫痫

E. 高热惊厥

第 3 节　化脓性脑膜炎

【例3253】男婴，10 天。因发热、拒奶 3 天，惊厥 2 次来诊。查体：反应差，中度黄染，脐部有脓性分泌物，前囟饱满，WBC $20×10^9$/L，N 0.78，L 0.22。最可能的病原体是

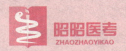

A. 脑膜炎双球菌

B. 大肠埃希菌

C. 流感嗜血杆菌

D. 新型隐球菌

E. 肺炎链球菌

【例3254】引起年长儿化脓性脑膜炎最常见的致病菌是

A. 肺炎链球菌

B. 流感嗜血杆菌

C. 大肠埃希菌

D. 金黄色葡萄球菌

E. 隐球菌

【例3255】女婴2个月，拒食、吐奶、嗜睡3天。查体：面色青灰，前囟紧张，脐部少许脓性分泌物。为明确诊断最关键的检查是

A. 脐分泌物培养

B. 头颅CT

C. 血常规

D. 血气分析

E. 脑脊液检查

【例3256】女婴，7个月。近1周易激惹，烦躁不安，呕吐2次，大便稀，2次/日。查体：嗜睡，前囟饱满，有张力，颈强直（＋/－），心肺正常，布氏征（＋），巴氏征（＋/－）。为明确诊断，应做哪项检查

A. 脑电图

B. 脑CT

C. 脑脊液检查

D. PPD试验

E. X线胸片

【例3257】婴儿化脓性脑膜炎怀疑有硬膜下积液，此时经济而可靠的检查方法是

A. X线

B. CT

C. MRI

D. 超声

E. 颅骨透照试验

【例3258】小儿化脓性脑膜炎合并脑积水的原因是

A. 由于炎症累及下丘脑和垂体

B. 由于不规律用药

C. 由于血-脑屏障功能差

D. 由于炎性渗出物阻碍脑脊液循环所致

E. 以上都不是

（例3259～3261共用题干）

女，8个月。因发热2天、抽搐2次，伴呕吐、吃奶量减少，喜哭、易怒就诊。母乳喂养。查体：精神差，前囟饱满，心、腹无异常，肌张力增高。脑脊液检查：外观混浊，白细胞1 000×10⁶/L，中性粒细胞为主，糖1 mmol/L，氯化物107 mmol/L，蛋白质2.0 g/L。

【例3259】最可能的诊断是

A. 病毒性脑膜炎

B. 结核性脑膜炎

C. 隐球菌性脑膜炎

D. 化脓性脑膜炎

E. 中毒性脑病

【例3260】针对病因首选的治疗药物是

A. 阿昔洛韦

B. 异烟肼

C. 甘露醇

D. 头孢曲松钠

E. 氟康唑

【例3261】如合并硬膜下积液，积液量较大，颅内压明显增高，应选择硬膜下穿刺放出积液，每次每侧放液量最宜

A. 21～25 mL

B. 31～50 mL

C. 小于15 mL

D. 15～20 mL

E. 26～30 mL

第16章　内分泌系统疾病

先天性甲状腺功能减退症

【例3262】先天性甲状腺功能减退症常见于

A. 早产儿

B. 足月儿

C. 小于胎龄儿

D. 过期产儿

E. 低出生体重儿

【例3263】男孩，2岁。智力和生长发育落后，经常便秘。查体：身高70 cm，皮肤粗糙，鼻梁低平，舌常伸出口外。为明确诊断首选检查是

A. 血钙测定

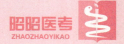

B. 骨龄测定

C. 血 T_3、T_4、TSH 检测

D. 血氨基酸分析

E. 染色体核型分析

【例 3264】先天性甲状腺功能减退症的新生儿筛查下列哪项是错误的

A. 生后 2～3 天的新生儿

B. 应用干血滴纸片

C. 测 TSH 的浓度

D. TSH>20 mU/L 即可确诊

E. 该方法简便实用

【例 3265】可在新生儿期进行筛查的疾病是

A. 先天性甲状腺减低和苯丙酮尿症

B. 癫痫

C. 21-三体综合征

D. 黏多糖病

E. 先天性巨结肠

【例 3266】患儿,20 天,过期产儿,出生时重 4.2 kg。哭声低哑,反应迟钝,食量少,黄疸未退,便秘,体重低,腹胀。该患儿最可能的诊断是

A. 甲状腺功能减退症

B. 苯丙酮尿症

C. 先天愚型

D. 先天性巨结肠

E. 黏多糖病

（例 3267～3269 共用题干）

女孩,3 岁。身高 75 cm,智力低下,鼻梁低平,舌体宽厚,常伸出口外,腹轻胀,便秘,有脐疝。

【例 3267】最可能的诊断是

A. 先天性巨结肠

B. 黏多糖病

C. 21-三体综合征

D. 先天性甲状腺功能减退症

E. 骨软骨发育不良

【例 3268】为明确诊断首选的检查是

A. B 超检查,肛管测压

B. 染色体核型分析

C. 骨龄测定

D. 尿黏多糖测定

E. 血 T_3、T_4、TSH

【例 3269】最佳的治疗方案是

A. 补充多种维生素

B. 无需特殊治疗

C. 补充碘剂

D. 补充生长激素

E. 补充甲状腺激素

第十三篇　神经、精神系统

学习导图

章 序	章 名	内 容	所占分数	
			执业医师	助理医师
1	神经系统概论	运动系统	5 分	1 分
		感觉系统		
		脑神经		
		皮质与脑功能		
		脑室系统与脑脊液		
		脑血管		
2	周围神经病	面神经炎	2 分	1 分
		三叉神经痛		
		吉兰－巴雷综合征		
3	脊髓病变	脊髓压迫症	1 分	0 分
		视神经脊髓炎		
4	颅脑损伤	头皮损伤	3 分	2 分
		颅骨骨折		
		脑损伤		
		颅内血肿		
5	脑血管疾病	缺血性脑卒中	7 分	5 分
		短暂性脑缺血发作		
		脑出血		
		蛛网膜下腔出血		
6	颅内肿瘤	颅内肿瘤	1 分	0 分
7	颅内压增高	颅内压增高	1 分	1 分
8	脑疝	小脑幕切迹疝	1 分	0 分
		枕骨大孔疝		
9	帕金森病	帕金森病	1 分	0 分
10	阿尔茨海默病	阿尔茨海默病	0 分	0 分
11	偏头痛	偏头痛	0 分	0 分
12	单纯疱疹性脑炎	单纯疱疹性脑炎	1 分	0 分

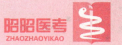

续表

章 序	章 名	内 容	所占分数	
			执业医师	助理医师
13	癫痫	癫痫	1 分	0 分
14	神经肌肉接头疾病	重症肌无力	1 分	0 分
		周期性瘫痪		
15	精神障碍	精神疾病概述	4 分	1 分
16	脑器质性疾病所致精神障碍	概述	1 分	0 分
		老年痴呆		
		脑血管病性痴呆		
17	躯体疾病所致精神障碍	躯体疾病所致精神障碍	1 分	0 分
18	精神活性物质所致精神障碍	概述	2 分	1 分
		精神活性物质		
		酒精所致精神障碍		
19	精神分裂症	精神分裂症	3 分	2 分
20	心境障碍	抑郁症	2 分	2 分
		双相障碍		
		恶劣心境		
21	神经症及分离转换障碍	神经性障碍概述	3 分	1 分
		恐惧症		
		惊恐障碍		
		广泛性焦虑		
		强迫障碍		
		躯体形式障碍		
		分离(转换性)障碍		
22	应激相关障碍	急性应激障碍	1 分	0 分
		创伤后应激障碍		
		适应性障碍		
23	心理生理障碍	进食障碍	1 分	0 分
		睡眠障碍及失眠症		

复习策略

　　神经、精神系统内容在医师资格考试中所占分数较多,在执业医师考试中占50～55分,在执业助理医师考试中占25～30分,属于重要的第四大科目(前三大科目分别为消化、妇科和儿科)。由于神经系统具有抽象性和复杂性,兼之临床实践较少,因此是医师考试中最难掌握的内容,成为很多考生在备考中的瓶颈。在本篇复习中,将突出重点、夯实基础、形象记忆,同时结合历年真题,力求帮助考生牢记考点,迅速突破瓶颈,真正达到提高第四卷分数的目的。

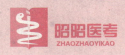
第1章　神经系统概论

【例3270】中枢性瘫痪与周围性瘫痪最有意义的鉴别诊断是
A. 肌肉瘫痪范围与程度
B. 有无肌肉萎缩
C. 肌张力增高或减低
D. 腱反射亢进或减低
E. 有无病理反射

【例3271】符合中枢性瘫痪的临床特征是
A. 肌群瘫痪为主
B. 有肌萎缩
C. 肌张力增高
D. 腱反射消失
E. 无病理反射

【例3272】提示上运动神经元损伤最有意义的体征是
A. 瘫痪肌肉不萎缩
B. 病理征阳性
C. 腱反射减弱
D. 浅反射消失
E. 肌张力正常

【例3273】女，19岁。因发热伴头痛、呕吐、烦躁2天，于8月10日入院。查体：T 39.8℃，BP130/80 mmHg，精神差，问话不能正确回答，颈抵抗，克氏征及巴氏征均阳性。该患者病变最严重的部位是
A. 脑桥和小脑
B. 基底核和丘脑
C. 小脑和延髓
D. 延脑和脑桥
E. 大脑皮质及丘脑

【例3274】男，68岁。因与人争吵突然晕倒而入院治疗。查体发现左侧上、下肢瘫痪，腱反射亢进，左侧眼裂以下面瘫，伸舌时舌尖偏向左侧。左半身深、浅感觉消失。双眼左侧半视野缺失，瞳孔对光反射存在。考虑病变部位在
A. 左侧中央前、后回
B. 右侧中央前回
C. 左侧内囊
D. 右侧内囊
E. 右侧中央后回

【例3275】内囊出血所致的对侧肢体运动障碍，主要是损伤了
A. 皮质脊髓束

B. 皮质红核束
C. 项枕颞桥束
D. 皮质核束
E. 额桥束

【例3276】右侧内囊后肢受损，可能出现的病症是
A. 嗅觉丧失
B. 同侧肢体麻痹和半身躯体感觉丧失
C. 双眼左侧半视野偏盲
D. 对侧半身痛温觉丧失而触觉存在
E. 右耳听觉丧失

【例3277】对脑干损伤有定位意义的体征是
A. 病损对侧偏瘫、偏身感觉障碍、偏盲
B. 构音不清，吞咽困难
C. 双额侧偏盲
D. 患侧脑神经下运动神经元瘫痪，对侧肢体上运动神经元瘫痪
E. 患侧脑神经下运动神经元瘫痪，同侧肢体上运动神经元瘫痪

【例3278】男，38岁。外伤后双下肢瘫痪，双上肢肌张力和肌力正常，双下肢肌力2级，双侧膝、踝反射亢进。受损的部位是
A. 传入神经元
B. 前角
C. 胸段脊髓
D. 颈段脊髓
E. 腰段脊髓

【例3279】造成四肢肌张力增高、腱反射亢进的中枢性瘫痪的病损部位在
A. 颈膨大以下脊髓
B. 颈膨大以上脊髓
C. 颈膨大前角运动细胞
D. 一侧内囊
E. 一侧大脑皮质

（例3280～3282共用选项）
A. 脊髓胸段
B. 脊髓颈膨大
C. 脊髓圆锥
D. 脊髓高颈段
E. 马尾

【例3280】双上肢正常，双下肢中枢性瘫痪的病变部位是

【例3281】双下肢周围性瘫痪的病变部位是

【例3282】四肢中枢性瘫痪的病变部位是

【例3283】周围性瘫痪也称为
A. 周围神经损害性障碍
B. 脊髓前角细胞损害性瘫痪
C. 皮质运动中枢损害性瘫痪
D. 下运动神经元损害性瘫痪
E. 脊髓损害性瘫痪

【例3284】脊髓前角运动细胞病变时,出现
A. 相应节段支配区肌的中枢性瘫痪,无感觉障碍
B. 周围神经支配区肌的周围性瘫痪,无感觉障碍
C. 周围神经支配区肌的周围性瘫痪,有感觉障碍
D. 相应节段支配区肌的周围性瘫痪,无感觉障碍
E. 相应节段支配肌的周围性瘫痪,有感觉障碍

【例3285】锥体外系损害常见的症状是
A. 感觉障碍
B. 肌张力障碍
C. 视觉障碍
D. 平衡障碍
E. 痛性麻痹

【例3286】肌张力障碍的临床表现是一组肌群的
A. 伸肌和屈肌张力增强
B. 伸肌和屈肌张力呈断续停顿样增强
C. 低张力伴无目的、急速多变的不自主动作
D. 促动和拮抗肌不协调收缩,出现不自主运动和异常姿势
E. 促动和拮抗肌协调收缩,出现不自主运动和异常姿势

【例3287】男,52岁。近2周来出现右上肢指鼻试验不正确和轮替动作差、右下肢跟膝胫试验差。无眩晕和听力障碍,肌力完好。病损部位在
A. 小脑蚓部
B. 右侧小脑半球
C. 左侧小脑半球
D. 左侧脑桥前庭神经核
E. 右侧脑桥前庭神经核

(例3288~3289 共用选项)
A. 丘脑腹外侧核
B. 脊髓后角细胞
C. 延髓薄束核与楔束核
D. 脊髓前角细胞
E. 后根神经节

【例3288】振动觉和位置觉传导通路的第二级神经元是

【例3289】痛觉和温度觉传导通路的第二级神经元是

【例3290】节段性放射性疼痛病损部位在
A. 皮层感觉区
B. 脊丘束
C. 前角细胞
D. 前根
E. 后根

【例3291】双侧四肢远端出现手套袜子样麻木,病变的定位多在
A. 神经丛
B. 神经末梢
C. 脊髓后角
D. 神经干
E. 脊髓后角

【例3292】某患者因外伤致脊髓腰椎第一节段右侧半横断,损伤平面以下会出现
A. 右侧痛觉、温度觉丧失
B. 右侧粗触觉丧失
C. 左侧本体感觉丧失
D. 右侧本体感觉丧失
E. 左侧肢体随意运动丧失

【例3293】男,26岁。客车司机。车祸导致二便功能障碍,但下肢功能正常。该患者诊断为
A. 脊髓后角损伤
B. 脊髓后索损伤
C. 脊髓半切综合征
D. 脊髓横断性损伤
E. 马尾圆锥损伤

(例3294~3296 共用选项)
A. 动眼神经副核
B. 疑核
C. 舌下神经核
D. 尾状核
E. 屏状核

【例3294】属于纹状体的核团是

【例3295】属于副交感神经核的是

【例3296】属于特殊内脏运动核的是

【例3297】只接受对侧大脑运动皮层支配的脑神经运动核为
A. 三叉神经运动核
B. 迷走神经背核
C. 疑核
D. 舌下神经核
E. 动眼神经核

(例3298~3300 共用选项)
A. 上斜肌
B. 下斜肌

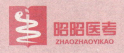

C. 外直肌

D. 眼轮匝肌

E. 瞳孔开大肌

【例3298】滑车神经支配的肌肉是

【例3299】动眼神经支配的肌肉是

【例3300】交感神经支配的肌肉是

【例3301】管理舌前2/3味觉的神经是

  A. 三叉神经

  B. 面神经

  C. 舌咽神经

  D. 迷走神经

  E. 舌下神经

（例3302～3304共用选项）

  A. 眼裂正常，瞳孔扩大，直接对光反射迟钝

  B. 眼裂扩大，瞳孔缩小，直接对光反射正常

  C. 眼裂变小，瞳孔缩小，直接对光反射正常

  D. 眼裂变小，瞳孔正常，直接对光反射正常

  E. 眼裂变小，瞳孔扩大，直接对光反射消失

【例3302】动脉瘤性动眼神经麻痹的临床表现是

【例3303】霍纳综合征的临床表现是

【例3304】重症肌无力眼肌型的临床表现是

【例3305】在上运动神经元和感觉功能完好的情况下，右中腹壁反射消失提示

  A. 右侧胸髓3～4节段病损

  B. 右侧胸髓5～6节段病损

  C. 右侧胸髓7～8节段病损

  D. 右侧胸髓9～10节段病损

  E. 右侧胸髓11～12节段病损

（例3306～3307共用选项）

  A. Brudzinski征

  B. Babinski征

  C. Romberg征

  D. Kernig征

  E. Weber综合征

【例3306】深睡眠时可能出现的体征是

【例3307】小脑病损时可能出现的体征是

【例3308】Oppenheim征提示

  A. 皮质脑干束损害

  B. 脊髓丘脑束损害

  C. 锥体束损害

  D. 薄束损害

  E. 楔束损害

【例3309】腰椎穿刺的常规部位是

  A. 第2～3腰椎棘突间隙

  B. 第1～2腰椎棘突间隙

  C. 第3～4腰椎棘突间隙

  D. 第4～5腰椎棘突间隙

  E. 以上均为常规穿刺部位

【例3310】腰穿的禁忌证

  A. 脑动脉硬化

  B. 神经系统变性病

  C. 急性脊髓炎

  D. 后颅窝占位病变

  E. 神经系统炎症

【例3311】正常人脑脊液中糖的最低含量为

  A. 4.0 mmol/L

  B. 3.5 mmol/L

  C. 3.0 mmol/L

  D. 2.5 mmol/L

  E. 2.0 mmol/L

第2章　周围神经病

【例3312】男，62岁。晨起刷牙时左口角流口水，伴左耳后痛。查体：左侧额纹消失，左眼闭合无力，左鼻唇沟浅，口角右歪。最可能的诊断是

  A. 左面神经炎

  B. 吉兰-巴雷综合征

  C. 左三叉神经第1支受损

  D. 中枢性面瘫

  E. 左三叉神经第3支受损

【例3313】不符合面神经炎表现的是

  A. 患侧额纹消失

  B. 患侧鼻唇沟变浅

  C. 患侧不能闭眼

  D. 患侧不能鼓腮

  E. 常伴有偏瘫

【例3314】面颊部有短暂的反复发作的剧痛，检查时除触发点外无阳性体征，常见于

  A. 特发性面神经麻痹

  B. 三叉神经痛

  C. 症状性癫痫

  D. 面肌抽搐

  E. 典型偏头痛

【例3315】三叉神经痛用下列哪种药物治疗

  A. 吗啡

  B. 卡马西平

  C. 芬太尼

  D. 卡托普利

E. 硝普钠

【例3316】吉兰-巴雷综合征的**脑脊液蛋白-细胞分离**是指
A. 蛋白正常,细胞数正常
B. 蛋白增高,细胞数正常
C. 蛋白增高,细胞数降低
D. 蛋白降低,细胞数增高
E. 蛋白正常,细胞数增高

【例3317】男,32岁。感冒3周后出现**双下肢近端无力**。查体:双上肢肌力3级,双下肢肌力3级,四肢肌力消失,手套袜子样痛觉减退,**双腓肠肌压痛阳性**。其原因最可能是
A. 急性脊髓炎
B. 脊髓压迫症
C. 周期性瘫痪
D. 急性肌炎
E. 急性炎症性脱髓鞘性多发性神经病

【例3318】**吉兰-巴雷综合征**的典型表现之一为四肢远端
A. 感觉障碍比运动障碍明显
B. 感觉和运动障碍均十分严重
C. 仅有感觉障碍
D. 疼痛明显
E. 感觉障碍比运动障碍轻

【例3319】男,18岁。急起**四肢无力**3天,二便正常。病前1周有"**上感**"史。查体:双眼闭合无力,双侧咽反射迟钝,四肢肌力1~2级,肌张力低,腱反射消失,**无明显感觉障碍**。最可能的诊断是
A. 多发性肌炎
B. 重症肌无力
C. 吉兰-巴雷综合征
D. 周期性瘫痪
E. 急性脊髓炎

【例3320】**急性炎症性脱髓鞘性多发性神经病**的主要临床表现是
A. 肢体对称性麻木
B. 肢体对称性无力
C. 发作性肢体无力
D. 发作性肢体麻木
E. 双侧眼外肌瘫痪

【例3321】吉兰-巴雷综合征患者病后5天出现严重面神经麻痹、吞咽困难,**严重时出现呼吸肌麻痹、构音模糊**。首选的治疗是
A. 肾上腺糖皮质激素
B. 鼻饲流质
C. 大量维生素B_1
D. 抗生素治疗
E. 气管切开并用呼吸机

第3章 脊髓病变

【例3322】老年人脊髓压迫症状**最常见**的病因是
A. 淋巴瘤
B. 脊索瘤
C. 脊膜瘤
D. 转移瘤
E. 胶质瘤

【例3323】**脊髓半横断**(Brown - Seguard)综合征常见于
A. Guillam - Barre综合征
B. 急性脊髓炎
C. 急性硬脊膜外脓肿
D. 脊髓髓外肿瘤
E. 脊髓空洞症

(例3324~3326共用题干)
　　男性,26岁。**6个月**来胸部发麻,逐渐累及下肢,**双下肢乏力**8天,伴小便潴留并置导尿管。无疼痛。体检:T_8以下痛、触觉消失,有**马鞍回避**。双下肢位置觉消失,肌力2级,腱反射亢进,

Babinski征阳性。腹壁反射消失,腰穿示脊管不完全阻塞。脑脊液:蛋白0.6 g/L,糖、氯化物和细胞数正常。

【例3324】可能的**诊断**为T_8以下脊髓
A. 硬脊膜外脓肿
B. 髓外肿瘤
C. 硬脑膜下血肿
D. 血管畸形
E. 髓内肿瘤

【例3325】**马鞍回避**是指痛、触觉在下列节段内保留
A. T_1~L_5
B. $S_{1~3}$
C. S_4
D. $S_{3~5}$
E. $S_{1~2}$

【例3326】**脊髓碘水造影**表现为
A. 水平面样阻塞

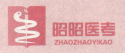
B. 阻塞面光滑呈杯口状
C. 阻塞面呈楔形
D. 脊髓呈梭形膨大
E. 碘水分散呈水滴状

（例3327～3329 共用题干）

　　患者男性,5 个月来双下肢无力、麻木逐渐加重,后背疼痛且咳嗽时加剧。查体:左半侧 T₈ 以下痛、温觉消失,右下肢肌力 2 级,腱反射亢进,Babinski 征阳性,右下肢足趾振动觉、位置觉消失。

【例3327】可能的诊断为
　　A. T₈附近脊髓髓内癌变
　　B. 左 T₈附近脊髓髓外病变
　　C. 右 T₈附近脊髓髓内病变
　　D. T₈附近脊前动脉闭塞
　　E. 右 T₈附近脊髓髓外病变

【例3328】病变脊髓处 MRI 表现为
　　A. 脊髓呈梭形膨大,广泛低信号
　　B. 正常脊髓

C. 脊髓不膨大,髓内广泛点状高信号
D. 脊髓外肿块
E. 中央管扩大呈空腔

【例3329】该患者脊髓损害为
　　A. 脊髓后角损害
　　B. 脊髓横贯性损害
　　C. Brown-Sequard 综合征
　　D. 脊神经根损害
　　E. 脊髓后索和侧索联合损害

【例3330】女性,40 岁。1 个月来间歇性胸背剧痛。体检:右侧下肢肌力Ⅳ级,伴膝、踝反射亢进,Babinski 征阳性。右踝振动觉消失,左 T₈ 节段下痛、温觉消失。余神经系统无异常。诊断为
　　A. 髓内肿瘤
　　B. 髓外肿瘤
　　C. 脊髓炎
　　D. 脊柱转移癌
　　E. 脊柱结核

第4章　颅脑损伤

【例3331】头部外伤后,最常触及头皮下波动的是
　　A. 皮下血肿
　　B. 帽状腱膜下血肿
　　C. 骨膜下血肿
　　D. 皮下积液
　　E. 皮下积脓

【例3332】巨大帽状腱膜下血肿处理的原则是
　　A. 热敷
　　B. 冷敷
　　C. 预防感染
　　D. 抽吸后加压包扎
　　E. 切开引流

【例3333】头皮裂伤清创的最佳时限,最迟应在
　　A. 8 小时内
　　B. 12 小时内
　　C. 24 小时内
　　D. 48 小时内
　　E. 72 小时内

【例3334】处理头部创伤时,必须遵循的外科原则是
　　A. 头皮下出血点必须一一结扎
　　B. 尽量切除可能污染的头皮创缘组织
　　C. 伤口一律全层缝合
　　D. 大块的头皮缺损只能留作二期处理

E. 清创术应争取在 8 小时内进行,一般不得超过 24 小时

【例3335】闭合性颅盖骨折诊断的主要依据是
　　A. 触诊局部有凹陷感
　　B. 出现神经系统损伤体征
　　C. 头皮肿胀有波动感
　　D. X 线平片
　　E. 触之有骨擦音

【例3336】男,40 岁。车祸外伤后 10 小时,当时无昏迷。入院时查体:神志清楚,答题切题,右侧肢体肌力 4 级,霍夫曼征阳性。头颅 X 线平片及 CT 均提示左顶骨凹陷性骨折,直径 3 cm,深度 2 cm。正确的治疗是
　　A. 抗感染治疗
　　B. 手术摘除凹陷的骨折碎片,解除对脑组织压迫
　　C. 保守治疗,应用神经营养剂
　　D. 脱水治疗
　　E. 观察病情变化,决定下一步治疗方案

（例3337～3339 共用题干）

　　男,17 岁。骑摩托车时不慎摔倒,左颞顶着地,短暂昏迷后清醒。伤后 30 分钟送医院。急诊头颅 CT 示左颞顶颅骨骨折。2 小时后头痛加剧,逐渐昏迷,左侧瞳孔散大,右侧肢体瘫痪。

【例3337】为明确诊断,应首选的检查是
A. 颅骨及颈部正侧位X线片
B. 颈部CT
C. 头颅MRI
D. 脑电图
E. 头颅CT

【例3338】首先考虑的诊断是
A. 颈椎损伤、颈髓受压
B. 脑挫裂伤、脑干损伤
C. 急性硬脑膜外血肿、小脑幕切迹疝
D. 急性硬脑膜下血肿、脑挫裂伤
E. 急性硬脑膜下血肿、枕骨大孔疝

【例3339】应采取的有效治疗措施是
A. 立即收入病房,观察生命体征变化
B. 应用抗生素
C. 急诊行血肿清除减压术
D. 立即应用降颅压药物
E. 急诊行颈椎牵引术

【例3340】患者,男性。车祸伤及头部,伤后出现左侧鼻唇沟变浅,鼻出血,左耳听力下降,左外耳道流出淡血性液体。诊断首先考虑
A. 颅前窝骨折
B. 颅中窝骨折
C. 颅后窝骨折
D. 左颞骨骨折
E. 脑震荡

【例3341】单独作为诊断颅底骨折的依据中,错误的是
A. 脑脊液漏
B. 迟发性乳突部皮下淤血斑
C. CT显示神经管骨折
D. 单纯鼻出血
E. "熊猫眼"征

【例3342】男,32岁。头部外伤,当即昏迷约1小时,醒后出现头痛、呕吐,右耳道流血性液体。诊断应为
A. 脑震荡、颅前窝骨折
B. 脑挫伤、颅中窝骨折
C. 脑震荡、颅后窝骨折
D. 脑挫伤、颅前窝骨折
E. 脑震荡、颅中窝骨折

【例3343】开放性颅脑损伤特有的临床表现是
A. 颅骨骨折
B. 头皮裂伤
C. 头皮血肿
D. 脑脊液漏
E. 头皮裂伤伴颅骨骨折

【例3344】关于颅骨骨折的叙述,下列哪一项不正确
A. 骨折线跨过硬脑膜中动脉沟时须防硬脑膜外血肿的发生
B. 运动区部位的凹陷骨折禁忌手术复位
C. 颅底骨折有脑脊液耳、鼻漏时禁忌堵塞耳、鼻道
D. 颅底骨折属内开放性颅脑损伤
E. 颅盖骨骨折的诊断主要依靠X线摄片

【例3345】男,35岁。头部外伤后昏迷1小时,出现右侧肢体瘫痪,后逐渐好转。头颅CT示颅内有散在高密度影。应考虑为
A. 脑内血肿
B. 急性硬脑膜外血肿
C. 急性硬脑膜下血肿
D. 脑震荡
E. 脑挫裂伤

【例3346】硬脑膜外血肿的来源是
A. 大脑前动脉
B. 大脑中动脉
C. 脑膜中动脉
D. 颞浅动脉
E. 枕动脉

【例3347】急性硬脑膜外血肿最常合并的颅脑损伤是
A. 脑水肿
B. 颅骨骨折
C. 脑积水
D. 脑挫伤
E. 脑干损伤

【例3348】脑部受伤后出现中间清醒期常见于
A. 硬脑膜下血肿
B. 脑内血肿
C. 脑挫裂伤
D. 硬脑膜外血肿
E. 脑干损伤

【例3349】一人从1米高处跌落,昏迷20分钟后出现头痛、恶心与呕吐,3小时后又昏迷。怀疑诊断为
A. 脑挫裂伤
B. 硬脑膜外血肿
C. 硬脑膜下血肿
D. 蛛网膜下腔血肿
E. 脑内血肿

【例3350】硬脑膜外血肿的典型特征是
A. 伤后当时立即出现昏迷时间较长
B. CT示皮髓质交界处多个点状出血点

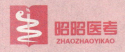

C. 伤后逆行性遗忘

D. 鼻出血

E. 伤后一过性意识清醒或好转

【例3351】男，21岁。右侧颞部受击伤后昏迷30分钟，清醒5小时后又转入昏迷，伴右侧瞳孔散大，左侧肢体瘫痪。首先考虑的诊断是

A. 硬脑膜外血肿

B. 脑出血

C. 脑栓塞

D. 短暂性脑缺血发作

E. 脑血栓形成

【例3352】急性硬脑膜下血肿最多见的出血来源为

A. 脑皮质破裂的小动脉

B. 注入上矢状窦的桥静脉

C. 注入蝶顶窦的大脑中静脉

D. 注入横窦的Labbe静脉

E. 大脑大静脉

【例3353】患者，男，65岁。2个月前有头外伤史，现头痛。CT示右额颞叶新月形低密度影，诊断是

A. 急性硬脑膜外血肿

B. 急性硬脑膜下血肿

C. 慢性硬脑膜下血肿

D. 脑内血肿

E. 高血压脑出血

（例3354～3355共用题干）

女性患者，60岁。2个半月前有车祸头受伤史，当时有一过性意识障碍，伤后头痛，逐渐好转。近半个月又出现头痛，逐渐加重。头颅CT示右额颞顶低密度新月状影像，脑室中线受压移位。

【例3354】诊断是

A. 右额颞顶急性硬脑膜下血肿

B. 右额颞顶慢性硬脑膜下血肿

C. 右额颞顶急性硬脑膜外血肿

D. 右额颞顶慢性硬脑膜外血肿

E. 右额颞顶硬膜下积液

【例3355】根本治疗是

A. 冬眠，物理降温

B. 止血治疗

C. 预防感染

D. 钻孔冲洗引流术

E. 血肿清除术

【例3356】女，65岁。头部外伤后昏迷2小时。查体：中度昏迷，右侧瞳孔散大。对光反射消失，左侧肢体肌张力增高，病理征（＋）。头颅CT示右额颞部高密度新月形影。最可能的诊断是

A. 急性硬脑膜下血肿

B. 急性硬脑膜外血肿

C. 急性硬脑膜下积液

D. 脑挫裂伤

E. 脑内血肿

（例3357～3359共用题干）

女，67岁。车祸后即昏迷，伤后2小时被送至医院。查体：昏迷状态，左顶枕部有一直径4cm头皮血肿，右侧瞳孔散大，对光反射消失，左侧肢体肌张力增高，病理反射阳性。头颅CT示右额颞部骨板下新月形高密度影。

【例3357】该患者最可能的诊断是

A. 右额颞部急性硬脑膜下积液，脑疝

B. 右额颞部急性硬脑膜外血肿，脑疝

C. 右额颞脑挫伤，脑疝

D. 右额颞部血肿，脑疝

E. 右额颞急性硬脑膜下血肿，脑疝

【例3358】该患者内出血最可能来自

A. 脑表面血管

B. 脑硬膜中动脉

C. 大脑中动脉

D. 蛛网膜颗粒

E. 矢状窦

【例3359】需要立即采取的治疗是

A. 气管切开

B. 冬眠疗法

C. 颅内血肿清除术

D. 激素治疗

E. 止血、抗感染

第5章　脑血管疾病

【例3360】脑血管病的主要临床分类为

A. 脑出血，脑血栓形成，短暂性脑缺血发作

B. 急性脑血管病和慢性脑血管病

C. 出血性和缺血性脑血管病，蛛网膜下腔出血

D. 急性和慢性脑血管病，血管性痴呆

E. 急性脑血管病，脑出血和脑缺血

【例3361】男，48岁。半年内出现5次突然不能言语，每次持续30分钟左右，伴左侧肢体麻木。神经系统检查正常。最可能的诊断是

A. 癫痫小发作

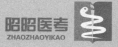

B. 偏头痛

C. 颈椎病

D. 短暂性脑缺血发作

E. 顶叶肿瘤

【例3362】短暂性脑缺血发作,出现相应的症状和体征。完全恢复最长需要

A. 6 小时

B. 12 小时

C. 24 小时

D. 48 小时

E. 72 小时

【例3363】男,60 岁。反复发作性右侧偏盲,无意识丧失,数秒钟后即恢复正常。查体:无偏盲,四肢肌力 5 级,病理征阴性,其他无异常。头部CT 无异常。最可能的诊断是

A. 蛛网膜下腔出血

B. 脑梗死

C. 慢性硬脑膜外血肿

D. 短暂性脑缺血发作

E. 脑出血

【例3364】男,60 岁。发作性右侧肢体无力伴言语不利 2 天,每次持续 20 分钟后可自行缓解。既往有高血压史。最可能的诊断是

A. 部分性癫痫

B. 脑栓塞

C. 周期性瘫痪

D. 短暂性脑缺血发作

E. 脑血栓形成

【例3365】女,32 岁。购物时感头晕、恶心、乏力,随即意识丧失,摔倒在地,约 1 分钟后自行苏醒,无二便失禁,无遗留意识或肢体功能障碍。其意识丧失最可能的原因是

A. 分离性障碍

B. 低血糖症

C. 迷走神经张力异常增高

D. 短暂性脑缺血发作

E. 心律失常

【例3366】TIA 持续时间通常为

A. 12 小时内

B. 2 小时内

C. 24 小时内

D. 30 分钟内

E. 48 小时内

【例3367】女,74 岁。间断感觉环境晃动伴恶心 2 天。共发作 5 次,每次持续 10～15 分钟。有高血压病史。发作时查体:水平眼震阳性,左侧指鼻试验和跟膝胫试验阳性,闭目试验阳性。发

作间歇期检查正常。双侧前庭功能试验正常。头颅 CT 无异常。可能的诊断是

A. 短暂性脑缺血发作

B. 小脑梗死

C. 脑桥梗死

D. 小脑出血

E. 中脑梗死

【例3368】颈内动脉系统短暂性脑缺血发作的症状可有

A. 阵发性眩晕

B. 复视

C. 交叉性瘫痪

D. 吞咽困难

E. 运动性失语

【例3369】短暂性脑缺血发作应用阿司匹林治疗的目的是

A. 改善神经功能的缺失

B. 保护脑细胞

C. 增加再灌注

D. 预防复发

E. 扩张血管

【例3370】脑血栓形成发病的重要危险因素之一是

A. 抽烟史

B. 蛛网膜下腔出血史

C. 脑出血史

D. 短暂性脑缺血发作史

E. 梅毒病史

【例3371】男,72 岁。平时有高血压、糖尿病史 30余年。1 天前发现左侧上、下肢活动受限,吐词不清,神志清楚。无明显头痛、呕吐,检查发现左侧上、下肢肌力 2 级,左半身痛觉减退。诊断为

A. 脑出血

B. 脑栓塞

C. 短暂性脑缺血发作

D. 蛛网膜下腔出血

E. 脑血栓形成

【例3372】男,60 岁。晨醒后左侧肢体无力,刷牙时无法拿杯,有糖尿病和高血压史,无心脏病史。半天后急诊。查体:左侧肢体肌力 3 级,腱反射高于右侧,左侧 Babinski 征阳性。左侧肢体痛、温觉减退。可能的诊断是

A. 脑转移癌

B. 脑栓塞

C. 短暂性脑缺血发作

D. 脑血栓形成

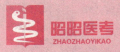

E. 高血压性脑出血

【例 3373】大脑中动脉深穿支闭塞的最常见表现是
A. 对侧偏瘫，无感觉障碍及偏盲，优势侧伴失语
B. 对侧偏瘫，偏身感觉障碍，同向偏盲
C. 对侧偏瘫，深感觉障碍，自发性疼痛
D. 四肢瘫痪，双侧面瘫，不能言语，不能进食，只有眼球上下运动
E. 眼球震颤，同侧 Honer 征，交叉性感觉障碍，同侧小脑性共济失调

【例 3374】男，47 岁。晨起行走时头晕，走路不稳，喝水呛咳，声音嘶哑。查体：左侧 Honer 征，左面部痛觉减退，左侧咽反射消失，悬雍垂右偏，左侧指鼻试验和跟膝胫试验差，右侧肢体痛觉减退。病损的定位诊断在
A. 脑桥基底部穿支动脉
B. 左小脑后下动脉
C. 左大脑后动脉
D. 左颈内动脉主干
E. 双侧椎动脉

（例 3375～3376 共用选项）
A. 椎基底动脉血栓形成
B. 大脑前动脉血栓形成
C. 大脑中动脉血栓形成
D. 蛛网膜下腔出血
E. 小脑出血

【例 3375】有眩晕、眼震、构音障碍、交叉性瘫痪，见于

【例 3376】有偏瘫、同向性偏盲、偏身感觉障碍，见于

【例 3377】男，66 岁。晨起四肢乏力。1 小时前行走中跌倒，不能起立。体检：意识清楚，只能以眼球上、下运动示意。双侧周围性面瘫，张口伸舌和吞咽不能，留置鼻饲。四肢肌力 0 级，腱反射亢进，双侧 Babinski 征阳性。感觉无异常。脑梗死部位在
A. 中脑
B. 脑桥基底部
C. 内囊后肢
D. 丘脑底部
E. 基底节区

【例 3378】脑血栓形成急性期有效治疗方法是
A. 3 小时内用 rt - PA
B. 12 小时内用 rt - PA
C. 罂粟碱
D. 尼莫地平

E. 低分子量肝素

（例 3379～3381 共用题干）
男，63 岁。清晨起床时，发现言语不清，右侧肢体不能活动。既往无类似病史。发病后 5 小时，查体神志清楚，血压 120/80 mmHg，失语，右侧中枢性面瘫、舌瘫，右上、下肢肌力 2 级，右半身痛觉减退，颅脑 CT 未见异常。

【例 3379】病变的部位可能是
A. 左侧大脑前动脉
B. 右侧大脑前动脉
C. 左侧大脑中动脉
D. 右侧大脑中动脉
E. 椎基底动脉

【例 3380】病变的性质是
A. 脑出血
B. 脑栓塞
C. 脑肿瘤
D. 脑血栓形成
E. 蛛网膜下腔出血

【例 3381】应选择的治疗方法是
A. 调整血压
B. 溶栓治疗
C. 应用止血剂
D. 手术治疗
E. 脑保护剂

【例 3382】女性，38 岁，洗衣时突发右侧肢体活动不灵。查体：意识清，失语，二尖瓣区可闻及双期杂音，心律不齐，右侧偏瘫，上肢重于下肢，偏身痛觉减退。首先考虑的诊断是
A. 脑血栓形成
B. 脑栓塞
C. 脑出血
D. 蛛网膜下腔出血
E. 短暂性脑缺血发作

（例 3383～3385 共用选项）
A. 脑血栓形成
B. 短暂性脑缺血发作
C. 脑栓塞
D. 腔隙性脑梗死
E. 分水岭脑梗死

【例 3383】导致脑梗死最常见的病因是

【例 3384】心房颤动引起的常见卒中类型是

【例 3385】相邻两血管供血区分界处缺血所导致的卒中类型是

【例 3386】心肌梗死后附壁血栓引起的脑血管疾病最常见的是
A. 蛛网膜下腔出血

B. 脑血栓形成

C. 脑栓塞

D. 脑出血

E. 脑动脉炎

（例 3387～3388 共用选项）

A. 眩晕、频繁呕吐、头痛、病变侧共济失调

B. 意识丧失，双侧针尖样瞳孔，四肢瘫痪

C. 突发剧烈头痛、呕吐、脑膜刺激征，右侧偏瘫

D. 安静时发生偏瘫、偏身感觉障碍，无意识障碍

E. 活动中急骤发生瘫痪、偏身感觉障碍，伴短暂意识障碍

【例 3387】脑栓塞的常见表现是

【例 3388】小脑出血的常见表现是

【例 3389】脑栓塞的临床表现不正确的是

A. 患者较年轻

B. 多有风湿性心瓣膜病史

C. 起病急骤

D. 多有脑膜刺激征

E. 可有偏瘫失语

【例 3390】女，39 岁。患风湿性心脏病二尖瓣狭窄，突然出现偏瘫、失语。检查：神志清楚，脑脊液正常。心电图提示心房纤颤。最可能的诊断是

A. 脑出血

B. 脑栓塞

C. 脑血栓形成

D. 蛛网膜下腔出血

E. 短暂性脑缺血发作

【例 3391】高血压脑出血最多见于

A. 基底节

B. 脑桥

C. 小脑

D. 大脑白质

E. 脑干

【例 3392】高血压病脑出血，破裂的血管多为

A. 大脑中动脉

B. 大脑基底动脉

C. 豆纹动脉

D. 内囊动脉

E. 大脑前动脉

【例 3393】基底节区出血的典型表现是

A. 意识障碍，病灶对侧偏身瘫痪、双眼向病灶对侧凝视

B. 意识障碍，病灶对侧感觉瘫痪、双眼向病灶对侧凝视

C. 病灶对侧偏身瘫痪、偏身感觉障碍及同向性偏盲

D. 病灶对侧偏身瘫痪、偏身感觉缺失及共济失调

E. 意识障碍、病灶对侧同向性偏盲，双眼向病灶对侧凝视

【例 3394】男，65 岁。活动中突感头痛，左侧肢体不能活动 1 天。高血压病史 10 年。查体发现左侧中枢性面舌瘫，左侧肢体完全瘫，左侧偏身感觉减退，左侧偏盲。该患者最可能的诊断是

A. 脑叶出血

B. 脑桥出血

C. 小脑出血

D. 基底节出血

E. 脑室出血

【例 3395】60 岁，男性。活动中突感眩晕，头痛，呕吐，步行不稳，20 分钟后昏迷，呼吸节律不整。诊断为脑出血，部位在

A. 脑颞叶

B. 小脑

C. 脑桥

D. 基底节

E. 脑室

（例 3396～3398 共用题干）

男，58 岁。外出途中突然头痛，眩晕，伴呕吐、走路不稳前来急诊。查体：BP 180/105 mmHg，心率 62 次/分，双眼向右水平眼震，右手指鼻不准，右侧跟膝胫试验阳性。

【例 3396】最可能的诊断是

A. 右枕叶出血

B. 脑桥出血

C. 基底节出血

D. 右小脑半球出血

E. 右大脑梗死

【例 3397】为进一步明确诊断，应采取的主要措施是

A. 详细追问有关病史

B. 脑脊液检查

C. 脑血管造影

D. 头颅 CT

E. 脑电图

【例 3398】首先应采取的处理措施是

A. 利血平降血压

B. 若 CT 示出血量达到 5 mL，手术治疗

C. 快速静脉滴注地塞米松 10 mg

D. 肌注苯巴比妥钠预防癫痫

E. 降低颅内压

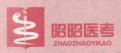

【例 3399】男性，59 岁。1 小时前运动中**突发头痛**。查体：血压 160/110 mmHg，深昏迷，双侧瞳孔缩小，四肢瘫，颈有阻力，四肢有阵发性强直出现，诊断为**高血压性脑出血**。出血部位可能为
A. 内囊
B. 额叶
C. 小脑
D. 脑室
E. 枕叶

【例 3400】**脑出血**的诊断依据是
A. 争吵后头痛、呕吐
B. 偏瘫、偏盲、偏身感觉障碍
C. 急性偏瘫者，伴 CT 中对应区域有低密度灶
D. 急性偏瘫者，伴 CT 中对应区域有高密度灶
E. 持续昏迷者

【例 3401】68 岁，男性。有高血压病史。演讲时突发头痛、呕吐、右侧偏瘫。头部 CT 示左侧**基底节区高密度影**。最可能的诊断是
A. 脑出血
B. 蛛网膜下腔出血
C. 动脉瘤破裂
D. 短暂性脑缺血发作
E. 脑血栓形成

【例 3402】易导致**蛛网膜下腔出血**的疾病是
A. 颅内动脉瘤
B. 后颅窝肿瘤
C. 颞部巨大硬脑膜外血肿
D. 脑挫裂伤
E. 脑膜膨出

【例 3403】男，58 岁。突感头、颈部**剧烈疼痛**，大汗伴恶心、呕吐、眩晕。查体：急性病容，四肢活动自如，**脑膜刺激征阳性**。最可能的诊断是
A. 脑栓塞
B. 蛛网膜下腔出血
C. 脑血栓形成
D. 高血压脑病
E. 椎基底动脉供血不足

（例 3404～3406 共用选项）
A. 脑出血
B. 脑梗死
C. 蛛网膜下腔出血
D. 短暂性脑缺血
E. 脑肿瘤

【例 3404】反复发作右侧肢体无力，**常在 1 小时内恢复**，头颅 CT 正常，可能的诊断是

【例 3405】突起右侧肢体无力 1 小时，头颅 CT 左**基底节区高密度**，可能的诊断是

【例 3406】突起右上眼睑下垂 1 小时，头颅 CT 右侧**侧裂池高密度**，可能的诊断是

【例 3407】女性，55 岁。晨起大便时突发头、**颈部剧烈疼痛**伴大汗和畏光等症状。发病 3 小时后出现**右眼上睑下垂**，频繁呕吐，意识模糊，急诊来院。首先考虑诊断为
A. 脑内血肿
B. 脑膜炎
C. 脑脓肿
D. 脑肿瘤
E. 蛛网膜下腔出血

【例 3408】女，22 岁。**突然剧烈头痛**、呕吐。查体：颈项强直，克氏征阳性，布氏征阳性。CT 示侧**裂池、环池内高密度影**。诊断首先考虑
A. 脑炎
B. 脑膜炎
C. 蛛网膜下腔出血
D. 脑肿瘤
E. 脑脓肿

【例 3409】目前**颅内动脉瘤**主要的确诊检查是
A. 腰椎穿刺示血性脑脊液
B. 头颅 CT
C. 头颅 MRI
D. 头痛反复发作史
E. 脑血管造影

【例 3410】女，65 岁。**突发剧烈头痛**后昏迷 1 小时。查体：深昏迷，颈强直，四肢无自主活动，肌张力高，腱反射活跃。头部 CT 示**脑沟与脑池高密度影**。最可能的诊断是
A. 短暂性脑缺血发作
B. 脑栓塞
C. 脑血栓形成
D. 蛛网膜下腔出血
E. 脑出血

【例 3411】以下治疗蛛网膜下腔出血的措施**不妥**的是
A. 卧床休息 4～6 周
B. 应用止血药物
C. 低分子肝素注射
D. 静滴 20% 甘露醇
E. 口服尼莫地平

第6章　颅内肿瘤(助理医师不要求)

【例3412】颅内肿瘤非定位症状是
　A.头痛、视盘水肿
　B.癫痫、幻嗅
　C.肢体运动和感觉障碍
　D.视力、视野障碍
　E.眼睑下垂、眼球运动障碍

【例3413】与大脑半球肿瘤临床表现不符的是
　A.多尿
　B.视野缺损
　C.进行性感觉障碍
　D.癫痫发作
　E.精神症状

【例3414】男,65岁。5个月前无明确原因咳嗽、咳痰,痰中带血。MRI示大脑半球皮质多个小类圆形低信号影,提示
　A.脑蛐虫
　B.脑出血
　C.脑梗死
　D.脑转移瘤
　E.脑软化灶

【例3415】老年人最常见的硬脊膜外肿瘤是
　A.脊膜瘤
　B.淋巴瘤
　C.转移瘤
　D.胶质瘤

　E.脊索瘤

【例3416】颅内占位病变最安全、可靠、易行的辅助检查方法是
　A.颅脑超声探测
　B.脑血管造影
　C.头颅CT
　D.头颅X线平片
　E.放射性核素扫描

(例3417～3418共用题干)
　男性,30岁。头痛,时有呕吐,逐渐加重1个月,近期嗜睡,反应迟钝,时有头晕、猝倒,无头部外伤及急性炎症病史,血压正常。检查见视盘水肿,血常规、血沉正常。

【例3417】初步的临床诊断应考虑为
　A.颅脑损伤
　B.颅内肿瘤
　C.颅内感染
　D.急性脑疝
　E.椎动脉型颈椎病

【例3418】根据以上检查结果,最重要的治疗是
　A.降低颅内压
　B.药物镇静治疗
　C.手术治疗
　D.抗感染治疗
　E.吸氧治疗

第7章　颅内压增高

【例3419】颅内压增高的原因不包括
　A.硬脑膜外血肿
　B.梗阻性脑积水
　C.颅骨缺损
　D.脑水肿
　E.脑肿瘤

【例3420】以下因素中,不会引起病理性颅内压增高的是
　A.脑震荡
　B.颅内肿瘤
　C.脑积水
　D.颅内出血
　E.狭颅症

【例3421】以下生理性与病理性因素中,不会导致颅内压变化的是

　A.脑脊液动力学改变
　B.脑组织血流改变
　C.脑组织肿胀
　D.颅骨的完整性
　E.颅骨密度改变

(例3422～3423共用题干)
　30岁男性患者,病程4个月,头痛发病,入院前出现左侧肢体无力和呕吐。入院查体:意识清,眼底视盘水肿,左上、下肢肌力Ⅳ级,腱反射活跃,病理征(＋)。

【例3422】诊断是
　A.脑梗死
　B.脑出血
　C.蛛网膜下腔出血
　D.脑水肿

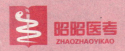

E. 颅内高压

【例3423】应采取的检查是

　A. X线

　B. 脑电图

　C. 脑血管造影

　D. CT

　E. ECT

【例3424】在严重颅内压增高的病例中，首选降低颅内压的药物是

　A. 氢氯噻嗪

　B. 乙酰唑胺

　C. 氨苯蝶啶

D. 甘露醇

E. 呋塞米

【例3425】应用脑室持续引流方法不正确的是

　A. 用于脑室系统内脑脊液循环通路梗阻者

　B. 用于脑室内出血或脑出血破入脑室不易行开颅手术者

　C. 放置脑室引流管应严格无菌操作，位置准确，深度适中，固定良好，保持通畅

　D. 脑室内引流管一般高于脑室平面20～25 cm，引流时间不少于15天

　E. 预防感染，每天更换引流瓶（袋）

第8章　脑疝（助理医师不要求）

【例3426】外伤性颅内血肿的主要致命因素是

　A. 急性脑受压所致脑疝

　B. 弥漫性脑水肿

　C. 昏迷所致肺部感染

　D. 脑脊液循环受阻

　E. 蛛网膜下腔出血

【例3427】最易形成小脑幕裂孔疝的是

　A. 额叶肿瘤

　B. 颞叶肿瘤

　C. 顶叶肿瘤

　D. 枕叶肿瘤

　E. 小脑肿瘤

【例3428】小脑幕切迹疝时，疝入小脑幕裂孔的组织是

　A. 额叶内侧

　B. 颞叶钩回

　C. 顶叶下叶

　D. 枕叶

　E. 小脑扁桃体

【例3429】最容易引起枕骨大孔疝的颅内占位性病变是

　A. 侧脑室肿瘤

　B. 第二脑室肿瘤

　C. 鞍区肿瘤

　D. 第四脑室肿瘤

　E. 颞叶肿瘤

【例3430】小脑幕切迹疝最有意义的临床定位体征是

　A. 患侧肢体活动减少或消失

　B. 对侧腹壁反射消失

　C. 患侧瞳孔散大

　D. 对侧肢体腱反射亢进

　E. 患侧下肢病理反射阳性

【例3431】脑疝最有效易行的处理原则是

　A. 快速静脉输注脱水剂

　B. 腰椎穿刺大量引流脑脊液

　C. 急性控制性过度换气

　D. 施行人工冬眠物理降温

　E. 将患者置于高压氧舱内

【例3432】下列不属于枕骨大孔疝的常见症状是

　A. 剧烈头痛、呕吐

　B. 颈项强直

　C. 早期出现一侧瞳孔散大

　D. 意识障碍

　E. 呼吸骤停发生早

【例3433】男性，52岁。阵发性头痛1个月，因突然剧烈头痛、反复呕吐半天急诊入院。检查：神志清醒，双瞳孔正常，颈项强直，半小时后突然心跳、呼吸停止。其诊断是

　A. 垂体腺瘤

　B. 急性脑水肿

　C. 急性脑膜炎

　D. 枕骨大孔疝

　E. 小脑幕切迹疝

【例3434】男，40岁。车祸后出现短暂昏迷。2小时后剧烈头痛，频繁呕吐。急诊检查：神志清楚，双侧瞳孔大小多变，对光反射迟钝，肢体活动正常。行头颅CT检查时发生呼吸骤停。最可能的原因是

　A. 脑挫裂伤

　B. 急性颅后窝血肿并发枕骨大孔疝

　C. 急性颅内血肿并发小脑幕切迹疝

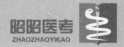

D. 脑干损伤

E. 脑震荡

第9章 帕金森病(助理医师不要求)

【例3435】帕金森病的主要发病原因是
A. 丘脑底核受损
B. 纹状体受损
C. 大脑皮质运动区受损
D. 大脑皮质—纹状体通路受损
E. 黑质—纹状体多巴胺通路受损

【例3436】黑质—纹状体系统内使左旋多巴转化为多巴胺的酶是
A. 单胺氧化酶
B. 多巴脱羧酶
C. 酪氨酸羟化酶
D. 儿茶酚胺邻甲基转移酶
E. 胆碱酯酶

【例3437】帕金森病的主要症状不包括
A. 肌阵挛
B. 肌强直
C. 动作迟缓
D. 静止性震颤
E. 姿势步态障碍

【例3438】帕金森病患者的典型震颤是
A. 静止性震颤
B. 意向性震颤
C. 姿势性震颤
D. 扑翼样震颤
E. 动作性震颤

【例3439】男,69岁。动作缓慢、走路前倾小步2年,伴手部震颤。查体:对答切题,面具脸,四肢肌力正常,肌张力增高。头颅CT未见明显异常。最可能的诊断是
A. 脊髓血管病
B. 亚急性脊髓联合变性
C. 帕金森病
D. 进行性脊髓萎缩症
E. 脊髓空洞症

【例3440】老年帕金森病患者最适当的治疗药物是
A. 苯海索
B. 复方左旋多巴
C. 司来吉兰
D. 溴隐亭
E. 维生素 E

【例3441】男,71岁。进行性右手震颤、动作缓慢

3年,翻身困难1年。查体:面具脸,右手静止性震颤,四肢肌张力增高,行走缓慢。有前列腺增生、轻度肾功能不全和房颤病史。对该患者最恰当的治疗药物是
A. 安坦
B. 复方左旋多巴
C. 丙炔苯丙胺(司来吉兰)
D. 金刚烷胺
E. 溴隐亭

【例3442】男,72岁。右手震颤伴动作缓慢6年,翻身困难1年。诊断为帕金森病。有青光眼和轻度肾功能不全病史。无消化性溃疡史。服用复方左旋多巴时症状改善明显,近1年来疗效减退,单剂疗效仅3小时。为改善症状,最适合增加的药物是
A. 溴隐亭
B. 金刚烷胺
C. 司来吉兰
D. 苯海索
E. 苯甲托品

(例3443～3445 共用题干)
男性,68岁。行动缓慢1年余,行走时上肢无摆动。双手有震颤,静止时明显。双侧肢体肌张力增高。无智力和感觉障碍,无锥体束损害征。

【例3443】最可能的诊断是
A. 帕金森病
B. 扭转痉挛
C. 阿尔茨海默病
D. 肝豆状核变性
E. 脑动脉硬化

【例3444】最适当的治疗药物是
A. 苯海索
B. 复方左旋多巴
C. 司来吉兰
D. 溴隐亭
E. 维生素 E

【例3445】采取上述治疗的目的是
A. 治愈疾病
B. 阻止疾病的进行
C. 改善症状
D. 预防并发症
E. 增强体质

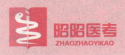

第 10 章　阿尔茨海默病（暂无）

第 11 章　偏头痛

【例 3446】典型偏头痛的特点是
　　A. 紧缩性头痛，伴恶心、呕吐、畏光、畏声，活动后加重
　　B. 胀痛，伴恶心、呕吐、畏光、畏声，活动后加重
　　C. 胀痛，不伴恶心、呕吐、畏光、畏声，活动后加重
　　D. 搏动性头痛，伴恶心、呕吐、畏光、畏声，活动后加重
　　E. 搏动性头痛，不伴恶心、呕吐、畏光、畏声，活

动后加重

【例 3447】普通型和典型偏头痛两者的区别之一，在于后者一定有
　　A. 搏动性头痛
　　B. 恶心、呕吐
　　C. 畏光、畏声
　　D. 神经系统检查无异常
　　E. 10～40 分钟先兆症状

第 12 章　单纯疱疹性脑炎（助理医师不要求）

【例 3448】脑炎中最常见的病毒性脑炎是
　　A. 腺病毒性脑炎
　　B. 单纯疱疹病毒性脑炎
　　C. 肠道病毒性脑炎
　　D. 巨细胞病毒性脑炎
　　E. 带状疱疹病毒性脑炎

【例 3449】单纯疱疹病毒性脑炎脑脊液检查的常见表现不包括
　　A. 糖和氯化物正常
　　B. 淋巴细胞增多为主
　　C. 可有红细胞增多

　　D. 外观混浊或呈脓性
　　E. 蛋白质轻度或中度增高

【例 3450】男性，52 岁。头痛、呕吐伴寒战高热。1 天来癫痫频繁发作，伴昏迷，数天后死亡。病理检查发现脑细胞核内病毒包涵体。最可能的诊断为
　　A. 巨细胞病毒性脑炎
　　B. 单纯疱疹病毒性脑炎
　　C. 急性播散性脑脊髓炎
　　D. 腺病毒性脑膜炎
　　E. 带状疱疹病毒性脑炎

第 13 章　癫　痫

（例 3451～3452 共用选项）
　　A. 中央前回
　　B. 锥体外系
　　C. 小脑
　　D. 枕叶
　　E. 颞叶

【例 3451】癫痫复杂部分发作的病损在
【例 3452】帕金森病病损在
【例 3453】女，20 岁。吵架后突然倒在沙发上，全身抽搐。查体：面色苍白，呼吸急促，眼睑紧闭，眼球乱动，瞳孔对称，对光反射存在，双侧 Babinski 征未引出。常规脑电图未见异常。最

可能的诊断是
　　A. 晕厥发作
　　B. 复杂部分癫痫发作
　　C. 全身强直阵挛癫痫发作
　　D. 假性癫痫发作
　　E. 短暂性脑缺血发作

【例 3454】男孩，7 岁。午餐时突发意识丧失，手中持碗掉落，碗打碎后即醒。脑电图：2 周/秒棘一慢波规律性和对称性发放。最可能的诊断是
　　A. 复杂部分发作
　　B. 部分发作

C. 杰克逊(Jackson)癫痫

D. 失神发作

E. 不能分类的癫痫发作

(例 3455～3456 共用题干)

男性,21 岁。短暂发作神志不清、来回走动、右手抚摸衣扣。45 秒左右即过,事后无法回忆。类似发作 6 次。体检无异常。

【例 3455】可能的诊断为

A. 癔症

B. 癫痫复杂部分发作

C. 癫痫全面发作

D. 癫痫单纯部分发作

E. 癫痫失神发作

【例 3456】有助于查找病因和病灶的检查是

A. 心理学测试

B. 脑脊液检查

C. 颈颅超声多普勒(TCD)

D. 脑干诱发电位

E. 脑电图

【例 3457】临床上癫痫发作与假性癫痫发作的主要鉴别为发作时有

A. 全身抽搐

B. 突然跌倒

C. 呼吸急促,喉中发出叫声

D. 双手紧握,下肢僵直

E. 瞳孔散大,对光反射消失

【例 3458】控制癫痫患者再抽搐,可选用的药物不包括

A. 吗啡

B. 地西泮

C. 苯妥英钠

D. 苯巴比妥

E. 劳拉西泮

【例 3459】癫痫持续状态首选的治疗药物是

A. 苯妥英钠

B. 地西泮

C. 水合氯醛

D. 异戊巴比妥

E. 苯巴比妥钠

(例 3460～3462 共用选项)

A. 托吡酯

B. 左乙拉西坦

C. 卡马西平

D. 氯硝西泮

E. 乙琥胺

【例 3460】治疗原发性三叉神经痛首选的药物是

【例 3461】预防慢性偏头痛的药物是

【例 3462】治疗典型失神发作的首选药物是

第 14 章 神经肌肉接头疾病(助理医师不要求)

【例 3463】女,19 岁,视物成双 3 个月余。查体:双眼睑略下垂,瞳孔等大,对光反射存在,右眼不能向上和外展运动,左眼不能内收和下视运动,双鼻唇沟对称,双颊鼓气良好,余脑神经无异常。四肢肌张力正常,肌力 5 级,腱反射对称,病理征未引出,共济运动正常。眼轮匝肌低频重复电刺激示电位衰减 25%。最可能的诊断是

A. 面神经炎

B. 重症肌无力

C. 周期性瘫痪

D. Fisher 综合征

E. 吉兰-巴雷综合征

【例 3464】女,42 岁。双眼睑下垂,复视伴用眼困难 2 个月,症状在下午和劳累后加重。为明确诊断需完善的检查不包括

A. ACh 受体抗体滴度

B. 血清铜

C. 新斯的明试验

D. 纵隔 CT

E. 肌疲劳试验

【例 3465】不支持重症肌无力诊断的临床依据是

A. 运动后四肢易疲劳

B. 波动性眼睑下垂和复视

C. 四肢肌无力晨轻暮重

D. 低频电刺激电位衰减>10%

E. 疲劳试验休息后症状无改善

第 15 章 精神障碍

【例 3466】不符合精神检查原则的是

A. 在交谈过程中需注意非言语性交流

B. 建立良好的医患关系

C. 先提开放式问题,后提封闭式问题

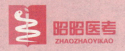

D. 先问一般性问题,后问实质问题

E. 对患者的症状可与其辩论纠正

【例3467】男,24岁,诉体内有虫爬、挤压感,但又不能说出具体部位。此症状属于

A. 运动性幻视

B. 体态障碍

C. 内感性不适

D. 内脏性幻觉

E. 体型障碍

【例3468】对客观事物歪曲的知觉是

A. 幻觉

B. 妄想

C. 错觉

D. 虚构

E. 感知综合障碍

【例3469】患者将地上的草绳看成一条大蛇,这种表现是

A. 感觉过敏

B. 象征性思维

C. 关系妄想

D. 幻觉

E. 错觉

【例3470】患者知觉体验中表现为错觉的是

A. 看见面前的高楼变矮了

B. 将输液管看成一条蛇

C. 感觉周围的事物变得不真实了

D. 听见汽车喇叭声音里有骂他的声音

E. 感觉自己的双手不属于自己的了

【例3471】幻觉是指

A. 脑的一种丰富想象的思维过程

B. 脑对客观事物的一种错误猜想

C. 感觉器官在梦幻中的一种知觉体验

D. 感觉器官对客观事物的错误知觉体验

E. 感觉器官缺乏客观刺激时的知觉体验

【例3472】一种虚幻的知觉体验是

A. 知觉改变

B. 非真实感

C. 感知综合障碍

D. 幻觉

E. 错觉

【例3473】每当听到电话铃声的同时就听到辱骂自己的声音,该症状是

A. 假性幻听

B. 心因性幻听

C. 功能性幻听

D. 反射性幻听

E. 元素性幻听

【例3474】幻觉最常见于

A. 神经衰弱

B. 强迫症

C. 精神分裂症

D. 抑郁症

E. 焦虑症

【例3475】患者坚持认为诊室内有毒气味,立即退出诊室,拒绝治疗。该症状为

A. 幻嗅

B. 幻味

C. 幻听

D. 错觉

E. 感觉障碍

【例3476】患者感到周围的环境失去了色彩和生机,好像与自己隔了一层膜,该表现属于

A. 幻觉

B. 人格解体

C. 梦样状态

D. 蒙眬状态

E. 非真实感

【例3477】患者自觉大脑突然出现大量不自主的、杂乱无章的陌生思维内容是

A. 强制性思维

B. 思维散漫

C. 强迫性思维

D. 思维奔逸

E. 被洞悉感

【例3478】思维贫乏常见于

A. 抑郁症

B. 强迫性神经症

C. 急性精神分裂症

D. 慢性精神分裂症

E. 癔症性精神病

(例3479～3480共用选项)

A. 思维被夺取

B. 思维被洞悉

C. 思维贫乏

D. 思维散漫

E. 思维迟缓

【例3479】患者认真讲了一番话,但周围的医生们都不理解他要说明什么问题,该症状为

【例3480】患者对医生的问题只能在表面上产生反应,缺乏进一步的联想,该症状为

【例3481】女,30岁,工人。医生检查问:"你在想什么?"答:"详细讲就是细菌问题,细菌在我们脑子里有些冲动力,空气不大新鲜,也不奇怪,冻死苍蝇。"该患者的症状是

A. 思维云集
B. 音联意联
C. 强制性思维
D. 思维插入
E. 思维破裂

【例 3482】不属于思维内容障碍的是
A. 思维散漫
B. 被监视感
C. 被洞悉感
D. 被控制感
E. 罪恶妄想

【例 3483】思维内容障碍包括
A. 思维中断
B. 妄想心境
C. 思维奔逸
D. 语词新作
E. 思维散漫

【例 3484】男,28 岁。公司职员,诉半年来有人跟踪。该精神症状属于
A. 思维破裂
B. 思维散漫
C. 强制性思维
D. 被害妄想
E. 强迫思维

【例 3485】患者将周围环境中与其无关的事物都认为与自身有关,其症状属于
A. 被害妄想
B. 影响妄想
C. 关系妄想
D. 嫉妒妄想
E. 罪恶妄想

【例 3486】患者坚信配偶对自己不忠贞,另有新欢,因而经常跟踪、监视配偶的日常活动。这种表现属于
A. 影响妄想
B. 关系妄想
C. 钟情妄想
D. 嫉妒妄想
E. 被害妄想

【例 3487】男,21 岁。近 6 个月来在家中闭门不出,认为有人在拿自己做试验,用射线照射自己,有人监控自己,使自己活不下去了,只有躲在家中才安全。既往体健,无精神病家族史。该患者的主要症状为
A. 关系妄想
B. 夸大妄想
C. 内心被揭露感

D. 疑病妄想
E. 被害妄想

【例 3488】关于妄想以下哪项不正确
A. 妄想都是与事实不相符的信念
B. 妄想是一种病理性的歪曲信念
C. 妄想是可以通过摆事实、讲道理说服的信念
D. 妄想是一种坚信不疑的信念
E. 妄想与患者的文化水平,社会背景相称

【例 3489】情感对于情绪来说具有的特点是
A. 强烈而冲动
B. 伴有明显的行为变化
C. 伴有明显的生理变化
D. 稳定而深刻
E. 带有明显的情境性

【例 3490】患者对周围环境漠然置之,毫无感情,一切都无所谓,属于
A. 情感低落
B. 情感倒错
C. 情感淡漠
D. 情感高涨
E. 焦虑

【例 3491】属于情感活动减退的症状是
A. 焦虑
B. 情感淡漠
C. 情感倒错
D. 情感低落
E. 情感脆弱

【例 3492】临床上,把患者对自己精神疾病的认识和判断能力称为
A. 观察力
B. 理解力
C. 想象力
D. 自知力
E. 自制力

【例 3493】关于自知力的描述,正确的是
A. 自知力是对自己行为的控制能力
B. 重度精神病患者都没有自知力
C. 自知力可用于判断精神疾病的严重程度
D. 精神病性症状完全缓解后自知力就会完全恢复
E. 分离(转换)性障碍患者都有自知力

【例 3494】关于自知力的描述不正确的是
A. 自知力是自身控制的能力
B. 神经症患者大都有自知力
C. 自知力是判断疾病的重要指标
D. 自知力是判断疾病恢复的重要指标
E. 自知力与治疗的依从性有关

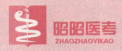

第 16 章　脑器质性疾病所致精神障碍

【例 3495】谵妄时<u>最多见</u>的幻觉是
　　A. 听幻觉
　　B. 视幻觉
　　C. 味幻觉
　　D. 触幻觉
　　E. 嗅幻觉

【例 3496】关于谵妄,说法<u>正确</u>的是
　　A. 会发生冲动行为但不会有自伤
　　B. 常有恐怖性的视幻觉但内容常模糊不清
　　C. 主要是意识范围障碍
　　D. 不会产生被害妄想
　　E. 突然变得安静,说明病情可能加剧

（例 3497～3498 共用题干）

　　女性,72 岁。银行职员,高中文化。3 年前开始<u>记忆力下降</u>,逐渐加重,刚吃完饭,说没吃饭,记不住孙子的名字,把子女错认为别人,远记忆力尚可,经常吵闹要回老家,有时焦虑,简单计算均可,复杂计算力差,在家乱翻东西,忘记自己存折放在什么地方,找不到认为被女儿偷去了。躯体及神经系统检查无著征。

【例 3497】最可能的<u>诊断</u>是
　　A. 阿尔茨海默病
　　B. 脑肿瘤
　　C. 脑血管疾病
　　D. 人格改变
　　E. 抑郁症

【例 3498】该患者做哪项检查<u>最有诊断意义</u>
　　A. 头部 CT
　　B. CSF
　　C. 脑电图
　　D. 智商测定
　　E. 精神症状总体量表

【例 3499】男,56 岁。近 3 年逐渐出现<u>失眠</u>、记忆力下降、话少、淡漠、反应迟钝,有时出现不自主哭笑,行走时步态不稳,二便失禁,生活不能自理。觉得家里总丢东西。脑脊液无异常。CT 示轻度<u>脑萎缩</u>,脑室扩大,中线结构正常。首先考虑的诊断是
　　A. 阿尔茨海默病
　　B. 颅脑损伤后痴呆
　　C. 血管性痴呆
　　D. 正常压力性脑积水
　　E. 路易体痴呆

【例 3500】有关<u>阿尔茨海默病</u>的描述,不正确的是
　　A. 有记忆障碍和全面智能减退
　　B. 老年期痴呆中最主要的疾病之一
　　C. 早期可出现人格改变
　　D. 早期可出现幻觉妄想
　　E. Hachinski 缺血评分量表＜6 分

【例 3501】女,58 岁。经常出现头晕、四肢麻木感,注意力不集中,自感<u>记忆力下降</u>半年。近 3 周突然加重。常半夜起床翻东西,怀疑家中被窃,易哭泣,对一些物品不能命名。既往高血压病史 9 年。头颅 CT 示多发性<u>脑梗死</u>。最可能的诊断是
　　A. 阿尔茨海默病
　　B. 血管性痴呆
　　C. 轻度认知功能损害
　　D. 高血压病合并精神障碍
　　E. 匹克病

【例 3502】<u>不是</u>血管性痴呆和阿尔茨海默病的临床鉴别要点是
　　A. 早期人格是否保持良好
　　B. 病程是否呈波动性
　　C. 痴呆的严重程度
　　D. Hachinski 量表评分
　　E. 是否有高血压史

第 17 章　躯体疾病所致精神障碍

【例 3503】<u>躯体疾病所致精神障碍</u>临床表现的共同特点,不正确是
　　A. 精神症状多有“昼轻夜重”的波动性
　　B. 可表现出急性或慢性脑病综合征
　　C. 精神症状一般发生在躯体疾病的恢复期
　　D. 病程及预后取决于原发躯体疾病的状况与治疗是否得当
　　E. 具有躯体疾病的临床表现和实验室阳性发现

【例 3504】甲状腺功能减退症的精神症状<u>很少</u>表现为
　　A. 情感平淡

B. 情绪低落

C. 精神运动性抑制

D. 精神运动性不安

E. 幻觉妄想

【例 3505】女，35 岁。近 2 个月来食欲增加，出汗增加，怕热，体重下降并易激惹，活动增加，独处时偶尔听到有人议论自己，或感觉一些行人对其吐痰等。实验室检查：血 T_3、T_4 增加，空腹血糖 5.5 mmol/L。该患者最可能的诊断是

A. 糖尿病所致精神障碍

B. 精神分裂症

C. 躁狂发作

D. 神经性贪食症

E. 甲状腺功能亢进症所致精神障碍

【例 3506】糖尿病最常见的精神症状是

A. 焦虑症状

B. 幻觉

C. 抑郁情绪

D. 偏执状态

E. 意识障碍

第 18 章　精神活性物质所致精神障碍

【例 3507】物质滥用的耐受性是指

A. 机体产生的一种心理上的适应性改变

B. 反复使用精神活性物质导致的一组症状

C. 长期使用精神活性物质造成的生理改变

D. 明知有害仍持续使用精神活性物质

E. 物质使用者必须增加剂量方能达到原先的效果

【例 3508】男性，55 岁。有长期饮酒史。近期出现严重的记忆障碍，遗忘、错构、虚构和定向力障碍。称为

A. Wernicke 脑病

B. 柯萨科夫综合征

C. 精神发育迟滞

D. 老年性痴呆

E. 刚塞综合征

【例 3509】遗忘综合征的三大特征是

A. 谵妄、近记忆障碍、虚构

B. 近记忆障碍、幻觉、定向障碍

C. 近记忆障碍、虚构、定向障碍

D. 幻觉、虚构、定向障碍

E. 谵妄、虚构、定向障碍

【例 3510】男，55 岁。大量饮酒 10 余年，停止喝酒后 2 天出现走路不稳、四肢震颤，看到床上有鱼、虾在跳，分不清方向，不能判断时间。头颅

CT 无异常。该患者最可能的诊断是

A. 癫痫所致精神障碍

B. 脑器质性精神障碍

C. 酒精性痴呆

D. 震颤谵妄

E. 精神分裂症

【例 3511】男，48 岁。因意识不清，话多零乱，看见鬼怪入院。询问病史得知有长期饮酒史。患者可能属于

A. 酒精中毒性幻觉症

B. 酒精中毒性痴呆

C. 酒精中毒性情感障碍

D. 精神分裂症

E. 情感性精神障碍

【例 3512】男，25 岁。某天饮一两白酒后出现意识不清，怀疑同饮者欲加害于他，言语行为狂暴，将同饮者打伤，数十分钟后进入醋睡，醒后完全不能回忆。幼年受过脑外伤。该患者最可能的诊断是

A. 单纯性醉酒

B. 脑外伤所致精神障碍

C. 病理性醉酒

D. 妄想

E. 遗忘综合征

第 19 章　精神分裂症

【例 3513】精神分裂症的遗传方式，目前认为可能性最大的是

A. 单基因遗传

B. 常染色体数目异常

C. 性染色体数目异常

D. 多基因遗传

E. 染色体缺失

【例 3514】精神分裂症患者最常见的幻觉是

A. 味幻觉

B. 触幻觉

C. 视幻觉

D. 听幻觉

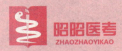
E. 嗅幻觉

【例3515】精神分裂症的临床症状一般没有
A. 意识障碍
B. 情感障碍
C. 感知障碍
D. 思维障碍
E. 行为障碍

【例3516】对精神分裂症最具诊断价值的是
A. 注意力不集中
B. 急性发病
C. 人格改变
D. 情绪低落
E. 妄想知觉

【例3517】对精神分裂症最具诊断价值的症状是
A. 心音性幻听
B. 命令性幻听
C. 反射性幻听
D. 假性幻听
E. 功能性幻听

【例3518】下列精神分裂症状中，属于阳性症状的是
A. 思维贫乏
B. 病理性象征性思维
C. 情感淡漠
D. 意志减退
E. 情感平淡

【例3519】精神分裂症的阳性症状不包括
A. 第三人称幻听
B. 影响妄想
C. 思维破裂
D. 情感淡漠
E. 紧张性木僵

【例3520】不属于精神分裂症常见症状的是
A. 阳性症状
B. 冲动行为
C. 记忆力减退
D. 阴性症状
E. 情感症状

【例3521】青春型精神分裂症的特征是
A. 明显的精神运动紊乱和木僵交替为主
B. 阴性症状为主，注意力减弱
C. 偏执性妄想
D. 精神活动的全面紊乱和瓦解
E. 持续存在阴性症状或某些个别的阳性症状，意志减退

【例3522】男，25岁。无特殊原因出现生活懒散3个月，工作效率低下，走路时常常独自发笑或喃喃自语。该患者最可能的诊断是
A. 精神分裂症
B. 急性应激障碍
C. 强迫症
D. 躁狂症
E. 抑郁症

【例3523】男，18岁。近1年来对家人亲友变得冷淡，不去上学，不洗澡，不主动更换衣服，对与自己有关的各种事情表现得无动于衷。最可能的诊断是
A. 人格障碍
B. 精神分裂症
C. 抑郁症
D. 恐惧症
E. 创伤后应激障碍

【例3524】女，18岁。2年前被同学打耳光后，逐渐出现性格改变，对所有事情都不感兴趣，有时莫名其妙哭泣，不关心家人。1年来不上学，不做家务，不梳洗打扮，有时反复闻臭袜子达几个小时。该患者最可能的诊断是
A. 癔症
B. 抑郁症
C. 强迫症
D. 精神分裂症
E. 反应性精神病

（例3525～3526共用选项）
A. 卡马西平
B. 碳酸锂
C. 氟西汀
D. 利培酮
E. 阿普唑仑

【例3525】属于非典型抗精神病药物的是

【例3526】属于选择性5-HT重吸收抑制剂的是

【例3527】抗精神病药物的应用原则不包括
A. 用药前进行常规的体检和辅助检查
B. 尽可能单一用药
C. 从小剂量开始，迅速加到治疗剂量
D. 剂量个体化
E. 足量、足疗程

（例3528～3529共用题干）
女，25岁。3个月前因工作失误受到领导批评，觉得脸上无光，认为同事看不起自己，在背后议论自己，不愿出门，耳边常有命令性幻听。查体：躯体及神经系统无阳性体征。

【例3528】该患者的诊断最可能是
A. 抑郁症
B. 精神分裂症

C. 脑肿瘤所致精神障碍

D. 内分泌疾病所致精神障碍

E. 偏执性精神障碍

【例 3529】为改善症状目前较合理的药物是

A. 丙咪嗪

B. 氯硝西泮

C. 碳酸锂

D. 氯丙嗪

E. 氯丙咪嗪

（例 3530～3532 共用题干）

男，40 岁。精神分裂症病史 18 年，第 3 次入院。入院后给予氟哌啶醇治疗，3 天后加至 30 mg/d，第 7 天出现肌肉僵硬、震颤、吞咽困难，T 39.8 ℃，意识不清，大汗淋漓、心动过速。实验室检查：WBC 增高，血肌酸磷酸激酶升高。

【例 3530】该患者出现的情况最可能是

A. 迟发性运动障碍

B. 5-HT 综合征

C. 药源性帕金森综合征

D. 急性肌张力障碍

E. 恶性综合征

【例 3531】该患者首要的处理方法是

A. 盐酸苯海索治疗

B. 换用非典型抗精神病药物治疗

C. 降温、抗感染

D. 立即给予电抽搐治疗

E. 即刻停用氟哌啶醇

【例 3532】针对该患者的情况，有特效的治疗药物是

A. β 受体阻滞剂

B. 苯二氮䓬类药

C. 多巴胺受体激动剂

D. 抗胆碱能药物

E. 广谱抗生素

【例 3533】男，20 岁，大二学生。两周来突然兴奋话多，言语夸大，说自己是中国的乔布斯，能开很多家公司，每个都可以进入世界 500 强。连夜搞发明创造，吃饭都狼吞虎咽，说要分秒必争。家人朋友劝阻他就发脾气，说他们弱智，不配与自己说话。针对该患者宜首选的药物是

A. 曲唑酮

B. 碳酸锂

C. 氯氮平

D. 米氮平

E. 布普品

【例 3534】下列抗精神病药物中易引起粒细胞减少或缺乏，需定期检查血常规的是

A. 氟哌啶醇

B. 奋乃静

C. 舒必利

D. 氯氮平

E. 利培酮

【例 3535】抗精神病药物的锥体外系反应不包括

A. 静坐不能

B. 斜颈动眼危象

C. 帕金森病综合征

D. 迟发性运动障碍

E. 共济失调

第 20 章　心境障碍

【例 3536】女性，30 岁。3 个月来工作较累，近 3 周出现兴趣缺乏，易疲劳，言语少，动作迟缓，自觉脑子笨，没有以前聪明，早醒，食欲减退，腹胀，便秘，全身酸痛，有时感心悸，气急。总觉自己患了不治之症，给家庭带来许多麻烦。该患者最可能的诊断是

A. 焦虑症

B. 神经衰弱

C. 疑病症

D. 抑郁症

E. 心身疾病

【例 3537】可出现幻觉、妄想症状的是

A. 癔症

B. 脑外伤

C. 疑病症

D. 神经衰弱

E. 抑郁症

【例 3538】诊断抑郁发作的必要条件是

A. 早醒

B. 自杀观念

C. 思维迟缓

D. 动作减少

E. 心境低落

【例 3539】诊断抑郁症的首要症状是

A. 精力明显减退、疲乏

B. 思维困难、联想缓慢

C. 情绪低落，兴趣下降

D. 自卑、自责、自杀观念

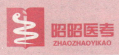

E. 失眠、早醒、体重减轻

【例3540】男，46岁。因工作效率低下、思考困难而休假在家3个月，感觉生活乏味，兴趣索然，身体容易疲劳。查体未见异常。该患者最可能的诊断是
A. 神经衰弱
B. 焦虑症
C. 癔症
D. 抑郁症
E. 精神分裂症

【例3541】女，55岁。近1个月来头痛、乏力、早醒、坐立不安，常担心家人会出事，怀疑自己得了不治之症，给家庭带来麻烦，悲观失望。最可能的诊断是
A. 神经衰弱
B. 焦虑症
C. 抑郁症
D. 疑病症
E. 癔症

（例3542～3544共用题干）

女，28岁。因工作紧张，近1个月感觉压力重重，不能胜任工作，觉得自己一无是处，连累了父母，开煤气自杀被急送入院。入院后又趁人不备打破窗玻璃，用碎玻璃自杀，后经抢救脱险，经检查患者有青光眼病史。

【例3542】最可能的诊断是
A. 应激障碍
B. 抑郁症

C. 虚无心境
D. 坏性心境障碍
E. 焦虑症

【例3543】为尽快消除患者自杀念头，首选治疗是
A. 心理疏导
B. 暗示治疗
C. 新型抗抑郁药
D. 电抽搐治疗
E. 睡眠剥夺治疗

【例3544】该患者首选药物是
A. 碳酸锂
B. 西肽普兰
C. 丙戊酸钠
D. 阿普唑仑
E. 阿米替林

【例3545】三环类抗抑郁药的副作用主要是
A. 锥体外系反应
B. 过敏反应
C. 心血管副作用
D. 粒细胞减少
E. 失眠

【例3546】随意转移主要见于
A. 精神分裂症
B. 精神发育迟滞
C. 脑器质性精神障碍
D. 适应障碍
E. 躁狂症

第21章 神经症及分离转换障碍

【例3547】不符合神经症共同特点的是
A. 一般有明显的易感素质
B. 与心理社会因素有关
C. 一般社会功能相对完好
D. 可有相应的器质性病变
E. 一般没有精神病性症状

【例3548】关于神经症，正确的叙述是
A. 多数伴有人格障碍
B. 多在强烈心理刺激下发病
C. 症状的特异性较差
D. 起病一般较急
E. 患者的社会功能不受影响

【例3549】广场恐惧症的共同特征为
A. 怕接触人
B. 怕无人帮助

C. 怕空荡、怕风
D. 怕无法迅速离开
E. 怕被人迫害

【例3550】男性，17岁。大一新生，从山区来到城市上学，自述不能见马路上的汽车，当汽车经过时，总感觉汽车可能撞上自己，因此十分恐惧，来心理门诊就诊。最好采用的方法是
A. 自由联想
B. 厌恶治疗
C. 生物反馈
D. 系统脱敏
E. 梦的反吸

（例3551～3552共用题干）

男，34岁。近1个月来反复出现阵发性恐惧、胸闷、濒死感，多次到医院急诊就诊。心电图检查

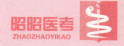

未见异常。患者为此担心苦恼,但仍能坚持工作。既往体健。

【例3551】该患者的**主要表现**是

A. 急性焦虑发作

B. 癔症发作

C. 癫痫发作

D. 广泛性焦虑

E. 心绞痛发作

【例3552】该患者最可能的**诊断**是

A. 疑病症

B. 惊恐障碍

C. 甲状腺功能亢进症

D. 强迫症

E. 冠心病

(例3553～3555共用题干)

男,40岁,推销员,自述半小时前**突然感到气急、胸闷、心悸、头晕、出汗**,认为生命垂危,被送来急诊。近2个月来,此种情况**发生过3次,每次持续0.5～1小时**,发病间隙期一切正常,发病与饮食无关。

【例3553】最可能的**诊断**是

A. 癔症发作

B. 低钾血症

C. 心肌梗死

D. 惊恐发作

E. 内脏性癫痫

【例3554】**最有助于**鉴别诊断的项目是

A. 追问起病诱因

B. 血钾测定

C. 心电图检查

D. 脑电图检查

E. 脑CT检查

【例3555】最适宜的**急诊处理**是

A. 输液补钾

B. 吸入氧气

C. 暗示治疗

D. 安定注射

E. 抗癫痫药

【例3556】女,25岁。半年前离婚。某日下班后回到家中突然出现强烈的恐惧感,有如大祸临头,同时出现心悸、胸闷、呼吸困难,有窒息感。全身多汗、脸红、手脚发麻、四肢颤抖,5～6分钟后逐渐平静。最可能的诊断是

A. 恐惧症

B. 精神分裂症

C. 慢性焦虑症

D. 心理生理障碍

E. 惊恐发作

(例3557～3559共用题干)

女,36岁。春节乘长途汽车回家途中,突然感到心前区发闷、呼吸困难、出汗,觉得自己要不行了,不能自控,要发疯,为此感到紧张、害怕,立即被送到医院急诊。未经特殊处理,**半小时后症状消失**。体格检查**正常**。

【例3557】该患者最可能的**诊断**是

A. 支气管哮喘

B. 心绞痛

C. 惊恐发作

D. 分离(转换)性障碍

E. 嗜铬细胞瘤

【例3558】该患者首先需要做的**辅助检查**是

A. 头颅CT

B. ECG

C. 超声心动图

D. EEG

E. 胸部X线片

【例3559】该患者长期治疗应**首选**的药物是

A. 帕罗西汀

B. 氨茶碱

C. 普萘洛尔

D. 苯乙肼

E. 地西泮

【例3560】慢性焦虑状态即普遍性焦虑症一般**不包括**的症状是

A. 震颤

B. 胸部紧压感

C. 出汗、面色苍白、心跳加快

D. 尿频、尿急

E. 胸闷、濒死感

【例3561】女,48岁。近半年退休在家,总觉得心情难以平静,无端恐慌,来回踱步,担心发生不利的事。**阵发性潮热**,**出汗**,口干舌燥,视物模糊。查体**无特殊发现**。该患者最可能的诊断是

A. 强迫症

B. 广泛性焦虑障碍

C. 癔症

D. 抑郁症

E. 精神分裂症

【例3562】男,35岁。近3个月来经常感到不明原因的**紧张、害怕、思虑多**,不能控制地胡思乱想,为此感到苦恼,主动就诊。患者存在的主要症状是

A. 强制思维

B. 恐惧症状

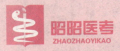
C. 抑郁症状

D. 强迫症状

E. 焦虑症状

【例3563】强迫症的核心症状是

　　A. 强迫行为

　　B. 强迫意向

　　C. 强迫表象

　　D. 强迫性恐惧

　　E. 强迫观念

【例3564】男，15岁。近2年来走路时每走三步就要跳跃一下，如果做错了就必须重复再做，否则就不能安心学习或干别的事情。该患者最可能的诊断是

　　A. 广泛性焦虑症

　　B. 强迫症

　　C. 精神分裂症

　　D. 躁狂症

　　E. 癔症

【例3565】女，30岁。半年来总担心双手有细菌而经常反复洗手，一天内洗无数次总不放心，自知不对，又无法控制。此症状属于

　　A. 妄想

　　B. 强迫行为

　　C. 刻板动作

　　D. 情绪焦虑

　　E. 强制性思维

【例3566】女，28岁。平时性格拘谨认真，3个月前开始见到刀具就担心会持刀伤害家人和自己，为此不敢去厨房做家务，明知这种想法不合理，但无法控制自己，深感苦恼。最可能诊断是

　　A. 恐惧症

　　B. 癔症

　　C. 强迫症

　　D. 精神障碍

　　E. 心理疾病

【例3567】女，23岁。半年前祖父去世送葬，极为悲伤，回家后，自称是一位已去世2年的青年男性附其身上，并以男青年的身份和口气与人说话，持续4小时，之后反复发作十几年，均有精神诱因。神经系统检查未见阳性体征。最可能

的诊断是

　　A. 恐惧症

　　B. 精神分裂症

　　C. 分离性障碍

　　D. 强迫症

　　E. 焦虑症

（例3568～3570 共用题干）

　　女，54岁。30年来反复出现阵发性双手抽搐，呼吸急促，意识不清，口吐白沫，角弓反张，持续约1小时后恢复。发作时无唇舌咬伤和二便失禁。第一次发病是在与丈夫生气后出现的，以后心情稍有不顺或阴天打雷就会有类似发作。

【例3568】该患者最可能的诊断是

　　A. 应激障碍

　　B. 癔症

　　C. 癫痫

　　D. 惊恐障碍

　　E. 恐惧症

【例3569】为明确诊断最应为患者选择的辅助检查是

　　A. 肌电图

　　B. 脑血流图

　　C. 头颅CT

　　D. 脑电图

　　E. 心电图

【例3570】该患者最有效的治疗方法是

　　A. 抗焦虑治疗

　　B. 抗癫痫治疗

　　C. 放松治疗

　　D. 暗示治疗

　　E. 抗抑郁治疗

【例3571】14岁女性，中学生。外出旅游，夜间出室外解便时突感恐惧紧张，跑步回室途中不慎跌倒，双手着地。站立起来时，发现双目失明。最可能的诊断是

　　A. 恐怖性神经症

　　B. 焦虑性神经症

　　C. 疑病性神经症

　　D. 癔症

　　E. 双目外伤失明

第22章　应激相关障碍（助理医师不要求）

（例3572～3574 共用题干）

　　女性，25岁。既往无精神病史。听闻其母急性心肌梗死去世后，患者不认识家人，反复念叨：

"不可能，你们骗我。"

【例3572】此患者最可能的诊断是

　　A. 急性应激障碍

B. 创伤后应激障碍

C. 癔症

D. 病理性激情发作

E. 躁狂状态

【例3573】此患者目前的急诊处理措施是

A. 予以地西泮 10 mg 镇静

B. 予以氯丙嗪 100 mg 镇静

C. 予以支持性心理治疗

D. 暗示治疗

E. 碳酸锂治疗

【例3574】半年后随访该患者，家人反映其性格有改变，出现易激惹，注意力不集中，发作性哭泣，入睡困难，反复梦见其母，不敢看其母遗像等表现。该患者最可能的诊断是

A. 创伤后应激障碍

B. 适应性障碍

C. 恶劣心境障碍

D. 恐惧症

E. 慢性反应性精神病

【例3575】女，43岁。3个月前驾车发生重大交通事故致丈夫身亡，自己轻伤。近2个月频繁噩梦，梦境中反复呈现车祸惨象，时常感到心悸不安。不敢看交通事故的新闻，不敢再驾车，情感麻木，郁郁寡欢。该患者的诊断是

A. 抑郁症

B. 焦虑症

C. 创伤后应激障碍

D. 急性应激障碍

E. 适应障碍

【例3576】女，48岁。当听到家中房子因洪水倒塌的消息后，突然哭闹叫喊，手舞足蹈，拿砖头打砸旁边的房子，表情恐惧而紧张，1天后恢复平静。该患者最可能的诊断是

A. 精神分裂症

B. 癫痫所致精神障碍

C. 急性应激障碍

D. 分离性障碍

E. 躁狂发作

第23章 心理生理障碍(助理医师不要求)

【例3577】女性，18岁。近1年来认为自己过胖，每日专注于自己的体重、体形，严格限制每日饮食，偶有贪食情况，但饱餐之后，立即呕吐，或服泻剂。现出现畏寒，体温偏低，月经停止，比标准体重减轻25%。经详细询问病史及各种检查，既往无身体疾病史。最可能的诊断是

A. 甲状腺功能不全

B. 癌症

C. 结核症

D. 神经性厌食症

E. 神经性贪食症

【例3578】女，18岁。因不能自控地间断性反复大量进食，吃到难以忍受的腹胀为止，情绪易激惹，并有担心发胖的恐惧心理。诊断为

A. 神经性发胖

B. 精神性贪食

C. 精神性躁狂

D. 神经性贪食

E. 神经性躁狂

【例3579】女，19岁。近3个月至少每周2次因情绪激动而暴饮暴食，每次摄入常人4~5倍的食量，无法自控。过后又担心发胖而采用催吐的方法将食物全部吐出。暴食后出现内疚自责，甚至自杀观念。体重无明显下降。该患者的诊

断是

A. 躁狂发作

B. 神经性贪食

C. 神经性呕吐

D. 神经性厌食

E. 抑郁发作

【例3580】患者在非快速眼动期睡眠的第3~4期突然出现惊叫、哭喊，伴有惊恐表情和动作，同时有定向力障碍，历时10多分钟。清醒后对夜间发作不能回忆。可诊断为

A. 失眠症

B. 睡行症

C. 睡眠呼吸暂停综合征

D. 夜惊

E. 梦魇

【例3581】在快速眼动睡眠期出现焦虑、恐惧的梦境体验，伴有惊恐情绪，以及心跳加速、呼吸急促、出汗等自主神经症状，醒后或次晨能清晰回忆。可诊断为

A. 失眠症

B. 睡行症

C. 睡眠呼吸暂停综合征

D. 夜惊

E. 梦魇

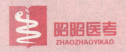
（例 3582～3584 共用题干）

女,50 岁。入睡困难,多梦、易醒 1 个月,每周至少 3 次。同时感到精力疲乏,担心工作效率下降,对睡眠产生恐惧,担心免疫力下降。否认情绪低落和消极观念。

【例 3582】该患者最可能的诊断是

　　A. 疑病症

　　B. 神经衰弱

　　C. 焦虑症

　　D. 恐惧症

　　E. 失眠症

【例 3583】对该患者应选择的治疗药物是

　　A. 苯巴比妥

　　B. 艾司唑仑

　　C. 氟西汀

　　D. 奥氮平

　　E. 喹硫平

【例 3584】该患者使用药物治疗的原则是

　　A. 大剂量冲击疗法

　　B. 小剂量按需服用

　　C. 小剂量长疗程

　　D. 足剂量短疗程

　　E. 足剂量按需服用

第二部分

基础医学综合

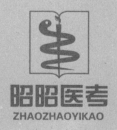

昭昭医考
ZHAOZHAOYIKAO

第一篇　解剖学(助理医师不要求)

学习导图

章 序	章 名	内 容	所占分数 执业医师	所占分数 助理医师
1	运动系统	骨学与关节学、肌学	1 分	1 分
2	消化系统	口腔、咽、食管、胃、小肠、大肠、肝、胰腺	2 分	1 分
3	呼吸系统	鼻、喉、气管与支气管、肺、胸膜与纵隔	1 分	0 分
4	泌尿系统	肾、输尿管、膀胱、尿道	0 分	1 分
5	生殖系统	男性内生殖器、男性外生殖器、男性尿道、女性内生殖器、乳房、会阴	0 分	1 分
6	腹膜	腹膜	0 分	0 分
7	脉管系统	概述、心、动脉、静脉、淋巴系统	0 分	0 分
8	感受器	视器、前庭蜗器	0 分	1 分
9	神经系统	脊髓、脑、脊神经、脑神经、内脏神经、感觉传导通路、运动传导通路、脑和脊髓的被膜、脑脊液及其循环	2 分	1 分
10	内分泌系统	总论、垂体、甲状腺	1 分	0 分

复习策略

解剖学这门课程是医学的基础科目。学好这门课对个人将来整个医学体系的建立和学习都是十分重要的。本课程的重点和难点内容是神经系统。解剖学在执业医师考试中所占的分数为5~10分,在执业助理医师考试中所占的分数为3~5分。

第1章　运动系统

【例1】下列各骨中,不属于长骨的是
　A. 肱骨
　B. 尺骨
　C. 指骨
　D. 跖骨
　E. 肋骨

【例2】骨膜叙述错误的是
　A. 可分为骨内、外膜两层
　B. 含丰富的血管和神经

　C. 手术中,在骨折端要多多剥离骨膜
　D. 具有产生新骨质和破坏骨质的功能
　E. 由纤维结缔组织构成

【例3】骨构造的描述,错误的是
　A. 骨干主要由骨密质构成
　B. 骨骺主要由骨松质构成
　C. 骨髓有红骨髓和黄骨髓
　D. 骨膜有血管和神经
　E. 骺软骨即指关节软骨

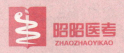

【例4】关于椎骨一般形态的描述，正确的是
　　A. 成人共31块
　　B. 椎体与椎弓围成椎间孔
　　C. 相邻椎骨的上、下切迹围成椎孔
　　D. 从椎弓板上发出七个突起
　　E. 相邻椎弓之间构成椎间孔

【例5】描述颈椎正确的是
　　A. 所有的棘突都分叉
　　B. 横突都有横突孔
　　C. 均有椎体及椎弓
　　D. 第1颈椎又称枢椎
　　E. 第7颈椎又名寰椎

【例6】可限制脊柱过度后伸的韧带是
　　A. 棘间韧带
　　B. 前纵韧带
　　C. 棘上韧带
　　D. 黄韧带
　　E. 后纵韧带

【例7】枕骨大孔叙述错误的是
　　A. 位于颅后窝中央
　　B. 由枕骨和颞骨岩部后面构成
　　C. 前上方平坦的斜面称斜坡
　　D. 后上方十字形隆起称枕内隆凸
　　E. 前外侧有舌下神经管的开口

【例8】有板障的骨是
　　A. 腕骨
　　B. 肩胛骨
　　C. 顶骨
　　D. 髋骨

【例9】胸骨角两侧平对
　　A. 第1肋
　　B. 第2肋
　　C. 第3肋
　　D. 第4肋
　　E. 第5肋

【例10】肋的分类叙述错误的是
　　A. 第1～7肋称真肋
　　B. 第8～12肋称假肋
　　C. 第11～12肋称浮肋
　　D. 第8～10肋形成肋弓称假肋
　　E. 由肋骨与肋软骨组成

【例11】全身活动度最大的关节是
　　A. 肩关节
　　B. 肘关节
　　C. 指关节
　　D. 膝关节
　　E. 踝关节

【例12】关节的基本结构是
　　A. 关节面、关节囊、关节唇
　　B. 关节面、关节囊、半月板
　　C. 关节腔、关节囊、关节软骨
　　D. 关节面、关节囊、关节腔
　　E. 关节面、关节腔、韧带

【例13】关节腔叙述错误的是
　　A. 是一个与外界开放的腔隙
　　B. 是一个密闭的腔隙
　　C. 由关节囊滑膜层和关节面共同围成
　　D. 腔内含少量滑液
　　E. "负压"对维持关节的稳固有一定的作用

【例14】属于前臂骨间膜的特点是
　　A. 是连接于尺桡骨表面的骨膜
　　B. 从尺骨斜向下达桡骨
　　C. 前臂旋后时最紧张
　　D. 前臂半旋前位时最紧张

【例15】使2～5指远侧指间关节屈曲的肌是
　　A. 指浅屈肌
　　B. 指深屈肌
　　C. 蚓状肌
　　D. 骨间掌侧肌

【例16】肌的形态分类不包括
　　A. 长肌
　　B. 短肌
　　C. 扁肌
　　D. 轮匝肌
　　E. 开大肌

【例17】肌的辅助结构是
　　A. 腱膜
　　B. 肌腱
　　C. 腱划
　　D. 肌膜
　　E. 腱鞘

【例18】胸锁乳突肌描述不正确的是
　　A. 起自胸骨柄前面和锁骨的胸骨端，止于乳突
　　B. 受副神经支配
　　C. 两侧同时收缩可使头后仰
　　D. 一侧收缩可使头屈向对侧
　　E. 一侧病变引起肌痉挛时可引起斜颈

【例19】斜方肌叙述错误的是
　　A. 为三角形的阔肌
　　B. 肌纤维止于锁骨外2/3、肩峰、肩胛冈
　　C. 上部肌束可上提肩胛骨
　　D. 下部肌束使肩胛骨下降
　　E. 肌瘫痪时产生"塌肩"

【例20】股四头肌麻痹时,主要运动障碍是
A. 伸大腿
B. 伸小腿
C. 屈大腿
D. 外展大腿
E. 内收大腿

第2～3章　消化系统及呼吸系统

【例21】关于咽的描述,正确的有
A. 呈上宽下窄的肌性管道
B. 位于上位5个颈椎的前方
C. 分为口咽和喉咽
D. 与鼻腔、口腔和咽腔相交通
E. 咽喉只与食管相连

【例22】空、回肠的区别有
A. 二者有明显界限
B. 血管分布有差异
C. 空肠的黏膜环状皱襞较少
D. 肠伤寒时不易发生回肠穿孔
E. 回肠上接十二指肠

【例23】与胃后壁相邻的器官有
A. 胰
B. 肝
C. 右肾
D. 右肾上腺

【例24】关于胰的描述,不正确的有
A. 人体的大消化腺
B. 分为胰头、颈、体、尾
C. 分泌胰液和胰岛素
D. 胰岛素经胰管输送
E. 胰腺不具备内分泌功能

【例25】颏舌肌的作用是
A. 单侧收缩舌尖伸向对侧
B. 两侧收缩使舌变厚
C. 两侧收缩使舌缩短
D. 收缩时舌尖偏向健侧
E. 两侧收缩使舌不发生变化

【例26】上颌窦炎症侵入眶腔通过的壁是
A. 上壁
B. 外侧壁
C. 前壁
D. 内侧壁
E. 后壁

【例27】环杓关节的作用是
A. 声带紧张
B. 声带松弛
C. 声门裂开大或缩小
D. 声带的前倾和复位
E. 声带紧张和松弛

【例28】下列属于不成对的喉肌是
A. 环甲肌
B. 环杓后肌
C. 杓横肌
D. 环杓侧肌
E. 胸锁乳突肌

【例29】支气管镜检查的定位标志是
A. 气管隆嵴
B. 气管杈
C. 前庭裂
D. 声门裂
E. 肺段支气管

【例30】纵隔分界中,错误的是
A. 前界为肋骨
B. 后界为脊柱胸段
C. 上达胸廓上口
D. 向下至膈
E. 两侧界为纵隔胸膜

第4～5章　泌尿系统及生殖系统

【例31】维持肾正常位置的因素没有
A. 肾血管
B. 肾的毗邻器官
C. 腹内压和腹膜
D. 肾被膜
E. 肾小管

【例32】左肾的上端平对
A. 第10胸椎上缘
B. 第11胸椎上缘
C. 第12胸椎上缘
D. 第1腰椎上缘
E. 第2腰椎上缘

【例33】右肾的下端平对
A. 第1腰椎下缘
B. 第2腰椎上缘
C. 第2腰椎下缘

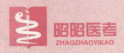

D. 第 3 腰椎下缘

E. 第 4 腰椎下缘

【例 34】属于肉膜延续结构的是

A. 提睾肌

B. 精索外筋膜

C. 精索内筋膜

D. 浅筋膜

E. 睾丸间隔

【例 35】直接开口于男性尿道球部的结构有

A. 尿道球腺

B. 输精管

C. 射精管

D. 精囊

E. 输尿管口

【例 36】下列不属于精索结构的有

A. 输精管

B. 鞘韧带

C. 提睾肌

D. 睾丸动脉

E. 输精管壶腹

【例 37】不属于睾丸内部结构的有

A. 睾丸纵隔

B. 睾丸小叶

C. 睾丸网

D. 睾丸引带

E. 睾丸间质

【例 38】某患者，女性，36 岁，因月经过多且经期延长，贫血，血红蛋白仅 50 g/L，而决定行全子宫切除术。手术可不考虑的是

A. 推离膀胱腹膜反折时，避免损伤膀胱

B. 切断子宫圆韧带时，避免损伤输尿管

C. 切断骶子宫韧带时，避免损伤输尿管

D. 结扎子宫动脉时，避免损伤输尿管

E. 切段卵巢固有韧带时，避免损伤输尿管

第 6～7 章　腹膜及脉管系统

【例 39】下列属于壁腹膜的是

A. 盖在胰表面的膜

B. 覆盖在脾表面的膜

C. 覆盖在小肠表面的膜

D. 覆盖在胃表面的膜

E. 覆盖在肝脏表面的膜

【例 40】属于腹膜内位器官的是

A. 胰

B. 肝

C. 肾

D. 胃

E. 升结肠

【例 41】属于腹膜间位器官的是

A. 子宫

B. 肾

C. 横结肠

D. 脾

E. 胃

【例 42】属于腹膜外位器官的是

A. 胃

B. 脾

C. 胰

D. 肝

E. 膀胱

【例 43】紧邻食管和胸主动脉的心腔是

A. 左心房

B. 右心房

C. 左心室

D. 右心室

E. 动脉圆锥

【例 44】右心室最薄弱的结构是

A. 肺动脉窦

B. 主动脉窦

C. 动脉圆锥

D. 冠状窦

E. 右心室下壁

【例 45】在 X 线透视下可形成左肺门阴影的结构是

A. 主动脉弓

B. 左肺动脉

C. 动脉韧带

D. 胸主动脉

E. 肺淋巴管

【例 46】下列不属于乳房动脉供应的来源是

A. 胸廓内动脉的穿支

B. 胸肩峰动脉

C. 胸外侧动脉的乳房外侧支

D. 胸廓内动脉的肋间前支

E. 颈外动脉

【例 47】下列静脉不与动脉伴行的是

A. 奇静脉

B. 颈内静脉

C. 甲状腺上静脉

D. 腋静脉

E. 甲状腺下静脉

【例48】不属于胸导管接受的淋巴干有

A. 肠干

B. 右颈干

C. 左锁骨下干

D. 左支气管纵隔干

E. 右腰干

第8～10章 感受器、神经系统及内分泌系统

【例49】对巩膜的描述,错误的是

A. 致密坚韧

B. 占纤维膜的后 5/6

C. 与角膜交界处的深部有巩膜静脉窦

D. 有保护眼球内部结构的功能

E. 是脉络膜的一部分

【例50】构成眼球壁的是

A. 角膜、脉络膜和视网膜

B. 纤维膜、角膜、血管膜和视网膜

C. 纤维膜、血管膜和视网膜

D. 角膜、巩膜和脉络膜

E. 纤维膜、角膜和巩膜

【例51】关于外耳道的描述,下列说法错误的是

A. 检查鼓膜时应将耳廓拉向后上方

B. 外耳道皮下组织少,炎性疖肿时疼痛剧烈

C. 外 2/3 为软骨部,内 1/3 为骨部

D. 是自外耳门至鼓膜的弯曲管道

E. 传导声波

【例52】声波从外耳道传到内耳,其经过的顺序是

A. 鼓膜→锤骨→镫骨→砧骨→耳蜗

B. 鼓膜→锤骨→砧骨→耳蜗

C. 鼓膜→镫骨→锤骨→砧骨→耳蜗

D. 鼓膜→锤骨→砧骨→镫骨→前庭窗→耳蜗

E. 鼓膜→锤骨→砧骨→镫骨→半规管→耳蜗

【例53】支配竖脊肌的神经是

A. 脊神经后支

B. 脊神经后根

C. 肩胛背神经

D. 胸背神经

E. 交感神经

【例54】被盖中央束发自

A. 红核大细胞部

B. 红核小细胞部

C. 上橄榄核

D. 下橄榄核

E. 疑核

【例55】皮质脊髓束的特点是

A. 上运动神经元在中央前回下 1/3 部

B. 经内囊膝部到脑干

C. 管理躯干同侧的骨胳肌运动

D. 在锥体交叉全部交叉至对侧

E. 下运动神经元大多数在对侧的脊髓前角

【例56】关于大脑中动脉中央支的叙述,错误的是

A. 分布于大脑皮质

B. 供应大脑髓质的深部

C. 供应大脑的基底核

D. 几乎以垂直方向进入脑实质

E. 供应内囊、间脑

【例57】脊神经的特点是

A. 共 31 支

B. 管理躯体骨胳肌的运动

C. 前支较粗大

D. 神经丛左、右不对称

E. 只含有躯体感觉和躯体运动纤维

【例58】头面部的痛、温度、触(粗)觉传导的第一级神经元位于

A. 三叉神经脊束核

B. 三叉神经感觉核

C. 三叉神经运动核

D. 丘脑腹后外侧核

E. 三叉神经节内

【例59】关于内分泌腺的描述,正确的有

A. 分有管腺和无管腺

B. 重量大

C. 不分泌激素

D. 血液循环旺

E. 体积大

【例60】属于内分泌器官的是

A. 胸腺网状上皮细胞

B. 脾

C. 胰岛

D. 松果体

E. 睾丸间质细胞

【例61】下列关于甲状腺的描述正确的是

A. 由峡和两个锥状叶组成

B. 质地较硬

C. 甲状腺被膜的内层称甲状腺真被膜

D. 甲状腺假被膜由颈浅筋膜构成

E. 峡位于第 5～6 气管软骨之间

第二篇　生理学

学习导图

章 序	章 名	内 容	所占分数	
			执业医师	助理医师
1	绪论	机体的内环境 机体生理功能的调节	0 分	0 分
2	细胞的基本功能	细胞膜的物质转运功能 细胞的兴奋性和生物电现象 骨骼肌的收缩功能	2 分	2 分
3	血液	血液的组成与特性 血细胞及其功能 生理性止血、血液凝固、抗凝和纤溶 血型	1 分	1 分
4	血液循环	心脏泵血功能 心肌的生物电现象和生理特性 血管生理 心血管活动的调节 器官循环	5 分	2 分
5	呼吸	肺通气 肺换气和组织换气 气体在血液中运输 呼吸运动的调节	2 分	1 分
6	消化和吸收	消化道平滑肌的特性 胃肠功能的调节 胃内消化 小肠内消化 大肠的功能 吸收	2 分	1 分
7	能量代谢和体温	能量代谢 体温	1 分	0 分
8	尿的生成和排出	肾小球的滤过功能 肾小管与集合管的转运功能 尿生成的调节 血浆清除率 尿的排放	1 分	0 分

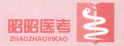

续表

章序	章名	内容	所占分数	
			执业医师	助理医师
9	神经系统	突触传递	2分	1分
		外周神经的递质和受体		
		神经反射		
		神经系统的感觉功能		
		脑电活动以及睡眠和觉醒		
		神经系统对姿势和躯体运动的调节		
		神经系统对内脏活动的调节		
		脑的高级功能		
10	内分泌	下丘脑的内分泌功能	1分	1分
		垂体的内分泌功能		
		甲状腺激素		
		与钙、磷代谢调节有关的激素		
		肾上腺糖皮质激素		
		胰岛素		
11	生殖	男性生殖	0分	0分
		女性生殖		

复习策略

　　生理学这门课程是医学的基础科目,它与内科学联系十分紧密。学好这门课对个人将来的内科学学习大有裨益。基础科目较为抽象,晦涩难懂,考生应通过图形及视频详尽掌握各个知识点。本课程的重点和难点内容是神经系统的生理学。生理学在执业医师资格考试中所占的分数为10～15分,在执业助理医师资格考试中所占的分数为5～10分。

第1章　绪　论

【例62】机体的内环境是指
　A. 体液
　B. 细胞内液
　C. 细胞外液
　D. 血浆
　E. 组织间液
【例63】机体处于寒冷环境时,甲状腺激素分泌增多属于
　A. 神经调节
　B. 自身调节
　C. 局部调节
　D. 体液调节
　E. 神经-体液调节
(例64～65共用选项)
　A. 神经调节
　B. 自身调节

　C. 局部调节
　D. 体液调节
　E. 神经-体液调节
【例64】当平均动脉压在60～140 mmHg 范围波动时,维持脑血容量恒定的调节属于
【例65】交感-肾上腺髓质系统兴奋引起血压升高的调节属于
【例66】破坏反射弧中的任何一个环节,下列哪一种调节将不能进行
　A. 神经调节
　B. 体液调节
　C. 自身调节
　D. 旁分泌调节
　E. 自分泌调节
【例67】属于负反馈调节的过程见于
　A. 排尿反射

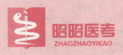

B. 减压反射

C. 分娩反射

D. 血液凝固

E. 排便反射

第 2 章　细胞的基本功能

【例 68】下列跨膜转运的方式中，不出现饱和现象的是

A. 与 Na^+ 偶联的继发性主动转运

B. 原发性主动转运

C. 易化扩散

D. 单纯扩散

E. $Na^+ - Ca^{2+}$ 交换

【例 69】葡萄糖从细胞外液进入红细胞内属于

A. 单纯扩散

B. 经通道易化扩散

C. 经载体易化扩散

D. 主动转运

E. 入胞作用

【例 70】产生生物电的跨膜离子移动属于

A. 单纯扩散

B. 载体中介的易化扩散

C. 通过中介的易化扩散

D. 入胞

E. 出胞

【例 71】与肠黏膜细胞吸收葡萄糖关系密切的转运过程是

A. HCO_3^- 的被动吸收

B. Na^+ 的主动吸收

C. K^+ 的主动吸收

D. Cl^- 的被动吸收

E. Ca^{2+} 的主动吸收

（例 72～73 共用选项）

A. 单纯扩散

B. 载体中介的易化扩散

C. 通道中介的易化扩散

D. 原发性主动转运

E. 继发性主动转运

【例 72】葡萄糖通过小肠黏膜或肾小管吸收属于

【例 73】葡萄糖通过一般细胞膜属于

【例 74】在细胞膜的物质转运中，Na^+ 跨膜转运的方式是

A. 单纯扩散和易化扩散

B. 单纯扩散和主动转运

C. 易化扩散和主动转运

D. 易化扩散和出胞或入胞

E. 单纯扩散、易化扩散和主动转运

【例 75】运动神经纤维末梢释放乙酰胆碱（ACh）属于

A. 单纯扩散

B. 易化扩散

C. 主动转运

D. 出胞作用

E. 入胞作用

【例 76】下列关于 $Na^+ - K^+$ 泵的描述，错误的是

A. 仅分布于可兴奋细胞的细胞膜上

B. 是一种镶嵌于细胞膜上的蛋白质

C. 具有分解 ATP 而获能的功能

D. 能不断将 Na^+ 移出细胞膜外，而把 K^+ 移入细胞膜内

E. 对细胞生物电的产生具有重要意义

【例 77】在神经纤维安静时，下面说法错误的是

A. 跨膜电位梯度与 Na^+ 的浓度梯度方向相同

B. 跨膜电位梯度与 Cl^- 的浓度梯度方向相同

C. 跨膜电位梯度与 K^+ 的浓度梯度方向相同

D. 跨膜电位梯度阻碍 K^+ 外流

E. 跨膜电位梯度阻碍 Na^+ 外流

【例 78】当细胞外液的 K^+ 浓度明显降低时，将引起

A. $Na^+ - K^+$ 泵向胞外转运 Na^+ 增多

B. 膜电位负值减小

C. 膜的 K^+ 电导增大

D. Na^+ 内流的驱动力增加

E. K^+ 平衡电位的负值减小

（例 79～80 共用选项）

A. Na^+

B. K^+

C. Ca^{2+}

D. Cl^-

E. HCO_3^-

【例 79】神经细胞膜在静息时通透性最大的离子是

【例 80】神经细胞膜在受刺激兴奋时通透性最大的离子是

【例 81】神经细胞动作电位的主要组成是

A. 阈电位

B. 锋电位

C. 负后电位

D. 正后电位

E. 局部电位

【例82】在神经纤维中，Na^+ 通道失活的时间是
    A. 动作电位的上升相
    B. 动作电位的下降相
    C. 动作电位超射时
    D. 绝对不应期
    E. 相对不应期

【例83】下列有关同一细胞兴奋传导的叙述，哪一项是错误的
    A. 动作电位可沿细胞膜传导到整个细胞
    B. 传导方式是通过产生局部电流刺激未兴奋部位，使之出现动作电位
    C. 有髓纤维的跳跃传导速度与直径成正比
    D. 有髓纤维传导动作电位的速度比无髓纤维快
    E. 动作电位的幅度随直径增加而降低

【例84】神经纤维中相邻两个锋电位的时间间隔至少应大于其
    A. 相对不应期
    B. 绝对不应期
    C. 超常期
    D. 去极化
    E. 绝对不应期加相对不应期

【例85】神经纤维上的前后两次兴奋，后一次兴奋最早可出现于前一次兴奋后的
    A. 绝对不应期
    B. 相对不应期
    C. 超常期
    D. 低常期
    E. 低常期结束之后

【例86】组织细胞处于绝对不应期时，其兴奋性为
    A. 无限大
    B. 大于正常
    C. 等于正常
    D. 小于正常
    E. 零

【例87】在神经纤维一次兴奋后的相对不应期

    A. 全部 Ca^{2+} 通道失活
    B. 较强的刺激也不能引起动作电位
    C. 多数 K^+ 通道失活
    D. 部分 Na^+ 通道失活
    E. 膜电位处在去极化过程中

【例88】能以不衰减的形式沿可兴奋细胞膜传导的电活动是
    A. 静息膜电位
    B. 锋电位
    C. 终板电位
    D. 感受器电位
    E. 突触后电位

【例89】下列有关神经-肌肉接点处终板膜上离子通道的叙述，错误的是
    A. 对 Na^+ 和 K^+ 均有选择性
    B. 当终板膜去极化时打开
    C. 开放时产生终板电位
    D. 是 N-ACh 受体的通道
    E. 受体和通道是一个大分子

【例90】在神经-骨骼肌接点的终板膜处
    A. 受体和离子通道是两个独立的蛋白质分子
    B. 递质与受体结合后不能直接影响通道钙离子
    C. 受体与第二信使同属于蛋白质分子
    D. 受体与离子通道是一个蛋白质分子
    E. 受体通过第二信使触发肌膜兴奋

【例91】下列关于心肌与骨骼肌的不同点的描述，哪项是正确的
    A. 只有心肌是由肌小节组成
    B. 只有骨骼肌的收缩机制可用滑行理论解释
    C. 从心肌的长度-张力曲线关系中，看不出有最适初长度
    D. 只有骨骼肌有粗、细两种肌丝
    E. 骨骼肌的收缩是等级性的，而心肌的收缩是"全或无"式的

第3章 血 液

【例92】红细胞比容是指红细胞
    A. 与血浆容积之比
    B. 与白细胞容积之比
    C. 在血液中所占的质量百分比
    D. 异常红细胞与正常红细胞的容积百分比
    E. 在血液中所占的容积百分比
（例93～94 共用选项）
    A. 葡萄糖

    B. Na^+
    C. K^+
    D. 球蛋白
    E. 白蛋白

【例93】血浆胶体渗透压主要来自
【例94】血浆晶体渗透压主要来自
【例95】机体细胞内与组织液通常具有相同的
    A. Na^+ 浓度

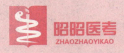

B. 总渗透压

C. 胶体渗透压

D. Cl^- 浓度

E. K^+ 浓度

（例 96～97 共用选项）

　　A. 增快

　　B. 减慢

　　C. 在正常范围

　　D. 先不变后增快

　　E. 先不变后减慢

【例96】将血沉快的人的红细胞放入<u>血沉正常的人的血浆</u>中，红细胞的沉降率

【例97】将血沉正常的人的红细胞放入<u>血沉快的人的血浆</u>中，红细胞的沉降率

【例98】生理止血过程中，促进血小板<u>不可逆聚集</u>的原因是

　　A. 内皮受损，PGI_2 生成减少

　　B. ADP、TXA_2 生成

　　C. 内皮受损

　　D. 血小板收缩蛋白收缩

　　E. 内皮下胶原聚集

【例99】下列凝血因子中，需要<u>维生素 K</u> 参与其合成的是

　　A. 因子Ⅲ、因子Ⅶ、因子Ⅹ、因子Ⅺ

　　B. 因子Ⅰ、因子Ⅲ、因子Ⅷ、因子Ⅶ

　　C. 因子Ⅱ、因子Ⅶ、因子Ⅸ、因子Ⅹ

　　D. 因子Ⅴ、因子Ⅷ、因子Ⅸ、因子Ⅺ

　　E. 因子Ⅲ、因子Ⅶ、因子Ⅸ、因子Ⅺ

【例100】下列凝血因子中<u>最不稳定</u>的是

　　A. 因子Ⅴ

　　B. 因子Ⅶ

　　C. 因子Ⅹ

　　D. 因子Ⅷ

　　E. 因子Ⅷ

【例101】<u>肝素抗凝</u>的主要作用机理是

　　A. 抑制 Ⅹ 因子激活

　　B. 增强抗凝血酶Ⅲ的活性

　　C. 去除 Ca^{2+}

　　D. 促进纤维蛋白溶解

　　E. 抑制血小板的作用

【例102】<u>纤维蛋白降解产物</u>的主要作用是

　　A. 促进凝血酶的活性

　　B. 防止血小板的激活

　　C. 对抗血液凝固

　　D. 促进纤维蛋白单体聚合

　　E. 抑制纤维蛋白溶解

【例103】通常所说的<u>血型</u>是指

　　A. 红细胞上受体的类型

　　B. 红细胞表面特异凝集素的类型

　　C. 红细胞表面特异凝集原的类型

　　D. 血浆中特异凝集素的类型

　　E. 血浆中特异凝集原的类型

【例104】下列关于输血的叙述，哪一项是<u>错误</u>的

　　A. ABO 血型系统相符合便可输血，不需进行交叉配血

　　B. O 型血的人为"万能供血者"

　　C. AB 型血的人为"万能受血者"

　　D. 将 O 型血液输给其他血型的人时，应少量而且缓慢

　　E. Rh 阳性的人可接受 Rh 阴性的血液

第 4 章　　血液循环

【例105】在一个心动周期中，<u>二尖瓣（左房室瓣）开放</u>始于

　　A. 等容收缩期初

　　B. 等容收缩期末

　　C. 心室射血期初

　　D. 等容舒张期初

　　E. 等容舒张期末

【例106】心动周期中，从<u>房室瓣关闭到开放</u>的时期约相当于

　　A. 心房收缩期＋心室等容收缩期

　　B. 心房舒张期

　　C. 心室收缩期

　　D. 心室舒张期

　　E. 心室舒张期＋等容舒张期

（例 107～108 共用选项）

　　A. 等容收缩期末

　　B. 等容舒张期末

　　C. 快速射血期末

　　D. 快速充盈期末

　　E. 心房收缩期末

【例107】<u>左心室内压最高</u>的是

【例108】<u>左心室内容积最小</u>的是

【例109】心动周期中，在下列哪个时刻<u>主动脉压最低</u>

　　A. 等容收缩期末

　　B. 等容舒张期末

　　C. 心房收缩期末

　　D. 快速充盈期末

E. 减慢充盈期末

【例110】心动周期中,心室血液充盈主要是由于
A. 血液依赖地心引力而回流
B. 骨骼肌的挤压作用加速静脉回流
C. 心房收缩的挤压作用
D. 心室收缩的抽吸作用
E. 胸内负压促进静脉回流

【例111】第一心音的产生主要是由于
A. 半月瓣关闭
B. 主动脉瓣关闭
C. 肺动脉瓣关闭
D. 房室瓣开放
E. 房室瓣关闭

【例112】第二心音的产生主要是由于
A. 房室瓣开放
B. 房室瓣关闭
C. 动脉瓣开放
D. 动脉瓣关闭
E. 心室壁振动

(例113～114 共用选项)
A. 每搏输出量
B. 每分输出量
C. 射血分数
D. 心指数
E. 心脏做功量

【例113】比较不同个体之间的心泵功能,宜选用的评定指标是

【例114】心室扩大早期,泵血功能减退时,宜选用的评定指标是

【例115】异长调节是指心脏的每搏输出量,它取决于
A. 平均动脉压
B. 心率贮备
C. 心力贮备
D. 心室舒张末期容积
E. 心室收缩末期容积

【例116】心室肌前负荷增加时,将出现
A. 心室舒张末期内压下降
B. 心室收缩最大张力下降
C. 心室开始收缩时的速度减慢
D. 心室收缩时达到最大张力的时间延迟
E. 心室收缩时最大张力增加

【例117】动脉血压突然升高时,将引起
A. 左室射血速度加快
B. 心输出量增加
C. 左室收缩末期容积增大
D. 左室射血时达到最高室压的时间缩短
E. 左室射血时的最高室压下降

【例118】下列哪一种情况可使心输出量减少
A. 阻断心脏迷走神经的传导
B. 刺激心脏的交感神经
C. 颈动脉窦内压力降低
D. 心舒末期容积增加
E. 由平卧转为站立

(例119～120 共用选项)
A. Na^+ 内流
B. Ca^{2+} 内流
C. Cl^- 内流
D. K^+ 内流
E. K^+ 外流

【例119】窦房结细胞动作电位 0 期去极化的原因是

【例120】心室肌细胞动作电位 3 期复极化的原因是

【例121】心室肌细胞动作电位平台期,主要是由哪些离子跨膜运动形成的
A. Na^+ 内流,Cl^- 外流
B. Na^+ 内流,K^+ 外流
C. Na^+ 内流,Cl^- 内流
D. Ca^{2+} 内流,K^+ 外流
E. K^+ 内流,Ca^{2+} 外流

【例122】引起窦房结 P 细胞动作电位 0 期去极化的主要离子是
A. I_{Na}
B. I_K
C. I_{Ca-L}
D. I_{Ca-T}
E. I_{Cl}

【例123】下列关于心室肌细胞钠通道的叙述,错误的是
A. 是电压依从性的
B. 激活和失活的速度都快
C. 可被河豚毒阻断
D. 除极化到－40 mV 时被激活
E. 只有 Na^+ 可以通过

【例124】心细胞有效不应期特别长的生理意义是
A. 使心肌不发生强直性收缩
B. 使心肌"全或无"式收缩
C. 使心肌收缩更有力
D. 使心肌产生自动调节律性兴奋
E. 使心肌同步收缩

【例125】心肌细胞中,传导速度最慢的是
A. 窦房结
B. 心房
C. 房室结
D. 浦肯野纤维

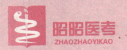

E. 心室

【例126】关于动脉血压的叙述,下列哪项是正确的
- A. 心室收缩时,血液对动脉管壁的侧压称为收缩压
- B. 平均动脉血压是收缩压和舒张压的平均值
- C. 动脉血压偏离正常水平越远,压力感受器纠正异常血压的能力越强
- D. 其他因素不变时,心率加快使脉搏压增大
- E. 男、女性的动脉血压均随年龄的增长而变化

(例127~128 共用选项)
- A. 心脏搏出量
- B. 心率
- C. 外周阻力
- D. 大动脉顺应性
- E. 循环血量

【例127】一般情况下,动脉收缩压主要反映

【例128】一般情况下,动脉舒张压主要反映

【例129】动脉舒张压的高低主要反映
- A. 每搏输出量的多少
- B. 外周阻力的大小
- C. 大动脉弹性的好坏
- D. 心脏泵血功能的好坏
- E. 血管充盈的程度

【例130】心率减慢(其他影响血压的因素不变)时,将增加的是
- A. 动脉舒张压
- B. 动脉收缩压
- C. 平均动脉压
- D. 心输出量
- E. 动脉脉搏压

【例131】当每搏输出量和外周阻力不变时,心率降低可引起下列哪一项增加
- A. 动脉收缩压
- B. 动脉舒张压
- C. 平均动脉压
- D. 动脉脉搏压
- E. 心输出量

(例132~133 共用选项)
- A. 收缩压升高
- B. 舒张压升高
- C. 收缩压和舒张压升高幅度相同
- D. 收缩压降低,舒张压升高
- E. 收缩压升高,舒张压降低

【例132】外周阻力和心率不变而每搏输出量增大时,动脉血压的主要变化是

【例133】每搏输出量和外周阻力不变而心率加快时,动脉血压的主要变化是

【例134】下列关于中心静脉压的叙述,哪一项是错误的
- A. 是指胸腔大静脉和右心房的血压
- B. 心脏射血能力减弱时中心静脉压降低
- C. 正常变动范围为 4~12 cmH₂O
- D. 是反映心脏功能的一项指标
- E. 当静脉输血量大且过快时,中心静脉压升高

【例135】阻力血管主要是指
- A. 大动脉
- B. 小动脉及微动脉
- C. 毛细血管
- D. 小静脉
- E. 大静脉

【例136】关于微动脉,下列哪一项是错误的
- A. 在调节动脉血压中起主要作用
- B. 在调节器官血流量中起重要作用
- C. 其管壁的可扩张性比中动脉的大
- D. 收缩时,组织液的生成量减少
- E. 其管壁平滑肌的张力主要受局部代谢产物调节

【例137】调节器官血流量的主要血管是
- A. 毛细血管
- B. 微动脉
- C. 静脉
- D. 动-静脉吻合支
- E. 毛细血管后静脉

【例138】当静脉卧位时,下列哪一项前后两个部位的血压差最大
- A. 升主动脉和桡动脉
- B. 大隐静脉和右心房
- C. 股动脉和股静脉
- D. 肺动脉和左心房
- E. 毛细血管的动脉端和静脉端

【例139】决定微循环营养通路周期性开闭的主要因素是
- A. 血管升压素
- B. 肾上腺素
- C. 去甲肾上腺素
- D. 血管紧张素
- E. 局部代谢产物

【例140】血管对血流的阻力
- A. 当血管半径加倍时,将至原先阻力的 1/2
- B. 当血管半径加倍时,将至原先阻力的 1/8
- C. 取决于血管壁的厚度
- D. 在血液黏滞升高时增大
- E. 与血管的长度无关

【例141】迷走神经兴奋使心率慢(即自律性降低),是由于窦房结细胞发生下列哪种改变所致

A. K⁺通透性降低

A. K^+ 通透性降低

B. K^+ 通透性增高

C. Ca^{2+} 通透性增高

D. Na^+ 通透性增高

E. Cl^- 通透性增高

【例142】刺激迷走神经,其末梢释放乙酰胆碱,可以引起

A. 窦房结超极化,使节律性降低

B. 房室交界区去极化,使节律性升高

C. M 受体的 K^+ 通道打开,使窦房结细胞去极化

D. 心肌收缩力增强

E. 窦房结细胞 Na^+ 内流,使节律性降低

【例143】平时维持交感缩血管纤维紧张性活动的基本中枢位于

A. 大脑

B. 下丘脑

C. 中脑和脑桥

D. 延髓

E. 脊髓

【例144】下列关于压力感受性反射的叙述,哪一项是错误的

A. 感受器的适宜刺激是动脉壁的机械牵张

B. 传入神经是窦神经和主动脉神经

C. 动脉血压升高时可通过反射使血压下降

D. 对正常血压的维持具有重要意义

E. 切断传入神经后动脉血压明显升高

(例145~146 共用选项)

A. 心率加快、血压升高

B. 心率加快、血压降低

C. 心率减慢、血压降低

D. 心率减慢、血压升高

E. 心率和血压不变

【例145】在低氧环境中

【例146】静脉注射去甲肾上腺素时

第5章 呼 吸

【例147】肺通气的原动力是

A. 气体分压大小

B. 肺内压变化

C. 胸内压变化

D. 胸本身的舒缩活动

E. 呼吸肌的舒缩活动

【例148】吸气时膈肌收缩,胸内压将

A. 等于零

B. 负值减少

C. 更负

D. 等于肺泡内压

E. 等于大气压

【例149】下列关于肺表面活性物质的描述,错误的是

A. 能降低肺的顺应性

B. 能降低肺泡表面张力

C. 能减小肺的弹性阻力

D. 由肺泡Ⅱ型细胞分泌

E. 脂质成分为二棕榈酰卵磷脂

【例150】下列关于肺泡表面活性物质的叙述,哪一项是错误的

A. 能降低肺泡内气液的表面张力

B. 能增加肺的顺应性

C. 当肺泡直径变小时,使肺泡内衬液的表面张力增加

D. 当缺乏时,肺泡出现明显的萎缩

E. 当缺乏时,间接的结果可能使体循环动脉血 pH 下降

【例151】肺表面活性物质减少时可导致

A. 肺弹性阻力减小

B. 肺顺应性增大

C. 肺泡表面张力降低

D. 小肺泡内压小于大肺泡内压

E. 肺不易扩张

【例152】正常呼气末,肺内的气体量相当于

A. 余气量

B. 呼气储备量

C. 功能余气量

D. 吸气储备量

E. 总肺容量

【例153】下列有关肺总容量的叙述,哪一项是错误的

A. 在不同个体,有年龄和性别的差异

B. 与体形大小、运动锻炼情况有关

C. 是指肺所容纳的最大气量

D. 因体位变化而异

E. 是肺活量与功能余气量之和

【例154】潮气量增加(其他因素不变)时,下列项目中将增加的是

A. 死区通气

B. 功能余气量

C. 补吸气量

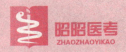

D. 肺泡通气量

E. 肺泡 CO_2 张力

【例155】**肺通气量与肺泡通气量**之差为

A. 无效腔气量×呼吸频率

B. 潮气量×呼吸频率

C. 功能余气量×呼吸频率

D. 余气量×呼吸频率

E. 肺活量×呼吸频率

【例156】潮气量为500 mL,呼吸效率为12次/分,则**肺泡通气量**为

A. 3升

B. 4升

C. 5升

D. 6升

E. 7升

（例157～158 共用选项）

A. 肺活量

B. 时间肺活量

C. 每分通气量

D. 肺总量

E. 肺泡通气量

【例157】真正的**有效通气量**是

【例158】**评价肺通气功能较好**的指标是

（例159～160 共用选项）

A. 肺通气

B. 肺通气量

C. 肺换气

D. 肺泡通气量

E. 组织换气

【例159】每分钟**肺内更新**的气体量为

【例160】肺泡气通过**呼吸膜与血液之间**的气体交换过程为

【例161】如果潮气量**减少一半**,而呼吸频率**加快一倍**,则

A. 肺通气量增加

B. 肺通气量减少

C. 肺泡通气量增加

D. 肺泡通气量减少

E. 肺泡通气量不变

【例162】CO_2**分压由高至低**的顺序通常是

A. 呼出气,肺泡气,组织细胞,静脉血

B. 静脉血,呼出气,肺泡气,组织细胞

C. 肺泡气,静脉血,组织细胞,呼出气

D. 组织细胞,静脉血,肺泡气,呼出气

E. 呼出气,组织细胞,静脉血,肺泡气

【例163】下列关于**通气/血流比值**的叙述,正确的是

A. 指肺通气量和肺血流量的比值

B. 人体平卧时,平均比值等于 0.64

C. 人体直立时,肺尖部的比值减小

D. 比值增大意味着肺泡无效腔减小

E. 比值无论增大还是减小,都不利于肺换气

【例164】CO_2 在**血液中运输**的主要形式是

A. 物理溶解

B. H_2CO_3

C. HCO_3^-

D. $HHbNHCOOH$

E. $HbCO_2$

【例165】下列哪项能使氧解离曲线发生**右移**

A. 糖酵解加强

B. 温度降低

C. pH 升高

D. CO_2 分压降低

E. CO 中毒

【例166】下列哪一种情况下氧解离曲线发生**右移**

A. 肺通气阻力减小

B. 代谢性碱中毒

C. 2,3-二磷酸甘油酸增多

D. 体温降低

E. 血 CO_2 分压下降

（例167～168 共用选项）

A. 刺激颈动脉体感受器

B. 刺激主动脉体感受器

C. 刺激中枢化学感受器

D. 直接刺激脑桥呼吸调整中枢

E. 直接刺激延髓呼吸中枢

【例167】**动脉血氧分压降低**时引起呼吸加强的主要机制是

【例168】**动脉血氢离子浓度增加**时引起呼吸加强的主要机制是

【例169】正常人吸入下列哪种混合气体时,**肺通气量增加最明显**

A. 21%O_2和79%N_2

B. 17%O_2和83%N_2

C. 2%CO_2和98%O_2

D. 20%CO_2和80%O_2

E. 30%CO_2和70%O_2

第6章 消化和吸收

【例170】控制消化道平滑肌收缩节律的**基础**是
A. 慢波
B. 动作电位
C. 壁内神经丛活动
D. 迷走神经兴奋
E. 交感神经兴奋

【例171】下列关于消化道平滑肌基本电节律的叙述，**错误**的是
A. 是指节律性去极化波
B. 又称慢波电位
C. 其产生不依赖于神经的存在
D. 节律不受神经和激素的影响
E. 波幅在 10～15 mV 之间

（例172～173 共用选项）
A. 胃底部
B. 胃窦部
C. 小肠上部
D. 回肠
E. 结肠

【例172】分泌**胃泌素**的主要部位是

【例173】**吸收铁**的主要部位是

【例174】下列选项中，**不属于**促胃液素生理作用的是
A. 刺激胃酸分泌
B. 促进胃运动
C. 刺激胰酶分泌
D. 促进唾液分泌
E. 促进胆汁分泌

（例175～176 共用选项）
A. 促进胃酸分泌
B. 促进胰液中 HCO_3^- 分泌
C. 促进胰液中胰酶分泌
D. 促进胆汁分泌
E. 促进胃蛋白酶分泌

【例175】**胃泌素**的主要作用是

【例176】**胆囊收缩素**的主要作用是

【例177】关于**促胰液素**的作用，下列哪项是**错误**的
A. 促进肝胆汁分泌
B. 促进胰液分泌
C. 促进胃运动
D. 促进胰腺分泌
E. 促进小肠液分泌

【例178】下列消化系统的分泌物中，**最依赖**迷走神经的是
A. 唾液
B. 盐酸
C. 胃蛋白酶
D. 胰液
E. 胆汁

【例179】关于食管-胃括约肌的叙述，下列哪项是**错误**的
A. 该部位平滑肌增厚
B. 其内压力比胃内高 5～10 mmHg
C. 食物经过食管时可反射性舒张
D. 胃泌素可刺激其收缩
E. 可防止胃内容物逆流入食管

【例180】分泌**胃酸**的细胞为
A. 壁细胞
B. 主细胞
C. 颗粒细胞
D. 黏液细胞
E. Cajal 细胞

【例181】与维生素 B_{12} 吸收有关的**内因子**是胃黏膜中哪种细胞产生的
A. 贲门腺细胞
B. 黏液细胞
C. 主细胞
D. 壁细胞
E. G 细胞

【例182】关于**胃液分泌**的描述，哪一项是**错误**的
A. 壁细胞分泌盐酸
B. 主细胞分泌胃蛋白酶
C. 黏液细胞分泌糖蛋白
D. 幽门腺分泌黏液
E. 内因子由壁细胞分泌

【例183】下列关于胃液分泌调节的叙述，**正确**的是
A. 头期调节属于纯神经反射
B. 胃期调节包括神经长、短反射和体液调节
C. 迷走神经引起的胃泌素释放可被阿托品阻断
D. 肠期调节约占进食分泌总量的 30% 以上
E. 三个时期的分泌是顺序发生，互不重叠的

【例184】**抑制**胃液分泌的有
A. 生长抑素
B. 低张溶液
C. 高 pH

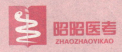

D. 氨基酸

E. ACh

【例185】胃容受性舒张的主要刺激物是

A. 胃中的食物

B. 小肠中的食物

C. 咽部和食管中的食物

D. 胆囊收缩素

E. 促胰液素

【例186】胃容受性舒张是通过下列哪一途经实现的

A. 交感神经兴奋

B. 迷走神经末梢释放 ACh

C. 迷走神经末梢释放某种肽类物质

D. 壁内神经丛兴奋

E. 迷走神经引起胃黏膜释放前列腺素

【例187】下列因素中,哪一种可促进胃排空

A. 胃泌素

B. 肠-胃反射

C. 促胰液素

D. 抑胃肽

E. 胆囊收缩素

【例188】能使胰蛋白酶原转变为胰蛋白酶最重要的物质是

A. 胃酸

B. 胰蛋白酶

C. 糜蛋白酶

D. 肠致活酶

E. 组织液

【例189】下列关于正常人胰液的叙述,哪一项是错误的

A. 胰液的 pH 约为 8

B. 胰液的碳酸氢钠含量高

C. 每天分泌量超过 1 000 mL

D. 胰液中含有羧基肽酶

E. 胰液的分泌以神经调节为主

(例190～191 共用选项)

A. 血管活性肠肽

B. 去甲肾上腺素

C. 胆囊收缩素

D. 促胃液素

E. 促胰液素

【例190】主要促使胰腺小导管细胞分泌大量 H_2O 和 HCO_3^- 的是

【例191】主要促使胰腺腺泡细胞分泌消化酶的是

【例192】CCK 刺激胰液分泌的特点是

A. 水分少,HCO_3^- 和酶含量多

B. 水分和 HCO_3^- 含量少,酶含量多

C. 水分和 HCO_3^- 含量多,酶含量少

D. 水分多,HCO_3^- 和酶含量少

E. 水分、HCO_3^- 和酶含量都多

【例193】迷走神经兴奋引起胰液分泌的特点是

A. 水分少,碳酸氢盐和酶的含量丰富

B. 水分和碳酸氢盐的含量少,酶的含量丰富

C. 水分多,碳酸氢盐和酶的含量均少

D. 水分、碳酸氢盐和酶的含量均多

E. 水分和碳酸氢盐的含量多,酶的含量少

【例194】关于胆汁的生理作用,下列哪项是错误的

A. 胆盐、胆固醇和卵磷脂都可乳化脂肪

B. 胆盐可促进脂肪的吸收

C. 胆汁可促进脂溶性维生素的吸收

D. 肝胆汁在十二指肠中可中和一部分胃酸

E. 胆囊胆汁在十二指肠中可中和一部分胃酸

【例195】下列哪一种运动可以出现在结肠而不在小肠

A. 分节运动

B. 集团蠕动

C. 紧张性收缩

D. 0.5～2.0 cm/s 的蠕动

E. 蠕动冲

【例196】促进小肠吸收钙的主要因素是

A. 维生素 A

B. 维生素 B

C. 维生素 C

D. 维生素 D

E. 维生素 E

第 7 章　能量代谢和体温

【例197】在机体各种功能活动所消耗的能量中,最终不能转化为体热的是

A. 心脏泵血并推动血液流动

B. 细胞转运各种功能蛋白质

C. 兴奋在神经纤维上传导

D. 肌肉收缩对外界物体做功

E. 内、外分泌腺体的分泌活动

【例198】食物的氧热价是指

A. 1 g 食物氧化时所释放的能量

B. 食物氧化消耗 1 L 氧时所释放的能量

C. 氧化 1 g 食物消耗 1 L 氧时所释放的能量

D. 1 g 食物在体内代谢过程中所释放的能量

E.1 g食物在体外燃烧时所产生的热量

【例199】呼吸商是

A. 在一定时间内机体摄入 O_2 与呼出 CO_2 的比值

B. 呼出气与吸入气的比值

C. 一次呼吸中,机体呼出 CO_2 的量与吸入 O_2 量的比值

D. 呼出气与肺容量的比值

E. 一定时间内机体 CO_2 产生量与耗 O_2 量的比值

【例200】呼吸商数值不同表示

A. 耗氧量不同

B. 产热量不同

C. 氧化的营养物质不同

D. 代谢水平不同

E. 以上都不对

【例201】影响能量代谢最主要的因素是

A. 寒冷

B. 高温

C. 肌肉活动

D. 精神活动

E. 进食

【例202】以下有关"基础代谢率"的叙述,哪一项是错误的

A. 男子的基础代谢率平均比女子的高

B. 幼儿的基础代谢率比成人的高

C. 老年人的基础代谢率低

D. 体重相同的人,其基础代谢率较接近

E. 基础代谢率同体表面积之间具有比例关系

【例203】下列哪种情况下,基础代谢率明显升高

A. 肢端肥大症

B. 甲状腺功能亢进

C. 糖尿病

D. 呆小症

E. 肾上腺皮质功能亢进

【例204】在环境温度低于30 ℃时,机体处于安静状态下的主要散热方式是

A. 辐射散热

B. 传导散热

C. 对流散热

D. 不感蒸发

E. 可感蒸发

【例205】在常温下,机体散热的主要机制是

A. 辐射

B. 蒸发

C. 出汗

D. 不感蒸发

E. 传导

(例206~207 共用选项)

A. 蒸发

B. 辐射

C. 传导

D. 对流

E. 辐射、传导和对流

【例206】气温低于皮肤温度时的主要散热方式是

【例207】气温高于皮肤温度时的散热方式是

第8章　尿的生成和排出

【例208】在肾小球滤液中几乎没有蛋白质,其原因是

A. 所有血浆蛋白分子均较大,不能通过滤过膜上的孔

B. 滤过膜上有带负电荷的残基,可以排斥血浆蛋白

C. 由滤过膜上孔的大小和带负电荷的残基两个因素共同作用

D. 肾小球内皮细胞可将滤过的蛋白质主动重吸收

E. 滤过膜中的内皮细胞层和基膜层有相同大小的网孔

【例209】肾小球滤过率是指

A. 每分钟滤过的血液量

B. 每分钟两侧肾形成的超滤液量

C. 每分钟每侧肾形成的超滤液量

D. 每分钟每侧肾形成的超滤液量与骨血浆流量之比

E. 每分钟两侧肾形成的超滤液量与肾血浆流量之比

【例210】滤过分数是指

A. 肾小球滤过率/肾血浆流量

B. 肾血浆流量/肾血流量

C. 肾血流量/肾血浆流量

D. 肾小球滤过率/肾血流量

E. 肾血流量/心输出量

【例211】生理情况下,肾小球的滤过分数约为

A. 10%

B. 20%

C. 30%

D. 40%

E. 50%

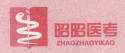

【例 212】某物质的**肾阈**是指
A. 该物质的最大滤过率
B. 该物质的最大重吸收率
C. 该物质开始在尿中出现的血浆浓度
D. 该物质的最大分泌率
E. 该物质的最大分泌能力

【例 213】**原尿**在肾脏中被吸收的比率为
A. 67%
B. 85%
C. 89%
D. 95%
E. 99%

【例 214】下列关于 HCO_3^- 在**近端小管**重吸收的叙述,正确的是
A. 重吸收率约为 67%
B. 以 HCO_3^- 的形式重吸收
C. 与小管分泌 H^+ 相耦联
D. 滞后于 Cl^- 的重吸收
E. 与 Na^+ 的重吸收无关

【例 215】进入**集合管**的尿液是
A. 低渗的
B. 等渗的
C. 高渗的
D. 低渗或等渗,但不会是高渗的
E. 等渗或高渗,但不会是低渗的

【例 216】**肾素**分泌增多时,可引起下列哪一项**升高**
A. 血 K^+ 浓度
B. 细胞外液量
C. 红细胞比容
D. 血浆胶体渗透压
E. 血中 H^+ 浓度

【例 217】糖尿病患者**尿量增多**的原因是
A. 饮水过多
B. 肾小球滤过率增高
C. 肾小管重吸收 NaCl 量减少
D. 小管液溶质浓度增高
E. 肾交感神经紧张度降低

【例 218】肾脏**维持水平衡**的功能,主要靠调节下列哪项活动来实现
A. 肾小球滤过量
B. 近曲小管与髓袢的重吸收水量
C. 远曲小管和集合管的重吸收水量
D. 近曲小管和远曲小管的重吸收水量
E. 肾小管的分泌功能

【例 219】可由肾小球滤过,但**不能被肾小管重吸收和分泌的物质**可用于测定
A. 肾对尿的浓缩与稀释功能
B. 肾小管重吸收功能
C. 肾小管分泌功能
D. 肾小球滤过率
E. 肾血浆流量

第 9 章 神经系统

【例 220】**兴奋性突触后电位**的电变化是
A. 极化
B. 去极化
C. 超极化
D. 反极化
E. 复极化

【例 221】下列关于**抑制性突触后电位**的叙述,正确的是
A. 是局部去极化电位
B. 具有"全或无"性质
C. 是局部超极化电位
D. 由突触前膜递质释放量减少所致
E. 由突触后膜对钠透性增加所致

【例 222】在周围神经系统中,**毒蕈碱**受体分布于
A. 自主神经
B. 骨骼肌终板膜
C. 多数副交感神经支配的效应器
D. 多数交感神经支配的效应器
E. 消化道壁内神经丛所有的神经元

【例 223】下列药物或毒物中,可**阻断 N 型胆碱能受体**的物质是
A. 筒箭毒
B. 心得安
C. 酚妥拉明
D. 阿托品
E. 烟碱

【例 224】下列各项中,属于**条件反射**的是
A. 咀嚼、吞咽食物引起胃液分泌
B. 异物接触眼球引起眼睑闭合
C. 叩击股四头肌腱引起小腿前伸
D. 强光刺激视网膜引起瞳孔缩小
E. 闻到食物香味引起唾液分泌

【例 225】完成一个反射**所需时间的长短**主要取决于
A. 传入与传出纤维的传导速度
B. 刺激的强弱和性质

C. 经过中枢突触的多少
D. 感受器的敏感性
E. 效应器的敏感性

【例226】在中枢神经系统内,下列兴奋性化学传递的特征,哪一项是错误的
A. 单向传递
B. 中枢延搁
C. 总和
D. 兴奋节律不变
E. 易受内环境改变的影响

【例227】在中脑头端切断网状结构后,动物(如猫)处于下列何种状态
A. 脊休克
B. 去大脑僵直
C. 觉醒
D. 昏睡
E. 运动共济失调

【例228】关于网状结构上行激动系统的描述,哪一项是错误的
A. 经丘脑非特异投射系统发挥作用
B. 维持与改变大脑皮层的兴奋状态
C. 为多突触接替的上行系统
D. 弥散投射至大脑皮层的广泛区域
E. 电刺激时,出现同步化脑电图

【例229】内脏痛的主要特点是
A. 刺痛
B. 慢痛
C. 定位不精确
D. 必有牵涉痛
E. 对牵拉不敏感

【例230】下列有关肌梭感受器的论述中,错误的是
A. 感受装置位于肌梭中间部位
B. 肌梭的传入神经为 I_a 类和 II 类纤维
C. 肌梭是感受肌纤维长度的感受器
D. 梭外肌收缩时,感受器受到的牵拉刺激增加
E. 梭内肌收缩时,感受器的敏感性提高

【例231】下列关于牵张反射的叙述,错误的是
A. 肌梭是其感受器
B. 脊髓是其基本中枢
C. 脊髓横断后将永久消失
D. 是维持姿势的基本反射
E. α 和 γ 纤维是其传出纤维

【例232】帕金森病的产生是由于下列哪个递质系统受损所致
A. 黑质-纹状体多巴胺能系统
B. 脑干网状结构胆碱能系统
C. 纹状体-黑质 γ-氨基丁酸能系统

D. 中缝核 5-羟色胺能系统
E. 蓝斑上部去甲肾上腺素能系统

(例233～234 共用选项)
A. 甘氨酸
B. 多巴胺
C. 乙酰胆碱
D. 5-羟色胺
E. P 物质

【例233】闰绍细胞轴突末梢释放的递质是

【例234】黑质-纹状体通路中的主要递质是

【例235】人小脑绒球小结叶损伤后,将会出现下列哪种症状
A. 站立不稳
B. 四肢乏力
C. 运动不协调
D. 静止性震颤
E. 意向性震颤

【例236】交感神经兴奋可引起
A. 瞳孔缩小
B. 逼尿肌收缩
C. 消化道括约肌舒张
D. 妊娠子宫收缩
E. 支气管平滑肌收缩

【例237】交感神经活动增强时,下列哪一项不出现
A. 肠蠕动抑制
B. 瞳孔开大肌收缩
C. 肾素分泌
D. 胰岛素分泌
E. 骨骼肌血管舒张

【例238】下列属于副交感神经作用的是
A. 瞳孔扩大
B. 糖原分解增加
C. 逼尿肌收缩
D. 骨骼肌血管舒张
E. 消化道括约肌收缩

【例239】交感神经系统功能活动的意义在于
A. 促进消化
B. 保存能量
C. 加速排泄
D. 生殖
E. 应付环境急骤变化

(例240～241 共用选项)
A. 丘脑的感觉接替核
B. 丘脑的髓板内核群
C. 下丘脑外侧区
D. 基底神经节
E. 下丘脑视交叉上核神经元

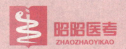

【例240】与**摄水有关**的中枢位于

【例241】与**非特异投射系统**有关的结构是

（例242～243 共用选项）

  A. α 波

  B. β 波

  C. θ 波

  D. δ 波

  E. γ 波

【例242】正常成人**深度睡眠**时多见的脑电波是

【例243】正常人**幼年期**脑电波的主要成分是

第 10 章　内分泌

【例244】"**神经激素**"是指

  A. 作用于神经细胞的激素

  B. 具有酶功能的神经递质

  C. 神经细胞分泌的激素

  D. 神经系统内存在的激素

  E. 使神经兴奋的激素

【例245】下列哪种激素属于**类固醇激素**

  A. 甲状腺激素

  B. 甲状旁腺激素

  C. 抗利尿激素

  D. 肾上腺素

  E. 糖皮质激素

【例246】下列哪种激素是通过**基因调节**机制而发挥生物学效应的

  A. 肾上腺素

  B. 心房钠尿肽

  C. 胆囊收缩素

  D. 甲状腺激素

  E. 促肾上腺素皮质激素

【例247】**甲状腺激素作用**的主要机制是

  A. 与核受体结合，刺激 mRNA 生成

  B. 与膜受体结合，促进 cAMP 生成

  C. 与核受体结合，促进 cGMP 生成

  D. 与膜受体结合，抑制 cAMP 生成

  E. 与膜受体结合，抑制 cGMP 生成

【例248】刺激**视上核**主要可引起

  A. 催产素释放减少

  B. 催产素释放增加

  C. 抗利尿激素释放减少

  D. 抗利尿激素释放增加

  E. 瞳孔扩大

【例249】**抗利尿激素（ADH）**

  A. 是由神经垂体合成的一种激素

  B. 当血浆晶体渗透压升高时分泌增加

  C. 在循环血量显著减少时分泌减少

  D. 使远曲小管和集合管对水的通透性降低

  E. 大量应用时可使血管扩张

（例250～251 共用选项）

  A. 以激素调节为主

  B. 以神经调节为主

  C. 以代谢物反馈调节为主

  D. 受靶腺激素与下丘脑调节肽双重控制

  E. 以自身调节为主

【例250】**胰岛素**分泌

【例251】**促甲状腺素**分泌

（例252～253 共用选项）

  A. 一碘酪氨酸

  B. 三碘甲状原氨酸

  C. 甲状腺素

  D. 逆三碘甲腺原氨酸

  E. 二碘酪氨酸

【例252】**生物活性最大**的甲状腺激素是

【例253】**甲状腺分泌**的激素主要是

【例254】影响神经系统发育**最重要**的激素是

  A. 生长素

  B. 甲状腺激素

  C. 皮质醇

  D. 肾上腺素

  E. 胰岛素

【例255】**在甲状腺功能亢进**患者血中，下列哪一种物质的**浓度降低**

  A. 氨基酸

  B. 葡萄糖

  C. 胆固醇

  D. 血钙

  E. 尿酸

【例256】**Graves 病**时的代谢，下列哪项**不正确**

  A. 肠道糖吸收增加

  B. 肝糖分解增加

  C. 尿肌酸排出增加

  D. 血总胆固醇增加

  E. 糖耐量异常

【例257】下列关于肾上腺糖皮质激素的叙述，**正确**的是

  A. 促进蛋白质合成

  B. 促进脂肪的合成和储存

  C. 促进细胞利用葡萄糖

  D. 保持血管对儿茶酚胺的正常反应

E. 减少血中红细胞的数量

（例258～259 共用选项）

　A. 血管平滑肌对儿茶酚胺的反应降低

　B. 体内水潴留

　C. ACTH 降低

　D. 血脂降低

　E. 血糖水平升高

【例258】肾上腺切除的动物

【例259】用药物破坏动物胰岛 β 细胞后

【例260】糖皮质激素可以

　A. 抑制蛋白质分解

　B. 使血糖浓度降低

　C. 使肾脏排水能力降低

　D. 使血浆蛋白含量减少

　E. 增强血管对儿茶酚胺的敏感性

【例261】糖皮质激素的作用

　A. 促进肝组织蛋白质的分解和葡萄糖的利用

　B. 抑制肝内糖异生

　C. 抑制脂肪分解

　D. 使血糖降低

　E. 使外周血液中红细胞、血小板、中性粒细胞增加，嗜酸性粒细胞和淋巴细胞减少

【例262】患者长期大量使用糖皮质激素时，下列哪种变化正确

　A. 血中 CRH 增加

　B. 血中 ACTH 减少

　C. 血中 TSH 增加

　D. 血中 GH 减少

　E. 血中 PRL 增加

【例263】关于 ACTH 分泌的调节，下列哪项是错误的

　A. 受下丘脑促皮质激素释放激素的调节

　B. 受肾上腺分泌糖皮质激素的反馈调节

　C. 受醛固酮的反馈调节

　D. 受下丘脑-垂体-肾上腺皮质轴的调节

　E. 有与光照无关的日周期变化

第11章　生　殖

【例264】睾丸间质细胞的生理功能是

　A. 分泌雄激素

　B. 营养和支持生殖细胞

　C. 起血睾屏障作用

　D. 产生精子

　E. 分泌雄激素结合蛋白

【例265】下列关于孕激素作用的叙述，正确的是

　A. 使子宫内膜发生增生期变化

　B. 使子宫内膜发生分泌期变化

　C. 降低血浆低密度脂蛋白含量

　D. 促使并维持女性第二性征的出现

　E. 促进子宫收缩

（例266～267 共用选项）

　A. 雌激素

　B. 孕激素

　C. 黄体生成素

　D. 促卵泡激素

　E. 睾酮

【例266】引起排卵的激素是

【例267】起着启动生精作用的激素是

【例268】月经周期中控制排卵发生的关键因素是

　A. 排卵前雌激素高峰

　B. 孕激素高峰

　C. 卵泡刺激素高峰

　D. 黄体生成素高峰

　E. 促性腺激素释放激素高峰

【例269】正常月经周期中雌激素出现第二次高峰的直接原因是

　A. 雌激素的正反馈作用

　B. 孕激素的正反馈作用

　C. 促乳素的作用

　D. 黄体生成素的作用

　E. 促卵泡激素的作用

【例270】排卵后形成的黄体可分泌的激素是

　A. 黄体生成素

　B. 卵泡刺激素

　C. 促性腺激素释放激素

　D. 人绒毛膜生长素

　E. 孕激素和雌激素

第三篇 生物化学

学习导图

章序	章名	内容	所占分数	
			执业医师	助理医师
1	蛋白质的结构和功能	氨基酸和多肽	1 分	1 分
		蛋白质的结构		
		蛋白质结构与功能的关系		
		蛋白质的理化性质		
2	核酸的结构和功能	核酸的化学组成	1 分	1 分
		DNA 的结构与功能		
		DNA 的理化性质及其应用		
		RNA 的结构和功能		
3	酶与酶促反应	酶的催化作用	1 分	1 分
		酶辅助因子		
		酶促反应动力学		
		抑制剂和激活剂		
		酶活性的调节		
		核酶		
4	维生素	脂溶性维生素	0 分	0 分
		水溶性维生素		
5	糖代谢	糖的分解代谢	1 分	0 分
		糖原的合成与分解		
		糖异生		
		磷酸戊糖途径		
		血糖及其调节		
6	生物氧化	ATP 与其他高能化合物	1 分	0 分
		氧化磷酸化		
7	脂类代谢	脂类的生理功能	2 分	1 分
		脂肪的消化与吸收		
		脂肪的合成代谢		
		脂酸的合成代谢		
		脂肪的分解代谢		
		甘油酸酯代谢		
		胆固醇代谢		
		血浆脂蛋白代谢		

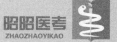

章 序	章 名	内 容	所占分数	
			执业医师	助理医师
8	氨基酸代谢	蛋白质的生理功能及营养作用	2 分	1 分
		蛋白质在肠道的消化、吸收及腐败作用		
		氨基酸的一般代谢		
		氨的代谢		
		个别氨基酸的代谢		
9	核苷酸代谢	核苷酸代谢	0 分	0 分
		核苷酸代谢的调节		
10	遗传信息的传递	遗传信息的传递概述	1 分	0 分
		DNA 的生物合成		
		RNA 的生物合成		
11	蛋白质合成	蛋白质生物合成概述	1 分	0 分
		蛋白质生物合成与医学的关系		
12	基因表达调控	基因表达调控概述	1 分	0 分
		基因表达调控原理		
13	细胞信号转导	信号分子	1 分	0 分
		受体和信号转导分子		
		膜受体介导的信号转导机制		
		胞内受体介导的信号转导机制		
14	重组 DNA 技术、基因诊断和基因治疗	重组 DNA 技术概述	0 分	0 分
		基因工程与医学		
15	癌基因、抑癌基因和生长因子	癌基因和抑癌基因	0 分	0 分
		生长因子		
16	血液生化	血液的化学成分	1 分	0 分
		血浆蛋白质		
		红细胞的代谢		
17	肝生化	肝的生物化学作用	1 分	0 分
		胆汁酸代谢		
		胆色素代谢		

复习策略

　　生物化学这门课程是医学的基础科目,可以说是基础医学中最难的一门课程,正所谓"想说爱你不容易"。这门课抽象、复杂、知识点众多,如果考生在高中时代的化学基础不牢,那么生物化学这门课学起来难度会比较大。考生需要记忆三大物质代谢中众多的反应及酶,还需要把握遗传信息中的各个特点。但

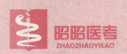

是，尽管难，只要沉静下来，慢慢看，认真理解一个个反应，一个个知识点，整体把握，着重学习考试涉及的知识，就能拿下这门课。本课程在执业医师考试中所占的分数一般为 10～15 分，在执业助理医师考试中所占的分数为 5～10 分。

第 1 章　蛋白质的结构和功能

【例 271】下列氨基酸中，属于酸性氨基酸的是
A. 精氨酸
B. 甘氨酸
C. 亮氨酸
D. 天冬氨酸
E. 苏氨酸

【例 272】下列哪一种氨基酸是亚氨基酸
A. 赖氨酸
B. 脯氨酸
C. 组氨酸
D. 色氨酸
E. 异亮氨酸

【例 273】含有两个氨基的氨基酸是
A. Lys
B. Trp
C. Val
D. Glu
E. Leu

【例 274】当溶液的 pH 值与某种氨基酸的 pI 值一致时，该氨基酸在此溶液中的存在形式是
A. 兼性离子
B. 非兼性离子
C. 带单价正电荷
D. 疏水分子
E. 带单价负电荷

【例 275】在 280 nm 波长附近具有最大光吸收峰的氨基酸是
A. 天冬氨酸
B. 丝氨酸
C. 苯丙氨酸
D. 色氨酸
E. 赖氨酸

【例 276】维系蛋白质一级结构的化学键是
A. 盐键
B. 疏水键
C. 氢键
D. 二硫键
E. 肽键

【例 277】稳定蛋白质分子中 α-螺旋和 β-折叠的化学键是
A. 肽键
B. 二硫键
C. 盐键
D. 氢键
E. 疏水键

（例 278～279 共用选项）
A. 一级结构
B. 二级结构
C. 三级结构
D. 四级结构
E. 模序结构

【例 278】亮氨酸拉链属于蛋白质的

【例 279】整条肽链中，全部氨基酸残基的相对位置属于蛋白质的

【例 280】对稳定蛋白质构象通常不起作用的化学键是
A. 氢键
B. 盐键
C. 酯键
D. 疏水键
E. 范德华力

第 2 章　核酸的结构和功能

【例 281】通常不存在于 RNA 中，也不存在于 DNA 中的碱基是
A. 腺嘌呤
B. 黄嘌呤
C. 鸟嘌呤
D. 胸腺嘧啶
E. 尿嘧啶

【例 282】核酸中核苷酸之间的连接方式是
A. 2′,3′-磷酸二酯键
B. 3′,5′-磷酸二酯键
C. 2′,5′-磷酸二酯键
D. 1′,5′-糖苷键
E. 氢键

【例283】下列关于 DNA 双螺旋结构模型的叙述中,不正确的是
A. 两股脱氧核苷酸链呈反向平行
B. 两股链间存在碱基配对关系
C. 螺旋每周包含 10 对碱基
D. 螺旋的螺距为 3.4 nm
E. DNA 形成的均是左手螺旋结构

【例284】下列 DNA 双螺旋结构的叙述,正确的是
A. 一条链是左手螺旋,另一条链是右手螺旋
B. 双螺旋结构的稳定纵向靠氢键维系
C. A+T 与 G+C 的比值为 1
D. 两条链的碱基间以共价键相连
E. 磷酸、脱氧核糖构成螺旋的骨架

【例285】下列关于 mRNA 的叙述,错误的是
A. 在细胞核内由 hnRNA 剪接而成
B. 真核生物 mRNA 有"帽子"和"多聚 A 尾"结构
C. 生物体中各种 mRNA 链的长短不同,相差很大
D. 是各种 RNA 分子中半衰期最长的一类
E. 其功能是作为蛋白质合成的模板

(例286～287 共用选项)
A. rRNA
B. mRNA
C. tRNA
D. hnRNA
E. snRNA

【例286】含稀有碱基最多的 RNA 是

【例287】既含内含子又含外显子的 RNA 是

【例288】不同的核酸分子其解链温度(T_m)不同,以下关于 T_m 的说法正确的是
A. DNA 中 GC 对比例越高,T_m 越高
B. DNA 中 AT 对比例越高,T_m 越高
C. 核酸越纯,T_m 范围越大
D. 核酸分子越小,T_m 范围越大
E. T_m 较高的核酸常常是 RNA

【例289】下列几种 DNA 分子的碱基组成比例各不相同,哪一种 DNA 的解链温度(T_m)最低
A. DNA 中 A+T 含量占 15%
B. DNA 中 G+C 含量占 25%
C. DNA 中 G+C 含量占 40%
D. DNA 中 A+T 含量占 60%
E. DNA 中 G+C 含量占 70%

第3章 酶与酶促反应

(例290～291 共用选项)
A. 单体酶
B. 寡聚酶
C. 结合酶
D. 多功能酶
E. 单纯酶

【例290】由于基因融合,形成由一条多肽链组成却具有多种不同催化功能的酶是

【例291】由酶蛋白和辅助因子两部分组成的酶是

【例292】酶促反应中决定酶的特异性的是
A. 作用物的类别
B. 酶蛋白
C. 辅基或辅酶
D. 催化基团
E. 金属离子

【例293】下列关于酶活性中心的叙述,正确的是
A. 所有酶的活性中心都含有辅酶
B. 所有酶的活性中心都含有金属离子
C. 酶的必需基团都位于活性中心内
D. 所有的抑制剂都作用于活性中心
E. 所有的酶都有活性中心

【例294】心肌中富含的 LDH 同工酶是
A. LDH₁
B. LDH₂
C. LDH₃
D. LDH₄
E. LDH₅

【例295】肝中富含的 LDH 同工酶是
A. LDH₁
B. LDH₂
C. LDH₃
D. LDH₄
E. LDH₅

【例 例296】酶能加速化学反应的进行是由于哪一种效应
A. 向反应体系提供能量
B. 降低反应的自由能变化
C. 降低反应的活化能
D. 降低底物的能量水平
E. 提高产物的能量水平

【例297】已知某酶的 K_m 值为 0.05 mol/L,欲使其所催化的反应速度达最大反应速度的 80%,则底物浓度应是多少
A. 0.04 mol/L

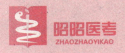

B. 0.05 mol/L

C. 0.1 mol/L

D. 0.2 mol/L

E. 0.8 mol/L

【例298】当非竞争性抑制剂存在时,酶促反应的
动力学特点是

A. K_m 值增高,V_{max} 不变

B. K_m 值降低,V_{max} 不变

C. K_m 值不变,V_{max} 增大

D. K_m 值不变,V_{max} 降低

E. K_m 值和 V_{max} 均降低

【例299】酶非竞争性抑制作用的特点是

A. K_m 值不变,V_{max} 降低

B. K_m 值降低,V_{max} 不变

C. K_m 值增高,V_{max} 增高

D. K_m 值不变,V_{max} 增高

E. K_m 值降低,V_{max} 降低

【例300】磺胺类药物能竞争性抑制二氢叶酸还原
酶是因为其结构相似于

A. 对氨基苯甲酸

B. 二氢喋呤

C. 苯丙氨酸

D. 谷氨酸

E. 酪氨酸

【例301】下列哪项不是酶的别构调节的特点

A. 反应动力学遵守米氏方程

B. 限速酶多受别构调节

C. 变构剂与酶的结合是可逆的

D. 酶活性可因与变构剂结合而促进或抑制

E. 别构酶常由多亚基组成

【例302】下列关于变构酶的叙述,错误的是

A. 变构酶催化非平衡反应

B. 多为代谢途径的关键酶

C. 与变构效应剂呈可逆结合

D. 都具有催化亚基和调节亚基

E. 酶构象变化后活性可升高或降低

【例303】对酶促化学修饰调节特点的叙述,错误
的是

A. 这类酶大都具有无活性和有活性形式

B. 这种调节是由酶催化引起的共价键变化

C. 这种调节是酶促反应,故有放大效应

D. 酶促化学修饰调节速度较慢,难以应急

E. 磷酸化与脱磷酸化是常见的化学修饰方式

第 4 章　维生素

【例304】B 族维生素的主要生理功能是参与组成
辅酶,下述哪项叙述是错误的

A. 尼克酰胺参与组成脱氢酶的辅酶

B. 吡哆酸参与组成转氨酶的辅酶

C. 生物素参与组成辅酶 Q

D. 泛酸参与组成辅酶 A

E. 核黄素参与组成黄酶的辅酶

第 5 章　糖代谢

【例305】供氧不足时,3-磷酸甘油醛脱氢产生的
$NADH＋H^+$ 的主要去路是

A. 参加脂肪酸的合成

B. 使丙酮酸还原生成乳酸

C. 维持 GSH 处于还原状态

D. 经 α-磷酸甘油穿梭进入线粒体氧化

E. 经苹果酸-天冬氨酸穿梭进入线粒体氧化

【例306】丙酮酸脱氢酶系中不含哪一种辅酶

A. 硫胺素焦磷酸酯

B. 硫辛酸

C. NAD^+

D. FAD

E. 磷酸吡哆醛

【例307】丙酮酸脱氢酶复合体中不包括的辅助因

子是

A. FAD

B. NAD^+

C. 硫辛酸

D. 辅酶 A

E. 生物素

【例308】在三羧酸循环中,经作用物水平磷酸化
生成的高能化合物是

A. ATP

B. GTP

C. UTP

D. CTP

E. TTP

【例309】磷酸果糖激酶 1 的别构抑制剂是

A. 6-磷酸果糖

B. 1,6-二磷酸果糖

C. 柠檬酸

D. 乙酰 CoA

E. AMP

【例310】磷酸果糖激酶的变构激活剂是

A. 1,6-二磷酸果糖

B. 2,6-二磷酸果糖

C. ATP

D. GTP

E. 柠檬酸

【例311】饥饿可以使肝内哪种代谢途径增强

A. 脂肪合成

B. 糖原合成

C. 糖酵解

D. 糖异生

E. 磷酸戊糖途径

【例312】下列不参与糖异生作用的酶是

A. 丙酮酸羟化酶

B. 磷酸烯醇式丙酮酸羟激酶

C. 果糖双磷酸酶-1

D. 葡萄糖-6-磷酸酶

E. 6-磷酸果糖激酶-1

第6章　生物氧化

【例313】下列关于细胞色素的叙述,正确的是

A. 是一类以铁卟啉为辅基的酶

B. 都紧密结合在线粒体内膜上

C. 是呼吸链中的递氢体

D. 在呼吸链中按 Cytb→Cytc→CytC$_1$→Cytaa$_3$ 排列

E. 又称为细胞色素氧化酶

【例314】下列关于呼吸链的叙述,错误的是

A. 在传递氢和电子的过程中可偶联 ADP 磷酸化

B. CO 可使整个呼吸链的功能丧失

C. 递氢体同时也是递电子体

D. 递电子体也都是递氢体

E. 呼吸链的组分通常按 E° 值由小到大的顺序排列

【例315】下列代谢物经相应特异脱氢酶催化脱下的 2H,不能经过 NADH 呼吸链氧化的是

A. 异柠檬酸

B. 苹果酸

C. α-酮戊二酸

D. 琥珀酸

E. 丙酮酸

【例316】下列哪种物质脱下的一对氢经呼吸链传递后 P/O 比约为 3

A. β-羟丁酸

B. 琥珀酸

C. α-磷酸甘油

D. 抗坏血酸

E. 脂酰 CoA

【例317】1 mol 琥珀酸脱氢生成延胡索酸时,脱下的一对氢经过呼吸链氧化生成水,同时生成多少摩尔 ATP

A. 1

B. 2

C. 3

D. 4

E. 5

【例318】氢化物中毒是由于抑制了下列哪种细胞色素(Cyt)

A. Cyta

B. Cytaa$_3$

C. Cytb

D. Cytc

E. Cytc$_1$

【例例319】下列关于 2,3-BPG(2,3-二磷酸甘油酸)的叙述中,不正确的是

A. 其在红细胞中含量高

B. 是由 1,3-二磷酸甘油酸转变生成的

C. 它能降低 Hb 对氧的亲和力

D. 2,3-BPG 是一种高能磷酸化合物

E. 2,3-BPG 经水解,脱去磷酸后生成 3-磷酸甘油酸

【例320】下列哪种化合物中不含高能磷酸键

A. 1,6-二磷酸果糖

B. 二磷酸腺苷

C. 1,3-二磷酸甘油酸

D. 磷酸烯醇式丙酮酸

E. 磷酸肌酸

【例321】线粒体外 NADH 经 α-磷酸甘油穿梭作用进入线粒体内完成氧化磷酸化,其 P/O 比值为

A. 0

B. 1

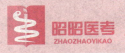

C. 2

D. 2.5

E. 3

【例322】苹果酸穿梭作用的生理意义在于

　　A. 将草酰乙酸带入线粒体彻底氧化

B. 维持线粒体内外有机酸的平衡

C. 进行谷氨酸、草酰乙酸转氨基作用

D. 为三羧酸循环提供足够的草酰乙酸

E. 将胞液中 $NADH+H^+$ 的 2H 带入线粒体内

第7章　脂类代谢

【例323】下列有关脂肪酸合成的叙述，错误的是

　　A. 脂肪酸合成酶系存在于胞液

　　B. 生物素是参与合成的辅助因子之一

　　C. 合成时需要 NADPH

　　D. 合成过程中不消耗 ATP

　　E. 丙二酰 CoA 是合成的中间代谢物

【例324】合成前列腺素 $F_{2\alpha}$ 的前体是

　　A. 软脂酸

　　B. 硬脂酸

　　C. 油酸

　　D. 亚麻酸

　　E. 花生四烯酸

【例325】大鼠出生后饲以去脂膳食，结果将引起下列哪种脂质缺乏

　　A. 磷脂酰胆碱

　　B. 甘油三酯

　　C. 鞘磷脂

　　D. 胆固醇

　　E. 前列腺素

（例326～327 共用选项）

　　A. 甘油

　　B. 3-磷酸甘油

　　C. 3-磷酸甘油醛

　　D. 1,3-二磷酸甘油酸

　　E. 2,3-二磷酸甘油酸

【例326】属于脂肪动员的产物是

【例327】属于脂肪组织中合成甘油三酯的原料是

【例328】脂肪酸在肝脏进行 β 氧化时，不生成下列何种物质

　　A. $NADH+H^+$

　　B. $FADH_2$

　　C. H_2O

　　D. 乙酰 CoA

　　E. 脂酸 CoA

【例329】脂酸活化后，下列哪种酶不参与 β-氧化

　　A. 脂酰辅酶 A 脱氢酶

　　B. β-羟脂酰辅酶 A 脱氢酶

　　C. Δ^2-烯酰辅酶 A 水化酶

D. β-酮脂酰辅酶 A 硫解酶

E. β-酮脂酰还原酶

【例330】1 克软脂酸（分子量 256）较 1 克葡萄糖（分子量 180）彻底氧化所生成的 ATP 高约多少倍

　　A. 2

　　B. 2.5

　　C. 3

　　D. 3.5

　　E. 5

【例331】酮体包括

　　A. 草酰乙酸、β-羟丁酸、丙酮

　　B. 乙酰乙酸、β-羟丁酸、丙酮酸

　　C. 乙酰乙酸、β-羟丁酸、丙酮

　　D. 乙酰辅酶 A、β-羟丁酸、丙酮

　　E. 草酰乙酸、β-羟丁酸、丙酮酸

【例332】酮体不能在肝中氧化的主要原因是肝中缺乏下列哪种酶

　　A. HMG-CoA 裂解酶

　　B. HMG-CoA 还原酶

　　C. 琥珀酰 CoA 转硫酶

　　D. 乙酰乙酸裂解酶

　　E. 乙酰乙酸 CoA 脱酰酶

【例333】酮体不能在肝中氧化的主要原因是肝中缺乏

　　A. HMG-CoA 合成酶

　　B. HMG-CoA 裂解酶

　　C. HMG-CoA 还原酶

　　D. 琥珀酰 CoA 转硫酶

　　E. β-羟丁酸脱氢酶

【例334】胆固醇在体内不能转变生成的是

　　A. 维生素 D_3

　　B. 胆汁酸

　　C. 胆色素

　　D. 雌二醇

　　E. 睾酮

【例335】胆固醇是下列哪一种化合物的前体

　　A. 维生素 A

B. 辅酶 A

C. 乙酰辅酶 A

D. 胆色素

E. 皮质醇

【例 336】胆固醇在体内代谢的主要去路是

A. 转变成胆色素

B. 转变成胆汁酸

C. 转变成维生素

D. 转变成类固醇激素

E. 转变成类固醇

【例 337】合成卵磷脂时所需的活性胆碱是

A. ADP - 胆碱

B. GDP - 胆碱

C. TDP - 胆碱

D. UDP - 胆碱

E. CDP - 胆碱

【例 338】合成脑磷脂需要的物质是

A. CDP - 乙醇胺

B. CDP - 胆碱

C. UDP - 胆碱

D. UDP - 乙醇胺

E. GDP - 乙醇胺

【例 339】磷脂酰肌醇 4,5 - 二磷酸可为下列哪一种酶水解成甘油二酯和 1,4,5 - 三磷酸肌醇

A. 磷脂酶 A_1

B. 磷脂酶 A_2

C. 磷脂酶 B

D. 磷脂酶 C

E. 磷脂酶 D

【例 340】运载内源性甘油三酯的主要脂蛋白是

A. 乳糜微粒

B. HDL

C. IDL

D. LDL

E. VLDL

【例 341】血浆中运输内源性胆固醇的脂蛋白是

A. CM

B. VLDL

C. LDL

D. HDL_2

E. HDL_3

【例 例 342】在血浆各种脂蛋白中,按其所含胆固醇及其酯的量,从多到少的排列是

A. CM、VLDL、LDL、HDL

B. HDL、LDL、VLDL、CM

C. VLDL、LDL、HDL、CM

D. LDL、HDL、VLDL、CM

E. LDL、VLDL、HDL、CM

【例 343】下列哪种不是肝在脂类代谢中的特有作用

A. 酮体的生成

B. LDL 的生成

C. VLDL 的生成

D. 胆汁酸的生成

E. LCAT 的合成

第 8 章　氨基酸代谢

【例 344】下列哪种氨基酸在体内不能合成,必须靠食物供给

A. 缬氨酸

B. 精氨酸

C. 半胱氨酸

D. 组氨酸

E. 丝氨酸

【例 345】与下列 α-氨基酸相应的 α-酮酸,何者是三羧酸循环的中间产物

A. 丙氨酸

B. 鸟氨酸

C. 缬氨酸

D. 赖氨酸

E. 谷氨酸

【例 346】氨在血中主要是以下列哪种形式运输的

A. 谷氨酸

B. 天冬氨酸

C. 谷氨酰胺

D. 天冬酰胺

E. 谷胱甘肽

【例 347】经代谢转变生成牛磺酸的氨基酸是

A. 半胱氨酸

B. 蛋氨酸

C. 苏氨酸

D. 赖氨酸

E. 缬氨酸

【例 348】经脱羧基作用后生成 γ-氨基丁酸的是

A. 酪氨酸

B. 半胱氨酸

C. 天冬氨酸

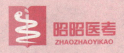

D. 谷氨酸

E. 谷氨酰胺

【例349】下列氨基酸中哪一种不能提供一碳单位

　　A. 甘氨酸

　　B. 丝氨酸

　　C. 组氨酸

　　D. 色氨酸

　　E. 酪氨酸

【例350】体内转运一碳单位的载体是

　　A. 叶酸

　　B. 生物素

　　C. 维生素 B$_{12}$

　　D. 四氢叶酸

E. S-腺苷蛋氨酸

【例351】酪氨酸在体内不能转变生成的是

　　A. 肾上腺素

　　B. 黑色素

　　C. 延胡索酸

　　D. 苯丙氨酸

　　E. 乙酰乙酸

【例352】去甲肾上腺素可来自

　　A. 色氨酸

　　B. 酪氨酸

　　C. 赖氨酸

　　D. 脯氨酸

　　E. 苏氨酸

第9章　核苷酸代谢

【例353】合成嘌呤、嘧啶的共同原料是

　　A. 甘氨酸

　　B. 一碳单位

　　C. 谷氧酸

　　D. 天冬氨酸

　　E. 氨基甲酰磷酸

（例354～355 共用选项）

　　A. UTP

　　B. UDP

　　C. UMP

　　D. IMP

　　E. dUMP

【例354】能直接转变生成 dUDP 的化合物是

【例355】能直接转变生成 dTMP 的化合物是

【例356】脱氧核糖核苷酸的生成方式主要是

　　A. 直接由核糖还原

　　B. 由核苷还原

　　C. 由一磷酸核苷还原

　　D. 由二磷酸核苷还原

　　E. 由三磷酸核苷还原

【例357】氮杂丝氨酸干扰核苷酸合成是因为它的

结构相似于

　　A. 丝氨酸

　　B. 甘氨酸

　　C. 天冬氨酸

　　D. 天冬酰胺

　　E. 谷氨酰胺

（例358～359 共用选项）

　　A. 6-疏基嘌呤

　　B. 氨甲喋呤

　　C. 氮杂丝氨酸

　　D. 别嘌呤醇

　　E. 阿糖胞苷

【例358】干扰 dUMP 转变生成 dTMP 的是

【例359】抑制黄嘌呤氧化酶的是

【例360】人体内嘌呤分解代谢的最终产物是

　　A. 尿素

　　B. 胺

　　C. 肌酸

　　D. β-丙氨酸

　　E. 尿酸

【例361】在体内能分解生成 β-氨基异丁酸的是

　　A. AMP

　　B. GMP

　　C. CMP

　　D. UMP

　　E. TMP

（例362～363 共用选项）

　　A. 尿素

　　B. 胺

　　C. 氨基酸

　　D. 核苷酸

　　E. β-氨基异丁酸

【例362】体内蛋白质分解代谢的最终产物是

【例363】体内核酸分解代谢的最终产物之一是

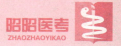

第10章 遗传信息的传递（助理医师不要求）

【例364】若将1个完全被放射性标记的DNA分子放于无放射性标记的环境中复制三代后，所产生的全部DNA分子中，无放射性标记的DNA分子有几个

A. 1个

B. 2个

C. 4个

D. 6个

E. 8个

【例365】合成DNA的原料是

A. dAMP、dGMP、dCMP、dTMP

B. dATP、dGTP、dCTP、dTTP

C. dADP、dGDP、dCDP、dTDP

D. dATP、dGTP、dCTP、dUTP

E. dAMP、dGMP、dCMP、dUMP

【例366】RNA引物在DNA复制过程中的作用是

A. 提供起始模板

B. 激活引物酶

C. 提供复制所需的5'-磷酸

D. 提供复制所需的3'-羟基

E. 激活DNA-pol-Ⅲ

【例367】DNA复制时下列哪一种酶是不需要的

A. DNA聚合酶

B. 引物酶

C. 逆转录酶

D. 连接酶

E. 拓扑异构酶

【例368】DNA复制需要：①DNA聚合酶Ⅲ、②解链蛋白、③DNA聚合酶Ⅰ、④DNA指导的RNA聚合酶（指的是引物酶）、⑤DNA连接酶参加。其作用的顺序是

A. ④、③、①、②、⑤

B. ②、③、④、①、⑤

C. ④、②、①、⑤、③

D. ④、②、①、③、⑤

E. ②、④、①、③、⑤

【例369】冈崎片段是指

A. 复制起始时，RNA聚合酶合成的片段

B. 两个复制起始点之间的DNA片段

C. DNA半不连续复制时出现的DNA片段

D. DNA连续复制时出现的DNA片段

E. Ecoli复制起始点oriC的跨度为245bP的片段

【例370】下列有关反转录酶的叙述，错误的是

A. 反转录酶以mRNA为模板

B. 催化的DNA合成反应也是5'→3'合成方向

C. 在催化DNA合成开始进行时不需要有引物

D. 具有RNase活性

E. 反转录酶没有3'→5'核酸外切酶活性，因此它无校对功能

【例371】下列不属于DNA分子结构改变的是

A. 点突变

B. DNA重排

C. DNA甲基化

D. 碱基缺失

E. 碱基插入

【例372】下列哪种酶不参与DNA的切除修复过程

A. DNA聚合酶Ⅰ

B. DNA聚合酶Ⅲ

C. AP内切核酸酶

D. DNA连接酶

E. 蛋白质UvrA、UvrB等

【例373】下列哪种酶不参与DNA损伤的切除修复过程

A. 核酸内切酶

B. 核酸外切酶

C. DNA聚合酶

D. DNA连接酶

E. 核酸限制性内切酶

【例374】以5'…ACTAGTCAG…3'（DNA链）为模板合成相应mRNA链的核苷酸序列为

A. 5'…TGATCAGTC…3'

B. 5'…UGAUCAGUC…3'

C. 5'…CUGACUAGU…3'

D. 5'…CTGACTAGT…3'

E. 5'…CAGCUGACU…3'

【例375】DNA复制时，以5'-TAGA-3'为模板，合成产物的互补结构为

A. 5'-TCTA-3'

B. 5'-UCUA-3'

C. 5'-ATCT-3'

D. 5'-AUCU-3'

E. 5'-GCGA-3'

【例376】AUC为异亮氨酸的遗传密码，在tRNA中，其相应的反密码应为

A. UAG

B. TAG

C. GAU

D. GAT

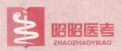

E. IAG

（例 377～378 共用选项）

　　A. mRNA

　　B. tRNA 及 5SrRNA

　　C. 18S，28S，5.8S 及 5SrRNA

　　D. 18S，28S，5.8S 及 5.8SrRNA

　　E. 18S，28SrRNA

【例 377】RNA 聚合酶Ⅱ 催化生成之产物为

【例 378】RNA 聚合酶Ⅲ 催化生成之产物为

【例 379】真核生物 RNA 聚合酶Ⅰ 转录后可产生的是

　　A. hnRNA

　　B. 45S－rRNA

　　C. tRNA

　　D. 5S－rRNA

　　E. snRNA

【例 380】下列关于复制和转录过程异同点的叙述，错误 的是

　　A. 复制和转录的合成方向均为 5′→3′

　　B. 复制和转录过程均需以 RNA 为引物

　　C. 复制的原料为 dNTP，转录的原料为 NTP

　　D. 二者的聚合酶均催化形成 3′，5′-磷酸二酯键

　　E. DNA 的双股链中只有一条链转录，两条链均可被复制

【例 381】下列关于 TATA 盒 的叙述，正确的是

　　A. 位于操纵子的第一个结构基因处

　　B. 属于负性顺式调节元件

　　C. 能编码阻遏蛋白

　　D. 发挥作用的方式与方向无关

E. 能与 RNA 聚合酶结合

【例 382】下列关于 TATA 盒 的叙述，正确的是

　　A. 是与 RNA－pol 稳定结合的序列

　　B. 是蛋白质翻译的起始点

　　C. 是 DNA 复制的起始点

　　D. 是与核蛋白体稳定结合的序列

　　E. 是远离转录起始点，增强转录活性的序列

【例 383】真核生物转录生成的 mRNA 前体的加工过程不包括

　　A. 5′末端加帽

　　B. 3′末端加多聚 A 尾

　　C. 甲基化修饰

　　D. 磷酸化修饰

　　E. 剪接去除内含子并连接外显子

（例 384～385 共用选项）

　　A. rRNA

　　B. mRNA

　　C. tRNA

　　D. hnRNA

　　E. snRNA

【例 384】含稀有碱基 最多的 RNA 是

【例 385】既含内含子又含外显子 的 RNA 是

【例 386】下列有关真核 细胞 mRNA 的叙述，错误 的是

　　A. 是由 hnRNA 经加工后生成的

　　B. 5′末端有 m7GpppNmp 帽子

　　C. 3′末端有多聚 A 尾

　　D. 该 mRNA 为多顺反子

　　E. 成熟过程中需进行甲基化修饰

第 11 章　蛋白质合成（助理医师不要求）

（例 387～388 共用选项）

　　A. AUU

　　B. GUA

　　C. AUG

　　D. UCA

　　E. UGA

【例 387】遗传密码中的起始密码子 是

【例 388】遗传密码中的终止密码子 是

【例 389】下列有关遗传密码的叙述，正确 的是

　　A. 遗传密码只代表氨基酸

　　B. 一种氨基酸只有 1 个密码子

　　C. 1 个密码子可代表多种氨基酸

　　D. 每个 tRNA 上的反密码子只能识别 1 个密码子

　　E. 从病毒到人，丝氨酸的密码子都是 AGU

【例 390】遗传密码的简并性 是指

　　A. 蛋氨酸密码可作起始密码

　　B. 1 个密码子可代表多个氨基酸

　　C. 多个密码子可代表同一氨基酸

　　D. 密码子与反密码子之间不严格配对

　　E. 所有生物可使用同一套密码

【例 391】下列关于氨基酸密码的描述，哪一项是错误 的

　　A. 密码有种属特异性，所以不同生物合成不同的蛋白质

　　B. 密码阅读有方向性，5′端起始，3′端终止

　　C. 一种氨基酸可有一种以上的密码

　　D. 一组密码只代表一种氨基酸

　　E. 密码第 3 位碱基在决定掺入氨基酸的特异性方面的重要性较小

【例392】下列因子中,不参与原核生物翻译过程的是

A. IF

B. EF₁

C. EFT

D. RF

E. RR

【例393】在体内,当氨基酸合成蛋白质时,其活化方式为

A. 磷酸化

B. 与蛋氨酸相结合

C. 生成氨基酰辅酶 A

D. 生成氨基酰- tRNA

E. 与起始因子相结合

第 12 章　基因表达调控(助理医师不要求)

【例394】下列关于"基因表达"概念的叙述,错误的是

A. 基因表达具有组织特异性

B. 基因表达具有阶段特异性

C. 基因表达均经历基因转录及翻译过程

D. 某些基因表达的产物是蛋白质分子

E. 有些基因表达水平受环境变化影响

【例395】有些基因在一个生物个体的几乎所有细胞中持续表达,这类基因称为

A. 可诱导基因

B. 可阻遏基因

C. 操纵基因

D. 启动基因

E. 管家基因

【例396】乳糖操纵子中的 I 基因编码产物是

A. β-半乳糖苷酶

B. 透酶

C. 乙酰基转移酶

D. 一种激活蛋白

E. 一种阻遏蛋白

【例397】下列哪种乳糖操纵子序列能与 RNA 聚合酶结合

A. P 序列

B. O 序列

C. CAP 结合位点

D. I 基因

E. Z 基因

第 13 章　细胞信号转导(助理医师不要求)

【例398】直接影响细胞内 cAMP 含量的酶是

A. 磷脂酶

B. 蛋白激酶 A

C. 腺苷酸环化酶

D. 蛋白激酶 C

E. 酪氨酸蛋白激酶

【例399】cAMP 能别构激活下列哪种酶

A. 磷脂酶 A

B. 蛋白激酶 A

C. 蛋白激酶 C

D. 蛋白激酶 G

E. 酪氨酸蛋白激酶

【例400】下列哪种酶激活后会直接引起 cAMP 浓度降低

A. 蛋白激酶 A

B. 蛋白激酶 C

C. 磷酸二酯酶

D. 磷脂酶 C

E. 蛋白激酶 G

第 14 章　重组 DNA 技术、基因诊断和基因治疗

【例401】能识别 DNA 特异序列并在识别位点或其周围切割双链 DNA 的一类酶是

A. 核酸外切酶

B. 核酸内切酶

C. 限制性核酸外切酶

D. 限制性核酸内切酶

E. 核酸末端转移酶

【例402】下列哪种酶不参与 DNA 损伤的切除修复过程

A. 核酸内切酶

B. 核酸外切酶

C. DNA 聚合酶

D. DNA 连接酶

E. 限制性核酸内切酶

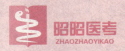

【例403】在基因工程中，将目的基因与载体DNA拼接的酶是
A. DNA 聚合酶 I
B. DNA 聚合酶 III
C. 限制性内切核酸酶
D. DNA 连接酶
E. 反转录酶

第15章　癌基因、抑癌基因和生长因子（助理医师不要求）

【例404】产物为生长因子受体的癌基因是
A. ras
B. sis
C. myc
D. cyclin D
E. erb – B2

【例405】关于 P53 的叙述，哪项是正确的
A. 野生型 P53 蛋白促进细胞生长
B. P53 基因是肿瘤抑制基因
C. P53 基因定位于 13 号染色体
D. 突变型 P53 蛋白与生长因子受体同源
E. P53 基因突变是由染色体易位引起的

第16～17章　血液生化、肝生化

【例406】肝功能不良时，下列哪种蛋白质的合成受影响较小
A. 清蛋白
B. 凝血酶原
C. 凝血因子 V、VII、IX 等
D. 免疫球蛋白
E. 纤维蛋白原

【例407】成熟红细胞中的能量主要来源于
A. 糖有氧氧化
B. 糖酵解
C. 糖异生作用
D. 脂肪酸氧化
E. 氨基酸分解代谢

【例408】下列关于血红蛋白的叙述哪一项是错误的
A. 由球蛋白及血红素构成
B. 由珠蛋白及血红素构成
C. 有别构（变构）效应
D. 是体内主要的含铁蛋白质
E. 在血液运输 O_2 及 CO_2 中起重要作用

【例409】下列哪种物质是结合胆红素
A. 胆红素-清蛋白
B. 胆红素-Y 蛋白
C. 胆红素-Z 蛋白
D. 双葡萄糖醛酸胆红素
E. 胆红素-结合珠蛋白

【例410】正常人尿中的主要色素是
A. 胆红素
B. 胆色素
C. 胆绿素
D. 胆汁酸盐
E. 血红素

【例411】下列关于游离胆红素的叙述，正确的是
A. 胆红素与葡萄糖醛酸结合
B. 水溶性较大
C. 易透过生物膜
D. 可通过肾脏随尿排出
E. 与重氮试剂起直接反应

【例412】下列对直接胆红素的说法哪一项是错误的
A. 为胆红素葡萄糖醛酸二酯
B. 水溶性较大
C. 不易透过生物膜
D. 不能通过肾脏随尿排出
E. 与重氮试剂起反应的速度快

（例413～414 共用选项）
A. 乙酰辅酶 A
B. CO_2 及 H_2O
C. 胆汁酸
D. 铁卟啉
E. 胆色素

【例413】体内血红素代谢的终产物是
【例414】体内胆固醇代谢的终产物是

（例415～416 共用选项）
A. 胆汁
B. 胆固醇
C. 胆绿素
D. 血红素
E. 胆素

【例415】在体内可转变生成胆汁酸的原料是
【例416】体内可转变生成胆色素的原料是

第四篇　病理学

学习导图

章序	章名	内容	所占分数	
			执业医师	助理医师
1	细胞和组织的适应、损伤和修复	适应	3 分	1 分
		损伤		
		修复		
2	局部血液循环障碍	淤血和充血	2 分	1 分
		血栓形成		
		栓塞		
		梗死		
3	炎症	炎症概述	2 分	1 分
		急性炎症		
		慢性炎症		
4	肿瘤	概述	2 分	1 分
		肿瘤的生物学行为		
		肿瘤的命名和分类		
		常见的上皮性肿瘤		
		常见的非上皮性肿瘤		
		肿瘤的病因学和发病学		
5	动脉粥样硬化和高血压病	动脉粥样硬化	2 分	1 分
		原发性高血压		
		风湿性心脏病		
		亚急性感染性心内膜炎		
		心瓣膜病		
6	呼吸系统疾病	慢性支气管炎	1 分	1 分
		肺气肿		
		慢性肺源性心脏病		
		大叶性肺炎		
		小叶性肺炎		
		肺硅沉着病		
		呼吸窘迫综合征		
		肺癌		

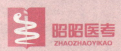
续表

章 序	章 名	内 容	所占分数	
			执业医师	助理医师
7	消化系统疾病	消化性溃疡 病毒性肝炎 门脉性肝硬化 食管癌、胃癌、大肠癌 原发性肝癌 胰腺癌	1 分	1 分
8	淋巴造血系统肿瘤	淋巴结良性病变 霍奇金淋巴瘤 非霍奇金淋巴瘤	1 分	0 分
9	泌尿系统疾病	肾小球肾炎 慢性肾盂肾炎 肾细胞癌 肾母细胞瘤 尿路上皮肿瘤	2 分	1 分
10	内分泌系统疾病	甲状腺疾病	1 分	1 分
11	生殖系统疾病和乳腺癌	乳腺增生性疾病 乳腺癌 子宫上皮内瘤变 子宫颈浸润癌 子宫平滑肌瘤 葡萄胎、侵袭性葡萄胎及绒毛膜癌 卵巢肿瘤	1 分	1 分
12	传染病和寄生虫病	结核病 伤寒 细菌性痢疾 流行性脑脊髓膜炎 流行性乙型脑炎 血吸虫病	1 分	0 分
13	艾滋病和性传播疾病	艾滋病 淋病 梅毒 尖锐湿疣	1 分	0 分

复习策略

　　病理学这门课程与内科学联系十分紧密。在内科学中已经讲述了部分内容，这里仅回顾以前的知识点。病理学的前四章是病理学总论的内容，后面的九章是专科内容，考生在学习好总论的基础上，再学习各个专科的内容就非常简单了。本课程的重点和难点内容是消化系统的肝疾病及泌尿系统的肾小球肾炎的病理分型。本课程在执业医师考试中所占的分数为 10～15 分，在执业助理医师考试中所占的分数为 5～10 分。

第1章 细胞和组织的适应、损伤和修复

【例417】化生 是指
  A. 细胞体积增大
  B. 细胞数量增多
  C. 细胞大小、形态不一致
  D. 一种分化组织代替另一种分化组织
  E. 细胞体积缩小

【例418】下列哪种肿瘤与化生 有关
  A. 甲状腺滤泡腺癌
  B. 卵巢畸胎癌
  C. 肺鳞状细胞癌
  D. 子宫内膜腺癌
  E. 肾细胞癌

【例419】与化生 相关的癌是
  A. 食管鳞癌
  B. 皮肤鳞癌
  C. 子宫颈鳞癌
  D. 膀胱鳞癌
  E. 阴茎鳞癌

【例420】骨化性肌炎,在肌肉组织内出现骨组织,称为
  A. 萎缩
  B. 增生
  C. 化生
  D. 肥大
  E. 变性

【例421】化生不可能 发生于
  A. 肾盂黏膜上皮
  B. 结缔组织
  C. 支气管上皮
  D. 宫颈柱状上皮
  E. 神经纤维

【例422】下列哪项关于淀粉样变性 的叙述是错误 的
  A. 可见于结核病
  B. 可见于骨髓瘤
  C. 可以是全身性病变
  D. 可以是局灶性病变
  E. 由免疫球蛋白沉积而成

【例423】关于脂肪变性 的描述,正确的是
  A. 磷中毒时,脂肪变性首先累及肝小叶中央的细胞
  B. 肝淤血时,脂肪变性首先累及肝小叶周边的肝细胞

  C. 肾远曲小管容易发生脂肪变性
  D. 严重贫血时,心脏乳头肌可呈虎斑状
  E. 心肌脂肪变性严重影响心脏功能

(例424～425 共用选项)
  A. 胶原纤维互相融合,其间伴有多量糖蛋白积聚
  B. 血浆蛋白渗入血管壁
  C. 肾小管上皮吞噬吸收大量血浆蛋白
  D. 前角蛋白成分在肝细胞内聚集
  E. 免疫球蛋白在浆细胞内堆积

【例424】细动脉硬化的特点是

【例425】Mallory 小体的特点是

(例426～427 共用选项)
  A. 淀粉样变
  B. 纤维素样变性
  C. 玻璃样变性
  D. 黏液变性
  E. 脂肪变性

【例426】结节性多动脉炎的特点是

【例427】四氯化碳 中毒的特点是

(例428～429 共用选项)
  A. 光面内质网大量增生
  B. 前角蛋白细丝堆积
  C. 有增大的载有蛋白质的溶酶体
  D. 线粒体肿胀、嵴消失
  E. 有核内包含物

【例428】近曲小管上皮细胞内玻璃样小滴是

【例429】肝细胞内Mallory 小体是

【例430】转移性钙化 可发生于
  A. 血栓
  B. 肾小管
  C. 干酪样坏死
  D. 粥瘤
  E. 死亡血吸虫卵

【例431】下列有关坏死 的描述中,哪项不正确
  A. 核缩、核碎、核溶是细胞坏死的主要形态改变
  B. 干酪样坏死常由结核杆菌引起
  C. 胰腺坏死常为液化性坏死
  D. 固缩坏死只见于细胞的生理性死亡
  E. 坏疽是坏死组织经腐败菌作用的结果

【例432】液化性坏死 常见于
  A. 脑

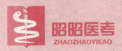

B. 心脏

C. 肾脏

D. 脾脏

E. 小肠

【例433】病毒性肝炎时,肝细胞的灶性坏死属于

A. 凝固性坏死

B. 液化性坏死

C. 干酪样坏死

D. 固缩性坏死

E. 坏疽

【例434】结节性动脉周围炎的血管壁坏死是

A. 液化性坏死

B. 纤维素样坏死

C. 干酪性坏死

D. 脂肪坏死

E. 固缩坏死

【例435】下列哪个脏器不发生坏疽

A. 肺

B. 下肢

C. 阑尾

D. 小肠

E. 脑

【例436】下述哪种病理过程叫机化

A. 坏死灶周围钙盐沉积

B. 死骨周围纤维增生

C. 坏死物排出,空腔形成

D. 坏死灶由肉芽组织取代

E. 坏死缺损由周围组织修补

【例437】关于凋亡的叙述,哪项是正确的

A. 固缩性坏死是生理性死亡

B. 常伴有明显的炎症反应

C. 凋亡小体是细胞核碎片

D. 肝细胞碎片状坏死是凋亡

E. 肝细胞嗜酸性小体是凋亡

【例438】下述哪种细胞属于永久性细胞

A. 造血细胞

B. 表皮细胞

C. 肝细胞

D. 心肌细胞

E. 肾小管细胞

【例439】下列细胞中,再生能力最弱的是

A. 心肌细胞

B. 骨细胞

C. 纤维细胞

D. 血管内皮细胞

E. 平滑肌细胞

【例440】前臂断肢再植手术成功后,下列哪种愈合属于完全再生

A. 动脉吻合口愈合

B. 皮肤伤口愈合

C. 骨折愈合

D. 肌肉断端愈合

E. 肌腱断端愈合

【例441】组织修复过程中,再生能力弱的组织是

A. 上皮组织

B. 纤维组织

C. 软骨组织

D. 骨组织

E. 毛细血管

【例442】下列哪种新生的细胞是机化时出现的特征性细胞

A. 平滑肌细胞

B. 成纤维细胞

C. 类上皮细胞

D. 横纹肌细胞

E. 上皮细胞

第2章 局部血液循环障碍

【例443】急性肺淤血时,肺泡腔内的主要成分是

A. 心力衰竭细胞

B. 纤维蛋白

C. 伊红色水肿液

D. 嗜中性粒细胞

E. 黏液

【例444】在下列病变中,含铁血黄素主要出现在

A. 肺褐色硬化

B. 小叶性肺炎

C. 急性呼吸窘迫综合征

D. 间质性肺炎

E. 大叶性肺炎

【例445】肺褐色硬化是下列哪种疾病的形态改变

A. 特发性肺纤维化

B. 机化性肺炎

C. 慢性肺淤血

D. 大叶性肺炎

E. 小叶性肺炎

【例446】血栓形成最主要的因素是

A. 血管内血流缓慢

B. 血流轴流消失

C. 内皮细胞损伤

D. 血小板增加

E. 红细胞增多

【例 447】疣状赘生物是指

A. 心内膜增生物

B. 心内膜上的新生物

C. 心瓣膜纤维化

D. 心瓣膜上的附壁血栓

E. 心瓣膜钙化

【例 448】下列各项中,属于**白色血栓**的是

A. 延续性血栓的体部

B. 阻塞冠状动脉左前降支的血栓

C. 阻塞肺动脉主干的血栓栓子

D. 疣状血栓性心内膜炎的疣状赘生物

E. 基底动脉的血栓

【例 449】下述血栓中,哪种是**白色血栓**

A. 疣状心内膜炎的瓣膜赘生物

B. 心房纤颤时心耳内球状血栓

C. 心肌梗死时的附壁血栓

D. 微循环内的微血栓

E. 下肢深静脉的延续性血栓

【例 450】心房纤颤时,左心房内的**球形血栓**是

A. 混合性血栓

B. 白色血栓

C. 红色血栓

D. 透明血栓

E. 延续性血栓

【例 451】混合性血栓可见于

A. 静脉内柱状血栓的尾部

B. 毛细血管内血栓

C. 急性风湿性心内膜炎的疣状血栓

D. 动脉血栓头部

E. 心室内附壁血栓

【例 452】透明血栓主要发生的组织部位是

A. 毛细血管

B. 静脉瓣膜

C. 动脉管壁

D. 心房内膜

E. 心室内膜

【例 453】主要由**纤维蛋白**构成的血栓是

A. 透明血栓

B. 红色血栓

C. 混合血栓

D. 白色血栓

E. 附壁血栓

【例 454】下述有关血栓的描述中,哪项是**错误**的

A. 纤维素血栓易溶解吸收

B. 可形成静脉石

C. 再通可恢复正常循环

D. 可阻塞动脉、静脉

E. 可继发于血管炎

【例 455】栓子的最确切定义是

A. 阻塞血管的异常物质

B. 阻塞血管的液态物质

C. 阻塞血管的固态物质

D. 阻塞血管的气态物质

E. 阻塞血管的脂肪

(例 456～457 共用选项)

A. 血栓栓塞

B. 脂肪栓塞

C. 空气栓塞

D. 羊水栓塞

E. 肿瘤栓塞

【例 456】股骨干骨折常发生

【例 457】沉箱病常发生

【例 458】大脑中动脉血栓栓塞,栓子可能来源于

A. 髂静脉

B. 肝静脉

C. 右心房

D. 左心房

E. 股动脉

【例 459】关于栓塞的叙述,哪项是**正确**的

A. 进入血液的癌细胞均可形成转移癌

B. 脂肪栓塞均由创伤引起

C. 羊水栓塞不会引起死亡

D. 肺动脉血栓栓塞的栓子多来自下肢深静脉

E. 减压病是氧气栓

【例 460】下述哪些器官发生的梗死属于**贫血性梗死**

A. 心、肺、肠

B. 心、脾、肠

C. 心、脾、肾

D. 心、肾、肺

E. 心、肾、肠

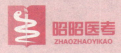

第3章 炎　症

【例461】炎症 最常见 的原因是
　　A. 物理性因子
　　B. 化学性因子
　　C. 免疫反应
　　D. 生物性因子
　　E. 机械性因子

【例462】炎症时，经 被动 过程从 血管内到血管外组织 的细胞是
　　A. 淋巴细胞
　　B. 红细胞
　　C. 单核细胞
　　D. 嗜酸性粒细胞
　　E. 嗜碱性粒细胞

【例463】下述关于急性炎症时白细胞渗出的描述中，哪项是 错误 的
　　A. 在炎症反应中，中性粒细胞进入边流、附壁
　　B. 内皮细胞收缩，使中性粒细胞从间隙游出血管
　　C. 中性粒细胞通过伸出巨大伪足，逐渐从内皮细胞间隙游出血管
　　D. 在趋化因子的作用下，中性粒细胞到达炎症部位
　　E. 补体 C3、C5 是重要的炎性因子

【例464】下列哪项病理变化 最支持 炎症的诊断
　　A. 细胞变性坏死
　　B. 毛细血管扩张充血
　　C. 白细胞渗出
　　D. 纤维组织增生
　　E. 实质细胞增生

【例465】炎症时，内皮细胞与白细胞黏着 主要是由于
　　A. 血流缓慢
　　B. 细胞表面负电荷减少
　　C. 内皮细胞损伤
　　D. 趋化因子吸引
　　E. 细胞表面黏附分子数量增加、亲合性增加

【例466】下列 不具有 阳性趋化作用的炎症介质是
　　A. 白细胞三烯 B_4
　　B. C5a
　　C. TNF
　　D. IL - 8
　　E. 缓激肽

【例467】具有 趋化 作用的炎症介质是

　　A. 组胺
　　B. 缓激肽
　　C. 氧自由基
　　D. C3b
　　E. C5a

【例468】关于炎症介质的描述，哪项是 不正确 的
　　A. 凝血系统在炎症中具有重要功能
　　B. C3、C5 是重要的炎症介质
　　C. 缓激肽可使血管通透性增加
　　D. 花生四烯酸代谢产物可导致发热、疼痛
　　E. 组胺对中性粒细胞具有阳性趋化作用

【例469】下述疾病中，哪一种 不是 化脓性炎
　　A. 急性蜂窝组织炎性阑尾炎
　　B. 肾盂肾炎
　　C. 皮肤疖肿
　　D. 急性细菌性心内膜炎
　　E. 肾小球肾炎

【例470】下列疾病描述中，哪项是 不正确 的
　　A. 传染性肝炎——增生性炎
　　B. 细菌性痢疾——纤维素性炎
　　C. 阿米巴痢疾——坏死性炎
　　D. 伤寒——急性增生性炎
　　E. 乙型脑炎——变质性炎

（例471～472 共用选项）
　　A. 化脓性炎
　　B. 纤维素性炎
　　C. 浆液性炎
　　D. 变质性炎
　　E. 出血性炎

【例471】急性蜂窝状炎性阑尾炎 的病理特点是

【例472】风湿性关节炎 的病理特点是

【例473】下列哪项关于 纤维素渗出 的描述是 错误 的
　　A. 可引起纤维组织机化
　　B. 可发生在大叶性肺炎
　　C. 可见于绒毛心
　　D. 可见于细菌性痢疾
　　E. 可见于病毒性肝炎

【例474】发生在下列不同部位的纤维蛋白性炎症中，属于 假膜性炎症 的是
　　A. 心包膜
　　B. 胸膜
　　C. 关节滑膜

D. 肠黏膜

【例475】下列选项中,属于肉芽肿性炎的疾病是

A. 梅毒

B. 阿米巴病

C. 痢疾

D. 白喉

E. 淋病

【例476】下述炎症中哪种不属于肉芽肿性炎

A. 麻风

B. 霉菌感染

C. 手术缝线慢性炎症反应

D. 粟粒性结核病

E. 阿米巴病

第4章 肿 瘤

【例477】下列肿瘤中,属于良性肿瘤的是

A. 视网膜母细胞瘤

B. 神经母细胞瘤

C. 骨母细胞瘤

D. 肾母细胞瘤

E. 肝母细胞瘤

【例478】下列肿瘤中,属于良性肿瘤的是

A. 淋巴瘤

B. 黑色素瘤

C. 神经鞘瘤

D. 肾母细胞瘤

E. 精原细胞瘤

【例479】下述肿瘤中,哪一种是良性肿瘤

A. 白血病

B. 神经母细胞瘤

C. 葡萄胎

D. 无性细胞瘤

E. 骨髓瘤

【例480】下述哪种肿瘤是良性肿瘤

A. 淋巴瘤

B. 黑色素瘤

C. 尤文氏瘤

D. 骨髓瘤

E. 间皮瘤

【例481】下列哪种肿瘤是恶性肿瘤

A. 畸胎瘤

B. 错构瘤

C. 精原细胞瘤

D. 多形性腺瘤

E. 纤维腺瘤

【例482】下列肿瘤中,属于恶性肿瘤的是

A. 血管瘤

B. 软骨母细胞瘤

C. 纤维腺瘤

D. 多形性腺瘤

E. 精原细胞瘤

【例483】下述哪项是恶性肿瘤最具特征的变化

A. 出血坏死

B. 浸润

C. 转移

D. 细胞多形性

E. 生长迅速

(例484~485 共用选项)

A. 肺癌

B. 乳腺癌

C. 结肠癌

D. 皮肤癌

E. 四肢肉瘤

【例484】可经门静脉系统转移到肝的肿瘤是

【例485】可经椎旁静脉系统转移到骨的肿瘤是

【例486】下列哪种肿瘤呈浸润性生长

A. 脂肪瘤

B. 畸胎瘤

C. 带状瘤

D. 腺瘤

E. 乳头状瘤

【例487】下列哪种肿瘤以局部破坏为主,很少发生转移

A. 腺癌

B. 磷癌

C. 黑色素瘤

D. 基底细胞癌

E. 乳头状腺癌

【例488】肿瘤分期是指

A. 肿瘤细胞的分化程度

B. 肿瘤细胞的恶性程度

C. 肿瘤细胞核分裂象的多少

D. 肿瘤的生长范围和扩散程度

E. 肿瘤细胞的浸润及转移能力

(例489~490 共用选项)

A. 血道转移

B. 淋巴道转移

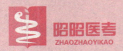

C. 浸润性生长

D. 膨胀性生长

E. 外生性生长

【例489】肝血管瘤多发生

【例490】胫骨骨软骨瘤多发生

【例491】下述哪种是原位癌

A. 小肝癌

B. 胃黏膜内癌

C. 大肠黏膜下癌

D. 早期食管癌

E. 乳腺导管内癌

【例492】原位癌是指

A. 早期癌

B. 原发癌

C. 癌前病变

D. 未发生转移的癌

E. 未突破基底膜的癌

【例493】交界性肿瘤是指

A. 既有癌组织，又有肉瘤成分的肿瘤

B. 侵犯表皮和真皮交界部位的肿瘤

C. 介于良性和恶性之间的肿瘤

D. 侵犯黏膜和黏膜肌层交界部位的肿瘤

E. 既有腺癌成分，又有鳞癌成分的肿瘤

【例494】误位于异常部位的分化正常的组织叫

A. 错构瘤

B. 迷离瘤

C. 绿色瘤

D. 畸胎瘤

E. 尤文瘤

【例495】结核瘤是指

A. 结核引起的良性肿瘤

B. 结核引起的恶性肿瘤

C. 结核引起的肿瘤样浸润性病灶

D. 结核引起的孤立性干酪样坏死

E. 结核引起的冷脓肿

【例496】下列哪项属于真性肿瘤

A. 畸胎瘤

B. 动脉瘤

C. 错构瘤

D. 迷离瘤

E. 结核瘤

【例497】下述哪个病变是癌前病变

A. 大肠腺瘤

B. 皮下脂肪瘤

C. 皮肤纤维瘤

D. 子宫平滑肌瘤

E. 乳腺纤维腺瘤

【例498】不发生癌的组织是

A. 皮肤附件

B. 肾上腺

C. 子宫内膜

D. 甲状旁腺

E. 软骨组织

（例499～500 共用选项）

A. 癌细胞团中央可见角化珠

B. 癌细胞团漂浮在黏液内

C. 黏液将癌细胞核推向一侧

D. 癌细胞呈条索状排列

E. 癌细胞形成乳头结构

【例499】鳞状细胞癌的组织学表现是

【例500】印戒细胞癌的组织学表现是

（例501～502 共用选项）

A. 高分化腺癌

B. 中分化腺癌

C. 黏液腺癌

D. 印戒细胞癌

E. 低分化腺癌

【例501】黏液潴留在癌细胞内的肿瘤是

【例502】由分化良好腺体构成的恶性肿瘤是

【例503】诊断腺癌时，下列指标中哪项最重要

A. 肿瘤出血坏死明显

B. 肿瘤呈浸润性生长

C. 肿瘤细胞异型性明显

D. 肿瘤发生于实体腺

E. 恶性肿瘤细胞呈腺样排列

【例504】关于 P53 的叙述，哪项是正确的

A. 野生型 P53 蛋白促进细胞生长

B. P53 基因是肿瘤抑制基因

C. P53 基因定位于 13 号染色体

D. 突变型 P53 蛋白与生长因子受体同源

E. P53 基因突变是由染色体易位引起的

（例505～506 共用选项）

A. EB 病毒

B. 乳头瘤病毒

C. 乙型肝炎病毒

D. HTLV 病毒

E. 疱疹病毒

【例505】鼻咽癌与上述哪一病毒感染密切相关

【例506】宫颈癌与上述哪一病毒感染密切相关

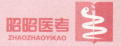

第5章 动脉粥样硬化和高血压病

【例507】关于动脉粥样硬化症的描述,以下哪项是正确的
A. 主动脉脂纹仅见于中年以上人群
B. 粥瘤内泡沫细胞均来自单核细胞
C. 脂纹以主动脉前壁多见
D. 氧化低密度脂蛋白(ox‑LDL)具有细胞毒性
E. 粥瘤内胶原由纤维母细胞产生

【例508】造成动脉粥样硬化病灶中纤维增生的主要细胞是
A. 内皮细胞
B. 泡沫细胞
C. 平滑肌细胞
D. 纤维母细胞
E. 淋巴细胞

(例509～510 共用选项)
A. 阿少夫细胞
B. 陷窝细胞
C. 类上皮细胞
D. 泡沫细胞
E. 噬神经细胞现象

【例509】动脉粥样硬化症可见

【例510】乙型脑炎可见

【例511】下述哪项关于动脉粥样硬化症的记述是错误的
A. 粥瘤易发生在主动脉前壁
B. 冠状动脉左前降支易受累
C. 大脑中动脉易受累
D. 可引起肾固缩
E. 下肢动脉比上肢动脉易受累

【例512】冠状动脉粥样硬化发生率最高的部位是
A. 左主干
B. 左旋支
C. 左前降支
D. 右冠脉
E. 后降支

【例513】引起原发性颗粒性固缩肾的最主要病变是
A. 部分肾小球纤维化
B. 肾间质纤维组织增生
C. 肾间质淋巴细胞浸润
D. 入球小动脉玻璃样变性

E. 部分肾小球代偿肥大

【例514】在下列描述中,哪一项不符合高血压的病理变化
A. 细小动脉硬化
B. 左心室肥大
C. 肾脏大瘢痕性萎缩
D. 脑出血
E. 视乳头水肿、出血

【例515】下述有关高血压脑病变的描述中,哪项是不正确的
A. 脑内可有小软化灶形成
B. 脑内可有微小动脉瘤形成
C. 脑出血是常见的致死原因
D. 基底节、内囊是出血的常见部位
E. 脑动脉栓塞多见

【例516】下列符合恶性高血压特征性病理变化的是
A. 肾入球小动脉玻璃样变性
B. 肾细动脉壁纤维素样坏死
C. 肾动脉粥瘤
D. 肾小球毛细血管内透明血栓
E. 肾小球纤维化

【例517】下述有关风湿病的描述,哪项是错误的
A. 可引起缩窄性心包炎
B. 风湿性关节炎为纤维素性炎
C. 风湿性肉芽肿具有诊断意义
D. Aschoff 细胞可能为巨噬细胞源性
E. Aschoff 小体内淋巴细胞主要是 T 细胞

【例518】下列有关风湿病的描述,错误的是
A. 属于变态反应性疾病
B. 发病与溶血性链球菌感染有关
C. 以心脏病变的后果最为严重
D. 风湿性关节炎常导致关节畸形
E. 皮下结节和环形红斑有助于临床诊断

(例519～520 共用选项)
A. 由致病力强的化脓菌引起
B. 由致病力弱的草绿色链球菌引起
C. 与 A 组溶血性链球菌有关
D. 与系统性红斑狼疮有关
E. 与慢性消耗性疾病有关

【例519】风湿性心内膜炎的发生

【例520】亚急性细菌性心内膜炎的发生

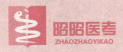

第6章 呼吸系统疾病

【例521】下述哪种慢性肺疾患与 α₁-抗胰蛋白酶缺乏有关

A. 肺出血-肾炎综合征

B. 全小叶性肺气肿

C. 支气管扩张症

D. 慢性支气管炎

E. 肺间质纤维化

【例522】遗传性 α₁-抗胰蛋白酶缺乏与下列哪种肺气肿的发生关系密切

A. 小叶中央型肺气肿

B. 间质性肺气肿

C. 全腺泡型肺气肿

D. 肺大泡

E. 瘢痕旁肺气肿

【例523】慢性肺源性心脏病发生的关键环节是

A. 肺间质纤维化

B. 肺气肿

C. 肺动脉高压

D. 肺动脉分支血栓栓塞

E. 肺阻塞性通气障碍

【例524】下述哪项描述不符合大叶性肺炎

A. 多由肺炎双球菌引起

B. 属浆液性炎

C. 可继发肺脓肿

D. 以肺泡炎症为主

E. 可继发肺肉质变

（例525～526 共用选项）

A. 纤维素性炎

B. 化脓性炎

C. 肉芽肿性炎

D. 出血性炎

E. 卡他性炎

【例525】肺结节病属于

【例526】小叶性肺炎属于

（例527～528 共用选项）

A. 以淋巴细胞渗出为主的炎症

B. 以纤维蛋白渗出为主的炎症

C. 以浆液渗出为主的炎症

D. 以单核巨噬细胞渗出为主的炎症

E. 以嗜中性粒细胞渗出为主的炎症

【例527】大叶性肺炎是

【例528】小叶性肺炎是

【例529】下述哪项有关肺疾病的描述是正确的

A. 硅肺主要由小于 5 μm 的粉尘引起

B. 支原体主要引起小叶性肺炎

C. α₁-抗胰蛋白酶缺乏是肺气肿的常见原因

D. 支气管腔扩大称为支气管扩张症

E. 支气管肺炎常作为独立疾病发生

【例530】硅肺的特征病变是

A. 类上皮肉芽肿

B. 胸膜呈斑状增厚

C. 硅肺空洞

D. 硅结节

E. 肺间质纤维化

【例531】关于硅肺的描述，正确的是

A. 大于 5 μm 的硅尘致病性强

B. 硅酸导致巨噬细胞自溶

C. 硅结节内无免疫球蛋白

D. 纤维性结节是硅肺的早期病变

E. 胸膜常无病变

（例532～533 共用选项）

A. 中央型多见

B. 周围型多见

C. 弥漫型多见

D. 常具有内分泌功能

E. 肿瘤呈胶冻状

【例532】肺腺癌

【例533】肺鳞癌

【例534】下列关于肺癌的描述中，哪项正确

A. 腺癌最多见

B. 小细胞癌多呈弥漫型

C. 鳞状细胞癌多有吸烟史

D. 周围型多为鳞癌

E. 细支气管肺泡细胞癌多为中央型

【例535】肺癌中恶性程度最低的类型是

A. 类癌

B. 腺癌

C. 鳞癌

D. 大细胞癌

E. 小细胞癌

【例536】下列哪项符合肺小细胞癌

A. 与吸烟关系不密切

B. 可伴有异位激素分泌

C. 起源于化生的上皮细胞

D. 5 年存活率高

E. 发病率在肺癌中居首位

第7章 消化系统疾病

（例537～538 共用选项）

    A. 穿孔

    B. 出血

    C. 幽门梗阻

    D. 癌变

    E. 瘘管

【例537】消化性溃疡患者最常见的并发症是

【例538】十二指肠溃疡患者不易发生的并发症是

【例539】肝细胞点状坏死的特点是

    A. 肝细胞核碎裂为小点状的坏死

    B. 破坏界板的坏死

    C. 形成嗜酸性小体

    D. 坏死灶仅累及几个肝细胞

    E. 伴有严重脂肪变性的坏死

【例540】下述哪项肝细胞的病理改变与乙型肝炎病毒（HBV）感染有关

    A. 细胞内大量糖原沉积

    B. 核内出现假包涵体

    C. 光面内质网大量增生

    D. 前角蛋白细丝堆集

    E. 糙面内质网增多

（例541～542 共用选项）

    A. 点状坏死

    B. 桥接坏死

    C. 碎片状坏死伴桥接坏死

    D. 亚大片坏死

    E. 大片坏死

【例541】急性重型肝炎的特征性病变是

【例542】中度慢性肝炎的特征性病变是

（例543～544 共用选项）

    A. 肝细胞点灶状坏死

    B. 肝细胞碎片状坏死

    C. 肝细胞桥接坏死

    D. 肝细胞亚大片坏死

    E. 肝细胞大片坏死

【例543】急性重型肝炎的病理学特点是

【例544】急性普通型肝炎的病理学特点是

【例545】我国门脉性肝硬化最常见的原因是

    A. 慢性酒精中毒

    B. 营养不良

    C. 胆道阻塞

    D. 血吸虫病

    E. 病毒性肝炎

【例546】最常导致肝硬化的DNA病毒是

    A. HAV

    B. HBV

    C. HCV

    D. HDV

    E. HEV

【例547】下述哪项支持门脉性肝硬化

    A. 结节大小相仿，纤维分隔薄而均

    B. 结节大小不等，纤维分隔厚薄不均

    C. 肝脏呈细颗粒状，深绿色

    D. 树枝状纤维组织将肝脏分割为粗大结节

    E. 肝内散在多个大结节

【例548】肝硬化的特征性病变是

    A. 肝细胞增生

    B. 小胆管增生

    C. 肝细胞坏死

    D. 慢性炎细胞浸润

    E. 假小叶形成

【例549】下述有关假小叶的描述中，哪项不正确

    A. 体积大小不等

    B. 肝细胞索排列紊乱

    C. 中央静脉偏位或缺如

    D. 可见汇管区

    E. 肝细胞异型性显著

【例550】肝细胞出现透明小体见于

    A. 胆汁性肝硬化

    B. 门脉性肝硬化

    C. 酒精性肝硬化

    D. 坏死后性肝硬化

    E. 淤血性肝硬化

【例551】下述有关食管癌的描述中，哪项是错误的

    A. 食管上段最常见

    B. 鳞状细胞癌多见

    C. 可见原位癌

    D. 亚硝胺与食管癌发生有关

    E. 可以多中心发生

【例552】早期胃癌最多见的肉眼类型是

    A. 隆起型

    B. 表浅隆起型

    C. 表浅平坦型

    D. 表浅凹陷型

    E. 凹陷型

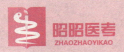

【例553】中晚期胃癌最多见的肉眼类型是

A. 溃疡型

B. 皮革胃

C. 息肉型

D. 局限浸润型

E. 胶样癌

【例554】下述哪项支持胃的恶性溃疡

A. 溃疡呈圆形、椭圆形

B. 边缘整齐，不隆起

C. 底部较平坦

D. 火山口状，底部凹凸不平

E. 皱襞向溃疡集中

【例555】下述疾病中，与大肠癌关系不密切的是

A. 家族性腺瘤性息肉病

B. 绒毛状腺瘤

C. 息肉状腺瘤

D. 混合型腺瘤

E. 增生性息肉

第8章　淋巴造血系统肿瘤（助理医师不要求）

【例556】下列哪种是T细胞淋巴瘤

A. Burkitt 淋巴瘤

B. 滤泡性淋巴瘤

C. 免疫母细胞淋巴瘤

D. 滤泡中心细胞型淋巴瘤

E. 曲折核淋巴细胞型淋巴瘤

【例557】下述哪个是B淋巴细胞来源的恶性淋巴瘤

A. 多发性骨髓瘤

B. 霍奇金病

C. 蕈样霉菌病

D. 伯基特淋巴瘤

E. 恶性组织细胞增生症

【例558】关于非霍奇金淋巴瘤的描述，正确的是

A. 脑、肝、肾等器官不发生非霍奇金淋巴瘤

B. 非霍奇金淋巴瘤以T细胞源性多见

C. 滤泡及小细胞型非霍奇金淋巴瘤恶性度低

D. 蕈样霉菌病为B细胞源性

E. Burkitt 淋巴瘤为T细胞源性

【例559】下列描述中，不符合 Burkitt 淋巴瘤的是

A. 多累及颈部淋巴结

B. B细胞来源

C. 与 EB 病毒感染有关

D. 多见于儿童和青年

E. 化疗效果较好

【例560】下列关于非霍奇金淋巴瘤的叙述，错误的是

A. 多数为B细胞起源

B. 正常淋巴结结构被破坏

C. 可伴有免疫功能缺陷

D. 多克隆起源

E. 确诊时，常已有播散

【例561】下述蕈样霉菌病的病理变化中，哪一项是错误的

A. 可见脑回样肿瘤细胞

B. 可见鲍氏小脓肿

C. 发生于皮肤

D. 可扩散到淋巴结和内脏

E. 由B细胞发生

【例562】以皮肤病变为特点的淋巴瘤是

A. 蕈样霉菌病

B. Burkitt 淋巴瘤

C. 免疫母细胞性淋巴瘤

D. 小淋巴细胞性淋巴瘤

E. 滤泡性淋巴瘤

【例563】霍奇金淋巴瘤最重要的具有诊断意义的病变是

A. 小核裂细胞

B. 大核裂细胞

C. 陷窝细胞

D. 霍奇金细胞

E. R-S 细胞

【例564】霍奇金淋巴瘤具有诊断意义的细胞主要是

A. 霍奇金细胞

B. 陷窝细胞

C. 多形性细胞

D. R-S 细胞

E. 未分化细胞

【例565】缺乏典型诊断性 R-S 细胞的霍奇金淋巴瘤亚型是

A. 结节硬化型

B. 混合细胞型

C. 淋巴细胞减少型

D. 富于淋巴细胞为主型

E. 结节性淋巴细胞为主型

【例566】下述哪项符合结节硬化型霍奇金淋巴瘤

A. 淋巴结构保留

B. 淋巴细胞大量增生

C. 多种细胞混合增生,少数 R-S 细胞

D. 淋巴细胞显著减少,较多 R-S 细胞

E. 纤维组织增生,多数陷窝细胞和 R-S 细胞

第9章　泌尿系统疾病

【例 567】急进性肾小球肾炎的病变特点是

A. 肾小球系膜细胞大量增生

B. 肾小球内皮细胞显著增生

C. 肾球囊壁层上皮细胞显著增生

D. 毛细血管基底膜多量钉状突起

E. 毛细血管壁增厚呈车轨状或分层状

【例 568】引起新月体性肾小球肾炎发生的主要基础病变是

A. 基底膜缺损、断裂

B. 中性粒细胞渗出

C. 单核细胞渗出

D. 系膜细胞增生

E. 内皮细胞增生

(例 569~570 共用选项)

A. 内皮细胞增生

B. 脏层上皮细胞增生

C. 壁层上皮细胞增生

D. 成纤维细胞增生

E. 淋巴细胞增生

【例 569】急性弥漫增生性肾小球肾炎的主要病理变化是

【例 570】快速进行性肾小球肾炎的主要病理变化是

【例 571】引起儿童肾病综合征的最常见肾小球疾病是

A. 脂性肾病

B. 新月体性肾炎

C. IgA 肾病

D. 节段性肾炎

E. 弥漫增生型肾炎

(例 572~573 共用选项)

A. 上皮细胞足突消失

B. 上皮下驼峰样沉积物

C. 系膜区沉积物

D. 内皮下、致密层和上皮下沉积物

E. 上皮下沉积物伴基底膜增厚

【例 572】系膜增生性肾小球肾炎电镜下可见

【例 573】毛细血管内增生性肾小球肾炎电镜下可见

【例 574】弥漫性膜性增生性肾小球肾炎的病理特

点是

A. 肾小球囊壁层细胞增生

B. 肾小球内新月体形成

C. 系膜细胞和内皮细胞增生

D. 毛细血管壁呈车轨状

E. 毛细血管内皮细胞增生

【例 575】下列哪项符合系膜毛细血管性肾小球肾炎

A. 起病急骤

B. 常表现急性肾炎综合征

C. 银染色显示毛细血管壁呈车轨状

D. 部分病人血清补体升高

E. 激素和免疫抑制治疗效果明显

【例 576】致密沉积物病属于下列哪种肾小球肾炎

A. 膜性肾小球肾炎

B. 快速进行性肾小球肾炎

C. 系膜增生性肾小球肾炎

D. 膜性增生性肾小球肾炎

E. 毛细血管内增生性肾小球肾炎

(例 577~578 共用选项)

A. 蚤咬肾

B. 大白肾

C. 颗粒性固缩肾

D. 肾脏多数脓肿

E. 肾脏多数凹陷瘢痕

【例 577】弥漫性膜性肾小球肾炎的病变特征是

【例 578】动脉硬化性肾萎缩的病变特征是

【例 579】在慢性肾盂肾炎的描述中,哪项是正确的

A. 双肾弥漫受累

B. 间质化脓性炎

C. 肾周围组织不受累

D. 不引起肾功能不全

E. 血源性感染占多数

【例 580】肾细胞癌最常见的病理组织学类型是

A. 乳头状癌

B. 透明细胞癌

C. 嫌色细胞癌

D. 集合管癌

E. 未分化癌

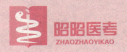

第 10 章 内分泌系统疾病

【例 581】甲状腺癌中，下列哪一种最常见
 A. 滤泡性腺癌
 B. 乳头状腺癌
 C. 髓样癌
 D. 梭形细胞癌
 E. 巨细胞癌

【例 582】诊断甲状腺乳头状癌最重要的依据是
 A. 癌细胞核明显异型
 B. 癌细胞有大量核分裂象
 C. 癌细胞核明显深染
 D. 癌细胞核有粗大核仁
 E. 癌细胞核呈毛玻璃状

【例 583】甲状腺髓样癌是一种
 A. 交界性肿瘤
 B. 鳞癌
 C. 未分化癌

 D. 迷离瘤
 E. 神经内分泌肿瘤

【例 584】下述哪种甲状腺肿瘤是由 APUD 细胞发生的
 A. 乳头状腺癌
 B. 滤泡状腺癌
 C. 髓样癌
 D. 梭形细胞癌
 E. 巨细胞癌

【例 585】下述哪种甲状腺癌的分化最差
 A. 乳头状腺癌
 B. 滤泡状腺癌
 C. 巨细胞癌
 D. 嗜酸性细胞腺癌
 E. 髓样癌

第 11 章 生殖系统疾病和乳腺癌

【例 586】最常见的乳腺癌的病理学类型是
 A. 导管内癌
 B. 浸润性导管癌
 C. 小叶原位癌
 D. 髓样癌
 E. 浸润性小叶癌

【例 587】下列属于原位癌的病变是
 A. 胃黏膜内癌
 B. 食管黏膜下癌
 C. 乳腺导管内癌
 D. 大肠黏膜下癌
 E. 皮革胃

【例 588】下列属于非浸润性乳腺癌的是
 A. 粉刺癌
 B. 黏液癌

 C. 小管癌
 D. 髓样癌
 E. 硬癌

（例 589～590 共用选项）
 A. 绒毛水肿，滋养层细胞增生
 B. 异型增生，滋养层细胞浸润深肌层，但可见绒毛结构
 C. 异型增生，滋养层细胞浸润深肌层，无绒毛结构，出血、坏死明显
 D. 在胎盘种植部位滋养层细胞浸润肌层，无出血、坏死
 E. 异型增生，滋养层细胞不浸润深肌层

【例 589】葡萄胎的主要病理变化是
【例 590】绒毛膜癌的主要病理变化是

第 12 章 传染病和寄生虫病

【例 591】下列选项中，由原发性肺结核引起的是
 A. 急性粟粒性肺结核
 B. 局灶型肺结核
 C. 浸润型肺结核
 D. 干酪性肺炎

 E. 空洞性肺结核

【例 592】下列描述中，不符合继发性肺结核病的是
 A. 以内源性再感染为主
 B. 以淋巴道和血道播散为主

C. 以气道播散为主

D. 多从肺尖开始

E. 新旧病变交杂

【例593】下面哪一项是继发性肺结核病所不具备的

A. 肺尖部最常受累

B. 可形成纤维性空洞

C. 病程长,时好时坏

D. 新旧病变交错

E. 以淋巴道播散为主

【例594】结核瘤是指由

A. 结核引起的良性肿瘤

B. 结核引起的恶性肿瘤

C. 结核引起的肿瘤样浸润性病变

D. 结核引起的孤立性干酪样坏死灶

E. 结核引起的冷脓肿

【例595】肠结核最好发于

A. 回盲部

B. 空肠

C. 降结肠

D. 升结肠

E. 十二指肠

【例596】下述哪项有关中毒性痢疾的描述是不正确的

A. 儿童多见

B. 肠道症状轻

C. 多由毒力强的痢疾杆菌引起

D. 全身症状明显

E. 患者对细菌毒素反应强烈

【例597】关于伤寒的描述,下列哪项是正确的

A. 结肠形成多发性不规则溃疡

B. 盲肠形成多发性烧瓶状溃疡

C. 回肠形成多数环形溃疡

D. 回肠形成鹅口疮样溃疡

E. 回肠形成多数圆形或椭圆形溃疡

【例598】伤寒杆菌感染的特征性反应细胞是

A. 中性粒细胞

B. 嗜酸性粒细胞

C. 单核细胞

D. 多核巨细胞

E. 淋巴细胞

【例599】流行性乙型脑炎的基本病变不包括

A. 神经细胞变性坏死

B. 蛛网膜下腔大量中性粒细胞渗出

C. 胶质细胞增生

D. 主要累及大脑灰质及神经核团

E. 血管淋巴套

【例600】乙型脑炎的特征性病变是

A. 血管淋巴套

B. 镂空筛状软化灶

C. 胶质细胞增生

D. 卫星现象

E. 蛛网膜下腔有脓性分泌物

(例601～602 共用选项)

A. 阿少夫细胞

B. 陷窝细胞

C. 类上皮细胞

D. 泡沫细胞

E. 噬神经细胞现象

【例601】动脉粥样硬化症可见

【例602】乙型脑炎可见

【例603】在血吸虫病中,给病人造成最大危害的因素是

A. 虫卵

B. 童虫

C. 成虫

D. 尾蚴

E. 胞蚴

【例604】由血吸虫卵引起的急性虫卵结节内浸润的细胞为

A. 大量浆细胞

B. 大量肥大细胞

C. 大量淋巴细胞

D. 大量嗜酸性粒细胞

E. 大量巨噬细胞

【例605】下述有关日本血吸虫病的描述中,哪项是错误的

A. 急性虫卵结节可引起脓肿形成和积脓

B. 虫卵随粪便排出体外

C. 可引起肝硬化

D. 钉螺是中间宿主

E. 肺、脑可发生虫卵结节

第 13 章　艾滋病和性传播疾病

【例606】AIDS 病人晚期外周血细胞减少最显著的是

A. CD4+ 细胞

B. CD8+ 细胞

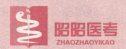
C. CD16⁺细胞

D. CD14⁺细胞

E. CD56⁺细胞

【例607】AIDS 患者晚期淋巴结的病理变化特点是

A. 淋巴滤泡增生

B. 副皮质区增生

C. 窦组织细胞增生

D. 淋巴细胞消失殆尽

E. 副皮质区变窄

【例608】对于梅毒性增生性动脉内膜炎，其血管周围浸润的特征性炎细胞是

A. 巨噬细胞

B. 浆细胞

C. T 淋巴细胞

D. 中性粒细胞

E. 白细胞

（例609～610 共用选项）

A. 硬性下疳

B. 梅毒疹

C. 树胶样肿

D. 脊髓痨

E. 结节病变

【例609】属于Ⅰ期梅毒的病变是

【例610】属于Ⅱ期梅毒的病变是

【例611】下述哪项关于梅毒的叙述是正确的

A. 均为性传播

B. 树胶肿内可见大量类上皮细胞

C. 树胶肿和血管炎是基本病变

D. 可导致主动脉瓣狭窄

E. 骨骼不受累

【例612】梅毒树胶样肿与结核性肉芽肿的主要区别在于前者

A. 易见朗汉斯巨细胞

B. 见多量中性粒细胞

C. 见干酪样坏死

D. 见多量浆细胞

E. 见多量上皮样细胞

【例613】我国女性中居首位的性传播疾病是

A. 淋病

B. 尖锐湿疣

C. 生殖器疱疹

D. 梅毒

E. 艾滋病

【例614】光镜下发现下列哪种细胞对尖锐湿疣的诊断价值最大

A. 基底细胞

B. 凹空细胞

C. 镜影细胞

D. 泡沫细胞

E. 毛玻璃样细胞

第五篇 病理生理学（助理医师不要求）

学习导图

章序	章名	内容	所占分数	
			执业医师	助理医师
1	疾病概论	病因学	0分	0分
		发病学		
		疾病的转归		
2	水和电解质代谢紊乱	水、钠代谢	2分	1分
		钾代谢		
3	酸碱平衡和酸碱平衡紊乱	酸碱平衡及调节	1分	1分
		单纯酸碱平衡紊乱		
4	缺氧	概述	1分	1分
		类型		
		功能与代谢改变		
5	发热	病因和机制	1分	1分
		功能与代谢改变		
6	应激	概述	1分	0分
		躯体反应		
		应激与疾病		
7	缺血-再灌注损伤	概述	0分	0分
		发病机制		
8	休克	概述、病因和分类	1分	1分
		发病机制		
		功能与代谢改变		
		几种常见休克的特点		
9	弥散性血管内凝血	弥散性血管内凝血	0分	0分
10	心功能不全	概述	1分	1分
		代偿反应		
		发病机制		
		功能与代谢改变		
11	呼吸功能不全	发病机制	1分	1分
		功能和代谢改变		
12	肝性脑病	肝性脑病	1分	1分
13	肾功能不全	急性肾功能不全	1分	1分
		慢性肾功能不全		

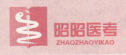

复习策略

病理生理学这门课程是新增加的基础科目,它与内科学的联系十分紧密。学好这门课对个人将来的内科学学习大有裨益,在学习本课程时请与临床科目一起学习,可以收到事半功倍的效果。本课程在执业医师考试中所占的分数为 6～10 分,在执业助理医师考试中所占的分数为 3～5 分。

第 1～3 章　疾病概论、水和电解质代谢紊乱及酸碱平衡和酸碱平衡紊乱

【例 615】病理生理学的**主要任务**是研究
A. 致病因素的种类及作用方式
B. 疾病时机体的代偿方式及其调节
C. 疾病时细胞的形态结构变化
D. 疾病发生、发展和转归的规律
E. 疾病的症状和体征

【例 616】病理**过程**是指
A. 整个机能代谢变化的经过
B. 疾病时病理变化的过程
C. 不同疾病出现的共同的成套的变化
D. 发热、炎症、休克、电解质紊乱等
E. 疾病发生、发展转归的过程

【例 617】疾病的**概念**是在病因作用下
A. 引起了异常的机能、代谢和结构的改变
B. 导致机体内外环境不协调的状况
C. 引起了细胞器官受损的状况
D. 出现不舒服、疼痛的状况
E. 因稳态破坏而发生的异常生命活动

【例 618】某糖尿病患者,血气分析结果如下:pH 7.30,$PaCO_2$ 34 mmHg,HCO_3^- 16 mmol/L,血[Na^+] 140 mmol/L,[Cl^-] 104 mmol/L,[K^+] 4.5 mmol/L,可诊断为
A. AG 正常性代谢性酸中毒
B. AG 增高性代谢性酸中毒
C. AG 增高性代谢性酸中毒合并代谢性碱中毒
D. AG 增高性代谢性酸中毒合并呼吸性酸中毒
E. 酸碱平衡正常

【例 619】某肺心病患者,因受凉、肺感染而住院,血气分析结果:pH 7.33,$PaCO_2$ 70 mmHg,HCO_3^- 36 mmol/L,可诊断为
A. 代谢性酸中毒
B. 代谢性碱中毒
C. 急性呼吸性酸中毒
D. 慢性呼吸性酸中毒
E. 呼吸性碱中毒

【例 620】某溃疡病并发幽门梗阻患者,因反复呕吐入院,血气分析结果如下:pH 7.49,$PaCO_2$ 48 mmHg,HCO_3^- 36 mmol/L,该患者发生了
A. 代谢性酸中毒
B. 代谢性碱中毒
C. 呼吸性酸中毒
D. 呼吸性碱中毒
E. 以上都不是

第 4～7 章　缺氧、发热、应激及缺血-再灌注损伤

【例 621】有关血氧指标的叙述,下列选项**不正确**的是
A. 血氧容量决定于血液中的 Hb 浓度及 Hb 和 O_2 的结合力
B. 血氧饱和度的高低与血液中血红蛋白的量无关
C. 动脉血氧分压取决于吸入气中氧分压的高低
D. 血氧含量是指 1 000 mL 血液的实际带氧量
E. 正常动、静脉血氧含量差约为 70 mL/L

【例 622】某患者血氧指标为:血氧容量 120 mL/L,动脉血氧含量 114 mL/L,动脉血氧分压 100 mmHg,动静脉氧含量差 35 mL/L。该患者为下列何种疾病的可能性大
A. 硅沉着病
B. 慢性充血性心力衰竭

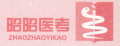

C. 慢性贫血

D. 严重维生素 B_{12} 缺乏

E. 慢性支气管炎

【例 623】一氧化碳中毒造成缺氧的主要原因是

A. O_2 与脱氧 Hb 结合速度变慢

B. HbO_2 解离速度减慢

C. HbCO 无携 O_2 能力

D. CO 使红细胞内 2,3-DPG 减少

E. 以上都不是

【例 624】血氧容量、动脉血氧分压和氧含量正常，静脉血氧分压和氧含量高于正常见于

A. 心力衰竭

B. 呼吸衰竭

C. 失血性休克

D. 氰化钠中毒

E. 慢性贫血

【例 625】下列缺氧引起的呼吸系统变化哪一项是错误的

A. 低张性低氧血症时，呼吸加深加快，肺的通气量增加

B. 等张性低氧血症时，一般不发生呼吸运动的增强

C. 慢性低张性缺氧时，肺的通气量增加不很明显

D. 急性低张性缺氧时，只有动脉血氧分压降低到 60 mmHg 时才会明显兴奋呼吸中枢

E. 低张性缺氧越严重，呼吸中枢的兴奋越强烈，呼吸运动的加强越显著

【例 626】吸氧疗法对下列何种病变引起的缺氧效果最佳

A. 高原肺水肿

B. 失血性休克

C. 先天性心脏病所致右-左分流

D. 亚硝酸盐中毒

E. 氰化物中毒

第 8~10 章 休克、弥散性血管内凝血及心功能不全

【例 627】高热患者容易发生下列哪种水电解质平衡紊乱

A. 低渗性脱水

B. 等渗性脱水

C. 高渗性脱水

D. 水肿

E. 水中毒

【例 628】热惊厥产生的机制是

A. 大脑皮质处于兴奋，皮质下中枢兴奋性降低

B. 大脑发育不全

C. 大脑皮质和皮质下中枢均兴奋

D. 大脑皮质和皮质下中枢均抑制

E. 大脑皮质处于抑制，皮质下中枢兴奋性增强

【例 629】注射青霉素引起机体发热与下述哪项有关

A. 内毒素

B. 淋巴因子

C. 红疹毒素

D. 抗原抗体复合物

E. 本胆烷醇酮

【例 630】应激时交感-肾上腺髓质系统兴奋所产生的防御性反应不包括

A. 稳定溶酶体膜

B. 支气管扩张加强通气

C. 促进糖原分解使血糖升高

D. 血液重分布

E. 心率增快、心肌收缩力增强

【例 631】GAS 抵抗期的特点是

A. 糖皮质激素受体的数量和亲和力下降

B. 以肾上腺皮质激素分泌增多为主

C. 机体代谢率降低，炎症免疫反应增强

D. 机体对任何应激原的抵抗力增强

E. 机体各器官功能处于最佳动员状态

【例 632】关于热休克蛋白的描述错误的是

A. 进化上高度保守

B. 具有"分子伴娘"的作用

C. 可与变形蛋白结合

D. 其三聚体可启动热休克基因的转录活性

E. 可增强机体对多种应激原的耐性

【例 633】腹部闭合性损伤合并出血性休克时的处理原则是

A. 立即手术探查

B. 输血并给止血药

C. 输血并给抗生素

D. 积极抗休克，休克纠正后手术探查

E. 积极抗休克的同时手术探查

【例 634】休克患者在不能测定心输出量条件下，可以通过以下哪一种指标间接判定心输出量

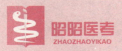

A. 血压

B. 脉压

C. 中心静脉压

D. 心率

E. 动脉血氧分压

【例635】绞窄性肠梗阻,体温 39.8 ℃,寒战,血压 90/65 mmHg,临床诊断为

A. 感染性休克

B. 神经性休克

C. 心源性休克

D. 损伤性休克

E. 失血性休克

【例636】内毒素导致微循环障碍的机制中与下列哪一项无关

A. 内毒素有拟儿茶酚胺作用

B. 内毒素可激活Ⅻ因子,通过激肽释放酶系统形成大量激肽

C. 内毒素损伤血管内皮、血小板,易发生 DIC

D. 内毒素直接扩张微血管,使血压下降

E. 内毒素激活补体,使血小板、肥大细胞等释放组胺

【例637】休克时心功能抑制机制中哪一项是错误的

A. 冠状动脉血流量减少,心肌供血不足

B. 心脏冠状动脉血流量减少,心肌耗氧量下降

C. 代谢性酸中毒,H^+ 抑制心肌功能

D. 代谢性酸中毒,K^+ 抑制心肌功能

E. 心肌抑制因子,抑制心肌收缩

【例638】下列哪种不是休克时细胞代谢改变的结果

A. 有氧氧化减弱,ATP 生成减少

B. 无氧酵解加强,乳酸生成增多

C. 磷酸化酶活性减弱,糖原分解减弱

D. 脂肪酰辅酶 A 合成酶抑制,脂肪酸代谢受限

E. 细胞膜钠泵失灵,细胞水肿

第 11～13 章　呼吸功能不全、肝性脑病及肾功能不全

【例639】成人Ⅰ型呼吸衰竭当 FiO_2 不足 20％时呼吸衰竭的诊断标准是

A. $PaO_2 < 8.0$ kPa(1 kPa＝7.5 mmHg)

B. $PaCO_2 > 6.67$ kPa

C. $PaO_2 < 9.3$ kPa

D. RFI(呼吸衰竭指数)≤300

E. $PaO_2 < 8.0$ kPa 伴有 $PaCO_2 > 6.67$ kPa

【例640】诊断呼吸衰竭最重要的血气分析指标是

A. PaO_2 低于 60 mmHg

B. $PaCO_2$ 高于 50 mmHg

C. pH 低于 7.35

D. 二氧化碳结合力高于 29 mmol/L

E. BE＜−2.3 mmol/L

【例641】呼吸衰竭最主要的临床表现是

A. 呼吸费力伴呼气延长

B. 呼吸频率增快

C. 呼吸困难与发绀

D. 神经精神症状

E. 双肺大量湿啰音

【例642】下列哪项不是心力衰竭时心输出量减少的重要表现

A. 皮肤苍白

B. 脉压变小

C. 端坐呼吸

D. 尿少

E. 嗜睡

【例643】能精确地反映心脏每搏输出量改变的指标是

A. 心输出量

B. 心脏指数

C. 射血分数

D. 心室舒张末期压力

E. 肺动脉楔压

【例644】某男性患者,58 岁,患高血压病 13 年。近期活动时出现了呼吸困难。左心衰竭的早期临床表现之一是劳力性呼吸困难,试分析其发生机制下列哪一项是错误的

A. 体力活动时需氧增加

B. 体力活动时 CO_2 排出增多

C. 体力活动时心率增快

D. 体力活动时回心血量增加

E. 体力活动时 CO_2 潴留

【例645】下列哪项不是引起肾小管功能障碍的主要原因

A. 严重休克

B. 汞中毒

C. 严重挤压伤

D. 免疫复合物

E. 庆大霉素

【例646】急性肾衰竭合并严重高钾血症治疗首选

　　A. 血液透析

　　B. 葡萄糖酸钙

　　C. 聚磺苯乙烯钠（降钾树脂）

　　D. 11.2%乳酸钠静脉推注

　　E. 胰岛素加葡萄糖

【例647】男，45岁，因上吐下泻住某医院，每天静脉途径给庆大霉素24万单位共9天，近5天来无尿，眼结膜水肿，腹水，下肢水肿，自感心悸。实验室检查：BUN 38 mmol/L，血清肌酐450 μmol/L，血清钾 6.5 mmol/L。患者应诊断为

　　A. 庆大霉素过敏反应

　　B. 庆大霉素肾中毒，导致急性肾衰竭

　　C. 前列腺肥大

　　D. 原发病导致失水

　　E. 急性心力衰竭

第六篇　药理学

学习导图

章序	章名	内容	所占分数	
			执业医师	助理医师
1	药物效应动力学	不良反应	1分	1分
		药物剂量与效应关系		
		药物与受体		
2	药物代谢动力学	吸收	1分	1分
		分布		
		代谢		
		药物消除动力学		
		药物代谢动力学的重要参数		
3	胆碱受体激动药	乙酰胆碱	0分	0分
		毛果芸香碱		
4	抗胆碱酯酶药和胆碱酯酶复活药	易逆性抗胆碱酯酶药	1分	0分
		难逆性抗胆碱酯酶药		
		胆碱酯酶复活药		
5	M胆碱受体阻滞剂	阿托品	0分	0分
6	肾上腺素受体激动药	去甲肾上腺素	1分	0分
		肾上腺素		
		多巴胺		
		异丙肾上腺素		
7	肾上腺素受体阻滞剂	α肾上腺素受体阻滞剂	0分	0分
		β肾上腺素受体阻滞剂		
8	局部麻醉药	局麻作用及作用机制	0分	0分
		常用局麻药		
9	镇静催眠药	苯二氮卓类药	0分	0分
10	抗癫痫药和抗惊厥药	苯妥英钠	0分	0分
		卡马西平		
		苯巴比妥、扑米酮		
		乙琥胺		
		丙戊酸钠		
		硫酸镁		

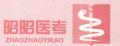

续表

章序	章名	内容	所占分数	
			执业医师	助理医师
11	抗帕金森药	左旋多巴	0 分	0 分
		卡比多巴		
		苯海索		
12	抗精神失常药	氯丙嗪	1 分	0 分
		丙咪嗪		
		碳酸锂		
		氯氮平		
		氟西汀		
13	镇痛药	吗啡	0 分	0 分
		哌替啶		
		纳洛酮		
14	解热镇痛抗炎药	阿司匹林	0 分	0 分
		对乙酰氨基酚		
		布洛芬		
		塞来昔布		
15	钙拮抗剂	钙拮抗剂的分数和药名	1 分	0 分
		药物作用与不良反应		
16	抗心律失常药	抗心律失常药物分类	2 分	1 分
		利多卡因		
		普纳洛尔		
		胺碘酮		
		维拉帕米		
17	治疗充血性心力衰竭药	β 肾上腺素受体阻滞剂	1 分	1 分
		血管紧张素转化酶抑制剂		
		利尿剂		
		强心苷		
18	抗心绞痛药	硝酸甘油	1 分	1 分
		β 肾上腺素受体阻滞剂		
		钙拮抗剂		
19	抗动脉粥样硬化药	HMG – Co A 还原酶抑制剂	0 分	0 分
		贝特类药物		
20	抗高血压药	利尿剂	2 分	1 分
		钙拮抗剂		
		β 肾上腺素受体阻滞剂		
		血管紧张素转化酶抑制剂		
		血管紧张素 Ⅱ 受体阻滞剂		

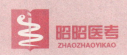
章 序	章 名	内 容	所占分数	
			执业医师	助理医师
21	利尿剂和脱水剂	袢利尿剂	0 分	0 分
		噻嗪类		
		保钾利尿剂		
		碳酸酐酶抑制剂		
		渗透性利尿药		
22	作用于血液及造血器官的药物	肝素	0 分	0 分
		香豆素类抗凝血药		
		抗血小板药		
		纤维蛋白溶解药		
		促凝血药		
		抗贫血药		
		血容量扩张剂		
23	组胺受体阻滞剂	H_1 受体阻滞剂	0 分	0 分
		H_2 受体阻滞剂		
24	作用于呼吸系统的药物	抗炎平喘药	1 分	0 分
		支气管扩张药		
		抗过敏平喘药		
25	作用于消化系统的药物	抗消化性溃疡药物	1 分	0 分
26	肾上腺皮质激素类药物	糖皮质激素类药物	0 分	0 分
27	抗甲状腺药物	抗甲状腺药物	1 分	0 分
28	胰岛素和口服降糖药	胰岛素和口服降糖药物	0 分	0 分
29	子宫平滑肌兴奋药	子宫平滑肌兴奋药	0 分	0 分
30	β-内酰胺类抗生素	青霉素类	1 分	0 分
		头孢菌素类		
31	大环内酯类抗生素	红霉素	0 分	0 分
		阿奇霉素		
		林克霉素		
32	氨基糖苷类抗生素	氨基糖苷类抗生素	0 分	0 分
		常用氨基糖苷类药物		
33	四环素类	四环素类	0 分	0 分
34	人工合成抗菌药	喹诺酮类	0 分	0 分
		磺胺类		
		其他类		
35	抗真菌药和抗病毒药物	抗真菌药和抗病毒药物	0 分	0 分
36	抗结核药	异烟肼	1 分	1 分
		利福平		
		乙胺丁醇		
		吡嗪酰胺		

续表

章 序	章 名	内 容	所占分数	
			执业医师	助理医师
37	抗疟疾药	用于控制症状的抗疟药	1 分	1 分
		用于控制远期复发和传播的抗疟药	0 分	0 分
		用于病因性预防的抗疟药	0 分	0 分
38	抗恶性肿瘤药	抗肿瘤药物的分类	0 分	0 分
		常用药物		

复习策略

药理学这门课程与内科学联系十分紧密,大部分用药内容在内科学中都学到过。所以基本上本课程的知识属于回顾性内容,相对比较陌生的章节是药理学的前4章总论部分,请重点掌握。本课程在执业医师考试中所占的分数为10～15分,在执业助理医师考试中所占的分数为5～10分。

第1～2章 药物效应动力学及药物代谢动力学

【例648】引起药物首过消除最主要的器官是
A. 肝
B. 肾
C. 肺
D. 肠黏膜
E. 门静脉

【例649】不影响药物在体内分布的因素是
A. 药物的脂溶度
B. 药物的 pKa
C. 给药剂量
D. 血脑屏障
E. 器官和组织的血流量

【例650】一级消除动力学的特点是
A. 药物的半衰期不是恒定值
B. 为少数药物的消除方式
C. 单位时间内实际消除的药量随时间递减
D. 为一种恒速消除动力学
E. 其消除速度与初始血药浓度高低有关

【例651】按一级动力学消除的药物特点是
A. 药物的半衰期随剂量而改变
B. 并非为大多数药物的消除方式
C. 单位时间内实际消除的药量递减
D. 酶学中的米-曼公式与动力学公式相似
E. 以固定的间隔给药,体内血药浓度难以达到稳态

【例652】用药的间隔时间主要取决于
A. 药物与血浆蛋白的结合率
B. 药物的吸收速度
C. 药物的排泄速度
D. 药物的消除速度
E. 药物的分布速度

【例653】药物的副反应是
A. 难以避免的
B. 较严重的药物不良反应
C. 剂量过大时产生的不良反应
D. 药物作用选择性
E. 与药物治疗目的有关的效应

【例654】治疗指数是
A. 比值越大就越安全
B. ED50/LD50
C. ED50/TD5
D. 比值越大,药物毒性越大
E. LD50/ED50

【例655】受体拮抗剂的特点是
A. 与受体有亲和力,有内在活性
B. 与受体有亲和力,无内在活性
C. 与受体无亲和力,有内在活性
D. 与受体有亲和力,有弱的内在活性
E. 与受体有弱亲和力,有强的内在活性

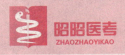
第3～5章　胆碱受体激动药、抗胆碱酯酶药和胆碱酯酶复活药及M胆碱受体阻滞剂

【例656】毛果芸香碱的作用是
A. 缩瞳、降压、调节痉挛
B. 扩瞳、降压、调节痉挛
C. 缩瞳、升压、调节痉挛
D. 扩瞳、升压、调节痉挛
E. 缩瞳、降压、加重痉挛

【例657】毛果芸香碱临床上主要用于治疗
A. 重症肌无力
B. 青光眼
C. 术后腹胀气
D. 房室传导阻滞
E. 有机磷农药中毒

【例658】毛果芸香碱的作用不包括
A. 恢复已经老化的胆碱酯酶活性
B. 解除烟碱样症状
C. 恢复被抑制的胆碱酯酶活性
D. 与阿托品合用可发挥协同作用
E. 增高全血胆碱酯酶活性

【例659】治疗重症肌无力首选
A. 毛果芸香碱
B. 乙酰胆碱
C. 毒扁豆碱
D. 新斯的明
E. 肾上腺素

【例660】临床上，新斯的明禁用于
A. 麻痹性肠梗阻
B. 机械性肠梗阻
C. 手术后尿潴留
D. 重症肌无力
E. 筒箭毒碱过量中毒

【例661】阿托品不能引起
A. 心率加快
B. 眼内压下降
C. 口干
D. 视力模糊
E. 扩瞳

【例662】阿托品禁用于
A. 胃痉挛
B. 虹膜睫状体炎
C. 青光眼
D. 胆绞痛
E. 缓慢型心律失常

（例663～665共用选项）
A. 左旋多巴
B. 阿托品
C. 毛果芸香碱
D. 去甲肾上腺素
E. 酚妥拉明

【例663】能直接拮抗心迷走神经兴奋效应的药物是

【例664】能拮抗交感缩血管神经效应的药物是

【例665】能强烈收缩血管的药物是

第6～7章　肾上腺素受体激动药及肾上腺素受体阻滞剂

【例666】多巴胺的药理作用不包括
A. 减少肾血流量，使尿量减少
B. 对血管平滑肌 β_2 受体作用很弱
C. 直接激动心脏 β_1 受体
D. 激动血管平滑肌多巴胺受体
E. 间接促进去甲肾上腺素释放

【例667】可明显舒张肾血管，增加肾血流的药物是
A. 肾上腺素
B. 异丙肾上腺素
C. 麻黄碱
D. 多巴胺
E. 去甲肾上腺素

【例668】肾上腺素与异丙肾上腺素共同的适应证是
A. 过敏性休克
B. 房室传导阻滞
C. 局部止血
D. 支气管哮喘
E. 与局麻药配伍，延长局麻药的作用时间

【例669】治疗严重房室传导阻滞宜选用
A. 肾上腺素
B. 去甲肾上腺素
C. 异丙肾上腺素

D. 阿托品

E. 氨茶碱

（例670～671共用选项）

A. 普萘洛尔

B. 去甲肾上腺素

C. 左旋多巴

D. 酚妥拉明

E. 肾上腺素

【例670】临床上常作为升压药使用的药物是

【例671】能减弱心肌收缩力并减慢心率的药物是

【例672】β受体阻滞剂的作用是

A. 可使心率加快、心排量增加

B. 有时可诱发或加重哮喘发作

C. 促进脂肪分解

D. 促进肾素分泌

E. 有升高眼压作用

【例673】哮喘患者最不宜选用的降压药为

A. 利尿剂

B. α受体阻滞剂

C. β受体阻滞剂

D. 血管紧张素转换酶抑制剂

E. 二氢吡啶类钙离子通道阻滞剂

第8～9章 局部麻醉药及镇静催眠药

【例674】主要用于表面麻醉的是

A. 丁卡因

B. 普鲁卡因

C. 苯妥英钠

D. 利多卡因

E. 奎尼丁

【例675】丁卡因的特点或应用为

A. 可用于浸润麻醉

B. 脂溶性低

C. 穿透力低

D. 作用较普鲁卡因弱

E. 可用于表面麻醉

【例676】局麻作用起效快、作用强、维持时间长且安全范围大的药物是

A. 普鲁卡因

B. 利多卡因

C. 丁卡因

D. 布比卡因

E. 依替卡因

【例677】苯二氮䓬抗焦虑药物的主要作用是

A. 精神松弛

B. 肌肉松弛

C. 精神和肌肉都松弛

D. 阻断多巴胺受体

E. 阻断5-羟色胺受体

【例678】苯二氮卓类药物的催眠机制是

A. 增强GABA的功能

B. 减弱GABA的功能

C. 促进GABA的释放

D. 减慢GABA的降解

E. 增加神经细胞膜的Cl^-外流

第10～11章 抗癫痫药和抗惊厥药、抗帕金森药

【例679】治疗癫痫小发作的首选药物是

A. 乙琥胺

B. 硫酸镁

C. 苯巴比妥

D. 扑米酮

E. 苯妥英钠

【例680】对各型癫痫都有一定疗效的药物是

A. 乙琥胺

B. 苯妥英钠

C. 卡马西平

D. 丙戊酸钠

E. 苯巴比妥

【例681】苯妥英钠不能用于治疗的病症是

A. 三叉神经痛

B. 舌咽神经痛

C. 癫痫局限性发作

D. 癫痫大发作

E. 癫痫小发作

（例682～684共用选项）

A. 可引起瞳孔扩大

B. 可引起呼吸抑制

C. 可引起共济失调

D. 可引起急性心力衰竭

E. 可引起再生障碍性贫血

【例682】吗啡

【例683】碳酸锂

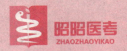

【例684】乙琥胺

【例685】左旋多巴 体内代谢过程的特点是

  A. 口服后主要在胃内吸收

  B. 口服后大部分在肾内被吸收

  C. 其在外周不能代谢为多巴胺

  D. 其进入中枢后经多巴脱羧酶代谢失活

  E. 口服后进入中枢的药物量很少

【例686】用左旋多巴或 M 受体阻断剂治疗震颤麻痹（帕金森病），不能缓解 的症状是

  A. 肌肉强直

  B. 随意运动减少

  C. 动作缓慢

  D. 面部表情呆板

E. 静止性震颤

【例687】卡比多巴 治疗帕金森病的机制是

  A. 抑制中枢氨基酸脱羧酶的活性

  B. 抑制外周氨基酸脱羧酶的活性

  C. 抑制多巴胺的再摄取

  D. 激动中枢多巴胺受体

  E. 激动外周多巴胺受体

【例688】对苯海索的叙述，哪项是错误 的

  A. 阻断中枢胆碱受体

  B. 对帕金森疗效不如左旋多巴

  C. 对氯丙嗪引起的震颤麻痹无效

  D. 对僵直和运动困难疗效差

  E. 外周抗胆碱作用比阿托品弱

第 12～13 章　抗精神失常药及镇痛药

【例689】抗精神病药物的治疗作用与下列通路有关的是

  A. 结节-漏斗系统通路

  B. 黑质-纹状体通路

  C. 中脑-边缘通路

  D. 小脑大脑皮质通路

  E. 小脑-颞叶系统通路

【例690】不属于 氯丙嗪不良反应的是

  A. 帕金森综合征

  B. 抑制体内催乳素分泌

  C. 急性肌张力障碍

  D. 患者出现坐立不安

  E. 迟发性运动障碍

【例691】对氯丙嗪 叙述错误的是

  A. 对刺激前庭引起的呕吐有效

  B. 可使正常人体温下降

  C. 可抑制糖皮质激素的分泌

  D. 可阻断脑内多巴胺受体

  E. 可加强苯二氮䓬类药物的催眠作用

（例692～694 共用选项）

  A. 对心肌有奎尼丁样作用

  B. 使突触间隙的 NA 浓度下降

  C. 阻断 N 胆碱受体

  D. 阻断 D_1、D_2 受体

  E. 阻断中枢 5－HT 受体

【例692】氯丙嗪 的作用机制为

【例693】丙米嗪 的作用特点为

【例694】碳酸锂 的作用机制为

【例695】吗啡镇痛作用的机制是

  A. 阻断脑室、导水管周围灰质的阿片受体

B. 激动脑室、导水管周围灰质的阿片受体

C. 抑制前列腺素合成，降低对致痛物质的敏感性

D. 阻断大脑边缘系统的阿片受体

E. 激动中脑盖前核的阿片受体

【例696】吗啡不用于 慢性钝痛是因为

  A. 治疗量就能抑制呼吸

  B. 对钝痛的效果欠佳

  C. 连续多次应用易成瘾

  D. 引起体位性低血压

  E. 引起便秘和尿潴留

【例697】心源性 哮喘宜选用

  A. 肾上腺素

  B. 去甲肾上腺素

  C. 异丙肾上腺素

  D. 哌替啶

  E. 多巴胺

（例698～699 共用选项）

  A. 地西泮

  B. 异丙嗪

  C. 苯妥英钠

  D. 氯丙嗪

  E. 乙琥胺

【例698】治疗脊髓损伤所引起的肌强直 的药物是

【例699】治疗顽固性呃逆 的药物是

【例700】产妇临产前 2～4 小时内不宜使用的药物是

  A. 哌替啶

  B. 丙磺舒

  C. 对乙酰氨基酚

D. 喷他佐辛

E. 布洛芬

第 14～15 章　解热镇痛抗炎药及钙拮抗剂

【例 701】非甾体抗炎药引起急性胃炎的主要机制是

A. 激活磷脂酶 A

B. 抑制弹性蛋白酶

C. 抑制前列腺素合成

D. 促进胃液素合成

E. 抑制脂肪酶

【例 702】以下哪一项不是阿司匹林的不良反应

A. 胃黏膜糜烂及出血

B. 出血时间延长

C. 溶血性贫血

D. 诱发哮喘

E. 血管神经性水肿

【例 703】解热镇痛作用强而抗炎作用很弱的药物是

A. 吲哚美辛

B. 吡罗昔康

C. 布洛芬

D. 双氯芬酸

E. 对乙酰氨基酚

【例 704】非选择性的钙拮抗剂是

A. 氟桂利嗪

B. 维拉帕米

C. 硝苯地平

D. 尼莫地平

E. 地尔硫卓

【例 705】下列属于苯烷胺类选择性钙拮抗药的是

A. 硝苯地平

B. 维拉帕米

C. 普尼拉明

D. 哌克昔林

E. 氟桂利嗪

【例 706】选择性扩张脑血管的药物是

A. 尼莫地平

B. 硝苯地平

C. 地尔硫卓

D. 维拉帕米

E. 氨氯地平

【例 707】变异型心绞痛患者的首选药物是

A. 胺碘酮

B. ACEI

C. 利多卡因

D. 硝苯地平

E. 普萘洛尔

【例 708】稳定型心绞痛首选

A. 尼莫地平

B. 硝苯地平

C. 氨氯地平

D. 地尔硫草

E. 尼群地平

第 16～17 章　抗心律失常药、治疗充血性心力衰竭药

【例 709】具有抗心律失常、抗高血压及抗心绞痛作用的药物是

A. 可乐定

B. 普萘洛尔

C. 利多卡因

D. 硝酸甘油

E. 氢氯噻嗪

【例 710】关于普萘洛尔,抗心律失常的机制,哪项是错误的

A. 阻断心肌 β 受体

B. 降低窦房结的自律性

C. 降低浦氏纤维的自律性

D. 治疗量就延长浦氏纤维的有效不应期

E. 延长房室结的有效不应期

【例 711】胺碘酮的药理作用是

A. 增加心肌耗氧量

B. 明显延长心肌不应期

C. 增加心肌自律性

D. 加快心肌传导

E. 收缩冠状动脉

【例 712】阵发性室上性心动过速并发变异型心绞痛,宜采用下述何种药物治疗

A. 维拉帕米

B. 利多卡因

C. 普鲁卡因胺

D. 奎尼丁

E. 普萘洛尔

【例 713】对心房颤动无治疗作用的药物是

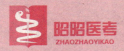

A. 强心苷
B. 奎尼丁
C. 利多卡因
D. 维拉帕米
E. 普萘洛尔

【例 714】强心苷心脏毒性的发生机制是
A. 激活心脏细胞膜 Na^+-K^+-ATP 酶
B. 抑制心肌细胞膜 Na^+-K^+-ATP 酶
C. 增加心肌细胞中的 K^+
D. 增加心肌细胞中的 Ca^{2+}
E. 增加心肌细胞中的 Na^+

【例 715】强心苷治疗心房纤颤的机制主要是
A. 缩短心房有效不应期
B. 减慢房室传导
C. 抑制窦房结
D. 直接抑制心房纤颤
E. 延长心房不应期

【例 716】治疗慢性心功能不全和逆转心肌肥厚并

能降低病死率的药物是
A. 强心苷
B. 哌唑嗪
C. 硝酸甘油
D. 酚妥拉明
E. 卡托普利

【例 717】强心苷中毒最常见的心律失常类型是
A. 房性早搏
B. 室上性早搏
C. 室性早搏
D. 房颤
E. 室颤

【例 718】卡托普利抗心衰作用的机制是
A. 增加去甲肾上腺素分泌
B. 减少前列腺素合成
C. 拮抗钙离子的作用
D. 减少血管紧张素 Ⅱ 的生成
E. 增加心肌耗氧量

第 18~19 章　抗心绞痛药及抗动脉粥样硬化药

【例 719】硝酸甘油舒张血管平滑肌的机制是
A. 激活腺苷酸环化酶,增加 cAMP
B. 直接作用于血管平滑肌
C. 激动 β_2 受体
D. 被硝酸酯受体还原成 NO 起作用
E. 阻断 Ca^{2+} 通道

【例 720】硝酸甘油抗心绞痛的作用机制是
A. 增加心肌供氧量
B. 抑制心肌收缩力
C. 收缩外周血管
D. 减慢房室传导
E. 释放 NO

【例 721】不属于硝酸甘油作用机制的是
A. 降低室壁张力
B. 降低心肌氧耗量
C. 扩张心外膜血管
D. 降低左心室舒张末压
E. 降低交感神经活性

【例 722】普萘洛尔与硝酸酯类合用治疗心绞痛的协同作用是
A. 增加心室容积
B. 降低心肌耗氧量
C. 加强心肌收缩力
D. 保护缺血心肌细胞
E. 松弛血管平滑肌

【例 723】最可能加重变异型心绞痛的药物是
A. 抗血小板药物
B. 硝酸酯类药物
C. 钙通道阻滞剂
D. 调脂药物
E. β 受体阻滞剂

【例 724】HMG-CoA 还原酶抑制剂的药理作用为
A. 抑制体内胆固醇氧化酶
B. 阻断 HMG-CoA 转化为甲羟戊酸
C. 导致肝脏 LDL 受体表达减弱
D. 具有促进细胞分裂作用
E. 具有增强细胞免疫作用

【例 725】男,72 岁。1 个月前患急性前壁心肌梗死。规律服用美托洛尔、阿司匹林、雷米普利、辛伐他汀,1 周来双下肢无力,不伴胸闷、气短。查体:122/75 mmHg,心肺无异常。血清肌钙蛋白水平正常。血清肌酸激酶升高至正常值的 8 倍。心电图正常。该患者双下肢无力的最可能原因是
A. 雷米普利不良反应
B. 辛伐他汀不良反应
C. 阿司匹林不良反应
D. 再发心肌梗死
E. 美托洛尔不良反应

第 20～21 章　抗高血压药及利尿剂和脱水剂

【例726】糖尿病、高血压伴有肾功不全者最好选用
A. 氢氯噻嗪
B. 利血平
C. 卡托普利
D. 胍乙啶
E. 哌唑嗪

【例727】血管紧张素转换酶抑制剂最适用的临床情况是
A. 高血压伴主动脉瓣狭窄
B. 妊娠期高血压
C. 高血压伴左心室肥厚
D. 高血压伴高钾血症
E. 高血压伴双侧肾动脉狭窄

（例728～729 共用选项）
A. 氢氯噻嗪
B. 厄贝沙坦
C. 硝苯地平
D. 福辛普利
E. 美托洛尔

【例728】合并痛风的高血压患者不宜选用

【例729】合并支气管哮喘的高血压患者不宜选用

（例730～731 共用选项）
A. 卡托普利
B. 双嘧达莫
C. 低分子肝素
D. 甲泼尼龙（甲基泼尼松龙）
E. 呋塞米

【例730】有可能引起高钾血症的是

【例731】必须监测出凝血状况的是

【例732】利尿药初期的降压机制为
A. 降低血管壁细胞内 Ca^{2+} 的含量
B. 降低血管壁细胞内 Na^+ 的含量
C. 降低血管壁对缩血管物质的反应性

D. 排 Na^+ 利尿，降低细胞外液和血容量
E. 诱导动脉壁产生扩张血管的物质

【例733】主要作用于髓袢升支粗段的利尿药是
A. 螺内酯
B. 氨苯蝶啶
C. 甘露醇
D. 呋塞米
E. 氢氯噻嗪

【例734】最适于治疗肺水肿的药物是
A. 呋塞米
B. 氢氯噻嗪
C. 氨苯蝶啶
D. 螺内酯
E. 乙酰唑胺

【例735】治疗脑水肿的首选药物是
A. 甘露醇
B. 螺内酯
C. 呋塞米
D. 氯噻嗪
E. 氢氯噻嗪

【例736】最易引起电解质紊乱的药物是
A. 氢氯噻嗪
B. 螺内酯
C. 呋塞米
D. 氨苯蝶啶
E. 乙酰唑胺

【例737】可引起男子乳房女性化和妇女多毛症的药物是
A. 甘露醇
B. 螺内酯
C. 呋塞米
D. 糖皮质激素
E. 氢氯噻嗪

第 22～23 章　作用于血液及造血器官的药物、组胺受体阻滞剂

【例738】肝素抗凝血作用的主要机制是
A. 阻碍凝血因子 Ⅱ、Ⅶ、Ⅸ、Ⅹ 的合成
B. 抑制血小板聚集
C. 增强 AT－Ⅲ 对凝血因子的灭活作用
D. 降低血中钙离子浓度
E. 促进纤维蛋白溶解

【例739】可减弱香豆素类药物抗凝血作用的药物是
A. 甲磺丁脲
B. 奎尼丁
C. 阿司匹林
D. 口服避孕药

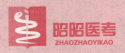

E. 羟基保泰松

【例740】链激酶属于

A. 促凝血药

B. 纤维蛋白溶解药

C. 抗贫血药

D. 抗血小板药

E. 补血药

（例741～742 共用选项）

A. 中和胃酸

B. 促进胃排空

C. 抑制胃酸分泌

D. 黏膜保护作用

E. 阻断促胃液素受体

【例741】雷贝拉唑的主要作用是

【例742】雷尼替丁的主要作用是

第 24～25 章 作用于呼吸系统的药物、作用于消化系统的药物

【例743】氨茶碱的主要平喘机制为

A. 直接舒张支气管

B. 抑制磷酸二酯酶

C. 激活鸟苷酸环化酶

D. 抑制腺苷酸环化酶

E. 促进肾上腺素的释放

【例744】对 β_2 受体有选择性激动作用的平喘药是

A. 茶碱

B. 肾上腺素

C. 沙丁胺醇

D. 色甘酸钠

E. 异丙肾上腺素

【例745】特异性抑制胃壁细胞质子泵活性的药物是

A. 哌仑西平

B. 奥美拉唑

C. 氢氧化镁

D. 枸橼酸铋钾

E. 雷尼替丁

【例746】奥美拉唑的临床应用适应证是

A. 胃肠平滑肌痉挛

B. 萎缩性胃炎

C. 消化道功能紊乱

D. 慢性腹泻

E. 消化性溃疡

【例747】治疗反流性食管炎效果最好的药物是

A. 苯海拉明

B. 肾上腺皮质激素

C. 奥美拉唑

D. 雷尼替丁

E. 异丙嗪

第 26～27 章 肾上腺皮质激素类药物、抗甲状腺药物

【例748】糖皮质激素药物可用于治疗

A. 原发性血小板增多症

B. 急性淋巴细胞白血病

C. 慢性粒细胞白血病

D. 真性红细胞增多症

E. 骨质疏松

【例749】长期应用糖皮质激素后，突然停药所产生的反跳现象是由于患者

A. 对糖皮质激素产生耐药

B. 对糖皮质激素产生了依赖或病情未能完全控制

C. 肾上腺皮质功能亢进

D. 肾上腺皮质功能减退

E. ACTH 分泌减少

【例750】关于糖皮质激素抗炎作用的正确叙述是

A. 对抗各种原因，如物理、生物等引起的炎症

B. 能提高机体的防御功能

C. 促进创口愈合

D. 抑制病原菌生长

E. 直接杀灭病原体

【例751】糖皮质激素不用于

A. 急性粟粒性肺结核

B. 血小板减少症

C. 中毒性休克

D. 骨质疏松

E. 腺垂体前叶功能减退

【例752】不属于糖皮质激素类药物抗休克作用机制的是

A. 稳定溶酶体膜

B. 扩张痉挛收缩的血管

C. 抑制炎性细胞因子释放

D. 增强心肌收缩力

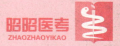

E. 中和细菌外毒素

（例753～754 共用题干）

女，65岁。因胆道感染、感染性休克入院。使用去甲肾上腺素后血压仍不易维持，波动较大。加用氢化可的松后血压上升并平稳。治疗第2天时，患者出现精神失常、躁狂。

【例753】患者出现精神失常、躁狂是因氢化可的松
A. 提高中枢神经的兴奋性
B. 加速蛋白质的分解代谢
C. 增强升压药的作用
D. 过量引起感染的扩散
E. 减少脑组织对葡萄糖的利用

【例754】加用氢化可的松后，去甲肾上腺素升压作用增强的这种现象是
A. 两种药物作用的叠加
B. 两种药物作用的协同
C. 糖皮质激素的刺激作用
D. 糖皮质激素的抗感染作用
E. 糖皮质激素的允许作用

【例755】硫脲类药物最常见的不良反应是
A. 消化道反应
B. 过敏反应
C. 粒细胞缺乏症
D. 甲状腺肿
E. 甲状腺功能减退

第28～29章　胰岛素和口服降糖药、子宫平滑肌兴奋药

【例756】磺酰脲类药物的药理作用为
A. 可使电压依赖性钾通道开放
B. 可促进胰岛素释放而降血糖
C. 不改变体内胰高血糖素水平
D. 可使电压依赖性钠通道开放
E. 能抑制抗利尿激素的分泌

【例757】磺酰脲类药物可用于治疗
A. 糖尿病合并高热
B. 胰岛功能尚存的非胰岛素依赖型糖尿病
C. 糖尿病并发酮症酸中毒
D. 胰岛素依赖型糖尿病
E. 重症糖尿病

第30～31章　β-内酰胺类抗生素、大环内酯类抗生素

（例758～759 共用选项）
A. 抑制细菌细胞壁合成
B. 抑制细菌蛋白质合成
C. 抑制细菌 DNA 合成
D. 抑制细菌二氢叶酸还原酶
E. 抑制细菌 DNA 依赖的 RNA 聚合酶

【例758】β内酰胺酶类

【例759】喹诺酮类

【例760】对青霉素 G 最敏感的病原体是
A. 立克次体
B. 钩端螺旋体
C. 衣原体
D. 支原体
E. 真菌

【例761】青霉素抗革兰阳性（G^+）菌作用的机制是
A. 干扰细菌蛋白质合成
B. 抑制细菌核酸代谢
C. 抑制细菌脂代谢
D. 破坏细菌细胞膜结构
E. 抑制细菌细胞壁肽聚糖的合成

【例762】第三代头孢菌素的特点是
A. 主要用于轻、中度呼吸道和尿路感染
B. 对革兰阴性菌有较强的作用
C. 对组织穿透力弱
D. 对肾脏毒性较第一、第二代头孢菌素大
E. 对β内酰胺酶的稳定性较第一、第二代头孢菌素低

【例763】不属于第三代头孢菌素特点的是
A. 对革兰阴性菌有较强的作用
B. 对革兰阳性菌的作用不如第一、二代
C. 对多种β-内酰胺酶的稳定性弱
D. 对肾脏基本无毒性
E. 作用时间长、体内分布广

【例764】治疗军团菌病的首选药物是
A. 青霉素 G
B. 红霉素
C. 四环素
D. 氯霉素
E. 头孢唑林

（例765～766 共用选项）
A. 真菌感染

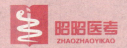
B. 结核杆菌感染

C. 肠道寄生虫感染

D. 肺炎链球菌感染

E. 肠道 G⁻ 杆菌感染

【例765】红霉素主要用于治疗的感染为

【例766】阿米卡星主要用于治疗的感染为

（例767～768 共用选项）

A. 具有较强抗绿脓杆菌作用

B. 主要用于金葡菌引起的骨与关节感染

C. 为支原体肺炎首选药物

D. 具有抗 DNA 病毒的作用

E. 对念珠菌有强大抗菌作用

【例767】克林霉素

【例768】阿昔洛韦

第 32～33 章　氨基糖苷类抗生素、四环素类

【例769】氨基糖苷类抗生素的抗菌机制是

A. 抑制细菌蛋白质合成

B. 抑制细菌细胞壁合成

C. 影响细菌细胞膜通透性

D. 抑制细菌 RNA 合成

E. 抑制细菌 DNA 合成

【例770】链霉素和红霉素的抗菌作用针对的细菌结构部位是

A. 细胞壁上肽聚糖

B. 细胞壁上脂多糖

C. 细胞质中核蛋白体

D. 细胞膜上中介体

E. 细胞染色体 DNA

【例771】氨基糖苷类抗生素的主要不良反应是

A. 抑制骨髓

B. 耳毒性

C. 肝毒性

D. 心脏毒性

E. 消化道反应

【例772】对铜绿假单胞菌作用最强的氨基糖苷类

抗生素是

A. 卡那霉素

B. 庆大霉素

C. 阿米卡星

D. 妥布霉素

E. 链霉素

【例773】可引起灰婴综合征的抗生素是

A. 卡那霉素

B. 庆大霉素

C. 链霉素

D. 氯霉素

E. 四环素

（例774～775 共用选项）

A. 对病毒感染有效

B. 对念珠菌属的细菌感染有效

C. 杀灭结核分枝杆菌

D. 抑制二氢蝶酸合酶活性

E. 对立克次体感染有效

【例774】多西环素的药理作用是

【例775】磺胺药的药理作用是

第 34～35 章　人工合成抗菌药、抗真菌药和抗病毒药物

【例776】第三代喹诺酮类药物的抗菌机制是其抑制了细菌的

A. 蛋白质合成

B. 细胞壁合成

C. DNA 螺旋酶

D. 二氢叶酸还原酶

E. 二氢叶酸合成酶

【例777】不属于氟喹诺酮类药物的药理学特性的是

A. 抗菌谱广

B. 口服吸收好

C. 与其他抗菌药物无交叉耐药性

D. 不良反应较多

E. 体内分布较广

【例778】孕妇，22 岁。检查发现小阴唇内侧小菜花状赘生物，同时合并肺部感染。针对该患者抗感染治疗，不能使用的药物是

A. 红霉素

B. 喹诺酮类

C. 头孢菌素类

D. β-内酰胺类

E. 青霉素类

（例779～782 共用选项）

A. 二氢蝶酸合酶

B. 二氢叶酸还原酶

C. 四氢叶酸合成酶

D. DNA 回旋酶

E. 二氢蝶酸合酶＋二氢叶酸还原酶

【例779】磺胺类药物的抗菌机制主要是抑制

【例780】甲氧苄啶的抗菌机制主要是抑制

【例781】复方磺胺甲恶唑的抗菌机制主要是抑制

【例782】氟喹诺酮类药物的抗菌机制主要是抑制

（例783～785 共用选项）

A. 利福平

B. 利巴韦林

C. 伯氨喹

D. 氟康唑

E. 环磷酰胺

【例783】广谱抗真菌药物是

【例784】用于治疗麻风病药物是

【例785】用于器官移植排斥反应药物是

第 36～38 章　抗结核药、抗疟疾药及抗恶性肿瘤药

【例786】可引起周围神经炎的药物是

A. 利福平

B. 异烟肼

C. 阿昔洛韦

D. 吡嗪酰胺

E. 卡那霉素

【例787】治疗麻风的广谱抗菌药是

A. 链霉素

B. 乙胺丁醇

C. 异烟肼

D. 氯喹

E. 利福平

【例788】能诱发"流感综合征"的药物是

A. 利福平

B. 多黏菌素

C. 链霉素

D. 哌拉西林

E. 头孢孟多

（例789～790 共用选项）

A. 磺胺嘧啶

B. 四环素

C. 异烟肼

D. 甲氧苄啶

E. 环丙沙星

【例789】治疗结核病选用的药物是

【例790】治疗铜绿假单胞菌感染首选的药物是

（例791～792 共用选项）

A. 庆大霉素

B. 乙胺嘧啶

C. 头孢噻肟

D. 利福平

E. 红霉素

【例791】治疗嗜肺军团菌肺炎选用的药物是

【例792】用于治疗结核病和麻风病的药物是

【例793】预防性抗疟疾药是

A. 乙胺嘧啶

B. 乙胺丁醇

C. 异烟肼

D. 氯喹

E. 伯氨喹

（例794～795 共用选项）

A. 吡喹酮

B. 乙胺嘧啶

C. 氯喹

D. 伯氨喹

E. 奎宁

【例794】控制间日疟发作的首选药物是

【例795】防止疟疾复发的药物是

（例796～797 共用选项）

A. 乙胺嘧啶

B. 氯喹

C. 奎宁

D. 哌喹

E. 伯氨喹

【例796】控制普通型疟疾发作多选用的药物是

【例797】防止疟疾复发选用的药物是

（例798～799 共用选项）

A. 对心脏的影响最大

B. 对肾脏的影响最大

C. 对肺脏毒性最大

D. 对骨髓抑制最重

E. 发生腹泻最重

【例798】阿霉素

【例799】顺铂

（例800～801 共用选项）

A. 环磷酰胺

B. 甲氨蝶呤

C. 长春新碱

D. 阿霉素

E. 左旋门冬酰胺酶

【例800】常引起心脏毒性的化疗药是

【例801】常引起周围神经炎的化疗药是

第七篇　医学免疫学(助理医师不要求)

学习导图

章　序	章　名	所占分数	
		执业医师	助理医师
1	绪论	0 分	0 分
2	抗原	1 分	0 分
3	免疫器官	0 分	0 分
4	免疫细胞	0 分	0 分
5	免疫球蛋白	1 分	0 分
6	补体系统	0 分	0 分
7	细胞因子及受体	1 分	0 分
8	白细胞分化抗原和黏附因子	0 分	0 分
9	主要组织相容性复合体及其编码分子	0 分	0 分
10	免疫应答	0 分	0 分
11	黏膜免疫	0 分	0 分
12	免疫耐受	0 分	0 分
13	抗感染免疫	0 分	0 分
14	超敏反应	2 分	0 分
15	自身免疫和自身免疫性疾病	1 分	0 分
16	免疫缺陷病	1 分	0 分
17	肿瘤免疫	0 分	0 分
18	移植免疫	0 分	0 分
19	免疫学检测技术	0 分	0 分
20	免疫学防治	0 分	0 分

复习策略

　　免疫学属于执业医师考试的范畴,助理医师考试不涉及。本课程包括一些微观的医学知识,如细胞表位、补体的途径等,较为抽象,考生需要通过图形来理解并详细记忆。本课程内容占执业医师考试分数为5~10分。

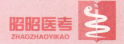

第1～2章 绪论及抗原

【例802】**免疫系统的三大功能**为
A. 免疫防御、免疫应答、免疫记忆
B. 免疫应答、免疫记忆、免疫监视
C. 免疫防相、免疫记忆、免疫监视
D. 免疫防御、免疫自稳、免疫监视
E. 免疫应答、免疫自稳、免疫监视

【例803】**免疫反应性**是指抗原能够
A. 刺激机体发生免疫应答的性能
B. 与相应抗体特异性结合,发生免疫反应的性能
C. 刺激机体产生抗体的性能
D. 与相应免疫应答产物特异性结合,发生免疫反应的性能
E. 与致敏淋巴细胞特异性结合,发生免疫反应的性能

【例804】**完全抗原**
A. 只有免疫原性,无免疫反应性
B. 只有免疫反应性,无免疫原性
C. 既无免疫原性,又无免疫反应性
D. 既有免疫原性,又有免疫反应性
E. 不能激发细胞免疫应答

【例805】**胸腺依赖性抗原**是
A. 在胸腺中产生的抗原
B. 能直接激活 B 细胞产生体液免疫应答的抗原
C. 不能刺激机体产生免疫记忆细胞的抗原
D. 只能引起细胞免疫应答的抗原
E. 只有在 T 细胞辅助下,才能激活 B 细胞产生体液免疫应答的抗原

【例806】以下哪项可以决定**抗原特异性**
A. 抗原决定簇
B. 胸腺依赖性抗原
C. 胸腺非依赖性抗原
D. 完全抗原
E. 共同抗原

【例807】以下哪项可以**直接刺激 B 细胞产生抗体**
A. 抗原决定簇
B. 胸腺依赖性抗原

C. 胸腺非依赖性抗原
D. 完全抗原
E. 共同抗原

【例808】可引起**交叉反应的是**
A. 抗原决定簇
B. 胸腺依赖性抗原
C. 胸腺非依赖性抗原
D. 完全抗原
E. 共同抗原

【例809】关于 **T 细胞抗原决定簇**,正确的是
A. 多为构象依赖型
B. 比 B 细胞抗原决定簇大
C. 可同时活化 T 细胞和 B 细胞
D. 必经 MHC 分子递呈
E. 只能存在于抗原分子表面

(例810～813 共用选项)
A. 完全抗原
B. 共同抗原
C. 抗原决定簇
D. 胸腺依赖性抗原
E. 胸腺非依赖性抗原

【例810】既有免疫原性又有抗原性的物质是

【例811】可引起**交叉反应**的抗原是

【例812】决定抗原特异性的是

【例813】直接刺激 B 细胞产生抗体的是

【例814】**抗毒素**
A. 是抗体,不是抗原
B. 是抗原,不是抗体
C. 既是抗原,又是抗体
D. 既非抗原,又非抗体
E. 是异嗜性抗原

【例815】关于**佐剂**作用机制的描述,**不正确的是**
A. 延缓抗原降解
B. 改变抗原物理性状
C. 特异性增强免疫功能
D. 改变免疫应答的类型
E. 刺激淋巴细胞的增殖分化

第3～4章 免疫器官及免疫细胞

【例816】**免疫应答发生的主要场所**是
A. 淋巴管

B. 肝
C. 胸腺

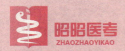

D. 外周血

E. 淋巴结

【例817】机体受外源性抗原刺激后，发生免疫应答的部位是

A. 骨髓

B. 淋巴结

C. 胸腺

D. 腔上囊

E. 外周血

【例818】属于中枢免疫器官的是

A. 淋巴结

B. 胸腺

C. 脾脏

D. 阑尾

E. 扁桃体

【例819】既是淋巴器官，又有内分泌功能的是

A. 淋巴结

B. 扁桃体

C. 胸腺

D. 胰

E. 脾

【例820】动物新生期切除胸腺的后果是

A. 细胞免疫功能缺陷，体液免疫功能正常

B. 细胞免疫功能正常，体液免疫功能缺陷

C. 细胞和体液免疫功能均不受影响

D. 细胞免疫功能缺陷，体液免疫功能受损

E. 机体造血和免疫功能均有损害

【例821】T细胞的生物学功能不包括

A. 产生细胞因子

B. 直接杀伤靶细胞

C. 参与对病毒的免疫应答

D. 诱导抗体的类别转换

E. 介导ADCC效应

【例822】只有T细胞才具有的表面标记为

A. 抗原识别受体

B. C3受体

C. 细胞因子受体

D. CD3分子

E. 有丝分裂原受体

【例823】B细胞的表面标志是

A. CD3

B. CD4

C. CD8

D. CD20

E. CD28

【例824】B细胞表面最重要的标志为

A. mIg

B. FcγR

C. CD40

D. CD5

E. CD80

【例825】T细胞受体的主要功能是

A. 结合黏附分子

B. 激活补体系统

C. 识别抗原单位

D. 结合细胞因子

E. 活化巨噬细胞

【例826】Th2细胞主要分泌

A. IFN-α

B. IL-4

C. IFN-γ

D. TNF-β

E. IL-2

【例827】Th1细胞分泌

A. IFN-γ

B. IL-4

C. IL-5

D. IL-6

E. IL-10

【例828】产生IL-2的细胞是

A. 巨噬细胞

B. 肥大细胞

C. T淋巴细胞

D. B细胞

E. 嗜酸性粒细胞

【例829】可通过ADCC作用介导细胞毒作用的细胞是

A. 浆细胞

B. CTL

C. B细胞

D. NK细胞

E. 肥大细胞

【例830】NK细胞所不具备的生物学功能是

A. 非特异杀伤肿瘤靶细胞

B. 非特异杀伤某些病毒感染的靶细胞

C. 通过ADCC作用杀伤肿瘤和病毒感染的靶细胞

D. 通过释放穿孔素杀伤肿瘤靶细胞

E. 通过释放蛋白水解酶杀伤病毒感染的靶细胞

（例831～833共用选项）

A. B细胞

B. NK细胞

C. 肥大细胞

D. 细胞毒性 T 细胞

E. 浆细胞

【例 831】具有特异性细胞毒作用的细胞是

【例 832】分泌抗体的细胞是

【例 833】提呈抗原的细胞是

（例 834～836 共用选项）

A. CD4

B. CD19

C. KIR

D. MHC-Ⅱ类分子

E. IL-2

【例 834】T 细胞的表面分子

【例 835】树突状细胞的表面分子

【例 836】NK 细胞的表面分子

【例 837】关于免疫细胞和膜分子,错误的组合是

A. 辅助性 T 细胞-CD4 抗原阳性

B. 单核吞噬细胞-MHCⅡ类抗原阳性

C. 细胞毒性 T 细胞-CD8 抗原阳性

D. NK 细胞-CD4 抗原阳性

E. 人红细胞-MHCⅠ类抗原阴性

第 5 章　免疫球蛋白

【例 838】关于 Ig 的描述,正确的是

A. 具有抗原性

B. IgD 构成的免疫复合物可通过 C1q 激活补体

C. IgM 中含分泌片

D. Ig 有 κ(kappa)和 λ(lambda)两类重链

E. 可被胃蛋白酶水解成 Fab 和 Fc 段

【例 839】有关免疫球蛋白和抗体的说法,哪种是正确的

A. 免疫球蛋白就是抗体,二者具有相同的含义

B. 免疫球蛋白均为抗体,抗体不一定都是免疫球蛋白

C. 免疫球蛋白与抗体不同,二者也不相关

D. 抗体均为免疫球蛋白,而免疫球蛋白并不一定都是抗体

E. 抗体和免疫球蛋白只存在于血液和体液中,二者均具有免疫功能

【例 840】免疫球蛋白分类的主要依据是

A. L 链

B. H 链

C. 二硫键数目

D. 单体数

E. 分子量大小

【例 841】决定免疫球蛋白类别的结合区是

A. 轻链可变区

B. 轻链恒定区

C. 重链恒定区

D. 铰链区

E. 重链可变区

【例 842】参与黏膜免疫的免疫球蛋白是

A. SIgA

B. IgM

C. IgD

D. IgE

E. IgG

【例 843】血清中含量最高的 Ig 是

A. IgA

B. IgD

C. IgG

D. IgM

E. IgE

【例 844】患者感染病原微生物后,血清中最早出现的特异性免疫球蛋白是

A. IgM

B. IgD

C. IgG

D. IgA

E. IgE

【例 845】再次注射疫苗刺激产生的抗体主要是

A. IgD

B. IgA

C. IgE

D. IgG

E. IgM

【例 846】天然血型抗体是

A. IgA

B. IgM

C. IgG

D. IgE

E. IgD

【例 847】具有亲细胞作用的抗体是

A. IgM

B. IgD

C. IgE

D. IgG

E. IgA

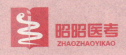
第6章 补体系统

【例848】参与经典途径激活补体的是
A. IgE
B. LPS
C. IgD
D. IgA
E. IgM

【例849】补体系统在激活后可以
A. 诱导免疫耐受
B. 抑制超敏反应
C. 裂解细菌
D. 启动抗体的类别转换
E. 结合细胞毒性 T 细胞

【例850】补体固有成分中,分子量最大的是
A. C_3
B. C_5
C. C_1
D. C_4
E. C_9

【例例851】补体膜攻击复合物是
A. C_{3b}
B. C_{5b}
C. C_{5b6789}
D. C_{5b678}
E. C_{5b67}

【例例852】可通过替代途径激活补体的免疫球蛋白是
A. IgG1
B. IgG2
C. IgA
D. IgM
E. IgD

（例853～855 共用选项）
A. KIR
B. KAR
C. TCR
D. MBL
E. CEA

【例853】可传递抑制信号的是
【例854】可结合抗原的是
【例855】可激活补体的是
【例856】参与替代途径激活补体的物质是
A. IgG
B. IgM
C. IgD
D. LPS
E. MBL

（例857～859 共用选项）
A. C_{4b2a3b}
B. C_{3bnBb}
C. C_{3bBb}
D. C_{4b2a}
E. $C_{5b6789n}$

【例例857】经典途径的 C_3 转化酶是
【例858】旁路途径的 C_3 转化酶是
【例859】经典途径的 C_5 转化酶是
【例860】具有调理吞噬作用的补体裂解产物是
A. C_{2b}
B. C_{3b}
C. C_{5a}
D. C_{2a}
E. C_{4a}

第7章 细胞因子及受体

【例861】单核-巨噬细胞产生的主要细胞因子是
A. IL-1
B. IL-2
C. IL-4
D. IL-5
E. IL-10

【例862】细胞因子不包括
A. IL-2
B. 干扰素
C. 肿瘤坏死因子
D. 血管内皮生长因子
E. 过敏毒素

【例863】关于 IL-2 的生物学效应,错误的是
A. 以自分泌方式发挥作用
B. 促进 T 细胞增殖分化
C. 抑制 Th1 细胞分泌 IFN-γ
D. 增强 NK 细胞的杀伤活性
E. 促进 B 细胞增殖分化

【例864】能杀伤细胞的细胞因子是
A. IL - 2
B. TNF - α
C. 干扰素
D. IL - 4
E. IL - 1

【例865】关于IL - 2的生物学效应,错误的是
A. 以自分泌和旁分泌方式发挥作用
B. 促进 T 细胞和 B 细胞的增殖分化
C. 增强 NK 细胞、单核细胞的杀伤活性
D. 抑制 Th1 细胞分泌 IFN - γ
E. 诱导 LAK 细胞形成

【例866】巨噬细胞产生的主要细胞因子是
A. IL - 1
B. IL - 2
C. IL - 4
D. IL - 5
E. IL - 10

【例867】可促进 IgE 生成的细胞因子是
A. IL - 2
B. IFN - γ
C. IL - 4
D. G - CSF
E. IL - 10

【例868】促进造血干细胞增生分化的细胞因子是
A. IL - 2

B. IFN - γ
C. IL - 6
D. G - CSF
E. IL - 10

【例869】具有抗病毒感染功能的细胞因子是
A. IL - 2
B. IFN - γ
C. IL - 6
D. G - CSF
E. IL - 10

【例870】可作为 B 细胞活化的协同刺激分子是
A. CD4
B. CD19
C. CD21
D. CD28
E. CD40

(例871～873 共用选项)
A. 抗 CD3 单克隆抗体
B. 抗肿瘤坏死因子抗体
C. β 干扰素(IFN - β)
D. α 干扰素(IFN - α)
E. 红细胞生成素(EPO)

【例871】治疗多发性硬化症选用
【例872】治疗贫血选用
【例873】治疗类风湿关节炎选用

第8～9章　白细胞分化抗原和黏附因子、主要组织相容性复合体及其编码分子

【例874】HLA - Ⅰ类分子的主要功能是
A. 激活 B 细胞
B. 识别多糖抗原
C. 递呈抗原多肽
D. 结合 CD4 分子
E. 激活 CD4⁺T 细胞

【例875】关于 HLA - Ⅱ类抗原分子,正确的是
A. 由 α 链和 β_{2-m} 链组成
B. 提呈外源性抗原
C. 分布在所有有核细胞的表面
D. 由 HLA - A、B、C 等基因编码
E. 可与 CD8 分子结合

【例876】HLA 复合体基因不编码
A. HLA - Ⅰ类分子的重链(α 链)
B. HLA - Ⅰ类分子的轻链(β_{2-m})

C. HLA - Ⅱ类分子的 α 链
D. HLA - Ⅱ类分子的 β 链
E. B 因子

【例877】受 MHC 限制的是
A. CTL 杀伤病毒感染细胞
B. NK 细胞杀伤肿瘤细胞
C. 巨噬细胞吞噬细菌
D. 抗体结合病毒
E. 树突状细胞摄取抗原

【例878】编码 HLA - Ⅱ类抗原的基因位于
A. HLA - A 区
B. HLA - B 区
C. HLA - C 区
D. HLA - D 区
E. HLA - D 区与 HLA - B 区之间

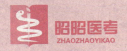

【例879】与强直性脊柱炎密切相关的 HLA 分子是
A. HLA - A5
B. HLA - B5
C. HLA - B7
D. HLA - B27
E. HLA - DR3

第 10～11 章　免疫应答及黏膜免疫

【例880】机体受外源抗原刺激后,发生免疫应答的部位是
A. 骨髓
B. 淋巴结
C. 胸腺
D. 腔上囊
E. 外周血

【例881】免疫应答的基本过程包括
A. 识别、活化、效应三个阶段
B. 识别、活化、排斥三个阶段
C. 识别、活化、反应三个阶段
D. 识别、活化、增殖三个阶段
E. 识别、活化、应答三个阶段

【例882】在免疫应答过程中,巨噬细胞
A. 产生抗体
B. 表达 TCR
C. 产生细胞因子
D. 表达 CD3 分子
E. 发生基因重排

【例883】有特异性抗原受体的细胞是
A. B 淋巴细胞
B. 浆细胞
C. 巨噬细胞
D. NK 细胞
E. 单核细胞

【例884】关于 T 细胞,错误的是
A. 活化需要双信号
B. 作用受 MHC 限制
C. 可直接识别外源抗原
D. 可产生细胞因子
E. 对 B 细胞有辅助作用

【例885】结核病的细胞免疫反应中起主要作用的细胞为
A. T 细胞
B. B 细胞
C. NK 细胞
D. 巨噬细胞
E. 嗜中性粒细胞

【例886】Th2 细胞主要分泌
A. IFN - α
B. IL - 4
C. IFN - γ
D. IFN - β
E. IL - 2

【例887】Th1 细胞主要分泌
A. IFN - γ
B. IL - 4
C. IL - 5
D. IL - 6
E. IL - 10

【例888】免疫系统消除病毒感染细胞的主要机制是
A. 诱导免疫抑制
B. 诱导特异性 CTL 产生
C. 上调 IL - 10
D. 诱导免疫耐受
E. 下调 HLA 分子的表达

【例889】属于黏膜免疫系统的免疫器官是
A. 胸腺
B. 脾脏
C. 扁桃体
D. 骨髓
E. 肝

第 12 章　免疫耐受

【例890】诱导免疫耐受形成的最佳时期是
A. 成年期

B. 幼年期

C. 老年期

D. 胚胎期

E. 青年期

【例891】关于免疫耐受的叙述,错误的是

A. 免疫耐受是抗原特异性的

B. 免疫耐受可在新生动物中诱导形成

C. 协同刺激因子可促进免疫耐受形成

D. 免疫抑制措施可促进免疫耐受形成

E. 免疫耐受也是一种免疫应答

【例892】一存活多年的同种异体肾移植接受者的体内虽有供体者人抗原表达却未发生明显的排斥反应,其原因可能是

A. 受者的免疫细胞功能活跃

B. 移植物的免疫细胞功能活跃

C. 移植物已失去了免疫原性

D. 受者对移植物发生了免疫耐受

E. 移植物对受者发生了免疫耐受

第13～14章 抗感染免疫及超敏反应

【例893】佩戴金属首饰后局部皮肤出现炎症反应,其免疫病理基础可能是

A. Ⅰ型超敏反应

B. Ⅱ型超敏反应

C. Ⅲ型超敏反应

D. Ⅳ型超敏反应

E. Arthus 反应

【例894】属于Ⅰ型超敏反应的是

A. 血清病

B. 过敏性休克

C. 免疫复合物性肾小球肾炎

D. 类风湿关节炎

E. 感染性迟发性超敏反应

【例895】Ⅱ型超敏反应性疾病是

A. 过敏性休克

B. 溶血

C. 变态反应性鼻炎

D. 血清病

E. 荨麻疹

【例896】参与Ⅱ型超敏反应的免疫球蛋白(Ig)是

A. IgM/IgD

B. IgM/IgG

C. IgA/IgE

D. IgM/IgA

E. IgE/IgD

(例897～898共用选项)

A. 支气管哮喘

B. 血清病

C. 药物过敏性休克

D. 接触性皮炎

E. 自身免疫性溶血性贫血

【例897】属于Ⅱ型超敏反应的疾病是

【例898】属于Ⅲ型超敏反应的疾病是

第15～16章 自身免疫和自身免疫性疾病、免疫缺陷病

【例899】下列不属于器官特异性自身免疫病的是

A. 慢性甲状腺炎

B. 恶性贫血

C. 重症肌无力

D. 特发性血小板减少性紫癜

E. 类风湿性关节炎

【例900】下列抗原中属于隐蔽自身抗原的是

A. HLA 抗原

B. 肿瘤抗原

C. ABO 血型抗原

D. Rh 血型抗原

E. 眼葡萄膜色素抗原

【例901】下列关于德乔治综合征(DiGeorge 综合征)的叙述,不正确的是

A. 患者抗病毒免疫力降低

B. 患者先天性胸腺发育不全

C. 患者结核菌素试验阴性

D. 患者细胞免疫功能缺陷

E. 患者体液免疫功能不受影响

【例902】患儿,18 个月。自 8 个月起多次患肺炎、中耳炎和脓疱疮,为寻查原因,家长带其到医院就诊,查体发现该患儿扁桃体缺陷,血常规正

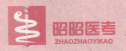

常,可能的诊断是

A. 选择性 IgA 缺陷症

B. 胸腺发育不全症

C. X 连锁无丙种球蛋白血症

D. 选择性 IgM 缺陷病

E. 联合免疫缺陷病

第 17～18 章　肿瘤免疫及移植免疫

【例 903】介导 ADCC 的是

A. CD3

B. IgG

C. IFN-γ

D. IL-4

E. CD4

【例 904】与急性同种异基因移植排斥关系最密切的细胞是

A. NK 细胞

B. B 细胞

C. CD8$^+$T 细胞

D. 肥大细胞

E. 嗜酸性粒细胞

（例 905～906 共用选项）

A. 供体内预存有抗受体的 ABO 血型抗体

B. 供体内预存有抗受体的 HLA-I 类抗原的抗体

C. 受体内预存有抗供体的 ABO 血型抗体

D. 受体内有针对供体组织器官的 Tc 细胞

E. 移植物中有足够数量的免疫细胞

【例 905】移植器官超急排斥反应是由于

【例 906】引起移植物抗宿主反应是由于

第 19～20 章　免疫学检测技术及免疫学防治

【例 907】ABO 血型鉴定试验属于

A. 间接凝集反应

B. 直接凝集反应

C. 间接凝集抑制反应

D. 沉淀反应

E. ELISA

【例 908】免疫学实验中,若要从单个核细胞中分选 T 淋巴细胞,最佳的实验方法是

A. 流式细胞术

B. ELISA

C. 免疫电泳

D. 双相琼脂扩散

E. 葡聚糖-泛影葡胺密度梯度离心法

第八篇 医学微生物学(助理医师不要求)

学习导图

章 序	章 名	所占分数	
		执业医师	助理医师
1	微生物的基本概念	1 分	0 分
2	细菌的形态与结构	1 分	0 分
3	细菌的生理	0 分	0 分
4	消毒与灭菌	0 分	0 分
5	噬菌体	0 分	0 分
6	细菌的遗传与变异	0 分	0 分
7	细菌的感染和免疫	0 分	0 分
8	细菌感染的检查方法与防治原则	0 分	0 分
9	病原性球菌	2 分	0 分
10	肠道杆菌	1 分	0 分
11	弧菌属	0 分	0 分
12	厌氧性杆菌	0 分	0 分
13	分枝杆菌	0 分	0 分
14	动物源性细菌	0 分	0 分
15	其他细菌	0 分	0 分
16	放线菌	0 分	0 分
17	支原体	0 分	0 分
18	立克次体	0 分	0 分
19	衣原体	0 分	0 分
20	螺旋体	0 分	0 分
21	真菌	0 分	0 分
22	病毒的基本性状	0 分	0 分
23	病毒的感染和免疫	0 分	0 分
24	病毒感染的检查方法和防治原则	0 分	0 分
25	呼吸道病毒	0 分	0 分
26	肠道病毒	0 分	0 分
27	肝炎病毒	1 分	0 分
28	黄病毒	0 分	0 分
29	出血热病毒	0 分	0 分

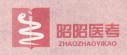

复习策略

　　医学微生物学属于执业医师资格考试的范畴，助理医师资格考试不涉及。本课程涉及一些病原微生物的基本概念、特点及所致疾病。考生重点掌握内科、外科常见疾病的致病细菌的特点，如肺炎链球菌、金黄色葡萄球菌及大肠埃希菌等。本课程内容在执业医师资格考试中所占的分数为 5～10 分。

第 1～3 章　微生物的基本概念、细菌的形态与结构及细菌的生理

【例 909】有完整细胞核的微生物是
　A. 立克次体
　B. 放线菌
　C. 细菌
　D. 真菌
　E. 衣原体

【例 910】不属于原核细胞型微生物的是
　A. 细菌
　B. 病毒
　C. 支原体
　D. 立克次体
　E. 衣原体

（例 911～912 共用选项）
　A. 衣原体
　B. 病毒
　C. 支原体
　D. 螺旋体
　E. 真菌

【例 911】缺乏细胞壁的原核细胞型微生物是

【例 912】只有一种核酸类型的微生物是

【例 913】细菌细胞壁的特有成分是
　A. 肽聚糖
　B. 外膜
　C. 脂蛋白
　D. 脂多糖

　E. 类脂 A

【例 914】细菌"核质以外的遗传物质"是指
　A. mRNA
　B. 核蛋白体
　C. 质粒
　D. 异染颗粒
　E. 性菌毛

【例 915】与细菌耐药性有关的结构是
　A. 性菌毛
　B. 细菌染色体
　C. 质粒
　D. 鞭毛
　E. 异染颗粒

【例 916】在流行病学调查时，可作为细菌分型依据的代谢产物是
　A. 抗生素
　B. 细菌素
　C. 热原质
　D. 毒素
　E. 色素

【例 917】使细菌具有侵袭力的结构成分是
　A. 芽胞
　B. 肽聚糖（粘肽）
　C. 荚膜
　D. 核糖体

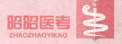

E. 异染颗粒

【例918】细菌个体的繁殖方式是

A. 有性繁殖

B. 菌丝断裂

C. 细胞出芽

D. 无性二分裂

E. 核酸复制

第4～6章 消毒与灭菌、噬菌体及细菌的遗传与变异

【例919】杀灭所有微生物的方法是

A. 抑菌

B. 消毒

C. 灭菌

D. 防腐

E. 无菌

【例920】普通培养基最适宜的灭菌方法是

A. 巴氏消毒法

B. 煮沸法

C. 高压蒸气灭菌法

D. 流通蒸气灭菌法

E. 间歇灭菌法

【例921】关于高压蒸汽灭菌法,不正确的描述是

A. 灭菌效果最可靠

B. 适用于耐高温和耐湿物品的灭菌

C. 可杀灭包括细菌芽孢在内的所有微生物

D. 通常灭菌时间为1小时

E. 通常灭菌温度为121.3℃

【例922】与细菌耐药性有关的结构是

A. 性菌毛

B. 细菌染色体

C. 质粒

D. 鞭毛

E. 异染颗粒

第7～8章 细菌的感染和免疫、
细菌感染的检查方法与防治原则

【例923】引起菌群失调症的原因是

A. 正常菌群的遗传特性明显改变

B. 正常菌群的耐药性明显改变

C. 正常菌群的增殖方式明显改变

D. 正常菌群的组成和数量明显改变

E. 大量使用生态制剂

【例924】引起肠道菌群失调的最主要病因是

A. 正常菌群异位

B. 宿主免疫力低下

C. 黏膜表面损伤

D. 滥用抗生素

E. 长期大剂量应用糖皮质激素

【例925】与细菌侵袭力无关的致病因素是

A. 黏附素

B. 荚膜

C. 细菌生物被膜

D. 外毒素

E. 透明质酸酶

【例926】下列关于内毒素性质的叙述,不正确的是

A. 来源于革兰阴性菌

B. 用甲醛脱毒可制成类毒素

C. 其化学成分是脂多糖

D. 性质稳定,耐热

E. 菌体死亡裂解后释放

【例927】内毒素的主要成分是

A. 肽聚糖

B. 蛋白质

C. 脂蛋白

D. 脂多糖

E. 核酸

【例928】关于内毒素描述,错误的是

A. 来源于革兰阴性细菌

B. 化学成分为蛋白质

C. 死亡裂解释放

D. 毒性作用较弱,引起发热等

E. 耐热,160℃持续2～4 h才被破坏

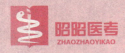
第9～11章　病原性球菌、肠道杆菌及弧菌属

【例929】下列属于淋病奈瑟菌特征的是
  A. 离开人体可存活4小时
  B. 为革兰染色阴性双球菌
  C. 对移行上皮无亲和力
  D. 一般消毒剂不易将其杀灭
  E. 对复层鳞状上皮有亲和力

【例930】对淋病奈瑟菌的叙述，唯一正确的是
  A. 主要经呼吸道传播
  B. 为革兰阳性球菌
  C. 人是淋菌的唯一宿主
  D. 淋菌可产生自溶酶
  E. 大多无荚膜和菌毛

【例931】肺炎链球菌最重要的致病因素是
  A. 炎症因子
  B. 蛋白水解酶
  C. 内毒素
  D. 外毒素
  E. 荚膜侵袭性

【例932】不属于肺炎链球菌致病物质的是
  A. M蛋白
  B. 荚膜
  C. 神经氨酸酶
  D. 肺炎链球菌溶素
  E. 脂磷壁酸

【例933】引起流行性脑脊髓膜炎的病原属于
  A. 奈瑟菌属
  B. 念珠菌属
  C. 隐球菌属
  D. 链球菌属
  E. 葡萄球菌属

（例934～935共用选项）
  A. 葡萄球菌
  B. 链球菌
  C. 肺炎链球菌
  D. 脑膜炎球菌
  E. 淋病奈瑟菌

【例934】有典型荚膜结构的是

【例935】黏膜表面黏附时可产生 IgA_1 蛋白酶的是

（例936～937共用选项）
  A. 葡萄球菌
  B. 溶血性链球菌
  C. 肺炎链球菌
  D. 脑膜炎奈瑟菌

  E. 淋病奈瑟菌

【例936】可引起食物中毒的细菌是

【例937】黏膜表面黏附时，可产生 SIgA 蛋白酶的细菌是

【例938】引起急性出血性结肠炎的病原体是
  A. 志贺菌
  B. 伤寒沙门菌
  C. 新型肠道病毒70型
  D. 大肠埃希菌 $O_{157}:H_7$ 型
  E. 轮状病毒A组

【例939】大肠埃希菌 $O_{157}:H_7$ 引起的腹泻的特点是
  A. 脓性便
  B. 血样便
  C. 米泔水样便
  D. 蛋花样便
  E. 黏液便

【例940】霍乱弧菌的致病因素不包括
  A. 鞭毛
  B. 菌毛
  C. 荚膜
  D. 肠毒素
  E. 内毒素

【例941】关于霍乱弧菌的生物学性状，错误的描述是
  A. 革兰染色为阴性
  B. 有菌毛和单鞭毛
  C. 悬滴观察呈"穿梭"样运动
  D. El-Tor 生物型可形成芽孢
  E. 增菌培养基通常为碱性蛋白胨水

【例942】导致食物中毒的非溶血性弧菌最容易污染的食品是
  A. 剩米饭
  B. 罐头
  C. 海产品和盐渍食品
  D. 家庭自制豆制品
  E. 禽肉类及其制品

【例943】耐盐细菌是
  A. 痢疾志贺菌
  B. 破伤风梭菌
  C. 副溶血弧菌
  D. 白喉棒状杆菌

E. 结核分枝杆菌

第 12～13 章　厌氧性杆菌及分枝杆菌

【例944】引起牙周脓肿最常见的病原菌是

A. 甲型溶血性链球菌

B. 类白喉杆菌

C. 无芽孢厌氧菌

D. 铜绿假单胞菌

E. 白念珠菌(白假丝酵母菌)

【例945】在下述情况中,排除无芽孢厌氧菌的依据是

A. 机体多个部位的脓肿

B. 血性分泌物,恶臭或有气体

C. 分泌物直接涂片可见细菌

D. 在普通肉汤培养基中呈表面生长

E. 在无氧环境下的血平板中长出微小菌落

【例946】结核分枝杆菌形态学诊断最常用的染色

方法是

A. 革兰染色

B. 抗酸染色

C. 美蓝染色

D. 镀银染色

E. 荚膜染色

【例947】结核分枝杆菌化学组成最显著的特点是含有大量的

A. 蛋白质

B. 脂类

C. 多糖

D. RNA

E. 磷壁酸

第 14～15 章　动物源性细菌及其他细菌

【例948】能引起人畜共患病的病原体是

A. 梅毒螺旋体

B. 霍乱弧菌

C. 布氏杆菌

D. 淋球菌

E. 白喉杆菌

【例949】耶尔森菌可引起的疾病是

A. 波浪热

B. 皮肤炭疽

C. 鼠疫

D. 白喉

E. 肠热症

【例950】男,39岁。发热 2 天,伴畏寒,右上肢剧烈疼痛。有啮齿动物接触史。查体:T 39.8℃,P 110 次/分,R 22 次/分,BP 120/75 mmHg。神志清楚,强迫体位,右腋下可触及肿大淋巴

结,触痛明显。心肺腹未见异常。实验室检查:血 WBC12.4×10⁹/L,中性粒细胞 0.86,淋巴细胞 0.14。淋巴结穿刺液涂片染色检查可见 G⁻菌。引起该病的病原体是

A. 伤寒杆菌

B. 大肠埃希菌

C. 奈瑟球菌

D. 鼠疫耶尔森菌

E. 流感嗜血杆菌

【例951】幽门螺杆菌是

A. 无鞭毛

B. 革兰染色阳性

C. 营养要求低

D. 微需氧

E. 呈球形

第 16 章　放线菌

【例952】放线菌感染的主要特征是

A. 常是局部感染,不扩散

B. 脓液黏稠有异味

C. 常呈急性过程

D. 是内源性感染

E. 病灶常伴有多发性瘘管形成并排出硫黄样颗粒

【例953】放线菌病的好发部位是

A. 胸腔

B. 腹腔

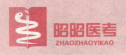

C. 盆腔

D. 面颈部

E. 四肢

第17～21章　支原体、立克次体、衣原体、螺旋体及真菌

【例954】立克次体的共同特点不包括

A. 专性细胞内寄生

B. 含DNA和RNA两种核酸

C. 对抗生素不敏感

D. 大多是人畜共患病的病原体

E. 以二分裂法繁殖

【例955】以下微生物具有独特发育周期的是

A. 支原体

B. 衣原体

C. 病毒

D. 立克次体

E. 螺旋体

【例956】病原为真核细胞型微生物的疾病是

A. 传染性单核细胞增多症

B. 水痘

C. 结核

D. 霍乱

E. 鹅口疮

【例957】根据微生物的分类，新生隐球菌属于

A. 细菌

B. 立克次体

C. 真菌

D. 放线菌

E. 支原体

第22～24章　病毒的基本性状、病毒的感染和免疫及病毒感染的检查方法和防治原则

【例958】对病毒生物学性状的描述，不正确的是

A. 测量大小的单位为纳米（nm）

B. 含有DNA和RNA两种核酸

C. 以复制方式增殖

D. 必须寄生于活细胞内

E. 属于非细胞型微生物

【例959】以核酸为模板进行增殖的微生物是

A. 细菌

B. 病毒

C. 衣原体

D. 立克次体

E. 真菌

【例960】不属于病毒复制周期的是

A. 吸附

B. 脱壳

C. 组装

D. 扩散

E. 释放

【例961】关于干扰素抗病毒机制的叙述，正确的是

A. 滤过灭活血液中的病毒颗粒

B. 激活巨噬细胞

C. 激活NK细胞

D. 直接灭活病毒

E. 诱导宿主细胞合成AVP

【例962】病毒分离培养最常用的方法是

A. 肉汤培养基培养

B. 鸡胚培养

C. 动物接种

D. 细胞培养

E. 人体接种

第25～27章　呼吸道病毒、肠道病毒及肝炎病毒

【例963】甲型流感病毒最容易发生变异的结构是

A. 包膜脂类

B. 血凝素（HA）和神经氨酸酶（NA）

C. 衣壳蛋白

D. 基质蛋白

E. 核蛋白

【例964】不属于副黏病毒科的是

A. 呼吸道合胞病毒

B. 麻疹病毒

C. 腮腺炎病毒

D. 禽流感病毒

E. 副流感病毒

【例965】为预防风疹和先天性风疹综合征，禁忌接种风疹减毒活疫苗的人群是

　　A. 育龄期女青年

　　B. 结婚登记时的女青年

　　C. 1岁以上的少年儿童

　　D. 妊娠妇女（孕妇）

　　E. 注射过抗风疹人血清免疫球蛋白孕妇

（例966~968共用选项）

　　A. 炭疽芽孢杆菌

　　B. 解脲脲原体

　　C. 柯萨奇B组病毒

　　D. 伯氏疏螺旋体

　　E. 汉坦病毒

【例966】人类病毒性心肌炎的重要病原体是

【例967】人类非淋病性尿道炎的重要病原体是

【例968】肾综合征出血热的病原体是

（例969~970共用选项）

　　A. 腺病毒

　　B. 新型肠道病毒71型

　　C. 埃可病毒

　　D. 轮状病毒

　　E. 脊髓灰质炎病毒

【例969】目前最常见的导致手足口的病原体是

【例970】可导致流行性角结膜炎的病原体是

【例971】"诊断逃逸"现象见于

　　A. HAV感染

　　B. HBV感染

　　C. HCV感染

　　D. HDV感染

　　E. HEV感染

【例972】Dane颗粒是

　　A. 甲型肝炎病毒

　　B. 乙型肝炎病毒

　　C. 丙型肝炎病毒

　　D. 丁型肝炎病毒

　　E. 戊型肝炎病毒

第28~33章　黄病毒、出血热病毒、疱疹病毒、反转录病毒、其他病毒及朊粒

（例973~974共用选项）

　　A. EBV

　　B. HTLV

　　C. HBV

　　D. VZV

　　E. HPV

【例973】与白血病有关的病毒是

【例974】可引起潜伏感染的病毒是

【例975】可作为人免疫缺陷病毒（HIV）受体的表面分子是

　　A. CD3

　　B. CD4

　　C. CD8

　　D. CD20

　　E. CD21

【例976】HIV与感染细胞膜上CD4分子结合的病毒刺突是

　　A. gp120

　　B. gp41

　　C. p24

　　D. P17

　　E. gp160

【例977】与宫颈癌有关的病毒是

　　A. HEV

　　B. HIV

　　C. HAV

　　D. HBV

　　E. HPV

第三部分

人文医学

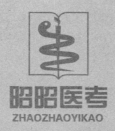

第一篇　医学心理学

学习导图

章　序	章　名	内　容	所占分数	
			执业医师	助理医师
1	绪论	医学心理学概述 医学心理学的任务与观点 医学心理学的研究方法	2 分	1 分
2	医学心理学基础	心理学概述 认识过程 情绪过程 意志过程 需要与动机 人格	3 分	1 分
3	心理健康	心理健康概述 不同年龄阶段的心理卫生	3 分	1 分
4	心理应激及心身疾病	心理应激 心身疾病	2 分	1 分
5	心理评估	心理评估概述 心理测验的分类和应用 应用心理测验的一般原则 信度、效度和常模 常用的心理测验 临床评定量表	2 分	1 分
6	心理治疗与心理咨询	心理治疗概述 心理治疗的理论基础 心理治疗的主要方法及其应用 心理治疗的原则 临床心理咨询	3 分	2 分
7	医患关系与医患沟通	医患关系的心理方面 医患交往的两种形式和两个水平 医患沟通的理论、技术及其应用 医患关系模式的临床应用	2 分	1 分

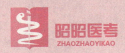

续表

章 序	章 名	内 容	所占分数	
			执业医师	助理医师
8	患者心理问题	患者角色和求医行为	3 分	2 分
		患者的一般心理问题		
		不同年龄阶段患者的心理活动特征		
		特殊患者的心理问题		

复习策略

　　医学心理学属于医学中的人文科学,考生对此类内容只需"死记硬背"即可。考试一般是针对其中的观点、原则进行考查,相对简单。

第1～2章　绪论和医学心理学基础

【例1】医学心理学的研究对象为

A. 心理活动的规律的学科

B. 人类行为的科学发展

C. 疾病的发生发展的规律

D. 影响健康的有关心理问题和行为

E. 疾病的预防和治疗的原则

【例2】心理学的基本观点不包括

A. 个性特征作用的观点

B. 认知评价的观点

C. 主动适应与调节的观点

D. 情绪因素作用的观点

E. 遗传决定论的观点

【例3】面对同样的社会应激,有人难以适应而得病;有人很快渡过难关。医学心理学解释此现象的基本观点为

A. 社会影响的观点

B. 情绪作用的观点

C. 人格特征的观点

D. 心身统一的观点

E. 主动调节的观点

【例4】医学心理学的研究任务不包括

A. 人格特征或行为模式在疾病与健康中的意义

B. 如何运用心理治疗的方法达到保健的目的

C. 医院管理中存在的心理问题系统的解决方法

D. 疾病的发展和变化过程中心理因素作用的规律

E. 心理评估手段在疾病的预防中的作用

【例5】反映直接作用于感觉器官的客观事物的个别属性的心理过程是

A. 感觉

B. 知觉

C. 记忆

D. 思维

E. 想象

【例6】自觉地确定目的,并根据目的支配自己的行为,克服困难以实现目的的心理过程是

A. 认识

B. 意志

C. 情感

D. 感知

E. 思维

【例7】按马斯洛的需要层次理论,人的最高需要是

A. 爱与被爱

B. 生理

C. 安全

D. 自我实现

E. 尊重

【例8】"想吃糖,又怕胖"或对婚姻的向往和婚后社会责任义务的惧怕。这种动机冲突是

A. 双趋冲突

B. 双避冲突

C. 趋避冲突

D. 双重趋避冲突

E. 双重双避冲突

【例9】年轻人不想受父母控制,又不想做房奴。这种动机冲突是
A. 双趋冲突
B. 双避冲突
C. 趋避冲突
D. 双重趋避冲突
E. 双重双避冲突

(例10~12 共用题干)

女,18岁。近几个月来常因琐事与父母发生激烈争吵,闷闷不乐,被诊断为抑郁症而入院治疗。两周后,其父母去探视,患者起初表现出既想见又不想见的矛盾心理,但最终还是决定拒绝见其父母。医生根据病情同意了患者的决定。

【例10】该患者起初的心理状态属于
A. 双重趋避冲突
B. 趋避冲突
C. 回避冲突
D. 双避冲突
E. 双趋冲突

【例11】是否允许患者父母探视应首先遵循的伦理原则是
A. 协同一致原则
B. 患者家属自主原则
C. 患者利益至上原则
D. 公正原则
E. 公益原则

【例12】根据《精神卫生法》,医生可以限制患者父母会见患者的理由是
A. 医疗机构尚未做出再次诊断结论
B. 未取得医疗机构负责人同意
C. 为了避免妨碍治疗
D. 患者父母要求见面的理由不充分
E. 未取得当地卫生计生行政部门批准

【例13】胆汁质气质的人,其高级神经活动类型属于
A. 强、均衡而灵活的活泼型
B. 强、均衡而不灵活的安静型
C. 强、不均衡而灵活的兴奋型

D. 弱、不均衡、不灵活的抑制型
E. 弱、均衡、灵活的灵活型

【例14】人对客观现实稳定的态度和与之相适应的习惯化的行为方式是指
A. 态度
B. 行为
C. 性格
D. 气质
E. 能力

【例15】男,22岁,大学生。平常乐于助人、尊师爱校。不仅在学习上经常帮助同学,而且在生活上也常常照顾他人,并能积极组织班级的集体活动。这种行为方式在性格的特征中属于
A. 行为特征
B. 意志特征
C. 态度特征
D. 情绪特征
E. 理智特征

【例16】自我意识和自然人成为社会人标志着
A. 情绪成熟
B. 人格形成
C. 自我实现
D. 性格成熟
E. 理想的形成

【例17】某患者,竞争意识强,总想胜过他人,老觉得时间不够用,说话快,走路快,脾气暴躁,容易激动,常与他人的意见不一致。其行为类型属于
A. A 型行为
B. B 型行为
C. C 型行为
D. AB 混合型行为
E. BC 混合型行为

【例18】A 型行为性格与下列哪项疾病有关
A. 溃疡病
B. 风心病
C. 冠心病
D. 癌症
E. 神经症

第3~4章 心理健康、心理应激及心身疾病

【例19】世界第一届心理卫生协会成立于
A. 1905 年
B. 1908 年
C. 1910 年

D. 1915 年
E. 1935 年

【例20】心理健康的标准不包括
A. 智力正常

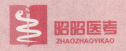
B. 行为健康
C. 情绪乐观
D. 意识清晰
E. 人格健全

【例21】心理健康标准不包括
A. 人格健全
B. 思想内容健康和意识清晰
C. 情绪乐观稳定
D. 行为和生活方式健康
E. 智力正常

【例22】女，18岁，某大学一年级新生。入学后对新的学习环境和教学模式不适应，出现情绪焦虑、失眠等情况。该生的辅导员、老师及同学们给予其热情的帮助、疏导和安慰，使该生逐渐走出了适应不良的状态。这种应对应激的方法属于
A. 催眠心理治疗

B. 运用自我防御机制
C. 专业思想教育
D. 取得社会支持
E. 回避应激源

【例23】下列疾病中，不属于心身疾病的是
A. 十二指肠溃疡
B. 抑郁症
C. 癌症
D. 糖尿病
E. 支气管哮喘

【例24】内科的心身疾病一般不包括
A. 冠心病
B. 高血压
C. 支气管哮喘
D. 肺结核
E. 消化性溃疡

第5章　心理评估

【例25】对于初诊患者，评估者采用与被评估者面对面的谈话方式，此种评估方法是
A. 调查法
B. 作品分析法
C. 心理测验法
D. 会谈法
E. 观察法

【例26】心理评估常用的方法不包括
A. 会谈法
B. 调查法
C. 实验法
D. 作品分析法
E. 心理测验法

【例27】某单位女职工，在一家医院接受过心理评估与心理治疗。其所在单位领导获悉后想了解该患者的心理问题现状，遂向医院索要心理评估的结果，但被患者的心理医生拒绝。该心理医生所遵循的原则是
A. 耐心原则
B. 真诚原则
C. 客观原则
D. 回避原则
E. 保密原则

【例28】反映一个测验工具的正确性是指该测验的
A. 效度
B. 信度

C. 样本
D. 常模
E. 概念

【例29】男孩，8岁，上课反应迟钝，一般的学习任务难以完成，家长带其来心理门诊就诊。心理治疗师应该首先考虑使用的心理评估工具是
A. WISC
B. SDS
C. 16PF
D. EPQ
E. SAS

【例30】属于投射性测验的是
A. 明尼苏达多项人格调查表
B. 比奈智力测验
C. 卡特尔16PF测量
D. 主题统觉测验
E. 90项症状自评

【例31】男，21岁。因有明显的幻觉及妄想表现而到医院就诊。经询问病情后，医生欲采用心理测验对其进行评估，以协助诊断。针对该患者，通常可采用的心理测验工具为
A. EPQ
B. MMPI
C. SAS
D. SCL - 90
E. TAT

第6章　心理治疗与心理咨询

【例32】心理障碍大多为幼年压抑的潜意识冲突而引起,持这种观点的学派是
A. 心理生理学派
B. 人本主义学派
C. 认知行为学派
D. 行为主义学派
E. 精神分析学派

【例33】刚入学的小学生看到别的孩子打扫卫生得到老师的表扬,也主动打扫卫生,在受到老师的表扬后,他经常自动打扫卫生。对其行为过程结果最全面合理的理论解释是
A. 经典条件反射和操作性条件反射
B. 经典条件反射和强化
C. 操作性条件反射和强化
D. 非条件反射和条件反射
E. 社会学习和操作性条件反射

【例34】某患者单独进入到百货商场购物时,就会感到胸闷、出冷汗,所以一直回避这些场所。心理治疗师详尽了解了患者家里的场合和回避的程度,训练患者学习放松技术,制定了一张等级表进行分级暴露,这种治疗方法为
A. 快速暴露法
B. 厌恶疗法
C. 示范法
D. 系统脱敏疗法
E. 消退法

【例35】为了戒除烟瘾,在每次吸烟后。应用某种引起恶心、呕吐的药物,反复几次,就再不想吸烟了。这种戒烟方法是
A. 系统脱敏法
B. 条件操作法
C. 自我调整疗法
D. 厌恶疗法
E. 暴露疗法

【例36】按一定的练习程序,学习有意识地控制或调节自身的心理生理活动,以降低机体唤醒水平,调整因紧张刺激而紊乱的功能,这种疗法称为
A. 系统脱敏法
B. 厌恶疗法
C. 条件操作法
D. 模仿疗法
E. 放松训练法

【例37】为保证材料真实,也为了维护心理治疗本身的声誉及权威性,因此心理治疗要坚持
A. 真诚原则
B. 耐心原则
C. 保密原则
D. 中立原则
E. 回避原则

【例38】心理治疗的目标是促进求助者的成长和自立,不能代替患者做出任何选择与决定,这是心理治疗的
A. 真诚原则
B. 耐心原则
C. 保密原则
D. 中立原则
E. 回避原则

【例39】某心理咨询师的母亲出现了心里问题,其妹妹想让其进行心理治疗,但他却把母亲转给其他心理咨询师治疗,该心理咨询师遵循的原则是
A. 保密原则
B. 真诚原则
C. 中立原则
D. 回避原则
E. 系统原则

第7~8章　医患关系与医患沟通及患者心理问题

【例40】在医患交往过程中,医护人员不恰当的交往方式是
A. 重视患者的自我感受
B. 采取封闭和开放式的提问
C. 用专业术语进行交流
D. 关注疾病本身和相关话题
E. 了解患者的安全需要

【例41】医生与患者的交谈原则应具有
A. 隐蔽性
B. 情绪性
C. 广泛性
D. 指令性

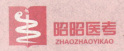
E. 针对性

【例42】医患沟通中的非言语沟通形式不包括

A. 引导话题

B. 人际距离

C. 面部表情

D. 身段姿态

E. 目光接触

【例43】医务人员与患者沟通时,适宜的方式是

A. 回避目光

B. 多用自我表露

C. 加快语速

D. 多用术语

E. 注意倾听

【例44】下列关于医患关系特点的表述,错误的是

A. 医者应保持情感的中立性

B. 双方目的一致性

C. 人格尊严、权利上的平等性

D. 医学知识和能力的对称性

E. 医患矛盾存在的必然性

【例45】一位头部大面积烧伤患者在获知自己的面容没法完全恢复从前的模样后,对在场的医生和护士进行殴打,这属于

A. 角色行为缺如

B. 角色行为减退

C. 角色行为异常

D. 角色行为强化

E. 角色行为冲突

【例46】患者安于已适应的角色,小病大养,该出院而不愿意出院,此时患者的状态被称为角色行为

A. 减退

B. 缺如

C. 冲突

D. 强化

E. 异常

【例47】女,48岁,某乡镇企业负责人。5个月前被确诊为乳腺癌并接受了手术治疗。术后患者仅休息了2个月,便全身心投入了工作,同病前一样从事日常工作,参加各种会议和活动。对于自己身体的康复情况并不重视,不按要求到医院复查,也不愿再接受任何其他的治疗。该女性角色行为改变类型属于

A. 角色行为冲突

B. 角色行为缺如

C. 角色行为异常

D. 角色行为减退

E. 角色行为强化

【例48】医生告知某患者患有糖尿病并且让其接受药物治疗,但该患者并不相信自己患病,未听从医生的医嘱服药而是继续上班,该患者的角色行为类型属于

A. 角色行为转化

B. 角色行为缺如

C. 角色行为强化

D. 角色行为异常

E. 角色行为冲突

【例49】心理护理的主要目标是

A. 明确患者的人生目标

B. 消除不良的情绪反应

C. 树立良好的道德观念

D. 提高患者的智力水平

E. 改善患者的躯体症状

【例50】儿童患者住院后常见的心理问题一般不包括

A. 分离性焦虑

B. 不安全感

C. 抑郁心理

D. 对陌生环境的恐惧

E. 依赖症

第二篇　医学伦理学

学习导图

章　序	章　名	内　容	所占分数	
			执业医师	助理医师
1	伦理学与医学伦理学	伦理学	2分	1分
		医学伦理学		
2	医学伦理学的基本原则与规范	医学伦理的指导原则	1分	0分
		医学伦理学的基本原则		
		医学伦理学的基本规范		
3	医疗人际关系伦理	医患关系伦理	1分	1分
		医务人员之间关系伦理		
4	临床诊疗伦理	临床诊疗的伦理原则	2分	1分
		临床诊断的伦理要求		
		临床治疗的伦理要求		
		临床急救的伦理要求		
		临床治疗的伦理决策		
5	临终关怀与死亡的伦理	临终关怀伦理	1分	1分
		安乐死伦理		
		死亡伦理		
6	公共卫生伦理与健康伦理	公共卫生伦理的含义和理论基础	1分	1分
		公共卫生伦理原则		
		公共卫生工作伦理要求		
		健康伦理		
7	医学科研伦理	医学科研伦理的含义和要求	1分	1分
		涉及人的生物医学研究伦理		
		动物实验伦理		
		医学伦理委员会及医学伦理审查		
8	医学新技术研究与应用的伦理	人类辅助生殖技术的伦理	1分	0分
		人体器官移植的伦理		
		人的胚胎干细胞与生殖性克隆的伦理		
		基因治疗的伦理		
9	医务人员医学伦理素质的养成与行为规范	医学道德教育	1分	0分
		医学道德修养		
		医学道德评价		

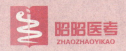

复习策略

医学伦理学属于医学中的人文科学,考生只须对此类内容"死记硬背"即可。考试一般针对其中的观点、原则进行考查,相对简单。

第1章　伦理学与医学伦理学

【例51】医学伦理学属于

A. 环境伦理学

B. 社会伦理学

C. 元伦理学

D. 描述伦理学

E. 规范伦理学

【例52】医学伦理学的研究对象是

A. 医学道德难题

B. 医德基本理论

C. 医学道德关系

D. 医德基本实践

E. 医德基本规范

【例53】医学伦理学的特征之一是

A. 灵活性

B. 实践性

C. 集体性

D. 组织性

E. 随机性

【例54】《大医精诚论》的作者是

A. 张仲景

B. 华佗

C. 扁鹊

D. 孙思邈

E. 希波克拉底

【例55】提出"以最大多数人的最大幸福"作为道德

判断标准的学者是

A. 边沁

B. 密尔

C. 苏格拉底

D. 亚里士多德

E. 康德

【例56】"夫医者,非仁爱之士不可托;非聪明理达不可任也;非廉洁淳良不可信也。"此语出自

A. 晋代杨泉

B. 唐代孙思邈

C. 宋代林逋

D. 明代陈实功

E. 清代王清任

【例57】最先提出"不伤害原则"的西方医学家是

A. 希波克拉底

B. 盖仑

C. 维萨里

D. 白求恩

E. 桑德斯

【例58】目前我国医学伦理学主要的研究方向是

A. 公民道德问题

B. 临床医学问题

C. 公共道德的学说和体系

D. 生命科学的发展

E. 医学实践中的道德问题

第2章　医学伦理学的基本原则与规范

【例59】在医务人员的行为中,不符合有利原则的是

A. 与解除病人的疾苦有关

B. 使病人受益,但却给别人造成了较大的伤害

C. 使病人受益且产生副作用很小

D. 可能解除病人的疾苦

E. 在人体实验中,可能使受试者暂不得益,但却使社会、后代受益很大

【例60】在医疗实践活动中分配医疗收益与平衡

时,类似的个案适用相同的准则,不同的个案适合不同的准则,这所体现的医学伦理基本原则是

A. 尊重原则

B. 不伤害原则

C. 公正原则

D. 有利原则

E. 公益原则

【例61】对病人不会造成伤害的是

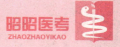

A. 医务人员的知识和技能低下

B. 医务人员的行为疏忽和粗枝大叶

C. 医务人员强迫病人接受检查和治疗

D. 医务人员对病人呼叫和提问置之不理

E. 医务人员为治疗疾病适当地限制或约束病人的自由

【例62】不属于医学伦理学**原则**的是

A. 有利

B. 公正

C. 不伤害

D. 克己

E. 尊重

（例63～65 共用选项）

A. 医师检查病人时，由于消毒观念不强，造成交叉感染

B. 医师满足病人的一切保密要求

C. 妊娠危及母亲生命时，医师给予引产

D. 医生对病人的呼叫或提问置之不理

E. 医师的行为使某个病人受益，但却损害了别的病人的利益

【例63】属于医师违背**不伤害原则**的是

【例64】属于医师违背**有利原则**的是

【例65】属于医师违背**尊重原则**的是

【例66】在卫生资源分配上，**形式公正**是根据每个人

A. 都享有公平分配的权利

B. 实际的需要

C. 能力的大小

D. 社会贡献的多少

E. 在家庭中的角色地位

（例67～68 共用选项）

A. 公正原则

B. 不伤害原则

C. 有利原则

D. 整体性原则

E. 尊重原则

【例67】分配基本医疗卫生资源时依据的伦理原则是

【例68】在患者充分知情并同意后实施医疗决策所体现的伦理原则是

【例69】医务工作者崇高的**职业道德境界**

A. 只体现在认识疾病的活动中

B. 只体现在治疗疾病的活动中

C. 只体现在认识疾病、治疗疾病的活动中

D. 只体现在家庭生活中

E. 与医学研究无关

【例70】医务人员**彼此协作的基础**是

A. 没有分歧

B. 彼此独立

C. 互相信任

D. 互相学习

E. 彼此竞争

【例71】**互相尊重、密切合作、互相学习**是

A. 处理医患关系的原则

B. 处理医际关系的原则

C. 处理医师与医师关系的原则

D. 处理医师与护士关系的原则

E. 处理医师与医技人员关系的原则

（例72～74 共用选项）

A. 有利、公正

B. 权利、义务

C. 廉洁奉公

D. 医乃仁术

E. 等价交换

【例72】属于医学伦理学**基本范畴**的是

【例73】属于医学伦理学**基本原则**的是

【例74】属于医学伦理学**基本规范**的是

第3章 医疗人际关系伦理

【例75】医患之间的**道德关系**是

A. 主从关系

B. 商品关系

C. 信托关系

D. 陌生关系

E. 私人关系

【例76】有关医际关系与医患关系的表述，下列哪项是**错误**的

A. 医际关系的恶化在一定程度上将医患关系产生不良影响

B. 医患关系的恶化在一定程度上将对医际关系产生不良影响

C. 处理医际关系和与医患关系依据的伦理原则是相同的

D. 医际关系与医患关系既互相独立又相互关联

E. 良好的医际关系有助于形成良好的医患关系

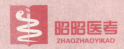
【例77】关于生物、心理、社会医学模式，下列提法中错误的是
A. 人们关于健康和疾病的基本观点
B. 21世纪建立起来的一种全新医学模式
C. 临床实践活动和医学科学研究的指导思想
D. 在更高层次上实现了对人的尊重
E. 不仅重视人的生物生存状态，而且更加重视人的社会生存状态

【例78】对于阑尾的术后病人，宜采取的医患模式是
A. 主动-被动型
B. 被动-主动型
C. 指导-合作型
D. 共同参与型
E. 合作-指导型

【例79】对于长期慢性病人，宜采取的医患关系模式是
A. 主动-被动型
B. 被动-主动型
C. 指导-合作型
D. 共同参与型
E. 合作-指导型

第4章 临床诊疗伦理

【例80】女，50岁，因子宫肌瘤行全子宫切除术。术中医生发现患者左侧卵巢有病变应切除，在未征得患者及其家属同意的情况下，将左侧卵巢与子宫一并切除。术后患者恢复良好。该案例中，医生违背的临床诊疗伦理原则是
A. 知情同意原则
B. 患者至上原则
C. 守信原则
D. 最优化原则
E. 保密原则

【例81】下列选项中符合手术治疗伦理要求的是
A. 手术方案应当经患方知情同意
B. 患者坚决要求而无指征的手术也可实施
C. 手术对患者确实有益时，可无需患者知情同意
D. 手术方案必须经患者单位同意
E. 患者充分信任时，医生可自行决定手术方案

【例82】医师可以行使特殊的干涉权的是
A. 对需要隔离的传染病患者拒绝隔离的
B. 对教学医院内住院的患者拒绝接收学生实习的
C. 在有科研任务的医院内住院的患者拒绝作为受试者

D. 门诊就医的患者拒绝按医师开出的特殊检查项目进行检查
E. 门诊就医的患者拒绝向医师吐露与疾病有关的隐私

【例83】下列选项中，符合手术治疗伦理要求的是
A. 手术方案应当经患方知情同意
B. 患者坚决要求而无指征的手术也可实施
C. 手术方案必须经患者单位同意
D. 手术对患者确实有益时，可无需患者知情同意
E. 患者充分信任时，医生可自行决定手术方案

（例84~86共用选项）
A. 严守法规
B. 公正分配
C. 加强协作
D. 合理配伍
E. 对症下药

【例84】当患者要求住院医师开具精神药品处方时，该医师应当遵循的伦理要求是

【例85】医生根据临床诊断选择相适应的药物进行治疗，遵循的医学伦理要求是

【例86】医生采取"多头堵"、"大包围"的方式开具大处方，违背的医学伦理要求是

第5章 临终关怀与死亡的伦理

【例87】世界上第一个安乐死合法化的国家是
A. 德国
B. 荷兰
C. 立陶宛
D. 英国
E. 希腊

【例88】下列国家中安乐死合法化的是
A. 法国和意大利
B. 荷兰和比利时
C. 美国和德国
D. 英国和印度
E. 巴西和希腊

【例89】临终关怀的根本目的是
A. 节约卫生资源
B. 减轻家庭的经济负担
C. 提高临终病人的生存质量
D. 缩短病人的生存时间
E. 防止病人自杀

【例90】下列符合临终关怀伦理要求的做法是
A. 优先考虑临终患者家属的权益
B. 尽力满足临终患者的生活需求
C. 帮助临终患者抗拒死亡
D. 满足临终患者结束生命的要求
E. 建议临终患者选择安乐死

第6章 公共卫生伦理与健康伦理

【例91】对甲类传染病患者实施强制隔离措施时，应当遵循的公共卫生伦理原则是
A. 社会公正原则
B. 全社会参与原则
C. 互助协同原则
D. 以患者为中心原则
E. 信息公开原则

【例92】下列不属于传染病防控工作伦理要求的是
A. 采取走访患者家庭以预防医患冲突
B. 做好传染病的监测和报告
C. 尊重传染病患者的人格和权利
D. 尊重科学事实
E. 开展传染病的预防宣传教育

（例93~94 共用选项）
A. 公益原则
B. 有利原则
C. 尊重原则
D. 不伤害原则
E. 医学目的原则

【例93】手术前让患者签署知情同意书符合

【例94】属于公共卫生道德原则的是

第7章 医学科研伦理（助理医师不要求）

【例95】对涉及人的生物医学研究进行伦理审查的根本目的是
A. 保护受试者的尊严和权利
B. 保护受试者的经济利益
C. 尊重研究者的基本权利
D. 确保医学科研的规范性
E. 维护研究机构的科研利益

【例96】在多中心人体试验伦理审查中，项目总负责人单位伦理委员会审查通过后，项目参加单位的伦理委员会应当
A. 重新审查
B. 不再审查
C. 只审查在本单位的可行性
D. 只审查方案的科学性
E. 只审查受试者的知情同意书

（例97~99 共用选项）
A. 以健康人或病人作为受试对象
B. 实验时使用对照和双盲法
C. 不选择弱势人群受试对象
D. 实验中受试者得到专家的允许后可自由决定是否退出
E. 弱势人群若参加实验，需要监护人签字

【例97】能体现人体实验知情同意的是

【例98】不能体现知情同意的是

【例99】能体现人体实验科学原则的是

第8章 医学新技术研究与应用的伦理（助理医师不要求）

【例100】一位医师在为其患者进行角膜移植手术的前一夜，发现备用的眼球已经失效，于是到太平间看是否有尸体能供角膜移植之用，恰巧有一尸体合适。考虑到征求死者家属意见很可能会遭到拒绝，而且时间也紧迫，于是便取出了死者的一侧眼球，然后用义眼代替。尸体火化前，死者家属发现此事，便把医师告上法庭。经调查，医师完全是为了患者的利益，并没有任何与治疗无关的动机，对此案例的分析正确的是
A. 此案例说明我国器官移植来源的缺乏
B. 此案例说明我国器官捐赠上观念陈旧
C. 此案例说明医师为了患者的利益而摘眼球在

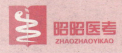

伦理学上是可以得到辩护的

D. 此案例说明首先征得家属的知情同意是一个最基本的伦理原则

E. 此案例说明医院对尸体的管理有问题

【例101】下列说法**符合**我国人类辅助生殖技术伦理原则的是

A. 对已婚女性可以实施商业性代孕技术

B. 对离异单身女性可以实施商业性代孕技术

C. 对任何女性都不得实施代孕技术

D. 对自愿的单身女性可以实施代孕技术

E. 对已婚女性可以实施亲属间的代孕技术

【例102】我国实施**人类辅助生殖技术**，下列违背卫生部制定的伦理原则的是

A. 使用捐赠的精子

B. 使用捐赠的卵子

C. 实施亲属代孕

D. 实施卵胞浆内单精注射

E. 使用捐赠的胚胎

【例103】不符合我国**人类精子库管理伦理原则**要求的是

A. 捐精者有权随时停止捐精

B. 捐精行为应完全自愿

C. 捐精者有权知道捐精的用途

D. 禁止同一捐精者的精子使5名以上妇女受孕

E. 捐精者应与精子库的医务人员保持互盲

【例104】我国卫生部规定，**1名供精者的精子最多只能提供给**

A. 8名妇女受孕

B. 6名妇女受孕

C. 15名妇女受孕

D. 5名妇女受孕

E. 10名妇女受孕

第9章 医务人员医学伦理素质的养成与行为规范

【例105】**医学道德修养**是指医务人员在医学道德方面所进行的自我教育、自我锻炼和自我陶冶，以及在此基础上达到的

A. 医学道德境界

B. 医疗实践能力

C. 医疗技术水平

D. 医患沟通能力

E. 医疗道德意识

【例106】**医德修养**要坚持

A. 集体性

B. 组织性

C. 实践性

D. 强制性

E. 机动性

【例107】**医学道德评价**的首要标准是

A. 是否有利于人类生存的环境保护及改善

B. 是否有利于医学科学发展和社会进步

C. 是否有利于患者疾病的缓解和康复

D. 是否有利于医疗机构的发展

E. 是否有利于医务人员社会地位的提升

【例108】《医疗机构从业人员行为规范》中"以人为本，践行宗旨"的具体要求**不包括**

A. 发扬人道主义精神

B. 发扬大医精诚理念

C. 坚持救死扶伤，防病治病的宗旨

D. 积极维护社会公益，促进人类健康

E. 以患者为中心，全心全意为人民健康服务

（例109～110 共用选项）

A. 为人民健康服务

B. 人道行医

C. 大医精诚

D. 救死扶伤

E. 以人为本

【例109】医疗机构从业人员的基本行为规范是

【例110】医师的行为规范是

（例111～113 共用选项）

A. 大医精诚

B. 以患者为中心

C. 人道行医

D. 为人民健康服务

E. 救死扶伤

【例111】医疗机构从业人员**理想的人格形象**是

【例112】医疗机构从业人员的**执业价值目标**是

【例113】医疗机构从业人员的**执业道德手段**是

第三篇 卫生法规

学习导图

章序	章名	内容	所占分数	
			执业医师	助理医师
1	卫生法	卫生法的概念、分类和作用	1分	0分
		卫生法的形式、效力和解释		
		卫生法的守法、执法和司法		
2	执业医师法	概述	2分	1分
		考试和注册		
		执业规则		
		考核和培训		
		法律责任		
3	医疗机构管理条例及其实施细则	概述	2分	1分
		医疗机构执业		
		登记和校验		
		法律责任		
4	医疗事故处理条例	概述	2分	1分
		医疗事故的预防与处置		
		医疗事故的技术鉴定		
		医疗事故的行政处理与监督		
		医疗事故的赔偿		
		法律责任		
5	母婴保健法及其实施办法	概述	0分	0分
		婚前保健		
		孕产期保健		
		技术鉴定		
		行政管理		
		法律责任		
6	传染病防治法	概述	1分	1分
		传染病预防		
		疫情报告、通报和公布		
		疫情控制		
		医疗救治		
		法律责任		

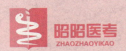
章 序	章 名	内 容	所占分数	
			执业医师	助理医师
7	艾滋病防治条例	概述	1 分	0 分
		预防与控制		
8	突发公共卫生事件应急条例	概述	0 分	0 分
		报告与信息发布		
		法律责任		
9	药品管理法	概述	1 分	0 分
		药品管理		
		药品监督		
		法律责任		
10	麻醉药品和精神药品管理条例	概述	0 分	0 分
		麻醉药品和精神药品的使用		
		法律责任		
11	处方管理方法	概述	1 分	0 分
		处方管理的一般规定		
		处方权的获得		
		处方的开具		
		监督管理		
		法律责任		
12	献血法	概述	0 分	0 分
		医疗机构的职责		
		血站的职责		
		法律责任		
13	侵权责任法	侵权责任法	1 分	0 分
		医疗机构承担赔偿责任的情形		
		紧急情况医疗措施的实施		
		病历资料		
		对医疗行为的限制		
		医疗机构及其医务人员权益保护		
14	放射诊疗管理规定	概述	0 分	0 分
		执业条件		
		安全防护与质量保证		
		法律责任		

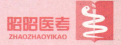

章 序	章 名	内 容	所占分数	
			执业医师	助理医师
15	抗菌药物临床应用管理办法	概述	0 分	0 分
		抗菌药物临床应用管理		
		抗菌药物的临床应用		
		监督管理		
		法律责任		
16	医疗机构临床用血管理办法	概述	1 分	1 分
		临床用血管理		
		法律责任		
17	精神卫生法	概述	0 分	0 分
		心理健康促进和精神障碍预防		
		精神障碍的诊断和治疗		
		精神障碍的康复		
		法律责任		
18	人体器官移植条例	概述	0 分	0 分
		人体器官的捐献		
		人体器官的移植		
		法律责任		
19	疫苗流通和预防接种管理条例	概述	0 分	0 分
		疫苗接种		
		预防接种异常反应的处理		
		法律责任		
20	职业病防治法	概述	0 分	0 分
		职业病诊断与职业病病人保障		
		法律责任		
21	药品不良反应报告和监测管理办法	概述	0 分	0 分
		报告与处置		
		法律责任		

复习策略

　　卫生法规这门课程涉及医疗中的法律问题,主要内容没有难点,均需要记忆,考生只须记住常考知识点即可。

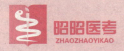

第1章　卫生法（暂无）

第2～3章　执业医师法及医疗机构管理条例及其实施细则

（例114～115共用选项）

　A. 3年

　B. 5年

　C. 1年

　D. 4年

　E. 2年

【例114】取得执业助理医师执业证书后,具有高等学校医学专科学历的,可以在医疗、预防、保健机构中工作满一定年限后报考执业医师资格考试,该年限是

【例115】具有高等学校医学专业本科学历,报考执业医师资格考试的,需要在医疗、预防、保健机构中工作满一定年限,该年限是

【例116】已经取得执业助理医师执业证书的中专毕业生,欲参加执业医师资格考试,应取得执业助理医师执业证书后,在医疗机构中工作满

　A. 6年

　B. 5年

　C. 4年

　D. 3年

　E. 2年

【例117】黄某2001年10月因医疗事故受到吊销医师执业证书的行政处罚,2002年9月向当地卫生行政部门申请重新注册。卫生行政部门经过审查决定对黄某不予注册,理由是黄某的行政处罚决定之日起至申请注册之日止不满

　A. 1年

　B. 2年

　C. 3年

　D. 4年

　E. 5年

【例118】主治医师张某被注销执业注册满1年,欲重新执业,遂向卫生行政部门递交了相关申请,但未批准。其原因是

　A. 未经过医师规范化培训

　B. 刑事处罚完毕后不满2年

　C. 变更执业地点不满2年

　D. 未到基层医疗机构锻炼

　E. 在医疗机构的试用期不满1年

（例119～120共用选项）

　A. 对急危患者不得拒绝急救处置

　B. 遵守法律、法规、技术操作规范

　C. 参加专业培训

　D. 接受继续医学教育

　E. 参加专业学术团体

【例119】医师应当履行的义务是

【例120】医师应当遵守的执业要求是

【例121】医师在执业活动中享有

　A. 保护患者隐私

　B. 履行医师职责

　C. 从事医学研究

　D. 遵守技术规范

　E. 遵守职业道德

（例122～123共用选项）

　A. 暂停执业活动3～6个月

　B. 暂停执业活动6个月～1年

　C. 给予行政处分

　D. 吊销医师执业证书

　E. 追究刑事责任

【例122】利用职务之便,索取、非法收受患者财物或者牟取其他不正当利益的,由卫生行政部门给予的处理是

【例123】发生自然灾害、传染病流行、突发重大伤亡事故以及其他严重威胁人民生命健康的紧急情况时,不服从卫生行政部门调遣,情节严重的,由卫生行政部门给予的处理是

【例124】医师在执业活动中,违反《执业医师法》规定,有下列哪项行为,由县级以上人民政府卫生行政部门给予警告或者责令暂停六个月以上一年以下执业活动;情节严重的,吊销其医师执业证书

　A. 未经批准开办医疗机构行医的

　B. 未经患者或者家属同意,对患者进行实验性临床医疗的

　C. 在医疗、预防、保健工作中造成事故的

　D. 不参加培训和继续教育的

　E. 干扰医疗机构正常工作的

【例125】《医师考核管理办法》已经明确规定,国家对医师施行定期考核的内容是

　A. 业务水平,工作成绩,外语水平

B. 业务水平,工作效益,职业道德

C. 业务水平,工作成绩,职业道德

D. 业务水平,工作成绩,人际关系

E. 业务水平,外语水平,职业道德

【例126】某地农村产妇在无证个体医生王某开办的诊所分娩。由于第三产程子宫收缩无力,产妇的胎盘迟迟未娩出。此时,王某在一不消毒,二不戴消毒手套的情况下,将手伸进子宫,误认为还有一胎儿未娩出而向外猛拉子宫,当场造成产妇大出血死亡。根据《执业医师法》的规定,应依照该法追究王某的法律责任,其法律责任不包括

A. 责令改正

B. 予以取缔

C. 没收违法所得及其药品、器械

D. 赔偿责任

E. 刑事责任

【例127】《医疗机构管理条例》规定的医疗机构执业规则是

A. 符合医疗机构的基本标准

B. 可进行执业登记

C. 符合区域医疗机构设置规划

D. 能够独立承担民事责任

E. 按照核准登记的诊疗科目开展诊疗活动

第4～5章　医疗事故处理条例、母婴保健法及其实施办法

【例128】青年李某,右下腹疼痛难忍,到医院就诊。经医师检查、检验,当即诊断为急性阑尾炎,对其施行阑尾切除术。手术情况正常,但拆线时发现伤口愈合欠佳,有淡黄色液体渗出。手术医师告知,此系缝合切口的羊肠线不为李某人体组织吸收所致,在临床中少见,经过近1个月的继续治疗,李某获得痊愈。根据《医疗事故处理条例》规定,李某被拖延近1个月后才得以痊愈这一客观后果,应当属于

A. 二级医疗事故

B. 三级医疗事故

C. 四级医疗事故

D. 因患者体质特殊而发生的医疗意外

E. 因不可抗力而造成的不择后果

【例129】因抢救急危患者,未能及时书写病历的,有关医务人员应当在抢救结束后据实补记,并加以注明,其期限是

A. 2 小时以内

B. 4 小时以内

C. 6 小时内

D. 8 小时以内

E. 12 小时内

【例130】男,70岁。因腹主动脉瘤在某市级医院接受手术治疗,术中发生大出血,经抢救无效死亡。其子女要求复印患者在该院的全部病例资料,而院方只同意复印其中一部分,根据《医疗事故处理条例》规定,其子女有权利复印该病历资料是

A. 疑难病例讨论记录

B. 上级医师查房记录

C. 死亡病例讨论记录

D. 会诊意见

E. 手术及麻醉记录单

【例131】医务人员在医疗活动中发生医疗事故争议,应当立即向

A. 所在科室报告

B. 所在医院医务部门报告

C. 所在医疗机构医疗质量监控部门报告

D. 所在医疗机构的主管负责人报告

E. 当地卫生行政机关报告

(例132～133 共用选项)

A. 6 小时内

B. 8 小时内

C. 12 小时内

D. 24 小时内

E. 48 小时内

【例132】发生患者死亡或者可能为二级以上医疗事故的,医疗机构应当向所在地卫生行政部门报告的时限是

【例133】因抢救急危患者,未能及时书写病历的,有关医务人员应当在抢救结束后据实补记并加以注明的时限是

(例134～135 共用选项)

A. 警告

B. 给予纪律处分

C. 责令限期整顿

D. 吊销执业证书

E. 责令改正

【例134】医务人员发生医疗事故,情节严重,尚不够刑事处罚的,卫生行政部门可以给予的行政处罚是

【例135】医疗机构没有正当理由,拒绝为患者提供

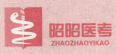

复印或者复制病历资料服务的，卫生行政部门可以采取的措施是

【例136】某患者凌晨因心脏病发作被送入医院抢救，但不幸于当天上午8点死亡，下午3时，患者家属要求查阅病历，院方以抢救时间紧急，尚未补记病历为由未予提供，引起家属不满，投诉至卫生局，根据《医疗事故处理条例》规定，卫生局应给予医院的处理是

A. 限期整顿
B. 责令整改
C. 罚款
D. 吊销执业许可证
E. 警告

【例137】婚前医学检查服务的内容是指

A. 进行性卫生知被、生育知识的教育
B. 进行遗传病知识的教育
C. 对有关婚配问题提供医学意见
D. 对有关生育健康问题提供医学意见
E. 对严重遗传疾病、指定传染病和有关精神病的检查

【例138】对感染艾滋病病毒的孕产妇无偿提供预防艾滋病母婴传播的服务是

A. 无偿用血

B. 家庭接生
C. 终止妊娠
D. 产前指导
E. 基因诊断

【例139】某县医院妇产科医师欲开展结扎手术业务，按照规定参加了相关培训。培训结束后，有关单位负责对其进行了考核并颁发给相应的合格证书。该有关单位是指

A. 地方医师协会
B. 地方卫生行政部门
C. 卫生部
D. 地方医学会
E. 所在医疗保健机构

【例140】某女怀孕后，非常想知道胎儿的性别，遂请其好友某妇产科医师为其做胎儿性别测定。该医师实施了胎儿性别鉴定。根据《母婴保护法》的规定。当地卫生计生行政部门应对该医师做出的处理是

A. 处以罚款
B. 给予行政处分
C. 扣发年度奖金
D. 调离工作岗位
E. 离岗接受培训

第6～7章　传染病防治法及艾滋病防治条例

【例141】莱县医院收治了数名高热伴头痛、鼻塞、流涕、全身酸痛等症状的患者，后被确诊为H7N9流感。为了防止疾病传播，该医院严格按照有关规定立即对患者予以隔离和治疗，同时在规定的时限内向当地卫生计生行政部门进行了报告。该规定时限是

A. 3小时
B. 5小时
C. 4小时

D. 1小时
E. 2小时

【例142】国家规定与艾滋病检测相关的制度是

A. 义务检测
B. 强制检测
C. 有关检测
D. 自愿检测
E. 定期检测

第8～9章　突发公共卫生事件应急条例及药品管理法

【例143】某县人民医院发现重大食物中毒事件，该县人民医院应当在几小时内向县人民政府卫生行政部门报告

A. 立即
B. 1小时
C. 2小时
D. 6小时
E. 12小时

【例144】对于未按照《突发公共卫生事件应急条例》的规定履行报告职责，隐瞒、缓报或者谎报，造成传染病传播、流行的医疗机构的主要负责人，应依法

A. 给予通报批评
B. 给予警告
C. 给予降级
D. 给予撤职

E. 追究刑事责任

【例145】对于已确认发生严重不良反应的药品，国务院、省、自治区、直辖市人民政府的药品监督管理部门可以采取停止生产、销售、使用的紧急控制措施，并应当在一定期限内组织鉴定，该期限为

A. 3 日

B. 5 日

C. 7 日

D. 15 日

E. 30 日

【例146】某地药品监督管理部门接到多名眼疾患者举报，反映在县医院眼科就诊使用某药后发生"眼内炎"。药品监督管理部门经过调查确认该药为假药，其法定依据是

A. 未标明有效期

B. 未注明生产批号

C. 未经批准而进口

D. 超过有效期

E. 擅自添加着色剂

【例147】医疗机构在药品购销中暗中收受回扣或

者其他利益，依法对其给予罚款处罚的机关是

A. 卫生行政部门

B. 药品监督管理部门

C. 工商行政管理部门

D. 劳动保障行政部门

E. 中医药管理部门

【例148】医师李某为某三甲医院消化内科主任，在执业过程中多次收受某药品生产企业的回扣，李某可能承担的法律责任除以下哪项外

A. 处分

B. 行政拘留

C. 吊销医师执业证书

D. 没收非法所得

E. 追究刑事责任

【例149】医务人员收受药品生产企业的财物，情节尚不严重时，依法应对其给予的处罚是

A. 没收违法所得

B. 吊销执业证书

C. 追究刑事责任

D. 罚款

E. 警告

第 10～11 章　麻醉药品和精神药品管理条例及处方管理方法

【例150】麻醉药品处方的保存时间至少是

A. 5 年

B. 1 年

C. 3 年

D. 4 年

E. 2 年

【例151】执业医师处方权的取得方式是

A. 被医疗机构聘用后取得

B. 在注册的执业地点取得

C. 在上级医院进修后取得

D. 医师资格考试合格后取得

E. 参加卫生行政部门培训后取得

【例152】每次开处方，每张处方所包含的药品种类上限为

A. 5 种

B. 3 种

C. 6 种

D. 4 种

E. 7 种

【例153】医师张某给一患者开具了处方，患者取药时，药剂不符合相关规定不予调配。其理由是

A. 该处方使用了药品通用名称

B. 该处方同时开具了中成药和西药

C. 该处方开具了 5 种药物

D. 该处方注明了 5 天有效

E. 该处方开具了 7 天药用量

【例154】医疗机构应对无正当理由开具抗菌药物超常处方达到一定次数的医师提出警告。应当予以警告的最低次数是

A. 2 次

B. 6 次

C. 3 次

D. 4 次

E. 5 次

第 12～13 章　献血法及侵权责任法

【例155】献血大王刘某，50 岁。在过去的 7 年间，献血总量已达 5 600 ml。一直保持健康状态，他

满 55 周岁以前，还可争取无偿献血

A. 7 次

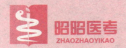

B. 8 次

C. 9 次

D. 10 次

E. 11 次

【例156】某村发生一起民居垮塌事故，重伤者 9 人，急送乡卫生院，市中心血站根据该院用血要求，急送一批无偿献血的血液到该院。抢救结束后，尚余 900 mL 血液，该院却将它出售给另一医疗机构。根据《献血法》规定，对于乡卫生院的这一违法行为，县卫生局除了应当没收其违法所得外，还可以对其处以罚款

A. 10 万元以下

B. 5 万元以下

C. 3 万元以下

D. 1 万元以下

E. 5 千元以下

【例157】患者在诊疗活动中受到损害，医疗机构及其医务人员有过错的，承担赔偿责任的主体是

A. 医疗机构

B. 医务人员

C. 医疗机构及医务人员

D. 保险公司

E. 卫生行政主管部门

【例158】医疗侵权赔偿责任中，不属于推定医疗机构有过错的情形是

A. 违反诊疗规范的规定

B. 隐匿病历资料

C. 拒绝提供病历资料

D. 篡改病历资料

E. 医疗事故造成患者死亡的

【例159】下列哪项不是侵权责任法规定的医疗机构及其医务人员应当填写与保管的病历资料

A. 住院志

B. 医嘱单

C. 手术及麻醉记录

D. 护理记录

E. 会诊意见

第 14～15 章　放射诊疗管理规定及抗菌药物临床应用管理办法

【例160】医疗机构应当设置电离辐射醒目警示标志的场所是

A. 放射性工作人员办公室

B. 放射性检查报告单发放处

C. 接受放射诊疗患者的病房

D. 医学影像科候诊区

E. 放射性废物储存场所

【例161】放射诊疗设备和检测仪表应定期进行稳定性检测、校正和维护保养，由省级以上卫生行政部门资质认证的检测机构每年至少进行几次状态检测

A. 1 次

B. 2 次

C. 3 次

D. 4 次

E. 5 次

【例162】关于放射诊断检查的原则，错误的是

A. 严格执行检查资料的登记、保存、提取和借阅制度

B. 不得将 X 射线胸部检查列入对婴幼儿及少年儿童体检的常规检查项目

C. 非特殊需要，对受孕后 8 至 15 周的育龄妇女，不得进行下腹部放射影像检查

D. 尽量以胸部荧光透视检查代替胸部 X 射线

摄影检查

E. 实施 X 射线照射操作时，应当禁止非受检者进入操作现场

【例163】抗菌药物临床应用应当遵循的原则是

A. 安全、有效、经济

B. 安全、有效、合理

C. 安全、有效、科学

D. 安全、合理、科学

E. 安全、有效、节约

【例164】医疗机构遴选和新引进抗菌药物品种应当由以下哪个部门提交申请报告，经药学部门提出意见后，由抗菌药物管理工作组审议

A. 药物生产厂家

B. 临床医师

C. 临床科室

D. 药房

E. 药品调剂部门

【例165】可授予限制使用级抗菌药物处方权的医务人员是

A. 主治医师

B. 住院医师

C. 实习医师

D. 副主任医师

E. 主任医师

【例166】执业医师使用本机构抗菌药物供应目录以外的品种、品规,造成严重后果的,卫生行政部门应给予

A. 警告

B. 罚款

C. 开除公职

D. 处分

E. 吊销执业证书

【例167】某患者因脑膜炎感染入院,经多种抗菌药物治疗效果不明显。主治医师张某值夜班时发现患者病情危重,需要使用特殊使用级抗菌药物治疗。依照《抗菌药物临床使用管理办法》规定,张某越级使用了抗菌药物,同时详细记录用药指征,并在规定时限内补办了越级使用抗菌药物的必要手续。该时限是

A. 24 小时

B. 6 小时

C. 12 小时

D. 2 小时

E. 3 小时

第16～17章 医疗机构临床用血管理办法及精神卫生法

【例168】为保障公民临床急救用血需要,国家提倡并指导择期手术的患者

A. 率先献血

B. 互助献血

C. 自身储血

D. 自愿献血

E. 同型输血

【例169】公民临床用血时,交付费用的项目不包括的是

A. 采集血液费用

B. 检验血液费用

C. 分离血液费用

D. 储存血液费用

E. 购买血液费用

【例170】医疗机构的医务人员违反《献血法》规定,将不符合国家规定标准的血液用于患者的,由县级以上卫生行政部门给予的行政处罚是

A. 警告

B. 罚款

C. 吊销《医疗机构执业许可证》

D. 责令改正

E. 限期整顿

【例171】主治医师为一名择期手术患者提交了临床用血申请,经上级医师核准后予以签发,依照《医疗机构临床用血管理办法》的规定,申请的备血量应是

A. 600 毫升

B. 900 毫升

C. 1 000 毫升

D. 1 200 毫升

E. 1 600 毫升

【例172】医疗机构使用未经卫生行政部门指定的血站供应的血液造成严重后果的,对负有责任的主管人员应依法

A. 给予通报批评

B. 给予警告

C. 给予罚款

D. 给予处分

E. 追究刑事责任

【例173】我国精神卫生工作方针是

A. 预防为主

B. 治疗为主

C. 防治结合

D. 自愿免费

E. 全社会共同参与

【例174】精神障碍患者病历资料的保存期不得少于

A. 10 年

B. 15 年

C. 20 年

D. 30 年

E. 40 年

【例175】医疗机构在没有其他可替代措施的情况下,可对精神障碍患者实施约束、隔离等保护性医疗措施的情形是

A. 严重抑郁

B. 双相情感障碍

C. 精神分裂症

D. 有伤害自身倾向者

E. 烦躁不安者

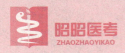
第18～19章　人体器官移植条例及疫苗流通和预防接种管理条例

【例176】人体器官捐献应当遵循的原则是
A. 自愿,无偿
B. 自愿,有偿
C. 义务,无偿
D. 义务,有偿
E. 自愿,合理补偿

【例177】活体器官的接受人不包括捐献人
A. 配偶
B. 直系血亲
C. 三代以内旁系血亲
D. 自愿捐献的任何人
E. 因帮扶形成亲情关系的人员

【例178】医务人员对摘取器官完毕的尸体未进行符合伦理原则的医学处理的,应依法给予
A. 处分
B. 警告
C. 罚款
D. 吊销执业证书
E. 暂停执业活动

【例179】在我国,疫苗分为几类
A. 2 类
B. 3 类
C. 4 类
D. 5 类
E. 6 类

【例180】《疫苗流通和预防接种管理条例》规定的

预防接种异常反应情形是
A. 受种者在接种时正处于某种疾病的潜伏期,接种后偶合发病
B. 因心理因素发生的个体或者群体的心因性反应
C. 合格疫苗在规范接种过程中相关各方均无过错但造成受种者机体组织器官损害
D. 因疫苗质量不合格给受种者造成的损害
E. 因疫苗本身特性引起的接种后一般反应

【例181】因接种第二类疫苗引起预防接种异常反应需要对受种者予以补偿的,补偿费用的承担者为
A. 疫苗生产企业
B. 疫苗接种单位
C. 接种疫苗的医务人员
D. 疾病预防控制机构
E. 省、自治区、直辖市人民政府财政部门

【例182】预防接种异常反应是
A. 疫苗本身特性引起的接种后一般反应
B. 受种者在接种时正处于某种疾病的前驱期,接种后偶合发病
C. 接种单位违反预防接种方案给受种者造成损害
D. 心理因素引起的个体心因性反应
E. 合格疫苗在实施规范接种过程中给受种者造成的损害

第20～21章　职业病防治法及药品不良反应
报告和监测管理办法(暂无)

第22章　基本医疗卫生与健康促进法(暂无)

第四部分
预防医学

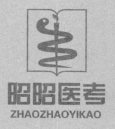

昭昭医考
ZHAOZHAOYIKAO

学习导图

章 序	章 名	内 容	所占分数	
			执业医师	助理医师
1	绪论	绪论	1 分	1 分
2	医学统计学方法	基本概念和基本步骤 定量资料的统计描述 定量资料的统计推断 分类资料的统计描述 分类资料的统计推断 秩和检验 直线回归和相关 logistic 回归分析 生存分析 统计表和统计图	5 分	3 分
3	流行病学原理和方法	流行病学概论 流行病学资料的来源与疾病分布 常用流行病学研究方法 偏倚控制及病因推断 诊断试验和筛检试验 公共卫生监测与疾病暴发的调查 循证医学	6 分	2 分
4	临床预防服务	临床预防服务概述 健康相关行为干预 烟草使用的控制 合理营养指导 身体活动促进 疾病的早期发现和处理	5 分	2 分
5	社区公共卫生	传染病的预防与控制 慢性非传染性疾病的预防与管理 环境卫生 职业卫生服务与职业病管理 食品安全和食品中毒 医疗场所健康安全管理 突发公共卫生事件及其应急策略	6 分	3 分
6	卫生服务体系与卫生管理	卫生系统及其功能 医疗保险 全球卫生保健策略与我国卫生改革	5 分	2 分

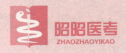

复习策略

预防医学在考试中属于中等科目,每年占执业医师资格考试的分数为30分左右,占助理医师资格考试的分数为15分左右。总体来说,考试的第1,4,5,6章属于较为简单的预防医学内容,考生需要识记;第2,3章内容属于统计学知识,广大考生认为较难,同时也是我们日常工作中不容易接触的内容,广大考生只需要理解记忆基础的考点即可。

第1~2章 绪论及医学统计学方法

【例1】预防医学的特点不包括
A. 着重于疾病预防
B. 研究对象包括个体和群体
C. 着重于个体治疗
D. 以环境、人群为研究重点
E. 研究方法上注重微观和宏观结合

【例2】预防医学的研究对象是
A. 病人
B. 健康人
C. 人体
D. 群体
E. 个体及确定的群体

【例3】下列疾病的预防以第一级预防为主要控制策略的是
A. 结肠直肠癌
B. 类风湿关节炎
C. 乳腺癌
D. 胰腺癌
E. 碘缺乏病

【例4】下列职业病防护措施中,属于第一级预防的措施是
A. 以低毒原料代替高毒原料以减少职业病发生
B. 建立家庭病床,促进职业病患者康复
C. 将轻症患者调离原岗位进行治疗
D. 在高危人群中定期开展健康检查
E. 对于发生心理问题的职工进行心理咨询和指导

(例5~6共用选项)
A. 孕期妇女补充叶酸
B. 高血压患者的早期诊断
C. 糖尿病患者的筛检
D. 乳腺癌的筛检
E. COPD患者的康复护理指导

【例5】属于第一级预防的是

【例6】属于第三级预防的是

(例7~8共用选项)
A. 算术均数
B. 中位数
C. 四分位间距
D. 标准差
E. 变异系数

【例7】呈正态分布的计量资料,描述其集中趋势宜选用的指标是

【例8】呈正态分布的计量资料,描述其离散趋势宜选用的指标是

【例9】某幼儿园大班11名6岁儿童接受百白破疫苗注射后,其抗体滴度分别是1：20,1：20,1：20,1：40,1：40,1：80,1：80,1：160,1：160,1：320,1：640,描述其抗体滴度的集中趋势的指标应选用
A. 标准差
B. 极差
C. 算术平均数
D. 几何平均数
E. 四分位间距

【例10】为了解某地区铅污染的情况,抽样收集了130人的尿铅值,经分析发现数据为偏态分布。若要对数据进行描述,应选择集中趋势和离散程度的指标为
A. 中位数和标准差
B. 中位数和极差
C. 中位数和四分位间距
D. 算术均数和标准差
E. 算术均数和四分位间距

【例11】均数为0、标准差为1的分布是
A. 正态分布
B. 标准正态分布
C. 正偏态分布
D. 负偏态分布
E. 非正态分布

【例12】均数的标准误反映了

A. 个体变异程度的大小
B. 个体集中趋势的位置
C. 指标的分布特征
D. 频数的分布特征
E. 样本均数与总体均数的差异

【例13】在假设检验中,最有理由拒绝无效假设的概率是
A. $P=0.055$
B. $P=0.051$
C. $P=0.100$
D. $P=0.300$
E. $P=0.005$

【例14】与 t 检验比较,秩和检验的优点是
A. 犯判断错误概率较小
B. 不拘于资料的分布类型
C. 适用于两组均数的比较
D. 适用于两个率的比较
E. 充分利用样本信息

【例15】研究者预比较两种中成药对口腔溃疡的治疗效果是否有差别,用"有效、一般、无效"作为评价疗效的指标。宜采用的统计分析方法是
A. t 检验
B. 方差分析
C. Z 检验
D. 秩和检验
E. 回归分析

【例16】直线相关和回归分析主要用于研究变量间是否存在

A. 函数关系
B. 因果关系
C. 线性关系
D. 曲线关系
E. 伴随关系

【例17】在进行两样本均数差别的 Z 检验时,不要求满足的条件是
A. 两组数据单位相同
B. 两组数据均数相近
C. 两样本含量足够大
D. 两样本的总体呈正态分布
E. 两样本所属总体的方差必须相等

(例18~19 共用选项)
A. 散点图
B. 圆图
C. 直条图
D. 直方图
E. 线图

【例18】比较甲、乙、丙、丁四个城市某年乙肝的感染率,宜选用的统计图是

【例19】表示某城市4种不同类型病毒性肝炎发病人数占发病总人数的比例,宜选用的统计图是

【例20】下列不属于统计表必备结构的是
A. 数字
B. 线条
C. 备注
D. 标目
E. 标题

第3章 流行病学原理和方法

【例21】流行病学最基本的原理是
A. 基因调控论
B. 疾病分布论
C. 疾病预防控制论
D. 疾病流行数理模型
E. 健康-疾病连续带理论

【例22】疾病的三间分布是指
A. 国家、地区和城乡分布
B. 职业、家庭和环境分布
C. 年龄、性别和种族分布
D. 短期波动、季节性和周期性分布
E. 时间、地区和人群分布

【例23】流行病学的研究方法不包括
A. 推论性方法

B. 理论性方法
C. 描述性方法
D. 实验性方法
E. 分析性方法

【例24】某地区在1个月内对居民进行了是否有糖尿病的普查,可计算当地居民糖尿病的
A. 发病率
B. 罹患率
C. 死亡率
D. 患病率
E. 二代发病率

【例25】某地区欲找出对病人生命威胁最大的疾病,以便制定防治对策,需要计算和评价的统计指标为某病

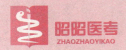

A. 病死率
B. 患病率
C. 死亡率
D. 患病构成比
E. 发病率

【例26】某医师采用横断面调查研究的方法调查冠心病患者在人群中的分布情况，选择最合适的指标为
A. 病死率
B. 发病率
C. 死亡率
D. 患病率
E. 二代发病率

【例27】我国发生的严重急性呼吸综合征（SARS）很快波及许多省市，这种发病情况称为
A. 暴发
B. 大流行
C. 季节性升高
D. 周期性爆发
E. 长期变异

【例28】某工厂有500名职工，近1天内有379人相继出现不同程度腹泻等症状，经诊断均为沙门菌属类食物中毒。提示该病流行强度为
A. 聚集
B. 散发
C. 流行
D. 大流行
E. 暴发

（例29～30共用选项）
A. 分层抽样
B. 系统抽样
C. 整群抽样
D. 单纯随机抽样
E. 普查

【例29】在调查研究中，从总体中按照相同的间隔抽取调查单位进行调查的方法为

【例30】在调查研究中，先将总体按照某种特征分成若干组群，然后在每组群中进行随机抽样的方法为

【例31】某研究者在社区进行糖尿病患病率调查时，首先将全区的人群按经济条件分为好、较好、差三类，然后每一类各随机抽取1/100的人做调查。该研究者使用的抽样方法分别是
A. 整群抽样，机械抽样
B. 系统抽样，单纯随机抽样
C. 机械抽样，分层抽样
D. 分层抽样，单纯随机抽样

E. 单纯随机抽样、系统抽样

【例32】某医师为评价某新药对流感的治疗效果，共收治了100例流感患者，一周后治愈的有90例，由此认为该新药对流感疗效显著。针对此试验，正确的观点是
A. 结论不能肯定，因为未作重复试验
B. 结论不能肯定，因为未作统计学处理
C. 结论正确，因为治愈率达90%
D. 结论不能肯定，因为试验样本含量较少
E. 结论不能肯定，因为未设对照组

【例33】选定暴露和未暴露于某种因素的两种人群，追踪其各自的发病结局，比较二者发病结局的差异，从而判断暴露因素与发病有无因果关系及关联程度，该研究为
A. 队列研究
B. 病例对照研究
C. 现况调查研究
D. 临床试验研究
E. 现场干预试验

（例34～36共用题干）
某研究者为探讨脂肪摄入量与男性前列腺癌的关系，在社区内选择高脂肪和低脂肪摄入者各200名，从50岁开始对他们进行随访10年。在随访期间，高脂肪摄入组中有20人，低脂肪摄入者中有10人被诊断为前列腺癌。

【例34】这种研究方法为
A. 现况调查
B. 实验研究
C. 生态学研究
D. 队列研究
E. 病例对照研究

【例35】与低脂肪摄入组相比，高脂肪摄入组的前列腺癌的相对危险度（RR）是
A. 1.5
B. 0.75
C. 1.0
D. 2.0
E. 0.05

【例36】高脂肪摄入者所致前列腺癌的特异危险度为
A. 30/100
B. 10/100
C. 15/100
D. 无法计算
E. 5/100

【例37】在流行病学研究中，由因到果的研究为
A. 生态学研究

B. 筛检

C. 队列研究

D. 现状研究

E. 病例对照研究

【例38】选定有特定疾病的人群组与未患这种疾病的对照组,比较两组人群过去暴露于某种可能危险因素的比例,分析暴露于该因素是否与疾病有关,该研究为

A. 现况调查研究

B. 病例对照研究

C. 队列研究

D. 实验性研究

E. 理论性研究

【例39】从医院选取了肺癌病人和非肺癌病人,观察吸烟与肺癌的关系,需计算的指标为

A. 患病率

B. 发病率

C. 发病率比

D. 患病率比

E. 比值比

【例40】某病例对照研究的数据如下表:

	病例组	对照组
有暴露史	30	10
无暴露史	10	30

其 OR 值为

A. 0.15

B. 0.3

C. 3.0

D. 0.9

E. 9.0

【例41】在流行病学研究中,属于现况研究特点的是

A. 人为施加干预措施

B. 可确定因果关联

C. 随访观察研究对象

D. 研究对象随机分组

E. 不需特设对照组

【例42】某研究者采用随机单盲临床试验比较两种降压药(波依定与洛汀新)对轻、中度原发性高血压患者的降压疗效。其单盲设计中不了解试验分组情况的人是

A. 测量血压的护士

B. 实施治疗的医生

C. 负责设计的研究者

D. 统计分析人员

E. 接受治疗的患者

(例43~44 共用选项)

A. 入院率偏倚

B. 不依从偏倚

C. 回忆偏倚

D. 失访偏倚

E. 现患病例-新发病例偏倚

【例43】开展膳食与糖尿病关系的病例对照研究,若选用确诊一年以上的糖尿病患者作为病例组,则最常见的偏倚是

【例44】开展以医院为基础的病例对照研究,最常见的偏倚是

【例45】在病例对照研究中,由于研究者事先知道研究对象的分组情况,而对病例组的询问仔细认真,对对照组的询问则不认真。研究者认为对照组不需要像病例组那样花费精力认真调查,由此产生的偏倚属于

A. 诊断怀疑偏倚

B. 暴露怀疑偏倚

C. 易感性偏倚

D. 领先偏倚

E. 测量偏倚

【例46】筛检指在人群中

A. 采用快速试验确诊病人

B. 随机抽取一部分人进行检查

C. 采用诊断试验确诊病人

D. 随机抽取一部分人进行初步检查,阳性者再到医院进行诊断

E. 采用快速的试验发现未识别的病人、可疑病人或有缺陷的人

【例47】筛检试验不要求具备的特点是

A. 特异度高

B. 安全

C. 易为群众接受

D. 经济

E. 简便快速

【例48】某病早期治疗效果好,若漏诊后病情加重,对此病的诊断试验应特别注重

A. 提高阴性预测值

B. 提高阳性预测值

C. 降低假阳性率

D. 提高特异度

E. 提高灵敏度

【例49】衡量某病的原因归因于暴露某危险因素程度的最好指标是

A. 归因危险度百分比

B. 归因危险度

C. 人群归因危险度

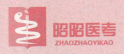
D. 人群归因危险度百分比

E. 相对危险度

（例50～52共用题干）

对已确诊患有乳腺癌的1 000名妇女和未患乳腺癌的1 000名妇女，用乳腺癌筛选的试验检查，结果发现前者有900名为阳性结果，后者有100名为阳性结果。

【例50】该试验的灵敏度是

A. 90%

B. 30%

C. 25%

D. 12%

E. 10%

【例51】该试验的假阳性率是

A. 90%

B. 30%

C. 25%

D. 20%

E. 10%

【例52】该试验的特异度是

A. 90%

B. 30%

C. 25%

D. 12%

E. 10%

第4章 临床预防服务

【例53】下列不属于临床预防服务内容的是

A. 慢性病的自我管理

B. 健康筛检

C. 化学预防

D. 健康教育

E. 免疫接种

【例54】临床预防服务的内容不包括

A. 健康咨询

B. 健康筛查

C. 免疫接种

D. 疾病监测

E. 化学预防

（例55～56共用选项）

A. 适宜摄入量

B. 平均需要量

C. 推荐摄入量

D. 参考摄入量

E. 可耐受最高摄入量

【例55】纯母乳喂养的足月产1月龄健康婴儿，母乳中的营养素含量就是婴儿各种营养素的

【例56】可以满足某一特定性别、年龄及生理状况群体中绝大多数个体需要量的某种营养素摄入水平是

【例57】某山区一妇女育有3个子女，生活贫困，长期从事重体力劳动。近期感觉头昏、乏力、腿部水肿。去医院检查：血清白蛋白28 g/L，铁蛋白20 g/L。在下列食品中，建议该妇女应多吃的是

A. 白面

B. 红薯

C. 绿叶菜

D. 大米

E. 大豆及其制品

【例58】对于铁的摄入，最好的食物来源是

A. 豆类

B. 粮谷类

C. 蔬菜、水果

D. 动物肝脏

E. 牛奶及奶制品

（例59～60题共用选项）

A. 谷类

B. 大豆类及其制品

C. 薯类

D. 奶及奶制品

E. 新鲜蔬菜

【例59】钙的最好来源是

【例60】优质蛋白质的最好来源是

【例61】进行膳食调查的主要目的是

A. 了解有无营养缺乏症

B. 探索营养缺乏症的发病机理

C. 了解机体生长发育情况

D. 了解体内的营养素水平

E. 了解膳食组成及营养素摄取情况

【例62】"平衡膳食宝塔"提示，每日每人大豆类摄入量相当于干豆50 g，其目的主要是

A. 保证水和糖的摄入

B. 提高膳食蛋白质质量

C. 保证膳食纤维素摄入

D. 补充人体必要氮损失

E. 提高必需脂肪酸摄入水平

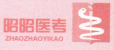

（例63～64 共用选项）

　　A. 价值观

　　B. 政策

　　C. 周围人的首肯

　　D. 干预项目

　　E. 医疗费用

【例63】影响健康行为的倾向因素是

【例64】影响健康行为的强化因素是

（例65～67 共用题干）

　　男，45 岁。因反复咳嗽 1 个月到社区卫生服务中心就诊。医生与其交谈中得知该患者已经吸烟 20 多年，3 年前曾经尝试戒烟一个月并得到家人的支持和鼓励。但后来患者由于听说戒烟会生病等传闻而不再考虑戒烟。

【例65】家人对其的戒烟督促属于影响行为的

　　A. 倾向因素

　　B. 促成因素

　　C. 强化因素

　　D. 内在因素

　　E. 诱导因素

【例66】根据行为改变的阶段模式，目前该患者处于

　　A. 维持阶段

　　B. 行动阶段

　　C. 无打算阶段

　　D. 打算阶段

　　E. 准备阶段

【例67】针对该患者的情况，根据提高患者戒烟动机的干预措施的"5R"法，此时医生应侧重于采用下列哪项措施进行干预

　　A. 建议改吸低焦油卷烟

　　B. 使患者认识到戒烟可能的障碍

　　C. 强调吸烟与其家人健康的相关性

　　D. 指出二手烟暴露的健康危害

　　E. 说明戒烟的益处

【例68】男，43 岁。因患肺结核病而就诊。经问诊得知他已经吸烟 15 年，每天吸 2 包烟。他表示考虑在 1 个月内戒烟。作为一名临床医生，你要做的是

　　A. 强调戒烟的好处

　　B. 提供戒烟药物

　　C. 随访

　　D. 谈吸烟的危害

　　E. 和病人一起确定戒烟日

【例69】男，52 岁。吸烟 15 年，每天 2 包，不想戒烟。他说："我从来不生病，即使吸烟也不会得肺癌。"针对该患者的想法，首先应该向他指出的是

　　A. 吸烟相关疾病的易感性

　　B. 行为改变的有效性

　　C. 行为改变的障碍

　　D. 吸烟相关疾病的严重性

　　E. 自我效能的重要性

【例70】男，43 岁。吸烟者在家人的敦促下到戒烟门诊就诊。他说，吸烟不过使人多咳嗽几声，没什么大不了的。按照健康信念模式，戒烟门诊医生应该着重提高患者哪方面的认识

　　A. 提高自信的重要性

　　B. 行为改变的好处

　　C. 吸烟相关疾病的易感性

　　D. 吸烟相关疾病的严重性

　　E. 行为改变障碍

第 5 章　社区公共卫生

【例71】慢性病防治的基本原则不包括

　　A. 高危人群为主

　　B. 三级预防并重

　　C. 生命全程干预

　　D. 以社区和家庭为基础

　　E. 以健康教育和健康促进为主要手段

【例72】慢性病自我管理的三大特征是

　　A. 医疗和行为管理、情绪管理、时间管理

　　B. 情绪管理、角色管理、时间管理

　　C. 医疗和行为管理、情绪管理、角色管理

　　D. 费用管理、情绪管理、时间管理

　　E. 医疗和行为管理、情绪管理、费用管理

【例73】为观察甲肝疫苗的预防效果，研究对象最好选择

　　A. 近期曾有甲肝暴发地区人群

　　B. 甲肝高发区无免疫人群

　　C. 甲肝低发区无免疫人群

　　D. 医院中非肝炎患者

　　E. 医院中血制品接触者

【例74】在环境污染物质中，一次污染物指

　　A. 从污染物排入环境后，理化性质发生了改变的污染物

　　B. 从污染物直接排入环境后，理化性质未发生改变的污染物

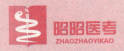

C. 从污染物排入环境后，其毒性增大的污染物

D. 多个污染源同时排出的同一类污染物

E. 多种环境介质中都存在的同一类污染物

【例75】属于环境中的**二次污染物**是

    A. 二手烟

    B. 光化学烟雾

    C. 镉

    D. 二氧化碳

    E. 汞

【例76】**光化学烟雾**是下列哪些环境污染物在强烈的太阳紫外线作用下，发生光化学反应而形成的一种浅蓝色烟雾

    A. H_2S、CO

    B. CO_2、NO_x

    C. NO_x、烃类

    D. 烃类、醛类

    E. 醛类、酮类

（例77～79 共用题干）

    某年夏季，某县中心小学 47 名学生相继出现剧烈呕吐、上腹部剧烈疼痛、腹泻等症状，少数患者有低热。调查得知发病学生在当天上午均吃过学校供应的课间餐（外购的奶油蛋糕），未吃者不发病。患者发病的潜伏期最短为 1 小时，最长为 6 小时。

【例77】引起此次**食物中毒**最可能的细菌（或毒素）是

    A. 副溶血性弧菌

    B. 沙门菌属

    C. 肉毒梭菌毒素

    D. 蜡样芽胞杆菌

    E. 金黄色葡萄球菌肠毒素

【例78】引起此类中毒的食物除了**奶**制品、**含奶**糕点外，主要还有

    A. 海产品

    B. 蔬菜

    C. 水果

    D. 罐头制品

    E. 肉类、剩饭

【例79】针对这起食物中毒事件，主要的治疗措施为

    A. 应用多价抗毒素血清

    B. 服用改变肠道菌群的制剂

    C. 应用止痛剂

    D. 彻底洗胃、灌肠

    E. 静脉补充水、电解质，静脉输注抗生素

（例80～81 共用选项）

    A. 剩米饭

    B. 动物性食品

    C. 海产品

    D. 鱼虾

    E. 豆制品

【例80】易引起**葡萄球菌**食物中毒的食品是

【例81】易引起**沙门菌**食物中毒的食品是

【例82】下列**不属于**职业卫生服务原则的是

    A. 保护和预防原则

    B. 全面的初级卫生保健原则

    C. 适应原则

    D. 健康促进原则

    E. 治疗优先原则

【例83】职业病的特点**不包括**

    A. 控制病因可控制发病

    B. 都有特效治疗方法

    C. 一般有剂量-反应关系

    D. 病因多可识别

    E. 病因明确，可以预防

第 6 章　卫生服务体系与卫生管理（助理医师不要求）

【例84】**卫生系统**的功能是

    A. 卫生服务提供

    B. 医疗保障

    C. 卫生执法监督

    D. 卫生服务提高和医疗保障

    E. 卫生服务提高、公平待人、满足人群非卫生服务的期望

【例85】公共卫生的功能**不包括**

    A. 提供公平有效的公共服务

    B. 预防疾病的发生和传播

    C. 预防意外伤害

    D. 研究具体的临床治疗措施

    E. 促进和鼓励健康行为

【例86】**卫生服务需求**的正确描述是

    A. 由需要转化而来的需求和没有需要的利用

    B. 由需要转化而来的利用和没有利用的需求

    C. 由需要转化而来的利用和没有需要的利用

    D. 由需要转化而来的需求和没有需要的需求

    E. 由需要转化而来的需求和没有利用的需求

【例87】下列关于**卫生服务需求**的说法，不正确

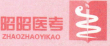

的是

A. 需求与需要的实质是一致的

B. 需求可以由需要转化而来

C. 需求与消费者的支付能力相关

D. 需求与消费者的购买意愿相关

E. 有些需求不是必要的

【例88】以强制参保为原则，参保范围涵盖城镇所有用人单位和职工的保险为

A. 城镇职工基本医疗保险

B. 补充医疗保险

C. 城镇居民基本医疗保险

D. 社会医疗救助

E. 商业医疗保险

【例89】医疗保险设置开始支付医疗费用的最低标准，低于该标准的医疗费用由患者自付，该标准被称为

A. 自付线

B. 共付线

C. 封顶线

D. 起付线

E. 封底线

【例90】某企业职工因为冠心病在某三甲医院住院6天，发生医药费用9 000元。出院结算时，医院先扣除自费项目1 200元，在剩下的7 800元中，扣除起付标准800元后，对剩余部分医疗费用的7 000元，由统筹基金按90％的比例给予报销，其余的10％由该职工本人支付。这7 000元的支付方式属于

A. 封顶线

B. 共同付费

C. 起付比

D. 自费线

E. 起付线

【例91】实现"人人享有卫生保健"目标的关键是

A. 推行合作医疗保险

B. 加强医德医风建设

C. 开展初级卫生保键

D. 深化医药卫生体制改革

E. 促进妇幼卫生保健

【例92】初级卫生保健的基本原则不包括

A. 社区参与

B. 预防为主

C. 推广医学尖端技术

D. 合理分配资源

E. 合理转诊

2022

国家临床执业及助理医师资格考试
精选真题考点精析

（解析分册）

刘　钊◎编著

2021考点全覆盖
考题命中90%
2022按新大纲编写
执业及助理医师通用

信昭昭 过医考
独家秘笈

表格理解　图形记忆　口诀背诵

考点贯通

增值服务二维码

执业医师

重要提示
1. 昭昭教育正版图书，双色印刷。
2. 请扫描封面二维码，进入兑换界面，输入刮刮卡密码，在线观看10小时视频课程。
3. 扫码关注昭昭医学教育公众号（二维码见封底）。

北京航空航天大学出版社
BEIHANG UNIVERSITY PRESS

内 容 简 介

　　昭昭老师是全国医学培训行业的名师，近10年来在全国各大城市开办国家临床执业及助理医师资格考试的辅导讲座，累计帮助数万名考生顺利取得执业及助理医师资格证书。本书中，作者收集了近10年来医师资格考试的常考题、必考题，并精选其中高频真题进行详细解析。

　　本书分为四部分：第一部分，临床医学综合考题。这一部分是考试的重中之重，占执业医师资格考试的绝大部分分值，常言道"得专业综合者得天下"，考生如果想顺利过关，这一部分内容至关重要。第二部分，基础医学综合考题。这一部分相对来说难度较低，所占的分值少，对于这些内容考生只需把握其重要考点即可。第三部分，人文医学考题。这一部分应重点把握各种概念、观点及相关数值，重复考点较多。第四部分，预防医学考题。这是医师资格考试的一个大科目，需要大家重视，很多同学未能通过医考的原因，就在于忽视了此部分的考试分值。

　　本书力求在解析试题过程中教会大家做题技巧，提供经典考点的全面总结，相信大家用完此书后可以顺利过关，直取证书。

图书在版编目（CIP）数据

　　国家临床执业及助理医师资格考试精选真题考点精析/刘钊编著. -- 北京 ：北京航空航天大学出版社，2021.11

　　ISBN 978 - 7 - 5124 - 3641 - 1

　　Ⅰ. ①国… Ⅱ. ①刘… Ⅲ. ①临床医学-资格考试-题解 Ⅳ. ①R4 - 44

　　中国版本图书馆 CIP 数据核字（2021）第 228786 号

国家临床执业及助理医师资格考试精选真题考点精析
(解析分册)
刘　钊　编著
责任编辑　刘恬利
*
北京航空航天大学出版社出版发行
北京市海淀区学院路 37 号（邮编 100191）　http://www.buaapress.com.cn
发行部电话：(010) 82317024　传真：(010) 82328026
读者信箱：bhjiaopei@163.com　邮购电话：(010) 82316936
保定市中画美凯印刷有限公司印装　各地书店经销
*
开本：787×1 092　1/16　印张：68　字数：2 298 千字
2021 年 11 月第 1 版　2021 年 11 月第 1 次印刷
ISBN 978 - 7 - 5124 - 3641 - 1　定价：219.00 元（全 2 册）

前　言

经过对近几年执业及助理医师资格考试的观察及总结,考生会发现考试难度在逐年上升,而通过率在逐年下降,这体现了国家对医疗队伍建设的要求在逐步提高,同时也意味着考生不可再抱有侥幸心理,只想依靠技巧通关而不练就真功夫,临考突击。昭昭老师提醒考生,执业及助理医师资格考试的新时代已经来临,必须一步一个脚印地把基础打好,才能顺利取得证书。昭昭老师在知识点的传授过程中除了对考试通关技巧进行总结外,更注重基本功的学习及对做题思路的培养,既要知其然,又要知其所以然,在理解的基础上记忆,打下牢固的基础,做到对知识的真正掌握。心中有物,在面对越来越灵活的考题时,方能从容应对。

同学们经常在国家医师资格考试中陷入这样的困境:明明看过背过的知识点,放到题目中却分析不出题干的重要信息,不知道考什么内容。这就应了昭昭老师经常跟考生说的一句话:会看书,不一定会做题。若想快速突破这一瓶颈,就需要有老师带领你一道一道地做题,训练做题思路,将学到的知识点运用到考题中,帮助你真正学会如何做题,这样才能使你提高分数,顺利过关。

2022版《国家临床执业及助理医师资格考试精选真题考点精析》包含了国家医师资格考试常见考点的考题。用过2021版的同学会惊奇地发现,本书中包含了很多原题。为什么呢?这就是昭昭老师反复跟大家强调的:考题在变,考点不变。考生在扎实掌握知识点的基础上,也需要一些应对考试的方法。

昭昭老师力图通过本书真正地教给大家如何做题,即昭昭老师解题三部曲:找题眼—明考点—选答案。我们通过一道一道地对题目进行分析,不但要知道这个题目为什么选A,更要知道为什么不选剩余的选项,以及题干如何改变就会选其他选项。这样训练下来,同学们掌握的不仅仅是一个知识点,而是一串知识点,通过一道题目,把与其相同、相似的题目全部掌握。最后同学们就会发现,通过做题,对知识点的掌握有了巨大的进步,发生了本质的飞跃,使分数得到了真实的提高。

现在市场上的模拟题、练习题等种类繁多,质量参差不齐。如果大量做题,盲目地采用题海战术,往往会导致有的考点没有复习到,有的考点复习过了头,复习不得要领。国家医师资格考试最好的复习辅导书莫过于历年真题,最好的复习方法是"反复推敲历年真题",这是昭昭老师从事医师资格考试培训以来得到的深刻经验和体会。2022版《国家临床执业及助理医师资格考试精选真题考点精析》涵盖了近10年来国家医师资格考试中涉及的真题,更有昭昭老师的独家讲解,是攻克医师资格考试的利器。同学们只要紧紧抓住历年真题,围绕真题提供的信息指导复习,真正理解和掌握真题的内涵,就能把握复习的主动权及方向。这是有效的复习方法,是简捷高效的复习途径。如果备考时间不够,基础知识不扎实,可参考昭昭老师编写的2022版《国家临床执业及助理医师资格考试笔试核心考点背诵版》。此书将数千页的内容浓缩,将核心必考考点内容以图表的形式贯通起来,用口诀来背诵,使考生对知识点达到深度记忆,永不混淆。同时考生结合《国家临床执业及助理医师资格考试题眼狂背》,经过对题眼的背诵训练,达到看到题眼,即可快速选出正确答案的效果,快速提分;结合《国家临床执业及助理医师资格考试医师进阶重难题3000例》,针对学习中的重难点,验证做题方法,加深对考点的记忆。

推荐考生参考以下复习计划：

基础阶段	笔试重难点精析＋精选真题考点精析＋背诵版	笔试重难点打基础；背诵版精简考点，加深记忆；精选真题考点分析研究真题，把握做题思路
提高阶段	进阶重难题 3000 例＋背诵版	首轮复习后，通过重难题检验复习效果，结合背诵版巩固知识点
冲刺阶段	题眼狂背＋背诵版＋最后冲刺 5 套卷	题眼狂背，结合背诵版快速抓住题干中的题眼，选择正确答案，高效得分；最后冲刺 5 套卷，把握出题方向，全真模拟，为考试热身

　　成功属于那些坚持的人，坚持做完本书中的所有习题，掌握对应考点，你就会在医师资格考试的考场上如鱼得水、游刃有余！最后祝愿考生们顺利通过今年的医师资格考试！

昭昭老师

目 录

第一部分　临床医学综合

1

第二部分　基础医学综合

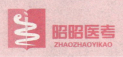

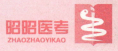
第三部分　人文医学

第四部分　预防医学

第一部分

临床医学综合

昭昭医考
ZHAOZHAOYIKAO

第一篇 呼吸系统

第1章 慢性阻塞性肺疾病

【例1】【正确答案】A

【答案解析】①引起慢性支气管炎的各种因素均与阻塞性肺气肿的发病密切相关,其中的主要因素是吸烟(A对),故本题选A。②其余的四个选项也是阻塞性肺气肿的病因,但不是最重要的病因(不选B、C、D、E)。③常考点拓展,昭昭老师总结吸烟是很多疾病的主要病因,如:COPD、冠心病、血栓闭塞性脉管炎等。

【例2】【正确答案】E

【答案解析】①COPD的本质是支气管炎症致细支气管不完全阻塞(E对),故本题选E。②北欧国家COPD的发病原因最常见的是α_1-AT缺乏(不选B)。③肺小血管痉挛是肺动脉高压发生的主要因素(不选C)。④肺泡间血流减少(不选A)、分泌物所致单向活瓣作用(不选D)也是导致COPD的发病机制,但并非最基本的发病机制。

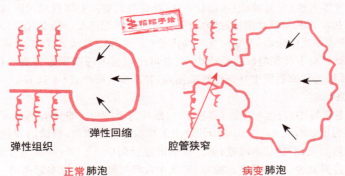

弹性回缩

弹性组织　　　　　　　　　腔管狭窄

正常肺泡　　　　　　　　　病变肺泡

【例3】【正确答案】A

【答案解析】①COPD就是不可逆的气流受限,就是阻塞性通气功能障碍(A对),故本题选A。②支气管哮喘的特点是可逆的气流受限,支气管舒张试验阳性(不选B)及支气管激发试验阳性(不选D)。③COPD患者表现为残气量显著增加,而非功能残气量显著增加(不选C)。④限制性通气功能障碍主要是胸腔积液(不选E)。

【例4】【正确答案】C

【答案解析】①感染是慢阻肺发病的最常见的诱因(C对),故本题选C。②空气污染(不选A)、过敏(不选B)、治疗不规律(不选D)、气候变化(不选E)都不是COPD发病的最常见诱因。③常考点拓展,昭昭老师总结:感染也是心力衰竭等发病的主要诱因。

【例5】【正确答案】C

【答案解析】①气道、肺实质及肺血管的慢性炎症是COPD的特征性改变,中性粒细胞、巨噬细胞、T淋巴细胞等炎症细胞因子均参与COPD的发病过程。②中性粒细胞的活化和聚集是COPD过程的一个重要环节,通过释放中性粒细胞弹性蛋白酶等多种生物活性物质引起慢性黏液高分泌状态并破坏肺实质。由此可见,COPD气道炎症最主要的效应细胞是中性粒细胞(C对),故本题选C。③肥大细胞(不选A)、嗜酸性粒细胞(不选B)、巨噬细胞(不选D)、淋巴细胞(不选E)等不是COPD炎症的主要细胞。④常考点拓展,昭昭老师总结如下:

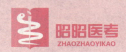

疾　病	主要效应细胞	疾　病	主要效应细胞
支气管哮喘	嗜酸性粒细胞	肝硬化自发性腹膜炎	中性粒细胞
慢性胃炎急性发作期	中性粒细胞	肺结核	淋巴细胞
慢性胃炎的稳定期	淋巴细胞	结核性腹膜炎、胸腔积液	淋巴细胞

【例6】【正确答案】B

　　【答案解析】老年男性，咳嗽、咳痰20年，考虑慢性阻塞性肺疾病。昭昭老师提示，看见咳嗽、咳痰数年或数十年一般就是COPD。①慢性阻塞性肺疾病患者因长期慢性炎症导致气道狭窄，气流受限，肺部呼吸音减弱，震颤减弱；肺内残气量增多，出现桶状胸，叩诊为过清音（B对），故本题选B。②支气管哮喘多见于中青年人，表现为反复发作干咳，肺部广泛哮鸣音（不选A）。③气胸表现为疼痛＋呼吸困难（不选C）。④支气管扩张常表现为大量咯血（不选D）。⑤心力衰竭典型表现为劳力性呼吸困难，超声心动图常可发现左心室射血分数下降（不选E）。

【例7】【正确答案】B

　　【答案解析】①阻塞性肺气肿的体征为，视诊见胸廓前后径增大、桶状胸（不选A），触诊时触觉语颤减弱（B错），故本题选B。②COPD患者叩诊肺部过清音，心脏浊音界缩小（不选D），肺下界和肝浊音界下降（不选C），听诊两肺呼吸音减弱，呼气延长（不选E），部分患者闻及干啰音或湿啰音。

【例8】【正确答案】C

　　【答案解析】①老年男性，反复咳嗽、咳痰数十年，既往吸烟史。查体有桶状胸，符合慢性阻塞性肺疾病的典型表现，故可初步诊断为慢性阻塞性肺疾病（C对），故本题选C。②支气管肺癌多见于中老年人，典型表现为刺激性咳嗽伴痰中带血，X线可发现肺占位（不选A）。③支气管扩张常表现为大量咳血（不选D）。④肺血栓栓塞多有下肢深静脉血栓病史，患者可出现突发呼吸困难伴胸痛（不选B）。⑤支气管哮喘的典型表现是接触过敏原后发生呼气性呼吸困难，肺部多有哮鸣音（不选E）。

【例9】【正确答案】A

　　【答案解析】①老年男性，反复咳嗽、咳痰数十年，既往有吸烟史。查体有桶状胸，符合慢性阻塞性肺疾病的典型表现，故初步诊断为COPD。②COPD由于肺内残气量增加，视诊出现胸廓前后径增大，肋间隙增宽，剑突下胸骨角增宽，即桶状胸改变；触诊双侧语颤减弱（不选D）；叩诊为过清音（选A，不选C），故本题选A；心脏浊音界减少，两肺呼吸音减弱（不选B），呼气期延长，故本题选A。③三凹征为严重吸气性呼吸困难的表现（不选E）。

【例10】【正确答案】C

　　【答案解析】①时间肺活量指最大深吸气后用力做最快速度呼气，在一定时间内所能呼出的空气量，是用来评价COPD的最佳指标（C对），故本题选C。②潮气量（TV）指平静呼吸时每次吸入或呼出的气量（不选A）。③肺活量（VC）指一次尽力吸气后再尽力呼出的气体总量（不选B）。④通气/血流比值是每分钟肺泡通气量与每分钟肺血流量的比值，正常成人安静状态为0.84，COPD时比值下降（不选D）。⑤肺扩散容量是气体在0.133 kPa（1 mmHg）分压差作用下，每分钟通过呼吸膜扩散的气体的毫升数为肺扩散容量（DL），即DL＝V/（PA－PC）（V是每分钟通过呼吸膜的气体容积（mL/min），PA是肺泡气中该气体的平均分压，PC是肺毛细血管血液内该气体的平均分压，肺扩散容量是测定呼吸气通过呼吸膜的能力的一种指标）（不选E）。

【例11】【正确答案】D

　　【答案解析】①阻塞性通气功能障碍最主要的表现是小气道阻塞，即小气道气流受限。②小气道气流受限表现是时间肺活量降低，如第1秒用力呼气容积降低（D对），故本题选D。③阻塞性通气功能障碍患者表现为肺活量降低（不选A）、残气量增加（不选B），但均非最主要的表现。④气速指数＝最大通气量占预计值百分比/肺活量占预计值百分比。正常人＝1，限制性通气功能障碍＞1，阻塞性通气功能障碍＜1（不选C）。⑤阻塞性通气功能障碍患者的残气量增加，进而导致肺总量增加（不选E）。

【例12】【正确答案】B

　　【答案解析】①吸烟的病史，结合患者反复咳嗽、咳痰，此即COPD的典型临床表现。患者心脏检查

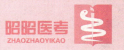

没有发现问题,进一步确诊为COPD,该病的诊断主要依靠**肺功能**的测定,表现为FEV_1/FVC及$FEV_1\%$预计值降低(B对),故本题选B。②胸部CT主要用于肺炎及肺癌的进一步检查(不选A)。③运动心肺功能对COPD的诊断价值较小(不选C)。④冠状动脉造影是诊断冠心病的金标准(不选D)。⑤核素心肌显影主要用于先天性心脏病和腔静脉阻塞综合征等诊断(不选E)。

【例13】【正确答案】C

【答案解析】①COPD主要是以持续性血流受限为特征。首选检查是肺功能检查,它是判断持续气流受限的主要客观指标。②使用支气管扩张剂后,FEV_1/FVC(一秒率)<0.70可确定持续气流受限(不选D);RV/TLC(残总比)≥40%,考虑肺气肿(不选A);MVV(最大通气量)是反映COPD肺功能储备的可靠指标(不选E)。③**FEV_1占预计值百分比**反映了COPD的**严重程度**(C对,B错),故本题选C。

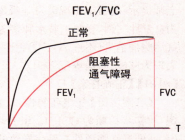

【例14】【正确答案】B

【答案解析】①COPD是具有气流阻塞特征的慢性支气管炎和(或)肺气肿。②气流阻塞的轻重通常由FEV_1/FVC降低的程度来确定。因此诊断COPD的**必要条件**是肺功能检查示阻塞性通气功能障碍(B对),故本题选B。③胸部X线显示肺纹理增粗紊乱(不选A)、高分辨CT示肺气肿改变(不选C)均提示患者可能是COPD,但并非诊断COPD的必要条件。④长期大量吸烟史是COPD发生的主要病因,但非诊断COPD的必要条件(不选D)。⑤慢性咳嗽、咳痰病史是COPD主要临床表现,但并非诊断COPD的必要条件(不选E)。

【例15】【正确答案】C

【答案解析】①COPD是以持续的气流受限为特征的,是可以预防和治疗的疾病,其**气流受限多为进行性发展**,与气道和肺组织对香烟烟雾等有害气体或有害颗粒的异常慢性炎症反应有关。②肺功能检查为FEV_1/FVC<70%,提示气道气流受限,可确诊COPD(C对),故本题选C。③气道结构重塑(不选A)、肺泡通气量下降(不选B)、肺泡弹性回缩力减退(不选D)都是COPD继发的病理生理改变,但非主要的病理生理特征。④明显的肺外效应也非COPD最主要的病理生理特征(不选E)。

【例16~17】【正确答案】EB

【答案解析】①COPD最容易发生Ⅱ型呼吸衰竭,Ⅱ型呼吸衰竭可出现低氧血症和高碳酸血症,此时患者的呼吸主要靠**低氧来刺激呼吸中枢**,如果给予高浓度的氧气,会导致低氧被纠正不能再刺激呼吸中枢进行呼吸,导致二氧化碳潴留,发生肺性脑病,所以最好的治疗方法是低浓度吸氧,故氧疗最常用的是**持续低流量吸氧**(E对),故例16选E。②COPD**急性加重**常用**无创机械通气**,临床上,机械通气常用于中、重度呼吸困难(B对),故例17选B。

【例18】【正确答案】A

【答案解析】①老年男性,反复咳嗽、咳痰十余年,既往有吸烟史,胸部X线片示双肺纹理粗乱,初步诊断为**慢性阻塞性肺疾病急性发作**。②患者目前处于急性加重期,血气分析PaO_2<60 mmHg,$PaCO_2$48 mmHg,诊断为**Ⅰ型呼吸衰竭**,该患者氧疗的最佳方式是低流量吸氧,避免吸入氧浓度过高导致的CO_2潴留(A对),故本题选A。③慢阻肺稳定期的治疗可行长期家庭氧疗,一般用鼻导管吸氧,氧流量为1.0~2.0 L/min,吸氧时间10~15 h/d。无创通气多用于有二氧化碳较为严重潴留的患者(不选D)。④气管插管、机械通气适用于发生肺性脑病,且症状进行性加重的患者(不选C)。⑤普通的面罩吸氧,由于患者呼出的CO_2很可能会被再次吸入,可导致高碳酸血症(不选E);而无重复呼吸面罩吸氧则通过单向阀门减少二氧化碳的再次吸入,从而避免了CO_2潴留(不选B)。

【例19】【正确答案】D

【答案解析】①COPD最常见的并发症包括**右心功能不全**(不选C)、**慢性肺源性心脏病**(不选A)、**慢性呼吸衰竭**(不选E)、**自发性气胸**(不选B)。COPD导致肺内结构改变,挤压肺间质及肺血管导致肺动脉高压,进而引起右心后负荷增大,从而出现右心衰竭,即肺心病。COPD导致肺内残气量增加,导致肺大疱,最终肺大疱破裂,导致自发性气胸。最后,肺结构改变导致其发生呼吸衰竭,多为Ⅱ型呼吸衰竭。

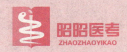
②支气管扩张是由于肺部长期气道的慢性感染导致气道的结构改变所致,而非 COPD 的继发改变(D 错),故本题选 D。

【例20】【正确答案】C

　　【答案解析】①COPD 出现突发的呼吸困难、胸痛,说明患者出现了气胸(C 对),故本题选 C。②昭昭老师提示:题目中出现突发呼吸困难＋胸痛,一般只有两种情况,即气胸和肺栓塞,合并 COPD 病史的即为自发性气胸,合并下肢水肿多为肺血栓栓塞(不选 E)。③干性胸膜炎主要体征是呼吸时存在胸痛,屏气后胸痛消失(不选 A)。④急性心肌梗死表现为突发胸痛,心电图可鉴别(不选 B)。⑤细菌性肺炎主要表现为咳嗽、咳痰等(不选 D)。

【例21】【正确答案】D

　　【答案解析】①老年男性,反复咳嗽、咳痰数十年,既往吸烟史。查体有桶状胸,符合 COPD 的典型表现,故初步诊断为 COPD。患者目前出现肝颈静脉回流征阳性及肝淤血、下肢水肿,说明发生了右心衰竭,此即慢性肺源性心脏病导致的肺心病表现;患者同时出现意识障碍,考虑可能是慢性阻塞性肺疾病导致二氧化碳大量潴留,麻醉中枢,即肺性脑病(D 对),故本题选 D。②感染中毒性脑病多见于小儿的金葡萄菌肺炎,因为小儿的抵抗力低,导致中毒性脑病(不选 A)。③本病例中,未提供脑血管疾病病史,故不考虑脑血管意外(不选 B)。④肝性脑病多见于肝硬化失代偿期等(不选 C)。⑤本例中,Na⁺ 129 mmol/L 为低钠血症,但并非导致意识障碍的病因(不选 E)。

【例22】【正确答案】C

　　【答案解析】①肺性脑病最主要的病因是低氧血症及 CO_2 潴留导致中枢麻痹,故目前最主要的治疗措施是无创通气,改善症状(C 对),故本题选 C。②抗感染(不选 A)、利尿减轻水肿(不选 D)及纠正电解质紊乱(不选 E)都属于对症治疗,不属于目前最主要的处理措施。③静脉滴注支链氨基酸(不选 B)用来治疗肝性脑病,减少脑内假神经递质的生成。

【例23】【正确答案】B

　　【答案解析】①老年男性,有 COPD 病史。现患者突发胸痛伴呼吸困难,同时呼吸音减弱,考虑长期 COPD 导致自发性气胸(B 对),故本题选 B。②急性心肌梗死患者多有冠心病病史,表现为胸前区的憋闷感及压迫感,实验室检查心肌酶升高(不选 A)。③阻塞性肺不张表现为胸闷、呼吸困难,呼吸音减低,但是一般无胸痛(不选 C)。④胸腔积液导致限制性通气障碍,发生呼吸困难,疼痛不明显(不选 D)。⑤肺栓塞多有下肢深静脉血栓的病史,患者表现为突发胸痛伴呼吸困难(不选 E)。

【例24】【正确答案】D

　　【答案解析】①气胸首选的检查是 X 线片,可以了解肺被压缩的程度(D 对),故本题选 D。②CTPA 即 CT 肺动脉造影,用来检查肺栓塞(不选 A)。③胸腔穿刺用来诊断胸腔积液(不选 B)。④支气管镜多用于中心型肺癌的确诊(不选 C)。⑤心电图用于心肌梗死的诊断(不选 E)。

第 2 章　肺动脉高压和肺源性心脏病

第 1 节　肺动脉高压

【例25】【正确答案】A

　　【答案解析】①引起肺动脉高压的病因有很多,如支气管、肺部疾病;胸廓运动障碍性疾病;肺血管疾病;其他如原发性肺泡通气不足及先天性口咽疾病等。其中,最常见的是 COPD(A 对),故本题选 A。②结缔组织病(不选 B)、肺结核(不选 C)、肺血栓栓塞(不选 D)、间质性肺炎(不选 E)都不是导致继发性肺动脉高压最常见的病因。

【例26】【正确答案】E

　　【答案解析】①特发性肺动脉高压是一种不明原因的肺动脉高压,患者出现典型的临床表现,如呼吸困难、胸痛、头晕等,体征为肺动脉高压导致继发右心室肥厚,患者出现剑突下心尖搏动及晚期右心衰竭

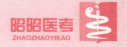

的表现等。该病例中,无慢阻肺及心脏病病史。该病例患者表现为胸痛与呼吸困难,$P_2>A_2$及剑突下可见心尖搏动,此为肺动脉高压的典型表现,故诊断为**特发性肺动脉高压**。(昭昭老师提示:医师考试中,只要看到$P_2>A_2$,提示三个疾病:特发性肺动脉高压、肺心病、肺栓塞)②特发性肺动脉高压的确诊检查是**超声心动图**,超声显示三尖瓣峰值流速>3.4 m/s或肺动脉收缩压>50 mmHg将被诊断为肺动脉高压(E对),故本题选E。③CT肺动脉造影用于肺栓塞的诊断(不选A);胸部X线片用于肺炎、肺结核的诊断(不选B);肺通气功能多用于慢性阻塞性肺疾病的诊断(不选C);血气分析多用于呼吸衰竭的诊断(不选D)。

【例27】【正确答案】A

【答案解析】①中年男性+呼吸困难半年+P_2亢进+无咳嗽、咳痰→**特发性肺动脉高压**。特发性肺动脉高压导致右心室负荷增加,导致右心衰竭,出现双下肢水肿,右心变大导致抬举样搏动。②特发性肺动脉高压首选的检查是**超声心动图**,超声心动图估测三尖瓣峰值流速>3.4 m/s或肺动脉收缩压>50 mmHg将被诊断为肺动脉高压(A对),故本题选A。③心电图主要用于冠心病等(不选B)。④肺功能主要用于COPD(不选D)。⑤肺通气/灌注扫描(不选C)及CT肺动脉造影(不选E)主要用于肺动脉栓塞。

第2节 慢性肺源性心脏病

【例28】【正确答案】B

【答案解析】①导致慢性肺心病**最常见**的疾病是COPD。COPD患者肺结构改变及缺氧导致肺动脉痉挛,进而导致肺动脉高压,出现心脏结构的改变,导致肺心病发生(B对),故本题选B。②支气管扩张(不选A)、胸廓畸形(不选C)、支气管哮喘(不选D)、肺血栓栓塞(不选E)也可导致肺心病,但都不是最常见的因素。

【例29】【正确答案】C

【答案解析】①导致肺动脉高压的原因有功能性原因和解剖学原因。②解剖学因素如肺组织的结构改变、肺小动脉壁纤维化、肺小动脉内膜增厚等,均可导致肺动脉的血进入肺脏受阻,出现肺动脉高压。③功能性因素是由于肺小动脉**缺氧**,进而导致**肺动脉痉挛**,这是导致肺动脉高压最重要的因素(C对),故本题选C。④肺小动脉原位血栓形成(不选A)、肺小动脉内膜增厚(不选B)、肺小动脉壁纤维化(不选D)、肺小动脉微血栓栓塞(不选E)都不是COPD导致肺动脉高压的主要因素。

【例30】【正确答案】C

【答案解析】①导致肺动脉高压的肺部疾患中,在支气管、肺疾病中以**COPD最为多见**,其次是支气管哮喘、支气管扩张、肺结核、间质性肺疾病等。其中,**长期慢性缺氧**是肺动脉高压形成的主要因素(C对),故本题选C。(昭昭老师速记:带英文的选项往往是正确选项)②肺血栓栓塞(不选A)及结缔组织病(不选B)是血管的因素导致继发性肺动脉高压。③特发性肺动脉高压是不明原因的肺动脉高压(不选D)。④心源性肺水肿是肺组织淤血继发肺动脉高压(不选E)。

【例31】【正确答案】A

【答案解析】①老年男性,反复咳嗽、咳痰数十年,初步诊断为COPD。患者目前出现静脉充盈,肝颈静脉回流征阳性,此为右心衰竭的体征,故患者可以诊断为肺源性心脏病。②缺氧、高碳酸血症和呼吸性酸中毒使肺血管收缩、痉挛,其中**缺氧**是肺动脉高压形成的**最主要的因素**(A对),故本题选A。③原位血栓形成(不选B)、肺毛细血管静水压升高(不选C)、肺小动脉结构重塑(不选D)、血红蛋白浓度升高(不选E)也是导致继发性肺动脉高压的机制,但并非最主要机制。

【例32~33】【正确答案】AB

【答案解析】①由于肺血管阻力增加导致肺心病肺动脉高压。肺心病肺动脉高压形成的解剖因素指肺血管解剖结构的变化,形成肺循环血流动力学障碍,**慢性缺氧所致肺血管重建**则为肺心病肺动脉高压形成的解剖因素(A对),故例32选A。②肺心病肺动脉高压形成的功能因素是缺氧、高碳酸血症和呼吸性酸中毒等所致的肺血管收缩和痉挛,其中缺氧是最重要的因素,因此,肺心病肺动脉高压形成的功能因

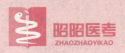

素是缺氧性肺血管收缩（B对），故例33选B。

【例34】【正确答案】E

【答案解析】①COPD代偿期表现为肺动脉第二心音亢进（不选B）、右心室收缩期搏动、颈静脉充盈（不选C）。COPD体征可出现肺气肿征（不选A）、剑突下心脏收缩期搏动（不选D）等。②右心室奔马律是心力衰竭的表现，为失代偿期表现（E错），故本题选E。（昭昭老师提示：心衰就是奔马律，奔马律就是心衰）

【例35】【正确答案】B

【答案解析】①由于慢性肺心病肺部病变引起肺血管床减少及缺氧致肺动脉痉挛、血管重塑，导致肺动脉高压、右心室肥厚扩大，最终发生右心功能不全。②右心功能不全的体征包括水肿、颈静脉征、肝大和心脏体征。颈静脉征，颈静脉搏动增强、充盈、怒张都是主要体征，肝颈静脉反流征阳性更具特征性（B对），故本题选B。③水肿首先出现在身体最低垂部位，常为对称性可压陷性，但并非主要体征（不选A）。④右心室增大导致心脏向左侧移位，但并非主要体征（不选C）。⑤肺心病患者导致肺动脉高压，继而发生肺动脉瓣区第二心音亢进，但并非主要体征（不选D）。⑥右心衰导致肝淤血增大，但并非主要体征（不选E）。

【例36】【正确答案】D

【答案解析】①老年患者慢性咳嗽数十年提示患者诊断为COPD。②目前患者出现$P_2 > A_2$，提示有肺动脉高压，三尖瓣区可闻及3/6级收缩期吹风样杂音提示有右心室肥厚与扩大导致三尖瓣关闭不全；出现下肢水肿、颈静脉怒张提示右心衰竭。（昭昭老师提示：双下肢水肿是心衰；眼睑水肿是肾炎）由此可知，该患者最可能诊断的是慢性肺疾病导致右心衰，即慢性肺源性心脏病（D对），故本题选D。③肥厚型心肌病可表现为心衰，主要诊断依靠超声心动图检查（不选A）。④风湿性心脏瓣膜病最常见的是侵犯二尖瓣，导致二尖瓣狭窄（不选B）。⑤冠心病主要表现为突发的胸痛，心电图可提示（不选C）。⑥急性心包炎多表现为胸痛、胸闷等，由于回心血量减少，不可能出现$P_2 > A_2$（不选E）。

【例37】【正确答案】B

【答案解析】①老年患者慢性咳嗽咳痰18年＋桶状胸提示患者诊断为COPD。目前患者出现P_2亢进提示肺动脉高压，三尖瓣区可闻及收缩期吹风样杂音提示右心室扩大导致三尖瓣关闭不全，结合患者有COPD病史，考虑是肺部疾病导致肺动脉高压，继发导致右心衰，出现右心室的肥厚和扩大。由此可知该患者最可能诊断的是慢性肺疾病导致右心衰，即慢性肺源性心脏病（B对），故本题选B。②冠心病主要表现为突发的胸痛，心电图可提示（不选A）。③风湿性心脏病最常见的是侵犯二尖瓣，导致二尖瓣狭窄（不选C）。④原发性心肌病主要是肥厚型心肌病和扩张型心肌病，其诊断主要依靠超声心动图（不选D）。⑤先天性心脏病如房缺等，超声心动图可诊断（不选E）。

【例38】【正确答案】C

【答案解析】肺循环阻力增加，右心室发挥其代偿功能，以克服肺动脉高压所造成的阻力而发生右心室肥厚，晚期可发生右心衰竭（C对，A、B、D、E错），故本题选C。

【例39】【正确答案】C

【答案解析】①长期咳嗽、咳痰，首先考虑COPD。②心电图提示顺钟向转位及$RV_1 + SV_5 \geq 1.05$ mV，$P_{II} > 0.22$ mV，提示右心室肥厚、右心室衰竭，故考虑是COPD导致的肺动脉高压继发肺心病的典型表现，故本病例应诊断为慢性肺源性心脏病（C对），故本题选C。③阻塞性肺气肿仅仅是肺部的表现无心脏结构病变（不选A）。④支气管哮喘患者多数无肺心病表现（不选B）。⑤二尖瓣狭窄多导致左心房增大，进而出现肺淤血表现（不选D）。房间隔缺损会导致右心房、右心室增大（不选E）。

【例40】【正确答案】B

【答案解析】①慢性肺源性心脏病指由支气管-肺组织、胸廓或肺血管病变导致肺血管阻力增加，产生肺动脉高压，继而右心室结构或（和）功能改变的疾病。②慢性肺心病的心电图表现为肺动脉高压导致右心房肥大，出现电轴右偏（不选A）及肺型P波（不选E）；$V_1 R/S \geq 1$，$RV_1 + SV_5 \geq 1.05$ mV。此外，右心室肥厚导致右束支传导阻滞（不选C）及V_1和V_2导联出现QS波（不选D）。③注意这里是V_1的R波，而不是V_5的R波，是$RV_1 + SV_5 \geq 1.05$ mV，而不是$SV_1 + RV_5 \geq 1.05$ mV（B错），故本题选B。

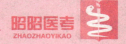

(昭昭老师提示：V_1 代表右心室，V_5 代表左心室，右心室肥大看 V_1 的 R 波；左心室肥大看 V_5 的 R 波)

【例41】【正确答案】A

【答案解析】①老年患者慢性咳嗽数十年提示患者诊断为 COPD。目前患者出现下肢水肿、肝颈静脉回流征阳性，提示右心衰竭，故诊断为：慢性肺源性心脏病。（昭昭老师提示：双下肢水肿是心衰；眼睑水肿是肾炎）②肺心病急性加重期的治疗原则为：积极控制感染，通畅呼吸道和改善呼吸功能，纠正缺氧和 CO_2 潴留，控制呼吸和心力衰竭（A 对），故本题选 A。③肺心病患者如果在控制感染后，仍有心衰表现，可应用利尿剂（不选 C）、强心剂（不选 B）及扩血管治疗（不选 E）。④该患者无明显心律失常，故无需快速纠正心律失常（不选 D）。

【例42】【正确答案】B

【答案解析】①患者老年吸烟男性，有长期咳痰、咳嗽病史，肺底有湿啰音，考虑慢性支气管炎的可能性大。而目前患者胸闷、气急、发绀、双下肢水肿等应为肺源性心脏病所致的右心衰竭，故本题最可能的诊断为慢性肺源性心脏病（B 对），故本题选 B。②冠状动脉硬化性心脏病主要表现为胸痛（不选 A）。③风湿性心脏病多同时有心脏炎及关节炎（不选 C）。④原发性心肌病多有典型的心脏超声提示诊断（不选 D）。⑤高血压心脏病患者长期高血压导致左心室后负荷增加，主要表现为左心衰（不选 E）。

【例43】【正确答案】D

【答案解析】①肺源性心脏病因为肺动脉高压，导致肺动脉瓣区可有第二心音亢进，此为肺源性心脏病主要体征之一（D 对），故本题选 D。②三尖瓣区出现收缩期杂音或剑突下示心脏搏动，多提示有右心肥厚、扩大，心脏向左扩大。部分病例因肺气肿使胸膜腔内压升高，阻碍腔静脉回流，可见颈静脉充盈。③房颤患者的体征是心音强弱快慢不等（不选 A）。④左心室肥厚患者心界向左下扩大（不选 B）。⑤心包积液、全心衰、扩张型心肌病患者，心界向两侧扩大（不选 C）。⑥肺心病患者右心室扩大，导致三尖瓣关闭不全，进而发生三尖瓣区收缩期杂音，心尖部是二尖瓣的听诊区，故心尖区可闻及 3/6 级粗糙吹风样全收缩期杂音，是二尖瓣关闭不全的体征（不选 E）。

【例44】【正确答案】C

【答案解析】①肺性脑病是由于呼吸功能衰竭所致缺氧、CO_2 潴留而引起精神障碍、神经系统症状的一种综合征。临床特征为原有的呼吸衰竭症状加重并出现神经精神症状如神志恍惚、嗜睡或谵妄、四肢抽搐甚至昏迷等。肺性脑病是肺心病死亡的首要原因。该患者目前出现昏睡，最可能的原因是肺性脑病所致（C 对），所以本题选 C。（昭昭老师提示：慢性肺部疾病导致的昏迷就是肺性脑病；肝硬化导致的昏迷就是肝性脑病）②代谢性碱中毒诊断主要依靠血气分析（不选 A）。③中毒性脑病多见于儿童重症肺炎所导致（不选 B）。④脑梗死（不选 D）及脑出血（不选 E）多有脑血管病病史，脑 CT 可有相应改变。

【例45】【正确答案】E

【答案解析】①肺心病心力衰竭主要是用于肺部感染引起通气功能下降而致低 O_2 和 CO_2 潴留，肺动脉痉挛收缩，压力升高，右心负荷加重。②治疗的关键是积极控制感染和改善呼吸功能（E 对），故本题选 E。③其余的四个选项治疗属于肺心病的治疗措施，但不属于首要的治疗措施（不选 A、B、C、D）。

【例46】【正确答案】A

【答案解析】①肺心病患者发生心律失常与肺动脉高压、心力衰竭、缺氧、高碳酸血症、电解质紊乱、感染等多种原因有关。②房性期前收缩是肺心病最常见的心律失常，这是由于肺心病患者在心肺功能衰竭时肺动脉压更高，右心房受累更严重，引起心房交界处自律性变化的结果（A 对），故本题选 A。③昭昭老师总结其他疾病常见的心律失常如下：

疾病	常见心律失常	疾病	常见心律失常
二尖瓣狭窄	房颤	洋地黄中毒	室早
下壁心梗	房室传导阻滞	前壁心梗	室早；最严重的是室颤

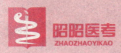

第3章　支气管哮喘

【例47】【正确答案】E

　　【答案解析】支气管哮喘是由**多种细胞**包括嗜酸性粒细胞、肥大细胞、T淋巴细胞、中性粒细胞、气道上皮细胞、巨噬细胞和细胞组分参与的气道慢性炎症性疾病（E对），故本题选E。

【例48】【正确答案】C

　　【答案解析】①支气管哮喘是一种过敏性疾病，属于Ⅰ型变态反应，是由多种细胞包括嗜酸性粒细胞、肥大细胞、T淋巴细胞、中性粒细胞、气道上皮细胞、巨噬细胞和细胞组分参与的气道慢性炎症性疾病（不选B），其气道受到炎症刺激会出现腺体分泌亢进（不选A）、平滑肌痉挛（不选D）及黏膜水肿（不选E）等表现。可见疾病的本质是炎症反应，**只是功能性改变，没有器质性病变**。②肺泡弹性回缩力下降及肺泡壁破坏是支气管扩张的主要病因（C错），故本题选C。

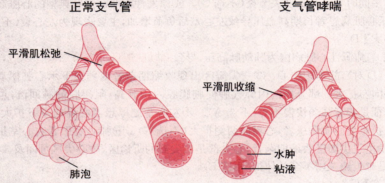

正常支气管　　　　　　　　　　　支气管哮喘

平滑肌松弛　　　　　　　　　　　平滑肌收缩

肺泡　　　　　　　　　　水肿　　粘液

【例49】【正确答案】B

　　【答案解析】①气道高反应性（AHR）指气道对各种刺激因子如变应原、理化因素、运动、药物等呈现的高度敏感状态，表现为患者接触这些刺激因子时气道出现过强或过早的收缩反应。目前普遍认为**气道慢性炎症**是导致**AHR**的重要机制之一（B对），故本题选B。AHR检测阳性，不是支气管哮喘的诊断标准（不选C）。②AHR是哮喘的基本特征（不选A）；不能根据AHR的阳性与否来诊断哮喘，哮喘诊断主要依据肺功能检查；AHR受到遗传的影响及肺内巨噬细胞激活可以增加AHR（不选D、E）。

【例50】【正确答案】B

　　【答案解析】①支气管哮喘是一种过敏性疾病，属于Ⅰ型变态反应，是由多种细胞包括嗜酸性粒细胞、肥大细胞、T淋巴细胞、中性粒细胞、气道上皮细胞、巨噬细胞和细胞组分参与的气道慢性炎症性疾病，其气道受到炎症刺激会出现腺体分泌亢进、平滑肌痉挛及黏膜水肿等表现。由此可见，哮喘的**本质**是**炎症反应**（B对），故本题选B。②支气管哮喘本身不是自身免疫性疾病（不选A）。③支气管哮喘是一种气道可逆性的通气障碍，但并非哮喘的本质（不选C）。④支气管平滑肌内受体功能低下（不选D）及肥大细胞膜上M胆碱能受体功能亢进（不选E）是哮喘发生的病因，但并非哮喘的本质。

【例51】【正确答案】C

　　【答案解析】外源性支气管哮喘的主要发病机制是Ⅰ型速发型过敏反应，由外源性变应原引起哮喘发作，变应原引起浆细胞产生**IgE抗体**，IgE抗体吸附于肥大细胞等炎症细胞表面使其致敏，当机体再次接触变应原时，变应原与肥大细胞表面的IgE结合，引起肥大细胞脱颗粒，释放组胺、白三烯等炎症介质，引起支气管黏膜充血肿胀，支气管平滑肌痉挛，而引起支气管哮喘（C对），故本题选C。

【例52】【正确答案】C

　　【答案解析】①支气管哮喘是由多种细胞和细胞组分参与的气道慢性炎症性疾病，临床表现为反复发作性的喘息、呼气性呼吸困难等症状，**多数患者可自行或治疗后缓解**（C对，A、B、D、E错），故本题选C。②昭昭老师提示：呼吸系统的疾病中，可以自行缓解的仅有支气管哮喘，其余的疾病不能自行缓解。

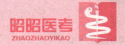

【例53】【正确答案】C

【答案解析】①夜间及凌晨发作和加重是哮喘的特征之一，因为夜间迷走神经兴奋会加重这些症状（C对），故本题选C。②其余的四个选项不会出现夜间和凌晨加重（不选A、B、D、E）。

【例54】【正确答案】D

【答案解析】①支气管哮喘是由多种细胞和细胞组分参与的气道慢性炎症性疾病，炎症刺激导致气管收缩痉挛，出现典型的伴有哮鸣音的呼气性呼吸困难（D对），故本题选D。②气管异物及急性喉炎表现为吸气性呼吸困难（不选A）。③急性喉炎主要表现为呼吸困难及咽喉部不适（不选B）。④气胸表现为胸痛伴呼吸困难（不选C）。⑤心力衰竭多是劳力性呼吸困难（不选E）。

【例55】【正确答案】A

【答案解析】①青少年＋春季发病＋喘息为主（昭昭老师提示：不是咳嗽咳痰为主）＋嗜酸性粒细胞增多＋IgE增高＝支气管哮喘（A对），故本题选A。②急性左心衰竭最主要的表现是咳粉红色泡沫状痰（不选B）。③间质性肺炎多为支原体肺炎，典型表现为刺激性咳嗽（不选C）。④复发性多软骨炎主要表现为局部疼痛，无喘息表现（不选D）。⑤慢性支气管炎多见于中老年人，表现为反复咳嗽、咳痰（不选E）。

【例56】【正确答案】E

【答案解析】①支气管哮喘的患者，在接触到过敏原或受到冷空气等刺激后，出现反复喘息，无明显咳痰，清晨或夜间加重，典型体征出现双肺满布哮鸣音，抗生素治疗无效，可自行缓解。该病例中，青年男性，表现为喘息，双肺广泛哮鸣音，符合支气管哮喘的表现，初步诊断为支气管哮喘（E对），故本题选E。②自发性气胸多是胸痛伴呼吸困难（不选A）。肺血栓栓塞多有下肢血栓高危因素，患者表现为突发呼吸困难（不选B）。急性左心衰竭表现为咳粉红色泡沫状痰（不选C）。慢性支气管炎急性发作多有长期病史，表现为咳嗽伴咳痰（不选D）。

【例57】【正确答案】D

【答案解析】①支气管哮喘的患者，在接触到过敏原或受到冷空气等刺激后，出现反复咳嗽，无明显咳痰，清晨或夜间加重，典型体征出现双肺满布哮鸣音，抗生素治疗无效，可自行缓解。该病例中，青年男性，间断咳嗽，凌晨和夜间加重，可自行缓解，反复发作，符合支气管哮喘的表现，诊断为支气管哮喘（D对），故本题选D。②慢性支气管炎及过敏性肺炎不是执业医师和助理医师考试范畴（不选A、B）。③左心衰患者出现呼吸困难，但是需要药物治疗，多不能自行缓解（不选C）。胃食管反流病表现为胸骨后反酸、烧心、烧灼感，抑酸药物如奥美拉唑治疗有效（不选E）。

【例58】【正确答案】B

【答案解析】①支气管哮喘由于气道痉挛狭窄，呼气时，肺内压大于外界的大气压，所以导致气道更加狭窄，进而加重呼吸困难，所以最常见的表现就是呼气性呼吸困难，气道狭窄导致哮鸣音（B对，A、E错），故本题选B。②端坐呼吸，双肺密布中小水泡音，多见于急性左心衰竭，即心源性哮喘（不选C）。③呼气性呼吸困难，双肺散在干、湿啰音，多见于COPD（不选D）。

【例59】【正确答案】D

【答案解析】①支气管哮喘是由多种细胞和细胞组分参与的气道慢性炎症性疾病，这种慢性气道炎症导致气道高反应性的增加，出现广泛多变的可逆性气流受限，并引起反复发作性喘息、气急、胸闷咳嗽等症状。因为仅仅是功能性疾病，无器质性病变，故胸部X线检查多为正常。②根据题干，该患者年轻女性，有过敏原接触病史，突发咳嗽、胸闷等症状，反复发作史，听诊符合哮喘体征，影像学检查无异常（D对），故本题选D。③慢性喘息型支气管炎不是医师的考试范畴不考虑（不选A）。④COPD多见于中老年人，主要表现为反复咳嗽、咳痰达数年或数十年（不选B）。⑤支气管扩张患者常表现为反复的咳嗽、咳痰和咳血（不选C）。⑥心源性哮喘表现以喘憋为主，但是因为急性左心衰常可导致肺水肿，出现肺部的湿啰音，X线可见肺部的渗出影（不选E）。

【例60】【正确答案】E

【答案解析】①支气管哮喘发作时，支气管黏膜充血肿胀，支气管平滑肌痉挛，引起支气管狭窄，而导致呼气性呼吸困难，急性发作时，两肺闻及弥漫性哮鸣音，以呼气相为主（E对），故本题选E。②胸廓饱

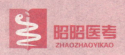

满(不选 A)、肋间隙增宽(不选 B)、触觉语颤减弱(不选 C)、叩诊过清音(不选 D)均为肺气肿的体征,但都不是最有意义的体征。

【例 61】【正确答案】E

【答案解析】①支气管哮喘的患者,在接触到过敏原或受到冷空气等刺激后,出现反复咳嗽,无明显咳痰,清晨或夜间加重,典型体征出现双肺满布哮鸣音,抗生素治疗无效,可自行缓解。该病例中,青年女性,表现为干咳、胸闷,无咳痰及发热,周期性发作,可自行缓解,符合支气管哮喘的表现,初步诊断为支气管哮喘。②支气管哮喘的确定检查,选择支气管激发试验,如果FEV_1下降20％,则为阳性结果,可以诊断为支气管哮喘(E 对),故本题选 E。③支气管镜多用于中心性肺癌的诊断(不选 A)。④胸部高分辨CT(HRCT)是支气管扩张的确诊检查(不选 B)。⑤胸部 MRI 常用肺癌的检查,在明确肿瘤与大血管之间的关系上有一定的优越性(不选 C)。⑥胸部增强 CT 可显示肺癌的大小、范围和程度等(不选 D)。

【例 62】【正确答案】B

【答案解析】①支气管哮喘的患者,在接触到过敏原或受到冷空气等刺激后,出现反复咳嗽,无明显咳痰,清晨或夜间加重,典型体征出现双肺满布哮鸣音,抗生素治疗无效,可自行缓解。该病例中,中年男性,间断咳嗽,特点为干咳,抗生素治疗无效,反复发作,符合支气管哮喘的表现,诊断为支气管哮喘。②支气管哮喘的确定检查,选择支气管激发试验,如果 FEV_1 下降 20％,则为阳性结果,可以诊断为支气管哮喘(B 对),故本题选 B。③胸部 CT 可显示肺占位的大小、范围和程度等(不选 A)。④支气管镜检查用于肺癌的检查和诊断(不选 D)。⑤血气分析用于呼吸衰竭的诊断(不选 E)。⑥睡眠呼吸监测不是执业医师的考试范畴(不选 C)。

【例 63】【正确答案】C

【答案解析】①支气管哮喘具有反复发作性的喘息、气急、胸闷或咳嗽等症状,常在夜间和(或)清晨发作、加剧,多数患者可自行缓解或经治疗缓解。根据题目描述,本患者以干咳为主,春季接触过敏原后容易发作,胸片检查无明显异常,故考虑诊断为支气管哮喘。②支气管哮喘的确定检查,选择支气管激发试验,如果 FEV_1 下降 20％,则为阳性结果,可以诊断为支气管哮喘(C 对),故本题选 C。③胸部 CT 可显示肺占位的大小、范围和程度等(不选 A)。④心脏超声检查多用来诊断心力衰竭或心脏瓣膜疾病(不选 B)。⑤血气分析用于呼吸衰竭的诊断(不选 D)。⑥支气管镜检查用于肺癌的检查和诊断(不选 E)。

【例 64】【正确答案】D

【答案解析】①支气管哮喘是反复发作性的喘息、气急、胸闷或咳嗽等症状,常在夜间和(或)清晨发作、加剧,多数患者可自行缓解或经治疗缓解。②支气管哮喘的确定检查,选择支气管激发试验,如果 FEV_1 下降 20％,则为阳性结果,可以诊断为支气管哮喘。如果患者处于急性发作期,首选支气管舒张试验,如果 FEV_1 上升≥12％或者增加 200 mL 以上,则为阳性结果,可以诊断为支气管哮喘(D 对),故本题选 D。③支气管哮喘患者最大呼气流量显著降低(不选 A)、一秒钟用力呼气容积降低(不选 B)、最大呼气中段流量降低(不选 C),但这些都不是其诊断指标。④哮喘本质是一种功能性疾病,而非器质性疾病,故胸片多正常(不选 E)。

【例 65】【正确答案】C

【答案解析】①支气管舒张试验,吸入支气管舒张剂后(如 β 受体激动剂沙丁胺醇、特布他林等),如果 FEV_1 上升≥12％或者增加 200 mL 以上,则为阳性结果,说明气道的阻塞有可逆性,多见于支气管哮喘(C 对、D 错),故本题选 C。②一秒钟用力呼气容积(FEV_1)＞60％预计值(不选 A)及最大呼气流量(PEF)＞60％预计值(不选 B)不能说明气道阻塞具有可逆性。③支气管激发试验阳性只能诊断支气管哮喘,不能说明气道阻塞具有可逆性(不选 E)。

【例 66】【正确答案】E

【答案解析】①支气管哮喘由于气道痉挛狭窄,呼气时候,肺内压大于外界的大气压,所以导致气道更加狭窄,进而加重呼吸困难,所以最常见的表现就是呼气性呼吸困难。②吸气时氧气进入费力,而呼气费力,导致缺氧和 CO_2 潴留,缺氧导致代谢性酸中毒,而 CO_2 潴留导致呼吸性酸中毒(E 对),故本题选 E。

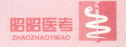

【例67】【正确答案】E

【答案解析】①气管哮喘发作初期由于低氧血症刺激呼吸中枢，引起过度通气，$PaCO_2$下降，若哮喘持续得不到缓解，呼吸肌逐渐疲劳，$PaCO_2$回到正常水平甚至升高，发生CO_2潴留。②因此，哮喘急性发作时，PaO_2持续降低，但$PaCO_2$早期降低，$PaCO_2$降低会导致呼吸性碱中毒（E对）；缺氧导致代谢性的乳酸产生增多，导致代谢性酸中毒，故本题选E。

【例68】【正确答案】E

【答案解析】①过敏性肺炎也是一种过敏反应，所以其同支气管哮喘一样，会出现有过敏原接触史（不选A）、致敏原阳性（不选D）、喘息（不选C）、嗜酸性粒细胞增高（不选B）等表现。②过敏性肺炎可见多发的、淡薄斑片状浸润的影像；支气管哮喘仅仅是肺的功能性疾病而非器质性疾病，故肺没有器质性病变，胸片多正常（E对），故本题选E。

【例69】【正确答案】B

【答案解析】①青年女性，反复喘息，呼吸音低且呼气相明显延长，此为支气管哮喘的典型表现和体征（B对），故本题选B。②慢性支气管炎多见于老年人，长期咳嗽咳痰（不选A）。③心源性哮喘多为急性左心衰竭导致肺水肿，发生呼吸困难，此时肺脏查体往往有满布湿啰音（不选C）。④肺栓塞的典型表现为呼吸困难（不选E）。⑤过敏性肺炎不是医师的考试范畴（不选D）。

【例70】【正确答案】D

【答案解析】①支气管哮喘常表现为呼气性呼吸困难，无论病情轻重均可有呼气相延长（不选A）。②由于肺循环受呼吸负压的影响，哮喘时肺静脉回流入左心室的血量减少，左心室输出量减少，收缩压降低，导致脉压减小，而非增加（不选B）。③哮喘发作时可有缺氧，PaO_2降低，由于过度通气可使$PaCO_2$降低，pH上升，表现为呼吸性碱中毒。当重度哮喘时，气道阻塞严重，缺氧加重并出现CO_2潴留，$PaCO_2$上升，表现为呼吸性酸中毒；若缺氧明显，可合并代谢性酸中毒。由此可见，只有出现呼吸性酸中毒、代谢性酸中毒时，才提示病情危重（不选C）。④正常人吸气运动主要是由膈肌和肋间外肌收缩完成，辅助吸气肌也参与收缩。当膈肌极度衰弱或麻痹时，则吸气运动只能由肋间外肌与辅助吸气肌收缩完成，胸腔负压经薄弱的膈肌传至腹腔，使吸气时腹壁内陷，与正常相反，称为胸腹反常运动即胸腹矛盾运动。重症哮喘发作时，由于长时间呼气性呼吸困难，呼气费力，容易产生膈肌疲劳麻痹，从而出现胸腹矛盾运动（D对），故本题选D。⑤烦躁不安是脑组织缺氧的一般表现，不能反映病情轻重（不选E）。

【例71】【正确答案】D

【答案解析】①干咳＋反复抗生素治疗无效＋胸片检查正常＝咳嗽变异型哮喘（D对），故本题选D。②支原体肺炎（不选A）、支气管结核（不选B）、支气管扩张（不选C）、慢性支气管炎（不选E）的X线片往往都有典型表现。

【例72】【正确答案】D

【答案解析】①目前用于控制支气管哮喘患者气道高反应最主要的措施是吸入糖皮质激素，因为激素可以作用于气道炎症的多个环节，其作用机制如抑制嗜酸性粒细胞等炎症细胞在气道的聚集、抑制炎症介质的生成和释放等，有效抑制气道炎症（D对），故本题选D。②支气管舒张剂主要通过激活腺苷酸环化酶，减少肥大细胞和嗜碱性粒细胞脱颗粒和介质的释放从而舒张气管，是哮喘急性发作期的首选药物（不选B）。③白三烯调节剂是目前除吸入性糖皮质激素外唯一可单独应用控制哮喘的药物（不选E）。④特异性免疫治疗可以用于支气管哮喘治疗，但不是最主要方法（不选C）。⑤H_1受体拮抗剂较少用于支气管哮喘的治疗（不选A）。

【例73】【正确答案】A

【答案解析】①由于支气管哮喘是一种慢性过敏性反应性气道炎症，因此控制气道炎症是其最重要的治疗。控制气道炎症首选糖皮质激素，因为其可以从多个环节抑制气道炎症，尚有抗过敏、抗微血管渗漏和间接松弛气道平滑肌的作用（A对），故本题选A。②抗生素系针对细菌感染，不具有抗炎作用（不选B）。③抗组胺药（不选C）和色甘酸钠（不选E）抑制炎性介质组胺和肥大细胞的作用，均不如激素作用广泛。④β受体激动剂（不选D）主要用于缓解哮喘的急性发作，不能控制气道慢性炎症。

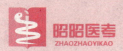

【例74】【正确答案】D

【答案解析】①患者青年女性，呼吸困难，胸闷2年，可自行缓解，考虑为支气管哮喘（D对），故本题选D。②慢性支气管炎表现为长时间的咳嗽、咳痰（不选A）。③阻塞性肺气肿（不选B）及慢性支气管炎并肺气肿（不选C）多有桶状胸等体征。④心源性哮喘因为心衰导致肺淤血渗出，肺部表现为湿啰音（不选E）。

【例75】【正确答案】A

【答案解析】①β_2受体激动剂可舒张支气管平滑肌，增强黏液纤毛清除功能，降低血管通透性，调节肥大细胞及嗜碱性粒细胞介质的释放，具有明显的解痉平喘作用（A对），故本题选A。常用β_2受体激动剂如沙丁胺醇、特布他林等。②β_2受体阻滞剂禁用于哮喘患者（不选B）。③α受体激动剂不用于哮喘患者的治疗（不选C）。④α受体阻滞剂多用于嗜铬细胞瘤的术前准备（不选D）。⑤哮喘不是感染性疾病，抗生素治疗无效（不选E）。

【例76】【正确答案】B

【答案解析】①糖皮质激素（简称激素）为目前治疗哮喘最有效的药物，严重哮喘发作时应及早静脉给予琥珀酸氢化可的松或甲基强的松龙治疗（B对），故本题选B。②患者应用特布他林无效，加大剂量延长时间，效果也不会显著（不选A）。③吸入型的糖皮质激素起效慢，故对于该患者不适用（不选C）。④哮喘不是感染性疾病，抗生素治疗无效（不选D）。⑤该患者体内无明显的酸中毒，无需补碱（不选E）。

【例77】【正确答案】E

【答案解析】①对于常规药物治疗无效的重症哮喘患者，机械辅助通气是有效的治疗手段，机械辅助通气的指征为呼吸表浅有暂停现象；神志不清或昏迷；充分氧疗后$PaO_2 < 60$ mmHg；$PaCO_2 > 50$ mmHg（E对），故本题选E。②高浓度吸氧（不选A）及纠正水电解质和酸碱平衡紊乱（不选C）为一般的对症治疗。③该患者应用平喘药及激素无效，故再应用甲基泼尼松龙静脉滴注效果也不显著（不选B）。④哮喘不是感染性疾病，抗生素治疗无效（不选D）。

【例78】【正确答案】E

【答案解析】患者哮喘发作持续时间长，哮喘程度较严重，为重度哮喘发作，此时的治疗应注意补液，因为哮喘持续发作时张口呼吸、出汗、进食少等原因易引起脱水，且补液可避免痰液黏稠致气道堵塞，每日补液量一般为2 500～3 000 mL；此外应给予支气管舒张药，重度发作时应足量、短程、静脉给予糖皮质激素，其维持时间较β受体激动剂更长（E对，A、B、C、D错），故本题选E。

【例79】【正确答案】D

【答案解析】①白三烯调节剂通过调节白三烯的生物活性而发挥抗炎作用，同时可以舒张支气管平滑肌，是目前除吸入型糖皮质激素外唯一可以单独应用的哮喘控制性药物，可作为轻度哮喘ICS的替代治疗药物和中、重度哮喘的治疗用药，尤其适用于阿司匹林哮喘、运动性哮喘及伴有过敏性鼻炎哮喘患者（D对），故本题选D。②H_1受体拮抗剂选择性与组胺靶细胞上的H_1受体结合，阻断组胺H_1受体而发挥抗组胺作用。粘附分子是参与机体炎症反应和免疫反应的重要成分，抗组胺药物能抑制粘附分子介导的炎症反应（不选A）。③长效β_2受体激动剂主要是兴奋支气管β_2受体来扩张支气管（不选B）。④M受体拮抗剂如阿托品等不用于支气管哮喘（不选C）。⑤茶碱通过抑制磷酸二酯酶，提高平滑肌细胞内的环腺苷酸浓度，拮抗腺苷受体，增强呼吸肌的力量以及增强气道纤毛清除功能，从而起到舒张支气管和气道抗炎的作用，是目前治疗哮喘的有效药物之一（不选E）。

【例80～82】【正确答案】EAB

【答案解析】①氨茶碱是治疗支气管哮喘的传统药物，通过抑制磷酸二酯酶，使细胞内cAMP浓度升高，促进支气管平滑肌松弛，使支气管扩张。此外氨茶碱还具有强心、利尿的作用，因此又可用于对心力衰竭的治疗，可以缓解心源性哮喘（E对），故例80选E。②既能扩张支气管平滑肌，又能减轻支气管黏膜水肿的药物是肾上腺素（A对），故例81选A。③吗啡是在急性心力衰竭时的重要药物，因为吗啡通过抑制中枢性交感神经而反射性降低外周静脉和小动脉张力，减轻心脏前后负荷，且其中枢镇静作用可减轻患者烦躁不安而降低耗氧，但支气管哮喘时禁用吗啡，因为吗啡抑制呼吸及咳嗽中枢，促进肥大细胞脱

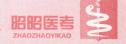

颗粒,使支气管平滑肌收缩,加重呼吸困难(B对),故例82选B。

【例83】【正确答案】D

【答案解析】①色甘酸钠能稳定肥大细胞膜,阻止细胞膜裂解和脱颗粒,从而抑制组胺、5－HT及慢反应物质的释放,主要用于预防支气管哮喘发作(D对),故本题选D。②氨茶碱适用于支气管哮喘、喘息型支气管炎、阻塞性肺气肿等缓解喘息症状,也可用于心力衰竭的哮喘(心源性哮喘)(不选A)。③肾上腺素兴奋β受体可松弛支气管平滑肌,扩张支气管,解除支气管痉挛(不选B)。④异丙肾上腺素治疗支气管哮喘,但是起不到有效的预防作用(不选E)。⑤特布他林属于β₂受体激动剂,是哮喘急性发作的首选药物(不选C)。

【例84】【正确答案】C

【答案解析】①青年男性,持续性喘息,既往有哮喘病病史,故诊断为支气管哮喘急性发作。②支气管哮喘急性发作,病情较轻首先应用β₂受体激动剂,扩张支气管,解除痉挛;如果患者病情较重,出现端坐呼吸、大汗淋漓,应当采用静脉点滴激素,静脉应用激素有迅速及强大的抗炎效果,可及时改善症状,避免进一步加重(C对),故本题选C。③哮喘治疗最主要的是解除呼吸道痉挛,而非抗感染(不选B)。④患者出现昏迷,肺性脑病表现时首选机械通气(不选A)。⑤氨茶碱对于气管性和心源性的哮喘均有效,当临床上不能分辨时,可先选用氨茶碱(不选D)。⑥患者大汗淋漓,补充液体治疗是支气管哮喘的治疗方式之一,但并非最紧急治疗(不选E)。

【例85】【正确答案】E

【答案解析】①不属于缓解哮喘急性发作药物的是白三烯调节剂,其不能迅速起效(E对),故本题选E。②速效β₂受体激动剂是急性哮喘的首选药(不选D),如果药物无效,可静脉用糖皮质激素(不选A)。③抗胆碱能药物(不选B)及短效茶碱(不选C)也可用于缓解哮喘急性发作。

【例86】【正确答案】A

【答案解析】①治疗支气管哮喘急性发作的首选药物是β受体激动剂如沙丁胺醇(不选E)。②治疗支气管哮喘最有效的药物是糖皮质激素如泼尼松(不选C)。③心源性哮喘和支气管哮喘都可以使用的是氨茶碱,可扩张气管(不选B)。④肾上腺素可激活支气管平滑肌的β受体舒张气管,治疗支气管哮喘(不选D)。⑤支气管哮喘禁用吗啡,吗啡可以导致呼吸抑制,加重患者呼吸系统的症状(A对),故本题选A。

第4章 支气管扩张

【例87】【正确答案】E

【答案解析】①支气管扩张是支气管慢性异常性扩张性疾病,大多数是由于支气管及其周围组织慢性炎症及支气管阻塞,引起支气管组织结构较为严重的病理性破坏所致,常发生于支气管炎以及迁延不愈的支气管肺炎(E对),故本题选E。②继发于肺结核(不选A)、α-抗胰蛋白酶缺乏(不选B)、机体免疫功能失调(不选C)、继发于慢性支气管炎(不选D)等也可导致支气管扩张,但都不是支扩最常见的病因。

【例88】【正确答案】D

【答案解析】①支气管扩张症指一支或多支近端支气管和中等大小支气管管壁组织破坏造成不可逆性扩张,是呼吸系统常见的化脓性炎症。支气管扩张症典型症状为慢性咳嗽伴大量脓痰和反复咯血,可闻及湿啰音,如有厌氧菌感染痰液常有臭味(D对),故本题选D。②慢性咳嗽、痰中带血,伴胸痛、杵状指,病变部位可有湿啰音为肺癌的典型表现(不选A)。③慢性咳嗽、咳白色泡沫痰,很少咯血,双肺可有干、湿啰音为COPD的典型表现(不选B)。④慢性咳嗽、咳大量脓血痰,反复高热,病变部位可有湿啰音为肺脓肿的典型表现(不选C)。⑤慢性咳嗽,常伴低热、盗汗、咯血,上肺可有湿啰音为肺结核的典型表现(不选E)。

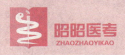

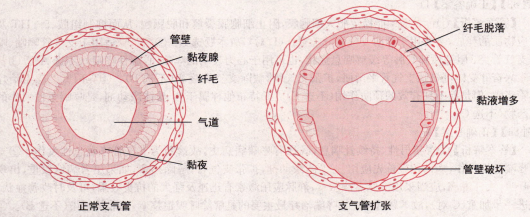

支气管扩张病理改变

正常支气管：管壁、黏夜腺、纤毛、气道、黏夜

支气管扩张：纤毛脱落、黏液增多、管壁破坏

【例89】【正确答案】C

【答案解析】①支气管扩张症多有童年患百日咳、麻疹、肺炎等病史，临床表现为慢性咳嗽、咳大量脓痰及反复咯血，病程长者可有消瘦、贫血、杵状指等症状（C对），故本题选C。②慢性支气管炎也表现为慢性咳嗽，但除非急性发作期一般不咳脓痰，且少见咳血（不选A）。③支气管肺癌多为刺激性干咳，很少大咯血，多痰中带血（不选B）。④肺结核也可慢性咳嗽、咳痰、咯血但除非继发感染，一般不咳脓痰（不选D）。⑤肺炎一般急性病程，不会慢性咳嗽、反复咯血（不选E）。

【例90】【正确答案】C

【答案解析】①支气管扩张症是咯血的最常见病因之一，表现为慢性咳嗽、咳痰，反复咯血。早期可无异常体征，X线可无特殊发现，或仅有肺纹理增粗、紊乱。该病例中，患者以反复咳血为突出表现。查体无异常体征，X线仅发现肺纹理增粗、紊乱，符合支气管扩张症的早期表现（C对），故本题选C。②风心病二尖瓣狭窄表现为咳嗽、呼吸困难，可以咳粉红色泡沫痰。查体有心尖部舒张期隆隆样杂音及开瓣音等心脏体征，肺底可有湿啰音（不选A）。③慢性支气管炎表现为慢性咳嗽、咳痰，少有咯血（不选B）。④支气管肺癌多有长期吸烟史，表现为刺激性干咳，可痰中带血，X线能发现块状或结节状阴影（不选D）。⑤肺结核是引起咯血的另一常见原因，多有结核中毒症状如长期不规则发热、乏力、盗汗，X线多有肺浸润影、干酪样变、空洞等改变，一般不会仅表现为肺纹理增粗紊乱（不选E）。

【例91】【正确答案】B

【答案解析】①在支气管扩张症中，部分病例由于首先咯血而就诊，经X线胸片或肺高分辨率CT检查而发现本病。②此类患者平时无慢性咳嗽、大量脓痰等症状，主要表现为反复咯血，此部分支气管扩张症称为干性支气管扩张（B对，A、C错），故本题选B。③反复咳嗽、大量脓血痰为肺脓肿的典型表现（不选D）。④反复咯血、干咳可为支扩的表现，但并非干性支扩的表现（不选E）。

【例92】【正确答案】C

【答案解析】①支气管扩张中有部分病例由于首先咯血而就诊，经胸片或高分辨率CT检查而发现本病，此类患者平时无慢性咳嗽、大量脓痰等症状，主要表现为反复咯血，故又称干性支扩（C对），故本题选C。干性支扩其病变多位于上叶支气管，引流较好，故不易感染，常见于结核后性支扩患者。②反复咳嗽（不选A）、大量脓痰（不选B）、营养不良（不选D）、肌肉酸痛（不选E）等都不是干性支扩的主要症状。

【例93】【正确答案】D

【答案解析】①杵状指的发生机制可能与肢体末端慢性缺氧、代谢障碍及中毒性损害有关，缺氧时末端肢体毛细血管增生扩张，因血流丰富软组织增生，末端膨大。②杵状指常见于呼吸系统疾病如慢性肺脓肿、支气管扩张和支气管肺癌（D对），故本题选D；某些心血管疾病如发绀型先天性心脏病、亚急性感染性心内膜炎；营养障碍性疾病如肝硬化。③慢性支气管炎（不选A）、阻塞性肺气肿（不选B）、支气管哮喘（不选C）、支原体肺炎（不选E）一般无杵状指。

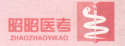

【例94】【正确答案】B

【答案解析】①支气管扩张好发于青少年,症状主要有反复咯血、咳痰,反复肺部感染。该患者中年女性,幼年反复咳嗽,如今出现咯血,此即支气管扩张的典型表现,故诊断为支气管扩张(B对),故本题选B。②肺结核表现为低热、盗汗、乏力、食欲缺乏(不选A)。③支气管肺癌表现为刺激性咳嗽及痰中带血(不选C)。④慢性支气管炎多见于中老年人,表现为反复的咳嗽和咳痰(不选D)。⑤肺炎链球菌肺炎多见于青壮年,高热伴咳嗽、咳痰,往往是铁锈色痰(不选E)。

【例95】【正确答案】C

【答案解析】①年轻女性患者,咳嗽于感冒后加重,有大量脓痰,且经常发病,故考虑支气管扩张症(C对),故本题选C。②慢性支气管炎多见于中老年人,表现为反复的咳嗽和咳痰(不选A)。③慢性肺脓肿表现为咳大量的脓臭痰(不选B)。④肺气肿继发感染出现呼吸困难及发热等(不选E)。⑤先天性支气管囊肿不是执业和助理医师的考试范畴(不选D)。

【例96】【正确答案】E

【答案解析】①支气管扩张病情严重时,最常见的典型体征是固定而持久的湿啰音(E对),故本题选E。②奇脉见于严重的哮喘患者(不选A)。③口唇发绀是哮喘导致的缺氧的表现,但并非病情严重的表现(不选B)。④双肺布满哮鸣音是支气管哮喘的典型体征,但不是病情严重的体征(不选C)。⑤双肺布满湿啰音是急性左心衰的体征(不选D)。

【例97】【正确答案】C

【答案解析】①支气管扩张症最有意义的体征是病变重或继发感染时常于胸下部或背部闻及较粗的湿啰音,其部位较为固定,常持久存在(C对),故本题选C。②支扩患者可出现咳血,导致贫血等,但并非最有意义的体征(不选A)。③杵状指多是由于支扩患者长期慢性缺氧导致的,但并非支扩最有意义体征(不选B)。④消瘦多见于恶性消耗性疾病(不选D)。⑤哮喘患者可闻及双肺的哮鸣音,但并非最有意义的体征(不选E)。

【例98】【正确答案】D

【答案解析】①青年男性,主要表现为咯血,首先考虑支气管扩张。支气管扩张宜首选的检查是胸部高分辨CT,可以显示支扩的位置、大小、范围、侵犯程度等(D对),故本题选D。②上呼吸道检查对诊断支扩的价值不大(不选A)。③支气管镜检查多用于确诊中央型肺癌(不选B)。④支气管动脉造影可观察支气管动脉的情况,但不能显示支气管的情况(不选C)。⑤肺动脉造影主要用于肺血栓栓塞的诊断(不选E)。

【例99】【正确答案】C

【答案解析】①昭昭老师提示,本题重点是大咯血患者出血部位,咯血就是血管出血,所以要用血管造影来检查(C对,B错),故本题选C。选择性支气管动脉造影不仅可以明确出血的准确部位,同时还能够发现支气管动脉的异常扩张、扭曲变形、动脉瘤形成以及体循环-肺循环交通支的存在,从而为支气管动脉栓塞治疗提供依据。②支气管镜多用于中央型肺癌的诊治(不选A)。③胸部高分辨CT(不选D)及胸部增强CT(不选E)多用于诊断支气管扩张,但是不能明确部位。

【例100】【正确答案】D

【答案解析】①青年女性,长时间咳嗽、咳痰伴咯血,咯血是支气管扩张的典型表现,故诊断为支气管扩张。②支气管扩张最典型的表现是咯血,首选药物治疗即给予垂体后叶素治疗或生长抑素治疗;若治疗无效,则行手术治疗,切除病变肺组织(D对),故本题选D。③支气管动脉栓塞多用于支扩多部位出血的患者(不选A)。④规律使用流感疫苗对预防支扩发生有一定作用,但是不能有效治疗咯血(不选B)。⑤感染时联合使用抗生素对治疗支扩合并感染有一定作用(不选C)。⑥抗生素对支扩患者预防感染有一定作用,但不能有效治疗支扩咯血(不选E)。

【例101】【正确答案】B

【答案解析】①支气管扩张病人的出血可甚活跃甚至危及生命,常与急性感染性病变有关,因伤及支气管浅表黏膜新生小动脉而导致出血。如有放射性设备,选择性支气管动脉栓塞术不失为首选疗法,因

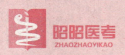

其可保存肺组织。但如出血持续不止，可能仍需要手术治疗。②手术治疗的主要适应症是：局限于1～2个肺叶的支气管扩张，感染频繁发展有加重趋势，内科治疗无法控制；出现致命性的并发症如大咯血，应用药物和支气管动脉栓塞不能控制；合并出现肺脓肿或脓胸，内科治疗无法解决。该题干中，描述为双侧支气管扩张，病变不是局限的，病变不局限首选支气管动脉栓塞术（B对），故本题选B。③长期口服抗生素预防感染无法有效治疗支扩的咯血（不选A）。④该病例，因为双侧病变，病变较为广泛不适于做手术切除术（不选C）。⑤长期口服钙通道阻滞剂不能有效治疗咯血（不选D）。⑥支气管镜下介入治疗适用于较为局限的，病情较轻的咯血（不选E）。

第5章　肺　炎

【例102】【正确答案】D

　　【答案解析】①肺炎链球菌是社区获得性肺炎最常见的病原体（D对），故本题选D。流感嗜血杆菌（不选A）、肺炎支原体（不选B）、嗜肺军团菌（不选C）、葡萄球菌（不选E），不是社区获得性肺炎最常见的致病菌。②社区获得性肺炎最常见的革兰染色阴性的细菌为流感嗜血杆菌。③常考点知识点拓展，昭昭老师总结如下：

疾　病	特　点	最常见致病菌	昭昭老师速记
社区获得性肺炎（CAP）	最常见 G⁺ 性菌	肺炎链球菌	"社区"里面玩"棒""球"得"流感"
	最常见 G⁻ 性菌	流感嗜血杆菌	
医院获得性肺炎（HAP）	无感染高危因素	肺炎链球菌、流感嗜血杆菌	无高危因素同"社区"一样
	有感染高危因素	金黄色葡萄球菌、铜绿假单胞菌	"有""金""铜"

【例103】【正确答案】D

　　【答案解析】①社区获得性肺炎最常见的致病菌为：肺炎链球菌、流感嗜血杆菌、卡他莫拉菌和非典型病原体，可见最常见的革兰染色阳性的球菌为肺炎链球菌，而最常见的革兰阴性菌为流感嗜血杆菌（D对），故本题选D。②医院获得性肺炎分两种情况：无感染高危因素患者的常见病原体为肺炎链球菌、流感嗜血杆菌、金黄色葡萄球菌、大肠杆菌（不选A）、肺炎克雷伯杆菌（不选E）等；有感染高危因素的患者为金黄色葡萄球菌、铜绿假单胞菌（不选C）、肠杆菌属、肺炎克雷伯杆菌等。③不动杆菌在社区获得性肺炎中较少见（不选B）。④常考点知识点拓展，昭昭老师总结如下：

疾　病	特　点	最常见致病菌	昭昭老师速记
社区获得性肺炎（CAP）	最常见 G⁺ 性菌	肺炎链球菌	"社区"里面玩"棒""球"得"流感"
	最常见 G⁻ 性菌	流感嗜血杆菌	
医院获得性肺炎（HAP）	无感染高危因素	肺炎链球菌、流感嗜血杆菌	无高危因素同"社区"一样
	有感染高危因素	金黄色葡萄球菌、铜绿假单胞菌	"有""金""铜"

【例104】【正确答案】D

　　【答案解析】①社区获得性肺炎除了有G⁺球菌以外，还有G⁻杆菌。治疗社区获得性肺炎时，可覆盖非典型病原体的抗生素是：大环内酯类抗生素（D对），故本题选D。②头孢菌素类（不选A）、糖肽类（不选B）、青霉素类（不选C）、氨基糖苷类（不选E）由于其抗菌谱的特点，不能覆盖非典型病原体。

【例105】【正确答案】C

　　【答案解析】①老年男性，间断咳嗽、咳痰，出现发热及双下肺湿啰音，考虑肺部感染。肺感染确诊检查是痰培养＋药敏，痰培养＋药敏可以找到感染菌并能够找到治疗药物（C对），故本题选C。（昭昭老师速记：肺部感染就是痰培养＋药敏；泌尿系感染就是清洁中段尿＋培养）②血气分析主要用于呼吸衰竭及酸碱平衡失调的诊断（不选A）。③COPD患者最有诊断价值的检查是肺功能（不选B）。④胸部X线片可用于肺炎的诊断，但不能明确诊断，明确诊断需要依靠痰培养（不选D）。⑤支气管镜检查多用于中央型肺癌的诊断（不选E）。

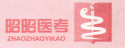

【例106】【正确答案】A

【答案解析】①肺炎链球菌的主要致病物质是荚膜，不产生毒素，主要引起纤维素渗出，后期纤维素可被巨噬细胞吞噬，肺组织结构完好，不会引起肺组织坏死和空洞（A对），故本题选A。②金黄菌肺炎（不选B）、克雷白杆菌肺炎（不选C）、大肠杆菌肺炎（不选D）、梭形菌肺炎（不选E）等均可导致肺组织破坏，产生肺空洞。

【例107】【正确答案】C

【答案解析】①肺炎链球菌的荚膜是主要致病因素，有抗吞噬功能（C对，A、B、D、E错），故本题选C。②破伤风杆菌的主要致病物质是外毒素。

【例108】【正确答案】B

【答案解析】①休克型肺炎是指伴有休克的一种重症肺炎，多由毒力极强的革兰阳性或阴性菌感染所致，病情严重进展迅速。常可发生各种严重并发症，如不及时救治，可危及生命。重症肺炎病原体多为肺炎球菌（B对），故本题选B；其余的致病菌如金黄色葡萄球菌（不选E）、溶血性链球菌等，发生率较低。②军团菌（不选A）、肺炎支原体（不选C）、革兰阴性杆菌（不选D）导致休克的概率发生较低。

【例109】【正确答案】B

【答案解析】①中青年女性，患者表现为典型寒战、高热，X线特征是大片实变，符合肺炎链球菌肺炎的表现（B对），故本题选B。②克雷伯杆菌肺炎表现为咳砖红色胶冻状痰，X线表现为叶间隙下坠（不选A）。③肺炎支原体肺炎多见于青少年，表现为刺激性咳嗽（不选C）。④干酪性肺炎患者表现为低热、盗汗、乏力、食欲缺乏等（不选D）。⑤病毒性肺炎患者一般有咳嗽、咳痰表现（不选E）。

【例110】【正确答案】B

【答案解析】①咳砖红色痰是克雷伯杆菌的典型表现（B错），故本题选B。②其余四个选项是对于肺炎链球菌肺炎的正确描述（不选A、B、C、E）。

【例111】【正确答案】A

【答案解析】①该患者青壮年，受凉后发病，且为突发寒战、高热，第三天出现胸痛、咳嗽、咳痰，影像学检查示右上肺大片实变影，故诊断为大叶性肺炎（A对），故本题选A。②胸膜增厚见于慢性胸膜炎症性疾病（不选B）。③肺脓肿以高热、咳嗽、咳大量脓臭痰为主要特征（不选C）。④肺结核常表现为低热、乏力、盗汗等结核中毒症状，伴有咳嗽、咳痰（不选D）。⑤肺梗死以同时出现呼吸困难、胸痛及咯血，即肺梗死三联征（不选E）。

【例112】【正确答案】C

【答案解析】①大叶性肺炎因为肺实变导致语颤增强（不选A）；炎症渗出导致叩诊呈浊音（不选B），患者发热出现急性病容、脉率增快（不选D、E）等。②大叶性肺炎不会引起气管移位；纵隔、气管向一侧移位多见于气胸、胸腔积液等（C错），故本题选C。

【例113】【正确答案】B

【答案解析】多种细菌均可引起大叶性肺炎，但绝大多数为肺炎链球菌。大叶性肺炎选用抗生素治疗，首选是青霉素，还可用磺胺类药、红霉素等（B对，A、C、D、E错），故本题选B。

【例114】【正确答案】B

【答案解析】肺炎链球菌肺炎首选青霉素G，发热症状消失后3天停药（B对，A、C、D、E错），故本题选B。

【例115】【正确答案】C

【答案解析】①青壮年男性，受凉史，患者出现咳嗽、咳痰，考虑诊断为肺炎链球菌肺炎。目前患者出现高热、血压低，考虑肺炎链球菌肺炎导致的休克，故诊断为重症肺炎（C对），故本题选C。②中枢神经系统感染多有头痛、呕吐、颅内压升高等表现（不选A）。③急性左心衰竭患者表现为呼吸困难及肺部湿啰音（不选B）。④干酪性肺炎多有低热、盗汗表现（不选D）。⑤肺栓塞常表现为突发的呼吸困难伴胸痛（不选E）。

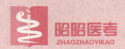

【例116】【正确答案】E

【答案解析】重症肺炎患者,目前经过高浓度吸氧后,氧分压仍然很低,所以需要机械通气来改善氧分压(E对,A、B、C、D错),故本题选E。

【例117】【正确答案】E

【答案解析】有感染高危因素的院内肺炎病原体排在首位的是金黄色葡萄球菌,多见于老弱病残者(E对,A、B、C、D错),故本题选E。(昭昭老师速记:"医院"中"有""金"库)

【例118】【正确答案】D

【答案解析】①中年女性,表现为高热、寒战,胸部X线片显示小空洞,考虑小叶性肺炎导致的多发小脓肿,故诊断为小叶性肺炎,小叶性肺炎致病菌是金黄色葡萄球菌(D对),故本题选D。(昭昭老师速记:"金"发"小"孩)②肺结核的致病菌是结核分枝杆菌(不选A)。③大叶性肺炎的致病菌是肺炎链球菌(不选B)。④烧伤患者多容易继发铜绿假单胞菌感染(不选C)。⑤流感嗜血杆菌是最常见的社区获得性肺炎的革兰染色阴性的致病菌(不选E)。

【例119】【正确答案】A

【答案解析】①老年男性,表现为咳嗽、咳痰,出现高热,考虑肺部感染;胸部X线提示多个气囊腔,故考虑小叶性肺炎导致的肺脓肿。(昭昭老师速记:小叶性肺炎多见于中老年人,年老体弱者,肺部典型X线表现为多发小空洞)小叶性肺炎致病菌是金黄色葡萄球菌,金黄色葡萄球菌可释放透明质酸酶等,破坏周围的组织,导致肺组织坏死,产生小空洞(A对),故本题选A。②肺炎链球菌肺炎多见于青壮年,有劳累或受凉病史,X线显示肺大叶广泛渗出(不选B)。③支原体肺炎起病缓慢,咳嗽为其突出症状。常伴咽痛、头痛、肌肉痛。胸片呈肺部多种形态浸润影,阶段分布,多见于肺下叶(不选C)。④干酪性肺炎患者表现为低热、盗汗、乏力、食欲缺乏,X线往往显示上叶尖后段和下叶背段受损(不选D)。⑤厌氧菌肺炎多发生在劳累或醉酒后,多为口腔内定植菌吸入所致(不选E)。

【例120】【正确答案】D

【答案解析】①近年来耐甲氧西林金葡菌(MRSA)感染已逐年上升,并出现了耐甲氧西林表皮葡萄球菌(MRSE)引起的严重肺部感染。②万古霉素是迄今对严重MRSA与MRSE感染唯一可单独应用并能有效地控制感染的抗生素(D对,A、B、C、E错),故本题选D。

【例121】【正确答案】B

【答案解析】①肺炎克雷伯杆菌肺炎多见于老年人,典型痰为砖红色胶冻样痰(B对),故本题选B。②葡萄球菌肺炎的典型痰为黄脓痰或粉红色乳状脓性(不选A)。③铜绿假单胞菌肺炎的痰为翠绿色或黄脓性(不选C)。④流感嗜血杆菌肺炎的痰为脓性痰或痰中带血(不选D)。嗜肺军团杆菌肺炎表现为咳嗽有少量黏痰,有时见脓痰或血痰(不选E)。

【例122】【正确答案】C

【答案解析】①肺炎克雷伯杆菌肺炎是由肺炎克雷伯菌引起的急性肺部炎症,多见于老年、营养不良、慢阻肺及全身衰竭的患者,预后差,死亡率较高,该菌是院内获得性肺炎的主要致病菌。主要表现为急性起病,高热,咳嗽、咳痰。痰稠脓性,量多带血,呈砖红色、胶冻状。该患者主要表现为咳红色胶冻状黏痰,住院期间发生了肺炎,胸部X线可有蜂窝状脓肿,符合肺炎克雷伯菌肺炎的诊断(C对),故本题选C。②真菌性肺炎不是医师考试范畴(不选A)。③肺炎链球菌肺炎多见于青壮年,有劳累或受凉病史,X线显示肺大叶广泛渗出(不选B)。④干酪性肺炎患者表现为低热、盗汗、乏力、食欲缺乏,X线往往显示上叶尖后段和下叶背段受损(不选D)。⑤厌氧菌肺炎多发生在劳累或醉酒后,多为口腔内定植菌吸入所致(不选E)。

【例123】【正确答案】C

【答案解析】①肺炎克雷伯杆菌肺炎多见于老年人,典型痰为砖红色胶冻样痰,易有空洞或多发性脓肿形成,好发于右上叶,由于渗出物稠厚比重高,常使水平叶间裂呈弧形下坠(C对),故本题选C。②肺炎链球菌肺炎多见于青壮年,咳痰特点为铁锈色痰,X线显示大叶实变,很少形成空洞或脓肿(不选A)。③肺脓肿多有口腔疾病史咳脓性恶臭痰,X线显示大片浓密炎性阴影中有脓腔及液平(不选B)。④干酪

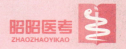

性肺炎系结核杆菌引起慢性病程,多有结核中毒症状如长期不规则发热、乏力、盗汗,X线显示为干酪样病灶,密度相对较高,且不均一(不选D)。⑤金黄色葡萄球菌肺炎表现为咳黏稠黄脓痰或粉红色乳状脓性痰,容易合并肺脓肿、肺气囊肿和脓胸(不选E)。

【例124～125】【正确答案】AE

【答案解析】①肺炎链球菌不产生毒素,不引起肺组织坏死和空洞形成(A对),故例124选A;葡萄球菌的致病物质主要是毒素与酶,具有溶血、坏死、杀白细胞及血管痉挛等作用。铜绿假单胞(绿脓)菌毒血症症状明显,痰可呈蓝绿色。克雷伯杆菌破坏肺组织,咳砖红色胶冻样痰。②肺炎支原体常存在于纤毛上皮之间,不侵入肺实质,引起间质性肺炎改变(E对),故例125选E。

【例126】【正确答案】D

【答案解析】①支原体肺炎起病缓慢,咳嗽为其突出症状。常伴咽痛、头痛、肌肉痛。胸片呈肺部多种形态浸润影,阶段分布,多见于肺下叶。该患者表现为刺激性咳嗽及胸片呈双下肺点片状浸润影,故诊断为支原体肺炎(D对),本题选D。②干酪性肺炎是低热、盗汗、乏力、食欲缺乏等表现(不选A)。③葡萄球菌肺炎表现为高热、寒战,胸部X线提示小空洞(不选B)。④肺炎链球菌肺炎多见于青壮年,患者表现为寒战、高热,咳铁锈色痰(不选C)。⑤肺孢子菌肺炎多见于艾滋病患者,患者机体抵抗力下降,出现机会感染(不选E)。

【例127～128】【正确答案】CD

【答案解析】①肺癌的症状主要包括刺激性咳嗽、痰中带血、喘鸣、胸闷气短、体重下降和发热(C对),故例127选C。②支原体肺炎多见于儿童和青少年,病程较长,突出表现为发热、干咳,可有肌肉疼痛,肺部体征较少,X线上可呈间质性改变,重症可有大叶实变(D对),故例128选D。③支气管哮喘对支气管解痉药较为敏感。④喘息性慢性支气管炎咳白色痰。⑤克雷伯杆菌肺炎咳砖红色胶冻状痰。

【例129】【正确答案】A

【答案解析】①支原体肺炎表现为刺激性咳嗽,X线片显示间质性病变(A对),故本题选A。②肺炎克雷伯杆菌肺炎的X线片表现为肺叶和小叶实变,叶间隙呈弧形下坠,多发性蜂窝状脓肿形成(不选B)。③金黄色葡萄球菌肺炎的X线片表现为肺叶或肺段实变,呈多发性、周围性肺浸润,可伴气囊肿(不选C)。④肺炎链球菌肺炎的X线片表现为叶、段分布的炎性实变阴影,在实变阴影中可见支气管气道征(不选D)。⑤肺结核的X线片表现为病变多在肺上部,呈大片浓密阴影,密度不均,历久不消散,可形成空洞(不选E)。

【例130～131】【正确答案】AC

【答案解析】①肺炎链球菌肺炎表现为典型的大叶性肺炎,胸片显示大片实变影,伴支气管充气征(A对),故例130选A。②肺炎支原体肺炎的胸片常见多种形态浸润影,呈节段性分布,以肺下叶为多见,有的从肺门附近向外伸展(C对),故例131选C。③金黄色葡萄球菌肺炎的X线胸片见多发肺段、肺叶密度影及气囊肿。④肺炎克雷伯杆菌肺炎的X线胸片表现为大叶、小叶实变影,叶间裂呈弧形下坠。⑤肺癌典型X线胸片表现为椭圆形块影,边缘模糊有毛刺。

【例132】【正确答案】A

【答案解析】①青少年男性患者,有低热咳嗽、咽部不适病史,X线片表现为网状及小片状阴影,且白细胞不升高,最可能诊断为支原体肺炎(A对),故本题选A。②病毒性肺炎的X线片表现多有毛玻璃样阴影(不选B)。③军团菌肺炎及肺炎球菌肺炎属于细菌性肺炎,白细胞通常会明显升高(不选C)。④肺炎链球菌肺炎多见于青壮年,受凉、淋雨后发病,表现为高热、咳铁锈色痰(不选D)。⑤浸润型肺结核常有低热、盗汗表现,好发于上叶尖后段和下叶背段(不选E)。

【例133】【正确答案】C

【答案解析】①支原体肺炎的首选检查是冷凝集试验(C对),故本题选C。大部分支原体肺炎患者,于发病第2周,血清中冷凝集素效价达1∶32或更高,4周达高峰,6周后下降或消失。一次检查凝集效价达1∶64或动态观察增长4倍以上时有诊断意义。②痰细菌培养多用细菌性肺炎(不选A)。③痰真菌培养多用于真菌性肺炎(不选B)。④血清抗体测定多用于病毒性肺炎(不选D)。⑤痰抗酸杆菌涂片多用

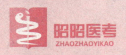

于肺结核（不选 E）。

【例 134】【正确答案】B

　　【答案解析】①支原体肺炎首选红霉素（B 对），故本题选 B。（昭昭老师速记："支"援"红"军）②肺炎链球菌肺炎首选青霉素（不选 A）。③真菌性肺炎治疗首选抗真菌药物氟康唑（不选 C）。④肺结核治疗首选异烟肼＋利福平（不选 D）。⑤病毒性肺炎首选抗病毒药物利巴韦林（不选 E）。

【例 135～136】【正确答案】ED

　　【答案解析】①青少年男性，干咳，胸部 X 线片显示间质性肺炎，故考虑诊断为支原体肺炎。（昭昭老师提示：看见间质病变就是支原体肺炎）支原体肺炎首选大环内酯类抗生素如红霉素、阿奇霉素等（E 对），故例 135 选 E。②中年男子，咳脓臭痰，X 线片显示有空洞伴液平，考虑肺脓肿，首选青霉素，青霉素治疗不佳时，可用克林霉素或甲硝唑（D 对），故例 136 选 D。③左氧氟沙星属于喹诺酮类抗生素；庆大霉素都属氨基糖苷类抗生素；头孢唑啉为第一代的头孢菌素，主要针对 G⁺ 的球菌。

第 6 章　肺脓肿（助理医师不要求）

【例 137】【正确答案】A

　　【答案解析】坐位时好发于下叶后基底段；右侧侧卧位时好发于上叶后段或下叶背段（A 对，B、C、D、E 错），故本题选 A。

【例 138】【正确答案】B

　　【答案解析】①吸入性肺脓肿最常见的病原菌是厌氧菌（B 对），故本题选 B。（昭昭老师速记："吸""烟（厌）"）②血源性肺脓肿最常见的病原菌是金黄色葡萄球菌（不选 D）。③肺炎链球菌是院外感染肺炎的最常见的病原菌（不选 E）。④铜绿假单胞菌为条件致病菌，是医院内感染的主要病原菌之一，患代谢性疾病、血液病和恶性肿瘤的患者，以及术后或某些治疗后的患者易感染本菌（不选 A）。⑤表皮金黄色葡萄球菌不是吸入性肺脓肿最常见的病原体（不选 C）。

【例 139】【正确答案】B

　　【答案解析】①引起血源性肺脓肿最常见的病原菌是金黄色葡萄球菌（B 对），故本题选 B。昭昭老师（速记：为了"金"子会流"血"）②引起吸入性肺脓肿最常见的病原菌是厌氧菌（不选 E）。（昭昭老师速记：吸"厌"（烟））

【例 140】【正确答案】C

　　【答案解析】①患者目前出现寒战、咳嗽、高热、白细胞升高及胸部 X 线片示有空洞形成，考虑肺脓肿；患者有皮肤感染史（背部皮肤疖肿），故推断为金黄色葡萄球菌经血液循环转移到肺部，引起肺部的感染，故诊断为急性血源性肺脓肿（C 对），故本题选 C。②大肠埃希菌肺炎较为少见（不选 A）。③军团菌肺炎是嗜肺军团菌引起的以肺炎表现为主，可能合并肺外其他系统损害的感染性疾病（不选 B）。④肺炎克雷伯杆菌肺炎主要表现为咳砖红色胶冻状痰（不选 D）。⑤肺结核表现为低热、盗汗等（不选 E）。

【例 141】【正确答案】B

　　【答案解析】①肺组织由于化脓菌感染引起组织炎症坏死，继而形成肺脓肿，如果与支气管相通，则出现脓腔，临床上以高热、咳嗽、咳大量脓臭痰为主。该患者有拔牙病史，咳大量脓臭痰符合肺脓肿的表现，故诊断为肺脓肿（B 对），故本题选 B。②肺炎一般表现为咳嗽、咳痰（不选 A）。③肺结核表现为低热、盗汗、乏力等，抗生素治疗无效（不选 C）。④肺癌表现为刺激性咳嗽伴痰中带血（不选 D）。⑤支气管扩张表现为反复咳嗽、咳痰及咯血（不选 E）。

【例 142】【正确答案】B

　　【答案解析】①患者有高热、咳嗽、咳脓痰，叩诊呈浊音，可闻及湿啰音，且有杵状指，均符合急性肺脓肿（B 对），故本题选 B。②支气管炎表现为咳嗽、咳痰；其余几种肺炎的诊断公式如下：

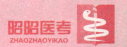

肺炎类型	诊断公式	昭昭老师速记
肺炎球菌肺炎	肺炎球菌肺炎(大叶性肺炎)＝青壮年＋受凉史＋咳铁锈色痰＋X肺大叶实变	"青壮年"爱"练球"爱打"铁"
葡萄球菌肺炎	葡萄球菌肺炎(小叶性肺炎)＝中老年＋咳脓黄痰＋X线:多发小空洞,液气平面	"小""空洞"里藏"金子"
克雷伯杆菌肺炎	克雷伯杆菌肺炎＝中老年人＋砖红色胶冻样痰＋X线:叶间隙弧形下坠	"克雷伯"爱搬"砖"累的自己腰都"下坠"了

【例143】【正确答案】D

【答案解析】①青年男性,表现为寒战高热,肺部湿啰音,且白细胞明显升高,故考虑肺部感染性疾病,结合X线片显示空洞形成考虑肺脓肿。患者1周前足部化脓感染史,故初步诊断为金黄色葡萄球菌血源性感染导致肺脓肿(D对),故本题选D。②肺血管炎(不选A)和肺囊肿继发感染(不选C)不是执业医师的考试范畴。③肺结核表现为低热、盗汗、乏力等(不选B)。④真菌性肺炎多见于应用抗生素和激素后,痰液特点是白色胶冻状痰(不选E)。

【例144】【正确答案】B

【答案解析】①青年女性,寒战、高热、咳嗽、咳痰考虑肺部感染性疾病;患者白细胞明显升高,X线发现空洞,考虑肺脓肿导致的空洞。患者既往有小腿外伤史,推断金黄色葡萄球菌经过血行转移到达了肺部,引起血源性肺脓肿(B对),故本题选B。②肺结核表现为低热、盗汗、乏力、食欲缺乏等(不选A)。③真菌性肺炎见于免疫力低下或长期应用抗生素导致菌群失调的患者(不选C)。④革兰阴性杆菌肺炎是院内感染较多见的肺炎(不选D)。⑤吸入性肺脓肿多为厌氧菌感染,患者多有口、齿、咽喉部感染,或手术、醉酒、劳累、受凉和脑血管病等病史,咳出大量脓臭痰(不选E)。

【例145】【正确答案】E

【答案解析】①肺脓肿的肺部体征与脓肿的大小和部位有关。起初时肺部可无阳性体征,或患侧可闻及湿啰音(不选D);病变继续发展,出现肺实变体征,可闻及支气管呼吸音(不选A);肺脓腔增大时,可出现空瓮音;病变累及胸膜可闻及胸膜摩擦音或呈现胸腔积液体征。②慢性肺脓肿常有杵状指,急性肺脓肿则无杵状指(E对),故本题选E。③肺部叩诊呈鼓音(不选B)、肺部呼吸音减弱(不选C)是气胸的典型体征。

【例146】【正确答案】E

【答案解析】①患者目前出现寒战、咳嗽、高热、白细胞升高及胸部X线片示有空洞形成,考虑肺脓肿;患者有皮肤感染史(颈部皮肤疖肿),故推断为金黄色葡萄球菌经血液循环转移到肺部,引起肺部的感染,故诊断为急性血源性肺脓肿。②血培养对经过血行转移的肺部脓肿的意义最大(E对),故本题选E。③痰涂片革兰染色有助于致病菌的确定,但不能确诊(不选A)。④支气管镜多用于中心型肺癌的诊断(不选B)。⑤血气分析用于呼吸衰竭的诊断(不选C)。⑥胸部CT检查明确肺内病变的部位、淋巴结转移情况等(不选D)。

【例147】【正确答案】D

【答案解析】吸入性肺脓肿多合并厌氧菌感染,一般均对青霉素敏感,仅脆弱拟杆菌对青霉素不敏感,但对林可霉素、克林霉素和甲硝唑敏感(D对),故本题选D。

第7章 肺结核

【例148】【正确答案】A

【答案解析】慢性纤维空洞型肺结核容易排出病菌,传染性较强(A对,B、C、D、E错),故本题选A。

【例149】【正确答案】A

【答案解析】肺结核好发于上叶尖后段。常见的继发感染所致的支气管扩张多见于下叶(A对,B、C、D、E错),故本题选A。

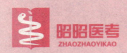

【例150】【正确答案】E

【答案解析】①继发性肺结核多见于12岁以上年长儿童及少年,主要病型为浸润性肺结核,X线显示病灶多位于肺的上部。浸润性肺结核起病可较缓,除结核中毒症状外可有发热、胸痛、咳嗽、咯血等,咯血是常见的死亡原因之一(E对),故本题选E。②继发性肺结核多发于上叶尖后段和下叶背段(不选A)。③肺门淋巴结常有明显的结核病变是原发性肺结核的主要表现(不选B)。④肺结核需要及时早期抗结核治疗,本身不会发生自愈(不选C)。⑤肺结核患者由于肺部组织坏死排出等,可形成空洞(不选D)。

【例151】【正确答案】D

【答案解析】①患者干咳,不规则低热,消瘦,双颈部可触及成串小淋巴结,右上肺大片密度不均阴影,有小空洞形成,抗炎治疗无效,应高度怀疑肺结核,其典型表现为咳嗽、咳痰、咯血、胸痛、呼吸困难、乏力、盗汗、食欲减退、体重减轻等,育龄妇女可有月经不调,干酪性肺炎系继发型肺结核的一种(D对),故本题选D。②细菌性肺炎抗生素治疗有效(不选A)。③支原体肺炎表现为刺激性咳嗽(不选B)。④肺脓肿表现为咳大量脓臭痰(不选E)。⑤过敏性肺炎不是医师的考试范畴(不选C)。

【例152】【正确答案】D

【答案解析】①患者青年女性,有干咳、低热、盗汗等结核中毒症状,故考虑肺结核可能性大(D对),故本题选D。肺结核咯血是肺结核常见的局部症状之一,少量咯血系病灶炎症使毛细血管通透性增高所致;中等量咯血,多为小血管损伤;而空洞壁上较大动脉瘤破裂则可出现大咯血。②肺炎球菌肺炎多为急性病程,咳铁锈色痰(不选A)。③支气管扩张及肺脓肿通常咳大量脓臭痰(不选B,C)。④肺癌多见于老年吸烟男性(不选E)。

【例153】【正确答案】D

【答案解析】①判断肺结核传染性最主要的依据是痰涂片找到抗酸杆菌,痰涂片找到抗酸杆菌,说明结核杆菌可以随着痰液传播,具有传染性(D对),故本题选D。②血沉增快只是说明结核处于活动期(不选A)。③胸部X线片显示空洞性病变提示肺部结核病变较重,有肺组织破坏,但是不一定有传染性(不选B)。④PPD试验阳性是诊断肺结核的一个重要实验室指标,但不能说明其是否具有传染性(不选C)。⑤反复痰中带血可见于结核、肺癌、支气管扩张等,只是一个重要的临床表现(不选E)。

【例154】【正确答案】B

【答案解析】①肺结核的典型特点是好发于上叶尖后段和下叶背段,患者表现为结核中毒症状如低热、盗汗、乏力、食欲缺乏等,X线片根据不同时期表现不同,如慢性纤维空洞型肺结核表现为不规则的空洞,抗结核治疗有效而抗感染治疗无效。该病例中,中年男性,低热伴咳嗽,抗生素治疗无效,且病灶位于下叶背段伴空洞形成,符合肺结核的表现,故诊断为肺结核。肺结核首选的检查是痰涂片抗酸染色,抗酸染色阳性,提示肺结核(B对),故本题选B。②痰涂片革兰染色只能证实革兰染色阴性和阳性的细菌(不选A)。③支气管镜检查用于中心型肺癌的确诊(不选C)。④痰真菌培养有助于了解是否存在真菌感染(不选D)。⑤胸部CT常用于支气管扩张的检查(不选E)。

【例155】【正确答案】A

【答案解析】①肺结核的典型特点是好发于上叶尖后段和下叶背段,患者表现为结核中毒症状如低热、盗汗、乏力、食欲缺乏等,X线片根据不同时期表现不同,抗结核治疗有效而抗感染治疗无效。该病例青年男性,咳嗽伴咳血,左上肺斑片状渗出,符合肺结核的表现,故诊断为肺结核。肺结核首选的检查是痰涂片抗酸染色,抗酸染色阳性,提示肺结核(A对),故本题选A。②痰涂片革兰染色只能证实革兰染色阴性和阳性的细菌(不选D)。③痰细菌培养＋药敏为金标准,但耗时较长(不选B)。④痰细胞学检查主要用于呼吸系统恶性肿瘤的普查和诊断(不选C)。⑤痰涂片找含铁血黄素细胞多见于肺淤血的患者(不选E)。

【例156】【正确答案】B

【答案解析】原发性肺结核的治疗疗程一般是6～12个月,RFP疗程6～12个月(不选A),INH疗程12～18个月(不选D),宜采用分阶段治疗方案(不选E),强化治疗采用INH＋RFP＋PZA(不选C),巩固维持治疗采用INH＋RFP,而非PZA(B错),故本题选B。

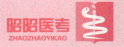

【例157】【正确答案】A

【答案解析】①短程联合化疗药物主要有异烟肼（INH），利福平（RFP），吡嗪酰胺（PZA）等，其中INH对结核病灶中快速生长的细菌作用最强，RFP对半休眠状态而突发生长的结核菌最有效，而PZA能杀灭酸性环境中半休眠状态的菌群，如果单用一种化疗药，只能针对一种生长状态的菌群，不能完全杀灭细菌，容易产生耐药和复发。②现代化疗强调联合化疗，以防止产生耐药性，杜绝复发，因此短程化疗采用INH＋PZA＋RFP（A对，B、C、D、E错），故本题选A。

【例158】【正确答案】E

【答案解析】①仅对细胞外碱性环境中的结核菌有杀菌作用的是链霉素；仅对细胞内酸性环境中的结核菌有杀菌作用的是吡嗪酰胺（E对，A、B、C、D错），故本题选E。②对细胞内外均有杀菌作用的药物是异烟肼和利福平，乙胺丁醇是抑菌药。

药 名	英文缩写	杀菌/抑菌	特 点	昭昭老师速记
异烟肼	INH，H	全杀菌剂	细胞内外均有杀菌作用	"烟"内外通杀
利福平	RFP，R	全杀菌剂	细胞内外均有杀菌作用	"利"内外兼有
吡嗪酰胺	PZA	半杀菌剂	细胞内酸性环境	"嗪"芹菜酸了
乙胺丁醇	EMB，E	抑菌剂	—	"醇"抑制
链霉素	SM，S	半杀菌剂	细胞外碱性环境	到"外"面"练"练

【例159】【正确答案】D

【答案解析】①抗结核药物异烟肼对巨噬细胞内外的结核分枝杆菌均具有杀菌作用，特别是早期杀菌力最强。②利福平对巨噬细胞内外的结核分枝杆菌均有快速杀菌作用，特别是对C菌群有独特的杀菌作用。③链霉素对巨噬细胞外碱性环境中的结核分枝杆菌有杀菌作用。④乙胺丁醇对结核分枝杆菌有抑菌作用（D对，A、B、C、E错），故本题选D。⑤吡嗪酰胺主要杀灭巨噬细胞内酸性环境中的B菌群。

药 名	英文缩写	杀菌/抑菌	特 点	昭昭老师速记
异烟肼	INH，H	全杀菌剂	细胞内外均有杀菌作用	"烟"内外通杀
利福平	RFP，R	全杀菌剂	细胞内外均有杀菌作用	"利"内外兼有
吡嗪酰胺	PZA，Z	半杀菌剂	细胞内酸性环境	"嗪"芹菜酸了
乙胺丁醇	EMB，E	抑菌剂	—	"醇"抑制
链霉素	SM，S	半杀菌剂	细胞外碱性环境	到"外"面"练"练

【例160】【正确答案】A

【答案解析】①利福平的主要副作用是肝毒性，可导致转氨酶及胆红素升高（A对，B、C、D、E错），故本题选A。②异烟肼的副作用是周围神经炎；吡嗪酰胺的副作用是高尿酸血症；乙胺丁醇的副作用是视神经炎；链霉素的副作用是耳毒性及肾毒性。

药 名	英文缩写	昭昭老师速记	并发症	昭昭老师速记
异烟肼	INH，H	"H"像"烟"筒	周围神经炎	"一（异）""周"
利福平	RFP，R	三十而立（R 利）	肝毒性	立竿见影（利肝）
吡嗪酰胺	PZA，Z	擒贼（嗪 Z）	高尿酸血症	"比"赛谁"尿"得高
乙胺丁醇	EMB，E	E＝乙	视神经炎	喝点"醇""视力"受损
链霉素	SM，S	"链"子像"S"形	耳毒性、肾毒性	学英语，先"练耳"朵

【例161】【正确答案】D

【答案解析】①异烟肼的主要不良反应是周围神经炎，肝脏损害。②利福平的主要不良反应有消化道刺激和肝功能损害；吡嗪酰胺的主要不良反应有胃肠道反应、肝损害和高尿酸血症；链霉素的主要不良反应为损害第Ⅰ对脑神经，肾功能损害者禁忌。③病例中患者有痛风病史，因此禁忌使用吡嗪酰胺（D

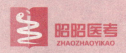

对，A、B、C、E错)，故本题选D。

药 名	英文缩写	昭昭老师速记	并发症	昭昭老师速记
异烟肼	INH,H	"H"像"烟"筒	周围神经炎	"一(异)""周"
利福平	RFP,R	三十而立(R利)	肝毒性	立竿见影(利肝)
吡嗪酰胺	PZA,Z	擒贼(嗪Z)	高尿酸血症	"比"赛谁"尿"的高
乙胺丁醇	EMB,E	E＝乙	视神经炎	喝点"醇""视力"受损
链霉素	SM,S	"链"子像"S"形	耳毒性、肾毒性	学英语,先"练耳"朵

【例162】【正确答案】B

【答案解析】大多数抗结核药可造成肝损害,在正规联合化疗过程中,若丙氨酸转氨酶(ALT)超过正常值3倍时需停药(B对,A、C、D、E错),故本题选B。

第8章 肺 癌

【例163】【正确答案】B

【答案解析】①小细胞癌恶性程度高,血行转移,转移早,因此预后较差(B对),故本题选B。②鳞状细胞癌(不选A)、腺癌(不选C)、大细胞癌(不选D)、细支气管肺泡癌(不选E)等预后较小细胞肺癌好。

【例164】【正确答案】D

【答案解析】①肺癌随病情发展,常持续出现刺激性咳嗽及痰中带血(D对),故本题选D。②支气管扩张常表现为大量咯血(不选E)。③心力衰竭表现肺水肿,呼吸困难(不选A)。④肺血栓栓塞表现为突发的呼吸困难伴胸痛(不选B)。⑤肺炎表现为咳嗽、咳痰等(不选C)。

【例165】【正确答案】D

【答案解析】①老年男性,表现为干咳,X线表现有直径3 cm的占位,故考虑诊断为肺癌(D对),故本题选D。②肺结核(不选A)主要表现为低热、盗汗,干咳且抗生素治疗无效。③慢性肺脓肿(不选B)最主要的表现是咳嗽大量的脓臭痰。④Wegener肉芽肿(不选E)及肺囊肿(不选C)不在医师考试范畴。

【例166】【正确答案】A

【答案解析】①颈静脉怒张一般见于心包积液、右心衰竭、上腔静脉阻塞,结合该患者症状及病史,诊断为肺癌压迫上腔静脉,导致上腔静脉阻塞(A对),故本题选A。②下腔静脉阻塞出现肝淤血及下肢水肿(不选B)。③心包积液(不选C)、胸腔大量积液(不选D)最主要的临床表现是呼吸困难。

【例167】【正确答案】C

【答案解析】①晚期肺癌压迫侵犯邻近器官、组织,或远处转移,侵犯膈神经,引起同侧膈肌麻痹(不选A);侵犯喉返神经,引起声带麻痹,声音嘶哑(不选B);侵犯胸膜,引起胸膜腔积液(不选D);侵入纵隔,压迫食管,引起吞咽困难(不选E)。②骨关节综合征属于胸外表现,而非压迫表现(C错),故本题选C。

【例168】【正确答案】E

【答案解析】①一侧眼睑下垂、瞳孔缩小→Horner综合征即颈交感神经受压(不选A)。②声音嘶哑→喉返神经受压(不选B)。③胸壁静脉曲张→上腔静脉受压(不选C)。④吞咽困难→食管受压(不选D)。⑤肺癌副癌综合征包括骨关节病如杵状指(E对),故本题选E。

【例169】【正确答案】D

【答案解析】①颈交感神经麻痹综合征,又称Horner综合征,是由于交感神经中枢至眼部的通路上受到压迫与破坏,引起瞳孔缩小(不选B)、眼球内陷(不选C)、上睑下垂(不选E)及患者面部无汗(不选A)的综合征。②喉返神经受压出现声音嘶哑(D错),故本题选D。(昭昭老师速记:"反(返)""思(嘶)")

【例170】【正确答案】B

【答案解析】①中央型肺癌的X线表现为肺段或肺叶的局限性肺气肿(不选A),且可能会出现肺门占位阴影,且由于肺门占位导致肺发生阻塞性肺炎(不选C)。②周围性肺癌的X线表现为圆形或类圆形

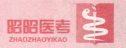

肿块呈分叶状,有脐样切迹并有毛刺(B对),故本题选 B。③囊状空洞或斑片状浸润多为肺结核的表现(不选 D)。④中央型肺癌的 X 线表现为 S 形的肺不张和密度较高的片状阴影(不选 E)。

【例 171】【正确答案】D

　　【答案解析】①肺癌空洞的典型 X 线表现为厚壁、偏心、内缘凸凹不平的癌性空洞(D对,A、B、C、E错),故本题选 D。②肺结核表现为薄壁空洞,慢性纤维空洞性肺结核典型 X 线表现为空洞壁厚,洞壁固定而坚硬。③急性肺脓肿空洞典型 X 线表现为中心型空洞,内壁光滑,底部也常较光滑;慢性肺脓肿脓壁增厚,内壁不规则,有时伴有多房性,周围有纤维组织增生及邻近胸膜增厚,肺叶收缩,纵隔可向患侧移位。

【例 172】【正确答案】E

　　【答案解析】①老年男性,咳嗽伴声音嘶哑,X 线片显示左肺门明显增大,胸部 CT 是左肺叶可见直径 4 cm 的块状影,考虑中央型肺癌,肺癌肿块压迫喉返神经导致声音嘶哑(E对),故本题选 E。②阻塞性肺炎多表现为发热、咳嗽、咳痰等(不选 A)。③肺脓肿表现为咳出大量脓臭痰(不选 B)。④肺结核表现为低热、盗汗等(不选 C)。⑤纵隔淋巴瘤,可压迫局部结构,引起相应压迫症状(不选 D)。

【例 173】【正确答案】C

　　【答案解析】①鉴别中心型肺癌和周围型肺癌最有价值的检查是胸部 CT,可以显示肺癌的位置、大小、范围、侵犯程度等(C 对),故本题选 C。②血肿瘤标志物,如癌胚抗原(CEA)、神经特异性烯醇酶(NSE)等,对肺癌的诊断和对某些肺癌的病情检测有一定参考价值(不选 A)。③胸部正侧位 X 线片可以显示占位病变,对于个别肺癌不能鉴别是中心型还是周围型(不选 B)。④胸部 MRI 在肿瘤与大血管之间的关系上有优越性,在发现小病灶(<5 mm)方面不如 CT(不选 D)。⑤痰细胞学检查有很多因素影响其准确性(不选 E)。

【例 174】【正确答案】A

　　【答案解析】①老年女性,咳嗽伴痰中带血,考虑为肺癌;左肺门阴影故诊断为中央型肺癌。②中央型肺癌最有价值的检查是支气管镜检查＋活检(A对),故本题选 A。③经胸壁穿刺活检是确诊周围型肺癌的金标准(不选 B)。④胸部 CT 用来鉴别中央型肺癌和周围型肺癌(不选 D)。⑤胸部 MRI 价格较为昂贵,但不能明确诊断(不选 C)。⑥再次痰液检查癌细胞的阳性率较低,并非最有价值的检查(不选 E)。

【例 175】【正确答案】D

　　【答案解析】①孤立性小结节,应行 CT 扫描。CT 扫描为无创检查,可显示是否有毛刺征及分叶征,以及纵隔是否有淋巴结增大(D对),故本题选 D。患者 X 线片显示胸膜的孤立性小结节,故诊断为周围型肺癌,后期可以行经皮穿刺活检术,确诊该疾病(不选 E)。②定期复查胸部 X 线片不能明确诊断,会延误病情(不选 A)。③支气管镜多用于中央型肺癌的确诊(不选 B)。④痰细胞学检查对诊断肺癌有一定价值,但阳性率较低(不选 C)。

【例 176】【正确答案】D

　　【答案解析】①老年人＋患者 X 线检查,右肺门肿块,压迫支气管导致肺不张,可首先考虑为肺癌。②位于肺段支气管以上的肺癌为中心型肺癌,位于肺段支气管以下的肺癌为周围型肺癌,该患者肺癌位于肺门处,即位于肺段支气管以上,故属于中心型肺癌(D对,A、B、C、E错),故本题选 D。

【例 177】【正确答案】A

　　【答案解析】①中心型肺癌中鳞癌最常见(A对),故本题选 A。②周围型肺癌中腺癌最常见(不选 B)。③小细胞癌恶性程度较高,很早发生纵隔淋巴结转移(不选 C)。④大细胞癌的特点是容易发生脑转移(不选 D)。⑤腺鳞癌的发病率较低(不选 E)。

【例 178】【正确答案】D

　　【答案解析】①肺癌首选检查为 X 线检查。X 线检查后行肺部 CT 检查,以便了解肿物的大小、位置、有无转移等(D对),故本题选 D。②如果确诊为肺癌以后,可作头颅 CT(不选 A)、全身骨扫描(不选 B)、肝肾等 B 型超声(不选 C)及腹部 CT(不选 E)等了解肿瘤有无发生转移。

【例 179】【正确答案】E

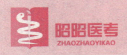

【答案解析】①中年男性，咳嗽伴痰中带血，首先考虑肺癌。胸部 X 线片示右上肺近肺门处肿块影，说明肺癌位于中央，诊断为中央型肺癌。为了明确病理诊断，中央型肺癌首选检查是支气管镜检查＋活检（E 对），故本题选 E。②周围型肺癌首选经胸壁穿刺活检（不选 D）。③开胸活检创伤太大，不作为首选，若经痰细胞学检查、支气管镜检查和针刺活检等检查均未能确立细胞学诊断，可以考虑开胸活检（不选 A）。④胸腔镜检查用于确定胸腔积液或胸膜肿块的性质（不选 B）。⑤纵隔镜检查是一种纵隔转移淋巴结进行评价和取活检的创伤性手术（不选 C）。

【例 180】【正确答案】D

【答案解析】转移到同侧的肺门淋巴结为 N_1 期；转移到对侧的肺门淋巴结、锁骨上淋巴结为 N_3 期；转移到肝、脑说明发生了远处转移即 M_1；N_3 及 M_1 说明肺癌分期为Ⅲb 期和Ⅳ期，手术的禁忌证（不选 A、B、C、E）；同侧的肺门淋巴结转移可以行手术治疗（D 对），故本题选 D。

【例 181】【正确答案】B

【答案解析】①中年男性，表现为刺激性咳嗽＋痰中带血丝，考虑肺癌可能性大。病理组织学证实为鳞癌，鳞癌首选的治疗是手术治疗（B 对），故本题选 B。②小细胞肺癌首选化疗（不选 C）。③免疫治疗（不选 A）、介入治疗（不选 D）、放射治疗（不选 E）不是鳞癌的首选治疗方式。

第 9 章 肺血栓栓塞（助理医师不要求）

【例 182】【正确答案】A

【答案解析】①急性肺栓塞常见的病症是肺血栓栓塞综合征，主要来源于下肢的深静脉血栓（A 对），故本题选 A。②肺脂肪栓塞（不选 B）、肺羊水栓塞（不选 C）、肺空气栓塞（不选 D）、肺瘤栓栓塞综合征（不选 E）等发病率较肺血栓栓塞低。

【例 183】【正确答案】E

【答案解析】①诊断肺栓塞的金标准是肺血管造影（E 对），故本题选 E。②肺血管造影术是一种侵入性的方法，目前已经逐渐被肺动脉 CT 造影即 CTPA 取代。CT 肺动脉造影（CTPA）是 PTE 的一线确诊手段。采用特殊操作技术进行 CT 肺动脉造影，准确发现段以上肺动脉内的血栓。注意这里是 CTPA 而非 CT（不选 B）。③胸片（不选 A）多用于肺炎、肺结核的诊断。④超声心动图（不选 C）多用于心衰及心肌疾病的诊断。⑤肺通气/灌注（V/Q）显像也可用于肺栓塞，但不是诊断肺栓塞的金标准（不选 D）。

【例 184】【正确答案】A

【答案解析】①中年男性，突发呼吸困难，伴胸痛及咳嗽、憋气，$P_2 > A_2$，伴有低氧血症，考虑肺动脉栓塞。②CTPA 即 CT 肺动脉造影是肺栓塞的确诊方法，其敏感性高达 98%，直接征象是有肺动脉内造影剂充盈缺损，伴或不伴有轨道征的血流阻断（A 对），故本题选 A。③血 D-二聚体的临界值为 500 $\mu g/L$，急性肺栓塞时升高，但因特异性差，对 PTE 无诊断价值，若其含量＜500 $\mu g/L$，则对 PTE 有重要的排除诊断价值（不选 C）。④UCG 即超生心动图主要观察心脏的射血量及心室的大小等情况（不选 D）。⑤ECG 即心电图主要观察心律失常、心绞痛等（不选 E）。⑥心肌坏死标志物主要用于心肌梗死、急性病毒性心肌炎的诊断（不选 B）。

【例 185】【正确答案】B

【答案解析】①中年男性，扩张型心肌病病史，心室扩张导致血流紊乱，可发生附壁血栓。患者目前活动时，突发喘憋，出现缺氧表现，如发绀，且 $P_2 > A_2$，伴有低氧血症，考虑血栓脱落，阻塞肺动脉，发生肺动脉栓塞（B 对），故本题选 B。②急性心包炎是心包膜脏层和壁层的急性炎症，可以同时合并心肌炎和心内膜炎（不选 A）。③急性心肌梗死表现为突发胸痛伴憋闷感，心电图可发现 ST 段抬高≥0.1 mV（不选 C）。④心绞痛表现为突发胸痛伴憋闷感，心电图可发现 ST 段压低≥0.1 mV（不选 D）。⑤肺炎表现为咳嗽、咳痰（不选 E）。

【例 186】【正确答案】D

【答案解析】①溶栓治疗主要适用于大面积肺血栓栓塞者，尤其是伴有休克和（或）低血压的病例（D

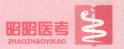

对),故本题选 D。②血压正常,但超声心动图提示右心室功能减退或临床表现为右心室功能不全者,无禁忌证者也可溶栓治疗。③对于血压和右心室功能均正常者,则不推荐溶栓治疗。④溶栓治疗的最佳时间是 14 天以内,可选用尿激酶或重组织型纤溶酶原激活物(rt - PA)以及链激酶溶栓治疗,奏效后再转为抗凝治疗。⑤合并深静脉血栓的形成(不选 A)、剧烈胸痛(不选 B)、严重低氧血症(不选 C)、明显咯血(不选 E)等不是肺栓塞患者溶栓的指征。

【例 187～188】【正确答案】BE

【答案解析】①对于肺栓塞患者,因为肺动脉栓塞导致血流减少,使通气/血流比值增大,肺泡通气不能被充分利用,从而导致低氧血症(B 对),故例 187 选 B。②COPD(慢性阻塞性肺疾病)本质是小气道的不完全阻塞,导致肺泡通气量下降,造成肺泡氧分压降低和 CO_2 分压升高,从而引起低氧血症和 CO_2 潴留(E 对),故例 188 选 E。③氧耗量增加不是肺栓塞、COPD 患者发生低氧血症的病因(不选 A)。④弥散障碍为 I 型呼吸衰竭的主要发病机制(不选 C)。⑤肺内分流多为 ARDS 患者的发病机制(不选 D)。

第 10 章 呼吸衰竭

【例 189】【正确答案】E

【答案解析】①动脉血氧分压(PaO_2)<60 mmHg 伴二氧化碳分压($PaCO_2$)>50 mmHg 可诊断为 II 型呼吸衰竭。②II 型呼吸衰竭伴常见于气道阻塞性疾病,如慢性阻塞性肺疾病(E 对,A、B、C、D 错),故本题选 E。(昭昭老师提示:导致 II 型呼吸衰竭最常见的病因就是:COPD)

【例 190】【正确答案】C

【答案解析】①II 型呼吸衰竭即高碳酸性呼吸衰竭,血气分析特点是 PaO_2<60 mmHg,$PaCO_2$>50 mmHg,是肺泡通气不足所致最常见的慢阻肺、膈肌瘫痪等(C 对,A、B、D、E 错),故本题选 C。②I 型呼吸衰竭即低氧性呼吸衰竭,血气分析特点是 PaO_2<60 mmHg,同时伴有 $PaCO_2$ 降低或正常,是肺换气功能障碍,如严重肺部感染性疾病、间质性肺疾病、急性肺栓塞等。③常考点知识点拓展,昭昭老师关于呼吸衰竭总结如下:

	I 型呼吸衰竭	II 型呼吸衰竭
定义	PaO_2<60 mmHg,$PaCO_2$ 降低或正常	PaO_2<60 mmHg,$PaCO_2$>50 mmHg
机制	换气功能障碍	通气功能障碍
本质	弥散障碍	肺泡通气量不足
病因	严重肺部感染性病变、ARDS、间质性肺疾病、急性肺栓塞	慢支、COPD、上呼吸道阻塞、呼吸肌功能障碍
昭昭老师速记	"一"个"谜"	"2"个人整天"泡"在一起

【例 191】【正确答案】C

【答案解析】①老年男性,长期咳嗽、咳痰,考虑诊断为 COPD。COPD 患者需要进行长期家庭氧疗,上呼吸道感染往往可以导致疾病的迅速加重,导致慢性疾病急性发作。②该患者在原有的呼吸衰竭症状加重并出现神经精神症状,即考虑产生了肺性脑病(C 对),故本题选 C。(昭昭老师提示:肺疾病导致的昏迷就是肺性脑病;肝硬化导致的昏迷就是肝性脑病)③电解质紊乱的诊断依靠血气分析、生化电解质检查(不选 A)。④氧中毒不是医师的考试范畴(不选 B)。⑤该患者无镇静剂中毒病史(不选 D)。⑥脑梗死多有脑血管病病史,脑 CT 可检查(不选 E)。

【例 192】【正确答案】D

【答案解析】①老年男性,长期咳嗽病史,故考虑 COPD。患者目前出现意识障碍,烦躁不安,考虑 COPD 所致的肺性脑病。肺性脑病的首选检查是动脉血气分析,通常可见氧分压降低,二氧化碳分压升高(D 对),故本题选 D。②心电图多用于诊断 COPD 导致的肺心病(不选 A)。③脑电图多用于癫痫的诊断(不选 B)。④痰细菌培养多用于肺炎的诊断(不选 C)。⑤胸部 CT 多用于肺部肿瘤的进一步检查(不选 E)。

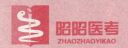

【例193】【正确答案】B

【答案解析】①肺性脑病患者，禁忌使用苯二氮卓类的镇静催眠药如地西泮（B 对），故本题选 B。②该患者目前处于 COPD 急性感染期，所以可以应用抗生素抗炎（不选 E）；应用激素减轻炎症反应（不选 A、D）及同时使用扩张支气管的药物（不选 C）。

【例194】【正确答案】B

【答案解析】①老年女性，长期咳嗽、咳痰，考虑诊断为 COPD。②COPD 患者需要进行长期家庭氧疗。氧气吸入浓度（%）=21＋4×氧流量，(27－21)/4=1.5(L/min)（B 对，A、C、D、E 错），故本题选 B。

第 11 章　急性呼吸窘迫综合征与多器官功能障碍综合征（助理医师不要求）

【例195】【正确答案】D

【答案解析】①ARDS 早期由于肺毛细血管内皮和肺泡上皮损害，形成间质肺水肿引起肺毛细血管膜弥散距离增大，影响弥散功能，由于二氧化碳的弥散能力强于氧气，故主要影响氧合作用，表现为氧分压降低；肺损伤期后，随着肺泡上皮和毛细血管内皮损伤的加重，肺间质特别是肺泡渗出引起的动-静脉分流效应，将出现难以纠正的低氧血症。②ARDS 临床表现以进行性呼吸困难和顽固性低氧血症为特征（D 对，A、B、C、E 错），故本题选 D。

【例196】【正确答案】D

【答案解析】①急性呼吸窘迫综合征（ARDS）即各种肺内和肺外致病因素所导致的急性弥散性肺损伤，进而发展为急性呼吸衰竭，主要病理改变是肺微血管通透性升高，肺泡内渗出富含蛋白质的液体，进而导致肺水肿及透明膜形成。②由于肺毛细血管内皮细胞和肺泡上皮细胞损伤，肺泡膜通透性增加，引起肺间质和肺泡水肿；肺表面活性物质减少，导致小气道陷闭和肺泡萎缩不张，由于上述改变导致功能残气量和有效参与气体交换的肺泡数量减少，进而导致严重通气/血流比值失调、肺内分流和弥散障碍，造成顽固性低氧血症和呼吸窘迫。③ARDS 早期由于肺毛细血管内皮和肺泡上皮损害，形成间质肺水肿引起肺毛细血管膜弥散距离增大，影响弥散功能，由于二氧化碳的弥散能力强于氧气，故主要影响氧合作用，表现为氧分压降低；肺损伤期后，随着肺泡上皮和毛细血管内皮损伤的加重，肺间质特别是肺泡渗出引起的动-静脉分流效应，将出现难以纠正的低氧血症（D 对，A、B、C、E 错），故本题选 D。④常考点知识点拓展，昭昭老师关于几种疾病经常考到的发病机制总结如下：

疾　病	发病机制	原　因
Ⅰ型呼吸衰竭	弥散功能障碍	O_2 的弥散能力比 CO_2 的弥散能力差
Ⅱ型呼吸衰竭	肺泡通气量下降	气道阻塞，导致 O_2 进不来，CO_2 出不去（昭昭老师速记："2""炮"是"1"个"迷"）
急性呼吸窘迫综合征	肺内动静脉分流	（昭昭老师速记："急"着"分流"）
肺血栓栓塞	通气/血流比例失调	通气/血流比例=0.84，阻塞肺动脉，血流减少，通气/血流比例失调

【例197】【正确答案】C

【答案解析】①中年男性，急性胰腺炎病史，患者可产生严重的炎症反应，炎症反应导致肺部细胞损伤，表现为肺毛细血管内皮细胞和肺泡上皮细胞损伤，肺微血管通透性增高和微血栓形成，大量富含蛋白质和纤维蛋白的液体出至肺间质和肺泡，形成非心源性肺水肿。因为肺水肿，患者可能出现严重顽固低氧血症（C 对），故本题选 C。②肺梗死患者多有肺部栓塞病史，肺梗死典型三联征是胸痛、呼吸困难、咯血（不选 A）。③急性心力衰竭表现为呼吸困难，患者咳粉红色泡沫状痰（不选 B）。④术后肺不张患者出现呼吸困难，X 线可鉴别（不选 D）。⑤败血症患者出现全身寒战、高热，血培养阳性（不选 E）。

【例198】【正确答案】C

【答案解析】①急性呼吸窘迫综合征（ARDS）即各种肺内和肺外致病因素所导致的急性弥散性肺损伤和进而发展为急性呼吸衰竭，主要病理改变是肺微血管通透性升高，肺泡内渗出富含蛋白质的液体，进

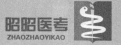

而导致肺水肿及透明膜形成。ARDS 常见的危险因素有大面积创伤、烧伤、胰腺炎、溺水等多在原发病的72 小时之内发生,一般不超过 7 天。该病例,中年男性,诊断为重症胰腺炎。患者目前出现气短,氧饱和度下降,考虑胰腺炎导致的急性呼吸窘迫综合征(C 对),故本题选 C。②医院获得性肺炎多由革兰染色阴性的致病菌感染所致,表现为咳嗽、咳痰、发热等(不选 A)。③心力衰竭表现为劳力性呼吸困难(不选 B)。④阻塞性肺不张表现为胸闷、气急、呼吸困难(不选 D)。⑤肺栓塞多有下肢深静脉血栓的高危因素(不选 E)。

【例 199】【正确答案】E

【答案解析】①青年男性,明确外伤史,患者目前出现憋气及烦躁不安,且出现顽固性低氧血症,故考虑诊断为急性呼吸窘迫综合征(E 对),故本题选 E。②气胸患者突发的呼吸困难和胸痛,查体可见呼吸音消失及鼓音(不选 A)。③肺血栓栓塞表现为突发的呼吸困难,伴有胸痛,有肺动脉高压的表现,$P_2 > A_2$(不选 B)。④腹腔内出血主要表现为腹部低血压休克(不选 C)。⑤急性左心衰竭患者主要表现为咳粉红色泡沫状痰及有奔马律(不选 D)。

【例 200】【正确答案】D

【答案解析】早期 ARDS 患者仅有呼吸窘迫感、呼吸急促,其他表现是进展期出现的症状(D 对,A、B、C、E 错),故本题选 D。

【例 201】【正确答案】D

【答案解析】①成人呼吸窘迫综合征的诊断标准是:有发病的高危因素;急性起病,呼吸频数和/或呼吸窘迫;低氧血症,$PaO_2/FiO_2 < 300$;胸部 X 线示两肺浸润阴影;肺毛细血管楔压(PCWP) 18 mmHg。②其中最重要的一点是氧合指数(PaO_2/FiO_2) < 300(D 对),故本题选 D。③呼吸频率增加、血气示低氧伴轻度 CO_2 潴留见于支气管哮喘等疾病引起的呼吸困难,但未必已发生 ARDS(不选 A)。④肺泡气-动脉血氧分压差反映弥散功能障碍,其异常可见于间质性肺疾病,不是 ARDS 的诊断指标(不选 B)。⑤肺内分流量减少也不属于上述 ARDS 的诊断标准(不选 C)。⑥血气分析显示为低氧伴轻度 CO_2 潴留只能诊断为呼吸衰竭不能诊断 ARDS(不选 E)。

【例 202】【正确答案】C

【答案解析】①急性呼吸窘迫综合征(ARDS)即各种肺内和肺外致病因素所导致的急性弥散性肺损伤进而发展为急性呼吸衰竭,主要病理改变是肺微血管通透性升高,肺泡内渗入富含蛋白质的液体,进而导致肺水肿及透明膜形成。ARDS 常见的危险因素有大面积创伤、烧伤、胰腺炎、溺水等,多在原发病的72 小时之内发生,一般不超过 7 天。②该病例,年轻男性,溺水病史,患者目前出现气短,氧饱和度下降,考虑溺水导致的急性呼吸窘迫综合征。ARDS 的治疗强调治疗原发病、纠正缺氧,轻度患者可使用面罩吸氧,大多数患者需要机械通气(C 对),故本题选 C。③静脉注射地塞米松可减轻炎症反应,但并非最有效治疗(不选 A)。④静脉注射毛花苷 C(不选 B)、皮下注射吗啡(不选 D)及静脉注射呋塞米(不选 E)多用于急性左心衰的治疗。

【例 203】【正确答案】D

【答案解析】①急性呼吸窘迫综合征是肺毛细血管内皮细胞和肺泡 II 型细胞受损引起间质和肺泡水肿,小气道陷闭,肺泡萎陷不张,肺顺应性降低,导致低氧血症。②呼气末正压通气则可克服小气道及肺泡萎陷,促进肺泡及间质水肿消退,提高肺的顺应性,从而解决低氧问题(D 对,C 错),故本题选 D。③持续低浓度吸氧多用于 COPD 的患者(不选 A)。④高浓度吸氧多用于 I 型呼吸衰竭患者(不选 B)。⑤糖皮质激素可减轻炎症反应,但并非最有效治疗(不选 E)。

【例 204】【正确答案】A

【答案解析】①一旦确诊为 ARDS,应该尽早进行机械通气,轻度 ARDS 患者可以试用无创正压通气(NIPPV),无效或病情加重时尽快气管插管行有效机械通气,主要采用保护性通气策略,主要措施包括适合水平的 PEEP 和小潮气量(A 对),故本题选 A。②积极给予对症支持治疗为一般性指标,并非最有效治疗(不选 D)。③糖皮质激素在 ARDS 的治疗中,疗效不确切(不选 E)。④持续低浓度吸氧多用于COPD 的患者(不选 B)。⑤持续高浓度吸氧多用于 I 型呼吸衰竭患者(不选 C)。

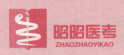

【例205】【正确答案】C

【答案解析】①MODS即多器官功能衰竭综合征指机体在遭受急性严重感染、严重创伤、大面积烧伤等突然打击后,同时或先后出现不包括原发病的2个或2个以上的器官功能障碍,以致在无干预治疗的情况下不能维持内环境稳定的综合征。②MODS诊断主要依据病史及临床表现,本病例中患者有过严重感染的病史,同时临床有肾衰竭、呼吸衰竭、脑衰竭等症状(C对),故本题选C。③DIC即弥散性血管内凝血,早期表现为高凝,晚期表现为低凝,患者出现广泛的出血(不选A)。④ARF即急性肾衰,主要表现为少尿、无尿(不选B)。⑤ARDS即急性呼吸窘迫综合征,主要表现为顽固性低氧血症(不选D)。⑥Curling溃疡属于应激性溃疡,多为烧伤所致(不选E)。

第12章　胸腔积液

【例206】【正确答案】E

【答案解析】①结核性胸膜炎是机体对结核菌高度反应,胸膜受结核菌感染所致。结核菌侵入胸膜可以从原发综合征的肺门淋巴结经淋巴管到达胸膜,也可以由胸膜邻近的结核病灶直接蔓延至胸膜腔。②本病多见于青年和儿童(不选A),起病缓慢(不选B),可有发热症状,多数有午后潮热,倦怠乏力、盗汗、食欲减退和体重减轻等结核中毒症状(不选C)。③一般来说,由于胸腔是密闭的,与气管、支气管不相通,所以单纯性结核性胸膜炎患者没有肺内结核灶(E错),故本题选E;但是如果患者是肺结核直接蔓延引起的结核性胸膜炎则会在肺内有结核灶。④结核性胸膜炎的胸部X线片可以看到肋膈角消失或外高内低影(不选D)。

【例207】【正确答案】C

【答案解析】①患者无咳嗽、咳痰,右下肺叩诊浊音又无呼吸音增强的肺实变体征及湿性啰音,加之发热时间稍长,为低热、开始胸痛,后又减轻,胸闷、气短均符合结核性胸膜炎的诊断(C对),故本题选C。②肺炎链球菌肺炎表现为寒战高热,咳出铁锈色痰及语音震颤增强(不选A)。③支原体肺炎表现为刺激性咳嗽,X线多见肺间质病变(不选B)。④浸润性肺结核多位于肺尖部,X线可见密度不均匀的密度影(不选D)。⑤支气管肺癌患者胸膜转移,可有类似临床表现,但多有咳嗽、咳痰、痰中带血、胸痛往往不会因胸液增多而减轻(不选E)。

【例208】【正确答案】E

【答案解析】①结核性胸膜炎可见患侧呼吸运动减弱,于胸部、腺窝下方可闻及粗糙、局限而固定的胸膜摩擦音,这是结核性干性胸膜炎的最重要的体征(E对),故本题选E。②渗出性胸膜炎时中等量或大量积液时,患侧呼吸运动减弱(不选B),触觉语颤减弱(不选D)和呼吸音减弱或消失(不选C)。③呼吸浅速表现为浅表而不规则的呼吸,有时呈叹息样,可见于呼吸肌麻痹和某些肺与胸膜疾病,也可见于濒临死亡的病人(不选A)。

【例209】【正确答案】C

【答案解析】①青年女性,出现午后低热的表现,考虑结核病变,同时出现胸腔积液,故诊断为结核导致的胸腔积液。此时因为胸腔大量积液导致肺膨胀受限,发生限制性的呼吸困难(C对),故本题选C。②COPD属于阻塞性通气功能障碍(不选A)。③ARDS导致低氧的机制是肺组织弥散功能障碍(不选B)、通气/血流比值失调(不选D)及动静脉分流(不选E)。

【例210】【正确答案】D

【答案解析】①胸腔积液即胸膜腔内液体形成过快或吸收过缓,最常见的表现是呼吸困难,多伴有胸痛和咳嗽;大量的胸腔积液可使得胸廓饱满,触觉语颤减弱,局部叩诊浊音,呼吸音减低或消失。②该病历中,中年女性,发热、咳嗽,右侧胸廓略饱满,右下肺叩诊呈实音,呼吸音明显减弱,符合胸腔积液的典型表现,故诊断为胸腔积液。③胸腔积液的体征是患侧胸廓饱满,触觉语颤减弱及语音共振减弱(D对),故本题选D,局部叩诊浊音,气管向左侧移位(不选C),呼吸音减低或消失。(昭昭老师提示:气多了,水多了,语音震颤就减弱)④湿性啰音多为肺炎、COPD等疾病的体征(不选A)。⑤胸膜摩擦音为胸膜炎的体

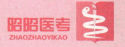

征(不选 B)。⑥支气管呼吸音为大叶性肺炎的典型体征(不选 E)。

【例 211~215】【正确答案】DAEBC

【答案解析】①漏出性胸液,比重比较小,各项指标水平较低,胸液蛋白/血清蛋白<0.5、LDH<200 IU/L、胸液 LDH/血 LDH<0.6(D 对),故例 211 选 D。②乳糜性胸液为乳样,乙醚试验苏丹Ⅲ染成红色(A 对),故例 212 选 A。③血性胸液为 RBC>$5×10^9$/L、细胞数<$400×10^6$/L(E 对),故例 213 选 E。④渗出性胸液,颜色混浊,比重较大,细胞数量较多,即草黄,细胞数>$500×10^6$/L、蛋白 30 g/L、LDH 300 IU/L(B 对),故例 214 选 B。⑤恶性胸液中 LDH 含量较高,即 LDH>500 IU/L(C 对),故例 215 选 C。

【例 216】【正确答案】E

【答案解析】①青年男性,发热、咳嗽、胸痛,故考虑胸部感染;现在患者出现右下肺呼吸音减弱,语颤减弱,X 线片提示上缘呈弧形,考虑诊断胸腔积液。胸腔积液明确诊断,胸腔穿刺了解积液的性质(E 对),故本题选 E。②支气管镜多用于中央型肺癌的诊断(不选 A)。③痰找抗酸杆菌(不选 C)和结核菌素实验(不选 D)多用于肺结核的诊断。

【例 217】【正确答案】E

【答案解析】①超声对于胸腔积液定位准确,故常在 B 超引导下穿刺(E 错),故本题选 E。②胸腔积液行穿刺抽液一般用来诊断和治疗,检查胸腔积液的性质有助于诊断(不选 A、D);同时可以行抽液减压治疗(不选 C),并同穿刺胸膜腔给药并进一步治疗(不选 B)。

【例 218】【正确答案】D

【答案解析】①青年男性,发热伴胸闷,右下肺呼吸音消失,语音共振减弱,胸部 X 线片示右下肺大片状密度增高影,上缘呈外高内低弧形,此为胸腔积液的典型表现。胸腔积液首选的检查是 B 超;明确诊断首选的检查为胸腔穿刺抽液(D 对),故本题选 D。②超声心动图多用来检查心衰等(不选 A)。③支气管镜多用于中央型肺癌的诊断(不选 B)。④胸部 CT 多用于支扩的诊断(不选 C)。⑤血肿瘤标志物多用于肺癌的恶性疾病的辅助诊断(不选 E)。

【例 219~220】【正确答案】AD

【答案解析】①少量积液一般积液量达 300 mL 以上时,可表现外侧肋膈角变钝,液体可随呼吸上下移动(A 对),故例 219 选 A。积液量增多时,X 线片显示上缘呈向外侧升高的反抛物线阴影。②包裹性积液的 X 线片表现为自胸壁向肺野突出的半圆形或梭形致密影,边缘光滑、密度均匀,其上下缘与胸壁的夹角呈钝角,且不随体位的改变而改变,典型 X 线片可表现为凸面指向肺内呈"D"字征阴影(D 对),故例 220 选 D。

【例 221】【正确答案】E

【答案解析】①中年女性,反复咳嗽、咳痰伴胸痛及痰中带血,首先考虑肺癌。X 线片提示左侧大量胸腔积液,提示肺癌产生大量癌性胸腔积液,胸腔积液导致限制性呼吸困难,进而出现呼吸音消失、语颤减弱。②胸腔积液的检查可以选择胸腔积液的细胞学及生化检查,癌性胸腔积液可以发现癌细胞及胸腔积液中 LDH 升高(不选 A);胸部 CT 可了解胸内有无占位性病变(不选 B);胸膜活检可以确诊此疾病(不选 C)。③支气管镜+活检则可确诊肺部占位性疾病(不选 D)。④肺功能检查只是提示呼吸功能受限,不能明确病因(E 错),故本题选 E。

【例 222】【正确答案】E

【答案解析】①结核性胸膜炎的胸腔积液蛋白含量较高,容易引起胸膜粘连,原则上应积极抽尽胸腔积液(E 对),故本题选 E。②糖皮质激素一般不常规使用(不选 A);积极控制感染为一般的对症处理,但并非最主要的处理(不选 B);晚期无效可手术处理(不选 D)。③注入滑石粉可以使得壁胸膜和脏胸膜两层粘连,减少胸腔积液,但不是首要处理(不选 C)。

【例 223】【正确答案】D

【答案解析】①结核性胸膜炎首先要进行抗结核化学药物(不选 A);如果积液量较少,则不需要穿刺抽液(不选 B);胸液量多,需要穿刺抽液,每周可抽液 2~3 次(不选 C);反复冲洗胸腔并在胸腔内注入链激酶防止发生胸膜粘连(不选 E)。②抗结核化疗的同时可加用糖皮质激素但不是常规治疗(D 错),故本

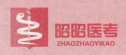

题选 D。

【例 224】【正确答案】C

【答案解析】①糖皮质激素多用于全身中毒重及大量胸水的结核性胸腔积液患者,不作为结核性胸膜炎的常规治疗(C 错),故本题选 C。②糖皮质激素的生理作用包括减轻机体的变态反应(不选 A),改善结核中毒症状(不选 B),因其抑制免疫反应,可导致结核扩散(不选 D)。③糖皮质激素要缓慢减量,避免发生反跳现象(不选 E)。

【例 225】【正确答案】E

【答案解析】①由于结核性胸膜炎胸腔积液蛋白含量高,容易引起胸膜粘连,原则上应尽快抽胸腔内积液或肋间插细管引流。②防止结核性胸膜炎患者出现胸膜肥厚最有效的方法是积极胸腔穿刺抽液(E 对),故本题选 E。③胸腔内注射糜蛋白酶(不选 A)、胸腔内注射链激酶(不选 B)、口服小剂量糖皮质激素(不选 C)及胸腔内注射抗结核药物(不选 D)均不能有效地防止胸膜肥厚。

【例 226】【正确答案】B

【答案解析】①胸膜腔积聚血液称血胸。②血胸诊断依据主要有脉搏加快、血压持续下降(不选 A);Hb、RBC 等持续下降(不选 C);影像学提示胸腔内阴影进行性增大(不选 D);经输血补液后血压不回升逐渐下降(不选 E);引流量超过 200 mL/h,持续 3 小时等(B 错),故本题选 B。

【例 227】【正确答案】E

【答案解析】①胸部创伤,大量补液及血液制品血压不升,伤口不断有血液流出,说明仍然有活动性出血。②活动性出血应继续输血补液,同时立即开胸止血(E 对),故本题选 E。(昭昭老师提示:医师考试中,只要提及休克的,治疗方法都是:抗休克同时准备手术探查)③内科医生会诊,纠正休克(不选 A)、心电图检查,排除心脏疾患(不选 B)及缝合伤口,加压包扎(不选 C)会延误病情,导致病情加重。④体外心脏按压,增加心搏量并不能有效改善休克及减少出血,故也不考虑(不选 D)。

【例 228】【正确答案】E

【答案解析】①青年男性,明确外伤史,患者出现胸部术后出血。如果胸腔中每小时出血量大于 200 mL,连续超过 3 小时,即可诊断为进行性血胸。该患者 2 小时已经出血 600 mL,1 小时引流量高达 300 mL,故诊断为进行性血胸(E 对),故本题选 E。②胸腔内出血速度快,去纤维蛋白作用不完善,大量的血液会在胸内凝固成块,称做凝固性血胸,此患者引流管流出血性液体,故不考虑(不选 A)。③创伤性湿肺多为迅猛钝性伤所致如车祸、撞击、挤压和坠落等,本例为锐器伤,故不考虑(不选 B)。④胸部外伤后早期无血胸,经过一段时间(一般指 2 天之后)出现胸腔内积血量超过 500 mL 者,这种情况称为迟发性血胸,又称延迟性血胸。该患者伤后仅数小时,故不考虑(不选 C)。⑤心脏压塞是指心包腔内液体增长的速度过快或积液量过大时,压迫心脏而限制心室舒张及血液充盈的现象,本病例未提及,故不考虑(不选 D)。

【例 229】【正确答案】B

【答案解析】①进行性血胸,出血较多,可能导致失血性休克,最佳的治疗方案是开胸探查,有效止血(B 对),故本题选 B。②输液、输血(不选 C)及镇静、吸氧(不选 D)为一般的对症治疗,并非最有效措施。③该患者目前出现进行性血胸,单纯调整引流管位置不会减少出血(不选 E)。④气管插管呼吸机辅助呼吸多用于窒息的患者(不选 A)。

【例 230】【正确答案】D

【答案解析】①慢性脓胸,长期的炎症感染及瘢痕形成、皱缩导致纵隔向患侧移位(D 对),故本题选 D。②闭合性气胸(不选 A)、开放性气胸(不选 B)及张力性气胸(不选 C),患侧胸腔内压增高,导致纵隔向健侧移位。③急性脓胸(不选 E)胸腔积脓,导致纵隔向健侧移位。

第 13 章　胸部损伤

【例 231】【正确答案】C

【答案解析】①开放性气胸患者伤侧肺萎陷:伤侧胸膜腔负压消失,肺被压缩而萎陷,两侧胸膜腔压

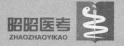

力不等而使纵隔移位,因而健侧肺扩张受限。②开放性气胸患者吸气时,健侧胸膜腔负压升高,与伤侧压力差增大,纵隔向健侧进一步移位;呼气时两侧胸膜腔压力差减小,纵隔移回伤侧,这种反常运动称为纵隔扑动(C对,A、B、D、E错),故本题选C。③常考点知识点拓展,昭昭老师总结三种不同气胸的特点如下:

	闭合性气胸	开放性气胸	张力性气胸
体 征	纵隔向健侧移位	纵隔扑动	皮下气肿
表 现	①轻症者可无症状; ②重者可有呼吸困难	①极度呼吸困难; ②意识模糊,脉搏细速,血压降低	最严重的气胸: ①明显呼吸困难; ②严重者伴有休克

【例232】【正确答案】B

【答案解析】①患侧胸膜腔压力等于大气压,而非高于对侧。伤侧压力是高于健侧的,纵隔移向健侧(不选A)。②气胸导致患侧肺萎缩,呼吸功能减退(B对),故本题选B。③C、D选项一定是说反原则,这就是昭昭老师说过的医师出题的说反原则,即呼气时,纵隔移向患侧;吸气时,纵隔移向健侧(不选C,D)。④引起反常呼吸运动,导致呼吸、循环衰竭是多根多处肋骨骨折(不选E)。

开放性气胸

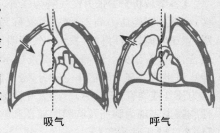

吸气　　　　呼气

张力性气胸

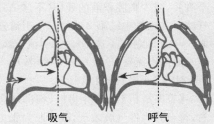

吸气　　　　呼气

【例233】【正确答案】E

【答案解析】①张力性气胸胸部X线检查显示胸膜腔大量积气,肺可完全萎陷,气管和心影偏移至健侧。胸膜腔穿刺有高压气体向外冲出,抽气后症状好转,胸膜腔穿刺有高压气体是诊断依据(E对),故本题选E。②呼吸困难并伴有皮下气肿(不选A)、伤侧胸部叩诊呈高调鼓音(不选B)、伤侧呼吸音消失(不选C)、X线片见纵隔向健侧移位(不选D)均为张力性气胸的典型体征,但均非最充分的根据。

【例234】【正确答案】E

【答案解析】①青年男性,表现为突发胸痛,伴呼吸困难,叩诊为鼓音,符合气胸的典型表现,诊断为气胸(E对),故本题选E。②巨大肺大疱(不选A)及膈疝(不选C)不在执业医师考试范畴。③少量胸腔积液患者常常无明显的临床表现(不选B)。④肺气肿可见桶状胸,叩诊为过清音(不选D)。

【例235】【正确答案】E

【答案解析】①青年男性,出现胸痛,检查胸廓稍饱满,语音震颤减弱,叩诊呈鼓音,呼吸音消失,诊断为气胸(E对),故本题选E。②肺不张是指一个或多个肺段或肺叶的容量或含气量减少(不选A)。③胸腔积液表现为呼吸困难,胸廓稍饱满,语音震颤减弱,叩诊呈浊音(不选B)。④肺炎表现为咳嗽、咳痰(不选C)。⑤肺气肿主要表现为慢性咳嗽、咳痰,桶状胸等(不选D)。

【例236】【正确答案】C

【答案解析】①中年男性,出现胸闷及憋气,检查左侧呼吸运动减弱,叩诊呈鼓音,呼吸音减弱,胸部X线片显示左肺被压缩,符合气胸的典型表现,诊断为气胸。②气胸治疗,如果肺被压缩<20%,则保守治疗即可;肺被压缩>20%,需行胸腔闭式引流术(C对),故本题选C。③ARDS患者多用呼吸机辅助呼吸(不选A)。④COPD患者治疗方案是低流量吸氧(不选B)。⑤张力性气胸的治疗是胸腔穿刺排气(不选D)。⑥支气管哮喘的治疗是解痉平喘(不选E)。

【例237】【正确答案】D

【答案解析】①开放性气胸的急救首先是将开放性气胸立即变为闭合性气胸(D对,A、B、C、E错),故本题选D。②进一步处理为:给氧,补充血容量,纠正休克;清创、缝合胸壁伤口,并作胸腔闭式引流;给予抗生素,鼓励患者咳嗽排痰,预防感染。③常考点知识点拓展,昭昭老师总结三种不同气胸的表现及治

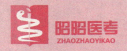

疗如下：

	闭合性气胸	开放性气胸	张力性气胸
体　征	纵隔向健侧移位	纵隔扑动	皮下气肿
表　现	①轻症者可无症状； ②重者可有呼吸困难	①极度呼吸困难； ②意识模糊,脉搏细速,血压降低	最严重的气胸： ①明显呼吸困难； ②严重者伴有休克
治　疗	①肺压缩量<20%：观察； ②肺压缩量>20%：穿刺抽气； ③自觉症状重：闭式引流	将开放性变为闭合性,后根据闭合性气胸的原则治疗	立即穿刺抽气

【例238】【正确答案】D

【答案解析】①张力性气胸为气管、支气管或肺损伤处形成活瓣,气体每次吸气进入胸膜腔并积累增多,导致胸膜腔压力高于大气压,又称为高压性气胸。张力性气胸患者表现为严重或极度呼吸困难、烦躁、意识障碍、大汗淋漓、发绀,气管明显移向健侧,颈静脉怒张,多有皮下气肿。伤侧胸部饱满,叩诊呈鼓音,呼吸音消失。胸部X线检查显示胸腔严重积气,肺完全萎陷、纵隔移位,并可能有纵隔和皮下气肿。该患者表现为胸痛＋空瓮音,考虑诊断为气胸(D对),故本题选D。②胸腔积液表现为呼吸困难,叩诊为浊音或实音(不选A)。③大叶性肺炎多见于青壮年,表现为寒战高热＋咳铁锈色痰(不选B)。④干性胸膜炎表现为胸痛及胸膜摩擦音和胸膜摩擦感(不选C)。⑤肺气肿多见桶状胸(不选E)。

【例239】【正确答案】E

【答案解析】①拔管时在患者深吸气屏气时拔除引流管,这样可以保证肺的容积最大限度地充满整个胸腔,减少胸腔积液的残留(不选A)。②插管部位在腋中线与腋后线之间第7或8肋间隙(不选B),气胸时在锁骨中线第2肋间。③引流管深入胸腔2～3cm(不选C)。④闭式引流要保证胸腔内气液体克服3～4cm水柱(不选D)。⑤引流应该每日观察导管是否通畅与引流的质和量,有助于判断病情,并了解何时撤除引流管(E对),故本题选E。

【例240】【正确答案】C

【答案解析】①青年男性,胸部外伤史,患者出现端坐呼吸,左侧胸壁及皮下气肿,而且并发气管偏右,符合张力性气胸表现,故诊断为张力性气胸。②张力性气胸治疗是排气减压,应进行左胸腔穿刺排气,多采用胸腔闭式引流(C对),故本题选C。③急诊开胸探查多用于危急生命的急危重症患者(不选A)。④心包穿刺多用于心包积液的治疗(不选B)。⑤加压吸氧为一般的对症治疗(不选D)。⑥气管插管多用于窒息及严重呼吸困难患者(不选E)。

【例241】【正确答案】B

【答案解析】肋骨骨折多发生于第4～7肋骨。原因是第4～7肋骨长而薄,最易骨折(B对,A、C、D、E错),故本题选B。

【例242】【正确答案】B

【答案解析】①单侧多根多处肋骨骨折最严重的生理改变是胸壁软化,反常呼吸(B对),故本题选B。②疼痛、呼吸运动减弱(不选A)、咳嗽、血痰(不选C)为肋骨骨折一般的病理生理变化,并非最严重的病理生理变化。③严重皮下气肿为张力性气胸的病理生理特点(不选D)。④出血、休克为进行血胸的病理生理特点(不选E)。

【例243】【正确答案】C

【答案解析】①年轻男性,胸外史后出现胸痛及呼吸困难,患者同时出现反常呼吸运动,故考虑诊断为多根多处肋骨骨折(C对),故本题选C。②气胸(不选A)、血胸(不选B)、支气管断裂(不选D)、胸腹联合伤(不选E)均无反常活动这个特点。

【例244】【正确答案】B

【答案解析】①胸部X线片发现左侧胸腔2cm气液平面说明胸腔内有积液,即其合并胸腔积液产生血气胸(B对,A错),故本题选B。②脓胸可有气液平面,但主要表现为寒战、高热等(不选C)。③肺水

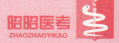

肿的 X 线胸片可见肺内有渗出液(不选 D)。④支气管断裂主要表现为呼吸困难(不选 E)。

【例245】【正确答案】E

　　【答案解析】①中年男性,明确胸部外伤史,局部存在反常活动,考虑肋骨骨折。题干给出信息肋骨多根多处骨折,故诊断为**多根多处肋骨骨折**。呼吸音减低说明存在肺损伤或气胸,但是气管居中说明损伤不严重。对于胸壁多根多处肋骨骨折,有效镇静和呼吸管理是主要的治疗原则(E 对),故本题选 E。②胸腔闭式引流用于气胸、血胸等,肺被压缩>20%,是行胸腔闭式引流术的指征(不选 A)。③胸腔穿刺排气排液多用于张力性气胸、血胸(不选 B)。④怀疑肺脏严重受损时,需要行开胸探查+肋骨固定(不选 C)。⑤胸壁的加压包扎更加适合于单根单处肋骨骨折(不选 D)。

反常呼吸

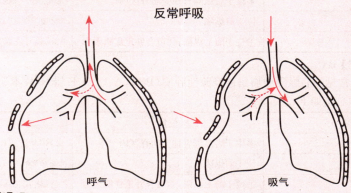

呼气　　　　　　　　　吸气

【例246】【正确答案】C

　　【答案解析】①不同的外界暴力作用方式所造成的肋骨骨折病变可具有不同的特点。②患者出现肋骨骨折,形成反常呼吸,导致无效呼吸增加,首先要**消除反常呼吸**(C 对),故本题选 C。③患者无明显休克等体液丢失的表现,故无需静脉输液(不选 A)。④给氧、镇静、止痛治疗为一般的对症治疗,而非最重要治疗(不选 B)。⑤行气管插管、人工控制呼吸(不选 D)及气管切开术(不选 E)为患者发生呼吸障碍时的介入处理措施。

【例247】【正确答案】A

　　【答案解析】①反常呼吸运动是多根多处肋骨骨折诊断的重要依据,肋骨骨折的治疗原则是**止痛、固定、防止并发症**(A 对),故本题选 A。多根多处肋骨骨折除控制胸壁软化外,在病情危重时,清除呼吸道分泌物,保持呼吸道通畅,辅助呼吸是至关重要的。②胸腔穿刺多用于张力性气胸(不选 B)。③胸腔闭式引流多用于气胸的治疗(不选 C)。④开胸探查多用于进行性血胸的治疗(不选 D)。⑤气管插管或气管切开多用于窒息的患者(不选 E)。

【例248】【正确答案】B

　　【答案解析】①外伤史+鼓音=气胸,外伤史+左侧胸腔中等量积液→血胸,故诊断为**血气胸**。②患者同时 X 线发现左侧 4、5、7 侧肋骨折,可诊断为肋骨骨折。③血气胸患者,肺被压缩了 70%,有明显的呼吸困难,应该**立即行胸腔闭式引流**,排气排水,改善呼吸情况(B 对),故本题选 B。④加压包扎固定胸壁用于治疗多根多处肋骨骨折,不是最紧急要处理的(不选 A)。⑤静脉输血为一般的对症治疗(不选 B)。⑥现在病变主要在胸部并非腹部,所以暂时无需剖腹探查(不选 D)。⑦穿刺排气减压是用来治疗张力性气胸的,张力性气胸的特点是皮下气肿,该患者无皮下气肿,故排除张力性气胸,也就无需穿刺排气减压(不选 E)。

【例249】【正确答案】D

　　【答案解析】①患者有血痰,考虑诊断为**肺裂伤**(D 对),故本题选 D。②患者无连续的 3 根以上的肋骨骨折,故不考虑连枷胸(不选 A)。③患者无皮下气肿,不考虑张力性气胸(不选 B)。④创伤性窒息及心包破裂不是医师考试范畴(不选 C、E)。

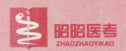

第14章　纵隔肿瘤（助理医师不要求）

【例250】【正确答案】A

【答案解析】①右前上纵隔见椭圆形阴影，常见的前上纵隔肿瘤是胸腺瘤（A对，B、C、D、E错），故本题选A。②常考点知识点拓展，昭昭老师总结如下：

肿　瘤	位　置	昭昭老师速记
神经源性肿瘤	多位于后纵隔脊柱旁肋脊区内	诸葛"神""猴（后）
畸胎瘤与皮样囊肿	位于前纵隔	"畸胎"要花"钱（前）"
胸腺瘤	①位于前上纵隔；②可合并重症肌无力	"前（钱）"花在"胸腺"上

【例251】【正确答案】B

【答案解析】最常见的后纵隔肿瘤是神经源性肿瘤（B对，A、C、D、E错），故本题选B。②常考点知识点拓展，昭昭老师总结如下：

肿　瘤	位　置	昭昭老师速记
神经源性肿瘤	多位于后纵隔脊柱旁肋脊区内	诸葛"神""猴（后）
畸胎瘤与皮样囊肿	位于前纵隔	"畸胎"要花"钱（前）"
胸腺瘤	①位于前上纵隔；②可合并重症肌无力	"前（钱）"花在"胸腺"上

【例252】【正确答案】C

【答案解析】①胸腺瘤多位于前上纵隔，约15%合并重症肌无力。反之，重症肌无力的患者，半数异常的有胸腺瘤或胸腺增生异常。②该病例中，年轻女性，双眼睑下垂，诊断为重症肌无力。CT发现前上纵隔占位，最常见的肿瘤是胸腺瘤，结合患者有重症肌无力，故本例最可能的诊断是胸腺瘤（C对，A、B、D、E错），故本题选C。③神经纤维瘤多位于后纵隔；畸胎瘤多位于前纵隔；淋巴瘤多位于中纵隔。④常考点知识点拓展，昭昭老师总结如下：

肿　瘤	位　置	昭昭老师速记
神经源性肿瘤	多位于后纵隔脊柱旁肋脊区内	诸葛"神""猴（后）
畸胎瘤与皮样囊肿	位于前纵隔	"畸胎"要花"钱（前）"
胸腺瘤	①位于前上纵隔；②可合并重症肌无力	"前（钱）"花在"胸腺"上

【例253】【正确答案】B

【答案解析】①中年女性，患者出现了四肢无力，结合右前上纵隔阴影，考虑重症肌无力。②前上纵隔最常见的肿物为胸腺瘤（B对，A、C、D、E错），故本题选B。

【例254】【正确答案】E

【答案解析】胸腺瘤首选的治疗方案是手术治疗（E对，A、B、C、D错），故本题选E。

第二篇 循环系统

第1章 心力衰竭

第1节 总 论

【例255】【正确答案】E

【答案解析】①心室的容量负荷过度又称前负荷过度,是指心脏舒张期所承受的容量负荷过大。主动脉瓣关闭不全(不选A)、甲状腺功能亢进症(不选B)、二尖瓣关闭不全(不选C)、动静脉瘘(不选D)等均可导致机体的心脏的血量增加,使其容量负荷增加,即前负荷增加。②高血压主要是心脏收缩后遇到的阻力,是压力负荷(E错),故本题选E。③常考点知识点拓展,昭昭老师关于心脏的前后负荷总结如下:

负 荷	常见疾病	昭昭老师速记
前负荷增加 (容量)	瓣膜关闭不全、先心病、慢性贫血、甲亢	又"贫"又"甲"没"心"没肺又没"钱"
后负荷增加 (压力)	高血压和主动脉瓣狭窄(左心室,体循环);肺动脉高压及肺动脉瓣狭窄(右心室,肺循环)	"高压"和"狭窄"是"后"负荷,其余都是前负荷

【例256】【正确答案】B

【答案解析】①心室后负荷即压力负荷,是指心脏在收缩时所承受的阻抗负荷增加。②左室后负荷过度常见于体循环高血压、主动脉流出道受阻(主动脉瓣狭窄、高血压等),右室后负荷过度见于肺循环高压、肺动脉狭窄、肺阻塞性疾病及肺栓塞(B对),故本题选B。③肺循环高压引起右室后负荷增高(不选A);回心血量增加(不选C)、主动脉瓣关闭不全(不选D)引起左室容量负荷增高;血细胞比容增大时血液黏滞性增高,使血流阻力增大,左、右心室前负荷均增高(不选E),且相比之下体循环高血压是引起左室后负荷增高更常见的原因。④常考点知识点拓展,昭昭老师关于心脏的前后负荷总结如下:

负 荷	常见疾病	昭昭老师速记
前负荷增加 (容量)	瓣膜关闭不全、先心病、慢性贫血、甲亢	又"贫"又"甲"没"心"没肺又没"钱"
后负荷增加 (压力)	高血压和主动脉瓣狭窄(左心室,体循环);肺动脉高压及肺动脉瓣狭窄(右心室,肺循环)	"高压"和"狭窄"是"后"负荷,其余都是前负荷

【例257】【正确答案】C

【答案解析】①主动脉瓣关闭不全的主要病理生理改变的原因是舒张期左心室内压力大于主动脉,大量血液反流回左心室,使左心室舒张期负荷加重,即前负荷增大(C对),故本题选C。②二尖瓣狭窄将引起左室前负荷减小或正常,肺动脉瓣狭窄将引起右室后负荷增大,主动脉瓣狭窄将引起左室后负荷增加。③常考点知识点拓展,昭昭老师关于心脏的前后负荷总结如下:

负 荷	常见疾病	昭昭老师速记
前负荷增加 (容量)	瓣膜关闭不全、先心病、慢性贫血、甲亢	又"贫"又"甲"没"心"没肺又没"钱"
后负荷增加 (压力)	高血压和主动脉瓣狭窄(左心室,体循环);肺动脉高压及肺动脉瓣狭窄(右心室,肺循环)	"高压"和"狭窄"是"后"负荷,其余都是前负荷

【例258】【正确答案】E

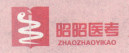

【答案解析】①慢性心力衰竭的急性发作常与诱发因素有关,如感染,为常见诱因,其中呼吸道感染居首位,特别是肺部感染(E对),故本题选E。②其余的原因有心律失常(不选D)、肺栓塞、劳累过度(不选A)、妊娠和分娩、贫血与出血,还包括其他如输血输液过多或过快(不选B),电解质紊乱和酸碱平衡失调,洋地黄过量,利尿过度,心脏抑制药物和抗心律失常药物及皮质激素类药物引起水钠潴留等。③心肌缺血导致冠心病是心力衰竭发生的主要病因,而非诱因(不选C)。

【例259】【正确答案】D

【答案解析】昭昭老师请大家记住,这里老师考的是病因,不是诱因,病因和诱因不一样。①心力衰竭常见的病因是冠状动脉粥样硬化性心脏病(D对,A、B、C、E错),故本题选D。②心力衰竭的诱因是感染,特别是上呼吸道感染。

【例260】【正确答案】A

【答案解析】①关于心脏病的两个分级,首先要知道这两个分级的适用条件。NYHA分级适用于非急性心肌梗死患者;Killip分级适用于急性心肌梗死患者。②Killip分级如下,Ⅰ级为有心脏病,体力活动不受限;Ⅱ级为肺部有湿啰音,范围＜1/2肺野;Ⅲ级为肺部有湿啰音,范围＞1/2肺野;Ⅳ级为休克。③急性前壁心肌梗死根据Killip进行分级。根据分期可以得知,患者双肺底闻及少许湿啰音即肺部啰音范围＜1/2肺野,一般是KillipⅡ级(A对),故本题选A。④常考点知识点拓展,昭昭老师关于心功能分级总结如下:

分级	NYHA 分级		Killip 分级
	非急性心肌梗死患者		急性心肌梗死患者
分期	①Ⅰ级:有心脏病,体力活动不受限; ②Ⅱ级:有心脏病,体力活动轻度受限; ③Ⅲ级:有心脏病,体力活动明显受限; ④Ⅳ级:有心脏病,休息时就有症状 (昭昭老师速记:"2度轻3度明")		①Ⅰ级:有心脏病,体力活动不受限; ②Ⅱ级:肺部有湿啰音,范围＜1/2肺野; ③Ⅲ级:肺部有湿啰音,范围＞1/2肺野; ④Ⅳ级:休克 (昭昭老师速记:心连着肺,根据肺啰音)

【例261】【正确答案】B

【答案解析】①患者陈旧性前壁心肌梗死5年,故诊断为非急性型心肌梗死,适用NYHA分级。②本题中患者体力活动明显受限,从事一般家务活动即感喘憋,应为心功能Ⅲ级(B对),故本题选B。③NYHA分级Ⅱ级指患者体力活动轻度受限制,一般体力活动(每天日常活动)引起过度疲劳、心悸、气喘或心绞痛;Killip分级Ⅱ级指的是肺部有啰音,但啰音的范围小于1/2肺野;Killip分级Ⅲ级指肺部有啰音,但肺部啰音的范围大于1/2肺野,但小于肺水肿;Killip分级Ⅳ级指有休克。④常考点知识点拓展,昭昭老师关于心功能分级总结如下:

分级	NYHA 分级		Killip 分级
	非急性心肌梗死患者		急性心肌梗死患者
分期	①Ⅰ级:有心脏病,体力活动不受限; ②Ⅱ级:有心脏病,体力活动轻度受限; ③Ⅲ级:有心脏病,体力活动明显受限; ④Ⅳ级:有心脏病,休息时就有症状 (昭昭老师速记:"2度轻3度明")		①Ⅰ级:有心脏病,体力活动不受限; ②Ⅱ级:肺部有湿啰音,范围＜1/2肺野; ③Ⅲ级:肺部有湿啰音,范围＞1/2肺野; ④Ⅳ级:休克 (昭昭老师速记:心连着肺,根据肺啰音)

【例262～263】【正确答案】BE

【答案解析】①急性心肌梗死,肺部有湿啰音,但啰音范围小于1/2肺野,为KillipⅡ级(B对),故例262选B;风湿性心脏病休息时有心悸,呼吸困难或心绞痛,为NYHAⅣ级(E对),故例263选E。②昭昭老师速记:心力衰竭的NYHA分级中,Ⅰ级为患者体力活动不受限制,Ⅳ级为患者彻底不能进行体力活动,这两种情况都比较好判断。最重要也是最难分辨的就是区别Ⅱ级和Ⅲ级,题中往往给出一个病例,让考生判断是轻度受限还是明显受限。此外,NYHA分级和Killip分级的区别,经常在一起考查,大家要多加注意。③常考点知识点拓展,昭昭老师关于心功能分级总结如下:

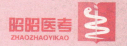

分级	NYHA 分级	Killip 分级
	非急性心肌梗死患者	急性心肌梗死患者
分期	①Ⅰ级:有心脏病,体力活动不受限 ②Ⅱ级:有心脏病,体力活动轻度受限 ③Ⅲ级:有心脏病,体力活动明显受限 ④Ⅳ级:有心脏病,休息时就有症状 (昭昭老师速记:"2度轻3度明")	①Ⅰ级:有心脏病,体力活动不受限 ②Ⅱ级:肺部有湿啰音,范围<1/2肺野 ③Ⅲ级:肺部有湿啰音,范围>1/2肺野 ④Ⅳ级:休克 (昭昭老师速记:心连着肺,根据肺啰音)

【例 264】【正确答案】D

【答案解析】①A 期患者有发生心力衰竭的高度危险性,但尚无器质性病变;B 期患者有心脏器质性病变,但从未有过心力衰竭的症状;C 期患者过去曾出现或反复出现与基础器质性心脏病有关的心力衰竭;D 期进展性心脏病患者,在强效药物治疗的基础上,安静时仍有明显的心力衰竭症状,需要特殊的干预治疗。②该患者无症状,但已出现心脏结构改变(D 对),故本题答案为 D。③常考点知识点拓展,昭昭老师关于心功能临床分级总结如下:

分级	具体改变	昭昭老师速记
A 期	前心力衰竭阶段(高发危险人群,无心脏结构改变,无症状)	"无""无"
B 期	前临床心力衰竭阶段(有心脏结构改变,无症状)	"有""无"
C 期	床心力衰竭阶段(有心脏结构改变,有症状)	"有""有"
D 期	难治性终末期心力衰竭阶段	难治

【例 265】【正确答案】A

【答案解析】①昭昭老师提示:心脏病的两个分级每年几乎必考 1～2 分,首先要知道这两个分级的适用条件。NYHA 分级适用于非急性心肌梗死患者;Killip 分级适用于急性心肌梗死患者。②心力衰竭属于非急性心肌梗死,临床心力衰竭根据 NYHA 进行分级。③心力衰竭的临床分期如下:

分级	具体改变	昭昭老师速记
A 期	前心力衰竭阶段(高发危险人群,无心脏结构改变,无症状)	"无""无"
B 期	前临床心力衰竭阶段(有心脏结构改变,无症状)	"有""无"
C 期	临床心力衰竭阶段(有心脏结构改变,有症状)	"有""有"
D 期	难治性终末期心力衰竭阶段	难治

④NYHA 分级:Ⅰ级为患者有心脏病,体力活动不受限;Ⅱ级为患者有心脏病,体力活动轻度受限;Ⅲ级为患者有心脏病,体力活动明显受限;Ⅳ级为患者有心脏病,休息时就有症状,任何活动可引起症状。⑤根据分期可以得知,临床心力衰竭阶段患者已有基础结构性心脏病,有心力衰竭的症状和体征,一般应为 NYHA Ⅱ级(A 对),故本题选 A。

第 2 节　慢性心力衰竭

【例 266】【正确答案】A

【答案解析】①劳力性呼吸困难是左心衰竭最早出现的症状(A 对),故本题选 A。(昭昭老师提示:心肺不分家,心脏病变表现为在肺脏)②夜间阵发性呼吸困难(不选 B)和端坐呼吸(不选 C)多见于左心衰竭的后期,病变较重的时候发生。③左心衰竭晚期,肺淤血、肺水肿造成支气管静脉破裂,导致咯血(不选 D)。④左心衰竭会导致机体的有效循环血量不足,造成肾前性肾衰竭,从而出现少尿(不选 E)。选项 B～E 都是其典型的后期表现。

【例 267】【正确答案】C

【答案解析】①舒张早期奔马律是心室舒张负荷过重,心室舒张时,血液冲击心室壁振动所致,提示心室舒张负荷过重,最多见于左心衰竭(C 对),故本题选 C。②心力衰竭时,心脏的波动减弱,导致第一

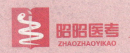

心音减弱，A₂减弱（不选A、B）。③心包叩击音在第二心音后0.09～0.12秒处出现的中频、较响而短促的额外心音，产生的原因为心包增厚，在心室快速充盈时，心室舒张受限，被迫骤然停止，使室壁振动而产生，多见于缩窄性心包炎（不选E）。

【例268】【正确答案】C

【答案解析】①肺静脉的血液回流到左心房，血液从左心房流到左心室。当左心衰竭时，肺静脉淤血，进而导致肺水肿，水肿液渗出出现双肺底湿啰音（C对），故本题选C。（昭昭老师提示：左心衰就是肺水肿，右心衰就是下肢水肿，肾炎就是眼睑水肿）②右心衰竭时，出现上腔静脉和下腔静脉回流障碍。上腔静脉回流障碍导致颈静脉怒张、胸腔积液，下腔静脉回流障碍出现肝大、下垂型对称性双下肢水肿等，基于此原因右心衰典型的体征是肝颈静脉回流征阳性。③常考点知识点拓展，昭昭老师总结左右心衰的特点如下：

疾　病	诊断公式
左心衰	慢性左心衰＝劳力性呼吸困难＋肺底出现湿啰音＋心界向左下方扩大
右心衰	慢性右心衰＝下肢对称性水肿＋肝颈静脉回流征阳性＋心界向左扩大

【例269】【正确答案】B

【答案解析】①患者右心衰竭时，会出现上腔静脉和下腔静脉回流障碍。上腔静脉回流障碍导致颈静脉怒张（B对），故本题选B；下腔静脉回流障碍可造成肝大、双下肢水肿等。基于此原因，右心衰典型的体征是肝颈静脉回流征阳性。②左心衰竭的表现为左心射血能力下降出现动脉压下降（不选A）、室壁活动度下降出现心音低钝（不选C）；左心衰竭导致急性肺水肿（不选D）、端坐呼吸（不选E）。（昭昭老师提示：左心衰就是肺水肿，右心衰就是下肢水肿，肾炎就是眼睑水肿）

【例270】【正确答案】B

【答案解析】①右心衰竭时，出现上腔静脉和下腔静脉回流障碍，下腔静脉回流障碍出现肝大、双下肢水肿等，上腔静脉阻塞出现颈静脉怒张（B对），故本题选B。②左心衰竭表现为肺静脉淤血、肺淤血水肿，典型表现为咳粉红色泡沫状痰（不选A）。③肝硬化最常源于乙型肝炎，肝脏多纤维化变小，无明显淤血（不选C）。④心律失常表现为心悸、呼吸困难等（不选D）。⑤动脉硬化多见于长期有高血压、高血脂、高血糖的患者，表现为动脉内壁有脂质斑块形成（不选E）。

【例271】【正确答案】C

【答案解析】①右心衰竭时，全身的回心血量减少，血液淤滞在体循环内，毛细血管内静水压增高，水渗出导致水肿（C对），故本题选C。②血浆胶体渗透压降低，造成血管内液体外渗导致的水肿，多见于低蛋白血症（不选A）。③小动脉壁通透性增高，导致渗出水肿，多见于过敏性紫癜（不选B）。④黏多糖在组织间隙内沉积，导致水肿，多见于甲状腺功能减低（不选D）。⑤淋巴液回流受阻，多见于淋巴管堵塞，导致淋巴液外漏，造成水肿（不选E）。

【例272】【正确答案】C

【答案解析】①右心衰竭患者最有诊断意义的体征是胸骨左缘4～5肋间闻及舒张期早期奔马律，由于舒张期右室充盈，血液冲击衰竭的右室壁，发生震动（C对），故本题选C，与左心衰竭时闻及左室舒张期奔马律的临床意义一样。（昭昭老师提示：看见心衰就是奔马律，看见奔马律就是心衰）②右心衰竭可出现心率增快（不选A）；如合并肺动脉高压，可有P₂亢进（不选E）；如合并三尖瓣相对性关闭不全，可闻及胸骨左缘3～4肋间的收缩期杂音（不选D）等但均不是右心衰竭的特异性体征。

【例273】【正确答案】C

【答案解析】右心衰竭患者在坐位或半坐位时，由于心功能不全，心脏搏出量减少，心脏淤血加重，颈静脉回流受阻可致其充盈怒张甚至搏动异常（C对，A、B、D、E错），故本题选C。

【例274】【正确答案】B

【答案解析】①该病例中，患者10年前曾发生心肌梗死，目前出现颈静脉怒张、下肢水肿、肝大等临床表现，说明出现心力衰竭，查体发现心脏向两侧增大，说明发生了全心力衰竭（B对），故本题选B。②昭昭老师总结三种心衰的诊断公式如下：

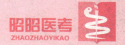

疾 病	诊断公式
慢性左心衰	慢性左心衰＝劳力性呼吸困难＋肺底出现湿啰音＋心界向左下方扩大
慢性右心衰	慢性右心衰＝下肢对称性水肿＋肝颈静脉回流征阳性＋心界向左扩大
全心衰	全心衰＝呼吸困难症状好转＋心界向两侧扩大

③右心衰竭患者出现的典型体征是颈静脉怒张及肝颈静脉回流征阳性；左心衰竭患者出现劳力性呼吸困难,急性左心衰竭可咳出粉红色泡沫状痰,但是两者都无心界向两侧扩大。Killip分级适用于急性心肌梗死患者；NYHA分级适用于非急性心肌梗死患者,本病例中未描述患者的活动情况及相应出现的体征,故无法说明是NYHA分级中的第几级。(昭昭老师提示:可以出现心界向两侧扩大的见于三个疾病:全心衰、扩张性心肌病及心包积液)

【例275】【正确答案】B

【答案解析】左心衰竭造成肺淤血、肺水肿,出现喘憋及呼吸困难(B对,A、C、D、E错),进而导致肺动脉高压,右心负荷增加,出现右心衰竭,进而射入肺的血流减少,呼吸困难减轻,但是病情在加重,故本题选B。

【例276】【正确答案】B

【答案解析】①左心衰竭的典型表现为肺淤血及肺部啰音。右心衰竭表现为下肢水肿、肝颈静脉回流征阳性、肝淤血水肿等。(昭昭老师提示:左心衰就是肺水肿,右心衰就是下肢水肿,肾炎就是眼睑水肿)②该患者,中年男性,短距离行走(步行50米左右)即感呼吸急促,此为左心衰竭表现；该患者同时出现颈静脉怒张,肝颈静脉回流征阳性,双下肢凹陷性水肿,考虑同时出现了右心衰竭,故本患者左、右心力衰竭都存在,即全心衰竭(B对,A、C、D、E错),故本题选B。

【例277】【正确答案】B

【答案解析】超声心动图可以准确判断心脏的舒张和收缩功能,确定其射血分数,一般射血分数＜50%(B对),故本题选B。

疾 病	首选检查
①心力衰竭；②瓣膜疾病；③心肌疾病；④心包积液	超声心动图
①心律失常；②心绞痛(发作期)；③心肌梗死	心电图

【例278】【正确答案】B

【答案解析】①中年男性,活动后心悸,双肺底闻及湿啰音,以上症状应考虑心力衰竭。正常的心尖搏动点位于左锁骨中线与第5肋交点内0.5~1.0 cm,此患者心尖搏动点明显偏外,而且范围弥散,说明可能发生了左心室肥大,诊断为左心衰竭。患者目前出现双下肢凹陷性水肿,说明亦出现了左心衰继发右心衰竭。②心力衰竭的首选检查是超声心动图检查(B对),指标为射血分数(EF%),如EF%＞50%为正常；EF%＜50%考虑心力衰竭,故本题选B。③胸部X线片多用于观察心胸比,诊断心包炎等疾病(不选A)。④尿常规、血常规属于一般的常规检查,对于心力衰竭诊断价值不大(不选C、D)。⑤心电图多用于心律失常、心绞痛和心肌梗死的检查(不选E)。

【例279】【正确答案】E

【答案解析】①顽固性心力衰竭是心脏疾病发展至终末期的表现,典型患者的表现为休息或极轻微的活动时即出现心力衰竭症状。②治疗此类心力衰竭,首先要寻找病因,进行对因治疗(E对),故本题选E。③做血液超滤(不选A)、使用非洋地黄类强心药(不选B)、联合应用利尿剂(不选C)及静脉应用血管扩张剂(不选D)均不是首先要处理的。

【例280】【正确答案】C

【答案解析】①呋塞米属于袢利尿剂,可排钠、排钾,为强效利尿剂,副作用是低血钾。②氢氯噻嗪属于噻嗪类的利尿剂,作用于远曲小管近端及髓袢升支远端,抑制钠的重吸收,并因 $Na^+ - K^+$ 交换而同时降低钾离子的重吸收。轻度心力衰竭首选氢氯噻嗪。③螺内酯(安体舒通)、氨苯蝶啶、阿米洛利属于保钾利尿剂,通过拮抗醛固酮或直接抑制 $Na^+ - K^+$ 交换而具有保钾作用,利尿作用较弱,多常与上述两种

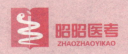

药物合用以加强利尿效果,同时预防低血钾。④保钾利尿剂可引起高血钾,肾功能不全患者本身已经出现高血钾,螺内酯、氨苯蝶啶、阿米洛利属于保钾利尿剂(不选 A、B、D)。氢氯噻嗪主要用于水肿和高血压病患者(不选 E)。⑤袢利尿剂主要用于合并肾功能不全的患者,肾功能不全时,袢利尿剂可以增加尿量和 K$^+$ 的排出,冲洗肾小管,减少肾小管的萎缩和坏死,但不延缓肾衰竭的进程(C 对),故本题选 C。

【例 281】【正确答案】A

【答案解析】呋塞米属于强效利尿剂,利尿的同时伴有钾离子的丢失,其常见的副作用即低血钾,故应用呋塞米时,需要定时复查血电解质,避免发生水电解质紊乱(A 对,B、C、D、E 错),故本题选 A。

【例 282】【正确答案】C

【答案解析】①青年男性,该患者心功能Ⅳ级,即已发生严重的心力衰竭,主要的治疗措施包括强心、利尿、扩血管。②结合本题各选项,硝普钠是血管扩张剂,同时扩张动、静脉,可降低心脏前、后负荷(不选 A);呋塞米是排钾利尿剂,该患者目前血钾 6.7 mmol/L,存在高血钾,应用此利尿剂可以降低血钾(不选 B)。螺内酯是保钾利尿剂,不宜用于高血钾患者(C 对),故本题选 C;地高辛是强心药,且该患者存在房颤,应用地高辛可以控制心室率(不选 D);阿司匹林具有抗凝作用,用于房颤患者可以预防血栓栓塞(不选 E)。

【例 283】【正确答案】E

【答案解析】①中年男性,劳力性呼吸困难,既往史有高血压病史,初步诊断为左心衰竭。②β 受体阻滞剂可抑制交感神经激活对心力衰竭代偿的不利作用。心力衰竭患者长期应用 β 受体阻滞剂能减轻症状、改善预后、降低死亡率和住院率。③ACEI 类药物早期足量应用,除了可以缓解症状,还能延缓心力衰竭进展,降低不同病因、不同程度心力衰竭患者及伴或不伴有冠心病患者的死亡率(E 对),故本题选 E。④洋地黄类药物属于正性肌力药物,地高辛可以长期使用,西地兰等为快速起效的静脉制剂,适用于急性心力衰竭或慢性心力衰竭加重时(不选 A)。⑤β 受体兴奋剂即多巴胺或多巴酚丁胺是常用的静脉制剂,只能短期应用,在慢性心力衰竭加重时起到帮助患者渡过难关的作用,连续用药超过 72 小时可能出现耐药,长期使用将增加死亡率(不选 B)。⑥磷酸二酯酶抑制剂包括米力农、氨力农等,通过抑制磷酸二酯酶活性促进钙离子通道膜蛋白磷酸化,增加钙内流,增强心肌收缩力,长期使用米力农治疗心力衰竭,患者死亡率增加,因此,该药仅对急性收缩性心力衰竭、难治性心力衰竭及心脏移植前的终末期心力衰竭的患者短期应用(不选 C)。⑦利尿剂原则上是慢性心力衰竭急性发作和明显体液潴留时应用(不选 D)。

【例 284～285】【正确答案】CA

【答案解析】①硝普钠具有同时扩张小动脉和小静脉的作用,故应用可以同时降低心脏的前后负荷(C 对),故例 284 选 C。②呋塞米通过利尿作用,减小了血管的血容量,故导致了心脏的容量负荷减小,即前负荷减小(A 对),故例 285 选 A。

【例 286】【正确答案】A

【答案解析】①心衰患者,及时行相应的药物治疗,特别是急性左心衰患者,应该迅速给予利尿、扩血管等治疗。②硝普钠属于扩血管药物,可扩张动脉血管,降低血压即降低心脏的后负荷,改善心功能(A 对,B、C、D、E 错),故本题选 A。

【例 287】【正确答案】B

【答案解析】①心力衰竭合并房颤是洋地黄的最佳适应证,机制是洋地黄可以延缓房室结的传导,减少由于房颤传至心室的冲动,降低心率。②β 受体阻滞剂主要用于心脏的 β 受体,降低心率,所以当使用洋地黄效果不佳时,应加用 β 受体阻滞剂(B 对),故本题选 B。③硝普钠可以同时降低心脏的前后负荷,多用于恶性高血压或高血压脑病降低颅内压力(不选 A)。④螺内酯属于保钾性利尿剂,主用通过减少机体内的血容量,降低心脏的前负荷而发挥治疗心力衰竭的作用(不选 C)。⑤苯妥英钠是抗心律失常药物,多用于室性心律失常(不选 D)。⑥速尿可减小血容量,改善心功能,但不能控制心室率(不选 E)。

【例 288】【正确答案】B

【答案解析】①心力衰竭时心脏的代偿机制虽然在早期能维持心脏排血功能,但在长期的发展过程

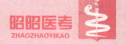

中会对心肌产生有害的影响,加速患者的死亡。②代偿机制中交感神经兴奋性的增强是一个重要的组成部分,而β受体阻滞剂可对抗这一效应,所有药物中有比索洛尔、卡维地洛、美托洛尔效果较好(B对,A、C、D、E错),故本题选B。(昭昭老师速记:美托洛尔对心脏好比奥美拉唑对胃一样)

【例289】【正确答案】E

　　【答案解析】①洋地黄类药物是正性肌力药,是心力衰竭治疗中的传统药物,作用机制是通过抑制Na^+-K^+-ATP酶,使Na^+-K^+交换减少,从而使Na^+-Ca^{2+}交换增多,细胞内Ca^{2+}浓度升高,心肌收缩力增强;同时能够延缓房室结的传导,故应用洋地黄的最佳适应证是心力衰竭合并房颤(E对),故本题选E。②洋地黄会加重预激综合征,故预激综合征患者一般不用此药(不选A);因为其能够延缓房室结的传导,故二度或高度房室传导阻滞及病态窦房结综合征患者禁用(不选B、C);单纯舒张性心力衰竭伴流出道梗阻最主要的问题是流出道的狭窄,故应该首先解决的是流出道狭窄的问题(不选D)。

【例290】【正确答案】A

　　【答案解析】①风湿性心脏病二尖瓣狭窄史,可诊断为二尖瓣狭窄。患者出现低血压及双肺底的湿啰音,说明患者目前出现了心力衰竭。②心律绝对不齐,第一心音强弱不等是房颤的典型表现。(昭昭老师速记:二尖瓣狭窄最常见的并发症是房颤)③心力衰竭+房颤是洋地黄的最佳适应证,因为洋地黄具有正性肌力作用,促进心肌细胞$Ca^{2+}-Na^+$交换,升高细胞内Ca^{2+}浓度增强心肌收缩力,同时洋地黄的电生理作用可抑制心脏传导系统,对房室交界区的抑制最为明显,可减慢心率(A对,D错),故本题选A。④青霉素主要用于治疗感染,患者目前没有明显的发热及咳痰的表现,故抗感染治疗不恰当(不选B);硝普钠同时降低心脏的前后负荷,多用于恶性高血压或高血压脑病降低颅内压力(不选C);多巴酚丁胺是升压药,多用于低血压休克患者的抢救(不选E)。

【例291】【正确答案】B

　　【答案解析】①洋地黄中毒的心电图表现最常见者为室性期前收缩,多表现为二联律,非阵发性交界区心动过速,房性期前收缩,心房颤动及房室传导阻滞(B对,A、C错),故本题选B。②快速房性心律失常伴有传导阻滞是洋地黄中毒的特征表现(不选E)。③洋地黄可引起心电图$ST-T$改变,但不能据此诊断洋地黄中毒(不选D)。

【例292】【正确答案】C

　　【答案解析】①强心苷治疗的安全范围较小,一般治疗量已接近中毒量的60%,毒性反应有胃肠道反应:厌食、恶心、呕吐、腹泻;中枢神经系统反应、黄绿视。②心脏的不良反应为异位节律点的自律性增高出现室早、室速,减慢房室传导,心动过缓(C对,A、B、D、E错),故本题选C。

【例293】【正确答案】B

　　【答案解析】①地高辛的毒性反应发生率较高,因此对用药者应注意监测,用药中出现胃肠道反应如恶心、呕吐,应该警惕,常为中毒先兆,此外常有神经系统反应如头痛、头晕,及视觉异常如黄视、绿视,视觉异常也是停药的指征之一。心脏反应是地高辛最危险的毒性反应,主要表现为各种心律失常,常见快速型心律失常如室性期前收缩、二联律、三联律、室上性或室性心动过速及慢速型心律失常如房室传导阻滞等。②本题中患者表现有胃肠道反应,ECG出现室性期前收缩,考虑为地高辛的毒性反应。当出现快速型心律失常时,立即停用地高辛,给予氯化钾(B对,A、C、D、E错),因为钾离子能与地高辛竞争心肌细胞膜的Na^+-K^+-ATP酶,从而减轻毒性的发生和发展,故本题选B。

第3节　急性心力衰竭

【例294】【正确答案】C

　　【答案解析】①急性肺水肿多见于急性左心衰竭,急性左心衰竭患者心肌收缩力明显下降,导致左心淤血,继发肺静脉淤血、肺水肿,肺水肿导致肺内大量液体渗出,患者出现典型表现为咳出大量粉红色泡沫状痰(C对),故本题选C。②肺动脉瓣区第二心音亢进为左心衰继发肺动脉高压所致(不选A)。③心尖区收缩期杂音为左心衰竭发生相对性的二尖瓣关闭不全所致(不选B)。④左肺底湿啰音为毛细血管压力升高,液体渗出到肺泡而出现湿性啰音(不选D)。⑤气促及缺氧表现为肺水肿患者一般表现(不选E)。

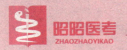
【例295】【正确答案】C

【答案解析】①硝普钠同时降低心脏的前后负荷,多用于急性左心衰、恶性高血压或高血压脑病降低颅内压力。②此患者突发左心衰,首选硝普钠,可以迅速降低心脏的前后负荷,缓解症状(C对),故本题选C。③西地兰属于强心药,因为患者此时最主要的问题是减轻肺水肿而非增加心脏射血量(不选A)。④氨茶碱可用于支气管哮喘和心源性哮喘,但是此时患者最主要的问题在于减轻肺水肿,而不是扩张支气管(不选B)。⑤多巴酚丁胺属于升压药物(不选D)。⑥硝酸甘油主要是扩血管,但作用较弱(不选E)。

【例296】【正确答案】D

【答案解析】①治疗心源性肺水肿首选的药物是可以同时降低心脏前后负荷的硝普钠,如果选项中没有硝普钠,首选的药物是呋塞米(D对),故本题选D。②氨苯蝶啶、螺内酯、乙酰唑胺都属于保钾利尿剂,效果较弱(不选A、C、E);氢氯噻嗪的利尿效果没有呋塞米显著、迅速(不选B)。

【例297】【正确答案】D

【答案解析】①高血压病史,端坐位,血压很高,双肺底可闻及湿性啰音说明发生了急性左心衰竭。②急性左心衰竭首选硝普钠治疗,可以降低心脏的前后负荷,迅速缓解症状(D对,A、B、C、E错),故本题选D。

【例298】【正确答案】E

【答案解析】①咳粉红色泡沫状痰是急性左心衰的典型表现,故初步诊断为急性左心力衰竭;患者BP 180/130 mmHg,为3级高血压;目前同时合并心律绝对不齐,故可诊断为房颤。②患者急性左心衰症状较重,要给予硝普钠和呋塞米,迅速减轻心脏负荷,降低血压;心力衰竭合并房颤,最佳的治疗药物是洋地黄类药物,如地高辛、毛花苷C(E对,A、B、C、D错),故本题选E。③急性左心衰慎用β受体阻滞剂。

【例299】【正确答案】B

【答案解析】①昭昭老师速记:β受体阻滞剂四个地方不能用→急性左心衰、急性心肌梗死、变异型心绞痛、哮喘患者。②该患者,双肺出现湿啰音,考虑急性左心衰。抢救药物:端坐位(不选C)、腿下垂,强心利尿(不选D)打吗啡(不选A)。③急性左心衰首选药物是硝普钠(不选E)。④急性左心衰不推荐使用β受体阻滞剂(美托洛尔)(B对),故本题选B。

第2章 心律失常

第1节 房性期前收缩

【例300】【正确答案】B

【答案解析】①中年男性,心率平时<60次/分,考虑诊断为心动过缓,无任何不适主诉,活动后心率加快,故本题考虑为窦性心动过缓。②该患者无症状,故暂时不需要治疗,定期随访就可以(B对),故本题选B。(昭昭老师速记:无症状就观察;有症状就用药,一旦休克就电打(室颤是非同步电除颤,其余都是同步电除颤))③口服阿托品(不选C)及静脉注射异丙肾上腺素(不选D)都是加快房室结传导的药物,可加快心率,可用于出现临床症状的患者,如果患者病情较重,可植入永久起搏器(不选E)。④胺碘酮(不选A)是心律失常的万能药,但本患者无任何症状,故不适用。

【例301】【正确答案】A

【答案解析】①患者青年女性,健康查体,偶发房性早搏。②患者没有不适感,不影响生活,心率可接受,只要定期随访即可(A对),故本题选A。(昭昭老师速记:无症状就观察;有症状就用药,一旦休克就电打(室颤是非同步电除颤,其余都是同步电除颤))②普罗帕酮会导致室性心律失常,故目前已经很少应用(不选B)。③美西律为Ⅰb类抗心律失常药,主要作用是控制心室率。④胺碘酮是心律失常的万能药,但本患者无任何症状,故不适用(不选D)。⑤利多卡因主要用于室性心律失常(不选E)。

【例302】【正确答案】D

【答案解析】①房性期前收缩的P波提前发生,与窦性P波的形态不同,房性期前收缩下传的QRS

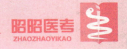

波形态通常正常,较早发生的房性期前收缩有时亦可出现宽大畸形的 QRS 波。②该病例中,青年男性,心电图示提前出现的 P 波,形态与窦性 P 波略有不同,QRS 波群形态正常,符合房性期前收缩的特点,故诊断为房性期前收缩。③房性期前收缩通常无需治疗,主要是寻找和去除病因(D 对),吸烟、饮酒与咖啡均可诱发房性期前收缩,应劝导患者戒除或减量,故本题选 D。④如果出现明显的症状时候或因房性期前收缩触发室上性心动过速,应给予治疗,治疗药物如普罗帕酮(不选 C)、β 受体拮抗剂(不选 B)及胺碘酮(不选 E)等。⑤阿托品生理作用主要是加快房室结传导,多用于房室结传导减慢的心律失常(不选 A)。

第 2 节　心房颤动

【例 303】【正确答案】E

　　【答案解析】①持续性心房颤动是指心房颤动持续时间大于 7 天(E 对,A、B、C、D 错),故本题选 E。(昭昭老师速记:这"周内"有"阵"雨;大雨"持续"了"1 周多";"一长期")②昭昭老师关于房颤的分类及记忆方法总结如下:

分　类	概　念
首诊房颤	首次确诊(首次发作或首次发现)
阵发性房颤	持续时间≤7 天(常≤48 小时),能自行终止(1"周")
持续性房颤	持续时间>7 天,非自限性(1"周")
长期持续性房颤	持续时间≥1 年,患者有望转复(1"年")
永久性房颤	持续时间>1 年,不能终止或终止后又复发,无转复愿望(1"年")

【例 304】【正确答案】D

　　【答案解析】①房颤是一种常见的心律失常,指规则有序的心房电活动丧失,代之以快速无序的颤动波,是严重的心房电活动紊乱。心房无序颤动,即失去了有效的收缩和舒张,心房泵血功能恶化或丧失,加上房室结对快速心房激动的递减传导,引起心室极不规则的反应,患者心室率绝对不规则,当心室率超过 150 次/分时,患者可发生心绞痛和充血性心力衰竭(D 对),故本题选 D。②窦性心动过缓是窦性心律的频率小于 60 次/分,常见于健康的青年、运动员与睡眠状态(不选 A)。③偶发室性期前收缩是指希氏束分叉以下部位过早发生的、提前使心肌除极的心搏(不选 C)。④偶发房性期前收缩是提前出现源于窦房结以外的心房任何部位的心房激动,一般仅有胸闷、乏力的症状(不选 E)。⑤一度房室传导阻滞指每个心房冲动都能传导至心室,但是 PR 间期超过 0.20 秒,患者常无症状(不选 B)。

【例 305】【正确答案】C

　　【答案解析】①P 波消失,代之为大小不等的 f 波符合房颤;房颤患者,心排出量减少致使脉搏短绌(C 对),故本题选 C。②发绀多见于缺氧(不选 A)。③A₂ 亢进多见于高血压等(不选 D)。④二尖瓣面容多见于二尖瓣狭窄(不选 B)。⑤双下肢水肿多见于心力衰竭(不选 E)。

【例 306】【正确答案】A

　　【答案解析】心房颤动时典型的心电图表现是:P 波消失,代之以大小不等的 f 波,f 波的频率为 350～600 次/分(A 对,B、C、D、E 错),故本题选 A。(昭昭老师提示:房子很贵"350～600"万一套,"房"子一"颤""P"都没有了)

【例 307】【正确答案】E

　　【答案解析】心房颤动时 f 波的频率为 350～600 次/分,心室率 100～160 次/分(E 对,A、B、C、D 错),故本题选 E。

【例 308】【正确答案】D

　　【答案解析】①P 波消失,代之以 f 波,心室律绝对不规则,诊断为房颤。②房颤时,控制心室率首选 β 受体阻滞剂(D 对),故本题选 D。③房颤时,容易形成心房附壁血栓,为了防止血栓形成,房颤患者首选的抗栓治疗是华法林(不选 A)。④普罗帕酮容易导致严重的室性心律失常,故现已少用(不选 E)。⑤腺苷是阵发性室上性心动过速的首选药物(不选 B)。⑥胺碘酮主要用于转复窦律(不选 C)。⑦昭昭老师

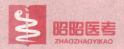

关于房颤的几个用药特点总结如下：

作用机制	药物	昭昭老师速记
控制**心室率**	①首选**β受体阻滞剂**（美托洛尔，比索洛尔等）；②目标<**110次/分**	"心"里"美"
抗凝治疗	①首选**华法林**，使INR在2.0～3.0； ②房颤超过24 h者，复律前口服华法林3周，待心率转复后，再继续口服4周	朝"三"暮"四"
转复窦律	首选**胺碘酮**	"安""复"一下

【例309～310】【正确答案】AE

　　【答案解析】①**转复前**需抗凝治疗的心房颤动指其发作持续时间**超过24小时**（A对），故例309选A。②心房颤动**转复前**需抗凝**3周**，成功后需继续抗凝的时间为**4周**（E对），故例310选E。（*昭昭老师速记：朝"三"暮"四"*）

【例311】【正确答案】B

　　【答案解析】①患者心肌梗死合并心房颤动，当合并**血流动力学不稳定**的时候，应**采用同步电除颤**（B对），故本题选B。**心室颤动**合并血流动力学不稳定的时候，应采用**非同步电除颤**。②洋地黄的最佳适应证是心力衰竭＋心房颤动，适用于无血流动力学不稳定的情况（不选A）。③静脉注射美托洛尔可减慢心室率，多用于心动过速的患者，急性心肌梗死患者一般不选择β受体阻滞剂。且患者目前已经休克，使用β受体阻滞剂会使得心率进一步降低，血压降低，加重病情（不选C）。④多巴酚丁胺属于升压药，单纯的收缩血管，升高血压，会加重心脏后负荷，导致病情加重（不选D）。⑤胺碘酮属于心律失常的万能药，但并非心肌梗死患者出现休克时的首选药物（不选E）。

【例312】【正确答案】E

　　【答案解析】①房颤的治疗强调三个方面：控制心室率、转复窦律、抗凝治疗。②房颤患者的栓塞发生率较高，对于合并瓣膜病患者，**应用华法林抗凝**，口服华法林，使凝血酶原时间国际标准化比值（INR）维持在2.0～3.0，能安全有效地预防脑卒中的发生。此外，房颤持续时间不超过24小时，复律前无需做抗凝治疗，否则应在复律前接受3周华法林治疗，待心律转复后继续治疗3～4周。紧急复律治疗可选用静脉注射肝素或皮下注射低分子肝素。③该患者房颤5年，时间较长，很容易产生附壁血栓，附壁血栓脱落随动脉流动进入脑内，造成脑栓塞，出现语言不利及肢体活动障碍，**长期抗血栓药物选用华法林**（E对），故本题选E。④紧急复律治疗可选用静脉肝素或皮下注射低分子肝素（不选C）。⑤尿激酶属于溶栓药，主要用于ST段抬高心肌梗死患者早期急性期治疗中（不选B）。⑥潘生丁是非硝酸酯类冠脉扩张剂（不选D）。⑦阿司匹林属于抗血小板药物（不选A）。

【例313】【正确答案】E

　　【答案解析】①房颤患者容易发生附壁血栓脱落导致栓塞，故需要抗凝治疗。$CHADS_2$评分≥2分，需要接受抗凝治疗；$CHADS_2$评分＝0分或房颤时间<24小时，不需要接受抗凝治疗。长期抗凝首选口服**华法林**，使得凝血酶原时间国际标准化比值（INR）维持在2.0～3.0。房颤超过24小时者，复律前口服华法林3周，待心率转复后，再继续口服4周（E对），故本题选E。②紧急复律治疗可选用静脉肝素（不选B）或皮下注射低分子肝素（不选A）；阿司匹林（不选C）和氯吡格雷（不选D）属于抗血小板药物。

【例314】【正确答案】C

　　【答案解析】①预激本身不需特殊治疗。②预激综合征并发房颤或房扑时，如**心室率快且伴循环障碍者**，宜尽快采用**同步直流电复律**（C对），故本题选C。③患者因为目前出现休克，不适合选用药物治疗如胺碘酮（不选A）及维拉帕米（不选B）等。④西地兰（不选D）用于心衰＋房颤的患者。⑤普罗帕酮（不选E）不用于器质性心脏病的患者。

【例315】【正确答案】C

　　【答案解析】①心电图QRS-T波完全消失，代之以大小不等、极不匀齐的低小波，诊断为：**心室颤动**。②心室颤动是导致心脏骤停常见的机制之一，治疗原则是立即实施**非同步电除颤**（C对），故本题选C。③除了室颤选择非同步直流电除颤外，其余大多数心律失常首选同步电除颤（不选B）。④植入永久

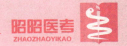

起搏器(不选 D)或临时起搏器(不选 E)多用于病窦综合征及严重的房室传导阻滞等。⑤心室超速起搏治疗不是医师考试范畴(不选 A)。

第3节 阵发性室上行心动过速

【例316】【正确答案】D

【答案解析】①阵发性室上性心动过速的典型表现是可见于正常人,疾病多为突发突止(不选 A),常有折返机制(不选 E),节律快而规则(不选 C),心室率150~250次/分(不选 B)。②第一心音强弱不等是心房颤动的典型表现而非室上性心动过速的典型表现(D错),故本题选 D。

【例317】【正确答案】D

【答案解析】①心电图示心室率190次/分,逆行 P 波,此为阵发性室上性心动过速的典型心电图表现。此疾病的特点是多发于中青年人,突发突止,故诊断为阵发性室上速(D对),故本题选 D。②窦性心动过速,心率≥100次/分,心电图 P 波、QRS 波及 T 波正常(不选 A)。③心房扑动可见 P 波消失代之以 f 波(不选 B)。④室性心动过速心电图的典型表现是心室夺获及室性融合波(不选 C)。⑤心房颤动典型心电图表现是 P 波消失,代之出现小 f 波(不选 E)。

【例318】【正确答案】A

【答案解析】①阵发性室上性心动过速可表现为突发突止,持续时间长短不一,出现心悸、胸闷等表现,体检可以发现心尖区第一心音强度恒定,心律绝对规则,发作时心率150~250次/分。刺激迷走神经常可以终止其发作,如颈动脉窦按摩或做 Valsalva 吞咽动作。首选治疗药物是腺苷。②该病例中,年轻男性,心律整齐,心率快,压迫颈动脉窦后心率突然降至70次/分,心律整齐,符合阵发性室上性心动过速的特点(A对),故本题选 A。③室性心动过速的特点是心电图出现心室夺获或室性融合波(不选 C)。④窦性心动过速的表现为心率大于100次/分,刺激迷走神经不能终止其发作(不选 D)。⑤心房扑动可见 P 波消失代之以 F 波(不选 E)。⑥心动过缓心动过速综合征不是执业医师的考试内容。

【例319】【正确答案】A

【答案解析】①逆行 P 波是阵发性室上性心动过速的典型心电图表现(A对),故本题选 A。室上速的特点是多见于正常人,突发突止,刺激迷走神经可以终止发作等。②室性心动过速的特点是心电图出现心室夺获或室性融合波(不选 B)。③窦性心动过速的表现为心率大于100次/分,刺激迷走神经不能终止其发作(不选 C)。④心房扑动心电图可见 F 波(不选 D)。⑤非阵发性房室交界区心动过速不是执业医师的考试内容(不选 E)。

【例320】【正确答案】C

【答案解析】①患者发生室上速后,如无显著的血流动力学障碍,可给予药物治疗。如果合并急性心肌梗死、心力衰竭等疾病时,应立即行进一步电复律治疗。本例患者为室上速同时并发左心衰竭,故最佳治疗是直流电复律(C对,A、B错),故本题选 C。②射频消融为阵发性室上性心动过速的最有效的治疗方法(不选 E)。③植入起搏器多用于治疗缓慢性的心律失常(不选 D)。

第4节 室性期前收缩

【例321】【正确答案】C

【答案解析】①室性期前收缩即提前出现一次心室收缩,心电图上表现为提前出现的一次宽大畸形的 QRS 波(C对),故本题选 C。②室速、室上速、三度阻滞及窦速的心律是整齐的(不选 A、B、D、E)。

第5节 心室心动过速

【例322】【正确答案】B

【答案解析】①室性心动过速的特征性心电图改变是室性融合波和心室夺获(B对),故本题选 B。(昭昭老师提示:看见室性融合波和心室夺获就是室速)②QRS 群电压交替(不选 A)P 波与 QRS 波群传导比例为1:2(不选 C)、QRS 波群至逆传 P 波的时间≤0.10秒(不选 D)及心动过速由房性期前收缩诱

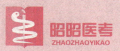

发(不选 E)均不是室速的特征性改变。

【例 323】【正确答案】D

　　【答案解析】①室性心动过速最重要的依据是心室夺获与室性融合波(D 对)，故本题选 D。(昭昭老师提示：看见室性融合波和心室夺获就是室速)②室性心动过速可以出现 R R 间期规整(不选 A)；QRS 波群宽大畸形(不选 B)；频率 100～250 次/分(不选 C)；T 波与 QRS 波主波方向相反(不选 E)，但不是其最主要的诊断依据。

【例 324】【正确答案】C

　　【答案解析】①室性心动过速的典型表现是心室夺获及室性融合波(C 对)，故本题选 C。(昭昭老师提示：看见室性融合波和心室夺获就是室速)②室性心动过速的患者心律整齐，但不是室速主要的诊断的依据(不选 B)。③QRS 波群宽大畸形可能为室性期前收缩，必须出现连续 3 个或 3 个以上的 QRS 波群才可诊断为室性心动过速(不选 A)。④P 波消失考试时通常出现在心房颤动的考点中(不选 D)。⑤ST 段下斜型压低多见于心肌缺血的患者(不选 E)。

【例 325】【正确答案】A

　　【答案解析】①室性心动过速，如无显著的血流动力学障碍，可给予药物治疗；但如果合并急性心肌梗死、心力衰竭等疾病时，应立即行进一步电复律治疗。(昭昭老师速记：无症状就观察；有症状就用药，一旦休克就电打(室颤是非同步电除颤，其余都是同步电除颤))②此患者已经出现休克，脑供血不足的症状，说明血流动力学不稳定，应直流电复律(A 对)，故本题选 A。药物治疗起效慢(不选 B、C、D、E)，延误病情，故不考虑。

【例 326】【正确答案】A

　　【答案解析】无器质性病变一般为折返机制，去除病因即可缓解疾病，无需特殊治疗(A 对，B、C、D、E 错)，故本题选 A。

第 6 节　心室颤动

【例 327】【正确答案】E

　　【答案解析】①该病例中，患者为中年男性，突发意识丧失，心电监护示心电波形、振幅与频率均极不规则，无法辨认 QRS 波群、ST 段与 T 波提示心室颤动。根据题干得知，患者目前情况危急伴血流动力学不稳定，需要紧急复律，首选 360 J 直流电除颤(E 对)，故本题选 E。②美托洛尔适用于心率较快的心律失常，控制心室率(不选 A)。③利多卡因(不选 C)及胺碘酮(不选 B)等复律药物适用于血流动力学稳定的患者。④阿托品(不选 D)多用于房室传导阻滞的治疗。

第 7 节　房室传导阻滞

【例 328】【正确答案】E

　　【答案解析】①三度房室传导阻滞，房室完全分离，心率很慢，本病例为 30 次/分，是导致体循环明显缺血的表现，故首选的治疗是植入临时性心脏起搏器，维持一定的心率和心排出量，进而减轻症状(E 对)，故本题选 E。②静脉注射肾上腺素用于治疗心搏骤停及心源性猝死(不选 C)。③同步直流电复律(不选 D)用于治疗室颤以外的心律失常；而非同步电除颤用于室颤的治疗。④多巴酚丁胺(不选 B)、异丙肾上腺素(不选 A)用于治疗休克。

【例 329】【正确答案】D

　　【答案解析】①中年男性，既往有糖尿病病史及吸烟史，患者持续胸痛，心电图 ST 段弓背向上抬高，符合急性心肌梗死的特点，故诊断为急性心肌梗死。②急性心肌梗死，心电图导联可确定不同部位的梗死，$V_3～V_5$ 导联提示前壁心肌梗死，Ⅱ、Ⅲ、aVF 导联提示下壁心肌梗死。③前壁心肌梗死最常见的并发症是室性心律失常，下壁心肌梗死最常见的并发症是房室传导阻滞。本题目中，心率明显变慢，说明并发三度房室传导阻滞(D 对)，故本题选 D。④心房颤动多见于二尖瓣狭窄(不选 A)。⑤左束支传导阻滞多见于充血性心力衰竭、急性心肌梗死等(不选 B)。⑥右束支传导阻滞多见于风湿性心脏病、高血压性心

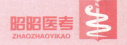

脏病、冠心病等(不选 E)。⑦窦性停搏多见于冠心病引发的室颤导致心搏骤停(不选 C)。

【例 330】【正确答案】D

【答案解析】①下壁心梗容易合并三度房室传导阻滞。②三度房室传导阻滞首选起搏器治疗(不选 A、B、C)。有恢复可能的选择临时的,没有恢复可能的选永久的。该患者因为是急性心梗,后期有可能会恢复,故首选植入临时心脏起搏器(D 对,E 错),故本题选 D。

第 3 章　心搏骤停

【例 331】【正确答案】A

【答案解析】①心搏骤停是指心脏射血功能的突然终止。②心搏骤停的病理生理机制最常见为室性快速性心律失常,其中最常见的是室颤(A 对),故本题选 A;其次为室性心动过速(不选 B)、缓慢性心律失常(不选 C、D)或心室停顿(不选 E),较少见的是无脉性电活动。

【例 332】【正确答案】D

【答案解析】①在我国,心脏性猝死最主要的病因是冠心病及其并发症(D 对),故本题选 D。②二尖瓣脱垂(不选 A)、心肌病(不选 B)、主动脉瓣狭窄(不选 C)及急性心肌炎(不选 E)可导致心脏性猝死,但并非主要病因。

【例 333】【正确答案】A

【答案解析】脑缺血持续4 分钟以上,脑损伤多不可逆(A 对,B、C、D、E 错),故本题选 A。

【例 334】【正确答案】D

【答案解析】①判断心搏骤停的金标准是颈、股动脉搏动消失,而非桡动脉搏动消失(不选 E);银标准是听诊心音消失。②本题目中没有大动脉搏动消失,故最有助于确诊心搏骤停的临床表现是心音消失(D 对),故本题选 D。③意识丧失(不选 A)、呼吸停止(不选 B)、皮肤发绀(不选 C)不是判断心脏骤停的标准。

【例 335】【正确答案】C

【答案解析】心搏骤停早期诊断最佳指标是触摸大动脉停止搏动(C 对,A、B、D、E 错),故本题选 C。

【例 336】【正确答案】C

【答案解析】①该患者为老年男性,突然跌倒,对刺激无反应,考虑心搏骤停。②诊断心脏骤停的金标准是触摸大动脉的搏动消失(C 对,A、B、D、E 错),故本题选 C。

【例 337】【正确答案】D

【答案解析】①患者大动脉搏动无法触及可确定为心搏骤停,即心脏性猝死(D 对),故本题选 D。②题干中未描述相关脑血管病的病史,故不考虑脑栓塞(不选 A)。③急性左心衰竭主要表现为突发呼吸困难伴喘憋,患者咳粉红色泡沫状痰(不选 B)。④癫痫大发作(不选 C)表现为意识丧失,四肢阵挛抽搐。⑤急性右心衰竭表现为双下肢水肿,颈静脉怒张(不选 E)。

【例 338】【正确答案】B

【答案解析】成人心肺复苏抢救时胸外按压与人工呼吸通气的比例30∶2(B 对,A、C、D、E 错),故本题选 B。

【例 339】【正确答案】B

【答案解析】①心搏骤停时,按照 CAB 的顺序,主要措施依次包括胸外心脏按压→开通气道→人工呼吸。②心搏骤停时首先要胸外心脏按压(B 对),故本题选 B。③吸氧(不选 A)及心电监测(不选 C)为一般性治疗措施。④使用呼吸兴奋剂(不选 D)及安置人工心脏起搏器(不选 E)为心肺初级复苏后的进一步治疗,而非首要治疗。

【例 340】【正确答案】C

【答案解析】①初级心肺复苏,即基础生命活动的支持,一旦确立心搏骤停的诊断,应立即进行。②初级心肺复苏其主要措施包括人工胸外按压、开通气道和人工呼吸(即 CAB 三部曲)。心搏骤停时首

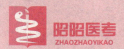
先要**胸外心脏按压**（C 对，不选 A、B、D、E），故本题选 C。

【例 341】【正确答案】B

【答案解析】①胸外按压是在**胸骨上施压**，从而改变心脏的容积，推动血液循环，心脏的解剖位置大部分在胸骨下方，左锁骨中线下方是心尖部，在心尖部施压，不容易改变心脏容积（B 错），故本题选 B。②胸外心脏按压时，注意患者背部垫硬板（不选 A），这样有利于有效按压，按压次数至少 100 次/分（不选 C），胸骨下陷至少 5 cm（不选 D），按压与呼吸的频率为 30∶2（不选 E）。

【例 342】【正确答案】B

【答案解析】胸外心脏按压正确的部位是**胸骨下半部**（B 对，A、C、D、E 错），故本题选 B。

【例 343】【正确答案】E

【答案解析】成人心肺复苏的合理顺序是最先实施的**胸外按压**，按压频率为 100 次/分；其次是开放气道，**保证呼吸道通畅**，在呼吸道通畅的基础上，进行**人工呼吸**，按压与人工呼吸的频率为 30∶2（E 对，A、B、C、D 错），故本题选 E。

【例 344】【正确答案】D

【答案解析】①心搏骤停时，要立即进行胸外心脏按压。判断心脏按压是否有效，金标准是**触及大动脉（颈动脉或股动脉）的搏动**（D 对），故本题选 D。②测血压（不选 A）、呼喊患者看其是否清醒（不选 B）、摸大动脉搏动（不选 C）及观察末梢循环状况（不选 E）也是判断患者心肺复苏是否有效的方法，但并非首要的判断标准。

【例 345】【正确答案】E

【答案解析】经首次电除颤未消除心室颤动的最佳处理是**再次进行 5 组按压后**，查看心电图，如果心电图符合电除颤的标准，可再次实施电除颤（E 对，A、B、C、D 错），故本题选 E。

【例 346】【正确答案】A

【答案解析】①心搏骤停后，**肾上腺素**是心肺复苏的**首选药物**（A 对），可直接作用于肾上腺素能 α、β 受体，产生强烈快速而短暂的兴奋 α 和 β 型效应，对心脏 β_1 受体的兴奋，可使心肌收缩力增强，心率加快，心肌耗氧量增加。同时作用于血管平滑肌 β_2 受体，使血管扩张，降低周围血管阻力而减低舒张压，可用于电击无效的室颤及无脉室速、心脏停搏或无脉性电生理活动，故本题选 A。②如果无肾上腺素，血管升压素也可以作为一线药物，严重低血压者可给予去甲肾上腺素、多巴胺及多巴酚丁胺（不选 C）。③如果仍为室颤/无脉室速，考虑给予抗心律失常药物，常用胺碘酮（不选 B），其次是利多卡因（不选 E）；腺苷是阵发性上行心动过速的首选药物（不选 D）。

【例 347】【正确答案】A

【答案解析】①中年男性，心率慢，伴有低血压，可静脉注射**肾上腺素**或**阿托品**（A 对），故本题选 A。②心肺复苏时很少使用普罗帕酮（不选 B）。③利多卡因、胺碘酮主要适用于心肺复苏、除颤 2～3 次后仍是室颤、无脉室速的患者（不选 C、D）。④多巴酚丁胺主要用于严重低血压者（不选 E）。

【例 348】【正确答案】B

【答案解析】心室颤动时初次直流电除颤的能量是 **360 J（单向波）**，如果是**双向波**，则是 **200 J**（B 对，A、C、D、E 错），故本题选 B。

【例 349】【正确答案】D

【答案解析】①大多数的心搏骤停患者有心室颤动，一旦确定为**心室颤动**应立即进行**非同步电击复律**（D 对），故本题应选 D。2010 年的国际心肺复苏指南指出，有循证医学证据表明，早期电复律是最有效的治疗手段。一旦心电监测确定为心室颤动或持续快速室性心动过速，应立即用 **360 J 能量**进行**直流电除颤**。②静脉注射利多卡因（不选 A）、皮下注射肾上腺素（不选 B）、植入心脏起搏器（不选 C）及口对口人工呼吸（不选 E）亦为治疗心室颤动的有效方法，但并非最有效方法。

【例 350】【正确答案】B

【答案解析】①复苏后治疗，为保证一切复苏措施奏效，最重要的是**确保循环功能的稳定**（B 对），故本题选 B。只有循环功能稳定才能保证充分的氧合，把各种药物输送到全身各组织，也才能保证全身各器官有充足的血流灌注。②维持良好的呼吸功能,主要的作用是为机体提供氧气,氧气向全身的输送必须有血流动力学的稳定,即血压稳定(不选 A)。③防治肾衰竭,主要是把机体的各种代谢废物排泄出去,没有血流对肾的灌注,这种功能根本无法实现(不选 C)。④脑复苏是心肺复苏最后成功的关键。在缺氧状态下,脑血流的自主调节功能丧失,脑血流的维持主要依赖脑灌注压,任何导致循环功能紊乱的可能,都会导致体循环平均动脉压降低,进而减低脑灌注压,从而进一步减少脑血流(不选 D)。⑤感染是许多慢性器官功能衰竭急性加重的首要原因,但防治感染不是复苏奏效的先决条件(不选 E)。

【例 351】【正确答案】B

【答案解析】①心脏骤停引起的最基本的病理改变是脑缺氧、脑缺血和脑水肿。②脑复苏的重点是防止和减轻脑水肿(B 对,A、C、D、E 错),故本题选 B。

【例 352】【正确答案】E

【答案解析】①心搏骤停,因脑缺氧可致脑组织损伤,发生脑水肿(E 对),故本题选 E。②肺水肿(不选 A)主要表现为呼吸困难,肺部出现湿啰音。③心力衰竭(不选 B)主要表现为劳力性呼吸困难及下肢水肿等。④肾衰竭(不选 C)主要表现为水肿及血肌酐升高。⑤脑死亡(不选 D)患者不出现体温升高,故不考虑。

【例 353】【正确答案】A

【答案解析】①患者为中年女性,诊断为心肌梗死,心肺复苏后的处理为防止缺氧和脑水肿。②防止脑水肿的方法有降温(不选 C)、脱水(不选 B、E)、防治抽搐、高压氧治疗(不选 D)及促进早期脑血流灌注,目前无需抗生素治疗(A 对),故本题选 A。

【例 354】【正确答案】E

【答案解析】①脑复苏时的脱水应以减少细胞内液和血管外液为主,而血管内液不仅不应减少和浓缩,还应保持或高于正常并适当稀释(不选 A)。②脱水应以增加排出量来完成,不应使入量低于代谢需要。③脱水治疗常用甘露醇(不选 B),必要时加用呋塞米(不选 C),增强脱水效果,一般在第 3~4 天脑水肿达到高峰,因此脱水治疗应持续 5~7 日(E 错),故本题选 E。④脱水治疗中应定期检查血生化,以免引起水电解质紊乱(不选 D)。

第 4 章 高血压

【例 355】【正确答案】A

【答案解析】高血压依据的血压值的测量方法是未用降压药的情况下,2 次以上非同日血压值的均值,血压值超过 140/90 mmHg,定义为高血压(A 对,B、C、D、E 错),故本题选 A。

【例 356】【正确答案】B

【答案解析】①该患者血压 155/100 mmHg,其收缩压属于 1 级高血压,舒张压属于 2 级高血压,故诊断为 2 级高血压(按照级别高的诊断)。②该患者的高血压的危险因素有年龄、家族史、血脂异常等;尿蛋白 240 mg/24 h 达到了靶器官损伤的水平,故对应患者的心血管危险分层标准高危(B 对,A、C、D、E 错),故本题选 B。③昭昭老师速记:看见合并糖尿病的都是很高危,其余的项目可简单记忆为:低中高、中中高、高很高很高。

其他危险因素	血 压		
	1 级高血压	2 级高血压	3 级高血压
无其他危险因素	低危	中危	高危
1~2 个危险因素	中危	中危	很高危
3 个以上的危险因素或靶器官损伤	高危	高危	很高危
临床并发症或合并糖尿病	很高危	很高危	很高危

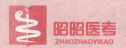

【例357】【正确答案】D

【答案解析】①血压分级为：1级高血压(140～159)/(90～99)mmHg；2级高血压(160～179)/(100～109)mmHg；3级高血压：≥180/110mmHg。②该患者血压为170/110mmHg，按照最高的标准计算，属于3级高血压。③高危因素中：患者合并糖尿病，属于很高危(D对，A、B、C、E错)故本题选D。④昭昭老师速记：看见合并糖尿病的都是很高危，其余的项目可简单记忆为：低中高、中中高、高很高很高。

其他危险因素	血 压		
	1级高血压	2级高血压	3级高血压
无其他危险因素	低危	中危	高危
1～2个危险因素	中危	中危	很高危
3个以上的危险因素或靶器官损伤	高危	高危	很高危
临床并发症或合并糖尿病	很高危	很高危	很高危

【例358】【正确答案】C

【答案解析】①中年男性，舒张压>130mmHg，患者出现典型的脑、眼功能不全表现，眼底检查示视盘水肿，为眼底的Ⅳ级病变，符合恶性高血压的诊断表现(C对)，故本题选C。②脑出血多有长期高血压病史，患者表现为一侧肢体的偏瘫(不选B)。③脑梗死起病缓慢，头颅CT往往提示脑内低密度影(不选D)。④高血压脑病患者主要表现为脑损伤，一般没有眼的相关表现(不选E)。⑤急性视盘病变不是医师的考试范畴(不选A)。

【例359】【正确答案】B

【答案解析】①青年男性，患者出现高血压表现，特点是主要表现在脑部，没有其他系统的异常，且头颅CT正常，故不考虑脑出血、脑梗死、蛛网膜下腔出血等，而是符合高血压脑病的典型表现(B对)，故本题选B。②高血压危象多发生于突然停药后，由于小动脉强烈痉挛，血压急剧上升，影响重要脏器血液供应而产生危急症状；常以收缩压升高为主，时间较短暂，控制血压后易好转，但易复发(不选E)。③脑出血患者脑CT可见颅脑高密度区(不选A)；蛛网膜下腔出血表现为剧烈头痛，脑CT可见脑池内高密度区(不选C)；脑梗死患者脑CT可见低密度区(不选D)。

【例360】【正确答案】C

【答案解析】①恶性高血压的并发症以肾损害最突出，表现为持续性蛋白尿、血尿及管型尿(C错)，故本题选C。②高血压脑病以脑并发症最为突出。③长期高血压，导致动脉硬化，损伤心、脑、肾等器官(不选A)。④长期高血压导致视网膜病变，眼底病变与高血压的严重程度直接有关(不选B)。⑤脑卒中的发病率比心肌梗死高5倍左右(不选D)。⑥高血压脑病症状出现可能与脑水肿有关(不选E)。

【例361】【正确答案】A

【答案解析】①合并糖尿病的高血压患者，血压要控制在130/80mmHg(A对，B、C、D、E错)，故本题选A。②一般患者血压控制在<140/90mmHg；老年人单纯收缩期高血压控制在<150mmHg。③昭昭老师关于高血压的控制目标总结如下：

人 群	血压控制目标
一般人群	主张血压控制在<140/90mmHg
糖尿病、慢性肾病、心力衰竭或病情稳定的冠心病合并高血压患者	血压控制目标<130/80mmHg（昭昭老师提示：越有合并症控制越严格）
老年人单纯收缩期高血压	收缩压控制在150mmHg以下

【例362】【正确答案】E

【答案解析】①对于一般的高血压患者血压应控制在<140/90mmHg；对于合并糖尿病、高血压、心脏病、脑血管疾病的患者，血压应控制在<130/80mmHg；对于老年患者单纯收缩期的高血压，收缩压至少控制在150mmHg以下，如果患者可以耐受的化可以控制在140mmHg以下。②该患者，老年女性，收缩压>140mmHg，而舒张压正常，故诊断为老年人单纯收缩期高血压，合并糖尿病，血压应该控制在

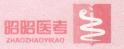

130 mmHg(E对，A、B、C、D错)，故本题选E。③昭昭老师关于高血压的控制目标总结如下：

人　群	血压控制目标
一般人群	主张血压控制在＜140/90 mmHg
糖尿病、慢性肾病、心力衰竭或病情稳定的冠心病合并高血压患者	血压控制目标＜130/80 mmHg (昭昭老师提示：越有合并症控制越严格)
老年人单纯收缩期高血压	收缩压控制在 150 mmHg 以下

【例363】【正确答案】D

【答案解析】①一般主张血压控制目标值应＜140/90 mmHg；糖尿病，肾病，心力衰竭及冠心病合并高血压的患者，血压要控制在＜130/80 mmHg；对于老年人收缩期高血压患者，收缩压控制于 150 mmHg 以下，如果能够耐受可降至 140 mmHg 以下。②高血压的诊断标准是收缩压≥140 mmHg 和(或)舒张压≥90 mmHg；如果收缩压≥140 mmHg 而舒张压正常，诊断为单纯收缩期的高血压。该病例中，患者为老年人，血压(170～190)/(60～65) mmHg，收缩压高，但是舒张压正常，故诊断为老年人单纯收缩期高血压。对于老年人收缩期高血压患者，收缩压控制于 150 mmHg 以下(D对，A、B、C、E错)，故本题选D。③昭昭老师关于高血压的控制目标总结如下：

人　群	血压控制目标
一般人群	主张血压控制在＜140/90 mmHg
糖尿病、慢性肾病、心力衰竭或病情稳定的冠心病合并高血压患者	血压控制目标＜130/80 mmHg (昭昭老师提示：越有合并症控制越严格)
老年人单纯收缩期高血压	收缩压控制在 150 mmHg 以下

【例364～365】【正确答案】AD

【答案解析】①β受体阻滞剂可减慢心率，降低心肌收缩力，减少耗氧量，适用于高血压合并冠心病的患者(A对)，故例364选A。②血管紧张素Ⅱ受体阻滞剂可降低血压和减轻蛋白尿，且ARB类药物不影响血糖的代谢(为高血压合并糖尿病的首选药物)，适合于糖尿病肾病合并高血压患者(D对)，故例365选D。③常考点知识点拓展，昭昭老师关于各种降压药物总结如下：

适应症	首选和禁忌药物	昭昭老师速记
糖尿病＋高血压	ACEI	ACEI 对血糖不影响
尿蛋白＋高血压	ACEI	ACEI 会减少蛋白尿
心室重构＋高血压	ACEI	ACEI 会改善心室重构
肌酐≥265 μmol/L＋高血压	ACEI	ACEI 类药物会致肾功能损伤
高血钾＋高血压	呋塞米	最常见不良反应是低血钾
低血钾＋高血压	螺内酯	高血钾禁用
心率快＋高血压	①首选：β受体阻滞剂； ②其次：维拉帕米	β受体阻滞剂减慢心率
心率慢＋高血压	①禁用：β受体阻滞剂； ②其次：维拉帕米	β受体阻滞剂减慢心率
支气管哮喘＋高血压	禁用：β受体阻滞剂	美托洛尔
痛风＋高血压	禁用：氢氯噻嗪	"塞"外"风"大

【例366】【正确答案】C

【答案解析】①钙离子拮抗剂分为二氢吡啶类钙通道阻滞剂和非二氢吡啶类钙通道阻滞剂两种。②二氢吡啶类钙通道阻滞剂主要包括硝苯地平；非二氢吡啶类钙通道阻滞剂主要包括维拉帕米、地尔硫卓(C对)，故本题选C。

【例367～368】【正确答案】EA

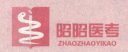

【答案解析】①β受体阻滞剂可以阻滞支气管平滑肌的β受体,导致其功能失效,进而导致支气管痉挛,加重哮喘,故β受体阻滞剂禁用于支气管哮喘的患者。支气管哮喘急性发作期的首选药物是β受体激动剂如特布他林、沙丁胺醇等(E对),故例367选E。②螺内酯属于保钾利尿剂,利尿同时可以保钾,故高血压合并高血钾者禁用(A对),故例368选A。③氨氯地平主要用于慢性稳定性心绞痛或血管痉挛性心绞痛。④维拉帕米属于非二氢吡啶类钙通道阻滞剂,主要副作用是抑制心脏的作用,所以高血压合并心率较慢的患者禁忌用维拉帕米。⑤氢氯噻嗪可明显干扰尿酸的代谢,导致高尿酸血症,故痛风的患者禁用。⑥常考点知识点拓展,昭昭老师关于各种降压药物总结如下:

适应症	首选和禁忌药物	昭昭老师速记
糖尿病＋高血压	ACEI	ACEI 对血糖不影响
尿蛋白＋高血压	ACEI	ACEI 会减少尿蛋白
心室重构＋高血压	ACEI	ACEI 会改善心室重构
肌酐≥265 μmol/L＋高血压	ACEI	ACEI 类药物会致肾功能损伤
高血钾＋高血压	呋塞米	最常见不良反应是低血钾
低血钾＋高血压	螺内酯	高血钾禁用
心率快＋高血压	①首选:β受体阻滞剂; ②其次:维拉帕米	β受体阻滞剂减慢心率
心率慢＋高血压	①禁用:β受体阻滞剂; ②其次:维拉帕米	β受体阻滞剂减慢心率
支气管哮喘＋高血压	禁用:β受体阻滞剂	美托洛尔
痛风＋高血压	禁用:氢氯噻嗪	"塞"外"风"大

【例 369】【正确答案】E

【答案解析】①青年男性,高血压合并蛋白尿及血尿,降压药物首选血管紧张素转换酶抑制剂,其优点之一就是可减少尿蛋白含量(E对),故本题选E。②β受体阻滞剂适合于高血压合并心率快的患者(不选A)。③利尿剂适合于老年人轻、中度的高血压(不选B)。④钙通道阻滞剂适合于高血压合并糖尿病及大多数高血压患者(不选C)。⑤利血平因为其副作用较多现在基本已经停用(不选D)。

【例 370】【正确答案】D

【答案解析】①老年男性,高血压病史,血压 180/100 mmHg,诊断为3级高血压。既往有痛风史,血肌酐 320 μmol/L,说明肾功能不全。②噻嗪类利尿剂副作用之一是升高血尿酸,导致痛风加重,故不用噻嗪类利尿剂(不选B)。③患者心率慢,降压不适合使用β受体阻滞剂,否则会导致心率更慢(不选E)。④ACEI 类药物副作用是刺激性咳嗽,高血钾、妊娠妇女、双侧肾动脉狭窄及血肌酐超过 265 μmol/L 的患者禁用 ACEI 类药物,本例患者肌酐高不宜使用(不选A);ARB 不适用于肾功能不佳患者(不选C);故首选药物为钙离子拮抗剂(D对),故本题选 D。

【例 371】【正确答案】C

【答案解析】①老年女性,血压 140/95 mmHg,收缩压≥140 mmHg 和(或)舒张压≥90 mmHg,故诊断为原发性高血压。既往有糖尿病病史,目前肌酐高及尿蛋白(＋)说明合并肾功能不全。②降压药物中,血管紧张素Ⅱ受体阻滞剂具有改善胰岛素抵抗和减少尿蛋白的作用,对肥胖、糖尿病及心、肾靶器官受损的高血压患者具有相对较好的疗效,特别适用于伴有心力衰竭、心肌梗死、房颤、蛋白尿、糖尿病肾病的患者(C对),故本题选C。③钙通道阻滞剂对血脂、血糖无明显影响,服药依从性较好(不选A)。④利尿剂可增加其他降压药物的疗效,主要不良反应有低血钾症和影响血脂、血糖、血尿酸代谢,往往发生在大剂量应用时,因此推荐使用小剂量(不选B)。⑤α受体阻滞剂最大的优点是对代谢没有明显的不良影响(不选D)。⑥虽然血糖不是β受体阻滞剂的禁忌证,但它能增加胰岛素抵抗(不选E)。

【例 372】【正确答案】D

【答案解析】①青年男性,诊断为原发性高血压。②降压药物常用的有 5 大类:利尿剂、β受体阻滞

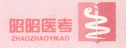

剂、钙离子拮抗剂、ACEI 和 ARB 类药物。③交感神经抑制性药物利血平，及 α 受体拮抗剂哌唑嗪等，因为副作用较大一般不用（不选 B、C）。④该患者**心率慢，禁用 β 受体阻滞剂**（不选 E）。⑤**维拉帕米**属于非二氢吡啶类钙离子拮抗剂，具有抑制心脏的作用，因为该患者心率缓慢，可能**会导致心率进一步缓慢**（不选 A）。⑥本患者最合适的用药为 ACEI 类药物，如培哚普利等（D 对），故本题选 D。

【例 373】【正确答案】B

【答案解析】①中年女性，高血压合并糖尿病，**血压 170/100 mmHg 为 2 级高血压**，故需要控制血压。②降压药物常用的有 5 大类：利尿剂、β 受体阻滞剂、钙离子拮抗剂、ACEI 和 ARB 类药物。③**利尿剂、β 受体阻滞剂**影响血糖代谢，故不适合糖尿病患者（不选 A、C、E）。④患者心率 54 次/分，属于心动过缓，故禁用 β 受体阻滞剂（不选 D）。⑤综上所述，本题首选钙离子拮抗剂（氨氯地平）及 ARB 类药物（缬沙坦）（B 对），故本题选 B。

【例 374～375】【正确答案】AB

【答案解析】①**糖尿病合并高血压**的患者，最先首选的药物是 **ACEI 类药物**，此类药物不干扰糖类代谢，不影响血糖水平（A 对），故例 374 选 A。②**β 受体阻滞剂**如美托洛尔，其主要作用是可以作用在心脏的 β 受体，**导致心脏跳动减慢，减慢心率**，减少心肌耗氧量，故高血压合并窦性心动过速的患者，首选治疗药物是**美托洛尔**（B 对），故例 375 选 B。③氢氯噻氢属于中效利尿剂，利尿作用弱于呋塞米，并影响血糖代谢。④特拉唑嗪通过减少总外周血管阻力从而使血压降低。⑤氨氯地平为钙离子拮抗剂，通过降低心率，扩张血管、减慢心室传导作用达到降低血压效果。

【例 376】【正确答案】C

【答案解析】①患者有高血压病史，出现典型的**腹部血管杂音**，此即血流通过狭窄的肾动脉所产生的杂音，诊断为**肾动脉狭窄**（C 对），故本题选 C。②**高血压危象**多发生于突然停药后，由于小动脉强烈痉挛，血压急剧上升，影响重要脏器血液供应而产生危及症状；常以收缩压升高为主，时间较短暂，控制血压后易好转，但易复发（不选 A）。③**嗜铬细胞瘤**表现为典型的阵发性血压升高（不选 B）。④**皮质醇增多症**除了表现为高血压外，典型特点是满月脸、水牛背（不选 D）。**恶性高血压**指发病急多见中、青年；舒张压≥130 mmHg；眼底Ⅳ级或Ⅲ级病变；病程进展迅速，多数短期内肾功能不全（蛋白尿，血尿），可有心、脑功能障碍（不选 E）。

【例 377】【正确答案】B

【答案解析】①青年男性，表现为**上肢血压和下肢血压不等**，差别较大，故考虑为**主动脉缩窄**导致。主动脉缩窄是指主动脉局限狭窄，管腔缩小，造成血流量减少，导致下肢缺血，血压降低，上肢充血，血压升高（B 对），故本题选 B。②**皮质醇增多症**典型表现为满月脸、水牛背及高血压等（不选 A）。③**嗜铬细胞瘤**表现为阵发性高血压，尿中儿茶酚胺、香草扁桃酸、3 甲氧基肾上腺素（MN）和甲氧基去甲肾上腺素（NMN）及其总和（TMN）均可升高（不选 C）。④**原发性醛固酮增多症**主要表现为高血压合并低血钾（不选 D）。⑤**单侧肾动脉狭窄**出现肾性高血压，腹部听诊有明显的血管杂音（不选 E）。

【例 378】【正确答案】D

【答案解析】①青年男性，高血压病史，双上肢血压与双下肢血压不等，肩胛间区可闻及血管杂音，考虑**主动脉缩窄**（D 对），故本题选 D。②**嗜铬细胞瘤**表现为阵发性高血压（不选 A）。③**皮质醇增多症**表现为满月脸、水牛背等（不选 B）。④**原发性醛固酮增多症**主要表现为水钠潴留，进而表现为高血压及低血钾（不选 C）。⑤**肾动脉狭窄**可以出现肾性高血压，可在腹部闻及血管杂音（不选 E）。

【例 379】【正确答案】D

【答案解析】①**阵发性高血压是嗜铬细胞瘤的特征**，发作时儿茶酚胺增多，实验室检查主要是香草扁桃酸水平明显增高（D 对），故本题选 D。②**螺内酯试验阳性**主要用于原发性醛固酮增多症的诊断（不选 A）。③**地塞米松抑制试验**阳性及血和尿 17 -羟类固醇及 17 -酮类固醇水平明显增高多用于库欣综合征的诊断（不选 B、E）。④**颅内蝶鞍 X 线检查**阳性可以用诊断蝶鞍部的肿瘤（不选 C）。

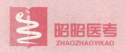
第 5 章　冠状动脉性心脏病

【例 380】【正确答案】C

　　【答案解析】①冠心病主要危险因素有年龄(不选 D)、性别、血脂异常如高胆固醇血症(不选 E)、高血压(不选 B)、吸烟(不选 A)、糖尿病和糖耐量异常。②次要危险因素包括肥胖；从事体力活动少，脑力活动紧张，经常有工作紧迫感者；西方的饮食方式；遗传因素；性情急躁、好胜心强，不善于劳逸结合的 A 型性格者。③酗酒并不是冠心病的主要因素，少量饮酒可软化血管(C 对)，故本题选 C。

【例 381】【正确答案】C

　　【答案解析】①HDL 的主要作用是将外周血中的脂类转移到肝，起到降血脂的作用；而 LDL 的作用是将肝中的脂类转移到外周，故认为 HDL 指标高，而 LDL 的指标低比较好。(昭昭老师提示：高的高了好，低的低了好)如果 HDL 减少及 LDL 升高，可导致血脂升高，诱发冠心病(C 对，D 错)，故本题选 C。②冠心病主要危险因素有年龄、性别、血脂异常如高胆固醇血症(不选 E)、高血压(不选 B)、吸烟(不选 A)、糖尿病和糖耐量异常。

【例 382】【正确答案】B

　　【答案解析】①冠状动脉粥样硬化病变分布的特点一般是左侧冠状动脉多于右侧者，大支多于小支，同一支的近端多于远端，即主要累及在心肌表面走行的一段，而进入心肌的部分很少受累。②按病变检出率及严重程度的大样本估计结果，均以左冠状动脉前降支为最高(B 对，A、C、D、E 错)，故本题选 B。

【例 383~384】【正确答案】AE

　　【答案解析】①初发型劳力性心绞痛是指劳累性心绞痛病程在 1 个月以内(A 对)，故例 383 选 A。②恶化型劳累性心绞痛是指同等程度劳累所诱发的胸痛次数、严重程度及持续时间突然加重(E 对)，故例 384 选 E。③稳定型劳力性心绞痛是指劳累性心绞痛临床特点 1 个月以上无变化。

【例 385】【正确答案】B

　　【答案解析】①心绞痛的心电图典型表现是 ST 段压低大于 0.1 mV(不选 A、C、D、E)；心肌梗死的心电图典型表现是 ST 段弓背向上抬高大于 0.1 mV；心包积液的心电图典型表现是 ST 段弓背向下抬高。②变异型心绞痛为一类特殊的心绞痛，主要因为冠状动脉痉挛所致，ST 段表现为一过性抬高(B 对)，故本题选 B。③昭昭老师将涉及心电图变化的疾病总结如下：

心电图变化	典型疾病	昭昭老师速记
ST 段水平压低	心绞痛	"水平低"感到"心痛"
ST 段一过性抬高	变异型心绞痛	这种"变"化是"一过性"的
ST 段弓背向上抬高	急性心肌梗死	"抬高""心肌梗死"的死亡患者
ST 段弓背向下抬高	心包积液	"液体"往"下"流
ST 段持续抬高	室壁瘤(心肌梗死后并发症)	"瘤"子是"持续"的

【例 386】【正确答案】D

　　【答案解析】①变异型心绞痛由于冠状动脉痉挛所致，心绞痛发生在休息时，发作有定时，多在半夜或凌晨，伴心电图相关导联 ST 段抬高，呈单相曲线，缓解期 ST 段即恢复。运动或情绪刺激不会诱发，运动负荷试验常阴性。②本例心绞痛常在休息或清晨发作，发作时胸前导联 ST 段抬高，运动负荷试验阴性，符合变异型心绞痛(D 对)，故本题选 D。③卧位型心绞痛虽也发生在卧位休息时，但不伴心电图 ST 段升高，而且运动试验呈阳性结果(不选 B)。④初发型心绞痛(不选 A)、稳定型心绞痛(不选 C)及恶化型心绞痛(不选 E)心电图 ST 段都是压低的。

【例 387】【正确答案】D

　　【答案解析】①急性心肌梗死是心肌急性缺血性坏死，大多在冠状动脉病变的基础上，发生冠状动脉血供急剧减少或中断，使相应的心肌严重而持久地急性缺血所致。患者在既往心肌梗死后，出现活动后

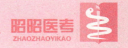

胸痛等症状,并且可被硝酸甘油缓解,可判断为梗死后心绞痛(D 对),故本题选 D。②心力衰竭患者主诉多为呼吸困难,出现肺部或下肢水肿(不选 A)。③胸膜炎及急性心包炎主要表现为胸痛(不选 B、C)。④急性肺动脉栓塞主要表现为胸痛及呼吸困难(不选 E)。

【例 388】【正确答案】B

【答案解析】①稳定型劳力性心绞痛是指劳力性心绞痛的诱发条件、发作性质稳定 1 个月以上(不选 A)。②本例近 2 个月发作次数增多,属于不稳定型心绞痛(B 对),故本题选 B。③心内膜下心肌梗死为非 ST 段抬高性心肌梗死,表现为 ST 段普遍压低奋 0.1 mV,无病理性 Q 波出现,ST 段改变一般持续数日或数周才恢复,不可能一过性恢复(不选 C)。④中间综合征是重度有机磷农药中毒所致的一种神经中毒表现(不选 D)。⑤变异型心绞痛心电图表现为一过性的 ST 段上抬(不选 E)。

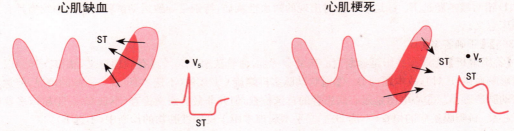

【例 389】【正确答案】E

【答案解析】①心绞痛是由于冠脉狭窄或痉挛,供血不足引起心肌缺血而诱发的疼痛,在体力活动或情绪激动时机体对血氧的需求增大,容易引起心肌缺血而引发疼痛。②心绞痛属于内脏痛,界限不很清楚,但疼痛部位主要位于胸骨体中上段(E 对,A、B、C、D 错),故本题选 E。③心绞痛常放射至左肩、左臂内侧达无名指和小指,而很少放射至右侧肢体。

【例 390】【正确答案】E

【答案解析】①心绞痛是由于冠脉狭窄或痉挛,供血不足引起心肌缺血而诱发的疼痛,在体力活动或情绪激动时机体对血氧的需求增大,容易引起心肌缺血而引发疼痛(不选 A)。②心绞痛属于内脏痛,界限不很清楚,但疼痛部位主要位于胸骨体中上段(不选 B)。③由于是内脏痛,疼痛的性质不尖锐,不似针刺痛,常为压榨感、紧缩感(不选 C、D);心绞痛常放射至左肩、左臂内侧达无名指和小指,而很少放射至右侧肢体(E 对),故本题选 E。

【例 391】【正确答案】E

【答案解析】①心绞痛是由于冠脉狭窄或痉挛,供血不足引起心肌缺血而诱发的疼痛,在体力活动或情绪激动时机体对血氧的需求增大,容易引起心肌缺血而引发疼痛,夜间睡眠时机体对心脏的负荷小,不易发作典型心绞痛(不选 A)。②心绞痛发作时一般持续 3~5 分钟,极少超过半个小时,若持续时间过长,应警惕心肌梗死的可能(不选 B)。③心绞痛属于内脏痛,疼痛的性质不尖锐,不似针刺痛,常为压榨感、紧缩感(不选 C);心绞痛发作时 ECG 呈心肌缺血的改变,即 ST 段压低,ST 段抬高多见于心肌梗死或变异型心绞痛(不选 D)。④含服硝酸甘油是否能迅速缓解胸痛可以用来判断是否为心绞痛,因为硝酸甘油能扩张冠脉,若为心肌缺血造成的心绞痛,应该能够迅速缓解(E 对),故本题选 E。

【例 392】【正确答案】E

【答案解析】①心电图运动试验,亦有称心电图运动负荷试验,是通过一定量的运动增加心脏负荷,观察心电图变化,对已知或怀疑患有心血管疾病,尤其是冠状动脉粥样硬化性心脏病(冠心病)进行临床评估的方法。②该患者,中年男性,由稳定型心绞痛转变为不稳定型心绞痛,如果加重负荷会有心肌梗死的可能,故不宜行心电图负荷试验(E 对),故本题选 E。③心电图为冠心病患者首选检查(不选 A)。④超声心动图可了解冠心病患者有无并发心衰等(不选 B)。⑤动态心电图多用来检查阵发性心律失常(不选 C)。⑥冠状动脉造影多用来检查有无冠心病(不选 D)。

【例 393】【正确答案】D

【答案解析】①本病例中,中年患者,表现为胸闷,休息可缓解,此即稳定型心绞痛的典型表现,故诊

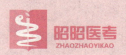

断为稳定型心绞痛。稳定型心绞痛首选的检查是心电图运动负荷试验,即通过一定量的运动增加心脏负荷,观察心电图变化,对已知或怀疑患有心血管疾病,尤其是冠心病进行临床评估的方法(D对),故本题选D。②放射性核素心脏静态显像用于心功能测定(不选A)。③动态心电图用于心律失常诊断(不选B)。④超声心动图用于心力衰竭、瓣膜疾病等的诊断(不选C)。⑤胸部X线片用于了解胸心比(不选E)。

【例394】【正确答案】E

【答案解析】①心电图运动试验,亦有称心电图运动负荷试验,是通过一定量的运动增加心脏负荷,观察心电图变化,对已知或怀疑患有冠状动脉粥样硬化性心脏病(冠心病)进行临床评估的方法。②最重要的阳性心电图表现是ST段压低和抬高J点后60~80 mV的ST段水平型下垂型压低或抬高是否≥1 mm,并持续2分钟以上;上斜型ST段压低应考虑为临界状态或阴性结果(E对,A、B、C、D错),故本题选E。③运动试验时出现的缺血性胸痛,特别是导致运动试验终止的心绞痛具有重要的临床意义。

【例395】【正确答案】B

【答案解析】①冠脉造影是诊断冠心病的金标准,血管狭窄≥50%具有病理意义,狭窄>75%以上会严重影响血供(B对),故本题选B。②冠状动脉多排螺旋CT成像(不选A)可现实冠脉的情况,但意义较冠状动脉造影小。③心电图是冠心病患者的首选检查,但并非最有意义检查(不选C)。④超声多普勒多用于心衰、新瓣膜疾病的检查(不选D)。⑤手术病理多用于良恶性肿物的诊断中(不选E)。

【例396】【正确答案】C

【答案解析】①青年男性,反复胸前痛,考虑冠心病。冠心病最有价值的检查是冠状动脉造影(C对),故本题选C。②超声心动图用于心力衰竭、瓣膜疾病、心肌疾病的诊断(不选A)。③动态心电图用于诊断频发室性早搏、房性早搏等(不选B)。④运动负荷试验用于检查无症状期的心绞痛(不选D)。⑤心肌核素显像多用于心肌梗死后了解心肌存活情况(不选E)。

【例397】【正确答案】E

【答案解析】①确定冠状动脉狭窄部位和严重程度的最佳检查是冠状动脉造影(E对),故本题选E。冠脉造影的指征为对药物治疗中心绞痛仍较重者,明确动脉病变情况以考虑介入性治疗或旁路移植手术;胸痛似心绞痛而不能确诊者;中老年患者心脏增大、心力衰竭、心律失常、疑有冠心病而无创性检查未能确诊者。②心电图是冠心病的首选检查,但是不能显示出冠心病的严重程度(不选A)。③胸部X线多用于检查肺部疾患(不选B)。④超声心动图多用于心衰、心瓣膜疾病(不选C)。⑤动态心电图多用于诊断阵发性心律失常(不选D)。

【例398】【正确答案】B

【答案解析】①走行于心肌表面的动脉靠近心肌侧,缓冲余地小,内皮细胞受血流冲击力而损伤的概率大,因而斑块性病变多发生于血管的心肌侧,呈新月形,使管腔呈偏心性狭窄。②按管腔狭窄的程度可分为3级:轻度为30%以上;中度是50%以上;重度是70%以上(B对,A、C、D、E错),故本题选B。

【例399】【正确答案】B

【答案解析】①稳定型心绞痛的药物治疗中能够预防心肌梗死,改善预后的药物包括阿司匹林(B对),抑制血小板聚集;对阿司匹林过敏者服用氯吡格雷;β受体阻滞剂能降低心肌耗氧量、改善心肌缺血,减少心绞痛发作,显著降低死亡等心血管事件;ACEI类可以使冠心病患者的心血管死亡、非致死性心肌梗死等主要终点事件的相对危险性显著降低。综上可知,本题选B。②速效救心丸为中药制剂,行气活血,祛瘀止痛,增加冠脉血流量(不选A)。③硝酸甘油为改善心肌缺血、减轻症状的药物(不选C)。④利多卡因为ⅠB类抗心律失常药,多用于室性心律失常(不选D)。⑤尿激酶为溶栓药物,用于心肌梗死、肺栓塞等溶栓治疗(不选E)。

【例400】【正确答案】D

【答案解析】①变异型心绞痛和冠状动脉痉挛所致心绞痛。硝苯地平属于钙拮抗剂,扩张冠状动脉和周围动脉作用最强,抑制血管痉挛效果显著,是变异型心绞痛的首选药物,临床用于预防和治疗冠心病心绞痛(D对),故本题选D。②变异性心绞痛禁用β受体阻滞剂如普萘洛尔,因为冠脉上有β受体,激动

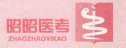

β受体可舒张冠脉，如果用β受体阻滞剂会加重冠脉痉挛(不选E)。③胺碘酮是治疗心律失常的万能药，但是对于变异型心绞痛并非首选药物(不选A)。④ACEI最佳适应症是高血压合并糖尿病及尿蛋白阳性的患者(不选B)。⑤利多卡因主要用于室性心律失常如室速等(不选C)。

【例401】【正确答案】B

【答案解析】①该患者为中年女性，高血压病1级，合并冠心病，心电图示发作时ST段一过性抬高，说明为变异型心绞痛。②昭昭老师将涉及心电图变化的疾病总结如下：

心电图变化	典型疾病	昭昭老师速记
ST段水平压低	心绞痛	"水平低"感到"心痛"
ST段一过性抬高	变异型心绞痛	这种"变"化是"一过性"的
ST段弓背向上抬高	急性心肌梗死	"抬高""心肌梗死"的死亡患者
ST段弓背向下抬高	心包积液	"液体"往"下"流
ST段持续抬高	室壁瘤(心肌梗死后并发症)	"瘤"子是"持续"的

③变异型心绞痛时首选钙离子通道阻断剂，因为变异型心绞痛系冠脉痉挛所致，钙离子通道阻断剂可抑制心肌细胞兴奋耦联中钙离子的作用，因而能抑制心肌收缩，并扩张冠脉，解除冠状动脉痉挛，使心肌耗氧减少(B对)，故本题选B。④变异性心绞痛禁用β受体阻滞剂，因为冠脉上有β受体，激动β受体可舒张冠脉，如果用β受体阻滞剂会加重冠脉痉挛(不选D)。⑤洋地黄最佳适应症是心衰＋房颤(不选A)。⑥利多卡因主要用于室性心律失常如室速等(不选C)。⑦利尿剂主要用于心衰、高血压患者(不选E)。

【例402】【正确答案】A

【答案解析】①变异型心绞痛和冠状动脉痉挛所致心绞痛。冠状动脉有β受体，β受体阻滞剂阻断冠脉β受体导致冠脉收缩，加重心绞痛等(A对)，故本题选A。②变异型心绞痛首先钙通道阻滞剂，缓解冠脉痉挛，改善冠脉血供(不选B)；硝酸酯类药物可扩张冠脉，改善心绞痛症状(不选C)；抗血小板药物及调脂药物等都可降低心绞痛和心肌梗死的并发症(不选D、E)。③昭昭老师总结：β受体阻滞剂应用时注意事项，不宜用于病窦综合征、心动过缓、房室传导阻滞、低血压、变异型心绞痛、支气管哮喘及心功能不全的患者。现将循环系统常考的用药总结如下：

分　型	具体分类	首选和禁忌药物	昭昭老师速记
心绞痛	稳定型心绞痛 (胸痛3～5 min＋可自行缓解＋ST段压低≥0.1 mV)	①首选：硝酸甘油	稳定首选硝甘，但是硝甘"不能"改善预后
		②改善预后：阿司匹林	阿司匹林防止血栓形成，防止发生心梗，改善预后
	变异型心绞痛 (ST段一过性抬高)	①首选：硝苯地平	"地""变""平"了
		②禁用：β受体阻滞剂	β受体阻滞剂会加重冠脉痉挛，导致病情加重
心肌梗死	ST段抬高的心肌梗死 (胸痛≥30 min＋不缓解＋ST段弓背向上抬高)	①首选：溶栓治疗	ST段抬高心梗，是血栓堵了首选溶栓
		②右心室心梗禁用：硝酸甘油	右心室心梗本来回心血量就少，你再用硝甘扩静脉，导致回心血量进一步减少，加重右心室心梗
	非ST段抬高的心肌梗死 (胸痛≥30 min＋不缓解＋ST段不抬高)	①首选：阿司匹林	非ST段抬高的心梗血栓多为血小板聚集形成，所以首选抗血小板
		②禁忌：溶栓治疗	溶栓治疗就是溶解纤维蛋白而不是溶血小板

【例403】【正确答案】A

【答案解析】①变异型心绞痛继发于大血管痉挛的心绞痛，特征是心绞痛在安静时发作，与劳累和精神紧张等无关，病变可因卧床休息而缓解，并伴有ST段抬高的一种特殊类型，它能导致急性心肌梗死、严重心律失常和猝死(A对)，故本题选A。(昭昭老师提示：考试的时候常会考到"变异"，如变异型心绞痛、变异性哮喘，应加以注意)②急性心包炎主要表现为呼吸困难，心电图ST段显示为弓背向下抬高(不

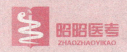

选 B）。③初发型劳力型心绞痛（不选 C）及恶化型劳力型心绞痛（不选 D），心电图显示 ST 段压低 0.1 mV 等。④急性心肌梗死主要表现为胸痛，ST 段表现为弓背向上抬高（不选 E）

【例 404】【正确答案】A

【答案解析】①急性心肌梗死的基本病因是冠脉粥样硬化，造成一支或多支血管管腔狭窄和心肌血供不足，而侧支循环未充分建立。在此基础上，一旦血供急剧减少或中断，使心肌严重而持久的急性缺血达数小时以上，即可发生心肌梗死。②绝大多数的心肌梗死是由于不稳定的粥样斑块破溃，继而出血至管腔内形成血栓，而使管腔闭塞（A 对，B、C、D、E 错），故本题选 A。

【例 405】【正确答案】D

【答案解析】左冠状动脉前降支供应左室前壁、室间隔前 2/3 及小部分右室前壁血液（D 对，A、B、C、E 错），故本题选 D。

【例 406】【正确答案】B

【答案解析】①心肌梗死时发生心肌缺血坏死，由于缺血坏死局部多种炎性致痛物质的释放，最先出现的症状即是胸痛，且程度剧烈，难以缓解（B 对），故本题选 B。②部分患者疼痛部位不典型，可位于上腹部，由于迷走神经受刺激及组织灌注不足可出现频繁恶心、呕吐，但这些都见于部分患者，非最突出症状（不选 A）；心力衰竭或心律失常可在起病最初几天发生，但一般不是最早出现（不选 C、D）；发热一般出现在疼痛发生 1 天之后（不选 E）。

【例 407】【正确答案】A

【答案解析】①心绞痛与心肌梗死最主要的鉴别点在于胸痛的时间：急性心肌梗死胸痛持续时间在半小时以上，休息及口服硝酸甘油不缓解（A 对），故本题选 A。②心肌梗死患者因为心肌坏死，故胸痛比心绞痛更严重（不选 B）。③持续时间长，含硝酸甘油不缓解（不选 C）；可伴休克（不选 D）；可伴心力衰竭或心律失常（不选 E）。

【例 408】【正确答案】B

【答案解析】①前壁及广泛前壁心肌梗死易发生束支传导阻滞，以室性心律失常为主（不选 A、E）。②下壁心肌梗死时，常累及心脏传导系统，引起窦性缓慢性心律失常及房室传导阻滞，重时可导致阿斯综合征发作（B 对，C 错），故本题选 B。③后壁较少引起心律失常（不选 D）。

【例 409】【正确答案】C

【答案解析】①心肌梗死的患者早期出现胸骨后疼痛，伴发热、白细胞增高等全身症状，有恶心呕吐等胃肠道反应，75%～95% 的患者出现心律失常，且心律失常是患者入院前的主要死因，此外部分患者还发生低血压和休克，严重者出现心力衰竭，最常见的是心室颤动（C 对），故本题选 C。②心力衰竭和心源性休克不是主要原因（不选 A、B）。③心脏破裂和肺栓塞是后期并发症（不选 D、E）。

【例 410】【正确答案】D

【答案解析】①急性心肌梗死后心肌发生缺血坏死，组织间质水肿，儿茶酚胺产生增加，导致兴奋传导延缓，自律性增强或形成激动折返和触发电位，而易出现各种心律失常。心律失常是急性心肌梗死主要致死原因之一。②急性前壁心肌梗死时以室性心律失常最多见，尤其是室性期前收缩，房室传导阻滞和束支传导阻滞也较多见（D 对，A、B、C、E 错），故本题选 D。③常考点知识点拓展，昭昭老师总结心肌梗死导致的心律失常如下：

并发症	表现	昭昭老师速记
室性心律失常	前壁心肌梗死	最常见是：室早；最严重是：室颤
三度房室传导阻滞	下壁心肌梗死	心率 30～40 次/分＋大炮音

【例 411】【正确答案】B

【答案解析】①Ⅱ、Ⅲ、aVF 导联代表心脏的下壁，患者下壁心肌梗死，常见缓慢性心律失常，故最可能出现房室传导阻滞（B 对，A、C、D、E 错），故本题选 B。②前壁心肌梗死出现的心律失常多为快速心律失常，如室性期前收缩、心室颤动等。③昭昭老师总结如下：

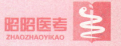

并发症	表 现	昭昭老师速记
室性心律失常	前壁心肌梗死	最常见是：室早；最严重是：室颤
三度房室传导阻滞	下壁心肌梗死	心率30~40次/分十大炮音

【例412】【正确答案】D

【答案解析】①高侧壁心肌梗死的导联改变是Ⅰ和aVL，可能受累的冠脉是左回旋支（D对，A、B、C、E错），故本题选D。②常考点知识点拓展，昭昭老师总结心电图对应的侧壁心肌梗死的定位诊断巧记如下：

导 联	位 置	昭昭老师速记
$V_1 \sim V_3$	前间壁	"1"间房还是"3"间房
$V_1 \sim V_4$	前壁	只要有V4就是前壁
$V_3 \sim V_5$	前壁	三""五"块"钱"
$V_1 \sim V_5$	广泛前壁	"五"个数字所以"广泛"
$V_7 \sim V_9$	后壁	"70,80,90"后
Ⅰ、aVL、V_8	高侧壁	"高""Ⅰ"
Ⅱ、Ⅲ、aVF	下壁	"二""三"个夫人一定是地"下"情

【例413~414】【正确答案】DC

【答案解析】①老年女性，心尖部位闻及收缩期杂音，考虑二尖瓣关闭不全。瓣膜疾病首选的检查是超声心动图，可观察瓣口的面积及血流的情况（D对），故例413选D。②中年男性，胸痛3小时，考虑心肌梗死，心肌梗死首选是心电图，ST段多有抬高的表现（C对），故例414选C。

【例415】【正确答案】D

【答案解析】①GPT为谷丙转氨酶，心肌梗死确诊检测心肌酶，心肌酶中最有价值是肌钙蛋白（D对，E错），故本题选D。②心肌梗死患者ST段一般抬高（不选A）；T波明显倒置（不选B）及病理性Q波（不选C）。

【例416】【正确答案】B

【答案解析】①肌钙蛋白起病4小时后升高，12小时达高峰，10~14天内恢复正常（B错），故本题选B。②选项A、C、D、E描述正确的。

【例417】【正确答案】E

【答案解析】①急性心肌梗死最晚恢复正常的心肌坏死标志物是肌钙蛋白，可持续2周左右，故急性心肌梗死发病后12天血清检查仍可能高于正常的指标是肌钙蛋白（E对，A、B、C、D错），故本题选E。②常考点知识点拓展，昭昭老师总结心肌酶的特点如下：

标记物	出现时间	高峰时间	持续时间	昭昭老师速记
肌红蛋白	2 h(最早)	12 h	1~2天	"红""2"代
肌钙蛋白Ⅰ(cTnI)	3~4 h	11~14 h	7~10天	肌钙蛋白4个字，基本都是4
肌钙蛋白T(cTnT)	3~4 h	24~48 h	10~14天	
肌酸激酶同工酶(CK-MB)	4 h	16~24 h	3~4天	只持续4天，故第5天再心梗意义大

【例418】【正确答案】A

【答案解析】①对心肌梗死有特异性的是LDH1，因为LDH_1在心肌细胞中含量最丰富（A对，B、C、D、E错），故本题选A。（昭昭老师速记："一""心"一意对待考生）②LDH_5在肝中的含量最丰富。（昭昭老师速记："五"香猪"肝"）

【例419】【正确答案】E

【答案解析】①急性心肌梗死最晚恢复正常的心肌坏死标志物是肌钙蛋白，可持续2周左右（E对，

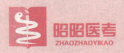

A、B、C、D错），故本题选 E。②肌红蛋白一般只持续 1～2 天；CK－MB 蛋白一般只持续 3～4 天。③常考点知识点拓展，昭昭老师总结心肌酶的特点如下：

标记物	出现时间	高峰时间	持续时间	昭昭老师速记
肌红蛋白	2 h（最早）	12 h	1～2 天	"红""2"代
肌钙蛋白 I（cTnI）	3～4 h	11～14 h	7～10 天	肌钙蛋白 4 个字，基本都是 4
肌钙蛋白 T（cTnT）	3～4 h	24～48 h	10～14 天	
肌酸激酶同工酶（CK－MB）	4 h	16～24 h	3～4 天	只持续 4 天，故第 5 天再心梗意义大

【例 420】【正确答案】C

　　【答案解析】①患者目前心绞痛频发，可能会发展为心肌梗死，故应该收入院治疗，同时检测心电图和肌钙蛋白（C 对），故本题选 C。心电图注意 ST 段有无抬高；肌钙蛋白是心肌梗死最有价值的心肌酶，一般心肌梗死 3～4 小时后升高。②超声心动图检查多用来了解有无心衰及心脏瓣膜疾病（不选 A）。③患者目前进展为不稳定心绞痛，运动负荷试验会增加心脏负荷，导致病情加重（不选 B）。④患者目前病情较为严重，应立即收入院治疗，行门诊预约动态心电图检查都会延误病情（不选 D）。⑤胸部 X 线片为一般性检查，不必立即进行（不选 E）。

【例 421】【正确答案】A

　　【答案解析】①老年男性，持续胸痛，时间较长，未缓解，且心电图 ST 段弓背向上抬高，符合心肌梗死的表现，初步诊断为心肌梗死（A 对），故本题选 A。（昭昭老师提示：一部分同学有疑问说，心肌梗死应该有心肌酶升高，可是该患者正常啊。这是因为时间较短，心肌梗死刚 2 小时，心肌酶尚未升高，肌钙蛋白一般在心肌梗死后 3～4 小时升高）②肺血栓栓塞患者多有下肢深静脉血栓的高危因素，如骨折长期卧床，患者表现为突发呼吸困难及喘憋（不选 B）。③不稳定型心绞痛表现有 3 种临床表现如静息型心绞痛、初发型心绞痛、恶化型心绞痛，表现与典型的稳定型心绞痛相似，通常程度更重，持续时间更长，可达数十分钟（不选 C）。④急性心包炎多为病毒感染，表现为胸骨后、心前区疼痛，典型体征是心包摩擦音（不选 D）。⑤急性心肌炎多有上感史、发热及心肌酶升高（不选 E）。

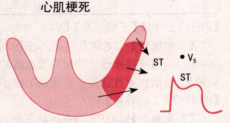

心肌梗死

【例 422】【正确答案】E

　　【答案解析】①患者阵发性胸闷提示有心脏病史，往往在一定诱发下可能心肌梗死。患者此次发病 6 小时，时间较长，且实验室查心肌酶肌钙蛋白升高，故提示诊断急性心肌梗死（E 对），故本题选 E。②心肌病患者如扩张型及肥厚型心肌病等多依靠超声心动图来确诊（不选 A）。③主动脉夹层表现为胸部的撕裂样疼痛（不选 B）。④急性肺栓塞表现为突发胸痛伴呼吸困难，但心肌酶不升高（不选 C）。⑤主动脉瓣狭窄表现为胸骨右缘第二肋间收缩期杂音（不选 D）。

【例 423】【正确答案】E

　　【答案解析】①该患者心率慢，但是心律整齐，考虑三度房室传导阻滞（E 对，A、B、C、D 错），故本题选 E。②昭昭老师提示：前壁心梗容易合并室早和室颤；下壁心梗容易合并房室传导阻滞。

【例 424】【正确答案】A

　　【答案解析】①双肺满布湿啰音，提示出现肺水肿。心脏乳头肌断裂最常见的并发症，往往会在心尖出现收缩期杂音，此时心力衰竭明显，可迅速发生肺水肿（A 对），故本题选 A。（昭昭老师提示：心肌梗死后心尖部的杂音就是乳头肌功能失调或断裂；胸骨左缘第 3～4 肋间持续收缩期杂音就是室间隔穿孔）②急性心包炎主要表现为呼吸困难，心脏超声检查可确诊（不选 B）。③二尖瓣狭窄典型体征是心尖部舒张期杂音（不选 C）。④主动脉瓣狭窄典型体征是胸骨左缘第 2 肋间收缩期喷射样杂音（不选 D）。⑤肺部感染典型体征是局部的湿啰音，一般不出现弥漫散在湿啰音（不选 E）。

【例 425】【正确答案】D

【答案解析】心肌梗死患者心脏破裂最常见部位是左室游离壁,这是因为心肌梗死最容易导致前降支堵塞,前降支供血于左心室游离壁(D对,A、B、C、E错),故本题选D。

【例426~427】【正确答案】ED

【答案解析】①急性心肌梗死后1天,心尖区出现收缩中晚期喀喇音和吹风样收缩期杂音,此即二尖瓣乳头肌因缺血、坏死等收缩功能发生障碍所导致杂音,故诊断为乳头肌功能失调(E对),故例426选E。②心肌梗死后4周,发热、胸痛,超声心动图示心包腔内液性暗区,提示心包炎可能,故诊断心肌梗死后综合征(D对),故例427选D。③心肌梗死的并发症是每年考试的重点,每年考试分数2~3分,昭昭老师总结如下:

并发症	表现	昭昭老师速记
乳头肌功能失调或断裂	心尖区收缩中晚期喀喇音	心梗患者出现喀喇杂音就是乳头肌问题
心脏破裂	最常见部位:左心室游离壁破裂	左心室最容易坏死
室间隔穿孔	胸骨左缘第3~4肋间持续收缩期杂音	室间隔穿孔有杂音
室壁瘤	ST段持续抬高	心室有问题,ST段抬高
心肌梗死后综合征	心肌梗死后1个月左右＋心包炎、胸膜炎(发热、胸痛)	坏死物质引起的炎症反应
室性心律失常	前壁心肌梗死	最常见:室早 最严重:室颤
三度房室传导阻滞	下壁心肌梗死	心率30~40次/分＋大炮音

【例428】【正确答案】A

【答案解析】①本病例中,患者老年女性,表现为持续性胸痛,伴全身血循环不足表现,Ⅱ、Ⅲ、aVF导联ST段弓背向上抬高0.3 mV＞0.1 mV,诊断为心肌梗死(下壁)。下壁心肌梗死容易并发房室传导阻滞。②患者目前出现心率慢32次/分,心律整齐,故诊断为三度房室传导阻滞(A对,B、C、D、E错),故本题选A。

【例429】【正确答案】E

【答案解析】①中年男性,持续性胸痛4小时,短时间内未缓解,考虑心肌梗死;心电图提示下壁心肌梗死合并三度房室传阻滞。②二度Ⅱ型与三度房室传导阻滞如心室率显著缓慢,伴有明显症状或血流动力学障碍,甚至Adams - Stroke综合征发作者,应给予起搏治疗(E对),故本题选E。③异丙肾上腺素适用于任何部分的房室传导阻滞,但应用于急性心肌梗死时应十分慎重,因可能导致严重室性心律失常(不选A)。④多巴酚丁胺可导致心肌耗氧量增多,偶见心肌梗死患者增加梗死面积(不选B)。⑤肾上腺素是心搏骤停的首选药(不选C)。⑥同步直流电复律多用于合并血流动力学不稳定的患者(不选D)。

【例430】【正确答案】D

【答案解析】①该病例中,老年女性,表现为喘憋、胸闷,ECG示V_1~V_6导联ST段抬高,此即心肌梗死的典型表现,故诊断为心肌梗死(D对),故本题选D。②肺动脉栓塞表现为突发呼吸困难、胸痛等,往往伴有下肢深静脉血栓的病史(不选A)。③支气管哮喘表现为接触过敏原后,呼气性呼吸困难(不选B)。④糖尿病酮症酸中毒表现为口有烂苹果味,尿酮体阳性(不选C)。⑤肺部感染表现为高热、咳嗽、咳痰等(不选E)。

【例431】【正确答案】D

【答案解析】①心肌梗死患者的治疗给予吗啡类药物镇静、硝酸酯类药物扩张动脉等(D对),故本题选D。②华法林是抗凝药物,预防血栓形成(不选A)。③糖皮质激素一般不用于心肌梗死的治疗(不选B)。④24小时以内的急性心肌梗死禁用洋地黄类药物(不选C)。⑤抗生素一般不用于心肌梗死的治疗(不选E)。

【例432】【正确答案】C

【答案解析】①患者目前突发呼吸困难,咳粉红色泡沫状痰,此即急性左心衰的典型表现,可能是急

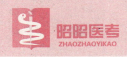

性乳头肌功能不全导致二尖瓣脱垂，进而导致急性左心衰竭（C 对），故本题选 C。②肺栓塞突发的呼吸困难伴胸痛（不选 A、B）。③哮喘急性发作多表现为接触过敏原后，出现呼气性呼吸困难，可自行缓解（不选 D）。④肺部感染加重表现为发热、咳嗽咳痰（不选 E）。

【例 433】【正确答案】C

【答案解析】①中年男性，突发心前区胸痛，持续时间超过 30 分钟，不能自行缓解，考虑急性心肌梗死（C 对），故本题选 C。②消化性溃疡表现为规律性腹痛，口服抑酸药物可以缓解（不选 A）。③急性胰腺炎多有暴饮暴食的病史，表现为剧烈腹痛，向腰背部放射（不选 B）。④肺血栓栓塞多有下肢深静脉血栓病史，表现为突发胸痛伴有呼吸困难（不选 D）。⑤急性胆囊炎表现为右上腹腹痛，可以向右肩放射（不选 E）。

【例 434】【正确答案】C

【答案解析】急性心肌梗死，常可出现室性期前收缩，严重者可以出现心室颤动等致命性心律失常（C 对，A、B、D、E 错），故本题选 C。

【例 435】【正确答案】C

【答案解析】心肌梗死首选检查为心电图，心电图表现为 ST 段弓背向上抬高（C 对，A、B、D、E 错），故本题选 C。

【例 436】【正确答案】C

【答案解析】①β受体阻滞剂对前壁心肌梗死伴交感神经亢进。可防止梗死范围继续扩大（C 对），故本题选 C。②硝苯地平（不选 A）、阿托品（不选 B）、地高辛（不选 D）及美西律（不选 E）等不具备预防再梗和猝死的功能。

【例 437】【正确答案】E

【答案解析】①心肌梗死多见于中老年人，表现为胸骨后的压榨样疼痛，持续时间较长，不缓解，心电图提示 ST 段抬高，心肌酶如肌钙蛋白、CK - MB 等升高。该病例为老年人，患者出现胸骨后持续性的压榨性疼痛，心电图 ST 段压低，肌钙蛋白升高，符合非 ST 段抬高心肌梗死的典型表现和检查，故诊断为非 ST 段抬高心肌梗死。②非 ST 段抬高的心肌梗死的治疗：一般治疗如卧床休息（不选 D）；硝酸甘油类药物扩张冠脉，同时扩张躯体静脉，降低心脏前负荷，并降低左心室舒张压，降低心脏耗氧量，改善左心室局部和整体的功能（不选 A）；抗血小板治疗给予阿司匹林，抗凝治疗给予低分子肝素，防止血栓再次形成（不选 B、C）。③对于 ST 段抬高的心肌梗死后，起病 12 小时内，使闭塞的冠状动脉再通，心肌得到再灌注，使得濒临坏死的心肌可能得以存活或使坏死范围缩小，减轻梗死后心肌重塑，预后得以改善，常用的方法有经皮冠状动脉介入治疗（PCI）及溶栓治疗。该患者诊断为非 ST 段抬高心肌梗死，故不适合行 PCI 和溶栓治疗，而尿激酶是最常见的溶栓剂（E 错），故本题选 E。

【例 438】【正确答案】D

【答案解析】①中年男性，表现为持续胸痛 5 小时，心电图 ST 段抬高，血清肌钙蛋白升高可诊断急性心肌梗死。②心肌梗死后最主要的处理措施是开通冠脉，恢复心肌的再灌注，静脉滴注尿激酶是开通冠脉的重要措施之一（D 对），故本题选 D。其适应证 ST 段抬高的心肌梗死，梗死时间在 6 小时之内。③24 小时内心肌梗死禁用洋地黄制剂如西地兰、地高辛（不选 A、B）。④复方丹参为一般的对症治疗（不选 C）。⑤呋塞米为利尿剂，可减轻心脏负荷，改善心功能，但并非最主要处理措施（不选 E）。

【例 439】【正确答案】E

【答案解析】急性心肌梗死后溶栓疗法是否成功，可根据冠脉造影直接判断，或根据心电图抬高的 ST 段 2 小时内回降一半以上（不选 B）；胸痛 2 小时内基本消失（不选 A）；2 小时内出现再灌注性心律失常（室早、室速等）而不是窦性心动过速（E 错，C 对），故本题选 E；血清 CK - MB 峰值提前出现（不选 D）。

【例 440】【正确答案】A

【答案解析】①急性心肌梗死后最早出现的急性心力衰竭、肺水肿主要是由坏死心肌间质充血、水肿引起顺应性下降所致，而左心室舒张期末容量尚不增大，因此在梗死发生后 24 小时应尽量避免使用洋地黄制剂，既不能解除急性肺水肿的原因，且正性肌力作用加重心肌缺血，还可引起室性心律失常（A 对），故本题选 A。②呋塞米为利尿剂，可减轻心脏负荷，改善心功能（不选 B）。③硝酸甘油可扩张冠脉，改善

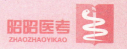

心肌缺血(不选 C)。④硝普钠可扩张动脉和静脉,改善减轻心脏前后负荷,改善心功能(不选 D)。⑤氨茶碱可用于急性心肌梗死导致的肺水肿,改善呼吸(不选 E)。⑥常考点知识点拓展,昭昭老师提示:24 小时以内的心肌梗死一般禁用洋地黄、钙离子拮抗剂。

【例 441】【正确答案】D

　　【答案解析】①胆固醇(TC)的正常值<5.18 mmol/L,该患者 5.0 mmol/L,胆固醇水平正常。甘油三酯(TG)正常值<1.70 mmol/L,该患者为 5.9 mmol/L,明显升高,诊断为高甘油三酯血症。②高甘油三酯血症首选的降脂药物为贝特类药物如非诺贝特等(D 对),故本题选 D。(昭昭老师速记:"三""贝"勒)③他汀类降脂药物主要用于高胆固醇血症(不选 A、E);考来烯胺可降低血浆总胆固醇和低密度脂蛋白浓度,对血清甘油三酯浓度无影响或使之轻度升高,因此,对单纯甘油三酯升高者无效(不选 B);依折麦布能选择性抑制小肠胆固醇转运蛋白,有效减少肠道内胆固醇吸收,降低血浆胆固醇水平以及肝脏胆固醇储量(不选 C)。④常考点知识点拓展,昭昭老师关于调整血脂的药物总结如下:

	他汀类	贝特类	烟酸类	树脂类
代表药物	辛伐他汀	非诺贝特	烟酸、阿昔莫司	考来烯胺
胆固醇	强	较强	强	强
甘油三酯	较强	强	强	—
适应证	①高胆固醇血症 ②以胆固醇升高为主的混合性高脂血症	①高甘油三酯血症 ②以甘油三酯升高为主的混合性高脂血症	①高甘油三酯血症 ②以甘油三酯升高为主的混合性高脂血症	①高胆固醇血症 ②以胆固醇升高为主的混合性高脂血症
昭昭老师速记	"他"乡遇"故"知	"三""贝"勒	"三"五牌香"烟"	"胆"大上"树"

第 6 章　心脏瓣膜疾病

第 1 节　二尖瓣狭窄

【例 442】【正确答案】C

　　【答案解析】①二尖瓣口的正常面积:4~6 cm²(C 对,A、B、D、E 错),故本题选 C。②瓣口面积>1.5 cm²,轻度狭窄;1.0~1.5 cm² 中度狭窄;<1.0 cm² 重度狭窄。(昭昭老师速记:"一"汽大"众")

【例 443】【正确答案】C

　　【答案解析】单纯性二尖瓣狭窄,引起左心房血液淤滞,导致左心房扩张和代偿性肥大(C 对,A、B、D、E 错),故本题选 C。

【例 444】【正确答案】B

　　【答案解析】①二尖瓣狭窄导致左心房淤血,左心房淤血,出现左心房肥大,左心房淤血进而导致肺静脉淤血,肺水肿,患者出现呼吸困难;长时间的肺脏病变导致肺结构改变,肺动脉进入肺脏的阻力会增大,进而导致右心室淤血肥大,右心房淤血肥大。②根据上面分析得知,二尖瓣狭窄会依次导致左心房肥大、肺静脉及动脉高压、右心室肥大、右心房肥大;二尖瓣狭窄后进入左心室的血液减少,故不会导致左心室肥大(B 对,A、C、D、E 错),故本题选 B。

【例 445】【正确答案】E

　　【答案解析】①二尖瓣狭窄患者由于二尖瓣狭窄导致左心房淤血,左心房衰竭,进而引发肺静脉淤血,肺水肿,患者出现严重的呼吸困难。随着肺组织水肿加重,导致肺动脉射入肺内血流减少,导致肺动脉淤血,进而诱发右心室淤血,晚期出现右心衰。②右心衰竭,右心室射入肺动脉的血流减少,进而进入肺内的血流减少,患者的肺水肿减轻,患者呼吸困难减轻,但是患者的病情却在加重(E 对),故本题选 E。③肝大(不选 A)、颈静脉怒张(不选 B)、肝脏压痛(不选 C)及双下肢水肿(不选 D)会随着心衰加重,而非减轻。

【例 446】【正确答案】A

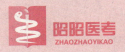

【答案解析】①心血管疾病中最易引起咯血的是二尖瓣狭窄。严重二尖瓣狭窄，左心房压力突然增高，肺静脉压增高，支气管静脉破裂出血所致，可谓二尖瓣狭窄首发症状（A 对），故本题选 A。②急性心包炎患者主要表现为呼吸困难，一般无咯血（不选 C）。③肺动脉瓣狭窄及三尖瓣狭窄较少见（不选 B、D）。④主动脉狭窄导致呼吸困难、心绞痛、晕厥（不选 E）。

【例 447】【正确答案】E

【答案解析】①二尖瓣狭窄导致患者出现二尖瓣面容，双颧绀红（不选 A）；二尖瓣狭窄导致左心房淤血，进而发生左心房肥大（不选 C），肺静脉高压导致肺动脉段膨出及肺水肿（不选 D）。②心音弱而遥远是心包积液的特点（E 对），故本题选 E。

【例 448】【正确答案】B

【答案解析】①二尖瓣狭窄导致心脏在舒张期时候，通过二尖瓣的血流急促，产生心尖区舒张中期的隆隆样杂音，左侧卧位时明显，运动或用力呼吸可使其增强，常伴舒张期震颤（B 对），故本题选 B。②二尖瓣关闭不全（不选 A）、主动脉瓣关闭不全（不选 C）、动脉导管未闭（不选 D）及主动脉瓣狭窄（不选 E）不会出现心尖区的震颤。

【例 449】【正确答案】A

【答案解析】①风湿性心脏病常导致二尖瓣狭窄，此时患者表现为典型的心尖部舒张期的隆隆样杂音。二尖瓣狭窄患者出现左心房增大，右心室增大，肺动脉高压，肺动脉扩张引起相对肺动脉瓣关闭不全，在胸骨左缘第 2 肋间及肺动脉听诊区闻及舒张早期杂音即 G－S 杂音（A 对），故本题选 A。②胸骨左缘第 3 肋间收缩期杂音为主动脉瓣狭窄的典型体征（不选 B）。③二尖瓣狭窄时第一心音亢进，合并肺动脉高压时可有肺动脉瓣区第二音亢进或伴分裂（不选 C、D、E）。

【例 450】【正确答案】E

【答案解析】①二尖瓣狭窄患者，由于二尖瓣狭窄，在心脏舒张期，二尖瓣打开，血液由心房进入心室，此时由于二尖瓣狭窄，血流经过狭小的空间时候，产生杂音；因为二尖瓣的听诊区在心尖部，故此时患者表现为典型的心尖部舒张期的隆隆样杂音（E 对），故本题选 E。②二尖瓣狭窄患者会出现面颊部呈紫红色即二尖瓣面容（不选 B）；二尖瓣狭窄，导致左心房增大，患者心腰消失，出现梨形心（不选 C）；二尖瓣狭窄还可进一步导致肺动脉高压，导致第二心音亢进（不选 D）；二尖瓣狭窄导致肺动脉关闭不全，出现肺动脉瓣舒张期杂音，即 Graham－Steell 杂音（不选 A），但这些体征均不是二尖瓣狭窄的最典型的体征。

【例 451】【正确答案】B

【答案解析】①二尖瓣狭窄时，左心房淤血，出现左心房增大，左心房增大，导致患者出现双峰 P 波（B 对），故本题选 B。②高尖 P 波见于右心室肥厚，如慢性肺心病及肺动脉高压的患者（不选 A）。③逆行 P 波多见于阵发性室上性心动过速（不选 C）。④QRS 波群宽见于室性心律失常（不选 D）。⑤T 波明显倒置多见于心肌梗死（不选 E）。

【例 452】【正确答案】B

【答案解析】二尖瓣狭窄 X 线检查最早的改变是左心缘左心房弧度明显，肺动脉主干突出，肺静脉增宽，右前斜位钡剂透视可见扩张的左心房压迫食管（B 对，A、C、D、E 错），故本题选 B。

【例 453】【正确答案】C

【答案解析】①梨形心最常见于二尖瓣狭窄，这是因为主动脉弓缩小，肺动脉干突出，右心室增大，导致心脏呈梨形心（C 对，A、B、D、E 错），故本题选 C。②常考点知识点拓展，昭昭老师总结如下：

疾　病	胸部 X 线表现	昭昭老师速记
二尖瓣狭窄	梨形心	"二"个人爱吃"梨"
主动脉瓣关闭不全	靴形心	"主"啊给双"靴子"吧，阿门
扩张心肌病	普大心	"扩张"的底盘老"大"了
心包积液	烧瓶心	"烧瓶里"放"积液"
COPD	滴形心	滴滴＝滴 D

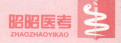

【例454】【正确答案】B

【答案解析】二尖瓣狭窄时,20％患者可发生体循环栓塞,最常见的为脑动脉栓塞(B对,A、C、D、E错),故本题选B。(昭昭老师速记:左脑右肺)

【例455】【正确答案】B

【答案解析】①重度的二尖瓣狭窄的患者,患者出现血压低及供血不足的表现,主要是因为二尖瓣狭窄导致左心房进入左心室的血流减少,进而发生供血不足表现。此时解决肺水肿,慎用扩张动脉的药物(B对),否则会导致动脉压进一步降低,加重病情,故首选是扩张静脉的药物,如硝酸甘油,故本题选B。②重度二尖瓣关闭不全(不选A)、重度主动脉瓣关闭不全(不选C)、室间隔缺损(不选D)及扩张型心肌病(不选E)可选用扩张小动脉的药物。

【例456】【正确答案】E

【答案解析】①中年女性,活动后胸闷伴呼吸困难,心尖部可闻及舒张期隆隆样杂音,此即二尖瓣狭窄的典型体征,诊断为二尖瓣狭窄(E对),故本题选E。②二尖瓣关闭不全的体征是心尖部可闻及收缩期杂音(不选A)。③主动脉瓣关闭不全的体征是胸骨左缘第2肋间闻及舒张期杂音(不选B)。④主动脉瓣狭窄的体征是胸骨右缘第2肋间闻及收缩期杂音(不选C)。⑤室间隔缺损的体征是胸骨左缘第3～4肋间收缩期杂音(不选D)。

【例457】【正确答案】E

【答案解析】二尖瓣狭窄导致左心房的血不能进入左心室,进而发生左心房淤血,左心负荷增大,发生心房颤动(E对,A、B、C、D错),故本题选E。

【例458】【正确答案】E

【答案解析】①该患者突发喘憋,BP 70/40 mmHg,说明发生休克,患者的血流动力学不稳定,此时不能选用抗心律失常的药物,因为起效慢,耽误病情;应首选同步直流电复律,及时复律,改善血流动力学(E对),故本题选E。②非同步电复律用于室颤的治疗(不选D)。③植入临时起搏器多用于心动过缓的患者,如三度房室传导阻滞(不选A)。④静脉注射毛花苷C最佳适应症是心衰伴房颤(不选B)。⑤静脉应用胺碘酮可用于房性及室性心动过速,但目前该患者已经出现休克,胺碘酮起效需要时间,故不适用(不选C)。

【例459】【正确答案】C

【答案解析】①二尖瓣狭窄患者,左心房的血液由于二尖瓣狭窄而导致进入左心室的血流减少,进而导致左心室血量减少,左心射血减少,出现左心衰竭,此时最主要的问题是解决二尖瓣狭窄的问题,而非加强心肌收缩,应用洋地黄制剂如毛花苷C(C错),只能加强心肌收缩,即使心肌的收缩力再强,但是其因为心脏内无血,故仍不能改善左心衰,这叫做"巧妇难为无米之炊",故本题选C。②吸氧、无创通气等对症治疗可以实行(不选A、E)。③呋塞米是利尿剂会进一步减少左心室的血流,也不应用(不选B)。④硝酸甘油可扩冠脉,可适当应用(不选D)。

第2节　二尖瓣关闭不全

【例460】【正确答案】B

【答案解析】在发展中国家,由于风湿热仍有一定的发病率,二尖瓣关闭不全的最常见病因仍是由于风湿热引起的风湿性心脏病,风湿热反复发作的慢性炎性病变及纤维化使瓣叶缩短、变硬、变形,腱索粘连、融合、变粗,导致二尖瓣关闭不全(B对,A、C、D、E错),故本题选B。

【例461】【正确答案】E

【答案解析】①二尖瓣脱垂是指二尖瓣叶(前叶、后叶或两叶)在心室收缩期脱入左心房(向左房侧膨出),伴或不伴有二尖瓣关闭不全。心尖区或其内侧可闻及收缩中晚期非喷射样杂音,为腱索忽然被拉紧或瓣叶的终止所致,根据超声检查可确定为二尖瓣脱垂(E对),故本题选E。②二尖瓣狭窄(不选A)、二尖瓣关闭不全(不选B)、主动脉瓣关闭不全(不选C)及主动脉瓣关闭不全(不选D)不会出现心尖区可闻及收缩中晚期吹风样杂音及喀喇音及题干中描述的典型超声心动图特点。

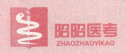

【例462】【正确答案】A

【答案解析】①二尖瓣关闭不全的典型杂音为心尖区全收缩期吹风样杂音，杂音强度≥3/6级，可伴有收缩期震颤（A对），故本题选A。②心尖部Austin-Flint杂音为主动脉瓣关闭不全导致左心室反流血液增多，进而出现相对性二尖瓣狭窄，所出现的杂音（不选B）。③二尖瓣关闭不全时，导致心室舒张期过度充盈，使二尖瓣漂浮，第一心音减弱，而非第一心音亢进（不选C）。④A_2增强多见于高血压；梨形心见于二尖瓣狭窄（不选D）。⑤心界呈梨形为二尖瓣狭窄的典型特点（不选E）。

【例463】【正确答案】D

【答案解析】①二尖瓣关闭不全时，左室收缩期射血部分射向左房，血液反流形成漩涡，产生心尖部全收缩期吹风样杂音，这是二尖瓣关闭不全最具特征的体征（D对），故本题选D。②二尖瓣狭窄患者，典型表现可出现二尖瓣面容（不选A）。③心尖部第一心音增强，呈拍击样，即肺动脉瓣区第二心音增强、分裂可见于二尖瓣关闭不全，但是不是二尖瓣关闭不全最具有诊断意义的体征（不选B、C、E）。

【例464】【正确答案】A

【答案解析】①急性心肌梗死仅引致乳头肌断裂者，虽然乳头肌受牵拉而拉长，心室收缩时一部分二尖瓣脱垂入左心房，产生二尖瓣关闭不全，但程度较轻，反流不多，对血流动力学的影响较小，左心室无明显变化（A对），故本题选A。②急性二尖瓣关闭不全多表现为急性肺水肿（不选B）。③因为发病较急，一般不会有心室、心房的变化（不选C）。④胸部X线片由于肺水肿导致纹理密集（不选D）。⑤急性二尖瓣关闭不全因发病较急，不会出现心室、心房的增生肥厚，而心电图示$SV_1+RV_5>4.0$ mV多用来诊断左心室肥厚的（不选E）。

第3节 主动脉瓣狭窄

【例465】【正确答案】C

【答案解析】正常主动脉瓣口面积超过3.0 cm²；当瓣口面积减小为1.5 cm²为轻度狭窄；1.0～1.5 cm²时为中度狭窄；<1.0 cm²时为重度狭窄（C对，A、B、D、E错），故本题选C。

【例466】【正确答案】B

【答案解析】①主动脉瓣狭窄患者，因为主动缩窄导致射入动脉的血减少，导致有效循环血量不足，约1/3患者于直立运动后或运动中发生晕厥（B对），故本题选B。②二尖瓣狭窄（不选A）、肺动脉瓣狭窄（不选C）、二尖瓣关闭不全（不选D）及主动脉瓣关闭不全（不选E）一般不会出现晕厥。

【例467】【正确答案】C

【答案解析】①主动脉瓣狭窄患者，动脉狭窄→左心室射入主动脉血液时阻力增加，射血减少→体循环血量减少→心肌缺血（心绞痛）、脑缺血（晕厥）（C对），故本题选C。②非特异性心肌炎（不选A）、扩张型心肌病（不选B）、二尖瓣关闭不全（不选D）、二尖瓣狭窄（不选E）多表现为心衰，一般不会出现心绞痛。

【例468】【正确答案】E

【答案解析】①主动脉瓣听诊主要部位在胸骨右缘第2肋间，收缩期的杂音提示主动脉瓣狭窄（E对，A、B、C、D错），故本题选E。②胸骨右缘第2肋间舒张期的杂音为主动脉瓣关闭不全。

【例469】【正确答案】E

【答案解析】①胸骨右缘第二肋间触及收缩期震颤，最常见于主动脉瓣狭窄（E对），故本题选E。（昭昭老师提示：搞清楚各个瓣膜区的听诊区，这种题目显得很简单）②三尖瓣及室间隔听诊区位于胸骨左缘第3～4肋间、肺动脉瓣狭窄位于胸骨右缘第2肋间、二尖瓣听诊区位于心尖部，故三尖瓣狭窄（不选A）、肺动脉瓣狭窄（不选B）、二尖瓣狭窄（不选C）、室间隔缺损（不选D）不会出现胸骨右缘第二肋间收缩期震颤。

【例470】【正确答案】A

【答案解析】①主动脉瓣狭窄为收缩期喷射性杂音（A对，B、C错），故本题选A。②主动脉瓣关闭不全为舒张早期高调叹气样递减型杂音（不选E）。③二尖瓣狭窄为心尖区舒张中晚期低调隆隆样杂音（不选D）。

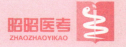

【例471】【正确答案】C

　　【答案解析】①根据题干得知，心脏杂音为主动脉瓣区可闻及收缩期喷射样杂音伴震颤，此为主动脉瓣狭窄的典型体征（C对），故本题选C。②高血压病表现为头痛，而非胸痛（不选A）。③主动脉扩张及主动脉粥样硬化不是医师的考试范畴（不选B、D）。④主动脉瓣关闭不全为主动脉瓣区可闻及舒张期叹气样杂音（不选E）。

【例472】【正确答案】E

　　【答案解析】①胸骨右缘第2肋间闻及响亮而粗糙的收缩期杂音（3/6级），是主动脉瓣狭窄的典型杂音（E对），故本题选E。②动脉导管未闭典型心脏杂音特点为胸骨左缘第2肋间连续的机械样杂音（不选A）。③主动脉瓣关闭不全典型心脏杂音特点为胸骨右缘第2肋间舒张期的杂音（不选B）。④二尖瓣关闭不全典型心脏杂音特点为心尖部收缩期杂音（不选C）。⑤室间隔缺损典型心脏杂音特点为胸骨左缘第3～4肋间的收缩期杂音（不选D）。

【例473】【正确答案】D

　　【答案解析】①夜间阵发性呼吸困难，伴咳粉红泡沫痰，提示急性心力衰竭，急性心力衰竭以急性肺水肿或者心源性休克为表现形式，超声心动图可反应心室收缩和舒张功能（D对），故本题选D。②心电图多用于心律失常及冠心病的诊断（不选A）。③胸部CT和胸部X线片多用于了解肺炎、肺结核及肺癌等病变（不选B、C）。④心电图运动负荷试验多用于稳定型心绞痛的检查（不选E）。

【例474】【正确答案】E

　　【答案解析】胸骨右缘第二肋间可闻及4/6级收缩期喷射样杂音提示主动脉狭窄。主动脉狭窄患者应尽早进行外科手术（E对，A、B、C、D错），故本题选E。

【例475】【正确答案】A

　　【答案解析】①主动脉瓣置换手术的适应症：重度狭窄两侧跨壁压＞40 mmHg重度狭窄（A对），故本题选A；＜1.0 cm²重度狭窄（不选B）。②合并房性期前收缩（不选C）、主动脉瓣钙化（不选D）及病程＞5年（不选E）均非主动脉瓣狭窄的手术适应症。

【例476】【正确答案】E

　　【答案解析】①青年女性，主动脉瓣区可闻及收缩期喷射样杂音此为主动脉瓣狭窄的典型表现，诊断为主动脉瓣狭窄。②主动脉瓣置换手术的适应症：重度狭窄（跨壁压＞40 mmHg为重度狭窄；瓣口＜1.0 cm²为重度狭窄）。患者目前症状较重，严重影响了日常的生活和工作，主动脉平均压力阶差为55 mmHg＞40 mmHg，有明确的手术指征，故最合适是实行主动脉瓣置换术（E对），故本题选E。③单硝酸异山梨酯为冠脉扩张药，为心绞痛患者首选药物（不选A）。④主动脉狭窄患者，给予硝酸甘油会扩张静脉，导致回心血量减少，进而导致左心室射血更少，导致症状加重，故主动脉瓣狭窄患者不用硝酸甘油（不选B）。⑤主动脉瓣口面积1.1 cm²，几乎接近于严重的主动脉瓣狭窄，故除了避免竞技性运动外，其他日常体力活动也会明显受限（不选C）。⑥阿托伐他汀为降脂药物，该患者无高脂血症病史，故不使用（不选D）。

第4节　主动脉瓣关闭不全

【例477】【正确答案】B

　　【答案解析】①主动脉瓣关闭不全时，导致左室舒张期容量负荷过高，使二尖瓣基本处于半关闭状态，呈现相对狭窄而产生杂音，称Austin－Flint杂音（B对），故本题选B。（昭昭老师提示：左心室血液很多上抬二尖瓣导致二尖瓣相对狭窄，心尖部舒张中期杂音，昭昭速记："主""阿"）②Graham－Stell杂音出现在肺动脉瓣区，多由于肺动脉扩张导致相对性关闭不全所致的功能性杂音（不选A）。③Duroziez征、Traube征及Musset征是主动脉关闭不全时出现的周围血管征（不选C、D、E）。（昭昭老师速记：打牌的时候，说一声"TMD""主""不全"）

【例478】【正确答案】D

　　【答案解析】主动脉瓣关闭不全时，导致左室舒张期容量负荷过高，使二尖瓣基本处于半关闭状态，

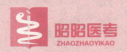

呈现相对狭窄而产生杂音即心尖部舒张期的隆隆样杂音，称 Austin - Flint 杂音（D对，A、B、C、E错），故本题选 D。（昭昭老师提示：左心室血液很多上抬二尖瓣导致二尖瓣相对狭窄，心尖部舒张中期杂音，昭昭速记："主""阿"）

【例 479】【正确答案】C

【答案解析】①该病例中，中年女性，风心病史；胸骨上缘第 3 肋间为主动脉瓣听诊区，患者出现舒张期杂音，考虑主动脉瓣关闭不全。②主动脉瓣关闭不全导致左心室淤血，进而左心血量增多，导致继发二尖瓣狭窄，于是出现心尖部出现舒张期杂音，故本题诊断为主动脉瓣关闭不全伴二尖瓣相对性狭窄（C对，A、B、D、E错），故本题选 C。

【例 480】【正确答案】B

【答案解析】①胸骨左缘第 3 肋间是主动脉瓣听诊区；舒张期叹气样杂音见于主动脉瓣关闭不全（B对），故本题选 B。主动脉瓣听诊区收缩期的杂音是主动脉瓣狭窄（不选 C）。②二尖瓣的听诊区在心尖部，心尖部收缩期杂音是二尖瓣关闭不全，心尖部舒张期的杂音是二尖瓣狭窄（不选 A、E）。③肺动脉瓣的听诊区是胸骨左缘第 2 肋间，如果出现收缩期的杂音，即为肺动脉瓣狭窄（不选 D）。

【例 481】【正确答案】B

【答案解析】①胸骨左缘第 3，4 肋间闻及叹气样舒张期杂音，为递减型，向心尖传导是主动脉瓣关闭不全的典型杂音。②在心尖区闻及隆隆样舒张早期杂音是重度反流所致，即 Austin - Flint 杂音，与二尖瓣狭窄杂音的区别在于不伴有开瓣音和第一心音亢进；股动脉可闻及枪击音为周围血管征，此为主动脉瓣关闭不全典型的体征（B对），故本题选 B。③二尖瓣狭窄（不选 A）、二尖瓣关闭不全（不选 C）、主动脉瓣狭窄（不选 D）及室间隔缺损（不选 E）均不会出现周围血管征。

【例 482】【正确答案】C

【答案解析】①交替脉系节律规则而强弱交替的脉搏，必要时嘱患者在呼气中期屏住呼吸，以排除呼吸变化影响的可能性，为左心心力衰竭的重要体征之一（不选 A）。②奇脉是指吸气时脉搏明显减弱或消失，系左室搏血量减少所致，当有心脏压塞或心包缩窄时会出现（不选 B）。③水冲脉系脉搏骤起骤落，是由于周围血管存在扩张、分流或反流所致，前者见于甲状腺功能亢进，后者常见于主动脉瓣关闭不全（C对），故本题选 C。④短绌脉见于心房颤动（不选 D）。⑤脱落脉见于房室传导阻滞（不选 E）。

第 7 章　感染性心内膜炎

【例 483】【正确答案】B

【答案解析】①亚急性自体瓣膜感染性心内膜炎的主要致病菌是草绿色链球菌（B对，A、C、D、E错），故本题选 B。②急性自体瓣膜感染性心内膜炎的主要致病菌是金黄色葡萄球菌。③昭昭老师将医师考试中经常考到的致病菌总结如下：

疾　病	致病菌	昭昭老师速记
病毒性心肌炎	柯萨奇病毒 B 组	"科比"得了"心肌炎"
疱疹性咽峡炎	柯萨奇病毒 A 组	"萨""疱"尿照照自己
咽结合膜热	腺病毒	"咽""腺"菜
幼儿急疹	人类疱疹病毒-6 型	"6"岁"幼儿"
手足口病	肠道病毒-71 型	"71"个"手足"
猩红热	溶血性链球菌	"猩猩""链球"
血源性肺脓肿	金黄色葡萄球菌	"金子"是"血淋淋"
吸入性肺脓肿	厌氧菌	"吸""烟（厌）"
社区获得性肺炎	肺炎链球菌	"社区"里面"链球"

续表

疾 病	致病菌	昭昭老师速记
医院获得性肺炎	有高危因素:阳性球菌是金葡菌、阴性杆菌是铜绿假单胞菌	"有"很"金铜"
急性肾小球肾炎	溶血性链球菌	"肾"小"球"
肾盂肾炎	大肠杆菌	"大"智若"愚(盂)"

【例484】【正确答案】B

【答案解析】①急性自体瓣膜感染性心内膜炎的主要致病菌是金黄色葡萄球菌(B对,A、C、D、E错),故本题选B。②亚急性自体瓣膜感染性心内膜炎的主要致病菌是草绿色链球菌。

【例485】【正确答案】B

【答案解析】①胸骨左缘3肋间3/6级粗糙收缩期杂音伴震颤提示主动脉瓣膜狭窄。该患者,青年女性,上感史,结合患者有主动脉瓣膜的杂音及血培养阳性,考虑感染性心内膜炎。心脏杂音是感染性心内膜炎导致的瓣膜赘生物所致。②赘生物可脱落,脱落后导致肺动脉栓塞,发生肺梗死。呼吸困难、胸痛、咯血是肺梗死的三联征。综上,本题诊断为感染性心内膜炎合并急性肺栓塞(B对,C错),故本题选B。③昭昭老师提示,医师考试中,对于先心病的考查,仅限于儿科,在成人的心脏疾病的考查中,不涉及先心病考查,故不考虑室间隔穿孔(不选A、D、E)。

【例486~487】【正确答案】AD

【答案解析】①急性感染性心内膜炎的体征是Janeway损伤,主要为手掌和足底处直径1~4 mm无痛性出血红斑(A对),故例486选A。②亚急性感染性心内膜炎的体征有Roth斑,为视网膜卵圆形出血斑点,其中心成白色(D对),故例487选D。③Osler结节为指或趾垫出现的豌豆大的红或紫色痛性结节。④感染性心内膜炎的非特异性症状是脾大、贫血;瘀点是感染性心内膜炎的周围体征之一,以锁骨上皮肤、口腔黏膜和睑结膜常见。⑤昭昭老师关于感染性心内膜炎体征的速记方法如下:

体 征	描 述	昭昭老师速记
Janeway损害	手掌和足底处无痛性出血红斑,主要见于急性患者	"急"性感染性心内膜炎="J"
Osler结节	中指、示指和趾垫出现的豌豆大的红或紫色痛性结节,多见于亚急性者	"亚(运)"急性感染性心内膜炎="O奥(运)"
Roth斑	视网膜的卵圆形出血斑,其中呈白色,多见于亚急性感染	揉(Roth)"亚"揉

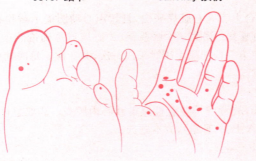

Osler结节　　　Janeway损伤

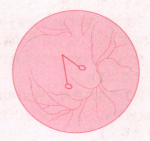

Roth斑

【例488】【正确答案】C

【答案解析】①最支持感染性心内膜炎诊断的是血培养和心脏超声检查,心脏超声检查发现心脏瓣膜有赘生物(C对),故本题选C。②感染性心内膜炎一般表现为发热、胸痛及胸膜摩擦音、白细胞升高(不选A、B、D)。③ST段改变多见于心肌梗死、心绞痛等疾病(不选E)。

【例489】【正确答案】E

【答案解析】①青年女性,患者表现为发热、皮肤瘀点等,及出现Osler结节,此为感染性心内膜炎的典型表现,故诊断为感染性心内膜炎。②确诊感染性心内膜炎直接证据为细菌学检查,首选血培养,进行细菌检查,组织学和细菌学检查(E对),故本题选E。③超声心动图发现赘生物回声支持感染性心内膜

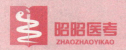
炎,但临床意义较组织学和细菌学检查小(不选 C)。④血液学检查多用来确诊血液病等(不选 A)。⑤X 线和心电图检查用于检查肺心病(不选 B)。⑥免疫学检查多用来检查自身免疫性疾病,如 SLE 等(不选 D)。

【例 490】【正确答案】D

　　【答案解析】①诊断心内膜炎的两大法宝:血培养和心脏瓣膜赘生物。该题目中,没有血培养,故选择心脏瓣膜赘生物(D 对),故本题选 D。②发热,体温≥38 ℃为感染性心内膜炎的一般表现(不选 A)。③Osler 结节主要见于亚急性感染性心内膜炎(不选 E)。④细菌性动脉瘤(不选 B)及原有心脏瓣膜病(不选 C)不是诊断感染性心内膜炎主要诊断标准。

【例 491】【正确答案】A

　　【答案解析】①感染性心内膜炎的确诊检查是血培养,每次取静脉血 10～20 mL 做需氧和厌氧培养,培养至少 3 周,并周期性做革兰染色涂片和次代培养(A 对),故本题选 A。②尿常规检查可出现血尿或轻度蛋白尿(不选 B)。③血常规检查急性感染性心内膜炎可有白细胞升高,亚急性患者可见正常色素正常细胞贫血(不选 C)。④补体下降多见于肾炎(不选 D)。⑤感染性心内膜炎的血沉升高,只是提示存在炎症反应(不选 E)。

【例 492】【正确答案】B

　　【答案解析】①中年女性,既往拔牙及室间隔缺损病史,患者目前血培养为草绿色链球菌,考虑拔牙导致细菌血源性感染心内膜即亚急性感染性心内膜。②诊断感染性心内膜炎的两大法宝分别是血培养及超声心动图。经食管超声心动图是将超声探头置入食管内,从心脏的后方向前近距离探查其深部结构,避免了胸壁、肺气等因素的干扰,故可显示出清晰的图像,提高对心血管疾病诊断的敏感性和可靠性,也便于进行心脏手术中的超声监测与评价。其对感染性心内膜炎的诊断率,高达 95％以上(B 对),故本题选 B。③血类风湿因子用来确诊有无类风湿关节炎(不选 A)。④血清补体最常用的是 C_3 补体,C_3 增高常见于各种传染病、急性炎症和组织损伤、急性肾炎、肝癌等,C_3 降低常见于免疫复合物引起的增殖性慢性肾小球肾炎、急性链球菌感染后肾小球肾炎等(不选 C)。⑤血涂片检查多用于疟疾(不选 D)。⑥眼底检查多用于糖尿病导致视网膜病变及恶性高血压等(不选 E)。

【例 493】【正确答案】B

　　【答案解析】①右心内膜炎或发生于左至右分流的先心病,肺栓塞多见(B 对),故本题选 B。(昭昭老师提示:左脑右肺)②左心感染性心内膜炎多发生体循环栓塞,较常见的部位有脑栓塞(不选 D)、肾动脉栓塞(不选 C)、下肢动脉栓塞(不选 E)及冠状动脉栓塞(不选 A)等。

【例 494】【正确答案】C

　　【答案解析】①中年男性,发热病史结合患者有心脏病病史,且超声心动图提示瓣膜有赘生物,故考虑感染性心内膜炎。(昭昭老师提示:心内膜炎＝发热＋心脏杂音)②血培养是确诊感染性心内膜炎的"金标准",阳性率 95％。抗生素应用前,在第一日间隔 1 小时采血一次,共 3 次。每次抽血 10～20 mL,培养 3 周(C 对,A、B、D、E 错),故本题选 C。

【例 495】【正确答案】B

　　【答案解析】①考虑患者发病时间较长,故考虑是亚急性感染性心内膜炎。②亚急性感染性心内膜炎最常见的致病菌草绿色链球菌(B 对,A、C、D、E 错),故本题选 B。

【例 496】【正确答案】A

　　【答案解析】①草绿色链球菌对青霉素敏感,且耐药少见,故应首选青霉素治疗(A 对),故本题选 A。②青霉素联合使用庆大霉素,可提高疗效,但庆大霉素不是首选药物(不选 D)。③萘夫西林、苯唑西林主要用于急性感染性心内膜炎的经验治疗(不选 B、C)。④万古霉素主要用于青霉素耐药者(不选 E)。

第 8 章　心肌疾病

【例 497】【正确答案】C

　　【答案解析】①扩张型心肌病是以左心室或双心室扩大伴收缩功能障碍为特征的心肌病,超声心动

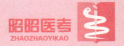

图是诊断及评估扩张型心肌病的最常用的重要手段。②超声心动图常发现左心室轻度扩大,后期各心腔扩大,以左心室扩大为主,室壁运动减弱,心肌收缩力功能下降,左心室射血分数显著降低(C 对),故本题选 C。③收缩期心尖部向外膨出为室壁瘤的表现(不选 A)。④瓣膜增厚、钙化、僵硬,瓣口开放受限多见于风湿性瓣膜疾病(不选 B)。⑤收缩期二尖瓣前叶向前运动(SAM)及舒张期室间隔厚度与左室厚度之比≥1.3 是肥厚型心肌病的典型表现(不选 D、E)。

【例 498】【正确答案】A

【答案解析】①扩张型心肌病的特征为左或右心室或双侧心室扩大,并伴有心室收缩功能减退,伴或不伴充血性心力衰竭,超声心动图显示左心室明显扩大,左心室流出道扩张,室间隔及左室后壁搏动幅度减弱。该病例中,患者表现为颈静脉怒张,双下肢水肿,说明发生了右心衰,体格检查发现心界向两侧扩大,符合扩张型心肌病的特点(A 对),故本题选 A。②风湿性心脏病多出现心脏瓣膜受累,听诊可闻及心脏杂音(不选 B)。③缩窄性心包炎主要表现为心排出量下降和体循环淤血等(不选 C)。④冠心病患者表现为心前区压榨性疼痛(不选 D)。⑤肥厚型心肌病主要表现为室间隔及左心室壁不对称性增厚(不选 E)。

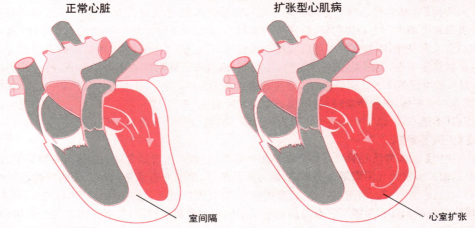

正常心脏　　　　　　　　　　　　扩张型心肌病

室间隔　　　　　　　　　　　　心室扩张

【例 499】【正确答案】D

【答案解析】①肥厚性心肌病表现为以心室非对称性肥厚为特点,最常见的症状是劳力性呼吸困难和乏力,超生心动图检查提示舒张期室间隔厚度 15 mm 或与后壁厚度之比超过 1.3。该患者,青年男性,气短、心前区疼痛,超声心动图示舒张期间室间隔与左室后壁厚度之比>1.5,超过 1.3,故诊断为肥厚型心肌病(D 对),故本题选 D。②高血压性心脏损害会导致左心室肥厚,但不会导致室间隔肥厚(不选 A)。③风湿性心脏病有风湿性疾病的病史,如游走性大关节炎等(不选 B)。④病毒性心肌炎的特点是发热、心悸及心肌酶升高(不选 C)。⑤扩张型心肌病超声心动图表现为心腔均扩大,以左心室扩大为主(不选 E)。

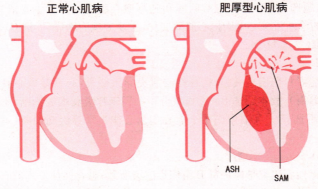

正常心肌病　　　　　　　　肥厚型心肌病

ASH　　　　SAM

【例 500】【正确答案】C

【答案解析】①患者目前出现胸骨左缘第 3、4 肋间可闻及 3/6 级收缩期喷射性杂音,此即肥厚型心肌病导致左心室流出道狭窄所致,β 受体拮抗剂如美托洛尔是梗阻性肥厚型心肌病的一线治疗药物(C

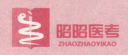

对），故本题选 C。（昭昭老师速记："肥肥"是我的宝"贝"，长得很"美"）②硝酸甘油（不选 A）、地高辛（不选 B）及氢氯噻嗪（不选 D）不用于肥厚型梗阻型心肌病，此类药物有可能会导致症状加重。③氨茶碱较少用于肥厚型梗阻型心肌病（不选 E）。

【例 501】【正确答案】E

　　【答案解析】β受体拮抗剂可改善心室松弛，增加心室舒张期充盈期时间，减轻左心室流出道梗阻，可减轻心脏杂音（E 对，A、B、C、D 错），故本题选 E。

【例 502】【正确答案】E

　　【答案解析】①引起病毒性心肌炎最常见的病毒是柯萨奇 B 组病毒（E 对），故本题选 E。（昭昭老师速记："柯 B"得了"心肌炎"）②风疹是风疹病毒引起（不选 A）。③呼吸道合胞病毒是最常见的引起小儿病毒性肺炎的致病菌（不选 B）。④冠状病毒可引发流感（不选 C）。⑤单纯性疱疹病毒是单纯性疱疹的致病菌（不选 D）。

【例 503】【正确答案】E

　　【答案解析】①病毒性心肌炎是柯萨奇 B 组病毒感染所致，患者往往发病前有 1～3 周病毒感染前驱症状，患者最常见的主诉为心律失常，以房性与室性期前收缩及房室传导阻滞最为多见，听诊可闻及第三、第四心音或奔马律，实验室检查可以发现心肌酶升高，心肌、心包的组织内检出病毒组织可确诊。该病例中，患者青年男性，上感史，表现为心悸，心肌酶升高，符合病毒性心肌炎的特点，故诊断为病毒性心肌炎（E 对），故本题选 E。②感染性心内膜炎患者表现为发热、瘀点、贫血等（不选 A）。③扩张型心肌病患者表现为心室扩张，室壁活动减弱，出现心力衰竭的表现（不选 B）。④急性心肌梗死表现为胸前区的压榨样疼痛（不选 C）。⑤急性心包炎表现为胸骨后、心前区疼痛（不选 D）。

【例 504】【正确答案】C

　　【答案解析】①病毒性心肌炎是柯萨奇 B 组病毒感染所致，患者最常见的主诉为心律失常，以房性与室性期前收缩及房室传导阻滞最为多见，听诊可闻及第三、第四心音或奔马律。②病毒性心肌炎的确诊有赖于心内膜、心肌或心包内组织病毒、病毒抗原、病毒基因片段或病毒蛋白的检出（C 对），故本题选 C。③血肠道病毒核酸阳性和血清柯萨奇 B 组病毒属于病毒的血清学检测，仅对病因有提示作用，不能作为诊断依据（不选 A）。④血 C 反应蛋白水平增高（CRP）、红细胞沉降率（ESR）等非特异性指标均升高，无确诊价值（不选 D）。⑤血清柯萨奇 B 组病毒对心肌炎的诊断有支持作用，但不具有确诊价值（不选 B、E）。

【例 505】【正确答案】E

　　【答案解析】①病毒性心肌炎是柯萨奇 B 组病毒感染所致，患者往往发病前有 1～3 周病毒感染前驱症状，患者最常见的主诉为心律失常，以房性与室性期前收缩及房室传导阻滞最为多见，听诊可闻及第三、第四心音或奔马律，实验室检查可以发现心肌酶升高，心肌、心包的组织内检出病毒组织可确诊。该病例中，患者青年男性，上感史，表现为发热、心悸，心肌酶升高，符合病毒性心肌炎的特点，故诊断为病毒性心肌炎（E 对），故本题选 E。②扩张型心肌病和肥厚型心肌病的诊断主要依靠超声心动图（不选 A、B）。③急性心肌梗死的诊断依赖心电图机心肌酶变化，主要表现为胸痛（不选 C）。④肺血栓栓塞表现为突发的胸痛伴呼吸困难（不选 D）。

【例 506】【正确答案】B

　　【答案解析】①该患者目前出现喘憋，病毒性心肌炎导致心衰，心衰导致心脏射血无力，观察心衰最常用的是超声心动图（B 对），故本题选 B。②血气分析多用于呼吸衰竭的诊断（不选 A）。③冠脉造影多用于心肌梗死的诊断（不选 C）。④心电图用于冠心病及心律失常等疾病诊断（不选 D）。⑤血常规为一般性检查（不选 E）。

【例 507】【正确答案】A

　　【答案解析】①病毒性心肌炎是柯萨奇 B 组病毒感染所致，患者往往发病前有 1～3 周病毒感染前驱症状，患者最常见的主诉为心律失常，以房性与室性期前收缩及房室传导阻滞最为多见，听诊可闻及第三、第四心音或奔马律，实验室检查可以发现心肌酶升高，心肌、心包的组织内检出病毒组织可确诊。该病例中，患者青年女性，上感史，表现为心悸，心肌酶升高，符合病毒性心肌炎的特点，故诊断为病毒性心

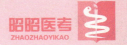

肌炎（A 对），故本题选 A。②急性心肌梗死表现为胸前区的压榨样疼痛（不选 B）。③急性肺栓塞表现为突发呼吸困难及胸痛，且患者通常伴有下肢深静脉血栓的高危因素（不选 C）。④慢性心力衰竭最突出的表现为呼吸困难（不选 D）。⑤感染性心内膜炎患者表现为发热、瘀点、贫血等（不选 E）。

第 9 章 心包疾病

【例 508】【正确答案】A

【答案解析】心包炎可由感染性、自身免疫性、代谢性、肿瘤等多种病因造成，西方国家以特发性心包炎居首位，我国以病毒性心包炎为首位病因（A 对，B、C、D、E 错），故本题选 A。

【例 509】【正确答案】B

【答案解析】①心包摩擦音是急性纤维蛋白性心包炎的典型特征，疼痛可放射至颈部、左肩、左臂等（B 对），故本题选 B。②心前区疼痛是纤维蛋白性心包炎的主要临床表现，而非其最有特征性的体征（不选 A）。③心浊音界向两侧扩大（不选 C）、心尖搏动减弱或消失（不选 D）及心音遥远（不选 E）为心包积液的典型体征。

【例 510】【正确答案】B

【答案解析】①心包摩擦音是心包壁层和脏层在心脏摩擦时产生的，正常时不出现，与心脏搏动一致（B 对），故本题选 B。②心包摩擦音的听诊区位于胸骨左缘第 3~4 肋间，而非胸廓下部（不选 A）。③心包摩擦音在收缩期和舒张期两相均可闻及，以收缩期、前倾位和呼气末最明显（不选 C、D、E）。

【例 511】【正确答案】E

【答案解析】①急性心包炎的疼痛，可放射至颈部、左肩、左臂，也可达上腹部（不选 A），疼痛性质尖锐，与呼吸运动相关，常因咳嗽（E 对）、深呼吸、变换体位或吞咽而加重（不选 C、D），故本题选 E。部分患者可因心脏压塞出现呼吸困难、水肿等症状。②急性心包炎随渗液量的增多，导致心脏壁层与脏层之间的分离，疼痛减轻、杂音也略减轻（不选 B）。

【例 512】【正确答案】C

【答案解析】①急性心包炎为心包脏层和壁层的急性炎症性疾病，常为病毒感染所致，患者出现胸骨后、心前区疼痛，常见于炎症变化的纤维蛋白渗出期，最有诊断价值的体征是心包摩擦音，呈抓刮样粗糙的高频音，位于心前区，以胸骨左缘第 3、4 肋间最为明显，屏气不消失（屏气后消失的为胸膜摩擦音）。该病例中，患者有前驱感染史，出现胸痛并有典型的心包摩擦音，故诊断为急性心包炎（C 对），故本题选 C。②限制型心肌病是以舒张功能异常为特征，表现为限制性充盈障碍的心肌病（不选 A）。③肥厚型心肌病的特征为心室壁呈不对称性肥厚，常侵及室间隔，心室内腔变小，左心室血液充盈受阻，左心室舒张期顺应性下降（不选 B）。④病毒性心肌炎发病前有 1~3 周病毒感染前驱症状，最常见的主诉为心律失常，实验室检查可以发现心肌酶升高，心肌、心包的组织内检出病毒组织可确诊（不选 D）。⑤急性胸膜炎表现为胸痛，出现典型摩擦音，特点是屏气时胸膜摩擦音消失（不选 E）。

【例 513】【正确答案】B

【答案解析】①中年女性，心前区疼痛，胸骨左缘第 3、4 肋间可闻及抓刮样粗糙音，屏气后仍存在，此即心包摩擦音，为纤维素性心包炎的典型体征；屏气后消失的是胸膜摩擦音，为胸膜炎的典型体征（B 对，A 错），故本题选 B。②急性肋软骨炎是病毒感染等因素引起肋软骨或认为与损伤有关，此病不是执业医师的考试范畴（不选 C）。③急性心肌梗死表现为胸前区的憋闷感，心电图有 ST 段抬高及心肌酶升高（不选 D）。④急性心肌炎的特点是发热伴心肌酶升高（不选 E）。

【例 514】【正确答案】E

【答案解析】①急性心包炎的心电图变化是弓背向下型 ST 段抬高（不选 A）、T 波平担或倒置（不选 B）、QRS 波呈低电压（不选 C）、电压交替（不选 D）。②心电图弓背形向上的 ST 抬高为心肌梗死的典型心电图特点（E 错），故本题选 E。③昭昭老师将心电图的变化总结如下：

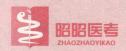
心电图变化	典型疾病	昭昭老师速记
ST 段一过性压低	心绞痛	"水平低"感到"心痛"
ST 段一过性抬高	变异型心绞痛	这种"变"化是"一过性"的
ST 段弓背向上抬高	ST 段抬高心肌梗死	"抬高""心肌梗死"的死亡患者
ST 段弓背向下抬高	心包积液	"液体"往"下"流
ST 段持续抬高	室壁瘤（心肌梗死后并发症）	"瘤"子是"持续"的

【例 515】【正确答案】C

【答案解析】①急性心包炎的心电图变化是弓背向下型 ST 段抬高、T 波平担或倒置、QRS 波呈低电压、电压交替。该患者，中年男性，胸痛伴发热，考虑为炎症性病变，ST 段呈弓背向下型抬高，此为急性心包炎的典型表现，故诊断为急性心包炎（C 对），故本题选 C。②主动脉夹层主要表现为胸骨后的撕裂样疼痛，无发热（不选 A）。③自发性气胸表现为突发呼吸困难及胸痛，无发热（不选 B）。④急性心肌梗死患者心电图表现为弓背形向上的 ST 抬高（不选 D）。⑤变异型心绞痛患者心电图表现为 ST 段弓背向上抬高（不选 E）。

【例 516】【正确答案】B

【答案解析】大量心包积液的患者，常在背部左肩胛角下呈浊音及出现语颤增强和支气管呼吸音等，此为 Ewart 征（B 对，A、C、D、E 错），故本题选 B。

【例 517】【正确答案】C

【答案解析】①Ewart 征（心包积液征）即背部左肩胛角下呈浊音、语颤增强和支气管呼吸音（C 对），故本题选 C。②Musset 征、Duroziez 征、TrauBe 征是周围血管征，见于主动脉瓣关闭不全（不选 A、E）。③Roth 斑为亚急性感染性心内膜炎所致的视网膜出血斑（不选 D）。④脉短绌见于房颤患者（不选 B）。⑤昭昭老师关于循环系统的英文总结如下：

英文	意义	昭昭老师速记
Graham - stell 杂音	二尖瓣狭窄致肺动脉瓣舒张早期杂音	"二""哥 G""S"了
Austin - Flint 杂音	主动脉瓣关闭不全导致相对性二尖瓣狭窄	"主"A"给点""泉"水吧
Traube 征	主动脉瓣关闭不全	主任"TMD"，不给假期
Musset 征	主动脉瓣关闭不全	
Duroieze 双重音	主动脉瓣关闭不全	
Beck 三联征	颈静脉怒张、动脉压下降、心音遥远	距离"Beck"很"遥远"
Ewart 征	心包积液，背部左肩胛角下呈浊音、语颤增强和支气管呼吸音	"积液""溢 E"出来
Janeway 损伤	急性感染性心内膜炎的手或足的无痛性结节	"J"="急"
Osler 结节	亚急性感染性心内膜炎的手或足的痛性结节	"亚"运"奥 O"运
Roth 斑点	亚急性感染性心内膜炎的视网膜斑点	"揉（Ro）""亚"揉

【例 518】【正确答案】A

【答案解析】心脏压塞的典型体征是，静脉回流受阻导致颈静脉怒张；回心血量减少导致心脏射血减少，出现动脉压下降；听诊心音低钝（A 对，B、C、D、E 错），故本题选 A。

【例 519】【正确答案】C

【答案解析】①心包积液是由肿瘤、特发性心包炎及肾衰竭等疾病引起的，患者由于心包内大量液体存在，导致心室壁的活动障碍，出现 Beck 三联征：低血压、心音遥远、颈静脉怒张，X 线检查可见烧瓶心。该病例中，青年女性，患者有胸闷、气促，有典型的 Beck 三联征（动脉压低（90/80 mmHg）、颈静脉怒张、心音低而遥远），故诊断为心包积液。② 心包积液的心浊音界为烧瓶心（C 对），故本题选 C。（昭昭老师速记："烧瓶"里面装"积液"）③靴形心多见于主动脉瓣关闭不全（不选 A）。④梨形心多见于二尖瓣狭窄

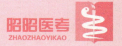

（不选 B）。⑤心包积液患者心界向两侧扩大（不选 D）。⑥普大形心见于扩张型心肌病等（不选 E）。昭昭老师总结如下：

疾 病	胸部 X 线表现	昭昭老师速记
二尖瓣狭窄	梨形心	"二"个人爱吃"梨"
主动脉瓣关闭不全	靴形心	"主"啊给双"靴子"吧，阿门
扩张心肌病	普大心	"扩张"的底盘老"大"了
心包积液	烧瓶心	"烧瓶里"放"积液"
COPD	滴形心	滴滴＝滴 D

【例 520】【正确答案】C

【答案解析】①患者为年轻男性，心前区疼痛，吸气时加重，且伴有畏寒发热，除 aVR 与 V 外各导联 ST 段抬高，最可能诊断为急性心包炎（C 对），故本题选 C。②肺梗死表现为胸痛、呼吸困难及咳血（不选 A）。③心肌梗死表现为突发胸痛、呼吸困难且心肌酶升高（不选 B、D）。④心肌炎多有上感史，主要表现为心力衰竭如呼吸困难等（不选 E）。

【例 521】【正确答案】C

【答案解析】①该患者目前出现颈静脉怒张，考虑血液回流障碍，考虑心包炎并发大量心包积液，进而导致心包压塞所致（C 对），故本题选 C。②再次肺梗死多表现为胸痛及咳血等（不选 A）。③心肌梗死扩大范围表现为胸痛及呼吸困难（不选 B）。④败血症表现为寒战高热＋脉快（不选 D）。⑤心脏腱索断裂会导致二尖瓣关闭不全，引发心尖部收缩期杂音（不选 E）。

【例 522】【正确答案】C

【答案解析】患者血压减低，且颈静脉怒张，考虑心脏压塞所致。该例患者心包大量积液，X 线检查心影显著增大，呈烧瓶心（C 对，A、B、D、E 错），故本题选 C。

【例 523】【正确答案】C

【答案解析】①心包压塞的治疗方式主要为心包穿刺，可迅速缓解症状（C 对），故本题选 C。②心肌梗死患者，可行冠脉造影伴紧急 PTCA 及手术取出栓子（不选 A、B）。③该患者目前无明显感染迹象，故不考虑应用大剂量抗生素静脉滴注（不选 D）。④应用升压药以及强心利尿剂不能有效解除心脏受压，效果较差（不选 E）。

【例 524】【正确答案】D

【答案解析】①中老年女性，检查发现心浊音界向两侧扩大，最常见的疾病如心包积液及扩张型心肌病等；此外，患者出现低血压、颈静脉怒张、心音遥远此为 Beck 三联征，为心包积液特有体征，故诊断为心包积液。（昭昭老师提示：看见心音遥远就是心包积液）患者目前症状较重，夜间不能平卧，严重影响了日常的生活，需要紧急心包穿刺抽液，既可以缓解症状又能够查找病因（D 对），故本题选 D。②患者目前诊断为心包积液，但无法确定此积液是否为细菌性感染所致，故不选择静脉滴注抗生素（不选 A）。③静脉注射呋塞米利尿治疗，可减少循环血量，进而减轻心包积液患者症状，但并非最关键治疗（不选 E）。④静脉滴注硝酸甘油及口服美托洛尔均不能有效地减少心包积液而改善患者症状（不选 B、C）。

第 10 章 休 克

【例 525】【正确答案】A

【答案解析】①休克的三期的特点，昭昭老师总结如下：

分 期	病理生理	微循环状态
微循环收缩期	有效血量下降→交感 N 兴奋→儿茶酚胺增多→心率加快，排出量增多，外周及内脏小动脉收缩，重要器官血管舒张，毛细血管前括约肌收缩	"只出不进"

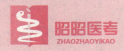
续表

分　期	病理生理	微循环状态
微循环扩张期	动静脉短路、直捷通道大量开放,微循环只进不出;大量血液滞留在微循环,进入休克抑制期	"只进不出"
微循环衰竭期	淤滞在微循环内的黏稠血液在酸性环境中处于高凝状态;红细胞和血小板容易聚集在血管内形成凝血栓	DIC

②微循环衰竭期时毛细血管前后阻力均降低,真毛细血管内血液淤滞,微循环麻痹,广泛的微血栓形成(A 对),故本题选 A。③后括约肌收缩状态属于微循环扩张期的表现(不选 B)。④休克时,微循环衰竭,局部缺氧,产生代谢性酸中毒而非代谢性碱中毒(不选 C)。⑤前括约肌收缩状态)属于微循环收缩期的表现(不选 D)。⑥微循环收缩期毛细血管处于"只出不进"微循环扩张期毛细血管处于"只进不出",休克期间,毛细血管无"可进可出"(不选 E)。

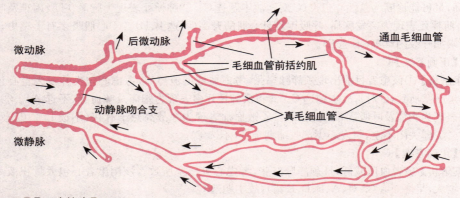

【例 526~527】【正确答案】AB

【答案解析】①休克代偿期:在休克早期,当有效循环血容量的降低在 800 mL 以下时,机体可通过提高中枢神经兴奋性、刺激交感-肾上腺轴的活动代偿循环血容量的减少(A 对),故例 526 选 A。②在休克失代偿期,患者组织进一步缺氧,导致乳酸增多,出现代谢性酸中毒的表现(B 对),故例 527 选 B。③若皮肤、黏膜出现瘀斑或消化道出血,表示病情已发展到弥散血管内凝血阶段。

【例 528】【正确答案】C

【答案解析】①据患者临床表现血压 90/60 mmHg,诊断为中度休克。②中度休克的失血量应为 20%~40%,即 800~1 600 mL(C 对,A、B、D、E 错),故本题选 C。③昭昭老师关于休克分度总结如下:

休克分度	诊　断	失血量
轻度休克	轻度休克＝神志清楚＋脉搏<100 次/分＋收缩压正常或稍升高	20%以下,800 mL 以下
中度休克	中度休克＝神志淡漠＋脉搏<100 次/分＋收缩压 70~90 mmHg	40%以下,800~1 600 mL
重度休克	重度休克＝意识模糊、昏迷＋脉搏 100~120 次/分＋收缩压<70 mmHg	40%以上,1 600 mL 以上

【例 529】【正确答案】C

【答案解析】根据下表得知,失血约 700 mL,血压 120/96 mmHg 属于轻度休克(C 对,A、B、D、E 错),故本题选 C。

休克分度	诊　断	失血量
轻度休克	轻度休克＝神志清楚＋脉搏<100 次/分＋收缩压正常或稍升高	20%以下,800 mL 以下
中度休克	中度休克＝神志淡漠＋脉搏<100 次/分＋收缩压 70~90 mmHg	40%以下,800~1 600 mL
重度休克	重度休克＝意识模糊、昏迷＋脉搏 100~120 次/分＋收缩压<70 mmHg	40%以上,1 600 mL 以上

【例 530】【正确答案】C

【答案解析】可引起成人血压下降的最低失血量是 800 mL,即身体血量的 20%左右(C 对,A、B、D、E

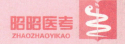

错),故本题选 C。

【例 531】【正确答案】A

【答案解析】①人体血量占体重的 7%～8%,失血量在全身容量的 10% 以内,机体可通过组织间液的移动,维持血容量正常。②当机体迅速失血超过全身总血量的 20% 时,即出现失血性休克(A 对,B、C、D、E 错),故本题选 A。

【例 532】【正确答案】C

【答案解析】①休克是循环血量锐减,组织器官微循环灌注不足,造成细胞缺氧、代谢紊乱、功能障碍而出现的综合征,随着休克不断加深,各个系统功能障碍越来越明显。②血压下降只是循环功能不良的一个表现,即不是唯一依据(不选 A)。③在休克早期,机体可通过收缩周围血管来代偿血容量不足,以脉搏加快表现为早,血压下降出现在失代偿之后,故血压不是休克早期的指标(不选 B、E)。④血压下降在休克中的意义为估计休克程度的主要指标(C 对),故本题选 C。⑤机体缺氧导致局部组织产生乳酸增多,因此乳酸增多是组织细胞缺氧的主要指标(不选 D)。

【例 533】【正确答案】E

【答案解析】休克指数=脉率与收缩压之比(昭昭老师速记:"麦(脉)""收");指数为 0.5 多提示无休克,>1.0～1.5 提示有休克,>2.0 为严重休克(E 对,A、B、C、D 错),故本题选 E。

【例 534】【正确答案】E

【答案解析】①在休克早期,由于血流的重新分布,导致肝、脾、肾等脏器血流减少,保证心、脑等重要脏器的血流灌注。此时尿量变化较为明显。②休克中晚期,有效循环血量减少,尿量进一步减少。当尿量维持在 30 mL/h 以上时,提示器官血液灌流已恢复(E 对),故本题选 E。③收缩压(不选 A)、舒张压(不选 B)、脉压(不选 C)及脉率(不选 D)不能有效反映器官血流灌注的情况。

【例 535】【正确答案】D

【答案解析】①在休克早期,由于血流的重新分布,导致肝、脾、肾等脏器血流减少,保证心、脑等重要脏器的血流灌注。此时尿量变化较为明显。休克中晚期,有效循环血量减少,尿量进一步减少。②当尿量维持在 30 mL/h 以上时,提示器官血液灌流已恢复(D 对,A、B、C、E 错),故本题选 D。

【例 536】【正确答案】B

【答案解析】毛细血管楔压的正常值是 0.8～2.0 kPa(B 对,A、C、D、E 错),故本题选 B。

【例 537】【正确答案】C

【答案解析】①动脉血乳酸盐值由于可以直接反映组织代谢分解情况,乳酸盐浓度持续升高,表示病情严重,可反映休克的预后及休克的严重程度(C 对),故本题选 C。②静脉血氧测定(不选 A)、动脉血气分析(不选 B)、二氧化碳结合力(不选 D)及血细胞比容(不选 E)均不能反映休克的预后。

【例 538】【正确答案】B

【答案解析】①无论何种类型的休克,其首要治疗原则是补充血容量,恢复组织灌注(B 错),故本题选 B。②失血性休克,机体有效循环血量缺乏,治疗首先以输注平衡盐溶液为主(不选 A)。③休克合并酸中毒时,酸中毒有利于氧气与血红蛋白解离,氧气进入组织内改善组织缺氧,如果给予碱性药物会不利于氧气与血红蛋白解离,加重组织缺氧,故不主张早期给予碱性药物纠酸(不选 C)。(昭昭老师提示:机体是"宁酸勿碱")④休克时,必须在充分容量复苏的前提下,方可给予血管活性药物,进一步提升血压(不选 D)。⑤无论失血性休克或感染性休克,应首先补液纠正休克,再处理原发病(不选 E)。

【例 539】【正确答案】A

【答案解析】①中年男性,长时间未进食水,患者出现尿少、低血压等表现,考虑休克。②休克的本质是有效循环血量减少,故首先应该补充血容量(A 对),故本题首选 A。③氧疗(不选 B)及纠正酸碱失衡(不选 C)为一般性的治疗,而非首要处理原则。④有控制的补充血钾(不选 D)及应用升压药(不选 E)为补液治疗后的进一步治疗,而非首要治疗。(昭昭老师提示:休克就要先补液)

【例 540】【正确答案】E

【答案解析】①中心静脉压正常,血压下降的原因是血容量不足或者心功能不全,可进行补液试验进

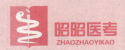

行区分(E 对)，故本题选 E。补液后血压升高，中心静脉压不变提示血容量不足；如血压不变，中心静脉压升高，则为心功能不全。②昭昭老师关于血压与中心静脉压(CVP)的不同临床情况的处理原则总结如下：

血　压	CVP	原　因	处理原则
低	低	血容量严重不足	充分补液
正常	低	血容量不足	适当补液
昭昭老师提示：看见 CVP 低就补液体，如果血压也低，那就大量补液体，如果血压正常就适当补液体！			
低	正常	心功能不全(衰)或血容量不足	补液试验
昭昭老师提示：CVP 如果正常我就不补充液体了，因为 CVP 是补液指标，但是血压还低一点，我就做个试验，即补液试验！			
正常	高	容量血管过度收缩	舒张血管
昭昭老师提示：血压正常，说明患者心功能正常，但是 CVP 高，说明回心血量过多，这是外周血管的过度收缩所致，所以需要舒张血管！			
低	高	血容量相对过多或心功能不全	强心药物，舒张血管
昭昭老师提示：血压低说明患者心功能不好，CVP 高，说明患者心衰了，血射不出去，导致患者血增多，出现 CVP 增高。			

【例 541～542】【正确答案】AC

　　【答案解析】①中心静脉压低、血压低见于严重血容量不足，充分补液可缓解(A 对)，故例 541 选 A。②中心静脉压高、血压低见于心功能不全或血容量相对过多，给予降压药、舒张血管及纠正酸中毒可缓解(C 对)，故例 542 选 C。③心功能不全，血容量正常出现中心静脉压正常，血压低；容量血管过度收缩出现中心静脉压高，血压低；心功能不全或血容量不足出现中心静脉压正常，血压低。④昭昭老师关于血压与中心静脉压(CVP)的不同临床情况的处理原则总结如下：

血　压	CVP	原　因	处理原则
低	低	血容量严重不足	充分补液
正常	低	血容量不足	适当补液
昭昭老师提示：看见 CVP 低就补液体，如果血压也低，那就大量补液体，如果血压正常就适当补液体！			
低	正常	心功能不全(衰)或血容量不足	补液试验
昭昭老师提示：CVP 如果正常我就不补充液体了，因为 CVP 是补液指标，但是血压还低一点，我就做个试验，即补液试验！			
正常	高	容量血管过度收缩	舒张血管
昭昭老师提示：血压正常，说明患者心功能正常，但是 CVP 高，说明回心血量过多，这是外周血管的过度收缩所致，所以需要舒张血管！			
低	高	血容量相对过多或心功能不全	强心药物，舒张血管
昭昭老师提示：血压低说明患者心功能不好，CVP 高，说明患者心衰了，血射不出去，导致患者血增多，出现 CVP 增高。			

【例 543】【正确答案】E

　　【答案解析】①中心静脉压代表右心房或胸腔段腔静脉内压力的变化，在反映全身血容量及心功能状况方面比动脉压要早。②正常值为 $5\sim10\ cmH_2O$，$<5\ cmH_2O$ 表示血容量不足；$>10\ cmH_2O$ 时提示心功能不全、静脉血管床过度收缩或肺循环阻力增高。③中心静脉压高而动脉压在正常范围是容量血管过度收缩(E 对)，故本题选 E。④昭昭老师关于血压与中心静脉压(CVP)的不同临床情况的处理原则总结如下：

血　压	CVP	原　因	处理原则
低	低	血容量严重不足	充分补液
正常	低	血容量不足	适当补液

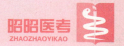

续表

血 压	CVP	原 因	处理原则
昭昭老师提示:看见 CVP 低就补液体,如果血压也低,那就大量补液体,如果血压正常就适当补液体!			
低	正常	心功能不全(衰)或血容量不足	补液试验
昭昭老师提示:CVP 如果正常我就不补充液体了,因为 CVP 是补液指标,但是血压还低一点,我就做个试验,即补液试验!			
正常	高	容量血管过度收缩	舒张血管
昭昭老师提示:血压正常,说明患者心功能正常,但是 CVP 高,说明回心血量过多,这是外周血管的过度收缩所致,所以需要舒张血管!			
低	高	血容量相对过多或心功能不全	强心药物,舒张血管
昭昭老师提示:血压低说明患者心功能不好,CVP 高,说明患者心衰了,血射不出去,导致患者血增多,出现 CVP 增高。			

【例 544~545】【正确答案】DB

　　【答案解析】①抗休克补足液体后会出现尿量增多,中心静脉压恢复正常(D 对),故例 544 选 D。②抗休克液体尚未补足会出现尿量少,CVP 低(B 对),故例 545 选 B。③昭昭老师关于血压与中心静脉压(CVP)的不同临床情况的处理原则总结如下:

血 压	CVP	原 因	处理原则
低	低	血容量严重不足	充分补液
正常	低	血容量不足	适当补液
昭昭老师提示:看见 CVP 低就补液体,如果血压也低,那就大量补液体,如果血压正常就适当补液体!			
低	正常	心功能不全(衰)或血容量不足	补液试验
昭昭老师提示:CVP 如果正常我就不补充液体了,因为 CVP 是补液指标,但是血压还低一点,我就做个试验,即补液试验!			
正常	高	容量血管过度收缩	舒张血管
昭昭老师提示:血压正常,说明患者心功能正常,但是 CVP 高,说明回心血量过多,这是外周血管的过度收缩所致,所以需要舒张血管!			
低	高	血容量相对过多或心功能不全	强心药物,舒张血管
昭昭老师提示:血压低说明患者心功能不好,CVP 高,说明患者心衰了,血射不出去,导致患者血增多,出现 CVP 增高。			

【例 546】【正确答案】D

　　【答案解析】①中心静脉压正常值为 5~10 cmH$_2$O,血压正常值为 120/80 mmHg。题中休克患者的中心静脉压正常,而血压低,可能存在的原因是心功能不全或血容量不足。昭昭老师提示:看见 CVP 正常就不补液,但是血压低一点,那就做个补液实验(D 对),故本题选 D。②取等渗盐水 250 mL 于 5~10 min 经静脉注入。如血压升高而中心静脉压不变,提示血容量不足;如血压不变而中心静脉压升高(3~5 cmH$_2$O),则提示心功能不全。③昭昭老师关于血压与中心静脉压(CVP)的不同临床情况的处理原则总结如下:

血 压	CVP	原 因	处理原则
低	低	血容量严重不足	充分补液
正常	低	血容量不足	适当补液
昭昭老师提示:看见 CVP 低就补液体,如果血压也低,那就大量补液体,如果血压正常就适当补液体!			
低	正常	心功能不全(衰)或血容量不足	补液试验
昭昭老师提示:CVP 如果正常我就不补充液体了,因为 CVP 是补液指标,但是血压还低一点,我就做个试验,即补液试验!			
正常	高	容量血管过度收缩	舒张血管

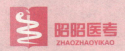

续表

血　压	CVP	原　因	处理原则
昭昭老师提示：血压正常，说明患者心功能正常，但是CVP高，说明回心血量过多，这是外周血管的过度收缩所致，所以需要舒张血管！			
低	高	血容量相对过多或心功能不全	强心药物，舒张血管
昭昭老师提示：血压低说明患者心功能不好，CVP高，说明患者心衰了，血射不出去，导致患者血增多，出现CVP增高。			

【例547】【正确答案】B

【答案解析】①中心静脉压的意义是右心房或胸腔段腔静脉内压力的变化，反映全身血容量与右心之间的关系，CVP的正常值为5～10 cmH₂O。②该患者目前血压偏低，但是CVP明显升高，考虑血容量相对过多，或者心功能不全，应当采取给予强心药物，纠正酸中毒及舒张血管治疗（B对），故本题选B。③昭昭老师关于血压与中心静脉压（CVP）的不同临床情况的处理原则总结如下：

血　压	CVP	原　因	处理原则
低	低	血容量严重不足	充分补液
正常	低	血容量不足	适当补液
昭昭老师提示：看见CVP低就补液体，如果血压也低，那就大量补液体，如果血压正常就适当补液体！			
低	正常	心功能不全（衰）或血容量不足	补液试验
昭昭老师提示：CVP如果正常我就不补充液体了，因为CVP是补液指标，但是血压还低一点，我就做个试验，即补液试验！			
正常	高	容量血管过度收缩	舒张血管
昭昭老师提示：血压正常，说明患者心功能正常，但是CVP高，说明回心血量过多，这是外周血管的过度收缩所致，所以需要舒张血管！			
低	高	血容量相对过多或心功能不全	强心药物，舒张血管
昭昭老师提示：血压低说明患者心功能不好，CVP高，说明患者心衰了，血射不出去，导致患者血增多，出现CVP增高。			

【例548】【正确答案】B

【答案解析】①根据题干提供，血压、神志、面色苍白和四肢湿冷，血压90/60 mmHg，已经是中度休克状态。腹部症状和发热提示存在腹膜炎，故而判断感染性休克（B对，A、C、D、E错），故本题选B。②低血容量性休克多因机体大量失血而导致（不选A）。③神经源性休克多由于神经受到刺激后出现（不选C）。④心源性休克多由于心脏骤停导致机体有效循环血量不足所致（不选D）。⑤过敏性休克多由于接触过敏物质后如注射青霉素所致（不选E）。

【例549】【正确答案】D

【答案解析】①在休克治疗中，首先应尽快恢复血容量（不选A、E）。②感染性休克治疗因感染造成发热、进食减少；感染使微循环扩张，血容量减少，所以应尽快恢复血容量。在血容量未补以前用"升压"药，由于血管收缩，会使组织缺氧加重，带来不良后果（D错），故本题选D。③感染性休克时，可应用大剂量氢化可的松即为正常用量10～20倍，48小时以内停药（不选B）。④失血性休克时，在开通静脉通路快速补充血容量的同时，应当注意有效止血治疗，避免有效循环血量的进一步减少（不选C）。

【例550】【正确答案】B

【答案解析】①中年男性，患者右大腿挤压伤并发感染，患者目前出现血压80/60 mmHg，脉搏细速，考虑休克。②休克的本质是有效血容量不足，故首选治疗是迅速补充血容量，首选的是平衡盐溶液（B对，A、C、D、E错），本题选B。

【例551】【正确答案】E

【答案解析】应用皮质激素治疗感染性休克时，其使用量为常规用量的10～20倍（E对，A、B、C、D错），故本题选E。

【例552】【正确答案】D

【答案解析】①青年女性,春天在花园中游玩时,突发晕倒及脉搏细速,血压下降,考虑患者可能接触花粉,出现过敏性休克的表现。治疗休克首选药物是肾上腺素(D 对),故本题选 D。②如果不能应用肾上腺素,可给予多巴胺(不选 A),且多巴胺多用于休克合并肾功能不全的患者。③地塞米松(不选 B)可用于严重的感染性休克患者。④给氧、严密监护为休克的一般治疗方法(不选 C)。⑤一般不给安定,会导致昏迷进一步加重(不选 E)。

第 11 章　周围血管病

【例 553】【正确答案】E

【答案解析】①动脉粥样硬化多见于中老年人,多合并高血压、高脂血症、糖尿病(E 对),故本题选 E。②动脉粥样硬化主要累及大中动脉(不选 A),基本病变是动脉内膜的脂质沉积、纤维化,粥样斑块形成(不选 B)。③动脉粥样硬化中男性发病率多于女性(不选 D),HDL 好比血管的"清道夫",可将血管中的高血脂转移至肝脏,故 HDL 可降低动脉粥样硬化的发生(不选 C)。

【例 554】【正确答案】D

【答案解析】①青壮年,间歇性跛行,足背动脉搏动消失,所以是血栓闭塞性脉管炎(局部缺血)(D 对),故本题选 D。②血栓闭塞性脉管炎(营养障碍)多伴有皮肤改变如溃疡、感染等(不选 C)。③动脉粥样硬化症多合并糖尿病、高血压等,多见于老年人(不选 E)。④静脉炎不是医师考试范畴(不选 A)。⑤下肢深静脉血栓形成,主要表现为下肢肿胀,不会出现足背动脉搏动减弱。

【例 555】【正确答案】C

【答案解析】①血栓性闭塞性脉管炎多发生于青壮年男性,多有重度吸烟历史,典型的临床表现为间歇性跛行、休息痛及游走性血栓性静脉炎,不具有对称性(C 错),故本题选 C。②选项 A、B、D、E 关于四种疾病的描述是正确的。

【例 556】【正确答案】D

【答案解析】①血栓闭塞性脉管炎多见于青壮年男性,患者往往有吸烟史(不选 A);可同时伴有游走性浅静脉炎病史(不选 B);由于动脉闭塞,患肢有不同程度的缺血性症状(不选 C),查体可见患肢足背动脉搏动减弱或消失(不选 E)。②动脉粥样硬化性外周血管病合并有高血压、高脂血症、糖尿病,血栓闭塞性脉管炎主要病因是吸烟(D 错),故本题选 D。

【例 557】【正确答案】E

【答案解析】①血栓闭塞性脉管炎是一种少见的慢性复发性中、小动脉和静脉的节段性炎症性疾病,下肢多见,表现为患肢缺血、疼痛、间歇性跛行、足背动脉搏动减弱或消失和游走性表浅静脉炎,严重者有肢端溃疡和坏死,本病多见于青壮年,常有吸烟史。该病例中,中年男性,左下肢疼痛及麻木,既往有吸烟史,考虑血栓闭塞性脉管炎(E 对),故本题选 E。②动脉硬化性闭塞症多见于中老年人,既往有糖尿病、高血压等疾病,表现与血栓闭塞性脉管炎相似(不选 A)。③下肢静脉曲张表现为下肢肿胀,压痛等,动脉可扪及(不选 B)。④多发性动脉炎为主动脉及其主要分支的慢性进行性非特异性炎变,常引起不同部位的狭窄或闭塞(不选 C)。⑤雷诺综合征是由于寒冷或情绪激动引起发作性的手指(足趾)苍白、发紫然后变为潮红的一组综合征,多见于女性(不选 D)。

【例 558】【正确答案】A

【答案解析】①下肢动脉硬化闭塞症多见于中老年人,发病年龄多在 45 岁以上(不选 E),男性多见(不选 C),患者往往合并高血压、高血脂、糖尿病等慢性疾病(不选 B),多发生在大、中动脉(A 错),一般无血栓性浅静脉炎病史(不选 D),故本题选 A。②血栓闭塞性脉管炎多见于年轻人,多发生于小动脉,且多合并血栓性浅静脉炎,患者往往有吸烟病史。

【例 559】【正确答案】A

【答案解析】①Buerger 试验又称肢体抬高试验,闭塞性脉管炎的患者,肢体远端缺血。当患侧肢体抬高时,肢体疼痛加重,即 Buerger 试验(+)。该患者,青年男性,右下肢疼痛,考虑闭塞性脉管炎(A

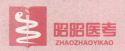

对),故本题选 A。②Trendelenburg 试验用于检查大隐静脉瓣膜功能(不选 B);Lasegue 试验用于检查腰椎间盘突出症(不选 C);Perthes 试验用于检查深静脉是否通畅(不选 D);Pratt 试验检查交通静脉是否通畅(不选 E)。③昭昭老师将周围血管疾病的检查总结如下:

英 文	意 义	昭昭老师速记
Buerger 试验	闭塞性脉管炎	B＝闭
Trendelenburg 试验	大隐静脉瓣膜功能试验	T 大,阳性就是曲张
Perthes 试验	深静脉通畅试验	深 S
Pratt 试验	交通静脉瓣膜功能试验	交 t
Homans 征	下肢深静脉血栓形成	下"海(H)""死 S"

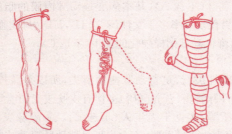

Trendelenburg 实验　　Perthes 实验　　Pratt 实验

【例 560】【正确答案】D

【答案解析】恒温环境下如肢体双侧对称部位体温相差≥2.0 ℃,或同一肢体相邻部位的皮肤温度有显著改变,则具有临床意义(D 对,A、B、C、E 错),故本题选 D。

【例 561】【正确答案】E

【答案解析】①动脉造影可明确动脉闭塞的部位、范围、性质和程度,并可了解患肢侧支循环建立情况(E 对,A、B、C、D 错),故本题选 E。血栓闭塞性脉管炎动脉造影的典型表现为中小动脉节段性闭塞,而在病变的动脉之间,可见管壁光滑的正常动脉。此外,常可显示许多细小的侧支血管。②由于动脉造影为创伤性检查方法,可引起动脉痉挛和血管内皮损伤,加重肢体缺血,一般不作为本病的常规检查方法。

【例 562】【正确答案】B

【答案解析】①吸烟是导致血栓闭塞性脉管炎的主要病因。坚持戒烟是血栓闭塞性脉管炎的治疗关键,本病预后很大程度上取决于是否坚持戒烟(B 对),故本题选 B。②血栓闭塞性脉管炎患者几乎都为男性,年龄在 25～45 岁,病程缓慢(不选 A);本病多伴有游走性浅静脉炎病史(不选 C);因为动脉狭窄导致肢体动脉搏动减弱或消失(不选 D);早期症状表现为患肢发凉、怕冷,对外界寒冷敏感(不选 E)。

【例 563～564】【正确答案】AE

【答案解析】①Perthes 实验的目的是深静脉是否通畅(A 对),故例 563 选 A。②Pratt 实验的目的是检测大隐静脉与深静脉交通瓣功能(E 对),故例 564 选 E。③昭昭老师关于下肢静脉几个检查的意义及记忆方法总结如下:

试 验	英 文	昭昭老师速记
大隐静脉瓣膜功能试验	TrendelenBurg 试验	"T"大
深静脉通畅试验	Perthes 试验	"深""S"熟虑
交通静脉瓣膜功能试验	Pratt 试验	"交""t"进行

【例 565】【正确答案】D

【答案解析】①下肢静脉曲张表现为下肢浅静脉扩张、迂曲、下肢沉重、乏力感,可出现足踝部轻度肿胀及足靴区皮肤营养变化:色素沉着、皮炎、湿疹等。该患者目前表现为下肢静脉迂曲、酸胀感,右足靴区

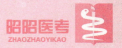

出现颜色变化,大隐静脉瓣膜功能试验阳性,故诊断为<u>单纯性下肢静脉曲张</u>(D 对),故本题选 D。②<u>下肢深静脉血栓形成</u>:中央型即髂股静脉血栓形成,表现为髂窝、股三角区的疼痛和压痛,患肢体温高,而周围型包括股静脉血栓形成,主要特征是大腿疼痛,小腿血栓形成,表现为小腿剧痛,Homans 征阳性(不选 A)。③<u>血栓性浅静脉炎</u>是位于人体体表的可视静脉的急性非化脓性炎症,常伴有血栓形成,病变主要累及四肢浅静脉(不选 B)。④动脉瘘局部可闻及血管杂音(不选 C)。⑤<u>原发性下肢深静脉瓣膜关闭不全</u>是指深静脉瓣膜不能紧密关闭,引起血液逆流,产生相应的临床表现(不选 E)。

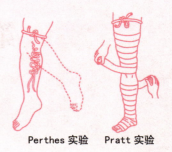

Perthes 实验　　Pratt 实验

【例 566】【正确答案】D

　　【答案解析】①静脉血栓病变主的临床特点为患肢局部肿痛、皮下可扪及有压痛的条索状物或伴有病变远端浅表静脉曲张等静脉回流受阻现象。②该病例中,青年女性,足月顺产后 2 周。患者表现为<u>左下肢肿胀</u>,考虑静脉回流障碍,考虑<u>下肢深静脉血栓形成</u>,体征出现<u>左股静脉走行区有明显压痛</u>,故诊断为下肢髂骨静脉血栓形成(D 对,C、E 错),故本题选 D。③静脉炎不是医师的考试范畴(不选 A、B)。

【例 567】【正确答案】C

　　【答案解析】①老年男性,直肠癌切除术后第四天。患者表现为<u>左下肢肿胀</u>,考虑静脉回流障碍,同时在股三角区出现压痛,考虑<u>下肢深静脉血栓形成</u>(中央型)(C 对),故本题选 C。②血栓性浅静脉炎在肢体或躯干浅静脉附近的一个区域内,病变呈线状,较短,病变静脉触之坚硬似索状物(不选 A)。③动脉栓塞出现足背动脉不能扪及,下肢缺氧,出现发绀及坏死(不选 B)。④大隐静脉曲张是指大隐静脉瓣膜功能障碍,进而导致患者出现的小腿静脉迂曲扩张改变,长期容易病变可合并下肢溃疡等病变(不选 D)。⑤淋巴水肿表现为皮肤和皮下组织增生,皮皱加深,皮肤增厚变硬粗糙,并可有棘刺和疣状突起,外观似大象皮肤(不选 E)。

【例 568】【正确答案】B

　　【答案解析】①中年男性,腹部手术术后,患者出现右下肢肿胀,动脉搏动正常,考虑可能为<u>下肢静脉血栓</u>,导致静脉回流障碍引发肢体肿胀。②下肢静脉血栓的一般处理是卧床休息,抬高患肢,适当应用利尿剂,以减轻肢体肿胀(不选 C);给予祛聚药物如阿司匹林(不选 E)、右旋糖酐(不选 A)、双嘧达莫;抗凝治疗如使用低分子肝素、肝素(不选 D);溶栓治疗静脉滴注链激酶、尿激酶。③<u>血栓禁用止血药物</u>,否则会进一步加重血栓(B 错),故本题选 B。

【例 569】【正确答案】A

　　【答案解析】①血栓形成肺栓塞是静脉血栓的合并症。②栓子通常来源于<u>下肢和骨盆的深静脉</u>,通过循环到肺动脉引起栓塞(A 对,B、C、D、E 错),故本题选 A。③心脏附壁血栓主要导致体循环栓塞。

第三篇　消化系统

第1章　食管疾病

第1节　胃食管反流病

【例570】【正确答案】A

【答案解析】①胃食管反流病的最主要发病机制是下食管括约肌压力降低导致下食管括约肌一过性松弛(不选B、C),次要因素其他包括胃排空异常(不选D)、夜间迷走神经兴奋,食管清酸能力下降(不选E)等。②夜间胃酸分泌过多不是胃食管反流病的主要发病机制(A错),故本题选A。

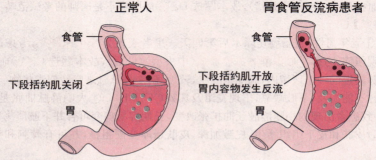

正常人　　　　　　　　　胃食管反流病患者

食管

食管

下段括约肌关闭

下段括约肌开放
胃内容物发生反流

胃

胃

【例571】【正确答案】C

【答案解析】①胃食管反流病是由多种因素引起的消化道动力障碍性疾病,是抗反流防御机制减弱和反流物对食管黏膜攻击作用的结果,与幽门螺杆菌感染无关(C对),故本题选C。②消化性溃疡(不选A)、慢性胃炎(不选B)、胃黏膜相关淋巴组织淋巴瘤(不选D)、胃癌(不选E)都与Hp的感染密切相关。

【例572】【正确答案】E

【答案解析】①食管反流病是由盐酸反流导致食管受到盐酸腐蚀发生灼伤等改变,盐酸是强酸,所以患者出现返酸、胃灼热、烧灼感等表现(E对),故本题选E。②胃食管反流病患者可以出现餐后上腹胀(不选A)、上腹部钝痛(不选B)、吞咽困难(不选C)、嗳气(不选D),但均非其典型症状。

【例573～576】【正确答案】DEBA

【答案解析】①食管癌→进行性吞咽困难(A对),故例576选A;胃溃疡→进餐—疼痛—缓解(B对),故例575选B;十二指肠溃疡→疼痛—进食—缓解(D对),故例573选D;食管反流病→胸骨后烧灼感、反酸、胃灼热(E对),故例574选E。②不洁饮食后上腹痛,伴呕吐、腹泻,多见于细菌性痢疾。

【例577】【正确答案】C

【答案解析】①前屈位时,食物和盐酸反流导致疼痛加重,直立位时盐酸反流减少,所以疼痛减轻(C对),故本题选C。②十二指肠淤滞症(不选A)、胰腺体部癌(不选B)、胃黏膜炎(不选D)、胃溃疡(不选E)等不会出现前屈时腹痛明显。

【例578】【正确答案】C

【答案解析】①胃食管反流病的临床表现多样,主要症状有剑突后烧灼感、反酸和胸痛等。部分患者有咽部不适、异物感、棉团感和堵塞感,可能与酸反流引起食管上段括约肌压力升高有关(C对),故本题选C。②冠心病(不选A)主要表现为胸痛及疼痛向左肩部等放射。③贲门失弛缓症(不选B)及食管癌(不选D)主要表现为吞咽困难。④胃溃疡主要表现为进食痛(不选E)。

【例579】【正确答案】D

【答案解析】①反流性食管炎明确诊断和最有价值、最有意义及最可靠的检查均为胃镜+活检,胃镜

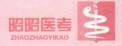

下可以看到食管受到酸的腐蚀,出现溃疡等病变(D 对),故本题选 D。②如无典型内镜表现,应进一步行 24 小时食管 pH 监测(不选 B),食管滴酸试验(不选 C)及食管测压等检查(不选 A)。③食管吞钡 X 线检查的目的主要是排除食管癌等其他食管疾病(不选 E)。

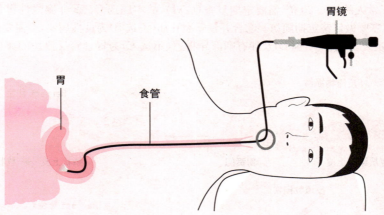

【例 580】【正确答案】C

【答案解析】①胸痛、反酸是胃食管反流病的典型表现,根据患者临床表现考虑为胃食管反流病。内镜检查是诊断反流性食管炎最准确的方法,如无典型内镜表现,应行 24 小时食管 pH 监测(C 对),故本题选 C,胃食管反流病患者,因为存在酸反流导致食管 pH 值降低。②上消化道气钡双重造影(不选 A)为一般性检查,不能发现病变轻微的胃食管反流病。③^{13}C 尿素呼气试验(不选 B)多用来检查有无幽门螺旋杆菌感染。④腹部 B 超(不选 D)多用于肝胆脾肾等。⑤超声心动图(不选 E)多用于心力衰竭、心脏瓣膜疾病等。

【例 581~582】【正确答案】AB

【答案解析】①诊断胃食管酸反流最适用的辅助检查是 24 小时食管 pH 检测,通常可发现 pH 降低(A 对),故例 581 选 A。②诊断反流性食管炎最可靠的辅助检查是胃镜及活检,胃镜下可以看到食管受到酸的腐蚀,出现溃疡等病变(B 对),故例 582 选 B。

【例 583】【正确答案】A

【答案解析】①中年女性,主要症状为胃灼热,考虑诊断为胃食管反流病。②胃镜检查提示浅表性胃炎,患者需行食管 24 小时 pH 监测检查,进一步确定是否为胃食管反流病(A 对),故本题选 A。③食管脱落细胞学检查(不选 B)及胸部 CT(不选 C)主要用于食管癌的诊疗。④食管 X 线钡剂造影(不选 D)为食管疾病的一般性检查。⑤动态心电图多用来检测有无心律失常等(不选 E)。

【例 584】【正确答案】A

【答案解析】①抑酸作用最强,效果最好的是质子泵抑制剂(PPI),代表药物为奥美拉唑(A 对),故本题选 A。②法莫替丁属于 H_2 受体拮抗剂,其抗酸能力不如质子泵抑制剂(不选 B)。③硫糖铝具有保护溃疡面,促进溃疡愈合的作用(不选 C)。④枸橼酸铋钾属于胃黏膜保护剂(不选 D)。⑤铝碳酸镁属于胃黏膜保护剂(不选 E)。

【例 585】【正确答案】B

【答案解析】①抑酸作用最强,效果最好的是质子泵抑制剂(PPI),代表药物为奥美拉唑(B 对),故本题选 B。②法莫替丁属于 H_2 受体拮抗剂,其抗酸能力不如质子泵抑制剂(不选 A)。③硫糖铝具有保护溃疡面,促进溃疡愈合的作用(不选 C)。④米索前列醇是胃黏膜保护剂的一种,多用于非甾体消炎药导致胃粘膜损伤(不选 D)。⑤枸橼酸铋钾属于胃黏膜保护剂(不选 E)。

【例 586】【正确答案】C

【答案解析】①胃食管反流病治疗措施包括改变生活方式与饮食习惯,注意减少一切影响腹压增高的因素,如肥胖(不选 D)等,避免进食使 LES 压降低的食物,如高脂肪(C 错)、巧克力、咖啡、浓茶(不选 E)等,故本题选 C。②治疗方面可用促胃肠动力药(不选 A)和抑酸药(不选 B),严重者可行抗反流手术

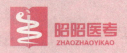

治疗。

【例587】【正确答案】C

【答案解析】①盐酸反复腐蚀食管，导致食管上皮发生，称为Barrett食管。此为癌前病变，发生食管腺癌的概率是正常人的10～20倍，需要定期复查（C对），故本题选C。②非糜烂性胃食管反流病（不选A）病变较轻，不需要做胃镜定期随访。③合并食管裂孔疝（不选B）为良性病变，不需要做胃镜定期随访。④反酸、胃灼热反复出现者（不选D）及伴有咽部异物感（不选E）为胃食管反流病的典型表现，不需定期做胃镜随访。

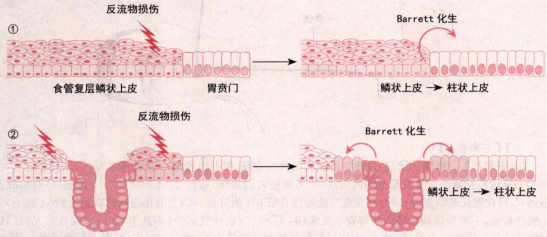

【例588】【正确答案】A

【答案解析】①胃食管反流病的并发症包括上消化道出血（不选D）、食管狭窄（不选B）及Barrett食管（不选E），Barrett食管会导致食管腺癌的发病率明显升高（不选C）等。②胃食管反流病的受损部位主要位于食管下段，故不会并发胃癌（A对），故本题选A。

第2节　食管癌

【例589】【正确答案】D

【答案解析】①患者出现进行性吞咽困难，且出现管壁僵硬，考虑为食管癌。②食管癌最常见的病理类型是鳞癌（D对，A、B、C、E错），故本题选D。

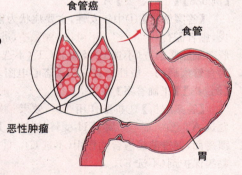

【例590】【正确答案】B

【答案解析】食管癌最常见的发生部位是胸中段（气管分叉平面至肺下静脉之间），下段次之，上段较少（B对，A、C、D、E错），故本题选B。

【例591】【正确答案】D

【答案解析】①食管癌的早期临床表现无吞咽困难，但有的病例可出现咽食哽噎（不选C）、食管内异物感（不选A）、胸骨后针刺样疼痛（不选B），上腹部烧灼感（不选E）等，随病情发展，症状逐渐加重。②中晚期典型食管癌症状是进行性吞咽困难（D错），故本题选D。

【例592】【正确答案】E

【答案解析】①早期食管癌的症状中咽下哽噎感最常见（E对），可自行消失或复发，不影响进食，常在患者情绪波动时发生；此外还有胸骨后和剑突下疼痛，食物滞留感和异物感，以及咽喉部干燥和紧缩感等。少数患者可有胸骨后闷胀不适，背痛和嗳气等症状，故本题选E。②食管癌的中晚期症状有进行性吞咽困难（不选D）、持续胸背痛、食物反流、黄疸、腹水、呼吸困难、头痛、昏迷等。

【例593】【正确答案】B

【答案解析】①患者为中老年女性，出现典型的食管癌早期症状如进食哽噎，烧灼感，诊断为食管癌

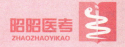

(B对),故本题选B。②食管炎多有反酸、烧心等表现(不选A)。③贲门失弛缓症表现为吞咽困难,X线钡餐检查多为鸟嘴征(不选C)。④食管静脉曲张患者多有乙肝病史,X线钡餐检查多为虫蚀样、串珠样改变等(不选D)。⑤食管平滑肌瘤不是医师的考试范畴(不选E)。

【例594～596】【正确答案】ADC

　　【答案解析】①可发现局部黏膜早期食管癌的检查是内镜＋活检(A对),故例594选A。②判断肝癌疗效和预后:甲胎蛋白(AFP)定量测定(D对),故例595选D。③超声波断层检查是非侵入性方法(C对),故例596选C。

【例597】【正确答案】B

　　【答案解析】①进行性吞咽困难是食管癌患者就诊时的主要症状,影像学表现有局限性黏膜皱襞增粗和断裂,局限性管壁僵硬,局限性小的充盈缺损,以及小龛影(B对),故本题选B。②食管平滑肌瘤是良性肿瘤,不会造成管壁僵硬(不选A)。③食管憩室不会造成管腔狭窄(不选C)。④贲门失弛缓症在影像学可表现为食管高度扩张(不选D)。⑤反流性食管炎应有反酸及胃灼热等症状(不选E)。

【例598】【正确答案】E

　　【答案解析】①贲门部呈光滑鸟嘴状狭窄为贲门失弛缓症(不选A)。②不规则线状狭窄为食管烧伤(不选B)。③外压狭窄、黏膜光滑完整为食管平滑肌瘤(不选C)。④串珠状改变为食管静脉曲张(不选D)。⑤早期的食管癌表现为食管黏膜局限性管壁僵硬(E对),故本题选E。

【例599】【正确答案】C

　　【答案解析】①早期食管癌的X线表现:局限性黏膜皱襞增粗和断裂(不选B、D),局限性管壁僵硬(不选A),小的局限性充盈缺损(不选E)。②晚期食管癌的X线表现为充盈缺损、管腔狭窄和梗阻。③食管黏膜呈串珠样改变为食管静脉曲张的表现(C对),故本题选C。

【例600】【正确答案】B

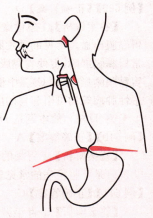

贲门失弛缓症

　　【答案解析】①贲门失弛缓症是由食管神经肌肉功能障碍所致的疾病,其主要特征是食管缺乏蠕动,食管下端括约肌(LES)高压和对吞咽动作的松弛反应减弱,X线钡餐检查呈现为鸟嘴征。该病例为青年女性,吞咽困难、食物反流和胸骨后疼痛,且X线钡餐检查显示食管下端呈鸟嘴样狭窄,符合典型的贲门失弛缓症(B对),故本题选B。②青年女性,不考虑恶性肿瘤(不选A)。③食管炎应有反酸及胃灼热等症状(不选C)。④食管瘢痕性狭窄(不选D)及食管平滑肌瘤(不选E)都不会出现X线钡餐检查显示食管下端呈鸟嘴样狭窄,故不考虑。

【例601】【正确答案】B

　　【答案解析】①老年男性,表现为典型的进行性吞咽困难,是食管癌的典型表现,故诊断为食管癌(B对),故本题选B。②食管灼伤狭窄(不选A)、食管平滑肌瘤(不选C)、食管憩室(不选E)不是执业和助理医师的考试范畴。③贲门失弛缓症X线钡餐的典型表现是鸟嘴征(不选D)。

【例602】【正确答案】D

　　【答案解析】①食管癌的首选可以确诊的检查是胃镜＋活检(D对),故本题选D。②食管拉网试验属于筛查(不选C),而胸部CT/MRI(不选A、E)、食管超声波检查(不选B)等属于进一步检查。

【例603】【正确答案】A

　　【答案解析】①由于食管黏膜受到食管癌的破坏,出现食管管壁僵硬(不选C)、食管黏膜断裂(不选E)、食管充盈缺损(不选B)、龛影(不选D)。②食管呈鸟嘴样改变是贲门失弛缓症典型的X线钡餐表现(A错),故本题选A。

【例604】【正确答案】C

　　【答案解析】①中老年男性,表现为吞咽困难,并出现恶病质表现如消瘦,故诊断为食管癌(C对),故本题选C。②食管炎患者多有胸部反酸、烧心、烧灼感(不选A)。③食管憩室(不选B)和食管平滑肌瘤

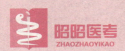

（不选 D）不是执业医师和助理医师的考试范畴。④贲门失弛缓症 X 线钡餐的典型表现是鸟嘴征（不选 E）。

【例 605】【正确答案】D

　　【答案解析】①食管癌最有价值的方法当然是纤维食管镜＋活检（D 对），故本题选 D。②食管拉网试验用于筛查（不选 C）。③纵隔 CT 或 MRI 是进一步检查（不选 E）。④食管吞钡试验属于一般检查，可发现黏膜皱襞中断，局部有小龛影及充盈缺损（不选 B）。⑤胸部 X 线片对食管癌的意义不大（不选 A）。

【例 606】【正确答案】C

　　【答案解析】食管癌最好发的部位在胸中段，即主动脉弓到肺下静脉平面之间（C 对，A、B、D、E 错），故本题选 C。

【例 607】【正确答案】D

　　【答案解析】①老年男性，表现为吞咽困难，故诊断为食管癌。②患者心肺功能严重障碍、全身情况差，提示不能耐受手术，故不能手术治疗（不选 B、C、E）。③食管癌对化疗不敏感（不选 A），对放疗敏感，故选放疗（D 对），故本题选 D。

第 2 章　胃、十二指肠疾病

第 1 节　急性胃炎

【例 608】【正确答案】C

　　【答案解析】非甾体抗炎药可直接损伤胃黏膜上皮层，并通过抑制环氧合酶作用而抑制胃黏膜生理性前列腺素的产生，后者在维持黏膜屏障完整性方面起重要作用（C 对，A、B、D、E 错），故本题选 C。

【例 609】【正确答案】D

　　【答案解析】①急性糜烂出血性胃炎主要以胃黏膜糜烂和出血为特征，又称急性胃黏膜病变或急性胃黏膜出血。常见的诱发原因有非甾体抗炎药（不选 A）、镇痛药、洋地黄、利血平等，这些药物可破坏正常胃黏膜屏障，促使胃黏膜被其本身的酸性消化酶所消化，引起糜烂和出血。急慢性酒精中毒亦可引起胃黏膜糜烂（不选 C）。中枢神经系统损害（不选 B）、严重创伤（不选 E）、败血症、重大手术、严重烧伤以及恶性肿瘤等均可引起胃的应激性糜烂。②幽门螺杆菌是消化性溃疡的病因，与急性糜烂出血性胃炎的发生无关（D 对），故本题选 D。

【例 610】【正确答案】A

　　【答案解析】①胃炎的临床表现包括腹痛（不选 D）、恶心（不选 E）、呕吐（不选 C）、出血（不选 B）等。②黄疸是肝胆疾病的常见表现（A 对），故本题选 A。

【例 611】【正确答案】C

　　【答案解析】①青年男性，饮酒后出现腹痛，根据患者主诉可考虑为急性胃炎，最有诊断意义的检查是胃镜检查（C 对），故本题选 C。②腹部 B 超（不选 A）主要用于肝胆胰脾肾疾病的诊疗。③消化道钡餐（不选 B）及大便隐血试验（不选 D）为消化道一般性的检查。④胃液分析（不选 E）多用于胃癌等疾病的诊疗。

【例 612】【正确答案】D

　　【答案解析】①吲哚美辛属于非甾体类抗炎药物，具有抗炎、镇痛和解热的作用，但其不良反应发生率高且程度重，可有中枢神经系统症状，以及厌食、恶心、腹痛、可诱发或加重胃和十二指肠溃疡等胃肠反应。②本题中的胃痛和呕吐咖啡样胃内容物均为吲哚美辛引起的胃肠反应，很可能为出血，诊断为急性胃炎。急性胃炎首选胃镜检查（D 对），故本题选 D。③血清胃泌素测定（不选 A）多用于胃泌素瘤的诊疗中。④B 型超声检查（不选 B）主要用于肝胆胰脾肾疾病的诊疗。⑤X 线胃肠钡餐（不选 C）为消化道一般性的检查。⑥胃液分析（不选 E）多用于胃癌等疾病的诊疗。

【例 613】【正确答案】D

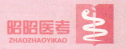

【答案解析】①急诊胃镜检查有助于确诊急性糜烂性胃炎,一般应在出血后24～48小时内进行(D对),故本题选D。胃镜下主要表现为胃黏膜充血、水肿和糜烂。腐蚀性胃炎急性期禁忌行胃镜检查。②便潜血试验(不选A)及胃X线钡餐(不选C)仅为胃肠道疾病的一般检查,无法确诊急性胃炎。③胃液分析(不选B)多用于胃癌等疾病的诊疗。④B型超声检查(不选E)主要用于肝胆胰脾肾疾病的诊疗。

【例614】【正确答案】B

【答案解析】慢性胃炎是指由各种病因引起的胃黏膜慢性炎症,其主要病因是幽门螺杆菌感染;消化性溃疡的病因有幽门螺杆菌感染、非甾体抗炎药、胃酸和胃蛋白酶以及其他因素,其中幽门螺杆菌和服用非甾体抗炎药是已知的主要病因(B对,A、C、D、E错),故本题选B。

第2节 慢性胃炎

【例615】【正确答案】B

【答案解析】①幽门螺杆菌(Hp)感染为慢性胃炎的最主要病因,其他还有物理性、化学性因素等(B对),故本题选B。②药物(不选A)、胆汁(不选C)、自身免疫(不选D)及物理因素(不选E)等不是导致慢性活动性胃炎的最主要病因。

【例616】【正确答案】C

【答案解析】①慢性胃炎最主要的病因是幽门螺杆菌感染(C对),故本题选C。②刺激性食物(不选A)、化学损伤(不选B)、药物损伤(不选D)及物理损伤(不选E)也是慢性胃炎的病因,但并非最主要病因。

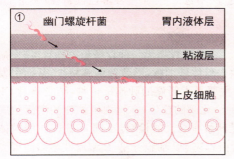

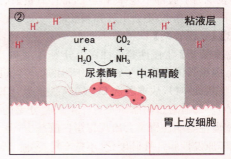

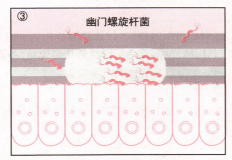

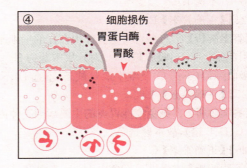

【例617】【正确答案】A

【答案解析】①B型胃炎是感染性胃炎,主要病因是幽门螺杆菌感染(A对),故本题选A。②胆汁反流(不选B)、消炎药物(不选C)、吸烟(不选D)及酒癖(不选E)不是B型胃炎的最主要的病因。③A型胃炎是自身免疫性胃炎,主要病因是存在壁细胞抗体。

【例618】【正确答案】A

【答案解析】①A型胃炎是自身免疫性胃炎,主要病因是存在壁细胞抗体(A对),故本题选A。②B型胃炎是感染性胃炎,主要病因是幽门螺杆菌感染(不选B)。③胃溃疡的主要病因与胃幽门螺旋杆菌感染及盐酸腐蚀有关(不选C)。④胃癌的病因较为复杂,其发生与幽门螺杆菌感染有关(不选D)。⑤急性糜烂性胃炎主要病因是NSAIDs药物、酒精等(不选E)。

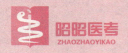

【例619】【正确答案】A

【答案解析】①壁细胞位于胃体,可分泌大量的 HCl 和内因子。②重度萎缩性胃体胃炎时,壁细胞总数减少,泌酸腺体减少,胃酸明显减少(A 对,B、C、D、E 错),故本题选 A;内因子减少可导致维生素 B_{12} 吸收不良,出现巨幼细胞贫血,称为恶性贫血。

【例620】【正确答案】E

【答案解析】①壁细胞位于胃体,可分泌大量的 HCl 和内因子。②胃窦胃炎病变在胃窦,不会导致胃酸明显减少,因此胃酸正常或轻度减少(E 对,A、B、C、D 错),故本题选 E。

【例621】【正确答案】A

【答案解析】①慢性萎缩性胃窦胃炎即 B 型胃炎,病变部位主要在胃窦部,病因主要为 Hp 感染(不选 E),而非自身免疫因素所致,故血清壁细胞抗体多为阴性(不选 D)。②慢性胃窦胃炎可同时存在溃疡(不选 C),因为胃窦病变导致患者出现消化道症状(不选 B)。因其病变在胃窦部,而壁细胞位于胃体,故不会导致壁细胞明显减少,不会出现内因子减少,一般不发生巨幼细胞贫血即恶性贫血(A 错),故本题选 A。

【例622】【正确答案】B

【答案解析】①中年女性,表现为上腹部不适,上腹部轻压痛,胃镜检查示胃体皱襞稀疏,考虑 A 型慢性萎缩性胃炎(B 对),故本题选 B。②Menetrier 病是特殊类型胃炎的一种,特点为胃体、胃底皱襞粗大肥厚,扭曲呈脑回状,胃酸分泌减少,出现低蛋白血症,病因未明,无特效治疗,主要采用对症治疗(不选 A)。③胃癌表现为上腹部不规律性疼痛,常伴有贫血、消瘦等(不选 C)。④慢性淋巴性胃炎(不选 D)及慢性浅表性胃炎(不选 E)不会出现黏膜萎缩。

【例623】【正确答案】D

【答案解析】①慢性萎缩性胃炎分为 A 型和 B 型。②A 型胃炎为一种自身免疫性胃炎,发病部位在胃体部,因患者体内产生了针对壁细胞的抗体,抗体攻击胃体壁细胞,导致壁细胞减少,从而引发一系列的临床症状(D 对),故本题选 D。③癌胚抗原(CEA)主要是大肠癌的肿瘤标记物,结肠癌时 CEA 升高(不选 A)。④血胃蛋白酶原是胃体主细胞分泌的一种消化酶的前体,在胃内可被盐酸激活生成胃蛋白酶,A 型慢性萎缩性胃炎会出现胃蛋白酶减少,但不是其最有意义的检查(不选 B)。⑤抗线粒体抗体首次发现于原发性胆汁性肝硬化(不选 C)。⑥血胃泌素由胃窦 PP 细胞分泌,B 型慢性萎缩性胃炎时胃泌素会减少(不选 E)。

【例624】【正确答案】E

【答案解析】①A 型胃炎患者体内存在的壁细胞抗体引起壁细胞减少,导致盐酸和内因子分泌减少,进而引起维生素 B_{12} 吸收障碍(E 对),故本题选 E。②铁利用障碍(不选 A)、慢性消化道失血(不选 B)、蛋白质吸收障碍(不选 C)及维生素 C 缺乏(不选 D)不是导致 A 型胃炎贫血的主要病因。

【例625】【正确答案】A

【答案解析】自身免疫性胃炎的主要病因是体内产生了针对壁细胞的抗体,导致自身壁细胞破坏(A 对,B、C、D、E 错),故本题选 A。

【例626】【正确答案】C

【答案解析】①慢性胃炎多由 Hp 感染引发,细菌感染应是中性粒细胞浸润增多(C 对),故本题选 C。②慢性胃炎的静止期判定依据是胃黏膜主要为淋巴细胞、浆细胞浸润(不选 D)。③慢性胃炎无论是否处于活动期,都可以出现胃黏膜糜烂(不选 A)、出血(不选 B)。④胃粘膜出现异型细胞是胃癌的病理特点(不选 E)。

【例627】【正确答案】C

【答案解析】慢性萎缩性胃炎的主要病理特征是炎症、萎缩和肠化生,炎症表现为黏膜层以淋巴细胞和浆细胞为主的慢性炎症细胞浸润(不选 D),活动性炎症时中性粒细胞浸润增多(C 对,A、B、E 错),故本题选 C。

【例628】【正确答案】E

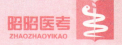

【答案解析】①A 型萎缩性胃是自身免疫性疾病。由于自身免疫性损伤发生在壁细胞,故病变以<u>胃体部较重</u>(E 对),胃体腺被破坏而萎缩,故胃泌酸功能明显降低或无酸(不选 B),进而引起血清胃泌素水平增高,可能发展至胃萎缩,故本题选 E。②A 型患者常伴恶性贫血(不选 D),壁细胞抗体阳性(不选 A)。③A 型萎缩性胃炎因为胃酸减少,导致消化不良,患者可出现厌食,体重下降(不选 C)。

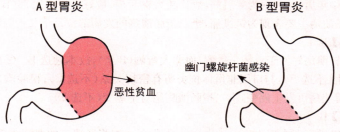

【例 629】【正确答案】B

【答案解析】①患者为中老年男性,出现上腹痛,考虑胃炎。消化系统各种空腔脏器疾病最有价值的检查均为内镜+活检。胃炎确诊首选<u>胃镜+活检</u>(B 对),故本题选 B。②<u>X 线上消化道造影</u>是消化系统疾病的一种常用检查方法,但一般不能确诊疾病(不选 A)。③<u>腹部 B 型超声</u>是腹部实质脏器,如肝、胆、胰、脾的首选检查方法(不选 C)。④<u>腹部 CT</u> 是急性胰腺炎等最有价值的影像学检查(不选 D)。⑤<u>血清肿瘤标记物</u>如 AFP 升高,只能提示肝癌,但不能确诊(不选 E)。

【例 630】【正确答案】E

【答案解析】①患者胃镜表现为<u>胃窦皱襞平坦</u>,此为萎缩性胃炎的典型表现(萎缩了才会平坦)(E 对),故本题选 E。②<u>消化性溃疡</u>表现为规律性的腹痛,但无胃黏膜萎缩(不选 A);<u>胃黏膜脱垂症</u>(不选 B)<u>及慢性非萎缩性胃炎</u>(不选 C)不在执业医师的考试范畴;<u>胃癌</u>有不规律腹痛及恶病质的表现(不选 D)。

【例 631】【正确答案】A

【答案解析】慢性胃炎根治 Hp 选择三联疗法:<u>两种抗生素+奥美拉唑</u>(A 对,B、C、D、E 错),故本题选 A。

【例 632】【正确答案】C

【答案解析】抗 Hp 治疗服用药物的时间一般是 <u>7~14 天</u>,国内疗程一般是 <u>7 天</u>(C 对,A、B、D、E 错),故本题选 C。

【例 633】【正确答案】E

【答案解析】①青年男性,表现为上腹隐痛。胃镜显示胃黏膜为中度不典型增生,无需特殊处理,<u>只需胃镜随访</u>,定时监测即可(E 对,A、B、C、D 错),故本题选 E。②<u>重度不典型增生</u>需要<u>手术切除</u>。

【例 634】【正确答案】A

【答案解析】①中年男性,上腹痛 3 年,胃镜显示<u>胃黏膜为重度不典型增生</u>。②胃黏膜为重度不典型增生应在<u>胃镜下行黏膜剥离术</u>(A 对,B、C、D、E 错),故本题选 A。

第 3 节 消化性溃疡

【例 635】【正确答案】B

【答案解析】①<u>胃溃疡</u>最主要的病因是 <u>Hp 感染</u>(不选 E),而十二指肠溃疡则主要由 <u>HCl 分泌增多</u>引起(B 对),故本题选 B。②慢性浅表性胃炎(不选 A)因为不影响壁细胞,故其分泌的胃酸无明显减少。③慢性萎缩性胃炎(不选 C)因为影响壁细胞,故其分泌的胃酸多有减少。④反流性食管炎(不选 D)的主要病因是食管下段括约肌松弛所致,胃酸反流导致,但是胃酸分泌无明显增多。

【例 636】【正确答案】D

【答案解析】①消化性溃疡的发病机制是胃黏膜的攻击因子和防御因子的失衡,其中最重要的攻击因子是<u>胃酸和幽门螺杆菌</u>(D 对,A、B、C 错),故本题选 D。②非甾体类药物是急性胃炎的主要病因(不选 E)。

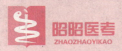

【例637】【正确答案】D

【答案解析】胃溃疡由 Hp 感染引起，Hp 位于胃窦部，故胃溃疡的好发部位就是胃窦小弯侧（D 对，A、B、C、E 错），故本题选 D。

【例638】【正确答案】B

【答案解析】①中年男性，表现为餐后痛，故诊断为胃溃疡，最好发于胃窦部（B 对，C、D、E 错），故本题选 B。②十二指肠溃疡主要表现为饥饿痛，十二指肠溃疡的发病部位是十二指肠球部（不选 A）。

【例639】【正确答案】B

【答案解析】①胃溃疡好发于胃体小弯侧，而非大弯侧（B 错），故本题选 B。②胃溃疡多发生于慢性萎缩性胃炎的基础上（不选 A），与口服非甾体抗炎药有密切关系（不选 C）；根除幽门螺杆菌可降低其复发率（不选 D）。③胃溃疡可发生癌变，十二指肠溃疡绝对不癌变（不选 E）。

【例640】【正确答案】B

【答案解析】①饥饿痛即表现为疼痛→进食→缓解，是十二指肠溃疡的典型表现，结合钡餐显示十二指肠球部变形，故诊断为十二指肠球部溃疡（B 对），故本题选 B。②胃溃疡表现为餐后痛，即进食后疼痛（不选 A）。③慢性胃炎的表现是消化不良（不选 C）。④复合型溃疡是指胃和十二指肠均有活动性溃疡，多见于男性，幽门梗阻发生率较高（不选 D）。⑤巨大溃疡是指直径＞2 cm 的溃疡，常有 NSAIDs 服用史，多见于老年患者，巨大十二指肠球部溃疡常位于后壁，易发展为穿透性，周围有大的炎性团块，疼痛剧烈而顽固，多放射至背部（不选 E）。

【例641】【正确答案】D

【答案解析】①患者中年男性，有典型的上腹痛及进食痛，故诊断为胃溃疡；呕吐频繁，考虑溃疡位于幽门管，此处溃疡形成瘢痕，易导致瘢痕性幽门梗阻（D 对），故本题选 D。②胃角溃疡（不选 A）及胃体溃疡（不选 E）不会导致幽门梗阻。③十二指肠溃疡的典型表现是饥饿痛（不选 B、C）。

【例642】【正确答案】A

【答案解析】患者呕吐频繁，提示溃疡导致瘢痕性幽门梗阻，是手术的绝对适应证（A 对，B、C、D、E 错），故本题选 A。

【例643】【正确答案】D

【答案解析】①中年男性，腹痛及反酸，考虑腹部疾病。患者出现典型的夜间痛并可于进食后缓解，故诊断为十二指肠球部溃疡（D 对），故本题选 D。②胃癌（不选 A）多有恶性消耗性表现如贫血、消瘦等。③肠易激综合征（不选 B）表现为顽固性腹泻或便秘，但不会出现夜间痛。④慢性胃炎（不选 C）主要出现胃部不适，但不会出现夜间痛。⑤胃溃疡并幽门梗阻（不选 E）主要表现为呕吐大量宿食。

【例644】【正确答案】C

【答案解析】①腹部空腔脏器的诊断依靠胃镜＋活检，十二指肠溃疡的诊断亦是如此（C 对），故本题选 C。②胃液分析用于胃癌的诊断（不选 A）。③胃肠道钡餐是胃肠道疾病的一般常规检查，不能确诊疾病（不选 B）。④结肠镜适合于下消化道空腔脏器疾病的诊断（不选 D）。⑤腹部 B 超是腹部实质性脏器如肝、胆、胰、脾、肾等疾病的首选检查（不选 E）。

【例645】【正确答案】D

【答案解析】胃溃疡最常见的病因是 Hp 感染，根除 Hp 首选的治疗方法是一种抑酸剂＋两种抗生素（D 对，A、B、C、E 错），故本题选 D。

【例646】【正确答案】D

【答案解析】①十二指肠溃疡常发生空腹痛，也称饥饿痛，进食后可减轻，即腹痛规律为疼痛→进食→缓解（D 对），故本题选 D。②胃癌的典型表现是无规律性腹痛（不选 A）。③疼痛→排便→加重不是疾病的典型特征，肛裂可表现为排便→疼痛→加重（不选 B）。④胃溃疡的疼痛多表现为进食→疼痛→缓解，即餐后痛（不选 C）。⑤肠结核的主要表现是疼痛→排便→缓解（不选 E）。

【例647】【正确答案】C

【答案解析】①青年男性，出现呕血及贫血貌，结合患者既往有消化性溃疡病史，故诊断为消化性溃

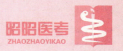

疡。②消化性溃疡最常见的并发症是出血。胃溃疡出血主要发生在胃小弯侧，十二指肠溃疡出血主要发生在球部后壁，球部前壁最常见的十二指肠溃疡并发症是穿孔（C 对，A、B、D、E 错），故本题选 C。（昭昭老师速记：前壁爱穿孔，后壁爱出血）

【例 648】【正确答案】B

【答案解析】 十二指肠球后部溃疡最易发生出血，较胃溃疡常见（B 对，A、C、D、E 错），故本题选 B。

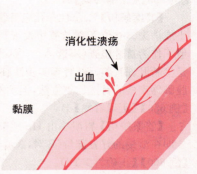

消化性溃疡
出血
黏膜

【例 649】【正确答案】B

【答案解析】 消化性溃疡最常见的并发症是出血，其次为穿孔、梗阻、癌变等（B 对，A、C、D、E 错），故本题选 B。

【例 650】【正确答案】D

【答案解析】 ①胃溃疡穿孔多发生于胃小弯，十二指肠溃疡穿孔最常发生在十二指肠前壁。因十二指肠溃疡发生率高于胃溃疡（D 对，C 错），故本题选 D。②胃底部（不选 A）和胃大弯（不选 B）不易发生消化性溃疡。③十二指肠后壁（不选 E）较易出现出血，而非穿孔。

【例 651】【正确答案】A

【答案解析】 ①十二指肠球后壁溃疡和球后溃疡更易发生出血。②急性穿孔的溃疡常位于十二指肠前壁或胃前壁，发生穿孔后胃肠内容物渗入腹膜腔而引起急性腹膜炎（A 对，B、C、D、E 错），故本题选 A。

【例 652】【正确答案】A

【答案解析】 ①患者出现上腹部腹肌紧张，排除急性阑尾炎可能；无 Murphy 征及疼痛向右肩放射，排除急性胆囊炎可能；急性胰腺炎的腹痛发作一般不如溃疡急性穿孔者急骤，疼痛位于上腹且向背部放射，故诊断为胃溃疡急性穿孔（A 对），故本题选 A。②急性小肠梗阻表现为腹痛、腹胀、呕吐及肛门停止排便排气等。

【例 653】【正确答案】E

【答案解析】 ①因患者出现剧烈腹痛，呈刀割样，持续而加剧，先出现于上腹，继之逐步延及全腹，考虑上消化道急性穿孔（E 对），故本题选 E。②急性胰腺炎主要表现左上腹痛，疼痛左肩部放射（不选 A）。③急性胆囊炎主要表现为阵发性右上腹痛，疼痛向右肩放射（不选 B）。④急性化脓性梗阻性胆管炎主要表现为寒战、高热、黄疸、腹痛等（不选 C）。⑤急性阑尾炎主要表现为转移性右下腹痛（不选 D）。

【例 654】【正确答案】E

【答案解析】 ①腹腔游离气体是诊断消化道穿孔的直接证据，气体积聚在右膈下可致肝浊音界缩小或消失（E 对），故本题选 E。（昭昭老师速记：肝浊音界消失是诊断消化性溃疡的银标准）②消化性溃疡穿孔引起腹膜炎时会出现腹痛（不选 A）、腹式呼吸因为腹痛而消失（不选 B）、查体可见腹膜刺激征即压痛（不选 C）、反跳痛及肌紧张（不选 D）等。

【例 655】【正确答案】B

【答案解析】 ①中年男性，十二指肠球部溃疡前壁穿孔，导致急性腹膜炎，有腹膜刺激征，即局部有压痛、反跳痛及肌紧张，严重呈板状腹。②溃疡的典型体征为肝浊音界消失，此为诊断溃疡穿孔的银标准。③溃疡穿孔导致腹膜刺激征，肠道受到激惹，出现肠麻痹，故肠鸣音应减弱或消失而非亢进（B 错），故本题选 B。

【例 656】【正确答案】D

【答案解析】 ①溃疡病穿孔后最早出现因盐酸及肠内容物刺激腹膜而引发的腹膜刺激征，即压痛、反跳痛及肌紧张（D 对），故本题选 D。②发热（不选 B）、脉搏增快（不选 A）及膈下游离气体（不选 E）属于后期表现。③消化性溃疡穿孔后，可能由于剧烈疼痛而导致血压升高，但并非最早出现的体征（不选 C）。

【例 657】【正确答案】C

【答案解析】 ①青年男性，突发上腹部疼痛，迅速波及全腹，且患者出现腹膜刺激征，肝浊音界消失（昭昭老师速记：肝浊音界消失是诊断消化性溃疡的银标准），故本题诊断为胃十二指肠溃疡穿孔（C 对），

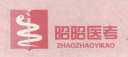
故本题选 C。②急性阑尾炎表现为下腹痛而非上腹痛(不选 A)。③急性肠梗阻穿孔表现为痛吐胀闭,进而出现腹膜炎症状(不选 B)。④胆囊穿孔多有胆囊基础疾病(不选 D)。⑤急性胰腺炎表现为大量饮酒或暴饮暴食后,中上腹痛向腰背部放射,典型体征为 Cullen 征及 Grey - turner 征(不选 E)。

【例 658】【正确答案】B

【答案解析】①急性穿孔患者腹肌紧张,呈"板状腹",全腹有压痛和反跳痛,肠鸣音消失,肝浊音界缩小或消失。立位 X 线检查可发现膈下游离气体(B 对),故本题选 B。②腹部诊断性穿刺是有创检查,一般不作为首选检查(不选 A)。③CT 是诊断急性胰腺炎等疾病最有价值的影像学检查(不选 C)。④B 超是诊断肝、胆、胰、脾、肾等实质性脏器病变的首选检查(不选 D)。⑤X 线钡餐造影是常见的消化系统空腔脏器疾病的首选检查方法,但不能确诊(不选 E)。

【例 659】【正确答案】B

【答案解析】胃溃疡由 Hp 感染引起,Hp 位于胃窦部,所以胃溃疡的好发部位在胃窦小弯侧,穿孔部位即在溃疡的好发部位(B 对,A、C、D、E 错),故本题选 B。

【例 660】【正确答案】D

【答案解析】一般穿孔后 8 小时内手术最好(D 对,A、B、C、E 错),故本题选 D。(昭昭老师速记:6～8 小时是很多医学操作的时间窗)

【例 661】【正确答案】C

【答案解析】非手术治疗包括胃肠减压(不选 B)、抗酸(不选 D)、配合输液(不选 A)和全身给抗感染药物(不选 E),但不包括应用激素,激素可增加胃酸分泌和降低机体免疫力,不利于急性消化性溃疡穿孔的治疗(C 错),故本题选 C。

【例 662】【正确答案】E

【答案解析】①青年男性,突发上腹痛,并出现腹膜炎表现,考虑胃肠道疾病导致腹膜炎。"肝浊音界消失"是消化道穿孔的典型体征,结合题意,本题诊断为胃十二指肠溃疡穿孔(E 对),故本题选 E。②其余四个选项也可导致急性腹膜炎,但均不会出现肝浊音界消失(不选 A、B、C、D)。

【例 663】【正确答案】B

【答案解析】①诊断消化性溃疡穿孔的首选检查是立位 X 线腹平片,可见膈下游离气体(B 对),故本题选 B。②血生化为常规检查(不选 A)。③血淀粉酶多用于急性胰腺炎的诊断(不选 C)。④腹部 B 超(不选 D)及腹部 CT(不选 E)多用于腹部实质脏器疾病的诊治。

【例 664】【正确答案】A

【答案解析】决定是否手术治疗,术前最长的观察治疗时间是 6～8 小时以内(A 对,B、C、D、E 错),故本题选 A。

【例 665】【正确答案】B

【答案解析】非手术治疗中最主要的措施是胃肠减压(B 对,A、C、D、E 错),故本题选 B。

【例 666】【正确答案】B

【答案解析】①可以说贲门是胃的"入口",幽门是胃的"出口",胃窦部位(紧邻幽门)的反复溃疡导致瘢痕形成,瘢痕可导致幽门狭窄,进而引发幽门梗阻。②幽门梗阻患者最常见的典型表现是呕吐大量宿食(B 对,D 错),故本题选 B。③剧烈上腹痛是溃疡穿孔的典型表现(不选 A)。④痛吐胀闭是肠梗阻的典型表现(不选 C)。⑤喷射性呕吐多见于颅内高压等疾病(不选 E)。

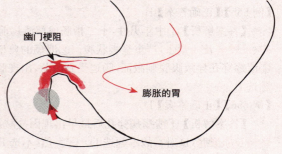

幽门梗阻

膨胀的胃

【例 667】【正确答案】C

【答案解析】①幽门梗阻的主要临床症状是上腹饱胀不适,呕吐隔夜宿食,呕吐后腹胀有所缓解,查体可发现振水音和胃蠕动波,空腹时胃管抽出胃液＞200 mL 可确诊(C 对),故本题选 C。②进餐后上腹

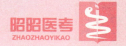

饱胀不适可能是溃疡本身的症状(不选 A)。③呕吐物量大(不选 B)、呕吐物内无胆汁(不选 D)及呕吐后症状可暂时缓解(不选 E)也是幽门梗阻较为典型的临床特点,但并非其最有价值的表现。

【例 668】【正确答案】A

【答案解析】①幽门梗阻是消化性溃疡常见的并发症之一,查体可发现振水音和胃蠕动波(A 对),故本题选 A。②肠鸣音亢进见于机械性肠梗阻(不选 B)。③上腹部膨隆可见于幽门梗阻、胃癌、胰腺肿瘤、脾大等多种情况,不具有特异性(不选 C)。④明显脱水可见于高热、腹泻等情况,并非幽门梗阻的主要体征(不选 D)。⑤上腹部固定压痛可见于消化性溃疡本身,对幽门梗阻不具有提示意义(不选 E)。

【例 669】【正确答案】B

【答案解析】①中年女性,表现为上腹痛,呕吐物为宿食,不含胆汁,有胃型,属高位梗阻,说明病变部位在幽门,最常见消化性溃疡导致瘢痕性幽门梗阻(B 对),故本题选 B。②十二指肠憩室(不选 A)、十二指肠梗阻(不选 C)及食管裂孔疝(不选 E)不在执业和助理医师的考试范畴。③小肠梗阻患者的呕吐物多有粪味(不选 D)。

【例 670】【正确答案】B

【答案解析】①骨骼肌无力是低钾血症最早出现的主要临床表现,随后可出现肠道平滑肌无力导致肠麻痹等。②该患者诊断为瘢痕性幽门梗阻,行胃肠减压,丢失大量胃液,而胃液内含有钾离子,目前该患者出现腹胀、肠鸣音消失,考虑为低钾所致肠麻痹(B 对,A、C、D、E 错),故本题选 B。

【例 671】【正确答案】B

【答案解析】①青年男性,表现为上腹痛及空腹痛,此为十二指肠溃疡的典型表现;呕吐宿食,考虑十二指肠溃疡导致瘢痕性幽门梗阻。②瘢痕性幽门梗阻患者呕吐大量宿食,导致胃内大量电解质丢失,而胃肠液内含有钾离子,出现低钾低氯性碱中毒(B 对,A、C、D、E 错),故本题选 B。

【例 672】【正确答案】B

【答案解析】①幽门梗阻使胃排空受影响,表现为上腹胀满不适,疼痛于餐后加重,常伴蠕动波,并有恶心、呕吐,大量呕吐后症状可暂时缓解,呕吐物含发酵酸性宿食。②严重呕吐可致胃肠液丢失,导致大量失水和氯离子和钾离子丢失,出现低氯低钾性碱中毒(B 对),故本题选 B。

【例 673】【正确答案】D

【答案解析】①患者中年男性,表现为反复上腹痛,且呕吐宿食,故诊断为瘢痕性幽门梗阻。②消化系统空腔脏器各种疾病最有价值的检查均为内镜＋活检(D 对),故本题选 D。③腹部 B 型超声(不选 B)、腹部 CT(不选 A)及腹部 ECT(不选 E)多用于腹部实质脏器的疾病的检查中。④立位腹部透视(不选 C)多用于消化性溃疡穿孔的检查中。

【例 674】【正确答案】E

【答案解析】①幽门梗阻是消化性溃疡常见并发症之一,主要临床症状是上腹饱胀不适(不选 A),呕吐隔夜宿食(不选 B),呕吐后腹胀有所缓解,查体可发现振水音和胃型、蠕动波(不选 C、D)。②幽门梗阻的代谢紊乱为低钾低氯性碱中毒,而非代谢性酸中毒(E 错),故本题选 E。

【例 675】【正确答案】A

【答案解析】①消化性溃疡的三大并发症:穿孔、出血、梗阻(不选 D、B、C)。常见的临床表现是黑便和呕血(不选 E)。②胃溃疡可并发胃癌,而十二指肠溃疡则绝对不会癌变(A 对),故本题选 A。

【例 676】【正确答案】A

【答案解析】①确诊消化性溃疡的首选检查方法是胃镜检查(A 对),故本题选 A。②上消化道钡餐透视(不选 B)为空腔脏器疾病的一般性检查。③CT 仿真内窥镜(不选 C)及 MRI(不选 D)为消化性溃疡病的进一步检查,而非首选检查。④超声(不选 E)主要用于肝胆胰脾肾的检查中。

【例 677】【正确答案】D

【答案解析】①^{14}C 尿素呼气试验作为非侵入性检查是首选检查(D 对),故本题选 D。②快速尿素酶试验(不选 B)、胃组织学检查(不选 A)及幽门螺杆菌培养(不选 C)都是侵入性方法,操作复杂,临床上应用较少。③血清学检查(不选 E)只能说明患者感染过 Hp,但不表示目前仍有感染。

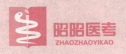

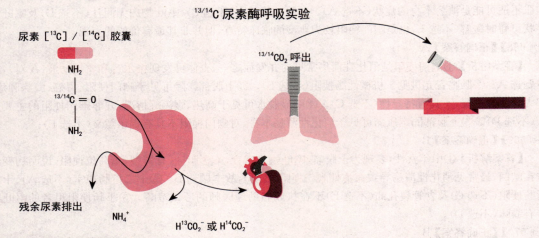

【例678】【正确答案】D

【答案解析】①胃黏膜 Hp 培养(不选 B)及快速尿素酶试验(不选 A)为侵入性检查，¹³C 尿素呼气试验为非侵入性检查(不选 C)，阳性均可表明存在 Hp 感染；粪便 Hp 抗原阳性也可证实存在 Hp 感染(不选 E)。②<u>血清学检查</u>只能说明<u>患者感染过 Hp</u>，但不能表示目前仍有 Hp 感染(D 对)，故本题选 D。

【例679】【正确答案】E

【答案解析】①非侵入性试验如¹³C 尿素呼气试验(不选 C)，也可采用侵入性活组织幽门螺杆菌培养(不选 A)、组织学检查找幽门螺杆菌(不选 B)和快速尿素酶试验(不选 D)，故都可用于判断幽门螺杆菌是否被根除。②<u>血清抗体检测</u>不能说明 Hp 感染是否正在进行，清除 Hp 感染后<u>血清抗体水平下降很慢</u>，大多数患者在治疗和清除感染 1 年后血清抗体仍为阳性(E 对)，故本题选 E。

【例680】【正确答案】D

【答案解析】<u>Zollinger - Ellison 综合征</u>(胃泌素瘤)即胰腺非 β 细胞瘤分泌大量胃泌素，可刺激壁细胞增生，分泌大量胃酸，导致一些不典型部位，如十二指肠降段、横段，甚至空肠近端出现多发性溃疡，与普通消化性溃疡的鉴别要点为溃疡发生的部位不典型(D 对，A、B、C、E 错)，故本题选 D。

【例681】【正确答案】E

【答案解析】①患者青年男性，饥饿性上腹痛进食后缓解，符合<u>十二指肠溃疡</u>的典型表现。②根除 Hp 的三联疗法即一种<u>抑酸剂＋两种抗生素</u>，其中以奥美拉唑＋克拉霉素＋阿莫西林/甲硝唑效果最好(E 对)，故本题选 E。③选项 A 中仅含有一种抗生素，选项 D 中没有抗生素(不选 A、D)。④选项 B、C 中不含有质子泵抑制剂或铋剂(不选 B、C)。

【例682】【正确答案】D

【答案解析】①青年女性，反复上腹痛伴反酸，诊断为<u>十二指肠球部溃疡</u>。快速尿素酶试验为侵入性检查方法，阳性提示 Hp 感染，需要进行抗感染治疗，故<u>首选抑酸治疗和三联抗幽门螺杆菌</u>治疗(D 对)，故本题选 D。②单纯抗酸治疗不能有效杀灭细菌(不选 B)。③胃黏膜保护剂(不选 E)及消化酶制剂(不选 A)、促胃肠动力药(不选 C)等单纯治疗方法仅用于一般治疗。

【例683】【正确答案】C

【答案解析】①患者青壮年男性，表现为夜间上腹痛，属饥饿痛，考虑<u>十二指肠溃疡</u>。治疗消化性溃疡最有效的药物是<u>奥美拉唑</u>(C 对)，故本题选 C。②H₂受体阻断药雷尼替丁、西咪替丁等的抗酸能力不如奥美拉唑强(不选 A、B)。③多潘立酮属于胃肠动力药；枸橼酸铋钾属于胃黏膜保护剂，两者都不能抑酸(不选 D、E)。

【例684】【正确答案】D

【答案解析】选择性迷走神经切断术保留了迷走神经的腹腔支和肝胆支，对腹腔内脏器功能影响较小，但是因为切断了支配幽门的"<u>鸦爪支</u>"，可导致<u>胃潴留</u>，故需加做幽门成形术(D 对，A、B、C、E 错)，故本题选 D。

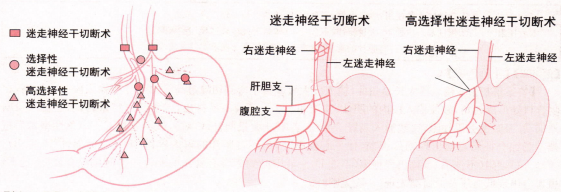

迷走神经干切断术　高选择性迷走神经干切断术

■ 迷走神经干切断术
● 选择性迷走神经干切断术
▲ 高选择性迷走神经干切断术

右迷走神经　左迷走神经
肝胆支
腹腔支

右迷走神经　左迷走神经

【例685】【正确答案】D

【答案解析】①胃溃疡穿孔手术治疗的指征:急性弥漫性腹膜炎体征明显,体温及血象升高,有休克症状者,经紧急初步处理后须争取时机手术治疗;经过检查及询问既往病史,证明有幽门梗阻者;有明确胃溃疡病史;穿孔合并大出血者;经非手术治疗,病情不见好转,手术治疗以胃大部切除术最佳。②该患者既往有胃溃疡病史,目前出现严重腹痛,考虑发生急性弥漫性腹膜炎,符合手术指征,最佳治疗是胃大部切除术(D对,C、E错),故本题选D。③如果消化性溃疡穿孔时间超过6～8小时以上,因为很可能会伴发腹膜炎,行穿孔修补术为佳(不选B)。④消化性溃疡穿孔患者,如果病情很轻微,可行非手术治疗(不选A)。

【例686】【正确答案】A

【答案解析】①毕Ⅰ式胃大部切除术是在胃大部切除后将胃的剩余部分与十二指肠断端吻合,即胃十二指肠吻合术,在此原则下有多种变式,此法的优点是操作简便,吻合后胃肠道接近于正常解剖生理状态,所以术后由于胃肠道功能紊乱而引起的并发症少,主要适用于胃溃疡。但当十二指肠溃疡伴有炎症、瘢痕及粘连时,采用这种术式常有困难,有时为了避免胃十二指肠吻合口的张力过大,胃的切除范围不够,容易引起溃疡复发。所以对胃酸分泌高的十二指肠溃疡病不宜应用毕Ⅰ式胃大部切除术(A错),故本题选A。②十二指肠溃疡病人首选毕Ⅱ式胃大部分切除术(不选B)。③迷走神经干切断术因有严重的并发症已经逐步弃用了(不选C)。④选择性迷走神经切断术必要时要加做幽门成形术防止胃潴留(不选D)。⑤高选择性迷走神经切断术保留鸭爪支,可用于治疗十二指肠溃疡(不选E)。

【例687】【正确答案】A

【答案解析】①胃窦部溃疡的最佳手术方式是胃大部切除胃十二指肠吻合术即毕Ⅰ式胃大部切除术(A对),故本题选A。②十二指肠溃疡首选的手术方法是胃大部切除胃空肠吻合术即毕Ⅱ式胃大部切除术(不选B)。③迷走神经干切断术因切断了支配腹腔众多脏器的迷走神经肝胆支和腹腔支,容易导致严重腹腔脏器功能紊乱,故基本上已经弃用(不选E)。④胃窦切除、选择性迷走神经切断术必须加做幽门成形术,否则容易导致胃潴留(不选D)。⑤高选择性迷走神经切断术保留鸭爪支,可用于治疗十二指肠溃疡(不选C)。

【例688～689】【正确答案】AE

【答案解析】①急性型术后近端空肠综合征患者常出现剧烈腹痛,伴恶心及呕吐,呕吐不含胆汁的胃内容物,呈放射性(A对),故例688选A。慢性型近端空肠综合征常有胆汁持续淤积,直至突破其梗阻压力后进入胃内,患者呕吐大量胆汁,此时胃早已排空,故常常不含食物。②胃术后低血糖综合征属于倾倒综合征,不呕吐(E对),故例689选E。

【例690～691】【正确答案】BA

【答案解析】①慢性型近端空肠综合征常有胆汁持续淤积,直至突破其梗阻压力后进入胃内,患者呕吐大量胆汁,此时胃早已排空,故常常不含食物(B对),故例690选B。②急性型术后近端空肠综合征患者常出现剧烈腹痛,伴恶心及呕吐,呕吐不含胆汁的胃内容物,呈放射性(A对),故例691选A。③昭昭老师速记如下:

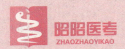
术后梗阻	①急性输入段梗阻：少量食物，不含胆汁（昭昭老师速记："急"找少）； ②慢性输入段梗阻：大量胆汁，不含食物（昭昭老师速记："慢"找"大"）； ③输出段梗阻：含有胆汁的食物（昭昭老师速记：输出既有胆汁又有食物）

【例692】【正确答案】C

【答案解析】①输入段太长易扭曲、输入段太短或胃小弯侧切除过高等均可导致输入段张力过高，在吻合口处形成锐角，致使输入段内的胆汁、胰液和十二指肠液不易排出，淤积到一定量时，引起输入段剧烈蠕动，一时性克服梗阻，突然涌入残胃，导致患者呕吐大量胆汁（C对），故本题选C。②急性型术后近端空肠综合征患者常出现剧烈腹痛，伴恶心及呕吐，为不含胆汁的胃内容物，呕吐呈放射性（不选B）。③吻合口梗阻（不选A）及输出段梗阻（不选D）患者呕吐物为含有食物的胆汁。④倾倒综合征（不选E）患者会出现低血压及低血糖表现，一般无呕吐。

【例693】【正确答案】E

【答案解析】①胃大部切除术后，由于失去了幽门的节制功能，导致胃内容物排空过快，产生一系列临床症状，称为倾倒综合征。②根据进食后出现症状的时间，分为早期和晚期两种类型。胃大部切除后患者，发生早期倾倒综合征的最晚时间是30分钟（E对），故本题选E。③昭昭老师关于倾倒综合征的特点总结如下：

类 型	表 现	原 因
早期倾倒综合征	进食30分钟后出现心悸、冷汗、乏力等	血容量不足
晚期倾倒综合征	进食2~4小时后出现头晕、面色苍白等	低血糖

【例694】【正确答案】C

【答案解析】①青年男性，因消化性溃疡行毕Ⅱ式手术，患者出现胸骨后烧灼感、胆汁性呕吐和体重减轻，此即碱性反流性胃炎的三大表现，故诊断为碱性反流性胃炎。②治疗多采用保护胃黏膜、抑酸及调节胃肠道动力等综合措施，症状较重者需行Roux-en-Y胃空肠吻合术（C对），故本题选C。③Roux-en-Y胃空肠吻合即远端胃大部切除后，缝合关闭十二指肠残端，在距十二指肠悬韧带10~15 cm处切断空肠，将残胃和远端空肠吻合，距此吻合口以下45~60 cm处，将空肠与空肠近侧断端吻合。此术式的优点是可防止术后胆胰液流入残胃，减少反流性胃炎的发生。④长期应用考来烯胺治疗（不选A）、注意餐后勿平卧（不选B）及采取少食多餐方式（不选D）为一般的对症治疗。⑤碱性反流病抗酸治疗无效（不选E）。

【例695】【正确答案】E

【答案解析】①胃内的酸环境有利于铁的吸收，胃酸分泌减少将导致铁离子吸收减少，进而引起缺铁性贫血（E对），故本题选E。②巨幼细胞贫血是由于胃大部切除术后，壁细胞减少，内因子分泌减少，导致维生素B_{12}吸收减少，从而引起巨幼细胞贫血（不选A）。③倾倒综合征是由于胃大部切除术后，幽门失去节制功能，导致胃内容物排空过快，进而引起一系列的临床症状（不选C）。④脂肪泻多是由于胰腺功能丧失所致（不选B）。⑤吻合口出血导致黑粪，与胃酸分泌减少无关（不选D）。

【例696】【正确答案】E

【答案解析】①残胃癌指因良性病变施行胃大部切除术至少5年后发生在残胃的原发性癌，多发生在术后10年以上，该患者症状完全符合残胃癌诊断（E对），故本题选E。②溃疡复发（不选A）、术后输入段梗阻（不选B）、术后输出段梗阻（不选C）及术后倾倒综合征（不选D）不会出现剑突下包块。

【例697】【正确答案】E

【答案解析】残胃癌发生时间至少超过术后5年，最常见发生于术后10年以上（E对，A、B、C、D错），故本题选E。

第4节 胃 癌

【例698】【正确答案】D

【答案解析】胃癌可发生于胃的任何部位，半数以上发生于胃窦部，尤其是胃小弯侧、胃小弯及前后壁,其次在贲门部,胃体区相对较少(D 对,A、B、C、E 错),故本题选 D。

【例 699】【正确答案】B

【答案解析】早期胃癌只看深度不看广度,位于黏膜层和黏膜下层的就是早期胃癌(B 对,A、C、D、E 错),故本题选 B。

【例 700】【正确答案】A

【答案解析】Borrmann 分型:Ⅰ型结节型,Ⅱ型溃疡局限型,Ⅲ型溃疡浸润型,Ⅳ型弥漫浸润型。本例应属于Ⅰ型(A 对,B、C、D、E 错),故本题选 A。

Borrmann 分型

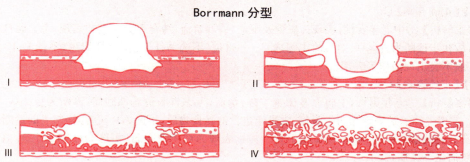

【例 701】【正确答案】D

【答案解析】胃癌根治术要清除胃周围淋巴结,原处的腹主动脉旁淋巴结可以保留(D 对,A、B、C、E 错),故本题选 D。

【例 702】【正确答案】D

【答案解析】癌症治疗的关键是早发现、早诊断、早治疗(D 对,A、B、C、E 错),故本题选 D。

【例 703】【正确答案】B

【答案解析】胃癌淋巴结转移最常见的部位是左锁骨上淋巴结,这是因为收集胃肠道的淋巴液经过胸导管左侧注入上腔静脉,故常转移到左锁骨上淋巴结(B 对,A、C、D、E 错),故本题选 B。

【例 704】【正确答案】D

【答案解析】①胃癌最常见的转移方式是淋巴结转移,首先转移到胃周围淋巴结如幽门上、下淋巴结等,晚期转移到左锁骨上淋巴结(D 对),故本题选 D。②胃癌其他转移方式包括直接蔓延(不选 A)、种植转移(不选 C)和沿肠管转移(不选 E)。③肉瘤主要转移方式为血行转移(不选 B)。

【例 705】【正确答案】B

【答案解析】①中年男性,上腹胀、隐痛,有乏力、消瘦、大便发黑等表现,结合患者的钡餐造影表现,诊断为胃癌。②胃癌最常见的转移方式是淋巴结转移,首先转移到胃周围淋巴结如幽门上、下淋巴结等,晚期转移到左锁骨上淋巴结(B 对,A、C、D、E 错),故本题选 B。

【例 706】【正确答案】C

【答案解析】①卵巢转移性肿瘤不常见,但卵巢转移性腺癌呈现为大肿块,类似原发瘤即卵巢 Krukenberg 瘤。②卵巢 Krukenberg 瘤组织学上其实是富含黏液的印戒细胞癌,多由胃肠道黏液癌转移而来(C 对,A、B、D、E 错),故本题选 C。

【例 707】【正确答案】E

【答案解析】①老年女性,表现为上腹痛,大便隐血试验阳性,故考虑胃癌(E 对),故本题选 E。②应激性溃疡多有应激因素存在(不选 A)。③门静脉高压症患者多有肝炎肝硬化病史(不选 B)。④慢性胃炎发病时间较长(不选 C)。⑤十二指肠溃疡表现为典型的饥饿痛(不选 D)。

【例 708】【正确答案】D

【答案解析】①胃溃疡属于良性病变,表现为规律性腹痛,即进食痛。但是该患者胃溃疡多年出现无规律腹痛,体重减轻,考虑恶变即胃癌。胃癌确诊依靠胃镜＋活检(D 对),故本题选 D。②便潜血试验用于诊断消化道出血(不选 A)。③胃酸测定(不选 B)及腹部 CT(不选 C)测定有助于了解有无胃溃疡,但并非首要的检查方式。④经内镜逆行性胰胆管造影术(ERCP)是指将十二指肠镜插至十二指肠降部,找到

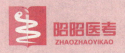

十二指肠乳头，由活检管道内插入造影导管至乳头开口部，注入造影剂后行 X 线摄片，以显示胰胆管的技术，而非用于胃癌的检查（不选 E）。

【例 709】【正确答案】D

【答案解析】①中年男性，上腹部不适，胃镜结果提示慢性萎缩性胃炎，黏膜病理检查提示重度肠上皮化生，恶化风险高，随访检查方法应选择胃镜及活检（D 对），故本题选 D。②上消化道造影（不选 B）为空腔脏器疾病的一般检查，但对于早期的胃癌诊断价值较小。③腹部 B 超检查（不选 C）及腹部 CT（不选 A）多用于实质脏器检查。④血清肿瘤标志物对胃恶性病变诊断价值有限（不选 E）。

【例 710】【正确答案】C

【答案解析】①中老年女性，表现为黑便及呕血，合并贫血，结合患者有消瘦表现，考虑恶性消耗性疾病所致，故初步诊断为胃癌（C 对），故本题选 C。②胃炎（不选 A、B）及消化性溃疡（不选 D、E）属于良性病变，一般不会出现消瘦等表现。

【例 711】【正确答案】C

【答案解析】①老年男性，上腹痛及体重下降，贫血，考虑胃肠道恶性肿瘤，诊断为胃癌（C 对），故本题选 C。②慢性胆囊炎表现为右上腹痛，常见于进食油腻食物后（不选 A）。③慢性肝炎的诊断依靠长期肝病史及肝炎的诊断标准（不选 B）。④消化性溃疡表现为规律性腹痛（不选 D）。⑤功能性消化不良表现为一般消化不良症状（不选 E）。

【例 712】【正确答案】D

【答案解析】①老年男性，表现为长期上腹痛及腹胀，胃镜诊断为慢性萎缩性胃炎。结合患者有体重下降、贫血貌等，为恶病质消耗的表现，考虑诊断为胃癌（D 对），故本题选 D。②肝病多有肝炎实验室检查指标异常（不选 A）。③胆囊癌表现为右上腹痛（不选 B）。④十二指肠溃疡伴幽门梗阻典型症状为呕吐大量宿食（不选 C）。⑤功能性消化不良表现为一般消化不良症状（不选 E）。

【例 713】【正确答案】D

【答案解析】①中年男性，以上腹部不适为主，体重减轻合并出血，考虑恶性病变可能性大，剑突下器官为胃，故看到剑突下肿物，诊断为胃癌（D 对），故本题选 D。②慢性胃炎主要表现为上腹部不适，但一般无消化道出血，胃镜可诊断（不选 A）。③胃溃疡（不选 B）主要表现为进食痛，十二指肠溃疡（不选 C）主要表现为饥饿痛，但一般无消化道出血。④慢性胆囊炎表现为右上腹部的压痛及反跳痛（不选 E）。

【例 714】【正确答案】A

【答案解析】①对胃癌诊断最有价值的检查是胃镜＋活检，活检发现癌细胞可明确诊断（A 对），故本题选 A。②上消化道 X 线钡餐造影（不选 B）为消化道疾病的一般检查。③腹部超声（不选 C）及腹部 CT（不选 D）多用于腹部实质脏器的检查。④^{13}C 尿素呼气试验（不选 E）多用来确定胃内有无 Hp 感染。

【例 715】【正确答案】D

【答案解析】①胃癌合并中等量癌性腹水，说明胃癌已经广泛转移，是手术的禁忌证（D 对），故本题选 D。②幽门梗阻是手术的绝对适应证，故胃癌合并幽门梗阻可以手术治疗（不选 A）；胃大弯癌肿已与横结肠粘连，可以同时切除部分横结肠，然后做横结肠吻合即可（不选 B）；持续性粪隐血阳性只是说明胃癌出血，不是手术的禁忌证（不选 C）；进展期胃癌只要没有明显转移即可手术（不选 E）。

【例 716】【正确答案】A

【答案解析】①胃癌根治术，其根治性是相对而言的，效果取决于胃癌的分期、病变部位、淋巴结转移、生物学特性等因素。②当病灶直接侵及脾、横结肠、胰实质或胰上淋巴结、脾动脉干淋巴结，与胰实质融合成团而无法彻底清除时，则行全胃合并脾、胰体尾部切除术（不选 B、C、D、E）。对胃癌直接浸润食管下段、结肠、肝、胰等邻近脏器但无远处转移征象者，一般均主张积极将受累脏器合并切除。③若有远处转移，如子宫直肠窝转移，不主张胃癌根治术（A 对），故本题选 A。

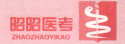

第3章 肝脏疾病

第1节 肝硬化

【例717】【正确答案】B

【答案解析】肝硬化最常见的病因在西方国家以酒精性肝硬化为主,在我国则以肝炎后肝硬化多见,其中又以乙型肝炎后肝硬化最多见(B对,A、C、D、E错),故本题选B。

【例718】【正确答案】E

【答案解析】①肝硬化时镜下可见正常肝小叶结构被破坏,由广泛增生的纤维组织将肝细胞再生结节分割包绕成大小不等的圆形或椭圆形的肝细胞团,称为假小叶。②对诊断肝硬化最有意义的病理改变是假小叶形成(E对),故本题选E。③肝癌(不选A)、慢性乙型肝炎(不选B)、肝结核(不选C)、肝淋巴瘤(不选D)等肝脏均不会出现假小叶。

【例719】【正确答案】C

【答案解析】①肝硬化时镜下可见正常肝小叶结构被破坏,由广泛增生的纤维组织将肝细胞再生结节分割包绕成大小不等的圆形或椭圆形的肝细胞团,称为假小叶。②对诊断肝硬化最有意义的病理改变是假小叶形成,取代肝小叶(C对,A、B、D、E错),故本题选C。

【例720】【正确答案】A

【答案解析】①蜘蛛痣也称蜘蛛状毛细血管扩张症或动脉性蜘蛛痣,形态似蜘蛛,痣体旁有放射状排列的毛细血管扩张。②本病的发生可能与雌激素水平增高有关,好发于躯干以上部位,即上腔静脉的回流区域,尤以面、颈和手部多见(A对,B、C、D、E错),故本题选A。

【例721】【正确答案】A

【答案解析】①肝是人体的化工厂,是人体主要的合成和分解器官。肝功能减退导致肝不能灭活雌激素,引起雌激素增多,出现内分泌紊乱(不选C);肝不能合成凝血因子,导致凝血因子减少,出现出血等(不选D);肝功能减退导致消化道症状(不选B);肝不能灭活有毒物质,导致肝病面容(不选E)。②腹水属于门脉高压的表现,不属于肝功能减退的表现(A错),故本题选A。

【例722】【正确答案】C

【答案解析】①肝硬化肝功能减退内分泌紊乱的表现主要有雌激素增多,雄激素减少,男性患者常有性欲减退、睾丸萎缩、毛发脱落及乳房发育等。在手掌大鱼际、小鱼际和指端腹侧部位有红斑,称肝掌。这些均被认为与雌激素增多有关(C对,A、D错),故本题选C。②肝硬化时虽然有肾上腺皮质激素增多(不选B)、醛固酮增多(不选E),但与性欲减退、睾丸萎缩、肝掌无关。

【例723】【正确答案】B

【答案解析】①肝硬化失代偿期表现包括门脉高压和肝功能减退:门脉高压导致脾长期淤血肿大,门体侧支循环开放引起食管胃底和腹壁静脉曲张。②肝功能减退导致肝对雌激素灭活减少,雌激素水平增高引起肝掌、蜘蛛痣、男性乳房发育等症状(B对),故本题选B。③脾大(不选A)、腹壁静脉曲张(不选C)、腹水(不选D)、食管胃底静脉曲张(不选E)均是门脉高压的表现。

【例724】【正确答案】B

【答案解析】①肝硬化患者肝功能减退时可出现胆红素代谢障碍,血中胆红素水平升高引起黄疸(不选C);蛋白合成功能减退导致血浆蛋白减低而出现水肿(不选D);肝功能减退时,凝血因子生成受影响导致凝血机制障碍,从而出现齿龈出血(不选A);由于肝对雌激素灭活功能减退致使体内雌激素水平升高,从而出现肝掌(不选E)。②脾大是肝硬化门脉高压的表现,并非肝功能减退的表现(B对),故本题选B。

【例725】【正确答案】D

【答案解析】①肝是人体的化工厂,合成和分解体内众多物质,其中凝血因子就是在肝内合成的。肝

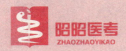
硬化患者肝功能减退，凝血因子合成减少，导致出血（D 对），故本题选 D。②肝不能分解雌激素，导致雌激素增多，引起男性乳腺发育（不选 A）。③肝的解毒功能下降，出现氨中毒（不选 C）。④肝功能降低导致胆红素转运出障碍，引起黄疸（不选 E）。⑤肝硬化导致门脉高压，进而导致侧支循环建立，发生食管静脉曲张（不选 B）。

【例 726】【正确答案】E

【答案解析】①肝硬化腹水形成是多因素的，如门静脉压力增高（不选 A）、低蛋白血症（不选 B）、醛固酮灭活减少（不选 C）、抗利尿激素灭活减少（不选 D）等。②雌激素灭活减少，导致雌激素在体内增加，进而发生蜘蛛痣和肝掌等表现，和腹水无关（E 对），故本题选 E。

【例 727】【正确答案】C

【答案解析】①肝硬化导致一系列的病理生理改变，出现大量腹水，导致腹部膨隆（不选 A），可有蛙状腹（不选 E）。腹水量大于 1 000 mL 可出现移动性浊音（不选 D）；3 000～4 000 mL，可出现液波震颤阳性（不选 B）。②振水音是瘢痕性幽门梗阻的表现，因大量胃液及食物储存在胃内，当用手冲击胃部时可出现声音，即振水音（C 对），故本题选 C。

【例 728】【正确答案】E

【答案解析】患者出现移动性浊音，说明腹水量大于 1 000 mL（E 对，A、B、C、D 错），故本题选 E。

【例 729】【正确答案】C

【答案解析】①肝功能减退的临床表现：一般情况有营养状况较差，消瘦乏力，精神不振；皮肤干枯，面色黝暗无光泽（肝病面容），可有不规则低热；舌质绛红、光剥、夜盲及水肿等。消化道症状，食欲缺乏甚至畏食；半数以上患者有轻度黄疸；常有鼻出血、牙龈出血、皮肤紫癜和胃肠出血等倾向，常有不同程度的贫血。内分泌紊乱主要有雌激素增多，男性患者常有性欲减退、睾丸萎缩、毛发脱落及乳房发育等；女性有月经失调、闭经、不孕等；患者面、颈、上胸、肩背和上肢等上腔静脉引流区域出现蜘蛛痣和（或）毛细血管扩张；在手掌大鱼际、小鱼际和指端腹侧部位有红斑，称为肝掌（C 对），故本题选 C。②脾大及脾功能亢进、腹水、侧支循环建立（食管下段静脉曲张、痔静脉怒张）等是门脉高压的三大表现，而非肝功能减退表现（不选 A、B、D、E）。

【例 730】【正确答案】B

【答案解析】①肝硬化时，门静脉高压可导致侧支循环建立，其中最有意义的表现是食管静脉曲张（B 对），故本题选 B。②男性乳腺发育（不选 A）、氨中毒（不选 C）、凝血因子减少（不选 D）、黄疸（不选 E）等均为肝功能减退的表现。

【例 731】【正确答案】B

【答案解析】①肝硬化的出血倾向和贫血表现常有鼻出血、牙龈出血、皮肤紫癜和胃肠道出血等倾向，与肝合成凝血因子减少、脾功能亢进和毛细血管脆性增加有关。②患者常有不同程度的贫血，由营养不良、肠道吸收障碍、胃肠道失血和脾功能亢进等因素引起，其中最重要的因素是脾功能亢进，导致三系细胞减少（B 对，A、C、D、E 错），故本题选 B。

【例 732】【正确答案】C

【答案解析】①上腔静脉梗阻：脐上、下的血流方向均由上至下。②下腔静脉梗阻：脐上、下的血流方向均由下至上。③脐以上血流方向由下至上，脐以下血流方向由上至下，是由门静脉高压或门静脉梗阻时门脐静脉侧支循环通路开放所致（C 对，A、B、D、E 错），故本题选 C。

【例 733】【正确答案】B

【答案解析】①中年男性，出现呕血、便血等消化道出血的表现，既往有乙型肝炎病史 24 年，结合患者出现腹部膨隆（大量腹水），肝、脾肿大，考虑肝炎继发肝硬化，进而导致门脉高压。门脉高压导致侧支循环建立，其中最主要是胃底食管静脉曲张，迂曲的血管受到粗糙食物摩擦时，可引起出血（B 对），故本题选 B。②胆石症的主要表现是右上腹痛，向右肩部放射（不选 A）。③胃癌表现为无规律的上腹部疼痛，患者往往合并消瘦、贫血等表现（不选 C）。④十二指肠溃疡表现为规律性的饥饿痛，进食后缓解（不选 D）。⑤胃溃疡表现为规律性的进食痛（不选 E）。

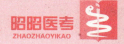

【例734】【正确答案】E

【答案解析】①中年男性,出现呕血、便血等消化道出血的表现,既往有乙型肝炎病史14年,考虑肝炎继发肝硬化,进而导致门脉高压。门脉高压导致侧支循环建立,其中最主要的是胃底食管静脉曲张,迂曲的血管受到粗糙食物摩擦时,可引起出血(E对),故本题选E。②急性糜烂性胃炎多见于服用非甾体消炎药等患者,表现为腹痛、上消化道出血等,但出血一般较轻(不选A)。③胃癌表现为无规律的上腹部疼痛,患者往往合并消瘦、贫血等(不选B)。④胃溃疡表现为规律性的进食痛(不选C)。⑤贲门黏膜撕裂多见于妊娠期孕妇或者大量饮酒的患者,呕吐剧烈,导致大量出血,可能会有休克等表现(不选D)。

【例735】【正确答案】A

【答案解析】①消化道空腔脏器疾病的确诊检查是消化道内镜下活检术,胃底食管静脉曲张患者镜下可见黏膜表面蜿蜒屈曲的条索或结节状隆起及静脉紫蓝色改变(A对),故本题选A。②食管X线钡餐造影检查可以诊断胃底食管静脉曲张,可见虫蚀样、蚯蚓样等改变,但不能确诊(不选E)。③腹部CT、MRI多用于腹部疾病的进一步检查和诊治(不选B、D)。④腹部B超多用于实质脏器疾病,如胆囊炎、胆囊结石等(不选C)。

【例736】【正确答案】A

【答案解析】①反映肝硬化患者肝功能最佳的血清检查是谷丙转氨酶,具有易测、准确率高等特点(A对),故本题选A。②γ谷氨酰转氨酶也是指标之一,但准确度较谷丙转氨酶低(不选C)。③白蛋白反映肝脏的合成功能(不选B)。④碱性磷酸酶升高多见于骨肉瘤(不选D)。⑤胆红素可反映出来肝功能的情况,但谷丙转氨酶更准确、更早出现异常(不选E)。

【例737】【正确答案】B

【答案解析】①肝纤维组织增生的指标:血清Ⅲ型前胶原肽(B对)、透明质酸、层粘连蛋白浓度明显增高,故本题选B。(昭昭老师提示:3,4名都是"粘"人的"蛋")②谷丙转氨酶(不选A)、白蛋白(不选C)、碱性磷酸酶(不选D)及胆红素(不选E)不能反映肝纤维化程度。

【例738】【正确答案】C

【答案解析】①中年男性,有长期饮酒史,出现腹痛及腹胀,结合患者B超表现,考虑酒精性肝硬化(C对),故本题选C。②慢性胰腺炎表现为上腹痛,B超提示胰腺钙化(不选A)。③胰腺癌最常见胰头癌,典型表现是进行性黄疸(不选B)。④慢性胆囊炎表现为右上腹痛(不选D)。⑤胃癌表现为不规律性腹痛,伴有恶病质消耗性表现(不选E)。

【例739】【正确答案】C

【答案解析】①肝硬化诊断最准确的方法是穿刺+活检(C对),故本题选C。②腹部CT(不选A)及MRI(不选D)有助于腹部脏器疾病的诊断。③ERCP造影是指将十二指肠镜插至十二指肠降部,找到十二指肠乳头,由活检管道内插入造影导管至乳头开口部,注入造影剂后行X线摄片,以显示胰胆管的技术(不选B)。④静脉胆囊造影用于急慢性胆囊炎、胆囊结石、肿瘤及胆囊功能异常等(不选E)。

【例740】【正确答案】D

【答案解析】①由肝硬化导致的昏迷,为肝性脑病(D对),故本题选D。②该患者未提供血生化检查,故不考虑低钠血症(不选A)。③本病未提供脑血管病的相关病史,故不考虑脑出血(不选B)、脑血栓(不选C)和颅内感染(不选E)。

【例741~742】【正确答案】AB

【答案解析】①漏出液常呈淡黄色,清亮,偶为假乳糜性,静置后不凝固,比重<1.018,Rivalta试验阴性,蛋白定量<30 g/L,腹水血清免疫球蛋白含量比值<0.5,细胞计数<100×10⁶/L,以淋巴细胞和间皮细胞为主(A对),故例741选A。②渗出液可呈黄色浆液性、血性、脓性或乳糜性。比重>1.018,Rivalta试验阳性,蛋白总量>30 g/L,腹水血清免疫球蛋白含量比值>0.5,以中性粒细胞为主,见于化脓性腹膜炎(B对),故例742选B;以淋巴细胞为主,多见于结核性腹水。

【例743~744】【正确答案】DA

【答案解析】①肝硬化并发自发性腹膜炎,腹水可因稀释而介于渗出液与漏出液之间(D对),故例

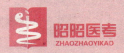

743 选 D。②结核性腹膜炎腹水呈渗出液（A 对），故例 744 选 A。③癌性腹水多为血性,反复检查可见癌细胞。④乳糜性腹水多为淋巴回流受阻所致。⑤漏出性腹水可见于心源性腹水、肾源性腹水、静脉阻塞性腹水、营养不良性腹水等。

【例 745】【正确答案】A

　　【答案解析】①上消化道出血是肝硬化最常见的并发症（A 对）,故本题选 A。②肝性脑病是肝硬化最严重的并发症以及最常见的死亡原因（不选 B）。③感染（不选 C）、肝肾综合征（不选 D）及肝肺综合征（不选 E）的发病率较上消化道出血低。

【例 746】【正确答案】A

　　【答案解析】①肝性脑病是肝硬化最严重的并发症以及最常见的死亡原因（A 对）,故本题选 A。②上消化道出血是肝硬化最常见的并发症（不选 E）。③自发性腹膜炎（不选 B）、肝肾综合征（不选 C）及电解质紊乱（不选 D）也是肝硬化常见的并发症,但并非最严重并发症。

【例 747】【正确答案】A

　　【答案解析】①肝性脑病是肝硬化最严重的并发症以及最常见的死亡原因（A 对）,故本题选 A。②上消化道出血（不选 B）、原发性肝癌（不选 C）、原发性腹膜炎（不选 D）及肝肾综合征（不选 E）为肝硬化的常见并发症,但并非肝硬化患者主要死因。

【例 748】【正确答案】B

　　【答案解析】①中年男性,既往有肝炎史,结合患者目前出现出血、肝病面容等,诊断为肝炎后肝硬化。此时患者出现发热及腹膜刺激征（腹部压痛、反跳痛及肌紧张）,故考虑肝硬化合并自发性腹膜炎（B 对）,故本题选 B。（昭昭老师提示:一旦出现肝硬化合并发热,往往就是自发性腹膜炎;如果出现 AFP 升高,答案为肝硬化合并肝癌;如果是肌酐、尿素氮升高,答案就是肝硬化合并肝肾综合征;如果合并血氧分压下降,答案就是肝硬化合并呼吸窘迫综合征）②腹腔转移癌可出现原发病变的表现（不选 A）。③肝硬化合并肝肾综合征多出现肾功能衰竭,血肌酐升高（不选 C）。④布-加综合征（不选 D）及继发性腹膜炎（不选 E）不是肝硬化的并发症。

【例 749】【正确答案】A

　　【答案解析】①肝硬化合并自发性腹膜炎最有价值的检查往往都是有创检查如送培养或活检（A 对）,故本题选 A。②X 线结肠钡剂造影是肠道疾病的常见检查方法（不选 B）。③腹部 CT 是胰腺炎等最有价值的影像学检查（不选 C）。④立位腹部 X 线平片多用于消化道穿孔的检查,膈下可见游离气体（不选 D）。⑤肝功能检查只是肝的一般检查（不选 E）。

【例 750】【正确答案】A

　　【答案解析】①中年男性,谷丙转移酶升高提示肝功能异常,结合患者出现乏力、食欲缺乏等,初步诊断为肝炎后肝硬化。②患者有发热及腹膜刺激征（腹部压痛、反跳痛及肌紧张）,故考虑肝硬化合并自发性腹膜炎（A 对）,故本题选 A。③胆系感染的表现是黄疸、腹痛、寒战高热等（不选 B）。④结核性腹膜炎患者表现为低热、盗汗、乏力、食欲缺乏等（不选 C）。⑤细菌性痢疾患者出现黏液脓血便等（不选 D）。⑥肝病破裂会出现急性突发急腹症（不选 E）。

【例 751】【正确答案】B

　　【答案解析】①肝硬化的并发症包括上消化道出血、肝性脑病、自发性腹膜炎、肝肾综合征、肝肺综合征和原发性肝癌,其中自发性腹膜炎表现为腹痛、腹水迅速增长和发热,腹水检查为渗出液,与题干相符（B 对）,故本题选 B。②肝性脑病最主要的表现是神志不清（不选 A）。③门静脉血栓形成导致肠壁水肿出现消化不良等（不选 C）。④原发性腹膜炎表现为腹膜刺激征（不选 D）。⑤肝肾综合征患者会出现肾功能异常,如肌酐升高等（不选 E）。

【例 752】【正确答案】A

　　【答案解析】①青年男性,既往有肝硬化病史。患者目前出现发热、腹痛,考虑肝硬化并发自发性腹膜炎。自发性腹膜炎的主要体征是腹部压痛、反跳痛及肌紧张（A 对）,故本题选 A。②蜘蛛痣及肝掌是肝功能减退的表现（不选 B）。③腹部移动性浊音是肝硬化导致大量腹水的表现（不选 C）。④脾大是肝

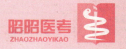

硬化导致门脉高压,进而导致脾淤血所致(不选 D)。⑤**腹壁静脉曲张**呈海蛇头样是肝硬化导致门脉高压,进而导致侧支循环建立,门静脉血液经过腹壁静脉回流到上、下腔静脉,引起腹壁静脉淤血曲张,产生海蛇头样改变(不选 E)。

【例 753】【正确答案】C

　　【答案解析】①该中年男性处于**肝硬化失代偿期**,出现**呼吸困难**,血气分析示低氧血症,抗生素治疗无效,最可能并发了肝肺综合征,典型表现为严重肝病、肺血管扩张和低氧血症三联征(C 对),故本题选 C。②**肺炎**表现为咳嗽咳痰,且抗生素治疗往往有效(不选 A)。③**肝肾综合征**是肝硬化患者出现肾衰竭,肌酐等指标升高(不选 B)。④**支气管哮喘**表现为反复发作的喘息,夜间或清晨加重,往往可以自行缓解(不选 D)。⑤**急性左心衰**患者表现为咳出大量粉红色泡沫状痰,肺部有大量的湿啰音(不选 E)。

【例 754】【正确答案】E

　　【答案解析】①乙型肝炎肝硬化是一种常见的慢性肝病,由乙肝病毒引起。肝细胞弥漫性变性坏死,继而出现纤维组织增生和肝细胞结节状再生,这三种改变反复交替进行,导致肝小叶结构和血液循环途径逐渐被改建,使肝变形、变硬而出现肝硬化。乙型肝炎后肝硬化的主要并发症有肝癌(不选 A)、门脉高压(不选 B)、肝功能衰竭(不选 D)、**门静脉血栓形成**,急性肠系膜上静脉血栓(不选 C)等。②肝硬化导致门静脉回流受阻,肝静脉血流并不变慢,**不会形成肝静脉血栓**(E 对),故本题选 E。

【例 755】【正确答案】B

　　【答案解析】①肝硬化＋腹水患者,此时患者体内的钾离子浓度 6.3 mmol/L,大于 5.5 mmol/L,属于高钾血症,首先应降血压,可以应用葡萄糖＋胰岛素治疗等,此时不宜再应用保钾利尿剂如**螺内酯**(B 错),否则会**加重高血钾症**,甚至引起心脏骤停,故本题选 B。②10％葡萄糖酸钙 20 mL 缓慢静脉注射是对抗高血钾的心脏毒性(不选 A);葡萄糖加胰岛素静点可治疗高血钾(不选 E)。③输注白蛋白增加胶体渗透压(不选 C)及控制液体量减少水摄入(不选 D)等都是对症治疗,可以减轻腹水。

【例 756】【正确答案】B

　　【答案解析】①利尿剂主要选用**螺内酯**(安体舒通)和速尿。螺内酯为保钾利尿药,单独用可致高血钾;速尿为排钾利尿药,单独使用时应同时服氯化钾。②目前主张联合使用螺内酯和速尿,开始用螺内酯 100 mg/d,数天后加用 40 mg/d 的速尿(B 对,C、D、E 错),故本题选 B。③甘露醇多用于颅内压升高患者(不选 A)。

【例 757】【正确答案】A

　　【答案解析】肝硬化大量应用速尿后容易产生**低钾血症**,可出现无力、恶心、呕吐、心律失常等表现(A 对,B、C、D、E 错),故本题选 A。

【例 758】【正确答案】E

　　【答案解析】①患者在肝硬化失代偿期出现低蛋白血症,并未出现贫血和凝血异常等,应该只**给予白蛋白静脉滴注**,不宜应用血浆等血液制品,以免增加感染病毒或细菌经血液传播的机会(E 对),故本题选 E。②目前输血主张成分输血(不选 A);血浆中含有大量的凝血因子,肝硬化患者因为肝功能减退导致凝血因子减少,引起出血,所以肝硬化合并凝血功能异常的患者,可输入血浆来改善凝血功能(不选 B、C);冷沉淀是指血浆冷沉淀中含有Ⅷ因子及纤维蛋白原,可治疗缺乏Ⅷ因子及纤维蛋白原而出血不止的患者或血友病患者(不选 D)。

【例 759】【正确答案】D

　　【答案解析】①自发性细菌性腹膜炎是肝硬化伴腹水患者常见的并发症之一,表现为短期内腹水迅速增加,对利尿剂反应差,伴腹泻、腹痛、腹胀、发热。本题中患者出现发热、腹痛、腹胀、尿少,推测可能发生了**自发性细菌性腹膜炎**,因此查体应关注有无腹膜刺激征,即**腹部压痛、反跳痛和肌紧张**(D 对),故本题选 D。②蜘蛛痣及肝掌(不选 A)是肝硬化失代偿期的主要表现,主要因为雌激素在肝内灭活减少导致。③腹壁静脉曲张(不选 B)及脾大(不选 C)主要是门脉高压所致。④腹水主要是门脉高压所致,当腹水量＞1 000 mL,就出现腹部移动性浊音(不选 E)。

【例 760】【正确答案】B

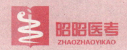

【答案解析】自发性细菌性腹膜炎时腹水短期内迅速增多，对常规针对腹水的治疗如限盐限水、利尿、放腹水、输白蛋白反应差（不选A、C、D、E），最重要的是应用有效抗生素，消除导致腹膜炎的病原菌（B对），故本题选B。

第2节　门静脉高压症

【例761】【正确答案】E

【答案解析】肝的血液供应来自门静脉的占70%～75%，其余来自肝动脉（E对，A、B、C、D错），故本题选E。

【例762】【正确答案】C

【答案解析】门静脉主干是由肠系膜上、下静脉和脾静脉汇合而成（C对，A、B、D、E错），故本题选C。

【例763】【正确答案】D

【答案解析】肝Glisson纤维鞘内包裹的管道有门静脉、肝动脉、肝胆管，不含肝静脉，肝静脉位于第二肝门（D对，A、B、C、E错），故本题选D。

【例764】【正确答案】A

【答案解析】①门静脉与腔静脉有四个交通支，即胃底、食管下段交通支，直肠下段、肛管交通支，前腹壁交通支和腹膜后交通支。②四个交通支中最主要的是胃底、食管下段交通支，胃底食管静脉曲张破裂可引起致命的大出血（A对，B、C、D错），故本题选A。③肝被膜交通支不是门静脉与腔静脉的交通支（不选E）。

【例765】【正确答案】D

【答案解析】①肝硬化是形成门脉高压的最常见原因（D对），故本题选D。②门脉高压其形成机制为门静脉血流阻力增加，肝内纤维组织广泛增生，再生的肝细胞结节对肝小叶内的肝窦产生压迫，并使其狭窄或闭塞，导致门静脉血回流受阻，引起门静脉压力增高。③门静脉主干先天性畸形（不选A）、肝静脉血栓形成、狭窄（不选B）、肝段下腔静脉阻塞（不选C）及各种原因致脾静脉血流量过大（不选E）不是导致门脉高压的主要原因。

【例766】【正确答案】D

【答案解析】①中年男性，长期乙肝病史，结合患者出现腹壁静脉曲张，考虑肝硬化。②肝硬化患者肝结构发生改变，出现门静脉高压。门脉高压导致脾大及脾功能亢进，脾的主要功能是灭活细胞，脾功能亢进导致三系细胞减少，特别是血小板（D对），故本题选D。③营养不良（不选A）、溶血（不选B）、骨髓抑制（不选C）及出血（不选E）不是肝硬化患者血小板减少的主要病因。

【例767】【正确答案】C

【答案解析】①肝硬化导致食管胃底静脉曲张破裂出血，是最常见的上消化道出血的病因之一，出血后门脉压力降低，脾缩小（不选B）。②血液进入上消化道之后，经过肠道细菌作用进入门静脉系统，导致血尿素氮增高（不选A）及肝性脑病，患者意识障碍（不选D）。③出血导致血容量减少，为保持一定的水钠平衡，肾出现少尿（不选E）。④腹水的形成是多因素的，食管静脉曲张破裂出血不会对腹水量产生明显影响（C对），故本题选C。

【例768】【正确答案】D

【答案解析】①肝硬化门脉高压三大改变：胃底食管静脉曲张、腹水、脾大及脾功能亢进。②脾功能亢进导致三系细胞减少，其中减少最明显的是血小板（D对），故本题选D。③病毒感染（不选A）、消化道出血（不选B）、肝功能减退（不选C）及营养不良（不选E）不是导致肝硬化全血细胞减少的主要病因。

【例769】【正确答案】A

【答案解析】①脾大的主要原因是门静脉淤血导致脾静脉淤血，进而引起脾窦扩张红细胞淤滞，出现脾大（A对），故本题选A。②脾窦巨噬细胞增多（不选B）、脾内淋巴细胞聚集（不选C）、脾内纤维组织增生（不选D）及脾小体多量中性粒细胞浸润（不选E）为脾静脉淤血导致脾窦扩张红细胞淤滞，进而引起脾大的继发性改变。

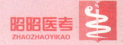

【例770】【正确答案】D

【答案解析】①肝硬化导致两大典型表现:肝功能减退和门脉高压。②肝功能减退的主要表现是肝掌、蜘蛛痣和黄疸(不选 E),门脉高压表现为腹水(不选 A)、脾大(不选 B)、门静脉增宽(不选 C)及食管下段、胃底静脉曲张,其中最典型的改变是胃底食管静脉曲张(D 对),故本题选 D。

【例771】【正确答案】C

【答案解析】①中年男性,呕血病史,同时有黄疸及腹壁静脉曲张,肝略大,故考虑诊断为肝硬化。呕血为肝硬化导致胃底食管静脉曲张所致的消化道大出血(C 对),故本题选 C。②胆石症所致胆道出血多有腹部绞痛(不选 A)。③消化性溃疡患者多有腹部典型的周期性疼痛,但无黄疸(不选 B)。④晚期胃癌出血患者多有肿瘤消耗恶病质的表现(不选 D)。⑤胆管肿瘤所致胆道出血主要表现为黄疸及胆道出血(不选 E)。

【例772】【正确答案】C

【答案解析】①食管胃底曲张静脉破裂首选X 线钡餐检查,可见虫蚀样、蚯蚓样改变(C 对),故本题选 C。②腹部 X 线(不选 A)、CT(不选 E)及 B 型超声(不选 B)无法发现食管的疾患,而腹腔动脉造影(不选 D)仅能显示动脉血管的问题。

【例773】【正确答案】B

【答案解析】①三腔管压迫止血是治疗胃底食管静脉曲张破裂出血的最有效方法。该患者目前出现大出血,已经休克了,首选抗休克治疗(不选 A)。首选静脉注射垂体后叶素(不选 C),如果效果不佳,可行三腔管压迫止血(不选 E)及内镜下止血治疗(不选 D)。②该患者首选保守治疗,不一定需要手术治疗,可暂不行手术治疗(B 错),故本题选 B。

【例774】【正确答案】E

【答案解析】①肝硬化门脉高压诊断最具有特征意义的表现是侧支循环开放,其中最典型的改变是胃底食管(E 对),故本题选 E。②腹水(不选 A)、脾大(不选 B)、内分泌紊乱(不选 C)及出血倾向和贫血(不选 D)都是肝硬化的临床特点,但并不是最具有特征意义。

【例775】【正确答案】D

【答案解析】①门脉高压三大表现是胃底食管静脉曲张、腹水、脾大及脾功能亢进。其中最典型的改变是胃底食管静脉曲张,X 线钡餐检查可见典型的食管下段蚯蚓样、串珠样及菊花样改变(D 对,E 错),故本题选 D。②蜘蛛痣是肝功能减退的重要表现(不选 B)。③肝硬化门脉高压超声显示肝回声不均匀(不选 A)及可出现肝功能异常(不选 C),但并非门脉高压的最有价值的。

【例776】【正确答案】C.

【答案解析】①门静脉高压症通过断流和分流手术,减轻静脉曲张程度,以达到预防食管胃底静脉破裂所致大出血的目的(C 对),故本题选 C。②解除脾亢(不选 A)、消除腹水(不选 B)、改善肝功能(不选 D)及防止肝性脑病(不选 E)不是外科治疗门静脉高压症的主要目的。

【例777】【正确答案】D

【答案解析】①急诊手术一般可选择断流术,如贲门周围血管离断术,胃底横断术或食管下端、贲门、胃底切除术等(D 对),故本题选 D。②条件较好的患者可行急诊分流术分为选择性分流和非选择性分流术,包括近端脾肾分流术,远端脾肾分流术,胃冠状静脉-下腔静脉分流术,肠系膜上静脉-下腔静脉分流术,脾腔、门腔静脉分流术等(不选 B、C)。③食管、胃底静脉重度曲张有出血危险或已有破裂出血史的择期手术患者,宜选择恰当的分流术,有条件时应尽可能行脾肾静脉分流术。④对重度脾功能亢进而静脉曲张较轻的患者,可考虑行单纯脾切除术(不选 E)及大网膜脾窝填塞术。⑤经颈静脉肝内门体分流术能有效降低食管静脉出血,但不是最佳手术方式(不选 A)。

【例778】【正确答案】C

【答案解析】贲门周围血管离断术需离断的血管包括胃冠状静脉、胃短静脉、胃后静脉、左膈下静脉(不选 A、B、D、E),不包括胃网膜右静脉(C 错),故本题选 C。(昭昭老师速记:如你有"后"代,"冠"着他,孩子"短"处将会很多,孩子会走"下"坡路)

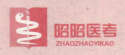

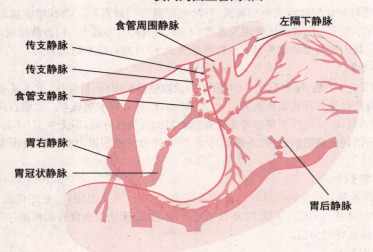

贲门周围血管离断术

食管周围静脉　　　　　　　左隔下静脉

传支静脉

传支静脉

食管支静脉

胃右静脉

胃冠状静脉

胃后静脉

第3节　肝性脑病

【例779】【正确答案】B

【答案解析】①肝性脑病是由严重肝病引起的，以代谢紊乱为基础的中枢神经系统功能失调综合征，常有明显的诱因如低钾低氯碱中毒、上消化道出血（不选A）、大量排钾利尿、放腹水、高蛋白饮食、镇静催眠药、麻醉药、便秘（不选C）、低血糖（不选D）、尿毒症、外科手术、感染、缺氧（不选E）等。②肝性脑病的病因为血氨升高，氨为碱性的，当机体发生高钾性酸中毒时，氨和酸能结合，降低血氨的水平，减少肝性脑病的发病率（B错），故本题选B。

【例780】【正确答案】D

【答案解析】①可诱发肝性脑病的常见电解质紊乱是低钾低氯性碱中毒。②碱中毒可促使肠道中的氨产生及吸收增加，诱发肝性脑病（D对，A、B、C、E错），故本题选D。

【例781】【正确答案】C

【答案解析】①中年男性，肝功能异常，考虑肝硬化。②患者目前出现昏睡等，考虑出现了肝性脑病（C对），故本题选C。（昭昭老师提示：只要是肝硬化患者，出现神志不清、昏迷等，往往提示肝性脑病）③该题干未描述脑血管病史，故患者不出现脑血管意外（不选A）。④肝肺综合征主要是肝硬化患者出现顽固性低氧血症（不选B）。⑤肝肾综合征主要是肝硬化患者出现少尿及肌酐升高（不选D）。⑥低血容量性休克是肝硬化患者表现为低血压，末梢循环灌注不足（不选E）。

【例782】【正确答案】B

【答案解析】①肝性脑病的临床分期：0期为潜伏期，无明显临床表现；1期为前驱期（不选A），出现轻度性格改变与行为失常，应答尚准确，但吐词不清且较缓慢；2期为昏迷前期（不选E），以意识错乱、睡眠障碍、行为失常为主，定向力和理解能力减退，不能完成简单的计算和智力构图，肌张力增高，病理反射可有阳性；3期为昏睡期（不选D），以昏睡与精神错乱为主，可以唤醒，但有神志不清和幻觉，扑翼样震颤仍可引出；4期为昏迷期（不选C），神志完全丧失。②肝性脑病的临床分期中没有兴奋期（B错），故本题选B。

【例783】【正确答案】A

【答案解析】肝性脑病前驱期的主要表现是轻微性格改变和精神异常，如焦虑、欣快、激动、淡漠、睡眠倒错、健忘等，可有扑翼样震颤，脑电图多数正常（A对，B、C、D、E错），故本题选A。

【例784】【正确答案】E

【答案解析】①肝性脑病的主要机制是血氨升高，故患者需要测定血氨（E对），故本题选E。②肝硬

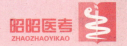

化时肝功能减退,丙氨酸氨基转移酶升高(不选 B);肝功能异常,肝的合成能力下降,白蛋白、球蛋白生成减少(不选 A、C);肝硬化患者晚期门脉高压引起脾大及脾功能亢进,进而出现血小板减少(不选 D)。

【例 785】【正确答案】E

【答案解析】①肝性脑病灌肠时需清除积食、积血或其他含氮物质,常用弱酸或生理盐水,忌用碱性肥皂水灌肠,也可用乳果糖 500 mL 保留灌肠(E 对),故本题选 E。②弱碱性溶液(不选 A)及肥皂水(不选 B)会增加肠道碱性,导致氨吸收增加,导致肝性脑病加重。③中草药汤剂(不选 C)及中性液(不选 D)属于的对症治疗,效果较乳果糖差。

【例 786】【正确答案】B

【答案解析】①肝性脑病患者灌肠或导泻时应禁用肥皂水,因为肥皂水可增加肠道碱性,导致肝性脑病加重(B 对),故本题选 B。②肝性脑病患者可以用酸性液体如乳果糖加水(不选 E)、生理盐水加食醋(不选 D)等灌肠,以减少氨的生成和吸收。③25%硫酸镁(不选 A)和生理盐水(不选 C)可用于肝性脑病的灌肠治疗。

【例 787】【正确答案】D

【答案解析】①乳果糖治疗肝性脑病的作用机制是在肠道内经过一系列的变化转变为乳酸,中和一部分氨从而减少氨的形成和吸收(D 对),故本题选 D。②促进肝细胞再生(不选 A)、抑制肠道细菌增殖(不选 B)、吸附肠内毒素(不选 C)及供给糖以提供热量(不选 E)均不是乳果糖发挥治疗肝性脑病的机制。

【例 788】【正确答案】B

【答案解析】①肝性脑病注射支链氨基酸可以纠正氨基酸不平衡,竞争性抑制芳香族氨基酸进入大脑,从而减少假性神经递质的形成(B 对),故本题选 B。②弱酸或生理盐水灌肠减少肠道内氨的形成和吸收(不选 A)。③门腔静脉分流术主要是降低门静脉压力,预防上消化道大出血(不选 C)。④纠正电解质紊乱(不选 D)及纠正酸碱平衡紊乱(不选 E)为一般性治疗。

第 4 节 肝脓肿

【例 789】【正确答案】E

【答案解析】胆道开口于十二指肠降部的后壁,十二指肠内的大肠埃希菌容易沿胆道系统逆行性感染,引发肝脓肿(E 对,A、B、C、D 错),故本题选 E。

【例 790】【正确答案】D

【答案解析】①细菌性肝脓肿起病急,常伴有寒战、高热。②细菌性肝脓肿较小,多为多发性;阿米巴性肝脓肿常为单发,较大。③阿米巴性肝脓肿患者粪便中可以找不到阿米巴原虫,其脓液是褐色,无臭味(D 对),故本题选 D。④昭昭老师提示:细菌性肝脓肿和阿米巴性肝脓肿的对比如下:

	细菌性肝脓肿	阿米巴性肝脓肿
病因	胆道感染	继发于细菌性痢疾之后
表现	起病急,寒战高热	病情进展较慢,可有不规则发热
体征	肝区压痛	肝区有压痛
检查	白细胞升高、血液细菌培养可阳性	血清阿米巴抗体阳性
脓液	黄白色	棕褐色、咖啡色
脓肿	多发、小脓肿	单发、大脓肿
治疗	抗生素治疗有效	抗阿米巴药物治疗有效
昭昭老师速记	—	"单"身的"爸爸"爱喝"咖啡"

【例 791】【正确答案】D

【答案解析】①细菌性肝脓肿常继发于肠道感染(不选 C),脓肿较小,常多发(不选 B)。②细菌培养可阳性(不选 E),全身中毒症状明显(不选 A),可表现为寒战高热等。③脓液多为大肠埃希菌感染所致,呈黄白色,咖啡色脓液多见于阿米巴性肝脓肿(D 错),故本题选 D。

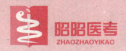

【例792】【正确答案】D

　　【答案解析】①细菌性肝脓肿属于感染性疾病，具有起病急（不选 E）、寒战高热（不选 B）、肝大（不选 A）、肝区胀痛（不选 C）及叩击痛等特点。②肝脓肿胆道正常，不会出现胆道梗阻，故**胆囊不会肿大**（D 错），故本题选 D，最常见胆囊肿大的疾病是胰头癌。

【例793】【正确答案】D

　　【答案解析】①该患者 AFP 阴性，排除肝癌；无胆绞痛史，排除胆囊炎。寒战高热提示为炎症，炎症最典型的改变是红、肿、热、痛，同时出现肝肿大、质中、触痛，故诊断为**急性细菌性肝脓肿**（D 对），故本题选 D。②**膈下脓肿**一般只出现于一侧胸膜反应及膈肌抬高（不选 E）。③急性化脓性胆囊炎（不选 A）多表现为右上腹痛，向右肩部放射。④阿米巴性肝脓肿（不选 B）多为单发脓肿，脓肿咖啡色。⑤原发性肝癌（不选 C）主要是肝区疼痛，肝进行性肿大，AFP 阳性。

【例794】【正确答案】E

　　【答案解析】①肝、胆、胰、脾、肾**首选的检查方法**都是 B 超（E 对），故本题选 E。②CT、MRI 是进一步的检查（不选 B，C）。③X 线对肝脓肿诊断的意义不大（不选 A）。④放射性核素检查主要有肝血管瘤显像、肝胆显像、异位胃黏膜显像和活动性消化道出血显像（不选 D）。

【例795】【正确答案】B

　　【答案解析】①**B 型超声**多用于胸腔积液、腹水等的定位诊断，并为**穿刺进行准确定位**（B 对），故本题选 B。②X 线对肝脓肿的意义不大（不选 A）。③CT、MRI 是进一步的检查（不选 C，D）。④肝动脉造影主要用于肝癌、肝血管瘤等的检查（不选 E）。

【例796】【正确答案】A

　　【答案解析】①肝脓肿往往为厌氧菌与需氧菌混合感染，**需早期大量应用广谱抗生素**，疗程宜长，如氨基糖苷类加甲硝唑或林可霉素类，或用第二代甚至第三代头孢菌素加甲硝唑类，直到症状控制（A 对），故本题选 A。②如果抗生素治疗无效，下一步的处理是穿刺引流或切开引流术（不选 B，C，E）。③理疗为一般的对症治疗，而非最主要治疗（不选 D）。

【例797】【正确答案】A

　　【答案解析】①肝区疼痛＋寒战高热→细菌性肝脓肿。②肝脓肿治疗首选大剂量抗生素保守治疗，对于**单个较大的直径在 2 cm 以上**的脓肿保守治疗很难吸收，需首选**经皮穿刺置管引流**（A 对，B，C，D，E 错），故本题选 A。

【例798】【正确答案】B

　　【答案解析】①青少年男性，表现为寒战、高热，白细胞明显升高，考虑感染性疾病。腹部 B 超示肝内多发液性暗区，故诊断为**细菌性肝脓肿**。首选的治疗方案是**静脉应用抗生素**（B 对），故本题选 B。②对于抗生素治疗效果不佳的患者或单个较大的脓肿可采用 **B 超引导下穿刺抽脓治疗**（不选 D）；穿刺治疗效果不佳的患者，选择腹腔镜引流术或脓肿切开引流术（不选 A、E）。③肝叶切除术是肝癌的治疗方法之一（不选 C）。

第5节　原发性肝癌

【例799】【正确答案】A

　　【答案解析】①**肝癌最常见**的肝外转移部位是**肺**（A 对，B，C，D，E 错），故本题选 A。②肝癌**最常见**的转移方式是**肝内转移**。

【例800】【正确答案】A

　　【答案解析】肝癌最主要的转移途径是肝内扩散，转移机制是侵犯**门静脉分支**，经过门静脉主干扩散到**肝内**，**首先转移**的部位是**肝门处的淋巴结**（A 对，B，C，D，E 错），故本题选 A。

【例801】【正确答案】E

　　【答案解析】肝癌最主要的转移途径是肝内扩散，转移机制是侵犯**门静脉分支**，经过门静脉主干扩散到**肝内**（E 对，A，B，C，D 错），故本题选 E。

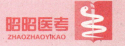

【例802】【正确答案】B

【答案解析】①中年男性,右季肋部不适,有长期乙肝肝硬化病史,结合患者出现肝肋下5 cm,即肝出现进行性肿大,故诊断为肝癌(B对),故本题选B。②肝脓肿主要表现为红、肿、热、痛(不选A)。③继发性肝癌有原发病疾病(不选C)。④乙肝活动期主要表现为肝区疼痛、黄疸、转氨酶升高等(不选D)。⑤肝结核表现为低热、盗汗、乏力、食欲缺乏等(不选E)。

【例803】【正确答案】B

【答案解析】①中年男性,长期乙肝病史,结合患者出现右腹部膨隆,说明有肿块,且为血性腹腔积液,故诊断为肝癌(B对),故本题选B。②肝脓肿主要表现为肝区红、肿、热、痛(不选D)。③肝包虫病(不选A)、肝囊肿(不选C)、肝血管瘤(不选E)等不在执业和助理医师的考试范畴。

【例804】【正确答案】E

【答案解析】①肝癌的主要标志物是AFP即甲胎蛋白(E对),故本题选E。②结肠癌主要标志物是癌胚抗原(不选A)。③肝硬化主要标志物是谷氨酰转肽酶(不选D)。④心肌梗死主要标志物是乳酸脱氢酶(不选C)。⑤骨肉瘤主要标志物是碱性磷酸酶(不选B)。

【例805】【正确答案】E

【答案解析】①中年男性,既往有直肠癌病史,患者近期出现锁骨上淋巴结肿大,考虑直肠癌转移。②腹部B超提示肝占位,故考虑肝转移癌,肝转移癌患者AFP一般无升高(E对),故本题选E。③阿米巴肝脓肿表现为寒战、高热等,穿刺可见脓液(不选A)。④肝血管瘤及肝囊肿不在执业医师考试范畴(不选B)。⑤多发肝囊肿一般无明显表现,B超表现为多发的液性暗区(不选C)。⑥原发性肝癌表现为肝进行性肿大,AFP明显升高(不选D)。

【例806】【正确答案】C

【答案解析】①中年男性,既往有肝炎病史20年,患者目前出现乏力、腹胀等表现,且移动性浊音阳性,考虑病情已经发展为肝硬化,继发门脉高压。目前患者出现肝大,考虑肝硬化继发原发性肝癌。原发性肝癌的肿瘤学指标是甲胎蛋白(AFP)。甲胎蛋白由新生的幼稚肝细胞分泌,胎儿肝细胞没有发育(分化)完全,分泌的甲胎蛋白量很大,所以孕妇的甲胎蛋白阳性。肝癌细胞是尚未分化的肝细胞,能大量分泌甲胎蛋白(C对),故本题选C。②渗出性腹水的腹水铁蛋白>500 μg/L或铁蛋白腹水/血清比值>1.0,常提示恶性腹水(不选A)。③癌胚抗原是直肠癌等的肿瘤标记物(不选B)。④CA125升高多提示卵巢癌(不选D)。⑤腹水腺苷脱氨酶升高提示结核性腹膜炎(不选E)。

【例807】【正确答案】C

【答案解析】①肝癌治疗最有效及首选的方法是手术,适用于肿瘤较小的患者,即直径在5 cm以内的单发或者多发但位置局限的微小肝癌和小肝癌,此肿瘤的大小是3 cm,可以切除(C对),故本题选C。②如果肝内肿瘤直径较大,>5 cm,可行经股动脉插管化疗(不选A)或经皮肿瘤穿刺注无水乙醇(不选B)。③肝癌原则上不做全身化疗(不选E)。④放射治疗在肝癌中应用较少(不选D)。

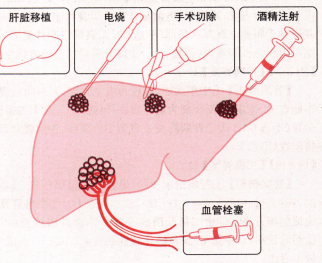

肝癌的各种治疗方法

肝脏移植　电烧　手术切除　酒精注射

血管栓塞

【例808】【正确答案】B

【答案解析】肝癌治疗最有效及首选的方法是手术(B对,A、C、D、E错),故本题选B。

【例809】【正确答案】D

【答案解析】①乙型肝炎病史10年+肝肋下3 cm+移动性浊音阳性→肝癌,最好的肿瘤标记物是

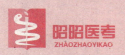
AFP（甲胎蛋白）（D对），故本题选D。②结肠癌的主要标志物是CEA即癌胚抗原（不选A）。③卵巢上皮性肿瘤的主要标志物是CA125（不选B）。④小细胞肺癌的主要标志物是CK19（不选C）。⑤胰腺癌的主要标志物是CA19-9（不选E）。

【例810】【正确答案】D

【答案解析】①了解有无肝癌首选的检查方法是B超（肝、胆、胰、脾、肾疾病检查都首选B超）（D对），故本题选D。②PET－CT检查（不选A）、MRI检查（不选B）、放射性核素扫描（不选C）及肝动脉造影（不选E）为肝脏疾病的进一步检查，而非首选检查。

第4章　胆道疾病

【例811】【正确答案】C

【答案解析】①胆囊管、肝总管和肝下缘所构成的三角区域称为胆囊三角（Calot三角）。胆囊动脉、肝右动脉、副右肝管在此区穿过，是胆道手术极易发生误伤的区域（C对，A、B、D、E错），故本题选C。②胆囊淋巴结位于胆囊管与肝总管相汇处夹角的上方，可作为手术寻找胆囊动脉和胆管的重要标志。

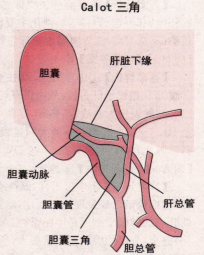

Calot三角

【例812】【正确答案】B

【答案解析】胆囊管与肝总管汇合成胆总管，是连接胆囊与胆总管之间的管道（B对，A、C、D、E错），故本题选B。

【例813】【正确答案】E

【答案解析】①左、右肝管汇合形成肝总管（不选A），肝总管与胆囊管汇合形成胆总管（不选B）。②胆总管分为十二指肠上段、后段、胰腺段和十二指肠段（不选D）。③乏特壶腹通常开口于十二指肠降部（不选C）。④胆总管长7～9 cm，直径0.6～0.8 cm（E对），故本题选E。

【例814】【正确答案】A

【答案解析】①胆囊结石可表现为消化不良等胃肠道症状，大多数患者仅在进食后，特别是进油腻食物后，出现上腹部或右上腹部隐痛不适、饱胀，伴嗳气、呃逆等（不选B），可向右肩放射（不选E）。②胆绞痛是其典型表现，当饱餐、进油腻食物后胆囊收缩，或睡眠时体位改变，特别是较大的单发结石，结石移位并嵌顿于胆囊壶腹部或颈部（不选C），胆囊排空胆汁受阻，胆囊内压升高，胆囊强力收缩而发生绞痛，后期可出现急性胆囊炎（不选D）。③部分胆囊结石患者终生无症状，称为静止性结石（A错），故本题选A。

【例815】【正确答案】B

【答案解析】①中年女性，表现为右上腹痛，同时向右肩部放射，此为胆囊疾病的典型表现（B对），故本题选B。②阑尾炎表现为右下腹痛（不选A）。③十二指肠溃疡穿孔表现为突发上腹部疼痛，迅速波及全腹（不选C）。④急性胰腺炎表现为中上腹痛，伴向腰背部放射（不选D）。⑤肝炎多有实验室检查标记物阳性（不选E）。

【例816】【正确答案】D

【答案解析】①若病情未缓解，患者出现腹部压痛、反跳痛、肌紧张等体征，结合高热症状，故诊断为结石性急性坏疽性胆囊炎（D对），故本题选D。②急性坏死性胰腺炎（不选A）主要表现为中、左上腹痛，血淀粉酶升高。③十二指肠溃疡穿孔并弥漫性腹膜炎（不选B）表现为突发剧烈腹痛，腹部呈板状腹。④胆总管结石（不选C）及急性化脓性胆管炎（不选E）表现为寒战高热、腹痛及黄疸，该患者未出现黄疸，故不考虑。

【例817】【正确答案】E

【答案解析】①病情进一步加重出现黄疸，是胆囊结石进入肝总管并堵塞远端，导致胆红素排泄障碍

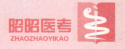

所致,为梗阻性黄疸(E 对),故本题选 E。②急性坏死性胰腺炎主要表现为剧烈腹痛,血淀粉酶升高,一般无黄疸(不选 A)。③胆囊穿孔性腹膜炎表现为严重腹膜炎,无黄疸(不选 B)。④本病例未描述肝炎相关病史和治疗,故不考虑诊断为亚急性重型肝炎(不选 C)。⑤胆囊癌侵犯肝总管一般无发热及黄疸表现,故不考虑(不选 D)。

【例 818】【正确答案】B

【答案解析】①急性结石性胆囊炎初期炎症可能是由结石直接损伤受压部位的胆囊黏膜引起,细菌感染也是在胆汁淤滞的情况下出现。②致病菌多从胆道逆行进入胆囊,或经血液循环或淋巴途径进入胆囊,在胆汁流出不通畅时引起感染。③致病菌主要是革兰阴性杆菌,以大肠埃希菌最常见(B 对),故本题选 B;其他有克雷伯杆菌、粪肠球菌(不选 E)、铜绿假单胞菌(不选 A)等,且常合并厌氧菌感染(不选 C)。④幽门螺杆菌是导致胃炎及消化性溃疡的主要致病菌(不选 D)。

【例 819】【正确答案】C

【答案解析】①青年男性,表现为右上腹痛,向右肩部放射,局部有压痛,Murphy 征阳性,符合急性胆囊炎的典型表现,故诊断为急性胆囊炎(C 对),故本题选 C。(昭昭老师速记:急性胆囊炎=右上腹痛+右肩部反射+Murphy 征(+))。②十二指肠球部溃疡表现为典型的饥饿痛,进食后缓解(不选 A)。③急性胃炎多见于服用 NSAIDs 及应激所引发的胃部急性胃黏膜病变(不选 B)。④急性胰腺炎表现为剧烈中上腹部疼痛,向腰部放射,腹部可有 Cullen 征或 Grey-Turner 征等(不选 D)。⑤右肾结石主要表现为腹痛伴血尿(不选 E)。

【例 820】【正确答案】B

【答案解析】①B 型超声检查常常作为胆道结石、肿瘤、囊性病变诊断的首选方法(B 对),故本题选 B。②腹部 X 线对胆道疾病的诊断意义不大(不选 A),而 CT 及 MRI 是进一步检查(不选 D、E)。③口服胆囊造影是诊断胆囊疾病的常用检查方法(不选 C)。

【例 821】【正确答案】B

【答案解析】①B 型超声检查常常作为胆道结石、肿瘤和囊性病变诊断的首选方法(B 对),故本题选 B。②腹部 X 线对胆道疾病的诊断意义不大(不选 A),而 CT 及 MRI 是进一步检查(不选 C、D)。③PTC 为经皮穿刺胆道造影,多用于诊断肝内胆管结石(不选 E)。

【例 822】【正确答案】A

【答案解析】①胆囊切除术的指征是:结石≥3 cm,囊腔息肉>1 cm。②该患者 B 超发现胆囊内有一直径约 0.8 cm 的结石,不用手术,观察、随诊即可(A 对,D、E 错),故本题选 A。③溶石疗法(不选 B)及中药排石(不选 C)仅为治疗胆囊结石的一般性治疗。

【例 823】【正确答案】D

【答案解析】①胆囊切除术治疗胆囊结石及急性胆囊炎(D 对,C 错),故本题选 D。②胆囊切除+胆总管探查引流术适合于胆囊结石及胆总管直径>1 cm(不选 E)。③药物排石仅为治疗胆囊结石的一般性治疗(不选 A)。④体外震波碎石法多用于尿路结石的治疗(不选 B)。

【例 824】【正确答案】A

【答案解析】①胆囊切除术的适应证:有症状和(或)合并糖尿病(不选 B)、瓷化胆囊(不选 D)、胆囊无功能即胆囊造影不显影(不选 E)、伴有胆囊息肉容易并发癌变(不选 C)等。②胆囊结石切除术的指征是胆囊结石直径大于 3 cm。如果结石直径小于 1 cm 只需要观察无需手术治疗(A 对),故本题选 A。

【例 825】【正确答案】C

【答案解析】①急性胆囊炎是胆囊结石最常见的并发症,主要原因是胆囊管梗阻,胆汁排出受阻,其中 80%是由胆囊结石引起的,其他常见病因还有致病菌入侵等(C 对),故本题选 C。②胆道蛔虫症(不选 A)、肝脓肿(不选 B)、急性梗阻性化脓性胆管炎(不选 D)、急性胰腺炎(不选 E)也可继发于胆囊结石,但是发病率较低。

【例 826】【正确答案】A

【答案解析】①急性胆囊炎→Murphy 征(+)(A 对),故本题选 A。②急性胰腺炎→Grey-Turner 征

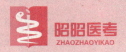

及 Cullen 征（＋）（不选 B，C）。③结核性腹膜炎→腹部揉面感（不选 E）。④反跳痛为腹膜刺激征的特点（不选 D）。

【例 827】【正确答案】E

【答案解析】①**急性胆囊炎**的典型体征是 **Murphy 征阳性**（E 对），故本题选 E。②细菌性肝脓肿主要表现为肝区疼痛，且患者肝区叩击痛阳性等（不选 A）。③胆管结石会出现 Charcot 三联征即腹痛、黄疸、寒战和高热（不选 B，C，D）。

【例 828】【正确答案】D

【答案解析】①右上腹部阵发性绞痛伴恶心＋高热＋黄疸→**急性化脓性胆囊炎**（D 对），故本题选 D。②急性阑尾炎为右下腹疼痛（不选 A）。③急性胰腺炎是中上腹痛向两侧腰背部放射（不选 B）。④溃疡穿孔是突发的中上腹疼痛（不选 C）。⑤胆道蛔虫症是腹部钻顶样疼痛（不选 E）。

【例 829】【正确答案】B

【答案解析】①急性胆囊炎患者右上腹或剑突下发作性疼痛，阵发性加剧。进食油腻食物后，伴恶心、呕吐、发热。体检右上腹压痛、Murphy 征阳性。该患者表现为**腹痛且无黄疸**，符合急性胆囊炎的特点，故诊断为**急性胆囊炎**（B 对），故本题选 B。②急性阑尾炎腹痛特点为转移性右下腹痛（不选 A）。③急性胰腺炎常突发剧烈腹痛，腹膜炎体征较为明显（不选 C）。④十二指肠溃疡多有周期性、季节性、节律性上腹部疼痛（不选 D）。⑤胆总管结石、胆管炎则多有巩膜及皮肤黄染（不选 E）。

【例 830】【正确答案】D

【答案解析】①单纯性胆囊炎患者采用非手术或手术治疗均可。②化脓性胆囊炎应尽早手术以防止穿孔，胆囊切除术适应证包括胆囊结石，急慢性胆囊炎，胆囊息肉，胆囊肿瘤等。③胆囊结石反复诱发急性胆囊炎应首选**胆囊切除术**（D 对，E 错），故本题选 D。④抗生素治疗（不选 A）、口服溶石剂（不选 B）、口服中药排石汤（不选 C）仅为一般性的对症治疗。

【例 831】【正确答案】C

【答案解析】①急性胆囊炎患者可由胆囊结石引起，右上腹或剑突下发作性疼痛，阵发性加剧。进食油腻食物后，伴恶心、呕吐、发热。体检右上腹压痛、Murphy 征阳性。该患者右上腹腹痛、向右肩部放射，符合**急性胆囊炎**的诊断（C 对），故本题选 C。②**十二指肠溃疡穿孔**多表现为突发的上腹痛，迅速波及全腹，可出现板状腹（不选 A）。③**肝外胆管结石**由于胆道梗阻导致胆红素排泄受阻，进而导致出现黄疸（不选 B）。④**急性胰腺炎**常突发剧烈腹痛，全腹呈腰带状疼痛向腰背部放射（不选 E）。

【例 832】【正确答案】D

【答案解析】①急性胆囊炎的急诊手术适应证：经非手术治疗无效，有全身中毒症状；临床怀疑有胆囊积脓者；年老体弱的高危患者，合并心肺功能障碍、胆囊炎病情较重者；合并糖尿病的急性胆囊炎，出现胆囊周围炎症者，应在积极术前准备下急诊手术以缓解病情。②该患者出现了**明显的腹膜刺激征**，说明病情在加重，应立即进行**手术治疗**（D 对），故本题选 D。③抗生素治疗（不选 A）、对症治疗（不选 B）、禁食、输液（不选 C）及中药治疗（不选 E）仅为一般性的对症治疗。

【例 833】【正确答案】B

【答案解析】①继发性腹膜炎最多见的致病菌是**大肠埃希菌**（B 对），故本题选 B。②若为混合型感染，多伴有厌氧菌感染（不选 A）。③溶血性链球菌（不选 D）及肺炎双球菌（不选 E）是原发性腹膜炎最常见的致病菌。④变形杆菌感染常导致恶臭分泌物，继发性腹膜炎中发病率低于大肠杆菌感染（不选 C）。

【例 834】【正确答案】C

【答案解析】①**急性胆管炎**的典型临床表现为 Charcot 三联征即**上腹部疼痛、寒战高热和黄疸**（C 对），故本题选 C。②急性出血性胰腺炎可出现 Cullen 征及 Grey－Turner 征（不选 B）。③急性憩室炎（不选 A）、十二指肠憩室（不选 D）及胃溃疡（不选 E）不会出现 Charcot 三联征。

【例 835】【正确答案】D

【答案解析】①**Charcot 三联征**最常出现于**肝外胆管结石**如胆总管结石，即腹痛、寒战高热、黄疸（D 对，C 错），故本题选 D。②胰头癌出现进行性黄疸，Courvoisier 征阳性（不选 A）。③胆囊结石出现 Mur-

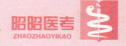

phy 征阳性(不选 B)。④肝门部胆管癌出现进行性黄疸,Courvoisier 征阴性(不选 E)。

【例 836】【正确答案】B

【答案解析】①肝外胆管结石典型的临床表现为 Charcot 三联征,即腹痛、寒战高热和黄疸。腹痛发生在剑突下及右上腹部,多为绞痛,呈阵发性发作,该患者表现为腹痛、寒战高热和黄疸,符合肝外胆管结石的典型表现,故诊断为肝外胆管结石及胆管炎(B 对,D 错),故本题选 B。②细菌性肝脓肿多表现为寒战高热及肝区叩击痛(不选 A)。③急性化脓性胆囊炎主要表现为右上腹痛,Murphy 征阳性,但一般无黄疸(不选 C)。④急性梗阻性化脓性胆管炎典型表现为 Reynolds 五联征:寒战高热、腹痛、黄疸、休克及中枢神经系统抑制表现(不选 E)。

【例 837】【正确答案】A

【答案解析】①B 超检查可发现胆管内结石及胆管扩张影像,为首选检查(A 对),故本题选 A。②ERCP 为逆行性胰胆管造影术,为胆道疾病的进一步检查,而非首选(不选 C);ERCP 患者术后可出现严重的并发症即急性胰腺炎,故近年来其已被胆道磁共振成像(MRCP)所取代(不选 B)。③PTC 为经皮肝穿刺胆道造影术,多用于诊断肝内胆管结石(不选 D)。④腹部 CT 主要用于腹部实质脏器疾病的诊治(不选 E)。

【例 838】【正确答案】E

【答案解析】①肝外胆管结石发生胆管完全梗阻和胆管内化脓性感染,可发生急性梗阻性化脓性胆管炎(AOSC)(E 对),故本题选 E。②细菌性肝脓肿破裂后患者体温可能会下降,疼痛会减轻,但会导致弥漫性腹膜炎(不选 A)。③肝外胆管结石并胆管炎主要表现为 Charcot 三联征及寒战高热、腹痛、黄疸等(不选 B)。④急性化脓性胆囊炎穿孔主要表现右上腹痛,穿孔后出现腹膜炎的表现,但一般无黄疸(不选 C)。⑤肝内胆管结石并胆管炎主要表现右上腹闷痛,黄疸较少发生(不选 D)。

【例 839】【正确答案】A

【答案解析】①AOSC 的治疗原则是紧急手术解除胆道梗阻并引流,及早有效降低胆管内压力,通常采用胆总管切开减压、T 管引流(A 对),故本题选 A。②联合应用大剂量抗生素(不选 B)及物理降温,支持治疗(不选 E)属于一般对症治疗。③如果急性梗阻性化脓性胆管炎患者出现了休克,可采用补液、恢复血容量治疗(不选 C);严重的感染性休克患者可短时间内给大量激素冲击治疗(不选 D)。

【例 840】【正确答案】A

【答案解析】①中年男性,右上腹痛,伴有黄疸、高热及腹痛,符合典型的 Charcot 三联征表现,故诊断为急性胆管炎、肝外胆管结石。肝外胆管结石及胆管炎的首选检查是 B 超,超声能观察结石大小和部位,如合并梗阻可见肝内、外胆管扩张,胆总管远端结石可因肥胖或肠气干扰而观察不清,如果应用超声内镜(EUS)检查可不受影响,对胆总管远端结石的诊断有重要价值(A 对),故本题选 A。②腹部 X 线多用于检查肠梗阻及消化性溃疡穿孔等疾病(不选 B)。③磁共振胰胆管成像是无损伤的检查方法,可以发现胆管梗阻的部位,有助于诊断(不选 C)。④腹部 CT 是胰腺炎及肠梗阻等疾病的检查方式(不选 D)。⑤经内镜逆行胰胆管造影属于有创检查,可以发现结石及部位,但可诱发胆管炎及急性胰腺炎,并可导致出血、胆漏等并发症(不选 E)。

【例 841】【正确答案】D

【答案解析】①肝外胆管结石出现 Charcot 三联征(腹痛、寒战高热、黄疸)说明有感染,所以诊断是肝外胆管结石并胆管炎,应行胆囊切除术。②由于患者有黄疸,还应行胆总管探查 T 管引流(D 对,A、B、C、E 错),故本题选 D。

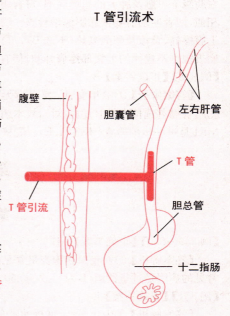

T 管引流术

腹壁
胆囊管
左右肝管
T 管
T 管引流
胆总管
十二指肠

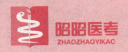

【例842】【正确答案】C

【答案解析】①Reynolds 五联征是急性梗阻性化脓性胆管炎的特征表现,即腹痛、寒颤高热、黄疸、休克及中枢神经系统症状(C 对),故本题选 C。②Trendelenburg 征又称单足站立试验,指在正常情况下,用单足站立时,臀中小肌收缩,对侧骨盆抬起,才能保持身体平衡,如果站立侧有先天性髋关节脱位时,因臀中小肌松弛,对侧骨盆不但不能抬起,反而下降,为单足站立试验阳性(不选 A)。③Whipple 三联征为胰岛素瘤典型症状(不选 B)。④Babinski 征阳性见于上运动神经元损伤(不选 D)。⑤Murphy 征见于急性胆囊炎(不选 E)。

【例843】【正确答案】D

【答案解析】①治疗急性梗阻性化脓性胆管炎的关键是胆总管切开减压 T 管引流(D 对,A、B 错),故本题选 D。②纠正水、电解质紊乱(不选 C)及使用多巴胺等药物扩张血管(不选 E)为一般性治疗。

【例844】【正确答案】A

【答案解析】治疗急性梗阻性化脓性胆管炎最常用的有效手术方式是胆总管切开减压 T 管引流(A 对,B、C、D、E 错),故本题选 A。

【例845】【正确答案】E

【答案解析】①肝门部的肿瘤压迫肝总管,导致患者出现黄疸,但是因为胆囊的通道未受损,所以不会出现胆囊肿大(E 对),故本题选 E。②胆总管结石(不选 A)、壶腹癌(不选 B)、胰头癌(不选 C)时胆道受阻,导致胆囊内胆汁淤积,出现胆囊肿大。③胆囊炎时胆囊壁充血、水肿、肥厚,也可导致胆囊肿大(不选 D)。

【例846】【正确答案】D

【答案解析】①中下段胆管癌因胆囊内的胆汁无法排出,进而导致胆汁淤积在胆囊内,出现肿大而无触痛的胆囊(D 对),故本题选 D。胰头癌时也可出现类似变化。②急慢性胆囊炎及胆囊结石时触诊胆囊可有压痛及 Murphy 征阳性(不选 A、B)。③胆囊颈部结石嵌顿导致右上腹痛,Murphy 征(+),但不会出现黄疸(不选 C)。④胆总管下段结石典型表现为黄疸、腹痛、寒战高热,即 Charcot 三联征(不选 E)。

【例847】【正确答案】E

【答案解析】①胆管癌因胆道梗阻导致黄疸,胆红素大量蓄积于胆囊内,导致胆囊肿大(Courviosier 征阳性),同时出现恶性肿瘤的消耗性表现,导致体重减轻。该患者为中年女性,上腹部不适伴皮肤黄染,右肋缘下可触及肿大的胆囊底部,符合胆管癌的表现(E 对),故本题选 E。②胆管癌与胰头癌的表现很相似,两者鉴别需要依靠影像学检查。③肝癌表现为肝的进行性肿大(不选 A)。④胆总管结石表现为右上腹疼痛、黄疸及寒战高热(不选 B)。⑤胆囊结石表现为右上腹疼痛,伴 Murphy 征(+)(不选 C)。⑥胃癌表现为不规律的上腹部疼痛,同时伴有贫血、消瘦等恶性消耗性表现(不选 D)。

【例848】【正确答案】B

【答案解析】①中年女性,表现为无痛性黄疸,体检发现右上腹可触及肿大的胆囊,考虑胆管癌。②胆管癌首选检查是 B 超(B 对),故本题选 B。③X 线对腹部胆道疾病诊断意义不大(不选 C)。④CT 及MRI 是进一步的检查(不选 A、E)。⑤核素扫描多用于骨转移癌和乳腺癌方面(不选 D)。

第5章　胰腺疾病

第1节　急性胰腺炎

【例849～850】【正确答案】AB

【答案解析】①在我国胰腺炎最常见的病因是胆道疾病(A 对),故例 849 选 A。②在国外胰腺炎最常见的病因是过量饮酒(B 对),故例 850 选 B。

【例851】【正确答案】E

【答案解析】①中年男性,进食油腻食物后出现腹痛,为持续性,且腰背部不适,考虑急性胰腺炎(胆

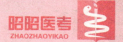

囊炎是向右肩部放射)。患者目前出现腹膜炎表现,右下腹穿刺抽出血性积液,进一步明确诊断为**急性胰腺炎**。②急性胰腺炎的发病机制是胆总管下段梗阻(不选 D),胰液不能排出,散播到胰腺组织内,导致胰蛋白酶原被激活,转变为**胰蛋白酶**,溶解胰腺组织,引起胰腺损害(E 对),故本题选 E。③急性胰腺炎是胰酶自身被激活后消化自身胰腺所致,与细菌感染无关(不选 A)。④胰腺供血动脉栓塞引起供血障碍(不选 B)及穿透性十二指肠溃疡导致胰腺炎性反应(不选 C)不是胰腺炎发病的主要机制。

【例 852】【正确答案】E

【答案解析】①**我国**胰腺炎**最常**见的病因是**胆道疾病**(不选 D),**国外**胰腺炎最常见的病因是**过量饮酒**(不选 C)。②其他原因如腹部外伤(不选 A)、暴饮暴食(不选 B)等,但是胃食管反流病不会引起胰腺炎(E 对),故本题选 E。

【例 853】【正确答案】D

【答案解析】①能使胰蛋白酶原转变为胰蛋白酶**最重要**的物质是**肠致活酶**(又称肠激活酶)(D 对,B、C、E 错),故本题选 D。②胃酸是导致消化性溃疡的主要致病物质(不选 A)。

【例 854】【正确答案】A

【答案解析】①胰腺分泌的消化酶有两种形式:有生物活性的酶(淀粉酶、脂肪酶和核糖核酸酶等)和以前体或酶原形式存在的无活性酶(胰蛋白酶原、糜蛋白酶原、前磷脂酶、前弹性蛋白酶、激肽释放酶原和前羟肽酶等)。②正常情况下,当胰液进入十二指肠后,在肠激酶作用下,**首先激活胰蛋白酶原**,形成**胰蛋白酶**,在胰蛋白酶作用下使各种胰消化酶原激活为有生物活性的消化酶,对食物进行消化(A 对),故本题选 A。一旦各种消化酶原被激活,其中起主要作用的消化酶有磷脂酶 A、激肽释放酶、弹性蛋白酶和脂肪酶等(不选 B、C、D、E)。

【例 855】【正确答案】D

【答案解析】①急性重症胰腺炎是较严重的病变,可有发热等一般表现(不选 C),严重者可致休克(不选 A)、呼吸衰竭(不选 B),此外还可导致胃肠道的应激性溃疡即消化道出血(不选 E)。②**急性重症胰腺炎**的临床表现不包括**腹泻**(D 对),故本题选 D。

【例 856】【正确答案】C

【答案解析】①中年女性,剧烈上腹痛,向背部放射,考虑**急性胰腺炎**(C 对),故本题选 C。②**急性胆囊炎**表现为右上腹腹痛,向右肩部放射(不选 A)。③**消化道穿孔**是突发的上腹部疼痛,可迅速波及全腹(不选 B)。④**急性阑尾炎**腹痛位于右下腹部(不选 D)。⑤**急性心绞痛或心肌梗死**是向左肩部放射(不选 E)。

【例 857】【正确答案】A

【答案解析】①青年男性,大量饮酒史,酒后出现剧烈腹痛,血淀粉酶升高及脐周围及两胁腹部皮肤青紫(Cullen 征及 Grey-Turner 征),符合**急性胰腺炎**的典型表现,故诊断为急性胰腺炎(A 对),故本题选 A。②**急性胆囊炎**的表现是右上腹痛,Murphy 征阳性(不选 B)。③**急性胃炎**的表现是胃痛不适及上消化道出血等(不选 C)。④**急性肝炎**的表现是低热、乏力、黄疸等(不选 D)。⑤**肠梗阻**的表现是痛、吐、胀、闭(不选 E)。

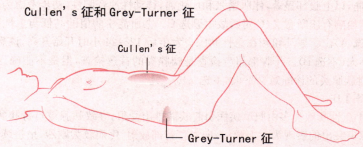

Cullen's 征和 Grey-Turner 征

【例 858】【正确答案】B

【答案解析】①**急性胰腺炎**的典型症状是上腹部持续性剧烈疼痛,**向后腰背部放射**(B 对),故本题选 B。②上腹部烧灼样疼痛,进食后可缓解→十二指肠溃疡(不选 A)。③阵发上腹部钻顶样疼痛,辗转体位→

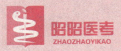

胆道蛔虫(不选 C)。④脐周阵发性疼痛,停止排便和排气→肠梗阻(不选 D)。⑤上腹部剧烈疼痛,向左上臂内侧放射→心肌梗死(不选 E)。

【例 859】【正确答案】D

【答案解析】①Cullen 征指急性出血坏死型胰腺炎因出血导致脐周青紫,是出血坏死型胰腺炎的典型表现;水肿型胰腺炎因为病情较轻,不会有这种表现。②鉴别水肿型和出血坏死型胰腺炎最有价值的是 Cullen 征,提示胰腺坏死(D 对),故本题选 D。③上腹剧痛向左腰背部放射为胰腺炎的典型表现,但并非最有意义的检查(不选 A)。④黄疸(不选 B)、发热(不选 C)、呕吐(不选 E)也是胰腺炎患者的表现,两种类型胰腺炎均可出现,无法鉴别。

【例 860】【正确答案】B

【答案解析】①急性胰腺炎常于饱餐和饮酒后突然发作,腹痛较为剧烈,多位于上腹部,向左肩及腰背部放射(B 对),故本题选 B。②胆源性者腹痛始发于右上腹,逐渐向左侧转移。病变累及全胰时,疼痛范围较宽并呈束带状向腰背部放射。③冠心病患者胸痛可以向左肩部(不选 E)及左上臂内侧放射(不选 A)。④强直性脊柱炎疼痛放射部位是下腰骶部(不选 C)。⑤左三叉神经痛可向左下颌部放射(不选 D)。

【例 861】【正确答案】D

【答案解析】血清淀粉酶于起病后 8 小时开始升高,24～48 小时达高峰后开始下降,持续 3～5 天(D 对,A、B、C、E 错),故本题选 D。

【例 862～863】【正确答案】CB

【答案解析】①急性出血坏死型胰腺炎最有意义的检查是腹部 CT 检查(C 对),故例 862 选 C。②早期原发性肝癌最有意义的检查是血清甲胎蛋白检测(B 对),故例 863 选 B。(昭昭老师速记:肝癌→AFP,炎症→血 CRP)

【例 864】【正确答案】D

【答案解析】①急性胰腺炎时,血淀粉酶往往升高,但淀粉酶的高低并不一定反映病情的严重程度,即有时急性胰腺炎病情很严重,但患者的血淀粉酶值可以很低(D 对,A 错),故本题选 D。②血清淀粉酶在 24～48 小时达峰值(不选 B);血清淀粉酶与疾病的严重程度不成正比,淀粉酶升高不一定是胰腺炎(不选 C);尿淀粉酶增高可持续 1～2 周(不选 E)。

【例 865】【正确答案】B

【答案解析】①急性胰腺炎的实验室检查中血清淀粉酶最早出现异常(B 对),故本题选 B。②尿淀粉酶升高较晚,发病后 24 小时开始升高(不选 A)。③血清脂肪酶 24～72 小时开始升高(不选 E)。④急性胰腺炎晚期会出现胰腺功能破坏,导致胰岛素分泌减少,出现高血糖(不选 C)。⑤血清正铁白蛋白即当腹腔内出血时,红细胞破坏释放血红蛋白,经脂肪酸和弹力蛋白酶作用,能变为正铁红素,后者与白蛋白结核成正铁血白蛋白,重症胰腺炎起病 72 小时内常为阳性(不选 D)。

【例 866】【正确答案】C

【答案解析】①根据餐后出现上腹疼痛,向左肩、腰背部放射及恶心、呕吐、腹胀,曾有胆结石史,巩膜可疑黄染,全腹压痛,以上腹部显著,伴肌紧张和反跳痛,移动性浊音阳性,初步考虑为急性胰腺炎。腹腔穿刺检查及测定淀粉酶有诊断意义(C 对),故本题选 C。②血淀粉酶值的高低与急性胰腺炎的病情严重程度不成正比(不选 A)。③尿淀粉酶在急性胰腺炎发生后 12～24 小时开始升高,该患者发病刚 4 小时,故尿淀粉酶意义不大(不选 B)。④腹部超声检查是胰腺炎的首选检查,但是不能确诊该疾病(不选 D)。⑤腹部 X 线检查对胰腺炎的诊断意义不大(不选 E)。

【例 867】【正确答案】B

【答案解析】①急性胰腺炎多由胆道疾病引起胰液排出受阻,导致胰腺被自身胰酶所溶解,诱发急性胰腺炎。急性胰腺炎突出的表现为左上腹痛,向左腰背部放射,疼痛较为剧烈,呈持续性剧烈腹痛。②本题为中年女性,表现为持续性剧烈腹痛,向左腰背部放射,考虑诊断为急性胰腺炎,首选检查是血淀粉酶(B 对),淀粉酶往往在数小时内升高,但其升高水平与胰腺炎的严重程度不成正比,故本题选 B。③尿淀粉酶升高的时间较晚,12～24 小时开始升高,该患者发病仅 6 小时,所以尿淀粉酶是阴性(不选 A)。④白

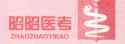

细胞计数一般升高,但是无特异性(不选 C)。⑤胆源性胰腺炎,胆红素可升高,但无特异性(不选 D)。⑥尿常规对本病意义不大(不选 E)。

【例868】【正确答案】C

【答案解析】①对重症急性胰腺炎诊断最有意义的检查是腹部增强 CT,可清楚显示胰腺坏死的程度及判断预后(C 对),故本题选 C。②淀粉酶(不选 A、D)及血清脂肪酶(不选 E)与疾病的严重程度不成正比。③B 超不能清楚显示胰腺坏死范围和程度(不选 B)。

【例869】【正确答案】C

【答案解析】①腹部 CT 可清楚显示胰腺坏死的程度及附近器官的受累情况,是诊断急性出血坏死型胰腺炎最有意义的检查(C 对),故本题选 C。②腹部 B 超是胰腺炎的首选检查,但不是最有意义的检查,因其结构显示不清(不选 B)。③立位 X 线腹平片(不选 A)多用于诊断肠梗阻、胃十二指肠溃疡穿孔诊断。④血常规(不选 D)、生化检查(不选 E)无明显特异性。

【例870】【正确答案】A

【答案解析】①急性胰腺炎首选的影像学检查方法是腹部 B 超(A 对),故本题选 A。②最有价值、最有意义的影像学检查方法是增强 CT 扫描。③腹部 X 线检查对胰腺炎的诊断意义不大(不选 B)。④CT、MRI 为胆囊炎的进一步检查(不选 C、D)。⑤胃镜多用于诊断上消化道疾病(不选 E)。

【例871】【正确答案】D

【答案解析】①胰腺炎分为水肿型和出血坏死型胰腺炎两种。水肿型胰腺炎病情较轻,常保守治疗,不属于急性胰腺炎手术适应证(D 对),故本题选 D。②多次反复发作的胰腺炎往往需要手术治疗(不选 A)。③继发性胰腺感染或脓肿需要及时手术清除感染,并同时应用抗生素抗感染治疗(不选 B)。④急性假性囊肿一般无需治疗,如果引起明显不适,需行手术治疗(不选 C)。⑤胆源性胰腺炎即反复的胆道疾病导致胰腺炎,需要手术治疗(不选 E)。

【例872】【正确答案】D

【答案解析】①中年男性,大量饮酒后出现剧烈上腹疼痛,并出现休克,脐周及背部可见大片青紫瘀斑(Cullen 征及 Grey - Turner 征),符合急性胰腺炎的典型表现,诊断为急性胰腺炎(D 对),故本题选 D。②十二指肠乳头肿瘤表现为进行性黄疸(不选 A)。③消化性溃疡并穿孔表现为突发剧烈上腹痛伴有板状腹(不选 B)。④急性肝脓肿表现为寒战高热及肝区叩击痛(不选 C)。⑤急性梗阻性化脓性胆囊炎表现为腹痛、寒战高热、黄疸、休克、中枢系统病变(不选 E)。

【例873】【正确答案】B

【答案解析】①急性胰腺炎首选的检查是腹部 B 超(B 对),故本题选 B。②腹部 X 线对胰腺炎的诊断意义不大(不选 A)。③血常规常提示贫血(不选 C)。④CA19-9 是胰腺癌的诊断指标(不选 D)。⑤肝功能情况不能反映胰腺炎的病情(不选 E)。

【例874】【正确答案】D

【答案解析】①对症治疗(不选 A)及应用广谱抗生素(不选 E)为一般的对症治疗,并非最重要的治疗。②择期手术会延误病情(不选 C)。③患者已出现休克,故最重要的治疗措施是纠正休克后急诊手术(D 对,B 错),故本题选 D。

【例875】【正确答案】C

【答案解析】①中年男性,大量饮酒病史,表现为剧烈腹痛,且脐周 Cullen 征(+),血淀粉酶明显升高,考虑急性胰腺炎。②手术措施中最重要的是坏死组织清除加引流,避免引发严重的腹膜炎(C 对),故本题选 C。

【例876】【正确答案】B

【答案解析】①急性胰腺炎患者多数有中度以上发热,持续 3~5 天,持续发热 1 周以上不退或逐日升高,尤其持续 2~3 周以上者,要警惕胰腺脓肿的可能。本病例中,胰腺炎患者,左上腹部压痛明显,尿淀粉酶一直居高不下,且白细胞明显增高,很可能并发胰腺脓肿(B 对,A 错),故本题选 B。②胰腺假性囊肿主要是压迫症状,发热和白细胞增高不明显(不选 C)。③败血症多表现为寒战、高热等全身中毒症

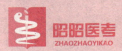

状,血培养可鉴别(不选 D)。④急性胆囊炎主要表现为右上腹腹痛,Murphy 征阳性(不选 E)。

【例 877】【正确答案】D

【答案解析】①胰腺炎的局部并发症包括胰腺假性囊肿和胰腺脓肿(D 对),故本题选 D。②急性出血坏死型胰腺炎导致应激性溃疡,发生上消化道大出血(不选 A),重者会引发休克,进而导致肾灌注不足,发生肾前性肾衰(不选 B);肾衰竭引起神志障碍,发生胰性脑病(不选 C);急性出血坏死型胰腺炎因炎症反应导致高凝状态,可出现血栓性静脉炎(不选 E);但是以上均为急性出血坏死型胰腺炎的全身并发症。

第 2 节　胰腺癌与壶腹周围癌

【例 878】【正确答案】A

【答案解析】胰腺癌最好发的部位是胰腺头部(A 对,B、C、D、E 错),其次是胰体和胰尾,故本题选 A。

【例 879】【正确答案】E

【答案解析】①中年女性,清晨发生晕厥、出冷汗,考虑低血糖表现,结合患者 B 超显示胰腺占位,提示可能为胰岛素瘤。②胰岛素瘤最好发的部位是:胰尾＞胰体＞胰头部(E 对,A、B、C、D 错),故本题选 E。(昭昭老师提示:胰腺癌好发部位是胰头部)

【例 880】【正确答案】B

【答案解析】①胰头癌最早的表现是上腹疼痛(不选 A),最主要的临床表现是黄疸(B 对),故本题选 B。②胰头癌压迫肠道及所导致的内分泌紊乱,可导致腹胀(不选 C)、便秘(不选 D)、消化不良(不选 E)。

【例 881】【正确答案】E

【答案解析】①胰腺癌患者预后多较差,因为胰腺癌早期无明显症状,无法得到及时的诊断和治疗,所以对于此类肿瘤要强调早发现、早治疗(E 对),故本题选 E。②胰十二指肠切除术对患者创伤大(不选 B)、黄疸对肝功能影响较大(不选 C)、肿瘤细胞浸润胰管(不选 D),早期症状不明显,发现和确诊晚(不选 E)也是导致胰头癌预后较差的原因,但不是主要原因。

【例 882】【正确答案】E

【答案解析】①进行性黄疸＋胆囊无痛性肿大→胰头癌(E 对),故本题选 E。②胆囊无触压痛可排除急性胆囊炎(不选 B)、胆囊结石(不选 C)和急性病毒性肝炎(不选 D)。③胆囊癌不会出现巩膜皮肤黄染进行性加重及胆囊肿大呈圆形(不选 A)。

【例 883】【正确答案】A

【答案解析】①胰头癌最早出现的表现是上腹疼痛,最主要的临床表现是进行性黄疸;胆总管结石的典型表现是腹痛、寒战高热和黄疸,但其黄疸不呈进行性,故胰腺癌与胆总管结石的主要鉴别点是进行性黄疸(A 对),故本题选 A。②胰腺癌及胆总管结石都会导致胆道阻塞,引起肝功能改变(不选 B)、胆囊肿大(不选 D)、皮肤瘙痒(不选 E)等。③淀粉酶改变主要是急性胰腺炎的实验室检查(不选 C)。

【例 884】【正确答案】E

【答案解析】①胰头癌压迫胆总管引起阻塞时,出现明显黄疸,且逐渐加深,胆囊显著肿大但无压痛,称为 Courvoisier 征阳性,又称胆总管渐进阻塞征(E 对),故本题选 E。(昭昭老师速记:"卡"住了小"姨"的"头")②少数胰腺炎患者因胰腺与胰周大片坏死渗出,胰酶及坏死组织液穿过筋膜与肌层渗入腹壁下,可见胁腹部皮肤呈灰紫色斑(Grey - Turner 征)或脐周皮肤青紫(Cullen 征),是出血坏死型胰腺炎的特有体征(不选 C)。③左肋脊角叩击痛阳性是上泌尿系统感染的主要体征(不选 A)。④上腹部肌紧张、肠鸣音消失无特异性(不选 B、D)。

【例 885】【正确答案】D

【答案解析】①老年男性,表现为进行性黄疸,符合胰头癌和胆管癌的典型表现。②胰头癌和胆总管下端癌阻塞下端胆管出现胆汁淤积,引起无痛性胆囊肿大,即 Courvoisier 征阳性。③肝门部胆管癌因为堵塞的是肝门部胆管,肝分泌的胆汁无法进入到胆囊内,故胆囊不会肿大,Courvoisier 征阴性,这是区别于胰腺癌的最显著特点。本例患者,胆囊无肿大,故诊断为肝门部的胆管癌(D 对,A、B 错),故本题选 D。④乏特壶腹癌(不选 C)及十二指肠腺癌(不选 E)导致的黄疸为波动性,而非进行性黄疸。

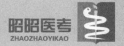

【例886】【正确答案】E

【答案解析】①中年女性,表现为进行性黄疸,考虑胆管下端癌和胰腺癌。②肝门部胆管癌因为堵塞的是肝门部胆管,肝分泌的胆汁无法进入胆囊内,故胆囊不会肿大,即 Courvoisier 征阴性,但是胰腺癌和胆管下端癌阻塞胆管,导致胆汁进入胆囊,进而发生胆囊肿大。③该患者有胆囊肿大,故考虑诊断为:胰头癌(E对,C错),故本题选 E。④胆总管结石表现为波动性黄疸(不选 A)。⑤肝细胞性肝癌表现为肝脏进行性肿大(不选 B)。⑥胆囊结石主要表现为右上腹绞痛,Murphy 征阳性(不选 D)。

【例887】【正确答案】A

【答案解析】胰腺炎术后淀粉酶显著增高,最可能是并发了胰漏(A对),故本题选 A。

【例888】【正确答案】E

【答案解析】①胰头癌时因胰头的占位性病变压迫胆管,导致胆红素排泄障碍,引起进行性黄疸和胆囊肿大,无压痛,即 Courviosier 征阳性。本题为中老年男性患者,表现为黄疸及无痛性肿大的胆囊(Courviosier 征阳性),故诊断为胰头癌(E对),本题选 E。②胆管结石主要表现为 Charcot 三联征,即黄疸、腹痛、寒战和高热(不选 A)。③肝癌主要表现为进行性肝肿大,且 AFP 一般会升高(不选 B)。④慢性胰腺炎主要表现为左上腹痛,无黄疸表现(不选 C)。⑤胆囊结石表现为右上腹疼痛,且向右肩部放射(不选 D)。

【例889】【正确答案】C

【答案解析】①早期诊断胰头癌是否侵犯大血管首选腹腔血管造影术,但其为有创检查,并发症较多(不选 B)。②目前随着影像学技术检查的发展,CT 成像可清晰显示大血管,故目前术前判断胰头癌是否侵犯大血管的检查方法是增强 CT,可清楚显示癌症的部位及与周围组织的关系(C对),本题选 C。③内镜超声(不选 A)、B 型超声(不选 D)、MRCP(不选 E)不能显示胰头癌是否侵犯血管。

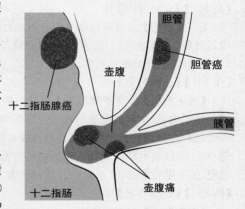

壶腹周围癌

胆管

壶腹

胆管癌

十二指肠腺癌

胰管

十二指肠

壶腹痛

【例890】【正确答案】A

【答案解析】①壶腹癌的临床表现包括腹痛或腹部不适、黄疸,其中黄疸是壶腹癌最重要的症状,部分患者由于癌肿溃烂和脱落,黄疸可明显波动(A对,B、D错),故本题选 A。②贫血、消瘦、乏力(不选 E)是由于食量减少、消化不良和癌肿消耗所致。③寒战、发热是胆管炎的特点,壶腹癌一般无寒战高热表现(不选 C)。

【例891】【正确答案】B

【答案解析】①中老年女性,表现为皮黄染 4 个月,曾经稍有减退,说明黄疸曾经出现过波动,近 2 个月来呈进行性加重,可触及肿大的胆囊,符合壶腹癌的诊断(B对),故本题选 B。②肝门部胆管癌(不选 A)及胰头癌等出现的黄疸无波动性。③胰体尾癌晚期压迫了胆管可出现进行性黄疸,但是黄疸也是非波动性的(不选 E)。④肝癌主要表现为肝脏进行性肿大(不选 C)。⑤胆囊癌一般无黄疸表现,故不考虑(不选 D)。

第6章 肠道疾病

第1节 克罗恩病(助理医师不要求)

【例892】【正确答案】B

【答案解析】①青年男性,表现为右下腹痛、包块,考虑克罗恩病、阑尾炎及肠结核等好发于右下腹的疾病。克罗恩病特点是从口腔至肛门各段消化管均可受累,好发于回肠末端,其本质是一种增生性疾病,可导致右下腹包块,故考虑克罗恩病(B对),故本题选 B。②否认结核病史及结核密切接触史,排除结核

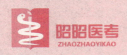
可能（不选 A）。③青年男性，癌症可能性很小（不选 C）。④阑尾炎癌很少见（不选 D）。⑤结核性腹膜炎最典型的表现是腹部揉面感（不选 E）。

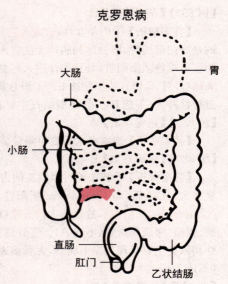

克罗恩病

【例 893】【正确答案】D

【答案解析】①消化系统所有空腔脏器疾病首选的检查均是内镜＋活检，克罗恩病的确诊检查是结肠镜及活检（D 对），故本题选 D。②便潜血只能提示消化道出血（不选 A）。③粪查找抗酸杆菌是确诊肠结核的检查（不选 B）。④腹部 CT 多用于进一步检查（不选 C）。⑤腹部 B 超多用于腹部实质性脏器即肝、胆、胰、脾、肾疾病的诊断（不选 E）。

【例 894】【正确答案】A

【答案解析】①克罗恩病典型的表现包括病变呈节段性分布（不选 B）、纵行溃疡（不选 C）、裂隙样溃疡（不选 D）、鹅卵石及铺路石样改变（不选 E）。②溃疡性结肠炎的典型表现是受累肠段弥漫性充血性水肿伴溃烂，导致黏液脓血便（A 错），故本题选 A。

【例 895】【正确答案】B

【答案解析】①克罗恩病变最好发的部位是回肠末段（B 对），故本题选 B。②溃疡性结肠炎的好发部位是直肠、乙状结肠（不选 A）。③胃食管反流病的发病部位在食管（不选 C）。④横结肠（不选 D）及空肠（不选 E）发生克罗恩的概率较低。

【例 896】【正确答案】D

【答案解析】①克罗恩病特点是从口腔至肛门各段消化管均可受累，好发于回肠末端，其本质是一种增生性疾病，增生导致肠道呈现为铺路石和鹅卵石样外观。该患者，青年女性，结肠镜示回盲部铺路石样改变，故考虑诊断为克罗恩病（D 对），故本题选 D。②结肠癌典型表现是排便习惯和排便性状的改变（不选 A）。③溃疡性结肠炎肠表现为黏液脓血便，抗生素治疗无效（不选 B）。④细菌性痢疾表现为黏液脓血便，抗生素治疗有效（不选 C）。⑤结核表现为低热、盗汗，好发部位为回盲部，抗生素治疗无效（不选 E）。

【例 897】【正确答案】E

【答案解析】①克罗恩病诊断最有意义的病理改变为非干酪性肉芽肿，由类上皮细胞和多核巨细胞构成（不选 B），可发生在肠壁各层和局部淋巴结（E 对），故本题选 E。②干酪性肉芽肿是肠结核的典型病理特点（不选 D）。③溃疡性结肠炎表现为结肠黏膜弥漫性炎症（不选 A）及隐窝脓肿（不选 C）。

【例 898】【正确答案】D

【答案解析】①克罗恩病肠道病变特点是呈节段性或跳跃式分布，结肠镜检查见纵行溃疡，溃疡周围黏膜正常或增生呈鹅卵石样，肠腔狭窄，炎性息肉，病变肠段间黏膜外观正常。本病例中，青年男性，病变部位位于回肠末端，表现为典型的纵行溃疡及溃疡间黏膜正常，故诊断为克罗恩病（D 对），故本题选 D。②溃疡性结肠炎（不选 B）及细菌性痢疾（不选 C）、结肠癌（不选 A）好发部位在乙状结肠和直肠。③肠结核好发在回盲结合部（不选 E）。

【例 899～900】【正确答案】DE

【答案解析】①消化系统空腔脏器病最有意义的检查方法是内镜＋活检，故胃溃疡诊断最有意义的检查是胃镜＋活检（D 对），故例 899 选 D。②克罗恩病多位于下消化道，即回肠末段，故诊断最有意义的检查是纤维结肠镜＋活检（E 对），故例 900 选 E。③腹部超声用于肝、胆、胰、脾、肾疾病的诊断。④腹部 CT 是腹部疾病的进一步检查。⑤便潜血试验用于诊断消化道出血。

【例 901】【正确答案】D

【答案解析】①克罗恩病是由自身免疫性因素造成的，不是感染，故患者长期用药不考虑用抗菌药（D 对），故本题选 D。②氨基水杨酸制剂（不选 A）、糖皮质激素（不选 B）、免疫抑制剂（不选 C）及生物制剂

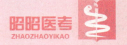

(不选 E)可以用来治疗克罗恩病。

【例 902】【正确答案】C

【答案解析】①克罗恩病的手术指征包括<u>肠内瘘</u>(不选 A)、<u>肠穿孔</u>(不选 B)、<u>肠管狭窄</u>(不选 D)及持续出血(不选 E)、恶变。(昭昭老师提示：内科治疗失败的、出现了并发症的、诊断不明确的、病情危重的、恶变的就手术)②<u>发热</u>、<u>腹痛</u>、<u>体重下降</u>是克罗恩病的一般表现,不是手术指征(C 对),故本题选 C。

【例 903】【正确答案】D

【答案解析】①克罗恩病的手术指征包括肠内瘘、肠穿孔、肠管狭窄及持续出血、恶变,其中主要的指征是<u>恶变</u>,出现恶变<u>必须手术</u>(D 对),故本题选 D。(昭昭老师提示：内科治疗失败的、出现了并发症的、诊断不明确的、病情危重的、恶变的就手术)②营养不良、体重减轻(不选 A)、严重腹泻(不选 B)为克罗恩病的较为严重的临床表现,但不具备手术指征。③克罗恩病患者可出现持续性便潜血阳性(不选 C),但这并非手术指征。④克罗恩病合并结肠息肉(不选 E)不是手术指征,应定期随访,如果观察到息肉有恶性变倾向,方需手术治疗。

【例 904】【正确答案】C

【答案解析】①克罗恩病本质病变是增生性病变,导致肠道狭窄,最常见的并发症是<u>肠梗阻</u>,其次为腹腔内脓肿,偶可并发急性穿孔或大量便血(C 对),故本题选 C。②急性梗阻性化脓性胆管炎可出现中毒性休克(不选 A)。③克罗恩病可出现出血、肠穿孔等,但是不常见(不选 B、D)。④直肠或结肠黏膜受累者可并发癌变(不选 E)。

第 2 节　溃疡性结肠炎

【例 905】【正确答案】E

【答案解析】①<u>溃疡性结肠炎</u>病变多发生在<u>直肠及乙状结肠</u>(E 对,B、C、D 错),故本题选 E。②克罗恩病最常见部位是回肠末端(不选 A)。③肠结核最常见部位是回盲结合部。

【例 906】【正确答案】D

【答案解析】①急性溃疡性结肠炎可发生中毒性巨结肠(不选 A)、直肠结肠大出血(不选 B)、癌变(不选 C)及肠穿孔(不选 E)等。②由于溃疡性结肠炎<u>只侵犯黏膜层和黏膜下层</u>,故<u>很少并发瘘管形成</u>(D 对),故本题选 D。

【例 907】【正确答案】E

【答案解析】①典型<u>溃疡性结肠炎</u>患者的粪便特点是<u>黏液脓血便</u>(E 对,B 错),故本题选 E。②克罗恩病的粪便特点是糊状便,无黏液和脓血(不选 D)。③霍乱的大便典型为稀水样便(不选 A)。④小儿腹泻如秋季腹泻多表现为蛋花样便(不选 C)。

【例 908】【正确答案】A

【答案解析】①青年男性,表现为反复黏液脓血便,考虑溃疡性结肠炎或细菌性痢疾,二者的重要区别在于溃疡性结肠炎抗生素治疗无效,而细菌性痢疾抗生素治疗有效。该患者抗生素治疗无效,且<u>结肠镜显示肠道多发小溃疡</u>,故诊断为溃疡性结肠炎(A 对,C 错),故本题选 A。②<u>克罗恩病</u>病变多位于回肠末端,大便特点为糊状便,一般无黏液和脓血(不选 B)。③<u>阿米巴痢疾</u>以腹痛、腹泻开始,大便次数逐渐增加,每日可达 10～15 次之多,便时有不同程度的腹痛与里急后重,大便带血和黏液,多呈暗红色或紫红色,糊状,具有腥臭味(不选 D)。④<u>肠结核</u>多有低热、盗汗、乏力、食欲缺乏的表现(不选 E)。

溃疡性结肠炎

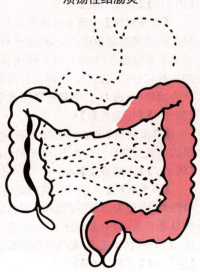

【例 909】【正确答案】C

【答案解析】①青年男性,表现为腹痛,便量多,为<u>暗红色</u>,有<u>腥臭味</u>,符合阿米巴痢疾的典型表现,故考虑诊断为<u>阿米巴痢疾</u>(C

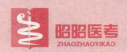

对），故本题选 C。②细菌性痢疾(不选 A)和溃疡性结肠炎(不选 D)是黏液脓血便。③肠伤寒表现为腹泻及典型的缓脉、胸前出血点(不选 B)。④血吸虫病多有疫区疫水接触史(不选 E)。

【例 910】【正确答案】A

【答案解析】①患者抗生素治疗无效，可排除感染性疾病，如慢性菌痢和阿米巴肠炎的可能(不选 C、E)。②肠结核多有全身结核中毒症状，如长期不规则发热、乏力、盗汗等，消化道症状表现为腹痛、腹部肿块、腹泻与便秘交替，该患者的症状不符合上述表现，暂不考虑肠结核(不选 D)。③克罗恩病表现为慢性反复发作性右下腹或脐周痛，为糊状便，绝对无脓血(不选 B)。④溃疡性结肠炎突出表现为反复发作的黏液脓血便，抗生素治疗无效(A 对)，故本题选 A。

【例 911】【正确答案】E

【答案解析】①消化道空腔脏器疾病最有价值的检查是肠镜＋活检，故急性溃疡性结肠炎最有价值的检查是结肠镜＋活检(E 对)，故本题选 E。②溃疡性结肠炎需行便常规、大便培养等检查，但目的是排除慢性细菌性痢疾、阿米巴痢疾等感染性疾病(不选 A、B)。③便潜血检查只能说明有消化道出血，对病因没有提示作用(不选 C)。④钡灌肠造影是观察间接征象，不如结肠镜直观、准确，且重型或暴发型病例不宜行钡剂灌肠检查，可能加重病情或诱发中毒性巨结肠(不选 D)。

【例 912】【正确答案】E

【答案解析】①青年男性，表现为腹泻及黏液脓血便，诊断为溃疡性结肠炎。此次结肠镜显示降结肠以下黏膜弥漫充血水肿，颗粒样改变，多发浅溃疡，故诊断为溃疡性结肠炎复发。②病变在结肠的溃疡性结肠炎轻型或中型患者，首选治疗是柳氮磺吡啶(氨基水杨酸制剂)(E 对)，故本题选 E。③糖皮质激素多用于氨基水杨酸治疗无效及处于急性发作期的病例(不选 D)。④溃疡性结肠炎属于自身免疫性疾病，口服菌群调节剂(不选 A)、口服止泻剂(不选 B)、禁食，静脉营养(不选 C)为一般的对症治疗。

【例 913】【正确答案】A

【答案解析】①柳氮磺吡啶(水杨酸类制剂)主要适用于轻、中型患者或重型经糖皮质激素治疗缓解者(A 对)，故本题选 A。②重度病例(不选 B)、中毒性巨结肠(不选 C)、激素治疗无效者(不选 D)、顽固病例(不选 E)属于较为严重的溃疡性结肠炎，首选糖皮质激素治疗。

【例 914】【正确答案】A

【答案解析】①重型溃疡性结肠炎首选治疗药物为肾上腺糖皮质激素(A 对)，故本题选 A。如果激素治疗效果不佳，可加用免疫抑制剂(不选 C)。②轻、中型患者溃疡性结肠炎首选柳氮磺吡啶(不选 B)。③重型溃疡性结肠炎为自身免疫性炎症，抗生素治疗无效(不选 D)。④乳酸杆菌制剂为一般性治疗(不选 E)。

【例 915】【正确答案】B

【答案解析】①糖皮质激素已公认对急性发作期溃疡性结肠炎有较好疗效，其基本作用机制为非特异性抗炎和抑制免疫反应，适用于对氨基水杨酸制剂疗效不佳的轻、中型患者，特别适用于重型活动期患者及暴发型患者(B 对)，故本题选 B。②溃疡性结肠炎患者柳氮磺吡啶治疗无效时，应用激素治疗，其效果一般较好(不选 A)。③溃疡性结肠炎患者可用于灌肠治疗(不选 C)。④糖皮质激素可与柳氮磺吡啶联合治疗(不选 D)。⑤糖皮质激素不可以作为试验性治疗用于溃疡性结肠炎的鉴别诊断(不选 E)。

【例 916】【正确答案】C

【答案解析】低血钾可导致肠麻痹，从而发生中毒性巨结肠，溃疡性结肠炎并发中毒性巨结肠的常见诱因是低血钾(C 对，A、B、D、E 错)，故本题选 C。

【例 917】【正确答案】B

【答案解析】①溃疡性结肠炎患者常因低钾、钡剂灌肠、使用抗胆碱药物或阿片类制剂而诱发溃疡性结肠炎，表现为病情急剧恶化，毒血症明显，有脱水与电解质紊乱，出现肠型、腹部压痛，肠鸣音消失，血细胞显著升高，即中毒性巨结肠(B 对)，故本题选 B。②腹腔内脓肿(不选 A)、肠出血(不选 C)、癌变(不选 D)及肠梗阻(不选 E)是溃疡性结肠炎的并发症，但并非最严重的并发症。

【例 918】【正确答案】C

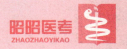

【答案解析】①溃疡性结肠炎的并发症有中毒性巨结肠、直肠结肠癌变、肠出血、肠穿孔与肠梗阻。②中毒性巨结肠多发生在暴发型或重症溃疡性结肠炎患者,临床表现为病情急剧恶化,毒血症明显,有脱水与电解质平衡紊乱,出现鼓肠、腹部压痛,肠鸣音消失;血常规白细胞计数显著升高;X线腹部平片可见结肠扩大,结肠袋消失。该病例中,患者有溃疡性结核病病史,且目前出现高热及明显腹胀,X线腹部平片可见结肠扩张,结肠袋消失,符合中毒性巨结肠的表现,故本题诊断为中毒性巨结肠(C对),故本题选C。③结核性腹膜炎(不选A)主要表现为低热、盗汗,腹痛,查体可见腹部有柔韧感。④自发性腹膜炎(不选B)主要见于肝硬化患者,多表现为发热及腹膜刺激征。⑤肠穿孔(不选D)多有腹膜刺激征等。⑥肠梗阻(不选E)多有痛、吐、胀、闭等。

第3节　肠易激综合征

【例919】【正确答案】C

【答案解析】①肠易激综合征患者几乎都有的临床症状是腹痛,其他可有不同的表现,如腹泻、便秘等(C对),故本题选C。②腹泻(不选A)和便秘(不选D)可出现在不同的肠易激综合征患者,并非每个患者都有。③腹胀(不选E)多见于便秘型的肠易激综合征。④肠易激综合征患者,肠道无器质性病变,不会导致肠瘘(不选B)。

【例920】【正确答案】B

【答案解析】①青年男性,左下腹痛,排便后缓解,其余检查显示正常,考虑肠易激综合征(B对),故本题选B。(昭昭老师提示:看见腹痛＋什么检查都正常就是肠易激综合征)②自发性腹膜炎一般有腹膜刺激征,即腹部压痛、反跳痛、肌紧张(不选A)。③左半结肠癌往往有恶病质的表现(不选C)。④功能性消化不良仅有消化不良表现(不选D)。⑤溃疡性结肠炎则表现为左下腹痛,伴黏液脓血便(不选E)。

【例921】【正确答案】D

【答案解析】①肠易激综合征是一种以腹痛和腹部不适伴排便习惯改变为特征而无器质性病变的常见功能性肠病,临床上可表现为反复的腹泻或便秘,各种实验室检查无阳性结果。②本题为青年男性患者,表现为腹痛及腹泻,体重无变化,且检查正常,符合肠易激综合征的典型表现(D对),故本题选D。(昭昭老师提示:看见腹痛＋什么检查都正常就是肠易激综合征)③慢性胰腺炎是指各种原因导致的胰腺局部、节段性或弥漫性的慢性进展性炎症,引起胰腺组织和胰腺功能的不可逆性损害(不选A)。④功能性消化不良是指具有上腹痛、上腹胀、早饱、嗳气、食欲不振、恶心、呕吐等不适症状,经检查排除引起上述症状的器质性疾病的一组临床综合征(不选B)。⑤酒精性肝硬化是长期大量饮酒所致的肝硬化,是酒精肝的终末阶段,患者出现肝功能减退及门脉高压的表现(不选C)。⑥肠道病毒感染临床表现轻者只有倦怠、乏力、低热等,重者可全身感染,脑、脊髓、心、肝等重要器官受损,预后较差(不选E)。

【例922】【正确答案】D

【答案解析】①青年女性,稀便,无脓血,结合患者的实验室检查均为阴性,考虑诊断为肠易激综合征(D对),故本题选D。②溃疡性结肠炎表现为左下腹痛,伴黏液脓血便(不选A)。③克罗恩病多表现为右下腹痛,糊状便,无黏液和脓血(不选B)。④肠结核表现为低热、盗汗及右下腹痛(不选C)。⑤慢性细菌性痢疾表现为黏液脓血便,抗生素治疗有效(不选E)。

【例923】【正确答案】B

【答案解析】①肠易激综合征最适合的治疗药物为匹维溴铵(B对),故本题选B。②柳氮磺吡啶(不选C)及糖皮质激素(不选A)用于溃疡性结肠炎和克罗恩病的治疗。③硫唑嘌呤属于免疫抑制剂(不选D)。④喹诺酮类抗生素如左氧氟沙星等用于细菌性痢疾的治疗(不选E)。

第4节　肠梗阻

【例924】【正确答案】A

【答案解析】①肠梗阻病因较为复杂,有器质性或动力方面的因素,最常见的病因是肠粘连(A对),故本题选A。②神经抑制(不选B)、毒素刺激(不选C)、血运障碍(不选D)、遗传性疾病(不选E)也是肠

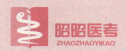

梗阻发生的病因,但并非最常见的病因。

【例925】【正确答案】C

【答案解析】①引起机械性肠梗阻最常见的原因是术后粘连(C对),故本题选C。②粪块(不选A)、肿瘤(不选B)、炎症性肠病(不选D)及蛔虫(不选E)是机械性肠梗阻的病因,但并非最常见的病因。

【例926】【正确答案】D

【答案解析】有肠绞窄的机械性肠梗阻临床表现为持续性腹痛(不选A)、腹部明显隆起但不对称(不选B)、呕吐物为血性(不选C),腹部X线检查见孤立、突出的胀大肠袢,不随时间而改变位置(不选E),一般均伴有腹膜刺激征(D对),故本题选D。

【例927】【正确答案】B

【答案解析】①急性持续性疼痛阵发性加剧并休克最可能是绞窄性肠梗阻。绞窄性肠梗阻导致大量液体外渗,容易发生休克(B对),故本题选B。②急性阑尾炎的表现是右下腹疼痛(不选A)。③泌尿结石表现为腹痛及血尿(不选C)。④外伤性肝破裂多有外伤史,肝破裂导致胆汁进入腹腔引起腹膜炎(不选D)。⑤急性单纯性肠梗阻表现为痛、吐、胀、闭,无休克表现(不选E)。

【例928】【正确答案】A

【答案解析】①中年女性,持续性剧烈腹痛,伴呕吐,无肛门排气,即典型的痛、吐、胀、闭,符合肠梗阻的表现,腹腔穿刺抽出血性腹水,说明肠道管壁血运发生障碍,即绞窄性肠梗阻(A对),故本题选A。(昭昭老师提示:看见血性就是绞窄了)②胃、十二指肠穿孔表现为突发的上腹部疼痛,迅速波及全腹(不选B)。③急性阑尾炎穿孔表现为右下腹部疼痛,伴压痛、反跳痛及肌紧张(不选C)。④结核性腹膜炎多有感染结核的病史,患者出现低热、盗汗、乏力等表现,腹壁触诊有柔韧感(不选D)。⑤急性重症胰腺炎患者表现为剧烈的腹痛,向腰背部放射,实验室检查血淀粉酶升高(不选E)。

【例929】【正确答案】C

【答案解析】①绞窄性肠梗阻可导致体液大量流失,引起低钠血症和低钾血症。②肠绞窄丢失大量血液,引起低血容量和缺氧状况下酸性代谢产物剧增,加之缺水、少尿,可引起严重的代谢性酸中毒(C错),故本题选C。③肠绞窄患者肠壁血运障碍,导致肠坏死及穿孔。

【例930】【正确答案】B

【答案解析】①绞窄性肠梗阻是指肠管壁有血运障碍的肠梗阻,常表现为持续性剧烈腹痛(B对,A、D错),故本题选B。②阵发性绞痛是机械性肠梗阻的特点(不选C)。③持续性隐痛、阵发性加剧,常提示肠梗阻病情加重(不选E)。

【例931】【正确答案】B

【答案解析】①根据患者有典型的腹痛、腹胀、肠鸣音亢进、有气过水声及腹部平片示腹中部小肠扩张伴阶梯状液平,诊断为小肠梗阻。但患者只有恶心、腹胀,而无呕吐表现,提示其为低位小肠梗阻(B对),故本题选B。②高位小肠梗阻一般仅有呕吐胃内容物的表现(不选C)。③麻痹性肠梗阻多见于腹腔手术后、腹部创伤和弥漫性腹膜炎等(不选A)。④乙状结肠扭转多见于老年人,且多有便秘病史(不选E)。⑤坏死性小肠炎不在执业医师考试范畴(不选D)。

【例932】【正确答案】B

【答案解析】①老年男性,表现为痛、吐、胀、闭,诊断为肠梗阻(B对),故本题选B。②急性腹膜炎表现为腹痛及腹膜刺激征如压痛、反跳痛及肌紧张(不选A)。③急性胃炎多有腹痛及消化道出血病史(不选C)。④急性胰腺炎表现为左、中上腹痛,血淀粉酶升高(不选D)。⑤急性阑尾炎多有转移性右下腹痛(不选E)。

【例933】【正确答案】E

【答案解析】①腹腔手术后,患者丢失大量钾,容易造成低钾血症。②低钾可导致平滑肌运动收缩障碍,引起肠麻痹,从而出现无肛门排气,患者腹胀,全身乏力,体温正常,腹部无明显压痛,听诊无肠鸣音,腹部透视可见小的气液平面等症状,均符合术后低钾血症的典型表现(E对),故本题选E。③粘连性肠梗阻多导致机械性肠梗阻,肠鸣音亢进(不选A)。④腹腔出血并感染多有发热,该患者体温正常(不选

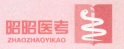

B)。⑤肠穿孔并腹膜炎导致明显腹膜刺激征,即腹部有压痛、反跳痛、肌紧张(不选 C)。⑥呼吸性碱中毒要依靠血气分析(不选 D)。

【例 934】【正确答案】E

【答案解析】①单纯性和绞窄性肠梗阻的关键区别是肠壁有无血运障碍。呕吐物的性状可反映肠壁血运情况,绞窄性肠梗阻的呕吐物往往是血性的(E 对),故本题选 E。(昭昭老师提示:呕吐物或腹水中只要提到"血性",基本上都是绞窄性肠梗阻)②血气分析(不选 A)、血红蛋白测定(不选 B)、血白细胞计数(不选 C)及尿常规检查(不选 D)等不能确诊绞窄性肠梗阻,只能作为提示。

【例 935】【正确答案】D

【答案解析】①绞窄性肠梗阻时,因为肠壁血运障碍,导致肠道缺血坏死,故腹腔穿刺为血性积液(D 对),故本题选 D。②急性水肿型胰腺炎患者胰腺本身无坏死,不会产生血性腹水(不选 A)。③急性化脓性胆囊炎有右上腹疼痛,局部压痛,同时可有寒战、高热等(不选 B)。④腹膜后血肿导致腹腔神经节麻痹,发生麻痹性肠梗阻,但不会有血性腹水(不选 C)。⑤宫外孕破裂患者可突发剧烈腹痛,常伴有大出血导致休克(不选 E)。

【例 936】【正确答案】C

【答案解析】①乙状结肠扭转多见于老年人,最具特征性的表现为腹部 X 线平片见马蹄状巨大的双腔充气肠袢(C 对),故本题选 C。②2 岁以下的儿童多发生肠套叠,钡剂灌肠见扭转部位钡剂受阻,呈"杯口"状或弹簧状,治疗方法最好是低压空气或钡剂灌肠(不选 A、D、E)。③经常有腹泻及便秘交替是肠结核的典型表现(不选 B)。

【例 937】【正确答案】B

【答案解析】①患儿出现典型的临床表现,即果酱样血便、肿块、腹痛,此为肠套叠的典型三联征,故诊断为肠套叠。肠套叠最好的检查方法是空气或钡剂灌肠,可见杯口状或弹簧状改变(B 对),故本题选 B。②腹部 B 超多用于腹部实质性脏器如肝、胆、胰、脾、肾疾病的诊断(不选 A)。③腹部 CT 及 MRI 多用于腹部疾病的进一步检查(不选 C、D)。④腹腔穿刺是有创检查,一般不首选(不选 E)。

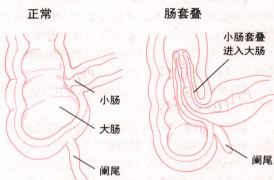

正常　　　　　　　肠套叠

小肠套叠进入大肠

小肠

大肠

阑尾

阑尾

【例 938】【正确答案】C

【答案解析】①患者青年男性,饱餐后剧烈运动,发生典型的腹痛、呕吐、腹胀等表现,考虑小肠梗阻(C 对),故本题选 C;老年人最常见乙状结肠扭转。②肠套叠的典型表现是果酱样血便、肿块、腹痛(不选 E)。③胃扭转及急性出血坏死性肠炎、肠系膜血管栓塞的特点是病情严重性和临床表现不匹配(不选 A、B、D)。

【例 939】【正确答案】D

【答案解析】患者目前无输血指征,补液首选等渗糖盐水(D 对,A、B、C、E 错),故本题选 D。

【例 940】【正确答案】A

【答案解析】①患者老年男性,有肠梗阻病史,患者出现少量肛门排气,提示症状略有缓解。②患者出现腹部均匀隆起,无压痛和反跳痛,肠鸣音减弱,考虑肠梗阻引起电解质紊乱,即出现了低钾血症,导致肠麻痹,故首选治疗是查血生化并纠正水、电解质紊乱(A 对),故本题选 A。③患者仍有肠梗阻表现,应禁食水(不选 D),不是首要措施;行胃肠减压,而非进流食(不选 B);胃肠道不通畅,不可用胃肠道动力药(不选 C);高渗盐水灌肠容易加重水电解质紊乱(不选 E)。

【例 941】【正确答案】D

【答案解析】①肠梗阻期间,如果出现以下表现,考虑合并绞窄性肠梗阻,如固定压痛、血性呕吐物或大便、明显腹膜刺激征等,此时病情危重,多合并肠管缺血甚至坏死,需要做剖腹探查术(D 对),故本题选 D。②肠鸣音减弱(不选 A)、腹痛、腹胀加重(不选 B、E)都是肠梗阻加重的标志,但意义较腹膜刺激征加

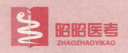
重小。③肠梗阻加重后，肠管多蠕动减慢，导致呕吐量少，而非多（不选 C）。

【例 942】【正确答案】E

　　【答案解析】①肠梗阻根据有无血运障碍分为单纯性肠梗阻和绞窄性肠梗阻。②在诊断过程中必须辨明是否已发生绞窄，这一点极为重要，因为绞窄性肠梗阻导致肠道坏死及严重的腹膜炎，必须及早进行手术治疗（E 对，A、B、C、D 错），故本题选 E。

【例 943】【正确答案】C

　　【答案解析】①肿块型：转移晚，预后好，多发生于右半结肠（C 对，D、E 错），故本题选 C。②溃疡型肿瘤表面有深的溃疡，周边不规则，易感染出血，转移早，多发生于左半结肠（不选 B）。③浸润型易致肠腔狭窄、梗阻，多发生于乙状结肠与直肠交界处（不选 A）。

【例 944】【正确答案】D

　　【答案解析】①肿块型癌多发生于右半结肠，特别是盲肠，约 60% 的结肠癌患者血清 CEA 值高于正常值（不选 B、C）。②浸润型癌多发生在左半结肠，易引起肠腔狭窄（D 对，A 错），故本题选 D。③部分结肠癌患者血清 CEA 增高，但并非所有的结肠癌患者均升高（不选 E）。

【例 945】【正确答案】A

　　【答案解析】降结肠癌最早出现的表现是排便习惯与粪便性状改变（A 对，B、C、D、E 错），故本题选 A。

【例 946】【正确答案】E

　　【答案解析】①老年男性，右下腹包块，且有恶性消耗性表现，如乏力，贫血等，首先考虑恶性肿瘤，诊断为：升结肠癌（E 对），故本题选 E。②慢性细菌性痢疾多有黏液脓血便，无腹部包块（不选 A）。③肠结核右下腹痛常伴有低热、盗汗等结核中毒症状（不选 B）。④克罗恩病表现为右下腹痛及糊状便（不选 C）。⑤慢性阑尾炎主要表现为右下腹腹痛及麦氏点压痛（不选 D）。

【例 947】【正确答案】D

　　【答案解析】约 60% 的结肠癌患者其血清 CEA 水平高于正常（D 对，A、B、C、E 错），故本题选 D。

【例 948】【正确答案】D

　　【答案解析】①目前公认对大肠癌有诊断意义的指标是 CEA（癌胚抗原）（D 对），故本题选 D。②CA19-9 → 胰腺疾病（昭昭老师速记："九九"归"一（胰）"），CA125 → 卵巢癌，AFP → 肝癌（昭昭老师速记："肝"个"P"），PSA→前列腺癌（昭昭老师速记：PS 要花钱（前））。

【例 949】【正确答案】C

　　【答案解析】①老年男性，右侧腹痛伴右侧肿块，并出现贫血貌，初步诊断为：升结肠癌。消化系统空腔脏器疾病的确诊依靠结肠镜＋活检（C 对），故本题选 C。②上消化道疾病的最有价值的检查是胃镜＋活检（不选 A）。③全消化道钡餐造影为胃肠道疾病的一般性检查（不选 B）。④静脉肾盂造影多用于检查肾功能及尿路梗阻（不选 D）。⑤腹部 CT 多用于肝胆胰脾肾的检查（不选 E）。

【例 950】【正确答案】A

　　【答案解析】①发现早期直肠癌最有意义的方法是结肠镜检查＋活检（A 对），故本题选 A。②直肠癌首选检查是直肠指检；直肠癌筛查方法是便潜血试验（不选 D）。③钡灌肠为胃肠道疾病的一般性检查（不选 B）。④B 超（不选 C）及 CT（不选 E）主要用于肝胆胰脾肾等实质脏器疾病的诊断。

【例 951】【正确答案】A

　　【答案解析】①溃疡性：多有明显结核中毒症状，常有低热、盗汗、腹泻等。②增生型：全身情况好，无明显结核中毒症状，可出现发热、腹痛及腹部包块（不选 E、C、D），因增殖后肠腔变窄，常导致肠梗阻（不选 B），不会出现腹泻症状（A 错），故本题选 A。（昭昭老师速记：溃疡病变会出血，细菌毒素入血导致，增生的则不会）

【例 952】【正确答案】B

　　【答案解析】①肠结核一般见于中青年，腹痛多位于右下腹，好发部位在回盲部，可有腹泻、便秘交替，消瘦、贫血。肠外结核表现有低热、血沉增快。钡餐造影可见回盲部黏膜粗乱，充盈不佳，呈"跳跃征"

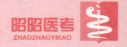

（B 对），故本题选 B。②克罗恩病钡餐造影显示为跳跃征（不选 C）。③溃疡性结肠炎的钡餐造影显示为铅管征（不选 D）。④肠易激综合征钡餐造影显示正常（不选 A）。⑤结肠癌显示为肠黏膜中断、局部狭窄（不选 E）。

【例 953】【正确答案】C

【答案解析】①肠结核最常见的发病部位是回盲部（C 对，E 错），故本题选 C。②克罗恩病最常发生于回肠末段（不选 D）。③溃疡性结肠炎最常见的发病部位是直肠和乙状结肠。（不选 A、B）。

【例 954】【正确答案】C

【答案解析】①结核最典型的改变是干酪样坏死（C 对），故本题选 C。②克罗恩病改变是非干酪样坏死。③肠结核患者 X 线钡餐检查发现肠腔狭窄（不选 A）；肠结核患者结肠镜检查示回盲部炎症（不选 B）；结核菌素试验强阳性（不选 D）；粪便中检查到结核杆菌是肠结核的特点，但不是最有价值的表现（不选 E）。

【例 955】【正确答案】C

【答案解析】①青年女性＋低热、腹痛＋病变在回盲部＋跳跃征→肠结核（C 对），故本题选 C。②溃疡性结肠炎（不选 A）X 线钡餐检查出现"铅管征"。③克罗恩病（不选 D）X 线钡餐检查可有"线样征、跳跃征"。④肠淋巴瘤不是医师的考试范畴（不选 B）。⑤阿米巴肠病 X 线钡餐检查一般无"跳跃征"（不选 E）。

【例 956】【正确答案】E

【答案解析】①肠结核多为肺结核所继发，患者出现结核中毒表现，如低热、盗汗、乏力、纳差等，消化道症状多侵犯回盲结合部，出现腹泻与便秘相交替。本例为青年女性患者，表现为低热、盗汗，并有典型右下腹痛，腹泻和便秘相交替，符合肠结核的典型表现（E 对），故本题选 E。②肠易激综合征是一种以腹痛和腹部不适伴排便习惯改变为特征而无器质性病变的常见功能性肠病，临床上可表现为反复出现的腹泻或便秘，各种实验室检查无阳性结果（不选 A）。③结肠癌患者出现恶性肿瘤的消耗性表现，如消瘦、贫血等，其中升结肠癌主要表现为贫血，降结肠癌主要表现为肠梗阻（不选 B）。④溃疡性结肠炎患者主要表现为黏液脓血便及里急后重（不选 C）。⑤肠阿米巴病主要表现为暗红色大便，有腥臭（不选 D）。

【例 957～959】【正确答案】EBD

【答案解析】①结、直肠家族型多发性腺瘤性息肉属于癌前病变（E 对），故例 957 选 E。②仅浸润黏膜层及黏膜下层的胃肠癌称为早期癌（B 对），故例 958 选 B。③未成熟型畸胎瘤属于恶性肿瘤（D 对），故例 959 选 D。

【例 960】【正确答案】B

【答案解析】绒毛状腺瘤最容易癌变（B 对，A、C、D、E 错），故本题选 B。

【例 961】【正确答案】B

【答案解析】家族性结肠息肉病的癌变倾向性很大；另外一种疾病就是色素沉着息肉综合征（Peutz-Jeghers 综合征）（B 对，A、C、D、E 错），故本题选 B。昭昭老师总结如下：

类　型	癌变倾向	治　疗
色素沉着息肉综合征（Peutz-Jeghers 综合征）	容易癌变	开腹肠切除术
家族性腺瘤性息肉病	癌变的倾向性很大	开腹肠切除术
肠息肉病合并多发性骨瘤（Gardner 综合征）	癌变倾向明显	开腹肠切除术

【例 962】【正确答案】C

【答案解析】家族性息肉病很容易癌变，所以一般选择开腹手术（C 对，A、B、D、E 错），故本题选 C。

【例 963】【正确答案】E

【答案解析】对于直肠内高位带蒂息肉，因其有蒂，所以最适合内镜下高频电切除行局部切除术（E 对，A、B、C、D 错），故本题选 E。

【例 964】【正确答案】C

【答案解析】家族性结肠息肉病的癌变倾向性很大，结肠镜检查结果显示结肠内全部布满息肉，所以

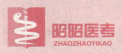

治疗方法是将整个结肠切掉，即全结肠切除、末端回肠直肠吻合术（C对，A、B、D、E错），故本题选C。

第7章　阑尾炎

【例965】【正确答案】D

　　【答案解析】右髂前上棘至脐连线的中外1/3处称为麦氏（McBurney）点，是阑尾的体表投影位置（D对，A、B、C、E错），故本题选D。

【例966】【正确答案】A

　　【答案解析】支配阑尾的神经由交感神经腹腔丛和内脏小神经传入，传入脊髓节段在第10、11胸节（A对，B、C、D、E错），故本题选A。

【例967】【正确答案】A

　　【答案解析】①阑尾管腔阻塞是急性阑尾炎最常见的病因。梗阻的常见原因是淋巴滤泡明显增生，多见于年轻人（A对），故本题选A。②阑尾壁受粪石压迫缺血（不选B）、细菌毒力（不选C）、淋巴管阻塞（不选D）、免疫力低（不选E）不是导致阑尾穿孔的主要因素。

【例968】【正确答案】E

　　【答案解析】①急性阑尾炎表现为典型的转移性右下腹痛，当炎症波及壁腹膜时，疼痛固定在右下腹，出现麦氏点压痛。阑尾穿孔时导致腹膜炎，患者出现腹膜刺激征，压痛、反跳痛、肌紧张。诊断穿孔的金标准是穿刺抽液，细菌送培养即可。②本病例中该患者表现为典型的转移性右下腹痛，麦氏点压痛，腹腔穿刺抽出脓性液体，故诊断为坏疽穿孔性阑尾炎。坏疽穿孔后大肠杆菌进入腹腔，导致腹膜炎（E对，A、C错），故本题选E。③铜绿假单胞菌多见于烧伤后的感染中（不选B）。④金黄色葡萄球菌多导致皮肤表面的感染（不选D）。

【例969】【正确答案】C

　　【答案解析】①患者3小时前脐周疼痛伴呕吐，继而右下腹疼痛逐渐加剧，此为典型的转移性右下腹痛，可诊断为阑尾炎。阑尾炎出现右下腹部肿块，说明已经发生周围脓肿（C对），故本题选C。②中青年患者，诊断为结、直肠癌的可能性较小（不选A、E）。③克罗恩病表现为右下腹痛，往往出现糊状便，无脓血（不选B）。④溃疡性结肠炎的好发部位在乙状结肠和直肠，故腹痛发生在左下腹，伴黏液脓血便（不选D）。

【例970】【正确答案】B

　　【答案解析】①青年男性，有典型的转移性右下腹痛，麦氏点压痛明显，故考虑急性阑尾炎。患者出现腹膜炎表现，且腹腔穿刺有脓液，提示急性阑尾炎穿孔（B对），故本题选B。②克罗恩病多为下腹痛，最常见的并发症是肠梗阻，而非穿孔（不选A）。③肠套叠多见于儿童，可出现典型的三联征，即腹痛、血便、腹部包块（不选C）。④肠伤寒患者有腹痛、缓脉及胸前出血点（不选D）。⑤胃穿孔表现为突发上腹痛，迅速波及全腹，多有肝肺浊音界消失（不选E）。

【例971】【正确答案】A

　　【答案解析】①患者右下腹疼痛、肌紧张，应诊断为急性阑尾炎。老年人腹肌萎缩，反应力低下，症状体征常较病理改变为轻。腹痛不甚剧烈也不典型。由于对疼痛反应迟钝，可仅表现为腹胀、恶心，鉴别诊断有时困难，容易误诊。该例患者已发病8天，右下腹饱满压痛，很可能已发展为阑尾周围脓肿（A对），故本题选A。②阑尾穿孔后局限形成肿块者，一般预后较好。但穿孔后形成腹膜炎甚至出现肠麻痹或中毒症状者，提示炎症较严重，病情凶险，往往预后较差。患者腹部透视见少量气液平面为局限性腹膜炎引起肠麻痹所致，应注意与肠梗阻相鉴别（不选B）。③急性胰腺炎表现为中上腹痛，血淀粉酶升高等（不选C）。④急性胆囊炎表现为右上腹痛，Murphy征阳性（不选D）。⑤急性化脓性胆管炎表现为经典Charcot三联征（不选E）。

【例972】【正确答案】C

　　【答案解析】①急性阑尾炎患者典型表现为转移性右下腹痛，但并非每个病例都有典型表现（不选

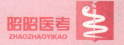

A)。②肝下区的阑尾炎距离膀胱等泌尿生殖系统很远,不会侵犯泌尿系统导致血尿(不选 B)。③坏疽性阑尾炎时阑尾病变严重,可出现持续的剧烈腹痛(C 对),故本题选 C。④阑尾穿孔后腹痛可暂时减轻,体温下降往往提示阑尾穿孔,说明病情进一步加重(不选 D)。⑤阑尾穿孔后引起腹膜炎,导致腹痛加重。因为阑尾静脉回流至门静脉,故出现轻度黄疸说明合并了门静脉炎(不选 E)。

【例 973】【正确答案】E

【答案解析】①当腹痛尚未转移至右下腹时,在诊断上具有重要意义的是压痛已固定在右下腹,此时炎症已经波及壁腹膜(E 对),故本题选 E。②急性阑尾炎的一般表现是发热(不选 A)、白细胞升高(不选 B),局部压痛、反跳痛及肌紧张(不选 C、D),但并非最有意义的体征。

【例 974】【正确答案】D

【答案解析】①成年人的阑尾已经没有免疫功能,故切除阑尾不会损害机体免疫功能(D 错),故本题选 D。②阑尾动脉是终末动脉(不选 A),如果发生阑尾炎,容易导致血栓栓塞,引发阑尾缺血坏死,是发生坏疽性阑尾炎的病理生理基础。③阑尾组织中有丰富的淋巴滤泡(不选 B),淋巴滤泡增生可导致阑尾缺血坏死。④阑尾炎发作时脐周痛属于内脏牵涉性痛(不选 C)。⑤阑尾深部黏膜有一种特殊的细胞,即嗜银细胞,此类细胞可能与类癌发生有明确关系(不选 E)。

【例 975】【正确答案】B

【答案解析】①早期阑尾腔内梗阻引起的腹痛较轻,为上腹部或脐部隐痛,梗阻严重时,可为较明显的阵发性绞痛,并逐渐加重,有时伴有恶心。一般持续 6~36 小时。当炎症波及壁层腹膜时,腹痛变为持续性并转移至右下腹部,疼痛加剧,不少患者伴有呕吐、发热等全身症状。此种转移性右下腹痛是急性阑尾炎的典型症状,70% 以上患者具有此症状(B 对),故本题选 B。②急性肠穿孔主要表现为腹膜刺激征等(不选 A)。③急性胃炎主要表现为腹痛及上消化道出血等(不选 C)。④急性胰腺炎主要表现为中、左上腹痛(不选 D)。⑤急性胆囊炎主要表现为右上腹痛(不选 E)。

【例 976】【正确答案】C

【答案解析】①阑尾炎闭孔内肌试验,患者仰卧位,使右髋和右大腿屈曲,然后被动向内旋转,引起右下腹疼痛者,提示其阑尾位置靠近闭孔内肌(C 对,A、B、E 错),故本题选 C。②如果让患者左侧卧位,使右下肢后伸,右下腹疼痛者(+),即腰大肌试验阳性,说明阑尾位于腰大肌前方,此即腰大肌试验(不选 D)。

【例 977】【正确答案】D

【答案解析】①急性阑尾炎时阑尾静脉中感染血栓可沿肠系膜上静脉至门静脉,导致门静脉炎,临床表现为寒战、高热、肝大、剑突下压痛、轻度黄疸等(D 对),故本题选 D。②阑尾炎穿孔表现为急性加重的腹膜炎表现(不选 A)。③胃穿孔患者多出现突发上腹部疼痛,并迅速波及全腹(不选 B)。④溶血性黄疸多有黄疸及慢性失血如贫血等表现(不选 C)。⑤阑尾与结肠形成内瘘会产生局部疼痛,但是一般无黄疸(不选 E)。

【例 978】【正确答案】E

【答案解析】①急性阑尾炎手术切除后,患者出现下腹痛及里急后重,说明并发了盆腔脓肿,首选检查是直肠指检(E 对),故本题选 E。②腹部 B 超多用于腹部实质脏器即肝胆胰脾肾的检查(不选 A)。③盆腔 CT 多为盆腔疾病的进一步检查(不选 B)。④直肠镜用于直肠肛管疾病的诊断和治疗(不选 C)。⑤钡剂灌肠是肠道疾病的一般检查(不选 D)。

【例 979】【正确答案】B

【答案解析】①闭孔内肌肌腱向后穿经坐骨小孔,然后转而行向外侧止于转子窝。②闭孔内肌试验:患者仰卧位,使右髋和右大腿屈曲,将右髋和右膝均屈曲 90°并伴右股向内旋转,引起右下腹痛者为阳性,提示阑尾靠近闭孔内肌,位于盆腔内(B 对,C、D、E 错),故本题选 B。③腰大肌试验即让患者左侧卧位,使右下肢后伸,右下腹疼痛者(+),即腰大肌试验阳性,说明阑尾位于腰大肌前方即盲肠后位(不选 A)。

【例 980】【正确答案】E

【答案解析】①青年男性,患者有急性坏疽性阑尾炎行阑尾切除术病史,目前患者出现寒战高热,提示合并感染，此时患者肛门有下坠感，里急后重，说明患者合并**盆腔脓肿**，多为腹腔最低点即膀胱直肠陷窝处脓肿，刺激直肠，导致里急后重。盆腔脓肿首选检查是**直肠指检**（E 对），故本题选 E。②大便培养多用于胃肠道感染性疾病的诊断（不选 A）。③腹部 X 线片对消化道穿孔有一定意义（不选 B）。④血常规属于一般检查，阑尾炎时白细胞等升高（不选 C）。⑤腹部 B 超多用于腹部实质脏器如肝、胆、胰、脾、肾疾病的诊断（不选 D）。

【例 981】【正确答案】B

【答案解析】①诊断明确后，除抗感染和支持疗法外，针对脓肿处理原则是经机体自然的腔道进行相应引流，应首选**经直肠穿刺抽液定位后切开引流**（B 对），故本题选 B。②经下腹部正中切口进入腹腔（不选 A）或经原麦氏切口（不选 C）进入腹腔，容易导致脓肿播散，如发生肠间脓肿等，故不应首选此类措施。③腹部透热理疗（不选 D）及温盐水加甲硝唑保留灌肠（不选 E）等保守治疗措施，对本病治疗有限。

【例 982】【正确答案】C

【答案解析】①阑尾炎典型症状为右下腹麦氏点压痛明显，肌紧张且有反跳痛。本例患者表现为经典的**转移性右下腹腹痛，麦氏点压痛**，故诊断为：**急性阑尾炎**（C 对）故本题选 C。②克罗恩病表现为右下腹痛及糊状便（不选 A）。③肠结核表现为低热、盗汗及右下腹压痛（不选 B）。④结肠癌表现为腹部肿块及 CEA 升高（不选 D）。⑤盆腔炎表现为下腹痛及腹部压痛、反跳痛等（不选 E）。

【例 983】【正确答案】A

【答案解析】①阑尾炎属于感染性炎症，最常见的并发症是**切口感染**（A 对），故本题选 A。②腹膜炎（不选 B）、粪瘘（不选 C）、阑尾残株炎（不选 D）及粘连性肠梗阻（不选 E）等也是阑尾炎的常见并发症，但是发生概率较切口感染低。

【例 984】【正确答案】E

【答案解析】①阑尾周围脓肿虽经非手术治疗可治愈，但易复发或转为慢性阑尾炎，需及早进行阑尾切除术。②择期行阑尾切除的时间一般选择在**治愈后 3 个月**进行（E 对，A、B、C、D 错），故本题选 E。

第 8 章　直肠肛管疾病

【例 985】【正确答案】B

【答案解析】直肠长度为 **12～15 cm**，属于记忆性题目（B 对，A、C、D、E 错），故本题选 B。

直肠肛管

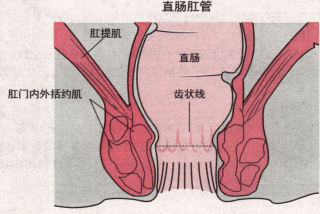

【例 986】【正确答案】A

【答案解析】①在齿状线的分界中只有动脉和淋巴管不是按照其分布的，齿状线**以上是直肠上、下动脉，以下是肛门动脉**（A 错），故本题选 A。②齿状线以上回流至髂内淋巴结，以下回流至腹股沟淋巴结（不选 C）。③齿状线以上是内脏神经，以下是躯体神经（不选 D）。④齿状线以上是直肠上静脉，以下是直肠下静脉（不选 B、E）。

【例 987】【正确答案】D

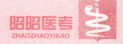

【答案解析】①齿状线以上是黏膜,以下是皮肤(不选A)。②齿状线以上发生的痔是内痔,以下是外痔(不选B)。③齿状线以上由直肠上、下动脉供血,以下由肛管动脉供血(不选C)。④齿状线以上受自主神经支配,以下属阴部内神经支配(不选E)。⑤齿状线以上回流至髂内淋巴结,以下回流至腹股沟淋巴结(D错),故本题选D。

【例988～989】【正确答案】AD

　　【答案解析】①左侧卧位:患者向左侧卧,左下肢略屈,右下肢屈曲贴近腹部,是直肠指检和结肠镜检查常用的体位(A对),故例988选A。此处应注意不是右侧。②蹲位:患者在检查台上取下蹲大便姿势,嘱略向前倾并做大便样用力状,适于检查内痔、脱肛及直肠息肉等(D对),故例989选D。③胸膝位:患者双膝跪于检查床上,头颈部及前胸部垫枕头,两前臂屈曲于胸前,臀部抬高,两膝略分开。④截石位:患者仰卧于专门的检查床上,双下肢抬高并外展,屈髋屈膝。此为直肠肛管手术时常用的体位,也适用但不常用于一般检查。⑤弯腰前俯位:双下肢略分开站立,身体前倾,双手扶支撑物,是肛门视诊常见的体位。⑥昭昭老师总结检查体位如下:

体　位	临床应用
左侧卧位	直肠指检和结肠镜检查常用的体位
胸膝位	直肠肛管检查最常用的体位
截石位	手术时最常采用的体位
蹲位	适于检查内痔、脱肛及直肠息肉等
弯腰前屈位	肛门视诊最常用的体位

【例990】【正确答案】B

　　【答案解析】直肠指检是发现早期直肠癌的重要检查,直肠癌延误诊断的原因中,75%漏诊的直肠癌都是因为未做直肠指诊(B对,A、C、D、E错),故本题选B。

【例991】【正确答案】A

　　【答案解析】①直肠指检是诊断直肠肿瘤最简单又最重要的方法,通过直肠指检可发现75%左右的直肠肿瘤,且直肠指检不需任何精密仪器及器械,方便易行(A对),故本题选A。②乙状结肠镜(不选B)、直肠镜(不选C)及X线气钡灌肠(不选D)需各种仪器,为直肠癌的进一步检查。③B型超声检查(不选E)多用于肝胆胰脾肾的检查。

【例992】【正确答案】D

　　【答案解析】肛裂三联征是指肛裂,前哨痔,齿状线上乳头肥大(D对,A、B、C、E),故本题选D。

【例993】【正确答案】C

　　【答案解析】肛裂好发于截石位的6点处(C对,A、B、D、E错),故本题选C。(昭昭老师速记:截石位6点,胸膝位12点。一定要看清题干是胸膝位还是截石位)

【例994】【正确答案】C

　　【答案解析】①肛裂多见于青年人(不选A),当大便干燥(不选E)及用力排便时容易发生,最常见于截石位的6点,即胸膝位12点处(C对),故本题选C。②较少发生大出血(不选B),多为便后滴血,以保守治疗为主,少数患者需要手术治疗(不选D)。

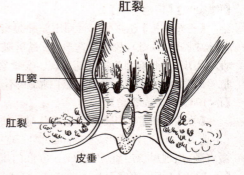

【例995】【正确答案】D

　　【答案解析】①排便时由于肛裂内神经末梢受刺激,立刻感到肛管烧灼样或刀割样疼痛,称为排便时疼痛,便后数分钟缓解,随后因为肛门括约肌再次收缩痉挛导致剧痛,可持续半小时至数小时,临床上称为括约痉挛痛(排便时疼痛→间歇期→括约肌挛缩痛→括约肌疲劳松弛后疼痛缓解)(D对),故本题选D。(昭昭老师提示:肛裂有典型的2次疼痛,有中间缓解期)②疼痛多为刀割样疼痛,而非隐痛(不选

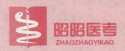

A）。③肛裂患者排便后出现括约肌挛缩痛（不选B）。④排便后出现肛门剧痛可延续数小时（不选C）。⑤肛裂患者有明确的周期性（不选E）。

【例996】【正确答案】E

【答案解析】①肛裂是指齿状线以下肛管皮肤破裂形成棱形裂口或溃疡，是一种常见的肛管疾病，好发于青壮年。肛裂临床表现为疼痛和出血，其疼痛特点为排便时突发刀割样疼痛。②该患者为青年男性，表现为**大便时肛门疼痛**，同时便纸上有鲜血，故诊断为**肛裂**（E对），故本题选E。③内痔表现一般为无痛性便后出血（不选A）。④外痔表现为疼痛，肛门口可见肿物（不选B）。⑤直肠癌多见于中老年人，多有排便习惯和大便性状的改变（不选C）。⑥肛瘘表现为肛门周围有一瘘管可排出粪便（不选E）。

【例997】【正确答案】A

【答案解析】①肛裂是齿状线下肛管皮肤层裂伤后形成的小溃疡。方向与肛管纵轴平行，长约0.7 cm，呈梭形或椭圆形，常引起肛周剧痛。**肛裂主要检查是视诊，不宜行直肠指诊**，因其会加重肛周疼痛（A对），故本题选A。②肛窦位于肛管齿状线部，相邻两肛柱之基底间，形如半月，开口向上，凹如口袋，深3～5 mm，其底部有肛腺的开口。③肛窦炎又称肛隐窝炎，指肛门齿状线部的肛隐窝炎症性病变，肛窦炎常引起肛周脓肿等肛门感染性疾病（不选B）。④内痔较软，肛门指诊不容易发现（不选C）。⑤肛瘘表现为肛门周围排泄性分泌物的瘘道（不选D）。⑥肛周脓肿是肛门周围的红、肿、热、痛，局部可触及波动感（不选E）。

【例998】【正确答案】C

【答案解析】①根据患者症状可明确诊断为肛门周围皮下脓肿。②非手术治疗包括联合应用抗生素、温水坐浴、局部理疗、口服缓泻剂或液状石蜡，以减轻患者排便时疼痛。③如果脓肿有**波动感**，说明局部脓液形成，诊断一旦明确，往往**需手术切开引流**（C对，E错），故本题选C。④因为该患者诊断为肛门周围皮下脓肿，故不行痔切除（不选A）及肛裂切除（不选B）。⑤结肠造口多用于结肠破裂等（不选D）。

【例999】【正确答案】A

【答案解析】①肛门旁皮下脓肿的诊断：位于肛门两侧边缘；脓肿较小，全身症状轻微或不伴全身症状；局部疼痛，行走、坐下或受压时疼痛加重；局部肿胀、红、硬及触痛，早期波动不明显，有波动后可自行破溃形成肛瘘。②本例患者，肛门周围皮肤**发红**，压痛明显（A对），故本题选A。③肛窦炎不在执业和助理医师的考试范畴（不选B）。④内痔表为无痛性便后出血（不选D）。⑤混合痔表现为疼痛和血便（不选C）。⑥肛瘘多表现为肛门周围有脓性分泌物排出的窦道等（不选E）。

【例1000】【正确答案】B

【答案解析】①**直肠肛管周围脓肿**是指直肠肛管周围软组织或其周围间隙发生的**急性化脓性感染**，并形成脓肿（B对），故本题选B。②脓肿破溃或切开引流后常形成肛瘘。脓肿是肛管直肠周围炎症的急性期表现，而肛瘘则为慢性期表现。③骨盆直肠间隙脓肿（不选A）、肛管括约肌间隙脓肿（不选C）、坐骨肛管间隙脓肿（不选D）、直肠壁内脓肿（不选E）的发病率较低。

【例1001】【正确答案】E

【答案解析】①**内痔**的早期症状是**排便时出血**（E对），故本题选E。②肛裂表现为排便时伴有剧痛（不选A）。③内痔脱出是内痔的晚期表现（不选B）。④溃疡性结肠炎及细菌性痢疾或盆腔脓肿等可刺激直肠，出现里急后重（不选C）。⑤肛门瘙痒多见于性病（不选D）。

【例1002】【正确答案】A

【答案解析】①**血栓性外痔**表现为**肛周暗紫色椭圆形肿物**，表面皮肤水肿，质硬，触痛明显（A对），故本题选A。②肛门黑色素瘤不会有触痛（不选B）。③内痔脱出坏死表面不光滑，边界不清楚（不选C）。④直肠息肉脱出可还纳（不选D）。⑤肛裂所致前哨痔可有便血症状（不选E）。

【例1003】【正确答案】B

【答案解析】①青年女性，大便有不尽感，不排除直肠癌可能。②直肠癌的**首选检查**是**直肠指检**（B对），故本题选B。③大便潜血试验是诊断消化道有无出血的筛查试验（不选A）。④直肠镜检查是检查直肠有无病变的确诊检查（不选C）。⑤结肠镜检查是检查下消化道有无病变的确诊检查（不选D）。

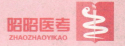

⑥钡剂灌肠是消化道空腔脏器疾病的常用检查方法,但不能用于确诊疾病(不选 E)。

【例 1004】【正确答案】D

【答案解析】①青年男性,肛门旁出现局部红肿、疼痛、发热,提示为炎症,局部破溃流出脓液,故诊断为**肛瘘**。②肛瘘治疗最关键为两点:明确破溃外口和内口的位置;明确其与肛门括约肌的位置(D 对),故本题选 D。**低位肛瘘**首选**直接切除术**;**高位肛瘘**首选**挂线疗法**。③瘘管切开,形成敞开的创面(不选 A)、抗感染治疗后手术(不选 B)、首先充分扩肛(不选 C)、1∶5 000 高锰酸钾溶液坐浴(不选 E)也是治疗肛瘘的有效方法,但并非最关键步骤。

【例 1005】【正确答案】A

【答案解析】①**早期直肠癌**的临床特征主要为**便血和排便习惯改变**,在癌肿局限于直肠黏膜时便血作为唯一的早期症状,往往未能引起患者重视(A 对),故本题选 A。②肛诊多可触及肿块(不选 E)、中、晚期直肠癌患者除出现常见的食欲缺乏、体重减轻(不选 D)、贫血(不选 C)等全身症状外,尚有排便次数增多、排便不尽、便意频繁、里急后重等癌肿局部刺激症状,较大肿块可导致肠梗阻(不选 B)。

【例 1006】【正确答案】E

【答案解析】①中老年女性,表现为黏液脓血便,肛门有坠胀感及里急后重,考虑为**直肠炎症**(溃疡性结肠炎或细菌性痢疾等)**或直肠肿瘤**等疾病刺激所致。患者出现大便变细,推断可能是肠道肿物导致肠腔狭窄,进而引起大便变细,此为直肠癌的典型表现,故可诊断。直肠癌首选的检查是直肠指检(E 对),故本题选 E,具有经济、简单、方便等优点。②乙状结肠镜活检可确诊结肠癌(不选 A)。③腹部 B 超是腹部实质脏器如肝、胆、胰、脾、肾的首选检查(不选 B)。④腹部 CT 是腹部疾病的进一步检查(不选 C)。⑤钡剂灌肠是消化道疾病的常用检查,但不可确诊疾病(不选 D)。

【例 1007】【正确答案】E

【答案解析】直肠癌患者出现了膀胱刺激征,说明癌症已经转移到了膀胱,即直肠癌**直接侵犯膀胱**(E 对,A、B、C、D 错),故本题选 E。

【例 1008】【正确答案】A

【答案解析】①直肠癌的检查应遵循由简到繁的步骤进行。常见方法有大便潜血检查(不选 D),应用于大规模普查和高危人群的筛查,但对于早期直肠癌诊断缺乏特异性。②直肠指检是首选检查,但可能会漏诊早期直肠癌。③**直肠镜检查**在明确诊断需手术治疗时应用,可以发现**较小的早期癌**,可取活组织行病理检查(A 对),故本题选 A。④钡灌肠(不选 B)、大便潜血检查(不选 D)、CT(不选 E)对直肠癌诊断有一定帮助,但并非最有意义的检查。⑤B 超主要用于实质脏器如肝胆胰脾肾等疾病的诊断(不选 C)。

【例 1009】【正确答案】D

【答案解析】①直肠癌主要表现直肠的刺激症状,如里急后重,肛门下坠感,其次如直肠癌占位,使肠腔变小,故大便变细。本病例为中年男性,表现为大便次数增多、变细及里急后重,符合直肠癌的典型表现。②直肠癌的**首选检查是直肠指检**,可触及肿物(D 对),故本题选 D。③直肠癌**确诊**检查依靠直肠镜+活检(不选 B)。④**大便潜血试验**只是证实存在消化道出血,是直肠癌的首选筛查试验(不选 E)。⑤**腹部 B 超**多用于肝、胆、胰、脾、肾等实质脏器疾病的检查(不选 A)。⑥**下消化道 X 线钡剂造影**是结肠癌的重要检查方法,对直肠癌的诊断意义不大,用于排除、直肠多发癌和息肉病(不选 C)。

【例 1010】【正确答案】B

【答案解析】①经腹直肠癌切除术(Dixon 手术)是目前应用最多的直肠癌根治术,适用于距肛门 7 cm 以上的直肠癌。经腹会阴直肠癌根治术原则上适用于距肛门 7 cm 以内的直肠癌。该病例中,中年女性,**距离肛门 12 cm**,适合 Dixon 手术(B 对,A 错),故本题选 B。②**经腹直肠癌切除、人工肛门、远端封闭手术**适用于全身一般情况很差,不能耐受其他手术的直肠癌患者(不选 C)。③**拉下式直肠癌切除术**适用于肿瘤距肛缘 7~10 cm 的直肠癌,方法即保留肛门,经肛门在齿状线上切断直肠,将乙状结肠从肛门拉下,固定于肛门,该方法虽保留了肛门,但术后控制排便效果不满意,手术彻底性差(不选 D)。④**局部切除**加放疗术适用于早期瘤体小、局限于黏膜或黏膜下层、分化程度高的直肠癌(不选 E)。

【例 1011】【正确答案】A

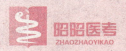

【答案解析】①右半结肠癌的临床表现：腹痛、贫血、腹部肿块。②左半结肠癌的临床表现：便血、黏液血便、腹痛、腹部肿块。③直肠癌的临床表现为直肠刺激症状，便意频繁，排便习惯改变，便前有肛门下坠感，伴里急后重，排便不尽感，晚期有下腹痛；肠腔狭窄症状，癌肿侵犯致肠管狭窄，初期大便变形、变细，严重时出现肠梗阻表现；癌肿破溃引起感染症状，大便带血及黏液，甚至出现血便。盲肠癌腹胀不明显，可在腹部触及包块。④该病例中，老年女性，出现里急后重，初步考虑直肠癌（A 对），故本题选 A。

【例 1012】【正确答案】A

【答案解析】①高龄患者出现腹胀，腹泻便秘交替，里急后重感，为直肠癌的临床表现。为确定诊断，应做的辅助检查包括大便潜血试验、肿瘤标志物、直肠指诊、内镜检查，以及钡剂灌肠等影像学检查。②其中，直肠指诊是诊断直肠癌最重要的方法，与内镜检查共同为结直肠癌最基本的检查手段（A 对），故本题选 A。③大便常规加涂片（不选 B）、腹部 B 超（不选 C）、腹部 X 线平片（不选 D）、钡剂灌肠（不选 E）不是直肠癌的首要检查。

【例 1013】【正确答案】B

【答案解析】①直肠癌的治疗应以手术切除为首选方法，多数患者手术切除后可获得长期生存。因此，一旦确诊为直肠癌早期，应及早进行手术（B 对），故本题选 B。②化学治疗（不选 C）、放射治疗（不选 D）和免疫治疗（不选 E）为直肠癌的辅助治疗方法。③肠造瘘术为早期改善肠梗阻的症状的一般性治疗，而非主要治疗措施（不选 A）。

第 9 章　消化道大出血

【例 1014】【正确答案】D

【答案解析】Treitz 韧带即十二指肠悬韧带，是区分上、下消化道的分界线（D 对，A、B、C、E 错），故本题选 D。

【例 1015】【正确答案】A

【答案解析】①上消化道大出血最常见的原因是消化性溃疡，占 40%～50%（A 对），故本题选 A。②胃癌（不选 B）、胆道出血（不选 C）、出血性胃炎（不选 D）、食管胃底静脉曲张（不选 E）导致的上消化道大出血的发病率较消化性溃疡低。

【例 1016】【正确答案】D

【答案解析】①青年男性，有剧烈呕吐病史，且伴有剧烈腹痛，考虑剧烈呕吐所致食管贲门黏膜撕裂引起食管贲门黏膜撕裂综合征。食管贲门黏膜撕裂综合征多见于剧烈呕吐的患者，考题中多为大量饮酒的男性或怀孕的妇女（D 对），故本题选 D。②消化性溃疡导致的出血多有消化性溃疡病史（不选 A）。③食管胃底静脉曲张破裂出血多有肝炎、肝硬化病史（不选 B）。④急性糜烂性胃炎出血多有饮酒、应激、服用 NSAIDs 药物等病史（不选 C）。⑤反流性食管炎所致出血多有胸骨后反酸、胃灼热、烧灼感等病史（不选 E）。

【例 1017～1018】【正确答案】EA

【答案解析】①右上腹部节律性疼痛，进食可缓解，伴有反酸，符合十二指肠溃疡的临床特点，黑便提示上消化道出血（E 对），故例 1017 选 E。②患者有慢性肝病史，由进食硬物引发，应考虑食管静脉曲张破裂出血（A 对），故例 1018 选 A。③急性胃炎出血多有饮酒、应激、服用 NSAIDs 药物等病史。④反流性食管炎所致出血多有胸骨后反酸、胃灼热、烧灼感等病史。⑤食管贲门黏膜撕裂综合征多见于剧烈呕吐的患者，考题中多为大量饮酒的男性或怀孕的妇女。

【例 1019】【正确答案】B

【答案解析】①上消化道大量出血后，大量血液蛋白质的消化产物在肠道内被吸收，血中尿素氮浓度常增高，称为肠源性氮质血症。下消化道出血后，因为蛋白质消化产物来不及被肠道吸收就排出了，故无氮质血症。因此氮质血症是上下消化道出血的重要鉴别点（B 对），故本题选 B。②无论上消化道出血或下消化道出血都会出现大便隐血阳性（不选 A）、血红蛋白下降（不选 D）、血肌酐升高（不选 C）和血氨升

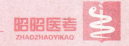

高(不选 E)。

【例 1020】【正确答案】A

　　【答案解析】①患者 HBsAg（＋）20 年，长期乙肝病史考虑<u>肝硬化</u>。目前患者出现呕血，考虑肝硬化导致<u>食管胃底静脉曲张</u>破裂出血。②<u>食管胃底静脉曲张</u>破裂出血的首选药物是垂体加压素。但是有心绞痛病史者不宜应用<u>血管加压素</u>，因为血管加压素会导致冠脉收缩，加重心绞痛（A 对），故本题选 A；同时患有心绞痛、高血压病史的患者首选<u>生长抑素</u>（不选 B）。③支链氨基酸多用来治疗肝性脑病（不选 C）。④奥美拉唑多用来治疗胃食管反流病及消化性溃疡等（不选 D）。⑤法莫替丁的抑酸效果较奥美拉唑差，多用于胃食管反流病及消化性溃疡等（不选 E）。

第 10 章　腹膜炎

【例 1021】【正确答案】A

　　【答案解析】对腹膜刺激<u>最小</u>的是<u>血液</u>（A 对），其他刺激性均较大（不选 B、C、D、E），故本题选 A。

【例 1022】【正确答案】E

　　【答案解析】①腹膜腔是人体最大的体腔，<u>总面积 1.7～2.0 m²</u>（不选 A），正常情况下，腹腔内有<u>75～100 mL</u> 黄色澄清液体，起润滑作用（不选 B）。②急性腹膜炎时腹膜可以分泌<u>大量渗出液</u>，以稀释毒素和减少刺激（不选 D）。③腹膜还有很强的<u>吸收能力</u>（不选 C），能吸收腹腔内的积液、血液、空气和毒素。④<u>壁层腹膜</u>主要受体神经支配，<u>对各种刺激敏感，疼痛定位准确</u>；脏层腹膜受自主神经支配，其性质为钝痛且定位较差（E 错），故本题选 E。

【例 1023】【正确答案】B

　　【答案解析】腹膜腔是人体最大的体腔，<u>总面积 1.7～2.0 m²</u>，正常情况下，腹腔内有<u>75～100 mL</u> 黄色澄清液体，起润滑作用（B 对，A、C、D、E 错），故本题选 B。

【例 1024～1025】【正确答案】BC

　　【答案解析】①继发性腹膜炎的细菌主要是<u>大肠埃希菌，G^-杆菌</u>（B 对），故例 1024 选 B。②通过血行播散引起的原发性腹膜炎其致病菌主要是<u>肺炎链球菌，G^+球菌</u>（C 对），故例 1025 选 C。

【例 1026】【正确答案】A

　　【答案解析】①急性腹膜炎最主要的临床症状是<u>腹痛</u>，由肠腔内容刺激腹膜所致（A 对），故本题选 A。②恶心、呕吐（不选 B）、发热（不选 C）、腹泻（不选 D）、腹胀（不选 E）是急性腹膜炎的表现，但并非最主要表现。

【例 1027】【正确答案】B

　　【答案解析】①<u>急性阑尾炎、胆囊炎穿孔</u>，因含有大量脓液所以很容易<u>导致早期发热</u>（B 对），故本题选 B。②实质性脏器破裂，血液中一般无细菌，故不会引起发热（不选 C）。③结肠破裂因肠内容物较稠，流动性差，所以症状出现晚（不选 D）。④溃疡穿孔因为上消化道相对较干净，细菌较少，早期也不会出现发热（不选 A）。⑤代谢性酸中毒主要导致深大呼吸，而非发热（不选 E）。

【例 1028】【正确答案】C

　　【答案解析】①中年男性，阑尾炎切除手术病史，术后第 3 天出现寒战、高热等感染表现，考虑术后出现感染。结合患者出现<u>右下胸痛，呼吸音减弱</u>，右上腹压痛等，考虑诊断为<u>膈下脓肿</u>（C 对），故本题选 C。②<u>右侧肺炎</u>一般表现为呼吸系统病变，如慢性咳嗽、咳痰等（不选 A）。③<u>右侧肺不张</u>诊断主要依靠胸部 X 线检查（不选 B）。④<u>盆腔脓肿</u>患者多出现寒战、高热、里急后重等表现（不选 D）。⑤<u>小肠梗阻</u>则表现为典型的痛、吐、胀、闭等（不选 E）。

【例 1029】【正确答案】D

　　【答案解析】①青年男性，有急性阑尾炎穿孔病史，术后出现寒战、高热等，结合患者出现<u>下坠感</u>等，考虑诊断为<u>盆腔脓肿</u>。<u>盆腔脓肿</u>的首选检查方法是<u>直肠指检</u>（D 对），故本题选 D。②该患者切口无感染，无需查看切口（不选 A）。③腹部 B 超多用于阑尾周围脓肿的检查（不选 B）。④粪便常规检查（不选

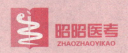

C)、血常规检查(不选 E)为急性阑尾炎的一般检查。

【例1030】【正确答案】C

【答案解析】①青年男性,有十二指肠溃疡穿孔病史,术后出现寒战、高热等,结合患者出现里急后重等。盆腔处于腹腔最低部位,腹腔内炎症渗出物或脓液易流入其间,而形成盆腔脓肿。盆腔脓肿临床表现包括急性腹膜炎经治疗后体温再升高、脉快,下腹部坠胀不适或钝痛,大便次数增多、黏液便及里急后重等直肠刺激症状,(C 对),故本题选 C。②肠间隙脓肿患者出现腹痛及发热等,但无里急后重等直肠刺激症状(不选 A)。③膈下脓肿患者多出现胸部活动受限及胸腔积液等(不选 B)。④急性肠炎表现为腹泻等(不选 D)。⑤肛周脓肿主要表现为肛门周围局部的红肿热痛及脓肿形成(不选 E)。

【例1031】【正确答案】D

【答案解析】①盆腔处于腹腔最低部位,腹腔内炎症渗出物或脓液易流入其间,形成盆腔脓肿。因盆腔腹膜面积较小,吸收毒素也较少,故全身中毒症状较轻而局部症状则相对明显。②小脓肿可采用非手术治疗(不选 A、B);脓肿较大时,须手术治疗(不选 C)。③腹腔面积较大,可大量吸收毒素,故不能采用经腹腔排脓,以免引起全身中毒症状,甚至导致感染性休克(D 错),故本题选 D。④已婚妇女可经阴道后穹穿刺排脓,未婚者为禁忌(不选 E)。

【例1032】【正确答案】E

【答案解析】①结核性腹膜炎最有价值的检查是腹腔镜检查＋腹膜活检,可发现干酪样的坏死物质,是诊断金标准(E 对),故本题选 E。②PPD 试验阳性只提示可能是结核,但不能确诊(不选 A)。③血沉是反映炎症的指标,升高提示患者体内有炎症,但是不能确诊(不选 C)。④腹水检查如结核杆菌培养,阳性率很低,故不用(不选 D)。⑤结肠镜检查多用于腹部空腔脏器疾病的确定诊断(不选 B)。

【例1033】【正确答案】C

【答案解析】①中年女性,表现为低热、腹胀,应考虑结核。抗结核治疗未见好转,为进一步明确是否为结核,应采取腹腔镜＋腹膜活检,可发现干酪样的坏死物质,此为诊断结核性腹膜炎的金标准(C 对),故本题选 C。②腹水常规即确定腹水的性质,明确渗出液和漏出液,以及蛋白含量、细胞含量等,但是不能确诊疾病(不选 A)。③血沉是反映炎症的指标,升高提示患者体内有炎症,但是不能确诊结核(不选 B)。④全胃肠钡餐透视是消化道空腔脏器的常用检查,是一种辅助诊断方法,但往往不能确诊(不选 D)。⑤剖腹探查为有创操作,创伤大,不作为首选(不选 E)。

【例1034】【正确答案】D

【答案解析】①青年女性,表现为低热、腹胀、腹痛等,查体腹部弥漫性压痛,揉面感。揉面感为结核性腹膜炎的典型体征,往往可提示诊断。②结核性腹膜炎最有价值的检查是腹腔镜检查＋腹膜活检,可发现干酪样的坏死物质,是诊断金标准。③结核菌素(PPD)试验(＋)只提示可能是结核,但不能确诊(不选 A)。④血清结核抗体只能说明患者可能感染过结核,不能说明现在正在感染(不选 B)。⑤血沉是反映炎症的指标,升高提示患者体内有炎症,但是不能确定结核(不选 C)。⑥腹水检查如结核杆菌培养对结核性腹膜炎有诊断价值(D 对),故本题选 D。⑦血常规是辅助检查的常用方法,可发现淋巴细胞等升高,但无确诊价值(不选 E)。

【例1035】【正确答案】C

【答案解析】①青年女性,表现为低热,查体腹部弥漫性压痛,有揉面感,揉面感为结核性腹膜炎的典型体征,往往提示诊断。对确诊腹腔结核最有意义的检查是腹腔穿刺(C 对),故本题选 C。②血常规是辅助检查的常用方法,可发现淋巴细胞等升高,但无确诊价值;血沉是反映炎症的指标,升高提示患者体内有炎症,但不能确诊结核(不选 A)。③肾功能(不选 B)及尿常规(不选 D)和妇科检查(不选 E)对结核性腹膜炎的意义不大。

【例1036】【正确答案】B

【答案解析】①对确诊结核性腹膜炎最有意义的是腹水结核杆菌培养(B 对),故本题选 B。②腹部X线(不选 A)、CT(不选 D)及 B 超(不选 C)对结核的诊断价值不大。③PPD 试验阳性只提示可能是结核,但不能确诊(不选 E)。

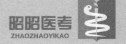

【例1037】【正确答案】A

【答案解析】①结核性腹膜炎患者应采取的主要治疗措施是抗结核治疗(A对),故本题选A。②口服利尿剂(不选B)及免疫治疗(不选C)、静脉输注尿蛋白(不选E)为结核性腹膜炎的一般性治疗。③结核性腹膜炎的抗生素治疗无效(不选D)。

第11章 腹外疝

【例1038】【正确答案】B

【答案解析】①斜疝疝囊颈在腹壁下动脉外侧,直疝疝囊颈在腹壁下动脉内侧(B对,D错),故本题选B。②直疝疝块外形多呈半球形(不选A)。③直疝精索在疝囊的前外方(不选C)。④斜疝由直疝三角突出,可进入阴囊,直疝不进入阴囊(不选E)。⑤昭昭老师关于直疝和斜疝的鉴别诊断总结如下:

	斜 疝	直 疝
发病年龄	多见于儿童及青壮年	多见于老年
突出途径	经腹股沟管突出,可进阴囊	由直疝三角突出,不进阴囊
疝块外形	椭圆或梨形,上部呈蒂柄状	半球形,基底较宽
回纳疝块后压住深环	疝块不再突出	疝块仍可突出
精索和疝囊的关系	精索在疝囊后方 (昭昭老师速记:精索鞋后)	精索在疝囊前外方 (昭昭老师速记:精索直前)
与腹壁下动脉的关系	位于腹壁下动脉的外侧	位于腹壁下动脉的内侧
嵌顿机会	较多	无或极少

【例1039】【正确答案】E

【答案解析】①查体时鉴别腹股沟斜疝与直疝最有意义的是回纳疝块后压迫腹股沟深环,观察疝块是否能够复出,这是因为斜疝的内口较小,而直疝的疝口面积较大(E对),故本题选E。②腹股沟直疝和斜疝在外形上不同,斜疝为椭圆形,而直疝为半球形(不选A);斜疝进入阴囊,而直疝从不进入阴囊(不选C);斜疝疝囊位于腹壁下动脉外侧,而直疝疝囊位于腹壁下动脉内侧(不选D),均为直疝和斜疝的鉴别点,但并非最有价值的鉴别点。③透光试验(不选B)多用来区分腹外疝和睾丸鞘膜积液。

【例1040】【正确答案】B

【答案解析】①斜疝的精索在疝囊后方,而非前方(B对,A错),故本题选B。②斜疝较容易嵌顿,而直疝不容易嵌顿,这是因为直疝的疝口面积较大(不选C)。③斜疝多见于年轻人,而直疝多见于老年人(不选D)。④斜疝疝囊位于腹壁下动脉外侧,而直疝疝囊位于腹壁下动脉内侧(不选E)。

【例1041】【正确答案】E

【答案解析】①中年男性,腹股沟半球形包块,易还纳,未进入阴囊,符合直疝特点(E对),故本题选E。(昭昭老师速记:中老年人多见直疝)②鞘膜积液的透光试验为阳性表现(不选A)。③隐睾一般不会形成半球形肿物(不选B)。④其余几种疝,昭昭老师关于总结如下:

分 型	诊断公式	昭昭老师速记
斜疝	斜疝=青少年或儿童+按住深环后肿物不再突出	"小"孩带"邪"气
直疝	直疝=老年人+半球形肿物+按住深环后肿物再突出	"老"年人性子"直"
股疝	股疝=中年女性+腹股沟韧带下方半球形肿物	"中"年女性爱炒"股"
隐睾	隐睾=睾丸有空虚感	—
鞘膜积液	鞘膜积液=睾丸肿物+透光试验阳性	透光试验阳性是鞘膜积液

【例1042】【正确答案】B

【答案解析】①老年男性,腹股沟半球形包块,易还纳,未进入阴囊,体检时压迫内环肿块仍出现符合直疝特点(B对),故本题选B。②昭昭老师关于其余几种疝总结如下:

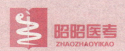
分　型	诊断公式	昭昭老师速记
斜疝	斜疝＝青少年或儿童＋按住深环后肿物不再突出	"小"孩带"邪"气
直疝	直疝＝老年人＋半球形肿物＋按住深环后肿物再突出	"老"年人性子"直"
股疝	股疝＝中年女性＋腹股沟韧带下方半球形肿物	"中"年女性爱炒"股"
绞窄性疝	绞窄性疝＝腹外疝＋血性腹腔积液或血性呕吐物	"血"性就是"绞窄疝"
切口疝	切口疝＝发生于腹壁手术切口处的疝	—

【例1043】【正确答案】B

　　【答案解析】①难复性疝是指疝内容物不能回纳或不能完全回纳入腹腔，但不引起严重症状者，内容物多为大网膜（B对），故本题选B。②乙状结肠（不选A）、小肠（不选C）、膀胱（不选D）、横结肠（不选E）多为易复疝的内容物。

【例1044】【正确答案】A

　　【答案解析】①典型的腹外疝由疝囊、疝内容物和疝外被盖等组成。②疝囊是壁层腹膜的憩室样突出部，由疝囊颈和疝囊体组成。③疝内容物是进入疝囊的腹内器官或组织，以小肠最多见，大网膜次之（A对，B错），故本题选A。④乙状结肠（不选C）、膀胱（不选D）、横结肠（不选E）的发病率较低。

【例1045】【正确答案】E

　　【答案解析】①嵌顿疝和绞窄疝实际上是一个病理过程的两个阶段。②嵌顿性疝与绞窄性疝患者的肠壁都有静脉回流障碍，而嵌顿性疝的肠壁尚有动脉血供，如果不及时处理，随着静脉回流障碍的加重，会出现动脉血供障碍，肠壁坏死，从而发展成为绞窄性疝，所以两者的根本区别在于有无动脉血流障碍（E对，A、B、C、D错），故本题选E。

【例1046】【正确答案】C

littre疝

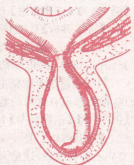

　　【答案解析】①小肠憩室（常为Meckel憩室）被嵌顿称为李特疝（Littre疝）（C对），故本题选C。②腹腔脏器经髋骨闭孔向股三角区（由腹股沟韧带、内收长肌内缘和缝匠肌内缘组成）突出的腹外疝称为闭孔疝（不选A）。③部分肠管壁被嵌顿，未发生完全性肠梗阻称为肠管壁疝（Richter疝）（不选B）。④一些腹腔内脏器在疝的形成过程中，也可随壁层后腹膜的牵拉而下滑，滑经疝门而构成疝囊的一部分，称为滑动性疝（不选D）。⑤疝囊经股环突出至股管中或穿过股管脱出至大腿者称股疝（不选E）。

【例1047】【正确答案】A

　　【答案解析】①易复性疝是指疝内容物突入疝囊后，经平卧或用手推送，疝内容物易回纳入腹腔（A对），故本题选A。②昭昭老师总结和速记各种疝如下：这个跟主任出去飞刀做手术有一比。如果主任周六出去飞刀，周日安全返回，这叫"易复性疝"。如果主任周六出去飞刀，返回时候，赶上大雨，被滞留在机场了，这叫"难复性疝"。如果主任周六出去飞刀，永远也不回来了，变成当地医院的一名员工了，此为"滑动疝"。如果主任周六出去飞刀，得心梗死了，此为"绞窄疝"。

疝	概　念	昭昭老师速记
易复性疝	疝内容物易回纳入腹腔，最常见的内容物是小肠	"小""易"
难复性疝	疝内容物不能回纳或不能完全回纳入腹腔，但不引起严重症状者，内容物多为大网膜	"大""难"不死
滑动性疝	①指腹腔的后位脏器连同被覆盖的部分腹膜自管脱出，构成部分疝囊壁的疝，多见于右侧；②左侧为膀胱、乙状结肠，右侧多为膀胱、盲肠和阑尾等	脱出物变成疝内容物就是滑动疝
嵌顿性疝	疝环狭小而腹压突然增高时，疝内容物可强行扩张疝囊颈而进入疝囊，随后因疝囊颈弹性收缩，将内容物卡住，使其不能回纳	下一步就会绞窄
绞窄性疝	疝内容物被嵌顿过久，发生动脉性血液循环障碍，失去活力，甚至坏死	有血运障碍就是绞窄疝

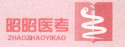

【例 1048】【正确答案】A

【答案解析】①疝嵌顿后发生坏死,一定要行单纯疝囊高位结扎术,而不应行任何修补术,修补术容易因为感染而失败(A 对),故本题选 A。②Ferguson 法疝修补术(不选 B)、Bassini 法疝修补术(不选 C)、Halsted 法疝修补术(不选 D)可加强腹股沟的前壁或后壁,但肠坏死患者禁用。③无张力疝修补术多用于腹壁张力较大患者(不选 E)。

【例 1049】【正确答案】B

【答案解析】①如果伴有引起腹内压增高的疾病,必须处理后再择期手术,否则很容易导致修补失败(B 对),故本题选 B。②1 岁以内,疝环直径小于 1.5 cm 的婴幼儿可暂不手术(不选 A)。③无张力疝修补术无须马上高位结扎疝囊(不选 C)。④加强腹股沟后壁是最常用的方法(不选 D)。⑤嵌顿时间在 4 小时以内的可以试行手法复位(不选 E)。

【例 1050】【正确答案】B

【答案解析】①肠管一旦坏死就不能行任何修补术,只能行疝囊高位结扎术,否则修补术可能因为感染而失败(B 对),故本题选 B。②无张力疝修补术是用补片实现局部缺损薄弱区域的无张力修补(不选 A)。③Bassini 法适用于腹股沟管后壁的加强(不选 C)。④Ferguson 修补术主要是前壁的修补(不选 E)。⑤疝成形术适用于巨型斜疝、复发性疝、腹股沟管后壁严重缺损,腹横腱膜弓完全萎缩,不能用于缝合修补的病例(不选 D)。

【例 1051】【正确答案】E

【答案解析】股疝最常用的手术方法是 McVay 法,在精索后方将腹外斜肌下缘和联合腱缝至耻骨梳韧带上(E 对,A、B、C、D 错),故本题选 E。(昭昭速记:给"MM""梳"一"股")

【例 1052】【正确答案】B

【答案解析】①老年男性,右腹股沟斜疝嵌顿,皮肤虽无红肿但嵌顿时间超过 4 小时,此时肠管往往已经坏死,所以需行高位疝囊结扎术(B 对),故本题选 B。②此时避免行修补术,因修补易引起感染,导致手术失败(不选 C、D、E)。③腹股沟嵌顿疝争取在 3～4 小时内复位,否则会导致肠管坏死,复位后可导致严重腹膜炎(不选 A)。

【例 1053】【正确答案】E

【答案解析】①股疝好发于中年女性,表现为腹股沟韧带下方卵圆形的突出物,不易还纳,是最容易发生嵌顿的腹外疝。股疝是腹外疝中最容易嵌顿的疝原因是因为股管几乎是垂直的,疝块在卵圆窝处向前转折时形成以锐角;股环本身较小;股环周围坚韧的韧带较多(E 对),故本题选 E。②腹股沟直疝(不选 A)、小儿脐疝(不选 B)、腹股沟斜疝(不选 C)、白线疝(不选 D)发生嵌顿疝的几率较股疝低。

第 12 章　腹部损伤

【例 1054】【正确答案】C

【答案解析】诊断性腹腔穿刺阳性率至少可达 90%(C 对),故本题选 C。

【例 1055】【正确答案】D

【答案解析】①患者青年男性,表现为右上腹外伤,出现腹痛,血压下降,移动性浊音阳性,提示有大量腹腔积液。诊断腹腔积液最有意义的检查是诊断性腹腔穿刺活检(D 对),故本题选 D。②腹部 B 超(不选 A)、CT(不选 C)可发现腹部实质脏器如肝、胆、胰、脾的外伤。③立位 X 线腹部平片(不选 B)用于检查空腔脏器的损伤,如小肠破裂等。④腹部 MRI(不选 E)是进一步检查。

【例 1056】【正确答案】E

【答案解析】①青少年女性,有明确的外伤史,表现为血压下降及腹膜刺激征,考虑腹部实质脏器及空腔脏器损伤。②粪便中有大量红细胞说明肠道破裂(不选 A);血细胞比容下降(不选 B)、红细胞及血红蛋白下降(不选 D)说明可能为脾等实质脏器大出血所致;尿中大量红细胞可能是肾损伤所致(不选 C)。③白细胞及中性粒细胞的检查对本病的诊断意义不大(E 对),故本题选 E。

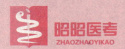

【例1057】【正确答案】B

【答案解析】①腹部闭合性损伤，探查次序原则上是先探查肝、脾等实质性器官（B对），故本题选B，同时探查膈肌、胆囊等有无损伤。②然后从胃开始，逐段探查十二指肠第一段、空肠、回肠、大肠及其系膜。③接着探查盆腔脏器，最后切开胃结肠韧带显露网膜囊，检查胃后壁和胰腺。如有必要，还应切开后腹膜探查十二指肠二、三、四段。

【例1058】【正确答案】E

【答案解析】①患者目前出现血压降低等休克表现，故应迅速补充血容量，首选平衡盐溶液（E对），故本题选E。②应用止血药物（不选A）、应用止痛药物（不选B）为一般的对症治疗，而非最重要治疗。③给予一次大剂量糖皮质激素可用于感染性休克的患者（不选C）。④该患者无明显感染表现，不必使用大量抗生素（不选D）。

【例1059】【正确答案】D

【答案解析】①闭合性腹部损伤中最容易受损的脏器是脾，在各种腹部损伤中占40%～50%（D对），故本题选D。②肝脏（不选A）、胆囊（不选B）、胰腺（不选C）、小肠（不选E）的发病率较脾脏少见。

【例1060】【正确答案】D

【答案解析】①青年女性，外伤史，左肋部损伤，突然出现失血性休克，考虑延迟性脾破裂导致大出血（D对），故本题选D。②宫外孕患者典型表现为阴道流血；肝破裂患者多有右侧腹部外伤史，表现为失血性休克，同时胆汁刺激腹膜，引发腹膜炎；肠穿孔可见膈肌下有游离气体；肠梗阻患者表现为典型的痛、吐、胀、闭。

【例1061】【正确答案】E

【答案解析】①青年女性，被汽车撞伤左季肋部，考虑脾外伤，同时出现移动性浊音（＋），提示脾破裂，导致出血，出血量＞1 000 mL。②首选检查是诊断性腹腔穿刺，抽出不凝血，即可确诊（E对），故本题选E。③平卧位X线腹部平片对诊断腹部外伤的意义不大，如果肠破裂，站立位X线片可见膈下有游离气体（不选A）。④胸部X线对腹部外伤的诊断价值不大（不选B）。⑤腹部CT多为腹部病变的进一步检查，但其价格较为昂贵（不选C）。⑥消化道钡餐造影用于空腔脏器疾病的诊断，脾属于实质性脏器（不选D）。

【例1062】【正确答案】B

【答案解析】①中年男性，左上腹外伤史，考虑脾受损，目前出现疼痛加剧，说明症状加重，同时出现口渴、烦躁，可能是脾破裂导致的大出血所致，故下一步应立即行急诊剖腹探查，否则容易发生生命危险（B对，E错），故本题选B。②大量输液是抗休克的治疗手段之一，但是单纯输液不能纠正患者症状（不选A）。③腹部外伤患者禁用吗啡，以防止掩盖病情（不选C）。④腹部CT检查可在患者生命体征平稳状态下使用（不选D）。

【例1063】【正确答案】C

【答案解析】①直肠损伤，一期修补及直肠切除后吻合，由于局部有大量大肠杆菌，会导致局部发生严重感染而引发吻合口瘘等并发症（不选A、B）。②直肠损伤，应该积极治疗，而非观察及单纯冲洗等其自然吻合，容易导致病情延误加重疾病进展（不选D、E）。③直肠损伤因为局部容易感染，应该先行乙状结肠造瘘，待2～3个月后再行相应处理（C对），故本题选C。

【例1064】【正确答案】B

【答案解析】青年男性，腹部外伤史，患者出现意识模糊、血压85/60 mmHg，即休克，说明患者可能发生了实质脏器检查及空腔脏器的损伤，治疗方案应为马上抗休克治疗的同时剖腹探查（B对，A、C、D、E错），故本题选B。

【例1065】【正确答案】E

【答案解析】①中年男性，右上腹有刀刺伤，且腹腔穿刺有不凝血，考虑肝破裂。②剖腹探查首先探查肝和脾（E对，A、B、C、D错），故本题选E。

第四篇 泌尿系统

第1章 尿液检查

【例1066】【正确答案】C

【答案解析】①血尿分为镜下血尿和肉眼血尿。②镜下血尿指尿沉渣高倍镜下每视野红细胞>3个；肉眼血尿指1 000 mL尿液中含有1 mL血，即可表现为肉眼可见的血尿（C对，A、B、D、E错），故本题选C。

【例1067】【正确答案】E

【答案解析】①肾小球源性血尿因为红细胞通过屏障进入肾小管时发生挤压变形，出现红细胞的形态和大小不一，即变形红细胞。②而非肾小球源性血尿的红细胞没有受到挤压，形态完整，故二者的主要区别在于有无变形红细胞（E对），故本题选E。③全程血尿（不选A）、合并尿路刺激征（不选B）、尿潜血阳性（不选C）、肉眼血尿（不选D）可见于非肾小球源性血尿。

【例1068】【正确答案】E

【答案解析】①单纯根据尿的颜色来判断血尿和血红蛋白尿是不准确的，如进食了某些食物、药物，如利福平等，也可使尿液颜色变红（不选A）。②尿胆原测验，尿胆原阳性主要见于有肝细胞性黄疸和溶血性黄疸的各种疾病，如病毒性肝炎、肝硬化、巨幼细胞贫血（骨髓中前期红细胞被破坏），不能区分血尿和血红蛋白尿（不选B）。③尿潜血试验（BLD）试验指采用尿液干化学分析仪检测尿液中红细胞和（或）红细胞变形裂解后溢出的血红蛋白，因此尿隐血阳性包括血尿和血红蛋白尿，并不能区分二者（不选C）。④尿三杯试验即清洗外阴及尿道口后，将最初10～20 mL尿液留于第一杯中，中间30～40 mL尿液留于第二杯中，终末5～10 mL尿液留于第三杯中。主要用于确定病变部位，前段血尿提示病变在前尿道，终末血尿提示病变在膀胱颈和三角区或后尿道等，全程血尿则提示病变在上尿路或膀胱（不选D）。⑤尿沉渣显微镜检查简称尿沉渣镜检，通常将尿液离心，使有形成分沉淀下来，观察有无红细胞，如果存在红细胞则证明是血尿（E对），故本题选E。

【例1069】【正确答案】A

【答案解析】①肾小球源性血尿，因红细胞经过肾小球时受到挤压变形，产生变形的红细胞（A对），故本题选A。②终末血尿多见于膀胱三角区疾病（不选B）；尿痛伴血尿多见于尿路结石（不选C）；初始血尿多见于尿路病变（不选D）。③来自膀胱的血尿可有大小不等的凝血块（不选E）。

【例1070】【正确答案】B

【答案解析】①前段血尿提示病变在前尿道，即尿道阴茎部和球部（不选A）。②终末血尿提示病变在膀胱颈、膀胱三角区、后尿道（尿道膜部和前列腺部）等（B对），故本题选B。③全程血尿则提示病变在上尿路即肾和输尿管（不选C、D、E）。

【例1071～1073】【正确答案】BAD

【答案解析】①泌尿系结核，病变往往在膀胱，由于结核杆菌的刺激，患者往往伴有尿路刺激症状。排尿终末，膀胱收缩导致膀胱黏膜出血，故其特点是终末血尿伴膀胱刺激征（B对），故例1071选B。②泌尿系肿瘤，当肿瘤未侵犯脏器表面包膜时，患者往往无明显疼痛，同时肿瘤不断坏死、出血，故其血尿特点是无痛性全程肉眼血尿（A对），故例1072选A。③输尿管结石，结石卡在输尿管中，诱发输尿管痉挛产生剧烈疼痛，同时由于结石对输尿管壁的机械性损伤，患者出现血尿，故泌尿系统结石的血尿特点是疼痛伴血尿（D对），故例1073选D。

【例1074】【正确答案】D

【答案解析】①单纯性肾囊肿通常不出现血尿，其余四种疾病会引起不同原因的血尿（D对），故本题

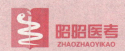

选 D。②输尿管结石由于结石对输尿管壁的机械性损伤，患者出现典型的疼痛伴血尿（不选 A）。③急性膀胱炎，炎症导致膀胱黏膜损伤，出现血尿（不选 B）。④IgA 肾病是引起肾小球源性血尿最常见的原因（不选 C）。⑤膀胱癌患者可出现无痛性肉眼血尿（不选 E）。

【例 1075】【正确答案】C

【答案解析】①肾小球性蛋白尿主要由肾小球滤过膜孔径异常或电荷障碍所致，主要为选择性蛋白尿，以白蛋白为主（C 对），故本题选 C。（昭昭老师速记："选择"女朋友要"白"一些）②肾小管性蛋白尿主要为 β₂ 微球蛋白（不选 A）。③溢出性蛋白尿多见于多发性骨髓瘤（不选 B）。④分泌性蛋白尿主要为 IgA 蛋白（不选 D）。⑤组织性蛋白尿以小分子蛋白为主（不选 E）。

【例 1076】【正确答案】C

【答案解析】①体位性蛋白尿又称直立性蛋白尿，特点是卧位时，尿蛋白为阴性，起床活动或站立过久后，尿蛋白转阳性，平卧休息后，又为阴性，多见于青少年（C 对），故本题选 C。②其余四项均为病理性蛋白尿（不选 A、B、D、E）。

【例 1077】【正确答案】B

【答案解析】①肾小球性蛋白尿是由肾小球滤过膜孔径异常或电荷障碍所致，主要为选择性蛋白尿，以白蛋白为主（B 对），故本题选 B。②肾小管性蛋白尿以溶菌酶为主（不选 A）；多发性骨髓瘤以本周蛋白为主（不选 C）；分泌性蛋白尿以 IgA 为主（不选 D）；肾小管性蛋白尿以 β₂ 微球蛋白为主（不选 E）。③昭昭老师总结如下：

蛋白尿	概 念	昭昭老师速记
肾小球性蛋白尿	选择性蛋白尿：电荷屏障受损，以白蛋白为主	"选择""电"大肤色"白"美女
	非选择性蛋白尿：分子屏障受损，以大分子蛋白为主	"非"要"大"的

【例 1078】【正确答案】B

【答案解析】①肾病综合征患者由于肾小球滤过膜电荷屏障及机械屏障受损，使滤过膜通透性增大，出现大量非选择性蛋白尿，当原尿中蛋白含量超过了近端肾小管的重吸收能力，大量蛋白即可从尿中丢失（B 对），故本题选 B。②肾小球滤过膜内皮窗孔径异常过大（不选 A）、肾小球上皮细胞足突裂隙增大（不选 C）、肾血流量增加（不选 D）、肾静脉回流障碍（不选 E）也可导致蛋白尿，但不是主要机制。

【例 1079】【正确答案】C

【答案解析】①患者尿比重较低，合并蛋白尿，尿蛋白分析 β₂ - MG 升高，考虑肾小管性尿（C 对），故本题选 C。（昭昭老师速记："小""2""管"店）②昭昭老师关于不同蛋白尿的常见疾病总结如下：

蛋白尿	概 念	昭昭老师速记
生理性蛋白尿	功能性蛋白尿和体位性蛋白尿	生理功能、生理体位
肾小球性蛋白尿	选择性蛋白尿：电荷屏障受损，以白蛋白为主	"选择""电"大肤色"白"美女
	非选择性蛋白尿：分子屏障受损，以大分子蛋白为主	"非"要"大"的
肾小管性蛋白尿	小分子量蛋白质：β₂微球蛋白为主、溶菌酶等，重吸收障碍	店小"2"管"店
溢出性蛋白尿	多发性骨髓瘤轻链蛋白（本-周蛋白），及血红蛋白、肌红蛋白等异常增多，超出了肾小管的重吸收能力	"本周"要"出"去等山"峰"
分泌性蛋白尿	髓袢升支后段及药物刺激时，分泌黏蛋白（T－H 蛋白）增多	"分泌""黏蛋白"
组织性蛋白尿	组织遭受破坏后可以释放胞质中各种酶及蛋白质，若分子量较小，肾小球滤液中浓度超肾小管重吸收阈值，则可自尿中排出	"组织""酶"和"蛋白质"开会
假性蛋白尿	尿中混有大量血、脓、黏液等成分而导致尿蛋白定性试验呈假阳性，一般不伴肾损害	—

肾小球性尿蛋白 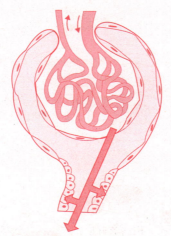 肾小管性尿蛋白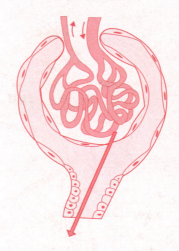

【例1080】【正确答案】B

【答案解析】①生理性蛋白尿是良性过程,是因高热、剧烈运动、急性疾病而发生的蛋白尿,肾小管性蛋白尿属于病理性(不选A)。②肾小球性蛋白尿由于滤过膜破坏程度不同可分为选择性和非选择性蛋白尿,前者以白蛋白为主,后者以免疫球蛋白为主(B对),故本题选B。③分泌性蛋白尿主要为尿中IgA排泄增多,而非IgM(不选C)。④肾小管性蛋白尿多为小分子蛋白尿,尿蛋白总量一般<2 g/d(不选D)。⑤溢出性蛋白尿主要是由于血中蛋白过高,超过了肾的重吸收能力所致(不选E)。

【例1081】【正确答案】E

【答案解析】①溢出性蛋白尿主要是由于血中蛋白过高,超过了肾的重吸收能力所致(不选A)。②狼疮性肾炎所致的蛋白尿为混合性蛋白尿,即肾小球性和肾小管性蛋白尿(不选B)。③糖尿病肾病的蛋白尿主要为肾小球性(不选C)。④间质性肾炎的蛋白尿以小管性为主(不选D)。⑤高蛋白饮食后出现的蛋白尿由肾脏病变引起,为病理性(E错),故本题选E。

【例1082】【正确答案】A

【答案解析】临床上最常见的蛋白尿是肾小球性,包括选择性蛋白尿和非选择性蛋白尿(A对),故本题选A。

【例1083】【正确答案】C

【答案解析】①蛋白尿中以小分子蛋白为主,呈单株峰,符合多发性骨髓瘤的表现,属于溢出性蛋白尿(C对),故本题选C。②昭昭老师关于不同蛋白尿的常见疾病总结如下:

蛋白尿	概　念	昭昭老师速记
生理性蛋白尿	功能性蛋白尿和体位性蛋白尿	生理功能、生理体位
肾小球性蛋白尿	选择性蛋白尿:电荷屏障受损,以白蛋白为主	"选择""电"大肤色"白"美女
	非选择性蛋白尿:分子屏障受损,以大分子蛋白为主	"非"要"大"的
肾小管性蛋白尿	小分子量蛋白质:β₂微球蛋白、溶菌酶等,重吸收障碍	店小"2""管"店
溢出性蛋白尿	多发性骨髓瘤轻链蛋白(本-周蛋白),及血红蛋白、肌红蛋白等异常增多,超出了肾小管的重吸收能力	"本周"要"出"去等山"峰"
分泌性蛋白尿	髓袢升支后段及药物刺激时,分泌黏蛋白(T-H蛋白)增多	"分泌""黏蛋白"
组织性蛋白尿	组织遭受破坏后可以释放胞质中各种酶及蛋白质,若分子量较小,肾小球滤液中浓度超过肾小管重吸收阈值,则可自尿中排出	"组织""酶"和"蛋白质"开会
假性蛋白尿	尿中混有大量血、脓、黏液等成分而导致尿蛋白定性试验呈假阳性,一般不伴肾损害	—

多发性骨髓瘤

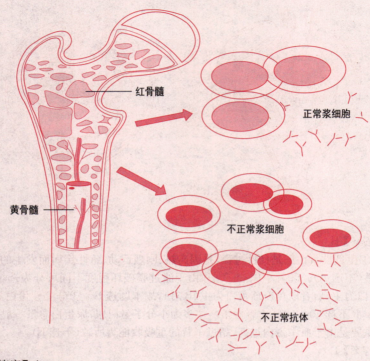

红骨髓

黄骨髓

正常浆细胞

不正常浆细胞

不正常抗体

【例1084】【正确答案】A

【答案解析】①正常成人尿中可有少量的尿蛋白，即尿蛋白＜150 mg/d。如果超过150 mg/d，可考虑诊断为微量蛋白尿（A对），故本题选A。②尿蛋白量＞3.5 g/d，即可诊断为大量蛋白尿，为诊断肾病综合征的必备条件之一。

【例1085～1087】【正确答案】CAD

【答案解析】①正常人尿中偶可见到透明管型（C对），故例1085选C。②急性肾盂肾炎属于感染性疾病，最常见的致病菌是大肠埃希菌，细菌感染当然是白细胞增多（A对），故例1086选A。③慢性肾小球肾炎晚期即进入肾衰竭期，会出现蜡样管型（D对），故例1087选D。

【例1088～1089】【正确答案】BD

【答案解析】①急性肾盂肾炎属于感染性疾病，最常见的致病菌是大肠埃希菌，细菌感染当然是白细胞增多，因此是白细胞管型（B对），故例1088选B。②急性肾小球肾炎属于自身免疫性疾病，典型表现是血尿，所以是红细胞管型（D对），故例1089选D。

【例1090】【正确答案】A

【答案解析】①红细胞管型常见于急性肾炎（A对），故本题选A。②白细胞管型见于肾盂肾炎（不选B）；脂肪管型见于微小病变肾病（不选C）；蜡样管型见于慢性肾衰竭（不选D）；上皮细胞管型见于肾小管坏死（不选E）。③关

管型尿

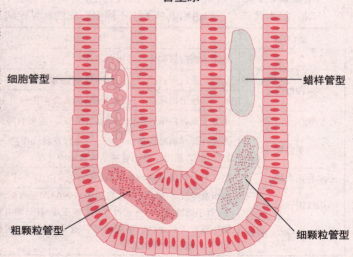

细胞管型

蜡样管型

粗颗粒管型

细颗粒管型

于管型尿,昭昭老师总结如下:

分 类	常见疾病	昭昭老师速记
透明管型	正常人偶见	玻璃"正常"是"透明"的
红细胞管型	急性及急进性肾炎	肾炎的突出表现就是血尿
白细胞管型	急性肾盂肾炎	肾盂肾炎突出表现为尿路感染
颗粒管型	肾小球疾病及肾小管毒性损伤	"颗粒"样的"管"和"球"
上皮管型	肾小管急性炎症和坏死	"皮""管"
蜡样管型	慢性肾衰竭	"蜡""烛""慢慢"燃烧
脂肪管型	肾病综合征(微小病变肾病)	"小孩"吃点"脂肪"就会得"肾病"

【例1091】【正确答案】E

【答案解析】①管型是由蛋白及坏死的细胞碎片在肾小管腔内凝固形成的,提示病变部位在肾。位于肾脏的疾病,基本上都可以产生管型,如肾病综合征(不选A)、急性肾小球肾炎(不选B)、急进性肾小球肾炎(不选C)、急性肾盂肾炎(不选D)等。②膀胱炎病变在膀胱,不可能形成管型,这也是区别上、下尿路病变的方法之一(E对),故本题选E。

【例1092】【正确答案】C

【答案解析】①泌尿系感染分为两种:上尿路感染和下尿路感染。上尿路感染主要是肾盂肾炎,患者往往有全身症状如发热及寒战,肾区叩击痛阳性,尿中出现白细胞管型;而下尿路感染多指急性膀胱炎,主要表现为尿频、尿急、尿痛,无全身症状及白细胞管型。该病例为青年女性,发热伴寒战,同时出现血尿,尿中白细胞明显升高,考虑泌尿系感染,同时有右肾区叩击痛,故诊断为右急性肾盂肾炎。肾盂肾炎导致尿中白细胞升高,可出现白细胞管型,这也是区别于下尿路感染的重要鉴别点之一(C对),故本题选C。②透明管型多见于正常人,可发生在剧烈运动后(不选A)。③蜡样管型多见于慢性肾衰竭(不选B)。④颗粒管型多见于慢性肾小球肾炎(不选D)。⑤上皮细胞管型多见于急性肾小管坏死(不选E)。

【例1093~1094】【正确答案】EA

【答案解析】①慢性肾衰竭尿中常见的管型为蜡样管型(E对),故例1093选E。②急性肾盂肾炎为泌尿系统感染,主要表现为腰痛及尿路刺激症状,感染可导致白细胞浸润,尿中最常见的管型为白细胞管型(A对),故例1094选A。③急性肾小球肾炎最常见红细胞管型。④关于管型尿,昭昭老师总结如下:

分 类	常见疾病	昭昭老师速记
透明管型	正常人偶见	玻璃"正常"是"透明"的
红细胞管型	急性及急进性肾炎	肾炎的突出表现就是血尿
白细胞管型	急性肾盂肾炎	肾盂肾炎突出表现为尿路感染
颗粒管型	肾小球疾病及肾小管毒性损伤	"颗粒"样的"管"和"球"
上皮管型	肾小管急性炎症和坏死	"皮""管"
蜡样管型	慢性肾衰竭	"蜡""烛""慢慢"燃烧
脂肪管型	肾病综合征(微小病变肾病)	"小孩"吃点"脂肪"就会得"肾病"

第2章 肾小球疾病

第1节 急性肾小球肾炎

【例1095】【正确答案】E

【答案解析】①引起急性肾小球肾炎最常见的病原体为β溶血性链球菌"致肾炎菌株"(常见为A组12型等),常见于上呼吸道感染、猩红热、皮肤感染等链球菌感染后。本病主要是由感染所诱发的免疫反

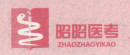
应引起（E 对），故本题选 E。②结核分枝杆菌可引起结核（不选 A）；金黄色葡萄球菌可引起急性乳腺炎、急性血源性骨髓炎等（不选 B）；柯萨奇病毒可引起急性心肌炎（不选 C）；寄生虫多引发相应寄生虫疾病（不选 D）。

【例 1096】【正确答案】D

　　【答案解析】①急性肾小球肾炎病理变化早期是免疫反应激活炎性细胞使之释放炎性介质致肾损害（D 对），故本题选 D。②其余四项是后期的病理变化（不选 A、B、C、E）。

【例 1097】【正确答案】C

　　【答案解析】①急性肾小球肾炎表现为血尿＋水肿＋高血压＋肾功能异常（少尿）（C 对），故本题选 C。②蛋白尿和低蛋白血症是肾病综合征的临床表现（不选 A、B、D、E）。

【例 1098】【正确答案】A

　　【答案解析】①上呼吸道感染后出现肉眼血尿及镜下血尿（RBC 3～5/HP），考虑肾小球肾炎（A 对），故本题选 A。②尿路结石特点为疼痛＋血尿（不选 B）；前列腺炎表现为会阴部坠胀感等（不选 C）；泌尿系结核表现为低热＋膀胱刺激征（不选 D）；尿路感染表现为膀胱刺激征（不选 E）。

【例 1099】【正确答案】A

　　【答案解析】①急性肾小球肾炎，肾小球的滤过功能下降，发生水钠潴留，进而导致高血压和水肿（A 对），故本题选 A。②肾病综合征水肿的主要机制是低蛋白血症（不选 B）。③荨麻疹等疾病导致毛细血管通透性增加，导致水肿（不选 C）。④继发性醛固酮增多症（不选 D）、抗利尿激素增加（不选 E）是肝硬化导致腹水常见的病因。

【例 1100～1101】【正确答案】BD

　　【答案解析】①青年男性，腰痛伴血尿，相差显微镜显示红细胞正常，说明病变非肾小球来源，考虑泌尿系统结石可能性大（B 对），故例 1100 选 B。②青少年男性，上感症状 1～3 周后出现血尿，考虑急性肾小球肾炎（D 对），故例 1101 选 D。③左肾静脉受压表现为肾淤血，长期发展会导致肾功能不全（不选 A）；泌尿系统肿瘤典型表现为无痛性的肉眼血尿（不选 C）；尿路感染表现为发热、腰痛及尿路刺激症状（不选 E）。

【例 1102】【正确答案】E

　　【答案解析】①青年男性，主要表现为血尿，且有异形红细胞，考虑为肾小球源性血尿。②肾小球疾病的确诊有赖于肾活检（E 对），故本题选 E。③腹部 X 线平片多用于尿路结石的诊断（不选 A）。④ANCA 即抗中性粒细胞胞浆抗体多见于急进性肾炎Ⅲ型（不选 B）。⑤肾盂造影多用于肾盂癌、尿路结核的诊断（不选 C）。⑥尿培养多用于尿路感染疾病的诊断（不选 D）。

【例 1103】【正确答案】E

　　【答案解析】①急性肾小球肾炎低补体血症可于 8 周内恢复，而膜增生性肾小球肾炎补体的恢复时间较长（E 对），故本题选 E。②链球菌感染后急性肾小球肾炎可表现为 ASO 升高（不选 A）、有前驱感染（不选 B）、可伴有肾病综合征（不选 C）、早期无少尿、无尿及肾功能恶化的表现（不选 D），但是均非主要鉴别点。

【例 1104】【正确答案】E

　　【答案解析】①急性肾小球肾炎控制血压应首选氢氯噻嗪（E 对），故本题选 E。②如果合并蛋白尿要首选 ACEI 即血管紧张素转换酶抑制剂或 ARB 即血管紧张素Ⅱ受体拮抗剂，因为后者有保护肾功能的作用（不选 A、B）。③钙拮抗剂为常用的降压药，在肾病中应用较少（不选 C）。④α受体阻断剂用于嗜铬细胞瘤的术前准备（不选 D）。

第 2 节　急进性肾小球肾炎

【例 1105】【正确答案】A

　　【答案解析】①急进性肾小球肾炎分型：Ⅰ型为抗肾小球基底膜（GBM）抗体型，Ⅱ型为免疫复合物型，Ⅲ型为寡免疫复合物型（A 对，B、E 错），故本题选 A。②病理改变是有大量新月体形成，电镜下改变

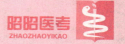

是肾病分型的主要依据(不选 D)。③病理改变特征为系膜细胞重度增生为系膜增生性肾炎的特点(不选 C)。

【例 1106】【正确答案】B

【答案解析】①老年男性,出现高血压、血尿、蛋白尿,肌酐及尿素氮明显升高,考虑肾脏疾病,结合患者出现进行性少尿,初步诊断为急进性肾小球肾炎。②急进性肾小球肾炎Ⅰ型病理特点是肾小球基底膜增厚,即 GBM 增厚;Ⅱ型病理特点是循环免疫复合物增加;Ⅲ型病理特点是抗中性粒细胞胞浆抗体阳性(B 对,A、E 错),故本题选 B。③急性肾小球肾炎患者不会短时间内出现少尿、无尿,肌酐和尿素氮迅速升高(不选 C);IgA 肾病突出表现是肉眼血尿,是引起血尿最常见的原因(不选 D)。④昭昭老师总结如下:

分 型	病理改变	昭昭老师速记
Ⅰ型急进性肾炎	抗肾小球基底膜(GBM)	"膜""Ⅰ"下
Ⅱ型急进性肾炎	免疫复合物型	2个人"复合"
Ⅲ型急进性肾炎	抗中性粒细胞胞浆抗体(ANCA)	"Ⅲ中"全会

【例 1107】【正确答案】C

【答案解析】①新月体性肾小球肾炎是急进性肾小球肾炎的病理类型,"急进"意为迅速出现无尿和少尿的症状,也是区别于急性肾小球肾炎最典型的表现(C 对),故本题选 C。②蛋白尿(不选 A)、血尿(不选 B)、管型尿(不选 D)、乳糜尿(不选 E)可出现在新月体肾炎中,但不是新月体阻塞肾小囊后的迅速出现的临床表现。

【例 1108】【正确答案】E

【答案解析】①急进性肾小球肾炎表现为迅速出现无尿和少尿症状,同时由于肾是合成 EPO 的场所,肾功能急剧下降,导致红细胞减少,引起贫血(E 对),故本题选 E。②其余四项均是急进性肾小球肾炎的典型表现(不选 A、B、C、D)。

【例 1109】【正确答案】E

【答案解析】①患者有上呼吸道感染史,尿 RBC 10～15/HP 说明有镜下血尿,考虑肾小球肾炎。②患者目前出现尿少,短时间内出现血肌酐 500 $\mu mol/L$,提示肾功能急剧恶化,所以诊断是急进性肾小球肾炎(E 对),故本题选 E。③肾病综合征主要表现为大量蛋白尿及低蛋白血症(不选 A)。④慢性肾小球肾炎是血尿、蛋白尿等症状时间持续 3 个月以上(不选 B)。⑤急性肾小球肾炎多表现为上感史 1～3 周后出现血尿(不选 C)。⑥急性肾盂肾炎表现为发热、腰痛及尿频、尿急及尿痛等(不选 D)。

【例 1110】【正确答案】B

【答案解析】①感冒后出现尿少,同时出现血尿等表现,考虑肾小球肾炎。②短时间内出现 Scr 620$\mu mol/L$,说明肾功能急剧恶化,所以诊断是急进性肾小球肾炎(B 对),故本题选 B。③急性肾小球肾炎患者主要表现为血尿,前期往往有上呼吸道感染史,血中 C_3 补体明显下降(不选 A)。④慢性肾炎病史≥3 月(不选 C)。⑤肾病综合征表现为大量蛋白尿及低蛋白血症(不选 D)。⑥高血压肾病,即先有高血压的表现,造成肾血管损伤,后期导致高血压肾病(不选 E)。

【例 1111】【正确答案】E

【答案解析】①青年男性,肾功能短时间内出现恶化(肌酐明显升高),尿量进行性减少伴有肉眼血尿,且表现为血尿为主,故诊断为急进型肾小球肾炎(E 对),故本题选 E。②急性肾盂肾炎表现为发热、腰痛及尿频、尿急及尿痛等(不选 A)。③慢性肾小球肾炎急性发作,病程往往较长,持续时间≥6 周(不选 B)。④急性肾小球肾炎患者主要表现为血尿,前期往往有上呼吸道感染史,血中 C_3 补体明显下降(不选 C)。⑤急性间质性肾炎不是执业和助理医师的考试内容(不选 D)。

【例 1112～1113】【正确答案】BE

【答案解析】①新月体性肾小球肾炎为急进性肾小球肾炎的病理类型(B 对),故例 1112 选 B。②毛细血管内增生性肾小球肾炎为急性肾小球肾炎的病理类型(E 对),故例 1113 选 E。③小儿肾病的病理类型多是微小病变肾病;成人肾病病理类型多是系膜增生性肾小球肾炎;老年人肾病的病理类型多是膜性肾病。

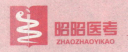

【例1114】【正确答案】B

　　【答案解析】①抗中性粒细胞胞浆抗体（ANCA）阳性肾病属于Ⅲ型急进性肾小球肾炎,治疗方法首选血浆置换（B对）,故本题选B。②急性肾炎主要是休息、对症治疗（不选A）;急性肾小管坏死是狭义的急性肾衰竭,主要采取对症治疗及维持水、电解质平衡（不选C）;急性间质性肾炎不是执业医师的考试内容（不选D）;Ⅲ型狼疮性肾炎主要治疗是应用糖皮质激素（不选E）。

第3节　慢性肾小球肾炎

【例1115】【正确答案】B

　　【答案解析】①夜尿增多,同时有高血压及蛋白尿、血尿（红细胞3～5/HP）,故诊断考虑肾小球肾炎。结合病史长达1年,故诊断是慢性肾小球肾炎（B对）,故本题选B。（昭昭老师速记:"时间很重要,性别不重要",看见时间1年,即可诊断为慢性肾炎）②急性肾小球肾炎患者主要表现为血尿,前期往往有上呼吸道感染史,血中C_3补体明显下降（不选A）。③肾病综合征表现为大量蛋白尿及低蛋白血症（不选C）。④急进性肾小球肾炎指短时间内肾功能急剧恶化,肌酐升高（不选D）。⑤高血压病肾动脉硬化是由于长时间的高血压的病史导致的肾脏病变（不选E）。

【例1116】【正确答案】B

　　【答案解析】①患者有乏力表现,同时表现为高血压+尿蛋白（+）+血尿（RBC 5～10/HP）,考虑肾小球肾炎。结合患者病史1年,故诊断为慢性肾小球肾炎（B对）,故本题选B。②慢性肾盂肾炎表现为长期尿频、尿急、尿痛等（不选A）。③肾病主要表现为大量蛋白尿及低蛋白血症（不选C）。④狼疮肾炎要有SLE的病史（不选D）。⑤急性肾炎患者主要表现为血尿,前期往往有上呼吸道感染史,血中C_3补体明显下降（不选E）。

【例1117】【正确答案】A

　　【答案解析】①患者有乏力表现,而且有血尿（RBC 20～30/HP）、蛋白尿及血肌酐升高,考虑肾炎,结合病史3年,故诊断为慢性肾小球肾炎（A对）,故本题选A。②急性肾小球肾炎主要表现为血尿,实验室检查发现C_3补体明显降低（不选B）。③慢性间质性肾炎病变主要在肾间质（不选C）。④高血压肾损害首先出现高血压,继而出现肾功能损伤（不选D）。⑤肾病综合征的诊断须满足大量蛋白尿+低蛋白血症（不选E）。

【例1118】【正确答案】D

　　【答案解析】①乏力原因为贫血,此为合成EPO（促红细胞生成素）减少,导致RBC减少,故治疗应采取注射促红细胞生成素及补充造血材料（D对）,故本题选D。②激素及免疫抑制治疗多用于肾病综合征的治疗（不选A）。③利尿治疗和降压治疗为肾功能减退时的一般治疗（不选B、C）。④血液净化治疗为慢性肾衰晚期的治疗（不选E）。

【例1119】【正确答案】B

　　【答案解析】①患者出现血尿、蛋白尿,考虑肾小球肾炎,病史长达5年,诊断为慢性肾小球肾炎（B对）,故本题选B。②肾病综合征的诊断须满足大量蛋白尿+低蛋白血症（不选E）。③肾血管性高血压腹部一般有血管杂音,肾动脉造影可以明确（不选A）。④隐匿性肾炎是指临床上无明显症状,但表现为持续性轻度蛋白尿和（或）复发性或持续性血尿（不选C）。⑤高血压肾损害首先出现高血压,继而出现肾功能损伤（不选D）。

【例1120】【正确答案】E

　　【答案解析】慢性肾小球肾炎患者,如果尿蛋白＞1g/d,血压控制在125/75mmHg（E对,A、B、C、D错）,故本题选E;如果尿蛋白＜1g/d,血压控制在130/80mmHg。

【例1121】【正确答案】A

　　【答案解析】①慢性肾小球肾炎治疗的主要目标不是治愈肾病,而是防止或延缓肾脏病变进展（A对）,故本题选A。②降血压（不选B）、消除尿蛋白（不选C）、消除血尿（不选D）、消除水肿（不选E）为慢性肾炎的对症治疗,而非主要治疗目标。

【例 1122】【正确答案】C

【答案解析】①中年男性，主要表现为长时间(≥1 年)的血尿、蛋白尿，故考虑慢性肾病，诊断为慢性肾小球肾炎(C 对)，故本题选 C。②急性肾小球肾炎主要表现为血尿，实验室检查发现 C₃ 补体明显降低(不选 B)。③肾病综合征主要表现为大量蛋白尿及低蛋白血症(不选 D)。④无症状性蛋白尿和(或)血尿指患者无水肿、高血压及肾功能损害，仅表现为肾小球源性血尿和(或)蛋白尿的一组肾小球疾病(不选 A)。⑤高血压肾损害是指患者首先有高血压病史，长期高血压导致肾脏病变，引起肾功能受损(不选 E)。

【例 1123】【正确答案】A

【答案解析】①为了明确导致慢性肾小球肾炎的病理类型，首选的检查方法是肾病理活检(A 对)，故本题选 A。②尿找肿瘤细胞多用于泌尿系统肿瘤的诊断(不选 B)。③肾动脉造影多用于肾动脉疾病的诊断如肾动脉狭窄(不选 C)。④24 小时尿钠测定指测定 24 小时尿液中的钠离子浓度，降低多见于肾上腺皮质功能亢进、库欣综合征、原发性醛固酮增多症、充血性心力衰竭等；升高多见于严重的肾盂肾炎、肾小管损伤、糖尿病、急性肾小管坏死、尿崩症、肾上腺皮质功能减退等(不选 D)。⑤双肾 CT 检查多用于泌尿系统外伤和肿瘤的诊断(不选 E)。

【例 1124】【正确答案】B

【答案解析】①慢性肾小球肾炎患者，高血压同时往往合并蛋白尿，首选降压药为 ACEI 类药物，降压同时可以减少尿蛋白(B 对)，故本题选 B。②α受体拮抗剂为嗜铬细胞瘤的术前用药(不选 E)。③β受体拮抗剂多用于甲亢的术前准备(不选 D)。④袢利尿剂如速尿多用于减轻水肿的患者(不选 A)。⑤钙通道阻滞剂用于对于患有肾病的高血压患者意义不大(不选 C)。

【例 1125】【正确答案】C

【答案解析】①慢性肾小球肾炎的治疗目标不是治愈疾病，而是延缓肾脏病变进展(C 对)，故本题选 C。②消除尿蛋白(不选 A)、消除水肿(不选 B)、降血压(不选 D)、消除血尿(不选 E)为慢性肾炎的对症治疗，而非主要治疗目标。

第 4 节　肾病综合征

【例 1126】【正确答案】D

【答案解析】①肾病综合征出现大量蛋白尿，导致蛋白丢失，发生低蛋白血症，进而导致胶体渗透压降低，从而发生水肿(D 对，A 错)，故本题选 D。②肾小球肾炎导致水肿的主要原因是肾小球滤过率下降，致水钠潴留，发生水肿和高血压(不选 E)。③毛细血管滤过压升高多见于严重的水钠潴留等(不选 B)。④毛细血管通透性增高多见于荨麻疹等疾病(不选 C)。

【例 1127】【正确答案】C

【答案解析】①肾病综合征四大表现：大量蛋白尿(不选 B)、低蛋白血症(不选 E)、水肿(不选 D)、高脂血症(不选 A)。②血尿是肾炎的典型表现(C 错)，故本题选 C。

【例 1128】【正确答案】B

【答案解析】①大量蛋白尿，[尿蛋白(＋＋＋)＋低蛋白血症(血浆蛋白 30 g/L)→肾病综合征。该患者表现为尿蛋白(＋＋＋)及血浆蛋白 30 g/L 故诊断为肾病综合征(B 对)，故本题选 B。②急性肾炎的典型表现是血尿(不选 A)。③慢性肾炎主要表现是肾功能下降且病史较长(不选 C)。④泌尿系感染表现为发热及尿路刺激症状(不选 E)。⑤肾淀粉样变不是医师的考试范畴(不选 D)。

【例 1129】【正确答案】B

【答案解析】①患者表现为大量蛋白尿，即尿蛋白(＋＋＋)，考虑肾病综合征。尿常规白细胞 10～15/HP，＞5/HP 提示泌尿系统感染，故诊断为肾病综合征合并泌尿系统感染(B 对，C、E 错)，故本题选 B。②上呼吸道感染多表现为咳嗽咳痰等(不选 A)。③急性肾盂肾炎表现为尿频、尿急、尿痛，不会出现少尿等(不选 D)。

【例 1130】【正确答案】C

【答案解析】肾病综合征主要表现为大量蛋白尿(尿蛋白＞3.5 g/d)及低蛋白血症(白蛋白＜30 g/d)

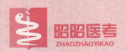

（C 对），故本题选 C。

【例 1131】【正确答案】B

　　【答案解析】①患者表现为大量蛋白尿、低蛋白血症，符合肾病综合征的表现，故诊断为原发性肾病综合征（B 对），故本题选 B。②慢性肾小球肾炎表现为血尿、蛋白尿＞3 个月（不选 A）；狼疮性肾炎多有原发疾病即系统性红斑狼疮（SLE）的表现（不选 C）；急进性肾小球肾炎表现为血尿、蛋白尿进行中加重（不选 D）；急性肾小球肾炎多有上感史，血尿为主，血中 C_3 补体降低（不选 E）。

【例 1132】【正确答案】D

　　【答案解析】①该患儿 15 岁，儿童及青少年最常见的肾病综合征病理类型是微小病变性肾病（D 对），故本题选 D。②中老年人的肾病以膜性肾病居多（不选 C）。（昭昭老师速记："儿童"很"微小"；"中老年人"爱"膜"子孙的头）③系膜毛细血管性肾炎患者并病情进展急剧，迅速出现少尿和无尿等（不选 A）。④新月体型肾炎是急进性肾炎的主要病理类型（不选 B）。⑤重度系膜增生性肾炎多见于 IgA 肾病（不选 E）。

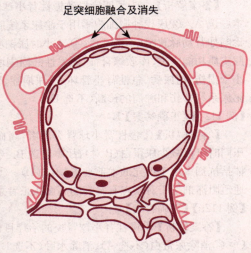

微小病变肾病

足突细胞融合及消失

【例 1133】【正确答案】B

　　【答案解析】①糖尿病病史，同时出现大量蛋白尿（尿蛋白 3.8 g/d）、镜下血尿（尿红细胞 3～5/HP）及血肌酐升高，考虑诊断为糖尿病肾病。②诊断糖尿病肾病最好的证据是糖尿病导致微血管病变，即眼底检查有糖尿病眼底病变（B 对），故本题选 B。③空腹血糖高、糖尿病病史 3 年可提示是糖尿病患者，但不一定有肾病（不选 A、E）。④水肿、血肌酐升高是肾功能减退的表现，不能诊断糖尿病（不选 C、D）。

【例 1134】【正确答案】E

　　【答案解析】①患者有长时间的 2 型糖尿病病史，出现大量蛋白尿（尿蛋白 3.8 g/d），血肌酐高，应考虑糖尿病肾病（E 对），故本题选 E。糖尿病肾病属于继发性肾病综合征。②急性肾小球肾炎多有上感史，血尿为主，血中 C_3 补体降低（不选 A）。③慢性肾小球肾炎表现为血尿、蛋白尿＞3 个月（不选 B）。④原发性肾病综合征主要表现为大量蛋白尿及低蛋白血症，但是无糖尿病病史（不选 C）。⑤高血压肾损伤多先有高血压再有肾功能病变（不选 D）。

【例 1135】【正确答案】C

　　【答案解析】①诊断糖尿病肾病最好的证据是糖尿病导致微血管病变，即眼底检查有糖尿病眼底病变（C 对），故本题选 C。②尿渗透压下降提示肾功能下降（不选 A）。③血 ASO 升高提示肾小球肾炎（不选 B）。④血 IgA 正常与否与糖尿病肾病关系不大（不选 D）。⑤血白蛋白＜30 g/L 是原发性肾病综合征的主要表现之一（不选 E）。

【例 1136】【正确答案】D

　　【答案解析】①原发性肾病综合征患者首选的治疗药物是糖皮质激素。治疗疗程一般是 8 周，最长可以到 12 周。②此患者口服激素 3 周后尿蛋白仍为（＋），患者目前仅服用了 3 周，疗程尚不足，应继续按照原剂量服用激素直至 8 周（D 对），故本题选 D。

【例 1137】【正确答案】D

　　【答案解析】①患者出现大量蛋白尿＋低蛋白血症，符合肾病综合征的典型表现，故诊断为肾病综合征。②肾病综合征治疗首选糖皮质激素（D 对），故本题选 D。

【例 1138】【正确答案】A

　　【答案解析】①患者出现大量蛋白尿（尿蛋白（＋＋＋））＋低蛋白血症（血清蛋白 15 g/L），符合肾病综合征的典型表现，故诊断为肾病综合征。②肾病综合征首选药物为糖皮质激素，治疗时间是 8 周。患

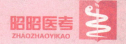

者目前应用泼尼松 4 周,仍有大量蛋白尿,疗程尚不足,应继续应用糖皮质激素到 8 周,最长可延长至 12 周(A 对),故本题选 A。

【例 1139】【正确答案】C

【答案解析】①大量蛋白尿(尿蛋白(＋＋＋))＋低蛋白血症(血清蛋白 28 g/L)是肾病综合征的典型表现,故诊断为肾病综合征。②肾病综合征依靠肾活检确诊(不选 A)。③尿蛋白定量可明确蛋白丢失,三大营养物质代谢紊乱,可导致高血脂(不选 D、E)。④肾病综合征行双肾 B 超检查,可了解肾的情况(不选 B)。⑤肾 CT 在肾外伤时首选,用于了解肾外伤情况,一般不用于肾病综合征的检查(C 错),故本题选 C。

【例 1140】【正确答案】A

【答案解析】①肾活检示肾小球系膜轻度增生,系膜区可见免疫复合物沉积,最可能的诊断是系膜增生性肾小球肾炎(A 对),故本题选 A。②系膜毛细血管性肾小球肾炎活检可见经典的"双轨征"(不选 B)。③微小病变性肾病多表现为足突细胞融合或消失(不选 C)。④局灶节段性肾小球硬化活检可见肾小球毛细血管多发坏死(不选 D)。⑤膜性肾病活检可见基底膜增厚,可见钉状突起(不选 E)。

【例 1141】【正确答案】D

【答案解析】①肾病综合征首选的治疗药物是糖皮质激素,用药时间至少 8 周,最长可延长至 12 周(D 对),故本题选 D。②如果激素使用效果欠佳或无效时,加用免疫抑制剂如环磷酰胺(不选 A)、环孢素 A(不选 B)、霉酚酸酯(不选 C)及硫唑嘌呤(不选 E)等。

【例 1142】【正确答案】E

【答案解析】①青少年女性,表现为大量蛋白尿(尿蛋白＞3.5 g/d)及低蛋白血症(白蛋白＜30 g/d),故诊断为肾病综合征。②肾病综合征的首选治疗方法是足量糖皮质激素,服用 8 周,个别患者可以延长到 12 周(E 对),故本题选 E。③如果单用糖皮质激素治疗效果不佳,可加用免疫抑制剂环磷酰胺(不选 D)。④低分子肝素抗凝预防肾静脉血栓形成(不选 A)。⑤静脉点滴白蛋白为一般的对症治疗(不选 B)。⑥口服 ACEI 类药物为肾病综合征的降压对症治疗(不选 C)。

【例 1143】【正确答案】E

【答案解析】①大量蛋白尿(尿蛋白 5.2 g/24 h)＋低蛋白血症(血清蛋白 19 g/L)→肾病综合征。②肾病综合征患者血液浓缩和高脂血症造成血液黏稠度增加;某些蛋白质从尿中丢失,肝代偿合成蛋白增加,引起机体凝血、抗凝和纤溶系统失衡;血小板过度激活、应用利尿剂和糖皮质激素,进一步加重高凝状态,容易形成血栓。如果患者突然出现腰痛、大量血尿或蛋白尿,均提示并发肾静脉血栓(E 对),故本题选 E。③肾小球病进展表现为血尿、蛋白尿加重,尿量减少(不选 A)。④尿路感染多表现为尿频、尿急、尿痛等(不选 B)。⑤尿路结石表现为腰痛及血尿(不选 C)。⑥急性肾炎表现为血尿及 C₃ 补体降低等(不选 D)。

【例 1144】【正确答案】B

【答案解析】①患者临床表现为大量蛋白尿、低蛋白血症,故考虑肾病综合征。腰痛伴尿量突然减少,提示并发肾血栓栓塞(B 对),故本题选 B。②急性过敏性间质肾炎不是医师的考试范畴(不选 A);泌尿系统肿瘤表现为无痛性的肉眼血尿(不选 C);新月体型肾炎患者症状会进行性加重,但是主要以血尿为主(不选 D);尿路感染表现为尿频、尿急、尿痛等(不选 E)。

【例 1145】【正确答案】A

【答案解析】①肾病综合征患者出现了肾血栓栓塞,明确肾血管情况最佳检查是肾血管超声(A 对),故本题选 A。②肾活检多用于肾小球疾病的检查(不选 B);测尿钠排泄分数及尿渗透压多用于急性肾功能衰竭的检查(不选 C);尿培养多用于尿路感染的检查(不选 D);ANCA 及抗 GBM 抗体检查是急进型肾小球肾炎的检查,ANCA 阳性是Ⅲ型急进型肾小球肾炎,GBM 抗体阳性是Ⅰ型急进型肾小球肾炎(不选 E)。

第 3～4 章　尿路感染、男性泌尿生殖系统感染

【例 1146】【正确答案】E

【答案解析】上行性尿路感染占总尿路感染的 95％,是最常见的尿路感染途径(E 对,A、B、C、D 错),

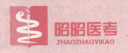

故本题选 E。

【例 1147】【正确答案】E

【答案解析】①尿路感染的易感因素包括：尿路梗阻、膀胱输尿管反流(不选 A)、机体免疫力低下如糖尿病患者(不选 D)、妊娠、青年女性、老年男性、医学性因素如留置尿管、膀胱镜检查等(不选 B)、神经源性膀胱(不选 C)。②青年男性不易发生尿路感染(E 对)，故本题选 E；老年男性容易发生感染的高危因素是前列腺增生导致尿路梗阻所致。

【例 1148】【正确答案】B

【答案解析】慢性肾盂肾炎是指累及肾间质和肾盂黏膜的慢性炎症(B 对，A、C、D、E 错)，故本题选 B。

【例 1149】【正确答案】D

【答案解析】①中年女性，主要表现为泌尿系统刺激症状，如尿频、尿急、尿痛等，同时出现高热，考虑泌尿系统炎症。患者有腰痛及左肾区叩击痛，考虑上尿路感染，结合发病时间较短，故诊断为急性肾盂肾炎(D 对)，故本题选 D。(昭昭老师提示：仅仅是局部尿路刺激征就是急性膀胱炎，如果合并全身症状就是肾盂肾炎)②急性膀胱炎主要表现为泌尿系统刺激症状，如尿频、尿急、尿痛等，但是无腰痛及寒战、高热等全身症状(不选 A)。③肾肿瘤主要表现为全程无痛性肉眼血尿(不选 B)。④肾结核的典型表现是"病变在肾，表现在膀胱"，即患者主要表现为尿频、尿急、尿痛等泌尿系统的刺激症状，IVU 可见肾盂有狭窄等改变(不选 C)。⑤慢性肾盂肾炎与急性肾盂肾炎的表现类似，但是其发病时间较长(不选 E)。

【例 1150】【正确答案】C

【答案解析】①尿路感染诊断的最重要依据是有真性细菌尿，可以确诊(C 对)，故本题选 C。尿路感染确诊感染只能依靠实验室检查即细菌尿培养，尿培养阳性可明确诊断。②上尿路感染的表现有腰痛和肾区叩痛及白细胞管型(不选 B、D)；下尿路感染(急性膀胱炎)的典型表现是尿路刺激征即尿频、尿急、尿痛，但不能确定为尿路感染(不选 A)。

【例 1151】【正确答案】E

【答案解析】①尿白细胞管型、尿渗透压、肾区叩痛、抗体包被细菌都提示是上尿路感染(不选 A、B、C、D)。②上、下尿路感染的患者尿培养都可以阳性，故无法鉴别(E 错)，故本题选 E。

【例 1152】【正确答案】B

【答案解析】①尿频、尿急、尿痛＋双肾区无叩击痛＋尿 WBC 30～40/HP，RBC 10～15/HP，考虑急性膀胱炎。②急性膀胱炎采用3 日疗法(B 对，A、C、D、E 错)，故本题选 B。③上尿路感染(肾盂肾炎)的治疗时间是 2 周。

【例 1153】【正确答案】E

【答案解析】①尿频、尿痛伴肉眼血尿＋尿亚硝酸盐阳性＋白细胞满视野，考虑急性膀胱炎。②急性膀胱炎采用3 日疗法(E 对，A、B、C、D 错)，故本题选 E。

【例 1154】【正确答案】B

【答案解析】①上尿路感染，急性肾盂肾炎的疗程通常是 14 天即2 周(B 对，A、C、D、E 错)，故本题选 B。②下尿路感染，急性膀胱炎的疗程多为3 天。

【例 1155】【正确答案】D

【答案解析】①尿急、尿痛＋右侧肾区叩击痛阳性＋寒战、高热＋白细胞 20～30/HP，考虑上尿路感染，即急性肾盂肾炎(D 对)，故本题选 D。②感染诊断太笼统(不选 A)；肾结石主要表现为肾绞痛伴血尿(不选 B)；膀胱炎主要表现为尿频、尿急、尿痛等(不选 C)；肾炎主要表现为以血尿为主(不选 E)。

【例 1156】【正确答案】E

【答案解析】①上尿路感染可有发热、肾区痛及尿频、尿急、尿痛表现，但是不能作为确诊的主要依据。②疾病的诊断主要依据实验室检查，所以白细胞 20～30/HP，白细胞管型 0～2/LP 是诊断肾盂肾炎最好的证据(E 对)，故本题选 E。③肾盂肾炎患者可以表现为寒战、高热(不选 A)；腰痛(不选 B)；尿频、尿痛(不选 C)；右侧肾区叩击痛(＋)(不选 D)等，但不是诊断中最主要的依据。

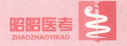

【例1157】【正确答案】D

【答案解析】①尿路感染诊断的金标准是细菌培养，如果是大肠埃希菌＞10^5/L，即可诊断为真性细菌尿（D对），故本题选D。②血中的β_2微球蛋白主要见于多发性骨髓瘤等（不选A）。③尿β_2微球蛋白主要见于肾小管疾病（不选B）。④血BUN及血肌酐升高主要见于肾功能下降的患者（不选C、E）。

【例1158】【正确答案】E

【答案解析】①需要治疗的无症状性细菌尿包括妊娠期无症状性细菌尿、学龄前儿童、曾出现有症状感染者、肾移植、尿路梗阻及其他尿路有复杂情况者（E对），故本题选E。（昭昭老师速记：妇女儿童最重要）②老年女性（不选A）、长期留置导尿管（不选B）、糖尿病（不选C）、绝经前非妊娠妇女（不选D）等无症状细菌尿等不需要治疗。

第5章 肾结核

【例1159】【正确答案】D

【答案解析】①膀胱刺激征是肾结核最重要、最主要也是最早出现的症状，大多数都有尿频症状（D对），故本题选D。（昭昭老师提示：肾结核表现是病变在肾，但是表现在膀胱）②血尿也是肾结核的重要症状，一般与尿频、尿急、尿痛同时出现（不选C）。③肾结核还可出现脓尿、腰痛（不选A）以及全身症状，如食欲减退、消瘦、乏力、盗汗、低热等（不选B），可在肾结核较严重时出现，或因其他器官结核而引起（不选E）。④其他症状如骨结核的冷脓肿，淋巴结核的窦道，肠结核的腹泻、腹痛，尤其是伴发生殖道结核时附睾有结节存在。

【例1160】【正确答案】E

【答案解析】①膀胱刺激征是肾结核最重要、最主要也是最早出现的症状，大多数都有尿频症状。（昭昭老师提示：肾结核表现是病变在肾，但是表现在膀胱）肾结核患者，抗感染治疗无效。该患者表现为慢性膀胱刺激症状经抗感染治疗无效，符合肾结核的特点，故诊断为肾结核（E对），故本题选E。②前列腺炎抗感染治疗有效，故不考虑（不选A）。③前列腺增生早期主要表现为尿频，晚期表现为进行性排尿困难（不选B）。④慢性膀胱炎主要表现为反复的尿频、尿急、尿痛等（不选C）。⑤尿道炎主要表现为尿频、尿急、尿痛，但是无真性细菌尿（不选D）。

【例1161】【正确答案】A

【答案解析】①附睾结核多继发于肾结核（A对），故本题选A。②骨结核（不选B）、淋巴结核（不选C）、肠结核（不选D）多继发于肺结核（不选E）。

【例1162】【正确答案】D

【答案解析】①对诊断肾结核最有意义的是静脉尿路造影（IVU），可见肾盏边缘不光滑如虫蛀状（D对），故本题选D。（昭昭老师提示：IVU用于两大疾病——肾结核和肾盂癌）②尿路平片多用于泌尿系统结石的检查（不选A）。③B超多用于泌尿系统的结石、肿瘤的检查（不选C）。④肾图通过肾现象可显示肾功能（不选B）。⑤膀胱镜检多用于膀胱肿瘤的确定诊断（不选E）。

【例1163】【正确答案】A

【答案解析】①对诊断肾结核最有意义的是静脉尿路造影（IVU），可见肾盏边缘不光滑如虫蛀状（A对），故本题选A。（昭昭老师提示：IVU用于两大疾病——肾结核和肾盂癌）②肝胆胰脾肾疾病首选检查B超（不选B）；肾CT多用于肾外伤和肾肿瘤的诊断（不选C）；肾动脉造影多用于检查肾动脉狭窄等疾病（不选D）；血常规为一般检查可了解三系细胞的情况（不选E）。

【例1164】【正确答案】D

【答案解析】①膀胱扩大术适用于结核性膀胱挛缩，切除患肾，再经3～6个月抗结核治疗炎症愈合后，无尿道狭窄，肾功能及膀胱三角区明显异常者，可行膀胱扩大术。②该患者，既往有肾结核病史，该患者已经切除肾脏及进行抗结核治疗，症状在缓解。但是患者目前出现尿频加重，考虑膀胱挛缩。③患者目前静脉尿路造影显示膀胱挛缩，膀胱挛缩适合行膀胱扩大手术（D对），故本题选D。④伴有严重肾积

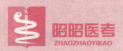

水的患者,多采用左肾造瘘术(不选 A)。⑤继续抗结核治疗会延误病情,导致患者病情加重(不选 B)。⑥左输尿管皮肤造瘘术(不选 C)及膀胱造瘘术(不选 E)多见于下尿路梗阻,尿潴留严重患者。

第6章　尿路结石

【例 1165】【正确答案】D

　　【答案解析】①绝大多数尿路结石在普通 X 线片上可以显影(D 对),故本题选 D。②胆囊结石(不选 A)B. 肝内胆管结石(不选 B)、肝外胆管结石(不选 C)、胃石(不选 E)一般不显影。

【例 1166～1167】【正确答案】BD

　　【答案解析】①腹部平片不显影的结石是尿酸结石和胱氨酸结石(B 对),故例 1166 选 B。②感染性结石的性质是磷酸盐结石(D 对),故例 1167 选 D。最常见的结石是草酸钙结石。③关于尿路不同类型结石的特点,昭昭老师总结如下:

结　　石	特　　点	昭昭老师速记
草酸钙结石	最常见,呈棕褐色,平片易显影	小"草""最常见"
磷酸盐结石 (碱性尿容易产生)	与尿路感染梗阻有关,结石常呈鹿角形、灰白色、黄色或棕色,鹿角形结石可导致癌变(最严重后果)	"染"了"磷"病
尿酸结石(痛风患者)	纯尿酸结石不显影	"尿""光"就"不"显影
胱氨酸结石(酸性尿)	呈蜡样,淡黄至黄棕色,平片亦不显影	

【例 1168】【正确答案】C

　　【答案解析】①鹿角形结石引起泌尿道最严重的改变是尿路上皮恶性变(C 对),故本题选 C。②尿路梗阻(不选 A)、尿路感染(不选 B)、肾积水(不选 D)、尿毒症(不选 E)也是鹿角形结石引起的变化,但不是最严重的临床表现。

【例 1169】【正确答案】B

　　【答案解析】①输尿管结石属于上尿路结石,典型表现为肾绞痛,腰部阵发性疼痛,即腰痛,查体有肾区叩击痛(B 对,A 错),故本题选 B。②尿痛及会阴部疼痛是下尿路结石的典型表现(不选 D)。③输尿管结石一般无排尿时突然疼痛(不选 C)。④肋脊角叩痛见于肾结石患者(不选 E)。

【例 1170】【正确答案】C

　　【答案解析】①KUB 是泌尿系统结石的首选检查方法。有些结石很难与腹腔钙化灶分开,此时应行腹部侧位 X 线平片。②腹部侧位 X 线平片,腹腔钙化灶多位于椎体前缘的前方,而结石位于椎体附近(C 对),故本题选 C。③当 KUB 无法鉴别时,行静脉尿路造影(不选 A)。④CT 多用于肾脏外伤和肾肿瘤的检查中(不选 B)。⑤B 超是结石的首选检查,但是对于上尿路结石与腹腔钙化灶的鉴别较为困难(不选 D)。⑥MRI 一般不用于尿路结石检查(不选 E)。

【例 1171】【正确答案】E

　　【答案解析】①了解该患者分肾功能首选的检查方法是放射性核素肾显像,静脉尿路造影(IVU)也可辅助了解肾功能(E 对),故本题选 E。②KUB(不选 C)和 B 超(不选 B)用于了解有无结石,都不能显示肾功能。③CT 是泌尿系统损伤和肿瘤最有意义的检查方法(不选 A)。④MRI 一般不用于尿路结石检查(不选 D)。

【例 1172】【正确答案】A

　　【答案解析】①肾和输尿管同时发生结石,首先要处理输尿管结石,然后处理肾结石(不选 B、E)。②左侧输尿管结石 1.0 cm×0.8 cm,直径较大,大于 0.6 cm,所以应用体外冲击波碎石(ESWL)(A 对),故本题选 A。③药物排石多用于直径<0.6 cm 的输尿管结石(不选 D);左输尿管切开取石多用于直径>2.0 cm 的结石(不选 E)。

【例 1173】【正确答案】D

　　【答案解析】①B 超见左肾重度积水,IVU 检查显示左肾显影不清晰,说明可能是肾盂结石导致上尿

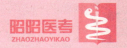

路梗阻,发生肾积水。结合患者的年龄 18 岁,有腰痛,诊断为**左肾盂结石**。②尿路结石最常用的检查方法是 B 超,而本题考查的重点是明确病变部位,因此**逆行肾盂造影**最准确(D 对、C 错),故本题选 D。③KUB 也可用于肾盂结石的检查,但是准确性较逆行肾盂造影差(不选 A)。④放射性核素肾显像多用来显示肾功能(不选 B)。⑤CT 平扫多用于肾外伤和肾肿瘤患者(不选 E)。

【例 1174】【正确答案】E

【答案解析】①严重肾积水,首选引流,即**左肾造瘘**,减轻肾积水,恢复肾功能,下一步才是取石(E 对),故本题选 E。②抗感染治疗为一般的对症治疗,不能有效解除梗阻(不选 A)。③继续观察会延误病情,导致梗阻加重(不选 C)。④肾盂输尿管成形多用于肾盂输尿管连接处狭窄时(不选 B)。⑤放置输尿管支架引流的引流效果没有造瘘引流好(不选 D)。

【例 1175】【正确答案】A

【答案解析】①肾盂内 1.3 cm 单发结石+右肾轻度积水,**结石直径小于 2 cm 而大于 0.6 cm**,首选的治疗方法是 ESWL,即**体外冲击波碎石**(A 对),故本题选 A。②不同部位的尿路结石,昭昭老师总结如下:

结石直径	肾结石	输尿管上段结石	输尿管中下段结石
<0.6 cm	药物治疗	药物治疗	药物治疗
0.6~2.0 cm	ESWL(体外冲击波碎石)	ESWL	URL(输尿管镜取石)
>2.0 cm	PCNL(经皮肾镜取石术)	LUL(腹腔输尿管镜取石)	LUL

【例 1176】【正确答案】B

【答案解析】①右肾轻度积水可选择体外碎石,但患者肾盂输尿管交界处狭窄,碎石可能会导致严重的并发症,是 ESWL 的禁忌证。②该患者因为**肾盂输尿管交界处狭窄**,所以手术方案是**开放手术取石+肾盂输尿管成形**(B 对),故本题选 B。③服用药物排石(不选 A)、体外冲击波碎石(不选 C)、经皮肾镜碎石(不选 D)、大量饮水(不选 E)都不能解决肾盂输尿管交界处狭窄的问题。

【例 1177】【正确答案】A

【答案解析】①输尿管镜碎石的禁忌证是**尿路梗阻**,很容易导致并发症(A 对),故本题选 A。②其余的选项不是输尿管镜碎石的禁忌症(不选 B、C、D、E)。

【例 1178】【正确答案】E

【答案解析】①右肾疼痛+血尿→尿路结石,KUB 进一步证实为**输尿管结石**。②肾绞痛发作时,应对症处理,**用药物解除绞痛症状**,择期再行相应的碎石术(E 对、C 错),故本题选 E。③该题题干主要的考点是,如何止痛,大量饮水,促使结石排出(不选 A)、体外震波碎石(不选 B)及输尿管导管套石均不能及时治疗肾绞痛,故不符合题意。

【例 1179】【正确答案】C

【答案解析】①**尿流中断和排尿终末痛**是**膀胱结石**的典型表现(发热+腰痛是上尿路结石的典型表现),原因是结石在膀胱内可能随体位改变堵住了尿道出口,此患者可能为输尿管结石脱落进入膀胱(C 对),故本题选 C。②结石在输尿管间壁段(不选 B)或尿道(不选 D)会导致疼痛+血尿,不会出现尿流突然中断,故不考虑。③急性前列腺炎主要表现为(不选 A)。④尿道炎主要表现为尿频、尿急、尿痛等(不选 E)。

【例 1180】【正确答案】D

【答案解析】①因结石直径较小为 0.6 cm,所以不采用手术治疗,**待其自然排出就好**(D 对、C 错),故本题选 D。②结石直径如果<2~3 cm 需要行膀胱镜取石。③结石直径>3 cm 需要行膀胱切开取石(不选 A)。④体外震波碎石一般不用于治疗膀胱结石(不选 E)。⑤套石术多用于上尿路结石的治疗(不选 B)。

【例 1181】【正确答案】A

【答案解析】①肾盂结石大小 2.0 cm×1.5 cm,**直径≤2 cm**,只有轻度肾积水,无体外冲击波碎石的禁忌证,所以首选**体外冲击波碎石(ESWL)**(A 对),故本题选 A。②不同部位的尿路结石,昭昭老师总结如下:

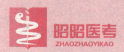

结石直径	肾结石	输尿管上段结石	输尿管中下段结石
＜0.6 cm	药物治疗	药物治疗	药物治疗
0.6～2.0 cm	ESWL(体外冲击波碎石)	ESWL	URL(输尿管镜取石)
＞2.0 cm	PCNL(经皮肾镜取石术)	LUL(腹腔输尿管镜取石)	LUL

【例 1182】【正确答案】C

　　【答案解析】①尿突然中断是膀胱结石的典型表现(C 对)，故本题选 C。②肾结石的典型表现是腰痛＋发热(不选 B)。③尿道结石的典型表现是尿道绞痛，向会阴部放射(不选 A)。④前列腺增生的典型表现是进行性排尿困难，早期表现是尿频、尿急、尿痛(不选 D)。⑤肾癌的典型表现是无痛性肉眼血尿(不选 E)。

【例 1183】【正确答案】E

　　【答案解析】①膀胱区有 2.0 cm 椭圆形浓密影＋排尿困难→膀胱结石，典型表现是尿流中断，改变体位后好转(E 对)，故本题选 E。②膀胱刺激征多为尿路感染的典型表现(不选 A)。③进行性排尿困难为前列腺增生的典型表现(不选 B)。④血尿可见于肾炎、尿路结石、尿路感染等(不选 C)。⑤腰痛、血尿、脓尿多见于尿路感染(不选 D)。

【例 1184】【正确答案】E

　　【答案解析】①膀胱结石的主要典型症状为排尿突然中断，疼痛放射至远端尿道及阴茎头部，伴有排尿困难及膀胱刺激症状，且患者曾有肾绞痛病史，结石可能性最大(E 对)，故本题选 E。②输尿管结石主要表现为腹痛＋血尿，一般无排尿中突发尿流中断(不选 B)。③膀胱炎(不选 A)和尿道炎(不选 C)主要表现为尿频、尿急、尿痛等，不会出现尿流突然中断。④膀胱肿瘤表现为无痛性的肉眼血尿，无突发尿流中断等表现(不选 D)。

【例 1185】【正确答案】E

　　【答案解析】①患儿主要表现为排尿困难，体位改变时又可排尿，此即膀胱结石的典型表现(E 对)，故本题选 E。②神经源性膀胱是指控制排尿功能的中枢神经系统或周围神经受损而引起膀胱尿道功能障碍(不选 B)。③前尿道结石主要表现为腹痛及血尿(不选 C)。④尿道狭窄(不选 A)、尿道瓣膜(不选 D)不在医师考试范畴(不选 A)。

第 7 章　泌尿、男性生殖系统肿瘤

【例 1186】【正确答案】A

　　【答案解析】我国泌尿系肿瘤中最常见的是膀胱癌(A 对，B、C、D、E 错)，故本题选 A。本题目属于记忆性题目，背诵即可。

【例 1187】【正确答案】A

　　【答案解析】①无痛性血尿提示肿瘤，老年患者肿瘤可能性更大(A 对)，故本题选 A。②泌尿系感染多表现为泌尿系统的膀胱刺激症状即尿频、尿急、尿痛(不选 C)。③疼痛＋血尿考虑泌尿系统结石(不选 D)。④血尿＋顽固性尿路刺激征考虑结核(不选 E)。⑤泌尿系畸形一般无血尿的表现(不选 B)。

【例 1188】【正确答案】C

　　【答案解析】①肾癌典型的临床表现包括血尿、肿块和疼痛(C 对，A、B、D、E 错)，故本题选 C。(昭昭老师速记：血、痛、块)②血尿是肿瘤坏死随尿液流出所致；肿块是肿瘤中晚期的典型表现；当肿瘤侵及肾表面被膜时，患者出现腹痛。

【例 1189】【正确答案】E

　　【答案解析】①成人肾肿瘤绝大部分是肾癌，间歇无痛性肉眼血尿为肾癌最常见的症状(E 对)，故本题选 E。②肾癌晚期可以出现包块，包块并非肾癌最常见的体征(不选 A、B)。③高血压属于肾癌的副瘤综合征的表现，但并非最常见症状(不选 C)。④肾静脉或下腔静脉癌栓形成，可在同侧阴囊内发现精索静脉曲张(不选 D)。

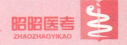

【例1190】【正确答案】E

【答案解析】肾癌的临床表现以无痛性肉眼血尿和镜下血尿最常见,表明肿瘤已侵入肾盏、肾盂(E对,A、B、C、D错),故本题选E。

【例1191】【正确答案】D

【答案解析】①中老年男性＋全程血尿→泌尿系肿瘤。B超显示左肾实质占位,所以诊断是肾癌。②明确肿物性质首选腹部CT平扫＋增强(D对),故本题选D。③KUB一般用于尿路结石的诊断(不选E)。④静脉尿路造影可进一步明确上尿路结石(不选C);如果静脉尿路造影未发现结石,又高度考虑结石存在,可选择有创的逆行性肾盂造影(不选B)。

【例1192】【正确答案】E

【答案解析】①CT对肾癌确诊率高,能显示肿瘤部位、大小以及邻近器官有无受累,是目前诊断肾癌最可靠的影像学方法(E对),故本题选E。同时CT还可用于鉴别肾内其他病变,如血管平滑肌脂肪瘤和肾囊肿。②当肿瘤较小或难以鉴别时,应做肾血管造影检查,可显示肿瘤内的病理性新生血管、动静脉瘘等。③排泄性尿路造影可显示肾功能及尿路有无梗阻;逆行肾盂造影可显示尿路有无梗阻;B超多用于泌尿系统结石和肿瘤的检查。

【例1193～1194】【正确答案】AB

【答案解析】①老年男性,表现为无痛性肉眼血尿,诊断为:肾癌。昭昭老师提示泌尿系统中两个疾病做CT最好,一个是肾外伤,一个是肾肿瘤(A对),故例1193选A。②能显示肾功能的检查一共二个,一个是静脉肾盂造影,一个是核素肾图(B对),故例1194选B。

【例1195】【正确答案】A

【答案解析】①右肾下极有2 cm×2 cm占位病变＋CT可诊断右肾下极恶性肿瘤→肾癌。②左肾形态和功能正常,肾癌首选的治疗方法是根治性右肾切除(A对,B、C、D、E错),故本题选A。如果左肾功能不正常,应当选择保守一点的手术方式,即肾部分切除术。

【例1196～1197】【正确答案】CD

【答案解析】①5 cm×4 cm的肾癌,靠近肾门,对侧肾功能正常,应选择根治性肾切除,切除患侧肾,对侧肾功能可以代偿(C对),故例1196选C。②右肾下极2.5 cm×2.0 cm肾癌,左肾无功能→肾部分切除术,保留部分右肾功能(D对),故例1197选D。

【例1198】【正确答案】B

【答案解析】肾盂肿瘤最常见的组织类型是移行细胞癌(B对,A、C、D、E错),故本题选B。

【例1199】【正确答案】D

【答案解析】肾盂癌早期即可出现间歇无痛性肉眼血尿,偶可出现条形血块,少数为显微镜下血尿(D对,A、B、C、E错),故本题选D。

【例1200】【正确答案】D

【答案解析】①IVP见左肾盂内有不规则充盈缺损,说明左肾盂有占位,考虑结石或肾盂癌;患者同时有左侧输尿管口喷血表现,是肾盂癌的典型表现(D对),故本题选D。②肾结核主要表现为病变在肾,表现在膀胱,表现为尿路刺激症状,如尿频、尿急、尿痛(不选A)。③肾癌表现为无痛性的肉眼血尿,B超或CT可发现占位(不选B)。④肾结石主要表现为肾绞痛＋血尿(不选C)。⑤肾炎表现为血尿、蛋白尿、水肿、高血压(不选E)。

【例1201】【正确答案】D

【答案解析】①肾盂癌早期最重要的症状为无痛性肉眼血尿(D对),故本题选D。②少数患者因肿瘤阻塞肾盂输尿管交界处,可出现腰部不适、隐痛及胀痛,偶可因凝血块或肿瘤脱落物引起肾绞痛。因肿瘤增长或梗阻引起积水出现腰部包块者少见。尚有少部分患者有尿路刺激症状。晚期患者出现贫血及恶病质。

【例1202】【正确答案】E

【答案解析】①中年男性,表现为全程无痛性肉眼血尿,考虑泌尿系统肿瘤。静脉尿路造影提示肾盂

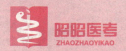

充盈缺损，考虑肾盂局部占位性病变，故本题诊断为肾盂癌（E对），故本题选E。②肾盂肾炎主要表现为尿路刺激症状，即尿频、尿急、尿痛等。③肾结石主要表现为腹痛和血尿。④肾结核主要表现为膀胱刺激症状如尿频、尿急、尿痛等，抗生素治疗无效。⑤肾癌表现为全程无痛性肉眼血尿，但肾盂一般正常。泌尿系统CT检查可鉴别肾癌和肾盂癌。

【例1203】【正确答案】E
【答案解析】肾盂癌手术切除范围是患肾＋同侧全长输尿管（E对，A、B、C、D错），故本题选E。

【例1204】【正确答案】C
【答案解析】①肾盂癌标准的手术方法是切除患肾及全长输尿管，包括输尿管开口部位的膀胱壁（C对，A、B、D、E错），故本题选C。②孤立肾或对侧肾功能已受损，经活检细胞分化良好、无浸润的带蒂乳头状肿瘤，可做局部切除。③个体小、分化好的肾盂肿瘤也可通过内镜手术切除或激光电烧灼。

【例1205】【正确答案】C
【答案解析】肾母细胞瘤的临床表现特点是体质虚弱儿童出现腹部包块（C对，A、B、D、E错），故本题选C。

【例1206】【正确答案】C
【答案解析】患儿出现腹部包块，首先考虑肾母细胞瘤（C对，A、B、D、E错），故本题选C。

【例1207】【正确答案】C
【答案解析】膀胱癌最常见的组织类型是移行上皮肿瘤，约占90%以上（C对，A、B、D、E错），故本题选C。

【例1208】【正确答案】B
【答案解析】原发肿瘤分期中T_{is}为原位癌，T_1期肿瘤侵犯黏膜下层，T_2期肿瘤侵犯肌层，T_3期肿瘤侵犯膀胱周围组织，T_4期肿瘤转移到前列腺、子宫、阴道等局部器官（B对，A、C、D、E错），故本题选B。

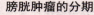

膀胱肿瘤的分期

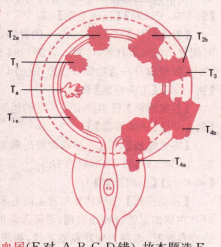

【例1209】【正确答案】E
【答案解析】①膀胱肿瘤浸润浅肌层属于T_{2a}期；浸润深肌层为T_{2b}期（E对，A、B、C、D错），故本题选E。②T_a期为无浸润的乳头状癌；T_1期为侵犯黏膜固有层，T_{3a}期显微镜下可见浸润周围组织。

【例1210】【正确答案】D
【答案解析】①肉眼血尿伴有凝血块可见于膀胱癌（D对），故本题选D。②急性肾炎表现为血尿、蛋白尿、水肿、高血压（不选A、B）。③慢性肾小球肾炎主要表现为肾功能的急剧恶化（不选C）。④遗传性肾炎（即Alport综合征，AS）是一种主要表现为血尿、肾功能进行性减退、感音神经性耳聋和眼部异常的遗传性肾小球基底膜疾病，是由于编码肾小球基底膜的主要胶原成分Ⅳ胶原基因突变而产生的疾病（不选E）。

【例1211】【正确答案】E
【答案解析】膀胱肿瘤主要表现为间歇性、无痛性、肉眼全程血尿（E对，A、B、C、D错），故本题选E。

【例1212】【正确答案】E
【答案解析】①患者中年男性，以间歇无痛性肉眼血尿为主要就诊症状，初步诊断为膀胱肿瘤（E对，B错），故本题选E。②尿路感染主要表现为尿频、尿急、尿痛（不选A）。③前列腺增生症早期表现为尿频，后期表现为进行性排尿困难（不选B）。④泌尿系结核多表现为顽固性膀胱刺激症状，抗生素治疗无效（不选C）。⑤膀胱结石多表现为排尿过程中尿流突然中断（不选D）。

【例1213】【正确答案】A
【答案解析】①B型超声简便易行是膀胱肿瘤最初筛选的方法（A对，B、C、D、E错），故本题选A。②膀胱肿瘤确诊的依据是膀胱镜＋活检。

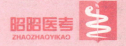

【例 1214】【正确答案】E

【答案解析】①膀胱镜检查可以直接观察肿瘤所在部位、大小、数目、形态,并可初步估计基底部浸润程度等。②膀胱肿瘤应行肿瘤活检送病理检查,判断分型及分期(E 对,A、B、C、D 错),故本题选 E。

【例 1215】【正确答案】E

【答案解析】①中年女性,表现为全程无痛性肉眼血尿,考虑泌尿系统肿瘤(E 对),故本题选 E。②B 超见膀胱右侧壁占位性病变,故诊断为膀胱肿瘤。③膀胱结石典型表现为体位改变时排尿中断。④急性膀胱炎一般无血尿,主要表现为泌尿系尿路刺激症状,即尿频、尿急、尿痛等。⑤膀胱异物及膀胱憩室不在医师考试范畴。

【例 1216】【正确答案】E

【答案解析】①B 型超声简便易行是膀胱肿瘤最初筛选的方法。②膀胱肿瘤确诊的依据是膀胱镜＋活检(E 对,A、B、C、D 错),故本题选 E。

【例 1217】【正确答案】C

【答案解析】①间歇性无痛性血尿＋膀胱内有 1.5 cm×1.0 cm 新生物,有蒂,考虑膀胱癌。②膀胱癌首选的检查是 B 超,确诊检查是膀胱镜＋活检(C 对,A、B、D、E 错),故本题选 C。

【例 1218】【正确答案】B

【答案解析】①目前肿物较小,有蒂部,未侵犯肌层,属于 T₁期,最常用的治疗方法是经尿道膀胱肿瘤电切(TURBt)(B 对,A、C、D、E 错),故本题选 B。②如果肿瘤较大,行膀胱部分切除术或根治性膀胱全切术。

【例 1219】【正确答案】E

【答案解析】①T_3期多发性膀胱肿瘤治疗方法是根治性膀胱全切除术,是肌层浸润性膀胱癌的标准治疗方法,除切除全膀胱、盆腔淋巴结外,男性还应包括前列腺和精囊,女性还应包括尿道、子宫、宫颈、阴道穹及卵巢等,同时行尿道改流(E 对,A、B、C、D 错),故本题选 E。②关于膀胱癌的治疗方法,昭昭老师总结如下:

T_{is}期	原位癌	膀胱灌洗
T_a期	无浸润的乳头状癌	经尿道膀胱肿瘤电切术(TURBt)(昭昭老师速记:T_a~T_1期可以手术治疗,T_2期都到肌层了就不能手术)
T_1期	黏膜固有层	
T_2期	①T_{2a}期,浅肌层(肌层内 1/2)②T_{2b}期,深肌层(肌层外 1/2)	经尿道膀胱部分切除或膀胱部分切除术
T_3期	①T_{3a}期,显微镜下见浸润周围组织②T_{3b}期,肉眼可见浸润周围组织	根治性的膀胱全切术
T_4期	侵犯前列腺、子宫、阴道及盆壁等	姑息性的放疗或化疗

【例 1220】【正确答案】D

【答案解析】①无痛性肉眼血尿,考虑泌尿系统肿瘤。膀胱镜检查诊断为膀胱腺癌。②膀胱腺癌呈"浸润性生长",出现浸润性生长应首选根治性膀胱切除(D 对,A、B、C、E 错),故本题选 D。

【例 1221】【正确答案】E

【答案解析】①膀胱原位癌(T_{is})可行化疗药物或卡介苗(BCG)膀胱灌注治疗,同时应密切随诊观察。②T_a、T_1期肿瘤以经尿道膀胱肿瘤电切术(TURBt)为主要治疗方法(E 对,A、B、C、D 错),故本题选 E。③T_2期低级别、局限的肿瘤可经尿道切除或行膀胱部分切除术。T_3期低级别、单个局限,或患者不能耐受膀胱全切者,可采用膀胱部分切除术。根治性膀胱全切术是肌层浸润性膀胱癌的标准治疗方案。

【例 1222】【正确答案】D

【答案解析】①中年男性＋排尿困难＋ PSA 24 ng/mL,明显升高→考虑前列腺癌。②前列腺增生或前列腺癌确诊最可靠的方法是前列腺穿刺活检术(D 对,A、B、C、E 错),故本题选 D。

【例 1223】【正确答案】D

【答案解析】①前列腺癌筛查最常用的方法是 PSA 测定,即前列腺特异性抗原检测。②前列腺癌确

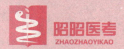
诊的方法是前列腺穿刺＋活检（D对，A、B、C、E错），故本题选D。

【例1224～1225】【正确答案】AC

【答案解析】①确诊前列腺癌的检查是前列腺穿刺活检（A对），故例1224选A。②前列腺癌临床分期常用的检查是前列腺MRI，显示前列腺癌浸润的深度及腹腔淋巴结的转移情况（C对），故例1225选C。③前列腺癌首选的检查方法是直肠指检；血清PSA检查用于前列腺癌的大规模筛查。

【例1226】【正确答案】E

【答案解析】①老年男性合并进行性排尿困难，考虑前列腺癌。②核素全身骨扫描示骨盆及腰椎系统反射性浓聚区，提示发生骨盆转移，此时已经失去手术时机，只能选择内分泌治疗，首选双睾丸切除＋抗雄激素药物＋放射治疗（E对，A、B、C、D错），故本题选E。

【例1227】【正确答案】A

【答案解析】①老年男性，血清PSA升高，结合前列腺穿刺活检结果，可以确诊为前列腺癌。②目前患者出现腰骶部疼痛，以及放射性核素骨显像见腰椎转移病灶，提示腰椎转移。③发生远处转移，所以该患者分期为T_4期（A对，B、C、D、E错），故本题选A。④昭昭老师关于前列腺癌的分期和治疗总结如下：

		随诊观察
T_1期	①T_{1a}：偶发肿瘤体积<所切除组织体积的5%，直肠指检正常	
	②T_{1b}：偶发肿瘤体积>所切除组织体积的5%，直肠指检正常	根治性前列腺切除术（T_{1b}～T_2期）（昭昭老师速记：如果看上去这个分期很麻烦是吧，只需要背住这个T_{1b}～T_2期手术治疗就可以）
	③T_{1c}：单纯PSA升高，穿刺活检发现肿瘤，直肠指检及经直肠超声正常	
T_2期	①T_{2a}：肿瘤局限在前列腺包膜内并<单叶1/2	
	②T_{2b}：肿瘤局限在前列腺包膜内并>单叶1/2	
	③T_{2c}：肿瘤侵犯两叶，但仍局限在前列腺内	
T_3期	①T_{3a}：肿瘤侵犯并突破前列腺一叶或两叶包膜	内分泌治疗为主，可行睾丸切除术＋非类固醇类抗雄激素制剂（昭昭老师速记：一旦转移就内分泌治疗）
	②T_{3b}：肿瘤侵犯精囊	

【例1228】【正确答案】E

【答案解析】晚期前列腺癌采取内分泌治疗，即药物去势＋抗雄激素制剂（E对，A、B、C、D错），故本题选E。

【例1229】【正确答案】C

【答案解析】①早期前列腺癌（T_{1b}、T_2期），手术根除治疗仍是最佳选择，首选根治性前列腺切除（C对，A、B、D、E错），故本题选C。②T_3、T_4期因为已经失去手术机会，首选内分泌治疗，即抗雄激素治疗。③昭昭老师关于前列腺癌的分期和治疗总结如下：

		随诊观察
T_1期	①T_{1a}：偶发肿瘤体积<所切除组织体积的5%，直肠指检正常	
	②T_{1b}：偶发肿瘤体积>所切除组织体积的5%，直肠指检正常	根治性前列腺切除术（T_{1b}～T_2期）（昭昭老师速记：看上去这个分期很麻烦，只须记住这个T_{1b}～T_2期手术治疗即可）
	③T_{1c}：单纯PSA升高，穿刺活检发现肿瘤，直肠指检及经直肠超声正常	
T_2期	①T_{2a}：肿瘤局限在前列腺包膜内并<单叶1/2	
	②T_{2b}：肿瘤局限在前列腺包膜内并>单叶1/2	
	③T_{2c}：肿瘤侵犯两叶，但仍局限在前列腺内	
T_3期	①T_{3a}：肿瘤侵犯并突破前列腺一叶或两叶包膜	内分泌治疗为主，可行睾丸切除术＋非类固醇类抗雄激素制剂（昭昭老师速记：一旦转移就内分泌治疗）
	②T_{3b}：肿瘤侵犯精囊	

【例1230】【正确答案】D

【答案解析】①鞘膜积液指鞘膜囊内积聚的液体增多而形成囊肿，查体睾丸有波动感。睾丸炎通常由细菌和病毒引起，表现为发热及睾丸肿胀和疼痛。②睾丸扭转发病急骤，多于睡眠中发病，一侧睾丸和

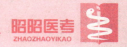

阴囊出现剧烈疼痛。③**睾丸肿瘤**多见于 20～40 岁人群,典型表现是睾丸肿胀或变硬,透光试验阴性。④**睾丸结核**除表现为一般的结核中毒症状、全身乏力、低热外,局部出现睾丸轻度疼痛,隐痛下坠感,早期不易确诊。⑤该病例为青年男性,主要表现为阴囊肿大、质硬、沉重感,符合**睾丸肿瘤**的特点(D 对,A、B、C、E 错),故本题选 D。

第8章 泌尿系统梗阻

【例 1231】【正确答案】E

　　【答案解析】①**机械性梗阻**是指膀胱颈部和尿道的任何梗阻性病变,均可引起急性尿潴留。②常见的病因有前列腺增生、尿道损伤、尿道狭窄、**膀胱及尿道结石**、肿瘤、异物以及膀胱内大量血块等,少见的病因有盆内肿瘤、妊娠子宫压迫、处女膜闭锁及阴道积血等(E 对),故本题选 E。③**腰麻**和肛管直肠术后(不选 A)、外伤性高位截瘫(不选 B)、使用药物阿托品、普鲁苯辛(不选 C)等属于**动力性因素**。腹泻或长期使用利尿剂导致低钾血症,导致肌无力,也是导致急性尿潴留的原因,也属于动力性梗阻(不选 A)。④昭昭老师速记:只要和脊柱及神经、脊髓相关的,就是动力性因素。

机械性因素	结石、肿瘤、狭窄等
动力性因素	**神经**源性膀胱功能障碍、**截瘫**、**脊髓**功能障碍等

【例 1232】【正确答案】B

　　【答案解析】①神经源性膀胱功能障碍、截瘫、脊髓功能障碍等属于**动力性因素**引起梗阻(B 对),故本题选 B。②尿道结石(不选 A)、尿道断裂(不选 C)、尿道肿瘤(不选 D)、前列腺增生(不选 E)属于机械性梗阻。③昭昭老师速记:只要和脊柱及神经、脊髓相关的,就是动力性因素。

机械性因素	结石、肿瘤、狭窄等
动力性因素(非机械性)	**神经**源性膀胱功能障碍、**截瘫**、**脊髓**功能障碍等

【例 1233】【正确答案】E

　　【答案解析】①前列腺增生**最重要**的症状是**进行性排尿困难**(E 对),故本题选 E。②前列腺增生**早期**表现是**尿频**(不选 A),亦可出现尿急、尿痛等膀胱刺激征(不选 B、C)。③尿潴留是后期前列腺增生导致的并发症(不选 D)。

【例 1234】【正确答案】B

　　【答案解析】①膀胱过度膨胀,尿不自主从尿道口冲出称为**充盈性尿失禁**,又称假性尿失禁,指膀胱功能完全失代偿,膀胱过度充盈而导致尿不断溢出(B 对),故本题选 B。②**压力性尿失禁**指腹压突然增加导致尿液不自主流出,是由逼尿肌收缩压或膀胱壁对尿液的张力压引起的。其特点是正常状态下无遗尿而腹压突然增高时尿液自动流出。如咳嗽、大笑、打喷嚏、跳跃、搬重物时,尿液不自主从尿道口漏出的现象(不选 A)。③**急迫性尿失禁**是指膀胱过度活动症的表现,或膀胱肌肉紧张过度和尿道括约肌的合作不当所引起,病因不明(不选 C)。④**真性尿失禁**是指由于膀胱或尿路感染、结石、结核、肿瘤等疾患使膀胱逼尿肌过度收缩、尿道括约肌过度松弛,以致尿液不能控制从膀胱流出(不选 D)。⑤尿滴沥是前列腺增生的临床表现(不选 E)。

【例 1235】【正确答案】C

　　【答案解析】①充盈性尿失禁又称假性尿失禁,指膀胱功能完全失代偿,**膀胱过度充盈造成尿不断溢出**,是由于下尿路有较严重的机械性(最常见的病因是前列腺增生)或功能性梗阻引起慢性尿潴留,当膀胱内压上升到一定程度并超过尿道阻力时,尿液不断自尿道中滴出。患者膀胱呈膨胀状态(C 对),故本题选 C。②使用利尿剂(不选 A)、输尿管结石(不选 B)、下尿路感染(不选 D)、直肠脱垂(不选 E)导致充盈性尿失禁的发病率较低。

【例 1236】【正确答案】E

　　【答案解析】①可同时了解肾积水**患者肾功能**及其梗阻程度的检查方法是**放射性核素肾图**(E 对),

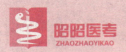

故本题选 E。②逆行肾盂造影主要用于了解肾盂有无占位，是尿路结石和肿瘤的检查方法（不选 A）。③CT 及 MRI（不选 B、C）主要用于肾损伤及明确肾肿瘤。④B 超检查是结石的首选检查方法（不选 D）。

【例 1237】【正确答案】D

　　【答案解析】①老年男性＋排尿困难＋前列腺增大，考虑良性前列腺增生（D 对），故本题选 D。②膀胱结石典型表现是排尿过程中突然尿流中断，改变体位后又能恢复排尿（不选 A）。③膀胱颈部挛缩患者发病年龄较轻，但前列腺不增大（不选 B）。④前列腺癌多有 PSA 升高（不选 C）。⑤神经源性膀胱患者多有中枢或周围神经障碍的表现（不选 E）。

【例 1238】【正确答案】D

　　【答案解析】①前列腺增生患者尿道梗阻，当尿流率小于 15 mL/s 者首选治疗方法是经尿道前列腺切除术。②该患者最大尿流率 10 mL/s，说明尿路不畅，具备手术指征（D 对），故本题选 D。③膀胱造瘘术多用于前列腺增生导致急性尿潴留的患者（不选 A）。④根治性前列腺切除术多用于前列腺癌患者（不选 B）。⑤良性前列腺增生早期保守治疗可采用药物治疗，如口服多沙唑嗪＋非那雄胺（不选 C）。⑥膀胱切开取石多用于膀胱结石大于 2～3 cm 的患者（不选 E）。

【例 1239】【正确答案】C

　　【答案解析】①老年男性，进行性排尿困难，检查发现前列腺Ⅱ度肿大，故考虑诊断为良性前列腺增生。②目前患者出现尿潴留，故首选的治疗方法是前列腺切除术，即经尿道前列腺切除术（C 对，B、D、E 错），故本题选 C。③双侧睾丸切除多用于去雄激素治疗，主要用于晚期前列腺癌转移患者（不选 A）。

【例 1240】【正确答案】B

　　【答案解析】①中年男性，排尿困难，尿线细，射程短，排尿时间延长，考虑前列腺增生，突发不能自行排尿，下腹区胀痛难忍为急性尿潴留。②急性尿潴留患者应首选导尿术（B 对），故本题选 B。③输液抗感染（不选 A）、针刺（不选 D）、理疗（不选 E）属于一般的对症治疗，不属于首要治疗方式。④前列腺切除术的适应症是保守治疗无效，尿流率＜10 mL/s 时采用（不选 C）。

【例 1241】【正确答案】A

　　【答案解析】①老年男性＋排尿困难＋B 超提示前列腺增大→良性前列腺增生，体温升高＋WBC 30～50/HP，说明并发感染。②患者目前存在肾积水＋血 BUN 及 Ccr 升高，说明肾功能异常，所以治疗应先膀胱造瘘，治疗积水，减轻症状，同时抗感染治疗，待肾功能好转后，择期再行相应前列腺治疗，如药物、手术等（A 对，B、C、D 错），故本题选 A。③抗感染治疗为一般的对症治疗（不选 E）。

【例 1242】【正确答案】D

　　【答案解析】①腰麻后出现急性尿潴留，最常用的方法是导尿术（D 对），故本题选 D。②如果导尿术失败，可行耻骨上膀胱穿刺抽吸术或者造瘘（不选 B、C）。③热敷（不选 A）、针灸（不选 E）为保守治疗措施，无法解决尿潴留，故不选。

第 9 章　泌尿系统损伤

【例 1243】【正确答案】D

　　【答案解析】①患者腰部受伤后出现腰痛＋血尿（RBC 5～10/HP），考虑肾挫伤（D 对），故本题选 D。②肾部分裂伤（不选 A）及肾全层裂伤（不选 B）血尿会更多；肾蒂损伤（不选 C）常因大出血发生休克；该患者有明确的外伤史，不考虑自发性肾破裂（不选 E）。

【例 1244】【正确答案】B

　　【答案解析】①腰部外伤＋无肉眼血尿＋镜下血尿（红细胞满视野），考虑肾挫伤（B 对），故本题选 B。②中度肾损伤（不选 C）及重度肾损伤（不选 A）可导致严重血尿，患者往往会出现肉眼血尿。③肾血管损伤（不选 D）会导致患者短时间内出现大量出血，引发休克。④输尿管损伤（不选 E）导致尿液外溢，尿量减少。

【例 1245】【正确答案】D

　　【答案解析】①泌尿系统损伤首选腹部 CT（D 对），故本题选 D。②血肌酐多用来了解肾功能（不选

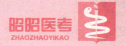

A)。③尿常规为泌尿系统疾病的一般检查(不选 B)。④静脉尿路造影多用来了解尿道断裂情况(不选 C)。⑤血细胞比容多用来了解机体血容量血细胞的情况(不选 E)。

【例 1246】【正确答案】B

【答案解析】①青年男性,明确腰部外伤史,同时出现血尿,考虑肾外伤。肾外伤患者最好严格卧床 2 周,禁下床活动。该患者第 5 日下床,目前出现腰部肿块同时伴有休克表现,考虑肾破裂伤导致失血性休克。为了解包块来源,首选检查是 B 超,可以发现肾有无裂伤(B 对),故本题选 B。②放射性核素肾图是一种将含有放射性核素的示踪剂或显像剂经静脉注入泌尿生殖系统,通过体表探测发出的 γ 射线来测定脏器功能或显示脏器形态的检查方法,常用来检测尿路梗阻、测定分肾功能等(不选 A)。③KUB 常用于检查泌尿系统有无结石(不选 C)。④血常规用于了解血红蛋白情况(不选 D)。⑤尿常规检查尿中有无红细胞、白细胞、酮体、尿糖等(不选 E)。

【例 1247】【正确答案】A

【答案解析】①该患者目前出现休克表现,故应立即抗休克治疗的同时施行手术(A 对),故本题选 A。②输血(不选 B)、抗感染(不选 C)、输液(不选 D)都属于对症治疗,而非最主要治疗。③继续观察会延误病情,不是首要的治疗方法(不选 E)。

【例 1248】【正确答案】D

【答案解析】①肾外伤考虑重度肾损伤或肾蒂断裂,出现血压持续下降达 80/45 mmHg,血红蛋白及血细胞比容继续降低,考虑休克。休克患者首先抗休克治疗(D 对),故本题选 D。②应用止血剂、输血及加强抗感染治疗为一般对症治疗,而非最重要的治疗措施(不选 A、E、C)。③继续观察会延误病情,导致患者病情加重(不选 B)。

【例 1249】【正确答案】C

【答案解析】①骑跨伤常可导致尿道球部损伤(C 对),故本题选 C。②骨盆骨折常可损伤膜部(不选 B)。(昭昭老师速记:"气球"→骑跨伤损伤球部;"骨膜"→骨盆骨折损伤膜部)③前列腺部(不选 A)、阴茎部(不选 D)、尿道全部伤(不选 E),较为少见。

【例 1250】【正确答案】B

【答案解析】①骑跨伤常可导致尿道球部损伤(B 对),故本题选 B;骨盆骨折常可损伤膜部(不选 E)。(昭昭老师速记:"气球"→骑跨伤损伤球部;"骨膜"→骨盆骨折损伤膜部)②尿道阴茎部(不选 A)、膀胱(不选 C)、尿道前列腺部(不选 D)发生损伤的几率较低。

【例 1251】【正确答案】D

【答案解析】①球部属于前尿道,膜部属于后尿道。②骑跨伤常可导致尿道球部损伤,骨盆骨折常可损伤膜部(不选 A)。该患者,局部有血肿及滴血等,考虑尿道裂伤可能性大(D 对、E 错),故本题选 D。(昭昭老师速记:"气球"→骑跨伤损伤球部;"骨膜"→骨盆骨折损伤膜部)③膀胱破裂(不选 B)、膀胱挫伤(不选 C)属于膀胱损伤等,多见于下腹部损伤,而非骑跨伤。

【例 1252】【正确答案】A

【答案解析】①青年男性,骑跨伤病史,患者目前出现会阴部疼痛,考虑会阴部外伤。患者尿道出血,不能自行排尿,考虑骑跨伤导致尿道球部损伤,进而引起相应症状(A 对),故本题选 A。②骨盆骨折容易导致尿道膜部损伤,即后尿道损伤(不选 C)。③耻骨骨折局部多有疼痛及青紫,但不会导致排尿困难,故不考虑(不选 B)。④睾丸损伤表现睾丸青紫,一般无排尿障碍(不选 D)。⑤膀胱破裂多见于下腹部损伤,可见血尿,但少见于骑跨伤(不选 E)。

【例 1253】【正确答案】B

【答案解析】①骑跨伤可致尿道球部损伤。②阴囊肿大青紫提示尿液外溢到了组织间隙,此时需要引流,并行尿道断端吻合术(B 对),故本题选 B。③抗感染治疗(不选 A)、应用止血药(不选 E)属于一般的对症治疗。④膀胱造瘘多用于急性尿潴留进行导尿失败的患者(不选 C)。⑤该患者目前考虑前尿道断裂,尿道断裂患者置入导尿管困难(不选 D)。

【例 1254】【正确答案】B

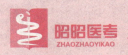

【答案解析】①下尿路损伤多发生在骨盆骨折及会阴骑跨伤。②骨盆骨折通常导致膀胱及后尿道损伤,临床上出现膀胱损伤往往是在膀胱充盈时,而组成后尿道的前列腺尿道由耻骨前列腺韧带固定于耻骨联合后下方,膜部尿道穿过并固定于尿生殖膈,因此骨盆骨折极易损伤后尿道(B对),故本题选 B。③肠破裂不会导致排尿困难,故不考虑(不选 A)。④膀胱破裂,尿液外溢,不会出现下腹膨隆(不选 C)。⑤前尿道损伤多见于骑跨伤所致(不选 D)。⑥输尿管损伤较少见(不选 E)。

【例 1255】【正确答案】C

【答案解析】①骨盆骨折易发生后尿道损伤,且导管不能插入,考虑尿道连续性被破坏(C对),故本题选 C。②膀胱(不选 A)、肛门直肠损伤(不选 B),导尿管均可顺利插入,故不考虑。③尿道球部属于前尿道,骑跨伤可导致前尿道断裂(不选 D)。④阴茎部尿道较为少见,骨盆骨折不会损伤阴茎部尿道损伤(不选 E)。

【例 1256】【正确答案】C

【答案解析】①骨盆骨折伴有后尿道损伤,一般不宜插入导尿管,避免加重局部损伤及感染。②尿潴留者可行耻骨上膀胱穿刺,吸出膀胱内尿液。早期处理通常在病情稳定后,局麻下做耻骨上高位膀胱造瘘术(C对),故本题选 C。③针灸(不选 A)、热敷(不选 B)为尿道损伤一般的保守治疗方法,而非最佳方法。④急症行尿道会师术为治疗尿道膜部断裂最有效的方法(不选 D)。⑤急症行尿道断端吻合术为治疗尿道球部断裂最有效的方法(不选 E)。

第 10 章　泌尿、男性生殖系统先天性畸形及其他疾病

【例 1257】【正确答案】D

【答案解析】①1 岁以内睾丸有自行下降可能,若 1 岁以后睾丸仍未下降,可短期应用人绒毛膜促性腺激素(不选 C)。②若 2 岁以前睾丸仍未下降,应采用睾丸下降固定术将其拉下,若睾丸萎缩,又不能被拉下并植入阴囊,而对侧睾丸正常,则可将未降睾丸切除(D对,B、E错),故本题选 D。双侧腹腔内隐睾不能下降复位者,可采用显微外科技术,行睾丸自体移植术。③因为隐睾极易癌变,所以单纯观察会错过治疗最佳的治疗时间(不选 A)。

【例 1258】【正确答案】E

【答案解析】①睾丸鞘膜积液指睾丸固有鞘膜内有积液形成,为最常见的鞘膜积液(E对),故本题选 E。②精索鞘膜积液是鞘膜两端闭合,而中间部分未闭合且有积液,囊内积液与腹腔和睾丸鞘膜腔都不相通(不选 A)。③睾丸、精索鞘膜积液鞘状突仅在内环处闭合,精索部未闭合,积液与睾丸鞘膜腔相通(不选 C)。④交通性鞘膜积液是由于鞘状突未闭合、睾丸鞘膜腔的积液可经一小管道与腹腔相通,又称先天性鞘膜积液(不选 D)。如鞘状突与腹腔间的通道较大,肠管和网膜亦可进入鞘膜腔,即为先天性腹股沟疝。⑤继发性鞘膜积液的发病率较低(不选 B)。

【例 1259】【正确答案】A

【答案解析】①阴囊内肿块＋透光试验阳性,考虑鞘膜积液。②起床或站立后肿块缓慢增大,平卧位缩小,可以诊断为交通性鞘膜腔积液(A对),故本题选 A。

【例 1260】【正确答案】D

【答案解析】①透光试验是指在暗室中,用手电筒紧紧抵住阴囊后侧,向肿块照射,检查者通过纸筒在阴囊前壁观察。鞘膜积液可呈红色,实质肿块(睾丸炎症或肿瘤)则不透光。此种方法多用于鞘膜积液和斜疝的鉴别诊断。该患者,右侧阴囊增大,透光试验阳性,诊断为睾丸鞘膜积液(D对),故本题选 D。②睾丸炎局部多有红肿热痛(不选 A)。③精索静脉曲张表现为站立位时可见阴囊肿大,有坠胀感和隐痛等(不选 B)。④睾丸肿瘤患者透光试验为阴性(不选 C)。⑤腹股沟斜疝多可触及疝内容物等(不选 E)。

【例 1261】【正确答案】D

【答案解析】①精索鞘膜积液:鞘状突的两端闭合,而中间的精索鞘膜囊未闭合且有积液,积液与腹腔、睾丸鞘膜囊都不相通,可扪及正常睾丸、附睾。交通性鞘膜积液是指鞘状突未完全闭合,鞘膜囊的积

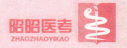

液可经一小管与腹腔相通,又称先天性鞘膜积液。睾丸鞘膜积液鞘状突闭合正常,但睾丸鞘膜囊内有较多积液,呈球形或卵圆形,由于睾丸、附睾被包裹,体检时不能触及。②该病例中,小儿出现阴囊肿块,有波动感,提示有积液,睾丸不能触及,说明是睾丸鞘膜积液(D 对,B、E 错),故本题选 D。③腹股沟斜疝,疝内容物可进入阴囊,但无波动感(不选 A)。④隐睾是指睾丸下降异常,不能降至阴囊而停留在腹膜后、腹股沟管或阴囊入口处,睾丸触诊有空虚感(不选 C)。

【例 1262】【正确答案】A

【答案解析】①婴儿的鞘膜积液常可自行吸收,可不急于手术。小儿鞘膜积液行手术治疗时,往往要结扎鞘状突。②成人睾丸鞘膜积液如果积液量小,无任何症状,不需要手术治疗;积液量多,体积较大并伴明显症状时,应实施睾丸鞘膜翻转术,手术切开增大的壁层鞘膜,翻转切开缘并缝合(A 对),故本题选 A。

【例 1263】【正确答案】E

【答案解析】①精索静脉曲张多发于左侧,其原因包括:左精索静脉走行较右精索静脉长且垂直,不利于静脉血回流,由于左侧精索静脉内压力较高,易引起血液淤滞和血管扩张(不选 A);精索内静脉经过乙状结肠后方,与肠系膜下动脉及主动脉毗邻,受膨胀的乙状结肠的压迫,以及肠系膜下静脉及主动脉搏动的影响,也可引起左侧精索内静脉压力增高,血液回流受阻从而引起静脉曲张(不选 B);入肾静脉处瓣膜发育不全(不选 C);静脉壁的平滑肌薄弱(不选 D)等。②左肾下垂有可能压迫到精索静脉,但不是左侧多于右侧的主要原因(E 错),故本题选 E。

第 11 章　肾功能不全

【例 1264】【正确答案】C

【答案解析】①急性肾衰竭的原因包括肾前性、肾性和肾后性。②狭义的肾衰竭指肾小管坏死(C 对,A、B、D、E 错),故本题选 C。

【例 1265】【正确答案】A

【答案解析】①卵巢癌后期肿瘤增大产生压迫症状,导致输尿管受压,进而引起肾积水,进一步发展为肾衰竭,属于肾后性因素引起(A 对),故本题选 A。②肾前性肾衰竭主要是机体有效循环血量不足导致肾灌注不足,引起肾衰竭(不选 B)。③肾性肾衰竭多见于毒物、药物等作用于肾脏所致(不选 C)。④肾衰竭的分型中不包含卵巢性肾衰竭(不选 D)。⑤多器官功能障碍指至少有两个或两个以上的器官发生功能衰竭(不选 E)。

【例 1266】【正确答案】A

【答案解析】①庆大霉素属于氨基糖苷类抗生素,具有肾毒性,应用后可能会导致肾衰竭,最常见肾小管坏死(A 对),故本题选 A。②急性间质性肾炎不是医师的考试范畴(不选 B)。③急进性肾小球肾炎表现为肾功能进行性恶化,尿量进行性减少(不选 C)。④肾前性氮质血症多由于有效循环血量导致肾功能衰竭(不选 D)。⑤急性肾小球肾炎多出现在感染后所引发的血尿、蛋白尿等(不选 E)。

【例 1267】【正确答案】A

【答案解析】①急性肾衰竭少尿期最常见的酸碱失衡是代谢性酸中毒,由体内代谢产生的酸性产物无法排出所致(A 对,C 错),故本题选 A。②呼吸性的酸碱中毒,主要取决于肺功能所导致的 $PaCO_2$ 分压过低(不选 B、D、E)。

【例 1268】【正确答案】B

【答案解析】①急性肾衰竭少尿期最常见的酸碱失衡是代谢性酸中毒,酸中毒通常会并发高血钾,镁离子和钾离子是平衡的,因此会引发高镁血症;水钠潴留可导致水肿、高血压,导致稀释性的低钠血症。②因此急性肾衰竭少尿期的电解质紊乱表现为高钾、高镁、高磷(不选 D)、低钙、低钠,其中最主要的是高血钾(B 对,E、C 错),可能导致心脏骤停,引起猝死,故本题选 B。③当机体所摄入水总量大大超过了排出水量,以致水分在体内潴留,引起血浆渗透压下降和循环血量增多,称为水中毒(不选 A)。

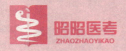

【例 1269】【正确答案】B

　　【答案解析】①急性肾衰竭少尿期的主要死因是高血钾(B 对)，故本题选 B。低血钾(不选 A)、DIC(不选 C)、代谢性酸中毒(不选 D)、氮质血症(不选 E)均不是急性肾衰竭少尿期的主要死因。②晚期肾衰竭患者的主要死因是心脑血管疾病。

【例 1270】【正确答案】C

　　【答案解析】急性肾衰竭少尿期的电解质紊乱表现为高钾、高镁、低钙、低钠，其中最主要的是高血钾，可能导致心脏骤停，引起猝死(C 对，A、B、D、E 错)，故本题选 C。

【例 1271～1272】【正确答案】BC

　　【答案解析】①充血性心力衰竭导致有效血容量不足，肾脏灌注减少，引起肾前性肾衰竭(B 对)，故例 1271 选 B。②增强 CT 所用造影剂有肾毒性，可引起急性肾小管坏死(C 对)，故例 1272 选 C。③肾后性急性肾衰竭多由于尿路结石、盆腔肿瘤等压迫尿路导致肾积水，引发肾后性肾衰(不选 A)。④急进性肾炎表现为肾功能急剧恶化，患者出现进行性少尿、无尿等(不选 D)。⑤急性间质性肾炎不是医师类考试范畴(不选 E)。

【例 1273】【正确答案】D

　　【答案解析】急性肾衰竭选择血液净化疗法时，血钾至少应达到 6.5 mmol/L(D 对，A、B、C、E 错)，故本题选 D。

【例 1274】【正确答案】B

　　【答案解析】①透析治疗的指征包括血肌酐超过 442 μmol/L，血钾超过 6.5 mmol/L，严重代谢性酸中毒，明显的尿毒症综合征，容量负荷过重利尿剂无效，以及出现水中毒症状和体征。②高血钾可能导致心脏骤停，引起猝死，所以高血钾是最主要需要紧急透析的适应症(B 对)，故本题选 B。③血肌酐700μmol/L 需要透析，但并不是紧急透析的指征(不选 A)。④血红蛋白 72 g/L(不选 C)、血钠 130 mmol/L(不选 D)、血钙 1.9 mmol/L(不选 E)均不是血液透析的指征。

【例 1275】【正确答案】D

　　【答案解析】①在我国，慢性肾衰竭最常见的病因是原发性肾小球肾炎(D 对，E 错)，故本题选 D。②在国外，慢性肾衰竭最常见的病因是糖尿病肾病(不选 B)，其次是高血压导致肾小动脉硬化(不选 A)。③遗传性肾病的发病率较低(不选 E)。

【例 1276】【正确答案】A

　　【答案解析】①慢性肾脏病(CKD)分期：1 期，GFR≥90 mL/(min・1.73 m²)；2 期，GFR 60～89 mL/(min・1.73 m²)；3 期，GFR 30～59 mL/(min・1.73 m²)；4 期，GFR 15～29 mL/(min・1.73 m²)(A 对)；5 期，GFR<15 mL/(min・1.73 m²)，故本题选 A。②昭昭老师关于慢性肾病(CKD)分期的特点总结如下：

CKD 分期	肌酐清除率	CKD 分期	肌酐清除率
1 期	≥90 mL/min	4 期	15～29 mL/min
2 期	60～89 mL/min	5 期	<15 mL/min 或透析
3 期	30～59 mL/min		

【例 1277】【正确答案】A

　　【答案解析】①慢性肾衰竭发生水钠潴留，水钠潴留导致胃肠道水肿。②随着疾病进展，胃肠道水肿，进而出现消化道症状，而且这也是慢性肾衰竭最早出现的症状(A 对)，故本题选 A。③肾衰患者，肾脏分泌的 EPO 减少，导致肾性贫血，但并非最早的并发症(不选 B)。④肾衰患者，因为活性维生素 D 生成障碍及低钙导致的甲旁亢可导致骨痛，但并非最早的并发症(不选 E)。⑤晚期肾衰患者可出现出血，多与血小板功能降低有关(不选 C)。⑥肾衰患者因为抵抗力下降，会导致反复感染(不选 D)。

【例 1278】【正确答案】D

　　【答案解析】①慢性肾衰竭导致高血钾，高血钾导致心动过缓，严重者出现心脏骤停。②慢性肾衰竭最大危害是导致心脏骤停(D 对)，故本题选 D。③代谢性酸中毒(不选 A)、高血压(不选 B)、心功能不全

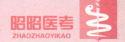

（不选 C）、尿毒症脑病（不选 E）不会导致心脏骤停。

【例1279】【正确答案】D

【答案解析】①尿毒症患者主要是 EPO 生成减少导致的正细胞性贫血（不选 E），与白细胞及血小板关系不大。由于 EPO 生成减少，导致血液系统呈现中、重度贫血（D 对），故本题选 D。②EPO 导致的贫血多为正细胞贫血（不选 A）。③白细胞出现中毒颗粒，核左移多见于严重的化脓性感染等（不选 B）。④肾衰患者可出现血小板功能降低，一般不出现血小板增加（不选 C）。

【例1280】【正确答案】D

【答案解析】①我国慢性肾衰竭诊断及分期的主要依据是血肌酐值（$\mu mol/L$）:肾功能代偿期 Cr 133~177,肾功能失代偿期（氮质血症期）Cr1 86~442,肾功能衰竭期 Cr 451~707,尿毒症期 Cr>707。本例血肌酐 Cr 309.4 $\mu mol/L$,应诊断为慢性肾衰竭氮质血症期（D 对），故本题选 D。②高血压肾损害好发于老年,多有长期高血压病史,血压显著增高肾损害较轻（不选 A）。③肾性高血压常见于肾动脉狭窄,与题干所述无关（不选 B）。④慢性肾盂肾炎主要累及肾小管,而肾小球受累较轻,故 BUN、Cr 仅在晚期才增高（不选 C、E）。

【例1281】【正确答案】E

【答案解析】慢性肾衰竭肾透析的指征为血肌酐>442 $\mu mol/L$,本例血肌酐仅 309 $\mu mol/L$,无需透析治疗（不选 A、B）。可采用低蛋白、低磷饮食及对症治疗（E 对），故本题选 E。应用降压药物及促红细胞生成素,为对症治疗措施（不选 C、D）。

【例1282】【正确答案】B

【答案解析】①慢性肾功能不全,且 K^+ 6.5 mmol/L,提示慢性肾功能不全合并高钾血症,钾离子较高很可能导致心脏骤停,引发死亡,所以此时治疗要以降低血钾为主。②静滴碳酸氢钠溶液（不选 A）、静注葡萄糖酸钙（不选 C）、停用含钾药物（不选 D）、静滴葡萄糖和胰岛素（不选 E）等都是降低钾离子的处理。③氨苯蝶啶属于保钾类利尿剂,此时应禁用（B 对），故本题选 B。

【例1283】【正确答案】C

【答案解析】①青年男性,既往有 IgA 肾病病史,患者目前 Scr 1 325 $\mu mol/L$（尿毒症肌酐>707$\mu mol/L$）→慢性肾衰竭尿毒症期。②患者目前出现昏迷,诊断为尿毒症脑病（C 对），故本题选 C。③高血压脑病多表现为头痛（不选 A）。④低钙血症多表现为抽搐,且要有实验室检查支持（不选 B）。⑤贫血多有苍白和乏力的表现（不选 D）。⑥脑血管病多有脑血管疾病的病史（不选 E）。

【例1284】【正确答案】A

【答案解析】①尿毒症患者最有效的治疗是透析治疗。肾衰的透析指征是血肌酐>442 $\mu mol/L$,血钾>6.5 mmol/L。②该患者肌酐值 1 325 $\mu mol/L$,且出现昏迷,故应选择透析治疗（A 对），故本题选 A。③大剂量利尿剂（不选 B）、输血（不选 C）、降压（不选 D）、抗感染（不选 E）均不能有效清除血内代谢废物如肌酐等。

【例1285】【正确答案】C

【答案解析】①慢性肾衰竭患者,肾功能下降导致水钠潴留,导致高血钾及肺水肿等。②该患者,目前表现较多,但此时最危重的表现是呼吸困难（C 对），故本题选 C。③慢性肾衰患者可以出现内分泌失调（不选 A）、高血压（不选 B）、贫血（不选 D）、水肿（不选 E）等,但均非最危急的表现。

【例1286】【正确答案】D

【答案解析】①高血压合并水肿,应控制血压（不选 E）并利尿（不选 B），而非补充血容量（D 错），故本题选 D。②患者出现高热,说明合并感染,应抗感染治疗（不选 C）。③肾衰的透析指征是血肌酐>442 $\mu mol/L$,血钾>6.5 mmol/L,该患者肌酐值 870.9 $\mu mol/L$,应透析治疗（不选 A）。

【例1287】【正确答案】A

【答案解析】①中年男性,进行性少尿,尿素氮和肌酐升高,考虑肾功能不全。肾衰的透析指征是白细胞肌酐>442 $\mu mol/L$,血钾>6.5 mmol/L。②该患者 Scr 655.6 $\mu mol/L$>442 $\mu mol/L$,需要透析治疗（A 对），故本题选 A。③利尿治疗（不选 B）、降压治疗（不选 C）、纠正酸中毒（不选 E）均为肾衰的对症治疗,而非最主要治疗措施。④口服泼尼松（不选 D）不用于肾衰的治疗。

第五篇　血液系统

第1章　贫　血

第1节　贫血概论

【例1288】【正确答案】A

【答案解析】①缺铁性贫血、铁粒幼细胞性贫血、海洋性贫血、慢性失血性贫血均为小细胞低色素性贫血(不选C、D、E)。②急性失血性贫血为正细胞性贫血(A对),故本题选A。③骨髓增生异常综合征为大细胞性贫血(不选B)。④关于几种类型的贫血,昭昭老师总结如下:

类　型	MCV/fL	MCH/pg	MCHC/%
大细胞性贫血(巨幼细胞贫血) (昭昭老师速记:看见>100的就是巨细胞)	>100	26～32	32～35
正细胞性贫血 (再生障碍性贫血、急性失血性贫血)	80～100	26～32	32～35
小细胞性贫血(慢性病性贫血)	<80	<26	32～35
小细胞低色素性贫血 (缺铁性贫血、铁粒幼细胞贫血、海洋性贫血) (昭昭老师速记:看见<80的就是小细胞贫血,速记:"小""铁"船在"海洋"里"慢"慢滑)	<80	<26	<32

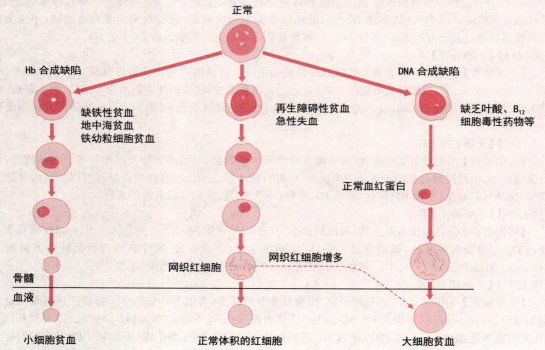

【例1289】【正确答案】E

【答案解析】①小细胞低色素性贫血MCV<80 fL,MCHC<32%,见于缺铁性贫血、铁粒幼细胞性贫

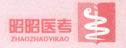

血和珠蛋白生成障碍性贫血（不选 A、D）；海洋性贫血属于珠蛋白生成障碍性贫血即属于小细胞低色素贫血（不选 B）。②慢性感染性贫血导致慢性失血，慢性失血导致铁离子丢失，导致小细胞性贫血（不选C）。③再生障碍性贫血属于正常细胞性贫血（E 对），故本题选 E。④关于几种类型的贫血，昭昭老师总结如下：

类 型	MCV/fL	MCH/pg	MCHC/%
大细胞性贫血（巨幼细胞贫血） （昭昭老师速记：看见>100 的就是巨细胞）	>100	26～32	32～35
正细胞性贫血 （再生障碍性贫血、急性失血性贫血）	80～100	26～32	32～35
小细胞性贫血（慢性病性贫血）	<80	<26	32～35
小细胞低色素性贫血 （缺铁性贫血、铁粒幼细胞贫血、海洋性贫血） （昭昭老师速记：看见<80 的就是小细胞贫血，速记："小""铁"船在"海洋"里"慢"慢滑）	<80	<26	<32

【例 1290】【正确答案】C

【答案解析】①再生障碍性贫血属于正常细胞性贫血（C 对），故本题选 C。②缺铁性贫血、铁粒幼细胞性贫血、珠蛋白生成障碍性贫血为小细胞低色素性贫血（不选 A、D、E）。③巨幼细胞贫血为大细胞贫血（不选 B）。④关于几种类型的贫血，昭昭老师总结如下：

类 型	MCV/fL	MCH/pg	MCHC/%
大细胞性贫血（巨幼细胞贫血） （昭昭老师速记：看见>100 的就是巨细胞）	>100	26～32	32～35
正细胞性贫血 （再生障碍性贫血、急性失血性贫血）	80～100	26～32	32～35
小细胞性贫血（慢性病性贫血）	<80	<26	32～35
小细胞低色素性贫血 （缺铁性贫血、铁粒幼细胞贫血、海洋性贫血） （昭昭老师速记：看见<80 的就是小细胞贫血，速记："小""铁"船在"海洋"里"慢"慢滑）	<80	<26	<32

【例 1291】【正确答案】B

【答案解析】①轻度贫血的血红蛋白浓度为 90～120 g/L，中度贫血为 60～90 g/L，重度贫血为 30～60 g/L，极重度贫血 Hb<30 g/L（B 对），故本题选 B。②昭昭老师将贫血的诊断标准总结如下：

贫血诊断标准		昭昭老师速记
贫血严重度分类	①轻度：120～90 g/L； ②中度：60～90 g/L； ③重度：30～60 g/L； ④极重度：<30 g/L	英国有贵族，贵族为什么比一般人高贵呢？是因为人家"血统"好。根据血好不好，把人分为"3""6""9"等；拓展思维，同时慢性肾病的分期也是按照此分类标准（CKD 分期）

【例 1292～1293】【正确答案】DC

【答案解析】①成年女性贫血的诊断标准为血红蛋白浓度低于 110 g/L（D 对），故例 1292 选 D。②成年男性贫血的诊断标准为血红蛋白浓度低 120 g/L（C 对），故例 1293 选 C。③孕妇贫血的诊断标准为血红蛋白浓度低于 100 g/L。④昭昭老师将贫血的诊断标准总结如下：

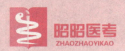

贫血诊断标准		昭昭老师速记
不同人群的贫血指标	①男性 Hb＜120 g/L； ②女性 Hb＜110 g/L； ③孕妇 Hb＜100 g/L	为什么男人多一些呢？关键因素是男人有雄激素，雄激素是刺激造血的。再生障碍性贫血的治疗中刺激造血的就是雄激素！

【例1294】【正确答案】B

　　【答案解析】①缺铁性贫血为铁缺乏导致血红素合成障碍所致（B对），故本题选 B。②再生障碍性贫血是骨髓增生减低导致（不选 A）。③巨幼细胞贫血是维生素 B_{12} 和叶酸都缺乏导致贫血（不选 C）。④海洋性贫血是珠蛋白异常导致红细胞破坏进而导致贫血（不选 D）。⑤自身免疫性溶血性贫血是因为自身内抗体攻击红细胞导致贫血（不选 E）。

【例1295】【正确答案】D

　　【答案解析】①自身免疫性溶血的原因是红细胞外部异常，导致红细胞被破坏，进而引起贫血，属于红细胞破坏过多所致贫血（D对），故本题选 D。②营养性缺铁性贫血为铁缺乏导致红细胞生成不足（不选 A）。③再生障碍性贫血（原发及继发等）为骨髓增生低下导致红细胞生成减少（不选 B、C）。④巨幼细胞贫血为维生素 B_{12} 和叶酸缺乏所致贫血（不选 E）。

【例1296】【正确答案】D

　　【答案解析】①巨幼细胞贫血为维生素 B_{12} 和叶酸不足所致贫血（不选 A）。②营养性缺铁性贫血为铁缺乏导致红细胞生成不足（不选 B）。③地中海贫血为珠蛋白生成障碍所致贫血（不选 C）。④再生障碍性贫血（原发及继发等）为骨髓增生低下导致红细胞生成减少（不选 E）。⑤遗传性球形细胞增多症为红细胞膜异常导致红细胞破坏过多所致贫血（D错），故本题选 D。

【例1297】【正确答案】E

　　【答案解析】①遗传性球形细胞增多症是一种红细胞膜异常的遗传性溶血性贫血，为常染色体显性遗传。染色体异常导致红细胞膜骨架蛋白异常，引起红细胞膜通透性增加，钠盐被动流入细胞内，凹盘形细胞增厚，表面积减小，接近球形，故名遗传性球形细胞增多症。此类球形细胞，因为细胞形态改变，经过脾时极易发生溶血，导致贫血（E对），故本题选 E。②ITP 即特发性血小板减少性紫癜，是一种原因不明的获得性出血性疾病，以血小板减少、骨髓中幼稚巨核细胞增多而产板型细胞减少为特点（不选 A）。③缺铁性贫血、巨幼细胞贫血、再生障碍性贫血分别是由缺铁、缺乏维生素 B_{12} 或叶酸以及骨髓增生障碍导致的贫血（不选 B、C、D）。

【例1298～1299】【正确答案】BE

　　【答案解析】①维生素 B_{12} 和叶酸缺乏导致巨幼细胞贫血，血红素合成障碍导致缺铁性贫血（B对），故例1298选 B。②珠蛋白合成障碍导致海洋性贫血（E对），故例1299选 E。（昭昭老师速记："珠""海"）

第2节　缺铁性贫血

【例1300】【正确答案】D

　　【答案解析】①十二指肠及空肠上段是铁吸收率最高的部位（D对），故本题选 D。（昭昭老师速记："二"价铁在十"二"指肠被吸收）②维生素 B_{12} 吸收的部位是回肠。（昭昭老师速记："12"个月"回"家一次）

【例1301】【正确答案】E

　　【答案解析】①铁在人体内的存在形式分为两种：贮存铁和功能铁。②贮存铁以铁蛋白和含铁血黄素的形式储存在单核巨噬细胞中，当机体对铁的需要增加时，可以释放出相关铁，以维持机体正常的生理功能（E对），故本题选 E。③功能铁即发挥生理功能的铁的形式，包括血红蛋白铁、肌红蛋白铁、转铁蛋白及乳铁蛋白结合的铁等（不选 A、B、C、D）。

【例1302】【正确答案】B

　　【答案解析】①食物中的铁包括二价铁和三价铁。②铁主要经十二指肠和空肠上段吸收，吸收入血的二价铁经铜蓝蛋白氧化成三价铁，与转铁蛋白结合后转运到组织，或通过幼红细胞膜转铁蛋白受体胞饮入细胞内，再与转铁蛋白分离并还原成二价铁，参与合成血红蛋白（B对），故本题选 B。③食物中的铁

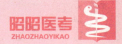

以三价铁为主(不选 A);转铁蛋白结合的铁为三价铁(不选 C);④体内铁蛋白中结合的铁为三价铁(不选 D);血红蛋白中的铁为二价铁(不选 E)。(昭昭老师速记:只有在吸收和被组织利用时才是二价铁,其余都是三价铁)

【例 1303】【正确答案】E

【答案解析】①缺铁性贫血的病因包括需铁量增加而铁摄入不足(多见于婴幼儿、孕妇等),铁吸收障碍(常见于胃大部切除术后和胃肠功能紊乱),铁丢失过多(如慢性胃肠道失血、月经过多、咯血等)。②成人最常见的是慢性失血所致缺铁性贫血,如女性月经过多(E 对),故本题选 E。

【例 1304】【正确答案】B

【答案解析】①Hb 60 g/L,MCV 72 fL(正常 80~100 fL),MCHC 27%(正常 32%~35%),均低于正常值,为小细胞低色素性贫血,结合患者有慢性失血病史(便血 3 个月,且体内的铁离子主要来源于红细胞破坏的铁),故患者丢失大量铁离子,诊断为缺铁性贫血。②缺铁性贫血组织缺铁的表现是异食癖、匙状甲、反甲等(B 对),故本题选 B。③皮肤瘀斑为出血性疾病的表现,多见于凝血功能异常的患者(不选 A);酱油色尿、巩膜黄染及肝脾大多见于溶血性贫血的患者(不选 C、D、E)。

【例 1305】【正确答案】B

【答案解析】①中年女性,胃大部切除术后(壁细胞主要位于胃体和胃壁,分泌盐酸和内因子),壁细胞缺乏导致盐酸和内因子不足,盐酸缺乏导致铁吸收障碍,容易引发缺铁性贫血,内因子缺乏容易导致维生素 B_{12} 吸收障碍,发生巨幼细胞贫血,结合题目中的重要题眼"月经量稍多",且检查提示血红蛋白降低比红细胞降低明显,故本例诊断为缺铁性贫血。②缺铁性贫血患者容易出现苍白、无力,皮肤干燥,毛发干燥易脱落(不选 A),口腔炎,舌乳头萎缩(不选 C),指甲变脆、变平或匙状甲(不选 D),全身血容量增多可导致二尖瓣相对关闭不全,出现心尖部收缩期吹风样杂音(不选 E)。③巨幼细胞贫血由维生素 B_{12} 和叶酸缺乏所致,而维生素 B_{12} 是神经系统的重要原料,故维生素 B_{12} 缺乏可导致神经系统功能障碍,因此,行走不稳、深感觉减退属于巨幼细胞贫血的典型表现(B 错),故本题选 B。(昭昭老师速记:巨幼细胞贫血和缺铁性贫血的重要区分标志之一即为神经系统功能障碍)

【例 1306】【正确答案】D

【答案解析】①缺铁性贫血的临床表现分为原发疾病表现、贫血表现及组织缺铁表现。②原发疾病表现如妇女月经过多、胃肠道的慢性失血等。③贫血的一般表现如苍白、乏力、头晕(不选 A)、心悸(不选 C)、气短(不选 E)、眼花(不选 B)、耳鸣等。④组织缺铁表现为精神行为异常,如烦躁、易怒、注意力不集中、异食癖(D 对),体力、耐力下降,易感染,儿童生长发育迟缓、智力低下,口腔炎、舌炎、舌乳头萎缩、口角皲裂、吞咽困难,毛发干枯、脱落,皮肤干燥、皱缩,指(趾)甲缺乏光泽、脆薄易裂,重者指(趾)甲变平,甚至凹下呈勺状(反甲)等,故本题选 D。

【例 1307】【正确答案】D

【答案解析】①缺铁性贫血患者最可能出现的体征是指甲变薄、变脆,出现匙状甲及反甲(D 对),故本题选 D。②肝脾大是溶血性贫血的表现(不选 A)。③淋巴结肿大多见于急性淋巴细胞白血病或淋巴瘤(不选 B)。④舌质红、舌乳头萎缩、表面光滑,俗称"牛肉舌",是巨幼细胞贫血的典型特征性表现(不选 C)。⑤胸骨压痛是急性白血病的典型体征(不选 E)。

【例 1308】【正确答案】D

【答案解析】①缺铁性贫血患者组织缺铁的表现:精神行为异常,如烦躁、易怒、注意力不集中、异食癖等;体力耐力下降;口腔炎、舌炎(不选 A)、舌乳头萎缩、吞咽困难(Plummer - Vinson 综合征)等(不选 C);指甲缺乏光泽、脆薄易裂,重者指甲变平,甚至凹下成勺状(匙状甲)(不选 B);皮肤干燥、皱缩(不选 E)。②贫血的一般表现:乏力、易倦、头晕、头痛等(D 错),故本题选 D。

【例 1309】【正确答案】E

【答案解析】①缺铁性贫血时游离原卟啉和总铁结合力增加,血清铁、铁蛋白、转铁蛋白饱和度降低(E 错),故本题选 E。②其余关于缺铁性贫血的四个选项指标是正确的。昭昭老师总结缺铁性贫血的指标如下:

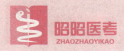

降低的指标	①血清铁蛋白(最敏感的指标)；②血清铁； ③转铁蛋白饱和度；　　　　④血红蛋白、红细胞
升高的指标	①总铁结合力；②红细胞游离原卟啉 (昭昭老师速记：除了"结合力"和"游离原卟啉"，其余指标都降低，巧记为："树""林"的神秘"力"量在逐渐"升高")

【例1310】【正确答案】A

【答案解析】①缺铁性贫血，由于缺乏铁导致血红蛋白合成障碍即血色素减少，即小细胞低色素性贫血(A对)，故本题选A。②巨幼细胞贫血属于大细胞贫血(不选B)。③骨髓增生异常综合征、再障属于正常细胞贫血(不选C,D)。④溶血性贫血看是急性发病还是慢性发病，急性发病是正常细胞贫血，慢性发病是小细胞贫血(不选E)。

【例1311】【正确答案】C

【答案解析】①缺铁性贫血属于小细胞低色素性贫血，血红蛋白发育障碍，可出现典型的"核老浆幼"现象，表现为红细胞体积小、核染色质密、胞质少、边缘不整齐，以用血红蛋白形成不良等(C对)，故本题选C。②巨幼细胞贫血表现为典型的"核幼浆老"现象，其特点是细胞体积增大，核染色质呈细颗粒状，疏松分散，形成一种特殊的间隙，胞浆发育比胞核成熟。

【例1312】【正确答案】D

【答案解析】①红细胞体积减小及中间淡染区扩大符合缺铁性贫血的典型表现，故诊断为缺铁性贫血。②铁是合成血红蛋白的原料，铁缺乏导致红细胞内血红蛋白减少及血液中转铁蛋白减少(不选B)，但早期可出现红细胞内血红蛋白不减少(不选A)、骨髓中铁减少(不选C)。③铁减少时，负责转运铁的铁蛋白结合率降低，于是"空余"的铁蛋白可以结合更多的铁，进而导致转铁蛋白结合铁的能力增加，即总铁结合力增加(D对,E错)，故本题选D。

【例1313】【正确答案】C

【答案解析】①月经过多＋血红蛋白减少为主＋红细胞中心淡染区扩大，诊断为缺铁性贫血。②缺铁导致血清铁及贮存铁如含铁血黄素或铁蛋白减少，铁减少时，负责转运铁的铁蛋白结合率降低，于是"空余"的铁蛋白可以结合更多的铁，进而导致转铁蛋白结合铁的能力增加，即总铁结合力升高。③铁和原卟啉结合生成血红素，血红素和珠蛋白结合生成血色素，即血红蛋白。缺铁性贫血时，铁缺乏导致原卟啉不能被利用而"堆积"，致使游离原卟啉升高(C对)，故本题选C。

【例1314】【正确答案】A

【答案解析】①缺铁导致血清铁及贮存铁如含铁血黄素或铁蛋白减少，铁减少时，负责转运铁的铁蛋白结合率降低，于是"空余"的铁蛋白可以结合更多的铁，进而导致转铁蛋白结合铁的能力增加，即总铁结合力升高(不选C)。②铁和原卟啉结合生成血红素，血红素和珠蛋白结合生成血色素，即血红蛋白。缺铁性贫血时，铁缺乏导致原卟啉不能被利用而"堆积"，致使游离原卟啉升高(A错)，故本题选A。③缺铁性贫血与血清蛋白无关，故血清蛋白正常(不选D)。④缺铁性贫血导致血红蛋白降低，导致细胞中央淡染区扩大(不选B)。⑤昭昭老师将缺铁性贫血的指标总结如下：

降低的指标	①血清铁蛋白(最敏感的指标)；②血清铁； ③转铁蛋白饱和度；　　　　④血红蛋白、红细胞
升高的指标	①总铁结合力；②红细胞游离原卟啉 (昭昭老师速记：除了"结合力"和"游离原卟啉"，其余指标都降低，巧记为："树""林"的神秘"力"量在逐渐"升高")

【例1315】【正确答案】A

【答案解析】①青年女性，表现为面色苍白，故诊断为贫血。②血清铁明显减少(正常值11～30μmol/L)，故诊断为缺铁性贫血(A对)，故本题选A。③巨幼细胞贫血(恶性贫血)多有神经症状，如肢体震颤等(不选B、C)。④再生障碍性贫血表现为三系细胞减少，出现贫血、出血、感染等(不选D)。⑤溶

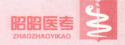

血性贫血多有贫血、黄疸、脾大等表现(不选 E)。

【例 1316】【正确答案】C

【答案解析】①青年女性,头晕、乏力,符合贫血的一般表现,结合患者血红蛋白明显减少,且血清铁蛋白降低,故患者应诊断为缺铁性贫血(C 对),故本题选 C。②地中海贫血是由于遗传基因缺陷致使血红蛋白中一种或一种以上珠蛋白链合成缺如或不足所导致的贫血或病理状态(不选 A)。③巨幼细胞贫血除有贫血、乏力等贫血的一般表现外,还可出现神经系统症状(不选 B)。④骨髓增生异常综合征是源于造血干细胞的一组异质性髓系克隆性疾病,以髓系细胞分化及发育异常为特点,表现为无效造血、难治性血细胞减少、造血功能衰竭,高风险向急性髓系白血病(AML)转化(不选 D)。⑤慢性病性贫血多有慢性病病史(不选 E)。

【例 1317】【正确答案】A

【答案解析】①口服铁剂有效的表现首先是外周血网织红细胞增多,高峰在开始服药后 5～10 天(A 对),故本题选 A。②2 周后血红蛋白浓度上升,一般 2 个月左右恢复正常(不选 B)。铁剂治疗应在血红蛋白恢复正常后至少持续 4～6 个月,待贮存铁指标正常后停药。③MCV、MCH、MCHC 不是补铁后首先升高的指标(不选 C、D、E)。

【例 1318】【正确答案】E

【答案解析】铁剂治疗应在血红蛋白恢复正常后至少持续 4～6 个月,以补充贮存铁(E 对),故本题选 E。

【例 1319】【正确答案】E

【答案解析】①血红蛋白上升至正常后,还要继续服用铁剂 4～6 个月,以补充贮存铁(E 错),故本题选 E。②其余四项关于缺铁性贫血的治疗都是正确的(不选 A、B、C、D)。

【例 1320】【正确答案】C

【答案解析】①青年女性,有月经量增多病史,患者出现头晕、乏力,血红蛋白减少,故考虑为失血导致的缺铁性贫血。实验室检查显示红细胞中央淡染区扩大,此即缺铁性贫血的典型血涂片表现,故可明确诊断,应采取补铁治疗,需要补充铁剂。该题问最根本的治疗,最根本的治疗是治疗妇科疾病(C 对,B 错),故本题选 C。②自身免疫性溶血多用糖皮质激素治疗(不选 A)。巨幼细胞贫血需要补充维生素 B_{12} 及叶酸(不选 D)。再生障碍性贫血多用雄激素治疗(不选 E)。

第 3 节 巨幼细胞贫血

【例 1321】【正确答案】B

【答案解析】①巨幼细胞贫血为缺乏维生素 B_{12} 和叶酸所致,而前者是合成神经的重要原料,故维生素 B_{12} 缺乏将导致神经系统功能障碍(B 对),故本题选 B。(昭昭老师速记:巨幼细胞贫血和缺铁性贫血的重要区分标志之一即为神经系统功能障碍)②骨髓象改变、贫血症状、血象改变也有助于诊断巨幼红细胞贫血,但并非最主要区别(不选 A、D、E);肝脾大是溶血性贫血的特点(不选 C)。

【例 1322】【正确答案】E

【答案解析】①中年女性,妊娠,表现为贫血,MCV 108 fL,MCH 35 pg,MCHC 33%,为大细胞性贫血,诊断为巨幼细胞贫血。②巨幼细胞贫血应测定血中叶酸和维生素 B_{12} 水平(E 对),故本题选 E。③尿 Rous 试验主要用于诊断阵发性睡眠性血红蛋白尿(不选 A)。④粪隐血试验多用来诊断消化道出血(不选 B)。⑤血清铁、铁蛋白测定主要用来诊断缺铁性贫血(不选 C)。⑥Coombs 试验主要用来诊断自身免疫性溶血(不选 D)。

【例 1323】【正确答案】A

【答案解析】①巨幼细胞贫血治疗需补充叶酸及维生素 B_{12}(A 对),故本题选 A。②铁用来治疗缺铁性贫血(不选 B)。③维生素 D 主要用来治疗佝偻病(不选 C)。④维生素 E 主要用来治疗维生素 E 缺乏症(不选 D)。⑤维生素 C 主要用来治疗坏血酸病(不选 E)。

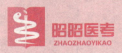

第4节 再生障碍性贫血

【例1324】【正确答案】A

【答案解析】①引起继发性再生障碍性贫血最常见的病因是药物及化学物质，其中较为常见的是氯霉素，因其可抑制骨髓增生，引起相应症状（A对），故本题选A。②其余的四项病因也可导致再障，但均非最重要病因。

【例1325】【正确答案】A

【答案解析】引起继发性再生障碍性贫血最常见的病因是药物及化学物质，其中较为常见的是氯霉素，因其可抑制骨髓增生，引起相应症状（A对），故本题选A。

【例1326】【正确答案】C

【答案解析】再生障碍性贫血的血清IL-2、TNF、CD8+T、CD25+T细胞增高，CD4+T细胞并无明显升高（C错），故本题选C。

【例1327】【正确答案】D

【答案解析】①慢性再生障碍性贫血患者最常见的感染是上呼吸道感染，其次是牙龈炎、支气管炎等（D对），故本题选D。②常见的感染菌种为革兰阴性杆菌。

【例1328】【正确答案】C

【答案解析】①再生障碍性贫血表现为骨髓增生减低，出现三系细胞减少，红细胞减少导致贫血，血小板减少导致出血，白细胞减少导致感染、发热（不选A）。②再障一般不伴有肝、脾或淋巴结肿大（不选B），骨髓象显示骨髓增生低下，但可呈局灶性增生，巨核细胞减少（不选D），末梢血淋巴细胞比例增高（不选E）。③再障的中性粒细胞碱性磷酸酶积分（NAP）应增高（C错），故本题选C。（昭昭老师速记：慢性粒细胞白血病——NAP降低）

【例1329】【正确答案】D

【答案解析】①血液疾病最有价值的检查是骨髓细胞学检查（D对），故本题选D。②再障的骨髓象表现为骨髓增生低下，白血病表现为骨髓增生活跃。③血小板计数（不选A）、周围血找幼稚白细胞（不选B）、周围血找红细胞（不选C）、网织红细胞计数（不选E）也有助于区别这两个疾病，但均非最重要的鉴别点。

【例1330】【正确答案】D

【答案解析】①再障血象表现为全血细胞减少，三系减少的程度不一定平行，重型再障的血象降低更为明显，网织红细胞绝对值减少。②骨髓象显示骨髓穿刺物中骨髓小粒很少，脂肪滴增多。一般多部位穿刺呈增生不良，非造血细胞相对增多，巨核细胞减少或缺如（D对），故本题选D。③外周血出现有核红细胞多见于缺铁性贫血、巨幼红细胞贫血等，再障因为增生能力低下，故不会在外周血中出现有核红细胞（不选A）。④外周血淋巴细胞比例增高（不选B）、中性粒细胞碱性磷酸酶积分增高（不选C）；骨髓中非造血细胞增加（不选E）。

【例1331】【正确答案】A

【答案解析】①本例患者为青年女性，急性起病，主要表现有发热，皮肤、黏膜出血，血常规示三系减低，血小板减少性紫癜一般只有血小板减低（不选D）。②过敏性紫癜表现为四肢伸侧高出皮面的皮疹，常有腹痛、关节痛、血尿等表现（不选E）。患者表现为三系减低，应考虑急性白血病等恶性疾病，但其肝、脾及淋巴结不大，胸骨无压痛，且骨髓增生极度减低，而急性白血病时骨髓增生明显甚至极度活跃（不选C）。根据骨髓增生极度减低，全片未见巨核细胞，且肝、脾及淋巴结不大，考虑再生障碍性贫血可能性大，由于患者为急性起病，病情进展快，因此诊断为急性再障（A对，B错），故本题选A。（昭昭老师提示：此类题目看好题眼，看见"巨核细胞"减少的就是再生障碍性贫血）

【例1332】【正确答案】B

【答案解析】①再生障碍性贫血主要表现为贫血、出血、感染。②骨髓检查提示多部位增生重度减低，粒、红系巨核细胞明显减少且形态大致正常（B对），故本题选B。③抗贫血治疗无效（不选A）、网织红

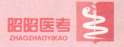

细胞减少(不选 C)、无肝脾淋巴结肿大(不选 D)、全血细胞减少(不选 E)也均是再障的特点,但不是其最重要的依据。

【例 1333】【正确答案】B

【答案解析】此类题目只能是依靠记忆。①重型再障的诊断标准是网织红细胞绝对值<$15×10^9$/L(不选 A),中性粒细胞绝对值<$0.5×10^9$/L(不选 C),血小板<$20×10^9$/L(B 对),故本题选 B。(昭昭老师速记:15+5=20,"15"岁的"网红""无(5)"动于衷被打"20"大板)②中性粒细胞碱性磷酸酶积分减低、骨髓全片见巨核细胞 8 个均不是诊断重型再障的指标(不选 D、E)。

【例 1334】【正确答案】B

【答案解析】①急性再生障碍性贫血的诊断标准:全血细胞减少,网织红细胞比值<0.01,淋巴细胞比例升高;一般无肝、脾大;骨髓多部位增生减低(<正常的 50%)或重度减低(<正常的 25%);其他引起全血细胞减少的疾病。②急性再生障碍性贫血病程短;贫血进行性加重(不选 A);网织红细胞绝对值<$15×10^9$/L(不选 C);中性粒细胞<$0.5×10^9$/L(不选 D);血小板<$20×10^9$/L(不选 E);一般无脾大(B错),故本题选 B。

【例 1335】【正确答案】E

【答案解析】①雄激素能够促进造血,司坦唑醇即为雄激素的一种(E 对),故本题选 E。②抗淋巴细胞球蛋白(不选 A)、环孢素 A(不选 B)及环磷酰胺(不选 C)等治疗再障的机制是免疫抑制作用。③甲泼尼龙属于糖皮质激素的一种,一般不用于治疗再障(不选 D)。

【例 1336～1337】【正确答案】BD

【答案解析】①再生障碍性贫血可用雄激素治疗(B 对),故例 1336 选 B。②巨幼细胞贫血可用维生素 B_{12} 治疗(D 对),故例 1337 选 D。③缺铁性贫血的治疗主要用铁剂(不选 A)。④溶血性贫血主要是对因治疗(不选 C)。⑤甲状腺功能减低所致贫血主要是治疗甲状腺疾病(不选 E)。

【例 1338】【正确答案】D

【答案解析】①再生障碍性贫血的治疗包括病因治疗、支持疗法和促进骨髓造血功能恢复的各种措施。②支持疗法指凡有可能引起骨髓损害的物质均应设法去除,禁用一切对骨髓有抑制作用的药物。③免疫抑制剂治疗如环孢素等(D 对),故本题选 D。④促造血治疗包括应用雄激素,如司坦唑醇、达那唑、丙酸睾酮及安雄等,促进造血生长因子,此外还可采取造血干细胞移植治疗(不选 A、B、C、E)。

【例 1339】【正确答案】E

【答案解析】①青年男性,表现为贫血(苍白、乏力)、出血等,结合患者的骨髓检查,提示骨髓增生低下及巨核细胞明显减少,故考虑诊断为再生障碍性贫血。②再障首选雄激素治疗,以促进造血(E 对),故本题选 E。③糖皮质激素是自身免疫性溶血的首选治疗(不选 A)。④DA 方案是急性粒细胞白血病的首选治疗(不选 B)。⑤长春新碱等属于免疫抑制剂(不选 C)。⑥铁剂主要用力治疗缺铁性贫血(不选 D)。

【例 1340】【正确答案】B

【答案解析】①再障首选雄激素治疗,以促进造血(B 对),故本题选 B。雄激素的治疗机制可能是直接刺激骨髓造血及增加 EPO 的作用。②糖皮质激素一般不用于治疗再障(不选 A)。③碳酸锂主要用来治疗躁狂症(不选 C)。④硝酸士适用于巴比妥类中毒、瘫痪、弱视等(不选 D)。⑤抗胸腺细胞球蛋白等治疗再障的机制是免疫抑制作用,但不是首选药(不选 E)。

【例 1341】【正确答案】A

【答案解析】①抗胸腺细胞球蛋白(ATG)治疗重型再生障碍性贫血的机制是抑制 T 细胞功能,使造血功能快速恢复(A 对),故本题选 A。②雄激素治疗再障的主要机制是刺激造血干细胞增殖(不选 C)。③ATG 不能提高体内 EPO 水平(不选 B)、稳定血管内皮细胞、减少出血(不选 D)、改善骨髓微环境(不选 E)。

第 5 节　溶血性贫血

【例 1342】【正确答案】C

【答案解析】①遗传性球形细胞增多症和 PNH 属于红细胞膜异常性贫血(不选 A、B),海洋性贫血和

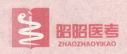

血红蛋白病属于珠蛋白肽链异常性贫血(不选 D、E)，均为红细胞内部异常所致溶血性贫血。②而**自身免疫性溶血性贫血**属于**红细胞外**异常所致溶血性贫血，即外界中有针对红细胞的**抗体**(C 对)，故本题选 C。

【例 1343】【正确答案】C

【答案解析】①原位溶血是指骨髓内幼红细胞在释放入血循环之前已经在骨髓内被破坏，常见于**巨幼细胞贫血和骨髓增生异常综合征**(C 对)，故本题选 C。(昭昭老师速记：原位溶血＝骨髓增生异常综合征＋巨幼细胞贫血)②遗传性球形细胞增多症(不选 A)、G6PD 缺乏症(不选 B)、异常血红蛋白病(不选 D)、阵发性睡眠性血红蛋白尿(不选 E)均不会出现原位溶血。

【例 1344】【正确答案】C

【答案解析】①患者的临床症状及血液检查结果符合溶血性贫血的表现，红细胞渗透脆性增加及家族史支持**遗传性球形细胞增多症**的诊断(C 对)，故本题选 C。②缺铁性贫血表现为小细胞低色素贫血，患者表现为组织缺铁如匙状甲、反甲等(不选 A)。③海洋性贫血多由于珠蛋白合成障碍所致(不选 B)。④铁粒幼细胞性贫血由于铁利用障碍导致的贫血(不选 D)。⑤巨幼细胞贫血由于维生素 B_{12} 或者叶酸缺乏导致，表现为大细胞贫血，并出现肢体震颤等精神症状(不选 E)。

【例 1345】【正确答案】A

【答案解析】①**周围血涂片球形红细胞增多＞10%** 是**遗传性球形细胞增多症**的特征(A 对)，故本题选 A。周围血涂片，看细胞形态，可用于诊断小细胞贫血和大细胞贫血，以及通过了解核幼浆老或者核老浆幼。②骨髓象也有助于诊断遗传性球形细胞增多症，但较周围血涂片的意义小(不选 B)。③血清铁总铁结合力升高多见于缺铁性贫血(不选 C)。④血红蛋白电泳主要用于诊断地中海贫血(不选 D)。⑤肝功能试验有助于了解肝脏的功能及诊断某些疾病(不选 E)。

【例 1346】【正确答案】C

【答案解析】①脾切除对**遗传性球形细胞增多症**有显著疗效(C 对)，故本题选 C。②输血属于对症治疗，一般考虑病因治疗无效时(不选 A)，昭昭老师形象地将之称为血液系统的"介入治疗"。③肾上腺皮质激素多用来治疗温抗体型的溶血性贫血(不选 B)。④叶酸和维生素 B_{12} 多用于治疗巨幼红细胞贫血(不选 D、E)。

【例 1347】【正确答案】A

【答案解析】①**四肢关节痛＋Hb 70 g/L＋酸溶血试验(一)→自身免疫性溶血**(A 对)，故本题选 A。②骨髓增生异常综合征可见幼稚细胞(不选 B)。③脾功能亢进会出现三系细胞减少(不选 C)。④肾性贫血有既往肾脏疾病史(不选 D)。⑤阵发性睡眠性血红蛋白尿的酸溶血试验(＋)，并且出现血红蛋白尿(不选 E)。

【例 1348】【正确答案】B

【答案解析】①脾好似一个过滤器，可将衰老的红细胞统统处理掉，所以红细胞破坏的最主要场所是**脾**(B 对)，故本题选 B。②骨髓是产生红细胞的场所(不选 E)。③心脏是血液循环的场所(不选 A)。④肝是人体的化工厂，具有合成和分解物质的功能(不选 C)。⑤肾是排泄代谢废物的器官(不选 D)。

【例 1349】【正确答案】A

【答案解析】①黄疸产生的三大原因即为阻塞性黄疸、肝细胞性黄疸及溶血性黄疸。②红细胞破坏增多引起血红蛋白代谢增加，导致其代谢产物胆红素升高，从而引发黄疸。③因此**贫血伴黄疸**多为**溶血性贫血**的表现(A 对)，故本题选 A。(昭昭老师速记：考题中只要见到"贫血伴黄疸"即可考虑为溶血性贫血)④急性失血性贫血、缺铁性贫血、再生障碍性贫血、营养不良性贫血都无黄疸表现(不选 B、C、D、E)。

【例 1350】【正确答案】B

【答案解析】①**贫血、黄疸、脾大**是溶血性贫血的典型表现，结合患者有**抗人球蛋白试验阳性**，诊断为**溶血性贫血**(B 对)，故本题选 B。②巨幼细胞贫血表现为苍白、乏力及神经系统症状(不选 A)。③珠蛋白生成障碍性贫血主要用蛋白电泳实验来诊断(不选 C)。④缺铁性贫血表现为苍白、乏力及典型的组织缺铁的表现如异食癖、反甲、匙状甲等(不选 E)。⑤阵发性睡眠性血红蛋白尿的酸溶血试验阳性，并且出现典型的血红蛋白尿(不选 D)。

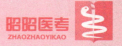

【例1351】【正确答案】E

【答案解析】①遗传性球形细胞增多症和遗传性椭圆形细胞增多症可引起红细胞渗透**脆性增加**,其抵抗低渗液体的能力下降(E对),故本题选E。②海洋性贫血主要用蛋白电泳实验来诊断(不选A)。③巨幼细胞贫血主要靠骨髓象来诊断(不选B)。④镰型细胞贫血主要靠血象、骨髓象来诊断(不选C)。⑤阵发性睡眠性血红蛋白尿多用蔗**糖水**试验、酸溶血试验(Ham)试验来诊断(不选D)。⑥昭昭老师将关于贫血几种疾病的实验室检查的特点总结如下:

实　验	疾　病	昭昭老师速记
抗人球蛋白试验阳性(Coombs试验)	自身免疫溶血性贫血	"自"己认为自己很"酷死"了
蔗**糖水**试验、酸溶血试验(Ham)试验	阵发性**睡眠**性血红蛋白尿(PNH)	"Ham""睡"觉前喝"糖"水
红细胞渗透性**脆**性实验	遗传性**球**形细胞增多症	"球"很"脆"
高铁血红蛋白还原试验	葡萄糖-6-磷酸脱氢酶缺乏症(**蚕豆**病)	"高铁"上吃"蚕豆"

【例1352】【正确答案】D

【答案解析】①红细胞被破坏时,**外周血可见破碎的红细胞**,这是最直接的证据(D对),故本题选D。②网织红细胞是红细胞的前体细胞(不选A);幼稚红细胞及网织红细胞增多是红细胞被破坏后代偿性增生的间接表现(不选B、C)。③**靶形红细胞**指红细胞中心部位染色较深,周围为苍白区,而细胞边缘深染,形如射击之靶,常见于各种低色素性贫血,在珠蛋白生成障碍性贫血中尤易见到(不选E)。

【例1353】【正确答案】A

【答案解析】①**抗人球蛋白试验阳性(Coombs试验)**是**自身免疫性溶血性贫血**的典型特征(A对),故本题选A。(昭昭老师速记:"自己"认为自己很"酷(Coo)")②Ham试验、蔗糖溶血试验阳性及尿含铁血黄素试验阳性多用于诊断阵发性睡眠性血红蛋白尿(不选B、C、E)。③高铁血红蛋白还原试验阳性多用于诊断蚕豆病(不选D)。④昭昭老师将关于贫血几种疾病的实验室检查的特点总结如下:

实　验	疾　病	昭昭老师速记
抗人球蛋白试验阳性(Coombs试验)	自身免疫溶血性贫血	"自"己认为自己很"酷死"了
蔗**糖水**试验、酸溶血试验(Ham)试验	阵发性**睡眠**性血红蛋白尿(PNH)	"Ham""睡"觉前喝"糖"水
红细胞渗透性**脆**性实验	遗传性**球**形细胞增多症	"球"很"脆"
高铁血红蛋白还原试验	葡萄糖-6-磷酸脱氢酶缺乏症(**蚕豆**病)	"高铁"上吃"蚕豆"

【例1354】【正确答案】E

【答案解析】①根据患者的病史及实验室检查,首先考虑为溶血性贫血。因病史中述及食蚕豆后诱发本病,故最大可能诊断为**蚕豆病**。②**蚕豆病**首选的检查是**高铁血红蛋白还原试验**(E对),故本题选E。③溶血性贫血患者血总胆红素升高,但是不能明确疾病诊断(不选A)。④酸化血清溶血试验多用于诊断阵发性睡眠性血红蛋白尿(PNH)(不选B)。⑤骨髓检查多用于诊断贫血、白血病等(不选D)。⑥抗人球蛋白试验(Coombs试验)多用于诊断自身免疫性溶血(不选C)。

【例1355】【正确答案】A

【答案解析】①提示溶血的实验室检查:提示血管内溶血——游离血红蛋白、血清结合珠蛋白、血红蛋白尿、含铁血黄素尿;提示血管外溶血——胆红素、24小时粪胆原和尿胆原排出量测定;其他提示红细胞破坏增多的检查如乳酸脱氢酶、外周血涂片镜检发现破碎红细胞或红细胞碎片;提示骨髓代偿性增生的实验室检查,如网织红细胞增多、**周围血中出现幼稚血细胞、骨髓幼红细胞增生**等(A对),故本题选A。②周围血出现破碎红细胞(不选B)、血清胆红素增高(不选C)、血清结合珠蛋白降低(不选D)、尿含铁血黄素试验阳性(不选E)都能提示有溶血性贫血,但不能提示骨髓再增生。

【例1356】【正确答案】E

【答案解析】①**抗人球蛋白(Coombs)试验**阳性是**自身免疫性溶血性贫血**的典型特征(E对),故本题选E。②阵发性睡眠性血红蛋白尿的实验室检查是Ham试验及Rous试验(不选A)。③缺铁性贫血最有价值的检查是铁蛋白和游离体等降低(不选B)。④再生障碍性贫血最有价值的检查是骨髓活检,可发

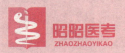

现骨髓增生低下（不选 C）。⑤巨幼细胞贫血首选检查的是维生素 B_{12} 和叶酸（不选 D）。

【例 1357】【正确答案】B

【答案解析】①温抗体型溶血性贫血的诊断：直接抗人球蛋白试验（Coombs 试验）是测定吸附在红细胞膜上的不完全抗体和补体较敏感的方法，为诊断 AIHA 的重要指标（B 对），故本题选 B。②Ham 试验是诊断阵发性睡眠性血红蛋白尿的敏感指标（不选 A）。③红细胞渗透脆性试验是诊断遗传性球形细胞增多症的敏感指标（不选 C）。④免疫球蛋白测定多用于检查多发性骨髓瘤（不选 D）。⑤血红蛋白电泳多用于海洋性贫血的诊断（不选 E）。

【例 1358】【正确答案】D

【答案解析】①黄疸＋贫血＋关节酸痛→溶血性贫血（D 对），故本题选 D。②急性白血病表现为三系细胞减少，骨髓活检可见幼稚细胞＞20%（不选 A）。③急性黄疸型肝炎检查肝炎的肿瘤标记物（不选 B）。④肝痛骨髓转移，首先要找到原发病灶（不选 C）。⑤风湿性关节炎是由于感染导致的自身免疫性疾病，多表现为关节炎＋心肌炎（不选 E）。

【例 1359】【正确答案】B

【答案解析】①Coombs 试验即抗人球蛋白试验，阳性见于自身免疫性溶血性贫血（B 对），故本题选 B。②Coombs 试验多用于诊断阵发性睡眠性血红蛋白尿。③CT 检查不能用来确诊溶血性疾病（不选 C）。④免疫球蛋白测定多用于检查多发性骨髓瘤（不选 D）。⑤骨髓象检查多用于缺铁性贫血的诊断（不选 E）。

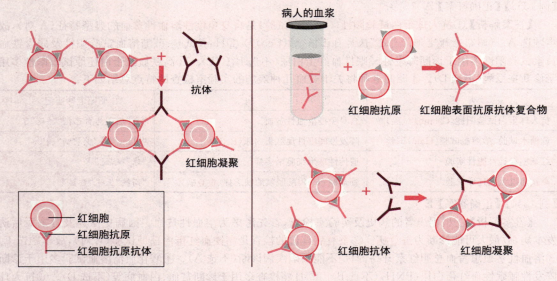

【例 1360】【正确答案】C

【答案解析】①自身免疫性溶血首选的是糖皮质激素，糖皮质激素可抑制抗体产生，从而抑制免疫反应，大多数患者症状可得以缓解（C 对），故本题选 C。②脾切除属于二线治疗方法（不选 A）；长春新碱、环磷酰胺等多在激素无效时，加用治疗（不选 B、D）；大剂量丙种球蛋白多用于治疗再障（不选 E）。

【例 1361】【正确答案】B

【答案解析】①经治疗缓解后，又出现上述症状，应同时采取脾切除术（B 对），故本题选 B。②大剂量丙种球蛋白、ATG（抗胸腺免疫球蛋白）等多用于治疗再障（不选 A、E）。③α-干扰素一般不用于溶血贫的治疗（不选 C）。④6 TG 即 6 巯嘌呤属于免疫抑制剂，一般在激素治疗效果差时，在后期使用（不选 D）。

【例 1362】【正确答案】C

【答案解析】①遗传性球形细胞增多症治疗最有效的方法是脾切除术（C 对），故本题选 C。②海洋性贫血主要是输血治疗（不选 A）。③缺铁性贫血首选补充铁剂（不选 B）。④再生障碍性贫血首选雄激素刺激治疗（不选 D）。⑤白血病治疗主要是化疗（不选 E）。

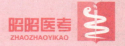

【例 1363】【正确答案】E

【答案解析】①Ham 试验、Rous 试验阳性均提示 PNH(E 对),故本题选 E。②昭昭老师将关于贫血几种疾病的实验室检查的特点总结如下:

实验	疾病	昭昭老师速记
抗人球蛋白试验阳性(Coombs试验)	自身免疫溶血性贫血	"自"己认为自己很"酷死"了
蔗糖水试验、酸溶血试验(Ham)试验	阵发性睡眠性血红蛋白尿(PNH)	"Ham""睡"觉前喝"糖"水
红细胞渗透性脆实验	遗传性球形细胞增多症	"球"很"脆"
高铁血红蛋白还原试验	葡萄糖-6-磷酸脱氢酶缺乏症(蚕豆病)	"高铁"上吃"蚕豆"

【例 1364】【正确答案】E

【答案解析】诊断阵发性睡眠性血红蛋白尿最有意义的血细胞膜免疫标志是 CD55、CD59(E 对),故本题选 E。

【例 1365】【正确答案】D

【答案解析】①阵发性睡眠性血红蛋白尿的特异性诊断依据包括酸溶血(Ham)试验、蔗糖溶血试验、蛇毒因子溶血试验。②酸溶血(Ham)试验的特异性高,敏感性略差,是诊断的主要依据(D 对),故本题选 D。sang 红细胞寿命缩短、网织红细胞增高是溶血的一般表现,不具有诊断意义(不选 A、E)。③Coombs 试验(+)用于诊断自身免疫性溶血性贫血(不选 B)。④尿含铁血黄素试验(+)见于慢性血管内溶血,不具有特异性(不选 C)。

第 2 章 白血病

第 1 节 急性白血病

【例 1366】【正确答案】C

【答案解析】①最易侵犯中枢神经系统的白血病是急性淋巴细胞白血病(C 对),故本题选 C。(昭昭老师速记:易侵犯睾丸的也是急性淋巴细胞白血病)②急性粒细胞白血病常导致眼眶周围的绿色瘤(不选 A)。③急性单核细胞白血病常可导致牙龈肿胀及口腔溃疡(不选 B)。④急性粒单核细胞白血病及红白血病较少侵犯神经系统(不选 D、E)。

【例 1367】【正确答案】C

【答案解析】①急性单核细胞白血病可见齿龈部皮肤隆起、变硬,呈紫蓝色结节,非特异性酯酶(NSE)染色(+),能被 NaF 抑制(C 对),故本题选 C。(昭昭老师提示:白血病的诊断及分型是历年考试重点,需牢固掌握)②急性粒细胞白血病常导致眼眶周围的绿色瘤(不选 A)。③急性早幼粒细胞白血病可并发 DIC(不选 B)。④急性淋巴细胞白血病常导致淋巴结肿大(不选 E)。⑤红白血病较少侵犯口腔部位(不选 D)。

【例 1368】【正确答案】D

【答案解析】①患者表现为出血、贫血、感染,即三系细胞减少,同时出现胸骨压痛,考虑急性白血病。②实验室检查发现 Auer 小体及过氧化物酶(POX)染色阳性或强阳性,此为急性粒细胞白血病的特点,故诊断为急性早幼粒细胞白血病(D 对),故本题选 D。③急性淋巴细胞白血病诊断要点是糖原染色实验(PAS 实验)阳性(不选 A)。④急性单核细胞白血病诊断要点是非特异性酯酶阳性,可被 NaF 抑制(不选 B)。⑤急性粒-单核细胞白血病的骨髓象中有单核细胞、粒细胞等(不选 C)。⑥急性巨核细胞白血病骨髓象中有幼稚的巨核细胞(不选 E)。

【例 1369】【正确答案】B

【答案解析】①急性白血病引起贫血的原因包括红系增殖受白血病细胞干扰、出血、无效造血和溶血。②急性白血病最主要的原因为白细胞过度增殖,使红系增殖受干扰和抑制(B 对),故本题选 B。③出

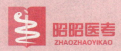

血（不选 A）、无效红细胞形成（不选 C）、造血原料缺乏（不选 D）、红细胞寿命缩短（不选 E）等不是急性白血病导致贫血的主要病因。

【例 1370】【正确答案】A

　　【答案解析】①急性淋巴细胞白血病多与遗传及环境因素有关，与病毒感染关系不大，在儿童中最多见，常见中枢神经系统受累，化疗效果好（A 对），故本题选 A。②急性淋巴细胞白血病患者中枢神经系统白血病多见（不选 B）。③急性淋巴细胞白血病的化疗效果好（不选 C）。④DIC 多并发于急性早幼粒细胞白血病（不选 D）。⑤急性淋巴细胞白血病与 EB 病毒感染无关（不选 E）。

【例 1371～1373】【正确答案】EBC

　　【答案解析】①急性淋巴细胞白血病可导致肝、脾和淋巴结肿大（E 对），故例 1371 选 E。②急性早幼粒细胞白血病可并发 DIC（B 对），故例 1372 选 B。③急性单核细胞白血病常可导致牙龈肿胀及口腔溃疡（C 对），故例 1373 选 C。④急性粒细胞白血病多可导致眼眶部绿色瘤。⑤红白血病无特异性的特点。

【例 1374】【正确答案】E

　　【答案解析】①患者血常规示白细胞中出现大量原始细胞，比例 0.60，伴有血红蛋白及血小板减少，故初步诊断为急性白血病（E 对），故本题选 E。②特发性血小板减少性紫癜仅仅表现为血小板减少，主要表现为出血（不选 A）。③缺铁性贫血主要表现为苍白、乏力及组织缺铁的表现，如异食癖等（不选 B）。④再生障碍性贫血多表现为三系细胞减少，但是骨髓中的原始细胞不会增高（不选 C）。⑤溶血性贫血主要表现为贫血、出血、黄疸等（不选 D）。

【例 1375】【正确答案】B

　　【答案解析】①急性白血病的典型体征是胸骨压痛（B 对），故本题选 B。②睑结膜苍白、心脏杂音多为一般贫血的表现（不选 A、E）。③浅表淋巴结肿大是急性淋巴细胞白血病或淋巴瘤的表现（不选 C）。④皮肤出血点是特发性血小板减少性紫癜最主要的临床表现（不选 D）。

【例 1376】【正确答案】E

　　【答案解析】①急性白血病确诊依靠骨髓细胞学检查（E 对），故本题选 E。②血小板抗体多用于特发性血小板减少性紫癜的诊断中（不选 A）。③血清铁蛋白多用于缺铁性贫血中的诊断（不选 B）。④有骨扫描这种检查，但是无骨髓扫描检查（不选 C）。⑤淋巴结活检多用于淋巴瘤诊断（不选 D）。

【例 1377】【正确答案】E

　　【答案解析】①急性白血病以贫血、发热、出血为特征，常有胸骨下段局部压痛，但不是诊断的主要依据。②实验室检查示白细胞计数＞$50×10^9/L$ 或白细胞计数＜$1×10^9/L$，但不易与其他血液疾病相鉴别。③骨髓象是诊断白血病的主要依据和必备检查，多数有核细胞增生显著，WHO 提出原始细胞占全部骨髓有核细胞 20% 以上，即可诊断为白血病（E 对），故本题选 E。④发热、贫血、出血是急性白血病的主要临床表现（不选 A）。⑤白细胞计数＞$50×10^9/L$ 不是急性白血病的特点（不选 B）。⑥骨髓增生极度活跃是急性白血病的骨髓活检的特点，但不是最主要的诊断依据（不选 C）。⑦胸骨压痛（＋）是急性白血病的主要体征（不选 D）。

【例 1378】【正确答案】B

　　【答案解析】①患者青年男性，血小板 $23×10^9/L$，明显减少，余均正常，伴有皮肤出血点和瘀斑，初步考虑为血小板减少性紫癜。为明确诊断，应做骨髓检查，可见巨核细胞数增多或正常，有成熟障碍（B 对，C 错），故本题选 B。②凝血功能多用于出血性疾病的诊断（不选 A）。③血小板功能检查多用于诊断特发性血小板减少性紫癜（不选 D）。④束臂试验见于血小板减少或功能异常及血管壁功能异常，阳性亦可见于正常人（不选 E）。

【例 1379】【正确答案】C

　　【答案解析】①急性白血病诊断的必备条件是骨髓中原始及幼稚细胞比例明显增高，WHO 提出原始细胞占全部骨髓有核细胞 20% 以上，即可诊断为白血病（C 对），故本题选 C。②骨髓增生异常综合征也可见骨髓增生极度活跃（不选 A）。③急性白血病患者既可出现白细胞计数显著增高又可出现白细胞减少（不选 B）。④胸骨压痛是白血病的典型体征（不选 D）。⑤白细胞计数显著增高以及发热、贫血、出血

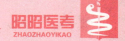

是白血病的典型表现(不选 E)。

【例 1380】【正确答案】E

【答案解析】①急性白血病诊断的主要依据是骨髓中原始细胞明显增多,WHO 提出原始细胞占全部骨髓有核细胞 20% 以上,即可诊断为白血病,故骨髓细胞学检查是主要依据和必做检查(E 对),故本题选E。②贫血、出血、发热是白血病的典型表现(不选 A、B)。③肝、脾肿大是慢性粒细胞白血病的典型表现(不选 C)。④胸骨下端压痛是急性白血病的典型表现(不选 D)。

【例 1381】【正确答案】C

【答案解析】①过氧化物酶阳性多见于急性粒细胞白血病(C 对),故本题选 C。其余四个选项的组合是正确的。②昭昭老师将白血病的细胞化学检查总结如下:

检　查	意　义	昭昭老师速记
Auer 小体(＋)	急粒,特别是早幼粒(M₃)	这"梨"真甜"奥"
过氧化物酶(POX)(＋)	急粒,M₃	晴天"霹雳"
非特异性酯酶(NSE)(＋),能被 NaF(氟化钠)抑制	M₅(急单)	他这个人"特单"纯
糖原染色(PAS)(＋)	急淋(ALL)	糖怕"淋"雨

【例 1382】【正确答案】C

【答案解析】①青年男性,表现为发热、贫血、出血,此为白血病的典型表现,结合患者的骨髓检查,原始细胞 84%,故诊断为急性白血病。②急性白血病中,可侵犯牙龈且非特异性酯酶染色阳性,阳性反应可被氟化钠抑制的是急性单核细胞白血病(C 对),故本题选 C。③急性淋巴细胞白血病的特点是过氧化物酶实验阳性,即 PAS 实验阳性(不选 A)。④急性巨核细胞白血病是急性白血病的一种,临床比较少见,以腹水和淋巴结肿大为主要表现(不选 B)。⑤急性粒细胞白血病主要表现为过氧化物酶实验阳性(不选 D)。⑥急性红白血病则表现为红、白两系的恶性增生(红细胞数目增加,但由于血红蛋白合成减少,携氧功能低下,故多为中幼红细胞增加),最终可发展为典型的急性粒细胞白血病或急性粒单核细胞白血病(不选 E)。

【例 1383】【正确答案】B

【答案解析】①青年女性,出现发热、出血、贫血,胸骨压痛,外周血 WBC 升高,骨髓原始细胞 62%,符合急性白血病的典型诊断。②细胞化学染色用于协助形态学检查鉴别各类白血病(B 对),故本题选 B。③染色体核型分析多用于白血病的进一步分型(不选 A)。④血清铁测定多用于检查缺铁性贫血(不选 C)。⑤血细菌培养多用于菌血症等感染性疾病(不选 D)。⑥抗血小板抗体检测多用于特发性血小板减少性紫癜的检查(不选 E)。

【例 1384】【正确答案】E

【答案解析】①青年男性患者,急性发病,全血细胞减少,外周见原始细胞,骨髓中原始细胞 60%＞20%,符合急性白血病诊断。②POX 染色部分呈弱阳性,非特异性酯酶染色阳性,可被 NaF 抑制,故 FAB 分型应为急性单核细胞白血病(E 对),故本题选 E。

【例 1385】【正确答案】E

【答案解析】①中年男性,急性起病,表现为发热、出血、贫血(血红蛋白 60 g/L),骨髓象原始细胞 70%＞20%,考虑诊断为急性白血病。②牙龈肿胀,过氧化物酶染色阳性,非特异性酯酶阳性,阳性反应可被氟化钠抑制,符合急性单核细胞白血病的特点,诊断为急性单核细胞白血病(E 对),故本题选 E。③急性粒细胞白血病过氧化物酶(POX)阳性(不选 A)。④急性淋巴细胞白血病糖原染色(PAS)阳性(不选 C)。⑤急性早幼粒细胞白血病表现为 Auer 小体阳性,容易并发 DIC(不选 B)。⑥急性红细胞则表现为红、白两系恶性增生,最后可发展为典型的急性粒细胞白血病或急性粒-急性单核细胞白血病(不选 D)。

【例 1386～1388】【正确答案】ADE

【答案解析】①急性早幼粒细胞白血病实验室检查可见过氧化物酶强阳性(A 对),故例 1386 选 A。②急性单核细胞白血病实验室检查可见非特异酯酶染色阳性,可被氟化钠抑制(D 对),故例 1387 选 D。

187

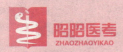

③急性淋巴细胞白血病实验室检查可见糖原染色阳性,呈块状或颗粒状(E 对),故例 1388 选 E。④中性粒细胞碱性磷酸酶偏低多见于慢粒。⑤细胞内铁染色强阳性多见于与铁相关的代谢性疾病。

【例 1389】【正确答案】C

【答案解析】①根据细胞化学染色结果进行鉴别,POX 染色弱阳性.非特异性酯酶(NSE)染色阳性,NaF 可抑制,符合急性单核细胞白血病的特点(C 对),故本题选 C。②急性淋巴细胞白血病实验室检查可见糖原染色阳性,呈块状或颗粒状(不选 A)。③急性粒细胞白血病检查可见过氧化物酶强阳性(不选 B)。④粒-单核细胞性的骨髓象检查中既有幼稚的粒细胞、又有幼稚的单核细胞(不选 D)。⑤急性巨核细胞白血病骨髓象中可见巨核细胞增多(不选 E)。

【例 1390】【正确答案】A

【答案解析】①患者表现为发热、出血、牙龈肿胀、肝、脾及淋巴结肿大,WBC 显著增高,外周血可见原始细胞,均提示急性白血病可能性大。其中牙龈肿胀多见于急性单核细胞白血病(M₅),系白血病细胞浸润引起。结合细胞化学染色结果,非特异性酯酶(NSE)强阳性,能被 NaF 抑制,过氧化物酶(POX)染色弱阳性,此亦符合急性单核细胞的特点,故可明确诊断为急性单核细胞白血病(A 对),故本题选A。②急性粒细胞白血病 NSE 可能阳性,但 NaF 抑制不敏感,而 POX 染色多呈强阳性(不选 B)。③急性淋巴细胞白血病 NSE 染色和 POX 染色均呈阴性(不选 C)。④类白血病反应多由感染引起,外周血 WBC 可显著升高,但多无出血表现,外周血分类无原始细胞,NSE 及 POX 染色均呈阴性(不选 D)。⑤淋巴瘤表现为进行性、无痛性淋巴结肿大及淋巴结浸润、压迫症状,外周血淋巴细胞增多,POX 和 NSE 染色阴性(不选 E)。

【例 1391】【正确答案】B

【答案解析】①中年男性,出现发热、出血、贫血,为白血病的典型表现,胸骨压痛是白血病的典型体征,骨髓检查提示原始细胞 0.70,大于 0.20,符合急性白血病的诊断标准。②糖原染色(PAS)阳性,呈粗颗粒状,是急性淋巴细胞白血病的典型实验室检查结果,故诊断为急性淋巴细胞白血病(B 对),故本题选B。③急性单核细胞白血病的主要特征是非特异性酯酶阳性,可以被 NaF 抑制(不选 A)。④急性红白血病则表现为红、白两系恶性增生,最后可发展为典型的急性粒细胞白血病或急性粒急性单核细胞白血病(不选 C)。⑤急性粒细胞白血病未分化型多表现为过氧化物酶实验阳性(不选 D)。⑥急性早幼粒细胞白血病主要检查是 Auer 小体(不选 E)。

【例 1392】【正确答案】A

【答案解析】急性早幼粒细胞白血病,即 M₃型,其染色体异常是 t(15;17)(A 对),故本题选 A。

【例 1393】【正确答案】A

【答案解析】①该患者为急性非淋巴细胞白血病 M₂型,目前出现神经系统症状,考虑为中枢神经系统白血病。②中枢神经系统白血病应行脑脊液检查,注射甲氨蝶呤(MTX)(A 对),故本题选 A。

【例 1394~1395】【正确答案】EA

【答案解析】①急性淋巴细胞白血病治疗首选 VDLP 方案(E 对),故例 1394 选 E。②急性粒细胞白血病(M₂型)治疗首选 DA 方案(A 对),故例 1395 选 A。③霍奇金淋巴瘤治疗首选 ABVD 方案(不选 B)。④非霍奇金淋巴瘤治疗首选 MOPP 方案(不选 C)。⑤MP 方案用于治疗多发性骨髓瘤(不选 D)。

【例 1396】【正确答案】C

【答案解析】①青年男性,表现为出血、贫血,骨髓象显示幼稚细胞占 80%,大于 20%,符合急性白血病的诊断标准。骨髓中有棒状小体(Auer 小体),此为急性早幼粒细胞白血病的典型特点,故诊断为急性早幼粒细胞白血病(M₃型)(C 对),故本题选 C。②急性单核细胞白血病的实验室检查特点为非特异性酯酶试验阳性,可以被 NaF 抑制(不选 E)。③慢性粒细胞白血病急变主要表现为脾大等(不选 D)。④M₁、M₂型的白血病无明确特点,一般不是我们考查的重点内容(不选 A、B)。

【例 1397】【正确答案】B

【答案解析】①急性早幼粒细胞白血病(M₃型)最易并发弥散性血管内凝血(DIC)(B 对),故本题选B。②巨脾是慢性粒细胞白血病的典型表现(不选 A)。③严重感染是各型白血病均常见的临床表现之一

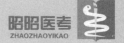

（不选 C）。④中枢神经系统侵犯多见于急性淋巴细胞白血病（不选 D）。⑤急性单核细胞白血病极易侵犯牙齿及牙龈（不选 E）。

【例 1398】【正确答案】B

【答案解析】①急性早幼粒细胞白血病的有效化疗方案是全反式维 A 酸（B 对），故本题选 B。②急性粒细胞白血病治疗首选 DA 方案（不选 A）。③慢性粒细胞白血病的化疗方案首选羟基脲（不选 C）。④急性淋巴细胞白血病首选 VP 方案（不选 D）。⑤再生障碍性贫血的根治方法是骨髓移植（不选 E）。

【例 1399】【正确答案】B

【答案解析】①中年男性，表现为出血、贫血、感染，出现胸骨压痛，骨髓细胞学检查原始细胞占 0.85，考虑诊断为急性白血病。②髓过氧化物酶染色（－），不考虑急性粒细胞白血病；非特异性酶染色（－），不考虑急性单核细胞白血病；故考虑诊断为急性淋巴细胞白血病。③急性淋巴细胞白血病首选的治疗方案是 VP、VDLP 方案（B 对），故本题选 B。④VAD 方案适用于多发性骨髓瘤的治疗（不选 A）。⑤ABVD 方案适用于霍奇金淋巴瘤的治疗（不选 C）。⑥DA 方案适用于急性粒细胞白血病的治疗（不选 D）。⑦CHOP 方案适用于非霍奇金淋巴瘤的治疗（不选 E）。

【例 1400】【正确答案】B

【答案解析】①环磷酰胺早期副作用包括严重的骨髓抑制（不选 A），感染，出血性膀胱炎（不选 C），与剂量呈正相关；约半数病人会出现脱发，但停药后可恢复；消化系统症状包括恶心、呕吐等。②环磷酰胺远期副作用包括睾丸生精能力损害（不选 E），以及恶性肿瘤的发生，较常见的有膀胱癌、生殖系统癌和急性白血病（不选 D）。③肾功能损伤不属于环磷酰胺的副作用（B 错），故本题选 B。

第 2 节　慢性粒细胞白血病

【例 1401】【正确答案】D

【答案解析】①脾轻度肿大常见于急、慢性肝炎、伤寒、粟粒性结核、急性疟疾、感染性心内膜炎及败血症等，一般质地柔软。②脾中度肿大常见于肝硬化、疟疾后遗症、慢性淋巴细胞白血病、慢性溶血性黄疸、淋巴瘤、系统性红斑狼疮等，质地一般较硬。③脾重度肿大、表面光滑者见于慢性粒细胞白血病（D 对），故本题选 D。④急性粒细胞白血病、急性淋巴细胞白血病、急性单核细胞白血病病变病程较短，不会导致脾肿大（不选 A、B、C）。⑤慢性淋巴细胞白血病主要是淋巴结肿大（不选 E）。

【例 1402】【正确答案】C

【答案解析】①患者出现脾大，白细胞明显增高，血红蛋白正常，血小板正常略偏高，故应首先考虑诊断为慢性粒细胞白血病（C 对），故本题选 C。②肝硬化、脾功能亢进须有肝硬化、肝炎病史（不选 A）。③急性粒细胞白血病的典型表现是贫血、出血、感染等（不选 B）。④类白血病反应是某种因素刺激机体造血组织而引起的某种细胞增多或左移反应，似白血病现象（不选 D）。⑤骨髓纤维化是一种由于骨髓造血组织胶原增生，其纤维组织严重影响造血功能所引起的一种骨髓增生性疾病，典型的临床表现为幼红细胞及幼粒细胞性贫血，并有较多的泪滴状红细胞，骨髓穿刺常出现干抽，脾常明显肿大，并具有不同程度的骨质硬化（不选 E）。

【例 1403】【正确答案】D

【答案解析】①慢性粒细胞白血病常见表现为高代谢及脾大引起的相关症状，除非急变，一般淋巴结不肿大（D 对），故本题选 D。急性淋巴细胞白血病的典型表现是淋巴结肿大。②乏力、低热、体重减轻是慢粒的表现（不选 A、B）。③胸骨中下段压痛是急性白血病的一般体征（不选 C）。④巨脾是慢粒的特征性变化（不选 E）。

【例 1404】【正确答案】B

【答案解析】①类白血病反应常并发于严重感染、恶性肿瘤等基础疾病，并有相应原发病的临床表现。白细胞数可达 50×10^9/L，粒细胞胞质中常有中毒颗粒和空泡，嗜酸性粒细胞和嗜碱性粒细胞不增多，中性粒细胞碱性磷酸酶反应强阳性，Ph 染色体阴性，血小板和血红蛋白大多正常（B 对），故本题选 B。原发病控制后，类白血病反应亦随之消失。②慢性粒细胞白血病中性粒细胞碱性磷酸酶活性明显降低。

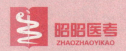

【例1405】【正确答案】A

　　【答案解析】①慢性粒细胞白血病加速期时外周血中原始粒细胞≥10%（A错），故本题选A。②其余选项均属于慢性粒细胞白血病加速期的表现（不选B、C、D、E）。

【例1406】【正确答案】C

　　【答案解析】CML急变期表现为外周血中原粒细胞＋早幼粒细胞＞30%，骨髓中原始细胞或原淋细胞＋幼淋细胞＞20%，骨髓中原粒细胞＋早幼粒细胞＞50%（C对），故本题选C。

慢性期	原始细胞<10%
加速期	①外周血或骨髓原始粒细胞≥10%； ②外周血嗜碱性粒细胞＞20%； ③不明原因的血小板显著升高或显著降低
急变期	①外周血中原始粒细胞＋早幼粒细胞＞30%； ②骨髓中原始细胞或原淋细胞＋幼淋细胞＞20%； ③骨髓中原粒细胞＋早幼粒细胞＞50%

【例1407】【正确答案】E

　　【答案解析】慢性粒细胞白血病加速期的血常规指标：外周血或骨髓原始细胞＞10%，外周血嗜碱性粒细胞＞20%，不明原因的血小板显著升高或显著减低（E错），故本题选E。

【例1408】【正确答案】A

　　【答案解析】①老年女性，慢性起病，持续半年以上，查体可见肝大、巨脾。实验室检查：白细胞显著增加，可见各阶段粒细胞，以中晚幼粒细胞及杆状粒细胞增高为主，原始粒细胞小于10%，伴嗜酸及嗜碱性粒细胞增高，符合慢性粒细胞白血病的典型表现，故诊断为慢性粒细胞白血病（A对），故本题选A。②原发性血小板增多症表现为血小板增多的表现，容易形成血栓（不选B）。③慢性淋巴细胞白血病细胞的分类中以淋巴细胞增高为主（不选C）。④骨髓纤维化活检可以发现骨髓多发纤维化（不选D）。⑤类白血病反应指患者在某些情况下出现外周血白细胞显著增高（＞50×10^9/L）和（或）存在有异常未成熟白细胞，与某些白血病相类似，但随后病程或尸检证实没有白血病（不选E）。

【例1409】【正确答案】A

　　【答案解析】①慢性粒细胞白血病中性粒细胞碱性磷酸酶活性明显降低，而非升高（A对），故本题选A。②其余四个选项都符合慢性粒细胞白血病的诊断标准（不选B、C、D、E）。

【例1410】【正确答案】E

　　【答案解析】①脾明显增大，巨脾是慢粒的特征性表现，结合检查NAP（－），故诊断为慢性粒细胞白血病。②慢性粒细胞白血病确诊首先依据骨髓检查（E对），故本题选E。③腹部CT、腹部B超多用于检查淋巴瘤有无发生转移（不选A、B）。④肝功能多用于肝硬化及肝炎等肝功异常的患者（不选C）。⑤血免疫球蛋白多用于检查多发性骨髓瘤（不选D）。

【例1411】【正确答案】B

　　【答案解析】①慢性粒细胞白血病确诊首先依据骨髓检查（不选E），进一步检查需做染色体分型，可见费城染色体即Ph染色体（B对），故本题选B。②骨髓干细胞培养多用于干细胞相关疾病的检查（不选A）。③食管造影多用于食管疾病的检查（不选C）。④同位素扫描多用于转移性恶性肿瘤的检查（不选D）。

【例1412】【正确答案】E

　　【答案解析】①伊马替尼及羟基脲是治疗慢粒慢性期和加速期最常用的药物，首选伊马替尼（E对，A错），故本题选E。（昭昭老师速记："慢慢""尿"、"马"跑得"慢"）②脾切除多用于治疗遗传性球细胞增多症（不选B）。③阿糖胞苷、糖皮质激素等是急性粒细胞白血病的首选药物（不选C、D）。

【例1413】【正确答案】C

　　【答案解析】①根据bcr/abl融合基因（＋）及巨脾表现，考虑为慢性粒细胞白血病（C对），故本题选C。②急性粒细胞白血病表现为出血、贫血、感染；肝硬化（不选A）。③门脉高压多有肝硬化病史（不选D）。④慢性淋巴细胞白血病及急性淋巴细胞白血病多出现淋巴结肿大（不选B、E）。

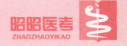

【例 1414】【正确答案】A

【答案解析】①慢性粒细胞白血病出现费城染色体,主要染色体异常是 t(9;22)(A 对),故本题选 A。②急性早幼粒细胞白血病(M₃型)的染色体异常是 t(15;17)。

【例 1415】【正确答案】A

【答案解析】①慢性粒细胞白血病最有效的治疗措施是口服伊马替尼(A 对),故本题选 A。②DA 方案是急性粒细胞白血病的首选治疗方案(不选 B)。③苯丁酸氮芥是慢性淋巴细胞白血病的首选治疗方案(不选 C)。④脾切除适用于遗传性球形细胞增多症及糖皮质激素治疗无效的特发性血小板减少性紫癜(不选 D)。⑤VLDP 方案是急性淋巴细胞白血病首选的治疗方案(不选 E)。

第 3 章 骨髓增生异常综合征(助理医师不要求)

【例 1416】【正确答案】E

【答案解析】①RAEB-T 型骨髓增生异常综合征患者的骨髓原始细胞中有 Auer 小体(E 对),故本题选 E。②骨髓增生异常综合征患者的其余类型不会出现 Auer 小体阳性(不选 A、B、C、D)。

【例 1417】【正确答案】D

【答案解析】①老年女性患者,病程 7 个月,呈全血细胞减少,诊断为 MDS。根据 FAB 分型标准,符合下列一项即可诊断为 RAEB-T 型:外周血原始细胞≥5%,骨髓原始细胞>20%而<30%,幼粒细胞出现 Auer 小体。②本例虽然骨髓原始细胞数量不够,但已见到 Auer 小体,所以仍符合 RAEB-T 型(D 对),故本题选 D。③骨髓增生异常综合征患者的其余类型不会出现 Auer 小体阳性(不选 A、B、C、E)。

【例 1418】【正确答案】D

【答案解析】①根据 FAB 分型,RAEB-T 诊断标准为外周血原始细胞比例≥5%,骨髓原始细胞比例 20%~30%,原始细胞出现 Auer 小体。三项中满足一项即可诊断为 RAEB-T 型(D 对),故本题选 D。②骨髓增生异常综合征患者的其余类型不会出现 Auer 小体阳性(不选 A、B、C、E)。

【例 1419】【正确答案】D

【答案解析】①骨髓增生异常综合征的确诊依靠骨髓活检(D 对),故本题选 D。(昭昭老师提示:所有骨髓的疾病首选检查都是骨髓活检)②网织红细胞、骨髓铁染色、血清铁检查多用于缺铁性贫血的检查(不选 A、B、E)。③染色体检查多用于白血病的进一步分型检查(不选 C)。

第 4 章 淋巴瘤(助理医师不要求)

【例 1420】【正确答案】A

【答案解析】R-S 细胞是霍奇金淋巴瘤的特征性细胞(A 对,B、C、D、E 错),故本题选 A。

【例 1421】【正确答案】C

【答案解析】①霍奇金淋巴瘤最典型的临床表现是无痛性淋巴结肿大(C 对),故本题选 C。②发热(不选 A)、面色苍白(不选 B)、肝脾肿大(不选 D)、体重减轻(不选 E)等是淋巴瘤的临床表现,但不是其最典型的临床表现。

【例 1422】【正确答案】D

【答案解析】①间歇热见于疟疾、急性肾盂肾炎等。②稽留热见于大叶性肺炎、斑疹伤寒及伤寒高热期。③弛张热见于败血症、风湿病、重症肺结核及化脓性炎症等。④周期性发热又称为回归热,见于霍奇金病(D 对),故本题选 D。⑤间歇热多见于疟疾(不选 A)。⑥稽留热多见于大叶性肺炎、伤寒等(不选 B)。⑦弛张热多见于败血症等(不选 C)。⑧不规则热见于结核病、风湿病、支气管炎、渗出性胸膜炎等(不选 E)。

【例 1423】【正确答案】C

【答案解析】①中年男性,表现为无痛性双侧颈部淋巴结进行性肿大,符合淋巴瘤的典型表现。②双

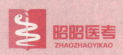

侧颈部和左侧腋窝可见三个淋巴结,位于横膈同侧,故分期应为Ⅱ期。体温37.5 ℃<38 ℃,无盗汗,体重无明显变化,为无症状-A期(C对,A、B、D、E错),故本题选C。

【例1424】【正确答案】D

【答案解析】①中年男性,表现为无痛性双侧颈部淋巴结进行性肿大,符合淋巴瘤的典型表现。②右侧胸腔中等量积液,说明已经累及外部器官,所以是Ⅳ期;体温38.5 ℃>38 ℃,时间为半个月,说明有症状为B期,故患者分期为ⅣB期(D对,A、B、C、E错),故本题选D。

【例1425】【正确答案】B

【答案解析】①青年男性,表现为双侧颈部淋巴结肿大,考虑淋巴瘤。患者颈部及腹股沟可触及肿大的淋巴结,即横膈两侧均有肿大淋巴结,故分为Ⅲ期。体温38.4 ℃>38 ℃,为有症状,分期为ⅢB期。患者脾肋下2 cm,即脾可触及,分期为ⅢS,故该患者分期为ⅢSB(B对,A、C、D、E错),故本题选B。②淋巴瘤分期如下:

分　期	侵犯情况
Ⅰ期	1个淋巴结(Ⅰ)或1个结外器官(ⅠE)
Ⅱ期	①横膈同侧两个或更多的淋巴结(Ⅱ);②病变局限侵犯淋巴结以外器官及横膈同侧1个以上的淋巴结区(ⅡE)
Ⅲ期	横膈上下均有侵犯(Ⅲ),可伴有局灶性相关结外器官(ⅢE)或脾受累(ⅢS)
Ⅳ期	①1个或多个结外器官受累或播散性侵犯;②肝或骨髓受累
①A无症状;②B有症状:不明原因发热,T>38 ℃,半年内体重减轻10%以上,盗汗	

【例1426】【正确答案】D

【答案解析】①霍奇金淋巴瘤化疗首选ABVD方案(D对),故本题选D。②非霍奇金淋巴瘤化疗首选CHOP方案(不选A、B)。③急性单核细胞白血病首选化疗方案是HA方案(不选C)。④急性淋巴细胞白血病的化疗方案首选DVLP方案(不选E)。

【例1427】【正确答案】D

【答案解析】①中年男性,表现为右颈及锁骨淋巴结肿大,结合骨髓涂片出现R-S细胞,即镜影细胞,符合霍奇金淋巴瘤的典型表现,故可诊断(D对),故本题选D。②结核性淋巴结炎表现为发热及淋巴结压痛等(不选A)。③慢性淋巴细胞白血病可表现为淋巴结肿大,但一般无R-S细胞(不选B)。④癌转移多有原发性病灶(不选C)。⑤风湿性疾病的典型特点是关节肿痛及伴有心脏杂音(不选E)。

【例1428】【正确答案】C

【答案解析】①霍奇金淋巴瘤诊断的金标准是淋巴结活检(C对),故本题选C。②肝脾B超、腹部或全身CT、MRI等多用于淋巴瘤的分期(不选A、B、D)。③中性粒细胞碱性磷酸酶测定多用于慢粒、再障等疾病的鉴别(不选E)。

【例1429】【正确答案】E

【答案解析】①霍奇金淋巴瘤首选治疗方案是放疗+化疗(E对),故本题选E。②干扰素对蕈样肉芽肿有部分缓解作用(不选A)。③淋巴瘤合并脾肿大者适合手术方案(不选B)。④放射治疗不是淋巴瘤的合适的治疗方案(不选C)。⑤肿瘤坏死因子不用于淋巴瘤的治疗(不选D)。

【例1430】【正确答案】A

【答案解析】①霍奇金淋巴瘤化疗选择MOPP或ABVD方案(A对),故本题选A。②VDP是治疗急性淋巴细胞白血病的化疗方法(不选B)。③羟基脲是治疗慢粒的化疗方案(不选C)。④苯丁酸氮芥是治疗慢淋的化疗方案(不选D)。⑤HA/DA是治疗急粒的化疗方案(不选E)。

【例1431～1432】【正确答案】CD

【答案解析】①治疗结节硬化型霍奇金淋巴瘤首选ABVD方案(C对),故例1431选C。②弥漫性大B细胞淋巴瘤属于非霍奇金淋巴瘤,非霍奇金淋巴瘤首选CHOP方案(D对),故例1432选D。③M_2方案多用于多发性骨髓瘤的治疗。④ESHAP方案多用来治疗复发性、难治性淋巴瘤。⑤VLDP方案多用来治疗急淋。

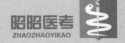

【例1433～1434】【正确答案】AB

【答案解析】①霍奇金淋巴瘤化疗首选ABVD方案（A对），故例1433选A。②非霍奇金淋巴瘤化疗首选CHOP方案（B对），故例1434选B。③MOPP方案是霍奇金淋巴瘤的治疗方案，但并非首选。④VDP方案多用来急性淋巴细胞白血病的治疗。⑤DA方案多用于急性粒细胞白血病的治疗。

第5章 多发性骨髓瘤（助理医师不要求）

【例1435】【正确答案】B

【答案解析】①老年男性，表现为大量蛋白尿及本-周蛋白阳性。本-周蛋白是多发性骨髓瘤的典型表现，故可诊断多发性骨髓瘤。②多发性骨髓瘤最有意义的检查是骨髓活检（B对），故本题选B。③肾活检是诊断肾部疾患的确定检查（不选A）。④核素骨扫描多用于骨转移癌的检查（不选C）。⑤全身X线骨摄片多用于检查骨折、骨肿瘤等疾病（不选D）。⑥血清蛋白电泳多用于检查多发性骨髓瘤（不选E）。

【例1436】【正确答案】B

【答案解析】①昭昭老师提示：看见浆细胞恶性克隆增多＋骨痛就是多发性骨髓瘤（B对），故本题选B。②反应性浆细胞增多症不是医师的考试范畴（不选A）。③骨转移癌多有原发病灶（不选C）。④慢性肾小球肾炎主要表现为血尿、蛋白尿等超过3个月以上（不选D）。⑤霍奇金淋巴瘤主要表现为颈部无痛性肿大的淋巴结（不选E）。

第6章 出血性疾病

【例1437～1438】【正确答案】DE

【答案解析】①蛋白C（PC）的活性常用于抗凝功能测定（D对），故例1437选D。②血D-二聚体是交联蛋白的特异标记分子物，在继发性纤溶时升高或阳性（E对），故例1438选E。③血浆血管性血友病因子（vWF）主要用于血友病的诊断。④血小板PF3主要用来了解血小板的情况。⑤血栓素B_2是由血小板产生，具有血小板凝聚及血管收缩作用，与前列腺素作用相反，两者动态平衡以维持血管收缩功能及血小板聚集作用。

【例1439～1440】【正确答案】BC

【答案解析】①确诊血友病的检查是凝血活酶生成及纠正试验（B对），故例1439选B。②确定是否存在纤溶亢进的检查是D-二聚体测定（C对），故例1440选C。③肾上腺素试验可用于鉴别交感神经功能亢进和副交感神经功能亢进。④毛细血管脆性试验用于检查过敏性紫癜。⑤血小板聚集试验用于测定血小板之间相互黏着的能力，黏着性增加多见于静脉血栓栓塞、糖尿病及手术后等，黏着性降低或不凝集多见于血小板无力症及血管性假血友病等。

【例1441】【正确答案】C

【答案解析】①血友病患者体内缺乏的是凝血因子Ⅷ，Ⅷ因子为内源性凝血途径的参与因子之一。②APTT为部分凝血活酶时间，反应内源性凝血途径；PT为凝血酶原时间，反应外源性凝血途径，故血友病的PT正常，APTT延长（C对），故本题选C。③维生素K缺乏、慢性肝病肝功能失代偿、口服双香豆素、先天性Ⅴ因子缺乏都会导致PT延长（不选A、B、D、E）。

【例1442】【正确答案】C

【答案解析】①维生素K依赖性的因子包括Ⅱ、Ⅴ、Ⅶ、Ⅹ（不选A、B、D、E）。②Ⅷ不属于维生素K依赖性的凝血因子（C对），故本题选C。

【例1443～1444】【正确答案】DC

【答案解析】①血友病患者主要缺乏Ⅷ因子和Ⅸ因子（D对），故例1443选D。（昭昭老师速记：8仙过海就是"8"个"友"人过海）②肠切除术后肠瘘长期禁食患者，导致维生素K吸收障碍。维生素K和凝血因子Ⅱ、Ⅶ、Ⅸ、Ⅹ密切相关（C对），故例1444选C。（昭昭老师速记："儿"子、"妻"子、小"舅"子都是

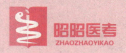

"十"分麻烦的）

【例1445】【正确答案】B

【答案解析】①Henoch型过敏性紫癜是指腹型过敏性紫癜，即除皮肤紫癜外还有消化道症状如便血（B对），故本题选B。②Schonlein型即关节型过敏性紫癜，除皮肤紫癜外尚存在关节肿胀、疼痛（不选A）。③肾型过敏性紫癜，除皮肤紫癜外，出现血尿、蛋白尿及管型尿（不选C）。④其他类型过敏性紫癜表现为视网膜出血、虹膜炎以及中枢神经系统症状、体征（不选D、E）。

【例1446】【正确答案】C

【答案解析】腹型过敏性紫癜除皮肤紫癜表现外（不选A），还有一些消化道症状和体征，如恶心、呕吐（不选B）、腹泻（不选D）、便血（不选E）、腹痛等，但一般没有便秘（C对），故本题选C。

【例1447】【正确答案】B

【答案解析】①根据患者的临床表现主要表现为出血，以紫癜为主，应诊断为过敏性紫癜。②过敏性紫癜是一种较常见的微血管变态反应性出血性疾病，病因包括感染、食物过敏、药物过敏、花粉、昆虫咬伤等，儿童及青少年较多见，男性较女性多见，起病前1～3周常有上呼吸道感染史。该患者，青年男性，表现为皮肤紫癜为主，故诊断为过敏性紫癜（B对），故本题选B。③血小板减少性紫癜以血小板减少为主导致的紫癜（不选A）。④急性白血病表现为三系细胞减少，表现为出血、贫血、感染等（不选C）。⑤急性关节炎表现为关节的红、肿、热、痛（不选D）。⑥急腹症主要表现为腹痛，但是无出血的表现（不选E）。

【例1448】【正确答案】C

【答案解析】①中年女性，出现皮肤出血点及瘀斑，实验室检查发现血小板明显减少，考虑为血小板减少所致出血。骨髓象发现巨核细胞增多，但产板型巨细胞明显减少，此即特发性血小板减少性紫癜的典型表现（C对），故本题选C。②巨幼细胞贫血主要表现为贫血及神经系统症状（不选A）。③急性白血病的骨髓象中幼稚白细胞＞20%（不选B）。④再生障碍性贫血表现为三系细胞均降低，骨髓增生极度低下（不选D）。⑤骨髓增生异常综合征是一种起源于造血干细胞的克隆性疾病，患者主要表现为贫血，常伴有感染或（和）出血，部分患者最后发展为急性白血病（不选E）。

【例1449】【正确答案】B

【答案解析】①青年女性，表现为反复牙龈出血和月经过多，血小板显著减少，巨核细胞明显增多，产板型巨核细胞少，符合特发性血小板减少性紫癜（ITP）的典型表现。②骨髓内、外铁均减少提示有长期慢性失血导致缺铁性贫血。③综上所述，本病诊断为：特发性血小板减少性紫癜＋缺铁性贫血（B对），故本题选B。

【例1450】【正确答案】B

【答案解析】①青年女性，主要表现为出血，最重要的检查是血小板抗体测定，可除外继发免疫性血小板减少性紫癜。②血小板抗体阳性多提示特发性血小板减少性紫癜（B对），故本题选B。③血小板功能异常常导致出血，但血小板个数基本正常（不选A）。④抗核抗体谱多用于诊断SLE（不选C）。⑤腹部B超及胸部X线片多用于了解淋巴瘤腹部转移情况（不选D、E）。

【例1451】【正确答案】E

【答案解析】①ITP属于自身免疫性疾病，PAIg及PAC3均阳性，骨髓中产板型巨核细胞较少是其典型的表现（不选B），一般脾不大。②ITP治疗首选糖皮质激素。若糖皮质激素治疗无效，可选用脾切除术（E对），故本题选E。③ITP患者一般无肝、脾肿大（不选A）；ITP患者PAIg，PAC3阳性（不选C、D）。

【例1452】【正确答案】E

【答案解析】①ITP患者一般脾不大（E对），故本题选E。肝脾大多见于慢性粒细胞白血病。②皮肤有略高出皮面的紫癜多见于过敏性紫癜（不选A）。③面部蝶形红斑、口腔溃疡多见于SLE（不选B、C）。④下肢肌肉血肿多见于凝血因子缺乏的疾病，如血友病等（不选D）。

【例1453】【正确答案】B

【答案解析】①对于ITP的治疗，糖皮质激素是首选药物。②长春新碱除具有免疫抑制作用外，还能促进血小板的释放，因此是最常用的免疫抑制剂（B对），故本题选B。

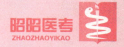

【例1454】【正确答案】D

　　【答案解析】①糖皮质激素是ITP的首选(不选A)，多应用泼尼松(不选B)，近期有效率约为80%(不选C)，治疗缓解后一般小剂量维持3～6个月(不选E)。②慢性特发性血小板减少性紫癜复发时应用糖皮质激素仍然有效(D对)，故本题选D。

【例1455】【正确答案】C

　　【答案解析】①急性早幼粒细胞白血病(M_3)最容易并发DIC(C对)，故本题选C。(昭昭老师速记：M_3带个3，DIC也是3个字母)②其余四个选项并发DIC的几率较低(不选A、B、D、E)。

【例1456】【正确答案】E

　　【答案解析】①严重感染可以启动内源性和外源性凝血途径，从而导致DIC(E对)，故本题选E。②羊水栓塞、急性早幼粒细胞白血病一般只能激动内源性凝血途径(不选A、B)。③广泛创伤、大型手术一般只能启动外源性凝血途径(不选C、D)。

第7章　白细胞减少及粒细胞缺乏症

【例1457】【正确答案】A

　　【答案解析】①Felty综合征是指类风湿关节炎患者伴有脾大、中性粒细胞减少、血小板减少和贫血。类风湿关节炎是自身免疫性疾病，中性粒细胞减少是由于免疫细胞或免疫器官破坏所致(A对)，故本题选A。②周期性中性粒细胞减少症是由于生成减少所致(不选B)。③假性粒细胞减少症为粒细胞分布异常所致，患者周围血中粒细胞波动范围较大，变化很快，无原发病亦无反复感染者可统称为良性粒细胞减少症(不选C)。④脾功能亢进时粒细胞减少为机械原因所致(不选D)。⑤病毒感染时粒细胞因清除毒素而减少(不选E)。

【例1458】【正确答案】C

　　【答案解析】①Felty综合征是指类风湿关节炎患者伴有脾大、中性粒细胞减少、血小板减少和贫血。类风湿关节炎是自身免疫性疾病，中性粒细胞减少是由于免疫细胞或免疫器官破坏所致(C对，D错)，故本题选C。②生成减少主要常见于在再障等(不选A)。③成熟障碍主要见于巨幼红细胞贫血等(不选B)。④分布异常多见于假性粒细胞减少症(不选E)。

【例1459】【正确答案】C

　　【答案解析】中性粒细胞减少症是指白细胞少于$2.0×10^9/L$(C对)，故本题选C。(昭昭老师速记："儿"啊，"中"不中啊)

【例1460～1461】【正确答案】CB

　　【答案解析】①白细胞减少症的诊断标准是指外周血白细胞总数低于$4.0×10^9/L$(C对)，故例1460选C。②粒细胞缺乏症的诊断标准是指外周血中性粒细胞绝对数低于$0.5×10^9/L$(B对)，故例1461选B。

第8章　输　血

【例1462】【正确答案】E

　　【答案解析】①有形成分输血的优点包括可以一血多用，提高疗效、减少输血反应、降低心脏负荷(不选A、B、C、D)。②有形成分输血的优点不包括改善血容量(E错)，故本题选E。

【例1463】【正确答案】B

　　【答案解析】①有形成分输血的优点包括可以一血多用，提高疗效、减少输血反应、降低心脏负荷(不选A、C、D、E)。②有形成分输血的优点较多，治疗效果比全血好(B错)，故本题选B。

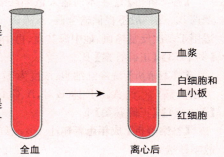

血浆
白细胞和血小板
红细胞

全血　　　离心后

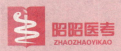

【例1464】【正确答案】D

【答案解析】①有形成分输血的优点包括可以一血多用，提高疗效、减少输血反应、降低心脏负荷。②输血应当使用成分血（D对），故本题选D。③输血一般用成分输血，而非用全血（不选A）。④输血是有指征的：HB<70 g/L，而非家属的要求及不需要给所有手术患者输血（不选B、C）。⑤使用1天内采集的新鲜血也是非必须的（不选E）。

【例1465】【正确答案】E

【答案解析】①输血指征为血红蛋白<70 g/L。②患者血压、脉搏均在正常范围，血红蛋白下降不明显，可暂不输血（不选B、C、D），首先考虑输入晶体液扩容治疗（E对），故本题选E。③当休克患者的失血量达全血血量的30%以上时，才需要输全血（不选A）。

【例1466】【正确答案】D

【答案解析】①输血的适应证包括急、慢性血容量和血液成分丢失，重症感染及凝血机制障碍等，血红蛋白<70 g/L。②失血量低于总血容量15%（750 mL）者，可通过自身组织间液向血循环的转移而得以代偿，此时临床上常无血容量不足的表现，故并不需要输血（D对，A、B、C错），故本题选D。③输注人血白蛋白多用于调高胶体渗透压（不选E）。

【例1467】【正确答案】E

【答案解析】患者血红蛋白75 g/L>70 g/L，且既往身体健康，故不考虑输血（不选A、B、C、D），首选输入晶体液和红细胞悬液，以补充血容量（E对），故本题选E。

【例1468】【正确答案】A

【答案解析】①输血的适应证包括急、慢性血容量和血液成分丢失，重症感染及凝血机制障碍等，血红蛋白<70 g/L。②该患者一般情况稳定，血红蛋白80 g/L>70 g/L，故不考虑输血（A对，B、C、D、E错），故本题选A。

【例1469】【正确答案】D

【答案解析】①输血的适应证包括急、慢性血容量和血液成分丢失，重症感染及凝血机制障碍等，血红蛋白<70 g/L。②该患者中年男性，失血量380 mL属于少量失血，患者呼吸、脉搏和血压正常，此时应继续观察，暂不输血（D对，A、B、C、E错），故本题选D。

【例1470】【正确答案】C

【答案解析】①急性失血患者首先可经静脉快速滴注平衡盐溶液和胶体液，其中胶体液更易恢复血管内容量和维持血流动力学的稳定。一般认为，维持血红蛋白浓度在100 g/L，HCT（血细胞比容）在30%为宜。在输液的基础上，再适当输血（C对，A、B、D、E错），故本题选C。②血红蛋白浓度在70～100 g/L时，可根据患者的代偿能力、一般状况和其他器官功能决定是否输红细胞。③血红蛋白<70 g/L时可输入浓缩红细胞，急性失血量超过总量的30%可输全血。

【例1471】【正确答案】C

【答案解析】失血性休克在外科休克中很常见，通常在快速失血超过全身总血量的20%时出现（C对，A、B、D、E错），故本题选C。

【例1472】【正确答案】B

【答案解析】①手术前输入浓缩红细胞可以纠正贫血和低蛋白血症，并可提高携氧能力（B对），故本题选B。②一般不提倡输全血（不选A）；输洗涤红细胞适合过敏患者等（不选C）；输去除白细胞的红细胞适用于多次反复输血、地中海贫血、再生障碍性贫血的患者（不选D）；冷冻红细胞无此制剂（不选E）。

【例1473】【正确答案】B

【答案解析】洗涤红细胞：浓度为170～190 mL/200 mL血液，含少量血浆，无白细胞和血小板，去除了肝炎病毒和抗A、B抗体（B对，A、C、D、E错），故本题选B。

【例1474】【正确答案】E

【答案解析】成年患者输注1单位红细胞估计可提升的血红蛋白含量是5 g/L（E对，A、B、C、D错），故本题选E。

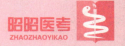

【例1475】【正确答案】A

【答案解析】在应用晶体液和人造胶体液补足血容量的基础上,宜输注红细胞悬液,补充红细胞(A对,B、C、D、E错),故本题选A。

【例1476】【正确答案】A

【答案解析】①一般的失血患者,无特殊病因,需要输注悬浮红细胞(A对),故本题选A。②该患者主要是缺乏红细胞,而非血小板,无需输入血小板(不选B)。③一般提倡输入成分血,而非全血(不选C)。④普通冰冻血浆、新鲜冰冻血浆主要是补充凝血因子,而非补充红细胞(不选D、E)。

【例1477】【正确答案】D

【答案解析】①去除白细胞的红细胞是指200 mL全血中含$(1\sim1.5)\times10^9$的白细胞,去除90%白细胞后,残留的白细胞数为1×10^8左右,可减少HLA抗原的同种免疫反应。②输注去除白细胞的红细胞的适应证包括多次输血后产生白细胞抗体者或预期需要长期或反复输血者(如再生障碍性贫血和地中海贫血)。③输血相关非溶血性发热反应病史的慢性贫血患者,宜输入少白细胞的红细胞,减少相关的炎症反应导致的发热(D对,A、B、C、E错),故本题选D。

【例1478】【正确答案】D

【答案解析】①洗涤红细胞为200 mL血液中含红细胞170~190 mL,内含少量血浆、无功能白细胞及血小板,去除了肝炎病毒和抗A、B抗体。②洗涤红细胞适用于对白细胞凝集素有发热反应及肾功能不全和不能耐受库存血中的高钾者。③该患者肾功能不全,合并高钾血症,故最合适的输血类型为洗涤红细胞(D对,A、B、C、E错),故本题选D。

【例1479】【正确答案】B

【答案解析】①红细胞的主要功能是运输氧和二氧化碳,其中以运输氧为主,故输入红细胞制品的主要目的是提高红细胞的携氧能力,保证机体各脏器的血氧供应(B对),故本题选B。②扩充血容量用晶体液和代胶体液就可扩充,不一定需要输血,而且输血还有并发症(不选A)。③维持酸碱平衡(不选C)、维持胶体渗透压(不选D)、增强免疫力(不选E)不是输入红细胞的目的,输入白蛋白可提高胶体渗透压,输入血浆可提高免疫力。

【例1480】【正确答案】C

【答案解析】①去除白细胞的红细胞由全血静置或离心移去血浆和血小板、白细胞,加1/3或等量代血浆,或加红细胞沉降剂,经离心或过滤除去白细胞而制成。此制品减少了50%白细胞和60%血小板,可做全血代用品,又可减少输血反应,适用于与HLA有关输血反应及器官移植(C对),故本题选C。②洗涤红细胞是将已移去血浆的红细胞用生理盐水洗涤后,除去大部分残留的血浆、80%的白细胞、90%的血小板,最后加入生理盐水悬浮而制成,洗涤红细胞主要适用于过敏的患者(不选D)。③输血一般提倡成分输血,而非输入全血(不选A)。④红细胞悬液及浓缩红细胞是急性失血需要输血的首选液体(不选B、E)。

【例1481】【正确答案】E

【答案解析】①去除白细胞的红细胞由全血静置或离心移去血浆和血小板、白细胞,加1/3或等量代血浆,或加红细胞沉降剂,经离心或过滤除去白细胞而制成。此制品减少了50%白细胞和60%血小板,可做全血代用品,又可减少输血反应,适用于与HLA有关输血反应及器官移植。②去除白细胞的红细胞适合于再生障碍性贫血和地中海贫血,及多次需要输血的患者。该患者,中年男性,需要多次输血,故最佳的血制品为去除白细胞的红细胞(E对),故本题选E。③一般提倡输入成分血,而非全血(不选A)。④洗涤红细胞主要适用于过敏的患者(不选B)。⑤红细胞悬液及浓缩红细胞是急性失血需要输血的首选液体(不选C、D)。

【例1482】【正确答案】C

【答案解析】①洗涤红细胞为200 mL血液中含红细胞170~190 mL,内含少量血浆、无功能白细胞及血小板,去除了肝炎病毒和抗A、B抗体。②洗涤红细胞适用于对白细胞凝集素有发热反应及肾功能不全和不能耐受库存血中的高钾者。③有过敏反应患者需要红细胞输血时,应选用洗涤红细胞(C对),

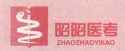

故本题选 C。④辐照红细胞主要用于预防移植物抗宿主病（不选 A）。⑤红细胞悬液及浓缩红细胞是急性失血需要输血的首选液体（不选 B、E）。⑥去除白细胞的红细胞适合于再生障碍性贫血和地中海贫血，及多次需要输血的患者（不选 D）。

【例 1483】【正确答案】D

【答案解析】①洗涤红细胞为 200 mL 血液中含红细胞 170～190 mL，内含少量血浆、无功能白细胞及血小板，去除了肝炎病毒和抗 A、B 抗体。②洗涤红细胞适用于对白细胞凝集素有发热反应及肾功能不全和不能耐受库存血中的高钾者（D 对），故本题选 D。③输血一般提倡成分输血，而非输入全血（不选 A）。④红细胞悬液及浓缩红细胞是急性失血需要输血的首选液体（不选 B、E）。⑤去除白细胞的红细胞适合于再生障碍性贫血和地中海贫血，及多次需要输血的患者（不选 C）。

【例 1484】【正确答案】D

【答案解析】①洗涤红细胞为 200 mL 血液中含红细胞 170～190 mL，内含少量血浆、无功能白细胞及血小板，去除了肝炎病毒和抗 A、B 抗体。②洗涤红细胞适用于对白细胞凝集素有过敏反应、发热反应及肾功能不全和不能耐受库存血中的高钾者（D 对），故本题选 D。③库存全血一般不是首选输液类型（不选 A）。④红细胞悬液及浓缩红细胞是急性失血需要输血的首选液体（不选 B、C）。⑤输血一般提倡成分输血，而非输入全血（不选 E）。

【例 1485】【正确答案】A

【答案解析】①去除白细胞的红细胞是指 200 mL 全血中含（1～1.5）×10⁹的白细胞，去除 90%白细胞后，残留的白细胞数为 1×10⁸左右，可减少 HLA 抗原的同种免疫反应。②输注去除白细胞的红细胞的适应证包括多次输血后产生白细胞抗体者或预期需要长期或反复输血者（如再生障碍性贫血和地中海贫血）（A 对），故本题选 A。③冷冻红细胞不是首选液体（不选 B）。④红细胞悬液是急性失血需要输血的首选液体（不选 C）。⑤洗涤红细胞适用于对白细胞凝集素有发热反应及肾功能不全和不能耐受库存血中的高钾者（不选 D）。⑥此类患者只需输入红细胞即可改善症状，无需输入血浆（不选 E）。

【例 1486】【正确答案】D

【答案解析】①血栓性血小板减少性紫癜是指血小板形成血栓，导致紫癜产生，是输注血小板的禁忌症（D 对），故本题选 D。②其余四项不是输注血小板禁忌证（不选 A、B、C、E）。

【例 1487】【正确答案】C

【答案解析】①血浆中含有大量凝血因子，可纠正凝血功能（C 对），故本题选 C。②输注新鲜冰冻血浆可提高免疫力（不选 A）、补充血容量（不选 B）、补充营养（不选 D）、补充血浆蛋白（不选 E），而非主要目的。

【例 1488】【正确答案】A

【答案解析】①新鲜冰冻血浆不需要使用 γ 射线照射来预防输血相关移植物抗宿主病的血液成分（A 对），故本题选 A。②浓缩血小板（不选 B）、单采血小板（不选 C）、洗涤红细胞（不选 D）、悬浮红细胞（不选 E）可以使用 γ 射线照射来预防输血相关移植物抗宿主病。

【例 1489】【正确答案】B

【答案解析】①新鲜冰冻血浆（FFP）适用于多种凝血因子缺乏症以及肝、胆疾病引起的凝血障碍和大量输库存血后的出血倾向。对血友病或 FⅧ和 FV 缺乏引起的出血患者均可应用 FFP（B 对），故本题选 B。②全血：失血量超过 30%时，可输全血与 CRBC 各半，再配合晶体和胶体液及血浆以补充血容量。当失血量超过 50%且大量输入库存血时，还应及时发现某些特殊成分如白蛋白、血小板及凝血因子的缺乏，并给予补充（不选 A）。③白蛋白制剂适用于治疗营养不良性水肿、肝硬化或其他原因所致的低蛋白血症（不选 C）。④血小板制剂可用于再生障碍性贫血和各种血小板低下的患者，以及大量输库存血或体外循环手术后血小板锐减的患者（不选 D）。⑤红细胞悬液适应证包括血容量正常的慢性贫血需要输血者，外伤、手术、内出血等引起急性失血需要输血者，以及小儿、老人及妊娠期并发贫血需要输血者（不选 E）。

【例 1490】【正确答案】C

【答案解析】①血液制品无传播病毒性疾病危险的是白蛋白（C 对），故本题选 C。白细胞携带病毒的危险性最大。②冷沉淀（不选 A）、浓缩血小板（不选 B）、去除白细胞的红细胞（不选 D）、洗涤红细胞（不选

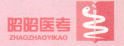

E)都有可能会携带病毒性疾病。

【例1491】【正确答案】C

【答案解析】①健康人血白蛋白主要用于低血容量性休克的扩容治疗(C对),故本题选C。正常人血白蛋白含量为35～50 g/L,占血清胶体渗透压的60％～80％。②补充营养(不选A)、增强机体抵抗力(不选B)、自身免疫性疾病的治疗(不选D)、低丙种球蛋白血症(不选E)的替代疗法不是输入白蛋白的目的。

【例1492】【正确答案】E

【答案解析】①健康人血白蛋白主要用于低血容量性休克的扩容治疗,以及各种原因引起的低蛋白血症、新生儿溶血病所致的核黄疸等(E对),故本题选E。②一般提倡成分输血,而非输入全血(不选A)。③新鲜冰冻血浆、普通冰冻血浆、冷沉淀主要是为了补充凝血因子等(不选B、C、D)。

【例1493】【正确答案】B

【答案解析】①病毒在血液的各种成分中不是均匀分布的,白细胞传播病毒的危险性最大,血浆次之,红细胞和血小板相对较小(B对,A、C、D、E错),故本题选B。②如贫血患者不输注全血而输注红细胞,则可避免输入不必要的血浆,从而减少感染病毒的危险性。

【例1494】【正确答案】A

【答案解析】①全血只要离开人体就开始发生变化,这些变化统称为"保存损害"。其损伤程度与保存液种类、温度、时间等因素有关。②如果温度和保存液的种类不变,则保存损害的变化随保存期的延长而增加,其中变化较为显著的包括血小板、白细胞和不稳定的凝血因子等,较稳定的是纤维蛋白原、凝血酶原等(A对,B、C、D、E错),故本题选A。

【例1495】【正确答案】A

【答案解析】保存期内的全血最主要的有效成分是红细胞,可有效携带氧气,改善组织代谢,避免局部代谢物累积(A对,B、C、D、E错),故本题选A。

【例1496】【正确答案】C

【答案解析】①急性溶血性输血反应指输血开始后＜24小时发生的输血反应,表现为寒战、高热、腰背痛、血红蛋白尿等,主要原因为ABO血型不合。②该患者出现浓茶样尿提示为血红蛋白尿,合并畏寒、胸闷、胸背疼痛,提示溶血反应(C对),故本题选C。③非溶血性发热性输血反应仅表现为发热,不会出现浓茶样尿等(不选A)。④输血相关的急性肺损伤主要表现为进行性呼吸困难,不会出现浓茶样尿等(不选B)。⑤细菌污染反应一般表现为发热等,也不会出现浓茶样尿等(不选D)。⑥过敏反应表现为皮肤的荨麻疹等(不选E)。

【例1497】【正确答案】C

【答案解析】①迟发性溶血反应是指输血开始后24小时～28天发生的输血反应,表现为不明原因的发热、贫血、黄疸等(C对),故本题选C。②非溶血性发热性输血反应仅表现为发热,不会发生在输血后的1周后(不选A)。③过敏反应表现为皮肤的荨麻疹等(不选B)。④细菌污染反应一般表现为发热等(不选D)。⑤输血相关的急性肺损伤主要表现为进行性呼吸困难(不选E)。

【例1498】【正确答案】D

【答案解析】①输血100 mL后,即出现寒战、高热,并有休克、肾衰竭等表现,是典型的溶血反应(D对),故本题选D。②发热是最常见的输血反应,患者仅有发热,无其他特殊不适(不选A)。③过敏反应是指输血过程中出现身体某些部位的荨麻疹等(不选B)。④细菌污染反应多引起患者一般发热(不选C)。⑤循环超负荷表现为肺水肿及呼吸困难等(不选E)。

【例1499】【正确答案】C

【答案解析】①溶血反应是最严重的并发症,典型症状为寒战、高热,呼吸困难,腰酸背痛,头晕胸闷。②该患者输血后出现呼吸困难、胸闷等,故考虑为溶血反应(C对),故本题选C。③过敏反应是指输血过程中出现身体某些部位的荨麻疹等(不选A)。④输血后正常反应是不会出现低血压和休克的(不选B)。⑤输血相关的急性肺损伤主要表现为进行性呼吸困难(不选D)。⑥急性肾损伤主要表现为少尿、无尿等(不选E)。

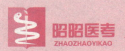

【例1500】【正确答案】A

【答案解析】①急性溶血性输血反应指输血开始后<24小时发生的输血反应,表现为寒战、高热、腰背痛、血红蛋白尿等,主要原因为ABO血型不合。②该患者输血20 mL后感觉头痛、恶心、寒战、呼吸困难、心前区压迫感提示溶血反应(A对),故本题选A。③细菌污染反应一般表现为发热等,也不会出现浓茶样尿等(不选B)。④过敏反应表现为皮肤的荨麻疹等(不选C)。⑤免疫反应不是输血后的输血并发症(不选D)。⑥发热反应是输血后的发热反应,不会出现呼吸困难、心前区压迫感(不选E)。

【例1501】【正确答案】A

【答案解析】①非溶血性发热性输血反应是最常见的早期输血反应之一,表现为突起畏寒、高热,严重者出现血压下降甚至昏迷。本例患者输注后20分钟,即发生寒战、发热、恶心,但尿色正常,所以最可能是非溶血性发热性输血反应(A对),故本题选A。②溶血性输血反应主要表现为寒战、高热、腰背痛、血红蛋白尿等,主要原因为ABO血型不合(不选B)。③过敏反应多表现为皮肤瘙痒或荨麻疹,严重者可出现支气管痉挛和血管神经性水肿等(不选C)。④细菌污染反应一般表现为发热等(不选D)。⑤循环超负荷表现为高血压及呼吸困难等(不选E)。

【例1502】【正确答案】B

【答案解析】①非溶血性发热性输血反应是最常见的早期输血反应之一,表现为突起畏寒、高热,严重者出现血压下降甚至昏迷。本例患者开始输注10分钟后,即发生寒战、发热,所以最可能是非溶血性发热性输血反应(B对),故本题选B。②输血相关移植物抗宿主病表现为发热、皮疹、肝炎、腹泻、骨髓抑制和感染等(不选A)。③细菌污染反应一般表现为发热等(不选C)。④循环超负荷表现为高血压及呼吸困难等(不选D)。⑤过敏反应是指输血过程中出现身体某些部位的荨麻疹等(不选E)。

【例1503】【正确答案】E

【答案解析】一般失血患者,失血量与输血量相当,辅以输血,不必输全血。成分输血的优点是可有效利用血液,减少大量输血引起的循环超负荷等副作用(E对,A、B、C、D错),故本题选E。

【例1504】【正确答案】C

【答案解析】①高龄患者,表现为呼吸困难、咳嗽、肺部湿啰音,提示左心功能不全,即术后大量输血引起急性左心衰竭。该患者表现为血压高,考虑输血相关循环超负荷(C对),故本题选C。②溶血反应表现为四肢腰背痛及血红蛋白尿等(不选A)。③输血相关过敏反应表现为局部荨麻疹(不选B)。④输血相关败血症表现为寒战、高热等(不选D)。⑤输血相关急性肺损伤表现为急性呼吸困难、严重双侧肺水肿等(不选E)。

【例1505】【正确答案】C

【答案解析】①输血相关移植物抗宿主病是由于有免疫活性的淋巴细胞输入到有严重免疫缺陷的受血者体内后,输入的淋巴细胞成为移植物并增殖,引起受血者组织产生反应,表现为发热、皮疹、肝炎、腹泻、骨髓抑制和感染等。②预防手段为对用于骨髓移植、加强化疗或放射化疗患者输注的含淋巴细胞的血液成分,采取γ射线辐射等处理,以去除免疫活性淋巴细胞(C对),故本题选C。③细菌污染反应(不选A)、发热反应(不选B)、溶血反应(不选D)、过敏反应(不选E)等不是γ射线辐照的红细胞制品可预防的输血不良反应。

【例1506】【正确答案】B

【答案解析】①引起变态反应的主要血液成分是血浆(B对),故本题选B。主要包括两种机制:一是过敏反应体质的受血者对输入血中蛋白质类物质发生变态反应,或变态反应体质的供血者随血液制品将其体内的某种抗体转移给受血者,当受血者再次接触变应原时,即可发生变态反应,此类反应的抗体常为IgE型;二是患者(受血者)因多次输入血浆制品,体内产生多种抗血清免疫球蛋白抗体,尤以抗IgA抗体为主,或有些免疫功能低下的患者,体内IgA缺乏或低下,当输入含IgA的血液或血制品时,会产生相应抗体,再次输入含IgA的血液或血制品时,就会发生变态反应。②红细胞、淋巴细胞、血小板、中性粒细胞不是导致变态反应的主要成分(不选A、C、D、E)。

【例1507】【正确答案】A

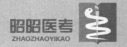

【答案解析】①可通过血液传播的病原包括 EB 病毒、巨细胞病毒、肝炎病毒和 HIV（不选 B、C、D、E）。②不能通过输血传播的病原是单纯疱疹病毒（A 对），故本题选 A。

【例 1508】【正确答案】E

【答案解析】①输血相关急性肺损伤的发生是因供血者血浆中存在白细胞凝集素或 HLA 特异性抗体所致，主要表现为急性呼吸困难、严重双侧肺水肿等，预防措施主要是禁止将多次妊娠的供血者血浆作为血液制品。该患者表现为输血后出现胸闷、呼吸困难。急查胸部 X 线片可见弥漫性阴影，考虑为急性肺损伤（E 对），故本题选 E。②过敏反应主要表现为荨麻疹（不选 A）。③溶血反应表现为四肢酸痛及血红蛋白尿（不选 B）。④细菌性感染表现为发热（不选 C）。⑤循环超负荷表现为大量输液后，出现肺部少许湿啰音，而非严重的呼吸困难（不选 D）。

【例 1509】【正确答案】E

【答案解析】①迟发性溶血反应多于输血数日后出现黄疸、网织红细胞增多等，多见于稀有血型不合。该患者为中年女性，有输血史，患者于输血后第 8 天出现皮肤黄染、发热、贫血等表现，考虑为迟发性溶血反应（E 对），故本题选 E。②输血性肝炎是输血导致的传染病（不选 A）。③过敏反应在输血过程中发生，出现荨麻疹等（不选 B）。④细菌污染反应表现为发热等（不选 C）。⑤非溶血性发热反应是最常见的不良反应（不选 D）。

第六篇　内分泌系统

第1章　内分泌系统概述

【例1510～1511】【正确答案】AB

　　【答案解析】①促进甲状腺激素分泌的激素是垂体分泌的促甲状腺激素(TSH)，促进垂体分泌促甲状腺激素的是下丘脑分泌的促甲状腺激素释放激素(TRH)(A对)，故例1510选A。②促进皮质醇分泌的激素是垂体分泌的促肾上腺素(ACTH)，促进垂体分泌促肾上腺素的是下丘脑分泌的促肾上腺素释放激素(GnRH)(B对)，故例1511选B。③LH为黄体生成素，GH为生长激素，FSH为促卵泡激素。

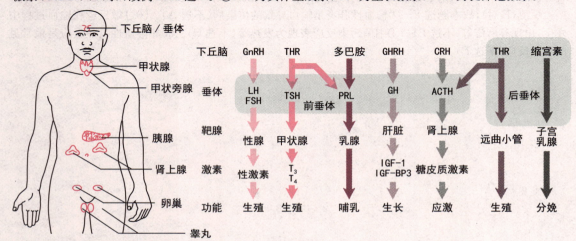

【例1512】【正确答案】B

　　【答案解析】①脑垂体由原口上皮向上突起形成的腺垂体和原始间脑向下延伸形成的神经垂体组成。②腺垂体(俗称垂体前叶)内有能合成和分泌激素的PRL分泌细胞、GH分泌细胞、ACTH分泌细胞、TSH分泌细胞、GnRH分泌细胞和不分泌激素的细胞等。③神经垂体(俗称垂体后叶)是下丘脑神经内分泌细胞核团的神经轴突向下延伸末梢膨大形成，不合成激素，是下丘脑神经核的神经内分泌细胞合成的激素沿神经轴突向下移动、贮存在神经末梢膨大部内，其内贮存有血管加压素和催产素，当机体需要时释放入血发挥生理效应(B对，A、C、D、E错)，故本题选B。

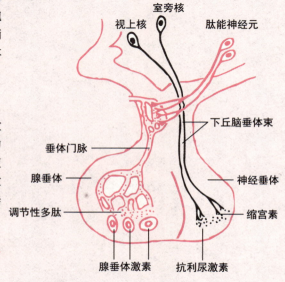

【例1513】【正确答案】A

　　【答案解析】①下丘脑视上核、室旁核产生而贮存于神经垂体的是血管加压素和催产素，在适宜的刺激作用下，这两种激素由神经垂体释放进入血液循环(A对，B、C、D、E错)，故本题选A。②生长激素、促肾上腺皮质激素、促甲状腺激素、泌乳素是垂体分泌的激素。

【例1514～1515】【正确答案】DB

　　【答案解析】①腺垂体分泌的激素是泌乳素

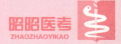

（PRL）、促肾上腺素（ACTH）、促甲状腺素（TSH）等（D 对），故例 1514 选 D。②神经垂体储存的激素是血管加压素和催产素（B 对），故例 1515 选 B。③促甲状腺激素释放激素由下丘脑分泌。④肾上腺素和皮质醇由肾上腺分泌。

【例 1516】【正确答案】E

【答案解析】①下丘脑视上核、室旁核产生而贮存于神经垂体的是血管加压素和催产素，在适宜的刺激下，这两种激素由神经垂体释放进入血液循环（E 对），故本题选 E。②泌乳素、生长激素、促肾上腺皮质激素等为垂体分泌的激素（不选 A、D、B）。③血管紧张素的产生：当机体有效循环血量锐减时，肾小球旁器的球旁细胞分泌肾素，进入血液，使血中由肝生成的血管紧张素原水解为血管紧张素Ⅰ，随血液流经肺循环时，受肺所含的转化酶作用，被进一步水解为血管紧张素Ⅱ（不选 C）。

【例 1517】【正确答案】E

【答案解析】①降钙素是由甲状腺 C 细胞分泌的多肽激素，主要作用是降低血钙和血磷，主要靶器官是骨骼，可抑制骨吸收，对肾也有一定的作用（E 对，A、B、C、D 错），故本题选 E。②降钙素的分泌受血钙浓度的调节，当血钙浓度增高时，降钙素分泌增多。

【例 1518】【正确答案】D

【答案解析】胰腺内 α 细胞分泌胰高血糖素，β 细胞分泌胰岛素（D 对，A、B、C、E 错），故本题选 D。

【例 1519】【正确答案】E

【答案解析】①内分泌疾病的定位诊断主要依靠影像学检查，如 MRI、CT、B 超及放射性核素显影，此外还有静脉导管分段测定激素。②血清激素水平测定只能用于内分泌系统疾病的定性诊断，不能用于定位诊断（E 对，A、B、C、D 错），故本题选 E。

【例 1520】【正确答案】B

【答案解析】①内分泌疾病检查方法中属于功能诊断检查的是甲状腺[131]I 摄取率测定（B 对），故本题选 B。②MRI 或 CT 扫描（不选 A）、B 型超声仪探查（不选 C）、动脉插管造影术（不选 D）、静脉导管分段取血（不选 E）为定位检查。

【例 1521】【正确答案】B

【答案解析】①内分泌腺体功能减退常见原因包括肿瘤、感染、遗传、药物等（不选 A、C、D、E）。②增生会导致功能亢进，而非减退（B 对），故本题选 B。

【例 1522】【正确答案】C

【答案解析】垂体瘤的诊断主要依靠影像学检查，如 CT、MRI 等，其优点已超越脑血管造影等技术，其中 MRI 可发现直径 3 mm 的微腺瘤，并且可显示下丘脑结构，对于临床判断某些病变有肯定价值（C 对，A、B、D、E 错），故本题选 C。

【例 1523】【正确答案】A

【答案解析】①当内分泌功能亢进或减退时，治疗原则都是使用各种治疗手段使其恢复到正常内分泌功能状态。②内分泌功能减退性疾病在临床表现为相关激素的缺乏或不足，治疗上应用外源性人工合成的或动物来源的激素补充或替代，将其补充至正常生理水平（A 对，B、C、D、E 错），故本题选 A。

第 2 章　下丘脑-垂体疾病

【例 1524】【正确答案】A

【答案解析】①垂体分泌的激素有泌乳素（不选 D）、生长激素（不选 E）、促甲状腺素（不选 C）、促肾上腺素、促卵泡激素、黄体生成素（不选 B）等。②无功能性垂体腺瘤可能分泌的是 α 亚单位（A 对），故本题选 A。

【例 1525】【正确答案】D

【答案解析】①垂体瘤尤其是有功能的分泌素瘤可有两种表现：占位病变的扩张作用和激素的分泌异常。②垂体腺瘤或表现为激素分泌过多，或表现为肿瘤增大压迫正常垂体组织而使激素分泌减少，出

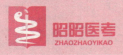

现继发性性腺、肾上腺皮质、甲状腺功能减退症。发生率由高到低依次为 PRL 瘤＞无功能瘤＞GH 瘤＞GH PRL 瘤＞ACTH 瘤等（D 对，A、B、C、E 错），故本题选 D。

【例 1526】【正确答案】D
　　【答案解析】①泌乳素瘤典型临床表现是闭经、泌乳（D 对），故本题选 D。②增大的垂体瘤尤其是巨大的肿瘤可压迫、浸润邻组织结构，出现头痛（不选 A）、偏盲型视野缺损、视力下降（不选 B）。③月经稀发（不选 C）、体重增加并糖耐量减低（不选 E）等为多囊卵巢综合征的典型表现。

【例 1527】【正确答案】D
　　【答案解析】①中年女性，出现泌乳和闭经，垂体发现占位病变，考虑泌乳素瘤，应检查血中泌乳素水平（不选 A）。②泌乳素瘤占位导致垂体其他功能区受到挤压，垂体分泌的激素减少，如生长激素（不选 B）、促肾上腺皮质激素（不选 C）、促甲状腺激素（不选 E）等分泌减少。③血管加压素和催产素由下丘脑分泌，故垂体病变时查血管加压素无意义（D 对），故本题选 D。

【例 1528】【正确答案】C
　　【答案解析】①垂体泌乳素腺瘤妇女的高泌乳素血症长期不予治疗时，高泌乳素血症可抑制下丘脑的促性腺激素释放激素（GnRH）及垂体促性腺激素的脉冲式和周期性分泌，并阻断促性腺激素作用于性腺，可致雌激素分泌减少和骨量减少，进而引起骨质疏松（C 对），故本题选 C。②高血压（不选 A）、低钾血症（不选 B）、低蛋白血症（不选 D）、甲状腺功能减退（不选 E）不是泌乳素瘤导致的临床特点。

【例 1529】【正确答案】D
　　【答案解析】①垂体大腺瘤压迫鞍膈可导致严重头痛，呈持续性，也可胀痛伴阵发性加剧。垂体瘤向前上发展可压迫视神经交叉出现视力减退、视野缺损和眼底变化，甚至导致失明（D 对），故本题选 D。垂体瘤向上发展可影响下丘脑引起下丘脑综合征，出现肥胖、尿崩、多食、性发育迟缓或性早熟等。垂体瘤向侧方发展可压迫脑神经而引起上睑下垂、眼外肌麻痹和复视。②糖尿病性视神经盘水肿（不选 A）、Graves 病浸润性突眼（不选 B）、嗜铬细胞瘤阵发高血压眼底出血（不选 C）一般不出现视野偏盲。③希恩（Sheehan）综合征垂体梗死多出现垂体功能减退的表现，如性功能减退等，一般不出现偏盲性视野（不选 E）。

【例 1530】【正确答案】E
　　【答案解析】①希恩（Sheehan）综合征是垂体缺血性萎缩、坏死，导致前叶激素分泌减少的一种综合征，多由于分娩时大出血或休克引起（E 对），故本题选 E。典型病例于分娩后乳腺萎缩，乳汁分泌停止，相继出现生殖器官萎缩，闭经，甲状腺、肾上腺萎缩，功能低下，进而出现全身萎缩和老化。②垂体脓肿（不选 A）、下丘脑肿瘤（不选 B）、垂体柄受压（不选 C）、垂体腺瘤（不选 D）不是导致希恩（Sheehan）综合征的主要病因。

【例 1531】【正确答案】C
　　【答案解析】①患者皮肤苍白，消瘦，毛发稀疏，应考虑腺垂体功能减退的可能，该类患者多为分娩时大出血造成腺垂体坏死，失去功能，即 Sheehan 综合征；故该患者应该首先了解其分娩出血的情况（C 对），故本题选 C。②胃肠道疾病史（不选 A）、糖尿病史（不选 B）、结核病史（不选 D）、进食异常（不选 E）不是导致 Sheehan 综合征的病因。

【例 1532】【正确答案】E
　　【答案解析】①低血糖最可能的原因是腺垂体功能减退（E 对），故本题选 E。②长期营养不良（不选 A）、肾上腺结核（不选 B）、慢性胃炎（不选 C）、早期糖尿病（不选 D）不是此病例导致低血糖的病因。

【例 1533】【正确答案】D
　　【答案解析】①垂体坏死后，垂体分泌的激素水平降低，应行激素检查以明确诊断（D 对），故本题选 D。②肝功能检查（不选 A）、胰腺 MRI（不选 B）、糖化血红蛋白（不选 C）、胸部 CT（不选 E）对诊断 Sheehan 综合征没有明确意义。

【例 1534】【正确答案】B
　　【答案解析】腺垂体功能减退症的病因包括垂体瘤、下丘脑病变、希恩（Sheehan）综合征（不选 A）、蝶鞍区手术（不选 C）、放疗和创伤、感染（不选 E）、糖皮质激素长期治疗和垂体卒中及糖尿病血管病变等

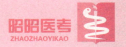

(不选 D),其中最常见的原因为垂体瘤(B 对),故本题选 B。

【例 1535】【正确答案】D

　　【答案解析】①可引起继发性腺垂体功能减退症的是外伤性垂体柄断裂(D 对,A、B、C、E 错),故本题选 D。②垂体大腺瘤、希恩(Sheehan)综合征、真菌性垂体脓肿、垂体卒中等是导致腺垂体功能减退的原发性病因。

【例 1536】【正确答案】C

　　【答案解析】①中年男性,脑部放疗病史,患者出现垂体功能减退症状,如低血压、低血钾及睾丸功能减退等表现,故诊断为腺垂体功能减退症(C 对),故本题选 C。②甲状腺功能减退患者主要表现为便秘等(不选 A)。③血管加压素分泌失调综合征主要表现为尿量增多及低比重尿(不选 B)。④直立性低血压多见于突然间改变体位时出现的一系列如黑矇、头晕等表现(不选 D)。⑤原发性肾上腺皮质功能减退症主要表现为腹部及大腿宽大的紫纹(不选 E)。

【例 1537】【正确答案】E

　　【答案解析】①腺垂体功能减退症的临床表现包括性腺功能减退、甲状腺功能减退和肾上腺功能减退。②其中肾上腺功能减退是由于 ACTH 缺乏,皮质醇分泌减少,患者常有明显疲乏、软弱无力、体重减轻、食欲缺乏、恶心、呕吐、血压偏低。对胰岛素敏感可有血糖降低,生长激素(GH)缺乏可加重低血糖发作(E 对,A、B、C、D 错),故本题选 E。

【例 1538】【正确答案】A

　　【答案解析】①希恩(Sheehan)综合征是由于产后大出血休克,导致垂体尤其是腺垂体促性腺激素分泌细胞缺血坏死,引起腺垂体功能低下而出现一系列症状,包括闭经、无乳、性欲减退、毛发脱落等,女性第二性征衰退,生殖器官萎缩,以及肾上腺皮质、甲状腺功能减退,出现如畏寒、嗜睡、低血压等症状及基础代谢率降低(A 对),故本题选 A。②原发性甲状腺功能减退症表现为畏寒、便秘、皮肤粗糙等(不选 B)。③神经性厌食症表现为不进食,体重明显降低(不选 C)。④肾上腺皮质功能减退症主要表现为色素沉着(不选 D)。⑤卵巢功能早衰症表现为闭经、潮热等(不选 E)。

【例 1539】【正确答案】D

　　【答案解析】①中枢性尿崩症是由于下丘脑分泌的血管加压素缺乏,进而引起肾小管对水、钠的重吸收减少,导致尿崩症(D 对),故本题选 D。②摄水过多(不选 A)、肾衰(不选 B)及利尿剂(不选 C)和慢性肾盂肾炎(不选 E)都属于外周性因素引发的尿崩症。

【例 1540】【正确答案】A

　　【答案解析】①中枢性尿崩症是由于下丘脑分泌的血管加压素缺乏,进而引起肾小管对水、钠的重吸收减少,尿液表现为低渗、低比重(A 对),故本题选 A。②糖尿病引起多尿是由于尿中溶质增加导致尿液渗透压升高,进而产生渗透性利尿(不选 D)。③甲亢、甲旁亢不会导致多尿(不选 B、C)。④原发性醛固酮增多症导致水钠潴留,其尿液比重升高,而非降低(不选 E)。

【例 1541】【正确答案】D

　　【答案解析】①尿崩症是由加压素功能完全或部分丧失引起的一种多尿症。分为两种不同的类型:中枢性和肾隐性尿崩症。肾隐性尿崩症是由于肾小管对加压素失去反应所致。中枢性尿崩症是由于适量加压素不能排放而引发的多尿或稀尿排泄症。去氨加压素是通过浓缩和减少尿液的产生达到治疗夜遗尿症的目的(D 对),故本题选 D。②氢氯噻嗪(不选 A)、呋塞米(不选 B)、垂体后叶素(不选 D)、油剂鞣酸加压素(不选 E)不是治疗中枢性尿崩症的最佳药物。

第 3 章　甲状腺疾病

【例 1542】【正确答案】A

　　【答案解析】①甲状腺滤泡细胞分泌甲状腺素(T_3、T_4)。②甲状腺滤泡旁细胞分泌降钙素,降低血钙(A 对,B、C、D、E 错),故本题选 A。

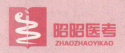

【例 1543】【正确答案】D

【答案解析】甲状旁腺激素的靶器官是骨和肾（D 对，A、B、C、E 错），故本题选 D。

【例 1544】【正确答案】B

【答案解析】①人体由内分泌轴控制机体的内分泌活动，即下丘脑→垂体→甲状腺。②下丘脑分泌促甲状腺激素释放激素（TRH），作用于垂体；垂体分泌促甲状腺素（TSH）作用于甲状腺，调控甲状腺分泌 T_3、T_4，是直接调节甲状腺素产生与分泌的激素（B 对），故本题选 B。③糖皮质激素是肾上腺分泌的激素（不选 A）。④甲状旁腺激素为甲状旁腺分泌的激素，主要用于调控血钙（不选 C）。⑤降钙素是甲状腺滤泡旁细胞分泌的激素，也参与血钙的调控（不选 D）。⑥甲状腺球蛋白（T_3、T_4）是甲状腺滤泡细胞分泌的激素（不选 E）。

【例 1545】【正确答案】A

【答案解析】①甲状腺毒症是指血液中的甲状腺激素过多，引起以神经、循环、消化等系统兴奋性增高和代谢亢进为主要表现的一组临床综合征。导致甲亢的病因有弥漫性毒性甲状腺肿、甲状腺自主高功能腺瘤、多结节性甲状腺肿等，但最常见的病因是弥漫性毒性甲状腺肿，即 Graves 病（A 对，B、C、D、E 错），故本题选 A。②亚急性甲状腺炎及桥本氏病属于非甲状腺功能亢进症。

【例 1546】【正确答案】B

【答案解析】①青年女性，颈前包块，结合患者临床表现有心慌、气短、怕热、多汗及 T_3、T_4 升高、TSH 降低，可以诊断为甲状腺功能亢进。②甲状腺功能亢进的病因多种多样，最常见的是 Graves 病，表现为甲状腺弥漫性、对称性肿大，其次是结节性毒性甲状腺肿，表现为甲状腺多发结节。该患者查体发现甲状腺多个结节，且合并甲亢表现，故诊断为结节性毒性甲状腺肿（B 对），故本题选 B。③单纯性甲状腺肿仅表现为甲状腺肿大，但甲功正常（不选 A）。④慢性淋巴细胞性甲状腺炎即桥本病指淋巴细胞浸入甲状腺，导致甲状腺破坏，引发甲减而非甲亢（不选 C）。⑤自主性高功能性甲状腺瘤是指由甲状腺内单发或多发的高功能的腺瘤而引起甲亢状的一类疾病。多数患者仅有心动过速、乏力、消瘦或腹泻，不发生突眼及 Graves 病的皮肤改变，但可有睑裂增宽和凝视征（不选 D）。⑥弥漫性毒性甲状腺肿指甲亢伴有甲状腺弥漫性肿大（不选 E）。

【例 1547】【正确答案】E

【答案解析】①Graves 病的发生与自身免疫有关，属于器官特异性自身免疫病，有显著遗传倾向，血清中存在 TSH 受体抗体（TRAb），包括 TSH 受体刺激性抗体（TSAb）和 TSH 受体刺激阻断性抗体（TSBAb）。TSAb 与 TSH 受体结合，激活腺苷酸环化酶信号系统，导致甲状腺细胞增生和甲状腺激素合成、分泌增加，引起甲亢（E 对），故本题选 E。②长期碘摄入不足是导致单纯性甲状腺肿的病因（不选 A）；长期碘摄入过多不会导致 Graves 病（不选 B）。③各种因素致下丘脑分泌 TRH 过多或各种原因致垂体分泌 TSH 过多可导致甲亢，但并非甲亢的基本病因（不选 C、D）。

【例 1548】【正确答案】D

【答案解析】青年男性表现为心悸、手颤、大便次数增多及体重下降等，考虑诊断为甲状腺功能亢进症。目前患者出现肢体无力，考虑可能为大量腹泻导致电解质丢失，特别是钾离子丢失，及甲状腺激素导致钾离子向细胞内转移，导致低钾血症，进而引起周期性瘫痪（D 对，A、B、C、E 错），故本题选 D。

【例 1549】【正确答案】B

【答案解析】出现低钾血症应补充血钾，即静脉补钾（B 对，A、C、D、E 错），故本题选 B。

【例 1550】【正确答案】A

【答案解析】①青年患者甲亢首选药物治疗即丙硫氧嘧啶（A 对），故本题选 A。②放射性碘多用于药物治疗无效的患者。青少年禁忌使用放射性碘及手术治疗，因为会导致甲状腺功能减退，影响青少年发育，甚至可能会继发甲状腺癌的发生（不选 B、D）。③肾上腺皮质激素用于甲状腺危象的治疗（不选 C）。④复方碘溶液多用于术前准备（不选 E）。

【例 1551】【正确答案】A

【答案解析】①甲状腺功能亢进时，腹泻的主要发生机制是肠蠕动亢进致肠内食糜停留时间缩短，未

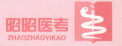

被充分吸收所致（A 对），故本题选 A。②肠道菌群感染是由胃肠黏膜分泌过多液体和电解质引起（不选 C、D）。③某些胃肠道内分泌瘤，如胃泌素瘤、血管活性肠肽瘤（VIP）引起的腹泻也属分泌性腹泻（不选 E）。④因肠腔内有大量不被吸收的溶质，肠内渗透压增高，阻碍水与电解质的吸收而引起的腹泻，如口服盐类泻药、不易吸收的糖类山梨醇或甘露醇等（不选 B）。

【例 1552】【正确答案】B

　　【答案解析】①甲亢患者可同时合并周期性瘫痪或重症肌无力等，而据血钾低可知该患者为低钾性麻痹。周期性瘫痪临床表现为反复发作的弛缓性骨骼肌瘫痪或无力，好发于青壮年，以双下肢无力最常见。持续数小时至数周，发作间歇期完全正常（B 对），故本题选 B。②慢性甲亢性肌病，即甲亢患者表现为近端肌肉进行性萎缩，无力，以肩胛带肌和骨盆带肌受累为主（不选 A）。③周围神经炎患者除了有运动障碍，同时伴有感觉障碍，本病例，无感觉障碍，故不考虑（不选 C）。④重症肌无力临床主要特征是局部或全身横纹肌活动时易疲劳无力，经休息或用抗胆碱酯酶药物后可缓解，因而表现为晨轻暮重的特点，眼肌是重症肌无力最易受累的肌群，部分患者最终因呼吸肌受累而死亡（不选 D）。⑤癫症主要表现为突发意识丧失，可伴有运动无力、失明等（不选 E）。

【例 1553】【正确答案】D

　　【答案解析】①Graves 病的特殊体征是甲状腺呈弥漫性对称性或不对称性肿大，而非结节性（D 对，E 错），故本题选 D。②甲状腺的肿大程度和甲亢的严重程度并不成正比，所以症状越严重，不一定甲状腺越大（不选 A）。③甲状腺质地较硬且有触痛是亚急性甲状腺炎的表现，结节性甲状腺肿多为结节性（不选 B）。④甲亢手术的术前准备是用碘剂可使甲状腺变小变硬，减少术中出血（不选 C）。

【例 1554】【正确答案】C

　　【答案解析】①甲亢的临床表现为甲状腺毒症，表现为高代谢综合征，皮肤湿润多汗。②精神神经系统表现有手和眼睑震颤（不选 A）。③心血管系统表现为心动过速（不选 E）、收缩压升高、舒张压降低、脉压增大、阵发性心房颤动（不选 B、D）。④甲状腺肿表现为弥漫性、对称性，无压痛，甲状腺上、下极可触及震颤，闻及血管杂音，此体征最有价值（C 对），故本题选 C。其他体征还有眼征及胫前黏液性水肿。

【例 1555】【正确答案】C

　　【答案解析】①反映甲状腺功能的实验室检查指标是 FT_3、FT_4 升高及 TSH 降低，其中 TSH（促甲状腺激素）是甲状腺功能诊断中最敏感的激素（C 对，A、B 错），故本题选 C。②TRAb 是诊断甲亢的指标，是反映甲亢预后的指标（不选 D）。③TRH 是下丘脑分泌的激素，用于控制垂体释放 TSH，不是甲亢的敏感治疗（不选 E）。

【例 1556】【正确答案】B

　　【答案解析】①青少年女性患者，表现为易怒、体重减低、手颤、甲状腺肿大，考虑为甲亢，甲状腺弥漫性增大，符合 GD 表现（B 对），故本题选 B。②亚急性甲状腺炎主要表现为上感后，出现甲亢及甲状腺疼痛（不选 A）。③单纯性甲状腺肿患者仅表现为甲状腺肿大，但是无甲亢表现（不选 C）。④自主神经功能紊乱表现为多系统的病变，但是甲状腺无肿大（不选 D）。⑤糖尿病表现为经典的三多一少，即多饮、多尿、多食、体重减少（不选 E）。

【例 1557】【正确答案】C

　　【答案解析】①甲状腺功能亢进的诊断主要依靠血甲状腺激素水平，甲状腺激素水平升高则支持该诊断（C 对），故本题选 C。②甲状腺放射性核素扫描多用于甲状腺结节的检查（不选 A）。③垂体功能测定多用于垂体瘤的检查（不选 B）。④OGTT 试验多用于糖尿病的检查（不选 D）。⑤甲状腺摄 ^{131}I 率可作为甲亢的诊断依据，2 小时摄碘率＞25%，24 小时摄碘率＞50% 可诊断（不选 E）。

【例 1558】【正确答案】A

　　【答案解析】①甲亢时血 FT_3 及 FT_4 升高，负反馈机制导致 TSH 降低（A 对，B、D、E 错），故本题选 A。②甲亢患者，甲状腺功能亢进时甲状腺摄 ^{131}I 率升高（不选 C）。

【例 1559】【正确答案】C

　　【答案解析】①甲状腺 ^{131}I 摄取率的测定是甲亢常用的检查方法之一。②正常甲状腺 24 小时内摄

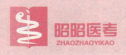

取^{131}I的量为人体总量的30％～40％。③如在 **2 小时内**甲状腺摄取^{131}I量超过人体总量的 **25％**，或在 **24 小时**内超过 **50％**，且吸^{131}I高峰提前出现，均可诊断为甲亢(C 对，A、B、D、E 错)，故本题选 C。

【例1560】【正确答案】D

【答案解析】①高功能腺瘤甲状腺结节与 Graves 病和结节性毒性甲状腺肿鉴别的主要手段是甲状腺 **放射性核素扫描**和**甲状腺 B 超**(D 对)，故本题选 D。②T₃抑制试验和^{131}I摄取率对甲亢的诊断有帮助，但不能确定是不是高功能结节(不选 B、C)。③Graves 病的放射性核素扫描可见核素均质性地分布增强，结节性毒性甲状腺肿可见核素分布不均，增强或减弱区呈灶状分布，高功能性甲状腺结节则仅在肿瘤区有核素增强，其他区域的核素分布稀疏(不选 D)。④甲状腺 MRI 检查不能显示甲状腺功能，仅仅显示甲状腺形态(不选 E)。

【例1561】【正确答案】D

【答案解析】①青年男性，表现为多食，易饥，体重下降，考虑甲状腺亢进所致，结合患者血钾较低，出现低钾性周围性麻痹，可进一步明确诊断为甲状腺功能亢进症。②甲亢首选检查是测定血中激素水平，即 **FT₃、FT₄升高和 TSH 降低**(D 对)，故本题选 D。③24 小时尿儿茶酚胺用于嗜铬细胞瘤的检查(不选 A)。④24 小时尿钾有利于诊断原发性醛固酮增多症(不选 B)。⑤空腹血糖用于糖尿病的检查(不选 C)。⑥24 小时尿游离皮质醇用于库欣综合征的检查(不选 E)。

【例1562】【正确答案】C

【答案解析】①甲状腺的作用机制是导致钾离子向细胞内转移，导致血浆的钾离子降低(C 对)，故本题选 C。②甲状腺激素增多引起肠蠕动增加，进而导致腹泻，腹泻可导致钾离子排泄增多；甲亢导致代谢旺盛，出汗排钾较多，但这些并非主要因素(不选 A、B)。③钾摄入不足不是甲亢患者导致低钾的原因(不选 D)。④尿钾排出增多是利尿剂导致低钾的病因(不选 E)。

【例1563】【正确答案】C

【答案解析】①患者未成年女性，表现为烦躁、怕热、多汗，体重减轻，结合患者典型临床表现即甲状腺弥漫肿大，质地软，无触痛，故诊断为 **Graves 病**。②未成年患者甲亢的治疗应首先选择服用抗甲状腺药物即**丙硫氧嘧啶**(C 对)，故本题选 C。③**普萘洛尔和碘剂**多用于甲亢的术前准备(不选 A、B)。④**核素^{131}I**多用于药物治疗失败的患者(不选 D)。⑤**甲状腺大部切除**适用于结节性甲亢及甲状腺巨大产生压迫症状者(不选 E)。

【例1564】【正确答案】B

【答案解析】①青年男性，表现为体重下降、手颤、双眼突出，结合查体发现甲状腺弥漫Ⅱ°肿大，故诊断为 Graves 病。②Graves 病的确诊依靠查**血 TSH、T₃、T₄**，表现为 T₃、T₄降低及 TSH 升高(B 对)，故本题选 B。③甲状腺摄^{131}I率及 T₃抑制试验可用来诊断甲亢，但并非最有价值的检查项目(不选 A、C)。④TRH 兴奋试验可用于确定垂体功能(不选 D)。⑤抗甲状腺抗体是反映甲亢患者预后的指标(不选 E)。

【例1565】【正确答案】C

【答案解析】①甲亢导致的高代谢综合征会导致**心房颤动**，是甲亢患者常见的心律失常(C 对)，故本题选 C。(**昭昭老师速记：第一心音强弱不能、心律绝对不齐、脉搏短绌就是房颤**)②窦性心律不齐(不选 A)、阵发性期前收缩(不选 B)、心房扑动(不选 D)、二度房室传导阻滞(不选 E)对于甲亢患者较少见。

【例1566】【正确答案】D

【答案解析】①甲状腺功能亢进症是由于甲状腺合成、释放过多的甲状腺激素，造成机体代谢亢进和交感神经兴奋，引起**心悸、出汗**，进食和便次增多，**体重减少**的病症。多数患者常常伴有突眼、眼睑水肿、视力减退等症状。体格检查有**甲状腺肿大**，听诊可闻及血管杂音，严重者甚至可用手触及震颤。实验室检查发现 T₃、T₄、FT₃、FT₄升高，伴 TSH 下降。该患者表现为**多汗、心悸、易饿**等，**甲状腺Ⅱ°肿大**，符合甲亢的典型表现，故诊断为甲状腺功能亢进(D 对)，故本题选 D。②糖尿病的诊断有赖于血糖测定(不选 A、C)。③溃疡性结肠炎的典型表现是黏液脓血便、腹泻、发热等(不选 B)。④更年期综合征指妇女绝经前后出现性激素波动或减少所致的一系列以自主神经系统功能紊乱为主的综合征，无体重减轻及甲状腺肿大(不选 E)。

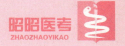

【例 1567】【正确答案】D

【答案解析】①甲状腺功能亢进诊断有赖于甲状腺功能的检查,实验室检查有 T_3、T_4升高伴 TSH 下降(D 对),故本题选 D。②口服葡萄糖耐量试验、胰岛素释放试验用于诊断糖尿病(不选 A、C)。③结肠镜检查可确诊溃疡性结肠炎(不选 B)。④甲状腺摄^{131}I 率检查有一定的放射性,不作为首选检查(不选 E)。

【例 1568】【正确答案】E

【答案解析】①甲状腺亢进首选治疗方法是药物治疗,应用抗甲状腺药物如丙硫氧嘧啶等(E 对),故本题选 E。②胰岛素和口服降糖药物用于治疗糖尿病(不选 A、C)。③泼尼松治疗溃疡性结肠炎(不选 B)。④^{131}I 治疗多用于药物治疗失败后或用于对抗甲状腺药物过敏(不选 D)。

【例 1569】【正确答案】E

【答案解析】①甲状腺功能亢进症目前使用最多的是丙硫氧嘧啶和甲巯咪唑,其抗甲状腺作用是通过抑制甲状腺激素合成过程中某些酶的活性从而抑制甲状腺激素的合成(E 对),故本题选 E。丙硫氧嘧啶还有抑制外周组织中 T_4转化为 T_3的作用。②促甲状腺激素(TSH)由腺垂体合成和分泌,甲状腺功能亢进时,甲状腺分泌入血的 T_3、T_4增多,通过负反馈调节,抑制垂体 TSH 的合成和分泌,即便使用促甲状腺素释放激素(TRH)行兴奋试验,也不能使 TSH 分泌增多。③其余四项均不是抗甲亢药物的作用机制(不选 A、B、C、D)。

【例 1570】【正确答案】C

【答案解析】①抗甲状腺药物的副作用是粒细胞减少,主要发生在治疗开始后的 2～3 个月内,外周血白细胞低于 $4×10^9/L$ 或中性粒细胞低于 $1.5×10^9/L$ 时应停药(C 对),故本题选 C。发现白细胞减少时,应当先使用促进白细胞增生药。②放射性核素^{131}I 治疗(不选 A)、复方碘溶液治疗(不选 B)、甲状腺次全切除术(不选 D)、甲状腺素治疗(不选 E)一般无白细胞降低。

【例 1571】【正确答案】E

【答案解析】①血中性粒细胞<$1.5×10^9/L$ 时需停药处理,磺脲类抗甲状腺药物可有效抑制甲状腺激素合成,控制甲状腺功能亢进症(E 对),故本题选 E。②抗甲状腺药物的不良反应包括药疹(5%)、粒细胞减少或缺乏(1%),还有少数患者出现肝酶升高和黄疸,中性粒细胞缺乏是严重的不良反应。③其余四项均不是抗甲亢药物的停药处理指征(不选 A、B、C、D)。

【例 1572】【正确答案】C

【答案解析】①原则上,功能亢进应选择放射性核素治疗,功能减退选择补充治疗。②原发性甲状腺功能亢进表现为高代谢状态,可用放射性核素^{131}I 治疗(C 对),故本题选 C。③功能减退疾病,如肾上腺皮质功能减退症(不选 A)、特发性中枢性尿崩症(不选 B)、原发性甲状腺功能减退症(不选 D)应该是补充生理性剂量的激素,而非用放射性核素治疗。④原发性甲状旁腺功能亢进症的主要治疗原则是手术切除(不选 E)。

【例 1573】【正确答案】A

【答案解析】①患者表现为典型的甲亢症状,甲状腺弥漫性增大,诊断为 GD(A 对),故本题选 A。②高功能腺瘤(不选 B)、结节性甲状腺肿(不选 C)表现均为甲状腺的非弥漫性增大,如局部有结节和肿块等。③亚急性甲状腺炎主要表现为上感后,出现甲亢及甲状腺疼痛(不选 D)。④慢性淋巴细胞性甲状腺炎为淋巴细胞浸入甲状腺,导致甲状腺组织破坏,进而发生甲减而非甲亢(不选 E)。

【例 1574】【正确答案】D

【答案解析】①患者甲状腺弥漫性肿大,深入胸骨后,甲状腺肿大易造成器官压迫,应手术切除肿物(D 对),故本题选 D。(昭昭老师速记:甲亢手术指征是"压迫""结节""后""恶变")②TSH 降低(不选 A)、T_3、T_4值显著升高(不选 B)是诊断甲亢的指标,而非手术指标。③甲状腺弥漫性肿大是诊断 Graves 病的依据(不选 C)。④重度突眼是甲亢的体征之一,但并非手术指征(不选 E)。

【例 1575】【正确答案】C

【答案解析】①术前准备应采用抗甲状腺药物＋碘剂,抗甲状腺药物可减少甲状腺激素的合成,同时可引起甲状腺肿大及充血;碘剂可抑制蛋白水解酶的释放,减少甲状腺素的释放,同时使得甲状腺血流减

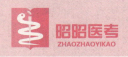

少,甲状腺变小、变硬,有利于手术的进行(C 对,A、B 错),故本题选 C。②抗甲状腺药＋普萘洛尔及普萘洛尔都是甲亢术前的用药,但并非最适合药物(不选 D、E)。

【例 1576】【正确答案】B

【答案解析】①患者发生四肢抽搐,很可能是手术过程中伤及甲状旁腺所致,应及时补充钙剂(B 对),故本题选 B。②口服钙剂起效较慢(不选 A)。③口服镇静剂可用来治疗甲状腺危象(不选 C)。④口服碘剂是甲亢术前准备的用药(不选 D)。⑤气管切开防窒息是甲状腺术后发生伤口内血肿导致呼吸困难的急救措施(不选 E)。

【例 1577】【正确答案】E

【答案解析】①妊娠中期女性,有结节性甲状腺肿,为手术的适应证,故应选择手术治疗(E 对),故本题选 E。②弥漫性甲亢首选抗甲状腺药物治疗(不选 A)。③普萘洛尔及碘剂治疗为甲亢术前准备用药(不选 B,C)。④放射性碘治疗多用于药物治疗失败的患者(不选 D)。

【例 1578】【正确答案】D

【答案解析】①甲状腺温结节一般为良性,可观察。②患者目前有压迫症状,出现憋闷感,是手术的适应证(D 对),故本题选 D。③甲状腺结节一般不易感染(不选 A);用力后包块不易破裂(不选 B)。④甲状腺结节一般可继发甲状腺癌(不选 C)。⑤冷结节易恶变;温结节不易恶变(不选 E)。

【例 1579】【正确答案】C

【答案解析】①青少年甲亢为甲状腺手术治疗的禁忌证,术后影响青少年的生长发育(C 错),故本题选 C。青少年甲亢首选药物治疗。②中度以上的原发性甲亢(不选 B)、有压迫症状或胸骨后甲状腺肿并发甲亢(不选 D)、继发性甲亢或高功能腺瘤(不选 A)、结节性甲亢及抗甲状腺药物或碘治疗复发者(不选 E)是甲状腺大部切除术的适应证。

【例 1580】【正确答案】E

【答案解析】①甲状腺功能亢进症患者的手术适应证:中、重度 Graves 病(不选 A),胸骨后甲状腺肿伴甲亢(不选 B),出现压迫症状,结节性甲状腺肿,高功能腺瘤(不选 C),妊娠早期重度甲亢(不选 D)及晚期甲亢。②青少年患者禁忌手术治疗,应首选抗甲状腺药物治疗(E 对),故本题选 E。

【例 1581】【正确答案】A

【答案解析】①碘剂的作用是抑制蛋白水解酶,减少甲状腺球蛋白的分解(不选 E),从而抑制甲状腺激素的释放(不选 C),并不是抑制甲状腺素的合成(A 错),故本题选 A。②抗甲状腺药物主要作用是抑制甲状腺素的合成。③碘剂多用于甲亢的术前准备,让甲状腺变小,减少甲状腺的血流量(不选 D),减少术中出血(不选 B)。

【例 1582】【正确答案】D

【答案解析】①甲亢患者术前应用碘剂,可抑制蛋白水解酶,减少甲状腺球蛋白的分解,从而抑制甲状腺素的释放。碘剂还能减少甲状腺的血流量,使腺体充血减少,因为缩小变硬,减少术中出血(D 对),故本题选 D。②术前应用丙硫氧嘧啶,目的是控制甲亢的症状,但容易导致甲状腺肿大和动脉性充血,故服用硫脲类药物后,必须加用碘剂。③普萘洛尔用于甲亢合并心率快者(不选 B)。④卡比马唑(不选 A)、丙硫氧嘧啶(不选 C)、甲巯咪唑(不选 E)是抑制甲状腺激素合成的,而非抑制其释放。

【例 1583】【正确答案】B

【答案解析】甲亢患者术前基础代谢率至少要降至＋20％以下才可以进行手术,以保证手术的顺利进行和减少术后并发症(B 对),故本题选 B。

【例 1584】【正确答案】B

【答案解析】甲亢术前准备中脉率应降至每分钟90 次以下(B 对,A、C、D、E 错),故本题选 B。

【例 1585】【正确答案】C

【答案解析】①甲状腺手术前应仔细进行术前准备,以减少术中及术后的并发症。②药物准备中首选的方案是抗甲状腺药物＋碘剂。先用硫脲类药物,待甲亢症状得到基本控制后改服 2 周碘剂,再进行手术。硫脲类容易导致甲状腺肿大及动脉性充血,应用碘剂可使甲状腺变小,血流量减少(C 对),故本题选C。③单用碘剂适用于症状不重以及继发性甲亢和高功能腺瘤的患者。碘剂的作用在于抑制蛋白水解酶，减少甲状腺球蛋白的分解，从而减少甲状腺素的释放；还可使甲状腺血流量减少，充血减少，甲状腺变小、变硬（不选A）。④单用硫脲类药物会导致甲状腺充血肿大，可导致术中出血增多（不选B）。⑤普萘洛尔属于β受体阻滞剂，对于常规不能应用碘剂或合并应用硫氧嘧啶类药物不能耐受或无效者，有主张使用普萘洛尔或与碘剂合用做术前准备。但是此患者合并哮喘，应用β受体阻滞剂会加重哮喘症状，故不用（不选D、E）。

【例1586】【正确答案】C

【答案解析】①结扎甲状腺下动脉要尽量离开腺体背面靠近颈总动脉（C对），故本题选C；结扎甲状腺上动脉要尽量靠近腺体（不选B）。②通常需切除双侧甲状腺腺体的80%～90%（不选A），甲状腺峡部也要切除（不选D）。③即使止血充分，也要放置引流，避免发生伤口内出血压迫气管发生严重呼吸困难（不选E）。

【例1587】【正确答案】E

【答案解析】①甲亢患者术后出现手足抽搐提示低钙，最可能是甲状腺大部切除术中损伤了甲状旁腺（E对），故本题选E。②喉上神经损伤表现为呛咳（不选A）。③甲状腺功能低下表现为代谢速率下降（不选B）。④甲亢危象以全身症状为主，表现为高热、脉快、心悸、出汗等（不选C）。⑤喉头水肿导致喉梗阻常出现呼吸困难，但一般无手足抽搐（不选D）。

【例1588】【正确答案】E

【答案解析】①手足抽搐为低血钙所致，故应积极补钙，缓解症状（E对），故本题选E。②颈部理疗为一般的对症治疗，不能治疗低钾抽搐（不选A）。③口服甲状腺素片多用于甲减的治疗（不选B）。④口服复方碘化钾溶液多用于低钾的治疗（不选C）。⑤气管切开多用于甲状腺术后伤口内血肿的治疗（不选D）。

【例1589】【正确答案】E

【答案解析】①术后呼吸困难多发生在48小时内，是术后最危急的并发症，应及时切开缝线，敞开创口（E对），故本题选E。②气管切开（不选A）、气管插管（不选B）、面罩吸氧（不选C）不能解除气道梗阻。③静注地塞米松主要用于治疗甲状腺危象的治疗（不选D）。

【例1590】【正确答案】B

【答案解析】①青壮年男性，甲状腺手术后出现面部麻木及手足抽搐，诊断为甲状旁腺受损。甲状旁腺分泌升钙素，受损后分泌激素减少，导致血钙减低，产生麻木症状。处理的主要方法是迅速补充钙离子，即静脉注射钙剂，提高血钙浓度，缓解症状（B对），故本题选B。②口服葡萄糖酸钙补充血钙较慢（不选A）。口服维生素D3不能快速提升血钙（不选C）。伤口切开用于术后并发伤口血肿，压迫气管导致呼吸困难（故不选D）。气管切开一般较少用到（不选E）。

【例1591】【正确答案】E

【答案解析】①中年女性，甲状腺手术后1小时，突发呼吸困难，考虑术后伤口内出血，血肿压迫气管所致，需要紧急返回手术室行伤口切开，清除血肿。此类并发症发生较为危急，有时需要在床旁紧急行气管切开术，因此甲状腺手术患者床旁需常规备气切包（E对），故本题选E。②气管塌陷是气管壁长期受肿大甲状腺压迫发生软化，切除甲状腺体大部分后软化的气管失去支撑的结果，但不会出现颈部肿胀（不选A）。甲状腺危象表现为全身症状，如高热、脉快、恶心、呕吐等（不选B）。喉上神经内支损伤导致呛咳，外支损伤导致音调降低（不选C）。一侧喉返神经损伤导致嘶哑，双侧喉返神经损伤导致呼吸困难（不选D）。

【例1592】【正确答案】D

【答案解析】①患者为青年女性，有甲状腺手术病史，出现呼吸困难，此为甲状腺术后危急的并发症。发生原因包括术后血肿、气管塌陷、双侧喉返神经损伤等。现术后引流管通畅，仅有少许血液，故不考虑血肿所致，且无气管塌陷的证据，故初步诊断为双侧喉返神经损伤（D对），故本题选D。②喉上神经损伤表现为呛咳（不选A）。③伤口出血可见伤口内严重肿胀，可压迫气管，导致呼吸困难（不选B）。④甲亢危象以全身症状为主，表现为高热、脉快、心悸、出汗等（不选C）。⑤甲状旁腺损伤导致升钙素分泌减少，患者血钙降低，出现抽搐、口周麻木等症状（不选E）。

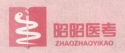

【例 1593】【正确答案】D

【答案解析】①甲亢患者在术后 48 小时以内发生的最危险的并发症为术中止血不彻底所致切口内血肿，血肿压迫气管出现呼吸困难或窒息，严重者导致患者死亡（D 对），故本题选 D。②喉上神经内侧支损伤出现呛咳（不选 A）。③喉返神经单侧损伤导致声音嘶哑（不选 B）。④甲状旁腺受损出现低钙血症，进而引起手足抽搐（不选 C）。⑤甲状腺危象表现为全身多系统病变，如高热、脉快，但并非 48 小时内最严重并发症（不选 E）。

【例 1594】【正确答案】A

【答案解析】①原发性甲状腺功能减退症会出现甲状腺激素减少，即 T_3、T_4 减少，负反馈反射性引起 TSH 增高。②这些指标中，其中 TSH 最敏感，当发生甲减时，最先发生变化（A 对，B、C、D、E 错），故本题选 A。

【例 1595】【正确答案】E

【答案解析】①原发性甲状腺功能减退症会出现甲状腺激素减少，即 T_3、T_4 减少，负反馈反射性引起 TSH 增高。②这些指标中，其中 TSH 最敏感，当发生甲减时，最先发生变化（E 对，A、B、D 错），故本题选 E。③TRAb 多用于甲亢预后的判断（不选 C）。

【例 1596】【正确答案】E

【答案解析】①内分泌腺体功能减退时，行替代治疗。②甲减患者首选左甲状腺素（L-T_4），起始剂量为 25～50 $\mu g/d$（E 对，A、B、C、D 错），故本题选 E。

【例 1597】【正确答案】D

【答案解析】①亚急性甲状腺炎常见于 20～50 岁女性，表现为甲状腺肿大、结节、压痛。血沉快，血 FT_4 及 FT_3 升高，但甲状腺摄^{131}I 率下降（E 对），故本题选 E。②甲状腺内出血，无甲亢表现（不选 A）。③自主性功能亢进性甲状腺腺瘤核素扫描可发现，患者血沉等一般正常，无明显加快（不选 B）。④Graves 病多表现为弥漫性甲状腺肿大，可表现为甲亢（不选 C）。⑤桥本甲状腺炎多表现为甲减，血 FT_3 及 FT_4 降低（不选 E）。

【例 1598】【正确答案】C

【答案解析】①中年女性，颈部疼痛伴甲状腺肿大，考虑甲状腺疾病。实验室检查出现典型分离现象，即甲状腺素升高，但碘摄取率下降，符合亚急性甲状腺炎的诊断（C 对），故本题选 C。亚急性甲状腺炎患者的甲状腺滤泡细胞被破坏，使血中甲状腺激素水平升高，但摄取碘的能力下降。②慢性淋巴细胞性甲状腺炎患者血中 TPOAb 和 TGAb 多为阳性（不选 A）。③甲状腺功能亢进症表现为甲状腺素升高同时碘摄取率也升高（不选 B）。④甲状腺肿瘤一般无明显的"分离现象"（不选 D）。⑤单纯性甲状腺肿只是甲状腺肿大，而甲状腺功能正常（不选 E）。

【例 1599】【正确答案】E

【答案解析】①饮食中碘缺乏是引起单纯性甲状腺肿的主要因素（C 对），故本题选 C。②青春期发育及机体对甲状腺素需要量增加也是导致甲状腺肿大的病因，但并非主要因素（不选 A、D）。③单纯性甲状腺肿患者，甲状腺激素正常，不存在甲状腺素合成和分泌障碍（不选 B、C）。

【例 1600】【正确答案】C

【答案解析】①地方性甲状腺肿是指在缺碘地区长期居住后因缺碘发生的甲状腺肿（C 对），故本题选 C。早期肿大的甲状腺质软，无结节形成，后期质地可以变硬，并可有结节形成。多数甲状腺功能正常，属于单纯性甲状腺肿。②其余四个选项也是导致单纯性甲状腺肿的病因，但并非最主要病因（不选 A、B、D、E）。

【例 1601】【正确答案】C

【答案解析】①单纯性甲状腺肿的共同特点是甲状腺肿大而无明显全身症状。甲状腺可呈弥漫性（不选 B）、结节性或混合性肿大（不选 D），如无囊性变，局部无压痛；与周围组织无粘连，随吞咽活动好。显著肿大的腺体可压迫气管或食管，引起呼吸困难或吞咽困难（不选 E）。根据单纯性甲状腺肿大的流行病学分布特点，可分为地方性甲状腺肿和散发性甲状腺肿两类，其发病与缺碘有关。抗甲状腺抗体正常，

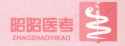

存在抗体的是甲亢(不选 A)。②甲状腺肿大伴震颤或血管杂音是 Graves 病的典型表现(C 对),故本题选 C。

【例 1602】【正确答案】D

【答案解析】①单纯性甲状腺肿是机体缺碘、存在致甲状腺肿物质,以及甲状腺激素合成酶缺陷而引起代偿性甲状腺增生肿大,一般无甲状腺功能异常(D 对),故本题选 D。②甲状腺可呈弥漫性(不选 A)、结节性(不选 B)或混合性肿大,如无囊性变,局部无压痛;与周围组织无粘连,随吞咽活动好。显著肿大的腺体可压迫气管或食管,引起呼吸困难或吞咽困难。患者无甲亢症状,吸^{131}I 率可升高(不选 C),但高峰不前移,T_3 抑制试验正常,激素测定正常。③慢性甲状腺炎引起的甲状腺肿大不是单纯性甲状腺肿大(不选 E)。

【例 1603】【正确答案】A

【答案解析】①患者无甲亢症状,应考虑为单纯性甲状腺肿。单纯性甲状腺肿的共同特点是甲状腺肿大,而无明显全身症状。甲状腺可呈弥漫性、结节性或混合性肿大。②单纯性甲状腺肿的病因可分为缺碘性甲状腺肿、高碘性甲状腺肿、药物、食物、微量元素致抑制性甲状腺肿等。青春期及妊娠期甲状腺肿主要为相对碘不足所致,此种情况应多食含碘食物补充碘(A 对),故本题选 A。③小剂量甲状腺素治疗多用于治疗甲状腺术后导致一过性甲减,引发 TSH 升高,导致的刺激性甲状腺增大(不选 B)。④口服甲硫氧嘧啶治疗(不选 C)、注射^{131}I 治疗(不选 D)、甲状腺大部切除术(不选 E)多用来治疗甲亢而非单纯性甲状腺肿。

【例 1604】【正确答案】C

【答案解析】①青春期甲状腺肿为一过性甲状腺素缺乏,腺体代偿性增大,口服外源性甲状腺素加以补充为首选治疗方法(C 对),故本题选 C。②口服硫氧嘧啶类药物(不选 A)、甲状腺大部切除术(不选 B)、行放射性核素碘治疗(不选 D)为治疗甲亢的方法,而非治疗青春期甲状腺肿的方法。③多食营养丰富的食物是治疗单纯性、地方性甲亢的有效方法(不选 E)。

【例 1605】【正确答案】E

【答案解析】甲状腺髓样癌来源于滤泡旁细胞,可分泌降钙素,是一种神经内分泌肿瘤(E 对),故本题选 E。

【例 1606】【正确答案】D

【答案解析】①甲状腺滤泡状腺癌多发生于 50 岁左右的中年人,肿瘤中度恶性,有侵犯血管的倾向。②甲状腺滤泡状癌主要经血行转移(D 对),故本题选 D。③乳头状癌多见于儿童(不选 A);特点是生长慢,属于低度恶性(不选 B);预后差于甲状腺乳头状腺癌(不选 E)。④髓样癌是来源于滤泡旁降钙素分泌细胞(不选 C)。

【例 1607】【正确答案】A

【答案解析】甲状腺乳头状瘤最常见(A 对,B、C、D、E 错),故本题选 A。

【例 1608】【正确答案】B

【答案解析】①乳头状癌最常见,约占成人甲状腺癌的 60% 和儿童甲状腺癌的全部。早期有颈淋巴结转移,预后最好(B 对),故本题选 B。②滤泡状癌生长快,中度恶性,以血行转移为主(不选 E)。③未分化癌恶性程度最高,预后最差(不选 A)。④髓样癌来源于滤泡旁细胞(C 细胞),可分泌降钙素(不选 C)。⑤鳞癌不是甲状腺癌的类型(不选 D)。

【例 1609】【正确答案】E

【答案解析】①甲状腺癌随肿瘤的逐渐增大可出现压迫症状,压迫颈部的交感神经出现 Horner 综合征,即眼睑下垂、瞳孔缩小、面部无汗等(E 对),故本题选 E。②甲状腺腺瘤(不选 A)、桥本甲状腺炎(不选 B)、单纯性甲状腺肿(不选 C)、Graves 病(不选 D)均不会出现 Horner 综合征。

【例 1610】【正确答案】E

【答案解析】①颈部肿块病理最准确的诊断是细胞学检查(E 对),故本题选 E。②甲状腺 B 超是颈部肿块的首选检查,但不能确定其性质(不选 A)。③甲状腺 CT 有助于了解肿瘤的大小及部位(不选 B)。④甲状腺功能测定多用于甲亢及甲减的检查(不选 C)。⑤甲状腺同位素测定适用于甲亢或甲减的检查

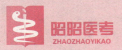
（不选 D）。

【例 1611】【正确答案】B

【答案解析】①甲状腺 B 超简单易行,诊断率高,临床常作为首选,但是不能确定肿物性质（B 对）,故本题选 B。②颈部肿块病理最准确的诊断是细胞学检查（不选 C）。③放射性核素扫描（不选 A）有助于了解结节功能。④颈部 MRI（不选 D）、颈部 CT（不选 E）价格昂贵并非首选。

【例 1612】【正确答案】E

【答案解析】①肿物区分良、恶性,应做细胞学检测,穿刺活检是诊断肿物性质最有价值和意义的方法（E 对）,故本题选 E。②甲状腺结节的首选检查是 B 超（不选 C）。③颈部 MRI（不选 A）、颈部 CT（不选 D）价格昂贵,且不能确定肿瘤性质。④PPD 检查是诊断结核的检查方法（不选 B）。

【例 1613】【正确答案】C

【答案解析】①如果肿块进行性增大,应将肿块切除后活检（C 对）,故本题选 C。②用抗生素治疗观察（不选 A）、肿瘤标记物检查（不选 B）、复查 MRI（不选 D）、同位素扫描（不选 E）等均不能明确肿物性质。

第 4 章　甲状旁腺功能亢进（助理医师不要求）

【例 1614】【正确答案】D

【答案解析】①甲状旁腺分泌甲状旁腺素,其主要靶器官为骨和肾,对肠道也有间接作用（D 对）,故本题选 D。②PTH 的生理功能是调节体内钙的代谢并维持钙和磷的平衡,促进破骨细胞的作用,使骨钙（磷酸钙）溶解释放入血,致血钙和血磷浓度升高。当其血中浓度超过肾阈时,便经尿排出,导致高尿钙和高尿磷。③PTH 可同时抑制肾小管对磷的回吸收,使尿磷增加、血磷降低。其总体效果为使血钙升高,血磷下降。

【例 1615】【正确答案】B

【答案解析】①PTH 的生理功能是调节体内钙的代谢并维持钙和磷的平衡,促进破骨细胞的作用,使骨钙（磷酸钙）溶解释放入血,致血钙和血磷浓度升高。当其血中浓度超过肾阈时,便经尿排出,导致高尿钙和高尿磷。②PTH 可同时抑制肾小管对磷的回吸收,使尿磷增加、血磷降低。其总体效果为使血钙升高,血磷下降（B 对）,故本题选 B。

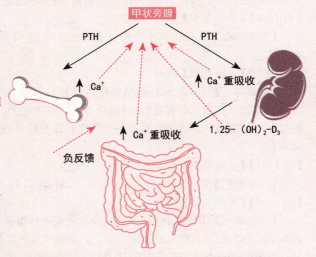

【例 1616】【正确答案】D

【答案解析】①PTH 的生理功能是调节体内钙的代谢并维持钙和磷的平衡,促进破骨细胞的作用,使骨钙（磷酸钙）溶解释放入血,致血钙和血磷浓度升高。当其血中浓度超过肾阈时,便经尿排出,导致高尿钙和高尿磷。②PTH 可同时抑制肾小管对磷的回吸收,使尿磷增加、血磷降低。其总体效果为使血钙升高,血磷下降（D 对,A、B、C、E 错）,故本题选 D。

第 5 章　肾上腺疾病（助理医师不要求）

第 1 节　库欣综合征

【例 1617】【正确答案】C

【答案解析】①依赖 ACTH 的库欣综合征病因:库欣病指垂体 ACTH 分泌过多伴肾上腺皮质增生,

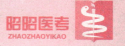

最常见,约占库欣综合征的70%(C对),故本题选C;异位ACTH综合征(不选D),系垂体以外肿瘤分泌大量ACTH,伴肾上腺皮质增生。②不依赖ACTH的库欣综合征病因:肾上腺皮质腺瘤(不选A),肾上腺皮质癌(不选B),不依赖ACTH的双侧肾上腺小结节性增生,不依赖ACTH的双侧肾上腺大结节性增生。③医源性皮质醇增多症不是导致皮质醇增多症的常见病因(不选E)。

【例1618】【正确答案】C

【答案解析】①库欣综合征分泌过多的激素是糖皮质激素即皮质醇,导致患者糖、脂肪、蛋白质代谢异常,出现典型的满月脸、水牛背等临床表现(C对),故本题选C。②原发性醛固酮增多症主要是肾上腺分泌过多的醛固酮,导致患者出现低血钾和高血压的表现(不选A)。③嗜铬细胞瘤患者的肾上腺分泌较多的肾上腺素和去甲肾上腺素(不选B、D),导致患者出现阵发性高血压。④肾素由肾小球旁的球旁细胞分泌,可进一步激活肾素血管紧张素醛固酮系统(不选E)。

【例1619】【正确答案】E

【答案解析】①该病例中,中年男性,向心性肥胖是库欣综合征的典型表现。②小剂量地塞米松抑制试验或大剂量地塞米松抑制试验中增高的皮质醇不被抑制是库欣综合征必需的确诊试验(E对,A、B、C、D错),故本题选E。难以确诊的病例可行胰岛素低血糖试验,测得血ACTH及皮质醇水平无明显上升可帮助诊断。

【例1620】【正确答案】D

【答案解析】①各型库欣综合征共有特征是皮质醇分泌增多,失去昼夜分泌节律,且不能被小剂量地塞米松所抑制,因此地塞米松抑制试验是诊断库欣综合征最有意义的检查(D对),故本题选D。②ACTH兴奋性试验是引入外源性ACTH,然后测定血或尿中17-OHS、17-KS,通过试验前后的对照来判断肾上腺皮质功能状态,以鉴别肾上腺皮质功能异常是原发性还是继发性(不选A)。③甲吡酮试验是测定垂体分泌ACTH储备功能的一种方法(不选B)。④赛庚啶试验多用于对原发性醛固酮增多症的鉴别诊断(不选C)。⑤螺内酯试验多用来诊断原发性醛固酮增多症(不选E)。

【例1621】【正确答案】E

【答案解析】①该病例中,患者表现为向心性肥胖,及大腿有紫纹,故诊断最可能是皮质醇增多症。②皮质醇增多症最多见为垂体腺瘤分泌过多的ACTH。③垂体CT对于诊断病变部位最有意义(E对),故本题选E。④小剂量地塞米松抑制试验可诊断Cushing综合征,即做定性诊断,不能做定位诊断(不选D)。⑤尿17-羟测定(不选A)、尿游离皮质醇测定(不选C)有助于诊断Cushing综合征,但是不能做定位诊断。⑥血ACTH测定,ACTH升高,定位可能在垂体,也可能是小细胞肺癌等,故不能做定位诊断(不选B)。

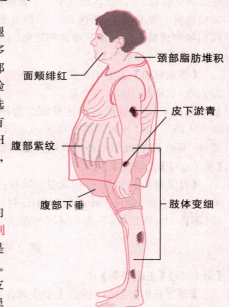

颈部脂肪堆积
面颊绯红
皮下淤青
腹部紫纹
腹部下垂
肢体变细

【例1622】【正确答案】A

【答案解析】①中年女性,患者表现为满月脸,宽大紫纹,向心性肥胖,尿皮质醇增高,此即库欣综合征的典型表现。②小剂量地塞米松抑制试验是定性试验。大剂量地塞米松抑制试验是定位试验。小剂量地塞米松试验不能抑制确诊为库欣综合征。大剂量地塞米松试验可抑制垂体性库欣病,但是对于肾上腺皮质腺瘤、肾上腺皮质癌及异位ACTH综合征等不能抑制。该患者大剂量地塞米松试验能抑制,故诊断为库欣病,此即垂体有促性腺激素(ACTH)微腺瘤,诊断需要鞍区MRI,可以发现占位性病变(A对),故本题选A。③肾区B超用于检查肾上腺有无占位(不选B)。④胸部CT了解有无肺占位,小细胞肺癌可产生异位ACTH综合征(不选C)。⑤肾动脉造影显示肾动脉有无狭窄(不选D)。⑥头颅X线片用于检查颅骨有无骨折、破坏等(不选E)。

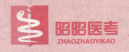

【例1623】【正确答案】D

【答案解析】①库欣综合征为原发或继发血中皮质醇（糖皮质激素）升高，导致一系列的代谢紊乱，患者出现典型的向心性肥胖，满月脸，水牛背等，下腹两侧、大腿外侧等处出现紫纹等。该病例为中年女性，患者出现满月脸，宽大紫纹，向心性肥胖，尿皮质醇增高，此即库欣综合征的典型表现，故诊断为库欣综合征（D对），故本题选D。②原发性醛固酮增多症表现为高血压和低血钾（不选A）。③原发性高血压只有血压高，无向心性肥胖等表现（不选B）。④糖尿病表现为血糖高，但无紫纹、向心性肥胖（不选E），此患者的高血糖是由糖皮质激素引起。⑤女性男性化不属于医师的考试范畴（不选C）。

【例1624】【正确答案】C

【答案解析】①小剂量地塞米松抑制试验是定性试验（C对），故本题选C。②大剂量地塞米松抑制试验是定位试验（不选A）。③血ACTH测定，ACTH升高是Cushing综合征的诊断方法之一，但不是最主要的检查（不选B）。④血皮质醇、血醛固酮的测定临床意义较小剂量地塞米松抑制试验的意义小（不选D、E）。

【例1625】【正确答案】A

【答案解析】①小剂量地塞米松试验不能抑制确诊为库欣综合征。只能做定性实验，不能做定位实验（不选C）。②大剂量地塞米松试验可抑制垂体性库欣病，但是对于肾上腺皮质腺瘤、肾上腺皮质癌及异位ACTH综合征等不能抑制。该患者大剂量地塞米松试验能抑制，故诊断为库欣病，此即垂体有促性腺激素（ACTH）微腺瘤（A对），故本题选A。③OGTT实验室用来确诊糖尿病的（不选B）。④血皮质醇、血醛固酮的测定临床意义较小剂量地塞米松抑制试验的意义小（不选D、E）。

【例1626】【正确答案】E

【答案解析】①中年女性，表现为典型的满月脸（面圆），并出现体重增加及痤疮等表现，且血中皮质醇明显升高，符合库欣综合征的典型表现，故诊断为库欣综合征。库欣综合征首选检查是小剂量地塞米松抑制试验（E对），故本题选E。②葡萄糖耐量试验用来确诊糖尿病的（不选A）。③ACTH兴奋试验用来检查肾上腺的功能（不选B）。④螺内酯抑制试验多用来诊断原发性醛固酮增多症（不选C）。⑤酚妥拉明抑制试验多用来诊断嗜铬细胞瘤（不选D）。

【例1627】【正确答案】C

【答案解析】①中年女性，向心性肥胖，满月脸，水牛背等，腹部皮肤可见紫纹，符合库欣综合征的典型表现，故诊断为库欣综合征。②小剂量地塞米松抑制试验用于诊断库欣综合征，此为定性检查（C对），故本题选C；大剂量地塞米松抑制试验用于诊断库欣病，此为定位检查（不选B）。（昭昭老师速记："小征""大病"）③24小时游离皮质醇测定（不选A）、早8点血皮质醇检测（不选D）、下午4点血皮质醇水平检测（不选E）有助于诊断库欣综合征，但临床意义较小剂量地塞米松抑制试验小。

【例1628】【正确答案】B

【答案解析】①CT检查发现左肺有占位性病变，即肺部占位性病变分泌了大量的ACTH，称为异位ACTH综合征，常见于小细胞肺癌（B对，C错），故本题选B。②库欣病病变在垂体（不选A）。③肺部感染（不选D）、肺结核（不选E）不会导致异位ACTH综合征。

第2节　原发性醛固酮增多症

【例1629】【正确答案】B

【答案解析】①醛固酮的主要生理作用是保钠排钾，故原发性醛固酮增多症的典型临床表现是低血钾＋高血压（B对），故本题选B。②皮质醇增多症主要表现为满月脸、水牛背等（不选A）。③嗜铬细胞瘤主要表现为阵发性高血压（不选C）。④慢性肾炎多有半年以上的肾病史，患者表现为血尿、蛋白尿等（不选D）。⑤肾动脉狭窄患者可出现肾性高血压及腹部听诊闻及血管杂音（不选E）。

【例1630】【正确答案】A

【答案解析】①醛固酮的主要生理作用是保钠排钾，故原发性醛固酮增多症的典型临床表现是低血钾＋高血压。该病例中，中年男性，患者主要表现为血压高（170/100 mmHg）及血钾低（血钾3.1 mmol/L），

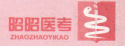

考虑原发性醛固酮增多症（A 对），故本题选 A。②原发性高血压往往有高血压的表现，无低血钾表现，故不考虑（不选 B）。③肾性高血压多有基础肾脏疾病（不选 C）。④肾血管性高血压可出现高血压及腹部听诊闻及血管杂音（不选 D）。⑤嗜铬细胞瘤主要表现为阵发性高血压（不选 E）。

【例 1631】【正确答案】D

【答案解析】①醛固酮的主要生理作用是保钠排钾，故原发性醛固酮增多症的典型临床表现是低血钾＋高血压。该病例中，中年男性，患者主要表现为血压高（170/100 mmHg）及血钾低（血钾 2.4 mmol/L），考虑为原发性醛固酮增多症（D 对），故本题选 D。②原发性高血压往往有高血压的表现，无低血钾表现，故不考虑（不选 A）。③嗜铬细胞瘤主要表现为阵发性高血压（不选 B）。④肾性高血压多有基础肾脏疾病（不选 C）。⑤库欣病主要表现为满月脸、水牛背及向心性肥胖（不选 E）。

【例 1632】【正确答案】B

【答案解析】①肾素活性降低见于原发性醛固酮过多症（醛固酮瘤），血浆容量增加如盐摄取量高，此为肾素血管紧张素醛固酮内分泌轴的负反馈机制所致（B 对），故本题选 B。②嗜铬细胞瘤（不选 A）、肾动脉瘤（不选 C）、生长激素瘤（不选 D）、甲状腺功能亢进症（不选 E）等疾病不会导致肾素降低。

【例 1633】【正确答案】D

【答案解析】①中年男性，主要表现为高血压及低血钾，结合患者肾上腺占位性病变，故考虑诊断为原发性醛固酮增多症。②原发性醛固酮增多症表现为血中醛固酮增多，故首选检查是血浆醛固酮/血浆肾素活性比值（D 对），故本题选 D。③血气分析多用于呼吸衰竭的检查和诊断（不选 A）。④促肾上腺皮质激素由垂体分泌，故垂体瘤时，血中促肾上腺皮质激素水平可能升高（不选 B）。⑤肾上腺素水平多用于嗜铬细胞瘤的检查（不选 C）。⑥血浆肾素水平只能反映出来肾素的多少，不能反映出原发性醛固酮增多症（不选 E）。

【例 1634】【正确答案】C

【答案解析】①原发性醛固酮增多症是由于肾上腺皮质肿瘤或增生致醛固酮分泌增多，可出现继发性高血压，女性较男性多见。最常见原因为醛固酮瘤。确诊后首选手术治疗，切除醛固酮腺瘤（C 对），故本题选 C。②对于不能手术的肿瘤采取药物治疗，首选螺内酯治疗，当长期应用螺内酯出现严重副作用时，可改为氨苯蝶啶或阿米洛利，必要时加降压药物。③钙拮抗药可使部分原醛症患者醛固酮产生量减少（不选 B），血管紧张素转换酶抑制剂对原醛症也有效。④螺内酯（不选 A）、苯基蝶啶（不选 D）、阿米洛利（不选 E）不是治疗原发性醛固酮增多症的最佳药物。

【例 1635】【正确答案】D

【答案解析】①青年女性，表现为高血压及低血钾（正常血钾 3.5～5.5 mmol/L），符合原发性醛固酮增多症的典型表现，故诊断为原发性醛固酮增多症（D 对），故本题选 D。②库欣综合征主要表现为满月脸、水牛背等（不选 A）。③嗜铬细胞瘤主要表现为阵发性高血压（不选 B）。④1 型糖尿病多见于青少年，出现典型的"三多一少"表现，即多饮、多尿、多食及体重减低（不选 C）。⑤慢性肾小球肾炎主要表现为长时间的蛋白尿、血尿等，病程≥3 个月（不选 E）。

【例 1636】【正确答案】E

【答案解析】①原发性醛固酮增多症主要表现为高血压及低血钾，应在降压的同时升血钾，故选择保钾类的利尿剂，如螺内酯等（E 对），故本题选 E。②ARB（不选 A）及 ACEI（不选 D）最佳适应症是高血压和糖尿病患者。③α 受体拮抗剂（不选 B）与 β 受体拮抗剂（不选 C）合用用来治疗嗜铬细胞瘤。

第 3 节　肾上腺皮质功能减退症

【例 1637】【正确答案】C

【答案解析】①青年男性，出现皮肤色素沉着及感冒、食欲差等，主要表现为皮肤黝黑，考虑诊断为原发性肾上腺皮质功能减退症（C 对），故本题选 C。色素沉着为垂体 ACTH、黑色素细胞刺激素分泌增多所致。（昭昭老师提示：看见色素沉着，就是肾上腺有问题）②结核的主要临床表现是低热、盗汗、乏力、纳差等（不选 A）。③淋巴瘤表现为无痛性颈部肿大淋巴结（不选 B）。④先心病主要表现为胸部听诊杂音

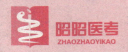
(不选 D)。⑤性染色体异常不属于医师考试的范畴(不选 E)。

【例 1638】【正确答案】C

【答案解析】①原发性慢性肾上腺皮质功能减退症又称 Addison 病，主要是由于双侧肾上腺绝大部分被破坏所致，继发者多由下丘脑垂体疾病引起。患者表现为皮质醇减少的一系列症状，如全身皮肤色素加深，黏膜色素沉着见于齿龈、舌部等，神经系统出现乏力、淡漠，心血管系统出现低血压、心脏缩小等，生殖系统出现阴毛、腋毛脱落等，实验室检查血中皮质醇明显降低。②该病例为青年女性，出现皮肤发黑、血压降低、低血糖表现，皮肤发黑为原发性慢性肾上腺皮质功能减退症的典型表现(C 对)，故本题选 C。③甲状腺功能减退患者出现代谢减低和交感神经兴奋性下降为主的表现(不选 A)。④垂体肿瘤突发瘤内出血、梗死、坏死，致瘤体膨大，引起的急性神经内分泌病变称垂体卒中，主要表现为严重出血所致的脑膜刺激症状及对周围组织的压迫症状(不选 B)。⑤慢性肾衰竭出现尿素和肌酐升高(不选 D)。⑥真菌感染多见于机体免疫力低下等情况(不选 E)。

【例 1639】【正确答案】A

【答案解析】①中年男性，典型体征有色素沉着，血糖、血钠低，此即皮质醇缺乏所致，诊断为原发性慢性肾上腺皮质功能减退症(A 对)，故本题选 A。②胰岛素瘤表现为空腹血糖<2.8 mmol/L，即出现低血糖症状，补糖后好转(不选 B)。③营养不良及自主神经功能紊乱不属于执业医师的考试范畴(不选 C、E)。④2 型糖尿病表现为血糖升高，而非降低(不选 D)。

【例 1640】【正确答案】D

【答案解析】①慢性肾上腺皮质功能减退症分为原发性与继发性两类，原发性者又称 Addison 病，由于双侧肾上腺的绝大部分被破坏所致，使得醛固酮及皮质醇分泌减少；继发性者由下丘脑-垂体病变引起(D 对，B、C 错)，故本题选 D。②醛固酮增多会导致促肾上腺皮质激素升高(不选 A)。③肾上腺素及去甲肾上腺素是嗜铬细胞瘤的特点(不选 E)。

【例 1641】【正确答案】D

【答案解析】①原发性慢性肾上腺皮质功能减退症脱水明显时才有空腹低血糖的表现；可有低血钠，但不是特异性诊断；ACTH 常升高，醛固酮及皮质醇均降低，但皮质醇降低最具诊断意义(D 对，A 错)，故本题选 D。②原发性慢性肾上腺皮质功能减退症患者醛固酮及皮质醇降低，负反馈机制导致 ACTH 升高(不选 E)。③血糖、血钠下降是原发性慢性肾上腺皮质功能减退症的临床表现，不是最有意义的指标(不选 B、C)。

【例 1642】【正确答案】A

【答案解析】①女性患者，血压下降，皮肤色素沉着，全身皮肤较黑，掌纹、乳晕色深，考虑为慢性肾上腺皮质功能减退症。应终生使用肾上腺皮质激素替代补充，平时采用适当的基础量以补充生理需要，在有并发症时根据具体情况适当加量。②糖皮质激素替代治疗采用氢化可的松 20 mg 或相应量的可的松(A 对，B、C、D、E 错)，故本题选 A。

第 4 节　嗜铬细胞瘤

【例 1643】【正确答案】C

【答案解析】①中年女性，表现为阵发性高血压，此即嗜铬细胞瘤的典型变化(C 对)，故本题选 C。②原发性高血压的典型表现为持续性高血压，无阵发性加剧(不选 A)。③原发性醛固酮增多症因醛固酮的主要作用是保钠排钾，故原发性醛固酮增多症会导致高血压及低血钾(不选 B)。④围绝经期综合征主要表现为潮热及情绪不稳定(不选 D)。⑤肾性高血压主要表现为肾脏病变所致血压升高(不选 E)。

【例 1644】【正确答案】B

【答案解析】①嗜铬细胞瘤患者 24 小时尿儿茶酚胺、香草杏仁酸、儿茶酚胺代谢产物甲氧基肾上腺素(MN)和甲氧基去甲肾上腺素(NMN)检测较为敏感，易于发现临床表现不典型的嗜铬细胞瘤(B 对，A 错)，故本题选 B。②尿 17-酮、尿 17-羟多用于原发性慢性肾上腺皮质功能减退症(不选 D、E)。③尿皮质醇用于库欣综合征的诊断(不选 C)。

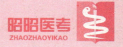

【例 1645】【正确答案】A

【答案解析】①中年男性,表现为阵发性高血压,此即嗜铬细胞瘤的典型变化,为血中儿茶酚胺升高所致,故诊断为嗜铬细胞瘤(A 对),故本题选 A。②游离皮质醇主要用于库欣综合征的诊断(不选 E)。③蛋白(不选 B)、钾钠氯(不选 C)、钙磷(不选 D)的检查对嗜铬细胞瘤诊断价值不大。

【例 1646】【正确答案】A

【答案解析】①嗜铬细胞瘤为起源于神经外胚层嗜铬组织的肿瘤,主要分泌儿茶酚胺,常表现为阵发性发作血压突然升高,可达(200~300)/(130~180) mmHg,伴剧烈头痛,全身大汗淋漓、心悸等。②该患者表现为阵发性高血压,符合嗜铬细胞瘤的典型表现,故可诊断。嗜铬细胞瘤主要应检查血中儿茶酚胺及其代谢物香草杏仁酸,以及甲氧基肾上腺素(MN)和甲氧基去甲肾上腺素(NMN),其中以 MN、NMN 敏感性和特异性最高(A 对),故本题选 A。③皮质醇水平多用于检查慢性肾上腺功能减退症及库欣综合征(不选 E)。④钙磷水平主要用于甲状旁腺疾病诊断(不选 D)。⑤钾钠(不选 B)、蛋白(不选 C)的检查对嗜铬细胞瘤诊断价值不大。

【例 1647】【正确答案】C

【答案解析】①嗜铬细胞瘤为起源于神经外胚层嗜铬组织的肿瘤,主要分泌儿茶酚胺,常表现为阵发性发作血压突然升高,可达(200~300)/(130~180) mmHg,伴剧烈头痛,全身大汗淋漓、心悸等。②该患者表现为阵发性高血压,符合嗜铬细胞瘤的典型表现,故可诊断。嗜铬细胞瘤主要应检查血中儿茶酚胺及其代谢物香草杏仁酸,以及甲氧基肾上腺素(MN)和甲氧基去甲肾上腺素(NMN),其中以 MN、NMN 的敏感性和特异性最高(C 对),故本题选 C。③血皮质醇测定多用于嗜铬细胞瘤的诊断(不选 A)。④血醛固酮(不选 B)、血电解质(不选 D)、血浆肾素活性(不选 E)对原发性醛固酮增多症的诊断意义较大。

【例 1648~1649】【正确答案】AB

【答案解析】①醛固酮的作用是保钠排钾,可导致水钠潴留引起高血压,排钾离子导致低血钾,所以治疗应采用保钾利尿剂螺内酯(A 对),故例 1648 选 A。②嗜铬细胞瘤表现为典型的阵发性高血压,治疗首选酚苄明或酚妥拉明(B 对),故例 1649 选 B。③酮康唑为抗真菌药物。④米托坦对不能手术切除或有远处转移的肾上腺皮质癌有效。⑤美替拉酮作用是抑制皮质醇生成。

第 6 章 糖尿病及低血糖

【例 1650】【正确答案】B

【答案解析】①α 细胞分泌胰高血糖素(B 对,A、C、D、E 错),故本题选 B。②β 细胞分泌胰岛素。

【例 1651】【正确答案】B

【答案解析】①1 型糖尿病主要是胰腺中的 β 细胞破坏,属于胰岛素绝对缺乏,往往与免疫介导的胰岛 β 细胞破坏有关(不选 C),多见于青少年,往往需要胰岛素治疗(不选 D),有糖尿病酮症酸中毒的自发倾向(B 对),故本题选 B。②2 型糖尿病多见于 40 岁以上的成年人(不选 A);多数表现为胰岛素抵抗(不选 E),为胰岛素相对缺乏,故早期不需要胰岛素治疗,不易发展为糖尿病酮症酸中毒及糖尿病高渗性昏迷。

【例 1652】【正确答案】E

【答案解析】①2 型糖尿病的特点是空腹血糖低,尿糖阴性,因其残存部分胰岛功能。少数以酮症酸中毒为首发表现(E 对),故本题选 E。②并不是所有的糖尿病都有典型的三多一少的表现(不选 A)。③并不是所有的糖尿病患者都肥胖(不选 B)。④2 型糖尿病患者有的表现为空腹血糖比较高或者呈阳性,有的表现为餐后血糖比较高(不选 C、D)。

【例 1653】【正确答案】A

【答案解析】①反映糖尿病患者取血前 8~12 周血糖情况的指标是糖基化血红蛋白,由葡萄糖与血红蛋白结合产生,与血糖浓度呈正相关(A 对),故本题选 A。②24 小时动态血糖只能反映 24 小时左右

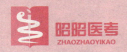

的血糖（不选 B）。③空腹血糖平均值、餐后血糖平均值只能反映瞬间血糖（不选 C、D）。④糖化血清蛋白反映近 2～3 周的血糖情况（不选 E）。

糖化血红蛋白

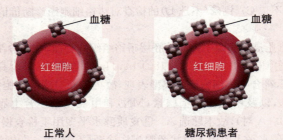

正常人　　　　　　糖尿病患者

【例 1654】【正确答案】E

【答案解析】①糖尿病分为两型，1 型糖尿病是自身免疫反应导致胰岛 β 细胞损伤，为胰岛素绝对缺乏；2 型糖尿病早期表现为胰岛素抵抗，随着病情进展出现胰岛 β 细胞功能缺陷和胰岛素相对缺乏。因此，胰岛素释放试验可以区分 1 型和 2 型糖尿病，1 型表现为曲线低平，2 型表现为峰值延迟或不足。胰岛素释放试验在 1 型糖尿病患者身上是阴性的，在 2 型糖尿病患者身上是阳性的，故可作为 1 型和 2 型糖尿病患者的鉴别点（E 对），故本题选 E。②糖尿病的诊断包括空腹血糖、随机血糖、口服葡萄糖耐量试验（OGTT），三项中任何一项达诊断标准即可诊断糖尿病。血糖升高是诊断糖尿病的主要依据，应注意单纯空腹血糖正常不能排除糖尿病的可能，应加测餐后血糖，必要时应做葡萄糖耐量试验（OGTT），但是其不能区分 1 型和 2 型糖尿病（不选 D）。③24 小时尿糖测定和餐后 2 小时血糖可作为血糖控制情况的参考指标（不选 A、B）。④糖基化血红蛋白则反映 8～12 周前血糖水平，可作为长期血糖控制情况的参考指标（不选 C）。

【例 1655】【正确答案】A

【答案解析】①空腹血糖升高是糖尿病的重要指标，往往提示诊断为糖尿病（A 对），故本题选 A。②空腹血糖正常不能排除糖尿病，还要测量患者的餐后血糖，餐后血糖高也可以诊断为糖尿病（不选 B）。③OGTT 一般只做两次，不做第三次（不选 C）。④糖尿病只有两种类型即 1 型糖尿病和 2 型糖尿病，糖耐量减低仅是糖尿病前期改变，而非亚型（不选 D）。⑤尿糖阴性不可排除糖尿病，因为糖尿病的诊断主要依靠测量血糖，而非尿糖（不选 E）。

【例 1656】【正确答案】E

【答案解析】①尿糖阳性是诊断糖尿病的重要指标，但尿糖阴性不能排除糖尿病的可能（不选 A）。反之，肾糖阈降低时，虽然血糖正常，尿糖可阳性（不选 B）。②当代谢紊乱、酮体生成增加时，尿酮可阳性（不选 C）。③空腹血糖只能反映瞬时血糖，可作为糖尿病控制情况的监测指标之一，空腹血糖正常，还应做 OGTT 试验（不选 D）。④空腹血糖高的患者，餐后 2 小时血糖可正常（E 对），故本题选 E。

【例 1657】【正确答案】A

【答案解析】①双胍类降糖药的作用机制是通过抑制肝葡萄糖输出，改善外周组织对胰岛素的敏感性，增加葡萄糖的摄取和利用从而降低血糖（A 对），故本题选 A。②格列奈类与磺脲类的降糖药，通过刺激胰腺的 B 细胞，可增加基础胰岛素的分泌量及改变餐时胰岛素的分泌模式（不选 B、C）。③α 糖苷酶抑制剂主要通过延缓肠道碳水化合物的吸收而降低血糖（不选 D）。④激活过氧化物酶增殖体活化因子受体是噻唑烷二酮类药物的作用机制（不选 E）。

【例 1658】【正确答案】D

【答案解析】①患者空腹及餐后 2 小时血糖均高，甘油三酯高，体重指数偏大，所以首选的降糖药物是二甲双胍（D 对），故本题选 D。②阿卡波糖及瑞格列奈多用于餐后高血糖（不选 A）。③瑞格列奈是促进早期胰岛素释放的促胰岛素释放剂，适合非肥胖患者出现餐后高血糖（不选 B）。④罗格列酮属于胰岛素增敏剂，不单独使用（不选 C）。⑤格列苯脲属于磺脲类的降糖药，多用于非肥胖的 2 型糖尿病患者（不选 E）。

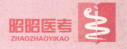

【例 1659】【正确答案】B

【答案解析】①降血压治疗药物首选血管紧张素转换酶抑制剂,有保护肾脏的作用(B 对),故本题选 B。②其余的四种药物,不具有保护肾脏的功能(不选 A、C、D、E)。

【例 1660】【正确答案】C

【答案解析】①可同时降低甘油三酯和低密度脂蛋白的药物是贝特类(C 对),故本题选 C。②关于降血脂药物的特点,昭昭老师总结如下:

	他汀类	贝特类	烟酸类	树脂类
胆固醇	强	较强	强	强
甘油三酯	较强	强	强	—
适应证	①高胆固醇血症; ②以胆固醇升高为主的混合性高脂血症	①高甘油三酯血症; ②以甘油三酯升高为主的混合性高脂血症	①高甘油三酯血症; ②以甘油三酯升高为主的混合性高脂血症	①高胆固醇血症; ②以胆固醇升高为主的混合性高脂血症
昭昭老师速记	"他"乡遇"故"知	"三""贝"勒爷	"三"五牌香"烟"	"胆"大上"树"

【例 1661】【正确答案】D

【答案解析】①患者 45 岁,肥胖多年,空腹血糖大于 7.0 mmol/L,餐后血糖大于 11.1 mmol/L,故诊断为 2 型糖尿病(D 对),故本题选 D。②1 型糖尿病多见于青少年(不选 A)。③肾性糖尿多由肾脏疾病导致血中血糖升高(不选 B)。④食后糖尿多是由于进食较多引发血糖升高(不选 C)。⑤类固醇性糖尿病不属于医师的考试范畴(不选 E)。

【例 1662】【正确答案】D

【答案解析】①2 型糖尿病首选双胍类降糖药物结合饮食治疗(D 对,A 错),故本题选 D。②磺脲类降糖药是促胰岛素释放剂,多用于非肥胖的 2 型糖尿病患者(不选 B)。③1 型糖尿病首选药物是胰岛素(不选 C)。④运动疗法只是辅助治疗,不能有效的控制血糖(不选 E)。

【例 1663】【正确答案】B

【答案解析】糖尿病临时满意控制指标分别为空腹血糖<6.1 mmol/L、餐后 2 小时血糖<7.8 mmol/L、HbA1c≤7.0%(B 对),故本题选 B。

【例 1664】【正确答案】A

【答案解析】①糖尿病的诊断标准为空腹血糖≥7.0 mmol/L,餐后 2 小时血糖≥11.1 mmol/L。②该患者为中年男性,空腹血糖 7.6 mmol/L,餐后 2 小时血糖 13.6 mmol/L,故诊断为 2 型糖尿病。③HbA1c即糖化血红蛋白,反映长期(近 2~3 个月)的血糖水平,糖尿病患者此数值应该控制在 7%以内(A 对),故本题选 A。

【例 1665】【正确答案】A

【答案解析】①该患者 BMI 28,符合肥胖标准,肥胖患者的糖尿病首选双胍类药物即二甲双胍,可促进外周组织利用葡萄糖及葡萄糖向肝内转运(A 对),故本题选 A。②阿卡波糖属于 α 糖苷酶抑制剂,可抑制肠道吸收葡萄糖从而降低血糖,主要用于降低餐后高血糖(不选 B)。③那格列奈属于格列奈类降糖药,通过促进胰岛素释放而降糖,主要用于非肥胖患者的糖尿病(不选 C)。④比格列酮属于胰岛素增敏剂(不选 D)。⑤格列苯脲属于磺脲类降糖药,是非肥胖患者糖尿病的一线用药(不选 E)。

【例 1666】【正确答案】E

【答案解析】①糖尿病合并高血压的患者首选降压药物为 ACEI 类药物,其次为 ARB 类药物,如氯沙坦(E 对),故本题选 E。早期肾病应用血管紧张素转换酶抑制剂(ACEI)和血管紧张素受体阻断剂(ARB),有利于保护肾脏,减轻蛋白尿。②氨氯地平属于钙离子拮抗剂(不选 A)、美托洛尔属于 β 受体阻滞剂(不选 B)、哌唑嗪属于 α 受体阻滞剂(不选 C)、氢氯噻嗪属于利尿剂(不选 D)均可能影响糖代谢,导致血糖不稳定。

【例 1667~1668】【正确答案】DC

【答案解析】①促进胰岛素分泌的药物是磺脲类药物,如格列齐特、格列美脲等(D 对),故例 1667 选

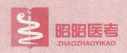

D。②延缓肠道碳水化合物吸收的药物是阿卡波糖（C对），故例1668选C。③噻唑烷二酮类（格列酮类）如罗格列酮、比格列酮为胰岛素的增敏剂。④二甲双胍通过抑制肝葡萄糖输出，改善外周组织对胰岛素的敏感性，增加对葡萄糖的摄取和利用从而降低血糖。

【例1669～1670】【正确答案】DB

　　【答案解析】①刺激餐后胰岛素早期分泌的降血糖药是格列奈类，主要用于控制餐后高血糖。格列奈类较适合2型糖尿病早期餐后高血糖阶段或以餐后高血糖为主的老年患者（D对），故例1669选D。②严重心功能不全患者不宜使用的降血糖药是噻唑烷二酮类（B对），故例1670选B。降糖机制主要是增加靶组织对胰岛素作用的敏感性而降低血糖，主要用于2型糖尿病合并肥胖、胰岛素抵抗者。孕妇、儿童及心力衰竭患者禁用。③双胍类主要通过抑制肝葡萄糖输出，改善外周组织对胰岛素的敏感性，增加对葡萄糖的摄取和利用从而降低血糖，适应证是2型糖尿病肥胖患者，禁忌证是肾功能不全等。④磺脲类为促胰岛素分泌剂，适应证是非肥胖患者，禁忌证是儿童糖尿病、孕妇、哺乳期妇女等。⑤α葡萄糖苷酶抑制剂主要通过延缓肠道吸收而降低血糖，适用于餐后高血糖，胃肠道功能紊乱、肝肾功能不全者慎用。

【例1671】【正确答案】E

　　【答案解析】①α葡萄糖苷酶抑制剂化学名为阿卡波糖，商品名为拜糖平，通过抑制蔗糖与蔗糖酶的结合，延缓蔗糖中葡萄糖和果糖的转化，降低餐后血糖水平。②该病例中，患者空腹血糖正常，主要表现为餐后高血糖，故首选α葡萄糖苷酶抑制剂（E对），故本题选E。③二甲双胍（不选A）、胰岛素（不选B）、磺脲类降血糖药（不选C、D）对餐后的高血糖不适用。

【例1672】【正确答案】B

　　【答案解析】①α葡萄糖苷酶抑制剂作用部位在肠道，故主要不良反应为胃肠道反应（B对），故本题选B。②低血糖症是促胰岛素释放剂磺酰脲类和格列奈类药物的副作用（不选A）。③下肢水肿是噻唑烷二酮类药物的不良反应（不选C）。④二甲双胍最严重的并发症是乳酸性酸中毒（不选D）。⑤充血性心力衰竭是噻唑烷二酮类药物的副作用（不选E）。

【例1673】【正确答案】B

　　【答案解析】①胰岛素的使用指征包括：出现酮症酸中毒等急性并发症，血糖控制不良的增殖型视网膜病变，重症糖尿病肾病，神经病变导致严重腹泻、吸收不良综合征，合并严重感染、创伤、手术、急性心肌梗死及脑血管意外等应激状态，肝肾功能不全，妊娠期及哺乳期，磺脲类药物原发和继发性失效，显著消瘦，同时患有需用糖皮质激素治疗的疾病。②该患者，2型糖尿病患者，口服降糖药不能很好地控制血糖，且出现左足溃疡，应加用胰岛素控制血糖（B对，A、C、D、E错），故本题选B。

【例1674】【正确答案】A

　　【答案解析】①该患者2型糖尿病中年起病，口服降糖药治疗病情控制良好。②胰岛素的使用指征包括：出现酮症酸中毒等急性并发症，血糖控制不良的增殖型视网膜病变，重症糖尿病肾病，神经病变导致严重腹泻、吸收不良综合征，合并严重感染、创伤、手术、急性心肌梗死及脑血管意外等应激状态，肝肾功能不全，妊娠期及哺乳期，磺脲类药物原发和继发性失效，显著消瘦，同时患有需用糖皮质激素治疗的疾病。③该患者目前合并肺炎，属于胰岛素的适应证（A对，B、C、D、E错），故本题选A。

【例1675～1676】【正确答案】BE

　　【答案解析】①Somogyi效应：在黎明前曾有低血糖，但症状轻微或短暂而未被发现，继而发生低血糖后的反应性高血糖（B对），故例1675选B。②黎明现象：即夜间血糖控制良好，也无低血糖发生，仅于黎明时一段短时间出现高血糖，其机制可能为皮质醇等胰岛素对抗激素分泌增多所致（E对），故例1676选E。

【例1677】【正确答案】D

　　【答案解析】①Somogyi效应在黎明前曾有低血糖，但症状轻微或短暂而未被发现，继而发生低血糖后的反应性高血糖。②黎明现象即夜间血糖控制良好，也无低血糖发生，仅于黎明时一段短时间出现高血糖，其机制可能为皮质醇等胰岛素对抗激素分泌增多所致。③Somogyi效应或黎明现象二者鉴别在于是否有夜间低血糖，故鉴别重点是测夜间血糖（D对），故本题选D。④多次测定空腹血糖（不选A）、多次测定餐后血糖（不选B）、测糖基化血红蛋白（不选C）、口服葡萄糖耐量试验（不选E）有助于糖尿病诊断，

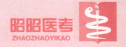

但是不能鉴别 Somogyi 效应和黎明现象。

【例 1678】【正确答案】E

【答案解析】糖尿病酮症酸中毒表现为糖尿病病情加重,脂肪分解加速,产生大量乙酰乙酸、β-羟丁酸和丙酮,三者统称为酮体(E 对),故本题选 E。

【例 1679】【正确答案】A

【答案解析】①糖尿病酮症酸中毒是糖尿病最常见的急性并发症,多见于 1 型糖尿病患者,常有不当停用胰岛素、感染、劳累等诱因,主要症状有多尿、烦渴、无力、消化道症状如恶心、呕吐和神经系统症状如嗜睡、意识模糊,查体可见脱水和中毒表现,如面色潮红、呼吸深快,以及特征性的呼气呈烂苹果味。该患者诊断为 1 型糖尿病,出现面色潮红,呼吸深快考虑诊断为糖尿病酮症酸中毒(A 对),故本题选 A。②糖尿病高渗性昏迷多见于老年人,起病较慢,主要表现为嗜睡、幻觉、抽搐等(不选 B)。③乳酸性酸中毒常有服苯乙双胍史,起病急(不选 C)。④尿毒症酸中毒并非糖尿病的急性并发症(不选 D)。⑤低血糖昏迷起病很急,以小时计,表现为饥饿感、多汗、心悸、手抖等(不选 E)。

【例 1680】【正确答案】C

【答案解析】①青年女性,诊断明确为 1 型糖尿病。②患者自行停药,出现昏迷,尿酮体阳性,考虑糖尿病所致的酮症酸中毒。③糖尿病酮症酸中毒时补液是治疗的关键环节,只有在有效组织灌注改善及恢复后,胰岛素的生物效应才能充分发挥。基本原则是"先快后慢,先盐后糖"。其次是胰岛素治疗,一般采用小剂量(短效)胰岛素治疗方案,即每小时给予每千克体重 0.1U 胰岛素,使血清胰岛素产生抑制脂肪分解和酮体生成的最大效应以及相当强的降低血糖效应,而促进钾离子运动的作用较弱(C 对,A、B、D、E 错),故本题选 C。

【例 1681】【正确答案】B

【答案解析】①糖尿病酮症酸中毒主要由酮体中酸性代谢产物引起,经输液和胰岛素治疗后,酮体水平下降,酸中毒可自行纠正,一般不必补碱,补碱指征是 $pH < 7.1$,$HCO_3^- < 5$ mmol/L(不选 A、C、E)。②糖尿病患者有不同程度失钾。治疗前的血钾水平不能真实地反映体内缺钾的程度,补钾应根据血钾和尿量而定。治疗前血钾低于正常,在开始胰岛素和补液治疗同时立即开始补钾;血钾正常、尿量 > 40 mL/h 时,也应立即开始补钾;血钾正常,尿量 < 30 mL/h 时,暂缓补钾;血钾高于正常,应暂缓补钾(B 对,D 错),故本题选 B。

【例 1682】【正确答案】C

【答案解析】①老年男性,既往有糖尿病病史,目前出现血糖高,意识模糊,考虑高血糖导致的高渗性非酮性糖尿病昏迷(C 对),故本题选 C。②糖尿病肾病尿毒症昏迷表现为糖尿病患者长期出现肾功能不全,往往有尿肌酐升高(不选 A)。③脑出血是 2 型糖尿病患者的主要死亡原因(不选 B)。④糖尿病酮症酸中毒患者表现为高酮体(不选 D)。⑤糖尿病并发感染性休克患者出现意识障碍、血压下降等(不选 E)。

【例 1683】【正确答案】A

【答案解析】①除测定血糖外还应优先选择急诊检查电解质(A 对),故本题选 A。②颅脑 CT 或 MRI 多用来诊断脑血管病(不选 B)。③24 小时尿蛋白定量多用来检查肾病(不选 C)。④血酮体定量多用于诊断糖尿病酮症酸中毒(不选 D)。⑤便常规和细菌培养多用于检查肠道感染性疾病(不选 E)。

【例 1684】【正确答案】B

【答案解析】①补液是治疗关键,初始合理治疗方案除静脉滴注小剂量胰岛素外还应包括生理盐水(B 对,C 错),故本题选 B。②甘露醇多用来治疗颅内高压(不选 A)。③碳酸氢钠多用于治疗机体严重酸中毒(不选 D)。④升血压药多用于休克的患者(不选 E)。

【例 1685】【正确答案】D

【答案解析】①根据患者的临床表现与实验室检查,与高渗性非酮症性糖尿病昏迷的表现较为相符,所以最可能的诊断是高渗性非酮症性糖尿病昏迷(D 对),故本题选 D。②糖尿病肾病多有蛋白尿等表现(不选 A)。③糖尿病神经病变主要表现为四肢末端手套、袜套样感觉(不选 B)。④糖尿病酮症酸中毒主要表现为深大呼吸,且有烂苹果味等(不选 C)。⑤糖尿病乳酸性酸中毒主要表现为深大呼吸,血气分析

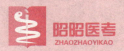

可诊断（不选 E）。

【例 1686】【正确答案】A

【答案解析】①高渗性非酮症性糖尿病昏迷实验室检查尿糖呈强阳性，但无酮症或较轻，血尿素氮及肌酐升高，血钠及血浆渗透压也升高（A 对），故本题选 A。②尿素氮、肌酐主要检查糖尿病患者合并肾病（不选 B、C）。③血气分析多用于诊断呼吸衰竭（不选 D、E）。

【例 1687】【正确答案】D

【答案解析】①高渗性非酮症性糖尿病昏迷在治疗上大致与酮症酸中毒相近，因患者严重失水，应积极补液，主张用等渗氯化钠溶液，静脉注射胰岛素降低血糖，所以最主要的治疗措施是小剂量胰岛素及补液（D 对），故本题选 D。②抗感染主要用于感染性疾病（不选 A）。③肾上腺皮质激素多用于诊断自身免疫性疾病（不选 B）。④口服降血糖药可治疗 2 型糖尿病，但是不适合糖尿病酮症酸中毒（不选 C）。⑤补充碱性药物仅适用于严重的酸中毒患者（不选 E）。

【例 1688】【正确答案】E

【答案解析】①糖尿病微血管病变部位包括眼和肾，导致糖尿病眼病和糖尿病肾病。眼底出血属于糖尿病眼病的表现之一（E 对），故本题选 E。②脑卒中（不选 A）、心肌梗死（不选 B）、足部溃疡（不选 C）、高血压（不选 D）属于糖尿病导致的大血管病变。

【例 1689】【正确答案】C

【答案解析】①糖尿病视网膜病变属于糖尿病导致的微血管病变，共分六期：Ⅰ期，微血管瘤（20 个以下），可有出血；Ⅱ期，微血管瘤增多，出血并有硬性渗出；Ⅲ期，出现棉絮状软性渗出；Ⅳ期，新生血管形成，玻璃体积血；Ⅴ期，机化物增生；Ⅵ期，继发性视网膜脱离，失明。②该患者表现为新生血管和玻璃体积血，属于糖尿病视网膜病变Ⅳ期（C 对），故本题选 C。

【例 1690】【正确答案】A

【答案解析】①糖尿病最常见的神经病变是周围神经炎，患者出现袜套或袖套样感觉改变（A 对），故本题选 A。②动眼神经麻痹（不选 B）、坐骨神经痛（不选 C）、自主神经病变（不选 D）不属于糖尿病周围神经病变。③腕管综合征是腕内容物增加导致正中神经受压出现一系列临床表现，而非糖尿病周围神经病变的表现（不选 E）。

【例 1691】【正确答案】A

【答案解析】①糖尿病自主神经病变表现为瞳孔改变、排汗异常、胃排空延迟、腹泻、便秘、直立性低血压、持续性心动过速、尿失禁、尿潴留、阳痿等（A 对），故本题选 A。②动眼神经麻痹（不选 B）、肌张力减低（不选 C）、共济失调（不选 D）、肢端感觉异常（不选 E）不属于糖尿病周围神经病变。

【例 1692】【正确答案】A

【答案解析】①中枢系统感知低血糖后，可刺激肾上腺髓质释放肾上腺素，出现交感神经兴奋（A 对），故本题选 A。②交感神经兴奋释放的是肾上腺素，而非糖皮质激素（不选 B）、胰高血糖素（不选 C）、血管加压素（不选 D）、生长激素（不选 E）。

【例 1693】【正确答案】B

【答案解析】①口服 α 糖苷酶抑制剂易发生胃肠道反应，不会引起低血糖（不选 A）。糖尿病均表现为高血糖而非低血糖（不选 C）。胰岛素瘤分泌大量胰岛素，可降低血糖，故较多出现空腹低血糖（不选 D）。腺垂体功能减退导致升血糖激素分泌减少而发生低血糖，低血糖时刺激胰腺分泌胰高血糖素而非胰岛素升高（不选 E）。②低血糖的临床表现包括两个方面：自主神经过度兴奋表现和脑功能障碍表现，脑功能障碍是由于大脑缺乏足够葡萄糖供应能量导致功能失调，初期表现为精神不集中，思维和语言迟钝，头晕等（B 对），故本题选 B。

【例 1694】【正确答案】E

【答案解析】①患者及时进食可预防或缩短昏迷时间提示可能是低血糖昏迷（E 对），故本题选 E。②胃泌素瘤常表现为消化性溃疡、腹泻（不选 A）。③癫痫主要表现是抽搐等（不选 B）。④脑血管疾病、心血管疾病一般不会出现低血糖现象（不选 C、D）。

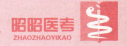

【例1695】【正确答案】A

【答案解析】①胰岛素瘤典型表现为 Whipple 三联征，即禁食后低血糖发作、发作时血糖＜2.8 mmol/L、给予葡萄糖后症状立即消失（A 对），故本题选 A。②胃泌素瘤常表现为消化性溃疡、腹泻（不选 B）。③肠肽瘤常表现为水样腹泻、低钾、低胃酸（不选 C）。④高血糖素瘤常表现为高血糖、皮炎（不选 D）。⑤生长抑素瘤常表现为高血糖、脂肪泻、胆结石（不选 E）。

第7章 水、电解质代谢和酸碱平衡失调

【例1696】【正确答案】A

【答案解析】细胞外液占成人体重的 20%（A 对，B、C、D、E 错），故本题选 A。本题属于记忆性题目。

【例1697】【正确答案】C

【答案解析】细胞内液中主要的阳离子是 K^+，细胞外液中主要的阳离子是 Na^+（C 对，A、B、D、E 错），故本题选 C。

【例1698】【正确答案】B

【答案解析】离子在膜内外的分布，膜内以 K^+ 为主，膜外以 Na^+ 和 Cl^- 为主（B 对，A、C、D、E 错），故本题选 B。

【例1699】【正确答案】D

【答案解析】①晶体渗透压：水分子经半透膜进入蔗糖溶液而产生静水压力，如果在溶液的上方施加一个压力，其大小恰好阻止水分子的净渗入，此压力数值就是该溶液在该浓度下的渗透压。②细胞内、外液的渗透压平均为 290～310 mmol/L（D 对，A、B、C、E 错），故本题选 D。

【例1700】【正确答案】C

【答案解析】①高渗性缺水最常见的临床表现是口渴、谵妄，口渴刺激视丘下部的口渴中枢，使患者感到口渴而喝水，体内水分增加，以降低细胞外液渗透压（C 对，A、B、D、E 错），故本题选 C。（昭昭老师提示：看见口渴就是高渗）②低渗性缺水的临床表现是恶心、呕吐、头晕、视物模糊、软弱无力、起立时容易晕倒等。③等渗性缺水表现为恶心、厌食、乏力、少尿等，但不感到口渴。

【例1701】【正确答案】D

【答案解析】①等渗性缺水及低渗性缺水一般不会出现口渴表现。该患者主要表现为口渴和尿少，考虑为体液大量丢失导致的高渗性脱水（D 对），故本题选 D。②稀释性低钠血症，血中钠离子明显降低，无口渴（不选 A）。③等渗性缺水、急性肾衰竭多无口渴，可排除（不选 B、E）。④急性肾衰竭多见于休克及肾毒性药物等病因所致，出现尿少及肾功能降低等表现（不选 C）。

【例1702】【正确答案】E

【答案解析】①高渗性缺水常伴有口渴（不选 B）。②患者呕吐量大，说明发生了缺水，无口渴，提示为低渗性缺水或等渗性缺水。③等渗性缺水代偿机制是肾入球小动脉壁的压力感受器受到管内压力下降的刺激，以及肾小球滤过率下降，进而导致远曲小管液内 Na^+ 的减少，引起肾素醛固酮系统兴奋，醛固酮分泌增加，促进远曲小管对钠的重吸收，随钠一同被重吸收的水量也增加，进而导致尿量减少（E 对），故本题选 E。④低渗性缺水的代偿机制是血管加压素分泌减少，使水在肾小管内的重吸收减少，尿量排出增多，从而提高细胞外液的渗透压。本题患者表现为尿少（不选 C）。⑤稀释性低钠血症多见于体内水钠潴留（不选 A）。⑥高钾血症多见于肾衰竭等（不选 D）。

【例1703】【正确答案】B

【答案解析】①等渗性缺水是外科患者最常见的缺水类型，是水和钠成比例地丧失，血清钠离子正常（不选 D），可见于大量呕吐、肠瘘以及肠梗阻、烧伤、腹腔感染等。②患者不口渴（不选 C），有尿少、厌食、恶心、乏力、舌干等表现。如短期内丧失过多，体液丧失达体重的 5% 以上，即丧失细胞外液的 25% 时，就会出现休克（不选 A）。③患者出现脉搏细速、肢端湿冷、血压不稳定或下降等血容量不足的症状，常伴有代谢性酸中毒。④休克的微循环障碍导致酸性代谢产物大量累积即代谢性酸中毒（B 对），故本题

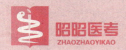

选 B。⑤实验室检查发现尿比重在 1.010 以下多为低渗性脱水的表现（不选 E）。

【例 1704】【正确答案】B

　　【答案解析】①胃手术后，人体吸收钾减少，易造成低钾（B 对），故本题选 B。②肾衰竭时，肾排钾能力下降，导致高血钾（不选 A）。③术后少尿，导致钾离子无法排出而出现高血钾（不选 C）。④严重创伤导致细胞破坏，细胞内的钾离子释放出来，导致高血钾（不选 D）。⑤大量输血亦会导致高血钾（不选 E）。

【例 1705～1706】【正确答案】DA

　　【答案解析】①新斯的明实验是重症肌无力的实验，如果其阳性可诊断为重症肌无力，可鉴别低血钾性周期性瘫痪（D 对），故例 1705 选 D。②低血钾性周期性瘫痪发作期的有效治疗是氯化钾（A 对），故例 1706 选 A。

【例 1707～1708】【正确答案】AB

　　【答案解析】①高钾血症的常见原因是肾脏排钾功能减退，及细胞内的钾离子游出到细胞外如挤压综合征（A 对），故例 1707 选 A。②长期饥饿状态导致机体依靠脂肪分解来产生能量，脂肪分解产生大量酮体，导致酮症酸中毒即代谢性酸中毒（B 对），故例 1708 选 B。

【例 1709】【正确答案】A

　　【答案解析】①高血钾主要表现为心肌收缩功能降低，心音低钝，可使心脏骤停于舒张期，出现心率减慢、室性期前收缩等（A 对），故本题选 A。②高血钾因影响神经肌肉复极过程，患者出现疲乏无力（不选 C），四肢松弛性瘫痪，腱反射消失，可出现动作迟钝、嗜睡等中枢神经症状。③低血钾导致消化系统表现，如恶心、呕吐（不选 D）、厌食、肠麻痹肠蠕动减慢（不选 B）及腹胀（不选 E）等。

【例 1710】【正确答案】B

　　【答案解析】①高钾血症首先应停止钾的摄入，然后采取其他降低血钾的措施。最有效的措施是透析治疗（B 对），故本题选 B。②静注 10%葡萄糖酸钙可对抗高钾的心脏毒性（不选 A）。③停止一切钾的摄入（不选 C）、快速补液（不选 D）、静注葡萄糖胰岛素液（不选 E）属于高血钾的对症治疗，而非首要处理原则。

【例 1711】【正确答案】C

　　【答案解析】①代谢性酸中毒主要由机体产酸过多、排酸障碍、碱性物质丢失引起。血气改变为 pH 接近或达到正常，BE 负值增大，$PaCO_2$ 下降（不选 A）。②慢性呼吸性酸中毒的血气改变：$PaCO_2$ 升高，pH 正常或降低，BE 正值增大（不选 B）。③呼吸性酸中毒合并代谢性酸中毒血气改变：$PaCO_2$ 升高、正常或轻度下降，pH 明显降低，AB、SB、BB 减少，正常或轻度升高，BE 负值增大（C 对），故本题选 C。④代谢性碱中毒血气改变：pH 接近正常，BE 正值增大，$PaCO_2$ 升高（不选 D）。⑤呼吸性酸中毒合并代谢性碱中毒血气改变：$PaCO_2$ 升高，pH 升高、正常或下降，AB 明显增加（不选 E）。

第七篇　风湿性疾病

第1章　风湿性疾病总论

【例1712】【正确答案】A

　　【答案解析】风湿性疾病是泛指影响骨、关节及其周围软组织的一组疾病（A对，B、C、D、E错），故本题选A。

【例1713】【正确答案】B

　　【答案解析】①风湿性疾病是泛指影响骨、关节及其周围软组织的一组疾病。②所含疾病种类众多，病因不同，其临床特点为病程呈慢性经过（不选A），临床表现差异不大（B错），故本题选B；反复发作与缓解交替出现（不选C），多种疾病有复杂的免疫学异常表现（不选D），对治疗反应的个体差异较大（不选E）。

【例1714】【正确答案】E

　　【答案解析】①风湿性疾病包括弥漫性结缔组织病如类风湿关节炎、系统性红斑狼疮、硬皮病、多肌炎/皮肌炎、干燥综合征、重叠综合征、血管炎病等（昭昭老师速记："干""湿""硬""朗""鸡"（肌））；脊柱关节病，如强直性脊柱炎、Reiter综合征、银屑病关节炎、未分化脊柱关节炎等；退行性变，如骨关节炎等（不选A、B、C、D）。②骨关节炎属于退行性疾病，不属于弥漫性结缔组织病（E错），故本题选E。③关于风湿病的分类昭昭老师总结如下：

分　类	疾　病	昭昭老师速记
弥漫性结缔组织病（CTD）	原发性干燥综合征（pSS），类风湿关节炎（RA），系统性硬化病（SSc），系统性红斑狼疮（SLE），多发性肌炎/皮肌炎（PM/DM）	"干""湿""硬""朗""鸡"（肌）
脊柱关节炎	强直性脊柱炎（AS）、反应性关节炎（Reiter综合征）、银屑病关节炎、炎性肠病关节炎、未分化脊柱关节炎等	"Reiter"的"脊柱"
退行性变	骨关节炎等	关节软骨退变
晶体相关性关节炎	痛风、假性痛风等	高尿酸等导致晶体沉积
感染相关性风湿病	风湿热等	β-溶血性链球菌感染后相关的免疫反应
肿瘤相关性风湿病	原发性（滑膜瘤、滑膜肉瘤等），继发性（多发性骨髓瘤、转移瘤等）	肿瘤＝肿瘤
神经血管疾病	神经性关节病、压迫性神经病变、雷诺病等	"雷""神"

【例1715】【正确答案】D

　　【答案解析】①弥漫性结缔组织病包括"干燥综合征、类风湿关节炎、系统性硬化病、系统性红斑狼疮、多肌炎（不选A、B、C、E）。（昭昭老师速记："干""湿""硬""朗""鸡"（肌））②Reiter综合征属于脊柱关节炎，不属于弥漫性结缔组织病（D错），故本题选D。③关于风湿病的分类，昭昭老师总结如下：

分　类	疾　病	昭昭老师速记
弥漫性结缔组织病（CTD）	原发性干燥综合征（pSS），类风湿关节炎（RA），系统性硬化病（SSc），系统性红斑狼疮（SLE），多发性肌炎/皮肌炎（PM/DM）	"干""湿""硬""朗""鸡"（肌）
脊柱关节炎	强直性脊柱炎（AS）、反应性关节炎（Reiter综合征）、银屑病关节炎、炎性肠病关节炎、未分化脊柱关节炎等	"Reiter"的"脊柱"

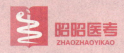
第 2 章　系统性红斑狼疮

【例 1716】【正确答案】B

　　【答案解析】系统性红斑狼疮最主要的临床表现是皮肤黏膜与关节表现，即面部蝶形红斑和盘状红斑（B 对，A、C、D、E 错），故本题选 B。

【例 1717】【正确答案】D

　　【答案解析】①SLE 患者的典型临床表现是面颊部蝶形红斑，可累及身体多个系统。实验室检查可见特异性抗体阳性，如抗核抗体、抗 ds - DNA 抗体、抗 Sm 抗体，故本例应诊断为系统性红斑狼疮（D 对），故本题选 D。②缺铁性贫血表现为皮肤、黏膜苍白及全身乏力，实验室检查有铁蛋白、血清铁等降低（不选 A）。③慢性肾炎患者既往有长期肾病史，反复出现水肿、高血压及蛋白尿、血尿等（不选 B）。④类风湿关节炎表现为全身、对称、多发、小关节肿痛（不选 C）。⑤风湿热表现为游走性大关节炎（不选 E）。

【例 1718】【正确答案】C

　　【答案解析】①青年女性，表现为关节疼痛，指间关节及掌指关节肿胀，为对称小关节，类似于类风湿关节炎的表现，但类风湿关节炎患者晨僵时间多长于 1 小时，而非 30 分钟。此外，类风湿关节炎的实验室检查为类风湿因子及抗 CCP 抗体阳性，而非抗核抗体，故不考虑类风湿关节炎。②根据该患者综合情况判断，出现多系统病变，包括骨骼系统病变，如关节肿胀等；血液系统病变，如白细胞和血小板降低；肾病表现，如蛋白尿，结合抗核抗体阳性（抗核抗体是 SLE 的筛查指标），故考虑诊断为系统性红斑狼疮（C 对），故本题选 C。③类风湿关节炎多发生对称性小关节，多有关节畸形肿痛、晨僵时间＞1 小时（不选 A）。骨关节炎多侵犯大关节，如膝关节、髋关节，晨僵时间少于 30 分钟（不选 B）。干燥综合征和系统性血管炎不属于执业和助理医师的考试范畴（不选 D、E）。

【例 1719】【正确答案】C

　　【答案解析】①青年女性，皮肤黏膜出现皮肤损害，骨关节系统有膝、踝关节肿痛，血液系统有血小板明显减少伴出血表现，泌尿系统出现尿蛋白阳性，结合患者多系统病变，考虑诊断为系统性红斑狼疮（C 对），故本题选 C。②风湿热表现为全身游走性大关节炎（不选 A）。③慢性肾炎有长期肾病史（不选 B）。④自身免疫性溶血的实验室检查发现 Coombs 试验阳性，但不会出现全身多系统病变（不选 D）。⑤特发性血小板减少性紫癜表现为血小板减少，有出血表现，但亦不会出现全身多系统病变（不选 E）。

【例 1720】【正确答案】D

　　【答案解析】①约 85％的 SLE 患者在病程中有关节疼痛（不选 A），最常见于指、腕、膝等关节（不选 C、E），部分伴有肿胀，骨破坏少见，偶有指关节变形，常见表现为对称的多关节痛（不选 B），呈间歇性。②关节 X 线片大多正常（D 错），故本题选 D。

【例 1721】【正确答案】E

　　【答案解析】①类白血病反应是指由于各种不同原因引起的白细胞极度增多，伴外周血中出现幼稚细胞，因血象极易和白血病相混淆，故称为类白血病反应，病因去除后类白血病血象可以很快消失。②SLE 患者可因自身免疫性因素出现白细胞和血小板减少（不选 A、B），发生自身免疫性溶血和正常细胞性贫血等（不选 C、D），但不会出现类白血病反应（E 错），故本题选 E。

【例 1722～1723】【正确答案】BC

　　【答案解析】①特异性高且与 SLE 活动性无关的抗体是抗 Sm 抗体（B 对），故例 1722 选 B。②特异性高，效价随 SLE 病情缓解而下降的抗体是抗双链 DNA 抗体（C 对），故例 1723 选 C。③抗核抗体用于 SLE 的筛查试验，阳性提示可能为 SLE；抗磷脂抗体包括抗心磷脂抗体、狼疮抗凝物、抗 β_2-糖蛋白抗体，梅毒血清试验假阳性等提示存在抗磷脂抗体；类风湿因子是诊断类风湿关节炎的指标之一。④昭昭老师将 SLE 的抗体特点总结如下：

抗　体	意　义	昭昭老师速记
抗核抗体（ANA）	筛查	"筛""核"桃
抗双链DNA（dsDNA）抗体	①与病情活动有关；②与狼疮肾损害相关	"活""D""肾""D"
抗Sm抗体	诊断SLE最有价值的抗体	格乌"特"斯（S）
抗RNP抗体	与SLE的雷诺现象和肌炎相关	雷R肌R（雷阿肌阿）
抗SSA抗体	与SLE/继发干燥综合征有关	北方天气"干""S"了
抗SSB抗体	与继发干燥综合征有关	北方天气"干""S"了
抗rRNP抗体	神经性狼疮	神啊（r）
抗磷脂抗体	抗心磷脂抗体、狼疮抗凝物、抗β_2-糖蛋白Ⅰ	—
皮肤狼疮带试验	确诊	活检是疾病确诊的金标准

【例1724】【正确答案】A

　　【答案解析】①系统性红斑狼疮最有价值的自身抗体是抗Sm抗体（A对），故本题选A。②类风湿关节炎最有价值的抗体是抗环瓜氨酸肽抗体（抗CCP抗体）（不选B）。③抗SSA抗体与皮肤病变和光过敏现象有关，抗核抗体是SLE的阳性抗体之一，特异性较差（不选C）。④抗Scl-70抗体与系统性硬化症密切相关（不选D）。⑤抗核抗体是SLE的筛查抗体（不选E）。⑥昭昭老师总结如下：

疾　病	抗体谱	昭昭老师速记
系统性红斑狼疮（SLE）	ANA抗体谱（抗dsDNA、抗组蛋白抗体抗SSA抗体、抗SSB抗体）	都带"S"
原发性干燥综合征（pSS）	抗SSA抗体、抗SSB抗体	干"SS"了
混合性结缔组织病（MCTD）	抗RNP抗体	混个"P"啊
皮肌炎（DM）/多发肌炎（PM）	抗合成酶（Jo-1）抗体	"1"个"合成"的"JJ"
系统性硬化症（SSc）	抗着丝点抗体（ACA）；抗Scl-70抗体	"70"强"硬""点"
系统性血管炎	ANA抗体	"血""啊"

【例1725】【正确答案】B

　　【答案解析】①与狼疮肾损害关系最密切的自身抗体是抗dsDNA抗体（B对），故本题选B。②抗Sm抗体是SLE最有价值的自身抗体（不选E）；抗SSB、SSA抗体可见于干燥综合征和SLE（不选C、D）；抗RNP抗体往往与雷诺现象有关（不选A）。③昭昭老师总结如下：

抗　体	意　义	昭昭老师速记
抗核抗体（ANA）	筛查	"筛""核"桃
抗双链DNA（dsDNA）抗体	①与病情活动有关；②与狼疮肾损害相关	"活""D""肾""D"
抗Sm抗体	诊断SLE最有价值的抗体	格乌"特"斯（S）
抗RNP抗体	与SLE的雷诺现象和肌炎相关	雷R肌R（雷阿肌阿）

【例1726】【正确答案】E

　　【答案解析】①系统性红斑狼疮诊断常用而有价值的病理检查是皮肤狼疮带试验。在红斑狼疮患者皮损和（或）非皮损区之间取一块皮肤，用直接免疫荧光方法，在荧光显微镜下观察，如果在皮肤的表皮层和真皮层之间发现串珠状条带，即为狼疮带试验阳性，该条带是免疫球蛋白、补体等在皮下的沉积（E对），故本题选E。②肾穿刺多用于肾部疾病，特别是肾小球疾病的病理学诊断（不选A）。③骨髓穿刺多用于血液疾病的检查（不选B）。④肺穿刺用于肺部疾病的确定诊断，如周围型肺癌（不选C）。⑤淋巴结活检用于霍奇金淋巴瘤等疾病的检查（不选D）。

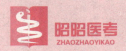

【例1727】【正确答案】E

【答案解析】①青年女性,表现为特征性的面部蝶形红斑,结合患者全身多系统病变,如骨关节系统、血液系统、泌尿系统、呼吸系统等症状,故诊断为<u>系统性红斑狼疮</u>。SLE属于自身免疫性疾病,<u>抗核抗体</u>多为阳性(E对),故本题选E。②<u>手关节X线片</u>对诊断类风湿关节炎的意义较大(不选A)。③<u>骨髓穿刺</u>多用于血液疾病的检查(不选B)。④<u>胸腔穿刺</u>多用于胸腔积液的检查(不选C)。⑤<u>肾穿刺</u>多用于肾部疾病,特别是肾小球疾病的病理学诊断(不选D)。

【例1728】【正确答案】A

【答案解析】治疗狼疮肾炎首选的免疫抑制剂是<u>环磷酰胺</u>(CTX)(A对,B、C、D、E错),故本题选A。(昭昭老师速记:SLE好发于女孩,女孩爱吃糖(糖皮质激素),爱戴首饰如耳环、戒指、项链等都是"环"形的。另外,类风湿关节炎首选的治疗药物是甲氨蝶呤,记忆为"甲类")

【例1729】【正确答案】C

【答案解析】①有重要脏器受累的SLE患者中,诱导期建议首选环磷酰胺(CTX)或酚酸酸酯(MMF),应用6个月以上。②使用环磷酰胺治疗系统性红斑狼疮的指征是<u>狼疮肾炎</u>(C对),故本题选C。③口腔溃疡、关节炎、浆膜炎、蝶形红斑不是使用环磷酰胺的指征(不选A、B、D、E)。

【例1730】【正确答案】B

【答案解析】①狼疮肾炎患者单用糖皮质激素大多无效,<u>需加用免疫抑制剂</u>,首选环磷酰胺(B对),故本题选B。②狼疮肾炎患者单用糖皮质激素大多无效,使用抗疟药、雷公藤、加利尿药并不能改善病情(不选A、C、D、E)。

【例1731】【正确答案】E

【答案解析】妊娠前3个月及妊娠期应用大多数免疫抑制剂均可能影响胎儿发育,必须<u>停用半年以上方</u>能妊娠(E对),故本题选E。

【例1732】【正确答案】A

【答案解析】①中年女性,患者出现多系统表现,如口腔(口腔炎)、皮肤(充血性红斑)、骨骼肌肉系统(小关节压痛)、泌尿系统(蛋白尿)、血液系统(血细胞减少)等病变,其中特征性病变是面部红斑,结合患者抗SSA抗体(＋),抗双链DNA抗体(＋),故可确诊为<u>系统性红斑狼疮</u>。②抗双链DNA抗体(＋)、补体C_3下降、血小板减少、尿蛋白阳性均可提示疾病处于活动期(不选B、C、D、E),而抗SSA抗体(＋)提示结缔组织病可能,与疾病活动性无关(A对),故本题选A。

【例1733】【正确答案】B

【答案解析】①SLE治疗首选<u>糖皮质激素</u>即泼尼松;最佳改变病情抗风湿药是<u>环磷酰胺</u>(B对),故本题选B。②此患者为自身免疫性疾病而非感染性疾病,故不用青霉素治疗(不选D)。③非甾体消炎药,如布洛芬,是类风湿关节炎的首选药(不选C)。④柳氮磺吡啶是外周型强直性脊柱炎的主要用药(不选A)。⑤血浆置换用于急进性肾小球肾炎的治疗(不选E)。

【例1734】【正确答案】C

【答案解析】①系统性红斑狼疮治疗用药包括非甾体消炎药、抗疟药(氯喹和羟氯喹)、肾上腺皮质激素、免疫抑制剂等。②其中基础用药是<u>羟氯喹</u>(C对),故本题选C。③昭昭老师将SLE的用药使用特点总结如下:

药 物	适应证
非甾体消炎药	大多用于有发热、关节酸痛、肌痛、乏力等症状,而无明显内脏或血液系统受影响的轻症患者
抗疟药(氯喹和羟氯喹)	尤其适用于系统性红斑狼疮患者的低热、关节炎、皮疹,并有减缓和稳定狼疮非致命性病变进展的作用
肾上腺皮质激素	适用于急剧发病的多系统受损的狼疮,其他方法不能控制的非感染性狼疮高热、明显血细胞减少、肾炎、中枢神经系统病变、间质性肺炎及重度肝炎
免疫抑制剂	常用于重型系统性红斑狼疮

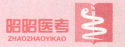

第3章　类风湿关节炎

【例1735】【正确答案】B

【答案解析】①类风湿关节炎是以对称性多关节炎为主要临床表现的自身免疫性疾病。免疫紊乱为其主要发病机制，以活化的 CD4$^+$T 细胞和 MHC－Ⅱ型阳性的抗原递呈细胞（APC）浸润滑膜关节为特点（B对），故本题选 B。②CD3$^+$T 细胞是细胞表面的表型之一（不选 A）。③CD8$^+$T 细胞主要通过细胞毒性 T 细胞（CTL）直接杀伤靶细胞（不选 C）。④B 细胞主要参与体液免疫（不选 D）。⑤巨噬细胞参与非特异性免疫和特异性免疫（不选 E）。

【例1736】【正确答案】B

【答案解析】①类风湿关节炎最常侵犯全身、对称、多发的小关节，如近端指间关节（不选 D）、掌指关节（不选 C）、腕关节（不选 E），其次是肘关节（不选 A）等。类风湿关节炎主要侵犯的近端指间关节而非远端指间关节（B 错），故本题选 B。②骨关节炎最常侵犯有负重的大关节，如膝关节、髋关节，其次是远端指间关节。昭昭老师将骨关节炎和类风湿关节炎对比总结如下：

	骨关节炎	类风湿性关节炎
本　质	退行性疾病	自身免疫性疾病
病　理	关节软骨退变	滑膜炎
部　位	单发，不对称，大关节 ①髋关节；②膝关节；③远端指间关节	多发，对称，小关节 ①近端指间关节；②掌指关节；③腕关节

【例1737】【正确答案】E

【答案解析】类风湿关节炎最常侵犯全身、对称、多发的小关节，如近端指间关节、掌指关节、腕关节，其次是肘关节等（E对，A、B、C、D错），故本题选 E。

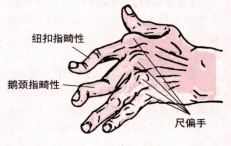

纽扣指畸性

鹅颈指畸性

尺偏手

【例1738】【正确答案】A

【答案解析】①类风湿关节炎容易侵犯全身的小关节，最容易侵犯的是近端指间关节、掌指关节、腕关节等，其中最早侵犯的是近端指间关节（A对，B、C、D、E错），故本题选 A。②骨关节炎容易侵犯的大关节包括髋关节、膝关节等。

【例1739】【正确答案】A

【答案解析】①近端指间关节为类风湿关节炎的好发部位，受累关节因炎症充血水肿和渗液而呈梭形肿胀（A对），故本题选 A。（昭昭老师速记：近端指间关节是类风湿、远端指间关节是骨关节炎）②风湿性关节炎主要累及膝、踝、肩、腕等大关节（不选 B）。③骨性关节炎可累及远端指间关节（不选 C）。④痛风性关节炎常累及第一跖趾关节（不选 D）。⑤系统性红斑狼疮虽可累及近端指间关节，但常表现为均匀肿胀，而非梭形肿胀（不选 E）。

【例1740】【正确答案】D

【答案解析】①类风湿关节炎为多关节的滑膜炎症，可出现受累关节炎性水肿，当活动减少时，水肿液蓄积在炎症部位，引起晨起或休息后僵硬和疼痛，称为晨僵，晨僵时间一般超过 1 小时（D对），故本题选 D。②骨性关节炎也可有晨僵，但并不典型，且时间短暂，一般不超过 30 分钟（不选 A）。③痛风、银屑病关节炎、风湿性关节炎晨僵特点不明显（不选 B、C、E）。

【例1741】【正确答案】C

【答案解析】①类风湿关节炎主要表现为对称性多关节炎，好发于腕、掌指关节、近端指间关节等小关节，常因关节腔内积液、关节周围软组织炎症引起肿痛，晨起后病变关节感觉僵硬，称为晨僵，持续 1 小时以上（C对），故本题选 C。②游走性大关节肿痛为风湿性关节炎的特点（不选 A）。③系统性红斑狼疮

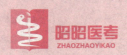

表现为全身关节肿痛伴发热、皮疹（不选 B）。④强直性脊柱炎典型表现为腰骶痛伴晨僵（不选 D）。⑤多关节肿痛伴四肢末梢感觉障碍特点不明确，无明显常见疾病（不选 E）。

【例 1742】【正确答案】B

【答案解析】①双腕关节肿痛伴晨僵是类风湿关节炎的典型表现，类风湿关节炎好发于近侧指间关节、掌指关节及腕关节（B 对，A、C、D、E 错），故本题选 B。②骨关节炎好发于负重较大的关节如膝关节、髋关节、手远端指间关节等。

【例 1743】【正确答案】B

【答案解析】①类风湿关节炎的患者多数伴有晨僵，晨僵时间多长于 1 小时（B 对），故本题选 B。②骨性关节炎、强直性脊柱炎、感染性关节炎、风湿性关节炎的晨僵时间不明显（不选 A、C、D、E）。

【例 1744】【正确答案】B

【答案解析】①类风湿关节炎好发于腕、掌指关节、近端指间关节等处。关节外表现可有关节隆突部与受压部位无痛性皮下结节，称为类风湿结节，为诊断类风湿关节炎的典型特点之一（B 对，E 错），故本题选 B。②足跟、足掌部位疼痛（不选 A），肺部病变常为间质性改变（不选 C），可出现单个或多个结节，较少出现慢性纤维性肺泡炎；胸膜炎改变为单侧或双侧胸腔积液（不选 D），积液呈渗出性，糖含量很低，但这些都均非最有意义表现。

【例 1745】【正确答案】D

【答案解析】①类风湿关节炎的临床特点是：类风湿因子常阳性，晨僵持续时间＞1 小时、首选非甾体抗炎药来改善关节疼病、多关节、小关节受累等。②类风湿关节炎的眼部受累多为巩膜炎，一般无虹膜睫状体炎（D 错），故本题选 D。

【例 1746】【正确答案】C

【答案解析】①Felty 综合征是指类风湿关节炎患者伴有脾大、中性粒细胞减少、血小板减少和贫血。②由于类风湿关节炎是自身免疫性疾病，故中性粒细胞减少最可能是免疫性破坏所致（C 对，A、B、D、E 错），故本题选 C。

【例 1747】【正确答案】C

【答案解析】①类风湿关节炎常表现为晨僵，呈对称性、持续性多关节肿痛；抗核抗体（ANA）低滴度阳性，类风湿因子（RF）阳性，急性活动期补体增高，本例患者符合类风湿关节炎的典型表现，故可诊断类风湿关节炎（C 对），故本题选 C。②多肌炎虽有晨僵、关节痛、发热等表现，但主要症状是远端肢体肌无力（不选 A）。③系统性红斑狼疮患者抗核抗体（ANA）常呈强阳性，抗 dsDNA 抗体及抗 Sm 抗体阳性（不选 B）。④干燥综合征常表现为口腔干燥、溃疡等（不选 D）。⑤混合性结缔组织病临床表现多样，抗 RNP 抗体阳性（不选 E）。

【例 1748】【正确答案】B

【答案解析】①患者中年女性，表现为全身多发、对称、小关节肿痛伴有晨僵，晨僵时间≥1 小时，符合类风湿关节炎的典型表现，故可诊断（B 对），故本题选 B。②周围型的强直性脊柱炎多表现为大关节肿痛、活动受限，特异性标记物为 HLA－B27 阳性（不选 A）。③反应性关节炎是一种发生于某些特定部位（如肠道和泌尿生殖道）感染之后而出现的关节炎（不选 C）。④骨关节炎是以关节软骨退变为基础病变，主要表现为大关节疼痛及畸形，如膝关节、髋关节等（不选 D）。⑤痛风性关节炎多见于第一跖趾关节肿痛，活检可见痛风石，血尿酸多有明显升高（不选 E）。

【例 1749】【正确答案】C

【答案解析】①类风湿关节炎主要临床表现为小关节滑膜炎所致的关节肿痛，继而出现关节软骨破坏、关节间隙变窄，晚期因严重骨质破坏、吸收导致关节僵直、畸形、功能障碍（C 对），故本题选 C。②系统性红斑狼疮的主要病理特点是血管炎（不选 A）。③骨关节炎的主要病理改变是关节软骨蜕变（不选 B）。④强直性脊柱炎的主要病理特点是附着点炎和韧带炎（不选 D、E）。⑤昭昭老师总结如下：

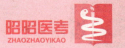

疾　病	基本病理	昭昭老师速记
系统性红斑狼疮	血管	炎"红""血管"
类风湿关节炎	滑膜炎	他像一阵"风"一样"滑"了过去
强直性脊柱炎	附着点炎	为"附"新词"强"说愁
骨关节炎	关节软骨退变	骨"关节"炎是"关节软骨"蜕变
痛风	血尿酸	"尿"的"酸""痛"

【例 1750】【正确答案】E

　　【答案解析】①中年女性，表现为全身、对称、多发的小关节病变，伴有晨僵，故诊断为类风湿关节炎。最有意义的实验室检查是抗 CCP 抗体即抗环瓜氨酸肽抗体，诊断特异性最高（E 对，A、B、C、D 错），故本题选 E。②类风湿因子（RF）阳性不一定都是 RA，RA 患者也不一定都是阳性，特异性较低。

【例 1751】【正确答案】C

　　【答案解析】①RF 不是诊断 RA 的必备条件，RF 升高，提示可能是 RA；RF 的滴度随 RA 的活动性、病情严重程度而变化（C 对，A、B、D、E 错），故本题选 C。②部分正常人也可出现低滴度的 RF，RF 阳性还可见于其他自身免疫性疾病，如多发性肌炎、干燥综合征、系统性红斑狼疮等。

【例 1752】【正确答案】D

　　【答案解析】①类风湿因子阳性可见于类风湿关节炎、多发性肌炎、干燥综合征、系统性红斑狼疮等，RF 升高，只是提示可能是类风湿关节炎，RF 阳性的患者不一定都是 RA，而且 RA 患者 RF 不一定都阳性（D 对，A、B、C、E 错），故本题选 D。②RF 的滴度可随类风湿关节炎的活动性、病情严重程度而变化。

【例 1753】【正确答案】C

　　【答案解析】①类风湿因子阳性仅见于 70％的类风湿关节炎患者，还可见于其他自身免疫性疾病，因此需结合临床表现进行诊断（不选 A）。类风湿因子阴性也不能完全排除类风湿关节炎，约 30％类风湿关节炎患者的类风湿因子为阴性（B 错，C 对），故本题选 C。②抗核抗体是指抗细胞核内成分的抗体包括抗 DNA、抗组蛋白、抗非组蛋白和抗核仁抗体 4 类，类风湿因子不属于抗核抗体（不选 D）。③类风湿因子分为 IgM 型、IgG 型和 IgA 型，目前临床工作中主要检测的是 IgM 型（不选 E）。

【例 1754】【正确答案】C

　　【答案解析】①类风湿因子分为 IgM 型、IgG 型和 IgA 型，目前临床工作中主要检测的是 IgM 型（C 对，A、B、D、E 错），故本题选 C。（昭昭老师速记：调频"F""M"）②IgM 型、IgA 型的效价与病情和骨质破坏有关。③IgG 型与患者的滑膜炎、血管炎、关节外症状有关。

【例 1755】【正确答案】E

　　【答案解析】①患者双手近端指间关节、双膝关节肿痛伴晨僵，肘部可触及类风湿结节，应诊断为类风湿关节炎（E 对），故本题选 E。②风湿性关节炎多侵犯全身大关节，呈游走性，不残留关节畸形（不选 A）。③系统性红斑狼疮除有关节表现外，可表现为其他多系统病变，如脸部红斑、胸腔积液、口腔溃疡等（不选 B）。④痛风多侵犯足第一跖趾关节，引起红肿（不选 C）。⑤骨性关节炎多见于大关节肿痛，如膝关节、髋关节等（不选 D）。

【例 1756】【正确答案】D

　　【答案解析】①确诊类风湿关节炎最有价值的检查是 X 线片（D 对），故本题选 D。②抗核抗体是筛选系统性红斑狼疮的常用检查方法（不选 A）；血沉（ESR）、C 反应蛋白（CRP）增高提示病变处于活动期（不选 B、C）；血抗链球菌溶血素"O"测定主要用于判断近期有无链球菌感染（不选 E）。

【例 1757】【正确答案】E

　　【答案解析】①类风湿关节炎的患者中，仅有 60％左右出现类风湿因子阳性（不选 D）。类风湿因子阳性也可见于其他风湿性疾病如强直性脊柱炎（不选 C），故 RF 阳性只高度提示可能为类风湿关节炎（不选 A），且 RF 高滴度是 RA 预后不良的指标之一（不选 B），但 RF 阳性并不是诊断 RA 的必备条件（E 错），故本题选 E。

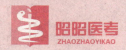

【例1758】【正确答案】B

【答案解析】①中年女性，表现为全身、对称、多发的关节疼痛伴晨僵，同时出现典型的类风湿结节，即肘部伸侧可触及皮下结节，符合类风湿关节炎的典型表现，故可诊断为类风湿关节炎（B对），故本题选B。②风湿性关节炎多发生在大关节呈游走性（不选A）。③系统性红斑狼疮除了有关节的病变还有面部红斑等典型表现（不选C）。④骨性关节炎多发生负重的膝关节等大关节，为退行性病变（不选D）。⑤痛风多由于血尿酸升高所致（不选E）。

【例1759】【正确答案】B

【答案解析】①类风湿关节炎首选的治疗药物是非甾体消炎药(NSAID)如阿司匹林等（B对），故本题选B。②SLE首选泼尼松（不选A）。③青霉胺、雷公藤、金制剂等均为治疗类风湿的改变病情的抗风湿药（不选C、D、E）。

【例1760】【正确答案】A

【答案解析】①类风湿关节炎尚不能治愈，只能缓解疼痛，防止病情进展，进行对症治疗。常用药物有非甾体消炎药及改变病情抗风湿药。非甾体消炎药如阿司匹林、塞来昔布等，只能缓解症状，不能改变病情进展；能够改变病情进展的是改变病情抗风湿药(DMARD)，首选甲氨蝶呤(MTX)；其次是来氟米特，临床上常将两者联合应用治疗（A对），故本题选A。②双氯芬酸钠、对乙酰氨基酚属于非甾体消炎药（不选B、D）。③硫酸氨基葡萄糖主要作用是修复关节软骨，不属于改变病情抗风湿药（不选C）。④泼尼松属于糖皮质激素类药物（不选E）。

【例1761】【正确答案】D

【答案解析】①类风湿关节炎X线检查分为4期。Ⅰ期关节周围软组织出现肿胀阴影，关节端骨质疏松，Ⅱ期关节间隙变窄，Ⅲ期关节面出现虫蚀样改变，Ⅳ期关节半脱位和关节破坏后出现纤维性和骨性强直。②该例患者双手X线检查显示腕关节骨性融合强直，故应诊断为Ⅳ期（D对，A、B、C、E错），故本题选D。

【例1762】【正确答案】E

【答案解析】①Ⅰ、Ⅱ期病变的治疗首选"非甾体抗炎药＋改变病情抗风湿药"，改变病情抗风湿药一般首选甲氨蝶呤，有修复骨破坏的作用（E对），故本题选E。②柳氮磺吡啶、雷公藤总苷、金诺芬虽然都属于改变病情的抗风湿药，但不作为首选（不选B、C、D）。③轻症病例一般不使用糖皮质激素，因其长期使用后副作用严重（不选A）。

第4章 脊柱关节炎

【例1763～1764】【正确答案】BD

【答案解析】①强直性脊柱炎以腰骶痛为主要表现（B对），故例1763选B。②类风湿关节炎主要侵犯小关节，最易侵犯近侧指间关节、掌指关节、腕关节等（D对），故例1764选D。③化脓性关节炎表现为局部红、肿、热、痛及功能障碍。④骨关节炎以侵犯大关节为主。⑤痛风性关节炎多侵犯足部第一跖趾关节。

【例1765】【正确答案】A

【答案解析】①强直性脊柱炎分为两种类型：中轴型，以侵犯脊柱为主；周围型，以侵犯周围关节为主。②该患者表现为双膝关节痛，同时出现腰痛和骶髂关节压痛，故诊断为强直性脊柱炎。③强直性脊柱炎最有意义的检查是双侧骶髂关节X线，可见骶髂关节骨质破坏，关节间隙变窄，甚至出现关节融合（A对），故本题选A。④血沉及C反应蛋白是反映炎症程度的指标，发生炎症时此两项指标升高（不选B）。⑤类风湿因子是类风湿性关节炎较为特异性抗体，但较骶髂关节X线片的诊断意义小一些（不选C）。⑥抗"O"是类风湿性关节炎活动性指标之一（不选D）。⑦HLA－B27是诊断强直性脊柱炎的典型指标，但不具有特异性，诊断价值不如骶髂关节X线或CT高（不选E）。

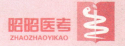

【例1766】【正确答案】E

　　【答案解析】①该患者表现为双膝关节痛,同时出现腰痛和骶髂关节压痛,HLA－B27阳性,故诊断为**强直性脊柱炎**(E对),故本题选E。②**类风湿关节炎**多侵犯全身对称、多发的小关节(不选A)。③**骨关节炎**多累及负重的大关节,如髋关节、膝关节等(不选B)。④**风湿性关节炎**多有游走性的大关节病变(不选C)。⑤**化脓性关节炎**会出现局部红、肿、热、痛等典型表现(不选D)。

【例1767】【正确答案】B

　　【答案解析】①早期强直性脊柱炎可无明显体征(不选A),随病情进展,脊柱小关节融合,出现腰椎活动度降低及腰椎前凸消失(不选C、D);病情活动期可出现韧带/肌腱与骨附着点压痛(不选E)。②强直性脊柱炎**早期会出现局部压痛**,如骶髂关节压痛(B错),故本题选B。

【例1768】【正确答案】A

　　【答案解析】①**强直性脊柱炎**病情进展到晚期,连接椎体间的韧带发生钙化,如同两块砖从侧面用水泥固定起来,导致出现**脊柱竹节样变**,是强直性脊柱炎的特征性表现之一,发生率随骶髂关节炎的加重而增加(A对),故本题选A。②骨性关节炎、类风湿关节炎、反应性关节炎、系统性红斑狼疮不会出现脊柱竹节样变(不选B、C、D、E)。

【例1769】【正确答案】A

　　【答案解析】①青壮年男性,表现为典型的骶髂关节痛,实验室检查发现骶髂关节虫蚀样病变及典型的"竹节样"改变,此为**强直性脊柱炎**的典型表现(A对),故本题选A。②腰椎间盘突出症多表现为腰腿痛及直腿抬高试验阳性(不选B)。③腰椎结核患者除表现为腰痛,还有全身结核中毒症状,如低热、乏力、盗汗等(不选C)。④腰椎肿瘤表现为进行性加重的瘫痪等(不选D)。⑤化脓性脊柱炎表现为局部红、肿、热、痛(不选E)。

强制性脊柱炎的病变特点

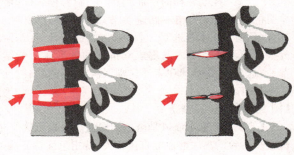

【例1770】【正确答案】B

　　【答案解析】①青年男性,表现为腰痛及右膝痛。强直性脊柱炎的典型表现为下腰痛,部分患者出现大关节疼痛、肿胀,结合患者父亲有类似病史,故应诊断为**强直性脊柱炎**。**强直性脊柱炎**首选检查是**骶髂关节X线片**,最佳检查是骶髂关节CT(B对),故本题选B。②腰椎X线有时可发现脊柱竹节样改变(不选A)。③双肾CT用于肾部疾病的检查(不选C)。④腹部B超用于腹部肝、胆、胰、脾、肾等实质器官疾病的诊断(不选D)。⑤MRI主要用于脊柱疾病时了解神经或脊髓受压的情况(不选E)。

【例1771】【正确答案】C

　　【答案解析】①青年男性,下腰痛病史,考虑为腰部疾病,HLA－B27阳性,此即强直性脊柱炎的典型表现,故诊断为**强直性脊柱炎**(C对),故本题选C。②**腰椎间盘突出症**的典型表现是腰痛伴坐骨神经痛,直腿抬高试验阳性(不选A)。③**类风湿关节炎**多侵犯全身,多发小关节,而非腰部(不选B)。④**风湿性关节炎**表现为游走性的大关节炎,不遗留关节畸形,但其所致的心脏病变较为严重(不选D)。⑤**腰肌劳损**表现为腰部肌肉酸痛,但不出现HLA－B27阳性(不选E)。

【例1772】【正确答案】C

　　【答案解析】①青年男性,出现腰痛及膝关节痛,考虑免疫风湿系统疾病。血液学检查发现HLA－B27阳性,是强直性脊柱炎的标志性检查,故初步诊断为**强直性脊柱炎**(C对),故本题选C。②**痛风关节炎**患者血尿酸水平多明显升高(不选A)。③**反应性关节炎**是一种发生于某些特定部位(如肠道和泌尿生殖道)感染之后而出现的关节炎(不选B)。④**银屑病关节炎**是一种与银屑病相关的炎性关节病,有银屑病皮疹并伴有关节和周围软组织疼痛、肿胀、压痛、僵硬和运动障碍(不选D)。⑤**感染性关节炎**是指细菌、病毒等微生物入侵关节腔内引起的关节炎症(不选E)。

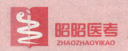

【例1773】【正确答案】B

【答案解析】①HLA－B27（＋）是强直性脊柱炎的典型标记物，典型表现为下腰痛，部分患者首发症状为大关节病变。②该患者表现为大关节肿痛，出现膝关节、右踝关节持续性肿痛，且HLA－B27（＋），故应诊断为强直性脊柱炎（B对），故本题选B。③化脓性关节炎会出现局部红、肿、热、痛等典型表现。④骨关节炎多累及负重的大关节，如髋关节、膝关节等。⑤类风湿关节炎多侵犯全身对称、多发的小关节。⑥痛风性关节炎多有血尿酸升高。

【例1774】【正确答案】E

【答案解析】①强直性脊柱炎患者如果表现为典型的中轴现象，即下腰痛等，首选非甾体抗炎药。②如果首发症状为关节炎反应，则首选柳氮磺吡啶（E对），故本题选E。

第5章　痛　风

【例1775】【正确答案】C

【答案解析】①秋水仙碱可迅速缓解关节炎症状（不选A）。②急性痛风性关节炎多由高尿酸血症引起（不选B），疾病发作时疼痛剧烈，可自行好转。③最常见的发病部位为第一跖趾关节，表现为局部红肿、压痛（C错），故本题选C。④局部肿物送活检，在偏振光显微镜下关节液内发现成双折光的针形尿酸盐结晶（不选D）。⑤痛风患者疼痛剧烈初次发作呈自限性（不选E）。

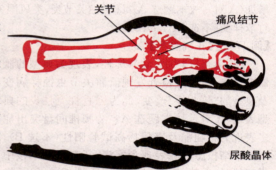

【例1776】【正确答案】D

【答案解析】①痛风是由单钠尿酸盐沉积所致的晶体相关性关节病，与嘌呤代谢紊乱和（或）尿酸排泄减少所致的高尿酸血症直接相关，特指急性特征性关节炎和慢性痛风石疾病，主要包括急性发作性关节炎、痛风石形成、痛风石性慢性关节炎、尿酸盐肾病和尿酸性尿路结石，重者可出现关节残疾和肾功能不全（D对），故本题选D。②高嘌呤可导致高尿酸，但不是诊断痛风的指征（不选B）。③嘧啶（不选A）、β-氨基丁酸（不选C）、β-丙氨酸（不选E）等不会导致血尿酸升高。

【例1777】【正确答案】E

【答案解析】①老年男性，表现为大关节的红肿及疼痛，血中尿酸升高，诊断为痛风性关节炎（E对），故本题选E。②类风湿关节炎的典型表现为全身、多发、对称、小关节肿痛（不选A）。③感染性关节炎局部关节呈明显红、肿、热、痛，关节液细菌培养可查出致病菌（不选B）。④银屑病性关节炎患者同时合并银屑病（不选C）。⑤反应性关节炎是指发生于某些特定部位（如肠道、泌尿生殖道）感染之后而出现的关节炎（不选D）。

第八篇 运动系统

第1章 骨折概论

【例1778】【正确答案】B

　　【答案解析】①战士参加野营拉练,属于长时间及长距离的训练,腓骨局部长期反复受到几十万次甚至几百万次的轻微外力,易导致骨折,称为疲劳骨折(积累性损伤)。疲劳骨折最常见的部位是腓骨中下1/3及第2、3跖骨(B对),故答案选B。②直接暴力指暴力直接作用于骨折部位导致骨折,如车祸所致骨折(不选A)。③间接暴力指暴力通过传导使肢体远处发生骨折,如肱骨髁上骨折(不选C)。④病理性骨折指骨折前存在骨质损伤,一次轻微的外伤即可导致骨折,如骨髓炎等(不选E)。⑤肌肉拉力是髌骨横行骨折、尺骨鹰嘴撕脱骨折的病因(不选D)。

【例1779】【正确答案】C

　　【答案解析】①分析该患者的受伤机制,该患者左手着地,手为受力部位,但是发生骨折的区域却在肘关节附近,说明受伤时的暴力沿前臂传导至肘部,故为间接暴力(C对),故本题选C。②关于其余几种骨折机制,昭昭老师总结如下:

类 型	机 制	常见部位
直接暴力	暴力直接作用在骨折部位	—
间接暴力	暴力通过传导、杠杆、旋转和肌肉收缩使肢体受力部位的远处发生骨折 (昭昭老师速记:不是受力部位,而是力传导)	肱骨髁上骨折、桡骨远端骨折及髌骨骨折等
积累性劳损	长期、反复、轻微的直接或间接外力可致使肢体某一特定部位骨折	第2、3跖骨和腓骨中下1/3处
病理性骨折	由于骨折本身病变如骨髓炎、骨肿瘤导致骨质破坏,一次轻微外力即可发生骨折	—

【例1780】【正确答案】C

　　【答案解析】①斜行骨折、螺旋形骨折、粉碎性骨折均为不稳定性骨折,其中螺旋形骨折最不稳定(C对),故本题选C。②裂缝骨折和青枝骨折属于不完全骨折及稳定骨折。横行骨折及嵌插性骨折属于稳定性骨折。③关于稳定和不稳定骨折,昭昭老师总结如下:

稳定性	稳定性骨折	复位后经适当外固定不易发生再移位者,青枝骨折、裂缝骨折、嵌插性骨折、横行骨折、椎体压缩性骨折
	不稳定性骨折	复位后易于发生再移位者,斜行骨折、螺旋形骨折、粉碎性骨折

【例1781】【正确答案】C

　　【答案解析】①压缩性骨折最常发生于脊柱,即脊柱的椎体发生压缩性骨折(C对,A、B、D、E错),故本题选C。②关于特殊骨折,昭昭老师总结如下:

特殊骨折	撕脱骨折	指肌肉强烈收缩,导致肌腱附着点的骨质发生撕脱骨折,如尺骨鹰嘴骨折,多位于肘关节附近
	压缩骨折	多见于脊柱骨折,属于稳定骨折

【例1782～1784】【正确答案】BCE

　　【答案解析】①开放性骨折是指骨折处软组织破裂,骨折端与外界相通(B对),故例1782选B。骨折处皮肤黏膜完整,骨折端不与外界相通是闭合性骨折。②粉碎性骨折是指骨折部碎成3块或3块以上(C

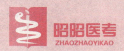
对），故例 1783 选 C。③撕脱性骨折是发生于肌腱附着部位的骨折如尺骨鹰嘴骨折（E 对），故例 1784 选 E。

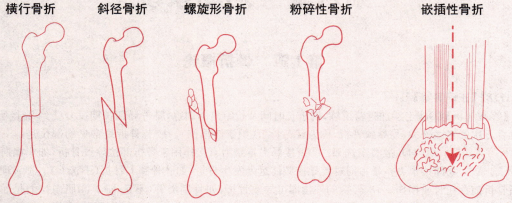

横行骨折　　斜径骨折　　螺旋形骨折　　粉碎性骨折　　嵌插性骨折

【例 1785】【正确答案】B

【答案解析】①开放性骨折，局部伤口裂开，导致骨折端容易受到细菌感染引起体温升高。闭合性骨折的体温升高多为血肿吸收热，体温一般小于 38 ℃，高于 38 ℃时考虑感染（B 对），故本题选 B。②疼痛刺激、休克、失血、组织液丢失不是导致体温升高的原因（不选 A、C、D、E）。

【例 1786】【正确答案】A

【答案解析】①骨折的全身表现有休克和发热，局部表现有疼痛、畸形、反常活动等（A 对），故本题选 A。②昭昭老师将关于骨折的全身和局部表现总结如下：

全身表现	①休克：最常见于骨盆骨折（失血 500～5 000 mL）和股骨干骨折（失血 300～2 000 mL）； ②发热：血肿吸收热，体温＜38 ℃，＞38 ℃时考虑感染
局部表现	①一般表现：疼痛、肿胀、瘀斑、功能障碍； ②专有体征：畸形，反常活动，骨擦音或骨擦感 （昭昭老师提示：出题思路，老师一般将这两者混着写，然后问你哪个不是；做题时一看见这几个词就可诊断为骨折）

【例 1787～1788】【正确答案】AE

【答案解析】①骨折专有体征包括畸形、异常活动、骨擦音或骨擦感，只要出现其中一个，即可确诊骨折（A 对），故例 1787 选 A。②慢性骨髓炎患者，可有骨体增粗，窦道形成，有死骨排出（E 对），故例 1788 选 E。

【例 1789】【正确答案】E

【答案解析】①骨折专有体征包括畸形、异常活动（反常活动）、骨擦音或骨擦感，只要出现其中一个，即可确诊骨折（E 对），故本题选 E。②疼痛（不选 A）、瘀斑（不选 B）、功能障碍（不选 C）、肿胀（不选 D）等属于骨折的一般体征。

【例 1790】【正确答案】D

【答案解析】①肿胀（不选 A）、压痛（不选 B）、下肢不能自由活动（不选 C）及跛行（不选 E）都是一般表现，不能确诊为骨折。②畸形、异常活动（反常活动）、骨擦音或骨擦感是骨折的专有体征。如果出现，可诊断为骨折（D 对），故本题选 D。

【例 1791】【正确答案】B

【答案解析】①青年男性，有左大腿明确外伤史，X 线片示左股骨皮质连续性中断，故可诊断为左股骨骨折。②骨折的专有体征是畸形、反常活动、骨擦音及骨擦感，出现上述专有体征即提示骨折（B 对），故本题选 B。③疼痛（不选 A）、肿胀（不选 C）、发红（不选 D）、活动障碍（不选 E）是骨折的一般表现，而不是特有体征。

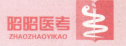

【例1792】【正确答案】A

【答案解析】①老年女性,跌倒后易发生骨折,骨折首选X线片检查(A对),故本题选A。②CT在诊断腰椎间盘突出症时首选(不选B)。③MRI用于腰椎间盘突出症时观察神经血管受压情况及早期的股骨头坏死。膝关节半月板及交叉韧带损伤也首选MRI(不选C)。④核素骨扫描用于诊断转移癌(不选E)。⑤超声检查多用于软组织肿瘤的检查(不选D)。昭昭老师将各种常用检查方法总结如下:

检　查	适用疾病
X线	①所有的骨折;②所有的脱位
CT	①观察粉碎性骨折各个骨折片;②腰椎间盘突出症时观察突出的椎间盘
MRI	①脊髓和神经;②早期股骨头坏死;③膝关节半月板和交叉韧带
核素骨扫描	转移癌(女性乳腺癌、男性前列腺癌转移)
B超	软组织肿物

【例1793】【正确答案】B

【答案解析】①外伤史,检查内上髁处有骨擦感,属于骨折的专有体征,可以诊断为骨折。骨折首选的检查是X线片(B对),故本题选B。②核素骨扫描多用于转移癌的诊断(不选A)。③B型超声在运动系统多用于软组织肿瘤的检查(不选C)。④CT在了解粉碎性骨折方面及腰椎间盘突出方面有重要的诊断价值(不选D)。⑤MRI在腰椎间盘突出症时观察神经血管受压情况及早期股骨头坏死的诊断中意义较大(不选E)。

【例1794】【正确答案】B

【答案解析】①骨折X线检查可以发现骨的连续性和完整性丧失,用以明确诊断(B对),故本题选B。②骨折也可以用于帮助了解发病机制(不选A);判断骨折的预后(不选C)及了解骨折密度(不选E)。③了解组织的损伤情况需用MRI(不选D)。

【例1795】【正确答案】A

【答案解析】①X线摄片不能只把骨折断端包括在内,应至少包括一个相邻的关节,从而有利于明确其骨折发生的部位(A错),故本题选A。②怀疑骨折时,应常规进行X线检查(不选D);确诊骨折时,需进行X线检查(不选E);对不易明确诊断者,需加拍对侧相应部位的X线片(不选B)。③高度怀疑骨折但X线片未见骨折征象者,应于伤后2周复查X线片,因为此时骨折部位的骨质已经吸收,骨折线可以显露(不选C)。

【例1796】【正确答案】C

【答案解析】①骨折治疗的三大原则是复位、固定、功能锻炼。骨折治疗首先是复位,然后固定,根据情况选择外固定或者内固定,最后行相应的功能锻炼(C对),故本题选C。②功能锻炼(不选A)、内固定(不选B)、外固定(不选E)是骨折的治疗原则,但并非首要处理措施。③包扎(不选D)是骨折急救的措施,而非治疗骨折的措施。

【例1797】【正确答案】D

【答案解析】①局部畸形+反常活动可以判断有骨折,此时的处理是包扎伤口,妥善固定及迅速转运,其中最为重要的是妥善固定,以避免骨折端对周围软组织的二次损伤(D对),故本题选D。②创口包扎减少伤口出血及感染的发生(不选B)。③现场一般不进行消毒、缝合等处理,应该转运到医院后,在适当情况下进行(不选A、C)。④迅速运送是骨折急救的措施之一,但并非最重要措施(不选E)。

【例1798】【正确答案】E

【答案解析】①骨折治疗的三大原则是复位、固定、功能锻炼(E对),故本题选E。首先应复位,然后固定,根据情况选择外固定或者内固定,最后行相应的功能锻炼。②创口包扎(不选A)、迅速运输(不选B)及正确搬运(不选D)是骨折现场急诊的处理原则。③对于一些有紧急手术指征的骨折,可积极手术治疗,但是手术治疗并非骨折治疗原则(不选C)。

【例1799】【正确答案】B

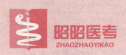

【答案解析】①骨折急救固定的目的包括便于搬动运送（不选 A）、减轻患者疼痛（不选 C）、减少骨折端活动（不选 D）、避免搬运中造成血管、神经损伤（不选 E）。②急救固定处理并不能恢复肢体的正常解剖关系（B 错），故本题选 B。

【例 1800】【正确答案】D

　　【答案解析】①骨折急救处理的原则是抢救休克即抢救生命（不选 C）、包扎伤口（不选 A）、妥善固定（不选 B）、迅速运往医院（不选 E）。②现场急救时不应将外露的骨折端立即复位，否则可能会加重周围软组织损伤，同时会将外部的细菌带入组织深部，引发感染（D 错），故本题选 D。

【例 1801】【正确答案】A

　　【答案解析】①切开复位可以达到较好的解剖复位，恢复骨折原有的解剖位置（A 对），故本题选 A。②骨折切开复位会增加感染风险（不选 B）及增加骨折部位创伤（不选 D）。③切开复位内固定后不一定会缩短制动时间（不选 C），如果手术对局部创伤较大，或者复位不满意，甚至可能会延长制动时间（不选 E）。

【例 1802】【正确答案】A

　　【答案解析】①骨折的复位分为解剖复位和功能复位。解剖复位即完全复位；功能复位指达到一定的标准且不影响患侧肢体的功能。②功能复位的标准是：成人下肢短缩不能超过 1 cm；旋转移位和分离移位必须完全纠正，与关节活动方向一致的成角可以接受，但是与关节活动方向垂直的成角必须完全纠正。③下肢的活动方向是前后，所以可以接受向前的成角（A 对），但是不能接受向内侧或者外侧的成角，故本题选 A。④关于功能复位的标准，昭昭老师总结如下：

长　度	成人下肢短缩<1 cm，儿童下肢短缩<2 cm
骨折端对位对线	骨干骨折对位至少达到 1/3，干骺端骨折对位至少达到 3/4，前臂双骨折对位对线均好（昭昭老师速记：如果只看分母，这就是 1234）
必须完全纠正	分离移位，旋转移位（昭昭老师速记：分的、转的必须纠正，无回旋余地）
成　角	与关节活动方向一致的成角可以接受，与关节活动方向垂直的成角不能接受（昭昭老师速记：对于下肢而言，可以接受的成角是向前的成角）

【例 1803】【正确答案】E

　　【答案解析】①骨折端间有软组织嵌插，手法复位失败，必须行切开复位（不选 A）；并发神经、血管、肌腱损伤，应切开复位同时修补损伤的神经、血管和肌腱（不选 C、D）；关节内骨折强调解剖复位恢复关节面的平整性，否则可能发生创伤性关节炎（不选 B）。②部分骨折如股骨干骨折，复位只需要骨折端对位 1/3 即可，不需要解剖复位，故未达到解剖复位不属于切开复位内固定的指征（E 错），故本题选 E。

【例 1804】【正确答案】A

　　【答案解析】①儿童骨折一般采用保守治疗，3 岁以下采用垂直悬吊皮牵引，而不是骨牵引（不选 B、C）。②旋转及分离移位必须完全纠正（不选 D）。③儿童骨折和成人骨折的治疗原则不同（不选 E）。④儿童可以接受骨折断端有 2 cm 以内的缩短，成人可以接受骨折断端有 1 cm 以内的缩短（A 对），故本题选 A。

【例 1805】【正确答案】B

　　【答案解析】①骨折复位包括解剖复位和功能复位，解剖复位是完全复位，而功能复位不要求完全复位，只要达到一定的要求，不影响肢体功能即可。②儿童可以接受骨折断端有 2 cm 以内的缩短，成人可以接受骨折断端有 1 cm 以内的缩短（B 对），故本题选 B。③允许下肢骨折存在与关节活动方向一致的成角，垂直的成角则必须完全纠正（不选 A）。④旋转移位和分离移位必须完全矫正（不选 C、E）。⑤复位后骨干对位至少达到 1/3，干骺端对位至少达到 3/4（不选 D）。

【例 1806】【正确答案】D

　　【答案解析】①开放性骨折可用毛刷刷洗创口周围的皮肤，但不能擦洗骨质，否则会导致周围软组织损伤及将细菌带入深部，引发感染（不选 A）。②失去活力的大块肌肉组织应该完全切除，不能保留，否则坏死物质残留体内，容易引发感染（不选 B）。③污染的骨膜不应完全切除，应保留一部分，否则会发生骨愈合障碍（不选 C）。④要剪去伤口周缘失去活力的 1～2 mm 创缘（不选 E）。⑤游离污染的小骨片要去

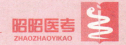

除,避免感染形成死骨,与软组织相连的骨片可以保留(D对),故本题选D。

【例1807】【正确答案】B

【答案解析】①骨折愈合分为三期,按顺序分别为血肿炎症机化期、原始骨痂形成期及骨板形成塑形期。②其中血肿炎症机化期最典型的改变是伤后6~8小时,血肿凝成血块,血供中断,致软组织和骨组织坏死,引起无菌性炎症反应(B对),故本题选B。③原始骨痂形成期主要表现为出现软骨内骨化(不选A)、膜内化骨(不选E)及内外骨痂(不选D)、环状骨痂、髓内骨痂(不选C)等。

【例1808】【正确答案】D

【答案解析】①新骨的爬行替代过程是在破骨细胞和成骨细胞共同作用下完成的(D对),故答案为D。②膜内成骨较软骨内化骨快,特别是骨外膜,所以手术时要注意保护骨外膜(不选A)。③Wolff定律即骨折愈合过程中板层骨总是沿断端承受的生理应力方向加强,而不是减弱(不选B)。④骨折的愈合方式临床上多位二期愈合(不选C)。⑤骨板形成塑形期在应力轴线上的骨痂逐步加强,而不是减弱,称为应力刺激促进骨痂成熟和塑形(不选E)。

【例1809】【正确答案】D

【答案解析】①胫骨中下1/3骨折及股骨颈的头下骨折,局部血运较差,影响骨折的愈合(D对),故本题选D。(昭昭老师提示:最容易发生骨折延迟愈合和不愈合的骨折就是胫骨中下1/3骨折)②其余四项不是骨折发生愈合的主要病因(不选A、B、C、E)。

【例1810】【正确答案】D

【答案解析】①骨折的愈合与骨折部位有关,如胫骨中下1/3处血运较差,当发生骨折时,进一步加重周围血管损伤,导致骨的血运遭到严重破坏,骨折愈合时间较长,故胫骨中下1/3骨折是最容易发生骨不愈合和延迟愈合的部位(D对),故本题选D。②骨折不愈合的原因很多如骨折端有软组织嵌入等,往往需要切开复位内固定(不选C)。③解剖复位(不选A)、促骨折愈合药物(不选B)及功能锻炼(不选E)不是影响骨折愈合的主要因素。

【例1811】【正确答案】D

【答案解析】①影响骨折愈合的全身因素是年龄和健康状况,年龄越小,健康程度越佳,患者骨折愈合相对较快,反之则较慢,但并非最主要因素(不选E)。②影响骨折愈合的局部因素是骨折的类型、骨折部位的血液供应、软组织的损伤程度、软组织嵌入和感染等,其中最重要的因素是骨折局部的血运情况(D对),如胫骨中下1/3骨折,因其骨折局部血运较差,非常容易发生延迟愈合和不愈合,故本题选D。③治疗方法也会影响骨折的愈合如反复多次手法复位,损伤局部软组织及骨外膜(不选A);切开复位时,软组织和骨膜剥离过多影响骨折端血供;开放骨折清除过多的碎骨块;骨折端持续骨牵引治疗时,牵引力过大,可造成骨折端分离;骨折固定不牢固,干扰骨痂生长;过早或不恰当的功能锻炼,可能妨碍骨折部位固定,影响骨折愈合。④神经损伤(不选B)、静脉血栓(不选C)均会影响局部骨折愈合,但并非主要病因。

【例1812】【正确答案】C

【答案解析】骨折临床愈合标准:①患肢局部无压痛;②无纵向叩击痛(不选A);③局部无异常活动(不选B);④受伤上肢向前平举1公斤持续1分钟(不选E);⑤解除外固定后不变形(不选D);⑥X线片显示骨折线有连续的骨痂通过,而非间断骨痂(C对),故本题选C。

【例1813】【正确答案】A

【答案解析】①机体失血量达到1 000 mL时会出现休克。(昭昭老师速记:一休哥)②骨盆骨折出血量可以达到500~5 000 mL,股骨干骨折的出血量为300~2 000 mL,所以最容易发生休克的骨折是骨盆骨折(A对),故本题选A。③肱骨髁上骨折最容易合并神经和血管损伤(不选B)。④股骨颈骨折最容易导致股骨头的缺血坏死(不选C)。⑤锁骨骨折容易并发臂丛神经损伤(不选D)。⑥Colles骨折伤后,容易出现银叉样畸形、枪刺手畸形等(不选E)。

【例1814~1816】【正确答案】BAC

【答案解析】①肱骨髁上骨折,特别是伸直型,由于骨折上端向前下方移位,极易损伤肱动脉及正中

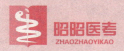

神经、尺神经(B 对)，故例 1814 选 B。②骨盆骨折出血量在 500～5 000 mL，易引发休克(A 对)，故例 1815 选 A。③易发生缺血性坏死的骨折是头下型股骨颈骨折(C 对)，故例 1816 选 C。

【例 1817】【正确答案】B

【答案解析】①骨折早期并发症在骨折后迅速出现，包括休克、周围脏器损伤、神经血管损伤、脂肪栓塞综合征及骨筋膜室综合征(B 对)，故本题选 B。②关节僵硬(不选 A)、损伤性骨化(不选 C)、创伤性关节炎(不选 D)、急性骨萎缩属(不选 E)于骨折的晚期并发症。

【例 1818】【正确答案】E

【答案解析】①脂肪栓塞综合征，多见于下肢的骨干骨折如股骨骨折，脂肪栓子可沿下腔静脉，进入右心，进而从右心到达肺部，发生肺栓塞(E 对，A、B、C、D 错)，故本题选 E。②昭昭老师提示：左脑右肺(左侧脑栓塞、右侧肺栓塞)。

【例 1819】【正确答案】B

【答案解析】①骨折早期并发症在骨折后迅速出现，包括休克、周围脏器损伤、神经血管损伤、脂肪栓塞综合征及骨筋膜室综合征(B 对)，故本题选 B。②急性骨萎缩(不选 A)、缺血性骨坏死(不选 C)、创伤性骨关节炎(不选 D)和关节僵硬(不选 E)属于骨折晚期的并发症。

【例 1820】【正确答案】C

【答案解析】①骨筋膜室综合征指骨筋膜室内压力较高，压迫神经和血管导致肢体远端缺血、缺氧，晚期并发症为缺血性肌挛缩(C 对)，故本题选 C。②股骨颈骨折容易发生缺血性骨坏死(不选 A)。③肾衰竭是挤压综合征的并发症(不选 B)。④肺栓塞是脂肪栓塞综合征的表现(不选 D)。⑤梗死性脊髓炎是脊髓缺血所致(不选 E)。

【例 1821】【正确答案】D

【答案解析】①骨筋膜室综合征是指骨筋膜室内的压力较高，压迫神经和血管导致肢体远端缺血、缺氧，如果不及时切开减压，晚期可能并发缺血性肌挛缩。②骨筋膜室综合征的首要处理方式是切开引流，骨筋膜室减压(D 对，E 错)，故本题选 D。③抬高患肢(不选 A)、持续牵引复位(不选 B)、立即手法复位(不选 C)都有可能会延误病情导致肢体缺血，甚至发生缺血性肌挛缩。

【例 1822】【正确答案】E

【答案解析】①青年男性，小腿骨折病史，患者目前出现小腿肿胀，且伴有神经血管受压的明显表现，考虑诊断为骨筋膜室综合征(E 对)，故本题选 E。②静脉血栓时患侧肢体远端肿胀，对足背动脉没有影响(不选 A)。③脂肪栓塞患者多出现呼吸困难等表现(不选 B)。④神经及血管损伤都是单一表现，不会有剧痛(不选 C、D)。

【例 1823】【正确答案】D

【答案解析】①骨筋膜室综合征的有效治疗是早期切开减压，如果切开不及时，晚期可导致缺血性肌挛缩(D 对)，故本题选 D。②制动休息(不选 A)、消肿镇痛(不选 B)、继续观察复位(不选 E)都有可能会延误病情导致肢体缺血，甚至发生缺血性肌挛缩。③立即骨折复位可能会加重神经血管损伤，导致二次损伤，应当禁止(不选 C)。

【例 1824】【正确答案】C

【答案解析】昭昭老师 4 天 3 夜面授班次讲过，胫骨的骨折一定要看清是中段的骨折，还是中下段 1/3 骨折，因为两者的并发症是截然不同的。①胫骨中 1/3 骨折容易合并骨筋膜室综合征。胫骨中下 1/3 骨折容易合并延迟愈合不愈合。②该患者，中段畸形，诊断为：胫骨中 1/3 骨折，目前出现足背动脉搏动减弱，说明血管受压，此为典型的骨筋膜室综合征表现。③骨筋膜室综合征的治疗强调的是早期切开减压，避免发生 Volkman 肌挛缩(C 对，A、B、D、E 错)，故本题选 C。

【例 1825】【正确答案】D

【答案解析】骨筋膜室综合征是因为筋膜室内高压，导致血管和神经受压所致(D 对，A、B、C、E 错)，故本题选 D。

【例 1826】【正确答案】A

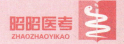

【答案解析】骨筋膜室综合征的治疗强调的是早期切开减压,避免发生 Volkman 肌挛缩。故手术减压的早晚是决定预后的主要因素(A 对,B、C、D、E 错),故本题选 A。

【例 1827】【正确答案】B

【答案解析】损伤性骨化(骨化性肌炎、异位骨化)最常见于肘关节,多见于肘关节脱位及肱骨髁上骨折反复暴力的手法复位(B 对,A、C、D、E 错),故本题选 B。

【例 1828】【正确答案】B

【答案解析】①扭伤、脱位及关节附近骨折会导致骨折周围发生损伤性骨化,影响患者关节功能(B 对),故本题选 B。②骨肉瘤是原发的骨恶性肿瘤(不选 A)。③骨结核多继发于肺结核(不选 C)。④骨髓炎局部有红、肿、热、痛(不选 D)。⑤腱鞘炎是指手的弹响指或弹响拇(不选 E)。

【例 1829】【正确答案】D

【答案解析】①该患者,中年男性,根据病史及表现,诊断为:开放性骨折。骨折骨外露时间较长易并发感染(D 对),故本题选 D。②长期卧床的患者可出现坠积性肺炎,此患者,仅外伤 24 小时,故不考虑(不选 A)。③神经血管损伤多有明显体征,如远端青紫,足背动脉不能扪及等(不选 B)。④胫腓骨中段骨折的并发症更常见的是骨筋膜室综合征,患者多表现为肢体严重肿胀,疼痛等(不选 C)。⑤急性骨萎缩是骨折晚期的并发症,多由于交感神经受损造成的骨营养不良导致。此患者仅外伤 24 小时,故不考虑(不选 E)。

第 2 章　上肢骨折

【例 1830】【正确答案】A

【答案解析】①儿童,外伤史,患者表现为右上肢活动障碍,头偏向右侧,考虑右侧上肢带骨骨折,即锁骨骨折(A 对),故本题选 A。②正中神经损伤患者会出现桡侧三个半手指感觉障碍及大鱼际区麻木等表现(不选 B)。③桡骨小头半脱位多有上肢牵拉史,表现为肘关节的疼痛、活动受限(不选 C)。④肘关节脱位特征表现为肘后三角关系异常(不选 D)。⑤肩关节脱位的典型表现是方肩及 Dugas 征(+)(不选 E)。

【例 1831】【正确答案】B

【答案解析】①胸骨柄至右肩峰连线即锁骨体表投影,锁骨中点压痛,伴活动受限,考虑锁骨骨折(B 对),故本题选 B。②肩关节脱位的典型体征是 Dugas 征(+)(不选 A)。③肱骨外科颈骨折合并腋神经损伤多有三角区麻木,三角肌无力(不选 C)。④肩胛骨骨折、肱骨解剖颈骨折不是考试的内容(不选 D、E)。

【例 1832】【正确答案】B

【答案解析】①儿童的骨质较柔韧,不易完全断裂,骨折时常表现为骨质和骨膜部分断裂,与青嫩的树枝被折时的情形相似,称为青枝骨折,因此小儿的青枝骨折稳定性较好。对于幼儿锁骨的青枝骨折,可不作特殊处理,仅用三角巾悬吊患者 3～6 周即可开始活动(B 对),故本题选 B。②八字绷带固定、锁骨带固定适用于有移位的锁骨中段骨折(不选 A)。切开复位内固定(手术钢板固定)适用于合并神经血管损伤、开放性骨折、复位后再移位者(不选 D)。外固定架固定一般不用于锁骨骨折的治疗(不选 E)。

【例 1833】【正确答案】E

【答案解析】肱骨外科颈的解剖部位是肱骨大、小结节移行肱骨干之交界处(E 对),故本题选 E。

【例 1834】【正确答案】C

【答案解析】①肱骨外科颈骨折时,臂不能外展,三角肌表面皮肤麻木为腋神经损伤的表现(C 对),故本题选 C。(昭昭老师速记:和小"3"在外面过"夜")②桡神经损伤表现为垂腕、垂指(不选 A)。③尺神经损伤表现为"爪形手"(不选 B)。④正中神经损伤出现"猿手"(不选 D)。⑤肌皮神经(控制臂的屈肌)损伤不在考试范围(不选 E)。(昭昭老师速记:"迟""早""中""原""闹""炊"烟)

【例 1835】【正确答案】E

【答案解析】①肱骨大结节与肱骨干交界处即为肱骨外科颈。该病例中,高龄患者,X 线显示左肱骨大结节与肱骨干交界处可见多个骨碎块,诊断为肱骨外科颈粉碎性骨折。根据题目信息,患者表现为骨折侧肢体瘫痪,且骨折线对位尚可,故可采取保守治疗,即三角巾悬吊(E 对),故本题选 E。②尺骨鹰嘴骨牵引主要用于青壮年严重粉碎型骨折的治疗(不选 A)。③手法复位后,不行相关固定手术,容易导致骨折再移位(不选 B)。④小夹板外固定主要用于外展型骨折的治疗(不选 C)。⑤切开复位内固定主要用于粉碎型骨折(不选 D)。

【例 1836】【正确答案】A

　　【答案解析】80 岁高龄,合并高血压、肺心病,提示全身情况差,是手术的相对禁忌证(不选 B、C、D、E),所以应保守治疗,首选三角巾悬吊(A 对),故本题选 A。

【例 1837】【正确答案】A

　　【答案解析】①骨折复位有两种即解剖复位和功能复位。功能复位的标准之一就是骨干骨折对位达 1/3 即可。②该病例中,患者 75 岁高龄,结合外伤史及 Dugas 征阴性,X 线证实为肱骨外科颈骨折。该患者骨折对位 2/3 且有嵌入,提示为稳定型骨折,故应选择保守治疗,首选三角巾悬吊(A 对),故本题选 A。③高龄女性,骨折移位不明显,不适合行手术治疗(不选 B、C、D、E)。

【例 1838】【正确答案】A

　　【答案解析】①无移位型骨折无需手法复位,可直接用三角巾悬吊上肢 3～4 周即可。②外展型或内收型骨折,多采用手法复位和小夹板外固定(A 对),故本题选 A。③三角巾悬吊(不选 B)、单纯手法复位(不选 C)、保守治疗(不选 D)会导致骨折畸形。④切开复位适用于合并神经血管损伤、骨折不愈合者(不选 E)。

【例 1839】【正确答案】A

　　【答案解析】①老年女性,右肩部外伤史,患者出现右肩疼痛,X 线片显示右侧肱骨外科颈骨皮质连续性中断,故诊断为肱骨外科颈骨折。②题干提示,患者骨折无明显移位,故首选保守治疗,治疗方案为三角巾悬吊(A 对),故本题选 A。③石膏外固定和小夹板外固定不作为首选,因其不容易控制骨折部位的活动。④尺骨鹰嘴骨牵引多用于肱骨外上髁的骨折。

【例 1840】【正确答案】D

　　【答案解析】①肱骨中下 1/3 骨折最易发生的并发症是桡神经损伤(D 对),故本题选 D。②肱骨髁上骨折容易合并肱动脉损伤及正中神经和尺神经损伤(不选 A、B、C)。③肱二头肌断裂不属于执业医师的考试范畴(不选 E)。

【例 1841】【正确答案】A

　　【答案解析】①肱骨中段有桡神经沟,此处骨折很容易损伤桡神经。桡神经损伤后的典型表现是垂腕(A 对),故本题选 A。②正中神经损伤典型特点是对掌功能障碍(不选 B)。③尺神经损伤主要表现是小指及环指尺侧半麻木,可有爪形手(不选 C)。④锁骨骨折多容易合并臂丛神经损伤(不选 D)。⑤肌皮神经主要配上臂肌肉,不是医师的考试范畴(不选 E)。

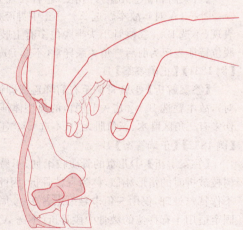

【例 1842】【正确答案】E

　　【答案解析】①中年男性,诊断为肱骨干骨折,X 线片提示骨折端分离,在复位标准中,骨折端分离是不能够接受的,会导致骨折不愈合(E 对),故答案选 E。②桡神经损伤的表现是垂腕(不选 A)。③肩关节强直及肘关节僵直是骨折后长期未进行功能锻炼导致的一系列晚期并发症(不选 B、C)。④损伤性骨化多见于肘关节周围(不选 D)。

【例 1843】【正确答案】C

　　【答案解析】①肱骨髁上骨折的临床表现是肘部出现疼痛、肿胀(不选 A)、皮下瘀斑(不选 B),肘后三角关系正常。②肱骨髁上骨折容易合并神经、血管损伤,如压迫或损伤肱动脉导致手部皮肤苍白(不选 D)、皮肤较冷(不选 E)。③肘后三角关系异常是肘关节脱位的典型体征,不是肱骨髁上骨折的特点(C 错),故本题选 C。

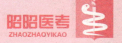

【例1844】【正确答案】C

【答案解析】①伸直型肱骨髁上骨折的特点是肘后三角关系正常（不选A），骨折线由前下斜向后上（C对，B错），故本题选C。最常见的神经损伤是正中神经损伤（不选D），患肘向后突出（不选E）。②肘后三角关系异常是肘关节脱位的典型体征。

【例1845】【正确答案】C

【答案解析】①肱骨髁上骨折引起侧方移位可导致肘关节肘内翻畸形（C对），故本题选C。（昭昭老师速记：胳膊肘不能往外拐，要往"里"拐）。②肱骨髁上骨折损伤神经血管可导致前壁缺血性肌挛缩（不选E）。③肘关节前、后方脱位多有典型的肘关节前突或后突畸形（不选A、D）。④尺神经损伤主要表现是小指及环指尺侧半麻木，可有爪形手（不选B）。

【例1846】【正确答案】D

【答案解析】①儿童，有外伤史，根据X线表现及典型体征肘后三角正常，可诊断为肱骨髁上骨折。②伸直型肱骨髁上骨折，骨折线的方向由前下向后上，骨折块容易刺破前方的神经、血管。最容易损伤的神经是正中神经；最容易损伤的血管是肱动脉（D对），故本题选D。

【例1847】【正确答案】D

【答案解析】①前臂对旋转功能很重要，双骨折要求对位、对线必须良好，若保守治疗失败，则需手术治疗恢复骨折的对位和对线（D对），故本题选D。②外固如小夹板（不选A）及石膏外固定（不选B），骨牵引（不选C）等均不能恢复前臂的对线和对位。③不能等待骨折愈合后再手术，否则会增加患者痛苦及花费（不选E）。

【例1848】【正确答案】A

【答案解析】①前臂和小腿很容易发生骨筋膜室综合征，患者出现神经及动脉受压的表现（A对），故本题选A。②前臂感染多见于开放性损伤后（不选B）。③尺神经损伤多见于肱骨内上髁骨折（不选C）。④正中神经损伤多见于肱骨髁上骨折（不选D）。⑤桡神经损伤多见于肱骨中下1/3骨折（不选E）。

【例1849】【正确答案】A

【答案解析】①桡骨远端骨折，骨折远端向掌侧移位为Smith骨折（A对，D错），故本题选A。②桡骨远端骨折，骨折远端向背侧移位为Colles骨折（不选B、C）。③旋转移位是骨折后不稳定骨折的一种移位方式，不是Smith骨折典型的移位方式（不选E）。

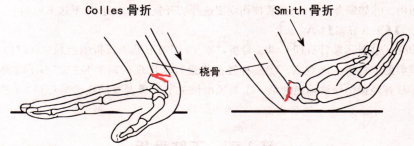

【例1850】【正确答案】C

【答案解析】①桡骨远端骨折，骨折远端向掌侧移位为Smith骨折（C对），故本题选C。桡骨远端骨折，骨折远端向背侧移位为Colles骨折。②昭昭老师将骨折常考的英文单词总结如下：

英文	特点	昭昭老师速记
Colles骨折	"银叉样""枪刺样"畸形	打仗有"雷"有"枪"有"叉"
Smith骨折	骨折远端向掌侧及尺侧移位	"掌"掴"Smith"
Monteggia骨折	尺骨干上1/3骨折合并桡骨小头脱位	孟子老师"上""尺"子打"头"，打的求"饶"
Galeazzi骨折	桡骨干下1/3骨折合并尺骨小头脱位	孟氏骨折学会了，全部反过来就是盖世骨折
Jefferson骨折	第1颈椎的骨折	"Jefferson"跳舞全国"第1"
Chance骨折	脊柱椎体水平状撕裂骨折	"Chance"是"水平"的

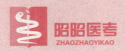
【例1851】【正确答案】C

【答案解析】①桡骨远端骨折，骨折远端向掌侧移位为Smith骨折。②桡骨远端骨折，骨折远端向背侧移位为Colles骨折（C对），故本题选C。③昭昭老师将桡骨远端骨折的几种类型总结如下：

骨 折	特 点	昭昭老师速记
Colles骨折	Colles骨折=骨折远端向背侧及桡侧移位+"银叉样""枪刺样"畸形	Colles的中文是"克雷氏"，记忆方法：打仗有"雷"，还需要有"枪"和"叉"；有"雷"需要"背"着"桡"着走
Smith骨折	Smith骨折=骨折远端向掌侧移位	只要记住Colles骨折当然反过来就是Smith骨折，Colles骨折克雷氏骨折，打仗有"雷""枪""叉"
Barton骨折	桡骨远端关节面骨折伴腕关节脱位；冠状面的骨折	"巴"拉点"面"条

【例1852】【正确答案】B

【答案解析】①Colles骨折发生机制为手掌着地，骨折远端向背侧移位，典型表现是"枪刺样""银叉样"畸形（B对），故本题选B。②昭昭老师将骨折常考的英文字母总结如下：

英 文	特 点	昭昭老师速记
Colles骨折	"银叉样""枪刺样"畸形	打仗有"雷"有"枪""叉"
Smith骨折	骨折远端向掌侧及尺侧移位	"掌"捆"Smith"
Monteggia骨折	尺骨上1/3骨折合并桡骨小头脱位	孟子老师"上""尺"子打"头"，打的求"饶"
Galeazzi骨折	桡骨干下1/3骨折合并尺骨小头脱位	孟氏骨折学会了，全部反过来就是盖世骨折
Jefferson骨折	第1颈椎的骨折	"Jefferson"跳舞全国"第1"
Chance骨折	脊柱椎体水平状撕裂骨折	"Chance"是"水平"的

【例1853】【正确答案】D

【答案解析】①老年女性+"枪刺样"畸形诊断为Colles骨折。Colles骨折最适合的固定方法是手法复位+小夹板固定（D对），故本题选D。②持续骨牵引（不选A）、皮牵引（不选B）及外固定架治疗（不选C）不适合本病例。③如果合并神经、血管损伤则要选择切开复位内固定术（不选E）。

【例1854～1855】【正确答案】CA

【答案解析】①桡骨远端骨折即Colles骨折，"银叉样"畸形见于骨折侧面观察（C对），故例1854选C；"枪刺样"畸形见于骨折正面观察。②尺神经损伤最容易出现的畸形是"爪"形手畸形（A对），故例1855选A。③桡神经损伤导致垂腕畸形。④类风湿性关节炎患者晚期典型畸形是"天鹅颈""钮扣指"畸形。

第3章 下肢骨折

【例1856】【正确答案】A

【答案解析】①股骨颈骨折股骨头坏死几率：完全性头下骨折>完全性经颈骨折>完全性基底骨折>不完全性经颈骨折>不完全性基底骨折。由此可见，头下型股骨颈骨折对于股骨头的血运破坏最严重，故最容易发生股骨头缺血性坏死（A对，B、C、D、E错），故本题选A。②头下型股骨颈骨折因为容易并发股骨头缺血坏死常需要行人工关节置换术。

【例1857】【正确答案】C

【答案解析】①股骨颈骨折破坏了股骨头的供血动脉即旋股前后动脉，很容易导致股骨头缺血坏死。②老年女性，患者有股骨颈骨折手术病史，X线片显示左股骨头密度增高，纹理不清，提示股骨头病变，结合患者股骨颈骨折的病史，故可以判断为股骨颈骨折的并发症，即股骨头缺血坏死（C对），故本题选C。

③化脓性关节炎多有局部红、肿、热、痛(不选 A)。④创伤性关节炎多见于关节内骨折的患者,由于关节面不平整,导致关节磨损所致(不选 B)。⑤老年性关节炎多见于老年患者,由于关节软骨的磨损所致(不选 D)。⑥关节结核多有全身中毒表现,如低热、盗汗等(不选 E)。

【例 1858】【正确答案】E

　　【答案解析】股骨颈骨折线与两髂嵴连线之间的夹角是 Pauwels 角(E 对),故本题选 E,属于记忆性题目。

【例 1859】【正确答案】A

　　【答案解析】①Pauwels 角＞50°,属于不稳定性骨折,内收型骨折(A 对),故本题选 A。②Pauwels 角＜30°属于稳定性骨折,外展型骨折。(昭昭老师速记:男人外面找小 3,破坏家庭稳定性)③昭昭老师总结如下:

角　　度	稳定或不稳定	内收或外展
Pauwels 角＜30°	稳定性骨折	外展型骨折
Pauwels 角＞50°	不稳定性骨折	内收型骨折

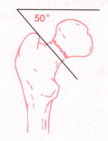

内收型骨折

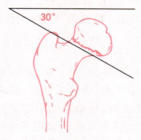

外展型骨折

【例 1860】【正确答案】D

　　【答案解析】①老年女性,有摔伤史,X 线提示右股骨颈头下骨皮质连续性中断,故诊断为股骨颈骨折。②股骨颈骨折线与两髂嵴连线之间的夹角是 Pauwels 角。Pauwels 角＞50°,属于不稳定性骨折,内收型骨折。Pauwels 角＜30°属于稳定性骨折,外展型骨折。(昭昭老师速记:男人外面找小 3,破坏家庭稳定性)③该患者 Pauwels 角为 60°,属于内收型骨折(D 对),故本题选 D。

【例 1861】【正确答案】A

　　【答案解析】①Pauwels 角＞50°,属于不稳定性骨折,内收型骨折。Pauwels 角＜30°属于稳定性骨折,外展型骨折(A 对),故本题选 A。(昭昭老师速记:男人外面找小 3,破坏家庭稳定性)②头下型股骨颈骨折容易合并股骨头缺血坏死。③昭昭老师总结如下:

角　　度	稳定或不稳定	内收或外展
Pauwels 角＜30°	稳定性骨折	外展型骨折
Pauwels 角＞50°	不稳定性骨折	内收型骨折

【例 1862】【正确答案】D

　　【答案解析】①股骨颈骨折线与两髂嵴连线之间的夹角是 Pauwels 角。Pauwels 角＞50°,属于不稳定性骨折,内收型骨折。Pauwels 角＜30°属于稳定性骨折,外展型骨折。(昭昭老师速记:男人外面找小 3,破坏家庭稳定性)该患者 Pauwels 角为 60°,属于内收型骨折(D 对),故本题选 D。关于昭昭老师总结如下:

角　　度	稳定或不稳定	内收或外展
Pauwels 角＜30°	稳定性骨折	外展型骨折
Pauwels 角＞50°	不稳定性骨折	内收型骨折

②股骨颈骨折临床上常按骨折损伤程度分为四型(Garden 分型法):Ⅰ型为不完全骨折;Ⅱ型为完全骨折

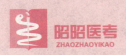
但无移位；Ⅲ型为部分移位骨折，股骨头外展，股骨颈段轻度外旋及上移。Ⅳ型为完全移位骨折，股骨颈段明显外旋和上移。Ⅰ型、Ⅱ型者因为骨折断端无移位或移位程度较轻，骨折损伤程度较小，属于稳定性骨折；Ⅲ型、Ⅳ型者因骨折断端移位较多，骨折损伤较大，属于不稳定性骨折。

【例 1863】【正确答案】C

【答案解析】①髋关节后脱位表现为屈曲、内收、内旋畸形；髋关节前脱位表现为屈曲、外展、外旋畸形（昭昭老师速记：前外外，后内内）。②老年患者，右髋部有摔伤史，右下肢有短缩、外旋畸形，符合股骨颈骨折的典型表现，故诊断为股骨颈骨折（C 对），故本题选 C。③股骨粗隆间骨折表现为屈曲、短缩、外旋畸形，但外旋角度较大，可达 90°。④髋部软组织损伤不属于执业医师的考试范畴。

【例 1864】【正确答案】A

【答案解析】①所有骨折和脱位首选检查均为 X 线（A 对），故本题选 A。②CT 用于粉碎性骨折检查。③MRI 检查用于早期的股骨头坏死及神经脊髓损伤的检查。④核素骨扫描主要用于转移癌的检查。⑤关节造影通常将阳性造影剂注入关节腔内，借以诊断关节内、关节囊和周围某些软组织损伤与病变。

【例 1865】【正确答案】D

【答案解析】①由于局部血运供应的特点，股骨颈骨折最容易并发股骨头缺血坏死（D 对），故本题选 D。②股骨干骨折容易合并脂肪栓塞综合征。③髋关节后脱位容易合并坐骨神经损伤。④股骨粗隆间骨折容易合并髋关节内翻畸形。⑤髋关节周围创伤性骨化见于髋关节周围严重的骨折、脱位合并软组织损伤。

【例 1866】【正确答案】C

【答案解析】①老年男性，年龄＞65 岁，诊断为股骨颈骨折。目前患者左髋关节病变严重、股骨头变形，说明发生了股骨头缺血坏死，故应行手术治疗，最恰当的治疗是人工关节置换术（D 对），故本题选 D。②下肢皮牵引多用于保守治疗。切开复位钢板内固定是治疗骨干骨折的一种方式。闭合复位内固定多用于患者年龄较小、无明显移位的股骨颈骨折。老年患者的股骨颈骨折建议早期下床活动，避免长期卧床休息而产生一系列的并发症。

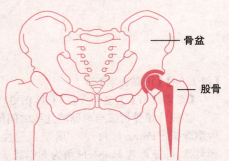

人工关节置换术

骨盆 —
股骨 —

【例 1867】【正确答案】A

【答案解析】①老年患者，年龄＞65 岁，X 线片显示头下型股骨颈骨折，较容易合并股骨头缺血坏死，故首选的方法是人工关节置换术（A 对），故本题选 A。②右下肢皮牵引多用于保守治疗。石膏固定及休息制动容易导致一系列的并发症，目前已经逐步弃用。个别患者全身情况差，存在手术的禁忌证，可行卧床牵引治疗。

【例 1868】【正确答案】C

【答案解析】①老年女性，髋部外伤史，X 线片显示右股骨颈基底部骨皮质连续性中断，诊断为右股骨颈基底部骨折。Pauwels 角 25°，属于稳定型股骨颈骨折，结合患者有高血压、肺心病、糖尿病及心功能差，存在手术的禁忌证，故应保守治疗，采取下肢中立位皮牵引 6～8 周（C 对），故本题选 C。②闭合复位内固定多用于患者年龄较小、无明显移位的股骨颈骨折。切开复位内固定较少应用，因其创伤较大，近年来多用微创股骨颈闭合髓内钉内固定术。转子间截骨矫正力线多用于髋关节局部畸形的治疗。人工关节置换术多用于内收型、不稳定型、Pauwels 角＞50°的股骨颈骨折。

【例 1869】【正确答案】A

【答案解析】①嵌插型骨折属于稳定性骨折，不需要手术，保守治疗即可，治疗方法为皮牵引固定 6～8 周（A 对），故本题选 A。②年轻患者不宜行人工关节置换术，因为关节假体的使用是有期限的，寿命一般为 10 年左右。③年轻患者有移位的不稳定股骨颈骨折可以早期行闭合复位空心钉内固定术。④小夹板外固定不牢靠，且髋关节用小夹板固定存在一定难度，故一般不用。⑤完全不处理容易导致下肢力线

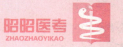

异常,引起髋关节内翻畸形,发生行走困难。

【例1870】【正确答案】E

【答案解析】①股骨转子间骨折属于囊外骨折,骨折后,由于不受强大的髋关节囊的限制,故外旋畸形可达90°。②股骨颈骨折属于囊内骨折,外旋受到关节囊的限制,外旋最大可达60°,故两者的主要区别在于远侧骨折端处于极度外旋位(E对),故本题选E。

【例1871】【正确答案】B

【答案解析】股骨干下1/3骨折时,由于腓肠肌牵拉使得远折端向后方移位,容易损伤后方的腘血管及神经(B对),故本题选B。

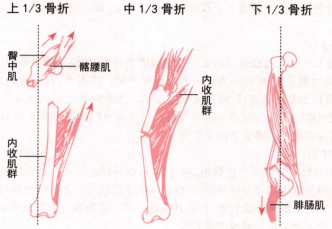

【例1872】【正确答案】C

【答案解析】①机体出血量达到800～1 000 mL时会出现休克。②骨盆骨折出血量可达500～5 000 mL,股骨干骨折可达300～2 000 mL,故最容易合并休克的骨折是骨盆骨折和股骨干骨折(C对),故本题选C。

【例1873】【正确答案】C

【答案解析】①股骨骨折出血量可达300～2 000 mL,容易合并休克。②休克的治疗是输血、补液;骨折处理是复位及适当固定(C对),故本题选C。

【例1874】【正确答案】C

【答案解析】①患者有足背及胫前动脉搏动细弱说明骨折同时合并有血管损伤。②骨折合并神经血管损伤是骨折的手术指征之一,需要切开复位的同时要修补损伤的神经和血管(C对),故本题选C。

【例1875】【正确答案】C

【答案解析】①青年男性,有明确外伤史,左大腿中段异常活动,此为骨折的专有体征,故诊断为左股骨干骨折。②足背动脉搏动细弱说明骨折同时合并有血管损伤。骨折合并神经血管损伤是骨折的手术指征之一。此时的治疗是切开复位内固定同时修补损伤的神经和血管(C对),故本题选C。

【例1876】【正确答案】C

【答案解析】①婴儿有左大腿异常活动,是骨折的专有体征,故诊断为股骨干骨折。②股骨干骨折确定诊断首选的检查是X线片(C对),故本题选C。

【例1877】【正确答案】E

【答案解析】①新生儿股骨干骨折首选的治疗方法是将伤肢用绷带固定于胸腹部(E对),故本题选E。②成人的股骨干骨折如合并神经血管损伤,首选治疗是切开复位内固定。③小于3岁的儿童股骨干骨折治疗是下肢垂直悬吊皮牵引。④小夹板外固定及石膏固定较为困难,且对力线把控能力差,故很少使用。

【例1878】【正确答案】E

【答案解析】①胫骨平台骨折后,如果骨折面没有弯曲复位,导致关节软骨磨损加剧,晚期出现创伤性骨关节炎(E对),故本题选E。②关于其余四个选项的特点,昭昭老师总结如下:胫腓骨骨折→骨筋膜室综

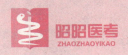

合征，头下型股骨颈骨折→缺血性骨坏死，肱骨髁上骨折→骨化性肌炎，胫骨中下 1/3 骨折→骨折不愈合。

【例 1879】【正确答案】D

【答案解析】①胫骨中下 1/3 骨折，由于骨折局部的血运较差，很容易发生不愈合或延迟愈合（D对），故本题选 D。②胫骨中段骨折容易合并骨筋膜室综合征。

【例 1880】【正确答案】B

【答案解析】①胫骨中下 1/3 骨折，由于骨折局部的血运较差，很容易发生不愈合或延迟愈合（B对），故本题选 B。②其余选项也是影响骨折愈合的因素，但不是最重要的因素。

【例 1881】【正确答案】D

【答案解析】胫骨骨折好发于胫骨上下段两者移行交界处，即三棱形与四边形横切面的移行部位（D对），故本题选 D。

【例 1882】【正确答案】D

【答案解析】①腓总神经绕过腓骨颈后走行于小腿的前外侧，故腓骨颈骨折时，很容易并发腓总神经损伤，出现典型的马蹄内翻足表现，即患者足不能背伸和外旋。该患者，有腓骨颈骨折，目前出现足不能背伸，此为腓总神经损伤的典型表现（D对），故本题选 D。②坐骨神经损伤表现为损伤侧的肢体全部活动及感觉丧失。胫前肌损伤表现为踝关节背伸受限。胫后神经损伤表现为小腿后方肌群运动障碍及足底感觉麻木。胫后肌损伤表现为踝关节跖屈受限。

【例 1883】【正确答案】D

【答案解析】①右胫腓骨下段粉碎性骨折，有骨外露，骨外露超过 6 小时伤口极易感染。该患者骨外露已经 24 小时，故最容易发生的并发症是感染（D对），故本题选 D。②坠积性肺炎多见于长期卧床的患者。胫腓骨下段周围无明显的神经血管走行，故其损伤少见。骨筋膜室综合征多见于小腿闭合性骨折而非开放性骨折。急性骨萎缩是骨折的晚期并发症。

【例 1884】【正确答案】E

【答案解析】①青年男性，明确外伤史，出现软组织严重挫伤、胫骨断端外露，故诊断为胫骨开放性骨折。②首先应清创手术，因患者骨折已经 12 小时（内固定的时间是 6～8 小时以内），内固定很容易引发感染，故不宜行内固定治疗，应选择外固定，包括石膏外固定和外固定架固定。外固定架固定较石膏外固定更稳定，且更有利于皮肤等软组织的修复（E对），故本题选 E。

第 4 章　脊柱和骨盆骨折

【例 1885】【正确答案】C

【答案解析】①胸腰椎 Chance 骨折是椎体水平状撕裂型损伤（C对），故本题选 C。②脊柱骨折中最常见的是椎体压缩骨折。

Chance 骨折

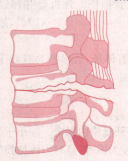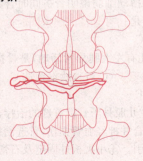

【例 1886】【正确答案】C

【答案解析】①Chance 骨折为椎体水平状撕裂型损伤，其损伤机制较为复杂，不只是发生在系有安全带的交通伤中，临床上比较少见，治疗上可采取短阶段螺根钉治疗可重建脊柱的稳定性。②Chance 骨折

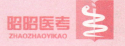

时,患者脊柱的前柱、中柱、后柱均有骨折,故属于不稳定性骨折(C错),故本题选C。

【例1887】【正确答案】E

　　【答案解析】①中年男性,明确高处坠落史,出现腰痛伴活动受限,考虑腰椎骨折。腰椎的爆裂骨折,骨折块向后方移位可压迫后方神经,导致双下肢感觉、运动异常,故应明确有无神经损伤,最有意义的检查是双下肢感觉及运动情况(E对),故本题选E。②棘突及椎旁压痛不能说明患者是否有骨折(不选A、B)。③直腿抬高试验是腰椎间盘突出症的典型体征(不选C)。④腰部过伸试验是髋关节结核的检查方法之一(不选D)。

【例1888】【正确答案】E

　　【答案解析】腰椎骨折首选检查是X线,具有经济、简单的特点(E对,A、B、C、D错),故本题选E。

【例1889】【正确答案】C

　　【答案解析】①MRI可清晰显示神经情况,明确神经损伤时应首选(C对,A、B、D、E错),故本题选C。②CT可清晰显示骨折块的位置,判断骨折块移位方向时首选。

【例1890】【正确答案】A

　　【答案解析】①怀疑脊柱骨折病人,搬运中应采用平托或滚动法(A对,B、C、D、E错),故本题选A。②严禁一人抱头,一人抱脚。

【例1891】【正确答案】B

　　【答案解析】①粉碎性骨折首选X线,若要进一步了解骨折块的移位方向,首选CT(B对,E错),故本题选B。②MRI显示脊髓和神经更清楚(不选A)。③ECT成像是一种具有较高特异性的功能显像和分子显像,除显示结构外,着重提供脏器与组织的功能信息(不选C)。④脊髓造影适用于腰段椎管占位性病变、椎间盘突出、椎管狭窄症、椎管畸形、脊柱退行性病变等(不选D)。

【例1892】【正确答案】C

　　【答案解析】①骨折可引起局部外伤、水肿等,首选甘露醇脱水治疗及激素抑制炎性反应,以减轻水肿(C对),故本题选C。②抗生素主要是抗感染治疗,有感染证据时才可应用(不选A)。③止痛剂、防止褥疮、留置尿管为一般的对症治疗(不选B、D、E)。

【例1893】【正确答案】C

　　【答案解析】①青年男性,高处坠落史,骨盆分离和挤压试验阳性,会阴部瘀斑,是骨盆骨折的典型体征,根据选项,应诊断为耻骨骨折(C对),故本题选C。②髋关节脱位最常见后脱位,主要表现是屈曲、内收、内旋畸形(不选A)。③尾骨骨折及骶骨骨折表现为局部压痛及叩击痛等(不选B、D)。④腰椎骨折出现腰椎局部的疼痛和肿胀(不选E)。

【例1894】【正确答案】D

　　【答案解析】①中年女性,明确的车祸致伤史,出现骨盆分离和挤压试验阳性,故诊断为骨盆骨折。②骨盆骨折容易合并腹腔脏器损伤,确诊的最佳方法是腹腔穿刺抽液,若抽出不凝血则考虑有实质脏器损伤;若抽出肠内容物,考虑肠破裂(D对,A、B、C、E错),故本题选D。③X线用于了解骨盆有无骨折,该题考点在于腹腔脏器的伤情诊断,不应选择X线检查。

【例1895】【正确答案】D

　　【答案解析】①患者膀胱胀满,橡皮导管插入一定深度未引出尿液,提示尿道断裂的可能性大。②尿道断裂是骨盆骨折的常见并发症,其中最常见尿道膜部断裂(D对,A、B、C、E错),故本题选D。(昭昭老师速记:"骨""膜")

第5章　关节脱位和损伤

【例1896】【正确答案】A

　　【答案解析】①肩关节的活动范围最大、最灵活,故稳定性较低,发生脱位的概率最高(A对),故本题选A。②关节脱位的发生率是:肩关节>肘关节>髋关节。

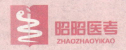

【例1897】【正确答案】A

【答案解析】①肩关节脱位以前脱位最常见（A对），故本题选A。②髋关节最容易脱位的方向是后脱位。（昭昭老师速记："宽（髋）""厚（后）"待人）

Dugas征

【例1898】【正确答案】C

【答案解析】①肩关节脱位的特殊体征是Dugas征阳性（杜加征），即患侧肘紧贴胸壁时，手掌搭不到健侧肩部；或患侧手掌搭在健侧肩部时，肘部无法贴近胸壁（C对），故本题选C。（昭昭老师速记：防微"杜""渐（肩）"）②反常活动和骨擦音是骨折的专有体征，骨折端出血会导致瘀斑。关节脱位的一般表现有局部弹性固定、畸形、疼痛等。

【例1899】【正确答案】D

【答案解析】①方肩及Dugas征阳性是肩关节脱位的典型体征（D对），故本题选D。（昭昭老师速记：防微"杜""渐（肩）"）②锁骨骨折、肱骨解剖颈骨折、肱骨外科颈骨折、肩锁关节脱位都不会出现杜加（Dugas）征。

【例1900～1901】【正确答案】CB

【答案解析】①肩关节脱位的主要体征是杜加（Dugas）征阳性，即患侧肘紧贴胸壁时，手掌搭不到健侧肩部；或患侧手掌搭在健侧肩部时，肘部无法贴近胸壁（C对），故例1900选C。（昭昭老师速记：防微"杜""渐（肩）"）②肱骨外上髁炎的典型表现是Mills征阳性（B对），故例1901选B。③"4"字试验阳性多见于髋关节挛缩。直腿抬高试验（Lasegue）阳性多见于腰椎间盘突出症。压头试验阳性多见于神经根型颈椎病。④关于几个体征常见的英文单词，昭昭老师总结如下：

英文	特点	昭昭老师速记
Dugas征	肩关节脱位	阿"杜"的声音不是"肩"的，是沙哑的
Froment征	尺神经损伤	骨科干活需要"尺"子"F"子
Millis征	网球肘（肱骨外上髁炎）	"Mi"西"肘"子（去"外"面"上""髁"）
Thomas征	髋关节、结核挛缩	"脱"了漏出"髋关节"

【例1902】【正确答案】E

【答案解析】①中年女性，右肩外伤史，出现右侧肩胛盂处空虚感，Dugas征阳性，是肩关节脱位的典型体征，故诊断为肩关节脱位。（昭昭老师速记：防微"杜""渐（肩）"）②肩关节脱位首选的治疗方法是手法复位，复位方式为麻醉下Hippocrates法复位（E对），故本题选E。（对比记忆：髋关节脱位首选的检查方法是Allis法）。③若手法复位失败，可选择切开复位。三角巾悬吊固定多用于肱骨外科颈骨折及锁骨骨折的保守治疗。

【例1903】【正确答案】C

【答案解析】①患者为儿童，有上肢被牵拉史，由于幼儿桡骨小头不稳定，易造成脱位（C对），故本题选C。（昭昭老师提示：看见牵拉就是桡骨小头半脱位）②肘关节脱位的典型体征是肘后三角关系改变，桡骨头骨折及尺骨鹰嘴撕脱骨折可见局部压痛，X线可鉴别。肌肉牵拉伤表现为局部浅表组织肿胀疼痛，X线可见骨质正常。

【例1904】【正确答案】E

【答案解析】①小于5岁的儿童因为肱桡关节的环状韧带发育不全，容易脱位，最常见的脱位原因是上肢被牵拉。该病例，4岁儿童，明确的上肢被牵拉史，患儿出现肘关节功能障碍，考虑左桡骨头半脱位（E对），故本题选E。（昭昭老师提示：看见牵拉就是桡骨小头半脱位）②肘关节脱位多见于暴力损伤，典型表现是肘后三角关系改变。肱骨髁上骨折多见于10岁以内的儿童，表现为局部骨折的专有表现，如畸形、异常活动等，多合并神经、血管的损伤。肱骨内上髁及外上髁骨折多出现局部压痛及骨擦感等。

【例1905】【正确答案】A

【答案解析】①正确的复位手法是术者一手握住患儿腕部，另一手托住肘部，以拇指压在桡骨头部

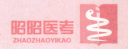

位,肘关节屈曲至 90°,然后做轻柔的前臂旋前、旋后,反复数次后可感觉到轻微的弹响声,患儿肯用患手取物,说明复位成功(A 对),故本题选 A。②Hippocrates 法复位多用于肩关节脱位。Allis 法复位多用于髋关节脱位。

【例 1906】【正确答案】C

　　【答案解析】手法复位,患儿肯用患手取物说明复位成功,无须制动固定,须避免再次暴力牵拉(C对),故本题选 C。

【例 1907】【正确答案】D

　　【答案解析】①3 岁女童,上肢被牵拉史,患者出现肘关节局部疼痛,桡骨近端压痛,考虑桡骨小头半脱位。②桡骨小头半脱位首选手法复位,复位后患儿肯用患手取物说明复位成功,无须制动固定,但须告诉家属避免再次暴力牵拉(D 对),故本题选 D。

【例 1908】【正确答案】B

　　【答案解析】肩关节脱位以前脱位常见,髋关节脱位以后脱位最常见(B 对),故本题选 B。(昭昭老师速记:"宽(髋)""厚(后)"待人)

【例 1909】【正确答案】E

　　【答案解析】①髋关节前脱位的体征是屈曲、外展、外旋畸形。髋关节后脱位的畸形是屈曲、内收、内旋畸形。(昭昭老师速记:前外外,后内内)②该病例,中年女性,右下肢外伤史,出现典型的屈曲、内收、内旋畸形,故诊断为髋关节后脱位。坐骨神经位于髋关节的后方,后脱位时股骨头容易压迫坐骨神经致其损伤(E 对),故本题选 E。③髋关节前脱位,股骨头向前方脱位容易导致前方的股神经或闭孔神经受损。

【例 1910】【正确答案】C

　　【答案解析】①髋关节前脱位的体征是屈曲、外展、外旋畸形。髋关节后脱位的畸形是屈曲、内收、内旋畸形。(昭昭老师速记:前外外,后内内)②该病例,青年男性,明确外伤史,患者出现屈曲、内收、内旋畸形,为典型的髋关节后脱位表现(C 对),故本题选 C。③股骨颈骨折的表现是屈曲、外旋、短缩畸形。股骨干骨折的表现是大腿中段的疼痛、畸形。髋关节前脱位表现为屈曲、外展、外旋畸形。坐骨神经损伤表现为一侧下肢的感觉、运动功能障碍。

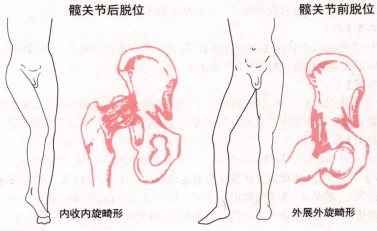

髋关节后脱位　　　　　　　　髋关节前脱位

内收内旋畸形　　　　　　　　外展外旋畸形

【例 1911】【正确答案】E

　　【答案解析】①髋关节前脱位的体征是屈曲、外展、外旋畸形。髋关节后脱位的畸形是屈曲、内收、内旋畸形。(昭昭老师速记:前外外,后内内)②该病例,青年男性,左髋外伤史,出现典型的屈曲、外展、外旋畸形,故诊断为髋关节前脱位(E 对),故本题选 E。③股骨颈骨折的典型表现是屈曲、外旋、短缩畸形。骨盆骨折多有典型的骨盆挤压和分离试验阳性。髋关节中心脱位较为少见,出现下肢短缩等畸形。

【例 1912】【正确答案】A

　　【答案解析】髋关节后脱位复位后,最初 24～48 小时是复位的黄金时间,否则会出现较重的局部损伤,如水肿等(A 对),故本题选 A。

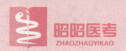

【例1913】【正确答案】C

【答案解析】①髋关节后脱位首选的治疗方法是 Allis 手法复位（C对），故本题选 C。（昭昭老师速记："Allis"的"髋"好美啊）肩关节脱位首选 Hippocrates 手法复位（昭昭老师速记："尖（肩）"叫得好"Hi"）。②关节脱位首选手法复位，如果手法复位失败，再选择手术切开复位。皮牵引、骨牵引等多用于复位后，防止关节再次脱位。

【例1914】【正确答案】D

【答案解析】①髋关节前脱位的体征是屈曲、外展、外旋畸形。髋关节后脱位的畸形是屈曲、内收、内旋畸形。（昭昭老师速记：前外外，后内内）该病例，青年男性，明确的外伤史，出现患侧肢体屈曲、内收、内旋畸形，故诊断为髋关节后脱位。②骨折和脱位首选 X 线检查（D对），故本题选 D。

【例1915】【正确答案】C

【答案解析】髋关节后脱位应在 24～48 小时以内考虑手法复位，复位方法选择 Allis 法（C对），故本题选 C。

【例1916】【正确答案】C

【答案解析】①髋关节向后方脱位时，早期由于股骨头容易压迫坐骨神经，导致坐骨神经损伤。②晚期由于脱位导致股骨头的血运障碍，容易出现股骨头坏死（C对），故本题选 C。

第6章　手外伤及断指再植

【例1917】【正确答案】A

【答案解析】手部创口应争取在 6～8 小时内清创处理，一般不迟于 8 小时（A对，B、C、D、E错），故本题选 A。

【例1918】【正确答案】C

【答案解析】①断肢再植首先应进行彻底的清创（不选 A），可将骨骼短缩（不选 B），动、静脉均应一期做吻合（不选 D），否则容易发生肢体缺血坏死。②神经和肌腱最好做一期修复（不选 E），如果不能行一期修复，可以进行二期修复（C错），故本题选 C。但是血管不能二期修复。

【例1919】【正确答案】D

【答案解析】①手外伤后在转送途中创口出血，首先采用局部加压包扎止血（D对，A、B、C、E错），故本题选 D。②如果是大动脉出血，要用绳子捆绑止血。

【例1920】【正确答案】E

【答案解析】①处理出血最简便、有效的方法是局部包扎或缝合止血（E对），故本题选 E。②以止血钳夹住血管或气囊止血带止血多用于大动脉的出血。冷冻止血及外用止血药应用较少。

【例1921】【正确答案】E

【答案解析】①手外伤治疗的最终目的是最大程度恢复手的正常功能，特别是运动功能，有助于患者生活自理，甚至从事相关工作，从而恢复正常工作和生活（E对，A、B、C、D错），故本题选 E。②手外伤治疗的方法是早期清创（一般是 6～8 小时以内），争取一期闭合伤口；如果伤口超过 6～8 小时，可行二期闭合伤口。③手部骨折的处理原则是首先处理骨折和脱位，再处理神经、肌腱等损伤，但是骨折不一定需要解剖复位。

【例1922】【正确答案】E

【答案解析】①断肢应采用干燥冷藏法保存，将断肢用无菌敷料或清洁布类包好放入塑料袋中，再放入有盖的容器中，外周加冰块保存，在同患者一起迅速送至医院，但不能让断肢（指）与冰块直接接触，以防冻伤，也不能用任何液体浸泡断肢（指）。②断肢平面越近躯干，再植后全身反应越大；断肢平面越低，术后反应越小；断肢时间越短，术后存活机会越大；断肢保存良好者，术后存活的可能性大。③断肢保存温度最好是零下 4 ℃，温度越高，肢体代谢再植成活的机会越小（E错），故本题选 E。

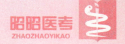

【例 1923】【正确答案】C

【答案解析】①无菌创伤,首先应清创,有骨折和脱位者,必须复位固定(C 对,A、B、D、E 错),故本题选 C。恢复骨折的连续性后,再处理神经、肌腱、血管损伤。②手外伤的急救处理,不能仅简单包扎,要行清创术,清创后再缝合。神经和肌腱可以留待二期处理,但是血管必须一期处理。③肌腱损伤修补后,不能立即进行功能锻炼,否则会导致肌腱断裂。

【例 1924】【正确答案】E

【答案解析】Allen 试验主要用于检查手部的血液供应,桡动脉与尺动脉之间的吻合情况(E 对,A、B、C、D 错),故本题选 E。

【例 1925】【正确答案】E

【答案解析】中指呈伸直位,考虑左中指屈指肌腱损伤;感觉障碍,考虑指两侧固有神经损伤;手指苍白发凉,考虑指动脉开放性损伤(E 对,A、B、C、D 错),故本题选 E。

【例 1926】【正确答案】A

【答案解析】该患者的治疗方案应先清创,一期吻合肌腱、神经和血管(如果损伤较重,肌腱和神经可二期修复)(A 对,B、C、D、E 错),故本题选 A。

【例 1927】【正确答案】C

【答案解析】若患者术后 48 小时突然出现中指色泽发白,凉,皮温较健侧低 2.5 ℃,提示动脉异常,可能是吻合处的血管堵塞,需要立即手术探查吻合的指动脉(C 对,A、B、D、E 错),故本题选 C。

第 7 章　　周围神经损伤

【例 1928】【正确答案】C

【答案解析】①肱骨髁上骨折可损伤很多神经,患者出现夹纸试验阳性,提示尺神经损伤(C 对),故本题选 C。②桡神经损伤典型的表现是虎口区麻木伴垂腕(不选 A)。③正中神经损伤的表现是手掌侧三个半手指,伴有拇指对掌功能障碍(不选 B)。④腋神经损伤多出现三角肌区的麻木及三角肌无力,导致肩关节不能外展(不选 D)。⑤肌皮神经支配喙肱肌、肱二头肌及肱肌,损伤后出现屈肘无力以及前臂外侧部分皮肤感觉的减弱(不选 E)。⑥昭昭老师将各种神经损伤的临床表现总结如下:

神经损伤	表现和诊断	昭昭老师速记
尺神经损伤	①爪形手; ②尺神经损伤＝手部外伤史＋Froment 征阳性＋夹纸试验阳性	骨科干活需要"尺"子"F"子;写作业有"尺"子和"纸"
正中神经损伤	①拇指对掌功能障碍; ②正中神经损伤＝手部外伤史＋猿手	"正中"张三丰"猴"拳一"掌"
桡神经损伤	①手背虎口区感觉障碍; ②桡神经损伤＝手部外伤史＋垂腕	看见"老虎","垂"着头求"饶"
腓总神经损伤	①腓骨头骨折、膝关节周围的石膏打紧了; ②腓总神经损伤＝外伤史＋马蹄内翻足(足外翻、跖屈功能障碍)	"腓总"做"马"车

【例 1929】【正确答案】E

【答案解析】①尺神经支配手内在肌、小鱼际肌肉及尺侧腕屈肌指屈肌尺侧半运动,支配手部尺侧半和尺侧一个半手指感觉(不选 C)。损伤后手内在肌不能收缩,导致夹纸试验阳性即 Froment 征阳性(不选 A),以及手指内收、外展障碍(不选 B);尺侧腕屈肌指屈肌尺侧半受损导致爪形手畸形(不选 D)。②拇指感觉受正中神经支配,尺神经损伤不会出现拇指感觉异常(E 错),故本题选 E。

【例 1930】【正确答案】D

【答案解析】①右手小指掌背侧及环指尺侧感觉障碍是尺神经损伤的表现(D 对),故本题选 D。②右

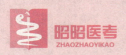

手掌侧三个半手指麻木提示正中神经损伤（不选 B）。③右手背侧桡侧两个半手指麻木提示桡神经损伤（不选 C）。④骨筋膜室综合征的晚期并发症是缺血性肌挛缩（不选 E）。⑤肌皮神经损伤后出现屈肘无力及前臂外侧部分皮肤感觉的减弱（不选 A）。

【例 1931】【正确答案】B

【答案解析】①正中神经支配指深屈肌腱和指浅屈肌腱的分支在肘关节水平分出，如果肘关节以下水平受到损伤，不会影响指深屈肌腱和指浅屈肌腱，即不会出现拇指和示、中指屈曲功能障碍，但是会出现手部的拇指对掌功能障碍、中指近节感觉消失、示指远节感觉消失及手的桡侧半感觉障碍。②如果出现拇指和示、中指屈曲功能障碍，说明损伤在肘关节水平之上（B 对，A、C、D、E 错），故本题选 B。

【例 1932】【正确答案】C

【答案解析】①正中神经支配手掌桡侧 3 个半手指的感觉及示、中指远节感觉，拇对掌肌等，损伤导致对掌功能障碍和手的桡侧半感觉障碍。该患者拇指对掌功能和手的桡侧半感觉障碍，示、中指远节感觉消失，此为正中神经损伤的典型表现（C 对），故本题选 C。②腓总神经损伤的典型表现是马蹄内翻足（不选 A）。③桡神经损伤的典型表现是垂腕（不选 B）。④臂丛由第 5—8 颈神经前支和第 1 胸神经前支大部分组成，分支出正中神经、尺神经、桡神经、肌皮神经、腋神经、胸长神经等，损伤后可出现前胸、后背及上肢广泛性的功能障碍（不选 D）。⑤颅神经损伤不会出现对掌障碍（不选 E）。⑥昭昭老师将各种神经损伤的临床表现总结如下：

神经损伤	表现和诊断	昭昭老师速记
尺神经损伤	①爪形手； ②尺神经损伤＝手部外伤史＋Froment 征阳性＋夹纸试验阳性	骨科干活需要"尺"子"F"子；写作业有"尺"子和"纸"
正中神经损伤	①拇指对掌功能障碍； ②正中神经损伤＝手部外伤史＋猿手	"正中"张三丰"猴"拳一"掌"
桡神经损伤	①手背虎口区感觉障碍； ②桡神经损伤＝手部外伤史＋垂腕	看见"老虎"，"垂"着头求"饶"
腓总神经损伤	①腓骨头骨折、膝关节周围的石膏打紧了； ②腓总神经损伤＝外伤史＋马蹄内翻足（足外翻、跖屈功能障碍）	"腓总"做"马"车

【例 1933】【正确答案】A

【答案解析】①桡神经损伤典型畸形是垂腕（A 对，C 错），故本题选 A。②桡骨远端骨折损伤后典型表现是餐叉手（不选 B）。③正中神经损伤典型畸形是猿手（不选 D）。④尺神经损伤后典型的畸形是爪形手（不选 E）。⑤昭昭老师将各种神经损伤的临床表现总结如下：

神经损伤	表现和诊断	昭昭老师速记
尺神经损伤	①爪形手； ②尺神经损伤＝手部外伤史＋Froment 征阳性＋夹纸试验阳性	骨科干活需要"尺"子"F"子；写作业有"尺"子和"纸"
正中神经损伤	①拇指对掌功能障碍； ②正中神经损伤＝手部外伤史＋猿手	"正中"张三丰"猴"拳一"掌"
桡神经损伤	①手背虎口区感觉障碍； ②桡神经损伤＝手部外伤史＋垂腕	看见"老虎"，"垂"着头求"饶"
腓总神经损伤	①腓骨头骨折、膝关节周围的石膏打紧了； ②腓总神经损伤＝外伤史＋马蹄内翻足（足外翻、跖屈功能障碍）	"腓总"做"马"车

【例 1934】【正确答案】E

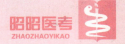

【答案解析】①股后中、下部坐骨神经损伤的表现:膝关节不能屈(股神经支配股四头肌,股四头肌使膝关节伸直)、足下垂(腓总神经及胫神经受损,踝关节不能背伸)、小腿后外侧感觉丧失、足部感觉丧失(失去对小腿及足部的感觉神经支配)(不选 A、B、C、D)。②膝关节伸直主要依靠股四头肌,支配股四头肌的神经是股神经(E 错),故本题选 E。

【例 1935】【正确答案】C

　　【答案解析】①腓总神经分为腓浅神经、腓深神经等。腓浅神经行于腓骨长肌与腓骨短肌之间,分出肌支支配上述两肌,两肌收缩引起足外翻;腓深神经穿过腓骨长肌起端,进入前肌群,伴随胫前血管下降,沿途分出肌支支配小腿前肌群等,肌群收缩导致足背伸。②腓总神经损伤导致腓浅神经和腓深神经支配的腓骨长、短肌及胫骨前肌等功能障碍,患者不能背伸及外翻足趾(C 对),进而导致患者足下垂及内翻,故本题选 C。③小腿疼痛及活动障碍可见于多种疾病,如骨折、炎症、肿瘤等(不选 A)。④足背动脉触诊不清多见于老年人动脉硬化闭塞症及骨折导致的血管损伤(不选 B)。⑤膝关节屈伸障碍多见于坐骨神经损伤(不选 D)。⑥小腿肿胀多见于骨折等(不选 E)。

第 8 章　运动系统的慢性损伤

第 1 节　肩周炎

【例 1936】【正确答案】D

　　【答案解析】肩关节周围炎又称五十肩,主要见于 50 岁左右的患者(D 对,A、B、C、E 错),故本题选 D。

【例 1937】【正确答案】E

　　【答案解析】①肩关节周围炎又称五十肩,主要见于 50 岁左右的患者,发病缓慢,主要症状为肩关节活动受限,如外展、外旋受限等,由于是慢性炎症,所以夜间疼痛较重,可能影响睡眠,需要加用止痛药(E 对,A、B、C、D 错),故本题选 E。②典型的疼痛弧多见于肩袖损伤。

【例 1938】【正确答案】D

　　【答案解析】①50 岁左右女性患者,出现肩部疼痛,主要表现为左肩疼痛伴明显的活动受限,符合肩周炎的典型表现,诊断为肩周炎(D 对),故本题选 D。②肩关节脱位表现为局部方肩畸形及 Duags 征阳性(不选 A)。③肩关节骨折有局部疼痛、瘀斑及功能障碍,X 线可鉴别(不选 B)。④肩关节肿瘤出现肩关节局部肿物,可能出现夜间静息痛(不选 C)。⑤肩关节慢性炎症会有局部的红、肿、热、痛及功能障碍(不选 E)。

【例 1939】【正确答案】D

　　【答案解析】①中年男性,50 岁,主要表现为肩关节局部活动受限,符合肩关节周围炎的典型表现,故可诊断肩周炎(D 对),故本题选 D。②颈椎病的主要症状是上肢的麻木和疼痛(不选 A)。③胸廓出口综合征(不选 B)、臂丛神经炎(不选 C)及脊髓空洞症(不选 E)不属于执业医师和助理医师的考查范畴。

【例 1940】【正确答案】C

　　【答案解析】肩周炎恢复时间需要 6～24 个月,一般是 1 年左右(C 对,A、B、D、E 错),故本题选 C。

【例 1941】【正确答案】C

　　【答案解析】①50 岁左右女性患者,主要表现为左肩疼痛伴明显的活动受限,符合肩周炎的典型表现,诊断为肩周炎。②肩周炎主要的治疗方案是每日进行功能锻炼。如果缓解较差,可给予非甾体消炎药止痛,疼痛较重的给予激素局部封闭治疗,也可行相应的理疗。③肩周炎很少行关节手术治疗(C 错),故本题选 C。

第 2 节　肱骨外上髁炎

【例 1942】【正确答案】B

　　【答案解析】①肱骨外上髁炎患者在伸肘握拳、屈腕、前臂旋前时,肘外侧出现疼痛,此即典型的

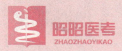

Mills 征阳性（B 对），故本题选 B。（昭昭老师速记："米"西米西"肘"子（Mills 征））②"4"字试验多用于髋关节挛缩（不选 A）。③Spurling 试验多用于神经根型颈椎病（不选 C）。④Dugas 征阳性多见于肩关节脱位（不选 D）。⑤Thomas 征多见于髋关节结核（不选 E）。⑥昭昭老师将常见体征的英文单词总结如下：

英　文	特　点	昭昭老师速记
Dugas 征	肩关节脱位	阿"杜"的声音不是"肩"的，是沙哑的
Froment 征	尺神经损伤	骨科干活需要"尺"子"F"子
Millis 征	网球肘（肱骨外上髁炎）	"Mi"西"肘"子（去"外"面"上""髁"）
Thomas	征髋关节、结核挛缩	"脱"了漏出"髋关节"
Allen 试验	尺桡动脉通畅	"阿伦"大便"通畅"
Spurling 征	颈椎病（神经根）	"颈椎病"导致"神经"疼"S"了

【例 1943】【正确答案】A

【答案解析】①肱骨外上髁炎患者在伸肘握拳、屈腕、前臂旋前时，肘外侧出现疼痛，此即典型的 Mills 征阳性。Mills 征阳性见于肱骨外上髁炎（A 对），故本题选 A。（昭昭老师速记："米"西米西"肘"子（Mills 征））②Dugas 征阳性多见于肩关节脱位（不选 B）。③Thomas 征多见于髋关节结核（不选 C）。④Lasegue 征阳性多见于腰椎间盘突出症（不选 D）。⑤Finkelstein 征阳性多见于桡骨茎突腱鞘炎（不选 E）。⑥昭昭老师将常见体征的英文总结如下：

英　文	特　点	昭昭老师速记
Dugas 征	肩关节脱位	阿"杜"的声音不是"肩"的，是沙哑的
Froment 征	尺神经损伤	骨科干活需要"尺"子"F"子
Millis 征	网球肘（肱骨外上髁炎）	"Mi"西"肘"子（去"外"面"上""髁"）
Thomas 征	髋关节、结核挛缩	"脱"了漏出"髋关节"
Allen 试验	尺桡动脉通畅	"阿伦"大便"通畅"
Spurling 征	颈椎病（神经根）	"颈椎病"导致"神经"疼"S"了

【例 1944】【正确答案】A

【答案解析】①肱骨外上髁炎主要表现为患者在伸肘握拳、屈腕、前臂旋前时，肘外侧出现疼痛，故应该限制腕关节的活动（A 对，B、C、D、E 错），故本题选 A。②如果保守治疗无效，且有顽固性疼痛者，可选择手术治疗，如伸肌腱起点剥离松解术或卡压神经血管束切除结扎术，或结合关节镜技术。

【例 1945】【正确答案】B

【答案解析】①肱骨外上髁炎是局部炎症所致，主要的治疗方法是封闭治疗（B 对），故本题选 B。②应限制腕关节的活动，而非限制肘关节活动。手术治疗是保守治疗无效后采取的治疗方法，而非首选治疗（不选 A、C、D、E）。

【例 1946】【正确答案】D

【答案解析】①青年女性，右肘外侧疼痛，出现典型的 Mills 征，即伸肌腱牵拉试验：嘱患者肘伸直，握拳、屈腕、前臂旋前，发生肘外侧疼痛为阳性，或患者前臂旋前位，做对抗外力的旋后运动，发生肘外侧疼痛为阳性，可见于肱骨外上髁炎，也称为网球肘。②多在患者屈腕时发生，与肘关节活动无关，故本病治疗应限制腕关节活动（D 对，A、B、C、E 错），故本题选 D。对于严重疼痛，影响患者日常生活工作者，首选治疗是局部封闭治疗。

第 3 节　狭窄性腱鞘炎

【例 1947】【正确答案】E

【答案解析】①注意题干的关键词"弹响"，弹响指是狭窄性腱鞘炎的典型表现，故可诊断狭窄性腱鞘炎（E 对），故本题选 E。②神经瘤表现为局部触压时伴有放射痛（不选 A）。③腱鞘囊肿表现为局部肌腱

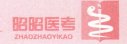

表面突出圆形或椭圆形、质地较软的肿块,不伴有弹响(不选 B)。④滑囊炎及陈旧性掌指关节脱位不属于执业医师和助理医师的考查范畴(不选 C、D)。

【例 1948】【正确答案】C

【答案解析】①中年女性,拇指疼痛伴弹响,即典型的弹响指,诊断为狭窄性腱鞘炎(C 对),故本题选C。②风湿性关节炎表现为大关节游走性疼痛(不选 A)。③类风湿关节炎表现为多发的小关节疼痛、肿胀、活动受限(不选 B)。④骨性关节炎表现为大关节疼痛、肿胀(不选 D)。⑤软骨炎不是执业医师考试的内容(不选 E)。

第 4 节　股骨头缺血性坏死

【例 1949】【正确答案】E

【答案解析】①MRI 是诊断股骨头缺血性坏死的非创伤性早期诊断方法,可发现股骨头前上部异常信号,T_1 像为条带状低信号,T_2 像为低信号或内高外低两条并行信号影,即"双线征"(E 对),故本题选E。②X 线、CT 等均无法发现早期的股骨头坏死。B 超多用于软组织肿物的检查。股骨头坏死早期缺乏典型的临床表现。

【例 1950】【正确答案】B

【答案解析】①早期股骨头坏死因 X 线、CT 均不能显示,首选检查是 MRI。MRI 对早期股骨头坏死最敏感,患者多出现股骨头局部囊性变,坏死(B 对,D、E 错),故本题选B。②B 超在运动系统中多用于软组织肿物的检查(不选 A)。③血管造影用于与血管相关的疾病,如四肢或椎体较大的血管瘤等(不选 C)。

【例 1951】【正确答案】A

【答案解析】①老年男性,表现为髋关节痛,股骨头可见弧形透明带,此为股骨头缺血性坏死的典型表现,故可诊断(A 对),故本题选 A。②髋关节结核患者多有典型的低热、盗汗等表现(不选 B)。③类风湿关节炎多侵犯小关节,如掌指关节等,伴晨僵>1 小时(不选 C)。④强直性脊柱炎可出现大关节如膝关节、髋关节疼痛,血液检查 HLA - B27 阳性(不选 D)。⑤髋关节骨关节炎可见关节间隙明显变窄(不选 E)。

【例 1952】【正确答案】A

【答案解析】①MRI 是诊断股骨头缺血性坏死的非创伤性早期诊断方法(A 对),故本题选 A。②B 超多用于软组织肿物的检查(不选 B)。③X 线、CT 等均无法发现早期的股骨头坏死(不选 E)。④关节液检查为有创检查,不作为首选(不选 C)。⑤结核菌素试验辅助诊断关节结核(不选 D)。

【例 1953】【正确答案】A

【答案解析】①该患者年龄>60 岁,且腹股沟疼痛明显,故首选人工髋关节置换术(A 对),故本题选A。②关节镜下滑膜切除术用于症状较轻的骨关节炎患者(不选 C)。③髋关节融合多用于关节置换手术失败后的补救措施(不选 E)。④理疗保守治疗用于早期股骨头缺血及年龄较小的患者(不选 D)。⑤糖皮质激素不用于骨关节炎的治疗中(不选 B)。

【例 1954】【正确答案】B

【答案解析】①老年女性,右髋部疼痛史,短距离行走后即出现髋部疼痛,髋部活动明显受限,故考虑髋关节疾病。X 线检查示右髋关节间隙消失,关节边缘骨质增生,股骨头变扁,头臼失去正常对合关系,考虑诊断为右股骨头坏死(四期)。②病变已严重影响患者的日常生活和工作,故首选治疗是人工全髋关节置换术,即同时置换股骨头和髋臼。人工股骨头置换术为半髋关节置换术,仅置换股骨头,而不置换髋臼,对于该患者不适用(B 对,E 错),故本题选B。③关节清理术及关节镜手术用于髋关节滑膜炎、轻度骨关节炎的患者(不选 A、D)。④股骨截骨术适用于先天性髋关节发育不良的患者(不选 C)。

第 5 节　颈椎病

【例 1955】【正确答案】B

【答案解析】椎动脉型颈椎病由于压迫椎动脉,导致脑供血不足,易造成患者眩晕(B 对,A、C、D、E 错),故本题选B。

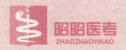

【例 1956】【正确答案】B

　　【答案解析】①中年患者，主要表现为左上肢的运动和感觉障碍，故考虑颈椎病。神经根型颈椎病发病率最高，特点是上肢异常，压迫上肢神经可出现上述改变（B 对），故本题选 B。②脊髓型颈椎病多出现下肢无力及行走障碍（不选 A）。③椎动脉型颈椎病多出现头晕和猝倒（不选 D）。④交感神经型颈椎病出现头晕、恶心、呕吐、心悸等表现（不选 E）。⑤混合型颈椎病可出现上述所有典型表现（不选 C）。⑥关于各种类型颈椎病的特点，昭昭老师总结如下：

分　型	特　点	治　疗
神经根型	①最常见的分型，表现为颈肩痛，向上肢放射； ②牵拉试验（Eaton 征）及压头试验（Spurling 征）阳性 （昭昭老师速记：看见"上肢"受累，就是"神经根型"）	非手术治疗：牵引、按摩等
交感神经型	①交感神经兴奋表现，如头痛、头晕、心跳加速； ②交感神经抑制表现，如眼花、流泪、鼻塞等	
椎动脉型	眩晕、猝倒、头痛、视觉障碍、神经检查阴性 （昭昭老师速记：看见"头晕、猝倒"，就是"椎动脉型"）	
脊髓型	四肢乏力、行走、持物不稳，脊髓受压表现。病理征阳性 （昭昭老师速记：看见"下肢"受累，就是"脊髓型"）	手术治疗，禁忌按摩、牵引
食管型	椎体前方有较大而尖锐的骨赘增生，从而压迫食管产生吞咽不适	有压迫症状就手术治疗

【例 1957～1958】【正确答案】DB

　　【答案解析】①神经根型颈椎病发病率最高，特点是颈肩痛，向上肢放射，皮肤可有麻木、过敏等感觉异常（D 对），故例 1957 选 D。②脊髓型颈椎病表现为四肢乏力，行走、持物不稳（B 对），故例 1958 选 B。③交感神经型颈椎病表现为头晕、恶心、呕吐等。④椎动脉型颈椎病表现为头部转动时，突发头晕和猝倒。复合型颈椎病表现较为复杂，可出现上述所有颈椎病的表现。⑤关于各种类型颈椎病的特点，昭昭老师总结如下：

分　型	特　点	治　疗
神经根型	①最常见的分型，表现为颈肩痛，向上肢放射； ②牵拉试验（Eaton 征）及压头试验（Spurling 征）阳性 （昭昭老师速记：看见"上肢"受累，就是"神经根型"）	非手术治疗：牵引、按摩等
交感神经型	①交感神经兴奋表现，如头痛、头晕、心跳加速； ②交感神经抑制表现，如眼花、流泪、鼻塞等	
椎动脉型	眩晕、猝倒、头痛、视觉障碍、神经检查阴性 （昭昭老师速记：看见"头晕、猝倒"，就是"椎动脉型"）	
脊髓型	四肢乏力、行走、持物不稳，脊髓受压表现。病理征阳性 （昭昭老师速记：看见"下肢"受累，就是"脊髓型"）	手术治疗，禁忌按摩、牵引
食管型	椎体前方有较大而尖锐的骨赘增生，从而压迫食管产生吞咽不适	有压迫症状就手术治疗

【例 1959】【正确答案】D

　　【答案解析】①患者出现头痛和头晕，是典型的椎动脉型颈椎病的表现（D 对），故本题选 D。②神经根型颈椎病多表现为上肢受累（不选 A）。③脊髓型颈椎病多表现为四肢受累（不选 B）。④交感神经型颈椎病多表现为头晕、恶心、呕吐等，但是与头部的活动多无关（不选 C）。⑤癫痫发作表现为肢体抽搐等（不选 E）。⑥关于各种类型颈椎病的特点，昭昭老师总结如下：

分　型	特　点	治　疗
神经根型	①最常见的分型，表现为颈肩痛，向上肢放射； ②牵拉试验（Eaton 征）及压头试验（Spurling 征）阳性 （昭昭老师速记：看见"上肢"受累，就是"神经根型"）	非手术治疗：牵引、按摩等
交感神经型	①交感神经兴奋表现，如头痛、头晕、心跳加速； ②交感神经抑制表现，如眼花、流泪、鼻塞等	
椎动脉型	眩晕、猝倒、头痛、视觉障碍、神经检查阴性 （昭昭老师速记：看见"头晕、猝倒"，就是"椎动脉型"）	
脊髓型	四肢乏力、行走、持物不稳，脊髓受压表现。病理征阳性 （昭昭老师速记：看见"下肢"受累，就是"脊髓型"）	手术治疗，禁忌按摩、牵引
食管型	椎体前方有较大而尖锐的骨赘增生，从而压迫食管产生吞咽不适	有压迫症状就手术治疗

【例 1960】【正确答案】C

【答案解析】①患者有典型的四肢功能障碍表现，病理征阳性，结合患者的典型 X 线表现，符合典型的脊髓型颈椎病诊断（C 对），故本题选 C。②外伤性颈髓损伤出现受损部位以下的感觉和运动均丧失，颈椎 MRI 可鉴别（不选 A）。③颈椎脱位诊断主要依靠临床表现及 X 线检查（不选 B）。④颈椎肿瘤及颈椎管内肿瘤行 CT 或 MRI 检查可见占位性改变（不选 D、E）。

【例 1961】【正确答案】A

【答案解析】①中年女性，出现典型的颈痛，伴向右上肢的放射痛，故诊断为神经根型颈椎病。神经根型颈椎病可出现压头试验、牵拉试验阳性（A 对），故本题选 A。②交感神经型颈椎病患者多出现头晕、恶心、呕吐等交感神经症状（不选 B）。③椎动脉型颈椎病多出现患者头部在某种姿势时出现头晕及猝倒状（不选 C）。④脊髓型颈椎病患者因为脊髓受压，出现上运动神经受损表现，多出现下肢肌张力高，行走困难等状（不选 D）。⑤混合型颈椎病指上述四种颈椎病中任意几种的混合，一般不属于考试范畴（不选 E）。⑥关于各种类型颈椎病的特点，昭昭老师总结如下：

分　型	特　点	治　疗
神经根型	①最常见的分型，表现为颈肩痛，向上肢放射； ②牵拉试验（Eaton 征）及压头试验（Spurling 征）阳性 （昭昭老师速记：看见"上肢"受累，就是"神经根型"）	非手术治疗：牵引、按摩等
交感神经型	①交感神经兴奋表现，如头痛、头晕、心跳加速； ②交感神经抑制表现，如眼花、流泪、鼻塞等	
椎动脉型	眩晕、猝倒、头痛、视觉障碍、神经检查阴性 （昭昭老师速记：看见"头晕、猝倒"，就是"椎动脉型"）	
脊髓型	四肢乏力、行走、持物不稳，脊髓受压表现。病理征阳性 （昭昭老师速记：看见"下肢"受累，就是"脊髓型"）	手术治疗，禁忌按摩、牵引
食管型	椎体前方有较大而尖锐的骨赘增生，从而压迫食管产生吞咽不适	有压迫症状就手术治疗

第 6 节　腰椎间盘突出症

【例 1962】【正确答案】E

【答案解析】①在直腿抬高试验中，下肢抬高在 0～20°时，并不引起神经根在椎管内的移动，因此在此范围内的受限，多为腘绳肌痉挛所致。在下肢抬高超过 30°以后，即可引起神经根的牵拉或向下移动，

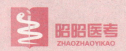

受牵拉程度最大的是 L₅ 神经根，其次是 L₄ 神经根。腰椎间盘突出症由于椎间盘压迫坐骨神经，导致神经的移动性受限，当直腿抬高到 60° 以内，即可出现坐骨神经痛，称为<u>直腿抬高试验阳性</u>。②腰椎间盘突出症患者大部分可出现腰痛伴腰椎活动受限，有腰椎局部棘突压痛及棘突间压痛，<u>直腿抬高试验阳性</u>（E 错），故本题选 E。③腰椎间盘突出症患者腰痛，腰椎侧突具有辅助诊断价值（不选 A）；几乎所有患者都有不同程度的腰部活动受限（不选 B）；大多数患者在病变间隙的棘突间有压痛（不选 C）及大多数患者有肌力下降（不选 D）。

【例 1963】【正确答案】D

　　【答案解析】腰椎间盘突出症最多见于 L_{4~5}，其次是 L₅～S₁，这是因为 L_{4~5} 间隙活动幅度较大，容易发生退变导致突出（D 对，A、B、C、E 错），故本题选 D。

【例 1964】【正确答案】D

　　【答案解析】①患者猛抬重物后腰部出现剧烈疼痛并向右下肢放射，最大可能是<u>腰椎间盘突出</u>压迫坐骨神经所致（D 对），故本题选 D。②腰椎骨折出现局部疼痛，X 线可鉴别（不选 A）。③腰椎滑脱多有翻身痛，X 线片可见腰椎局部不稳定（不选 B）。④腰部肌筋膜炎表现为腰椎局部的疼痛，位置表浅（不选 C）。⑤腰扭伤有腰部外伤史，无下肢放射痛（不选 E）。

【例 1965】【正确答案】E

　　【答案解析】①该患者表现为典型的腰痛伴坐骨神经痛，直腿抬高试验及加强试验阳性，符合腰椎间盘突出症的表现，故诊断为<u>腰椎间盘突出症</u>。②定位诊断，足趾跖屈力减退及踝反射异常，此为 L₅～S₁ 椎间盘突出<u>压迫 S₁ 神经根</u>所致（E 对，A、B、C、D 错），故本题选 E。③L_{4~5} 椎间盘突出压迫 L₅ 神经根导致足背及小腿外侧麻木，拇趾无力。L_{3~4} 椎间盘突出压迫 L₄ 神经根出现小腿内侧麻木及膝反射减弱。L_{1~2}、L_{2~3} 椎间盘活动度小，较少发生突出。④昭昭老师将腰椎间盘突出的定位诊断总结如下：

	L_{3~4}	L_{4~5}	L₅～S₁
压迫神经根	压迫 L₄ 神经根	压迫 L₅ 神经根	压迫 S₁ 神经根
感觉异常	不考	足背麻木	足外缘麻木
肌力下降	膝无力	拇背伸无力	小腿三头肌无力（腓肠肌无力）
反射改变	膝反射减弱	无	踝反射减弱
昭昭老师速记	四喜（4 膝）	5＝无；"吾辈"应努力	在"外面"1"头扎进"怀"里；刘亦"菲""怀（踝）"了"1"个

【例 1966】【正确答案】B

　　【答案解析】①中年女性，表现为腰腿痛，直腿抬高试验及加强试验阳性，符合腰椎间盘突出症的表现，故诊断为腰椎间盘突出症。②外踝及足背外侧皮肤感觉减弱，踝反射消失，此即 L₅～S₁ 椎间盘突出<u>压迫 S₁ 神经根</u>所致（B 对，A、C、D、E 错），故本题选 B。

【例 1967】【正确答案】B

　　【答案解析】①该患者出现典型的腰腿痛伴左下肢放射痛，符合腰椎间盘突出症表现，故诊断为腰椎间盘突出症。②腰椎间盘突出症<u>明确诊断首选检查是 CT</u>，了解椎间盘突出的节段（B 对，A、C、D、E 错），故本题选 B。

【例 1968】【正确答案】E

　　【答案解析】小腿及足外侧麻木，足趾跖屈力及跟腱反射减弱，考虑 L₅～S₁ 椎间盘突出，压迫 S₁ 神经根（E 对，A、B、C、D 错），故本题选 E。

【例 1969】【正确答案】C

　　【答案解析】①<u>腰椎间盘突出症</u>最有价值的诊断方法是 CT，可以确定突出节段及了解椎间盘的大小（C 对），故本题选 C。②X 线用于筛查（不选 A）。③腹部透视对椎间盘突出无明显临床意义（不选 B）。④核素骨扫描用于转移癌的检查（不选 D）。⑤肌电图用于神经肌肉病的诊断（不选 E）。

【例 1970】【正确答案】B

　　【答案解析】①中年男性，明确腰部外伤史，患者出现典型腰腿痛，直腿抬高试验阳性，符合腰椎间盘

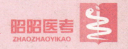

突出症的诊断标准,故可诊断为腰椎间盘突出症。②患腰椎间盘突出症后,突出的椎间盘压迫神经,MRI在神经及脊髓显像中较为清楚,故首选腰椎 MRI(B 对),故本题选 B。③X 线片用于一般筛查(不选 A)。④CT 用于定位诊断(不选 C)。⑤核素骨扫描多用于转移癌的检查(不选 D)。⑥B 超用于软组织肿物的初步诊断(不选 E)。

【例 1971】【正确答案】A

【答案解析】①中央型腰椎间盘突出症与椎管内肿瘤最有意义的鉴别检查是 MRI,可清晰显示突出的椎间盘及椎管内占位(A 对),故本题选 A。②鞍区感觉检查及肛门括约肌检查只能提示是否存在马尾神经综合征,不能鉴别是由椎间盘压迫所致还是椎管内肿瘤压迫所致(不选 B、E)。③腰椎 CT 及 X 线有利于腰椎间盘突出症的诊断,但不能与椎管内占位鉴别(不选 C、D)。

【例 1972】【正确答案】A

【答案解析】①中年男性,患者出现典型腰腿痛,直腿抬高试验阳性,符合腰椎间盘突出症的诊断标准(A 对),故本题选 A。②腰肌劳损表现为腰部酸痛,但不伴有下肢症状(不选 B)。③腰椎肿瘤表现为进行性疼痛,多无缓解期(不选 C)。④腰椎结核出现全身结核中毒症状,即低热、盗汗、乏力等(不选 D)。⑤强直性脊柱炎表现为下腰痛,HLA - B27 多为阳性(不选 E)。

【例 1973】【正确答案】D

【答案解析】患者出现小腿外侧和足背感觉减退,踇背伸肌力减退,此为 L_5 神经根受压的典型表现,$L_{4~5}$ 间盘突出压迫 L_5 神经根所致(D 对,A、B、C、E 错),故本题选 D。

【例 1974】【正确答案】B

【答案解析】①初次发作的腰椎间盘突出症首选治疗方案是卧床休息、牵引理疗等(B 对,A、C、D、E 错),故本题选 B。②如果保守治疗失败或出现马尾神经综合征的表现,需要手术治疗,手术方式为髓核摘除术。③单纯椎板减压手术主要针对腰椎管狭窄患者。④抗结核药物治疗是治疗腰椎结核的重要方法。

【例 1975~1976】【正确答案】AC

【答案解析】①L_4 神经根参与膝反射,故 $L_{3~4}$ 椎间盘突出压迫 L_4 神经根后导致膝腱反射减弱或消失。②$L_{4~5}$ 椎间盘突出,对下肢腱反射无影响(A 对),故例 1975 选 A。③S_1 神经根参与踝反射,故 $L_5~S_1$ 椎间盘突出压迫 S_1 神经根后导致跟腱反射(踝反射)减弱或消失(C 对),故例 1976 选 C。④昭昭老师将腰椎间盘突出的定位诊断总结如下:

	$L_{3~4}$	$L_{4~5}$	$L_5~S_1$
压迫神经根	压迫 L_4 神经根	压迫 L_5 神经根	压迫 S_1 神经根
感觉异常	不考	足背麻木	足外缘麻木
肌力下降	膝无力	踇背伸无力	小腿三头肌无力(腓肠肌无力)
反射改变	膝反射减弱	无	踝反射减弱
昭昭老师速记	四喜(4膝)	5＝无;"吾辈"应努力	在"外面""1"头扎进"怀"里;刘亦"菲""怀(踝)"了"1"个

【例 1977】【正确答案】E

【答案解析】①中年男性,患者出现典型腰腿痛,直腿抬高试验阳性,符合腰椎间盘突出症的诊断标准(E 对),故本题选 E。②腰部棘上韧带炎表现为腰椎局部疼痛,一般无下肢症状(不选 A)。③腰椎结核出现全身低热、盗汗等表现(不选 B)。④腰椎骨髓炎有寒战、高热等表现(不选 C)。⑤单纯坐骨神经痛不会出现腰痛(不选 D)。

【例 1978】【正确答案】B

【答案解析】①腰椎间盘突出症首选诊断方法是 CT 检查,可判断突出的间隙,以及观察椎间盘的大小。腰椎 X 线用于筛查(B 对),故本题选 B。②X 线片是椎间盘突出的首选检查(不选 A)。③腰椎 MRI 主要用于了解神经、脊髓受压的情况(不选 C)。④ECT 主要用于甲状腺、骨骼等部位肿瘤的检查,尤其常用于骨转移性肿瘤的检测(不选 D)。⑤肌电图多用于检查神经肌肉病变(不选 E)。

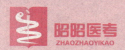

【例 1979】【正确答案】C

【答案解析】①腰椎间盘突出症**首选保守治疗**,如果保守治疗失败,再行手术(C 对),故本题选 C。②牵引、按摩、理疗、封闭等均属于保守治疗(不选 A、B、D、E)。

第 9 章　骨关节炎

【例 1980】【正确答案】C

【答案解析】①骨关节炎的特点是**关节软骨**长时间磨损后变性,导致骨间开始接触**磨损**(C 对),故本题选 C。②类风湿关节炎的基础病变为滑膜病变(不选 A)。③强直性脊柱炎的病理特点为附着点炎(不选 B)。④系统性红斑狼疮的病理特点为小血管炎(不选 D)。⑤化脓性关节炎的病理特点为关节腔炎症(不选 E)。⑥关于常见疾病的基本病理变化,昭昭老师总结如下:

疾　病	基本病理	昭昭老师速记
系统性**红**斑狼疮	**血管**炎	"红""血管"
类**风**湿关节炎	**滑**膜炎	他像一阵"风"一样"滑"了过去
强直性脊柱炎	**附**着点炎	为"附"新词"强"说愁
骨**关节**炎	**关节**软骨退变	骨"关节"炎是"关节软骨"蜕变
痛风	血**尿酸**	"尿"的"酸""痛"

【例 1981】【正确答案】B

【答案解析】骨性关节炎与高龄、女性、**肥胖**、遗传因素有关。体重大,负重的大关节如膝关节、髋关节负重较大,容易引起关节软骨磨损,导致骨关节炎(B 对,A、C、D、E 错),故本题选 B。

【例 1982】【正确答案】D

【答案解析】①**骨关节炎**好发于负重**较大的关节**如膝关节、髋关节、手**远端**指间关节(D 对,A、B、C、E 错),故本题选 D。发病机制是关节软骨磨损,致使关节间隙狭窄,进而导致疼痛及骨擦感等相应表现。②**类风湿关节炎**好发于**近侧指间关节、掌指关节和腕关节**。发病机制主要是滑膜病变,引起关节周围的结构相应破坏,典型表现是关节畸形及晨僵,晨僵持续多超过 1 小时。

【例 1983】【正确答案】A

【答案解析】①骨关节炎因为关节软骨的磨损,导致关节不平整,晚期关节局部炎症引起**疼痛**(A 对,B、C、D、E 错),故本题选 A。②类风湿关节炎的典型表现是晨僵,持续多超过 1 个小时。关节肿大及畸形多见于类风湿关节炎及骨关节炎晚期。

【例 1984】【正确答案】B

【答案解析】①**患骨关节炎**后第 1 腕掌关节因骨质增生可出现**方形手**(B 对),故本题选 B。②类风湿关节炎可出现纽扣花样和天鹅颈样畸形,以及手关节尺侧偏斜(不选 A、C、D)。③杵状指主要与动脉血氧量不足及血流增快等因素有关,见于心血管系统、呼吸系统以及营养障碍性疾病(不选 E)。

【例 1985】【正确答案】B

【答案解析】①中老年女性,表现为**大关节肿痛**,晨僵 15 分钟,小于 1 小时,结合患者体征为**双膝关节摩擦音阳性**,故考虑诊断为**骨关节炎**(B 对),故本题选 B。②风湿关节炎多见于大关节,呈游走性,不残留关节畸形(不选 A)。③强直性脊柱炎主要表现为下腰痛及四肢大关节痛,一般伴有 HLA－B27 阳性(不选 D)。④痛风一般表现为足第 1 跖趾关节红肿及疼痛,血尿酸多升高(不选 E)。⑤未分化结缔组织病不属于执业医师和助理医师的考试范畴(不选 C)。

【例 1986】【正确答案】D

【答案解析】①老年男性,膝关节疼痛为主,双手出现 Heberden 结节,此为**骨关节炎**的典型表现。骨关节炎多见于中老年人,主要以关节软骨磨损为主要病变,最常发生于四肢大关节,如膝关节、髋关节及远端指间关节(D 对),故本题选 D。②**痛风性关节炎**患者多出现血尿酸升高(不选 A)。③**风湿性关节炎**

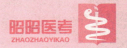

表现为"舔过关节,咬住心脏",即关节出现一过性红、肿、热、痛,但不残留关节畸形(不选 B)。④类风湿关节炎多发生在四肢小关节,如掌指关节、近侧指间关节、腕关节等(不选 C)。⑤半月板损伤多出现麦氏(McMurray)试验(回旋挤压试验)阳性,即患者仰卧,检查者一手握小腿踝部,另一手扶住膝部,将髋与膝尽量屈曲,然后使小腿外展、外旋,或外展、内旋,或内收、内旋,或内收、外旋,后逐渐伸直,出现疼痛或响声即为阳性,根据疼痛和响声部位确定损伤的部位,膝关节 MRI 可确定诊断(不选 E)。

【例 1987】【正确答案】B

　　【答案解析】①老年女性,表现为双膝关节疼痛,结合患者的 X 线表现提示关节软骨磨损,骨质增生,符合骨性关节炎的表现(B 对),故本题选 B。②类风湿关节炎多表现为多发、全身、对称的小关节肿痛及畸形,晨僵>1 小时(不选 A)。③骨质疏松症多出现全身骨痛(不选 C)。④强直性脊柱炎主要表现为下腰痛及四肢大关节痛,一般伴有 HLA－B27 阳性(不选 D)。⑤痛风一般表现为足第 1 跖趾关节红肿及疼痛,血尿酸多升高(不选 E)。

【例 1988】【正确答案】C

　　【答案解析】①该患者为老年女性,右膝关节明显畸形,关节间隙狭窄,属于重度骨关节炎,故最佳治疗方案是手术治疗,首选人工膝关节置换术(C 对),故本题选 C。②制动和理疗用于症状较轻的早期骨关节炎患者(不选 A)。③镇痛治疗首选非甾体抗炎药(不选 D)。④滑膜切除术适用于早期关节破损不严重,无明显畸形的患者(不选 E)。⑤关节融合术多用于症状十分严重、无法行人工关节置换术的患者(不选 B)。

【例 1989】【正确答案】E

　　【答案解析】①骨关节炎镇痛治疗首选非甾体抗炎药,对乙酰氨基酚为首选(E 对,B 错),故本题选 E。②关节内注射激素为封闭治疗,止痛效果较好(不选 A)。关节内注射透明质酸钠为对症治疗,主要起润滑作用(不选 D)。氨基葡萄糖主要作用是修复关节软骨,无止痛效果(不选 C)。

第 10 章　骨与关节感染

【例 1990】【正确答案】B

　　【答案解析】急性血源性骨髓炎最常见的致病菌是金黄色葡萄球菌,其次是溶血性链球菌。(B 对,A、C、D、E 错),故本题选 B。

【例 1991】【正确答案】A

　　【答案解析】儿童抵抗力较差,是血源性骨髓炎的好发人群(A 对,B、C、D、E 错),故本题选 A。

【例 1992】【正确答案】B

　　【答案解析】①儿童,寒战、高热病史,右膝关节出现红、肿、热、痛,考虑感染性疾病。分层穿刺见软组织内与骨膜下大量积脓,结合病情已经 3 周,故诊断为慢性化脓性骨髓炎急性发作(B 对,A、C、D、E 错),故本题选 B。②慢性骨髓炎很难治愈,X 线表现无明显硬化,排除硬化性骨髓炎。Brodie's 骨脓肿指由低毒力细菌感染所致的骨脓肿,好发于长骨干骺端,骨质呈粗糙圆形侵蚀,侵蚀部分充满脓液或结缔组织。

【例 1993】【正确答案】C

　　【答案解析】①儿童,高热病史,出现患侧肢体疼痛,结合白细胞明显升高,考虑感染性疾病。核素扫描显示右胫骨上端有浓聚区,故诊断为右胫骨近端急性骨髓炎(C 对),故本题选 C。②风湿性关节炎多发生于大关节,呈游走性,不残留畸形(不选 A)。③膝关节结核多表现为全身低热、盗汗、乏力等(不选 B)。④恶性骨肿瘤多出现局部肢体明显肿胀,局部压痛,X 线可见骨骼改变(不选 D)。⑤急性化脓性关节炎表现为关节的红、肿、热、痛,而非骨质的改变(不选 E)。

【例 1994】【正确答案】B

　　【答案解析】①急性血源性骨髓炎的重要早期诊断依据是局部分层穿刺,可抽出脓液(B 对),故本题选 B。骨肿瘤穿刺活检可穿刺出肿瘤组织。②局部肿胀、发热的程度,以及血沉是否增快、局部疼痛程度

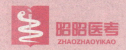

可以作为鉴别两者的依据,但不是主要依据(不选 A、C、D、E)。

【例 1995】【正确答案】D

　　【答案解析】①早期急性血源性骨髓炎的重要诊断依据是局部分层穿刺,穿刺出脓液即可确诊(D 对),故本题选 D。②全身中毒症状以及局部红、肿、热、痛,白细胞数增高等,提示感染,但是多不能确诊(不选 A、B、C)。③X 线骨质破坏可见于炎症或肿瘤等(不选 E)。

【例 1996】【正确答案】B

　　【答案解析】①急性血源性骨髓炎诊断最有力的证据是局部分层穿刺,发现脓液(B 对,A、C、D、E 错),故本题选 B。②右股骨下端皮温增高及右股骨下端肿胀,膝关节浆液性渗出及膝关节屈伸受限等均提示可能是炎症,但不能确诊。局部血管充盈怒张多见于恶性肿瘤。

【例 1997】【正确答案】C

　　【答案解析】①慢性骨髓炎的主要标志是死骨、窦道、死腔形成(C 对,A、B、D、E 错),故本题选 C。②慢性骨髓炎是由于细菌反复作用,腐蚀骨质,导致骨质破坏,进而形成死骨和窦道。

【例 1998】【正确答案】C

　　【答案解析】慢性骨髓炎长期不愈的主要原因是有死骨和感染性骨腔存在,导致感染反复发作(C 对,A、B、D、E 错),故本题选 C。

【例 1999】【正确答案】C

　　【答案解析】①青年男性,开放性骨折病史,患者目前出现脓性分泌物,说明存在感染,并发死骨和窦道,提示为慢性骨髓炎(C 对),故本题选 C。②骨结核患者有低热、盗汗、乏力等表现(不选 A)。③骨肿瘤患者有典型的 X 线表现(不选 B)。④缺血性骨坏死多见于股骨颈骨折等(不选 D)。⑤急性化脓性骨髓炎表现为局部明显的红、肿、热、痛等(不选 E)。

【例 2000】【正确答案】D

　　【答案解析】①慢性骨髓炎在包壳尚未形成时禁忌行死骨摘除术,避免发生病理性骨折。②只有在包壳充分形成后,才可清除死骨,消灭死腔(D 对,A、B、C、E 错),故本题选 D。

【例 2001～2002】【正确答案】CA

　　【答案解析】①肩关节脱位的典型体征是杜加(Dugas)征阳性(C 对),故例 2001 选 C。②慢性骨髓炎患者手术应做到死骨摘除彻底,避免反复感染(A 对),故例 2002 选 A。③急性血源性骨髓炎早期局部分层穿刺有助于诊断。④骨肉瘤 X 线片可见 Codman 三角。⑤桡骨远端骨折后出现"餐叉"样畸形。

【例 2003】【正确答案】C

　　【答案解析】①根据患者的典型表现,可初步诊断为慢性骨髓炎。治疗原则是抗感染治疗,应用敏感抗生素;石膏外固定保护患肢,避免发生病理性骨折,以及手术治疗。手术治疗目的是引流脓液、减轻中毒症状;当新生包壳完全形成时,可以切除死骨,否则会导致病理性骨折。②该患者诊断为慢性骨髓炎,首先应行抗感染治疗,而非抗结核治疗;X 线见死骨,且无包壳形成,不能手术刮除病灶及摘除死骨,否则会导致病理性骨折;穿刺抽脓不能彻底引流脓液。为了充分引流,减轻患者局部中毒症状,可行切开引流术(C 对,A、B、D、E 错),故本题选 C。

【例 2004】【正确答案】E

　　【答案解析】①慢性骨髓炎除抗感染治疗外,手术治疗方案是开窗减压,脓液引流,清除瘢痕和肉芽组织及死骨(不选 A、B),消灭死腔(不选 C),改善局部血液循环(不选 D),促进局部愈合。②手术方法是建立在包壳形成基础上的,否则切除死骨容易导致病理性骨折,故包壳要保留,作用是维持骨的连续性(E 错),故本题选 E。

【例 2005】【正确答案】A

　　【答案解析】①男性儿童,骨髓炎病史,患者目前局部仍有窦道流脓。X 线检查示大块死骨及新生骨,符合慢性骨髓炎的典型表现,故诊断为慢性骨髓炎。②慢性骨髓炎的治疗:如果包壳未形成,不考虑彻底病灶清除植骨术,因为可能会导致病理性骨折;如果包壳已形成,可以行病灶清除术,清除死骨,有利于疾病治疗(A 对,B、C、D、E 错),故本题选 A。③持续应用抗生素是治疗慢性骨髓炎的方法之一,使用

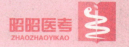

时间一般是 6 周左右,间断使用会导致耐药。抗生素的使用原则是大剂量、联合使用,但不是最主要的治疗。窦道刮除术只能起到对症治疗的效果。石膏固定属于一般的对症保守治疗,可避免病理性骨折的发生,但亦不是主要治疗。

【例 2006】【正确答案】C

　　【答案解析】①化脓性关节炎的疼痛与压痛在关节,因感染导致红肿及功能障碍(C 对),故本题选 C。②昭昭老师将急性血源性骨髓炎和化脓性关节炎的区别总结如下:

	急性血源性骨髓炎	化脓性关节炎
部　位	胫骨上段和股骨下段	膝、髋关节多见
表　现	寒战高热、患肢疼痛	寒战高热、患肢疼痛
检　查	局部分层穿刺	关节腔穿刺
鉴别点	关键词:胫骨近端或股骨远端	关键词:关节

【例 2007】【正确答案】E

　　【答案解析】①化脓性关节炎的治疗原则是首先抗感染治疗。②如果未能及时控制,外科治疗原则就是出现脓液就应及时切开排脓(E 对,A、B、C、D 错),故本题选 E。

第 11 章　骨与关节结核

【例 2008】【正确答案】A

　　【答案解析】脊柱结核中以腰椎发病率最高(A 对,B、C、D、E 错),故本题选 A。

【例 2009】【正确答案】B

　　【答案解析】①腰椎结核的典型表现是拾物试验阳性,即患者从地上拾物时,不能弯腰,需挺腰、屈膝、屈髋下蹲才能取物(B 对,A、C、D、E 错),故本题选 B。②髋关节结核导致髋关节挛缩,使得患者仰卧于检查台上时,屈曲一侧髋、膝关节,出现患侧肢体髋、膝关节被动屈曲,称为 Thomas 征阳性。

【例 2010】【正确答案】D

　　【答案解析】①因弯腰可引起疼痛,患者先以一手扶膝、蹲下、腰部挺直,用手接近物品,以屈膝、屈髋而不弯腰的姿势将物品拾起,此即为拾物试验阳性。阳性者表示患者脊柱有功能障碍,多见于脊椎病变,如脊椎结核、强直性脊柱炎、腰椎间盘脱出、腰肌外伤及炎症等(D 对),故本题选 D。②抽屉试验阳性见于膝关节交叉韧带断裂(不选 A)。直腿抬高试验阳性多见于腰椎间盘突出症(不选 B)。"4"字试验阳性多见于髋关节结核及髋关节挛缩的患者(不选 C)。研磨试验是将膝屈曲 90°,使膝关节屈曲到最大限度,检查是否出现疼痛,常用于侧副韧带损伤或半月板破裂(不选 E)。

【例 2011】【正确答案】D

　　【答案解析】①成人脊柱结核最多见的 X 线表现是椎体边缘破坏,椎间隙变窄,椎旁软组织阴影增宽(D 对,A、B、C、E 错),故本题选 D。②儿童脊柱结核主要破坏椎体。脊柱呈竹节样融合多见于强直性脊柱炎。

【例 2012】【正确答案】D

　　【答案解析】①成人脊椎结核的典型表现是椎间隙狭窄及椎旁软组织脓肿(D 对,A、C、B、E 错),故本题选 D。②这是由于成人脊柱结核的破坏部位主要是从椎间盘开始,逐渐向周围播散,后期可导致椎旁软组织内脓肿,出现软组织阴影。

【例 2013】【正确答案】B

　　【答案解析】①青年女性,表现为背痛,胸椎后凸畸形,X 线示第 6、7 胸椎间隙变窄,椎旁软组织阴影膨隆,考虑脊柱结核所致椎间盘破坏,引起椎间隙狭窄,进一步病变导致椎旁软组织阴影(B 对),故本题选 B。②胸椎转移癌多见于有原发病灶的患者(不选 A)。③胸椎血管瘤及化脓性脊椎炎、胸椎间盘脱出不属于执业和助理医师的考试范畴(不选 C、D、E)。

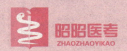

【例2014】【正确答案】D

【答案解析】①结核患者可出现低热、盗汗、贫血及血沉增快及腰痛等，但都不是典型表现。结核菌素试验阳性也不能确诊结核，只能高度提示可能是结核。腰椎结核的诊断最可靠的依据是局部活检和细菌培养，其次是脊柱的典型影像学表现如椎间隙狭窄等（D对，A、B、C、E错），故本题选D。

【例2015】【正确答案】D

【答案解析】①脊柱是全身骨结核中最容易发生结核的部位。成人的脊柱结核主要表现为椎间隙破坏，X线片以骨质破坏和椎间隙狭窄为主（D对，A、B、C、E错），故本题选D。②脊柱结核最先侵犯椎间盘，导致椎间隙狭窄，进而引起椎体骨质的破坏而非椎弓根破坏。脊柱竹节样改变是强直性脊柱炎的典型X线表现。

【例2016】【正确答案】D

【答案解析】①骨结核多发于脊柱，患者可表现为低热、盗汗、乏力、纳差，X线常可发现骨质破坏，无骨质增生。腰椎结核可有特征性的拾物试验阳性，腰椎骨质破坏晚期导致脓肿沿腰大肌下行，形成典型的椎旁脓肿，严重者脓肿继续下移，可到达髋部形成冷脓肿，故当髋部触及类似的肿块时应考虑脊柱结核。②该病例为中年女性，低热，患者影像学检查提示腰大肌阴影增宽，提示腰椎结核所致椎旁脓肿可能性大；椎间隙狭窄，椎体骨质破坏是结核导致骨破坏的典型表现；左腹股沟肿物考虑脓肿沿着腰大肌下行，在髋部形成脓肿（D对），故本题选D。③骨髓炎表现为红、肿、热、痛及功能障碍（不选A）。④骨巨细胞瘤X线表现为肥皂泡和乒乓球样改变（不选B）。⑤转移性骨肿瘤有原发病灶，如肺癌、乳腺癌等（不选C）。⑥类风湿关节炎一般多侵犯小关节，表现为晨僵，关节活动障碍等（不选E）。

【例2017】【正确答案】A

【答案解析】①患者中年男性，出现典型的腰背部疼痛，有盗汗等结核中毒症状，X线出现结核破坏的典型表现，即腰椎间隙狭窄，腰大肌阴影增宽，故诊断为腰椎结核。②腰椎结核患者首先宜采用抗结核治疗（A对，B、C、D、E错），故本题选A。如果手术，需术前至少服用抗结核药物2周，一般是4～6周。

【例2018】【正确答案】B

【答案解析】①髋关节结核早期以单纯性滑膜结核多见（B错），故本题选B。②A、C、D、E四项关于髋关节结核的描述是正确的。

【例2019】【正确答案】E

【答案解析】①对髋关节结核有诊断意义的检查是Thomas征，即患者平卧于硬桌上，检查者将其健侧髋骨、膝关节完全屈曲，使膝部靠住或尽可能贴近前胸，此时腰椎前凸完全消失而腰背平贴于床面，若患髋存在屈曲畸形，根据大腿与桌面所成的角度，判断屈曲畸形的程度（E对），故本题选E。②Mills征即伸肌腱牵拉试验：嘱患者肘伸直、握拳、屈腕，前臂旋前，发生肘外侧疼痛为阳性，或患者前臂旋前位，做对抗外力的旋后运动，发生肘外侧疼痛为阳性，可见于肱骨外上髁炎（不选B）。③拾物试验阳性多见于腰椎结核（不选A）。④Spurling试验阳性见于神经根型颈椎病（不选C）。⑤杜加（Dugas）征见于肩关节脱位（不选D）。

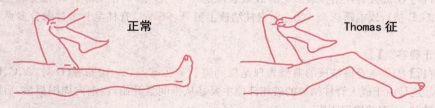

正常　　　　　　　　　Thomas 征

第 12 章　骨肿瘤

【例2020】【正确答案】D

【答案解析】①根据X线表现，杵状肿块边缘清楚，即外生骨疣，诊断为骨软骨瘤（D对），故本题选D。②骨肉瘤为恶性肿瘤，表现为骨质局部破坏，X线表现为骨膜反应如日光射线，Codman三角等（不选

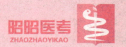

A)。③骨巨细胞瘤X线表现为肥皂泡、乒乓球样改变(不选B)。B软骨肉瘤及骨样骨瘤不属于执业医师和助理医师的考试范畴(不选C、E)。

骨软骨瘤

【例2021】【正确答案】A

【答案解析】①骨软骨瘤常表现为干骺端向外突出的骨质,窄小或宽广的蒂与骨相连(A对),故本题选A。②骨软骨瘤属于良性肿瘤,一般无症状,生长缓慢,肿物与周围界线清楚,X线检查无骨膜反应。③肿物与周围界线不清(不选B)、X线检查可见骨膜反应(不选C)、肿胀明显,皮肤有静脉怒张(不选D)及生长较快,伴明显疼痛(不选E)为恶心肿瘤表现。

【例2022】【正确答案】B

【答案解析】骨巨细胞瘤属于交界性肿瘤,具有潜在恶性,可以发展为恶性肿瘤(B对,A、C、D、E错),故本题选B。

【例2023】【正确答案】B

【答案解析】①骨肿瘤的诊断主要依靠X线。该患者X现表现为偏心性生长的骨吸收病灶,皮质向外膨隆,变薄,无骨膜反应,符合骨巨细胞瘤的表现(B对),故本题选B。②骨纤维异样增殖症X线表现为磨砂玻璃样改变(不选A)。③骨囊肿X线表现为圆形或椭圆形的透亮区(不选E)。④嗜酸性肉芽肿、内生软骨瘤不属于执业医师和助理医师的考试范畴(不选C、D)。

骨肉瘤

【例2024】【正确答案】D

【答案解析】①骨肿瘤的诊断主要依靠X线表现,此题表现为肥皂泡样改变,无骨膜反应,符合骨巨细胞瘤典型表现(D对),故本题选D。②骨纤维异样增殖症X线表现为磨砂玻璃样改变(不选A)。③骨髓瘤表现为多发骨质破坏,颅骨可呈穿凿样改变(不选B)。④骨肉瘤的X线表现为典型骨膜反应,如日光射线及Codman三角(不选C)。⑤骨囊肿X线表现为圆形或椭圆形的透亮区(不选E)。

【例2025】【正确答案】B

【答案解析】肿瘤确诊依靠穿刺活检(B对,A、C、D、E错),故本题选B。

【例2026】【正确答案】C

【答案解析】①骨肉瘤X线检查可见Codman三角和日光射线征(C对),故本题选C。②骨肉瘤多发生在股骨远端及胫骨近端等长管状骨周围(不选A、B)。③骨巨细胞瘤多呈膨胀性生长(不选D)。④骨肉瘤属于恶性肿瘤,其与周围正常组织界线不清楚(不选E)。

【例2027~2028】【正确答案】DA

【答案解析】①X线显示日光放射状骨膜反应及Codman三角,是骨肉瘤的典型表现(D对),故例2027选D。②X线显示干骺端圆形边界清楚的透亮区,为骨囊肿的典型表现(A对),故例2028选A。③骨巨细胞瘤X线表现为肥皂泡样改变,无骨膜反应。④骨软骨瘤为带蒂部的疣状突起。⑤骨纤维异样增殖症X线表现为磨砂玻璃样改变。

【例2029~2030】【正确答案】DC

【答案解析】①骨巨细胞瘤的典型X线表现为肥皂泡及乒乓球样改变(D对),故例2029选D。②骨肉瘤的X线表现可见典型的日光射线及Codman三角(C对),故例2030选C。③葱皮样骨膜反应多见于尤文肉瘤。④骨质破坏,死骨形成多见于慢性骨髓炎。⑤干骺端圆形边界清楚的溶骨型病灶为骨囊肿的典型表现。

【例2031】【正确答案】B

【答案解析】①青年男性,出现典型的恶性肿瘤表现,如消瘦、乏力;X线出现Codman三角,此为骨肉瘤的典型表现,故诊断为骨肉瘤(B对),故本题选B。②骨结核表现为低热、盗汗等(不选A)。③骨软骨瘤属于良性肿瘤,X线表现为带蒂的疣状突起(不选C)。④骨巨细胞瘤属于交界性肿瘤,X线表现为肥皂泡样改变(不选D)。⑤慢性骨髓炎表现为死骨形成及窦道等(不选E)。

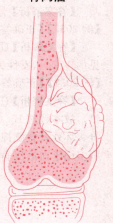

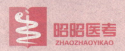

【例 2032】【正确答案】C

　　【答案解析】①骨肉瘤属于恶性肿瘤,容易早期发生血行转移,故治疗方案是术前化疗加保肢术(C对),故本题选 C。②刮除植骨多用于骨巨细胞瘤的治疗(不选 A)。③抗结核治疗用于骨结核(不选 B)。④慢性骨髓炎需抗感染治疗(不选 D)。⑤消肿镇痛治疗为一般的对症治疗(不选 E)。

【例 2033】【正确答案】E

　　【答案解析】骨肉瘤属于恶性肿瘤,容易早期发生血行转移,故治疗需要术前化疗加根治性手术和术后放疗(E 对,A、B、C、D 错),故本题选 E。

【例 2034】【正确答案】D

　　【答案解析】①骨肉瘤多发于儿童,属于恶性肿瘤,可出现局部剧痛,表面皮肤静脉怒张,X 线表现可见典型的日光射线及 Codman 三角。②该患者为儿童,出现左膝肿痛,且有夜间痛,X 线发现局部日光放射状骨膜反应,符合骨肉瘤的典型 X 线表现,故诊断为骨肉瘤(D 对),故本题选 D。③骨囊肿一般无明显肿胀,X 线可见圆形或椭圆形的透亮区(不选 A)。④骨巨细胞瘤的典型 X 线表现为肥皂泡及乒乓球样改变(不选 B)。⑤骨髓炎表现为红、肿、热、痛及功能障碍(不选 C)。⑥骨结核患者表现为低热、盗汗、乏力,X 线发现骨质破坏(不选 E)。

【例 2035】【正确答案】C

　　【答案解析】肿瘤的确定诊断为组织活检(C 对,A、B、D、E 错),故本题选 C。

【例 2036】【正确答案】E

　　【答案解析】骨肉瘤属于恶性肿瘤,治疗选择化疗＋保肢治疗(E 对,A、B、C、D 错),故本题选 E。

【例 2037】【正确答案】E

　　【答案解析】①患者既往有乳癌病史,此次发现股骨骨质破坏,考虑转移癌,即乳癌骨转移。②最常见的转移癌,女性为乳腺癌,男性为前列腺癌(E 对,A、B、C、D 错),故本题选 E。

【例 2038】【正确答案】B

　　【答案解析】①全身核素骨扫描可以发现除股骨以外的其他部位是否存在相关病灶(B 对,A、C、D、E 错),故本题选 B。②CT 多用于复杂骨折及腰椎间盘突出症定位诊断中(不选 A)。③MRI 多用于早期股骨头坏死及脊髓神经损伤的检查中(不选 C)。④X 线断层摄影多用于骨折和脱位(不选 D)。⑤骨髓穿刺多用于血液疾病的诊断(不选 E)。

第九篇　其　他

第1章　围术期处理

【例2039】【正确答案】E

　　【答案解析】术前12小时禁食、4小时禁水的目的是防止麻醉或术中呕吐(E对,A、B、C、D错),故本题选E。(昭昭老师提示:手术过程中最危险的事就是患者在昏迷的情况下发生呕吐进而导致误吸,误吸可能会导致患者发生窒息而死亡,所以术前必须禁食禁水)

【例2040】【正确答案】D

　　【答案解析】①胃肠道手术患者,术前1～2天开始进流食,其他手术饮食可不受限制,但都应在术前12小时禁食、4小时禁水,以防因麻醉或手术中的呕吐而引起窒息或吸入性肺炎,必要时可置胃管行胃肠减压(D对,A、B、C、E错),故本题选D。(昭昭老师提示:手术过程中最危险的事就是患者在昏迷的情况下发生呕吐进而导致误吸,误吸可能会导致患者发生窒息而死亡,所以术前必须禁食禁水)②一般手术前1天做肥皂水灌肠。③结肠或直肠手术应行清洁灌肠,并于手术前3天起口服肠道制菌药物。④当肠道不需彻底清洗时,手术前夜口服泻药,可使直肠排空。

【例2041】【正确答案】D

　　【答案解析】①需要预防性应用抗生素的情况包括:涉及感染病灶或切口接近感染区域的手术;肠道手术;操作时间长、创伤大的手术;开放性创伤,创面已污染或有广泛软组织损伤,创伤至实施清创的间隔时间较长,或清创所需时间较长以及难以彻底清创者;癌肿手术;涉及大血管的手术;需要植入人工制品的手术;脏器移植术(不选A、B、C、E)。②甲状腺手术属于无菌手术,一般无需使用抗生素(D对),故本题选D。(昭昭老师提示:乳房纤维腺瘤也不需要进行预防性使用抗生素)

【例2042】【正确答案】C

　　【答案解析】①急性心肌梗死患者行其他疾病的择期手术,最早应在心肌梗死后半年即6个月进行(C对,A、B、D、E错),故本题选C。②心力衰竭患者一般控制心衰3～4周后可行手术治疗。③对手术耐受力最差的心脏疾病是急性病毒性心肌炎。(昭昭老师速记:心梗是6个月,心衰是1个月)

【例2043】【正确答案】C

　　【答案解析】①心力衰竭患者对手术的耐受能力很差,除急诊手术外,须待心力衰竭恢复至能耐受麻醉和手术后,择期手术,一定要掌握严格手术时机。心力衰竭患者一般控制心衰3～4周后可行手术治疗(C对,A、B、D、E错),故本题选C。②心肌梗死的患者择期手术,多在心梗后半年左右进行。(昭昭老师速记:心梗是6个月,心衰是1个月)

【例2044】【正确答案】D

　　【答案解析】①成人术前血压超过160/100 mmHg应选用合适的降压药物,使血压下降并稳定在一定水平,但不要求降至正常(D对,A、B、C、E错),故本题选D。②成人术前血压超过180/100 mmHg必须使用降压药物,否则术中极易诱发严重的心脑血管并发症。

【例2045】【正确答案】D

　　【答案解析】①患者血压在160/100 mmHg以下可不做特殊准备,血压过高者,应使血压平稳在一定水平,但并不要求降至正常才可手术(D对,A、B、C、E错),故本题选D。②对于围手术期的患者,合并糖尿病的、高血压的,都无需将血糖降至正常,维持在轻度的升高状态最佳。

【例2046】【正确答案】D

　　【答案解析】①心脏病的类型不同,其耐受力也各不相同。②心律正常、无心力衰竭趋势的心脏病中手术耐受力最差的是急性心肌炎(D对),故本题选D。③其余四个疾病的耐受力较病毒性心肌炎强

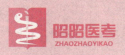

（不选A、B、C、E）。

【例2047】【正确答案】E

【答案解析】①糖尿病患者手术中血糖应控制在轻度升高的状态，以5.6～11.2 mmol/L为宜，而非正常（E错），故本题选E。（昭昭老师提示：患者已经对高血糖耐受了，血糖低会导致患者发生致命性的低血糖，所以血糖要维持在轻度升高的状态）②其余四个选项关于术前准备的叙述是正确的（不选A、B、C、D）。

【例2048】【正确答案】D

【答案解析】①仅以饮食控制者，术前不需特殊准备。②口服降糖药的患者，应继续服用至手术的前一天晚上（A、B、C错，D对），故本题选D。③如果服用的是长效降糖药物如氯磺丙脲，应在术前2～3天停药。④禁食患者需静脉补充葡萄糖加胰岛素，将患者血糖稳定于轻度升高状态（5.6～11.2 mmol/L）。⑤平时用胰岛素者，术前用葡萄糖和胰岛素维持正常的糖代谢，手术日晨停用胰岛素。⑥术中如果有需要应当静脉给予胰岛素降血糖，而非静脉给胰岛素（不选E）。

【例2049】【正确答案】A

【答案解析】①为长期较好地控制血糖，糖尿病患者应勤查尿糖，定期复查血糖，手术前糖尿病患者血糖应控制在理想状态，至少术前3天入院监测血糖。②术前血糖控制欠佳可导致患者耐受麻醉、手术创伤及失血的能力降低，应予纠正。③重症糖尿病患者施行择期手术前，血糖和尿糖应控制在血糖5.6～11.2 mmol/L，尿糖（＋～＋＋）（A对，B、C、D、E错），故本题选A。（昭昭老师提示：患者已经对高血糖耐受了，血糖低会导致患者发生致命性的低血糖，所以血糖要维持在轻度升高的状态）

【例2050】【正确答案】C

【答案解析】①蛛网膜下腔麻醉术后12小时内应采取平卧位，避免脑脊液压力改变而导致头痛（C对），故本题选C。②脊柱或臀部手术可采取俯卧位（不选A）。③腹腔内有污染的患者，采用头高脚低位，以便体位引流（不选B）。④肥胖患者可取侧卧位，有利于呼吸和静脉回流（不选D）。⑤急性腹膜炎的患者采取半卧位，以避免毒素吸收（不选E）。

【例2051】【正确答案】A

【答案解析】①全麻未清醒的患者应平卧、头偏向一侧而非仰卧头低位，以防止患者发生致命性的并发症误吸（A错），故本题选A。②全麻术后，应给予患者吸氧等支持治疗（不选B）。③全麻术后监测心电图，监测发生心脏并发症发生与否（不选C）。④术后要注意观察切口、引流管的引流液体的量及颜色等（不选D、E）。

【例2052】【正确答案】E

【答案解析】①腹部手术后，多采取低半坐位或斜坡位，减少腹部张力，防止伤口裂开（E对），故本题选E。②全麻未清醒应取平卧位，蛛网膜下腔阻滞麻醉患者应平卧12小时（不选A）。③肥胖患者可取侧卧位（不选B）。④脊柱或臀部手术后采取俯卧侧仰位（不选C）。⑤高半坐位用于颈、胸手术后（不选D）。⑥休克患者应取下肢抬高15°～20°，头部和躯干抬高20°～30°的特殊体位。15°～30°高足低斜坡位用于颅脑手术后无休克或昏迷的患者。

【例2053】【正确答案】C

【答案解析】①颈、胸手术后多采取高坡卧位，有利于患者咳嗽咳痰，防止肺不张（C对），故本题选C。②全麻未清醒应取平卧位，蛛网膜下腔阻滞麻醉患者应平卧12小时（不选A）。③肥胖患者可取侧卧位（不选B）。④腹部手术后，多采取低半坐位或斜坡位，减少腹部张力，防止伤口裂开（不选D）。⑤头颅手术后无昏迷者，可采取15°～30°头高脚低斜坡位（不选E）。

【例2054】【正确答案】A

【答案解析】①置乳胶片引流的适应证为创面少量渗血、渗液，引流时间宜短，一般术后1～2天拔管（A对，B、C、D、E错），故本题选A。②浅表部位引流，放置时间过长，有沿引流片逆行感染的可能，所以应及早拔除。③烟卷引流管是3天拔出。④胆管引流的T管是2周左右拔除。

【例2055】【正确答案】C

【答案解析】①首先要明确放置引流管的目的，其次掌握其放置方法和部位。放置后要严密观察引

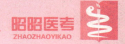

流管是否通畅,即引流液的颜色和量(不选 A、B)。②"T"形管是放置在胆管内,引流管的长臂通过腹腔由腹壁引出,在腹壁与胆管之间,有一段引流管是游离的,需要有纤维素包绕管壁,在腹壁与胆管之间形成一纤维管道,大约需 2 周以上,拔除 T 管时,形成的纤维管道可将胆汁引至腹壁外,如果拔管过早,纤维管道尚未形成,会使胆汁流入腹腔,发生腹膜炎(C 错),故本题选 C。(昭昭老师速记:T 为 2 笔,故巧记为 2 周拔出)③胃肠道功能已经恢复者,胃肠减压管要拔除(不选 D)。④烟卷引流一般 3 天左右拔除(不选 E)。

【例 2056】【正确答案】E

【答案解析】①术后早期下床活动可以改善全身血液循环,促进伤口愈合及患者康复(不选 A、B)。②腹部手术后早期活动有利于减少长期卧床所产生的一系列并发症,如坠积性肺炎、褥疮、下肢深静脉血栓形成(不选 C、D)。③腹腔感染主要与患者疾病的严重程度及术中是否彻底清除病灶有关,与早期活动与否无关(E 错),故本题选 E。

【例 2057】【正确答案】C

【答案解析】各部位手术拆线时间:头、面、颈部术后 4～5 天,下腹及会阴部 6～7 天,上腹部、背部和臀部 7～9 天(C 对),四肢 10～12 天,减张缝线 14 天拆除,故本题选 C。(昭昭老师速记:"背""弃(7)"离异→背部拆线是 7 天)

【例 2058】【正确答案】C

【答案解析】部位手术拆线时间:头、面、颈部术后 4～5 天(C 对),下腹及会阴部 6～7 天,上腹部、背部和臀部 7～9 天,四肢 10～12 天,减张缝线 14 天拆除,故本题选 C。(昭昭老师速记:"死"(4)对"头"→"头"部是"4"天左右)

【例 2059】【正确答案】C

【答案解析】①切口分类如下Ⅰ类切口,清洁切口;Ⅱ类切口,可能污染切口;Ⅲ类切口,污染切口。(昭昭老师速记:1 清 2 可 3 污)②愈合等级分类如下甲级,好;乙级,红肿、硬结、血肿、积液,但未化脓;丙级,化脓。(昭昭老师速记:甲好乙未化脓丙化脓)③可能污染切口/愈合处有炎症,但未化脓属于Ⅱ/乙切口(C 对,A、B、D、E 错),故本题选 C。

【例 2060】【正确答案】A

【答案解析】①切口分类如下Ⅰ类切口,清洁切口;Ⅱ类切口,可能污染切口;Ⅲ类切口,污染切口。(昭昭老师速记:1 清 2 可 3 污)②愈合等级分类如下甲级,好;乙级,红肿、硬结、血肿、积液,但未化脓;丙级,化脓。(昭昭老师速记:甲好乙未化脓丙化脓)③该患者,右侧乳腺纤维腺瘤切除术术史。目前再次手术止血重新缝合伤口属于Ⅱ类切口,切口稍有红肿,局部可触及硬结属于乙级愈合(A 对,B、C、D、E 错),故本题选 A。

【例 2061】【正确答案】D

【答案解析】①切口分类如下Ⅰ类切口,清洁切口;Ⅱ类切口,可能污染切口;Ⅲ类切口,污染切口。(昭昭老师速记:1 清 2 可 3 污)②愈合等级分类如下甲级,好;乙级,红肿、硬结、血肿、积液,但未化脓;丙级,化脓。(昭昭老师速记:甲好乙未化脓丙化脓)③化脓性阑尾炎阑尾切除术属污染切口,切口愈合处有炎症反应,如红肿、硬结、血肿、积液等,但未化脓,属乙级愈合,故应记为Ⅲ/乙(D 对,A、B、C、E 错),故本题选 D。

【例 2062】【正确答案】B

【答案解析】①切口分类如下Ⅰ类切口,清洁切口;Ⅱ类切口,可能污染切口;Ⅲ类切口,污染切口。(昭昭老师速记:1 清 2 可 3 污)②愈合等级分类如下甲级,好;乙级,红肿、硬结、血肿、积液,但未化脓;丙级,化脓。(昭昭老师速记:甲好乙未化脓丙化脓)③乳腺纤维腺瘤切除术后属清洁切口,切口红肿有积液属乙级愈合,故应记为Ⅰ/乙(B 对,A、C、D、E 错),故本题选 B。

【例 2063】【正确答案】C

【答案解析】①肺不张、肺炎常发生在胸腹部大手术后,多见于老年人及长期吸烟和患有急慢性呼吸道感染者。②主要预防措施包括术前锻炼深呼吸,术后避免限制呼吸的固定和绑扎,减少肺泡和支气管的分泌液,鼓励咳嗽,多翻身,利用体位或药物排痰,防治术后呕吐物或口腔分泌物误吸(C 对),故本题选 C。③应用大量抗生素不是预防的方法,是治疗的关键措施(不选 A)。④蒸气吸入、应用祛痰药物及氧气

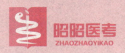

吸入为一般的对症治疗及预防措施,但不是最重要的预防措施(不选 B、D、E)。

【例 2064】【正确答案】C

　　【答案解析】①腹部手术病史,伤口在 1 周左右裂开,伴淡红色液体流出,此即伤口裂开的典型表现 (C 对),故本题选 C。(昭昭老师提示:腹部 1 周左右出问题的,基本上都是伤口裂开,因为腹部伤口愈合的时间是 1 周左右)②切口下异物较大时多可触及(不选 A)。③切口皮下积液局部可有波动感(不选 B)。④切口感染局部可见红肿热痛(不选 D)。⑤切口内血肿较小时,表现不明显,较大时,可见局部明显肿胀(不选 E)。

【例 2065】【正确答案】E

　　【答案解析】①尿潴留患者最佳的治疗是留置导尿管(E 对),故本题选 E。(昭昭老师提示:尿潴留患者首选的治疗方式就是导尿术,如果导尿术不成功,可选择耻骨上膀胱穿刺引流)②该患者目前出现烦躁不安,考虑是急性尿潴留导致,其余的四种方法因不能有效解决尿潴留,故不考虑(不选 A、B、C、D)。

第 2 章　外科患者的营养代谢

第 1 节　概　述

【例 2066】【正确答案】D

　　【答案解析】①正常成人热量的基本需要量是 25 kcal/(kg·d)(D 对,A、B、C、E 错),故本题选 D。(昭昭老师提示:纯背诵题目,考生背诵即可)②严重感染时患者基础能量消耗是 30～35 kcal/(kg·d)。

【例 2067】【正确答案】D

　　【答案解析】①成人每日需要热量 25 kcal/(kg·d)。②该患者 65 kg,故每天所需基本热量约为 65 kg×25 kcal/(kg·d)＝1 625 kcal/d,与 1 625 kcal/d 最接近的是 1 600 kcal/d(D 对,A、B、C、E 错),故本题选 D。(昭昭老师提示:纯背诵题目,考生背诵即可)

【例 2068】【正确答案】D

　　【答案解析】中年女性,胆囊切除术后,静息能量消耗(REE)比正常增加 10％左右(D 对,A、B、C、E 错),故本题选 D。(昭昭老师提示:纯背诵题目,考生背诵即可)

【例 2069】【正确答案】C

　　【答案解析】①创伤、感染时视其严重程度 REE 可增加 20％～40％不等,只有大面积烧伤时 REE 才会增加 50％～100％。②通常的择期性手术基础能量消耗增幅约 10％。③严重感染时患者基础能量消耗是 30～35 kcal/(kg·d)(C 对,A、B、D、E 错),故本题选 C。(昭昭老师提示:纯背诵题目,考生背诵即可)

【例 2070】【正确答案】B

　　【答案解析】①机体对创伤、手术或感染的代谢反应表现为高代谢和分解代谢,其程度与创伤和感染的严重程度成正比。②创伤时对糖的利用率下降,容易发生高血糖、糖尿(B 对),故本题选 B。③禁食时体内糖异生增加,生成大量糖供机体需要。(昭昭老师提示:创伤、应激时身体处理糖的能力都会降低,导致高血糖。临床如重大手术后,患者都会因为应激导致一过性的高血糖)④机体在应激时,机体能量消耗增加(不选 A);体内蛋白质分解加快(不选 C),因为蛋白质分解导致尿素氮升高(不选 D)。⑤机体在应激时,不能利用糖来提供能量,而利用脂肪分解来提供能量,故此时脂肪动用加快,而非减慢(不选 E)。

【例 2071】【正确答案】D

　　【答案解析】机体处于创伤、手术、感染等应激情况时,会出现高代谢和分解代谢(不选 A),蛋白质和脂肪分解(不选 B、C),机体处于负氮平衡(不选 E),糖分解减少及糖异生明显增加,出现高血糖(D 对),故本题选 D。(昭昭老师提示:创伤、应激时身体处理糖的能力都会降低,导致高血糖。临床如重大手术后,患者都会因为应激导致一过性的高血糖)

【例 2072】【正确答案】C

　　【答案解析】手术创伤并术后禁食期间,机体能量消耗增加,胰岛素反应不足,处理葡萄糖的能力降

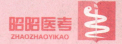

低,对糖的利用率下降,容易发生高血糖;蛋白质分解加速,尿氮排出增加,出现负氮平衡,糖异生活跃,脂肪分解加快,体重减轻(C对,A、B、D、E错),故本题选C。

【例2073】【正确答案】A

【答案解析】①血小板主要功能是参与凝血,故血小板是评价患者凝血功能的指标,与机体的营养状况无关(A对),故本题选A。(昭昭老师提示血小板、红细胞都不是评价患者营养状况的指标)②体重特别是体重指数是反映蛋白质热量营养不良及肥胖的可靠指标(不选B)。③血浆蛋白水平可以反映机体蛋白质营养状况、疾病的严重程度和预测手术的风险程度(不选C)。④通过三头肌皮褶厚度、上臂中点周径及上臂肌肉周径的测定可以推算机体脂肪及肌肉总量,间接反映热能变化(不选D)。⑤淋巴细胞可以反映机体营养状况,代表机体免疫力的情况(不选E)。

第2节 肠内营养(暂无)

第3节 肠外营养

【例2074】【正确答案】C

【答案解析】①肠外营养适应证:高位肠瘘,严重烧伤,严重感染,溃疡性结肠炎,短肠综合征,坏死性胰腺炎。②严重脓毒症患者需要经过肠外营养给患者补充充分的能量,抗感染治疗(不选A)。③长期禁食水,不宜从口中进食者,宜采用肠外营养(不选B)。④小肠仅剩50 cm者即使经过鼻胃管给营养后,因为小肠无法吸收,故只能行肠外营养(不选D)。⑤急性重症胰腺炎患者经肠内营养,会导致胰酶分泌,加重胰腺炎(不选E)。⑥脑外伤昏迷者可经鼻胃管给营养,属于肠内营养(C对),故本题选C。

【例2075】【正确答案】A

【答案解析】①短期肠外营养最常采用的是周围静脉,如上肢静脉(不选E)。②长期肠外营养最常采用的是颈内静脉或锁骨下静脉(A对),故本题选A。(昭昭老师速记:短期选择手;长期选择脖子)③短期及长期的静脉营养不应用颈外静脉、头静脉、大隐静脉(不选B、C、D)。

【例2076】【正确答案】D

【答案解析】①肠外营养的方法:2周以内,经周围静脉补给3%～5%氨基酸和10%葡萄糖或氨基酸,10%葡萄糖和10%～20%脂肪乳剂。长期肠外营养及高渗性营养液(20%～35%葡萄糖)应采用中心静脉插管,24小时连续滴注,导管置入途径选择颈内静脉和锁骨下静脉(D对),故本题选D。(昭昭老师速记:短期选择手;长期选择脖子)②短期肠外营养最常采用的是周围静脉如上肢静脉(不选E)。③股静脉、大隐静脉、上腔静脉、小隐静脉等不是肠外营养输入的静脉途径(不选A、B、C)。

【例2077】【正确答案】E

【答案解析】①中心静脉导管感染时的首要处理措施是首先拔出静脉导管,管头送培养(E对),故本题选E。(昭昭老师速记:任何管子只要插入人体后,最主要的问题就是容易感染,如导尿管,往往需要1周换一根。中心静脉置管也不例外,也容易发生感染)②观察24小时热仍不退,再使用抗生素(不选A)。③控制高热是一般的对症治疗,而非首要治疗(不选B)。④预防感染性休克及广谱抗菌药预防细菌性内膜炎是后续治疗,也非首要治疗(不选C、D)。

【例2078】【正确答案】C

【答案解析】①肠内营养最常出现的并发症是误吸(C对),故本题选C。②昏迷患者多采用肠内营养,此时患者用鼻胃管进行饲养,患者咽反射弱,易发生误吸。③胆汁淤积、胆石形成、肠源性感染、肝酶谱升高均是肠内营养的并发症,但并非最常见的并发症(不选A、B、D、E)。

第3章 外科感染

【例2079】【正确答案】E

【答案解析】①特异性感染在致病菌、病程演变及治疗处置等方面与一般感染不同。②破伤风、结

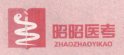

核、真菌气性、坏疽感染等属特异性感染，引起感染的致病菌如结核杆菌、破伤风梭菌、产气荚膜梭菌、炭疽杆菌、白念珠菌等的致病作用不同于一般性感染的病菌，可以引起较为特异的病变（E对），故本题选E。（昭昭老师速记："凤""姐""真""坏"＝凤→破伤风；姐→结核；真→真菌；坏→坏疽）③疖、痈、丹毒、急性化脓性腱鞘炎属于非特异性感染（不选A、B、C、D）。

【例2080】【正确答案】D
　　【答案解析】①非特异性感染病菌侵袭先在局部通过多种炎症介质和细胞因子释放（不选A），引起充血、血管通透性增加（不选B）、血浆成分渗出等急性炎症（不选C），细胞组织的崩解产物、炎症介质、细胞因子和病菌毒素等可进入血流，引起全身反应，病变的演变可有炎症好转、局部化脓以及转为慢性炎症（不选E），也可因病菌毒性大、数量多和（或）宿主抵抗力不足而扩展，甚至出现菌血症与脓毒症。②干酪样坏死是结核的典型特征，结核属于特异性感染（D对），故本题选D。（昭昭老师速记：特异性感染是"凤""姐""真""坏"＝凤→破伤风；姐→结核；真→真菌；坏→坏疽）

【例2081】【正确答案】C
　　【答案解析】①非特异性感染统称化脓性或一般性感染，占外科感染的大多数。常见病菌有金黄色葡萄球菌、溶血性链球菌（C对）、大肠埃希菌、拟杆菌、绿脓杆菌等，故本题选C。②特异性感染是指由一般性感染病菌以外的细菌、真菌等引起，常见破伤风杆菌（破伤风）、结核杆菌（结核）、梭状芽孢杆菌（坏疽）、白念珠菌（真菌）等（不选A、B、D、E）。（昭昭老师速记：特异性感染是"凤""姐""真""坏"＝凤→破伤风；姐→结核；真→真菌；坏→坏疽）

【例2082～2083】【正确答案】CA
　　【答案解析】①皮肤表面最多的致病菌是金黄色葡萄球菌，故与体表化脓感染相关的肝脓肿的常见致病菌是金黄色葡萄球菌（C对），故例2082选C。②肠道中最多的细菌是大肠杆菌，大肠杆菌可经胆道逆行感染进入肝脏导致肝脓肿，故与胆道感染相关的肝脓肿的常见致病菌是大肠埃希菌（A对），故例2083选A。③铜绿假单胞菌最常见于烧伤后（不选D）。④双歧杆菌是肠道的正常菌群（不选B）。⑤艰难梭状芽孢杆菌是难治性感染中较为常见的致病菌（不选E）。

【例2084】【正确答案】B
　　【答案解析】①痈是多个相邻毛囊及其所属皮脂腺或汗腺的急性化脓性感染（B对，不选A、C），或由多个疖融合而成，多见于成人，常发生在颈、背等厚韧皮肤部，其致病菌为金黄色葡萄球菌，故本题选B。（昭昭老师速记：一个毛囊是疖，多个毛囊是痈）②皮肤网状淋巴管是丹毒常见致病的部位（不选D）。（昭昭老师速记："林""丹"）③肌间隙蜂窝组织是蜂窝织炎的常见部位（不选E）。

【例2085】【正确答案】E
　　【答案解析】①危险三角区的疖发生在面部（E对），故本题选E。②痈好发于背部、颈部（不选A、D）。③胸部、臀部不是体表感染的好发部位（不选B、C）。

【例2086】【正确答案】C
　　【答案解析】①初期只有红肿时，除热敷外，还要服用相应的抗生素（不选A）。②当表面紫褐色已破溃流脓时，说明脓肿成熟，需要切开排脓（不选B）。③切口应超过病变边缘皮肤（不选D），且不要达到深筋膜深面，避免扩散（不选E）。④痈的切开引流时作"十"形切口（C对），故本题选C。

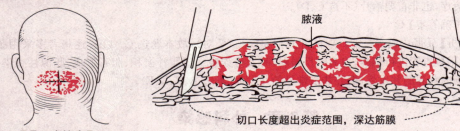
脓液　切口长度超出炎症范围，深达筋膜

【例2087】【正确答案】C
　　【答案解析】①唇痈切忌挤压，挤压后，细菌容易沿着内眦静脉蔓延，很容易发展为海绵状静脉窦炎，引发颅内感染（C对），故本题选C。②颌下淋巴结炎、眼眶内感染不属于医师考试的范畴（不选A、B）。

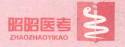

③面部蜂窝织炎多有局部红肿热痛,但是无脓头(不选 D)。④化脓性上颌窦炎可伴有寒战高热,鼻窦处有压痛(不选 E)。

【例 2088】【正确答案】E

　　【答案解析】①唇痈的细菌容易沿着内眦静脉蔓延,很容易发展为海绵状静脉窦炎,引发颅内感染(E对),故本题选 E。②颈部蜂窝织炎多有局部红肿热痛,红肿周围的界线不清楚(不选 A)。③大脑肿瘤表现为头痛、呕吐、视乳头水肿(不选 B)。④眼球感染不属于医师考试的范畴(不选 C)。⑤上颌骨骨髓炎表现为发热,局部有肿痛(不选 D)。

【例 2089】【正确答案】C

　　【答案解析】①青年男性,表现为一个毛囊的炎症,故诊断为疖。(昭昭老师速记:一个毛囊是疖,多个毛囊是痈)②患者出现上唇部位的疖,挤压易造成颅内化脓性感染,故面部三角区的疖禁忌挤压(C错),故本题选 C。③休息、外敷鱼石脂、应用抗生素、湿热敷等为疖的对症和支持治疗(A、B、D、E 对)。

【例 2090】【正确答案】D

　　【答案解析】①根据患者典型表现,多个脓栓,可诊断为唇痈(D 对),故本题选 D。(昭昭老师速记:一个毛囊是疖,多个毛囊是痈)②蜂窝组织炎多发生在皮肤、肌肉和阑尾,局部有红肿热痛,边界不清(不选 A)。③静脉瘤是因为由于局部血管壁薄,血液在此处向外压力使血管壁向外鼓出所致,无脓点(不选 C)。④化脓性海绵状静脉窦炎为痈的并发症,可出现头痛及意识模糊等(不选 D)。⑤唇部脓肿多有局部红肿热痛,多有波动感(不选 E)。

【例 2091】【正确答案】E

　　【答案解析】①患者病情加重伴寒战、高热、头痛 2 天,表情淡漠,考虑并发化脓性海绵状静脉窦炎,禁忌切开引流,否则会导致严重颅内感染(E错),故本题选 E。(昭昭老师速记:看见头痛就是感染到了颅内引发了海绵状静脉窦炎)②补液、少量多次输血,可提高患者免疫力抗感染(不选 A)。③限制张口、少言语,起到局部制动效果,有利于早期恢复(不选 B)。④局部过氧化氢液湿敷及早期联合静滴抗生素都是较好的抗感染治疗措施(不选 C、D)。

【例 2092】【正确答案】E

　　【答案解析】①丹毒的致病菌是乙型溶血性链球菌(E对),故本题选 E。(昭昭老师速记:"毒""血"即丹"毒"是溶"血"性链球菌感染导致)②疖和痈的主要致病菌是金黄色葡萄球菌,其次是表皮葡萄球菌等(不选 A、B)。③肠道菌群多为大肠埃希菌,故与肠道相关的感染多为大肠杆菌(不选 C)。④产气荚膜梭菌导致感染较为少见(不选 D)。

【例 2093】【正确答案】D

　　【答案解析】①丹毒是皮肤及其网状淋巴管的急性炎症,系由β溶血性链球菌引起的急性感染性皮肤病,好发于下肢和面部(B错,D对),故本题选 D。(昭昭老师速记:"网"球冠军是林"丹"吗,不是,他是羽毛球冠军)②多个毛囊同时感染为痈(不选 A)。③丹毒与淋巴管感染有关,而非毛囊的感染(不选 C、E)。

【例 2094～2095】【正确答案】AC

　　【答案解析】①痈好发于颈部及背部(A 对),故例 2094 选 A。②产气性皮下蜂窝织炎多见于下腹部及会阴部(C 对),故例 2095 选 C。③臀部也可好发疖或痈,但是不常见。④丹毒好发于四肢,特别是下肢。⑤疖好发于面部、颈部。

【例 2096】【正确答案】E

　　【答案解析】①蜂窝织炎由溶血性链球菌感染所致(不选 C)。(昭昭老师速记:"风(峰)"花"雪(血)"夜)②溶血性链球菌可释放透明质酸酶和链激酶(不选 D),导致病变组织呈马蜂窝状(不选 A),且与周围组织分界不清,最好发的部位是疏松组织,如皮肤、肌肉和阑尾等处(不选 B)。③由于其致病菌为溶血性链球菌,故以中性粒细胞浸润为主,而非淋巴细胞弥漫浸润组织(E对),故本题选 E。

【例 2097】【正确答案】D

　　【答案解析】①丹毒表现为皮肤片状红疹,颜色鲜红,中间较淡,边界清楚,隆起,皮温增高,多见于下肢(D对),故本题选 D。②急性蜂窝织炎表现与丹毒类似,但是由于其好发于疏松结缔组织,导致其与周

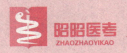
围分界不清(不选C)。(昭昭老师速记:丹毒与急性蜂窝织炎的主要区别是与周围组织的分界是否清晰,分界清楚的是丹毒,分界不清楚的是蜂窝织炎)③疖是一个毛囊的炎症(不选A);痈是多个毛囊的炎症(不选B)。④急性淋巴结炎多数继发于其他化脓性感染病源,由于化脓菌侵犯淋巴结所引起的局部淋巴结肿大,疼痛和压痛(不选E)。

【例2098】【正确答案】D

【答案解析】①青年男性,右小腿皮肤片状红疹,颜色鲜红,边缘清楚,故诊断为丹毒,好发于下肢(D对),故本题选D。(昭昭老师速记:丹毒与急性蜂窝织炎的主要区别是与周围组织的分界是否清晰,分界清楚的是丹毒,分界不清楚的是蜂窝织炎)②疖和痈为毛囊的炎症,局部多有脓点,有较重的红、肿、热、痛(不选A、B)。③急性蜂窝织炎的特征性表现是与周围组织分界不清(不选C)。④急性淋巴结炎多数继发于其他化脓性感染病源,由于化脓菌侵犯淋巴结所引起的局部淋巴结肿大,疼痛和压痛(不选E)。

【例2099】【正确答案】D

【答案解析】①疖、痈是指一个或多个毛囊皮脂腺或汗腺的化脓性感染(不选A、B)。②急性蜂窝织炎是皮下、筋膜下或深部疏松结缔组织的化脓性感染(不选C)。③急性淋巴结炎是淋巴结急性炎症,因淋巴结内含丰富的淋巴液(不选E)。④丹毒是皮肤以及黏膜网状淋巴管引起,一般不化脓(D对),故本题选D。

【例2100】【正确答案】B

【答案解析】①鱼刺扎伤右手示指尖,右手示指末节轻度肿胀、压痛,提示指头炎(B对),故本题选B。(昭昭老师提示:发生在手指末节的是指头炎,发生在甲沟的是甲沟炎)②甲沟炎多发生在手背侧(不选A);指骨髓炎X线会显示骨质的破坏等(不选C)。③腱鞘炎又名弹响指,表现手指在屈伸中有弹响(不选D)。④滑囊炎表现为手局部的红肿热痛,多需要切开引流(不选E)。

【例2101】【正确答案】B

【答案解析】①指头炎患者应避免手下垂,以免加重淤血和感染(B对),故本题选B。②指头炎为感染性疾病,可用抗生素控制感染(不选A)。③鱼石脂软膏外敷及金黄散糊剂敷贴右手示指属于对症治疗(不选C、D)。④右手示指可用理疗(不选E)。

【例2102】【正确答案】D

【答案解析】①行切开引流时,若脓腔较大,宜做对口引流(D对),故本题选D。②右手示指末端不能做鱼口形切口,而应做纵行切口(不选A)。③末节指侧面纵切口,远侧不应超过甲沟的1/2(不选B),右手两侧面纵切口,远侧应不超过指节横纹(不选C),突出切口的脂肪应剪去,避免伤口闭合不良,引发感染(不选E)。

【例2103】【正确答案】E

【答案解析】①右中指末节红肿＋疼痛剧烈＋肿胀明显→脓性指头炎。②治疗原则:应采取侧面纵行切开(E对),故本题选E。③末节指侧面纵切口,远侧不应超过甲沟的1/2,右手两侧面纵切口,远侧应不超过指节横纹。④其余四个选项的切口是错误的(不选A、B、C、D)。

【例2104】【正确答案】D

【答案解析】①右手中指受伤、发热、有波动感,最正确的处理是中指侧面纵行切开引流(D对),故本题选D。②昭昭老师提示:外科脓肿最恰当的治疗是切开排脓。③热盐水浸泡患指会加重组织缺氧,导致疼痛加重(不选A)。④抗菌药物抗感染治疗、肌注哌替啶止痛及患指理疗属于一般的对症治疗(不选B、C、E)。

【例2105】【正确答案】D

【答案解析】①青年女性,左示指末节皮下感染病史,目前出现剧烈跳痛及肿胀,考虑诊断为脓性指头炎。如果局部症状严重,考虑切开引流,切口选择为指侧面的纵行切口(D对),故本题选D。②经甲沟切开多用于甲沟炎的治疗(不选B)。③甲床富含神经血管,一般不切开(不选A)。④手指末端禁忌做鱼肉形切口(不选C)。⑤末节指腹横切口容易切断纵行的神经及血管,故不采用(不选E)。

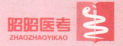

【例2106】【正确答案】A

【答案解析】①示指急性化脓性腱鞘炎如处理不及时可蔓延至鱼际间隙(A对),故本题选A。(昭昭老师速记:"鱼""食(示指)")②中指和环指的腱鞘炎如处理不及时可蔓延至掌中间隙(不选B)。(昭昭老师速记:玩在"中""环"尽在"掌"中)③拇指与小指的腱鞘分别与桡侧、尺侧滑液囊相通,因此拇指和小指的腱鞘炎可蔓延到桡侧、尺侧滑液囊(不选D、E)。④两个滑液囊在腕部有时经过一个小孔相沟通,感染可由此相互传播。示指、中指与环指的腱鞘不与滑液囊相沟通,感染常局限在各自的腱鞘内,但可扩散到手掌深部间隙。⑤示指急性化脓性腱鞘炎一般不会蔓延着胸部和前臂(不选C)。

【例2107】【正确答案】A

【答案解析】①掌深部间隙感染的处理原则是抬高患侧上肢,减轻肿胀(不选B);切口不超过手掌远侧横纹,避免损伤掌浅动脉弓(不选C);纵轴切开引流以避免神经、血管及肌腱的损伤(不选D);早期静脉滴注大剂量青霉素抗感染治疗(不选E)。②手掌部脓肿常表现为手背肿胀,切开引流应在掌面进行,不可在手背部切开(A错),故本题选A。(昭昭老师速记:病变在手掌,所以应该切手掌,不应切手背,否则会导致脓肿蔓延至手背)

【例2108】【正确答案】C

【答案解析】①脓毒症早期典型的临床表现是骤起寒战,继之高热,可达40~41℃,或低体温,起病急,病情重,发展迅速(C对),故本题选C。②脓毒症晚期较严重时可影响全身多系统,如肺部、肾、神经系统等,出现呼吸困难(不选B)、少尿(不选D)、昏迷(不选E),严重者导致休克(不选A)。

【例2109】【正确答案】C

【答案解析】①青年男性,右大腿清创术后,伤口内的脓液特点为稀薄、淡红色、量多,符合溶血性链球菌的典型脓液特点(C对),故本题选C。②大肠埃希菌的脓液有恶臭(不选A)。③金黄色葡萄球菌脓液特点是黄色、不臭(不选B)。④无芽孢厌氧菌,如梭状芽孢杆菌感染可导致气性坏疽,出现严重组织坏死,皮肤呈大理石样花纹(不选D)。⑤铜绿假单胞菌的脓液特点是有甜、腥、臭的表现(不选E)。

【例2110~2114】【正确答案】EAADB

【答案解析】①肠道内细菌主要是大肠埃希菌,单纯大肠埃希菌感染并无臭味,但其常与厌氧菌一起引起混合感染。恶臭味是厌氧菌感染后造成的。变形杆菌感染后可导致恶臭或粪臭(E对),故例2110选E。②金黄色葡萄球菌感染的特点是脓液稠厚、黄色、无臭,但常伴有转移性脓肿(A对),故例2111和例2112选A。③铜绿假单胞菌常存在于皮肤上,对多数抗菌药物不敏感。大面积烧伤皮肤破坏后,铜绿假单胞菌是烧伤创面的重要感染来源(D对),故例2113选D。④溶血性链球菌虽易引起败血症,但一般不发生转移性脓肿(B对),故例2114选B。

【例2115】【正确答案】E

【答案解析】①金黄色葡萄球菌脓液为浓稠金黄色(不选A)。②链球菌脓液为稀薄血性液体(不选B)。③大肠埃希菌脓液有粪臭味(不选C)。④铜绿假单胞菌为腥甜绿色(不选D)。⑤类杆菌脓液恶臭,呈黑色血性(E对),故本题选E。

【例2116】【正确答案】C

【答案解析】①诊断败血症行血培养时应于寒战、发热前进行,可提高培养的阳性率(C对),故本题选C。②其余四个选项均不是行血培养的最佳时间(不选A、B、D、E)。

【例2117】【正确答案】E

【答案解析】①中年男性,有明确的大腿外伤史,局部红、肿、热、痛,考虑下肢外伤后导致的炎症。目前患者出现全身症状如寒战、高热,白细胞明显升高,考虑局部感染后导致继发性全身感染,即脓毒症。②对脓毒症检查最有意义的方法是在患者寒战、高热时,行血培养检查,明确致病菌,进而应用敏感抗生素(E对),故本题选E。③咽拭子培养能明确靠墙感染,但是不能诊断脓毒症(不选A)。④正侧位胸部X线片可了解肺部炎症的情况,但不能诊断脓毒症(不选B)。⑤右大腿肿胀处B超检查只能了解大腿局部感染情况,不能诊断脓毒症(不选C)。⑥血常规+血沉了解炎症的严重程度,但不能诊断脓毒症(不选D)。

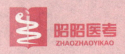

【例2118】【正确答案】D

【答案解析】①若患者症状无明显好转，考虑局部感染较重，细菌大量入血所致。患者目前局部出现波动感，故最佳的治疗方案是脓肿切开引流（D对），故本题选D。②患者血压偏低，应积极补液抗休克治疗，因为患者血压目前尚可，所以主要治疗是切开引流，而非抗休克（不选B）。③静脉应用抗生素、纠正酸中毒也是对症治疗措施，但均不是最主要的治疗（不选A、E）。④感染性休克患者严重期，可应用肾上腺糖皮质激素抗炎症治疗（不选C）。

【例2119】【正确答案】A

【答案解析】①破伤风是由革兰阳性厌氧性芽孢杆菌引起，破伤风杆菌侵入人体伤口，生长繁殖，产生外毒素而非内毒素，从而引起急性特异性感染（A对），故本题选A。（昭昭老师速记："外"面"风"大，即外毒素＝破伤风）②其余四项关于破伤风发病机制的说法是正确的（不选B、C、D、E）。

【例2120】【正确答案】B

【答案解析】①破伤风通常最先累及咀嚼肌（B对），故本题选B。②其余四个选项，破伤风也可累及，但不是最先受累的肌肉（不选A、C、D、E）。

【例2121】【正确答案】E

【答案解析】①右足底被割破＋咀嚼无力＋张口困难，角弓反张→破伤风，最常见的早期症状是张口困难（C错，E对），故本题选E。②四肢抽搐、畏光、全身乏力等是破伤风可出现的症状，但均不是早期症状（不选A、B、D）。

【例2122】【正确答案】A

【答案解析】①破伤风治疗中最重要的是控制肌肉痉挛，避免发生膈肌痉挛，危及患者生命（A对），故本题选A。②中和血中毒素及应用大剂量青霉素也是治疗的关键措施，但均不是最重要的治疗措施（不选B、C）。③纠正水、电解质失衡及吸氧为一般的对症治疗（不选D、E）。

【例2123】【正确答案】E

【答案解析】①青年男性，伤口外伤史，目前出现伤口肿胀伴恶臭，考虑局部伤口内厌氧菌感染，诊断为气性坏疽（E对），故本题选E。（昭昭老师速记："臭""气"熏天）②丹毒为网状淋巴管炎，表现为皮肤红肿（不选A）。③急性蜂窝织炎多见于疏松结缔组织，如阑尾等（不选B）。④淋巴管炎多数是通过局部创口或溃疡感染细菌所致，表现为感染病灶近侧皮肤沿淋巴管走行可见一条或数条红线，并向近心端延伸，局部较硬，有压痛（不选C）。⑤化脓性感染多表现为红、肿、热、痛（不选D）。

【例2124】【正确答案】E

【答案解析】①青年男性，伤口外伤史，目前出现伤口肿胀伴恶臭，考虑局部伤口内厌氧菌感染，诊断为气性坏疽。（昭昭老师速记："臭""气"熏天）②气性坏疽的最主要原因是清创不彻底，局部有细菌残留，且包扎紧，肢体远端缺血缺氧，存在厌氧环境（E对），故本题选E。③伤口包扎过紧、未应用广谱抗生素、初次缝合创面止血不充分也是导致气性坏疽的病因，但并非最严重的病因（不选A、B、C）。④静脉营养仅仅是对症支持治疗（不选D）。

【例2125】【正确答案】C

【答案解析】①气性坏疽首选的抗生素是青霉素（C错），故本题选C。②气性坏疽一经诊断，应急诊清创，否则会导致疾病进一步恶化（不选A）。③气性坏疽的致病菌为厌氧菌，伤口可以用3%的H_2O_2或1∶1 000高锰酸钾冲洗（不选B）。④高压氧治疗可治疗厌氧菌感染（不选D）。⑤加强营养支持对抗感染有一定作用（不选E）。

【例2126】【正确答案】D

【答案解析】①青年男性，右小腿肿胀明显，大量浆液血性渗出物自切口渗出，皮肤表面呈大理石样花纹，渗出物有恶臭味，结合患者既往有创伤病史，符合典型的气性坏疽表现（昭昭老师速记："臭""气"熏天）。②气性坏疽的致病菌为梭状芽孢杆菌（D对，A、B、C、E错），故本题选D。

【例2127】【正确答案】B

【答案解析】①气性坏疽应用青霉素的剂量宜大，每天应在1 000万单位以上（B对），故本题选B。

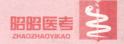

（昭昭老师速记"气"的"牙（芽）"痛）②其余四种对症治疗是正确的（不选 A、C、D、E）。

【例 2128】【正确答案】A

【答案解析】①气性坏疽的致病菌广泛存在于环境中,故伤后污染的机会很多,但引起感染者不多,大多是因为清创不彻底（A 对）,故本题选 A。②其余的四种病因均是导致气性坏疽的病因,但不是最主要病因（不选 B、C、D、E）。

第 4 章　创伤和战伤

【例 2129】【正确答案】A

【答案解析】①战伤不能立即缝合,否则很容易导致感染,要二期缝合（A 对,E 错）,故本题选 A。（昭昭老师提示:只要看到战伤,都是二期缝合）②战伤不能简单地加压包扎止血、观察,否则可能导致病情的进一步加重（不选 B）。③战伤不能简单地清洗及包扎,要探查内部的神经、血管是否损伤,要行清创手术（不选 C）。④包扎,石膏固定患肢不可取,必须要探查伤口（不选 D）。

【例 2130】【正确答案】A

【答案解析】①青年男性,右大腿外伤,血压 72/49 mmHg,提示患者已经发生休克。足背动脉搏动弱说明损伤了下肢大动脉。首要的处理是抗休克治疗,即迅速建立静脉通道,补充血容量（A 对）,故本题选 A。②应当注射 TAT,但不是最紧急和首要的治疗措施（不选 B）。③DSA 检查血管易延误病情,耽误抢救,此检查应该在患者生命体征平稳的基础上进行（不选 C）。④急诊清创时对伤口不能行缝合术,以避免深部厌氧菌感染,应开放伤口引流（不选 D）。⑤患者此时已经使用纱布包扎伤口,起到了压迫止血的作用,不能拆开纱布（不选 E）。

【例 2131】【正确答案】C

【答案解析】①若患者行清创手术,伤口近端绕扎止血带可以帮助止血（不选 A）,减少肢体出血;伤口内放置引流条（不选 B）,有利于伤口内的积血等流出,减少感染;若清创彻底,不能行一期缝合伤口,应开放引流,避免伤口内的感染（C 错）,故本题选 C。（昭昭老师提示:只要看到战伤,都是二期缝合）②若有大血管损伤,应尽量行修补术,避免截肢等（不选 D）。③行清创术时,沿大腿纵轴切开探查,切除失去活力的创缘皮肤 1～2 mm（不选 E）。

第 5 章　烧　伤

【例 2132】【正确答案】D

【答案解析】①成人双侧小腿及足分别占身体面积的 7％和 13％。②即右侧膝关节以下烧伤面积:（7％+13％）/2＝10％（D 对,A、B、C、E 错）,故本题选 D。（昭昭老师速记:烧伤的体表面积:3,3,3;5,6,7;5,7,13,21）

【例 2133】【正确答案】A

【答案解析】成人胸腹（13％）、会阴（1％）和两侧大腿前侧（21％/2）,即 13％+1％+21％/2＝24.5％（A 对,B、C、D、E 错）,故本题选 A。（昭昭老师速记:烧伤的体表面积:3,3,3;5,6,7;5,7,13,21）

【例 2134】【正确答案】C

【答案解析】①按新九分法计算:臀部（5％）、双下肢（7％+13％+21％）。②臀部及双下肢面积:5％+7％+13％+21％＝46％（C 对,A、B、D、E 错）,故本题选 C。（昭昭老师速记:烧伤的体表面积:3,3,3;5,6,7;5,7,13,21）

【例 2135】【正确答案】C

【答案解析】①根据新九分法,无论成人或儿童,将五指并拢,其单掌面积为体表面积的 1％。②本题所述创面与本人手指并拢时的两只手掌等大,即相当于其体表面积的 2％（C 对,A、B、D、E 错）,故本题选 C。（昭昭老师速记:烧伤的体表面积:3,3,3;5,6,7;5,7,13,21）

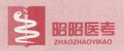

【例2136】【正确答案】B

　　【答案解析】①皮肤见多数较大水疱见于浅Ⅱ°烧伤,浅Ⅱ°烧伤烧伤深度是表皮生发层(浅层)和真皮乳头层(B对),故本题选B。②Ⅰ°烧伤累及表皮(不选A)。③深Ⅱ°烧伤累及真皮深层(不选C)。④Ⅲ°烧伤可累及皮肤全层、皮肤及皮下组织等(不选D、E)。

【例2137】【正确答案】E

　　【答案解析】①深Ⅱ°烧伤损伤深度已达真皮深层(E对),故本题选E。②Ⅰ°烧伤累及表皮浅层(不选B)。③浅Ⅱ°烧伤损伤深度是表皮生发层和真皮乳头层(不选C)。④深Ⅱ°烧伤累及真皮深层(不选A)。⑤Ⅲ°烧伤可累及皮肤全层、皮肤及皮下组织等(不选D)。⑥昭昭老师将不同程度烧伤的损伤深度及其表现总结如下:

烧伤深度	层　　次	表　　现
Ⅰ°	表皮浅层	红斑状
浅Ⅱ°	表皮生发层和真皮乳头层	水疱状
深Ⅱ°	真皮乳头层以下	红白相间,以白为主
Ⅲ°	全层皮肤	焦痂状,树枝状栓塞血管

【例2138】【正确答案】B

　　【答案解析】①浅Ⅱ°烧伤创面特征是局部红肿明显和大小不一的水疱形成(B对),故本题选B。②Ⅰ°烧伤创面红斑状,干燥(不选A)。③深Ⅱ°烧伤创面红白相间,也可有水疱(不选C)。④Ⅲ°烧伤创面无水疱,呈蜡白、焦黄甚至炭化,痂下可见网状栓塞血管(不选D、E)。

【例2139】【正确答案】C

　　【答案解析】①中度烧伤:Ⅱ°烧伤面积10%～29%,或Ⅲ度烧伤面积不足10%。②浅Ⅱ°者仅伤及真皮浅层,部分生发层健在,因渗出较多,水疱较饱满,破裂后创面渗液明显,创底肿胀发红,有剧痛和感觉过敏,皮温增高。若无感染等并发症,约2周后可愈,愈后不留瘢痕,短期内可有色素沉着,皮肤功能良好。③该患者,青年男性,右足和右小腿被开水烫伤,其面积:(7%+13%)/2=10%,有水疱属于Ⅱ°烧伤,Ⅱ°烧伤的面积10%为中度烧伤(C对,A、B、D、E错),故本题选C。

【例2140】【正确答案】B

　　【答案解析】①重度烧伤是指Ⅲ°烧伤面积10%～19%(B对,A、C、D、E错),故本题选B。(昭昭老师速记:烧伤的严重程度分区:1,3,5,5,1,2,2)②重度烧伤是指Ⅱ°烧伤面积31%～50%。

【例2141】【正确答案】B

　　【答案解析】①符合中度烧伤的Ⅱ°烧伤面积的范围是11%～30%(B对,A、C、D、E错),故本题选B。(昭昭老师速记:烧伤的严重程度分区:1,3,5,5,1,2,2)②中度烧伤的Ⅲ°烧伤面积<10%。

【例2142】【正确答案】A

　　【答案解析】①Ⅲ°烧伤面积小于10%属于中度烧伤(A对,B、C、D、E错),故本题选A。(昭昭老师速记:烧伤的严重程度分区:1,3,5,5,1,2,2)②中度烧伤的Ⅱ°烧伤面积为11%～30%。

【例2143】【正确答案】C

　　【答案解析】①重度烧伤为Ⅱ°烧伤面积30%～49%,或Ⅲ°烧伤面积10%～19%,或Ⅱ°、Ⅲ°烧伤面积虽未达上述百分比,但已发生休克等并发症、呼吸道烧伤或有较重的复合伤。②该患者烧伤面积Ⅲ°烧伤面积10%属于重度烧伤(C对,A、B、D、E错),故本题选C。(昭昭老师速记:烧伤的严重程度分区:1,3,5,5,1,2,2)

【例2144】【正确答案】B

　　【答案解析】头颈部(3%、3%、3%),躯干部(13%、13%、1%),双上肢(5%、6%、7%),故烧伤的总面积是54%(B对,A、C、D、E错),故本题选B。(昭昭老师速记:烧伤的体表面积:3,3,3;5,6,7;5,7,13,21)

【例2145】【正确答案】B

　　【答案解析】①Ⅲ°烧伤伤及皮肤全层,甚至可深达皮下、肌肉、骨骼等。皮肤坏死,脱水后可形成焦痂,故又称焦痂性烧伤。创面无水疱、蜡白或焦黄,或可见树枝状栓塞血管,触之如皮革,甚至已炭化。感

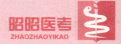

觉消失,皮温低。②该题干中,双上肢为Ⅲ°烧伤,其所占面积为5%+6%+7%=18%(B对,A、C、D、E错),故本题选B。

【例2146】【正确答案】E

【答案解析】①儿童,右手烧伤,有水疱及剧痛,考虑诊断为浅Ⅱ°烧伤。②浅Ⅱ°烧伤现场急救中最恰当的方法是将手浸入冷水中(E对),故本题选E。③安慰和鼓励受伤者、肌注地西泮(安定)、肌注哌替啶(杜冷丁)为一般的烧伤的对症治疗,而非现场的紧急治疗(不选A、B、C)。④抽吸水疱为浅Ⅱ°烧伤后期的治疗措施(不选D)。

【例2147】【正确答案】D

【答案解析】①患者应当补充的丢失量为:体重×面积×1.5,即60×40×1.5=3 600(mL);患者应当补充的生理需要量为2 000 mL。②需要的总液体量是:3 600 mL+2 000 mL=5 600 mL(D对,A、B、C、E错),故本题选D。

【例2148】【正确答案】C

【答案解析】8个月男婴Ⅱ°烧伤时每1%烧伤面积、千克体重额外丢失补液量为2.0 mL(C对,A、B、D、E错),故本题选C。本题属于纯记忆内容,背诵即可。

【例2149】【正确答案】B

【答案解析】成人的第1个24小时需要补充的液体量是2.0 mL;第2个24小时需要补充的液体量是第1个24小时的一半即1.0 mL(B对,A、C、D、E错),故本题选B。

【例2150】【正确答案】E

【答案解析】①烧伤面积计算:头、颈、面分别为3%、3%、3%,手、前臂、臂分别为5%、6%、7%,臀部、足、小腿、大腿分别为5%、7%、13%、21%,躯干前、躯干后、会阴分别为13%、13%、1%。②该患者烧伤右上肢(手、前臂、臂)和右下肢(右小腿、右足),面积为(5%+6%+7%)/2+(7%+13%)/2=19%(E对,A、B、C、D错),故本题选E。(昭昭老师速记:烧伤的体表面积:3,3,3;5,6,7;5,7,13,21)

【例2151】【正确答案】E

【答案解析】①患者应当补充的丢失量为:体重×面积×1.5;患者应当补充的生理需要量为2 000 mL。②代入公式计算,该患者的烧伤补液为:体重×面积×1.5+2 000,即60×19×1.5+2 000=3 710(mL)(E对,A、B、C、D错),故本题选E。

【例2152】【正确答案】D

【答案解析】①患者应当补充的丢失量为:体重×面积×1.5;患者应当补充的生理需要量为2 000 mL。②第1个24小时应补的液体量:面积×体重×1.5+2 000 mL即40×50×1.5+2 000 mL=5 000 mL。③补液原则是先快后慢,即第1个8小时补总量的一半,应为2 500 mL(D对,A、B、C、E错),故本题选D。

【例2153】【正确答案】C

【答案解析】①第1个24小时补液量=体重×烧伤面积×1.5+2 000=60×50×1.5+2 000 mL=6 500 mL。需要注意的是,补液量以Ⅱ°和Ⅲ°面积作为公式中的烧伤面积,此患者Ⅱ°和Ⅲ°烧伤面积之和为50%。②第1个8小时应补液体总量的1/2,即应补3 250 mL(C对,A、B、D、E错),故本题选C。

【例2154】【正确答案】A

【答案解析】①烧伤最常见的死亡原因是休克(A对),故本题选A。②感染是烧伤后期主要的并发症,但是死亡率最高的是烧伤导致的休克(不选D)。③烧伤患者可导致ARDS、肾功能衰竭、心功能衰竭等,但并不是最常见的病因(不选B、C、E)。

【例2155】【正确答案】B

【答案解析】①革兰阳性细菌败血症多见于痈、蜂窝织炎、骨关节化脓性感染,特点是多无寒战,发热呈稽留热、弛张热,四肢温暖,有皮疹,可出现转移性脓肿、心肌炎,发生休克较晚,血压下降晚,此类休克称"暖休克"。②革兰阴性细菌败血症多见于胆管、尿路及大面积烧伤创面感染,临床表现特点是突然寒战、间歇热,严重时体温不升或降低,休克发生早,持续时间长,四肢厥冷、发绀,少尿或无尿,此类休克又称"冷休克"或低温败血症。该患者出现四肢厥冷、休克、血浆降低,此为典型的革兰阴性细菌败血症的

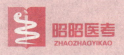

表现(A错,B对),故本题选B。③真菌性败血症一般是在重症化脓性感染的基础上,长期应用大量的广谱抗生素造成的菌群失调,或恶性肿瘤患者化疗、放疗后,机体免疫功能低下时发生(不选C)。④厌氧菌败血症临床表现毒血症状重,可有高热、黄疸、休克、扩散性血管内凝血、迁徙性病灶、脓毒性血栓性静脉炎、心内膜炎等(不选D)。⑤抗广谱抗生素长期使用,使敏感菌受到抑制,不敏感菌趁机在体内繁殖生长,造成二重感染(不选E)。

第6章　乳腺疾病

第1节　概　述

【例2156】【正确答案】E

【答案解析】①采用超声结合彩色多普勒检查观察血供情况,可提高判断的敏感性,并为肿瘤的定性诊断提供有价值的指标,适用于致密型乳腺病的评价,是钼靶摄影有效的补充(E对),故本题选E。②钼靶X线射片广泛用于乳腺癌的普查(不选A)。③乳腺MRI是钼靶和超声的重要补充,对微小病灶评价病变范围有优势(不选D)。④胸部CT用于判断肺部及纵隔的疾病(不选B)。⑤PET-CT将PET与CT结合起来,PET可提供病灶详尽的功能与代谢等分子信息,而CT提供病灶的精确解剖定位,一次显像可获得全身各方位的断层图像,具有灵敏、准确、特异及定位精确等特点,使全身整体状况一目了然,达到早期发现病灶和诊断疾病的目的(不选C)。

【例2157】【正确答案】B

【答案解析】①干板照相是利用砸表面所带的电荷来达到显影目的,而电荷的体积比普通胶片的银粒要小得多,因此干板照相的分辨率比普通胶片要高。静电摄影的电位差还可以加深不同密度组织之间分界面上的影像,形成"边缘效应",使图像更加醒目,并有浮雕感。这种效应使微小病变易于检出,提高了早期乳癌的发现率。②乳房干板静电摄影技术具有"边缘增强效应",可产生明显浮雕感,影像对比性强(B对,A、C、D、E错),故本题选B。

【例2158】【正确答案】E

【答案解析】①中年妇女,左乳房无痛性包块,质硬,不光滑,腋窝淋巴结肿大,钼靶摄片示高密度影,周围有毛刺,中央细砂样钙化点,此为乳腺癌的典型特点,故应诊断为乳腺癌。乳腺癌的治疗首选乳癌根治术,预防术后感染的最重要措施是术中严格遵守无菌操作规程(E对),故本题选E。②缝合前用蒸馏水彻底冲洗,可抑制癌细胞生长(不选A)。③术前纠正贫血和低蛋白血症可增强病人的抵抗力(不选B)。④乳癌根治术属于Ⅰ类切口,为预防感染,可于麻醉开始时静脉滴入广谱抗生素,若手术时间较长,可于术中追加一次剂量,一般于术后24小时内停药(不选C)。⑤放置有效引流,避免皮下积液感染,但不是主要措施(不选D)。

【例2159】【正确答案】D

【答案解析】①腰背痛说明发生脊柱转移,骨转移此时应做同位素全身骨扫描,了解肿瘤的转移情况,其敏感性较高,一般可显示直径＞2cm的病灶(D对),故本题选D。(昭昭老师提示:运动系统也讲过骨转移癌,首先选择全身核素骨扫描)②(PET-CT)主要用于脑肿瘤、结肠癌、肺癌、乳腺癌等的诊断,但由于价格昂贵,一般不作为首选(不选A)。③癌胚抗原(CEA)主要用于结直肠癌的辅助诊断、预后监测(不选B)。④癌抗原153(CA153)主要用于乳腺癌的辅助诊断、预后监测(不选C)。⑤免疫指标检测主要用于免疫性疾病的诊断(不选E)。

【例2160】【正确答案】E

【答案解析】①目前确定乳腺肿块性质最可靠的方法是活组织病理检查(E对),故本题选E。(昭昭老师提示:所有系统疾病,特别是癌症的确诊基本上都是穿刺活检或取病理组织活检)②其余的四种方法都有利于诊断,但是不是最可靠的方法(不选A、B、C、D)。

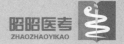

第 2 节　急性乳腺炎

【例 2161】【正确答案】A

【答案解析】急性乳腺炎多见于产后哺乳期妇女，尤其是初产妇，最常发生在产后 1 个月左右（A对），故本题选 A。

【例 2162】【正确答案】E

【答案解析】①急性乳腺炎最常见的致病菌是金黄色葡萄球菌，表面感染的细菌都是金黄色葡萄球菌，其余感染有疖或痈等（E 对），故本题选 E。（昭昭老师提示：身体表面的感染往往都是金黄色葡萄球菌，如疖、痈、指头炎等）②溶血性链球菌是丹毒和蜂窝织炎的致病菌（不选 A）。③肺炎链球菌是大叶性肺炎常见的致病菌（不选 B）。④白色葡萄球菌也可导致急性乳腺炎，但是发病率较低（不选 C）。⑤厌氧菌多见于身体免疫力低下导致自身感染（不选 D）。

【例 2163】【正确答案】D

【答案解析】①乳汁淤积和乳头损伤是发生乳腺炎的基础。②哺乳方法不当、哺乳不畅、乳腺导管堵塞等情况下最易发生乳汁淤积，成为细菌繁殖的温床。③乳头内陷（不选 A）、乳汁过多（不选 B）、乳管不通（不选 C）及婴儿吸乳少（不选 E）导致的乳汁淤积，都是引起乳头损伤的因素，会导致急性乳腺炎。④乳房淋巴管阻塞不是导致乳腺炎的原因（D 对），故本题选 D。乳腺癌患者淋巴管堵塞导致橘皮样改变。

【例 2164】【正确答案】E

【答案解析】①急性乳腺炎患者应停止哺乳，尽量吸出乳汁，局部热敷理疗同时给予抗感染治疗。②脓肿形成时应及时切开引流，根据脓肿深浅及部位，分别采用放射状、乳晕边缘弧形或乳房下皱褶处弓形切口，如有数个脓肿相邻或内有纤维间隔，应将间隔打通，甚至做对口引流（E 对），故本题选 E。③应用足量抗生素及局部理疗属于常规对症治疗，不能治愈本病（不选 A、B）。④乳罩托起乳房、停止哺乳会导致乳汁淤积加重，会加重乳房脓肿（不选 C、D）。

【例 2165】【正确答案】D

【答案解析】①乳房后脓肿切开引流，可经乳房后间隙引流，最好采用乳房下缘弧形切口（D 对），故本题选 D。②乳房表面脓肿采用乳房表面放射状切口（不选 A）。③乳房脓肿较少采用横切口，因为其会导致乳瘘（不选 B）。④乳晕周围的脓肿采用乳晕下缘弧形切口（不选 C）。⑤乳房外侧斜切口不用在乳房脓肿的治疗中（不选 E）。

【例 2166】【正确答案】C

【答案解析】①乳房脓肿切开引流处理错误的是切开乳管充分引流，因切开乳管可能会加重感染（C错），故本题选 C。②乳房脓肿患者，应做放射状切口（不选 B）；乳晕下脓肿应沿乳晕边缘做弧形切口（不选 D）；深部脓肿可沿乳房下缘做弧形切口（不选 E）；对于较大的脓肿，可以做对口引流（不选 A）。

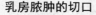

乳房脓肿的切口　　　　　　　乳房脓肿的对口引流

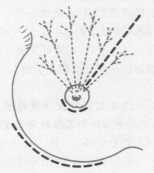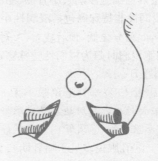

【例 2167】【正确答案】A

【答案解析】①脓肿形成后应及时切开引流，应注意选取轮辐方向放射状、边缘或乳晕处弧形切口而非竖切口（A 对，E 错），以免损伤乳管，故本题选 A。波动不明显者，应先在压痛最明显处做穿刺定位，切

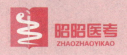

开后用手指将各脓腔隔膜相互打通,在脓腔最低处另加切口做对口引流。②痈的切开引流,切口选择"＋"字切口或"＋＋"形切口(不选C,D)。③乳房脓肿较少采用横切口,因为其会导致乳瘘(不选B)。

第3节　乳腺囊性增生病

【例2168】【正确答案】A

　　【答案解析】①乳腺囊性增生病主要表现为一侧或双侧乳房胀痛和肿块,部分患者具有周期性(A对),故本题选A。乳房胀痛一般于月经前明显,月经后减轻,严重者整个周期都有。(昭昭老师提示:跟月经周期相关的周期性的乳房疼痛就是乳腺囊性增生病)②乳腺囊性增生病的临床表现有乳腺肿块呈颗粒状或结节状(不选B),肿块可大小不一(不选C),肿块质韧(不选D),部分患者可以出现乳头溢液(不选E)。

【例2169】【正确答案】D

　　【答案解析】①年轻女性,出现与月经周期有关的乳房胀痛,考虑为乳腺囊性增生病(D对),故本题选D。(昭昭老师提示:跟月经周期相关的周期性的乳房疼痛就是乳腺囊性增生病)②乳腺癌主要表现为外上象限的不规则肿块(不选A)。③乳腺炎表现为乳腺的红肿热痛(不选B)。④乳腺纤维瘤表现为青年女性乳房的无痛性肿物(不选C)。⑤乳管内乳头状瘤多表现为乳房的血性溢液(不选E)。

第4节　乳腺纤维腺瘤

【例2170】【正确答案】B

　　【答案解析】①年轻女性,出现乳房肿块,无肿大的淋巴结,故考虑诊断为乳房纤维腺瘤(B对),故本题选B。(昭昭老师提示:年轻大姑娘乳房肿块多是乳腺纤维瘤;中老年女性的乳房肿块多是乳腺癌)②乳腺癌多见于中老年女性(不选A)。③乳房肉瘤好发于50岁以上妇女,表现为乳房肿块,体积较大,边界不清,易侵犯肌肉,皮肤表面可见扩张静脉(不选C)。④乳腺囊性增生症常见于中年妇女,主要表现为乳房胀痛与肿块,肿块可呈颗粒状、结节状、片状,大小不一,质韧不硬,边界不清(不选D)。⑤乳管内癌乳头状瘤多出现乳头血性溢液(不选E)。

第5节　乳腺癌

【例2171】【正确答案】C

　　【答案解析】乳腺癌好发于乳房的外上象限(C对,A、B、D、E错),故本题选C。

【例2172】【正确答案】A

　　【答案解析】①乳腺癌病理分型:非浸润性癌、早期浸润性癌、浸润性特殊癌、浸润性非特殊癌、其他罕见癌。②非浸润性癌包括导管内癌、小叶原位癌、乳头湿疹样乳腺癌,此型属早期,预后较好。③早期浸润性癌包括早期浸润性导管癌和浸润性小叶癌,此型仍属早期,预后较好。④浸润性特殊癌包括乳头状癌、髓样癌(伴大量淋巴细胞浸润)、小管癌、黏液腺癌、鳞状细胞癌等,此型分化一般较高,预后尚好(不选B、C、D、E)。⑤浸润性非特殊癌包括浸润性小叶癌、浸润性导管癌、硬癌、髓样癌(无大量淋巴细胞浸润)、单纯癌、腺癌等,此型分化低,预后较差(A对),故本题选A。⑥其他罕见癌。由于髓样癌病理分型不定:有大量淋巴细胞浸润时归为浸润性特殊癌,无大量淋巴细胞浸润时归为浸润性非特殊癌。

【例2173】【正确答案】B

　　【答案解析】①患者49岁＋外上象限＋无痛、单发＋边界欠清肿块→乳腺癌(B对),故本题选B。(昭昭老师提示:年轻大姑娘乳房肿块多是乳腺纤维瘤;中老年女性的乳房肿块多是乳腺癌)。②纤维腺瘤多见于青年女性(不选A)。③乳管内乳头状瘤多表现为血性溢液(不选C)。④乳腺结核多表现为低热、盗汗等(不选D)。⑤乳腺炎多见于哺乳期妇女,表现为乳房的红肿热痛(不选E)。

【例2174】【正确答案】B

　　【答案解析】①乳腺癌侵犯胸大肌及周围皮肤、腺体等会导致肿物相对固定,活动度差。活动度差是乳腺恶性占位的特点之一。癌细胞堵塞了局部皮下淋巴管,引起淋巴回流受阻,出现真皮水肿,皮肤呈橘

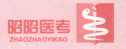

皮样改变。(昭昭老师速记:"橘""林")②Cooper 韧带为乳腺腺叶间有与皮肤垂直的纤维束,上连浅筋膜浅层,下连浅筋膜深层,对乳房起支持和固定作用,即把乳腺固定在胸壁上的一组弓形纤维,这些纤维结缔组织对乳房起固定和支持作用,使站立时乳房不致下垂。患乳腺癌后,乳房悬韧带因受侵而缩短,皮肤表面凹陷,出现"酒窝征"改变(B 对),故本题选 B。(昭昭老师速记:"Cooper""酒")

【例 2175】【正确答案】C

　　【答案解析】①乳癌属于恶性肿瘤,恶性肿瘤的特性是生长速度较快(不选 A),而且容易发生转移。癌细胞侵犯 Cooper 韧带,导致 Cooper 韧带缩短导致酒窝征即皮肤凹陷(不选 B)。癌细胞侵犯皮肤淋巴管导致乳房皮肤为橘皮样改变(不选 D)。②乳腺癌的临床特点是无痛、单发、质硬、界线不清的肿块,且好发于外上象限(不选 E)。③肿块表面光滑,活动度好是良性肿瘤的表现,而非乳腺癌的表现(C 对),故本题选 C。乳腺癌的肿块一般活动性差,且好发于乳房外上象限。

【例 2176】【正确答案】A

　　【答案解析】乳房 Paget 病是指乳房湿疹样癌(A 对,B、C、D、E 错),故本题选 A。(昭昭老师速记:"Pa(怕)""湿")

【例 2177】【正确答案】C

　　【答案解析】①恶性程度最高、预后最差的乳腺癌是炎性乳腺癌(C 对),故本题选 C。②其余四种乳腺癌预后较炎性乳癌好(不选 A、B、D、E)。

【例 2178】【正确答案】C

　　【答案解析】①皮肤红肿、炎症样变为炎性乳腺癌的表现。②炎性乳腺癌是恶性程度最高的癌症(C 对),故本题选 C。③乳头内陷、偏向一侧、局部皮肤凹陷呈"酒窝"及皮肤橘皮样变是乳腺癌的表现,但并不一定是炎性乳癌(不选 A、D、E)。④乳头湿疹样变的乳癌,为乳头湿疹样乳癌,其预后较炎性乳癌好(不选 B)。

【例 2179】【正确答案】E

　　【答案解析】①中老年女性,乳房红肿、发硬,并出现左腋窝淋巴结肿大,故考虑诊断为炎性乳腺癌(E 对),故本题选 E。②乳腺增生病多表现为伴随经期的周期性乳房胀痛(不选 A)。③急性乳腺炎多见于哺乳期妇女,患者表现为乳腺红、肿、热、痛,无淋巴结肿大(不选 B)。④乳房结核发病率低,患者表现为低热、盗汗、乏力、纳差等(不选 C)。⑤导管内乳头状瘤患者表现为乳头溢液(不选 D)。

【例 2180】【正确答案】E

　　【答案解析】①青年女性,左乳腺呈"橘皮样",乳头内陷,乳房质地变硬,且腋窝触及肿大的淋巴结,考虑乳房恶性病变,即乳腺癌,结合乳腺皮肤红肿无发热,故诊断为炎性乳腺癌(E 对),故本题选 E。②乳汁淤积多见于急性乳腺炎患者,多见于哺乳期妇女(不选 A)。③急性乳腺炎也多见于哺乳期妇女,乳房表现为红、肿、热、痛,抗生素治疗有效(不选 B)。④乳腺囊性增生病表现为乳房周期性疼痛,且与月经有关(不选 C)。⑤乳房后脓肿表现为感染征象,如发热、局部胀痛等(不选 D)。

【例 2181】【正确答案】E

　　【答案解析】①炎性乳腺癌一般不采取手术治疗(不选 C),首选放疗或化疗(E 对),故本题选 E。②局部按摩及热敷、理疗属于保守治疗,会延误癌肿的治疗(不选 A、D)。③静脉应用抗生素用于治疗乳腺感染性疾病(不选 B)。

【例 2182】【正确答案】A

　　【答案解析】①湿疹样癌初发症状是乳头刺痒、灼痛,随后出现慢性湿疹性病变,乳头、乳晕的皮肤发红、糜烂、潮湿,有时覆盖黄褐色的鳞屑样痂皮病变,继续发展则出现乳头内陷等。②该患者表现为乳晕发红、糜烂,符合湿疹样癌(A 对),故本题选 A。③髓样癌、鳞状细胞癌、黏液细胞癌、大汗腺样癌乳头表面无红肿、糜烂等改变(不选 B、C、D、E)。

【例 2183】【正确答案】A

　　【答案解析】①青年女性,左乳腺呈"橘皮样",乳头内陷,乳房质地变硬,且腋窝触及肿大的淋巴结,考虑乳房恶性病变,即乳腺癌,结合乳腺皮肤红肿无发热,故诊断为炎性乳腺癌(A 对),故本题选 A。

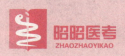

②黏液腺癌(不选 B)、乳头状癌(不选 C)、髓样癌(不选 D)不会出现乳房皮肤红肿,故不考虑。③乳头湿疹样乳腺癌初发症状是**乳头刺痒、灼痛**,随后出现慢性湿疹性病变,乳头、乳晕的皮肤**发红**、**糜烂**、潮湿,有时覆盖黄褐色的鳞屑样痂皮病变,继续发展则出现乳头内陷等,乳房也无红肿表现(不选 E)。

【例 2184】【正确答案】E

【答案解析】①炎性乳腺癌是乳腺癌中恶性程度最高的癌症,首选治疗方案为化疗,然后是手术和放疗。②因乳腺癌的 ER、PR 阳性,还可行**内分泌治疗**,首选药物是**他莫昔芬(三苯氧胺)**(E 对,A、B、C、D错),故本题选 E。(昭昭老师速记:小"3"是"昔芬")

【例 2185】【正确答案】C

【答案解析】①乳腺癌的 TNM 分期标准如下:肿瘤大小(T)→T_0 即原发癌瘤未查出,T_{is} 即原发瘤,T_1 即癌瘤直径≤2 cm,T_2 即 2 cm<癌瘤直径≤5 cm,T_3 即癌瘤直径>5 cm,T_4 即癌瘤大小不计但侵犯皮肤、胸壁、炎性乳癌等;淋巴结转移(N)→N_0 同侧腋窝淋巴结不肿大,N_1 同侧腋窝淋巴结肿大,但可推动,N_2 同侧腋窝淋巴结融合,或与周围组织粘连,N_3 同侧胸骨旁淋巴结转移;远处转移(M)→M_0 无远处转移,M_1 有锁骨上淋巴结转移或远处转移。②该病例中,肿物大小 1.5 cm×1.0 cm 肿块→T_1;有多枚整合的淋巴结→N_2;无远处转移→M_0。所以分期应为 $T_1N_2M_0$(C 对),故本题选 C。

【例 2186】【正确答案】C

【答案解析】①乳腺癌的 TNM 分期标准如下:肿瘤大小(T)→T_0 即原发癌瘤未查出,T_{is} 即原发瘤,T_1 即癌瘤直径≤2 cm,T_2 即 2 cm<癌瘤直径≤5 cm,T_3 即癌瘤直径>5 cm,T_4 即癌瘤大小不计但侵犯皮肤、胸壁、炎性乳癌等;淋巴结转移(N)→N_0 同侧腋窝淋巴结不肿大,N_1 同侧腋窝淋巴结肿大,但可推动,N_2 同侧腋窝淋巴结融合,或与周围组织粘连,N_3 同侧胸骨旁淋巴结转移;远处转移(M)→M_0 无远处转移,M_1 有锁骨上淋巴结转移或远处转移。②该病例中,右乳外上象限直径 4 cm 肿块→T_1 期,一枚可推动淋巴结→N_1;无远处转移→M_0。故分期为 $T_2N_1M_0$(C 对),故本题选 C。

【例 2187】【正确答案】B

【答案解析】①前哨淋巴结是指接受乳腺癌引流的第一站淋巴结。②在手术中可采用示踪剂显示后切除活检。**根据前哨淋巴结的病检检查结果判断腋淋巴结是否有肿瘤转移,并决定手术方式**(B 对,A、C、D、E 错),故本题选 B。③对腋淋巴结阴性的乳腺癌病人可不作腋淋巴结清扫。

【例 2188】【正确答案】D

【答案解析】①**保留乳房的乳腺癌切除术**包括完整切除肿块及腋淋巴结清扫,适合于临床Ⅰ、Ⅱ期的乳腺癌患者。②由于**切除范围小**,保留了乳房,**为防止复发及肿瘤残留,术后必须辅以放疗、化疗**(D 对),故本题选 D。③其他手术方式均切除了乳房,术后可根据指征决定是否进行放化疗(不选 A、B、C、E)。

【例 2189】【正确答案】E

【答案解析】①该病例中,中年女性,发现左乳外上象限 4 cm×3 cm 肿物,查体发现双手叉腰时肿块活动度明显受限(说明肿物与胸大肌粘连),符合**乳腺癌**的典型表现,故诊断为乳腺癌。②对于肿物诊断的金标准是**穿刺活检**。粗针穿刺活检易导致癌细胞扩散,临床上少用(不选 A);**细针穿刺细胞学**对于乳腺癌的诊断有重大价值(E 对),故本题选 E。钼靶摄片为影像学检查,常用于乳腺癌的普查(不选 B)。切取活检临床上少用,现已被术中快切所取代(不选 C)。近红外线扫描主要用于显示乳腺肿块,不能确诊乳腺癌(不选 D)。

【例 2190】【正确答案】A

【答案解析】①TNM 分期法是根据 T(原发瘤)、N(区域淋巴结)和 M(远处转移)进行分期。T_1 是指癌瘤长径<2 cm,T_2 是指癌瘤长径 2~5 cm,T_3 是指癌瘤长径>5 cm。N_0 是指同侧腋窝淋巴结不肿大,N_1 是指同侧腋窝淋巴结肿大但可推动,N_2 是指同侧腋窝淋巴结融合,N_3 是指同侧胸骨旁淋巴结、锁骨上淋巴结转移。M_0 是指无远处转移,M_1 是指有远处转移。由此可见,本例属于即临床Ⅱ期。Ⅱ期乳腺癌,肿块位于外上象限,目前最常用的术式为**乳腺癌改良根治术**(A 对),故本题选 A。②乳腺癌扩大根治术主要适用于胸骨旁淋巴结转移者(不选 B)。③乳腺癌改良根治术要保留胸大肌、胸小肌等,不适合Ⅱ期乳腺癌(不选 C)。④因为该患者乳腺癌已经侵犯到了胸肌(双手叉腰时肿块活动度**明显受限**),故不适合行

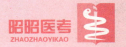

保留胸大肌、切除胸小肌的乳腺癌改良根治术(不选 D)。⑤保留乳房的乳腺癌切除术适用于强烈要求保留乳房的Ⅰ、Ⅱ期患者,术后应常规放化疗(不选 E)。

【例 2191】【正确答案】E

　　【答案解析】①乳腺癌扩大根治术的切除范围除了整个乳房、胸大肌、胸小肌、腋窝及锁骨下淋巴结外,还应同时切除胸廓内动、静脉及周围淋巴结(即胸骨旁淋巴结)。②乳腺癌扩大根治术的切除范围即应包括乳房、胸大肌、胸小肌及同侧腋窝、胸骨旁脂肪淋巴组织(E 对),故本题选 E。

【例 2192】【正确答案】A

　　【答案解析】乳癌扩大根治术是指乳癌根治术同时一并切除乳房内侧部的胸壁,即在胸膜外将第 2、3、4 肋软骨,包括胸廓内动、静脉和胸骨旁淋巴结(即乳房内动、静脉及其周围脂肪和淋巴组织)切除(A 对,B、C、D、E 错),故本题选 A。

【例 2193】【正确答案】C

　　【答案解析】①乳腺癌的化疗药物中:C→环磷酰胺;M→甲氨蝶呤;F→氟尿嘧啶;A→阿霉素。②CMF 方案的三种药物为氟尿嘧啶、甲氨蝶呤、环磷酰胺(C 对,A、B、D、E 错),故本题选 C。(昭昭老师速记方法:"C"就像一个"环"即 C 代表环磷酰胺;"M"像"蝴蝶"即 M 代表甲氨蝶呤,F 是"氟"即 F 代表氟尿嘧啶)

【例 2194】【正确答案】B

　　【答案解析】①浸润性乳腺癌伴有淋巴结转移者是应用辅助化疗的指征,该患者已经发生淋巴结转移,故需术后化疗(B 对),故本题选 B。②该患者雌激素和孕激素受体阴性,故不适合内分泌治疗。内分泌治疗首选药物是三苯氧胺,如果患者雌激素和孕激素受体阳性,可选用内分泌治疗(不选 C)。③骨髓移植适合于再障等血液病治疗(不选 A)。④胸壁和腋窝放疗可作为乳腺癌的辅助治疗,但并非首选(不选 D)。⑤双侧卵巢切除术会导致患者发生内分泌紊乱,目前不提倡此术式(不选 E)。

【例 2195】【正确答案】D

　　【答案解析】①乳腺癌细胞中雌激素受体含量高,称为激素依赖性肿瘤,对内分泌治疗效果好。②乳腺癌术后是否选择内分泌治疗的主要依据是 ER、PR 的表达情况,首选药物是他莫昔芬(三苯氧胺)(D 对),故本题选 D。③内分泌治疗主要与雌孕激素的受体有关,但与是否绝经、病理类型、手术方式、患者的愿望等关系不大(不选 A、B、C、E)。

【例 2196】【正确答案】C

　　【答案解析】①中年女性,诊断为乳腺癌。②该乳腺癌患者,雌激素和孕激素受体阳性,是内分泌治疗的典型指征,故应行内分泌治疗(C 对),故本题选 C。③放疗、化疗、免疫治疗、靶向治疗是乳腺癌综合治疗的重要组成部分,但是对于雌孕激素受体阳性的患者,并非首选(不选 A、B、D、E)。

【例 2197】【正确答案】A

　　【答案解析】①内分泌治疗首选药物是三苯氧胺(A 对),故本题选 A。②依西美坦临床上适用于以他莫昔芬治疗后病情进展的绝经后晚期乳腺癌患者(不选 B)。③来曲唑能有效抑制雄激素向雌激素转化,而绝经后妇女的雌激素主要来源于雄激素前体物质在外周组织的芳香化,故它特别适用于绝经后的乳腺癌患者(不选 C)。④阿那曲唑为非甾体类芳香酶抑制剂,临床上用于治疗绝经后妇女晚期转移性乳腺癌(不选 D)。⑤甲孕酮为孕激素制剂,主要用于痛经、功能性闭经、功能性子宫出血、先兆流产或习惯性流产、子宫内膜异位症等(不选 E)。

【例 2198】【正确答案】C

　　【答案解析】①乳腺癌术后,导管癌恶性程度低,转移晚,ER(++),PR(+),提示雌激素水平较高,术后最佳治疗为内分泌治疗,降低雌激素水平,减小肿瘤及抑制转移、复发(C 对),故本题选 C。(昭昭老师速记:看见雌激素受体阳性,就选择内分泌治疗)②放疗、化疗、生物免疫治疗、中药等是乳腺癌的重要治疗方法,但对于雌孕激素受体阳性的患者,并非最佳治疗(不选 A、B、D、E)。

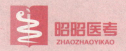
第7章 中 毒

【例2199】【正确答案】A

　　【答案解析】①汞中毒多有可疑汞接触史，表现为精神系统症状（头痛、失眠、焦虑等）、肌肉震颤（从手指、眼睑、舌渐发展至全身）、口腔黏膜溃疡、肾功能减退等症状。②该患者在温度计厂工作，即有汞接触史，出现精神症状、震颤、口腔炎，符合上述表现（A对），故本题选A。（昭昭老师速记：温度计厂是汞中毒；电池厂是铅中毒；油漆厂是苯中毒）③铅中毒多见于蓄电池厂的工人（不选B）。④苯中毒多见于油漆厂的工人（不选C）。⑤镉中毒多见于冶金工业的工人（不选D）。⑥砷中毒多见于玻璃厂的工人（不选E）。

【例2200】【正确答案】C

　　【答案解析】①在职业性中毒中，生产性毒物主要通过呼吸道进入体内（C对，B、D、E错），故本题选C。②生活中毒则主要通过消化道进入体内（不选A）。

【例2201】【正确答案】A

　　【答案解析】①成年人铅中毒后经常会出现疲劳、情绪消沉、心脏衰竭、腹部疼痛、高血压、关节疼痛、生殖障碍、贫血、中毒性周围神经病等症状。重者可有铅麻痹、中毒性脑病。本例患者汇总，尿δ-ALA增多和蓄电池厂工作均提示铅中毒（A对），故本题选A。②苯中毒多见于油漆厂的工人（不选B）。③汞中毒多见于温度计厂的工人（不选C）。④氰化物中毒多见于生活中口服毒物导致（不选D）。⑤硫化氢具有臭鸡蛋气味，多见于矿石厂和石油厂的工人（不选E）。

【例2202】【正确答案】A

　　【答案解析】①青年女性，患者表现为瞳孔缩小及大蒜臭味，符合有机磷中毒的典型表现（A对），故本题选A。②一氧化碳中毒典型表现是樱桃红样嘴唇（不选C）。③乙醇中毒的典型表现是口腔有酒味（不选D）。④安定药物中毒主要表现为昏迷，但是口腔内无明显气味（不选B）。⑤华法林中毒主要表现为身体的青紫（不选E）。

【例2203】【正确答案】E

　　【答案解析】①氰化物包括氰化氢、氰化钾、氰化钠、木薯、苦杏仁等（E对），故本题选E。吸入或食入后，迅速出现呼气呈苦杏仁味、头晕、头痛、嗜睡、呼吸困难、心跳加快、低血压、皮肤潮红、昏迷、惊厥、呼吸心跳停止等症状。②烂苹果味是糖尿病痛症酸中毒的典型表现（不选A）。③蒜臭味是有机磷中毒的典型表现（不选B）。④腥臭味多见于口腔不卫生的患者（不选C）。⑤酒味是乙醇中毒的典型表现（不选D）。

【例2204】【正确答案】B

　　【答案解析】①吗啡中毒主要特征为意识昏迷、针尖样瞳孔、呼吸深度抑制、发绀及血压下降（B对），故本题选B。②苯巴比妥中毒时患者可出现狂躁、惊厥、四肢强直，继而进入抑制期，出现瞳孔散大、全身弛缓、浅反射消失、脉搏细速、血压下降等表现，最后可因呼吸抑制或呕吐物吸入而发生窒息而死亡（不选A）。③地西泮中毒主要表现为嗜睡、轻微头痛、乏力、运动失调，重度可见低血压、呼吸抑制、视物模糊、皮疹、尿潴留、忧郁、精神紊乱、白细胞减少、兴奋不安，甚至可出现心血管病变（不选C）。④氯丙嗪中毒表现为血压下降、惊厥、锥体外系症状和昏迷等（不选D）。⑤苯妥英钠中毒表现为中枢神经系统症状如头痛、眩晕、乏力，心血管系统症状如血压下降，以及其他表现如恶心、呕吐、肝功能异常等（不选E）。

【例2205】【正确答案】B

　　【答案解析】①中毒抢救时，禁忌用腐蚀性的液体如浓硫酸、浓盐酸等洗胃（B对），故本题选B。②有机磷农药、杀鼠剂、安眠药、阿托品均可用相应的洗胃液来洗胃，减轻中毒症状（不选A、C、D、E）。

【例2206】【正确答案】D

　　【答案解析】①有机磷农药中毒的典型表现为：口腔流涎，腹痛腹泻，肌束震颤及针尖样瞳孔。该患者，青年女性，有食入凉拌蔬菜（含有有机磷农药）的病史，患者表现为经典的流涎及双瞳孔针尖样大小，故诊断为有机磷农药中毒（D对），故本题选D。②亚硝酸盐中毒多表现为发绀、胸闷、呼吸困难、呼吸急促等（不选A）。③杀鼠药中毒可有消化道的表现恶心、呕吐及出血等（不选B）。④吗啡中毒表现为昏

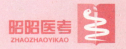

迷、呼吸深度抑制、瞳孔极度缩小及血压下降等(不选 C)。⑤乙醇中毒早期表现为神经系统亢奋,晚期表现为神经系统抑制(不选 E)。

【例 2207】【正确答案】A

【答案解析】①急性中毒治疗原则包括立即终止接触药物(不选 B),迅速清除进入体内已经被吸收或尚未被吸收的毒物(不选 C),及早使用特效解毒剂和拮抗剂(不选 D),根据患者的不同情况进行对症治疗(不选 E)。②酸性毒物污染皮肤黏膜后不能应用碱性液体冲洗中和,容易产热损伤皮肤(A 错),故本题选 A。

【例 2208】【正确答案】C

【答案解析】①急性中毒的治疗原则包括紧急复苏、终止毒物接触、应用解毒药物、胃肠道去污染、支持治疗和预防并发症等。②治疗一系列步骤中,最重要的是紧急复苏,给予呼吸和循环支持,维持生命体征,以及终止毒物接触,防止毒物对患者的进一步损害(A、B、E、D 错,C 对),故本题选 C。

【例 2209】【正确答案】E

【答案解析】①误服强碱性溶液后可进行洗胃治疗,洗胃液可以是清水或生理盐水,为了保护胃黏膜可用牛奶、蛋清、米汤、植物油。②强碱可用弱酸类物质中和,如食醋、果酸。当误服强碱溶液后,用弱碱性液体非但不能减轻中毒症状(不选 D),反而会使症状加重(E 错),故本题选 E。③牛奶、蛋清、冷生理盐水都可以用于强碱性溶液(不选 A、B、C)。

【例 2210】【正确答案】A

【答案解析】①急性中毒患者应立即采取的措施是维持生命体征并终止毒物接触。如发生 CO 中毒时应首先将患者搬运到空气新鲜的地方(A 对),故本题选 A。有机磷中毒的患者应洗胃、清洗皮肤表面残留的农药,避免进一步吸收。②吸氧、保护脑组织为中毒者的一般治疗(不选 B)。③洗胃、导泻为通过消化道致病的毒物的一般治疗(不选 C、D)。④使用特效解毒药物也应尽快进行,但不是首要措施(不选 E)。

【例 2211】【正确答案】D

【答案解析】①敌百虫中毒用抗生素无效(D 对),故本题选 D。②敌百虫属于有机磷农药,应用阿托品可缓解 M 样症状(不选 A);应用解磷定可缓解 N 样症状(不选 B)。③吸氧属于对症治疗(不选 C)。④地西泮肌肉注射可减轻患者躁动(不选 E)。

【例 2212~2214】【正确答案】ADB

【答案解析】①铅主要蓄积于骨骼(A 对),故例 2212 选 A。②苯主要蓄积于骨髓(D 对),故例 2213 选 D。③汞主要蓄积于肾(B 对),故例 2214 选 B。④基本上所有的毒物都在肝内代谢,都会损伤肝脏。⑤长期慢性酒精中毒会导致神经组织损伤。

【例 2215】【正确答案】D

【答案解析】①亚硝酸盐中毒,亚硝酸盐会导致血中还原性的血红蛋白增多,导致患者出现青紫。食堂的食物中,出现唇、指甲以及全身皮肤青紫,考虑可能有亚硝酸盐中毒(D 对),故本题选 D。②钡盐中毒主要表现为胃肠道刺激症状和低钾症候群(不选 A)。③赤霉病中毒主要症状有恶心、呕吐、腹痛、腹泻、头昏等(不选 B)。④磷化锌中毒主要表现为呼吸急促,呼吸困难,厌食,昏迷(不选 C)。⑤人食用因青霉菌污染而黄变的大米引起的中毒,其中黄绿霉素表现以中枢神经麻痹为主,黄天精主要侵犯肝脏,橘青霉素对肾脏毒性大(不选 E)。

【例 2216】【正确答案】E

【答案解析】①食物中毒患者,急救首先应洗胃、灌肠、导泻及静脉注射维生素等(A、B、C 错,E 对),故本题选 E。②亚甲蓝是亚硝酸盐的解毒剂,但并不是急救措施(不选 D)。

【例 2217】【正确答案】C

【答案解析】①肌纤维颤动和肌肉强直性痉挛属于有机磷中毒的烟碱样症状(C 对),故本题选 C。②消化系统症状(恶心、呕吐、腹痛)(不选 A);腺体症状(多汗、流涎、流泪、流涕)(不选 B);循环系统(心跳减慢和瞳孔缩小)(不选 D);呼吸系统症状(咳嗽、气促、肺水肿)(不选 E)属于毒蕈碱样症状。

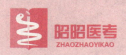

【例2218】【正确答案】B

【答案解析】①有机磷中毒的毒蕈碱样症状包括平滑肌痉挛，腹痛、腹泻；腺体分泌增多，多汗（不选A）、流涎（不选D）、流泪、肺湿啰音及肺水肿（不选E）；部分交感神经腺体分泌增多引起瞳孔缩小如针尖样瞳孔（不选C）等。②肌纤维束颤动属于烟碱样症状（B对），故本题选B。

【例2219】【正确答案】C

【答案解析】①有机磷农药中毒时可出现毒蕈碱样症状，出现恶心、呕吐、腹痛、多汗、腹泻、尿频、便失禁、心跳减慢、瞳孔针尖样缩小，支气管痉挛和分泌物增加，咳嗽、气促，严重者可出现肺水肿。烟碱样症状有肌纤维颤动。中枢神经系统可出现头晕、意识障碍等中毒表现。该患者，中年男性，符合有机磷中毒的典型表现如多汗，瞳孔缩小（C对），故本题选C。②细菌性食物中毒多有不洁饮餐病史，多表现为胃肠道症状（不选A）。③钡盐中毒主要表现为胃肠道刺激症状和低钾症候群（不选B）。④中暑要有高温等条件（不选D）。⑤菌痢主要表现为黏液脓血便，但无瞳孔改变（不选E）。

【例2220】【正确答案】C

【答案解析】①有机磷杀虫药中毒，会导致骨骼肌痉挛，可出现呼吸肌痉挛，发生呼吸衰竭。有机磷农药中毒患者的主要死亡原因是呼吸衰竭（C对），故本题选C。②有机磷农药中毒患者可出现急性心力衰竭、中间型综合征、心律失常及休克等，但均不是最常见的死亡原因（不选A、B、D、E）。

【例2221】【正确答案】E

【答案解析】①有机磷农药中毒时可出现毒蕈碱样症状，出现恶心、呕吐、腹痛、多汗、腹泻、尿频、便失禁、心跳减慢、瞳孔针尖样缩小，支气管痉挛和分泌物增加，咳嗽、气促，严重者可出现肺水肿。烟碱样症状有肌纤维颤动。中枢神经系统可出现头晕、意识障碍等中毒表现。该病例中，中年男性，出现针尖样瞳孔及肺部湿啰音，故考虑诊断为有机磷中毒。②有机磷农药中毒患者死亡的主要原因是呼吸衰竭（E对），故本题选E。③有机磷农药中毒患者可出现中毒性心肌炎、脑水肿、中毒性休克、急性肾衰竭，但均不是最常见的死亡原因（不选A、B、C、D）。

【例2222】【正确答案】B

【答案解析】①在有机磷农药中毒后24～96小时，可发生中间综合征，机制不明（B对），故本题选B。②患者出现肌肉麻痹，表现为颈肌、眼肌、四肢肌肉和呼吸肌无力或麻痹。

【例2223】【正确答案】A

【答案解析】①有机磷农药中毒的发病机制主要是有机磷对乙酰胆碱酯酶的抑制，引起乙酰胆碱蓄积，使胆碱能神经受到持续刺激，导致先兴奋后衰竭的一系列毒蕈碱样、烟碱样和中枢神经系统等症状，严重者可因昏迷和呼吸衰竭而死亡（A对），故本题选A。②6-磷酸葡萄糖脱氢酶缺乏会导致蚕豆病（不选B）。③细胞色素氧化酶缺陷会导致Leigh综合征、心肌病等（不选C）。④糜蛋白酶是胰腺分泌分解蛋白质的酶（不选D）。⑤乳酸脱氢酶升高多用于诊断恶性胸腔或腹腔积液的诊断（不选E）。

【例2224】【正确答案】B

【答案解析】①可判断有机磷杀虫药中毒的严重程度并对指导治疗最有意义的是血胆碱酯酶活力。血胆碱酯酶活力值在50%～70%为轻度中毒，30%～50%为中度中毒，30%以下为重度中毒（B对），故本题选B。②心率增快（不选C）、肺部出现湿啰音（不选D）及瞳孔变小（不选E）是有机磷中毒的表现。③血氧分压多用来诊断呼吸衰竭（不选A）。

【例2225】【正确答案】E

【答案解析】①阿托品具有阻断乙酰胆碱对副交感神经和中枢神经系统毒蕈碱受体的作用，对缓解毒蕈碱样症状和对抗呼吸中枢抑制有效，但对烟碱样症状和恢复胆碱酯酶活力无作用。②红细胞的乙酰胆碱酯酶被抑制后，一般不能自行恢复，需待数月至红细胞再生后全血胆碱酯酶活力才能恢复（E对），故本题选E。③其余四项与全血胆碱酯酶活力的恢复无明显相关性（不选A、B、C、D）。

【例2226】【正确答案】E

【答案解析】①有机磷中毒后应首先迅速清除毒物，口服中毒者反复洗胃，直至洗净为止（E对），故本题选E。及时进行硫酸钠导泻；在迅速清除毒物的同时，应争取时间及早用有机磷解毒药治疗，以挽救

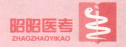

生命和缓解中毒症状。②彻底清除毒物后,再同时给予阿托品及解磷定治疗,但并非最重要的治疗(不选B、C)。③静脉注射安定及应用水合氯醛会加重患者的昏迷(不选A、D)。

【例2227】【正确答案】A

【答案解析】①有机磷农药中毒,及早彻底洗胃是抢救有机磷中毒的关键(A对),故本题选A。②早期应用解磷定、阿托品等解毒及对症治疗,但并非最重要的治疗(不选B、C、D)。③静脉注射毛花苷C用于治疗心力衰竭的患者,不用于有机磷农药中毒患者(不选E)。

【例2228】【正确答案】A

【答案解析】①有机磷农药中毒时可出现毒蕈碱样症状,出现恶心、呕吐、腹痛、多汗、腹泻、尿频、便失禁、心跳减慢、瞳孔针尖样缩小,支气管痉挛和分泌物增加,咳嗽、气促,严重者可出现肺水肿。烟碱样症状有肌纤维颤动。中枢神经系统可出现头晕、意识障碍等中毒表现。该病例中,患者男性,根据典型表现可诊断为有机磷中毒。②有机磷中毒患者首先应洗胃治疗,彻底清除胃内残留的药物(A对),故本题选A。③吸入经乙醇湿化的高浓度氧气、静脉注射阿托品、氨茶碱静脉注射等均为治疗有机磷中毒的方法,但并非首要治疗措施(不选B、C、D)。④静脉注射毛花苷C用于治疗心力衰竭的患者,不用于有机磷农药中毒患者(不选E)。

【例2229】【正确答案】E

【答案解析】①敌百虫是一种毒性低、杀虫谱广的有机磷杀虫剂。②在弱碱中可变成敌敌畏,解毒治疗以阿托品类为主,复能剂作用较差,洗胃要彻底。③忌用碱性液体洗胃和冲洗皮肤(E对),故本题选E;可用高锰酸钾溶液或清水(不选A、B)。④0.9%氯化钠溶液、5%葡萄糖液多用于外科补液。

【例2230】【正确答案】D

【答案解析】①临床上抢救有机磷酸酯类中毒的最合理药物组合是阿托品和碘解磷定。②阿托品主要针对的是毒蕈碱样症状,而解磷定针对的是烟碱样症状(D对),故本题选D。

【例2231】【正确答案】A

【答案解析】①临床上抢救有机磷酸酯类中毒的最合理药物组合是阿托品和碘解磷定。②阿托品主要针对的是毒蕈碱样症状(A对),故本题选A。③解磷定主要针对的是烟碱样症状(不选B)。④贝美格属于中枢呼吸兴奋剂,用于解救巴比妥类、格鲁米特、水合氯醛等药物的中毒(不选C)。⑤静注甘露醇主要针对脑水肿症状(不选D)。⑥有机磷农药中毒是因为抑制了胆碱酯酶导致乙酰胆碱增多,进而产生一系列症状。静注乙酰胆碱可加重有机磷农药中毒的症状(不选E)。

【例2232】【正确答案】B

【答案解析】①急性有机磷农药中毒肺水肿时,静脉给予阿托品,抑制腺体分泌,减轻肺水肿(B对),故本题选B。重度中毒出现呼吸抑制者迅速进行气管内插管,清除气道内分泌物,保持气道通畅,给氧。②强心剂主要治疗心衰患者(不选A)。③解磷定主要解除有机磷农药中毒的烟碱症状如肌束震颤等,对有机磷中毒的肺水肿无效(不选C)。④安定会加重有机磷中毒患者的昏迷症状,不宜使用(不选D)。⑤脑水肿昏迷时,静脉输注甘露醇和糖皮质激素(不选E)。

【例2233】【正确答案】C

【答案解析】①特效解毒剂应用原则是早期、足量、联合及重复用药(C对),故本题选C。②高锰酸钾是一种氧化剂,能促使乐果转化成为毒性更高的氧化物,即氧化乐果(不选A)。③阿托品治疗有效的表现是症状消失,无并发症(不选B)。④有机磷农药中毒发生"急性肺水肿"时,阿托品是首选药物,以重度中毒的给药剂量为宜(不选D);⑤敌百虫遇碱后可转变为毒性约强10倍的敌敌畏,所以敌百虫中毒后忌用肥皂水等碱性溶液(不选E)。

【例2234】【正确答案】E

【答案解析】①一氧化碳中毒的机制是CO与血中血红蛋白结合,影响血液中氧的释放和传送,导致低氧血症和组织缺氧(E对,B、D错),故本题选E。②硫化氢中毒的机制是,与细胞色素氧化酶中三价铁和谷胱甘肽结合抑制细胞呼吸酶(不选A)。③一氧化碳中毒使血氧饱和度降低(不选C)。

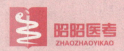
【例 2235】【正确答案】E

　　【答案解析】①老年女性，昏迷病史，有燃气热水器，考虑 CO 中毒。口唇呈樱桃红色是 CO 中毒的典型表现，故本病例诊断为一氧化碳中毒（E 对），故本题选 E。②乙醇中毒可出现兴奋、共济失调及昏迷表现（不选 A）。③有机磷中毒患者表现为毒蕈碱样症状（流涎、腹泻等）及烟碱样症状（肌肉抽搐、血压升高等）（不选 B）。④阿托品中毒表现为瞳孔散大、颜面潮红、皮肤干燥、高热、意识模糊、狂躁不安、幻觉、谵妄、抽搐、心动过速和尿潴留等（不选 C）。⑤安眠药中毒表现为嗜睡、神志恍惚甚至昏迷、言语不清等（不选 D）。

【例 2236】【正确答案】B

　　【答案解析】急性一氧化碳中毒的表现如剧烈头痛、头晕（不选 C）、四肢无力（不选 E）、恶心、呕吐（不选 D）、嗜睡、意识模糊（不选 A）、昏迷等均无特异性，而皮肤黏膜呈樱桃红色是其诊断最有意义的表现（B 对），故本题选 B。

【例 2237】【正确答案】D

　　【答案解析】①中年女性患者，急性一氧化碳中毒入院，治疗 1 周后进入"假愈期"，2 个月后突然出现意识障碍，该患者无高血压和脑血管病史，所以最可能的诊断是中毒迟发脑病，又称神经精神后发症（D 对），故本题选 D。②该患者无高血压及脑血管病病史，不考虑脑出血和脑梗死（不选 A、B）。③无肝硬化病史，不考虑肝性脑病（不选 C）。④中间综合征多见于有机磷中毒患者（不选 E）。

【例 2238】【正确答案】E

　　【答案解析】①急性中度一氧化碳中毒，患者出现失语、不能站立，病理反射阳性，考虑急性一氧化碳中毒迟发脑病（E 对），故本题选 E。②该患者无高血压及脑血管病病史，不考虑脑出血和脑梗死（不选 B、C）。③无寒战、高热等，不考虑中枢神经系统感染（不选 A）。④无相关药物史，不考虑药物中毒（不选 D）。

【例 2239】【正确答案】E

　　【答案解析】①皮肤黏膜樱桃红色是一氧化碳中毒的特异体征之一，系由于血中碳氧血红蛋白浓度升高所致，但该体征罕见，只有当血碳氧血红蛋白浓度超过 20％～30％时才可出现。相比而言，化验发现血碳氧血红蛋白浓度升高更为敏感，也更为特异（E 对），故本题选 E。②血氧饱和度下降、呼吸困难、血氧合血红蛋白浓度降低亦可见于呼吸衰竭，不能用于确诊一氧化碳中毒（不选 A、C、D）。③皮肤黏膜樱桃红色为一氧化碳中毒的典型表现，但是诊断一氧化碳中毒更有意义的是血碳氧血红蛋白浓度升高（不选 B）。

【例 2240】【正确答案】D

　　【答案解析】①一氧化碳中毒多有可疑 CO 接触史，由于 CO 与氧气竞争结合血红蛋白，导致机体缺氧，解救不及时易发生意识障碍。②查体特征性的表现即皮肤黏膜呈樱桃红色，系血中碳氧血红蛋白（COHb）浓度升高所致，测定血中 COHb，浓度升高即可确定诊断（D 对），故本题选 D。③血胆碱酯酶活力多用于有机磷农药中毒的诊断（不选 A）。④血气分析多用于 CO 中毒的诊断（不选 B）。⑤血糖测定多用于糖尿病的诊断（不选 C）。⑥颅脑 CT 多用于诊断脑血管病（不选 E）。

【例 2241】【正确答案】E

　　【答案解析】①一氧化碳中毒时首先应撤离中毒环境，转移到空气清新的地方，停止一氧化碳继续吸入（E 对），故本题选 E。②撤离现场后，最重要的是通过氧疗加速血中 COHb 解离和 CO 排出（不选 A），必要时可行机械通气，如果患者存在心脏骤停，需要进行心肺复苏。就地心肺复苏是不可取的（不选 C）。③建立静脉通道对 CO 中毒的解救不是最重要的（不选 B）。④由于 CO 中毒是吸入中毒，因此不需要清洗皮肤（不选 D）。

【例 2242】【正确答案】D

　　【答案解析】①CO 中毒患者，应当首先应脱离现场，将患者转移至空气清洁的地方而非原地抢救，原地抢救会导致患者中毒加重（D 对），故本题选 D。②其余的四项关于 CO 中毒的描述是正确的（不选 A、B、C、E）。

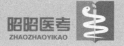

【例2243】【正确答案】B

【答案解析】①重症一氧化碳中毒患者的最有效治疗措施是高压氧舱治疗（B对），故本题选B。②CO中毒的首要的治疗，即紧急措施是首先应脱离现场。③COPD导致的2型呼吸衰竭患者应当鼻导管间断、持续低流量吸氧（不选A、D）。④对于严重的低氧血症及二氧化碳潴留患者应当采取面罩吸氧（不选E）。⑤吸纯氧的弊大于利，一般不作为治疗手段（不选C）。

【例2244】【正确答案】E

【答案解析】①一氧化碳中毒的患者需要迅速纠正缺氧状态，吸入含5％CO_2的氧气可加速COHb解离。吸入新鲜空气时CO由COHb释放出半量约需4小时，吸入纯氧可缩短至30分钟左右，吸入3个大气压的纯氧可缩短至20分钟。②高压氧舱治疗能增加血液中溶解氧，提高动脉血氧分压，使毛细血管内的氧易于向细胞内弥散，可迅速纠正组织缺氧的有效率达95％～100％（E对），故本题选E。③鼻导管吸氧多用于治疗一般低氧血症（不选A）。④CO中毒的首要的治疗，即紧急措施是首先应脱离现场，呼吸新鲜空气（不选B）。⑤人工呼吸多用于心脏骤停患者（不选C）。⑥对于严重的低氧血症及二氧化碳潴留患者应当采取面罩吸氧（不选D）。

第8章 中 暑

【例2245】【正确答案】C

【答案解析】①高温下剧烈运动后＋意识不清、抽搐→中暑。②中暑患者先降温（C对，A、B、D、E错），故本题选C。

第十篇　传染病、性病

第1章　概　论

【例2246】【正确答案】A

　　【答案解析】①风疹、麻风病属于丙类传染病(A错),故本题选A。(昭昭老师速记:张"三""丰(风)")②肺炭疽、传染性非典型肺炎、禽流感、肺结核等属于乙类传染病(不选B、C、D、E)。③关于传染病的分类方法,昭昭老师总结如下:

分　类	疾　病	昭昭老师速记
甲类传染病	鼠疫、霍乱	"霍"元"甲"得了"鼠疫"
乙类传染病	乙肝、SARS、禽流感、艾滋病、病毒性肝炎、脊髓灰质炎、人感染高致病性禽流感、麻疹、流行性出血热、百日咳、白喉、新生儿破伤风、猩红热、疟疾、钩体病等	本篇各个章节讲述的基本上都是乙类传染病。其中,乙类传染病需要按照甲类处理的是:高致病性的禽流感、肺炭疽、传染性非典型肺炎等
丙类传染病	风疹、流感、手足口病、麻风病、流行性腮腺炎、黑热病等	太极鼻祖张"三""风";刘关张"三"人情同"手足",其中张飞是个很"黑"的大汉

【例2247】【正确答案】A

　　【答案解析】①乙类传染病包括SARS、艾滋病、流行性出血热、疟疾、细菌性痢疾和麻疹等(A对),故本题选A。②麻风病、流感、风疹及急性出血性结膜炎属于丙类传染病(不选B、C、D、E)。③关于传染病的分类方法,昭昭老师总结如下:

分　类	疾　病	昭昭老师速记
甲类传染病	鼠疫、霍乱	"霍"元"甲"得了"鼠疫"
乙类传染病	乙肝、SARS、禽流感、艾滋病、病毒性肝炎、脊髓灰质炎、人感染高致病性禽流感、麻疹、流行性出血热、百日咳、白喉、新生儿破伤风、猩红热、疟疾、钩体病等	本篇各个章节讲述的基本上都是乙类传染病;其中,乙类传染病需要按照甲类处理的是:高致病性的禽流感、肺炭疽、传染性非典型肺炎等
丙类传染病	风疹、流感、手足口病、麻风病、流行性腮腺炎、黑热病等	太极鼻祖张"三""风";刘关张"三"人情同"手足",其中张飞是个很"黑"的大汉

【例2248】【正确答案】D

　　【答案解析】①患者既往有啮齿动物(老鼠)接触史,现在主要表现为高热、右上肢剧烈疼痛及淋巴结肿大、触痛,此即鼠疫的典型表现。鼠疫的致病菌为G⁻鼠疫耶尔森菌(D对),故本题选D。②伤寒的致病菌是伤寒杆菌(不选A)。③大肠埃希菌的致病菌是肠道疾病的致病菌(不选B)。④淋病的致病菌是淋病奈瑟球菌等(不选C)。⑤流感嗜血杆菌常导致社区获得性肺炎的常见革兰氏染色阴性的杆菌(不选E)。

【例2249】【正确答案】B

　　【答案解析】①甲型病毒性肝炎主要经粪、口途径传播。(昭昭老师速记:五种肝炎除了一头一尾的甲肝、戊肝外是粪口传播外,其余的都是血液制品传播)②艾滋病传播途径有性接触传播、注射途径传播、母婴传播等(B对,A、C、D、E错),故本题选B。③流行性乙型脑炎经蚊虫叮咬传播。④霍乱主要通过污染的水源和食物传播。⑤狂犬病主要通过咬伤传播。

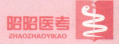

【例2250】【正确答案】C

【答案解析】①霍乱属于甲类传染病,主要通过水和食物传播,可引起大规模流行(C对),故本题选C。(昭昭老师提示:人都需要吃饭喝水,所以通过食物水源传播的疾病,可以暴发)②接触传播、诊疗技术传播、各种制剂传播、虫媒传播可导致小范围传播,不可能暴发(不选A、B、D、E)。

【例2251】【正确答案】E

【答案解析】①人是水痘带状疱疹病毒的唯一自然宿主,皮肤上皮细胞是靶细胞,经过2~3周潜伏期后全身皮肤广泛出现丘疹、水痘疹和脓疱疹,皮疹分布呈向心性,以躯干较多,可发展为疱疹。②潜伏性感染是指不能排除病原体,但自己身体抵抗力下降的时候,此类致病菌就会致病,如单纯疱疹、带状疱疹、疟疾、结核等(E对),故本题选E。③麻疹病毒、流感病毒、狂犬病、脊髓灰质炎都不会导致潜伏性感染(不选A、B、C、D)。

【例2252】【正确答案】B

【答案解析】①隐性感染最常见,危害也最大(B对,A、C、D、E错),故本题选B。②显性感染最少见。③关于感染过程,昭昭老师总结如下:

感染过程	特 点	昭昭老师速记
病原体被清除	疾病治愈	治好了
隐性感染	临床上最常见,无症状,有反应	"隐"藏所以"看不见"
显性感染	临床上最少见,有症状,很少见	很"明显"能"看见"
病原携带状态	能排出病原体,传给别人	传染病人
潜伏性感染	不能排除病原体,传给自己,如:单纯疱疹、带状疱疹、疟疾、结核等	自己抵抗力低,传染自己

【例2253】【正确答案】E

【答案解析】①隐性感染患者,感染过程结束后,少数人可转变为病原携带状态(不选A);病原体感染人体后诱导机体产生特异性免疫应答,不引起或仅引起轻微组织损伤(不选B、C);隐性感染患者常无明显临床表现(不选D)。②隐性感染在传染病中最多见,而非最少见(E错),故本题选E。

【例2254】【正确答案】C

【答案解析】①隐性感染又称亚临床感染,是临床最常见的感染类型,指病原体侵入人体后,仅导致机体产生特异性免疫应答,而不引起或只引起轻微的组织损伤,因而在临床上不出现任何症状、体征,甚至亦无生化改变,只能通过免疫学检查才能发现的感染(C对),故本题选C。②显性感染会出现明显症状(不选A);潜伏性感染是机体抵抗力一下降,就可能会复发(不选B);病原携带状态特点是持续排出病原体(不选D);病原体被清除是病情完全治愈(不选E)。

【例2255】【正确答案】B

【答案解析】①隐性感染是指病原体侵入人体后,仅导致机体产生特异性免疫应答,而不引起或只引起轻微的组织损伤,因而在临床上不出现任何症状、体征,甚至亦无生化改变,只能通过免疫学检查才能发现的感染。②该患者女儿仅仅表现为抗HBs(+)即免疫学检查发现的感染,但是无任何临床症状,未注射乙肝疫苗,故诊断为隐性感染(B对),故本题选B。③垂直感染多由亲代传播而来(不选A);显性感染是最少见的一种形式,患者多有明显的症状(不选C);潜伏性感染是机体抵抗力一下降,就可能会复发(不选D);病原携带状态特点是持续排出病原体(不选E)。

【例2256~2258】【正确答案】DEC

【答案解析】①乙肝、艾滋病主要通过血液和体液传播,故应进行血液和体液隔离(D对),故例2256选D。②大面积烧伤、免疫缺陷、白血病等患者免疫力低下,容易被感染,故应进行保护性隔离(E对),故例2257选E。③外科伤口感染、尿路感染暴露在外,故应避免与外界接触,采取接触隔离(C对),故例2258选C。④昭昭老师提示:这个隔离很简单,大家要看是什么样的传播途径就采取什么样的隔离措施,现将隔离情况总结如下:

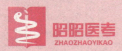

疾　病	隔离措施
鼠疫、霍乱、呼吸道疾病（如SARS、流感）	严密隔离
伤寒、痢疾、甲肝、戊肝（这些就是消化道传播的疾病）	消化道隔离
乙肝、丙肝、AIDS、钩体病（这些就是血液传播的疾病）	血液隔离
破伤风、炭疽、梅毒、淋病	接触隔离
乙脑、疟疾（这些就是蚊虫传播的疾病）	昆虫隔离
长期应用大量免疫抑制剂、严重烧伤、早产婴儿和器官移植患者	保护性隔离

【例2259～2260】【正确答案】BA

【答案解析】①甲型、戊型肝炎主要通过消化道传播（B对），故例2259选B。②乙型、丙型、丁型肝炎主要通过血液、血制品传播（A对），故例2260选A。③流行性脑脊髓膜炎的致病菌是脑膜炎双球菌，主要通过呼吸道传播（不选D）。淋病、梅毒、尖锐湿疣及艾滋病等主要通过性传播（不选E）。④生活接触传播疾病较为广泛（选C）。⑤昭昭老师将各种肝炎的主要传播途径总结如下：

病　毒	类　型	传播途径
甲肝病毒（HAV）	RNA病毒	粪口传播
乙肝病毒（HBV）	DNA病毒	血液传播
丙肝病毒（HCV）	RNA病毒	血液传播
丁肝病毒（HDV）	RNA病毒	血液传播
戊肝病毒（HEV）	RNA病毒	粪口传播

第2章　肝　炎

【例2261】【正确答案】E

【答案解析】①肝炎病毒共分为五型，即甲肝病毒（HAV）、乙肝病毒（HBV）、丙肝病毒（HCV）、丁肝病毒（HDV）和戊肝病毒（HEV）。②其中，除乙肝病毒为DNA病毒外，其余都是RNA病毒（E对），故本题选E。③昭昭老师将各种肝炎病毒的特点总结如下：

病　毒	类　型	传播途径
甲肝病毒（HAV）	RNA病毒	粪口传播
乙肝病毒（HBV）	DNA病毒	血液传播
丙肝病毒（HCV）	RNA病毒	血液传播
丁肝病毒（HDV）	RNA病毒	血液传播
戊肝病毒（HEV）	RNA病毒	粪口传播

【例2262】【正确答案】B

【答案解析】①抗HBs（＋）是一种保护性抗体，说明患者已经产生了免疫力（B对，A、C、D、E错），故本题选B。②HBV DNA或HBeAg存在，说明患者处于病毒活动期，有传染性。

【例2263～2265】【正确答案】CAB

【答案解析】①HBcAg用常规检测方法在患者血清中检测不到（C对），故例2263选C。②HBsAg转阴后一段时间，在疾病的恢复期，抗-HBs开始出现，在6～12个月内逐渐上升至高峰，至10年内转阴，是一种保护性抗体（A对），故例2264选A。③表面抗原（HBsAg）表明有乙肝病毒感染。e抗原（HBeAg）表示病毒复制活跃且有较强的传染性（B对），故例2265选B。④昭昭老师将几种常见的乙肝监测指标的意义总结如下：

标记物	特　点	昭昭老师速记
HBcAg	无法检测	无法查，就"不""查"（Bc）
抗－HBs	抗－HBs是好东西，是保护性抗体	有了这个抗体就有了抵抗力，速记为：保护自己不"S"。注意丙肝的抗 HCV 可不是保护性的，抗 HCV 阳性就是丙肝！
HBeAg	病毒复制强和传染强的标志	小"姨"很强
乙肝大三阳	乙肝大三阳＝HBsAg（＋）、HBeAg（＋）、抗－HBcAg（＋）	为什么是大呢，因为 HBeAg 是病毒复制和传染强的标志
乙肝小三阳	乙肝小三阳＝HBsAg（＋）、抗 HBe（＋）、抗－HBcAg（＋）	—

【例 2266】【正确答案】B

　　【答案解析】①Dane 颗粒是一种乙型肝炎病毒，也可称为大球型病毒（B 对，A、C、D、E 错），故本题选 B。②Dane 颗粒由来源于宿主细胞的脂质双层和病毒的包膜蛋白组成，以 HBsAg、HBcAg、HBeAg 等抗原最为重要。

【例 2267】【正确答案】B

　　【答案解析】①HBsAg 本身只有抗原性，无传染性。②抗－HBs 是一种保护性抗体，阳性表示对 HBV 有免疫力，见于乙型肝炎恢复期、过去感染及乙肝疫苗接种后。③HBeAg 仅见于 HBsAg 阳性血清，持续阳性预示感染转为慢性。抗－HBe 阳转后，病毒复制多处于静止状态，传染性降低。④血液中 HBcAg 主要存在于 Dane 颗粒的核心，游离的 HBcAg 极少，很难检出（不选 C）。⑤血清中抗－HBc 出现于 HBsAg 出现后 3～5 周，HBV 感染者几乎均可检出抗 HBc。⑥HBV－DNA 是病毒复制和传染性的直接标志，定量检测 HBV－DNA 对于判断病毒复制程度、传染性大小，及抗病毒药物疗效等有重要意义（B 对），故本题选 B。⑦肝功能、肝 B 型超声及肝 MRI 不能诊断出来乙肝是否具有传染性（不选 A、D、E）。

【例 2268】【正确答案】D

　　【答案解析】①血液中 HBcAg 主要存在于 Dane 颗粒的核心，游离的 HBcAg 极少，无法检测（D 对），故本题选 D。②HBsAg 阳性患者，能证明患者是携带者，血中可以测出（不选 A）。③抗－HBs 属于保护性抗体，血中可以测出（不选 B）。④HBeAg 是病毒传染性强和感染强的标志（不选 C）。⑤抗－HBc IgM 是 HBV 感染后较早出现的抗体，绝大多数出现于发病第 1 周，多数在 6 个月内消失；抗－HBc IgG 出现较迟，但可保持多年甚至终身（不选 E）。

【例 2269】【正确答案】B

　　【答案解析】①根据患者症状出现时间，及无诱因出现乏力、食欲减退、恶心等，且血清胆红素＞17.1μmol/L，或尿胆红素阳性，排除其他原因引起的黄疸，诊断为急性黄疸型肝炎（B 对），故本题选 B。②该患者无明显的瘀胆性疾病病史（不选 A）；重型肝炎的诊断标准是凝血酶原活动度＜40%（不选 C、D）；该患者出现黄疸，为黄疸型肝炎（不选 E）。

【例 2270】【正确答案】B

　　【答案解析】甲型肝炎传染性最强的时期是黄疸前期（B 对，A、C、D、E 错），故本题选 B。

【例 2271】【正确答案】C

　　【答案解析】①当肝细胞受损时，凝血因子合成障碍，其严重程度与肝细胞的受损程度呈正比，重型病毒性肝炎的出血倾向主要是由于肝合成凝血因子的功能减退，凝血酶原活动度小于 40%。②重型肝炎最主要的依据是凝血酶原活动度（PTA）小于 40%（C 对，A、B、D、E 错），故本题选 C。

【例 2272】【正确答案】C

　　【答案解析】当肝细胞受损时，凝血因子合成障碍，其严重程度与肝细胞的受损程度呈正比，重型病毒性肝炎的出血倾向主要是由于肝合成凝血因子的功能减退（C 对，A、B、D、E 错），故本题选 C。

【例 2273】【正确答案】C

　　【答案解析】①HBsAg 阳性表明乙型肝炎病毒携带者。②突然出现乏力、恶心、厌食、尿黄，化验

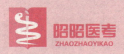

ALT 升高,血清总胆红素升高,抗- HAV IgM(＋)提示为急性甲型黄疸型肝炎。故该患者目前诊断为:急性甲型黄疸型肝炎,乙型肝炎病毒携带者(C 对,A、B、D、E 错),故本题选 C。

【例 2274】【正确答案】B

　　【答案解析】①抗- HAV IgG(＋)说明患者既往感染过甲肝。②HBsAg(＋),HBeAg(＋),抗-HBcIgM(＋),此为乙肝大三阳,结合患者胆红素明显升高,故考虑诊断为乙型肝炎。故该患者诊断为:急性乙型肝炎,既往感染过甲型肝炎(B 对,A、C、D、E 错),故本题选 B。

【例 2275】【正确答案】A

　　【答案解析】①慢性丙肝治疗的目的包括根除或长期抑制病毒复制,减轻肝内炎症和纤维化,阻止其向肝硬化、肝癌和肝衰竭进展。②抗病毒是丙肝治疗的关键。曾用于抗 HCV 的疗法有多种,但仅有干扰素被证明有确实疗效。③α-干扰素是目前用于丙肝治疗的一线药物,其他药物多与干扰素合用,以提高后者的疗效(A 对,B、C、D、E 错),故本题选 A。

【例 2276】【正确答案】E

　　【答案解析】①患者中年男性,HBsAg 阳性 20 年,目前出现黄疸等表现,考虑诊断为慢性肝炎。②慢性肝炎的治疗包括一般治疗和药物治疗。药物治疗包括改善和恢复肝功能、免疫调节、抗肝纤维化、抗病毒治疗等。③如果患者体内 HBV - DNA＞$1.0×10^5$copies/mL,则需要抗病毒治疗。该患者 HBV - DNA $1.2×10^5$copies/mL,故应选择抗病毒治疗(E 对,A、B、C、D 错),故本题选 E。

【例 2277】【正确答案】A

　　【答案解析】①干扰素治疗的适应证为 ALT≤10×ULN,血 TBil≤2×ULN(注:ALT 正常值为 0～40 IU/L,TBil 正常值为 3.4～20.5 μmol/L)。②该患者的 ALT 为 460 IU/L,大于 10×ULN,故不适合用干扰素,首选药物为核苷(酸)类似物(A 对,B、C、D、E 错),故本题选 A。

【例 2278】【正确答案】E

　　【答案解析】①外出旅游＋不洁饮餐史＋黄疸→急性肝炎。②急性肝炎可能是饮酒导致的肝炎、药物导致的肝炎、输血传染感染、既往既有肝炎等(不选 A、B、C、D)。③本病与宠物接触史关系不大(E 错),故本题选 E。

【例 2279】【正确答案】D

　　【答案解析】HBsAg、HBeAg 及抗 HBc(＋)就是乙肝大三阳(D 对,A、B、C、E),故本题选 D。

【例 2280】【正确答案】B

　　【答案解析】①急性肝炎治疗原则,如果 HBV - DNA＞$1.0×10^6$ copies/mL,说明病毒在大量复制,需要抗病毒治疗。②该患者 HBV - DNA $5.1×10^6$ copies/mL＞$1.0×10^6$ copies/mL,故需要抗病毒治疗(B 对,A、C、D、E),故本题选 B。③抗病毒药物首选核苷酸类似物(恩替卡韦)。

【例 2281】【正确答案】D

　　【答案解析】①目前乙肝疫苗和乙肝免疫球蛋白(HBIG)已经广泛应用于乙肝的预防。②对高危人群(尤其是 HBsAg 阳性,同时 HBcAg 阳性孕妇的新生儿,以及意外受 HBV 感染者,如被 HBsAg 阳性血液污染的针头刺伤,或被 HBsAg 阳性血液溅入眼结膜或口腔黏膜、输入 HBsAg 阳性血液、手术刀损伤皮肤等)多主张立即(24 小时之内)肌内注射乙肝免疫球蛋白(HBIG)(D 对,A、C、D、E 错),故本题选 D。

第3章　肾综合征出血热

【例 2282～2283】【正确答案】AB

　　【答案解析】①流行性乙型脑炎的传播途径主要是三带喙库蚊,所以预防措施主要是灭蚊(A 对),故例 2282 选 A。②肾综合征出血热的传播途径主要是老鼠,故预防措施是灭鼠(B 对),故例 2283 选 B。

【例 2284】【正确答案】B

　　【答案解析】①流行性出血热早期休克属于原发性休克,其发生原因是血管通透性增加,血浆外渗于疏松组织,导致血容量下降(B 对),故本题选 B。②血浆外渗可导致血液浓缩,血液黏稠度升高,出现

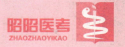

DIC,血液循环淤滞,进一步降低有效血容量。③过敏性、出血性、感染性、心源性不是流行性出血热的早期休克的病因(不选 A、C、D、E)。

【例 2285】【正确答案】A

　　【答案解析】①青年男性,表现为寒战、高热,出现三痛(头痛、腰痛、眼眶痛),符合肾综合征出血热的典型表现(A 对),故本题选 A。②流行性乙型脑炎有蚊虫叮咬史,出现头痛等神经系统表现(不选 B)。③麻疹表现为高热 3 天后出疹,可出现口腔 Koplic 斑(不选 C)。④风疹全身表现较轻,有发热,出疹一天出齐(不选 D)。⑤肾病综合征主要表现为大量蛋白尿及低蛋白血症(不选 E)。

【例 2286】【正确答案】B

　　【答案解析】①肾综合征出血热表现为高热、出血及肾功能下降如蛋白尿等,该患者目前表现为高热(39℃)、低血压、出血及尿蛋白(＋＋＋),符合肾病综合征的典型表现(B 对),故本题选 B。②流行性脑脊髓膜炎表现为寒战、高热、出血,同时多有脑膜刺激征表现(不选 A)。③急性肾小球肾炎表现为血尿、水肿、高血压及肾功能减退(不选 C)。④钩端螺旋体病表现为高热,典型体征有腓肠肌压痛(不选 D)。⑤败血症表现为寒战、高热,一般无肾功能减退表现(不选 E)。

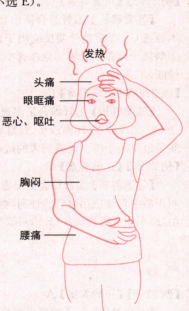

发热

头痛

眼眶痛

恶心、呕吐

胸闷

腰痛

【例 2287】【正确答案】C

　　【答案解析】①该患者处于低血压休克期,发热末期或者热退同时,故体温不是很高,有异常淋巴细胞,血小板减少,尿蛋白阳性,此即流行性肾综合征出血热的典型表现(C 对),故本题选 C。②流行性脑脊髓膜炎特征性改变有皮肤有瘀点和瘀斑(不选 A)。③钩端螺旋体病表现较为复杂可表现为黄疸、肺炎表现等(不选 D)。④败血症,感染性休克及传染性单核细胞增多症不是执业医师的考试范畴(不选 B、E)。

【例 2288】【正确答案】C

　　【答案解析】①流行性出血热即肾综合征出血热,鼠为主要传染源,临床以发热、休克、充血、出血和急性肾衰竭为主要表现。典型病例病程中有发热期、低血压休克期、少尿期、多尿期和恢复期五期经过。白细胞计数在第 3 日后逐渐升高,第 4、5 日后淋巴细胞增多,并出现较多的异型淋巴细胞。②该患者表现发热,可见异型淋巴细胞。尿常规:尿蛋白(＋＋＋),故诊断为肾综合征出血热(C 对),故本题选 C。③钩端螺旋体病表现较为复杂可表现为黄疸、肺炎表现等(不选 A)。④败血症不是执业医师的考试范畴(不选 B)。⑤流行性脑脊髓膜炎特征性改变有皮肤有瘀点和瘀斑(不选 D)。⑥结核性脑膜炎表现为低热、头痛,脑脊液检查表现为毛玻璃样、淋巴细胞计数增加(不选 E)。

【例 2289】【正确答案】C

　　【答案解析】①高热,面部潮红,腋下少许出血点,伴有尿蛋白,血小板减低,符合肾综合征出血热的典型表现,故诊断为肾综合征出血热(C 对),故本题选 C。②流行性脑脊髓膜炎表现为头痛及皮肤瘀点瘀斑,脑积液检查可诊断(不选 A)。③斑疹伤寒是由立克次体感染所致,无异型淋巴细胞(不选 B)。④钩端螺旋体病表现较为复杂,但是一般无异型淋巴细胞(不选 D)。⑤败血症表现为寒战高热,血培养阳性(不选 E)。

【例 2290】【正确答案】A

　　【答案解析】①该患者目前已进入低血压休克期,治疗原则为扩容、纠正酸中毒和改善微循环功能,其中扩容是关键(A 对),故本题选 A。②以输入晶体液为主,而非胶体液为主(不选 E)。③以应用血管活性药物为主、以应用激素为主、以纠正酸中毒为主不是治疗流行性出血热主要治疗措施(不选 B、C、D)。

【例 2291】【正确答案】B

　　【答案解析】①流行性出血热最严重的并发症是休克,主要由血管通透性增加,大量血浆外渗导致血容量不足所致,结合患者血压 70/50 mmHg,已发生休克。②休克最重要的治疗是补充血容量,纠正休克

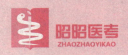

（B 对），故本题选 B。③其余四项不是治疗流行性出血热的首要措施（不选 A、C、D、E）。

【例 2292】【正确答案】C

　　【答案解析】①中年男性，表现为发热、尿少及腋部出血点，且肾功能障碍，出现尿蛋白，故诊断为肾综合征出血热（C 对），故本题选 C。②立克次体病和流感不在执业医师和助理医师的考试范畴（不选 A、D）。③急性肾炎主要表现为血尿，C_3 补体下降（不选 B）。④钩端螺旋体病除了有发热、尿少等，尚有腓肠肌压痛等表现（不选 E）。

【例 2293】【正确答案】C

　　【答案解析】①肾综合征出血热明确诊断应进行的检查是血清汉坦病毒特异性抗体检测（C 对），故本题选 C。②肥达外斐反应用于伤寒的辅助诊断（不选 A）。③尿培养用于肾盂肾炎的诊断（不选 B）。④咽拭子培养用于辅助急性肾小球肾炎的诊断（不选 D）。⑤钩端螺旋体显微凝集试验多用于钩体病的诊断（不选 E）。

【例 2294】【正确答案】C

　　【答案解析】①肾综合征出血热是汉坦病毒感染所致，治疗首选抗病毒药物利巴韦林（C 对），故本题选 C。②四环素、环丙沙星、青霉素属于抗生素，不属于抗病毒药物，故不选用（不选 A、B、E）。③金刚烷胺是最早用于抑制流感病毒的抗病毒药（不选 D）。

【例 2295】【正确答案】E

　　【答案解析】①肾综合征出血热的发热期采取抗病毒治疗（不选 C）。②低血压休克期要补充血容量、纠正酸中毒及应用血管活性药物和肾上腺皮质激素（不选 D、B、A）。③该疾病属于病毒感染，用抗病毒治疗，不用青霉素治疗（E 错），故本题选 E。

第 4 章　流行性乙型脑炎

【例 2296】【正确答案】A

　　【答案解析】①乙型脑炎的主要传染源是猪（A 对），故本题选 A。②乙型脑炎的传播途径是蚊子（不选 D）。③乙脑病毒携带者、乙脑患者、野鼠均不是乙脑的传染源（不选 B、C、E）。

【例 2297】【正确答案】D

　　【答案解析】①蛛网膜下隙有脓性渗出物是流行性脑脊髓膜炎的特点（D 错），故本题选 D。②神经细胞变性，坏死（不选 A）、血管套形成（不选 B）、软化灶（不选 C）、胶质细胞增生（不选 E）均为流行性乙型脑炎的病理特点。

【例 2298】【正确答案】C

　　【答案解析】①流行性乙型脑炎可引起脑实质广泛病变，以大脑皮质、脑干及基底核的病变最为明显，脑桥、小脑和延髓次之，脊髓病变最轻。②乙脑的基本病变为血管内皮细胞损害，可见脑膜与脑实质小血管扩张、充血、出血及血栓形成，血管周围套式细胞浸润（不选 A），神经细胞变性、坏死（不选 E），液化溶解后形成大小不等的筛状软化灶（不选 B）。局部胶质细胞增生，形成胶质小结（不选 D）。部分患者脑水肿严重，颅内压升高或进一步导致脑疝。③蛛网膜下隙中性粒细胞为主的炎性渗出是流行性脑脊髓膜炎的典型表现，不是流行性乙型脑炎的改变（C 错），故本题选 C。

【例 2299】【正确答案】A

　　【答案解析】①流行性乙型脑炎临床分期分为初期、极期、恢复期和后遗症期。②极期发生在病程第 4～10 天，表现为高热（不选 B）、意识障碍（不选 E）、惊厥或抽搐（不选 D）、呼吸衰竭（不选 C）、循环衰竭。③乙脑患者由于自主神经受累，深昏迷者可有膀胱和直肠麻痹，表现为大小便失禁或尿潴留，而非肾衰竭（A 错），故本题选 A。

【例 2300】【正确答案】A

　　【答案解析】①乙脑的特异性 IgM 抗体测定：该抗体在感染后 4 天即可出现，2～3 周内达高峰，可作为早期诊断依据（A 对），故本题选 A。②血凝抑制抗体（不选 B）、血凝素抗体（不选 C）、中和抗体（不选

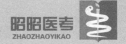

D)、补体结合抗体(不选 E)不能确诊乙脑。

【例 2301】【正确答案】D

【答案解析】①乙脑诊断可测定 IgM 及 IgG 抗体,敏感性高,方法简便、快速,但试验要求严格,偶见假阳性反应(D 对),故本题选 D。②双份血清效价增长 4 倍以上可确诊,单份血清抗体效价 1∶100 为可疑,1∶320 可作诊断,1∶640 可确诊。③补体结合试验(不选 A)、血凝抑制试验(不选 B)、中和试验(不选 C)、病毒分离(不选 E)均不是早期诊断乙脑的特点。

【例 2302】【正确答案】A

【答案解析】①乙脑为脑变质性炎症,见于乙脑病毒感染,好发于夏秋季,通过三带喙库蚊传播,表现为神经系统症状,病理改变为脑实质细胞坏死及胶质细胞增生,血中特异性 IgM 升高,可以协助确诊此病。该病例为儿童患者,夏季发病,表现为神经系统病变,皮肤无出血点,故考虑诊断为流行性乙型脑炎(A 对),故本题选 A。②肾综合征出血热表现为发热、出血及尿蛋白升高(不选 B)。③流行性脑脊髓膜炎患者典型表现为全身皮肤有瘀点、瘀斑(不选 C)。④结核性脑膜炎患者表现为低热、盗汗及脑膜刺激征(不选 D)。⑤隐球菌性脑膜炎是由隐球菌感染脑膜和(或)脑实质所致,其症状不典型(不选 E)。

【例 2303】【正确答案】A

【答案解析】①乙型脑炎为病毒性感染,血中特异性 IgM 抗体阳性,有助于乙脑的诊断(A 对),故本题选 A。②脑脊液涂片找细菌及脑脊液培养多用于流行性脑脊髓膜炎的诊断(不选 B,C)。③血培养多用于伤寒的诊断(不选 D)。④结核菌素试验是结核性脑膜炎的辅助检查(不选 E)。

【例 2304】【正确答案】A

【答案解析】①本题的题眼为蚊子多,乙脑经蚊传播,多见于夏秋季,临床急性发病,有高热、意识障碍、惊厥、强直性痉挛和脑膜刺激征等,重症患者病后往往留有后遗症,属于血液传染病。该病例符合流行性乙型脑炎的典型表现,故诊断为流行性乙型脑炎(A 对),故本题选 A。(昭昭老师提示:蚊子传播的疾病有 2 个,一个是乙脑,一个是疟疾)②流行性脑脊髓膜炎多发生在冬春季,主要表现为头痛及皮肤的瘀点瘀斑(不选 B)。③钩端螺旋体病多经老鼠传播,表现较为复杂,可表现为肺炎、黄疸等(不选 C)。④结核性脑膜炎可表现为头痛,可同时伴有结核中毒表现如低热、盗汗等(不选 D)。⑤肾综合征出血热主要表现为"三痛""三红"等(不选 E)。

第 5 章 钩端螺旋体病(助理医师不要求)

【例 2305】【正确答案】A

【答案解析】①钩端螺旋体病的基本病理变化为全身毛细血管的感染中毒性损伤(A 对),故本题选 A。②症状典型者起病急骤,早期有高热、倦怠无力、全身酸痛、结膜充血、腓肠肌压痛、浅表淋巴结肿大;中期可伴有肺弥漫性出血,明显的肝、肾、中枢神经系统损害;晚期多数患者可恢复,少数出现发热、眼葡萄膜炎等。③钩体病可出现小血管及血管周围炎,细胞浸润(不选 B)、肺毛细血管出血(不选 C)、急性肾功能不全(不选 D)、弥散性血管内凝血(不选 E),但均不是其基本病理变化。

【例 2306】【正确答案】E

【答案解析】①钩端螺旋体病的钩体群包括七日群、秋季群、犬群、黄疸出血群、波摩那群、澳洲群、爪哇群等。②其中波摩那群分布最广,是洪水型和雨水型的主要菌群(E 对),故本题选 E。③黄疸出血群毒力最强,是稻田型的主要菌群(不选 D)。④七日群、秋季群、犬群不是我国雨水洪水型钩端螺旋体病的主要钩体群(不选 A、B、C)。

【例 2307】【正确答案】C

【答案解析】①钩端螺旋体病为钩端螺旋体感染所致,属自然疫源性疾病,鼠类和猪是两大主要传染源,患者表现为起病急骤,早期有高热、全身酸痛、软弱无力、结膜充血、腓肠肌压痛、表浅淋巴结肿大等钩体毒血症状,血中可出现异型淋巴细胞。该患者为农民,表现为高热、淋巴结肿大,典型的腓肠肌压痛明显,考虑钩体病可能性大(C 对),故本题选 C。(昭昭老师速记:腓肠肌压痛→钩体病;腓肠肌痉挛→霍乱)

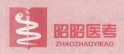

②败血症表现为寒战、高热，一般无腹泻（不选 A）。③伤寒表现为高热、缓脉、玫瑰疹等（不选 B）。④病毒性肝炎急性黄疸型表现为黄疸等（不选 D）。⑤肾综合征出血热患者出现高热、出血及肾功能下降如蛋白尿等，但是无腓肠肌压痛（不选 E）。

【例 2308】【正确答案】D

【答案解析】①钩体病的病原体为钩端螺旋体（D 对），故本题选 D。②流行性出现血热的病原体为汉坦病毒（不选 A）。③伤寒患者为伤寒杆菌（不选 B）。④肝炎的致病菌是肝炎病毒（不选 C）。⑤痢疾杆菌是细菌性痢疾的致病菌（不选 E）。

【例 2309】【正确答案】D

【答案解析】①中年男性患者，表现为发热，眼结膜充血，出现特征性腓肠肌压痛，符合钩端螺旋体病的典型表现（D 对），故本题选 D。②流感、败血症不在执业和助理医师考试范畴（不选 A、B）。③疟疾典型表现是寒战、高热、大汗期等（不选 C）。④肾综合征出血热典型表现为发热、出血及蛋白尿（不选 E）。

【例 2310】【正确答案】B

【答案解析】①钩端螺旋体病可分为流感伤寒型、肺出血型、黄疸出血型、肾功能衰竭型和脑膜脑炎型（不选 A、C、D、E）。②钩端螺旋体病的临床类型不包括胃肠型（B 错），故本题选 B。

【例 2311】【正确答案】A

【答案解析】①钩端螺旋体感染引起的疾病临床表现差别较大。轻者类似感冒症状，仅出现自限性发热；重者可出现黄疸、出血、DIC、休克，甚至死亡。②临床可分为肺出血型、流感伤寒型、黄疸出血型、脑膜脑炎型等（A 对，B、C、D、E 错），故本题选 A。

【例 2312】【正确答案】D

【答案解析】①钩端螺旋体病的并发症包括反应性脑膜炎、后发热、闭塞性脑动脉炎、虹膜睫状体炎（不选 A、B、C、E）。（昭昭老师速记："反应后闭眼"）②肾损害不属于钩端螺旋体病的并发症（D 错），故本题选 D。

【例 2313】【正确答案】D

【答案解析】①诊断钩端螺旋体病的血清学试验常用显微镜下凝集试验，简称显凝试验（D 对，A、B、C、E 错），故本题选 D。②抗体效价＞1/400，或早期及恢复期双份血清抗体效价上升 4 倍以上，可确定诊断。

【例 2314】【正确答案】D

【答案解析】①青霉素治疗螺旋体有效，钩端螺旋体和梅毒螺旋体治疗都首选青霉素（D 对），故本题选 D。②头孢菌素特别是三代头孢在传染病中主要治疗淋病（不选 A）。③链霉素具有耳毒性；四环素的副作用较大，故不首选（不选 B、C）。④红霉素是治疗衣原体、军团菌等感染（不选 E）。

【例 2315】【正确答案】E

【答案解析】①患者临床表现为发热，头痛，全身乏力，眼结膜充血，全身淋巴结肿大，凝集溶解试验阳性，是钩端螺旋体病的特征性检查，可诊断为钩端螺旋体病（E 对），故本题选 E。②肾综合征出血热典型表现为发热、出血及蛋白尿（不选 B）。③急性黄疸型肝炎多有不洁饮餐史，可有黄疸（不选 A）。④伤寒表现为玫瑰疹、脾大、缓脉等（不选 C）。⑤疟疾多有蚊子叮咬史，表现为周期性寒战、高热、大汗、恢复期（不选 D）。

【例 2316】【正确答案】D

【答案解析】钩端螺旋体凝集溶解试验是钩端螺旋体的确诊检查（D 对，A、B、C、E 错），故本题选 D。

【例 2317】【正确答案】D

【答案解析】钩体病应早期应用抗生素消灭和抑制体内的病原体，首选青霉素（D 对，A、B、C、E 错），故本题选 D。

【例 2318】【正确答案】C

【答案解析】赫氏反应的诱发原因是药物对螺旋体的杀灭作用导致螺旋体大量死亡，有害物质从死亡的螺旋体内溢出引起机体内部的变态反应，导致机体出现不适（C 对，A、B、D、E 错），故本题选 C。

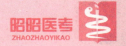

第6章 伤寒（助理医师不要求）

【例2319】【正确答案】B

【答案解析】①伤寒杆菌是革兰染色阴性菌（不选A），属于沙门菌属的D组（不选C）。②本菌有"O""H"和"Vi"抗原（不选E），"O"和"H"抗体有助于诊断。Vi抗原对诊断意义不大（B错），故本题选B。③伤寒杆菌的内毒素是致病的重要因素（不选D）。

【例2320】【正确答案】A

【答案解析】①伤寒是由伤寒杆菌引起的急性肠道传染病，临床特征为持续发热、相对缓脉、神经系统中毒症状以及消化道症状、玫瑰疹、肝脾肿大与白细胞减少等。②伤寒的主要病理特点是全身单核-巨噬细胞系统的增生性反应，尤以回肠末段的集合淋巴结和孤立淋巴结最为显著（A对，B、C、D、E错），故本题选A。

【例2321】【正确答案】D

【答案解析】①伤寒的临床表现为持续发热，相对脉缓，神经系统中毒症状与消化道症状，玫瑰疹，肝脾肿大与白细胞减少，常可并发肠出血、肠穿孔、中毒性心肌炎、中毒性肝炎和溶血性尿毒综合征。该患者临床表现符合伤寒的诊断，故首先应考虑是伤寒。②伤寒病理特点是全身单核-巨噬细胞系统的增生性反应，尤以回肠末段（不选E）的集合淋巴结和孤立淋巴结最为显著（不选B），还可侵犯脾、骨髓等（不选A、C）。但是伤寒最不可能损伤肾（D错），故本题选D。

【例2322】【正确答案】D

【答案解析】①甲肝、戊肝经消化道传播，乙肝、丙肝、丁肝经血液及血制品传播（不选A）。②钩端螺旋体病属自然疫源性疾病，鼠类和猪是两大主要传染源。血吸虫病为血吸虫通过局部破损的皮肤进入体内，导致感染（不选B）。③日本血吸虫的中间宿主是钉螺（不选C）。④伤寒主要通过污染的食物和水源传播（D对），故本题选D。⑤斑疹伤寒是由立克次体所致的急性传染病。流行性斑疹伤寒是由普氏立克次体感染所致，经体虱传播，以冬春季多见（不选E）。

【例2323】【正确答案】C

【答案解析】①伤寒的临床特点包括玫瑰疹（不选A），肝、脾大（不选B），持续发热（不选D），相对缓脉（不选E），血白细胞降低。②伤寒的临床特点不包括白细胞升高（C错），故本题选C。

【例2324】【正确答案】B

【答案解析】①患儿出现稽留热，相对缓脉（体温高，脉搏没有相应地增加），肝、脾肿大，符合伤寒的典型表现，故诊断为伤寒（B对），故本题选B。②乙肝诊断依靠乙肝病毒标记物。（不选A）。③钩体病临床特点是寒战、高热、黄疸等，有腓肠肌压痛（不选C）。④血吸虫病主要表现为肝、脾大，腹水等（不选D）。⑤细菌性痢疾表现为左下腹痛和黏液脓血便（不选E）。

【例2325】【正确答案】A

【答案解析】①青年女性，表现为高热，表情淡漠，同时出现脾大、皮肤玫瑰疹（前胸部可见散在红色斑丘疹），符合伤寒的典型表现，故诊断为伤寒（A对），故本题选A。②疟疾患者表现为反复寒战、高热、大汗期（不选B）。③肾综合征出血热患者表现为高热、胸前出血点及蛋白尿。败血症表现为寒战、高热等（不选D）。④流行性和地方性斑疹伤寒的症状和体征主要为发热、头痛、皮疹和淋巴结肿大（不选C）。⑤败血症主要的特点是寒战、高热，严重者可危及生命（不选E）。

【例2326】【正确答案】E

【答案解析】①血培养检查出伤寒杆菌具有诊断价值（E对），故本题选E。②出血热病毒抗体用以检查肾综合征出血热（不选A）。③肥达反应只是高度提示伤寒，不能用于确诊（不选C）。④血涂片查疟原虫用于确诊疟疾（不选D）。⑤外斐反应用于检查斑疹伤寒（不选B）。

【例2327】【正确答案】A

【答案解析】①青年男性，腹胀、乏力，胸部可见少许充血性皮疹，此即玫瑰疹，合并脾大，考虑伤寒可

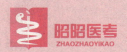

能性大,故最可能诊断为伤寒(A 对),故本题选 A。②布鲁菌病不在执业医师的考试范畴(不选 B)。③结核病表现为低热、盗汗、乏力、食欲缺乏(不选 C)。④斑疹伤寒是由斑疹伤寒立克次体引起的一种急性传染病,鼠类是主要传染源(不选 D)。⑤疟疾表现为寒战期、高热期、大汗期和恢复期(不选 E)。

【例 2328】【正确答案】C

【答案解析】①诊断伤寒最有价值的检查是血培养(C 对),故本题选 C。②布氏杆菌凝集试验用于诊断布氏菌病(不选 A)。③外斐反应用于辅助诊断立克次体病(不选 B)。④血涂片找疟原虫用于疟疾的检查(不选 D)。⑤PPD 试验多用于结核检查(不选 E)。

【例 2329】【正确答案】B

【答案解析】①该患者青年男性,表现为高热、脾大、心动过缓,符合伤寒的典型表现。②对伤寒最有诊断价值的检查是血培养(B 对),故本题选 B。血培养病程第 1 周阳性率可达 90%,第 3 周降为 30%~40%,第 4 周为阴性。骨髓培养阳性率较血培养高,全病程均可有较高的阳性率。②粪便培养从潜伏期便可为阳性,第 3~4 周可高达 80%,病后 6 周阳性率下降(不选 A)。③尿培养第 3~4 周阳性率较高(不选 C)。④胆汁细菌培养是指胆汁在无细菌生长进行培养,但不是最有价值的检查方法(不选 D)。⑤玫瑰疹刮取物培养也可获阳性结果(不选 E)。

【例 2330】【正确答案】B

【答案解析】伤寒最常见的并发症是肠出血;伤寒最严重的并发症是肠穿孔(B 对,A、C、D、E 错),故本题选 B。

第 7 章　细菌性痢疾

【例 2331】【正确答案】A

【答案解析】细菌性痢疾病变多位于直肠和乙状结肠,所以有里急后重的表现(A 对,B、C、D、E 错),故本题选 A。

【例 2332】【正确答案】C

【答案解析】①细菌性痢疾病原菌为痢疾杆菌,分为痢疾志贺菌、福氏志贺菌、鲍氏志贺菌和宋内志贺菌。②欧美等国家当前的主要流行菌型是宋内志贺菌;我国多数地区仍以福氏志贺菌占据首位(C 对,A、B、D、E 错),故本题选 C。(昭昭老师速记:"中国人"喜欢"福"字)

【例 2333~2334】【正确答案】BE

【答案解析】①肠伤寒好发于回肠下段,溃疡呈圆形或椭圆形,椭圆形溃疡的长轴与肠管的长轴平行(B 对),故例 2333 选 B。②细菌性痢疾好发于乙状结肠和直肠,溃疡表浅,呈地图状,溃疡之间的黏膜充血水肿(E 对),故例 2334 选 E。③肠结核好发于回盲部,典型的溃疡呈环行腰带状,其长轴与肠管的长轴垂直。④肠阿米巴病好发于盲肠和升结肠,溃疡呈较深的烧瓶状,口小底大,溃疡之间的黏膜基本正常。⑤溃疡型肠癌的特点是溃疡边缘呈堤状隆起。⑥关于几种溃疡的特点,昭昭老师总结如下:

疾　病	病　理	昭昭老师速记
伤寒	"平行"于肠子的长轴	两行"平行"的"伤"心的眼泪
结核	"垂直"于肠子的长轴	树上"结"的"核"桃都"垂"下来了
痢疾	"地图状"改变	得"痢疾"拉了一大滩,跟"地图"似的
肠阿米巴	"烧瓶样"改变	"烧瓶"里面装"阿米巴"
肠癌	"火山口"改变	"火山口"凸凹不平,一定是"癌"症

【例 2335】【正确答案】B

【答案解析】细菌性痢疾的发病与四种志贺菌的侵袭力有关,故其致病力主要取决于细菌的侵袭力。其发病机制为菌株进入黏膜固有层,繁殖引起炎症溃疡,是急性化脓性炎症(B 对,A、C、D、E 错),故本题选 B。

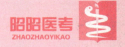

【例2336】【正确答案】C

【答案解析】抗生素的治疗疗程一般是3～5天,急性期未有效根治就停药可转为慢性痢疾(C对,A、B、D、E错),故本题选C。

【例2337】【正确答案】B

【答案解析】①急性菌痢临床分为轻型、普通型、重型和中毒型。②急性菌痢临床分型不包括暴发型(B对,A、C、D、E错),故本题选B。

【例2338】【正确答案】B

【答案解析】①细菌性痢疾的临床症状有发冷、发热、腹痛、腹泻、里急后重、排黏液脓血便。该患者表现符合细菌性痢疾的典型表现,故诊断为细菌性痢疾(B对),故本题选B。②肠伤寒表现为持续高热、缓脉及玫瑰疹等(不选C)。③食物中毒多有不洁饮餐病史(不选D)。④肠阿米巴痢疾粪便检查中可见阿米巴滋养体(不选E)。⑤急性胃肠炎不是医师的考试范畴(不选A)。

【例2339】【正确答案】C

【答案解析】①青年女性,有腹泻史,粪便特点为黏液脓血便伴里急后重。出现黏液脓血便的疾病有两种,一种是自身免疫性疾病,溃疡性结肠炎;另一种是传染性疾病,细菌性痢疾。结合选项,故初步诊断为急性细菌性痢疾(C对),故本题选C。②霍乱的特点是米泔水样便,患者短时间内因严重失水可发生休克(不选A)。③急性阑尾炎典型表现为转移性右下腹痛,麦氏点压痛(不选D)。④急性阿米巴痢疾、急性肠炎不在执业医师的考试范畴(不选B、E)。

【例2340】【正确答案】C

【答案解析】中毒型细菌性痢疾多见于2～7岁体格健壮的小儿,病死率高,必须积极抢救(C对,A、B、D、E错),故本题选C。

【例2341】【正确答案】A

【答案解析】①急性细菌性痢疾分为普通型、轻型、重型和中毒型,慢性细菌性痢疾病程超过2个月。②该患者为男孩,表现为典型的不洁饮餐史后出现里急后重及黏液脓血便,此为典型的普通型菌痢(A对),故本题选A。③轻型菌痢症状轻微,黏液便,无脓血(不选B)。④中毒型细菌性痢疾常有呼吸或循环衰竭(不选D)。

【例2342】【正确答案】B

【答案解析】①急性普通型菌痢,起病急,有畏寒、发热,可伴有头痛、乏力、食欲缺乏,继而出现腹痛、腹泻及里急后重,每天排便10余次至数十次,初为稀便或水样便,后转为黏液脓血便,可出现左下腹压痛和肠鸣音亢进。该患者表现为典型的不洁饮餐史后出现里急后重及粘液脓血便,此为典型的普通型菌痢(B对),故本题选B。②急性轻型菌痢:全身毒血症状轻微,可无或仅有低热,表现为急性腹泻,通常每日不超过10次,大便有黏液但无脓血,里急后重较轻或无。③中毒型菌痢:起病急骤,突起畏寒、高热,体温达40℃以上,伴精神萎靡、面色青灰、四肢厥冷、烦躁、昏迷等。中毒型菌痢临床上以严重全身毒血症、休克或中毒性脑病为主要表现,消化道症状多不明显。

【例2343】【正确答案】D

【答案解析】细菌性痢疾患者可反复发作或迁延不愈达2个月以上,部分病例可能与急性期治疗不当或致病菌种类(福氏菌感染易转为慢性)有关,也可能与全身情况差或胃肠道局部有慢性疾患有关(D对,A、B、C、E错),故本题选D。

【例2344】【正确答案】D

【答案解析】①不洁饮食史+精神萎靡+黏液脓血便→细菌性痢疾。该患者为7岁男孩,有典型的不洁饮餐史,出现休克表现,故诊断为中毒性菌痢(D对),故本题选D。②高热惊厥是指儿童高热后,出现惊厥(不选A)。③乙脑患者主要与蚊虫叮咬有关系,主要表现为头痛等(不选B)。④肠结核表现为低热、乏力、盗汗、食欲缺乏等(不选C)。⑤伤寒不会出现黏液脓血便(不选E)。

【例2345】【正确答案】A

【答案解析】①中毒型菌痢是痢疾杆菌引起的一种急性传染病,夏季发病,多见于2～7岁体质好的

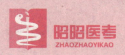

儿童,患者往往有<u>不洁饮餐史</u>,如食入未清洗的黄瓜、海鲜等。普通菌痢表现为黏液脓血便,而中毒性菌痢胃肠道症状很轻微。②中毒型菌痢又可分为休克型、脑型和混合型。临床上起病急骤,表现为高热、<u>意识障碍和抽搐</u>。若不及时治疗,病情继续发展,可出现休克、昏迷。③该患儿夏季发病,有不洁饮餐史,现有高热、惊厥等神经系统症状,故诊断为<u>中毒型细菌性痢疾</u>(A 对),故本题选 A。④流行性乙型脑炎多有蚊虫叮咬史(不选 B)。⑤化脓性脑膜炎主要表现为寒战高热及头痛,但是与饮餐史无关(不选 C)。⑥热性惊厥主要表现为高热导致惊厥和抽搐,但是与饮餐史无关(不选 D)。⑦流行性脑脊髓膜炎主要表现为寒战高热及抽搐,但是与饮餐史无关(不选 E)。

【例 2346】【正确答案】D

　　【答案解析】①中毒型痢疾好发于儿童,夏秋季多见。临床表现为里急后重,黏液脓血便。②中毒型痢疾的实验室检查中,<u>大便培养持续阳性</u>可诊断此病(D 对),故本题选 D。③血细菌培养多用于伤寒的诊断(不选 A)。④脑脊液检查多用于诊断结核性脑膜炎、化脓性脑膜炎的诊断(不选 E)。⑤血常规、尿常规不是细菌性痢疾的有效诊断方法(不选 B、C)。

【例 2347】【正确答案】B

　　【答案解析】①该患者吃街边烧烤后突然畏寒、高热、呕吐、腹痛、腹泻,开始为稀水样便,继之便中带有<u>黏液和脓血</u>,符合<u>细菌性痢疾</u>的典型表现,患者无低血压及中毒性脑病,所以排除中毒型菌痢。②轻型菌痢一般没有高热和脓血便,故应诊断为<u>急性普通型</u>细菌性痢疾(B 对,A、C、D、E 错),故本题选 B。

【例 2348】【正确答案】C

　　【答案解析】细菌性痢疾治疗首选药物为<u>喹诺酮</u>类抗生素(C 对,A、B、D、E 错),故本题选 C。

第 8 章　霍乱(助理医师不要求)

【例 2349】【正确答案】D

　　【答案解析】①霍乱是由霍乱弧菌所引起的,霍乱弧菌存在于水中,最常见的感染原因是食用被患者粪便污染过的<u>水源和食物</u>(不选 A、E)。②<u>苍蝇媒介</u>可通过霍乱弧菌污染的食物和水源传播(不选 B)。③日常生活接触也可以传播霍乱弧菌,<u>排菌患者为传染源</u>(不选 C)。④空气传播疾病多见于 SARS、流行性脑脊髓膜炎等,而非霍乱(D 错),故本题选 D。

【例 2350】【正确答案】C

　　【答案解析】①霍乱弧菌的致病因素有鞭毛、菌毛、肠毒素和内毒素(不选 A、B、D、E)。②<u>荚膜</u>是肺炎链球菌的<u>主要</u>致病因素,而非霍乱弧菌的致病因素(C 错),故本题选 C。

【例 2351】【正确答案】A

　　【答案解析】①霍乱弧菌可产生 3 种毒素:第一种为内毒素,是制作菌苗引起疫苗反应的主要成分(不选 B);第二种为外毒素,即<u>霍乱肠毒素</u>,是霍乱弧菌在体内繁殖时产生的代谢产物,是<u>主要致病物质</u>,可引起剧烈腹泻,有抗原性,可使机体产生中和抗体(A 对),故本题选 A。②腺苷酸环化酶、透明质酸酶、蛋白水解酶不是霍乱弧菌的<u>主要致病物质</u>(不选 C、D、E)。

【例 2352】【正确答案】E

　　【答案解析】①<u>霍乱</u>是一种急性腹泻疾病,由<u>不洁的海鲜饮食</u>引起,病发高峰期在夏季,能在数小时内造成腹泻脱水甚至死亡。②霍乱弧菌能产生霍乱毒素,造成分泌性腹泻,即使不再进食也会不断腹泻,泻吐物中<u>没有胆汁,所以是米泔水样物质</u>(E 对,A、B、C、D 错),故本题选 E。

【例 2353】【正确答案】A

　　【答案解析】①霍乱最主要的表现是<u>腹泻稀水样便及米泔样便</u>,可迅速导致机体脱水、电解质紊乱甚至死亡(A 对,B、C、D、E 错),故本题选 A。②所以霍乱的治疗主要是迅速、大量补液。

【例 2354】【正确答案】E

　　【答案解析】①患者表现为典型的<u>米泔水样便</u>,此为<u>霍乱</u>的典型表现(E 对),故本题选 E。②副溶血弧菌多见于食用鱼产品等导致腹泻(不选 A)。③肠炎杆菌是导致急性胃肠炎的致病菌(不选 B)。④鼠

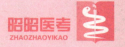

伤寒沙门菌是伤寒的致病菌(不选 C)。⑤产气荚膜梭菌患者局部有捻发音、捻发感等表现(不选 D)。

【例 2355】【正确答案】C

　　【答案解析】①霍乱属于甲类传染病,通过水源和食物感染霍乱弧菌致病。患者出现典型的米泔样便、水样便等,碱性蛋白胨水培养有细菌生长,短时间内大量失水,引发电解质紊乱,进而导致死亡,治疗首选快速、大量补液。该患者为青年女性,水样便,碱性蛋白胨水培养有细菌生长,粪便检查动力试验(+),符合霍乱的典型特点(C 对),故本题选 C。②细菌性痢疾表现为左下腹痛及黏液脓血便(不选 A)。③沙门菌食物中毒多见于食用鱼产品等导致腹泻(不选 B)。④空肠弯曲菌肠炎、变形杆菌肠炎是肠道胃肠炎的致病菌(不选 D、E)。

【例 2356】【正确答案】C

　　【答案解析】①霍乱是由霍乱弧菌引起的烈性肠道传染病,发病机制主要是由霍乱肠毒素引起的分泌性腹泻。②临床表现轻重不一,以轻症多见。典型表现为起病急,出现剧烈腹泻、呕吐以及由此引起的脱水、电解质及酸碱平衡失调、循环衰竭(C 对,A、B、D、E 错),故本题选 C。

【例 2357】【正确答案】A

　　【答案解析】①该患者,有不洁饮餐史,主要表现为米泔水样便及严重的脱水,符合霍乱的表现,故诊断为霍乱。②霍乱的实验室检查包括血常规、尿常规、粪便检查如大便悬滴镜检和大便涂片革兰染色镜检、细菌培养如大便碱性蛋白胨增菌培养、血清学检查如血清凝集试验(不选 B、C、D、E)。③血培养是伤寒的确诊检查,而非霍乱的检查项目(A 错),故本题选 A。

【例 2358】【正确答案】A

　　【答案解析】①患者出现水样便,脱水,伴腓肠肌痉挛,为霍乱的典型症状,可诊断(A 对),故本题选 A。(昭昭老师速记:腓肠肌痉挛→霍乱)②菌痢多表现为黏液脓血便,口服抗生素有效(不选 B)。③细菌性食物中毒多有毒物接触病史(不选 C)。④急性肠炎表现为不洁饮餐史后的腹痛、腹泻(不选 D)。⑤胃肠型感冒不是医师的考试范畴(不选 E)。

【例 2359】【正确答案】C

　　【答案解析】①霍乱治疗无特效药物,患者大量排稀水便,容易导致水、电解质紊乱,应首先补液,防止脱水、休克的发生(C 对),故本题选 C。②其余四种治疗方式也是主要的治疗方式,但并非首要治疗(不选 A、B、D、E)。

【例 2360】【正确答案】D

　　【答案解析】①患者出现剧烈腹泻,并有腓肠肌痉挛,是霍乱的典型症状,故可诊断(D 对),故本题选 D。(昭昭老师速记:腓肠肌痉挛→霍乱)②菌痢多表现为黏液脓血便,口服抗生素有效(不选 A)。③急性肠炎表现为不洁饮餐史后的腹痛、腹泻(不选 B)。④细菌性食物中毒多有毒物接触病史(不选 C)。⑤轮状病毒感染多见于儿童,表现为蛋花汤样大便,无腥臭(不选 E)。

【例 2361】【正确答案】C

　　【答案解析】霍乱导致大量失水,进而导致电解质紊乱,所以早期主要的治疗是补充液体和电解质(C 对,A、B、D、E 错),故本题选 C。

第 9 章　流行性脑脊髓膜炎

【例 2362】【正确答案】D

　　【答案解析】流脑病变主要累及软脑膜(蛛网膜下隙是位于蛛网膜和软脑膜之间的腔隙)(D 对,A、B、C、E 错),故本题选 D。

【例 2363】【正确答案】B

　　【答案解析】①流行性脑脊髓膜炎是脑膜炎球菌引起的急性化脓性脑膜炎。②化脓菌在蛛网膜下隙的脑脊液中迅速繁殖、播散,在渗出物较少的区域,软脑膜往往略带混浊(B 对,A、C、D、E 错),故本题选 B。

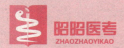

【例2364】【正确答案】D

【答案解析】脑膜炎双球菌导致败血症，小血管炎致局部坏死及栓塞，引起皮肤出现瘀点（D对，A、B、C、E错），故本题选D。

【例2365】【正确答案】E

【答案解析】①凡在流行季节突起高热、头痛、呕吐，伴神志改变，体检发现肤、黏膜有瘀点、瘀斑，脑膜刺激征阳性者，即可做出流脑的初步临床诊断，脑脊液检查可进一步证实诊断，确诊有赖于细菌学检查。该患者，表现为头痛及皮肤的瘀点和瘀斑，符合流脑的表现，故诊断为流脑（E对），故本题选E。②流行性乙型脑炎、钩端螺旋体病脑膜脑炎型、流行性出血热及脑型疟疾并没有皮肤瘀斑（不选A、B、C、D）。

【例2366】【正确答案】D

【答案解析】①流脑全年均可发病，但多发于2～5月，以3、4月份多见，临床症状为突然发病，出现高热、头痛、呕吐，脑膜刺激征阳性。②脑脊液检查是明确诊断的重要方法，有典型化脓性脑膜炎改变，但发病1～2天及败血症休克患者脑脊液检查除颅内压增高外，其他检查可无明显变化。③皮肤瘀点检菌阳性简便易行，而细菌培养是临床诊断的金标准（D对，A、B、C、E错），故答案选D。

【例2367】【正确答案】B

【答案解析】①流行性脑脊髓膜炎好发于冬春季，表现有突发寒战、高热、颅内压升高症状（剧烈头痛、呕吐）、皮肤黏膜瘀点、瘀斑及脑膜刺激征，血象示WBC升高，以中性粒细胞为主，该患者符合上述典型表现（B对），故本题选B。②伤寒可有神经系统受累，患者多呈神情淡漠状，但无脑膜刺激征（不选A）。③结核性脑膜炎起病较缓，出现非特异性感染症状后有脑膜刺激征阳性（不选C）。④流行性乙型脑炎与病毒性脑炎都为病毒感染所致，其血象多无白细胞明显升高，且以淋巴细胞为主（不选D、E）。

【例2368】【正确答案】E

【答案解析】①儿童患者，主要表现为头痛及呕吐，全身皮肤散在瘀点和瘀斑，脑脊液外观混浊，白细胞升高，糖减少、氯化物减少及蛋白质升高，符合流行性脑脊髓膜炎的表现（E对），故本题选E。②钩端螺旋体病主要表现为寒战、高热、出血等，脑脊液一般无明显改变（不选A）。③中毒型细菌性痢疾有不洁饮餐史，一般无胃肠道表现，主要表现为休克症状（不选B）。④流行性乙型脑炎主要表现为脑实质坏死，脑脊液一般清亮（不选C）。⑤结核性脑膜炎表现为低热、盗汗等（不选D）。

【例2369】【正确答案】C

【答案解析】流脑常在冬春季节发病与流行，患者以儿童为多见，其主要表现为高热、头痛、呕吐、皮肤和黏膜出血点及颈项强直等脑膜刺激症状，其中最典型症状为瘀点、瘀斑（C对，A、B、D、E错），故本题选C。

【例2370】【正确答案】D

【答案解析】①发热、头痛、呕吐＋皮肤黏膜瘀点、瘀斑＋脑膜刺激征→流行性脑脊髓膜炎（D对），故本题选D。②流行性乙型脑炎多有蚊虫叮咬史，有头痛，但是无皮肤瘀点和瘀斑（不选A）。③结核性脑膜炎多有低热、盗汗表现（不选B）。④化脓性脑膜炎多表现为寒战、高热、头痛等，脑脊液检查可确诊（不选C）。⑤脑型疟疾多有蚊虫叮咬史，可有周期性寒战、高热、大汗、恢复等（不选E）。

【例2371】【正确答案】E

【答案解析】流脑可发生其他器官的化脓性病灶包括心内膜炎、心包炎、化脓性关节炎、肺炎、眼球炎等（E对），故本题选E。

【例2372】【正确答案】A

【答案解析】流脑的致病菌为脑膜炎双球菌，治疗首选青霉素（A对，B、C、D、E错），故本题选A。

第10章 疟 疾

【例2373】【正确答案】B

【答案解析】①中华按蚊是平原地区间日疟传播的主要媒介（B对，A、C、D、E错），故本题选B。②三

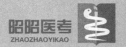

带喙库蚊是乙型脑炎的主要传播媒介,但不是平原地区间日疟传播的主要媒介。

【例 2374】【正确答案】D

【答案解析】①疟疾的典型临床发作开始为寒战期,持续 10 分钟~2 小时,进入高热期持续 2~6 小时转为大汗期,热退后进入间歇期。②临床发作是由疟原虫侵犯的红细胞释放出裂殖子及其代谢产物入血所致(D 对,A、B、C、E 错),故本题选 D。释放出的裂殖子再侵犯未感染的红细胞,即进入间歇期。

【例 2375】【正确答案】A

【答案解析】①间日疟临床分期分为寒战期、高热期、大汗期及恢复期(不选 B、C、D、E)。②间日疟的临床分期不包括前驱期(A 错),故本题选 A。

【例 2376】【正确答案】E

【答案解析】①该患者有疫源接触史,有典型的周期性寒战、高热、大汗等表现,淋巴细胞计数升高,故首先考虑疟疾(E 对),故本题选 E。②乙脑也通过蚊虫传播,但其表现为高热、头痛,无周期性寒战、高热等表现(不选 B)。③急性血吸虫病多有疫水接触史(不选 A)。④败血症表现为寒战高热(不选 C)。伤寒表现为玫瑰疹、脾大等(不选 D)。

【例 2377】【正确答案】B

【答案解析】①夏季去过南方,南方有蚊虫。患者表现为典型的周期性寒战、高热、大汗,有恢复期,符合疟疾的典型特点,故诊断为疟疾(B 对),故本题选 B。②伤寒多有高热、玫瑰疹及缓脉等表现(不选 A)。③败血症表现为寒战、高热,血培养可确诊(不选 C)。④急性血吸虫病会出现肝及门静脉高压表现(不选 D)。⑤急性白血病表现为出血、贫血、感染等(不选 E)。

【例 2378】【正确答案】A

【答案解析】临床上最简单的用于确诊疟疾的试验检查方法是血或骨髓涂片检查疟原虫,其中骨髓涂片阳性率较血涂片高(A 对,B、C、D、E 错),故本题选 A。

【例 2379】【正确答案】D

【答案解析】①疟疾发病机制:蚊子叮咬人→疟原虫进入机体内,随血液循环到达肝→肝内发育后肝细胞破裂释放疟原虫→疟原虫进入红细胞内继续繁殖→红细胞破裂→引起一系列反应,如寒战、高热、大汗等→疟原虫重新进入血液,开始下一个循环,周而复始。②由此可见疟疾会导致一定数量的红细胞破坏,进而引起红细胞减少(D 对,A、B、C、E 错),故本题选 D。

【例 2380~2382】【正确答案】ECD

【答案解析】①预防疟疾除应做好灭蚊、防蚊工作,根治患者外,对于疟疾高发区或暴发性流行区的全体人员和外来人口,在整个流行季节应定期服用预防药物乙胺嘧啶(E 对),故例 2380 选 E。②防止疟疾复发的药物是伯氨喹,能杀灭肝细胞内疟原虫的裂殖体和"休眠子",有病因预防和防止复发的作用,能杀灭各种疟原虫的配子体,以防止其传播(C 对),故例 2381 选 C。(昭昭老师速记:"伯父")③甲硝唑是阿米巴疾病的首选药物(D 对),故例 2382 选 D。④昭昭老师总结如下:

药　物	特　点	昭昭老师速记
氯喹	最常用和最有效	"最常见"的颜色是"绿"色
伯氨喹	控制复发	"伯""父"
乙胺嘧啶	用于预防	"预""乙"="寓意"深刻
青蒿素	同时杀死细胞内外疟原虫	家里"内外"都是"青"草

【例 2383~2384】【正确答案】BD

【答案解析】①控制间日疟发作的首选药物是氯喹,对红细胞内裂殖体有迅速杀灭作用(B 对),故例 2383 选 B。②防止疟疾复发的药物是伯氨喹,能杀灭肝细胞内疟原虫的裂殖体和"休眠子",有病因预防和防止复发的作用,能杀灭各种疟原虫的配子体,以防止其传播(D 对),故例 2384 选 D。③昭昭老师总结如下:

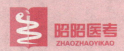
药　物	特　点	昭昭老师速记
氯喹	最常用和最有效	"最常见"的颜色是"绿"色
伯氨喹	控制复发	"伯""父"
乙胺嘧啶	用于预防	"预""乙"="寓意"深刻
青蒿素	同时杀死细胞内外疟原虫	家里"内外"都是"青"草

第 11 章　日本血吸虫病

【例 2385】【正确答案】C

　　【答案解析】①日本血吸虫为雌、雄异体，两者合抱寄生于门静脉内，成熟后产卵。②虫卵进入肝和肠壁，导致其发生相应的病理改变。慢性病变导致相应部位的纤维化，故血吸虫发育各阶段中，引起人体危害最大的是虫卵（C 对，A、B、D、E 错），故本题选 C。

【例 2386】【正确答案】A

　　【答案解析】①日本血吸虫为雌、雄异体，两者合抱寄生于门静脉内，成熟后产卵。②虫卵进入肝和肠壁，导致其发生相应的病理改变（A 对，B、C、D、E 错），故本题选 A。

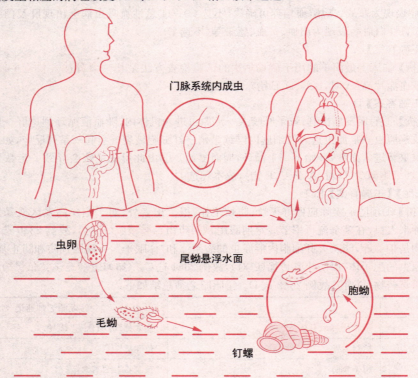

【例 2387】【正确答案】E

　　【答案解析】①晚期日本血吸虫病的临床分型为结肠肉芽肿型、侏儒型、巨脾型、腹水型（不选 A、B、C、D）。②脑型属于异位血吸虫病（E 错），故本题选 E。

【例 2388】【正确答案】A

　　【答案解析】①血吸虫病分为急性血吸虫病、慢性血吸虫病、晚期血吸虫病和异位血吸虫病。②其中晚期血吸虫病又分为四型：巨脾型（晚期血吸虫病肝硬化门脉高压的主要表现，约占 70%）、腹水型（约占 25%）、结肠肉芽肿型、侏儒型（极少）（A 对，B、C、D、E 错），故本题选 A。

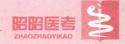

【例2389】【正确答案】B

【答案解析】动物临床试验证明吡喹酮的毒性小、疗效好、给药方便、适用范围广,可用于各期各型血吸虫病患者,是目前用于治疗日本血吸虫的最有效药物(B对,A、C、D、E错),故本题选B。

第12章 囊尾蚴病(助理医师不要求)

【例2390】【正确答案】A

【答案解析】①脑囊尾蚴病的临床表现复杂多样,可以分为以下几种类型:脑实质型,占脑囊尾蚴病的80%以上;脑室型,占脑囊尾蚴病的10%;软脑膜炎型,占脑囊尾蚴病的10%左右;脊髓型所占比例较低。②其中以脑实质型最为常见(A对,B、C、D、E错),故本题A。

【例2391】【正确答案】A

【答案解析】①青年女性,喜食生肉(生肉可能有寄生虫),有头痛、呕吐、抽搐、视物模糊,考虑囊尾蚴病导致脑囊尾蚴病。眼底检查发现视神经乳头水肿提示患者出现颅内高压(A对),故本题选A。②结核性脑膜炎多出现低热、盗汗、乏力等表现,脑脊液多为毛玻璃样外观(不选B)。③隐球菌性脑膜炎主要特点是表现为脑脊液墨汁染色阳性(不选C)。④病毒性脑膜炎表现为头痛及相应的脑脊液改变(不选E)。⑤脑肿瘤患者与喜食生肉无关,通过脑CT和MRI检查(不选D)。

【例2392】【正确答案】E

【答案解析】囊尾蚴在人体最常见的寄生部位是皮下及肌肉(E对,A、B、C、D错),故本题选E。

【例2393】【正确答案】D

【答案解析】皮下和肌肉的囊尾蚴病特点是皮下可触及直径0.5～1.0 cm大小的椭圆形结节(不选A),多在头部、躯干及大腿上端内侧(不选B),由数个至数百个不等(不选C),与周围组织无粘连(D错),结节可分批出现(不选E),时间久者,结节变小、变硬,故本题选D。

【例2394】【正确答案】B

【答案解析】①中年男性,出现头痛、视物模糊及抽搐,考虑大脑病变。既往史中发现带状节片虫卵,这一信息提示患者很可能患有猪绦虫病,即脑囊尾蚴病,囊尾蚴进入脑实质引发一系列神经系统症状(B对),故本题选B。②病毒性脑炎及隐球菌性脑膜炎会出现神经系统症状,确诊有赖于脑脊液检查,隐球菌性脑膜炎的脑脊液检查中有特殊的墨汁染色阳性的特点(不选A、D)。③脑肿瘤检查一般需颅脑MRI证实(不选C)。④疟疾多有蚊虫接触史,有典型的寒战期、高热期、大汗期、恢复期等(不选E)。

【例2395】【正确答案】D

【答案解析】①治疗脑囊尾蚴病最有效的药物是阿苯达唑(D对),故本题选D。②心瓣膜区及眼内的囊尾蚴往往需要手术治疗,避免使用药物,虫体坏死后,导致心瓣膜粘连,眼内炎症反应导致视力下降甚至失明(不选E)。③抗病毒药物多用于病毒性疾病(不选A)。④伯胺喹主要预防疟疾复发(不选B)。⑤吡喹酮是治疗血吸虫的一线药物(不选C)。

【例2396】【正确答案】E

【答案解析】①眼囊尾蚴病患者禁用药物治疗,因其可导致寄生虫死亡,引发周围炎症反应,进而导致失明(不选A)。②眼囊尾蚴病患者首选治疗方式是手术切除(E对),故本题选E。③吡喹酮是日本血吸虫的首选药物(不选B)。④氯喹是疟疾的首选药(不选C)。⑤伯氨喹是预防疟疾复发的(不选D)。

第13章 艾滋病

【例2397】【正确答案】D

【答案解析】①AIDS可通过性传播、血液传播(器官移植、不洁注射)和垂直传播(母婴传播),不包括生活接触(不选A、B、C、E)。②一般的生活接触如握手、拥抱不会传播AIDS(D对),故本题选D。

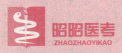

【例 2398】【正确答案】B

【答案解析】①病史对艾滋病的诊断十分重要。以前是否有献血史（尤其是单采血浆），是否接受过输血或血液制品，是否吸毒，有无性乱，或其母亲是否为艾滋病病毒感染者或患者，均对诊断有参考价值（不选 A、C、D、E）。②蚊虫叮咬是传播乙脑和疟疾的主要传播途径（B 错），故本题选 B。

【例 2399】【正确答案】A

【答案解析】①HIV 主要侵犯人体的 CD4$^+$T 淋巴细胞和巨噬细胞。②当感染发生时，病毒的外膜糖蛋白 gp120 首先与细胞表面的 CD4 分子结合，并与辅助受体 CCR5 或 CXCR4 等结合，gp120 空间构象发生改变，暴露出跨膜蛋白 gp41 与细胞膜作用，导致病毒包膜与细胞膜融合，病毒核心进入细胞内（A 对，B、C、D、E 错），故本题选 A。

【例 2400】【正确答案】C

【答案解析】①HIV 主要感染 CD4$^+$T 淋巴细胞，单核-吞噬细胞（不选 A、B），近年来有报道树突状细胞也受感染，但不包括库普弗细胞（C 错），故本题选 C。②库普弗细胞（Kupffer 细胞）即肝血窦内一些巨噬细胞，固定于窦壁，主要功能是吞噬和清除大部分从肠道来的抗原微粒，能吞噬和清除肝血窦中的细菌、异物和衰老的红细胞，并把血红蛋白分解成胆红素。③B 淋巴细胞、小神经胶质细胞也是 HIV 主要感染的细胞（不选 D、E）。

【例 2401】【正确答案】A

【答案解析】HIV 以 CD4$^+$分子为受体，CD4$^+$分子主要表达于 T 淋巴细胞，在单核细胞中也有少量表达（A 对，B、C、D、E 错），故本题选 A。

【例 2402】【正确答案】E

【答案解析】①艾滋病是获得性免疫缺陷综合征的简称，晚期可表现为多系统病变，多种病原体可引起患者的肺部感染。②70%～80% 的患者会经历一次或多次肺孢子虫肺炎，在艾滋病因机会性感染而死亡的病例中，约一半死于肺孢子虫肺炎（E 对，A、B、C、D 错），故本题选 E。

【例 2403】【正确答案】C

【答案解析】AIDS 最常见的恶性肿瘤是卡波西肉瘤（C 对，A、B、D、E 错），故本题选 C。

【例 2404】【正确答案】D

【答案解析】①艾滋病常见各系统临床表现，多数患者可经历一次或多次肺孢子虫肺炎。胃肠系统以口腔和食管的念珠菌病及疱疹病毒和巨细胞病毒感染较常见。②卡波西肉瘤常侵犯下肢皮肤和口腔黏膜，亦可有眼部受累，多见于艾滋病（D 对，A、B、C、E 错），故本题选 D。

【例 2405】【正确答案】E

【答案解析】①中年男性，乏力伴低热，有吸毒史，首先考虑艾滋病。艾滋病最有价值的检查是血清抗- HIV 抗体阳性（E 对），故本题选 E。②对血培养阴性或使用过抗菌药物诊断有困难的疑似患者，进行骨髓培养更有助于诊断的确立（不选 A）。③粪便培养多用于检查肠道相关传染病（不选 B）。④淋巴结活检多用于淋巴瘤的检查（不选 C）。⑤PPD 实验用于诊断结核（不选 D）。

【例 2406】【正确答案】C

【答案解析】①青年男性，吸毒病史，出现腹泻及反复上腹部不适，考虑艾滋病（艾滋病的重要传播途径是性传播和输血及吸毒传播）。②艾滋病的诊断依靠抗- HIV 抗体测定（C 对，A、B、D、E 错），故本题选 C。

【例 2407】【正确答案】B

【答案解析】①HIV 的感染途径包括输血制品、母婴传播、不洁注射、性接触传播，不包括呼吸道传播（B 错），故本题选 B。②经呼吸道传播的疾病有流行性脑脊髓膜炎等。

【例 2408】【正确答案】B

【答案解析】①本患者目前诊断明确为艾滋病。②艾滋病患者需要抗病毒治疗。AZT 是一种反转录酶抑制剂，是评价其他抗 HIV 药物的阳性对照物，也是治疗 HIV 感染者和艾滋病患者联合用药的基准药物（B 错），故本题选 B。③其余的关于艾滋病的治疗选项是正确的（不选 A、C、D、E）。

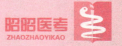

第14章 性病部分(淋病、梅毒、病毒感染、尖锐湿疣)

第1节 淋病

【例2409】【正确答案】A

　　【答案解析】淋病奈瑟菌属于细菌,细菌感染引起急性化脓性炎症(A对,B、C、D、E错),故本题选A。

【例2410】【正确答案】D

　　【答案解析】①青年男性,不洁性交史,尿道口脓性黄绿色尿道分泌物,诊断为淋病(D对),故本题选D。②其余的几个性传播疾病的选项不出现脓性分泌物(不选A、B、C、E)。

第2节 梅毒

【例2411】【正确答案】B

　　【答案解析】①不洁性交史＋多发的玫瑰色丘疹(梅毒疹)→梅毒(B对),故本题选B。②红斑狼疮多有多系统病变,如面部蝶形红斑等(不选C)。麻疹多有口腔的Koplik斑及寒战高热等(不选D)。玫瑰糠疹和结节性红斑不是医师的考试范畴(不选A、E)。

【例2412】【正确答案】B

　　【答案解析】①非梅毒螺旋体抗原血清试验特异性低而敏感性较高(B错),故本题选B。②其余四项对于梅毒的描述是正确的(不选A、C、D、E)。

【例2413】【正确答案】C

　　【答案解析】孕妇感染梅毒首选青霉素治疗,若青霉素过敏可改用红霉素(C对,A、B、D、E错),故本题选C。

【例2414～2415】【正确答案】DA

　　【答案解析】①淋病治疗首选药物是三代头孢,如头孢曲松等(D对),故例2414选D。②孕妇患梅毒首选的治疗药物是青霉素(A对),故例2415选A。

第3节 生殖道病毒感染(助理医师不要求)

【例2416】【正确答案】E

　　【答案解析】①巨细胞病毒感染可导致胎儿严重畸形,所以孕早期发现此疾病应及时终止妊娠(E对),故本题选E。②外阴阴道炎、细菌性阴道炎、尖锐湿疣及衣原体感染不会对胎儿造成重大影响,只需应用相应药物治疗即可,无须终止妊娠(不选A、B、C、D)。

第4节 尖锐湿疣

【例2417】【正确答案】B

　　【答案解析】①尖锐湿疣由人乳头瘤病毒(HPV)感染所致,初为散在或簇状增生的粉色或白色小乳头状疣(B对),故本题选B。②人免疫缺陷病毒可引起艾滋病(不选A)。③EB病毒可引起鼻咽癌(不选C)。④水痘带状疱疹病毒多引起生殖器疱疹(不选D)。⑤巨细胞病毒感染后会导致孕妇严重的胎儿畸形(不选E)。

【例2418～2419】【正确答案】BD

　　【答案解析】①引起梅毒的病原体是苍白密螺旋体(B对),故例2418选B。②引起尖锐湿疣的病原体是人类乳头瘤病毒(D对),故例2419选D。

【例2420】【正确答案】E

　　【答案解析】①青年女性,有不洁性交史,小阴唇内侧见多个小菜花状赘生物,此即疣状突起,诊断为尖锐湿疣,对突起物活检可以确诊(E对),故本题选E。②外阴阴道念珠菌病主要表现为豆腐渣样白带

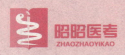

（不选 A）。③滴虫性阴道炎主要表现为泡沫状白带（不选 B）。④梅毒主要表现为梅毒疹、硬下疳等（不选 C）。⑤淋病主要表现是尿道口滴白（不选 D）。

【例 2421】【正确答案】A

【答案解析】①青年女性，外阴部发现小阴唇菜花状赘生物，考虑尖锐湿疣。尖锐湿疣的确定检查是赘生物活组织检查（A 对），故本题选 A。②白带革兰染色检查用于阴道炎的诊断。（不选 B）。③B 超检查用于检查女性内生殖器（不选 C）。④宫颈刮片细胞学检查用于宫颈癌等（不选 D）。⑤血常规为一般性常规检查（不选 E）。

【例 2422】【正确答案】D

【答案解析】①女性生殖器尖锐湿疣为 HPV 感染所致，抗生素治疗无效（D 错），故本题选 D。②其余四种治疗方法是正确的（不选 A、B、C、E）。

第 5 节　生殖道沙眼衣原体感染（旧大纲要求，助理医师不要求）

【例 2423～2424】【正确答案】EA

【答案解析】①孕妇感染生殖道沙眼衣原体首选的治疗药物是红霉素（E 对），故例 2423 选 E。②孕妇感染苍白密螺旋体首选的治疗药物是青霉素（A 对），故例 2424 选 A。

第十一篇　女性生殖系统

第1章　女性生殖系统解剖

第1节　外生殖器及其功能

【例2425】【正确答案】C

　　【答案解析】①大阴唇血管丰富，外伤后易形成血肿（C对），故本题选C。②阴阜（不选A）、阴蒂（不选B）、小阴唇（不选D）及会阴部（不选E）等结构由于无丰富血管，故损伤后无血肿。

【例2426】【正确答案】C

　　【答案解析】①小阴唇富含神经末梢，感觉极为敏感，无丰富的血管，不会形成血肿（不选A）。②处女膜破裂不在执业和助理医师的考查范围（不选B）。③大阴唇血管丰富，外伤后易形成血肿（C对），故本题选C。④阴道前庭及前庭大腺无丰富血管，损伤后无血肿（不选D、E）。

【例2427】【正确答案】C

　　【答案解析】阴阜皮下有丰富的脂肪组织（A对）；大阴唇富含神经末梢，但神经末梢数量不及小阴唇（B对）；大阴唇为一对纵行黏膜皱襞（C错），故本题选C；阴蒂为小阴唇前端的海绵体组织（D对）；阴道前庭为两侧小阴唇之间的菱形区域（E对）。

【例2428】【正确答案】A

　　【答案解析】①外阴即女性的外生殖器（A对），故本题选A。②女性阴毛呈倒三角形分布（不选B）；双侧小阴唇前端融合（不选C）；前庭大腺开口于阴道前庭（不选D）；阴道前庭为双侧小阴唇之间的菱形区（不选E）。

第2节　内生殖器及其功能

【例2429】【正确答案】D

　　【答案解析】①孕育胚胎和产生月经是子宫的功能（不选A、B）；②内分泌功能是卵巢的特征（不选C）；③阴道是性交器官（D对），故本题选D；④输送受精卵是输卵管的功能（不选E）。

【例2430】【正确答案】D

　　【答案解析】①宫体与宫颈之间形成最狭窄的部分称子宫峡部，连接宫体与宫颈，未孕时约1 cm，怀孕时长7～10 cm（D对，A、B、C、E错），故本题选D。②峡部既不属于宫颈也不属于宫体。

【例2431】【正确答案】C

　　【答案解析】①宫颈分为阴道上部和阴道部（不选A）；②子宫峡部下端是组织学内口，上端为解剖学内口（不选B）；③宫颈管黏膜上皮在组织学外口处由柱状上皮变为鳞状上皮（C错），故本题选C；④宫颈可以分泌黏液，并受雌激素和孕激素调节，性状不同（不选D）；⑤宫体与宫颈比值在青春期为1：2；成人为2：1；绝经后为1：1（不选E）。

【例2432】【正确答案】C

　　【答案解析】①成年子宫长7～8 cm，宽4～5 cm，厚2～3 cm（不选A）。②宫体与宫颈的比例，成年人为2：1（不选B）；③宫体与宫颈之间形成最狭窄的部分为子宫峡部（C对），故本题选C；④子宫峡部下端是组织学内口，上端为解剖学内口（不选D）；⑤经产妇的子宫颈外口为横裂形，未产妇是

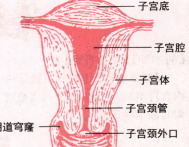

子宫解剖

子宫底
子宫腔
子宫体
子宫颈管
阴道穹窿
子宫颈外口
阴道

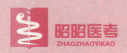

圆形（不选 E）。

【例 2433】【正确答案】E

【答案解析】正常妊娠时，子宫容量从 5 mL 增长至 5 000 mL，**子宫容量增加 1 000 倍**（E 对，A、B、C、E 错），故本题选 E。

【例 2434】【正确答案】C

【答案解析】①子宫峡部是宫体与宫颈之间最狭窄的部分，而非宫颈的一部分（不选 A）；②子宫峡部上端是解剖学内口，下端为组织学内口（不选 B）；③**子宫峡部**在未孕时长约 **1 cm**，妊娠后长度变为 7～10 cm（C 对），故本题选 C；④子宫峡部妊娠后变得极软（不选 D），似宫体和宫颈不相连；妊娠后期子宫峡部形成子宫下段平脐（不选 E）。

【例 2435】【正确答案】D

【答案解析】①圆韧带起于子宫角，止于大阴唇，而非止于腹股沟（不选 A）。②阔韧带位于盆壁两侧，无丰富肌纤维（不选 B）。③使子宫后倾的是子宫骶韧带而非卵巢固有韧带（不选 C）。④**主韧带**横行于**宫颈两侧**和**骨盆侧壁**之间（D 对），故本题选 D。⑤子宫动、静脉从阔韧带下部穿过（不选 E）。

【例 2436】【正确答案】C

【答案解析】①子宫圆韧带和宫骶韧带维持子宫的前倾、前屈位（不选 A、D）。②子宫阔韧带将子宫固定在两个盆壁之间（不选 B）。③**子宫主韧带**的主要功能是**防止子宫下垂**（C 对），故本题选 C。④腹股沟韧带主要是构成腹股沟管（不选 E）。

【例 2437】【正确答案】E

【答案解析】卵巢外面由表面上皮覆盖，内面有一层致密纤维组织称为**卵巢白膜**（E 对，A、B、C、D 错），故本题选 E。

【例 2438】【正确答案】E

【答案解析】①骨盆漏斗韧带（又名悬韧带）连接于骨盆壁，卵巢的神经、动脉、静脉、淋巴管走行于此（E 对），故本题选 E。②圆韧带（不选 A）、主韧带（不选 B）、宫骶韧带（不选 C）及阔韧带（不选 D）均为子宫的韧带。

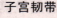

子宫韧带

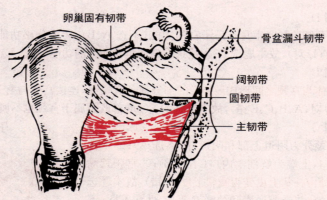

【例 2439】【正确答案】D

【答案解析】①卵巢白膜是结缔组织而非肌肉（不选 A）。②成年妇女卵巢重约 5 g（不选 B）。③皮质内含许多始基卵泡，髓质内含血管、神经、淋巴管（不选 C、E）。④**卵巢表面无腹膜**，属于腹膜外位器官（D 对），故本题选 D。

第 3 节　血管、神经及淋巴系统

【例 2440】【正确答案】A

【答案解析】**卵巢动脉起自腹主动脉**，左侧卵巢动脉还可起自左肾动脉（A 对，B、C、D、E 错），故本题

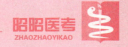

选 A。

【例 2441】【正确答案】A

【答案解析】①卵巢动脉起自腹主动脉,左侧卵巢动脉还可起自左肾动脉(不选 B)。②子宫动脉(不选 C)、阴道动脉(不选 D)和阴部内动脉(不选 E)都起自髂内动脉。③髂外动脉向下主要延续为股动脉,与内生殖器无关(A 错),故本题选 A。

第 4 节 骨盆(暂无)

第 5 节 骨盆底的组成及会阴和解剖

【例 2442】【正确答案】B

【答案解析】①骨盆底外层由会阴浅筋膜及其深面的三对肌肉(球海绵体肌、坐骨海绵体肌、会阴浅横肌)和一对括约肌(肛门外括约肌)组成(不选 A、C、D、E)。②会阴深横肌位于中层(B 错),故本题选 B。
(昭昭老师提示:复习中应注意这种含有 4、5 个知识点的内容,容易出考题)

第 6 节 内生殖器与邻近器官的关系(暂无)

第 2 章 女性生殖系统生理

第 1 节 女性一生各阶段的生理特点

【例 2443】【正确答案】C

【答案解析】月经初潮是青春期开始的重要标志(C 对,A、B、D、E 错),故本题选 C。

【例 2444】【正确答案】A

【答案解析】①月经来潮是青春期开始的一个重要标志(A 对),故本题选 A。②青春期卵巢增大,皮质内有不同发育阶段的卵泡(不选 B)。③乳房发育是女性第二性征的最初特征,为女性青春期发动的标志,发生在月经初潮之前(不选 C)。④下丘脑与垂体促性腺激素分泌增加,可以导致肾上腺功能变化(不选 D)。⑤青春期卵巢功能还不健全,排卵和月经都不一定规律,可以出现青春期无排卵性功能失调性子宫出血或闭经等表现(不选 E)。

第 2 节 卵巢功能与卵巢周期性变化

【例 2445】【正确答案】A

【答案解析】①排卵多发生在下次月经来潮前 14 天左右(A 对),故本题选 A。②妇女自性成熟期开始周期性排卵,而非青春期(不选 B)。③黄体是在黄体生成素(LH)峰作用下形成的,是导致排卵的最直接因素(不选 C)。④每一个月经周期,有且只有一侧卵巢排出的一个卵子。两侧卵巢可轮流排卵,也可由一侧卵巢连续排卵(不选 D)。⑤卵巢排出卵子后,经过输卵管伞部捡拾、输卵管壁蠕动以及输卵管黏膜纤毛等协同作用进入输卵管(不选 E)。

【例 2446】【正确答案】D

【答案解析】在月经周期的增殖期时,卵泡可以分泌少量的孕激素,卵泡排卵后形成黄体,排卵第 7~8 天后,黄体功能达高峰,可以分泌大量的雌激素和孕激素,使得孕激素分泌量明显增加,若此时没有受孕,排卵后的第 9~10 天,黄体开始萎缩,导致孕激素减少(D 对,A、B、C、E 错),故本题选 D。

【例 2447】【正确答案】C

【答案解析】排卵后,卵泡壁塌陷,卵泡膜血管壁破裂,血液流入腔内凝成血块,称血体。卵泡壁的破口很快由纤维蛋白封闭,残留的颗粒细胞变大,胞质内含黄色颗粒状的类脂质称颗粒黄体细胞。此时血体变成黄体。排卵后 7~8 天(相当于月经周期第 22 天左右)黄体发育达最高峰,称成熟黄体,若卵子未

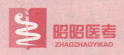

受精，在排卵 9～10 天黄体开始萎缩，血管减少，细胞呈脂肪变性，黄色消退，一般黄体寿命为 12～16 天，平均为 14 天（C 对，A、B、D、E 错），故本题选 C。（昭昭老师提示：注意与黄体相关的数字考点：①黄体高峰期在排卵后的第 7～8 天；②黄体萎缩时间在排卵后的第 9～10 天；③黄体的寿命为 14 天）

【例 2448】【正确答案】B

【答案解析】月经前为增殖期，卵巢可以分泌雌激素，导致雌激素出现一个高峰。卵巢排卵后，生成黄体，黄体可以分泌雌激素和孕激素，导致出现雌、孕激素高峰。黄体寿命仅为 14 天，14 天后，黄体死亡形成白体，白体不能再分泌雌、孕激素，导致体内的激素水平骤降，子宫内膜由于没有足够的雌、孕激素支撑，导致脱落出血形成月经。由此可见，雌激素在增殖期和分泌期各有一个高峰，所以雌激素有两个高峰（B 对，A、C、D、E 错），故本题选 B。而孕激素仅由黄体分泌，所以只有一个高峰。

【例 2449】【正确答案】C

【答案解析】①排卵后黄体分泌的雌激素增多正反馈作用于垂体，导致垂体释放大量的黄体生成素（LH），形成 LH 峰。LH 峰是诱导排卵最直接的因素（C 对，A、B、D、E 错），故本题选 C。②孕激素可以使子宫内膜呈现分泌期改变。甲状腺激素作用于人体的多个器官，促进器官代谢及生长等。促性腺激素由垂体分泌，即促卵泡激素（FSH）和黄体生成素（LH），作用于卵巢。

【例 2450】【正确答案】D

【答案解析】①导致排卵的直接原因是黄体生成素（LH）峰，而不是雌激素（D 错），故本题选 D。②雌激素的功能是为受孕做准备，可使子宫内膜增生（不选 A），协调 FSH 促进卵泡发育（不选 B），诱导 LH 高峰（不选 C），促使子宫肌细胞增生和肥大（不选 E），促进水钠潴留。

【例 2451】【正确答案】B

【答案解析】①孕激素使子宫内膜从增殖期转化为分泌期（B 对），故本题选 B。②雌激素的作用是使子宫内膜进入增殖期（不选 A），降低血浆低密度脂蛋白含量（不选 C），促使并维持女性第二性征的出现（不选 D），促进子宫收缩（不选 E）。

【例 2452】【正确答案】D

【答案解析】孕激素能够引起排卵后体温升高，进而出现双向体温（D 对，A、B、C、E 错），故本题选 D。

【例 2453】【正确答案】A

【答案解析】①女性生殖系统在雌、孕激素的交替作用下出现周期性变化，其中变化最显著的是子宫，子宫内膜受雌激素的作用表现为增殖期，受孕激素的作用表现为分泌期，当两者明显减少时，子宫内膜的螺旋动脉痉挛，内膜坏死脱落，形成女性所特有的生理现象，即月经（A 对），故本题选 A。②宫颈黏液、输卵管运动、阴道黏膜也受雌、孕激素的作用发生变化，但不是变化最显著的（不选 B、C、D）。③卵巢表面上皮不受雌、孕激素的影响（不选 E）。

第 3 节 子宫内膜与生殖器其他部位的周期性变化

【例 2454】【正确答案】B

【答案解析】分泌期早期即月经周期第 15～19 天，开始出现含糖原小泡（B 对，A、C、D、E 错），故本题选 B。（昭昭老师速记："早"晨起床时间"5"点，起来吃点儿"糖原（汤圆）"）

【例 2455】【正确答案】C

【答案解析】①黄体期是固定的，所有人都是 14 天，因此不能决定月经周期的长短（不选 A）。白体是黄体萎缩后的瘢痕，因此也与月经周期无关。②女性的月经周期天数一般为 28～35 天，包括月经期、增殖期和分泌期。黄体寿命 14 天恒定，导致分泌期是 14 天，月经期通常为 1～4 天，也是固定的，所以增殖期的长短决定了月经周期的长短（C 对，A、B、D、E 错），故本题选 C。

【例 2456】【正确答案】B

【答案解析】月经周期第 11 天刮宫，镜检子宫内膜应为增殖期晚期（B 对，A、C、D、E 错），故本题选 B。

【例 2457】【正确答案】A

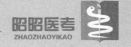

【答案解析】①雌激素浓度增多,宫颈黏液分泌量不断增多,镜下见羊齿植物叶状结晶(A 对,B、C、D、E 错),故本题选 A。②孕激素增多,宫颈液分泌量逐渐减少,变黏稠、浑浊,拉丝度差,易断裂,出现椭圆体。

第 4 节 月经周期的调节(见"基础医学综合 生理学")

第 3 章 妊娠生理

第 1 节 受精及受精卵发育、输送与着床

【例 2458】【正确答案】A

　　【答案解析】受精卵于受精后 6～7 天开始着床(A 对,B、C、D、E 错),故本题选 A。

第 2 节 胎儿发育及生理特点(暂无)

第 3 节 胎儿附属物的形成及其功能

【例 2459】【正确答案】A

　　【答案解析】胎盘由羊膜、叶状绒毛膜和底蜕膜组成(A 对,B、C、D、E 错),故本题选 A。

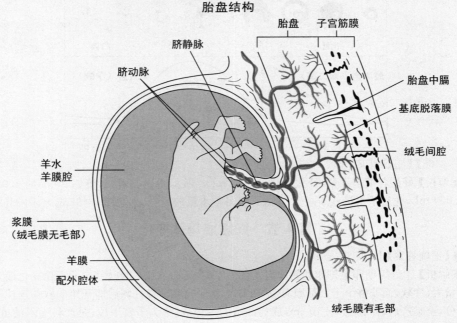

胎盘结构

【例 2460】【正确答案】E

　　【答案解析】底蜕膜构成胎盘的母体部分(E 对,A、B、C、D 错),故本题选 E。

【例 2461】【正确答案】B

　　【答案解析】胎盘是由羊膜、叶状绒毛膜(也称丛密绒毛膜)和底蜕膜构成。羊膜构成胎盘的胎儿部分,是胎盘的最内层。底蜕膜构成胎盘的母体部分,不是位于宫底部分的蜕膜,也不直接接触囊胚(B 对),故本题选 B。

【例 2462】【正确答案】B

　　【答案解析】胎盘的妊娠滋养细胞分泌 HCG,在妊娠 8～10 周达到最大浓度,持续 10 天,产后 2 周消失(B 对,A、C、D、E 错),故本题选 B。

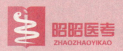
【例2463】【正确答案】C

【答案解析】①HCG由合体滋养层细胞分泌（C对，A、B、D、E错），故本题选C。②黄体分泌雌激素、孕激素和雄激素。

【例2464】【正确答案】E

【答案解析】HCG的主要功能有：①HCG作用于月经黄体，产生生化反应，延长黄体寿命，成为妊娠黄体，增加甾体激素的分泌以维持妊娠；②HCG亚基有促卵泡成熟活性、促甲状腺活性及促睾丸间质细胞活性；③因HCG有与LH相似的生物活性，与绝经期促性腺激素（HMG）合用可诱发排卵（E对），故本题选E。④HCG由合体滋养细胞分泌（不选A），是一种糖蛋白激素（不选B），至妊娠8～10周血清浓度达最高峰，持续1～2周后迅速下降，持续至分娩（不选C）。⑤HCG部分亚基的组成与FSH、LH不同（不选D）。

【例2465】【正确答案】B

【答案解析】脐带有一条脐静脉和两条脐动脉（B对，A、C、D、E错），故本题选B。

【例2466】【正确答案】A

【答案解析】妊娠早期羊水主要是母体血清经胎膜进入羊膜腔的透析液（A对，B、C、D、E错），故本题选A。①妊娠11～14周时，胎儿肾已有排泄功能，妊娠14周发现胎儿膀胱内已有尿液，胎儿尿液排至羊膜腔内，使羊水的渗透压逐渐降低。②妊娠16～18周后，胎儿尿液成为羊水的重要来源。③妊娠足月胎儿通过吞咽羊水使羊水量趋于平衡。

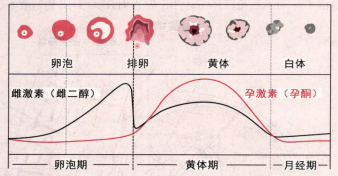

【例2467～2468】【正确答案】BA

【答案解析】妊娠各期羊水量：妊娠8周5～10 mL，妊娠10周30 mL，妊娠20周约400 mL，妊娠38周约1 000 mL，此后羊水量逐渐减少，至妊娠足月羊水量约800 mL，故例2467选B，例2468选A。

第4节　妊娠期母体变化

【例2469】【正确答案】D

【答案解析】①妊娠期卵巢排卵和新卵泡发育均停止（不选A）。②妊娠后，子宫是变化最大的器官，宫体逐渐增大、变软，而非整个子宫都增大（不选B）。③子宫峡部在妊娠后即开始变软并延长，扩展为宫腔的一部分，至临产后，伸展至7～10 cm，成为产道的一部分，称为子宫下段，是产科手术的重要解剖结构（不选C）。④妊娠期阴道黏膜变软，充血呈蓝紫色（Chadwick征），阴道皱襞增多，周围结缔组织变疏松，肌肉细胞肥大，伸展性增加，有利于胎儿通过（D对），故本题选D。⑤妊娠期宫颈黏液增多，形成黏稠黏栓，富含免疫球蛋白及细胞因子，使得宫腔免受外来的感染侵袭（不选E）。

【例2470】【正确答案】A

【答案解析】①妊娠后，乳头增大变黑，乳晕颜色加深，其外围的皮脂腺肥大形成散在的结节状隆起，称蒙氏结节（A对），故本题选A。②雌激素刺激乳腺管发育，孕激素刺激乳腺腺泡发育（不选B、E）。③淡黄色稀薄液体溢出称为初乳。产后胎盘娩出，雌、孕激素水平迅速下降，新生儿吮吸乳头，乳汁开始分泌（不选C、D）。

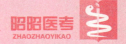

【例 2471】【正确答案】B

【答案解析】循环血容量于妊娠 6～8 周开始增加,至妊娠 32～34 周达高峰(B 对,A、C、D、E 错),故本题选 B。

【例 2472】【正确答案】E

【答案解析】心脏容量至妊娠末期约增加 10%(E 对,A、B、C、D 错),故本题选 E。

【例 2473】【正确答案】E

【答案解析】①母体血容量至妊娠末期增加 40%～50%(不选 A)。②心率从孕早期至末期每分钟增加 10～15 次(不选 B)。③心搏出量自妊娠 10 周开始增加,至妊娠 32～34 周达高峰(不选 C)。④心脏在妊娠后期因膈肌升高,向左、上、前移位(不选 D)。⑤第二产程心搏量增加,而非减少(E 错),故本题选 E。

第 4 章 妊娠诊断

第 1 节 妊娠的分期(暂无)

第 2 节 早期妊娠

【例 2474】【正确答案】D

【答案解析】妊娠 6～8 周阴道壁及宫颈充血,呈紫蓝色。双合诊检查发现宫颈变软,子宫峡部极软,感觉宫颈与宫体似不相连,称为黑加征(D 对,A、B、C、E 错),故本题选 D。

【例 2475】【正确答案】B

【答案解析】①约半数妇女于停经 6 周左右出现早孕反应,包括畏寒、头晕、乏力、嗜睡、流涎、食欲缺乏、喜食酸物或厌恶油腻、恶心、晨起呕吐等症状(不选 D),早孕症状多于妊娠 12 周左右自行消失。②妊娠早期增大的前倾子宫在盆腔内压迫膀胱可致尿频,宫体进入腹腔不再压迫膀胱后,尿频症状消失(不选 A)。③妊娠早期双合诊检查发现宫颈变软,子宫峡部极软,感觉宫颈与宫体似不相连,称为黑加征(不选 C)。④早孕乳房增大,乳晕着色加深(不选 E)。⑤妊娠纹出现于妊娠中晚期,系皮肤真皮层挣裂所致(B 错),故本题选 B。

【例 2476】【正确答案】E

【答案解析】①B 型超声检查是诊断早期妊娠快速、准确的方法。超声最早确定妊娠的依据是妊娠囊。在增大的子宫轮廓内,见到圆形或椭圆形光环,边界清楚,其内为无回声区。妊娠 5 周时通过超声可显现出妊娠囊的影像,在囊内可见到有节律的胎心搏动,据此确诊为早期妊娠(E 对),故本题选 E。②停经史不是妊娠的特有症状,产后哺乳期也可能有停经现象(不选 A)。③停经 6 周左右出现头晕、乏力、食欲缺乏、喜食酸物或厌油腻、恶心、晨起呕吐等一系列症状,称为早孕反应(不选 B)。④尿妊娠试验有可能出现假阳性或假阴性,因此不能用于确诊早孕(不选 C)。⑤黑加征出现在妊娠 6～7 周,在第 8 周后消失,不能作为诊断早期妊娠的准确依据(不选 D)。

【例 2477】【正确答案】D

【答案解析】阴道 B 型超声最早在宫腔内见到妊娠囊的时间是停经后 4～5 周(D 对,A、B、C、E 错),故本题选 D。

【例 2478】【正确答案】A

【答案解析】①判断早期宫内妊娠最准确的是阴道 B 型超声(A 对,B、C、D、E 错),故本题选 A。②最早在宫腔内见到妊娠囊的时间是停经后 4～5 周。

第 3 节 中晚期妊娠的诊断

【例 2479】【正确答案】B

【答案解析】12 周末宫高为耻骨联合上 2～3 横指(B 对,A、C、D、E 错),故本题选 B。

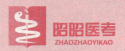

【例 2480】【正确答案】E

【答案解析】宫底在剑突略高，胎头已经入盆，为足月，故**孕周为 40 周**（E 对，A、B、C、D 错），故本题选 E。

【例 2481】【正确答案】B

【答案解析】①胎儿在子宫内冲击子宫壁的活动称胎动，**妊娠 18～20 周孕妇自觉胎动**，经产妇出现更早（B 对，A、C、D、E 错），故本题选 B。②胎动随妊娠进展逐渐增强，至妊娠 32～34 周达高峰，38 周后逐渐减少。

【例 2482】【正确答案】B

【答案解析】①妊娠 18～20 周用听诊器经孕妇腹壁能听到胎儿心音。每分钟 110～160 次。妊娠 24 周以前，胎儿心音多在脐下正中或稍偏两侧闻及。妊娠 24 周以后，胎儿心音多在胎背所在侧听得最清楚（不选 A）。②**子宫杂音**为血液流过扩大的子宫血管时出现的吹风样低音响。腹主动脉音为吟吟样强音响，两种杂音均与孕妇脉搏数相一致（B 对），故本题选 B。③胎动音为强弱不一的无节律音响（不选 D）。④脐带杂音为与胎心率一致的吹风样低音响（不选 C）。⑤肠蠕动音不会与母体心率相一致（不选 E）。

【例 2483】【正确答案】D

【答案解析】妊娠 18～20 周用听诊器经孕妇腹壁能听到胎儿心音，每分钟 **110～160 次**（D 对，A、B、C、D 错），故本题选 D。

第 4 节　胎产式、胎先露、胎方位

【例 2484】【正确答案】D

【答案解析】①**胎方位是胎儿先露部的指示点与母体骨盆的关系**，枕左前位是最常见的胎位（D 对，A、B、C、E 错），故本题选 D。②胎儿纵轴与母体纵轴的关系称为胎产式。

【例 2485】【正确答案】A

【答案解析】**枕后位**、枕横位可以经阴道分娩（A 对，B、C、D、E 错），故本题选 A。

第 5 章　孕期监护和孕期保健

第 1 节　围生医学的概念

【例 2486】【正确答案】B

【答案解析】自**妊娠 28 周**到**生后 7 足天**称为围生期，是胎儿死亡率最高的时期，可以评价一个国家的卫生指标（B 对，A、C、D、E 错），故本题选 B。

第 2 节　孕期监护

【例 2487】【正确答案】C

【答案解析】**预产期推算方法是按末次月经第 1 日算起**，月份减 3 或加 9，日数加 7（C 对，A、B、D、E 错），故本题选 C。

【例 2488】【正确答案】A

【答案解析】按照末次月经计算预产期的方法：月 4－3＝1，日 25＋7＝32，1 月有 31 天，32－31＝1，故**预产期为 2008 年 2 月 1 日**（A 对，B、C、D、E 错），故本题选 A。

【例 2489】【正确答案】D

【答案解析】计算方法同上。该孕妇的末次月经为 2005 年 4 月 18 日，则预产期应为 4－3＝1 月，

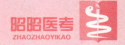

18＋7＝25 日,所以预产期应为 2006 年 1 月 25 日(D 对,A、B、C、E 错),故本题选 D。

【例 2490】【正确答案】E

【答案解析】①坐骨切迹宽度是指坐骨棘和骶骨下部之间的距离,正常值为 5.5～6.0 cm,是中骨盆后矢状径(E 对,A、B、C、D 错),故本题选 E。②骶耻外径、髂嵴间径、髂棘间径反映入口平面。③坐骨结节间径反映出口平面。

【例 2491】【正确答案】B

【答案解析】入口前后径可衡量胎儿是否入盆(B 对,A、C、D、E 错),故本题选 B。

【例 2492】【正确答案】E

【答案解析】①髂棘间径为 23～26 cm(不选 A);髂嵴间径为 25～28 cm(不选 B);骶耻外径为 18～20 cm(不选 C);坐骨棘间径为 9 cm(不选 D)。②出口平面的坐骨结节间径,正常值为 9 cm(E 对),故本题选 E。

【例 2493】【正确答案】D

【答案解析】①骨盆入口平面的前后径指耻骨联合上缘与骶岬上缘的连线,可由骨盆外测量骶耻外径值间接推算,骶耻外径值减去 1/2 尺桡周径,即相当于骨盆入口前后径值(不选 A)。②对角径为耻骨联合下缘至骶岬上缘中点的距离,正常值为 12.5～13 cm,此值减去 1.5～2 cm 即为骨盆入口前后径长度(D 对,A、B、C、E 错),故本题选 D。

【例 2494】【正确答案】A

【答案解析】①产妇临产,胎头尚未进入骨盆入口,说明骨盆入口狭窄。②对角径为耻骨联合下缘至骶岬上缘中点的距离,正常值为 12.5～3.0 cm,此值减去 1.5～2 cm,即为骨盆入口前后径的长度,是测量骨盆入口最有价值的径线,又称真结合径(A 对),故本题选 A。③坐骨棘间径、中骨盆前后径均反映中骨盆平面的情况(不选 C、E)。④出口横径、出口后矢状径代表骨盆出口情况,若骨盆出口横径小于 8 cm,应测量出口后矢状径(不选 B)。⑤出口后矢状径与坐骨结节间径之和＜15 cm,表示骨盆出口狭窄(不选 D)。

第 3 节 孕妇的管理(暂无)

第 4 节 胎儿监护

【例 2495】【正确答案】C

【答案解析】①胎心率变异减速表现为下降迅速且恢复迅速(C 错),故本题选 C。②发生与宫缩无固定关系(不选 A)、胎心率下降迅速(不选 B)、持续时间长短不一(不选 D)及胎心率恢复迅速(不选 E)均是胎心率变异减速的特征。

【例 2496】【正确答案】D

【答案解析】①变异减速:宫缩时脐带受压,兴奋迷走神经,导致胎心减速与宫缩无固定关系,下降迅速且下降幅度大,恢复也迅速(D 对,A、C 错),故本题选 D。②晚期减速:胎盘功能减退,慢性胎儿窘迫,胎心减速出现在宫缩高峰后,下降慢,持续时间长,提示胎儿缺氧(不选 E)。③早期减速:胎头受压(不选 B),胎心减速与宫缩高峰同时出现。

【例 2497】【正确答案】B

【答案解析】①变异减速为宫缩时脐带受压兴奋迷走神经所致(B 对,A、C、D、E 错),故本题选 B。②早期减速病因多为胎头受压。③晚期减速病因多为胎盘功能减退、慢性胎儿窘迫。

【例 2498～2499】【正确答案】DC

【答案解析】①胎心减速出现在宫缩高峰后,下降慢,持续时间长,恢复慢,属于晚期减速,出现晚期减速提示胎儿缺氧(D 对),故例 2498 选 D。②胎心减速与宫缩无固定关系,下降迅速且下降幅度大,恢

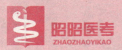
复也迅速，考虑**变异减速**，变异减速一般**提示脐带受压兴奋迷走神经**（C 对），故例 2499 选 C。

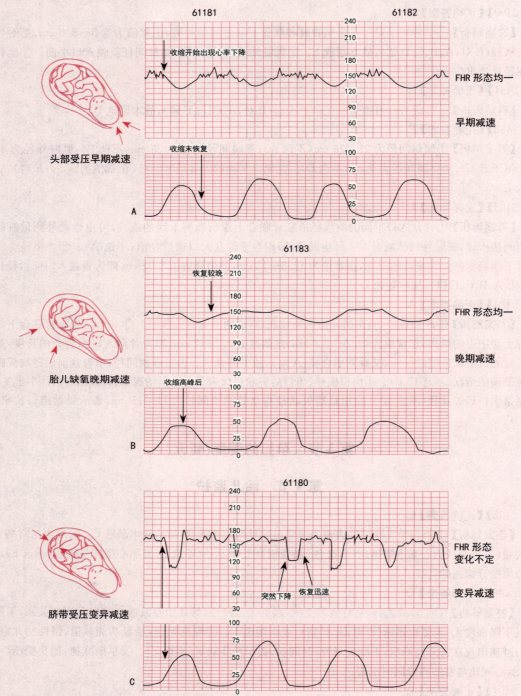

头部受压早期减速

胎儿缺氧晚期减速

脐带受压变异减速

【例 2500～2501】【正确答案】DC

【答案解析】①**提示胎儿肝是否成熟**的指标是**胆红素类物质值**（D 对），故例 2500 选 D。②**提示胎儿肺是否成熟**的指标是**卵磷脂/鞘磷脂比值**（C 对），故例 2501 选 C。③肌酐值是提示胎儿肾功能是否成熟的标志。④淀粉酶值是提示胎儿唾液腺是否成熟的标志。⑤脂肪细胞出现率是胎儿皮肤成熟度的标志。

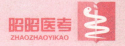

【例2502】【正确答案】E

【答案解析】①了解胎儿成熟度最常用的检查项目是B型超声检查胎儿双顶径,直径＞8.5 cm,提示胎儿成熟(E对),故本题选E。②检测羊水中卵磷脂/鞘磷脂比值用来了解肺的成熟度(不选A)。③检测羊水中肌酐值用来了解肾脏的成熟度(不选B)。④检测羊水中胆红素类物质值用来了解肝脏的成熟度(不选C)。⑤检测羊水中淀粉酶值用来了解唾液腺的成熟度(不选D)。

【例2503】【正确答案】E

【答案解析】①羊水肌酐值≥176.8 μmol/L 提示胎儿肾成熟(不选A)。②羊水胆红素类物质ΔOD450＜0.02,提示胎儿肝成熟(不选B)。③羊水卵磷脂/鞘磷脂比值＞2,提示胎儿肺成熟(不选C)。④羊水含脂肪细胞出现率＞20%,提示胎儿皮肤成熟(不选D)。⑤B超测胎儿双顶径＞8.5 cm,提示胎儿成熟(E对),故本题选E。⑥昭昭老师关于正常胎儿成熟度的判定总结如下:

物 质	反应部位	数 值
羊水卵磷脂/鞘磷脂(L/S)比值	肺成熟度	＞2
羊水肌酐值	肾成熟度	≥176.8 μmol/L
羊水胆红素类物质	肝成熟度	＜0.02
羊水淀粉酶值	唾液腺成熟度	≥450 U/L
羊水含脂肪细胞出现率	胎儿皮肤成熟度	≥20%
B超检查胎儿双顶径	胎儿成熟度	＞8.5 cm

【例2504】【正确答案】E

【答案解析】胎盘功能的检查包括:①测定孕妇尿中雌三醇值;②测定孕妇血清游离雌三醇值;③测定孕妇血清胎盘生乳素(HPL)值;④测定孕妇血清催产素酶值;⑤催产素激惹试验;⑥阴道脱落细胞检查。孕妇尿中雌三醇值可以监测胎盘功能,正常值为15 mg/24 h尿,10～15 mg/24 h尿为警戒值,＜10 mg/24 h尿为危险值。若于妊娠晚期连续多次测得雌三醇值＜10 mg/24 h尿,表示胎盘功能低下(E对,A、B、C、D错),故本题选E。

【例2505】【正确答案】B

【答案解析】雌三醇是反映胎盘功能的指标(B对,A、C、D、E错),故本题选B。

【例2506】【正确答案】D

【答案解析】①血清胎盘生乳素突然降低50%(不选A)、胎动＜10 次/12 小时(不选B)、OCT试验阳性(不选C)及NST试验无反应型(不选E)提示胎盘功能低下(不选A)。②尿雌激素/肌酐比值＞15提示胎盘功能正常(D对),故本题选D。

第5节 孕妇用药的基本原则及药物对胎儿的不良影响(暂无)

第6章 正常分娩

第1节 影响分娩的因素

【例2507】【正确答案】A

【答案解析】子宫收缩力是分娩过程中的主要产力(A对,B、C、D、E错),故本题选A。

【例2508】【正确答案】A

【答案解析】宫缩起自两侧子宫角部,以微波形式向宫底中线集中,左右对称(A对,B、C、D、E错),故本题选A。

【例2509】【正确答案】B

【答案解析】①宫缩的特点包括节律性、对称性、极性及缩复作用(不选

子宫收缩力的对称性和极性

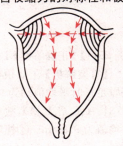

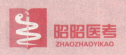
A、C、D、E)。②规律性不是正常宫缩的特点(B错)，故本题选 B。

【例 2510】【正确答案】C

【答案解析】①宫缩的特点包括节律性、对称性、极性及缩复作用。②正常宫缩起自两侧子宫角部，以微波形式扩散直至整个子宫收缩(不选 A)。宫底部收缩力最持久且最强，几乎是子宫下段的 2 倍(不选 B)。临产后子宫收缩，有使宫口逐渐开大、胎先露部逐渐下降的作用(不选 D)；宫缩达高峰时，宫体隆起变硬(不选 E)。③缩复作用是指收缩后肌纤维并不能恢复原长度(C错)，故本题选 C。

【例 2511】【正确答案】E

【答案解析】①胎儿围绕骨盆纵轴旋转，使其矢状缝与中骨盆及骨盆出口前后径相一致的动作称为内旋转。②内旋转从中骨盆开始至骨盆出口平面完成，以适应中骨盆及骨盆出口前后径大于横径的特点，有利于胎头下降。以枕左前位为例，枕先露时，胎头枕部到达骨盆底位置最低，盆底肛提肌收缩力将胎头在枕部推向阻力小、部位宽的前方，枕左前位的胎头向前旋转 45°。胎头向前、向中线旋转 45°时，后囟转至耻骨弓下。胎头于第一产程末完成内旋转动作(E 对，A、B、C、D 错)，故本题选 E。

【例 2512】【正确答案】C

【答案解析】骨盆倾斜度是指妇女站立时，骨盆入口平面与地平面所形成的角度，一般为 60°(C 对，A、B、D、E 错)，故本题选 C。若角度过大，常影响胎头衔接。

【例 2513】【正确答案】A

【答案解析】①妊娠临产时，宫颈管变短并出现轻度扩张，先形成漏斗状，逐渐短缩直至消失，成为子宫下段的一部分(A 对)，故本题选 A。②初产妇多是宫颈管先消失，宫口后扩张，经产妇宫颈管消失与宫口扩张同步进行居多(不选 B、C)。③前羊水囊形成有助于扩张宫口(不选 D)。④破膜后胎先露部直接压迫骨盆底(不选 E)。

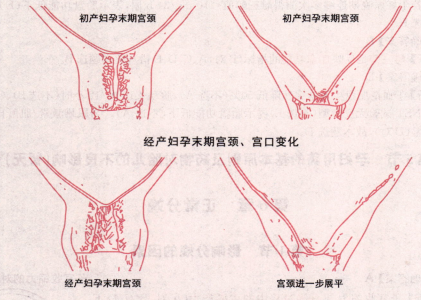

初产妇孕末期宫颈、宫口变化

初产妇孕末期宫颈　　　　　初产妇孕末期宫颈

经产妇孕末期宫颈、宫口变化

经产妇孕末期宫颈　　　　　宫颈进一步展平

第 2 节　枕先露的分娩机制

【例 2514】【正确答案】D

【答案解析】①双顶径是胎头的最大横径，为两顶骨隆突间的距离，临床用 B 型超声判断胎头大小，妊娠足月时平均值约为 9.3 cm。②枕额径又称前后径，胎头以此径衔接，妊娠足月时平均值为 11.3 cm(D 对，A、B、C、E 错)，故本题选 D。③枕下前囟径又称小斜径，胎头俯屈后以此径通过产道，妊娠足月时平均值为 9.5 cm。④枕额径又称大斜径，妊娠足月时平均值为 13.3 cm。

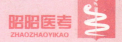

【例2515】【正确答案】C

【答案解析】双顶径用于判断胎儿成熟度。枕额径是衔接的径线。枕下前囟径是通过中骨盆平面的径线,即通过骨盆的最小径线(C对,A、B、D、E错),故本题选C。

【例2516】【正确答案】E

【答案解析】①枕下前囟径又称小斜径,胎头俯屈后以此径通过产道,妊娠足月时平均值为9.5 cm(E对,A、B、C、D错),故本题选E。②双顶径是胎头的最大横径,为两顶骨隆突间的距离,临床用以判断胎头大小,妊娠足月时平均值约为9.3 cm。③枕额径又称前后径,胎头以此径衔接,妊娠足月时平均值为11.3 cm。

【例2517】【正确答案】B

【答案解析】内旋转是胎头为适应骨盆纵轴而旋转,使矢状缝与中骨盆及骨盆出口前后径相一致,胎头于第一产程末完成内旋转动作(B对,A、C、D、E错),故本题选B。

第3节 先兆临产及临产的诊断(暂无)

第4节 分娩的临床经过及处理

【例2518】【正确答案】D

【答案解析】①从出现规律宫缩到宫口开全(10 cm)为第一产程。从宫口开全(10 cm)至胎儿娩出是第二产程(D对,A、B、C、E错),故本题选D。②胎盘娩出是第三产程。

【例2519】【正确答案】E

【答案解析】①第二产程最长为2小时。(昭昭老师速记:两个2)②第三产程最长不超过30分钟(E对,A、B、C、D错),故本题选E。

【例2520】【正确答案】E

【答案解析】①初产妇第一产程需11~12小时。②初产妇第二产程需1~2小时(E对,A、B、C、D错),故本题选E。③初产妇第三产程需5~15分钟。④昭昭老师关于产程的总结如下:

	第一产程		第二产程	第三产程
定 义	潜伏期:宫缩开始至宫口开大3 cm	活跃期:宫口开大3~10 cm	胎儿娩出	胎盘娩出
时 间	初产妇11~12小时,经产妇6~8小时	1~2小时	5~15分钟	
最 长	初产妇<24小时	2小时	30分钟	

(昭昭老师速记:第一产程两个"1",第二产程两个"2",第三产程两个"3")

【例2521】【正确答案】D

【答案解析】①正常产程中的第一产程,初产妇一般需要11~12小时,经产妇一般需要6~8小时。第一产程(规律性宫缩到宫口开大10 cm)分为潜伏期(规律性宫缩到宫口开大3 cm)和活跃期(宫口开大3~10 cm),对于初产妇而言,潜伏期一般不超过8小时,活跃期一般不超过4小时。②该患者临产4小时,现在宫口开大2 cm,其余未见异常,属于正常产程(D对),故本题选D。③胎膜早破是指在临产前出现胎膜破裂,该患者是在临产后3.5小时破膜,不属于胎膜早破(不选A)。④潜伏期超过16小时称为潜伏期延长(不选B)。⑤活跃期超过8小时称为活跃期延长(不选E)。⑥头盆不称指胎头迟迟不能入盆,可出现胎头跨耻征阳性(不选C)。

【例2522~2523】【正确答案】EE

【答案解析】①进入第二产程的标志是宫口开全,即宫口开大10 cm,此时胎膜自然破裂(E对),故例2522选E。②头位分娩时,胎膜多在宫口近开全时自然破裂(E对)。③初产妇在宫口开全,经产妇在宫口开大4 cm,且宫缩规律有力时,送入分娩室,并做好接产准备(E对),故例2523选E。

【例2524】【正确答案】D

【答案解析】①当胎头拨露使阴唇后连合紧张时,即应开始保护会阴(D对,A、B、C、E错),故本题选D。每当宫缩时应向上内方托压,同时左手应轻轻下压胎头枕部,协助胎头俯屈和使胎头缓慢下降。

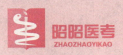
②当胎头枕部在耻骨弓下露出时,左手应按分娩机制协助胎头仰伸。胎头娩出后,挤出口鼻内的黏液和羊水,然后协助胎头复位及外旋转,使胎儿双肩径与骨盆出口前后径相一致。双肩娩出后,双手协助胎体及下肢相继以侧位娩出,并记录胎儿娩出时间。

第7章　正常产褥

第1节　产褥期母体变化

【例2525】【正确答案】D

　　【答案解析】胎盘、胎膜从蜕膜海绵层分离娩出后,遗留的蜕膜因白细胞浸润而分为两层,表层发生变性、坏死、脱落,随后恶露自阴道排出;深层即近肌层的子宫内膜基底层逐渐再生的功能层,整个子宫的新内膜缓慢修复,约于产后第3周,除胎盘附着部位外,宫腔表面均由新生内膜修复。胎盘附着部位全部修复需至产后6周(D对,A、B、C、E错),故本题选D。

【例2526】【正确答案】B

　　【答案解析】①产褥期,2~3周血容量恢复至未孕状态。②4周宫颈恢复至未孕状态(B对),故本题选B。③血性恶露持续时间是3~4天,后转为浆液恶露(不选C)。④24小时体温不超过38℃(不选D)。⑤产后第1天宫底平脐(不选E)。

【例2527】【正确答案】C

　　【答案解析】①产褥早期为高凝状态,红细胞及血红蛋白逐渐增多(C对),故本题选C。②产褥早期血液转为高凝状态(不选A);白细胞总数较高(不选D),血小板增多(不选E),红细胞沉降率于产后3~4周恢复正常(不选B)。

第2节　产褥期临床表现

【例2528】【正确答案】B

　　【答案解析】产后脉搏一般较慢(不选A),产后第一天子宫略上升至肚脐水平(B对),血性恶露持续时间为3~4天(不选C),产后呼吸不会出现浅快(不选D),产后24小时内体温不超过38℃属正常(不选E),故本题选B。

【例2529】【正确答案】C

　　【答案解析】①恶露有血腥味,一般持续4~6周(C对),故本题选C。②血性恶露持续时间是3~4天(不选D),浆液恶露持续时间是10天(不选B)。③白色恶露含有大量白细胞、蜕膜及细菌(不选A)。④血性恶露含有坏死蜕膜和大量红细胞(不选E)。

第3节　产褥期处理及保健(暂无)

第4节　母乳喂养(暂无)

第8章　病理妊娠

第1节　流　产

【例2530】【正确答案】A

　　【答案解析】妊娠不足28周、胎儿体重不足1000g而终止妊娠称为流产(A对,B、C、D、E错),故本题选A。

【例2531】【正确答案】A

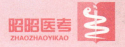

【答案解析】不全流产是指胎盘部分排出，易导致宫内出血，造成失血性休克（A对，B、C、D、E错），故本题选A。

【例2532】【正确答案】B

【答案解析】①停经后阴道流血是流产的主要表现。该患者宫颈口已开，故考虑难免流产（B对），故本题选B。（昭昭老师速记：先兆流产和难免流产是最常见的考点）②先兆流产特点是宫口闭合，停经周数与子宫大小相符（不选A）。③不全流产的特点是宫口已开，可见胚胎组织或胚囊阻塞于宫颈口内，子宫大小＜停经周数（不选C）。④完全流产的特点是宫口已闭，子宫大小与孕周相符（不选D）。⑤功能失调性子宫出血的特点是月经周期的改变及月经量的改变（不选E）。

【例2533】【正确答案】B

【答案解析】①停经后阴道流血是流产的主要表现。该患者目前宫口关闭，子宫大小与孕周相符，为先兆流产（B对），故本题选B。②难免流产的特点是宫口已开，有时发现胚胎组织或胚囊阻塞于宫颈口内，子宫大小与停经周数基本相符或略小（不选A）。③不全流产的特点是宫口已开，可见胚胎组织或胚囊阻塞于宫颈口内，子宫大小＜停经周数（不选C）。④完全流产是指胚胎完全排出，子宫恢复正常大小（不选D）。⑤习惯性流产是指流产≥3次以上（不选E）。

【例2534】【正确答案】C

【答案解析】①青年女性，有停经史，阴道流血，考虑流产，首选的检查是B型超声（C对），故本题选C。②腹部CT多用于妇科肿瘤的检查（不选A）。③多普勒超声为D型超声诊断仪，是利用多普勒效应原理对运动的脏器和血流进行检测的仪器（不选B）。④诊断性刮宫多用于子宫内膜癌（不选D）。⑤黄体酮的测定有助于判断正常妊娠胚胎的发育情况，如果黄体酮小于5 ng/mL，应考虑宫内妊娠流产（不选E）。

【例2535】【正确答案】D

【答案解析】①妇科检查发现宫口闭合，且子宫大小（8周大）明显小于停经周数（3个月），诊断为稽留流产。稽留流产又称过期流产，指已经死亡的胚胎或胎儿滞留宫腔内未能及时自然排出（D对），故本题选D。②完全流产是指胚胎完全排出，子宫恢复正常大小（不选A）。③难免流产的特点是宫口已开，有时发现胚胎组织或胚囊阻塞于宫颈口内，子宫大小与停经周数基本相符或略小（不选B）。④流产感染指流产过程过长，有组织残留在宫腔内，常合并厌氧菌及需氧菌的混合感染，严重感染者可扩展到盆腔、腹腔甚至全身（不选C）。⑤先兆流产的特点是宫口闭合，停经周数与子宫大小相符（不选E）。

【例2536】【正确答案】D

【答案解析】①对于稽留流产处理较困难，因为胎盘组织机化，与子宫壁紧密粘连，致使刮宫困难，晚期流产稽留时间过长可能发生凝血障碍，导致弥散性血管内凝血，造成严重出血，故处理前应检查血常规、血小板计数及凝血功能，并做好输血准备。若凝血功能正常，先口服炔雌醇，可提高子宫肌对催产素的敏感性。②子宫＜12孕周，可行刮宫术（D对），故本题选D；子宫＞12孕周，可使用米非司酮加米索前列醇（不选E），或静脉滴注催产素（不选C），促使胎儿、胎盘排出。③抗感染治疗（不选A）及保胎治疗（不选B）为一般对症治疗。

【例2537】【正确答案】D

【答案解析】B超检查是妇科检查中最简单、最常见和有价值的检查手段（D对），故本题选D。

【例2538】【正确答案】B

【答案解析】①青年女性，已婚，有明确的停经史和阴道流血，初步诊断为流产。首选的辅助检查是B超，可以根据妊娠囊的形态，有无胎心搏动，确定胎儿是否存活，并用以指导正确的治疗方法（B对），故本题选B。②尿妊娠试验对诊断流产有价值，多采用各种敏感的方法连续检测血HCG水平，正常妊娠6～8周时，其值每日以66%的速度增长，若48小时增长速度小于66%，提示妊娠预后不良（不选A）。③胎心监测，正常胎心率为110～160次/分，如果胎心率低于110次/分，或者高于160次/分，提示胎儿可能发生宫内窘迫（不选C）。④胎盘功能检查测定24小时尿E3值，并动态连续观察，若急骤减少30%～40%，或于妊娠末期连续多次测定24小时尿E3值在10 mg以下者，表示胎儿胎盘功能减退（不选D）。⑤黄体酮的测定有助于判断正常妊娠胚胎的发育情况，如果黄体酮小于5 ng/mL，应考虑宫内妊娠流产（不选E）。

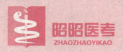

第2节　早　产

【例2539】【正确答案】A

【答案解析】①体格检查提示宫口开大，宫颈管消失，属于分娩的表现，结合患者妊娠32周（满28周不满37周），诊断为先兆早产（A对，D错），故本题选A。②前置胎盘表现为无痛性阴道流血（不选B）。③胎盘早剥表现为腹痛和阴道流血，但不会有宫口开大、宫颈管消失的表现（不选E）。④流产主要是指孕周<28周患者出现腹痛及阴道流血（不选C）。

【例2540】【正确答案】E

【答案解析】①先兆早产主要的治疗是预防早产、防止宫缩，使用抑制宫缩的药物，如肾上腺素能受体激动剂等。此时禁用催产素，因其可导致早产加重（E错），故本题选E。②先兆早产患者可使用少量镇静剂（不选A）、沙丁胺醇（不选B）及静脉滴注硫酸镁（不选C）。③先兆早产患者采用左侧卧位（不选D）。

【例2541】【正确答案】A

【答案解析】患者目前妊娠32周，应给予糖皮质激素促进肺成熟，即用倍他米松（A对，B、C、D、E错），故本题选A。

第3节　过期妊娠

【例2542】【正确答案】A

【答案解析】①头盆不称（不选B）、巨大胎儿（不选C）、雌、孕激素失调（不选D）及胎盘缺硫酸脂酶（不选E）不是过期妊娠的主要病因。②羊水过多容易导致早产，与过期妊娠无关（A错），故本题选A。

第4节　异位妊娠

【例2543】【正确答案】B

【答案解析】①异位妊娠的经典体征是子宫一侧有触痛包块（不选E）、宫颈举痛（不选C）、子宫漂浮感（不选D）、阴道后穹饱满（不选A）。②异位妊娠破裂，出血易积聚在直肠子宫陷凹，无触痛结节（B错），故本题选B。有触痛结节的典型疾病是子宫内膜异位症。

【例2544】【正确答案】E

【答案解析】①阴道出血伴腹痛，考虑为先兆流产或异位妊娠，病理检查未见绒毛，考虑为异位妊娠（E对），故本题选E。②闭经表现为患者月经停止（不选A）。③先兆流产表现为孕28周内腹痛及阴道流血（不选B）。④月经（不选D）及月经不调（不选E）不会出现蜕膜组织。

【例2545～2546】【正确答案】CA

【答案解析】①最易与输卵管妊娠破裂相混淆的疾病是卵巢黄体破裂。卵巢黄体破裂是指在黄体的发育过程中，破坏了卵巢表面的小血管，于是黄体内部出血，导致内压增加，引起破裂。严重时可造成大量腹腔内出血，即为卵巢破裂（C对），故例2545选C。②最易与陈旧性宫外孕相混淆的疾病是输卵管卵巢囊肿。输卵管卵巢囊肿是附件囊肿的一种，多由炎症刺激引起输卵管卵巢囊肿的症状（A对），故例2546选A。

【例2547】【正确答案】A

【答案解析】①患者有停经史，突发腹痛，有腹膜刺激征，最可能是异位妊娠破裂（A对），故本题选A。②肠结核表现为低热、盗汗及腹泻、便秘相交替（不选B）。③急性输卵管炎及急性肠炎不是医师考试范畴（不选C，D）。④胃溃疡穿孔表现为突发腹痛，出现腹膜刺激征，但无阴道后穹饱满等体征（不选E）。

【例2548】【正确答案】C

【答案解析】①阴道后穹穿刺操作简单，诊断比较可靠，可抽出血性液体（C对），故本题选C。②血常规（不选A）及粪常规（不选D）为一般性检查。③B型超声可发现胚胎，但是不是最可靠的检查（不选B）。④结核菌素试验用于辅助诊断肺结核（不选E）。

【例2549】【正确答案】D

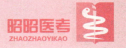

【答案解析】患者腹膜刺激征明显,提示妊娠破裂,应剖腹探查进行止血(D对,A、B、C、E错),故本题选 D。

【例 2550】【正确答案】E

【答案解析】①根据病史及患者的体征,可明确诊断为异位妊娠破裂。②首选措施是腹腔镜手术治疗(E对,A、B、C、D错),故本题选 E。

【例 2551】【正确答案】E

【答案解析】①青年女性,已婚,右下腹剧痛,目前出现休克表现,妇科检查发现宫颈举痛及不规则包块,考虑异位妊娠,即输卵管妊娠破裂出血(E对),故本题选 E。②卵巢脓肿蒂扭转多有发热及突发下腹痛(不选 A)。③卵巢子宫内膜异位囊肿破裂多有子宫内膜异位症的表现,多有继发性痛经,进行性加重(不选 B)。④滤泡囊肿是由于卵泡上皮变性、卵泡壁结缔组织增生变厚、卵细胞死亡、卵泡液未被吸收或者增多而形成(不选 C)。⑤卵巢在排卵后形成黄体,正常成熟黄体直径 2~3 cm。若黄体腔内有大量积液,直径超过 3 cm 以上者则称黄体囊肿,囊肿破裂后,有贫血貌、脉率快、血压下降等表现(不选 D)。

【例 2552】【正确答案】B

【答案解析】①异位妊娠破裂后,多导致大出血,腹腔内大量出血会导致阴道后穹饱满,诊断此病最简单可靠的方法是阴道后穹穿刺抽血,如果抽出不凝血,说明患者异位妊娠发生破裂出血(B对),故本题B。②腹部 CT、X 线检查一般不用于异位妊娠的诊断(不选 A、C)。③宫腔镜是妇科出血性疾病和宫内病变的首选检查方法(不选 D)。④腹腔镜是诊断异位妊娠的金标准(不选 E)。

【例 2553】【正确答案】C

【答案解析】①该患者目前诊断为输卵管妊娠同时合并休克,故首选的治疗方法应是抗休克的同时手术治疗(C对),故本题选 C。②异位妊娠全身用药首选甲氨蝶呤(MTX),适应证为输卵管妊娠未发生破裂;妊娠囊直径≤4 cm,血 HCG<2 000 IU/L(不选 B)。③口服止血药物、对症治疗观察等只会延误病情,导致休克加重,甚至死亡(不选 A、E)。④中医治疗方案一般不作为西医考试的考点(不选 D)。

第5节 妊娠期高血压疾病

【例 2554】【正确答案】D

【答案解析】①发生妊娠期高血压疾病子痫前期的高位因素包括孕妇年龄在 40 岁以上、多胎妊娠(不选 A)、糖尿病(不选 B)、慢性肾炎、肥胖、营养不良(不选 E)、羊水过多(不选 C)、子痫前期的家族史等。②前置胎盘是指妊娠 28 周后,若胎盘附着于子宫下段、下缘达到或超过、覆盖宫颈内口,位置低于胎先露部分,称为前置胎盘,与子痫前期无明显关系(D错),故本题选 D。

【例 2555】【正确答案】B

【答案解析】脑出血是子痫发作时最主要的病理改变之一,是导致孕妇死亡的直接原因(B对,A、C、D、E错),故本题选 B。

【例 2556】【正确答案】B

【答案解析】收缩压小于 160 mmHg,尿蛋白 0.5,故属于轻度子痫前期(B对,A、C、D、E错),故本题选 B。

【例 2557】【正确答案】A

【答案解析】患者妊娠期间出现抽搐,故应诊断为子痫(A对,B、C、D、E错),故本题选 A。

【例 2558】【正确答案】D

【答案解析】①子痫抽搐时由于过度呼吸,代偿性地呼出二氧化碳增多,导致二氧化碳结合力降低(D错),故本题选 D。②重度先兆子痫患者,肾脏的高灌注导致肾功能恶化,出现尿酸增高(不选 A)、尿素氮增高(不选 B)。③血浆蛋白降低(不选 C)及血小板计数降低(不选 E)。

【例 2559】【正确答案】B

【答案解析】①初孕妇,妊娠 38 周,头痛伴视物不清,考虑妊娠期高血压引发的小血管痉挛所致,故初步诊断为妊娠期高血压疾病。②首先应查看患者血压水平,若收缩压≥140 mmHg 和(或)舒张压≥90 mmHg,要考虑妊娠期高血压;若收缩压≥160 mmHg 和(或)舒张压≥110 mmHg,要考虑重度子痫前

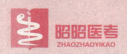

期。因此血压水平可反映妊娠期高血压的程度(不选 A)。尿蛋白≥0.3 g/d 考虑轻度子痫前期,尿蛋白≥5.0 g/d 考虑重度子痫前期,因此尿蛋白水平也可反映妊娠期高血压的严重程度(不选 E)。此外,眼底检查、凝血功能检查及 B 超检查对于妊娠期高血压都有一定的价值(不选 C)。③患者出现持续性头痛或上腹痛,要考虑重度子痫前期;出现抽搐,要考虑子痫。因此临床症状也是区分疾病严重程度的一个标准(不选 D)。④水肿程度与妊娠期高血压的关系不大(B 错),故本题选 B。

【例 2560】【正确答案】D

　　【答案解析】①妊娠期高血压病的一般治疗原则中,应保证充足的蛋白质和热量,不建议限制食盐的摄入(D 错),故本题选 D。②A、B、C、E 四个选项描述是正确的。

【例 2561】【正确答案】E

　　【答案解析】①患者收缩压达 160 mmHg,提示重度子痫前期。现妊娠 37 周,有 1 天无胎动,且 OCT 呈频繁晚期减速,提示胎儿宫内窘迫,应在控制血压的基础上立刻终止妊娠(E 对,A、B、C、D 错),故本题选 E。②如果患者为妊娠 34 周,则需要积极控制血压 24~48 小时,待促进胎儿肺成熟后再终止妊娠。

【例 2562】【正确答案】C

　　【答案解析】患者出现抽搐,提示子痫,一般待子痫控制稳定 2 小时后终止妊娠(C 对,A、B、D、E 错),故本题选 C。

【例 2563】【正确答案】B

　　【答案解析】①妊娠 37 周余,患者出现头痛、呕吐、血压升高,考虑妊娠期高血压,血压超过 160/110 mmHg,故诊断为重度子痫前期。②重度子痫前期容易发展为子痫,结合此时胎儿基本正常,所以应静脉滴注硫酸镁及快速静脉滴注甘露醇,以降压及预防子痫(B 对,A、C、D、E 错),故本题选 B。③如果胎儿伴有宫内窘迫,答案应为积极进行药物治疗,2 小时内终止妊娠。

【例 2564】【正确答案】A

　　【答案解析】①初产妇,妊娠 38 周,出现头痛,血压高,考虑初步诊断为妊娠期高血压。该患者血压 166/122 mmHg,且 24 小时尿蛋白 5 g,故考虑诊断为重度子痫前期。②重度子痫前期首选治疗是硫酸镁静脉注射,并争取在 24~48 小时内终止妊娠(A 对,B、C、D、E 错),故本题选 A。

第 6 节　妊娠呕吐(暂无)

第 7 节　胎盘早剥

【例 2565】【正确答案】A

　　【答案解析】胎盘早剥的病理变化是底蜕膜出血并形成血肿,使胎盘从附着处分离(A 对,B、C、D、E 错),故本题选 A。

【例 2566】【正确答案】E

　　【答案解析】①胎盘早剥患者查体可见子宫硬如板状,宫缩间歇时不能松弛,胎位触诊不清,胎心消失。②胎盘早剥患者的胎盘早剥休克程度与阴道淤血量不成正比(E 对,A、B、C、D 错),故本题选 E。

【例 2567】【正确答案】E

　　【答案解析】①胎盘早剥的特点是剧烈腹痛后,阴道流血(不选 A),阴道出血量与全身症状不成正比(不选 B)。胎盘早剥患者表现为宫底升高(不选 C),因为腹痛,子宫呈板状(不选 D)。②胎盘早剥的特点是腹痛和阴道流血(E 错),故本题选 E,无痛性的阴道流血是前置胎盘的症状。

【例 2568】【正确答案】B

　　【答案解析】①初孕妇,头痛,视物不清,符合妊娠期高血压的典型表现,故初步诊断为妊娠期高血压。妊娠期高血压是胎盘早剥的重要因素和发病原因之一。患者目前腹痛,且出现宫体变硬,考虑胎盘早剥(B 对),故本题选 B。②先兆早产妇科检查会出现宫颈口扩张及宫颈管消失(不选 A)。③急性阑尾炎往往表现为转移性右下腹痛,麦氏点压痛(不选 C)。④前置胎盘的典型表现为无痛性阴道流血(不选 D)。⑤先兆子宫破裂的四个典型表现为子宫强制性收缩、病理性缩复环、血尿及胎心不清(不选 E)。

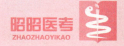

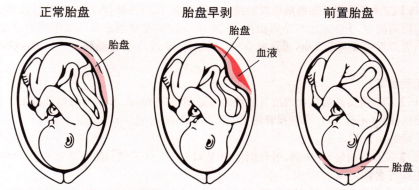

正常胎盘　　　　　胎盘早剥　　　　　前置胎盘

胎盘　血液

胎盘

胎盘

【例 2569】【正确答案】B

【答案解析】①胎盘早剥表现为腹痛合并阴道流血(不选 D)。②Ⅲ度胎盘早剥剥离面超过胎盘面积的 1/2(不选 C),临床表现较Ⅱ度加重,可出现恶心、呕吐、面色苍白、四肢湿冷、脉搏细数、血压下降等休克症状,且休克程度大多与母血丢失成比例(不选 A)。③腹部查体见子宫硬如板状,宫缩间歇期时不能松弛,胎位触诊不清,胎心消失(不选 E)。④胎盘早剥可导致凝血功能障碍,剥离面的胎盘绒毛及蜕膜中释放大量组织凝血活酶,进入母体循环,激活凝血系统,导致血栓(B 对),故本题选 B。

【例 2570】【正确答案】A

【答案解析】胎盘早剥查体发现子宫较硬、有压痛,且在宫缩间歇期不能完全松弛(A 对,B、C、D、E 错),故本题选 A。

【例 2571】【正确答案】B

【答案解析】①高血压病史＋腹痛＋阴道流血→胎盘早剥。②对于胎盘早剥最有价值的检查是 B 超(B 对,A、C、D、E 错),故本题选 B。

【例 2572】【正确答案】D

【答案解析】妊娠期高血压是胎盘早剥的重要因素和发病原因之一。患者目前腹痛合并阴道流血(D 对,A、B、C、E 错),故本题选 D。

第 8 节　前置胎盘

【例 2573】【正确答案】E

【答案解析】①前置胎盘的发病原因包括子宫内膜病变或损伤(多次刮宫、子宫内膜炎、产褥感染、剖宫产、多孕产次等)、胎盘异常(胎盘面积过大)、受精卵滋养层发育迟缓(受精卵到达子宫腔后,滋养层尚未发育到可以着床的阶段,继续下移,着床于子宫下段而发育为前置胎盘)等(不选 A、B、C、D)。②初产妇或经产妇不是前置胎盘的致病因素(E 错),故本题选 E。

【例 2574】【正确答案】E

【答案解析】①无痛性反复阴道出血是前置胎盘出血的特点(E 对,A、B、C、D 错),故本题选 E。②有痛性阴道流血及阴道流血量与贫血程度不成正比是胎盘早剥的典型表现。

【例 2575】【正确答案】B

【答案解析】①孕妇妊娠晚期突然发生无痛性反复阴道出血,首先怀疑前置胎盘(B 对),故本题选 B。②早产多表现为宫颈口扩张,宫颈管缩短(不选 A)。③胎盘早剥多表现为腹痛＋阴道流血(不选 C)。④宫颈息肉是慢性宫颈炎的一种表现(不选 D)。⑤子宫颈癌的典型表现是接触性出血(不选 E)。

【例 2576】【正确答案】C

【答案解析】前置胎盘首选 B 超检查(C 对,A、B、D、E 错),故本题选 C。

【例 2577】【正确答案】D

【答案解析】前置胎盘的孕妇不适宜做肛诊,易加重出血症状(D 对,A、B、C、E 错),故本题选 D。

【例 2578】【正确答案】A

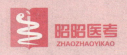

【答案解析】①无痛性阴道出血是前置胎盘的典型表现,故可诊断(A 对),故本题选 A。②先兆流产表现为腹痛与阴道流血,子宫大小与孕周相符(不选 B)。③胎盘早剥表现为腹痛及阴道流血(不选 C)。④难免流产表现为腹痛及阴道流血,子宫大小与孕周相符(不选 D)。⑤胎膜早破是指在临产前胎膜自然破裂(不选 E)。

【例 2579】【正确答案】B

【答案解析】①前置胎盘的贫血程度与阴道流血量相符(B 对,A、E 错),故本题选 B。②前置胎盘出血量一般不导致休克(不选 C)。③宫颈管消失为早产的表现(不选 D)。

【例 2580】【正确答案】B

【答案解析】患者目前妊娠 37 周,可行剖宫产(B 对,A、C、D、E 错),故本题选 B。

【例 2581】【正确答案】B

【答案解析】①前置胎盘如果是边缘性、枕先露可考虑经阴道分娩(B 对,A、C、D、E 错),故本题选 B。②完全及部分性前置胎盘不宜经阴道分娩。

【例 2582】【正确答案】B

【答案解析】①妊娠 28 周左右多为中央性前置胎盘,而妊娠 37～40 周多为边缘性前置胎盘。②此患者妊娠 29 周,故中央性前置胎盘的可能性更大(B 对,A、C、D、E 错),故本题选 B。

【例 2583】【正确答案】C

【答案解析】前置胎盘最好的检查方法是 B 超(C 对,A、B、D、E 错),故本题选 C。

【例 2584】【正确答案】C

【答案解析】①治疗严禁直接阴道检查,因其可能会刺激子宫,加重出血(C 错),故本题选 C。②前置胎盘出血停止可期待治疗(不选 A)。③卧床休息,应用宫缩抑制剂(不选 B)及输液备血(不选 D)及继续流血为对症治疗。④患者目前无剖宫产指征,故不应行剖宫产术(不选 E)。

第 9 节　双胎妊娠

【例 2585】【正确答案】B

【答案解析】①双胎妊娠分娩期容易发生宫缩乏力、难产和产后大出血(B 对),故本题选 B。②脐带脱垂(不选 A)、产程延长,产后出血、产褥感染(不选 C)、胎头交锁(不选 D)及胎膜早破(不选 E)的发生率较低。

第 10 节　巨大胎儿(暂无)

第 11 节　胎儿生长受限

【例 2586】【正确答案】E

【答案解析】①导致胎儿生长受限最主要的病因是孕妇因素和胎儿因素,孕妇因素包括妊娠合并症,如重度子痫前期(E 对),故本题选 E。②前置胎盘和胎盘早剥主要导致阴道异常流血,引起流产等,与胎儿生长受限无关(不选 A、B)。③臀先露为胎位异常中的一种,可导致难产,与胎儿生长受限无关(不选 C)。④高龄初产妇也非胎儿受限的最主要病因(不选 D)。

第 12 节　死胎(暂无)

第 13 节　胎膜早破

【例 2587】【正确答案】A

【答案解析】①导致胎膜早破的因素很多,常是很多因素相互作用的结果,如生殖道感染(不选 C)、羊膜腔压力增高(不选 E)、胎膜受力不均(不选 D)、营养因素如维生素 C、锌及铜缺乏导致胎膜抗张能力下降(不选 B),引起胎膜早破;细胞因子 IL 6、IL 8、TNF α升高,可激活溶酶体酶,破坏羊膜组织导致胎膜早

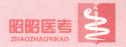

破;羊膜穿刺不当、人工剥膜、妊娠晚期性生活频繁均有可能导致胎膜早破。②胎膜早破病因与钙离子缺乏无关(A错),故本题选A。

【例2588】【正确答案】E

【答案解析】①初孕妇,患者表现为阴道流液,但无腹痛,胎心率正常,故诊断为胎膜早破。②一般在破膜后12小时内自然临产,若12小时内未临产,可予以药物引产(E对,A、B、C、D错),故本题选E。

第14节 胎儿窘迫

【例2589】【正确答案】E

【答案解析】①急性胎儿窘迫的指标包括胎心率异常(正常110～160次/分)(不选A)、胎动减少(<6次/2小时)(不选B)、羊水污染(不选C)、胎盘功能减退(不选D)、胎儿头皮血pH<7.20(E错),提示胎儿酸中毒、宫内窘迫,故本题选E。②慢性胎儿窘迫的指标包括胎动减少或消失,产前胎儿电子监护异常,脐动脉多普勒超声血流异常,胎儿生理物理评分≤4分提示胎儿窘迫,6分为可疑缺氧。

第9章 妊娠合并症

第1节 妊娠合并心脏病

【例2590】【正确答案】A

【答案解析】风湿性心脏病是以往妊娠合并心脏病中最常见的类型,但近年来由于风湿热已得到积极和彻底的治疗,妊娠合并风湿性心脏病患者已明显减少,退居第二位。与此同时,由于先天性心脏病诊断技术的提高和心脏手术的改善,妊娠合并先天性心脏病已跃居首位(A对,B、C、D、E错),故本题选A。

【例2591】【正确答案】B

【答案解析】①对于妊娠早期心脏病孕妇能否继续妊娠,最主要的判定依据是心功能分级(B对,A、C、D、E错),故本题选B。②心功能分级为Ⅲ级、Ⅳ级者不宜妊娠。

【例2592】【正确答案】B

【答案解析】①心功能Ⅲ级者不宜妊娠,该产妇已孕38周,应行剖宫产术(B对,A、C、D、E错),故本题选B。②凡不宜妊娠的心脏病孕妇,应在妊娠12周前行人工流产。③妊娠超过12周时,终止妊娠需行较复杂的手术,其危险性不低于继续妊娠和分娩,因此应密切监护,积极防治心衰。

【例2593】【正确答案】A

【答案解析】①心脏病产妇,胎儿娩出后,产妇腹部放置沙袋,以防腹压骤降而诱发心力衰竭(A对,B、C、D、E错),故本题选A。②防止产后出血过多而加重心肌缺血,诱发先天性心脏病,出现发绀,加重心力衰竭,可静脉或肌内注射催产素10～20 U,禁用麦角新碱,以防静脉压增高。③不宜再妊娠者,可在产后1周行绝育术。

【例2594】【正确答案】E

【答案解析】①患者为初孕妇,有心衰病史。妊娠合并心脏病如果有以下表现可考虑为早期心力衰竭:轻微活动后出现胸闷、心悸、气短等;休息时心率>110次/分,呼吸频率>20次/分;夜间常因胸闷而坐起呼吸;肺底部出现持续性湿啰音,咳嗽后不消失。该病例中,患者心率已经达到110次/分,诊断为妊娠合并早期心力衰竭,已不适合妊娠,应及时终止妊娠。②终止妊娠主要根据孕周来选择不同的方法,小于7周首选药物流产,7～10周首选负压吸引术,大于10周首选钳刮术。该患者目前妊娠9周,应选择终止妊娠＋负压吸引术(E对,A、B、C、D错),故本题选E。

第2节 妊娠合并急性病毒性肝炎

【例2595】【正确答案】E

【答案解析】孕产妇死亡率最高的是产后出血,约占孕妇死亡率的70%以上,其次为妊娠期高血压

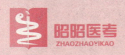

死亡率较低的是妊娠合并肝炎(E 对,A、B、C、D 错),故本题选 E。

【例 2596】【正确答案】E

　　【答案解析】患者感觉乏力,呕吐,巩膜发黄,考虑妊娠合并重型肝炎的可能性大(E 对,A、B、C、D 错),故本题选 E。

【例 2597】【正确答案】D

　　【答案解析】妊娠合并重型肝炎应做肝炎病毒抗原抗体七项检查(D 对,A、B、C、E 错),故本题选 D。

【例 2598】【正确答案】A

　　【答案解析】孕期与非孕期治疗相同,应立即隔离进行保肝治疗(A 对,B、C、D、E 错),故本题选 A。

第 3 节　妊娠合并糖尿病(暂无)

第 10 章　遗传咨询、产前筛查、诊断(暂无)

第 11 章　异常分娩

第 1 节　产力异常

【例 2599】【正确答案】A

　　【答案解析】①孕妇已胎头拨露,胎位正常。产妇进入第二产程 1 小时,宫缩应持续 1 分钟以上,间歇 1~2 分钟,此孕妇宫缩较弱,但协调,不存在高张性宫缩乏力,故应诊断为协调性宫缩乏力(A 对,B 错),故本题选 A。②阴道检查无异常提示不存在骨产道异常、胎位异常(不选 C、D)。③胎心率 154 次/分,正常,不存在胎儿窘迫(不选 E)。

【例 2600~2601】【正确答案】BA

　　【答案解析】①协调性子宫收缩乏力时应采取静脉滴注催产素以加强宫缩(B 对),故例 2600 选 B。②不协调性子宫收缩乏力时应采取肌内注射哌替啶,将不协调性子宫收缩改为协调性子宫收缩,然后按照协调性子宫收缩乏力进行处理(A 对),故例 2601 选 A。

【例 2602】【正确答案】D

　　【答案解析】潜伏期超过 20 小时则为潜伏期延长(D 对,A、B、C、E 错),故本题选 D。

【例 2603】【正确答案】A

　　【答案解析】第一产程:宫缩开始至宫口开大 10 cm,最长不超过 24 小时,目前患者 12 小时开大到 7 cm,胎心率 140 次/分,正常,胎头 S+1,说明已经入盆,不存在头盆不称,故所有指标良好,无需干预,只需等待(A 对,B、C、D、E 错),故本题选 A。

【例 2604】【正确答案】A

　　【答案解析】根据题述,骨盆不小即正常,胎位正常,胎心好,胎儿体重正常,第一产程宫缩 7 小时,宫口开大 4 cm(第一产程最长可至 24 小时),产程正常,故不需要干涉产程(A 对,B、C、D、E 错),故本题选 A。

【例 2605~2606】【正确答案】DB

　　【答案解析】①该孕妇心衰已经治疗,胎心率正常,故严密监护下继续妊娠即可(D 对),故例 2605 选 D。②宫口开大到 5 cm,胎膜未破,故首选人工破膜,加快产程(B 对),故例 2606 选 B。

【例 2607】【正确答案】A

　　【答案解析】潜伏期一般为 8 小时,活跃期一般为 4 小时,共计 12 小时,本例中孕妇已宫缩 12 小时,羊膜囊完整,故此时应该破膜以加快产程(人工破膜适用于宫口开大到 3 cm 以上的产妇)(A 对,B、C、D、E 错),故本题选 A。

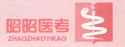

【例2608】【正确答案】C

【答案解析】由题干可知产妇足月,宫缩规律,胎位、胎心和胎儿体重也在正常范围内,产力、产道、胎儿均无异常,故严密观察产程,等待自然分娩即可(C对,A、B、D、E错),故本题选C。

【例2609】【正确答案】C

【答案解析】①活跃期出现协调性宫缩乏力,可静脉滴注催产素加强宫缩(C对,A、B、D、E错),故本题选C。②有以下情况时应慎用或禁用催产素:头盆不称,巨大胎儿,胎位异常,如横位、额位、高直后位等,前置胎盘,早产(可使新生儿高胆红素血症增加),子宫过度膨胀(双胎、羊水过多等),胎儿窘迫,高龄初产妇(35岁以上),有子宫或子宫颈手术史(如剖宫产、子宫肌瘤剔除术、子宫颈修补术)。

【例2610】【正确答案】B

【答案解析】患者为高龄初产妇,规律宫缩12小时,阴道流出黄绿色羊水,羊水污染,胎心率100次/分,提示胎儿缺氧严重,可能随时胎死宫内,故最佳处理是吸氧的同时准备手术终止妊娠(B对,A、C、D、E错),故本题选B。

【例2611】【正确答案】C

【答案解析】①人工破膜适用于分娩进入活跃期的孕妇,即宫口≥3 cm,枕先露(C对,A、B、D、E错),故本题选C。②肩先露、足先露、臀先露者一般不能自行分娩,往往需要剖宫产。

【例2612】【正确答案】A

【答案解析】①根据题述,产程中可见子宫收缩,但收缩的极性错误,正常应为子宫角收缩最强,向下逐渐递减,而此患者为子宫下段收缩最强,故应诊断为不协调性子宫收缩乏力(A对,不选B),故本题选A。②骨盆狭窄和胎位不正,主要表现为不能衔接入盆,而本例已入盆(不选C、D)。③正常分娩在临产10小时后一般已进入活跃期,表现为规律宫缩,每次宫缩持续40~60秒,间歇3~4分钟,宫底宫缩最强,下段最弱(不选E)。

【例2613】【正确答案】B

【答案解析】出现不协调性子宫收缩乏力最常见的原因是头盆不称(B对,A、C、D、E错),故本题选B。

【例2614】【正确答案】C

【答案解析】①治疗不协调性子宫收缩乏力首选盐酸哌替啶,即杜冷丁,纠正收缩节律(C对,E错),故本题选C。②在不协调性宫缩乏力恢复为协调性之前,严禁使用缩宫素和行人工破膜,否则加快产程可导致子宫破裂(不选A、D)。③只有经上述处理,不协调性宫缩未能得到纠正,或伴有胎儿窘迫征象,或伴头盆不称才行剖宫产术(不选B)。

第2节 产道异常

【例2615】【正确答案】C

【答案解析】①骨盆入口前后径为耻骨联合上缘中点至骶骨上缘正中间的距离,正常值平均11 cm(C对),故本题选C。②髂棘间径正常值23~26 cm(不选A);骶耻外径18~20 cm(不选B)。③坐骨棘间径也称中骨盆横径,指两坐骨棘间的距离,正常值平均10 cm(不选D)。④坐骨结节间径为两坐骨结节内缘的距离,正常值平均9 cm,出口后矢状径为骶尾关节至坐骨结节间径中点间的距离,正常值平均8.5 cm(不选E)。

【例2616】【正确答案】A

【答案解析】①骶耻外径正常值为18~20 cm,髂棘间径正常值为23~26 cm(不选B),髂嵴间径正常值为25~28 cm(不选C),坐骨棘间径正常值为8.5~9.5 cm(不选D),坐骨结节间径为两坐骨结节内缘的距离,正常值平均9 cm(不选E)。②根据题干所述"肛查宫口开大2 cm,胎头未衔接",说明骨盆入口平面小(A对),故本题选A。

【例2617】【正确答案】A

【答案解析】①骶耻外径的平均径线是18~20 cm,患者为15.5 cm<20 cm,故诊断为骨盆入口过小,属于剖宫产的绝对指征(A对),故本题选A。②枕后位、持续性臀后位、部分性前置胎盘、完全臀先露可

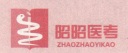

以试行阴道分娩,不属于剖宫产绝对指征(不选 B、C、D、E)。

【例 2618】【正确答案】B

【答案解析】①中骨盆平面狭窄时,胎头俯屈及内旋转受阻,易发生持续性枕横位或枕后位。中骨盆平面的两条径线:中骨盆前后径指耻骨联合下缘中点通过两侧坐骨棘连线中点至骶骨下端间的距离,正常值平均 11.5 cm;中骨盆横径也称坐骨棘间径,指两坐骨棘间的距离,正常值平均 10 cm(B 对),故本题选 B。②骶耻外径 18～20 cm(不选 A)。③坐骨结节间径为两坐骨结节内缘的距离,正常值平均 9 cm(不选 D)。④髂嵴间径是测量两髂嵴外缘最宽的距离,正常值为 25～28 cm(不选 C)。⑤髂棘间径是测量两髂前上棘外缘的距离,正常值为 23～26 cm(不选 A)。

【例 2619】【正确答案】D

【答案解析】①骨盆外测量中,髂棘间径正常值为 23～26 cm,髂嵴间径正常值为 25～28 cm,骶耻外径正常值为 18～20 cm,坐骨结节间径或称出口横径正常值为 8.5～9.5 cm。②本题坐骨结节间径<8 cm,为漏斗型骨盆(D 对,A、B、C、E 错),故本题选 D。

【例 2620】【正确答案】E

【答案解析】本题考查骨盆内测量。坐骨结节间径<8 cm,如果坐骨结节间径与出口后矢状径之和<15 cm,为骨盆出口平面狭窄。该产妇坐骨结节间径为 7 cm,应测量出口后矢状径,以判断骨盆出口平面是否狭窄(E 对,A、B、C、D 错),故本题选 E。

【例 2621】【正确答案】B

【答案解析】①骨盆外形属女型骨盆,骨盆入口、中骨盆及骨盆出口平面均狭窄,每个平面径线均小于正常值 2 cm 或更多,称均小骨盆,多见于身材矮小、体型匀称的妇女。②均小骨盆的处理:估计胎儿不大,胎位正常,头盆相称,宫缩好,可以试产;胎儿较大,明显头盆不称,胎儿不能通过产道,应尽早剖宫产。③本例中胎儿较大,应立即行剖宫产终止妊娠(B 对,A、C、D、E 错),故本题选 B。

第 3 节　胎位异常

【例 2622】【正确答案】B

【答案解析】胎先露部分软而不规则,此为臀部,且胎心在肚脐偏上,故诊断为臀先露(B 对,A、C、D、E 错),故本题选 B。

【例 2623】【正确答案】C

【答案解析】妊娠 30 周前,臀先露多能自行转为头先露。若此后仍为臀先露应予以矫正。可试用胸膝卧位,艾灸至阴穴或外转胎位术予以矫正,外转胎位术应于妊娠 32～34 周进行(C 对,A、B、D、E 错),故本题选 C。

【例 2624】【正确答案】E

【答案解析】①臀先露剖宫产指征:狭窄骨盆、软产道异常、胎儿体重大于 3 500 g、胎儿窘迫、高龄初产、有难产史、不完全臀先露等。②根据题述考虑不完全臀先露,且胎儿体重大于 3 800 g,建议选择剖宫产术(E 对,A、B、C、D 错),故本题选 E。

【例 2625】【正确答案】E

【答案解析】嵌顿性肩先露,先露部胎肩不能紧贴子宫下段及宫颈,易发生宫缩乏力。随着宫缩加强,子宫上段越来越厚,子宫下段被动扩张、越来越薄,子宫上、下段肌壁厚薄悬殊,形成环状凹陷,随宫缩逐渐升高,可高达脐上,形成病理缩复环,是子宫破裂先兆(E 对,A、B、C、D 错),故本题选 E。

【例 2626】【正确答案】D

【答案解析】①嵌顿性肩先露时,先露部胎肩对宫颈压力不均,嵌顿性肩先露与病理缩复环容易导致胎膜早破,引起宫腔内感染(B 对)。②破膜后羊水外流,胎儿上肢或脐带容易脱出,导致胎儿窘迫、胎死宫内(C、E 对)。③嵌顿性肩先露,子宫收缩加强时,子宫上段越来越厚,子宫下段被动扩张越来越薄,子宫上下段肌壁厚薄相差悬殊,形成环状凹陷,称为病理缩复环,是子宫破裂的先兆(A 对)。④嵌顿性肩先露不易引起胎盘早剥,胎盘早剥常由妊娠期高血压疾病、腹部撞击伤等引起(D 错),故本题选 D。

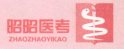

第12章　分娩期并发症

第1节　子宫破裂

【例2627】【正确答案】A

　　【答案解析】①先兆子宫破裂的临床表现包括产妇烦躁不安和下腹疼痛,排尿困难或出现血尿,子宫收缩频繁,呈强直性或痉挛性收缩,出现病理缩复环,并有明显压痛,胎动频繁(A对,B错),故本题选A。子宫病理缩复环、下腹部压痛、胎心率改变及肉眼血尿是先兆子宫破裂的四大主要表现。②重度胎盘早剥主要表现为妊娠期高血压症患者,出现腹痛及阴道流血(不选C)。③羊水栓塞主要表现为突发胸痛伴呼吸困难(不选D)④妊娠合并急性泌尿系感染主要表现为妊娠期的泌尿感染后出现尿频、尿急、尿痛等(不选E)。

【例2628】【正确答案】D

　　【答案解析】①初孕妇,表现为腹痛、胎心消失及血尿,考虑先兆子宫破裂。②先兆子宫破裂首选的治疗是立即行剖宫产术,避免发生子宫破裂(D对,A、B、C、E错),故本题选D。

【例2629】【正确答案】C

　　【答案解析】腹痛＋血尿＋胎心率异常→先兆子宫破裂(C对),故本题选C。

【例2630】【正确答案】D

　　【答案解析】先兆子宫破裂最适宜的治疗是立即行剖宫产术(D对),故本题选D。

第2节　产后出血

【例2631】【正确答案】C

　　【答案解析】①胎儿娩出后24小时阴道流血量超过500 mL称产后出血(C对,A、B、D、E错),故本题选C。包括胎儿娩出后至胎盘娩出前、胎盘娩出后至产后2小时、产后2小时至产后24小时三个时期。出血多发生在前两期。②产后出血是我国产妇首位死亡原因。

【例2632】【正确答案】A

　　【答案解析】宫缩乏力是产后出血最主要的原因(A对,B、C、D、E错),故本题选A。

【例2633】【正确答案】E

　　【答案解析】宫缩乏力导致的产后出血,出血量多,其特点是子宫收缩时出血量少,子宫迟缓时出血量多(E对,A、B、C、D错),故本题选E。

【例2634】【正确答案】C

　　【答案解析】①胎盘娩出后的出血多为子宫收缩乏力或胎盘胎膜残留所致。子宫肌纤维过分伸展、子宫肌壁损伤、子宫肌肉发育不良或病变均会导致子宫收缩乏力。本病例胎盘娩出后流血,且为臀位助产,故此次产后出血多考虑为子宫收缩乏力所致(C对),故本题选C。②副胎盘残留不是医师的考试范畴(不选A)。③胎儿娩出后立即发生阴道流血应考虑软产道损伤(不选D)。④胎儿娩出数分钟之后出现阴道流血常与胎盘因素有关(不选B)。⑤持续性的阴道流血,无血凝块,为凝血功能障碍(不选E)。

【例2635～2636】【正确答案】AB

　　【答案解析】①子宫轮廓不清,提示子宫收缩乏力(A对),故例2635选A。②软产道裂伤出血的特点是出血发生在胎儿娩出后,流出的血液能自凝。若裂伤损及小动脉,血色鲜红(B对),故例2636选B。

【例2637】【正确答案】D

　　【答案解析】①胎儿娩出10分钟内胎盘未娩出,出现阴道流血,应考虑为胎盘因素所致。胎盘剥离不全即胎盘部分剥离,血窦开放,而未剥离部分的胎盘影响宫缩,不能有效压迫血窦止血,多由于子宫收缩乏力或第二产程处理不当过早挤压子宫,或牵拉脐带所致(D对),故本题选D。②子宫胎盘卒中即胎盘早剥发生内出血时,血液积聚于胎盘与子宫壁之间,随着胎盘后血肿压力的增加,血液浸入子宫肌层,

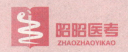

引起肌纤维分离、断裂甚至变性,当血液渗透至子宫浆膜层时,子宫表面呈紫蓝色瘀斑,称为子宫胎盘卒中(不选 E)。③宫颈裂伤表现为胎儿娩出后立即发生阴道流血(不选 A)。④凝血功能障碍表现为持续性阴道流血(不选 B)。⑤子宫收缩乏力表现为子宫软、轮廓不清(不选 C)。

第 3 节　羊水栓塞

【例 2638】【正确答案】B

　　【答案解析】①健康产妇在分娩过程中突然出现呼吸困难、发绀、抽搐及休克等表现,多考虑为羊水栓塞(B 对,C、D 错),故本题选 B。②该患者未接触过敏源,故不考虑过敏性休克(不选 A)。③该题干中,如果未提及血型的相关描述,故不考虑血型不合引起的急性溶血(不选 E)。

【例 2639】【正确答案】E

　　【答案解析】健康产妇在分娩过程中突然出现呼吸困难、发绀、抽搐及休克等表现,多考虑为羊水栓塞(E 对,A、B、C、D 错),故本题选 E。

【例 2640】【正确答案】E

　　【答案解析】①初产妇,足月生产,患者突发呼吸困难、发绀,数分钟内死亡,此即羊水栓塞的典型表现,是妊娠的严重并发症之一。孕妇血液检查中可以发现羊水的有形物质,如胎膜、胎粪等(E 对),故本题选 E。②子宫破裂表现为孕妇突然感到下腹部撕裂样的剧烈疼痛,子宫收缩停止,患者可能发生大出血及休克(不选 A)。③重度胎盘早剥表现为腹痛和阴道流血,B 超可证实(不选 B)。④重度子痫前期患者表现为持续头痛和(或)上腹痛,血压高及蛋白尿,而子痫患者会出现抽搐(不选 C、D)。

【例 2641】【正确答案】E

　　【答案解析】羊水栓塞的确诊依据是自腔静脉取血查到羊水中的有形物质,如胎膜、胎粪等(E 对,A、B、C、D 错),故本题选 E。

【例 2642】【正确答案】B

　　【答案解析】①羊水栓塞产科处理原则是先改善呼吸循环衰竭,待病情好转后再处理分娩(B 对,A、C、D、E 错),故本题选 B。②在第一产程期间,应行剖宫产;在第二产程期间,可酌情经阴道助产。子宫切除问题应根据能否控制子宫出血及能否耐受手术而定。发病时正在静脉滴注催产素者应立即停止。

第 4 节　脐带先露与脐带脱垂

【例 2643】【正确答案】A

　　【答案解析】因为目前胎儿已出现胎心率异常,考虑胎儿已经足月,故可采取头低臀高位,立即行剖宫产术(A 对,B、C、D、E 错),故本题选 A。

第 13 章　异常产褥

第 1 节　产褥感染

【例 2644】【正确答案】C

　　【答案解析】产褥病率是指分娩 24 小时以后的 10 天内每天测量体温 4 次,有 2 次≥38 ℃(C 对,A、B、D、E 错),故本题选 C。

【例 2645】【正确答案】C

　　【答案解析】①产妇表现为寒战、高热、腹胀、下腹痛,严重者侵及整个盆骨形成"冰冻骨盆",并可触及宫旁一侧或两侧片状增厚,或两侧宫骶韧带高度水肿、增粗,压痛明显,均提示为急性盆腔结缔组织炎(C 对),故本题选 C。②急性子宫内膜炎由于子宫内膜充血、坏死,使得阴道内有大量脓性分泌物且有臭味(不选 A)。③若为子宫肌炎,则子宫复旧不良,腹部有压痛,尤其是宫底部(不选 B)。④急性盆腔腹膜炎、弥漫性腹膜炎检查时下腹部有明显压痛、反跳痛等腹膜刺激征(不选 D、E)。

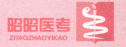

【例2646】【正确答案】E

【答案解析】①女性产后10天,高热伴有脓血性恶露,考虑感染,结合白细胞及中性粒细胞升高,诊断为产后感染,即产褥感染,而非正常产褥(E对,D错),故本题选E。②晚期产后出血指分娩24小时后,在产褥期内发生的子宫大量出血,表现为阴道流血及休克(不选A)。③产褥中暑不在执业医师考试范围(不选B)。④急性膀胱炎的典型表现为尿频、尿急和尿痛的膀胱刺激征(不选C)。

【例2647～2648】【正确答案】AD

【答案解析】①根据临床表现考虑为症状较轻的急性子宫内膜炎、子宫肌炎(A对),故例2647选A。②寒战后发热,左下肢持续疼痛伴水肿,皮肤发白,考虑有下肢水肿,即俗称的股白肿,可以诊断为下肢血栓性静脉炎(D对),故例2648选D。

第2节　晚期产后出血

【例2649】【正确答案】E

【答案解析】①患者既往有剖宫产病史,此时发生产后大出血,时间在术后2～3周(16天),且出现休克,考虑为大出血导致的失血性休克,故诊断为子宫切口裂开出血(E对),故本题选E。②继发性子宫收缩乏力多发生在产后数小时之内(不选A)。③胎盘、胎膜残留多发生在产后1周内(不选B)。④胎盘附着面血栓脱落不是医师考试范畴(不选C)。⑤胎盘附着面复旧不全发生在产后2周之内(不选D)。

【例2650】【正确答案】C

【答案解析】①该患者此时已经出现休克,所以目前最主要的治疗是抗休克治疗,输血补液是主要(不选B),其次可以给予催产素(不选A),使子宫肌肉收缩,减少出血,此外还应给予抗生素预防感染(不选E),行B超检查了解子宫情况(不选D)等。②清宫术用于治疗不全流产、葡萄胎等疾病,该患者不需要清宫(C错),故本题选C。

【例2651】【正确答案】E

【答案解析】因患者为伤口裂开导致大出血,所以最恰当的治疗是剖腹探查,行子宫次全切除术(E对,A、B、C、D错),故本题选E。

第14章　女性生殖系统炎症

第1节　生殖道防御机制

【例2652】【正确答案】D

【答案解析】①阴道正常为酸性环境,这是因为正常的阴道菌群以乳杆菌为主。酸性环境可以有效抵抗细菌的入侵(不选A、E)。②子宫内膜周期性脱落形成月经,消除宫内感染(不选C)。③阴道是性交器官,黏膜为复层鳞状上皮(不选B)。④两侧大阴唇自然合拢,保护阴道口和尿道口,避免细菌的逆行性入侵(D对),故本题选D。

【例2653】【正确答案】A

【答案解析】乳酸杆菌可将单糖转化为乳酸,使阴道呈酸性环境,抑制其他病原菌生长,在维持阴道酸性环境中起主要作用(A对,B、C、D、E错),故本题选A。

【例2654】【正确答案】A

【答案解析】正常的阴道菌群中占优势的是乳酸杆菌,保持阴道的酸性环境(A对,B、C、D、E错),故本题选A。

第2节　外阴及阴道炎症

【例2655】【正确答案】B

【答案解析】①细菌性阴道病的诊断是:匀质、稀薄、白色阴道分泌物,常黏附于阴道壁;阴道pH>

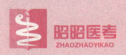

4.5；胺臭味试验阳性；线索细胞阳性（B 对），故本题选 B。滴虫阴道炎分泌物为稀薄脓性、黄绿色、泡沫状、有臭味。老年性阴道炎阴道分泌物稀薄，呈淡黄色，感染严重者呈脓血性白带，外阴瘙痒、灼烧感。②急性淋病主要因不洁性交史，表现为外阴瘙痒、尿道有脓性分泌物（不选 A）。③滴虫阴道炎的白带特点是泡沫状白带（不选 C）。④念珠菌阴道炎的白带特点是豆腐渣样白带（不选 D）。⑤老年性阴道炎的白带特点是白带增多，多为黄水样（不选 E）。

【例 2656】【正确答案】C

【答案解析】①中年女性，白带增多伴腥臭味，白带特点为均匀一致、稀薄的分泌物，此为细菌性阴道炎的典型特点（C 对），故本题选 C。②滴虫阴道炎的白带特点是泡沫状白带（不选 A）。③念珠菌阴道炎的白带特点是豆腐渣样白带（不选 B）。④老年性阴道炎的白带特点是白带增多，多为黄水样（不选 D）。⑤阿米巴性阴道炎不是医师的考试范畴（不选 E）。

【例 2657】【正确答案】E

【答案解析】①细菌性阴道病的特征是：阴道分泌物为匀质稀薄的白带（不选 A）；阴道 pH＞4.5（不选 B），是厌氧产氨所致；胺臭味试验阳性（不选 C），取阴道分泌物少许置于玻片上，加入 10％氢氧化钾溶液 1～2 滴，产生一种烂鱼样臭味即为阳性；线索细胞阳性（不选 D），取少许白带放在玻片上，加一滴生理盐水混合，置于高倍显微镜下见到 20％以上的线索细胞即为阳性。线索细胞即阴道脱落的表层细胞，于细胞边缘贴附大量颗粒状物即为加德纳尔菌，细胞边缘不清。②挖空细胞是尖锐湿疣的典型表现（E 错），故本题选 E。③昭昭老师关于疾病与特殊细胞的关系总结如下：

疾　病	特殊细胞
细菌性阴道病	线索细胞阳性
尖锐湿疣	挖空细胞阳性
巨细胞病毒感染	猫头鹰细胞

【例 2658】【正确答案】A

【答案解析】①细菌性阴道病主要采用 Amsel 临床诊断标准，下列 4 项中有 3 项阳性，即可诊断为细菌性阴道病：均质、稀薄、灰白色阴道分泌物，常黏附于阴道上（不选 B）；阴道分泌物 pH＞4.5（不选 D）；线索细胞阳性（不选 C）；胺臭味试验阳性（不选 E）。②阴道分泌物增多伴外阴瘙痒只是阴道炎的一般表现，不是诊断细菌性阴道病的标准（A 错），故本题选 A。

【例 2659】【正确答案】D

【答案解析】①治疗原则为选用抗厌氧菌药物，一般不主张阴道冲洗，如分泌物过多，则宜选用酸性冲洗液来降低阴道 pH 值（D 错），故本题选 D。②细菌性阴道病的特点是：阴道分泌物呈鱼腥味改变，性交后加重（不选 A），均质、淡薄、白色阴道分泌物（不选 C），线索细胞阳性（不选 B），治疗上首选甲硝唑、克林霉素等（不选 E）。

【例 2660】【正确答案】E

【答案解析】①细菌性阴道病多由厌氧菌感染所致，所以首选药物为甲硝唑（E 对），故本题选 E。滴虫阴道炎首选药物亦为甲硝唑。②头孢菌素多用于妊娠妇女（不选 A）。③青霉素用于 G＋细菌所致的感染（不选 B）。④制霉菌素属于多烯类抗真菌药，可用于白色念珠菌所致大阴道炎等（不选 C）。⑤阿奇霉素属于大环内酯类抗生素，适用于化脓性球菌、流感嗜血杆菌、支原体及衣原体等导致的疾病（不选 D）。

【例 2661】【正确答案】B

【答案解析】外阴阴道念珠菌病是抵抗力下降导致的内源性感染（B 对，A、C、D、E 错），故本题选 B。

【例 2662】【正确答案】E

【答案解析】①外阴瘙痒、灼痛，伴尿频、尿痛及性交痛，阴道分泌物白色稠厚呈凝乳或豆腐渣样，分泌物中找到白念珠菌，即可确诊为外阴阴道念珠菌病，又称念珠菌阴道炎。常见的发病诱因有妊娠、糖尿病、大量应用免疫抑制剂及广谱抗生素（E 对），故本题选 E。②细菌性阴道病的阴道分泌物匀质、稀薄、白色并有鱼腥臭味（不选 A）。③老年性阴道炎的阴道分泌物稀薄，呈淡黄色，严重感染者呈血性白带（不选 B）。④外阴硬化性苔藓是一种以外阴及肛周皮肤萎缩变薄为主要表现的皮肤病（不选 C）。⑤非特异

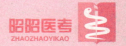

性外阴炎表现为外阴皮肤黏膜瘙痒、疼痛、灼烧感，于活动、性交、排尿及排便时加重（不选 D）。

【例 2663】【正确答案】A

　　【答案解析】念珠菌阴道炎典型的白带特点是凝乳块状（A 对，B、C、D、E 错），故本题选 A。

【例 2664】【正确答案】C

　　【答案解析】①中年女性，阴道分泌物为凝乳状物，符合外阴阴道念珠菌病的表现（C 对），故本题选 C。②细菌性阴道病表现为均匀、稀薄的白带（不选 A）。③滴虫阴道炎则表现为泡沫状白带，下腹部疼痛，阴道分泌物增多，显脓性白带，阴道口红、肿、疼痛等（不选 B）。④淋菌性阴道炎表现为尿道口滴化脓性分泌物（不选 D）。⑤萎缩性阴道炎表现为外阴灼热不适、瘙痒及阴道分泌物增多，分泌物稀薄，淡黄色，感染严重者呈脓血性白带（不选 E）。

【例 2665】【正确答案】A

　　【答案解析】①阴道分泌物为白色稠厚呈凝乳或豆腐渣样，镜检找到菌丝，考虑真菌性阴道炎。治疗可选用阴道内放置咪康唑栓剂或克霉唑栓剂或制霉菌素栓剂（A 对，B、C、D、E 错），故本题选 A。对不能耐受局部用药、未婚者或不愿采用局部用药者，可选用口服药物氟康唑或伊曲康唑。②甲硝唑栓用于治疗细菌性阴道病或滴虫阴道炎。③己烯雌酚栓或 0.5％醋酸液清洗用于治疗老年性阴道炎。

【例 2666】【正确答案】D

　　【答案解析】①复发性外阴阴道念珠菌病（RVVC）是指一年内有症状并经真菌学证实的外阴阴道念珠菌病发作 4 次或以上的。抗菌治疗分为初始治疗和巩固治疗。②在初始治疗达到真菌学治愈后，给予巩固治疗至半年。初始治疗若为局部治疗，延长治疗时间为 7～14 天，巩固治疗方案连续 6 个月（D 对，A、B、C、E 错），故本题选 D。

【例 2667】【正确答案】C

　　【答案解析】①青年女性，表现为外阴瘙痒伴阴道分泌物，考虑阴道炎。该患者白带为大量豆腐渣样分泌物，符合外阴阴道念珠菌病的典型表现。外阴阴道念珠菌病为真菌感染所致，故首选抗真菌治疗，如咪康唑等（C 对，不选 B），故本题选 C。②阴道中有正常菌群，不能常规行阴道冲洗，否则会导致菌群紊乱（不选 A）。③甲硝唑适用于细菌性及滴虫阴道炎的治疗（不选 D）。④雌激素适用于老年性阴道炎的治疗（不选 E）。

【例 2668】【正确答案】D

　　【答案解析】①滴虫阴道炎的传播途径有直接和间接传播两种，不能经过母婴垂直传播（D 错），故本题选 D。②滴虫阴道炎的传播方式包括衣物传播（不选 A）、性交传播（不选 B）、公共浴池传播（不选 C）及不洁器械和敷料传播（不选 E）。

【例 2669】【正确答案】D

　　【答案解析】滴虫阴道炎传播途径有直接和间接传播两种，主要通过性传播（D 对，A、B、C、E 错），故本题选 D。

【例 2670】【正确答案】A

　　【答案解析】①滴虫阴道炎的最常见传播途径是性传播，故一方感染，往往需要夫妇双方同治（A 对，B、C、D、E 错），故本题选 A。②外阴阴道念珠菌病多为内源性感染。

【例 2671～2672】【正确答案】BA

　　【答案解析】①糖尿病患者及接受雌激素治疗患者，身体抵抗力差，易发生念珠菌病（B 对），故例 2671 选 B。②白带呈脓性泡沫状是滴虫阴道炎典型的临床表现（A 对），故例 2672 选 A。

【例 2673】【正确答案】C

　　【答案解析】滴虫阴道炎的阴道分泌物呈稀薄、黄绿色、脓性泡沫状（C 对），故本题选 C。

【例 2674】【正确答案】C

　　【答案解析】①滴虫阴道炎典型的白带性状是稀薄脓性泡沫状（C 对），故本题选 C。②霉菌性阴道炎的白带特点为泔水样恶臭白带（不选 A）。③外阴阴道念珠菌病白带为白色稠厚凝乳状（不选 B）。④细菌性阴道病为白色均质腥臭白带（不选 D）。⑤萎缩性阴道炎感染严重者呈脓血性白带（不选 E）。

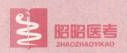

【例2675～2676】【正确答案】ED

　　【答案解析】①外阴阴道念珠菌病治疗选用克霉唑（E对），故例2675选E。②细菌性、滴虫阴道炎治疗选用甲硝唑（D对），故例2676选D。③萎缩性阴道炎治疗选用雌激素。

【例2677】【正确答案】E

　　【答案解析】①滴虫阴道炎主要通过性交传播，应禁止性生活（E错），故本题选E。②滴虫阴道炎主要通过性交传播，故性伴侣需要同时治疗（不选B）。③滴虫阴道炎需要全身用药（不选D），不能耐受口服用药者可选择局部用药（不选A）。④滴虫阴道炎需要随访至症状消失（不选C）。

【例2678】【正确答案】C

　　【答案解析】老年性阴道炎的病因包括卵巢功能衰退、雌激素水平降低（不选A）、阴道壁萎缩、黏膜变薄（不选B）、上皮细胞内糖原减少、阴道内pH增高（不选D）以及局部抵抗力降低（不选E）等，但不包括上皮细胞内糖原含量上升（C错），故本题选C。

【例2679】【正确答案】B

　　【答案解析】老年性阴道炎的治疗可在阴道内放置雌激素（B对，A、C、D、E错），故本题选B。

【例2680】【正确答案】A

　　【答案解析】①老年女性，阴道烧灼感，阴道无明显异常分泌物，考虑老年女性体内雌激素缺乏导致的萎缩性阴道炎（A对），故本题选A。②淋菌性阴道炎多有不洁性交史（不选B）。③细菌性阴道病白带特点是脓性、均质的白带（不选C）。④外阴阴道念珠菌病特点是豆腐渣样或凝乳状白带（不选D）。⑤滴虫阴道炎表现为泡沫状白带（不选E）。

【例2681】【正确答案】A

　　【答案解析】萎缩性阴道炎最主要的病因是老年女性雌激素缺乏导致阴道壁萎缩，黏膜变薄，上皮细胞内糖原减少，导致阴道pH增高，嗜酸性乳杆菌不再是优势菌群，局部抵抗力下降，其他致病菌过度繁殖或容易入侵导致炎症（A对，B、C、D、E错），故本题选A。

【例2682】【正确答案】D

　　【答案解析】①萎缩性阴道炎的治疗原则是补充雌激素，增加阴道抵抗力（D对，A、B、C、E错），故本题选D。②甲硝唑用于细菌性阴道病和外阴阴道念珠菌病。

第3节　子宫颈炎（暂无）

第4节　盆腔炎

【例2683】【正确答案】B

　　【答案解析】①经后出现寒战、高热、下腹痛，为典型的炎症改变，诊断为急性盆腔结缔组织炎（B对），故本题选B。②急性阑尾炎多表现为典型的转移性右下腹痛（不选A）。③急性盆腔腹膜炎多有腹部的压痛、反跳痛、肌紧张（不选C）。④急性子宫内膜炎多有子宫内膜的炎症及化脓性改变，可有阴道脓性分泌物（不选D）。⑤子宫颈癌的典型特点是接触性出血（不选E）。

【例2684】【正确答案】A

　　【答案解析】①青年女性，表现为人工流产后出现腹痛、发热及触痛，考虑术后感染。患者右宫旁可探及不均质混合回声包块，考虑长期炎症导致炎性包块，故诊断为人工流产后的急性盆腔炎（A对），故本题选A。②盆腔结核患者表现为低热、盗汗、乏力、纳差等。③卵巢肿瘤蒂扭转表现为突发下腹痛，可触及一侧附件肿物。④急性阑尾炎表现为典型转移性右下腹痛。⑤黄体破裂好发于14～30岁的年轻女性，可发生剧烈难忍的腹痛，为继发黄体内血管破裂，血液流向腹腔，造成持续性腹痛，严重者可因此发生出血性休克。

【例2685】【正确答案】B

　　【答案解析】①青年女性，表现为人工流产后出现腹痛、发热及触痛，考虑术后感染，故诊断为人工流产后急性盆腔炎（B对），故本题选B。②急性膀胱炎主要表现为尿频、尿急、尿痛（不选A）。③急性阑尾

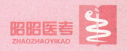

炎主要表现为转移性右下腹痛,右下腹固定压痛、反跳痛等(不选 C)。④异位妊娠破裂主要表现为停经、腹痛等(不选 D)。⑤不全流产主要表现为子宫大小＜孕周,表现为腹痛及阴道流血(不选 E)。

【例 2686】【正确答案】B

　　【答案解析】对治疗最有价值的检查是病原体检查,检出致病菌,应用敏感抗生素(B 对,A、C、D、E 错),故本题选 B。

【例 2687】【正确答案】C

　　【答案解析】①患者人工流产术后出现感染症状,首先考虑为手术引起的盆腔炎,并且有腹膜刺激征,最可能诊断为急性腹膜炎(C 对),故本题选 C。②子宫内膜异位症多表现为进行性痛经(不选 A)。③慢性盆腔炎发病时间较长(不选 B)。④宫腔粘连不是医师的考试范畴(不选 D)。⑤生殖器官结核多表现为低热、盗汗等(不选 E)。

【例 2688】【正确答案】C

　　【答案解析】患者目前主要为盆腔感染。感染首选治疗是静脉输注抗生素进行抗感染治疗(C 对,A、B、D、E 错),故本题选 C。

【例 2689】【正确答案】A

　　【答案解析】①流产后＋高热＋腹痛→急性盆腔炎(A 对),故本题选 A。②宫外孕表现为停经史＋腹腔一侧附件可触及包块(不选 B)。③急性阑尾炎多有典型的转移性右下腹痛(不选 C)。④肠梗阻多表现为痛、吐、胀、闭(不选 D)。⑤急性膀胱炎主要表现为尿频、尿急、尿痛(不选 E)。

【例 2690】【正确答案】E

　　【答案解析】①尿 HCG 是检测患者有无妊娠的试验,与盆腔炎无关(E 错),故本题选 E。②阴道分泌物直接涂片可检查有无细菌感染(不选 A)。③阴道后穹穿刺(不选 B)、超声(不选 C)及腹腔镜检(不选 D)有助于鉴别宫外孕和盆腔炎。

【例 2691】【正确答案】D

　　【答案解析】急性盆腔炎应采取抗感染治疗,抗生素静脉点滴(D 对,A、B、C、E 错),故本题选 D。

第 15 章　女性生殖系统肿瘤

第 1 节　子宫颈癌

【例 2692】【正确答案】A

　　【答案解析】子宫颈癌多与 HPV16、18 等亚型感染有关(A 对,B、C、D、E 错),故本题选 A。

【例 2693】【正确答案】C

　　【答案解析】①多个性伴侣(不选 A)、吸烟(不选 B)、初次性生活年龄＜16 岁(不选 E)、早年分娩、不洁性行为(不选 D)、多产等均与子宫颈癌发生有关。②未生育与子宫颈癌发生无关,与子宫内膜癌发生有关(C 错),故本题选 C。

【例 2694】【正确答案】D

　　【答案解析】由 CIN 转变为癌症需要 5～10 年的时间(D 对,A、B、C、E 错),故本题选 D。

【例 2695】【正确答案】D

　　【答案解析】宫颈原位癌是异型细胞累及上皮全层,未穿透基底膜(D 对,A、B、C、E 错),故本题选 D。
(昭昭老师速记:病理学中所述原位癌即没有突破基底膜的癌)

【例 2696】【正确答案】A

　　【答案解析】子宫颈癌最常见直接蔓延,肿瘤可向宫旁组织局部浸润,并向邻近组织器官扩散(A 对,B、C、D、E 错),故本题选 A。

【例 2697】【正确答案】D

　　【答案解析】①中年女性,表现为接触性阴道出血,检查发现宫颈后唇一菜花样新生物,考虑诊断为

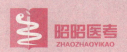
子宫颈癌(D 对)，故本题选 D。②子宫内膜癌主要表现为绝经后阴道流血(不选 A)。③急性宫颈炎表现为白带增多(不选 B)。④子宫肌瘤表现为月经量增多(不选 C)。⑤慢性宫颈炎主要表现为宫颈的息肉等(不选 E)。

【例 2698】【正确答案】D

【答案解析】明确诊断需要依靠病理学检查(D 对，A、B、C、E 错)，故本题选 D。

【例 2699】【正确答案】B

【答案解析】子宫颈癌确诊需要行病理组织检查(B 对，A、C、D、E 错)，故本题选 B。

【例 2700】【正确答案】C

【答案解析】怀疑子宫颈癌，而宫颈刮片多次阳性，活检阴性，但不能排除浸润性子宫颈癌时，均应行宫颈锥切术进行确诊(C 对，A、B、D、E 错)，故本题选 C。

【例 2701】【正确答案】A

【答案解析】CIN1 定期随访观察，CIN2～3 行宫颈锥切术(A 对)，故本题选 A。

【例 2702】【正确答案】C

【答案解析】①中年女性，性交后出血，考虑初步诊断为子宫颈癌。②子宫颈癌首选检查是阴道镜下活检(C 对，A、B、D、E 错)，故本题选 C。

【例 2703】【正确答案】C

【答案解析】子宫颈癌Ⅱ期为癌灶超出宫颈，未及盆壁，侵及阴道上 2/3，即未达阴道下 1/3(C 对，A、B、D、E 错)，故本题选 C。

【例 2704】【正确答案】B

【答案解析】①老年女性＋接触性出血＋宫颈口处菜花状赘生物＝宫颈癌(B 对)，故本题选 B。②子宫内膜癌可出现绝经后流血，但不会出现宫颈口赘生物(不选 A)。③该患者体检双侧附件未见异常，故不考虑卵巢肿瘤(不选 C)。④子宫颈肌瘤从形态来说，因为是良性病变，多为圆形，光滑，质硬，所以该患者不考虑(不选 D)。⑤子宫颈息肉属于慢性子宫颈炎，不出现阴道不规则出血(不选 E)。

【例 2705】【正确答案】E

【答案解析】①宫颈癌患者为明确诊断，最有价值的检查是宫颈活体病理学检查(E 对)，故本题选 E。②HPV 检测仅仅是检测宫颈癌的高危因素，并不能明确诊断(不选 A)。③阴道镜可用于诊断宫颈癌，但是因为早期宫颈癌局限于宫颈内，往往会导致漏诊(不选 B)。④宫腔镜用于确定子宫异常出血等疾病，对本病来说不能明确诊断(不选 C)。⑤分段诊刮用于确诊子宫内膜癌等疾病(不选 D)。

【例 2706】【正确答案】D

【答案解析】①宫颈癌分期：ⅢA 期到达阴道的下 1/3，ⅢB 期达骨盆，该患者子宫颈癌浸润达盆腔壁，应诊断为ⅢB 期(D 对，A、B、C、E 错)，故本题选 D。

宫颈癌分期

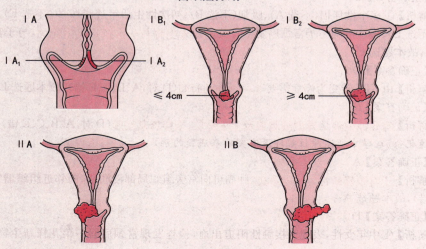

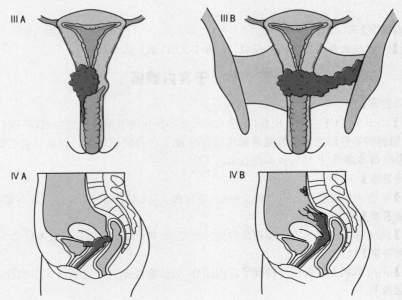

ⅢA　ⅢB　ⅣA　ⅣB

【例2707】【正确答案】B

　　【答案解析】患者40岁,无生育要求,子宫切除效果最好(B对),故本题选B。

【例2708】【正确答案】A

　　【答案解析】中年女性,无生育要求,为防止发展为浸润癌,应行子宫全切术(A对),故本题选A。

【例2709】【正确答案】C

　　【答案解析】患者无盆腔浸润,属于ⅡA期,应行子宫切除术及盆腔淋巴结清扫(C对),故本题选C。

第2节　子宫肌瘤

【例2710】【正确答案】B

　　【答案解析】妊娠期或产褥期突然出现急腹症表现,常为肌瘤红色变,肌瘤剖面呈暗红色,质软,腥臭味(B对,A、C、D、E错),故本题选B。(昭昭老师速记:看见哺乳期及妊娠期子宫肌瘤患者突然腹痛就是红色变)

【例2711】【正确答案】E

　　【答案解析】①子宫肌瘤变性是指肌瘤失去原有的典型结构,最常见玻璃样变即透明变性。玻璃样变继续发展,肌细胞坏死、液化即可发生囊性变,此时子宫肌瘤软变,很难与妊娠子宫或卵巢囊肿区别。妊娠期或产褥期,子宫肌瘤发生红色样变,患者可有剧烈腹痛伴恶心、呕吐、发热,白细胞升高,检查发现肌瘤迅速增大、压痛。肉瘤变多见于绝经后伴疼痛和出血的患者。钙化多见于蒂部细小、血供不足的浆膜下肌瘤以及绝经后妇女的肌瘤。该患者为妊娠青年女性,子宫肌瘤突发腹痛,最可能为红色变(E对,A错),故本题选E。②子宫肌瘤合并蒂扭转会突发下腹痛,妇科检查宫旁触及实性包块,与子宫相连的部分有明显压痛,部分患者子宫不规则增大(不选B)。③急性阑尾炎患者往往有典型的转移性右下腹痛,麦氏点压痛(不选C)。④子宫肌瘤合并感染出现发热,可能有阴道脓性分泌物(不选D)。

【例2712】【正确答案】C

　　【答案解析】①月经量改变是子宫肌瘤最常见的临床表现(C对),故本题选C。②子宫内膜癌表现为绝经后阴道流血(不选A)。③子宫颈癌主要表现为接触性出血(不选B)。④无排卵性功能失调性子宫出血主要表现为月经量大小不一,经期长短不一(不选D)。⑤宫颈息肉阴道镜可发现局部有息肉(不选E)。

【例2713】【正确答案】C

　　【答案解析】子宫肌瘤的临床症状取决于肌瘤的部位(C对,A、B、D、E错),故本题选C。与肿瘤数目

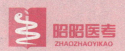

关系不大。

【例2714】【正确答案】E

　　【答案解析】有症状者常需要手术治疗（E对，A、B、C、D错），故本题选E。

第3节　子宫内膜癌

【例2715】【正确答案】B

　　【答案解析】①不孕症（不选A）、肥胖（不选C）、无排卵性功能失调性子宫出血（不选D）及糖尿病（不选E）是子宫内膜癌的高危因素。②雌激素刺激增加导致子宫内膜癌发生。卵巢早衰后雌激素减少，因此子宫内膜癌发生概率降低（B错），故本题选B。

【例2716】【正确答案】A

　　【答案解析】子宫内膜增生少数可发展为癌症，危害最大（A对，B、C、D、E错），故本题选A。

【例2717】【正确答案】E

　　【答案解析】内膜样腺癌是子宫内膜癌最常见的类型（E对，A、B、C、D错），故本题选E。

【例2718】【正确答案】D

　　【答案解析】高度鳞状上皮病变应排除子宫内膜癌，做诊断性刮宫＋宫颈活体组织检查（D对，A、B、C、E错），故本题选D。

【例2719】【正确答案】E

　　【答案解析】ⅢB期肿瘤已扩散至阴道（E对，A、B、C、D错），故本题选E。

【例2720】【正确答案】A

　　【答案解析】ⅠA期肿瘤局限于子宫内膜（A对，B、C、D、E错），故本题选A。

子宫内膜癌分期

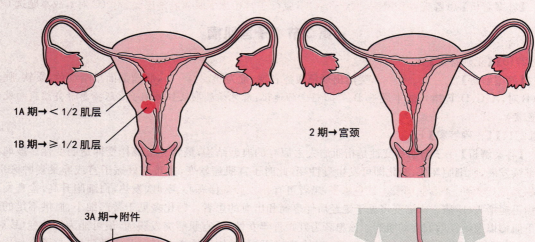

1A期→＜1/2肌层

1B期→≥1/2肌层

2期→宫颈

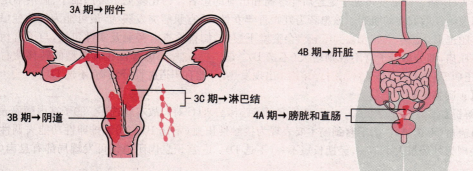

3A期→附件

3B期→阴道

3C期→淋巴结

4B期→肝脏

4A期→膀胱和直肠

【例2721】【正确答案】D

　　【答案解析】子宫内膜癌Ⅱ期为宫颈间质受累（D对，A、B、C、E错），故本题选D。

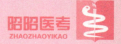

【例2722】【正确答案】B

【答案解析】①患者中年女性,阴道不规则流血,要排除子宫内膜癌。子宫内膜癌明确诊断选择分段刮宫(B对),故本题选B。②X线检查(不选A)、CT检查(不选C)、阴道镜检查(不选D)及尿HCG测定(不选E)对于子宫内膜癌的诊断意义不大。

【例2723】【正确答案】A

【答案解析】①中年女性+阴道不规则流血+B超检查提示子宫内不均匀回声→子宫内膜癌(不选B)。②子宫颈癌最常见的临床表现是接触性阴道出血(A错),故本题选A。③分段刮宫是子宫内膜癌的最可靠的诊断方法(不选C)。④此病例中,原发性输卵管癌可能性小(不选D)。⑤子宫内膜癌临床上与绝经过渡期功血难以鉴别,应先行分段刮宫,确诊后再对症处理(不选E)。

【例2724】【正确答案】C

【答案解析】①中年女性+阴道不规则流血+子宫稍大→子宫内膜癌。子宫内膜癌明确诊断选择诊断性刮宫(C对),故本题选C。②盆腔CT检查为子宫内膜癌的辅助检查,但不能明确诊断(不选A)。③尿HCG测定多用于早期妊娠的辅助诊断(不选B)。④盆腔B超为腹部肿瘤的首选检查(不选D)。⑤阴道镜检查主要用于宫颈疾病的辅助诊断(不选E)。

第4节 卵巢肿瘤

【例2725】【正确答案】B

【答案解析】①黏液性囊腺瘤多为单侧(B错),体积较大或巨大(不选C),故本题选B。②浆液性囊腺瘤多房(不选A),充满胶冻样黏液(不选D),囊内很少有乳头生长(不选E)。

【例2726】【正确答案】A

【答案解析】浆液性囊腺瘤是最常见的类型(A对,B、C、D、E错),故本题选A。

【例2727】【正确答案】D

【答案解析】①好发于儿童及青少年的卵巢肿瘤是生殖细胞肿瘤(D对,A、B、C、E错),故本题选D。②好发于中老年人的卵巢肿瘤是上皮性肿瘤。

【例2728】【正确答案】C

【答案解析】①颗粒细胞瘤能分泌雌激素,常合并子宫内膜增生过长,可发生腺癌(C对),故本题选C。②纤维瘤(不选A)、无性细胞瘤(不选B)、卵巢转移肿瘤(不选D)及畸胎瘤(不选E)不分泌雌激素,不会导致子宫内膜增生。

【例2729】【正确答案】B

【答案解析】①青年女性,下腹痛,伴有血清AFP升高,此为卵巢内胚窦瘤的典型特点(B对,A、C、D、E错),故本题选B。②昭昭老师关于卵巢癌的特点总结如下:

上皮性肿瘤	生殖细胞肿瘤	性索间质细胞瘤	转移性肿瘤
最常见浆液性肿瘤	内胚窦瘤:AFP升高	卵泡膜细胞瘤:雌激素升高	库肯勃瘤:胃癌转移卵巢
	无性细胞瘤:放疗	颗粒细胞瘤:雌激素升高	

【例2730】【正确答案】E

【答案解析】①畸胎瘤是卵巢生殖细胞肿瘤中常见的一种,分为成熟畸胎瘤(即良性畸胎瘤)和未成熟畸胎瘤(恶性畸胎瘤)。良性畸胎瘤内含多种成分,包括皮肤、毛发、牙齿、骨骼、油脂、神经组织等;恶性畸胎瘤分化欠佳,没有或少有成形的组织,结构不清(E对),故本题选E。②内胚窦瘤为一罕见而恶性程度高的卵巢生殖细胞瘤,因其组织结构与大鼠胎盘的内胚窦十分相似而得名,由于此瘤来源于原始卵黄囊,又名卵黄囊瘤,特点是可分泌AFP(不选A)。③卵泡膜瘤和颗粒细胞瘤主要表现为体内雌激素升高(不选B,D)。④纤维瘤表现为胸、腹水增多(不选C)。

【例2731】【正确答案】B

【答案解析】①CA125升高是上皮性卵巢癌的典型特点(B对),故本题选B。②HCG→原发性卵巢绒癌(不选A)。③AFP→内胚窦瘤(不选C)。④CA19-9→胰腺癌(不选D)。⑤PSA→前列腺癌(不选E)。

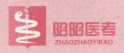

【例 2732】【正确答案】A

【答案解析】①卵巢内胚窦瘤的特异性肿瘤标志物是甲胎蛋白即 AFP（A 对），故本题选 A。②CA125 升高是上皮性卵巢癌的典型特点（不选 B）。③HCG 是原发性卵巢绒癌的典型特点（不选 C）。④PSA 是前列腺癌的典型特点（不选 D）。⑤CA19－9 是胰腺癌的典型特点（不选 E）。

【例 2733】【正确答案】B

【答案解析】①B 超可观察卵巢肿瘤的形态和血供（B 对），故本题选 B。②CT 检查为卵巢肿瘤的进一步检查（不选 A）。③腹部平片对于卵巢肿瘤的诊断价值不大（不选 C）。④腹腔镜检查是诊断卵巢肿瘤的最有价值的检查（不选 D）。⑤细胞学检查为卵巢肿瘤的辅助检查，但并非最常用检查方法（不选 E）。

【例 2734～2735】【正确答案】BC

【答案解析】①卵巢内胚窦瘤的标记物是血清 AFP（B 对），故例 2734 选 B。②卵巢浆液性囊腺癌最常用的肿瘤标志物是血清 CA125（C 对），故例 2735 选 C。③卵泡膜细胞瘤及颗粒细胞瘤可分泌大量雌激素，导致雌激素明显升高。④葡萄胎分泌大量血清 β－HCG。⑤多囊卵巢综合征患者表现为雄激素增高。

【例 2736～2737】【正确答案】BE

【答案解析】①上皮性卵巢癌的治疗首选卡铂＋紫杉醇（B 对），故例 2736 选 B。②卵巢恶性生殖细胞肿瘤的治疗首选 BEP 方案（顺铂（P）＋博来霉素（B）＋依托泊苷（E））（E 对），故例 2737 选 E。

【例 2738】【正确答案】A

【答案解析】蒂扭转、破裂、感染、恶变是卵巢肿瘤的并发症，以蒂扭转最为常见（A 对，B、C、D、E 错），故本题选 A。

【例 2739】【正确答案】C

【答案解析】①卵巢良性实体肿瘤合并腹水或胸腔积液称 Meigs 综合征（C 对），故本题选 C。②Meniere 综合征，主要表现为头晕、恶心、呕吐等（不选 A）。③Down 综合征即 21 三体综合征，主要表现为智力低下、通贯手、眼裂宽、皮肤细腻等（不选 B）。④Cushing 综合征主要表现为满月脸、水牛背，腹部宽大紫纹（不选 D）。⑤类癌综合征是因为代谢性肠类癌瘤分量分泌 5－羟色胺等血管活性物质，引起皮肤潮红、发绀、腹泻等（不选 E）。

【例 2740】【正确答案】A

【答案解析】①青年女性，右侧附件区触及包块且有压痛，考虑附件区病变，最可能是卵巢肿瘤蒂扭转（A 对），故本题选 A。②急性阑尾炎患者往往有典型的转移性右下腹痛，麦氏点压痛（不选 B）。③在黄体发育过程中，黄体内部出血，导致内压增加，引起破裂称为卵巢黄体破裂，表现为不孕、不育及月经不调等（不选 C）。④输卵管妊娠破裂往往导致腹腔内大出血，甚至休克死亡（不选 D）。⑤浆膜下子宫肌瘤主要表现为月经量增多，附件区一般无明显表现（不选 E）。

第 16 章　妊娠滋养细胞肿瘤

第 1 节　葡萄胎

【例 2741】【正确答案】E

【答案解析】①妊娠后胎盘绒毛滋养细胞增生，终末绒毛形成水泡状，称为葡萄胎，亦称水泡状胎块。葡萄胎分为完全性葡萄胎和部分性葡萄胎两类。②完全性葡萄胎的染色体核型为二倍体，染色体基因均为父系，组织学特点为绒毛体积增大，轮廓规则，滋养细胞增生，间质水肿和间质内胎源性血管消失（E 对，A、B、C、D 错），故本题选 E。极少数部分性葡萄胎的核型为四倍体。

【例 2742】【正确答案】D

【答案解析】①葡萄胎的临床表现最常见为停经后阴道流血，血量不定，时出时停，反复发生，逐渐增多。子宫异常增大、变软，半数以上葡萄胎患者子宫大于相应月份的正常妊娠子宫，质地极软，常伴 HCG

显著升高。实验室检查:HCG 测定浓度明显高于正常妊娠相应月份值,血 β-HCG 值>100 kU/L。B 超检查:呈落雪状、小囊泡或蜂窝状不均质回声(D 对),故本题选 D。②自然流产(不选 A)、双胎妊娠(不选 B)、妊娠合并子宫肌瘤(不选 C)及羊水过多(不选 E)均不会出现 B 超典型的落雪感征象。

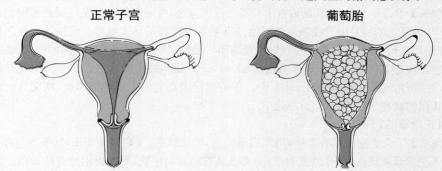

正常子宫　　　　　　　　　　　　葡萄胎

【例 2743】【正确答案】A

【答案解析】由于葡萄胎清宫术时出血较多,子宫大而软,容易穿孔,所以清宫应在手术室内进行,在输液、备血准备下,充分扩张宫颈管,采用吸刮术(A 对,B、C、D、E 错),故本题选 A。

【例 2744】【正确答案】D

【答案解析】①葡萄胎一经确诊,应尽快清宫(不选 A)。②葡萄胎必要时第 2 次刮宫(不选 B)。③对宫腔内刮出物做病理检查,可进一步明确诊断(不选 C)。④葡萄胎清宫术后,术后严密随访至妊娠试验(一)为止(D 错),故本题选 D。⑤嘱葡萄胎患者术后避孕 1 年(不选 E)。

【例 2745】【正确答案】B

【答案解析】①停经 70 天+子宫达脐水平,说明子宫异常增大,正常妊娠 22 周左右,子宫可达脐水平,故该患者很可能是葡萄胎。②葡萄胎首选 B 超检查(B 对,A、C、D、E 错),故本题选 B。

【例 2746】【正确答案】E

【答案解析】①葡萄胎需要定期检查 HCG,如果 HCG 升高往往提示复发(不选 A);葡萄胎患者多有停经(不选 B);胸片复查发现肺部有占位,多提示葡萄胎复发转移(不选 C);定期 B 超检查了解子宫内有无占位(不选 D)。②葡萄胎与雌激素无关,故不用定期查雌激素(E 错),故本题选 E。

【例 2747】【正确答案】D

【答案解析】葡萄胎患者术后避孕首选阴茎套(D 对,A、B、C、E 错),故本题选 D。

第 2 节　妊娠滋养细胞肿瘤

【例 2748】【正确答案】D

【答案解析】①绒毛膜癌与侵蚀性葡萄胎的主要鉴别依据是病理检查有无绒毛结构,有绒毛的是侵蚀性葡萄胎,无绒毛的是绒癌(D 对,A、B、C、E 错),故本题选 D。

【例 2749】【正确答案】A

【答案解析】滋养细胞肿瘤最常见的转移部位是肺(A 对,B、C、D、E 错),故本题选 A。

【例 2750】【正确答案】C

【答案解析】①绒毛膜癌最容易发生肺转移(C 对),故本题选 C。②葡萄胎是良性比改变,不会发生肺部转移(不选 D)。③侵蚀性葡萄胎只是继发于葡萄胎清宫术后(不选 E)。④胎盘部位反应(不选 A)及胎盘残留(不选 B)不会出现肺部转移病灶。

【例 2751】【正确答案】B

【答案解析】①停经 3 个月。但子宫如孕 4 个月,这说明子宫大小明显大于孕周,故考虑诊断为:妊娠滋养细胞肿瘤。妊娠滋养细胞肿瘤患者阴道有转移结节,葡萄胎伴转移者应考虑为侵蚀性葡萄胎(B 对,不选 A),故本题选 B。②双胎妊娠(不选 C)及先兆流产(不选 E)不会出现紫蓝色结节。③妊娠合并子宫肌瘤通过 B 超检查即可明确诊断(不选 D)。

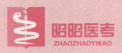

【例2752】【正确答案】B

　　【答案解析】最常见的转移部位是肺,其次是阴道(B对,A、C、D、E错),故本题选B。

【例2753】【正确答案】A

　　【答案解析】①青年女性,葡萄胎清宫术后发生阴道流血,考虑葡萄胎继发妊娠滋养细胞肿瘤。一般清宫术后半年内复发的容易继发侵蚀性葡萄胎,1年后复发的容易继发绒癌。侵蚀性葡萄胎和绒癌的区别在于病理组织活检,有绒毛结构的是侵蚀性葡萄胎,无绒毛结构的是绒癌。该病例中,葡萄胎清宫术后1年余,病理结果无绒毛结构,所以诊断为绒癌(A对,C、D错),故本题选A。②子宫内膜异位症的典型表现是继发性痛经,无阴道流血表现(不选B)。③阴道癌表现为阴道不规则出血、性交后出血及绝经后出血等,活体组织病理学检查可确诊(不选E)。

【例2754】【正确答案】D

　　【答案解析】①人工流产术后2年,出现阴道流血,考虑绒癌。(昭昭老师速记:半年以内一般是侵蚀性葡萄胎,半年以后是绒癌)结合患者HCG升高及肺部转移的症状,更加提示绒癌的诊断。②所有肿瘤中对化疗最敏感的是绒癌,故绒癌首选化学治疗(D对,A、B、C、E错),故本题选D。

【例2755】【正确答案】E

　　【答案解析】①清宫术后3个月,盆腔超声示子宫肌层有不均质回声,最可能为侵蚀性葡萄胎(E对),侵蚀性葡萄胎多表现为子宫异常增大,病理结构有绒毛,故本题选E。②子宫腺肌病多有子宫均匀一致增大(不选A)。③不全流产表现为停经＋阴道流血,伴宫口扩张(不选B)。④早孕多有停经病史(不选C)。⑤绒毛膜癌多表现为子宫异常增大,病理结构无绒毛(不选D)。

【例2756】【正确答案】E

　　【答案解析】①清宫术后3个月,盆腔超声示子宫肌层有不均质回声,最可能为侵蚀性葡萄胎。②侵蚀性葡萄胎首选化疗(E对,A、B、C、D错),故本题选E。

第17章　生殖内分泌疾病

第1节　功能失调性子宫出血

【例2757】【正确答案】A

　　【答案解析】①无排卵性功能失调性子宫出血指患者体内有雌激素无孕激素,雌激素可以使子宫内膜增生,而孕激素可以使子宫内膜呈现分泌期改变(不选B、C、D、E)。②因为此患者无孕激素,所以不会有分泌期的子宫内膜(A错),故本题选A。

【例2758】【正确答案】D

　　【答案解析】①无排卵性功能失调性子宫出血指患者体内有雌激素无孕激素,雌激素可以使子宫内膜增生,而孕激素可以使子宫内膜呈现分泌期改变(不选A、B、C、E)。②因为此患者无孕激素,所以不会有分泌期的子宫内膜(D错),故本题选D。

【例2759】【正确答案】A

　　【答案解析】①无排卵性功血患者卵巢没有排卵,一直分泌雌激素,没有孕激素,故子宫内膜一直受雌激素的作用,表现为增生性子宫内膜(A对),故本题选A。②黄体功能不全主要表现为月经频发(不选B)。③子宫内膜不规则脱落即黄体萎缩不全主要表现为月经淋漓不尽(不选C)。④子宫内膜炎表现为发热,阴道可见脓性分泌物(不选D)。⑤子宫内膜癌前病变可见异性增生(不选E)。

【例2760】【正确答案】A

　　【答案解析】①功血最常见的症状是子宫不规则出血,特点是月经周期紊乱,经期长短不一,出血量时多时少,甚至大量出血。有时先有数周或数月停经,然后发生阴道不规则流血,血量往往较多,持续2～3周或更长时间,不易自止;有时则一开始即为阴道不规则流血。出血期无下腹疼痛或其他不适,出血多或时间长者伴贫血。妇科检查子宫大小在正常范围,出血时子宫较软(A对),故本题选A。②闭经

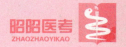

表现为月经停止(不选 B)。③原发性痛经(不选 C)及继发性痛经(不选 D)不是医师考试范畴。④更年期综合征早期主要表现为潮热(不选 E)。

【例 2761】【正确答案】C

【答案解析】①青少年,表现为月经周期长短不一,经量大小不一,诊断为无排卵性功能失调性子宫出血(C 对),故本题选 C。②黄体功能不全主要表现为月经频发(不选 A)。③黄体萎缩不全主要表现为月经淋漓不尽(不选 B)。④子宫内膜息肉不是医师的考试范畴(不选 D)。⑤子宫黏膜下肌瘤表现为月经量增多,周期正常(不选 E)。

【例 2762】【正确答案】B

【答案解析】①基础体温测定:基础体温呈单相型,提示无排卵。②患者为少年女性,月经紊乱,盆腔无器质性病变,诊断为青春期无排卵性功能失调性子宫出血。③青春期无排卵性功能失调性子宫出血首选的辅助检查是基础体温测定,判断是否排卵(B 对,A、C、D、E 错),故本题选 B。

【例 2763】【正确答案】E

【答案解析】了解子宫内膜周期性变化最可靠的诊断依据是诊断性刮宫(E 对,A、B、C、D 错),故本题选 E。

【例 2764】【正确答案】B

【答案解析】患者为中年妇女,月经不规则,量时多时少,结合妇科检查结果考虑为更年期功血,对年龄大于 35 岁、药物治疗无效或存在子宫内膜癌高危因素的异常子宫出血,应通过诊刮排除子宫内膜病变(B 对,A、C、D、E 错),故本题选 B。

【例 2765】【正确答案】B

【答案解析】卵巢功能检查包括:①基础体温测定:这是检查卵巢功能简便易行的方法。早晨醒后用口表测体温,记录并绘成基础体温曲线图,以了解卵巢功能、有无排卵、排卵日期及卵巢黄体功能(B 对),故本题选 B。②宫颈黏液检查:宫颈黏液由颈管内膜分泌细胞分泌,受卵巢分泌的雌、孕激素影响(不选 C)。③子宫内膜检查及性激素测定有助于了解患者卵巢功能,但并非最简便方法(不选 D、E)。④阴道脱落细胞检查(阴道涂片),通过对阴道脱落细胞的内分泌检查,为功能性子宫出血、闭经及先兆流产等病例的诊断与治疗提供参考(不选 A)。

【例 2766】【正确答案】E

【答案解析】常用的检查排卵方法包括:①内分泌检查(性激素测定):在排卵后也就是月经来潮前 1 周左右抽血化验黄体酮,升高说明有排卵(不选 A)。②基础体温测定:正常在月经第 14 天左右排卵,排卵后体温上升 0.3～0.5℃,持续 12 天左右,如果体温没有上升或上升较慢、持续时间短或上升不到 0.3℃,说明没有排卵或黄体功能不足(不选 B)。③子宫内膜活检(诊断性刮宫):在月经前或月经来潮 12 小时之内取子宫内膜检查,出现分泌改变说明有排卵,如果是增生改变说明没有排卵,还可以检查有无内膜结核等其他病变(不选 C)。④宫颈黏液结晶检查:涂片出现典型结晶多表示接近排卵期(不选 D)。⑤阴道分泌物检查:主要用于女性生殖系统疾病的诊断,不能判断有无排卵(E 错),故本题选 E。

【例 2767】【正确答案】E

【答案解析】①青春期少女应以止血和调整周期为主,促使卵巢恢复功能和排卵(E 对,A、B、C、D 错),故本题选 E。②更年期妇女止血后以调整周期、减少经量为原则。

【例 2768】【正确答案】E

【答案解析】①无排卵性功能失调性子宫出血多见于青春期和更年期,卵巢功能障碍,无黄体,体内有雌激素而无孕激素,子宫一直处于增殖期,而无分泌期,增生程度取决于雌激素水平,到一定限度后内膜才脱落,形成月经,故月经的周期不规则。该病例为青春期女性,经期长短不一,故诊断为无排卵性功能失调性子宫出血。青春期无排卵性功血治疗以止血、调整周期、促排卵为主。大剂量雌激素可使子宫内膜迅速生长,修复创面而止血(E 对),故本题选 E。②抗纤溶及促凝药物用于凝血功能异常的疾病(不选 A)。③雄激素不用于功血的治疗(不选 B)。④已婚女性可行诊断性刮宫,但青春期女性禁用(不选 C)。⑤单纯孕激素,又称药物性刮宫,适用于体内有一定的雌激素水平,且患者血红蛋白>80 g/L,生命

355

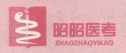

体征稳定的患者(不选 D)。

【例 2769】【正确答案】D

　　【答案解析】①青少年女性，表现为月经不规则，血激素水平正常，考虑青春期功能失调性子宫出血(D 对)，故本题选 D。②子宫内膜癌表现为绝经后阴道流血(不选 A)。③卵巢功能性肿瘤如卵泡膜细胞瘤或颗粒细胞瘤，可分泌大量雌激素，导致绝经后阴道流血(不选 B)。④子宫内膜异位症表现为周期性腹痛(不选 C)。⑤多囊卵巢综合征多表现为多毛、不孕等(不选 E)。

【例 2770】【正确答案】C

　　【答案解析】①经过止血治疗并撤退性出血后，首选雌激素治疗，雌激素可促使子宫内膜增生，修复子宫内膜，减少出血(C 对，A、B、D、E 错)，故本题选 C。

【例 2771】【正确答案】A

　　【答案解析】中老年功血患者首选的治疗是诊断性刮宫(A 对，B、C、D、E 错)，故本题选 A。未婚者禁用。

【例 2772】【正确答案】E

　　【答案解析】①更年期无排卵性功血，以遏制子宫内膜增生过长、诱导绝经、防止癌变为重点，除未婚妇女外，无论有排卵或无排卵性功血，刮宫兼有可迅速而有效止血以及诊治的双重意义。刮宫应彻底，刮出物全部送病理检查，并依内膜病理于术后第 5 天开始调经治疗(E 对)，故本题选 E。②止血药的目的在于改善血小板功能，缩短凝血时间，降低血管脆性和通透性，改善微循环，刺激造血(不选 A)。③口服大剂量雌激素仅用于青春期功血贫血不甚严重者(不选 B)。③口服大量甲羟孕酮止血适用于各年龄组各类功血，原理是促进内膜同步性分泌化而止血，停药后可出现集中性撤退出血(不选 C)。④雄激素仅作为雌、孕激素止血的辅助疗法，旨在抗雌激素、减少盆腔充血和增强子宫肌张力并减少出血量，但不能缩短出血时间和完全止血，青春期少女慎用(不选 D)。

【例 2773】【正确答案】C

　　【答案解析】①患者月经周期缩短，妇科检查无引起功血的生殖器官器质性病变，基础体温曲线呈双相型，提示有排卵，则诊断为黄体功能不足(C 对，A、B、D、E 错)，故本题选 C。②子宫内膜不规则脱落患者月经周期正常。早期妊娠会出现闭经。

【例 2774】【正确答案】A

　　【答案解析】①黄体的生存期是 14 天，黄体萎缩不全导致黄体期延长，持续分泌孕激素，进而导致在月经第 5～6 天刮宫时，本该处于增殖期的子宫内膜，由于孕激素的刺激，出现增殖期与分泌期并存(A 对，B、C、D、E 错)，故本题选 A。②青春期无排卵性功能失调性子宫出血，由于不排卵，没有黄体，体内始终是雌激素而无孕激素，所以刮宫只有增殖期内膜而无分泌期内膜。

【例 2775～2776】【正确答案】AC

　　【答案解析】①正常月经期第 3～4 天时，分泌性内膜已全部脱落，代之以再生的增殖性内膜。但在子宫内膜不规则脱落时，于月经期第 5～6 天仍能见呈分泌反应的内膜(A 对)，故例 2775 选 A。②无排卵性功能失调性子宫出血，因为无排卵，所以没有黄体，没有黄体就无孕激素，故经前 3 天刮宫见子宫内膜增殖期改变(C 对)，故例 2776 选 C。③雌激素使子宫内膜腺体及间质增生、修复。④孕激素使增殖期子宫内膜转化为分泌期内膜，为受精卵着床做好准备。⑤子宫内膜在单一雌激素的刺激下持续增生。

【例 2777】【正确答案】B

　　【答案解析】①正常月经第 3～4 天时，分泌期内膜已全部脱落，代之以增殖期内膜，但黄体萎缩不全导致的子宫内膜不规则脱落，第 5～6 天时仍可见呈分泌反应的内膜。②子宫内膜表现为混合型，即残留的分泌期内膜与出血坏死组织及新增生的内膜共存，此时诊刮最适宜，常用的诊断性刮宫时间为月经干净后 3～7 天(B 对，A、C、D、E 错)，故本题选 B。

【例 2778～2779】【正确答案】ED

　　【答案解析】①青春期无排卵性功能失调性子宫出血，因为卵巢不排卵，不会形成黄体，所以不会分泌孕激素，体内只有雌激素，所以患者的体温特点是单相体温，无高温相(E 对)，故例 2778 选 E。②黄体

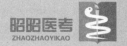

功能不足,即体内既有黄体形成,又有孕激素,孕激素可使体温升高 0.3～0.5 ℃,所以基础体温呈双相。由于黄体生存期较短,孕激素持续时间短,故高温相短(D 对),故例 2779 选 D。

【例 2780】【正确答案】D

【答案解析】根据临床表现和妇科检查结果考虑为子宫内膜不规则脱落。治疗应用孕激素,自下次月经前 8～10 天开始,每日肌内注射黄体酮 20 mg 或口服甲羟孕酮 10～12 mg,共 5 天。作用是调节下丘脑—垂体—卵巢轴的反馈功能,使黄体及时萎缩,内膜较完整脱落。于基础体温上升后开始,隔日应用 HCG 2 000～3 000 U,共 5 次,有促进黄体功能的作用(D 对,A、B、C、E 错),故本题选 D。

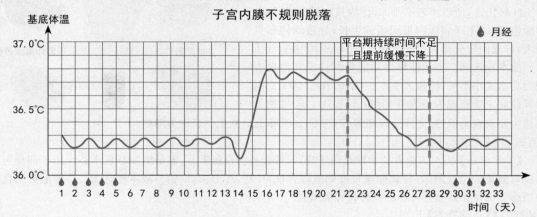

子宫内膜不规则脱落

第 2 节 闭 经

【例 2781】【正确答案】D

【答案解析】下丘脑性闭经是最常见的继发性闭经类型(D 对,A、B、C、E 错),故本题选 D。

【例 2782】【正确答案】E

【答案解析】希恩综合征属于垂体性闭经(E 对,A、B、C、D 错),故本题选 E。

【例 2783】【正确答案】A

【答案解析】颅咽管瘤瘤体压迫下丘脑和垂体柄可引起闭经(A 对,B、C、D、E 错),故本题选 A。

【例 2784】【正确答案】A

【答案解析】子宫内膜受损或对卵巢激素不能产生正常反应所引起的闭经为子宫性闭经。放疗可破坏子宫内膜而引起闭经(A 对,B、C、D、E 错),故本题选 A。

【例 2785】【正确答案】D

【答案解析】垂体兴奋试验 LH 不增高,而 LH 由垂体分泌,所以很可能为垂体异常(D 对,A、B、C、E 错),故本题选 D。

【例 2786】【正确答案】D

【答案解析】①雌、孕激素试验均为阴性,说明闭经原因在子宫。此时月经调节功能正常,第二性征发育也往往正常,但子宫内膜对卵巢激素不能产生正常反应,称为子宫反应衰竭,从而引起闭经,包括先天性子宫缺陷、子宫内膜损伤、子宫内膜炎、子宫切除术后或经宫腔内放射治疗后。②由题干可见为人工流产术后子宫内膜损伤,不能对卵巢激素产生正常反应,故应诊断为子宫性闭经(D 对,A、B、C、E 错),故本题选 D。

【例 2787】【正确答案】C

【答案解析】雌孕激素无撤退性出血,说明子宫功能异常(C 对,A、B、D、E 错),故本题选 C。

【例 2788】【正确答案】A

【答案解析】卵巢功能衰竭后,其分泌的激素减少,负反馈导致其体内垂体分泌的 FSH 增高(A 对,B、C、D、E 错),故本题选 A。

【例 2789】【正确答案】A

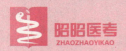

【答案解析】患者注射完 GnRH 后，LH 明显升高，说明下丘脑分泌的 GnRH 缺乏，故诊断为下丘脑性闭经（A 对，B、C、D、E 错），故本题选 A。

第 3 节　多囊卵巢综合征

【例 2790】【正确答案】E

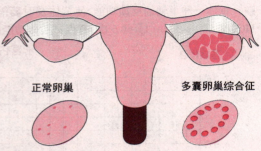

正常卵巢　　　　　多囊卵巢综合征

【答案解析】①患者表现为月经稀发，结合肥胖、多毛的体征，诊断为多囊卵巢综合征。因为患者体内没有 LH 峰出现，所以患者不排卵，体内只有雌激素，没有孕激素；同时 LH 刺激卵巢间质的生长，导致双侧卵巢增大，卵巢间质分泌大量的雄激素，进一步抑制排卵（E 对），故本题选 E。②无排卵性功能失调性子宫出血表现为功血大小不一、经量大小不一（不选 A）。③子宫内膜异位症主要表现为继发性痛经（不选 B）。④生殖器结核主要表现为低热、盗汗及腹痛等（不选 C）。⑤卵巢早衰主要表现为潮热（不选 D）。

【例 2791】【正确答案】E

【答案解析】①对该患者的治疗是促进排卵，首选药物是氯米芬，但是应注意氯米芬作用于卵巢可能出现对卵巢的过度刺激，导致卵巢过度刺激综合征（E 对，A、B、C、D 错），故本题选 E。②卵泡黄素化未破裂综合征是无排卵性月经的一种特殊类型。

【例 2792】【正确答案】E

【答案解析】①尿促性素即从绝经后妇女尿中提取，75 U 制剂中理论上含 FSH 和 LH 各 75 U，可促使卵泡生长发育成熟（不选 A）。②氯米芬是利用其与垂体的雌激素受体结合产生低雌激素效应，反馈性诱导内源性促性激素分泌，促使卵泡生长。适用于体内有一定雌激素水平者及下丘脑-垂体轴反馈机制健全者（不选 B）。③绒促性素的结构与黄体生成素（LH）极其相似，常在促排卵周期卵泡成熟后，一次注射 5 000 U，模拟内源性的 LH 峰，诱导卵母细胞成熟分裂和排卵发生（不选 C）。④雌激素协同促卵泡激素（FSH）促进卵泡的生长发育（不选 D），而孕激素反馈性抑制下丘脑和垂体，减少激素的分泌，不利于卵泡的成熟和排卵（E 错），故本题选 E。

第 4 节　绝经综合征（暂无）

第 18 章　子宫内膜异位症和子宫腺肌病

第 1 节　子宫内膜异位症

【例 2793】【正确答案】D

【答案解析】①卵巢是子宫内膜异位最常见的部位（D 对），故本题选 D。②子宫内膜（不选 A）、子宫阔韧带（不选 B）、子宫圆韧带（不选 C）、阴道（不选 E）也是子宫内膜异位症的发生部位，但并非最常见部位。

【例 2794】【正确答案】C

【答案解析】①子宫内膜异位症多表现为继发性痛经（C 对），故本题选 C。②月经失调（不选 A）、不孕症发生率高达 40%（不选 B）、咯血（不选 D）、腹痛、腹泻或便秘（不选 E）也是子宫内膜异位症的临床特点，但并非最主要特点。

【例 2795】【正确答案】D

【答案解析】①患者表现为继发性痛经，进行性加重，直肠子宫陷凹触及 2 个结节即为巧克力囊肿，故首先考虑子宫内膜异位症（D 对），故本题选 D。②盆腔结核主要表现为低热、盗汗等（不选 A）。③子

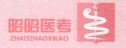

宫颈癌表现为接触性出血(不选 B)。④慢性盆腔炎主要表现为发热、下腹痛及腹部压痛等(不选 C)。⑤子宫肌瘤主要表现为月经量增多,月经周期正常(不选 E)。

【例 2796】【正确答案】E

【答案解析】①**子宫内膜异位症**的主要表现为**继发性痛经,进行性加重**(E 对),故本题选 E。②经期第 1～2 天出现腹痛(不选 A)、两侧下腹剧烈疼痛(不选 B)、经期腹痛伴发热(不选 C)及经期腹痛伴肛门坠胀感(不选 D)不是子宫内膜异位症的主要表现。

【例 2797】【正确答案】E

【答案解析】①青年女性,继发性痛经 3 年,此为子宫内膜异位症的主要表现。子宫内膜异位症表现为不孕(不选 A)、性交痛(不选 B)、经量过多(不选 C)、经期延长(不选 D)及痛经,但无月经稀发。②**月经稀发**是多囊卵巢综合征的典型表现(E 错),故本题选 E。

【例 2798】【正确答案】D

【答案解析】①子宫内膜异位症的典型症状是**继发性痛经,呈进行性加重**,疼痛的严重程度与病灶大小不一定呈正比(D 对),故本题选 D。②阴道不规则流血多见于子宫内膜癌(不选 A)。③接触性出血多见于子宫颈癌(不选 B)。④阴道分泌物增多多见于阴道炎(不选 C)。⑤月经量增多是子宫肌瘤的典型表现(不选 E)。

【例 2799】【正确答案】D

【答案解析】①**病理组织学检查**是目前诊断**子宫内膜异位症**最可靠的方法(D 对),故本题选 D。②典型的病史(不选 A)、B 型超声检查(不选 B)、血 CA125 升高(不选 C)及妇科检查(不选 E)不是子宫内膜癌的诊断依据。(昭昭老师提示:活检是金标准)

【例 2800～2801】【正确答案】BC

【答案解析】①子宫内膜异位症的治疗:**年轻未孕患者**应选择**保留生育功能的手术**(B 对),故例 2800选 B。②**不要求保留生育功能者**应采取**根治性手术**(C 对),故例 2801 选 C。

【例 2802】【正确答案】D

【答案解析】①**进行性痛经**+痛性结节→**子宫内膜异位症**(D 对),故本题选 D。②盆腔结核多表现为低热、盗汗,腹部有压痛等(不选 A)。③原发性痛经不是医师的考试范畴(不选 B)。④慢性盆腔炎表现为发热及下腹部坠痛(不选 C)。⑤卵巢肿瘤多为盆腔肿物,触诊可发现腹部肿物(不选 E)。

【例 2803】【正确答案】B

【答案解析】**子宫内膜异位症**治疗**首选手术切除**(B 对,A、C、D、E 错),故本题选 B。

第 2 节　子宫腺肌病

【例 2804】【正确答案】E

【答案解析】①MRI 示子宫均匀性增大,提示为**子宫腺肌病**(E 对),故本题选 E。②子宫肌瘤为子宫不均匀增大,即局部增大(不选 A)。③多囊卵巢综合征表现为月经稀发及不孕(不选 B)。④痛经表现为月经来时腹痛加剧(不选 C)。⑤功能性子宫出血表现为多由于神经内分泌因素导致的子宫出血(不选 D)。

【例 2805】【正确答案】D

【答案解析】①中年女性,子宫均匀一致增大,故诊断为**子宫腺肌病**(D 对),故本题选 D。②子宫肥大症不是医师的考试范畴(不选 A)。③子宫肌瘤表现为子宫局部增大,伴月经过多(不选 B)。④子宫内膜癌表现为绝经后阴道出血(不选 C)。⑤妊娠子宫是由于妊娠导致子宫增大(不选 E)。

【例 2806】【正确答案】C

【答案解析】①B 超检查示子宫肌层回声不均匀,结合患者痛经的病史,说明子宫内膜侵入肌层中,故诊断为**子宫腺肌病**(C 对),故本题选 C。②慢性盆腔炎表现为发热、下腹坠痛感(不选 A)。③子宫肌瘤是子宫局部性增大的肿块(不选 B)。④子宫内膜炎主要表现为阴道分泌物增多(不选 D)。⑤盆腔结核一般会有低热、盗汗、乏力的表现(不选 E)。

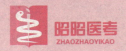

第 19 章　女性生殖器损伤性疾病

子宫脱垂

【例 2807】【正确答案】C

　　【答案解析】子宫脱垂好发于分娩期损伤和分娩后重体力劳动者（C 对，A、B、D、E 错），故本题选 C。

【例 2808】【正确答案】D

　　【答案解析】子宫脱垂的主要原因是主韧带损伤（D 对，A、B、C、E 错），故本题选 D。

【例 2809】【正确答案】D

　　【答案解析】①子宫脱垂的分型：Ⅰ度轻型为宫颈外口距离处女膜缘小于 4 cm，但未达处女膜缘；重型为宫颈已达处女膜缘，但未超出该缘，检查时在阴道口见到宫颈。Ⅱ度轻型为宫颈已脱出阴道口，但宫体仍在阴道内；重型为宫颈及部分宫体已脱出阴道口。Ⅲ度宫颈及宫体全部脱出至阴道口外。②该患者，中年女性，表现为阴道肿物，宫颈及部分宫体脱出阴道口外属于Ⅱ度重型（D 对，A、B、C、E 错），故本题选 D。

【例 2810】【正确答案】E

　　【答案解析】宫颈外口脱出，为子宫脱垂Ⅱ度轻型（E 对），故本题选 E。

【例 2811】【正确答案】D

　　【答案解析】①患者年龄较大，应选择阴式子宫全切术＋阴道前壁修补术（D 对，A、B、C、E 错），故本题选 D。②年轻人，子宫脱垂首选手术方式是 Manchester 手术。

【例 2812】【正确答案】D

　　【答案解析】①根据症状，患者属于子宫脱垂Ⅱ度重型，该患者为中老年女性，应采取经阴道子宫全切及阴道前后壁修补术（D 对，A、B、C、E 错），故本题选 D。②年轻人，子宫脱垂首选手术方式是 Manchester 手术。

【例 2813】【正确答案】B

　　【答案解析】①患者诊断为子宫Ⅱ度脱垂。②该患者年龄较大，且宫颈前唇有溃疡，应行子宫全切（B 对，A、C、D、E 错），故本题选 B。③年轻人的子宫脱垂首选曼氏手术。

【例 2814】【正确答案】E

　　【答案解析】①中年女性，发现阴道脱出肿物，妇科检查示子宫体全部脱出阴道口外，考虑诊断为子宫脱垂。②子宫脱垂的治疗主要根据患者的年龄及分期。该病例中，子宫体全部脱出阴道口外，属于Ⅲ度子宫脱垂。该患者年龄较大，无生育需要，应行经阴道子宫全切（E 对，A、B、C、D 错），故本题选 E。③密切观察，暂不处理会延误病情，导致疾病进一步加重；Manchester 手术适用于年龄较小、希望保留子宫的Ⅱ度、Ⅲ度子宫脱垂伴阴道前、后壁脱垂患者；子宫托适用于患者全身情况不宜手术，如妊娠期和产后，手术前放置可促进膨出面溃疡的愈合。

【例 2815】【正确答案】E

　　【答案解析】①子宫脱垂的分度：子宫颈未到达阴道口为Ⅰ度轻型，子宫颈到达阴道口为Ⅰ度重型，子宫颈部分脱出而宫体未脱出为Ⅱ度轻型，子宫颈完全脱出并部分宫体脱出为Ⅱ度重型，子宫颈和宫体完全脱出为Ⅲ度脱垂。该患者为老年女性，子宫发生脱垂，子宫颈和部分宫体脱出，即为Ⅱ度重型（E 对，A、B、C、D 错），故本题选 E。

【例 2816】【正确答案】B

　　【答案解析】①子宫脱垂往往需要手术治疗：曼氏手术（Manchester 手术）适用于年龄较小、宫颈延长的子宫脱垂者，手术方法为阴道前后壁修补、主韧带缩短及宫颈部分切除术；经阴道子宫全切除及阴道前后壁修补适用于年龄较大、无需考虑生育功能的患者；此外还有阴道封闭术及盆底重建术。②该患者为老年女性，无生育要求，且子宫脱垂为Ⅱ度重型，首选的治疗是经阴道子宫切除术（B 对，A、C、D、E 错），故本题选 B。③年轻患者的子宫脱垂首选 Manchester 手术。

第 20 章 不孕症与辅助生殖技术

【例 2817】【正确答案】A

【答案解析】婚后未避孕 1 年,从未妊娠者为原发性不孕(A 对,B、C、D、E 错),故本题选 A。

【例 2818】【正确答案】D

【答案解析】女性不孕原因以输卵管因素和排卵障碍常见(D 对,A、B、C、E 错),故本题选 D。

【例 2819】【正确答案】B

【答案解析】女性不孕原因以输卵管因素和排卵障碍常见,故应进行输卵管通畅检查(B 对),故本题选 B。

【例 2820】【正确答案】C

【答案解析】①对于不孕症患者,可进行 B 超检测卵巢排卵(不选 A)、基础体温测定(不选 D)、阴道脱落细胞及宫颈黏液检查(不选 B)、月经期前子宫内膜活组织检查(不选 E)、垂体促性腺激素测定等,了解卵巢有无排卵及黄体功能等。②肾上腺功能检测与排卵功能检查无关(C 错),故本题选 C。

【例 2821】【正确答案】D

【答案解析】①女性双侧输尿管堵塞,无法通过人工授精的方式进行治疗。②目前较为成熟的是从妇女卵巢内取出卵子,在体外与精子发生受精并培养 3～5 天,再将发育到卵裂期或囊胚期的胚胎移植入子宫内,即试管婴儿,此种方法为体外受精与胚胎移植(D 对,A、B、C、E 错),故本题选 D。

第 21 章 计划生育

第 1 节 宫内节育器避孕

【例 2822】【正确答案】E

【答案解析】宫内节育器的主要作用机制是杀精毒胚和干扰着床(E 对,A、B、C、D 错),故本题选 E。

【例 2823】【正确答案】A

【答案解析】已婚已育患者,要求长期避孕,最可靠、安全、有效的避孕方法是放置宫内节育器(A 对,B、C、D、E 错),故本题选 A。

【例 2824】【正确答案】A

【答案解析】宫内节育器的主要作用机制是杀精毒胚和干扰着床(A 对,B、C、D、E 错),故本题选 A。

【例 2825】【正确答案】B

【答案解析】月经干净后 3～7 天放宫内节育器(B 对,A、C、D、E 错),故本题选 B。

【例 2826】【正确答案】E

【答案解析】①带铜 T 形宫内节育器是我国目前临床首选的宫内节育器。按宫腔形态设计制成,以塑料为支架,纵杆上绕以铜丝,或在纵杆或横臂套以铜管。铜丝易断裂,现多改用铜套,使放置时间延长至 15 年(E 错),故本题选 E。②放置宫内节育器应术后休息 3 日(不选 A)、术后 2 周禁性交及盆浴(不选 B)、术后月经来潮注意节育器有无脱落(不选 C)及术后未见尾丝应行超声检查(不选 D)。

【例 2827】【正确答案】E

【答案解析】①绝经 1 年者取出宫内节育器(E 错),故本题选 E。②宫内节育器取器适应证:带器妊娠者(不选 A)、计划再生育者(不选 B)、因不良反应治疗无效或出现并发症者(不选 C)及放置期限已满要求更换者(不选 D)等。

【例 2828】【正确答案】C

【答案解析】①不规则阴道流血是放置 IUD 常见的副作用,主要表现为经量增多、经期延长或少量点滴出血,一般无需处理,3～6 个月后逐渐恢复。②该患者为中年女性,应用 IUD 避孕,目前出现不规则阴

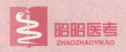

道流血 3 个月，此时除要考虑可能是 IUD 的副作用外，也要考虑是否为子宫内膜病变，如子宫内膜癌等，所以首选的治疗方法是首先取出 IUD，另外行诊断性刮宫以了解子宫内膜的变化情况（C 对），故本题选 C。③止血治疗只是对症处理，不能解决患者的根本问题（不选 A）；患者目前无感染表现，应用抗感染治疗不恰当（不选 B、D）；人工周期治疗用于治疗闭经、无排卵性功血及多囊卵巢综合征类疾病（不选 E）。

【例 2829】【正确答案】E

　　【答案解析】宫内节育器的并发症包括：①感染，术时消毒不严，术后短期内性交或盆浴均可引起上行感染（不选 A）。②节育器嵌顿，节育器过大、放置时损伤宫壁或其尖端部分，可致 IUD 部分或全部嵌入肌壁，甚至导致子宫穿孔（不选 C）。③节育器异位，多因操作不当，戳穿子宫壁，将节育器放置于子宫外。④出血（不选 B）及腰酸（不选 D）。⑤脱落或带器妊娠：节育器选择不当、位置下移、宫口过松、月经量多等易引起脱落或带器妊娠（E 错），故本题选 E。

第 2 节　甾体激素药物避孕

【例 2830】【正确答案】D

　　【答案解析】药物避孕的机制是：①抑制排卵，抑制下丘脑释放 LHRH，垂体分泌 FSH 和 LH 减少，同时直接影响垂体对 LHRH 的反应，不出现排卵前 LH 峰，不发生排卵（不选 A）；②阻碍受精，改变宫颈黏液的性状，使宫颈黏液量减少，且黏稠度增加，拉丝度降低，不利于精子穿透，杀死精子或影响精子功能，阻碍受精（不选 B）；③阻碍着床，子宫内膜功能和形态发生改变（不选 C），使腺体和间质提早发生类似分泌期变化，抑制子宫内膜增殖变化，使子宫内膜分泌不良，不适于受精卵着床（D 错），故本题选 D；④药物避孕阻止精子与卵子结合（不选 E）。

【例 2831】【正确答案】E

　　【答案解析】①甾体激素药物避孕的机制包括改变宫颈黏液性状（不选 A）、改变子宫内膜形态与功能（不选 B）、改变输卵管的功能（不选 C）及抑制排卵（不选 D）。②杀精毒胚作用是宫内节育器的避孕机制（E 错），故本题选 E。

【例 2832】【正确答案】E

　　【答案解析】短效口服避孕药是由人工合成的雌、孕激素配制而成，主要是通过抑制卵巢排卵，改变宫颈黏液的黏稠度，阻止精子穿过，改变子宫内膜的形态，不利于受精卵着床，以及影响输卵管蠕动等几个方面来达到避孕的目的（E 对，A、B、C、D 错），故本题选 E。

【例 2833】【正确答案】B

　　【答案解析】①短效口服避孕药禁忌证：严重心血管疾病；急、慢性肝炎或肾炎（不选 E）；血液病或血栓性疾病（不选 D）；内分泌疾病，如糖尿病需用胰岛素控制者、甲状腺功能亢进者；恶性肿瘤、癌前病变、子宫或乳房肿块患者；哺乳期不宜服用（不选 A、C）；因避孕药抑制乳汁分泌，并使其蛋白质、脂肪含量下降；产后未满半年或月经未来潮者；月经稀少或年龄＞45 岁者；年龄＞35 岁的吸烟妇女不宜长期服用，以免卵巢功能早衰；精神病患者，生活不能自理者。②慢性宫颈炎不是短效口服避孕药禁忌证（B 错），故本题选 B。

【例 2834】【正确答案】A

　　【答案解析】少量阴道出血可服用少量雌激素，雌激素能使得子宫内膜增生，修补子宫内膜减少出血（A 对，B、C、D、E 错），故本题选 A。

【例 2835】【正确答案】B

　　【答案解析】①服药后内源性激素分泌被抑制，甾体避孕药替代性对子宫内膜发生作用。一般服药后月经变规则，经期缩短，经血量减少，痛经减轻或消失。若用药后出现闭经，提示避孕药对下丘脑-垂体轴抑制过度，应停避孕药，改用雄激素替代治疗或加用促排卵药物，仍无效者应进一步检查闭经原因。漏服避孕药或个别妇女未漏服均可发生不规则少量阴道流血，称为突破性出血。如发生在服药前半周期，为雌激素量少不能维持内膜完整性所致，每晚应加服炔雌醇 0.005 mg（B 对，A、C、D、E 错），故本题选 B。②在服药后半周期出血，多为孕激素不足引起，每晚增服避孕药 1/2～1 片，加服药物均应与避孕药同时

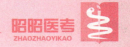

服至第22天停药。接近月经期出血或出血量多如月经时,均应立即停药,至出血第5天再开始服用下一周期的药物。

【例2836】【正确答案】E

　　【答案解析】月经前半期受雌激素影响,如果雌激素不够,需补充雌激素(E对,A、B、C、D错),故本题选E。

【例2837】【正确答案】C

　　【答案解析】避孕药的不良反应:①类早孕反应,雌激素可刺激胃黏膜引起头晕、乏力、食欲缺乏、恶心、呕吐(不选D)。②影响月经,服药时抑制了内源性激素分泌,甾体避孕药替代性对子宫内膜发生作用。一般服药后月经变规则,经期缩短,经血量减少,痛经减轻或消失。若用药后出现闭经,提示避孕药对下丘脑-垂体轴抑制过度,应停用避孕药,改用雌激素替代治疗或加用促排卵药物,仍无效者应进一步检查闭经原因(不选A)。③体重增加,可因雌激素成分导致水钠潴留(不选B)。④色素沉着,少数妇女的颜面部皮肤出现淡褐色色素沉着,如妊娠期所见,停药后不一定能自然消退(不选E)。⑤其他影响,长期服避孕药在停药6个月后妊娠者,随访胎儿无异常发现,遗传学检查无致畸证据,为避免避孕药影响,以停药6个月后再受孕为妥。复方短效口服避孕药致细胞突变作用微弱,对诱发子宫颈癌是否有潜在影响尚待研究,但长期服避孕药并不增加乳腺癌发病率,且对预防子宫内膜癌、卵巢肿瘤具有一定的保护作用(C错),故本题选C。

第3节　屏障避孕

【例2838】【正确答案】C

　　【答案解析】哺乳期避孕最好采用工具避孕(C对,A、B、D、E错),故本题选C。

第4节　其他避孕方法(暂无)

第5节　输卵管绝育术

【例2839】【正确答案】E

　　【答案解析】①年龄较大的女性,服用避孕药会导致早衰。患全身疾病、肝病、肾病者均不宜使用药物避孕(E对),故本题选E。②安全期避孕失败率高,不宜采用(不选A)。③避孕药对肝肾功能有影响,不适于慢性肾炎患者(不选B,C)。④该患者虽可选用阴茎套避孕,如有意外妊娠,需再次人工流产(不选D)。

【例2840】【正确答案】E

　　【答案解析】该患者已有子女无需再生育,且有风湿性心脏病史,有心脏病、肾病、肝病及严重遗传疾病者不宜生育(E对,A、B、C、D错),故本题选E。

第6节　人工流产

【例2841】【正确答案】C

　　【答案解析】米非司酮终止妊娠的机制是抗孕激素,阻断黄体酮与黄体酮受体的结合(C对,A、B、D、E错),故本题选C。

【例2842】【正确答案】A

　　【答案解析】人工流产的综合反应是指术中或术毕出现心动过缓、心律不齐、面色苍白、头昏、胸闷、大汗淋漓,严重者甚至出现血压下降、昏厥、抽搐等迷走神经兴奋症状(A对,B、C、D、E错),故本题选A。

【例2843】【正确答案】D

　　【答案解析】①人工流产综合反应是指术中或术毕出现心动过缓、心律不齐、面色苍白、头昏、胸闷、大汗淋漓,严重者甚至出现血压下降、昏厥、抽搐等迷走神经兴奋症状。患者症状符合诊断(D对),故本题选D。②子宫穿孔多有刮宫时出现无底感(不选A)。③羊水栓塞表现为突发呼吸困难(不选B)。

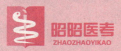

③空气栓塞多见于减压病等（不选 C）。④漏吸主要表现为术后淋漓鲜血（不选 E）。

【例 2844】【正确答案】A

【答案解析】发生人工流产综合征患者，治疗应选择阿托品（A 对，B、C、D、E 错），故本题选 A。

【例 2845】【正确答案】D

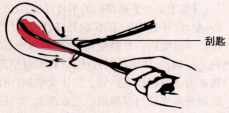

人工流产钳刮术

刮匙

【答案解析】①术者出现"无底"感，患者下腹剧烈疼痛，考虑子宫穿孔，是人工流产术的严重并发症（D 对），故本题选 D。②失血性休克主要表现为低血压、皮肤湿冷等（不选 A）。③流产不全主要表现为宫口开，子宫大小明显小于孕周（不选 B）。④羊水栓塞表现为突发呼吸困难（不选 C）。⑤人工流产综合反应指术中或术毕出现心动过缓、心律不齐、面色苍白、头昏、胸闷、大汗淋漓，严重者甚至出现血压下降、昏厥、抽搐等迷走神经兴奋症状（不选 E）。

【例 2846】【正确答案】B

【答案解析】①青年女性，停经行人工流产术，吸宫后发现探不到宫底，提示很可能发生了子宫穿孔（B 对），故本题选 B。②人工流产综合反应是术中或术毕出现心动过缓、心律不齐、面色苍白、头昏、胸闷、大汗淋漓，严重者甚至出现血压下降、昏厥、抽搐等迷走神经兴奋症状（不选 C）。子宫畸形不是医师的考试范畴（不选 A）。羊水栓塞指在分娩过程中突发胸闷、呼吸困难、紫绀等表现，甚至死亡（不选 D）。葡萄胎表现为子宫异常增大（不选 E）。

【例 2847】【正确答案】C

【答案解析】①一旦诊断为子宫穿孔，需要立即停止手术。穿孔小，无脏器损伤或内出血，手术已完成，可注射子宫收缩剂，保守治疗并密切观察；如果破口大，有内出血或怀疑脏器损伤，应剖腹探查或腹腔镜检查。②本例患者症状较轻，所以应暂停手术，密切观察病情（C 对，A、B、D、E 错），故本题选 C。

第 22 章　妇女保健（暂无）

第十二篇 儿科疾病

第1章 儿科绪论

【例2848】【正确答案】D

　　【答案解析】①我国现阶段采用的围生期是指从妊娠满28周至产后1周(D对,A、B、C、E错),故本题选D。②围生期是新生儿死亡率最高的时期,也是评价一个国家医疗卫生水平的重要指标。

【例2849】【正确答案】E

　　【答案解析】①儿童死亡率最高的时期是围生期,其次是新生儿期(E对,A、B、C、D错),故本题选E。②儿童的年龄分期各有其特点:胎儿期的特点是妊娠母亲受到外界不利因素的干扰可能影响胎儿的生长发育甚至引起流产。婴儿期特点是易发生各种感染和传染性疾病。幼儿期特点是意外伤害发生率最高。

【例2850】【正确答案】B

　　【答案解析】新生儿期是指自胎儿娩出、脐带结扎至生后28天(B对,A、C、D、E错),故本题选B。

【例2851】【正确答案】E

　　【答案解析】①新生儿期是指自胎儿娩出、脐带结扎至生后28天。②其中早期新生儿指生后7天以内的新生儿,晚期新生儿指生后8天至28天的新生儿(E对,A、B、C、D错),故本题选E。

【例2852】【正确答案】C

　　【答案解析】①自出生至1周岁之间为婴儿期,是生长发育极其旺盛的阶段。此时各系统器官的生长发育虽然也在持续进行,但是不够成熟和完善,尤其是消化系统常常难以适应大量食物的消化和吸收,容易发生消化道紊乱。同时婴儿体内来自母体的抗体逐渐减少,自身免疫功能尚未成熟,抗感染能力较弱,易发生各种感染和传染性疾病(C对,A、B、D、E错),故本题选C。②儿童的年龄分期各有特点:学龄期特点是生长速度较为缓慢,智能发育更加成熟,可以接受系统的科学文化教育;围生期是胎儿死亡率最高的阶段;婴儿期是儿童生长发育的第一个高峰;青春期是儿童生长发育的第二个高峰;幼儿期智能发育迅速。

【例2853】【正确答案】A

　　【答案解析】自出生后至满1周岁前即婴儿期(A对,B、C、D、E错),故本题选A。

【例2854】【正确答案】A

　　【答案解析】①婴儿期是指自胎儿娩出、脐带结扎至1周岁。此期是小儿生长发育最迅速的时期(A对,B、C、D、E错),故本题选A。②幼儿期是指满1周岁至3周岁,此期体格生长速度缓慢,智能发育迅速。③学龄前期是自满3周岁至6～7岁,此期体格发育进一步减慢。④学龄期指自6～7岁至青春期前,智能发育更成熟。女孩青春期从11～12岁开始至17～18岁,男孩从13～14岁开始至18～20岁,体格生长再次加速,出现第二个高峰,生殖系统发育加速并趋于成熟。

【例2855】【正确答案】A

　　【答案解析】①婴儿期是指从胎儿娩出至1周岁(A错),故本题选A。②胎儿期是指从受精卵开始至胎儿出生为止(不选B)。③学龄前期是指3周岁后到6～7岁入小学前(不选C)。④新生儿期是指胎儿出生、脐带结扎至满28天(不选D)。⑤幼儿期是指自1周岁至满3周岁前(不选E)。

【例2856】【正确答案】E

　　【答案解析】学龄前期智力发育快,独立活动范围大,是性格形成的关键时期(E对,A、B、C、D错),故本题选E。

【例2857】【正确答案】D

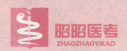
【答案解析】体重和身长在生后第 1 年尤其前 3 个月增加很快，即婴儿期阶段，为生后的第一个生长高峰；第二个生长发育高峰出现在青春期（D 对，A、B、C、E 错），故本题选 D。

第 2 章　生长发育

第 1 节　生长发育的规律

【例 2858】【正确答案】C

【答案解析】淋巴系统发育是先快后慢，生殖系统发育是先慢后快（C 对，A、B、D、E 错），故本题选 C。

【例 2859】【正确答案】B

【答案解析】小儿生长发育遵循由上到下（B 错）、由近到远（不选 C）、由粗到细（不选 D）、由低级到高级（不选 A）、由简单到复杂（不选 E）的规律，故本题选 B。

【例 2860】【正确答案】B

【答案解析】①小儿生长发育的规律：生长发育是一个连续又有阶段性的过程，各系统发育不平衡，生长发育遵循由上到下、由近到远、由粗到细、由低级到高级、由简单到复杂的规律，个体差异较大（B 对），故本题选 B。②生长发育有一定的规律（不选 A）；生长发育是有质的变化再有量的增加（不选 C）；婴儿期体格发育最快（不选 D）；体格发育无绝对的正常值（不选 E）。

第 2 节　体格生长

【例 2861】【正确答案】B

【答案解析】①体重主要反映患儿慢性或急性营养不良，是反映小儿近期营养状况的灵敏指标，头围、胸围、牙齿并不能反映近期的营养状况（B 对，A、C、D、E 错），故本题选 B。②身高主要反映过去或长期的营养状况。

【例 2862】【正确答案】A

【答案解析】新生儿生理性体重下降是指由于生后体内水分丢失较多，导致体重逐渐下降，第 5～6 天降到最低（小于出生体重的 9%），一般 7～10 天后可恢复到出生体重（A 对，B、C、D、E 错），故本题选 A。

【例 2863】【正确答案】E

【答案解析】出生后由于摄入不足、胎粪排出和水分丢失等可出现暂时性体重下降（3%～9%），称为生理性体重下降，生后 3～4 天降至最低值后可逐渐恢复至出生体重（E 对，A、B、C、D 错），故本题选 E。

【例 2864】【正确答案】D

【答案解析】2 岁到青春前期体重每年增加 2 kg（2 岁以后体重＝年龄×2＋8）（D 对，A、B、C、E 错），故本题选 D。

【例 2865】【正确答案】B

【答案解析】1～12 岁小儿体重计算公式：年龄×2＋8（B 对，A、C、D、E 错），故本题选 B。

【例 2866】【正确答案】A

【答案解析】20 kg＝年龄×2＋8。计算得出年龄应为 6 岁（A 对，B、C、D、E 错），故本题选 A。

【例 2867】【正确答案】E

【答案解析】体重是衡量一个儿童生长发育的重要指标。正常体重值：出生胎儿 3 kg，8 个月时 8 kg，1 岁时 10 kg，2 岁时 12 kg（E 对，A、B、C、D 错），故本题选 E。

【例 2868】【正确答案】C

【答案解析】2 岁小儿身高应为 87 cm（C 对，A、B、D、E 错），故本题选 C。

【例 2869】【正确答案】E

【答案解析】①身高和体重是评价儿童生长发育的重要指标，其次是头围和胸围。②一般情况下出生时婴儿身长 50 cm，1 岁时 75 cm，2 岁时 87 cm。③出生时婴儿头围 43 cm，1 岁时 46 cm，2 岁时 48 cm。

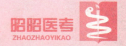

④该患儿目前身长 75 cm,头围 46 cm,故推断该儿童的年龄为 1 岁(E 对,A、B、C、D 错),故本题选 E。

【例 2870】【正确答案】D

【答案解析】小儿在 1 岁左右时体重 10 kg,头围等于胸围,均为 46 cm,故推断小儿年龄为 1 岁(D 对,A、B、C、E 错),故本题选 D。

【例 2871】【正确答案】E

【答案解析】正常新生儿出生时身长平均约为 50 cm,1 周岁时约为 75 cm,故第 1 年身高增长共 25 cm(E 对,A、B、C、D 错),故本题选 E。

【例 2872】【正确答案】A

【答案解析】小儿的身长与种族、营养、遗传、内分泌、运动等因素有关。年龄越小,增长越快,且有婴儿期和青春期两个生长高峰。出生时身长约为 50 cm,生后第一年身长增长最快,约为 25 cm,前 3 个月增长 11～12 cm,与后 9 个月增长量相当。2～12 岁身长计算公式为年龄×7+75(A 对,B、C、D、E 错),故本题选 A。

【例 2873】【正确答案】D

【答案解析】经眉弓上方、枕后结节左右对称绕头一周的长度为头围(D 对,A、B、C、E 错),故本题选 D。

【例 2874】【正确答案】B

【答案解析】胎儿期脑发育居全身各系统的领先地位,故出生时头围较大,平均为 34 cm,1 岁时头围为 46 cm,2 岁时头围为 48 cm(B 对,A、C、D、E 错),故本题选 B。

【例 2875】【正确答案】B

【答案解析】小儿头围的增长与脑和颅骨的发育有关。刚出生时头围相对较大,为 32～34 cm,与身长、体重相似。第 1 年前 3 个月体重的增长约等于后 9 个月头围的增长。1 岁时头围约为 46 cm,比出生时增长了约 12 cm,故前 3 个月头围增长约 6 cm,所以 3 个月的婴儿头围约为 40 cm(B 对,A、C、D、E 错),故本题选 B。

【例 2876】【正确答案】D

【答案解析】小儿胸围反映肺与胸廓的发育。出生时胸围略小于头围 1～2 cm。1 岁左右胸围等于头围。1 岁至青春前期胸围大于头围,计算公式为头围+年龄−1 cm。出生时头围相对较大,为 32～34 cm,1 岁时头围约为 46 cm(D 对,A、B、C、E 错),故本题选 D。

【例 2877】【正确答案】D

【答案解析】出生时胸围略小于头围 1～2 cm。1 岁左右胸围等于头围。1 岁至青春前期胸围大于头围,计算公式为头围+年龄−1 cm。出生时头围相对较大,为 32～34 cm,1 岁时头围约为 46 cm(D 对,A、B、C、E 错),故本题选 D。

【例 2878】【正确答案】B

【答案解析】前囟 1～2 岁闭合。后囟于出生后 6～8 周闭合(B 对,A、C、D、E 错),故本题选 B。

【例 2879】【正确答案】C

【答案解析】①前囟位于前顶,呈菱形,约在出生后 2 岁以内闭合。后囟位于枕上,呈三角形,约在出生后 6～8 周闭合。②前囟以两个对边中点连线的长短表示(C 对,A、B、D、E 错),故本题选 C。前囟检查在儿科临床很重要,如脑发育不良时头围小、前囟小或闭合早,甲状腺功能减退时前囟闭合延迟,颅内压增高时前囟饱满,脱水时前囟凹陷。

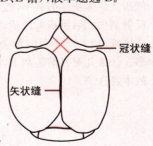

【例 2880】【正确答案】A

【答案解析】①小儿 3 个月才能抬头,同时出现颈椎生理弯曲(A 错),故本题选 A。②B、C、D、E 选项的描述是正确的。

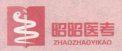

【例2881】【正确答案】B

【答案解析】①3个月能抬头时出现颈椎生理弯曲。②6个月后能坐后出现胸椎生理弯曲（B对，A、C、D、E错），故本题选B。③1岁左右开始行走，出现腰椎生理弯曲。

【例2882】【正确答案】A

【答案解析】①小儿体重8 kg，说明年龄为8个月左右。早期婴儿因为腕关节的骨质尚未发育，无骨化中心，而胫骨近端和股骨远端已经发育，所以最有意义的拍摄部位是膝部（A对，B、C、D、E错），故本题选A。（昭昭老师速记：婴儿早期拍摄膝关节X光片，年长儿拍摄左手及腕部的X光片）

颈曲

胸曲

腰曲

【例2883】【正确答案】C

【答案解析】①婴儿出生体重3 kg，8个月时体重8 kg，1岁时为10 kg，因此该小儿年龄介于3个月至8个月之间。②计算公式：6～12个月龄体重＝6 kg＋月龄×0.25，即7.5 kg＝6 kg＋月龄×0.25，即得出该男婴目前月龄为6个月（C对，A、B、D、E错），故本题选C。

【例2884】【正确答案】D

【答案解析】正常乳牙4～10个月开始萌出，3岁出齐（D对，A、B、C、E错），故本题选D。

【例2885】【正确答案】C

【答案解析】乳牙共有20颗。正常乳牙4～10个月开始萌出，3岁出齐。萌出时间＞13个月称为出牙延迟（C对，A、B、D、E错），故本题选C。

【例2886】【正确答案】A

【答案解析】新生儿期恒牙即开始骨化，18～24个月时第三恒牙已骨化（A对，B、C、D、E错），故本题选A。

【例2887】【正确答案】A

【答案解析】小儿语言发育三个阶段的顺序依次是发音、理解、表达（A对，B、C、D、E错），故本题选A。

【例2888】【正确答案】E

【答案解析】小儿3岁时能念儿歌（E对，A、B、C、D错），故本题选E。

【例2889】【正确答案】A

【答案解析】①儿童语言的发育经历发音、理解和表达三个阶段。新生儿会哭，3～4个月会发咿呀音，6月龄时能听懂自己的名字，12月龄时能说简单的单词如再见、没了，18个月能用15～20个字指认说出家庭成员的主要称谓，24月龄时能指出简单的人、物名和图片，能说出2～3个字组成的短句，3岁时能指认许多物品的名字，能说歌谣，4岁时能讲述简单的故事情节，能唱歌。②动作发育：3～4个月握持反射消失之后手指可以活动，6～7个月时出现换手与捏、敲等探索动作，9～10个月可用拇指、示指拾物，喜撕纸，12～15个月时学会用匙乱涂画，18个月时能叠2～3块方积木，2岁时可叠6～7块方积木，会翻书。③该儿童目前能翻书，能说出2～3个字组成的短句，推断其年龄可能是2岁（A对，B、C、D、E错），故本题选A。

第3章　儿童保健

【例2890】【正确答案】D

【答案解析】初种麻疹减活疫苗的时间是生后8个月（D对，A、B、C、E错），故本题选D。（昭昭老师速记：出生乙肝卡介苗，2月脊髓炎正好，345月百白破，8月麻疹岁乙脑）

【例2891】【正确答案】A

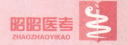

【答案解析】小儿乙肝接种的时间分别为生后 0、1、6 月（A 对，B、C、D、E 错），故本题选 A。（昭昭老师速记：出生乙肝卡介苗，2 月脊髓炎正好，345 月百白破，8 月麻疹岁乙脑）

【例 2892】【正确答案】A

【答案解析】我国规定婴儿必须在 1 岁内完成卡介苗、脊髓灰质炎、三价混合疫苗（即百日咳、白喉、破伤风类毒素混合制剂，简称百白破）、麻疹减毒疫苗和乙型肝炎疫苗等五种疫苗接种的基础免疫（A 对，B、C、D、E 错），故本题选 A。（昭昭老师速记：出生乙肝卡介苗，2 月脊髓炎正好，345 月百白破，8 月麻疹岁乙脑）

【例 2893】【正确答案】C

【答案解析】6 个月的小儿应完成的计划免疫包括卡介苗、乙肝疫苗、脊髓灰质炎疫苗、百白破混合制剂（C 对，A、B、D、E 错），故本题选 C。（昭昭老师速记：出生乙肝卡介苗，2 月脊髓炎正好，345 月百白破，8 月麻疹岁乙脑）

【例 2894】【正确答案】A

【答案解析】脊髓灰质炎疫苗初种的年龄是 2 个月（A 对，B、C、D、E 错），故本题选 A。（昭昭老师速记：出生乙肝卡介苗，2 月脊髓炎正好，345 月百白破，8 月麻疹岁乙脑）

【例 2895】【正确答案】A

【答案解析】婴儿接种百日破的基础免疫时间是产后第 3、4、5 个月（A 对，B、C、D、E 错），故本题选 A。（昭昭老师速记：出生乙肝卡介苗，2 月脊髓炎正好，345 月百白破，8 月麻疹岁乙脑）

【例 2896】【正确答案】C

【答案解析】①新生儿期是指从脐带结扎到胎儿 28 天。②胎儿出生后就要完成乙肝和卡介苗的接种（C 对，A、B、D、E 错），故本题选 C。（昭昭老师速记：出生乙肝卡介苗，2 月脊髓炎正好，345 月百白破，8 月麻疹岁乙脑）

【例 2897～2898】【正确答案】CB

【答案解析】①麻疹疫苗初种年龄是 8 个月（C 对），故例 2897 选 C。②百白破疫苗初种年龄是 3 个月（B 对），故例 2898 选 B。（昭昭老师速记：出生乙肝卡介苗，2 月脊髓炎正好，345 月百白破，8 月麻疹岁乙脑）

第 4 章　营养和营养障碍性疾病

第 1 节　概　述

【例 2899】【正确答案】D

【答案解析】①小儿对能量的需要包括 5 个方面：基础代谢率、食物的热力作用、活动所需、生长发育所需和排泄丢失（不选 A、B、C、E）。②上述 5 项能量的总和即能量需要的总量，但其中不包括思维活动，（D 错），故本题选 D。

【例 2900】【正确答案】C

【答案解析】1 岁以内婴儿总能量每日每千克体重约需 100 kcal（C 对，A、B、D、E 错），故本题选 C。

【例 2901】【正确答案】E

【答案解析】1 岁以内小儿的基础代谢量约为 50 kcal/（kg·d）（E 对，A、B、C、D 错），故本题选 E。

【例 2902】【正确答案】C

【答案解析】人体主要依靠碳水化合物、脂肪和蛋白质供给能量，每克可供能量分别为 4 kcal、9 kcal、4 kcal（C 对，A、B、D、E 错），故本题选 C。

【例 2903】【正确答案】B

【答案解析】①生长发育所需能量为儿童特有，能量需求与儿童生长的速度呈正比，即随年龄增长而逐渐减少（B 对），故本题选 B。②基础代谢（不选 A）、食物特殊动力作用（不选 C）、活动所需（不选 D）及

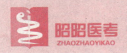

排泄损失能量（不选 E）不是小儿特多的能量需要。

【例 2904】【正确答案】B

【答案解析】①小儿营养中最主要的能量来源是糖类（B 对），故本题选 B。②脂类包括脂肪和类脂，是机体的第二供能营养素（不选 C）。③蛋白质是构成人体必需的营养物质，主要作用是构成机体组织和器官的重要成分（不选 E）。④矿物质和维生素都属于微量元素（不选 A）。⑤膳食纤维指一般不易被消化的食物营养素（不选 D）。

【例 2905】【正确答案】A

【答案解析】①婴幼儿每日奶量主要是根据儿童的能量需要量来计算，一般婴儿所需要的能量为 100 kcal/(kg·d)。例如一个 10 kg 的儿童每天需要的能量为 1 000 kcal。如果要喂养 8% 糖牛奶，每 100 mL 8% 糖牛奶可以提供 100 kcal 能量，所以共需 1 000 mL 8% 的糖牛奶（A 对），故本题选 A。②胃容量、身高、体表面积、年龄等不是估计婴儿奶量的指标（不选 B、C、D、E）。

【例 2906】【正确答案】E

【答案解析】三种产能营养素蛋白质、脂肪和糖类之间正确的比例是蛋白质占 15%，脂肪占 35%，糖类占 50%（E 对，A、B、C、D 错），故本题选 E。

【例 2907】【正确答案】D

【答案解析】婴儿期平均需水量为 150 mL/(kg·d)（D 对，A、B、C、E 错），故本题选 D。

第 2 节　婴儿喂养

【例 2908】【正确答案】C

【答案解析】①人乳中乙型乳糖（β-双糖）含量丰富（C 对），利于脑发育，利于双歧杆菌、乳酸杆菌生长，产生 B 族维生素；促进肠蠕动；乳糖在小肠远端与钙形成螯合物，降低钠在钙吸收时的抑制作用，避免了钙在肠腔内沉淀，同时乳酸使肠腔内 pH 下降，有利于小肠钙的吸收，故本题选 C。②人乳中蛋白质总量低，但白蛋白含量高（不选 A）。③人乳中含有的不饱和脂肪酸较多（不选 B）。④人乳的缓冲力较小（不选 D）。⑤人乳中含钙、磷低，但比例合适，有利于吸收（不选 E）。

【例 2909】【正确答案】E

【答案解析】①母乳含微量元素锌、铜、碘等矿物质较高，是母乳的优点，而非含量低（E 错），故本题选 E。②母乳的优点是，蛋白质生物价值高，且酪蛋白含量较少，白蛋白含量多（不选 A）；不饱和脂肪酸较多（不选 B）；乳糖含量高，且以乙型乳糖为主（不选 C）。③人乳中的维生素 K 含量较低，因此胎儿娩出后需要立即注射维生素 K，避免发生颅内出血（不选 D）。

【例 2910】【正确答案】D

【答案解析】①人乳中维生素 D 较少，母乳喂养的婴儿应补充维生素 D（D 错），故本题选 D。②人乳的优势是，三大物质比例适宜（不选 A）、含很多抗感染物质如免疫球蛋白等（不选 B）、钙磷的含量比例合适（不选 C）、容易消化吸收（不选 E）。

【例 2911】【正确答案】D

【答案解析】①6 个月婴儿不宜添加的食物是末状物，如菜泥（不选 A）、水果泥（不选 B）、配方奶（不选 C）及米粉（不选 E）。②肉末在 7～9 个月添加（D 错），故本题选 D。

【例 2912～2914】【正确答案】ECD

【答案解析】①足月儿开始添加维生素 D 的时间是出生后 2 周补充维生素 D 400 U/d（E 对），故例 2912 选 E。②足月儿开始添加米粉的时间是出生后 4～6 个月（C 对），故例 2913 选 C。③足月儿开始添加肉末、菜末的时间是出生后 7～9 个月（D 对），故例 2914 选 D。

第 3 节　维生素 D 缺乏性佝偻病

【例 2915】【正确答案】E

【答案解析】①患儿人工喂养未补充维生素 D，出现典型的维生素 D 缺乏性改变，早期表现为神经系

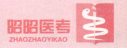

统兴奋性增高,晚期表现为骨骼畸形。该患者符合维生素 D 缺乏性佝偻病的典型表现,可明确诊断。②维生素 D 缺乏时肠道钙、磷吸收减少,血中钙、磷下降,血钙降低刺激甲状旁腺激素分泌增加,加速旧骨吸收,骨盐溶解释放出钙、磷,使血钙得到补偿,维持在正常或接近正常水平,注意这里是甲状旁腺代偿功能不足,而非甲状腺(E 错),故本题选 E。③尿磷排出增加(不选 A)、血中钙磷乘积降低(不选 B)、维生素 D 缺乏(不选 C)及钙磷经肠道吸收减少(不选 D)均为佝偻病的发病机制。

【例 2916】【正确答案】A

【答案解析】①维生素 D 缺乏性佝偻病早期主要为神经兴奋性增高的表现,包括易激惹、烦躁、睡眠不安、夜惊、多汗(与季节无关),出现枕秃(烦躁及头部多汗致婴儿常摇头擦枕)(A 对),故本题选 A。②全身肌肉松弛(不选 B)、腕关节畸形(不选 C)、出牙延迟(不选 D)及颅骨软化(不选 E)是佝偻病晚期的表现。

【例 2917】【正确答案】B

【答案解析】颅骨软化是佝偻病最典型的改变,出现也最早,为 3~6 个月(B 对,A、C、D、E 错),故本题选 B。(昭昭老师速记:"三"顾茅"庐")

【例 2918】【正确答案】E

【答案解析】颅骨软化是佝偻病最典型的改变,出现也最早,为 3~6 个月(E 对,A、B、C、D 错),故本题选 E。(昭昭老师速记:"三"顾茅"庐")

【例 2919】【正确答案】E

【答案解析】①佝偻病分为初期、活动期、恢复期和后遗症期。②其中以颅骨改变为主要表现的是活动期,即激期(E 对,A、B、C、D 错),故本题选 E。

【例 2920~2921】【正确答案】AC

【答案解析】①维生素 D 缺乏导致的典型改变是颅骨软化,出现最早,在 3~6 个月出现(A 对),故例 2920 选 A。(昭昭老师速记:"三"顾茅"庐")②方颅是骨样组织增生所致,出现于 7~8 个月以上(C 对),故例 2921 选 C。(昭昭老师速记:四面"八""方")③手、足镯见于 6 个月以上的小儿。

【例 2922】【正确答案】C

【答案解析】①该患儿为冬季出生,日照不足,未及时添加辅食,提示存在维生素 D 不足。②目前出现神经系统表现,烦躁,夜间哭闹不安,多汗,颅骨软化是佝偻病激期的典型表现,故诊断为维生素 D 缺乏性佝偻病(C 对,不选 E),故本题选 C。③营养不良主要早期表现为体重不增,晚期就是皮下脂肪消失等(不选 A)。④维生素 A 缺乏症主要表现为夜盲等(不选 B)。⑤婴儿肠痉挛不是医师考试范畴(不选 D)。

【例 2923】【正确答案】B

【答案解析】①4 个月女婴,表现为神经系统兴奋性增高,烦躁、夜间哭闹,患者在冬季出生,考虑存在维生素 D 缺乏。维生素 D 缺乏性佝偻病患者,在发病 3 个月左右会出现典型的颅骨软化,8 个月会出现方颅畸形,故本题诊断为维生素 D 缺乏性佝偻病(B 对),故本题选 B。②维生素 A 缺乏症多出现夜盲表现(不选 A)。③蛋白质能量营养不良者早期表现为体重不增(不选 C)。④维生素 D 缺乏性手足搐搦症患者出现手足抽搐及典型体征如陶瑟征、腓反射等(不选 D)。⑤缺铁性贫血患者主要表现为苍白、乏力等(不选 E)。

【例 2924】【正确答案】A

【答案解析】①维生素 D 缺乏性佝偻病的临床分期:初期(早期)、活动期(激期)、恢复期和后遗症期。②初期表现为神经系统兴奋性增高,如易激惹、烦躁等(不选 E),此期骨骼无改变;活动期会出现典型的骨骼改变,如 6 个月以内会出现颅骨软化,8 个月小儿出现方颅,1 岁左右出现鸡胸、郝氏沟等;恢复期指以上 2 期表现经过治疗后症状和体征逐渐缓解;后遗症期指因婴幼儿严重的佝偻病残留不同程度的骨骼畸形,无任何临床症状,血生化正常(不选 C、D),X 线检查骨骼干骺端病变消失(不选 B),不需治疗(A 对),故本题选 A。

【例 2925】【正确答案】D

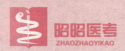

【答案解析】维生素 D 缺乏性佝偻病可靠的早期诊断指标是血 $1,25-(OH)_2-D_3$ 降低（D 对，A、B、C、E 错），故本题选 D。

【例 2926】【正确答案】A

【答案解析】患者症状符合典型的维生素 D 缺乏性佝偻病表现，早期最可靠的指标是血 $1,25-(OH)_2-D_3$ 降低（A 对，B、C、D、E 错），故本题选 A。

【例 2927】【正确答案】B

【答案解析】维生素 D 缺乏性佝偻病激期表现为维生素 D 缺乏所致肠道钙、磷吸收减少，血中钙、磷下降，但碱性磷酸酶增高（B 对，A、C、D、E 错），故本题选 B。

【例 2928】【正确答案】B

【答案解析】为预防营养性维生素 D 缺乏性佝偻病，小儿每天口服维生素 D 的剂量是 $400\sim800$ IU（B 对，A、C、D、E 错），故本题选 B。

【例 2929】【正确答案】E

【答案解析】①维生素 D 缺乏性佝偻病的预防：充足的日光照射（不选 A）、提倡母乳喂养（不选 B）、孕妇应多作户外运动，饮食应含丰富的维生素 D、钙、磷、蛋白质等营养物质，防止胎儿宫内维生素 D 储存不足；处于生长高峰的婴儿应采取综合预防，保证户外活动，给予预防剂量的维生素 D 和钙剂（不选 C），并及时添加辅食（不选 D）；新生儿生后 2 周给予预防剂量的维生素 D 至 2 岁；早产儿、低出生体重儿或双胎生后即应给予维生素 D（E 错），故本题选 E。

【例 2930】【正确答案】B

【答案解析】①患儿易惊、多汗、睡眠少、枕后有乒乓球感，符合佝偻病初期的典型特点。②佝偻病主要是体内的血清钙降低（B 对，A、C、D、E 错），故本题选 B。

【例 2931】【正确答案】A

【答案解析】①由于缺乏维生素 D 导致钙离子减少所致，所以要补充钙剂（A 对），故本题选 A。②供给氧气为一般对症治疗（不选 B）。③肌内注射呋塞米（不选 C）、肌内注射维生素 B（不选 D）及静脉滴注葡萄糖溶液（不选 E）对治疗佝偻病意义不大。

【例 2932】【正确答案】E

【答案解析】①目前认为确保足月儿每天获得维生素 D 400 IU 是治疗和预防本病的关键（E 错），故本题选 E。②小儿易患维生素 D 缺乏性佝偻病是由于围生期维生素 D 不足、日照不足、生长速度快、需要量增加及食物中的摄入不足等引起，所以应及时添加辅食（不选 A）、母乳喂养（不选 C）及增加户外活动以增加光照（不选 D），由此补充小儿体内的维生素 D。③足月儿生后 2 周开始补充维生素 D 400 IU/d（不选 B），早产儿、低出生体重儿、双胎儿生后 1 周开始补充维生素 D 800 IU/d，3 个月后改为预防量，均补充至 2 岁。

第 4 节　维生素 D 缺乏性手足搐搦症

【例 2933】【正确答案】B

【答案解析】维生素 D 缺乏时血钙降低，而甲状旁腺不能代偿性分泌增加，当血清总钙量＜$1.75\sim1.88$ mmol/L，或钙离子＜1.0 mmol/L 时，可导致神经肌肉兴奋性增高（B 对，A、C、D、E 错），故本题选 B。

【例 2934】【正确答案】C

【答案解析】①维生素 D 缺乏时血钙降低（不选 A），甲状旁腺反应迟钝（不选 D），甲状旁腺不能代偿性分泌增加，当血清总钙量＜$1.75\sim1.88$ mmol/L，或钙离子＜1.0 mmol/L 时（C 错），可导致神经肌肉兴奋性增高（不选 B），出现抽搐，故本题选 C。②维生素 D 缺乏性手足搐搦症的血磷基本正常（不选 E）。

【例 2935】【正确答案】C

【答案解析】①维生素 D 缺乏性手足搐搦症的隐性体征包括面神经征（Chvostek sign）、腓反射、陶瑟征（Trousseau 征），阳性体征包括惊厥、手足搐搦和喉痉挛（C 对），故本题选 C。②巴宾斯基征（不选 A）

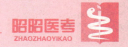

及踝阵挛(不选 E)属于锥体束征。③布鲁辛基征(不选 B)和 Kernig 征(不选 D)属于脑膜刺激征。

【例 2936】【正确答案】B

【答案解析】陶瑟征检查是用血压计袖带如测血压样绕上臂打气,使血压维持在舒张压和收缩压之间,5 分钟内出现痉挛症状为阳性(B 对,A、C、D、E 错),故本题选 B。

【例 2937】【正确答案】A

【答案解析】①间断性四肢抽搐+脑电图无异常+血钙 1.45 mmol/L→维生素 D 缺乏性手足抽搐症(A 对),故本题选 A。②低血糖症主要表现为昏迷,而非抽搐(不选 B)。③低镁血症(不选 C)和婴儿痉挛症(不选 D)不是医师的考试范畴。④甲减主要表现是智力低下、皮肤粗糙、便秘等(不选 E)。

【例 2938】【正确答案】C

【答案解析】①4 个月男婴,冬季出生,出现抽动,考虑因冬季太阳照射不足导致维生素 D 缺乏,引起低钙所致的抽搐。母孕期有腿部抽筋病史,提示母亲有低钙病史,故诊断为维生素 D 缺乏性手足搐搦症(C 对),故本题选 C。②低血糖症主要表现为昏迷,而非抽搐(不选 B)。③婴儿痉挛症(不选 A)和低镁血症(不选 D)不是医师的考试范畴。④甲减主要表现是智力低下、皮肤粗糙、便秘等(不选 E)。

【例 2939】【正确答案】D

【答案解析】①维生素 D 缺乏性手足抽搐症发生惊厥时,除给氧和保持呼吸道通畅外(不选 E),应立即采取措施控制惊厥,可给予 10%水合氯醛保留灌肠,或地西泮静脉或肌内注射(不选 A),以避免喉痉挛引发窒息甚至死亡。②钙剂治疗即给予 10%葡萄糖酸钙 5~10 mL 加入 10%葡萄糖液 5~20 mL 中缓慢静脉注射或滴注,以迅速提高血钙浓度(不选 C)。惊厥停止后可口服钙剂。③待惊厥情况控制后再按维生素 D 缺乏性佝偻病给予维生素 D 治疗(D 错),故本题选 D。④吸氧为一般的对症支持治疗(不选 B)。

【例 2940】【正确答案】D

【答案解析】①维生素 D 缺乏性手足抽搐症发生惊厥时除给氧和保持呼吸道通畅外,还应立即控制惊厥,可给予 10%水合氯醛保留灌肠,或地西泮静脉或肌内注射,避免喉痉挛引发窒息甚至死亡(D 对),故本题选 D。②钙剂治疗即给予 10%葡萄糖酸钙 5~10 mL 加入 10%葡萄糖液 5~20 mL 中(不选 B),缓慢静脉注射或滴注,迅速提高血钙浓度,惊厥停止后可口服钙剂。③惊厥的急诊情况控制后按维生素 D 缺乏性佝偻病给予维生素 D 治疗(不选 A)。④硫酸镁为解痉药物(不选 C)。⑤甘露醇多用于颅内高压所致的惊厥(不选 E)。

第 5 节　蛋白质-能量营养不良

【例 2941】【正确答案】E

【答案解析】①儿童蛋白质能量营养不良的诱发因素中,最常见的疾病是喂养不当或消化系统疾病或畸形(E 对),故本题选 E。②长期发热(不选 A)、急、慢性传染病(不选 B)、恶性肿瘤(不选 C)及肠道寄生虫病(不选 D)也可导致蛋白质能量营养不良,但发病率较低。

【例 2942】【正确答案】C

【答案解析】①儿童生长发育的评价指标是身高和体重,二者的增加都离不开营养物质的充分摄入。②营养不良小儿最早期的临床表现是体重不增,随着营养不良的加重,出现皮下脂肪消失及体重减轻(C 对),故本题选 C。③身高增长停滞是蛋白质能量营养不良的晚期表现(不选 E)。④体重减轻(不选 A)、皮下脂肪消失(不选 B)及肌肉松弛(不选 D)均非小儿蛋白质能量营养不良早期的临床表现。

【例 2943】【正确答案】B

【答案解析】①蛋白质能量营养不良是由于各种原因所致能量和(或)蛋白质缺乏的一种营养缺乏症,主要见于 3 岁以下的婴幼儿。②原发性蛋白质能量营养不良主要由于食物供给不足、喂养不当、不良饮食习惯等引起体重不增,是最早出现的症状,继之出现体重下降、皮下脂肪和肌肉逐渐减少或消失(B 对),故本题选 B。③身长低于正常(不选 A)、皮肤干燥(不选 C)、皮下脂肪减少(不选 D)及肌张力低下(不选 E)均为蛋白质能量营养不良的晚期表现。

【例 2944】【正确答案】D

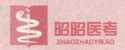

【答案解析】①腹部皮下脂肪层厚度是判断营养不良程度的重要指标之一。②皮下脂肪减少首先见于腹部，其次为躯干、臀部、四肢，最后出现于面颊部（D对，A、B、C、E错），故本题选D。

【例2945】【正确答案】C

【答案解析】4岁男孩正常体重应为16 kg，身高为98 cm左右，该患儿体重低于正常均值的30%以上，且皮肤较松弛，腹部皮下脂肪约0.3 cm，身高也低于正常均值，故可诊断为中度营养不良（C对，A、B、D、E错），故本题选C。

【例2946】【正确答案】B

【答案解析】①Ⅰ度营养不良是指体重比正常平均体重减少15%～25%，皮下脂肪厚度小于0.8 cm，肌肉不坚实，皮肤颜色正常或稍苍白，身长及一般状态尚无变化，与该患儿同年龄的正常小儿体重为7.75 kg，计算可知体重减少约为28%。②Ⅱ度营养不良是指体重比正常平均体重减少25%～40%，身长也低于正常，腹部皮下脂肪层几乎完全消失，皮肤苍白、松弛而失去弹性，原来已能站立或行走的婴幼儿反而不能站立和行走，哭声无力，运动功能和发育迟缓，体温不规则，神经精神不稳定，睡眠不安，食欲低下，对食物耐受性差，但呼吸和循环器官尚无病征，所以该患儿尚未达Ⅱ度营养不良的程度，应诊断为Ⅰ度营养不良（B对，A、C、D错），故本题选B。③佝偻病主要是因为维生素D缺乏导致（不选E）。

【例2947】【正确答案】C

【答案解析】①男婴，6个月，正常体重计算公式：3＋月龄×0.7＝3＋6×0.7＝7.2（kg），该患儿体重5.4 kg，故应诊断为营养不良。②营养不良的分级程度如下，该患儿属于轻度营养不良（C对，A、B、D、E错），故本题选C。

	Ⅰ度（轻度）	Ⅱ度（中度）	Ⅲ度（重度）
体重低于正常均值	15%～25%	25%～40%	＞40%
腹部皮褶厚度	0.4～0.8 cm	0.4 cm以下	消失
肌张力	基本正常	降低、肌肉松弛	低下、肌肉萎缩
精神状态	基本正常	不稳定、易疲乏、烦躁不安	精神萎靡、反应低下，抑制或烦躁交替

【例2948】【正确答案】A

【答案解析】蛋白质-能量营养不良常见维生素A缺乏出现毕脱斑（A对，B、C、D、E错），故本题选A。

【例2949】【正确答案】D

【答案解析】①蛋白质-能量营养不良的常见并发症有营养性贫血、各种维生素缺乏、感染及自发性低血糖。②佝偻病是维生素D缺乏症的并发症，而非蛋白质营养不良的并发症（D错），故本题选D。

【例2950】【正确答案】C

【答案解析】①蛋白质-能量营养不良常有喂养不当的病史，有消瘦，皮下脂肪减少，肌张力降低，心率缓慢，心音低钝等症状（C对），故本题选C。②营养性缺铁性贫血有皮肤黏膜苍白，肝、脾大，心率增快的症状（不选A）。③先天性甲状腺功能减退症（不选B）、婴幼儿腹泻（不选D）和心功能不全者（不选E）一般无未及时添加辅食的病史。

【例2951】【正确答案】E

【答案解析】①蛋白质-能量营养不良常见并发症有营养性贫血，最多见为营养性缺铁性贫血，亦可见营养性巨幼细胞贫血或二者兼有。②各种维生素缺乏，常见维生素A缺乏，也可见维生素B、C的缺乏。③由于非特异性及特异性免疫功能均低下，易继发各类细菌、病毒、真菌的感染，如呼吸道感染、肠道感染、尿路感染、败血症等，特别是腹泻病，可迁延不愈，加重营养不良，形成恶性循环。④自发性低血糖可突然发生，表现为面色灰白、神志不清、脉搏减慢、呼吸暂停、体温不升，但无抽搐，若未及时诊治，可因呼吸麻痹而死亡（E对，A、B、C、D错），故本题选E。

【例2952】【正确答案】C

【答案解析】①该患儿诊断为蛋白质-能量营养不良并发自发性低血糖，其表现为体温不升、面色苍

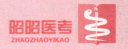

白、神志不清、脉搏减弱、呼吸暂停。②自发性低血糖应立即检测血糖,并同时给予静脉注射高渗葡萄糖(C对,A、B、D、E错),故本题选C。

【例2953】【正确答案】E

　　【答案解析】重度蛋白质-能量营养不良患儿可并发自发性低血糖,表现为突然出现面色苍白、神志不清、脉搏减慢、呼吸窘迫、体温不升,但无抽搐,若诊治不及时,可危及生命(E对,A、B、C、D错),故本题选E。

第6节　单纯性肥胖(助理医师不要求)(暂无)

第5章　新生儿及新生儿营养性疾病

第1节　新生儿概述

【例2954～2955】【正确答案】DE

　　【答案解析】①足月儿为妊娠满37周不满42周的新生儿。早产儿为妊娠不足37周的新生儿(D对),故例2954选D。②过期儿是指妊娠满42周以上的新生儿(E对),故例2955选E。

【例2956】【正确答案】E

　　【答案解析】新生儿出生体重与胎次、胎龄、性别以及宫内营养状况有关,正常足月儿体重2 500～4 000 g(E对,A、B、C、D错),故本题选E。

【例2957】【正确答案】D

　　【答案解析】足月儿皮肤肤色红润,皮下脂肪丰满,毳毛少,头发分条清楚(D对,A、B、C、E错),故本题选D;耳廓软骨发育良好,耳舟成形,直挺;指甲达到或超过指尖;乳腺结节大于4 mm,平均7 mm;男婴睾丸已降至阴囊,阴囊皱褶形成,女婴大阴唇发育,可遮盖小阴唇及阴蒂。

【例2958】【正确答案】D

　　【答案解析】早产儿皮肤发亮、水肿、毳毛多;头发乱如绒线头;耳廓软、缺乏软骨、可折叠,耳舟不清楚;指甲未达指尖(D对,A、B、C、E错);乳腺无结节或结节<4 mm;足底纹理少;男婴睾丸未降,阴囊少皱褶;女婴大阴唇不发育,不能遮盖小阴唇,故本题选D。

【例2959】【正确答案】B

　　【答案解析】早产儿皮肤发亮、水肿、毳毛多;头发乱如绒线头;耳廓软、缺乏软骨、可折叠,耳舟不清楚;指甲未达指尖;乳腺无结节或结节<4 mm;足底纹理少;男婴睾丸未降(不选A),阴囊少皱褶(B对),故本题选B;女婴大阴唇不发育(不选E),不能遮盖小阴唇(不选C、D)。

【例2960】【正确答案】E

　　【答案解析】①早产儿因呼吸中枢相对不成熟,呼吸常不规则,甚至有呼吸暂停。因肺泡表面活性物质少,易发生肺透明膜病(E对),故本题选E。②新生儿肺炎(不选A)、晚期代谢性酸中毒(不选B)、湿肺(不选C)及新生儿窒息(不选D)不主要是因为肺泡表面活性物质缺乏导致的。

【例2961～2962】【正确答案】BD

　　【答案解析】①妊娠早期羊水为无色透明液体,妊娠足月时羊水略混浊,不透明,可见羊水内悬有小片状物,包括胎脂、胎儿脱落上皮细胞、毳毛、毛发、少量白细胞、清蛋白、尿酸盐等,还有大量激素和酶。妊娠28周时羊水内出现肺泡表面活性物质(B对),故例2961选B。②35周时肺泡表面活性物质迅速增加(D对),故例2962选D。

【例2963】【正确答案】C

　　【答案解析】足月儿生后第1小时内呼吸频率较快,为60～80次/分,之后逐渐趋于平稳,为40～50次/分(C对,A、B、D、E错),故本题选C。

【例2964】【正确答案】E

　　【答案解析】①新生儿肺泡表面活性物质至28周开始出现,35周左右时迅速增加(不选A)。肺泡表

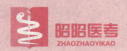

面活性物质是由肺泡Ⅱ型上皮细胞产生的（不选 B），足月儿生后第 1 小时呼吸频率可达 40 次/分，不伴呻吟、发绀（不选 D）。②早产儿由于呼吸中枢发育不成熟等原因，出现呼吸不规则，易出现呼吸暂停（E对），故本题选 E。③新生儿湿肺又称新生儿暂时性呼吸困难或Ⅱ型呼吸窘迫综合征，是一种自限性疾病，出生后出现短暂性气促，与新生儿呼吸窘迫综合征及羊水吸入综合征稍相似，但多见于足月儿或足月剖宫产儿，其症状很快消失，预后良好（不选 C）。

【例 2965】【正确答案】A

　　【答案解析】①新生儿常为生后 24 小时开始排便，3～4 天排完，胎便由胎儿肠道分泌物、胆汁及咽下的羊水组成，呈糊状，为墨绿色（A 对，B、C、D、E 错），故本题选 A。②如生后 24 小时仍不排胎便，应检查是否有肛门闭锁或其他消化道畸形。

【例 2966】【正确答案】E

　　【答案解析】白细胞分类中中性粒细胞与淋巴细胞的比例大致相等的时间是生后 4～6 天及 4～6 岁（E 对，A、B、C、D 错），故本题选 E。

【例 2967】【正确答案】D

　　【答案解析】①拥抱反射即新生儿仰卧位，从背部托起婴儿，一手托住婴儿颈背部，另一手托着枕部，然后托住枕部的手突然下移数厘米使婴儿头及颈部"后倾"数厘米，正常可见两上肢外展并伸直，手指张开，然后上肢屈曲回缩。拥抱反射属于先天性原始反射，在出生数月后自然消失（D 对），故本题选 D。②吞咽反射、角膜反射是人体正常反射，不可能消失（不选 A、C）。③提睾反射、腹壁反射为成年人都有的浅反射，不会逐渐消失（不选 B、E）。

【例 2968～2969】【正确答案】BA

　　【答案解析】①根据出生体重不同，体重 1.5 kg 的婴儿出生 10 天以内中性温度为 34 ℃（B 对），故例 2968 选 B。②体重 1.0 kg 的婴儿出生 10 天以内中性温度为 35 ℃（A 对），故例 2969 选 A。

【例 2970】【正确答案】C

　　【答案解析】早产儿体重 1 500～2 000 g，暖箱温度为(31±4) ℃，相对湿度 50%～60%（C 对，A、B、D、E 错），故本题选 C。

第 2 节　新生儿窒息

【例 2971】【正确答案】A

　　【答案解析】Apgar 评分的五项指标包括心率、呼吸、皮肤颜色、肌张力、对刺激的反应（A 对，B、C、D、E 错），故本题选 A。

【例 2972】【正确答案】C

　　【答案解析】①Apgar 评分的五项指标包括心率（不选 B）、呼吸（不选 A）、皮肤颜色（不选 D）、肌张力（不选 E）、对刺激的反应。②体温不是 Apgar 评分（C 对），故本题选 C。

【例 2973】【正确答案】E

　　【答案解析】新生儿窒息采取 a、b、c、d、e 复苏方案：a 清理呼吸道，b 建立呼吸，c 维持正常循环，d 药物治疗，e 评价。其中清理呼吸道是根本，是新生儿窒息复苏的根本首要措施（E 对，A、B、C、D 错），故本题选 E。

第 3 节　新生儿缺氧缺血性脑病

【例 2974】【正确答案】A

　　【答案解析】①新生儿缺氧缺血性脑病是指因围生期窒息而导致脑的缺氧缺血性损害，临床出现一系列脑病表现。围生期窒息是本病的主要病因（A 对，B、C、D、E 错），故本题选 A。②凡可导致母体和胎儿间血液循环和气体交换障碍，使血氧浓度降低者，均可造成窒息。

【例 2975】【正确答案】D

　　【答案解析】①新生儿 Apgar 评分≤3 分提示出生时有重度窒息。新生儿窒息的进一步表现，如脑缺

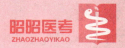

氧可导致嗜睡,颅内水肿导致前囟饱满,此即窒息导致缺氧而引发的缺血缺氧性脑病(D 对),故本题选 D。②胎粪吸入综合征是指胎儿在宫内或娩出过程中吸入被胎粪污染的羊水,出现气道阻塞、肺内炎症和一系列全身症状(不选 A)。③新生儿败血症是新生儿时期一种严重的感染性疾病,可有黄疸、休克、皮肤呈大理石样花纹改变等表现(不选 B)。④新生儿低血糖是指新生儿的血糖低于所需要的血糖浓度,常发生于早产儿、足月小样儿、糖尿病母亲的婴儿(不选 C)。⑤新生儿肺透明膜病又称新生儿呼吸窘迫综合征,系指出生后不久即出现进行性呼吸困难、青紫、呼气性呻吟、吸气性三凹征和呼吸衰竭,主要见于早产儿,因肺泡表面活性物质不足所致(不选 E)。

【例 2976】【正确答案】E

【答案解析】中度缺氧缺血性脑病表现为嗜睡,肌张力减低,瞳孔缩小或对光反射迟钝,惊厥常发生于生后 24 小时内,脑水肿和颅内高压在 24~72 小时内最明显(E 对),故本题选 E。

【例 2977】【正确答案】D

【答案解析】Apgar 评分是通过对生后 1 分钟婴儿的呼吸、心率、皮肤颜色、肌张力及对刺激的反应等五项指标进行评分,以区别新生婴儿的窒息程度。五项指标每项 2 分,共 10 分,4~7 分为轻度窒息,0~3 分为重度窒息。本题中 Apgar 评分为 3 分,说明是重度窒息(D 对,A、B、C、E 错),故本题选 D。

【例 2978】【正确答案】B

【答案解析】①女婴,有窒息病史,出现前囟饱满,神经反射消失,考虑新生儿窒息导致的缺血缺氧性脑病,出现脑水肿(B 对),故本题选 B。②新生儿低血糖患者表现为昏迷,血糖检查显示血糖水平低于2.2 mmol/L(不选 A)。③新生儿肺透明膜病是由于缺乏肺泡表面活性物质所致,表现为生后不久出现呼吸窘迫并进行性加重(不选 C)。④胎粪吸入综合征是由于胎儿在宫内或产时吸入混有胎粪的羊水污染所致,以呼吸道机械性阻塞及化学性炎症为主要病理特征(不选 D)。⑤新生儿湿肺又称新生儿暂时性呼吸困难或 II 型呼吸窘迫综合征,是一种自限性疾病,表现为生后出现短暂性气促,与新生儿呼吸窘迫综合征及羊水吸入综合征稍相似(不选 E)。

【例 2979】【正确答案】D

【答案解析】①脑电图所描记的脑部活动图形不仅能反映本身疾病所造成的局限或弥漫的病理表现,而且对脑外疾病引起的中枢神经系统变化也有诊断价值(D 对),故本题选 D。②脑氢质子磁共振波谱有助于 HIE 的早期诊断(不选 A)。③头颅 CT 可了解颅内出血范围和类型,但对于 HIE 的诊断只能作为参考(不选 B)。④头颅 MRI 对脑损伤的判断有较高的敏感性,常用于 B 超或 CT 显示不清的病例(不选 C)。⑤颅脑超声检查为首选检查,但不能判断预后(不选 E)。

【例 2980】【正确答案】C

【答案解析】①新生儿缺氧缺血性脑病发生惊厥时,首选苯巴比妥,其不仅可镇静止痉,还可降低脑代谢率,改善脑血流,减轻脑水肿等(C 对),故本题选 C。②若苯巴比妥无效,或患儿肝功能不良,可改用苯妥英钠(不选 D)。③甘露醇、呋塞米都是预防和治疗脑水肿的药物,而不能控制惊厥(不选 A、E)。现在不主张使用糖皮质激素(地塞米松)(不选 B)。

【例 2981】【正确答案】D

【答案解析】①新生儿控制惊厥首选苯巴比妥钠(D 对),故本题选 D。年长儿首选地西泮。②呋塞米(不选 A)及甘露醇(不选 C)主要作用是减轻脑水肿,不能控制惊厥。③地塞米松有强大的抗炎效果,可减轻脑水肿,但是亦不能控制惊厥(不选 B)。④肌内注射维生素 K 主要目的是为了防止产后颅内出血,而非控制惊厥(不选 E)。

第 4 节 新生儿呼吸窘迫综合征(助理医师不要求)(暂无)

第 5 节 新生儿黄疸

【例 2982】【正确答案】C

【答案解析】①新生儿出现生理性黄疸的原因包括胆红素生成过多,其原因包括红细胞数量增多(不

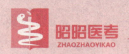

选 B）、寿命较短及红细胞前体较多（不选 A）；血浆白蛋白结合胆红素的能力不足；肝细胞处理胆红素能力差（不选 E）；胆红素肠肝循环增加，出生时肠道内缺乏细菌（不选 D），导致未结合胆红素的产生和重吸收增加。②新生儿体内红细胞内酶发育不成熟不是新生儿黄疸的主要原因（C 错），故本题选 C。

【例 2983】【正确答案】A

【答案解析】①新生儿生理性黄疸的特点包括：一般情况良好；足月儿生后 2～3 天出现黄疸，4～5 天达高峰，5～7 天消退，最迟不超过 2 周；足月儿血清总胆红素＜221 $\mu mol/L$。本例为足月新生儿，应诊断为新生儿生理性黄疸（A 对），故本题选 A。②新生儿溶血病题干中会明确血型，主要表现为黄疸，Coombs 试验阳性（不选 B）。③新生儿败血症主要表现为"五不一低下"（不选 C）。④新生儿母乳性黄疸（不选 D）及新生儿肝炎（不选 E）不是医师的考试范畴。

【例 2984】【正确答案】D

【答案解析】母乳性黄疸小儿的营养发育良好，一般情况良好，体重增加，大便为黄色（D 对），故本题选 D。

【例 2985】【正确答案】A

【答案解析】①小儿病理性黄疸的特点包括：生后 24 小时内出现黄疸（A 对），胆红素＞102 $\mu mol/L$；足月儿血清胆红素＞220.6 $\mu mol/L$，早产儿＞256.5 $\mu mol/L$；结合胆红素＞342 $\mu mol/L$；胆红素每日上升量大于 85 $\mu mol/L$；黄疸持续时间长，或进行性加重，或退而复现，故本题选 A。②足月儿 2 周内消退（不选 B）、早产儿 3～4 周内消退（不选 C）、血清胆红素 8～10 mg/dL（不选 D）及血清结合胆红素 1 mg/dL 左右都是生理性黄疸的特点（不选 E）。

【例 2986】【正确答案】E

【答案解析】①由于新生儿胆红素代谢的特点，50％～60％的足月儿和 80％的早产儿可出现生理性黄疸（不选 A），其特点包括：一般情况良好（不选 D），足月儿生后 2～3 天出现黄疸（不选 B），4～5 天达高峰，5～7 天消退，最迟不超过 2 周（不选 C）；早产儿黄疸多于生后 3～5 天出现，5～7 天达高峰，7～9 天消退，最长可持续 4 周；每日血清胆红素升高＜5 mL/dL；血清胆红素足月儿＜12.9 mL/dL，早产儿＜15 mL/dL（E 对），故本题选 E。

第 6 节　新生儿溶血病（助理医师不要求）

【例 2987】【正确答案】E

【答案解析】O 型血母亲体内含有抗 A 和抗 B 的抗体，会导致 A 或 B 型的婴儿溶血（E 对，A、B、C、D 错），故本题选 E。

	A 型	B 型	AB 型	O 型
红细胞表面抗原	A	B	AB	O
体内抗体（Ab）	抗 B 抗体	抗 B 抗体	无抗体	抗 A、B 抗体
体内抗原（Ag）	A 抗原	B 抗原	A、B 抗原	无抗原

【例 2988】【正确答案】D

【答案解析】①新生儿溶血病是指因母婴血型不合所致的同族免疫性溶血，其中以 ABO 血型不合引起者最多见，占新生儿溶血的 85％左右（其中母为 O 型，子为 A 或 B 型最多）（D 对，A、B、C、E 错），故本

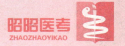

题选 D。②Rh 溶血病占 15% 左右,其中母为 Rh 阴性,即红细胞缺乏 D 抗原,子为 Rh 阳性,即有 D 抗原者最多,约占 Rh 血型不合的 60% 左右。

【例 2989】【正确答案】C

　　【答案解析】①新生儿溶血病以 ABO 血型不合最常见。多数 ABO 溶血病在 2~3 天出现黄疸。而大多数 Rh 溶血病患儿生后 24 小时即可出现黄疸并迅速加重。ABO 溶血病患儿肝、脾大不明显,Rh 溶血病多有不同程度的肝、脾大。ABO 溶血主要发生在母亲为 O 型而胎儿为 A 型或 B 型的情况(C 对,D 错),故本题选 C。②新生儿肝炎主要表现为黄疸,患儿生后可有感染,体检肝、脾大(不选 A)。③败血症患儿可表现为进奶量减少,反应低下等症状(不选 B)。④胆道闭锁以直接胆红素升高为主(不选 E)。

【例 2990】【正确答案】C

　　【答案解析】①男婴生后 20 小时出现黄疸,由于母亲血型为 O 型,如果胎儿血型为 A 型或 B 型,则由于母亲体内存在抗 A 或抗 B 的抗体,可能会导致溶血,出现黄疸,故本例初步诊断为新生儿溶血病。②确诊新生儿溶血病的直接检查是改良直接抗人球蛋白试验,即改良 Coombs 试验,Rh 溶血病的阳性率高,而 ABO 溶血病仅少数阳性。抗体释放试验是检测致敏红细胞的敏感试验,也为确诊试验,Rh 和 ABO 溶血病一般均为阳性(C 对),故本题选 C。③游离抗体试验用于估计是否继续溶血以及换血后的效果,但不是确诊试验(不选 B)。④胆红素测定升高及网织红细胞降低但并无明确意义(不选 A、D)。⑤血型测定有助于了解是否存在血型不合,但是不能确诊(不选 E)。

【例 2991】【正确答案】C

　　【答案解析】新生儿溶血疾病换血治疗的指征是血清胆红素在足月儿至少应大于 20 mg/dL(C 对,A、B、D、E 错),故本题选 C。

【例 2992】【正确答案】E

　　【答案解析】①血清总胆红素小于 40 μmol/l 不属于新生儿黄疸需要换血的指征。总胆红素达 342μmol/L 时才需换血(E 错),故本题选 E。②A、B、C、D 选项描述都是需要进行换血的指征。

【例 2993】【正确答案】B

　　【答案解析】①足月儿生后 10 小时出现黄疸,血胆红素 306 μmol/L,应诊断为病理性黄疸而不是生理性黄疸(不选 C)。②ABO 溶血病常发生于第一胎,多在生后 2~3 天出现黄疸(不选 A)。③Rh 溶血病多发生于再次妊娠时,多在患儿生后 24 小时内出现黄疸并迅速加重。本例为第二胎妊娠,生后 10 小时出现黄疸,应首先考虑 Rh 溶血病(B 对),故本题选 B。④新生儿败血症常表现为黄疸退而复现,且往往较重(不选 D)。新生儿胆道闭锁常于生后 24 小时出现黄疸,且较重,以直接胆红素升高为主(不选 E)。

【例 2994】【正确答案】C

　　【答案解析】①男婴生后 3 天出现黄疸,由于母亲血型为 O 型,父亲血型为 AB 型,所以胎儿的血型很可能为 A 型或 B 型。O 型血母亲怀有 A 型或 B 型血的胎儿,因为母亲体内存在抗 A 或抗 B 的抗体,因此可导致溶血,故本病初步诊断为新生儿溶血病。确诊新生儿溶血的直接检查是改良直接抗人球蛋白试验,即改良 Coombs 试验。血型不合不一定发生溶血,而改良 Coombs 试验可以确诊致敏红细胞和血型抗体,进而可以确诊(C 对),故本题选 C。②血培养多用于新生儿败血症(不选 A)。③肝功能多用于新生儿肝炎综合征(不选 B)。④血型测定不能确诊本病(不选 D)。⑤血涂片查红细胞形态多用于溶血类疾病(不选 E)。

【例 2995】【正确答案】E

　　【答案解析】①该患者很可能是由于 ABO 血型不合导致的溶血反应(Rh 血型都是阳性,故不存在 Rh 溶血)(E 对,D 错),故本题选 E。②新生儿败血症是新生儿期一种严重的感染性疾病,可有黄疸、休克、皮肤呈大理石样花纹改变等表现(不选 A)。③新生儿肝炎综合征由多种原因引起,主要表现为黄疸,预后较佳,多数病例为产程中或产后感染引起(不选 B)。④新生儿母乳性黄疸一般在生后 4~5 天出现并逐渐加重,升高的胆红素可持续 10 天左右,然后逐渐减轻,3~12 周恢复正常(不选 C)。

【例 2996】【正确答案】B

　　【答案解析】①各种原因导致的足月儿血清总胆红素水平升高＞205 μmol/L 时均可给予光照疗法。

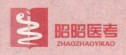

本病例中总胆红素为 289 $\mu mol/L$，可采用光照疗法（B 对），故本题选 B。②如果产前已明确诊断，出生时脐带血总胆红素＞68 $\mu mol/L$，或生后 12 小时内胆红素每小时上升大于 12 $\mu mol/L$，或高胆红素血症经过光疗 4～6 小时后血清总胆红素仍上升 8.6 $\mu mol/L$，或已经合并胆红素脑病的患者，需采用换血疗法（不选 E）。③ABO 溶血病无细菌感染，无血浆蛋白降低，因此无需使用抗生素和白蛋白（不选 A、D）。④口服苯巴比妥为辅助药物治疗（不选 C）。

【例 2997】【正确答案】E

　　【答案解析】新生儿胆红素脑病临床分为四期：①警告期，表现为嗜睡、吸吮反射减弱和肌张力减退（E 对，不选 A、B、C、D），故本题选 E；②痉挛期，轻者仅出现两眼凝视，阵发性肌张力增高，重者两手握拳、前臂内旋、角弓反张，有时尖声哭叫；③恢复期，大部分见于第 1 周末，首先表现为吸吮力和对外界的反应逐渐恢复，继而痉挛逐渐减轻、消失；④后遗症期，出现胆红素脑病四联征，即手足徐动、眼球运动障碍、听觉障碍、牙釉质发育不良，常遗留脑瘫和智能落后。

第 7 节　新生儿败血症

【例 2998】【正确答案】E

　　【答案解析】①新生儿败血症指病原菌侵入新生儿血液循环并在其中生长、繁殖、产生毒素而造成全身的炎症反应。常见病原菌为细菌，也有真菌、病毒或原虫等其他病原体。我国多年来一直以金黄色葡萄球菌和大肠埃希菌最为多见（E 对，A、B、C、D 错），故本题选 E。②近年来凝固酶阴性的葡萄球菌已经成为新生儿血培养的首位菌。

【例 2999】【正确答案】A

　　【答案解析】母亲垂直传播是早发型新生儿败血症最常见的感染途径（A 对，B、C、D、E 错），故本题选 A。

【例 3000】【正确答案】E

　　【答案解析】①新生儿败血症的早期症状和体征均不典型（不选 A），一般表现为反应差、嗜睡、发热或体温不升、不吃、不哭、体重不增等，黄疸有时可为败血症的唯一表现，常表现为黄疸退而复现（不选 B）；肝脾肿大一般出现较晚，多为轻至中度肿大（不选 C）；可合并脑膜炎、肺炎、坏死性小肠结肠炎等（不选 D）。②败血症患儿并非都发热，患儿可表现为发热或体温不升（E 错），故本题选 E。

【例 3001】【正确答案】E

　　【答案解析】①新生儿败血症的早期临床表现最大特点是症状不典型，不具有特异性（E 对），故本题选 E。②发热（不选 A）、体重不增（不选 B）、不哭懒动（不选 C）、食欲减退（不选 D）为晚期败血症的特点。

【例 3002】【正确答案】C

　　【答案解析】①患者皮肤出现黄疸且有花纹，为新生儿败血症的表现（C 对），故本题选 C。②新生儿黄疸一般无经典五不一低下的表现（不选 A）。③新生儿溶血病主要表现为黄疸，且题中多有关于血型的描述（不选 B）。④新生儿窒息主要表现为青紫、惊厥等（不选 D）。⑤新生儿缺氧缺血性脑病多有窒息病史，表现为前囟饱满及头痛、惊厥等（不选 E）。

【例 3003】【正确答案】A

　　【答案解析】黄疸有时可以是新生儿败血症的唯一症状，患儿血中胆红素过多（A 对），故本题选 A。

【例 3004】【正确答案】E

　　【答案解析】①新生儿出现典型的体温不升、拒奶、少动等表现，考虑新生儿败血症。结合患者肚脐部有少量分泌物，说明存在感染，故诊断为新生儿败血症（E 对），故本题选 E。②新生儿寒冷损伤综合征主要由受寒引起，其临床特征是低体温和多器官功能损伤，严重者出现皮肤硬肿（不选 A）。③新生儿化脓性脑膜炎表现为精神症状（不选 B）。④新生儿肺炎患者会出现肺部症状，如咳嗽、咳痰等（不选 C）。⑤新生儿颅内出血不在执业医师考试的范畴（不选 D）。

【例 3005】【正确答案】E

　　【答案解析】①新生儿败血症是指病原体侵入新生儿血液循环，并在其中生长、繁殖、产生毒素而造

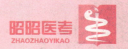

成的全身性炎症反应。确诊该疾病的金标准是血培养,培养出致病菌即可确诊(E 对),故本题选 E。②血CRP 即血 C 反应蛋白,是主要反应炎症的指标,CRP 升高说明炎症处于活动期,CRP 正常说明疾病处于静止期或已治愈(不选 A)。③血常规检查中白细胞及中性粒细胞升高只能提示感染,不能确诊(不选 B)。④分泌物涂片检查可了解有无致病菌,但不能确诊(不选 C)。⑤免疫功能测定只能检测患者免疫功能是否正常(不选 D)。

【例 3006】【正确答案】D

　　【答案解析】①新生儿败血症主要采用抗感染治疗,应用抗生素(D 对),故本题选 D。②碳酸氢钠主要用于治疗严重代谢性酸中毒(不选 A)。③使用地塞米松可使感染扩散,不宜应用(不选 B)。④鲁米那为镇静剂,地高辛为强心药,都不是治疗新生儿败血症的常用药物(不选 C、E)。

第 8 节　新生儿坏死性小肠结肠炎(助理医师不要求)

【例 3007】【正确答案】D

　　【答案解析】①早产儿肠道屏障功能不成熟,胃酸分泌少,胃肠道动力差,消化酶活力低,消化道黏膜通透性高,当喂养不当、罹患感染、肠壁缺血时,易导致肠黏膜损伤,引起新生儿坏死性小肠结肠炎(D 对,E 错),故本题选 D。②寒冷是新生儿寒冷损伤综合征的病因(不选 A)。③溶血是新生儿溶血症及黄疸的病因(不选 B)。④未按时添加辅食为营养性缺铁性贫血的病因(不选 C)。

【例 3008】【正确答案】C

　　【答案解析】①新生儿坏死性小肠结肠炎早期常表现为胃潴留、腹胀、呕吐等喂养不耐受的症状,其典型临床表现是腹胀、呕吐、血便(C 对),故本题选 C。②先天性肥厚性幽门肥厚的典型表现为顽固性呕吐,且呕吐物不含胆汁(不选 A)。③新生儿坏死性小肠结肠炎多见于早产儿(不选 B、E)。④秋季腹泻的大便多呈蛋花汤样(不选 D)。

【例 3009】【正确答案】E

　　【答案解析】①腹部 X 线平片对于诊断新生儿坏死性小肠结肠炎具有重要意义,检查时可见麻痹性肠梗阻、肠壁间隔增宽、肠壁积气、门静脉充气征等,其中肠壁积气和门静脉充气征是本病的特征性表现,可与一般肠梗阻区别(E 对),故本题选 E。②腹部 B 超(不选 A)、粪培养(不选 B)、粪常规(不选 C)、血培养(不选 D)对于诊断本病的意义不大。

【例 3010】【正确答案】B

　　【答案解析】新生儿坏死性小肠结肠炎行腹部 X 线检查,可见麻痹性肠梗阻、肠壁间隔增宽、肠壁积气、门静脉积气、部分肠袢固定、腹水、气腹等,其中肠壁积气和门静脉积气为其特征性表现(B 对,A、C、D、E 错),故本题选 B。

【例 3011】【正确答案】E

　　【答案解析】①新生儿坏死性小肠结肠炎患者出现黄疸(不选 A)、体温不升(不选 B)、神志萎靡(不选 C)、酸中毒(不选 D)等,可行保守治疗,并非手术的适应症。②肠穿孔是手术的绝对指征,但肠穿孔因合并严重腹膜炎、休克,故患儿手术耐受力较差,术中和术后的病死率较高(E 对),故本题选 E。

第 6 章　遗传性疾病

第 1 节　21－三体综合征

【例 3012】【正确答案】C

　　【答案解析】21－三体综合征:①表现为特殊痴呆面容:头形短小,颈短而宽(不选 A),枕骨扁平,出牙迟,鼻梁扁平,两眼距离宽,眼裂小,内眦赘皮,两眼内眦低、外眦高,眼球震颤,偶有白内障。腭弓高,口半张,舌常伸出口外(不选 B),流涎多,在年长患儿中可见舌裂纹。②智能及体格发育落后,随年龄增长日益明显(不选 E),常合并先天畸形(不选 D)。③四肢特点:四肢肌张力低下,皮肤细嫩,手掌和脚底常有

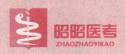

通贯纹，手宽厚等（C错），故本题选C。

【例3013】【正确答案】A

　　【答案解析】①女童表现为智力低下，通贯手，皮肤细腻，符合21-三体综合征（A对），故本题选A。②软骨发育不良是侏儒症中最多见的一型，表现为四肢显著缩短，躯干尚属正常，智力正常（不选B）。③先天性甲状腺功能减退症为幼年缺乏甲状腺激素所致，常表现为生长发育障碍及智力低下，皮肤粗糙，多有便秘（不选C）。④佝偻病活动期多见于小婴儿，可有骨骼改变，但一般影响智能发育（不选D）。⑤苯丙酮尿症以智能发育落后为突出表现，皮肤白皙，头发由黑变黄，尿液和汗液有鼠尿臭味为其特征（不选E）。

【例3014】【正确答案】E

　　【答案解析】①5岁幼儿典型表现为生长落后和智力低下，考虑可能为21-三体综合征、先天性甲状腺功能减低及苯丙酮尿症。结合患者临床表现为眼距宽、低鼻梁及通贯手，合并先天性心脏病，符合21-三体综合征的典型表现，故诊断为21-三体综合征。②21-三体综合征属于先天遗传性基因遗传病，故其首选检查为染色体核型分析（E对），故本题选E。③智力测定不能确诊21-三体综合征，仅是其重要表现（不选A）。④先天性甲状腺功能减低的确诊检查是测定血清T_3、T_4（不选B）。⑤头颅CT用于了解头颅有无出血等病变（不选C）。⑥超声心动图用于检查先天性心脏病，如房间隔缺损、室间隔缺损、动脉导管未闭等（不选D）。

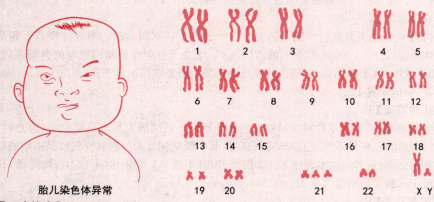

胎儿染色体异常

【例3015】【正确答案】E

　　【答案解析】①2岁幼儿典型表现为生长落后和智力低下，考虑可能为21-三体综合征、先天性甲状腺功能减低及苯丙酮尿症。患者出现眼距宽、低鼻梁及皮肤细腻，符合21-三体综合征的典型表现，诊断为21-三体综合征。②21-三体综合征属于先天遗传性基因遗传病，故其首选检查为染色体核型分析（E对），故本题选E。③尿三氯化铁试验及尿蝶呤分析用于诊断苯丙酮尿症（不选A、B）。④血清T_3、T_4、TSH检查用于诊断先天性甲状腺功能减低（不选C）。⑤测定骨龄可判断儿童生长发育情况（不选D）。

【例3016】【正确答案】B

　　【答案解析】①先天愚型最具有诊断价值的是染色体检查（B对），故本题选B。②骨骼X线检查及血清T_3、T_4检查多来检查甲减患儿（不选A、C）。③智力低下及特殊面容，通贯手是先天愚型的典型表现，但是不能依次做出诊断（不选D、E）。

【例3017】【正确答案】A

　　【答案解析】21-三体综合征患儿染色体核型的标准型是47,XX(XY),+21，也是最常见的核型（A对,B、C、D、E错），故本题选A。

第2节　苯丙酮尿症

【例3018】【正确答案】B

　　【答案解析】苯丙酮尿症是一种单基因遗传病，遗传模式为常染色体隐性遗传（B对，A、C、D、E错），故本题选B。

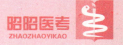

【例3019】【正确答案】A

【答案解析】①典型PKU所缺乏的酶为苯丙氨酸羟化酶(A错),故本题选A。②非典型PKU所缺乏的酶包括鸟苷三磷酸环化水合酶(不选B)、6-丙酮酰四氢蝶呤合成酶(不选C)、二氢生物蝶呤还原酶(不选D)、四氢生物蝶呤(不选E)。

【例3020】【正确答案】E

【答案解析】①典型PKU所缺乏的酶为苯丙氨酸羟化酶(不选B)。②非典型PKU所缺乏的酶包括鸟苷三磷酸环化水合酶、6-丙酮酰四氢蝶呤合成酶、二氢生物蝶呤还原酶、四氢生物蝶呤(E对,A、C、D错),故本题选E。

【例3021】【正确答案】A

【答案解析】苯丙酮尿症主要是由于患者肝细胞缺乏苯丙氨酸羟化酶,致使苯丙氨酸不能转变为酪氨酸,导致苯丙氨酸在体内蓄积(A对,B、C、D、E错),故本题选A。

【例3022】【正确答案】A

【答案解析】①患者表现为智能落后,且尿有鼠尿臭味,尿三氯化铁试验阳性,符合苯丙酮尿症的典型诊断(A对),故本题选A。②半乳糖血症(不选B)、高精氨酸血症(不选C)、组氨酸血症(不选D)及肝糖原累积症(不选E)不是医师的考试范畴。

【例3023】【正确答案】D

【答案解析】①苯丙酮尿症的主要临床表现以智能发育落后为主,可有行为异常、多动或肌痉挛、癫痫小发作,甚至惊厥。出生数月后因黑色素合成不足,毛发、皮肤和虹膜色泽变浅。常见呕吐和皮肤湿疹,尿和汗液有鼠尿臭味。因此,该患儿符合苯丙酮尿症的典型症状,可诊断(D对),故本题选D。②先天愚型患者典型特点是眼距宽、低鼻梁及皮肤细腻(不选A)。③呆小症为幼年缺乏甲状腺激素所致,常表现为生长发育障碍及智力低下,皮肤粗糙,多有便秘(不选B)。④先天性脑发育不全及脑性瘫痪不是医师考试范畴(不选C、E)。

【例3024】【正确答案】B

【答案解析】①苯丙酮尿症患儿临床主要表现为智能低下、惊厥发作和色素减少(B对),故本题选B。②苯丙酮尿症患儿可出现惊厥(不选A)、智能发育落后、肌张力增高(不选C)、毛发皮肤色泽变浅(不选D)及尿和汗液有鼠尿臭味(不选E)等,但均非其最突出的临床特点。

【例3025】【正确答案】B

【答案解析】苯丙酮尿症患儿出生时正常,通常在3~6个月时开始出现症状,1岁时症状明显(B对,A、C、D、E错),故本题选B。

【例3026】【正确答案】A

【答案解析】苯丙酮尿症最突出的症状是智能发育落后(A对,B、C、D、E错),故本题选A。

【例3027~3028】【正确答案】CD

【答案解析】①新生儿苯丙酮尿症的初筛选用Guthrie细菌生长抑制试验。②儿童苯丙酮尿症的初筛选用尿三氯化铁试验(C对),故例3027选C。③鉴别三种非典型苯丙酮尿症的方法是尿蝶呤分析(D对),故例3028选D。

【例3029】【正确答案】E

【答案解析】①苯丙酮尿症新生儿筛查是目前早期发现本病的有效手段,苯丙氨酸浓度可以采用Guthrie细菌生长抑制试验半定量测定(E对),故本题选E。②尿液有机酸分析主要用于苯丙酮尿症的生化诊断(不选A)。③尿三氯化铁试验用于较大婴儿的筛查(不选D)。④凡新生儿筛查结果为阳性的都应进行血氨基酸分析加以确诊(不选B)。⑤尿蝶呤分析用于BH4(四氢生物蝶呤)缺乏症(不选C)。

【例3030~3031】【正确答案】CE

【答案解析】①新生儿苯丙酮尿症的初筛选用Guthrie细菌生长抑制试验。儿童苯丙酮尿症的初筛选用尿三氯化铁试验(C对),故例3030选C。②确诊新生儿苯丙酮尿症的检查是血浆氨基酸分析(E对),故例3031选E。鉴别三种非典型苯丙酮尿症的方法是尿蝶呤分析。③血TSH测定用于先天性甲

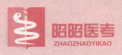

状腺功能减低的诊断。④染色体核型分析用于21-三体综合征的诊断。

【例3032】【正确答案】B

　　【答案解析】①智力低下＋尿有怪臭味→苯丙酮尿症（B对），故本题选B。②21-三体综合征主要表现为智力低下、皮肤细腻、通贯手等（不选A）。③呆小病主要表现为智力低下、皮肤粗糙、便秘等（不选C）。④癫病诊断需要依靠脑电图，且不会出现尿有鼠臭味（不选D）。⑤佝偻病性手足抽搐症多见于冬季出生的患儿，测血中钙离子可诊断（不选E）。

【例3033】【正确答案】D

　　【答案解析】①苯丙酮尿症的治疗措施是限制苯丙氨酸摄入量（D对），故本题选D。②抽搐时给予止抽搐药物为一般的对症治疗（不选A）。③口服甲状腺素片用于治疗甲减（不选B）。④静脉推注10%葡萄糖酸钙，同时口服维生素D多用于治疗佝偻病性手足抽搐症（不选C）。⑤口服碘化钾用于治疗地方性甲状腺肿（不选E）。

第7章　风湿免疫性疾病

【例3034】【正确答案】C

　　【答案解析】①出生时T细胞自身的发育已完善（不选A）。②B细胞的功能在胚胎早期即已成熟，但因缺乏抗体及T细胞多种信号的辅助刺激，B细胞产生抗体的能力低下（不选B）。③IgG是唯一能通过胎盘的免疫球蛋白（C错），故本题选C。新生儿血液中的IgG主要来自母体。④胎儿期自身合成的IgM量极少，母体内的IgM不能通过胎盘，如血中IgM增高，提示可能有胎儿宫内感染（不选D）。⑤新生儿期各补体成分均低于成人，在6～12个月才接近成人水平（不选E）。

【例3035】【正确答案】E

　　【答案解析】母体内的补体不能传输给胎儿，新生儿经典途径中补体活性是其母亲的50%～60%，生后6个月达到成人水平（E对，A、B、C、D错），故本题选E。

【例3036】【正确答案】D

　　【答案解析】①川崎病主要表现为发热、草莓舌，手足硬性水肿或掌跖侧红斑，以及多形红斑和猩红热样皮疹、颈淋巴结肿大等。本例患者表现符合川崎病的典型表现，故可诊断（D对），故本题选D。（昭昭老师速记："川崎"爱吃"草莓"）②猩红热主要表现为皮疹，随后可出现草莓舌、杨梅舌及苍白圈、帕氏线等典型体征（不选A）。③幼年类风湿关节炎主要表现为关节疼痛及晨僵，一般无草莓舌等（不选B）。④传染性单核细胞增多症是一种单核-巨噬细胞系统急性增生性传染病，无草莓舌的表现（不选C）。⑤金黄色葡萄球菌败血症主要表现为寒战高热，严重者可有休克（不选E）。

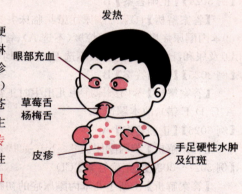

发热

眼部充血

草莓舌
杨梅舌

皮疹

手足硬性水肿
及红斑

【例3037】【正确答案】B

　　【答案解析】①糖皮质激素可促进血栓形成，易发生冠状动脉瘤和影响冠脉修复，不宜单独使用（B对），故本题选B。②川崎病的治疗：阿司匹林抗血小板治疗，如果有冠状动脉病变应延长使用时间；静脉注射丙种球蛋白宜于发病早期应用，可迅速退热及预防冠状动脉病变的发生，应同时合用阿司匹林（不选A、C）。③双嘧达莫具有抗血栓作用，可用于川崎病患者（不选D）。④如果川崎病导致严重的冠脉病变，需要行心脏手术（不选E）。

【例3038】【正确答案】E

　　【答案解析】①川崎病是一种以全身血管炎性病变为主要病理改变的急性发热性出疹性小儿疾病，表现为发热、球结膜充血、手足症状及心脏病变如心脏炎、心肌炎等。②川崎病的治疗：阿司匹林抗血小板治疗，如果有冠状动脉病变应延长使用时间；静脉注射丙种球蛋白宜于发病早期（10天以内）应用，可

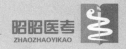

迅速退热及预防冠状动脉病变的发生,应同时合用阿司匹林(E 对,A、D 错),故本题选 E。③糖皮质激素因可促进血栓形成,易引发冠状动脉瘤和影响冠状动脉病变修复,故不宜单独应用(不选 B、C)。

【例 3039】【正确答案】D

【答案解析】①川崎病是一种以全身血管炎性病变为主要病理改变的急性发热性出疹性小儿疾病,表现为发热、球结膜充血、手足症状及心脏病变如心脏炎、心肌炎等。该患儿表现为发热、皮疹,结膜充血,草莓舌,符合典型的川崎病表现,故诊断为川崎病(D 对),故本题选 D。②幼儿急疹的典型表现是热退疹出(不选 A)。③猩红热表现为草莓舌、杨梅舌及腹股沟和腋窝等皮肤皱褶处致密的疹子(不选 B)。④咽结合膜热患者出现咽部不适,同时合并结膜病变(不选 C)。⑤麻疹患者表现为发热 3～4 天后,全身出疹,口腔颊黏膜可见典型的粗糙白色斑点即 Koplik 斑(不选 E)。

【例 3040】【正确答案】C

【答案解析】①川崎病的治疗:阿司匹林抗血小板治疗,如果有冠状动脉病变,应延长使用时间;静脉注射丙种球蛋白宜于发病早期(10 天以内)应用,可迅速退热及预防冠状动脉病变的发生,应同时合用阿司匹林(C 对),故本题选 C。②糖皮质激素常会导致冠脉的病变加重,故一般川崎病不用糖皮质激素治疗(不选 A、D)。③对症治疗,观察会延误病情(不选 B)。④川崎病为病毒感染,抗生素无效(不选 E)。

【例 3041】【正确答案】C

【答案解析】①川崎病患儿常可伴发冠状动脉瘤,可导致患儿猝死,故对预后有重要意义的随访观察项目是心脏彩超(C 对),故本题选 C。心电图对本病的检查意义不大(不选 D)。②血常规及尿常规为一般性检查(不选 B、E)。③ASO、ESR 可反映疾病的活动性(不选 A)。

第 8 章 感染性疾病

第 1 节 常见出疹性疾病

【例 3042】【正确答案】E

【答案解析】①麻疹以发热、上呼吸道炎症、眼结膜炎为特征,前驱期发热 3～4 天。麻疹的特征性病变时颊黏膜充血,及颊黏膜的 Koplik 斑。本例患者,患者有寒战高热,同时出现典型的颊黏膜病变,故诊断为麻疹(E 对),故本题选 E。②风疹典型皮疹特点是,一日出齐,伴有耳后肿痛的淋巴结(不选 A)。③幼儿急疹表现为热退疹出(不选 B)。④猩红热表现为发热、皮疹,典型特点是出现草莓舌、帕氏线、苍白圈等(不选 C)。⑤肠道病毒感染后可出现手足口病,导致手足口多发溃疡(不选 D)。

【例 3043】【正确答案】B

【答案解析】①麻疹分期:潜伏期、前驱期、出疹期和恢复期。②下眼睑边缘见 Stimson 线是前驱期的表现(B 对,A、C、D、E 错),故本题选 B。

【例 3044】【正确答案】E

【答案解析】婴儿应在 8 个月时接种麻疹疫苗(E 对,A、B、C、D 错),故本题选 E。

【例 3045】【正确答案】B

【答案解析】①麻疹以发热、上呼吸道炎症、眼结膜炎为特征,前驱期发热 3～4 天。麻疹的特征性病变时颊黏膜充血,及颊黏膜的 Koplik 斑。该患者口唇颊黏膜可见白色斑点即麻疹黏膜斑(Koplik 斑),是麻疹的特征性表现,故诊断为麻疹(B 对),故本题选 B。②风疹典型皮疹特点是,一日出齐,伴有耳后肿痛的淋巴结(不选 A)。③幼儿急疹表现为热退疹出(不选 C)。④水痘的典型皮疹特点是:斑丘疹、丘疹、水疱、结痂疹等(不选 D)。⑤猩红热表现为发热、皮疹,典型特点是出现草莓舌、帕氏线、苍白圈等(不选 E)。

【例 3046】【正确答案】E

【答案解析】①麻疹以发热、上呼吸道炎症、眼结膜炎为特征,前驱期发热 3～4 天。麻疹的特征性病变时颊黏膜充血,及颊黏膜的 Koplik 斑。该患者出现口腔黏膜粗糙,提示有麻疹黏膜斑(Koplik 斑),是麻疹的特征性表现,故诊断为麻疹(E 对),故本题选 E。②川崎病主要表现为发热、皮肤硬性水肿及草莓

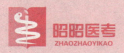

舌等（不选 A）。③风疹典型皮疹特点是，一日出齐，伴有耳后肿痛的淋巴结（不选 B）。④猩红热表现为发热、皮疹，典型特点是出现草莓舌、帕氏线、苍白圈等（不选 C）。⑤幼儿急疹表现为热退疹出（不选 D）。

【例 3047】【正确答案】A

【答案解析】①麻疹以发热、上呼吸道炎症、眼结膜炎为特征，前驱期发热 3～4 天。麻疹的特征性病变时颊黏膜充血，及颊黏膜的 Koplik 斑。该患者出现口腔黏膜粗糙，可见白色斑点，即麻疹黏膜斑（Koplik 斑）（A 对），故本题选 A。②风疹典型皮疹特点是，一日出齐，伴有耳后肿痛的淋巴结（不选 B）。③水痘的典型皮疹特点是：斑丘疹、丘疹、水疱、结痂疹等（不选 C）。④猩红热表现为发热、皮疹，典型特点是出现草莓舌、帕氏线、苍白圈等（不选 D）。⑤肺炎不会出现颊黏膜粗糙斑点（不选 E）。

【例 3048】【正确答案】D

【答案解析】典型麻疹多在发热 3～4 天后出现皮疹，此时全身中毒症状加重，体温高达 40～40.5 ℃，咳嗽加剧，伴嗜睡或烦躁不安，重者有谵妄及抽搐（D 对，A、B、C、E 错），故本题选 D。

【例 3049】【正确答案】B

【答案解析】麻疹患者因维生素 A 消耗增加，易导致维生素 A 缺乏（B 对，A、C、D、E 错），故本题选 B。

【例 3050～3051】【正确答案】AE

【答案解析】①小儿麻疹最常见的并发症是急性肺炎，占麻疹患儿死因的 90％以上，多见于 5 岁以下小儿（A 对），故例 3050 选 A。②猩红热和猩红热急性肾炎的致病菌都是溶血性链球菌，故猩红热如果治疗不彻底，容易并发急性肾炎（E 对），故例 3051 选 E。

【例 3052】【正确答案】C

【答案解析】一般患者隔离至出疹后 5 天，合并肺炎者延长至出疹后 10 天（C 对，A、B、D、E 错），接触麻疹的易感者 3 周。如果接受过疫苗则延长至 4 周，故本题选 C。

【例 3053～3054】【正确答案】DA

【答案解析】①一般患者隔离至出疹后 5 天，合并肺炎者延长至出疹后 10 天（D 对），故例 3053 选 D。②接触麻疹的易感者 3 周，如果接受过疫苗则延长至 4 周（A 对），故例 3054 选 A。

【例 3055】【正确答案】A

【答案解析】孕妇如果感染风疹病毒，可通过胎盘传播导致新生儿出现先天畸形（A 对，B、C、D、E 错），故本题选 A。

【例 3056】【正确答案】D

【答案解析】①风疹的全身症状较轻，耳后、颈部淋巴结肿大并有触痛（D 对），故本题选 D。②风疹潜伏期 1～2 天（不选 A），多有高热（不选 B）。③热退后全身出疹是幼儿急疹的特点（不选 C）。④出疹后脱皮是麻疹的特点（不选 E）。

【例 3057～3058】【正确答案】CA

【答案解析】①病毒性心肌炎是由柯萨奇病毒 B 型感染所致（C 对），故例 3057 选 C。②幼儿急疹是由人类疱疹病毒 6 型感染所致（A 对），故例 3058 选 A。

【例 3059】【正确答案】B

【答案解析】幼儿急疹出疹时间是典型的热退疹出（B 对，A、C、D、E 错），故本题选 B。

【例 3060】【正确答案】A

【答案解析】幼儿急疹出疹时间是典型的热退疹出（A 对，B、C、D、E 错），故本题选 A。

【例 3061】【正确答案】E

【答案解析】①幼儿急疹出疹时间是典型的热退疹出（E 对），故本题选 E。②麻疹以发热、上呼吸道炎症、眼结膜炎为特征，前驱期发热 3～4 天。麻疹的特征性病变时颊黏膜充血，及颊黏膜的 Koplik 斑（不选 A）。③风疹典型皮疹特点是，一日出齐，伴有耳后肿痛的淋巴结（不选 B）。④水痘的典型皮疹特点是：斑丘疹、丘疹、水疱、结痂疹等（不选 C）。⑤猩红热表现为发热、皮疹，典型特点是出现草莓舌、帕氏线、苍白圈等（不选 D）。

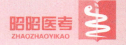

【例 3062】【正确答案】D

【答案解析】①幼儿急疹的典型特点是热退疹出，而非出疹期热更高（D 错），故本题选 D。②幼儿急疹特点包括高热 3～5 天（不选 E），高热时可有惊厥（不选 A），红色斑丘疹以颈及躯干多见（不选 B），典型体征是可有耳后淋巴结肿大（不选 C）。

【例 3063】【正确答案】C

【答案解析】①幼儿急疹是婴幼儿时期常见的发疹性疾病，特征是发热数天，热退后全身出疹，一天内出齐。该病例中，患者表现为典型的热退疹出，故诊断为幼儿急疹（C 对），故本题选 C。②麻疹以发热、上呼吸道炎症、眼结膜炎为特征，前驱期发热 3～4 天。麻疹的特征性病变时颊黏膜充血，及颊黏膜的 Koplik 斑（不选 A）。③风疹典型皮疹特点是，一日出齐，伴有耳后肿痛的淋巴结（不选 B）。④水痘的典型皮疹特点是：斑丘疹、丘疹、水疱、结痂疹等（不选 D）。⑤猩红热表现为发热、皮疹，典型特点是出现草莓舌、帕氏线、苍白圈等（不选 E）。

【例 3064】【正确答案】C

【答案解析】①水痘的临床特点是皮疹呈斑疹、丘疹、疱疹、结痂疹并存，即四世同堂（C 对），故本题选 C。②热退后全身出疹为幼儿急疹的特点（不选 B）。③疹退后皮肤留有棕色色素沉着为麻疹的特点（不选 E）。④水痘的潜伏期约为 14 天，常于发热 1 天出疹（不选 A）。⑤水痘皮疹的特点是分批出现，分批消退，不会有皮疹融合（不选 D）。

【例 3065】【正确答案】E

【答案解析】①水痘表现为皮肤出现斑疹、丘疹、疱疹及结痂。②水痘搔破后容易发生感染，所以最常见的并发症是皮肤感染（E 对，A、B、C、D 错），故本题选 E。

【例 3066～3067】【正确答案】AB

【答案解析】①猩红热的皮疹为全身皮肤弥漫性发红，广泛性密集均匀（A 对），故例 3066 选 A。②水痘的皮疹为皮肤上同时存在斑疹、丘疹、水疱疹和结痂疹，即典型的"四世同堂"（B 对），故例 3067 选 B。

【例 3068】【正确答案】D

【答案解析】①患儿临床表现为高热 2 天，第 3 天出疹，全身皮肤弥漫性充血发红，可见密集均匀的红色细小丘疹，面部潮红，唇周苍白，咽扁桃体充血水肿，舌乳头红肿突起；尤其患儿出疹的时间是在发热后的第 2 天，有典型的皮疹、帕氏线、杨梅舌等，是诊断猩红热的主要依据，结合其他症状，应诊断为猩红热（D 对），故本题选 D。②风疹典型皮疹特点是，一日出齐，伴有耳后肿痛的淋巴结（不选 A）。③麻疹以发热、上呼吸道炎症、眼结膜炎为特征，前驱期发热 3～4 天。麻疹的特征性病变时颊黏膜充血，及颊黏膜的 Koplik 斑（不选 B）。④幼儿急疹是婴幼儿时期常见的发疹性疾病，特征是发热数天，热退后全身出疹，一天内出齐（不选 C）。⑤水痘的典型皮疹特点是：斑丘疹、丘疹、水疱、结痂疹等（不选 E）。

【例 3069】【正确答案】C

【答案解析】①猩红热皮疹在腋窝、腹股沟等皮肤皱褶易受摩擦部位更密集，可有皮下出血点，形成紫红色线条即帕氏线（C 错），故本题选 C。②猩红热患者皮疹粗糙，砂纸样（不选 A）；常有散在糠屑样脱皮（不选 B）；常在 24 小时内遍及全身（不选 D）；疹间皮肤亦呈红色（不选 E）。

第 2 节　中毒型细菌性痢疾

【例 3070】【正确答案】A

【答案解析】①中毒型细菌性痢疾是急性细菌性痢疾的危重型。②中毒型细菌性痢疾起病急骤，突然高热、反复惊厥、嗜睡，迅速发生休克、昏迷。本型多见于 2～7 岁健壮儿童，病死率高，必须积极抢救（A 对，B、C、D、E 错），故本题选 A。

【例 3071】【正确答案】A

【答案解析】①细菌性痢疾的病原体为痢疾杆菌，属肠杆菌的志贺菌属。②志贺菌属分为 a、b、c、d 四群，a 群称痢疾志贺菌，b 群称福氏志贺菌，c 群称鲍氏志贺菌，d 群称宋内氏志贺菌。③我国引起流行的

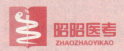

多数为福氏志贺菌,其次为宋内氏志贺菌(A 对,B、C、D、E 错),故本题选 A。

【例 3072】【正确答案】A

【答案解析】①幼儿夏季发病,初期即有高热和神经、循环系统症状,首先考虑中毒性菌痢(A 对),故本题选 A。②结核性脑膜炎(不选 B)及化脓性脑膜炎(不选 E)患者的脑膜刺激征的多为阳性。③5 岁儿童,不考虑颅内肿瘤(不选 C)及颅内出血(不选 D)。

【例 3073】【正确答案】C

【答案解析】①中毒型菌痢,多见于 2～7 岁儿童(不选 D),起病急骤,起病时肠道症状可不明显(不选 A),表现为突发高热,病情严重,迅速恶化并出现惊厥、昏迷、休克(不选 B、E)。②中毒型菌痢多见于 2～7 岁儿童,部分患者可有脑膜刺激症状,而非全部出现脑膜刺激征(C 错),故本题选 C。

【例 3074】【正确答案】C

【答案解析】①中毒性菌痢一般见于 2～7 岁健壮儿童,夏秋季节突起高热,伴反复惊厥、脑病和(或)休克者,应考虑本病。本病例中,4 岁儿童,夏季发病,表现为惊厥、嗜睡及休克的表现,考虑中毒性菌痢可能性大(C 对),故本题选 C。②热性惊厥仅表现为高热后出现抽搐,无休克表现(不选 A)。③流行性脑脊髓膜炎好发于冬春季,表现为突发高热,头痛,呕吐,伴神志改变,皮肤瘀斑,脑膜刺激征阳性(不选 B)。④结核性脑膜炎,多表现为低热、盗汗,头痛及脑膜刺激征阳性(不选 D)。⑤急性风湿热主要表现为一过性大关节红肿热痛,继而发生关节心脏瓣膜的永久性损伤(不选 E)。

【例 3075】【正确答案】A

【答案解析】①中毒型细菌性痢疾起病急骤,突然高热,反复惊厥、嗜睡,迅速发生休克、昏迷、抽搐及呼吸衰竭,而肠道症状多不明显,甚至无腹痛与腹泻(不选 C、D、E)。②大便可见黏液脓血,镜检有成堆脓细胞、红细胞和吞噬细胞(不选 B)。中毒型菌痢可发生脑水肿,甚至脑疝,但无脑膜刺激征(A 错),故本题选 A。

第 3 节 传染性单核细胞增多症(暂无)

第 9 章 结核病

第 1 节 概 述

【例 3076】【正确答案】B

【答案解析】①小儿受结核感染 4～8 周后做结核菌素试验即呈阳性反应(B 对,A、C、D、E 错),故本题选 B。其发生机制主要是由于致敏淋巴细胞和巨噬细胞积聚在真皮血管周围,分泌 Th_1 类细胞因子 IFN,诱发炎症反应,使血管通透性增高,在注射局部形成硬结。②结核菌素反应属于迟发型变态反应。

【例 3077】【正确答案】B

【答案解析】①小儿受结核感染 4～8 周后做结核菌素试验即呈阳性反应。②常用的结核菌素皮内试验为皮内注射 0.1 mL 含 5 个单位的纯蛋白衍化物(PPD)。一般注入左下臂掌侧面中下 1/3 交界处皮内,使之形成直径 6～10 mm 的皮丘,48～72 小时后观察反应结果(B 对,A、C、D、E 错),故本题选 B。

【例 3078】【正确答案】C

【答案解析】①PPD 试验方法:皮内注射 0.1 mL 含 5 个结核菌素单位的纯蛋白衍生物(PPD),48～72 小时后观测结果。②硬结平均直径不足 5 mm 为阴性,5～9 mm 为阳性(＋),10～19 mm 为中度阳性(＋＋),大于 20 mm 为强阳性,局部除硬结外,还有水疱、破溃、淋巴管炎及双圈反应等为极强阳性反应(＋＋＋＋)(C 对,A、B、D、E 错),故本题选 C。

【例 3079】【正确答案】D

【答案解析】①PPD 试验方法:皮内注射 0.1 mL 含 5 个结核菌素单位的纯蛋白衍生物(PPD),48～72 小时后观测结果。②硬结平均直径不足 5 mm 为阴性,5～9 mm 为阳性(＋),10～19 mm 为中度阳性

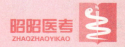

（＋＋），大于或等于 20 mm 为强阳性，局部除硬结外，还有水疱、破溃、淋巴管炎及双圈反应等为极强阳性反应（＋＋＋＋）。③本例患者，硬结直径大于 20 mm 属于强阳性（D 对，A、B、C、E 错），故本题选 D。

【例 3080】【正确答案】B

【答案解析】①结核迟发型变态反应前期（4～8 周内）机体未建立起有效的免疫反应，结核菌素试验是真阴性反应而非假阴性（B 对），故本题选 B。②部分危重结核病患者（不选 A）、急性传染病（不选 C）、原发或继发免疫缺陷病（不选 D）、应用肾上腺皮质激素（不选 E）治疗时，由于免疫系统无法反应，故都表现为假阴性。

【例 3081】【正确答案】B

【答案解析】①PPD 试验假阴性见于机体免疫功能低下或受抑制，如病情危重的结核患者，急性传染病如麻疹、水痘、风疹、百日咳等，体质极度虚弱，如重度营养不良、重度脱水、重度水肿等，应用糖皮质激素或其他免疫抑制剂治疗时，原发或继发免疫缺陷病。②根据题干，PPD 试验假阴性常见于急性粟粒性肺结核（B 对），故本题选 B。③患麻疹 3 个月后，麻疹已经痊愈，此时发生肺结核不会出现假阴性（不选 A）；接种卡介苗 4～8 周以内，结核性迟发型变态反应前期可能出现假阴性，8 周后不会出现假阴性（不选 C）；支气管肺炎及未接种卡介苗者，PPD 试验多为阳性（不选 D、E）。

第 2 节　原发型肺结核

【例 3082】【正确答案】B

【答案解析】原发型肺结核出现百日咳样咳嗽是因为压迫气管分叉处所致（B 对，A、C、D、E 错），故本题选 B。

【例 3083】【正确答案】C

【答案解析】①患儿有长期低热、盗汗、消瘦、面色苍白等结核中毒症状，PPD 试验强阳性，有干咳，但肺部体征不明显，X 线片示肺门淋巴结肿大，故考虑原发型肺结核（C 对），故本题选 C。②无败血症的全身感染中毒症状，血培养阴性（不选 A）；无急性风湿热的心脏炎、关节炎等主要表现（不选 B）；肺片中无大片状实变阴影（不选 D）；无肺不张表现（不选 E）。

【例 3084】【正确答案】A

【答案解析】①2 岁儿童，出现典型的低热、盗汗、干咳症状，实验室检查结核菌素试验（＋＋），结合患者的临床资料可以诊断为原发型肺结核（A 对，C、D、E 错），故本题选 A。②支气管肺炎表现为发热、咳嗽，肺部有固定湿啰音（不选 B）。

【例 3085】【正确答案】A

【答案解析】①原发型肺结核首选检查方法是胸部 X 线（不选 B），确诊的方法是痰找结核杆菌或痰结核杆菌阳性（A 对），故本题选 A。②血沉检查多用于了解炎症是否处于活动期（不选 C）。③脑脊液检查多用于脑膜炎的鉴别诊断（不选 D）。④抗结核抗体为结核的一般性检查，不能确诊结核（不选 E）。

【例 3086】【正确答案】B

【答案解析】原发型肺结核治疗药物首选异烟肼＋利福平（INH/RFP）（B 对，A、C、D、E 错），故本题选 B。

【例 3087】【正确答案】B

【答案解析】①4 岁儿童伴有典型的低热、咳嗽和盗汗症状，右颈部可触及黄豆大小淋巴结，血白细胞以淋巴细胞为主，故诊断为结核感染（B 对），故本题选 B。②咳嗽变异性哮喘主要表现为反复喘息（不选 A）。③肺炎支原体感染主要表现为刺激性咳嗽（不选 C）。④急性上呼吸道感染主要表现为发热、咳嗽，一般无低热、盗汗（不选 D）。⑤支气管异物主要表现为刺激性咳嗽及局部哮鸣音（不选 E）。

【例 3088】【正确答案】C

【答案解析】肺结核病灶的病理改变应是渗出、增殖、坏死（C 对，A、B、D、E 错），故本题选 C。

【例 3089】【正确答案】C

【答案解析】①肺结核采取的首要治疗措施是抗结核治疗（C 对），故本题选 C。②应用大环内酯类抗

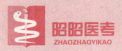

生素主要治疗衣原体感染（不选 A）。③糖皮质激素治疗主要治疗支气管哮喘（不选 B）。④抗病毒治疗主要用于急性上呼吸道感染（不选 D）。⑤支气管镜取异物主要用于支气管异物（不选 E）。

第 3 节　结核性脑膜炎

【例 3090】【正确答案】B

　　【答案解析】①结核性脑膜炎除脑膜病变外，尤以脑底部病变为主。大量黏稠渗出物从颅底蔓延至延髓、脑桥、脚间池、大脑外侧裂、视交叉等处蛛网膜。②由于颅神经途经颅底部，渗出物包埋、挤压颅底血管、神经，常使颅神经功能受到不同程度的损害。临床上以面神经受损居多，动眼神经次之（B 对，A、C、D、E 错），故本题选 B。

【例 3091】【正确答案】C

　　【答案解析】小儿结核性脑膜炎常引起颅神经损害，最常见的是面神经受损，其次是动眼神经、舌下神经、展神经和滑车神经，但不包括三叉神经（C 对，A、B、D、E 错），故本题选 C。

【例 3092】【正确答案】C

　　【答案解析】①小儿结核性脑膜炎分为三期：早期（前驱期）、中期（脑膜刺激期）、晚期（昏迷期）。早期主要表现为小儿性格改变；中期因颅内压升高导致剧烈头痛、喷射性呕吐、嗜睡或烦躁不安、惊厥等，出现脑膜刺激征（不选 A、B）；晚期患儿症状逐渐加重，出现意识模糊，半昏迷甚至昏迷（不选 D、E）。②小儿结核性脑膜炎早期主要临床表现为性格改变（C 对），故本题选 C。

【例 3093】【正确答案】E

　　【答案解析】小儿结核性脑膜炎分为三期：早期（前驱期）、中期（脑膜刺激期）、晚期（昏迷期）。早期主要表现为小儿性格改变（不选 D）；中期因颅内压升高导致剧烈头痛、喷射性呕吐、嗜睡或烦躁不安、惊厥等，出现脑膜刺激征（不选 A、B、C）；晚期患儿症状逐渐加重，出现意识模糊，半昏迷甚至昏迷（E 对），故本题选 E。

【例 3094】【正确答案】E

　　【答案解析】①结核性脑膜炎的早期 1～2 周，主要症状为小儿性格改变，如少言、懒动、易倦、烦躁、易怒等。可有发热、食欲缺乏、盗汗、消瘦、呕吐、便秘等（不选 A、B、C、D）。年长儿可自述头疼，多轻微或非持续性，婴儿表现为蹙眉皱额，或凝视、嗜睡，或发育迟滞等。②惊厥频繁发作是晚期的表现（E 对），故本题选 E。

【例 3095】【正确答案】E

　　【答案解析】结核性脑膜炎的患者脑脊液检查：糖减少（不选 D）、氯化物减少、蛋白质增多（不选 C）、白细胞升高（不选 A），浸润细胞以淋巴细胞升高为主（不选 B），而非中性粒细胞升高（E 错），故本题选 E。

【例 3096】【正确答案】C

　　【答案解析】①结核性脑膜炎在儿童常发生于无卡介苗接种史者，有脑膜刺激征，脑脊液检查常表现为压力增高，外观微混，典型者放置后呈毛玻璃样，静置后有薄膜形成，蛋白质增加，葡萄糖和氯化物减少，细胞计数增加，以单核细胞为主。该患者表现为高热，PPD 试验阳性，单核细胞计数明显升高，故考虑诊断为结核性脑膜炎（C 对），故本题选 C。②乙型脑炎（不选 A）属于病毒性脑炎（不选 B）的脑脊液检查，脑积液颜色多为清亮，糖、氯化物正常，蛋白质可升高。③化脓性脑膜炎的脑脊液检查以中性粒细胞浸润为主，即多核细胞浸润为主（不选 D）。④新型隐球菌脑膜炎的脑脊液墨汁染色可诊断（不选 E）。

【例 3097】【正确答案】E

　　【答案解析】①典型的结核性脑膜炎根据症状即可诊断，不典型的病例主要依据脑脊液检查，常见压力增高，外观清澈或呈毛玻璃样混浊，细胞数增高，以淋巴细胞为主，早期以中性粒细胞为主，糖和氯化物降低，蛋白质增高。②脑脊液涂片抗酸染色查找细菌是临床常用的确诊方法，结核菌培养可阳性（E 对，A、B、C、D 错），故本题选 E。

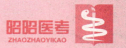
第10章　消化系统疾病

第1节　解剖生理特点(暂无)

第2节　先天性肥厚性幽门狭窄(助理医师不要求)

【例3098】【正确答案】D

　　【答案解析】①先天性肥厚性幽门狭窄所特有的临床表现是右上腹肿块,具有诊断意义,临床检出率可达60%～80%。用指端在右季肋下腹直肌外缘处轻轻向深部按压可触及橄榄形、质地较硬的肿块,可以移动(D对),故本题选D。②胃肠蠕动波(不选A)、呕吐(不选B)、黄疸及消瘦(不选C)、脱水(不选E)、电解质紊乱是先天性肥厚性幽门狭窄的一般表现,无特异性。

【例3099】【正确答案】A

　　【答案解析】①对先天性肥厚性幽门狭窄最有诊断意义的是右上腹肿块(A对),故本题选A。②黄疸(不选B)、消瘦、脱水(不选C)、呕吐(不选D)及胃蠕动波(不选E)可出现在先天性肥厚性幽门狭窄患者,但是并非最有意义的检查。

【例3100】【正确答案】D

　　【答案解析】①呕吐为先天性肥厚性幽门狭窄的主要症状,开始为溢乳,逐渐加重呈喷射性呕吐,呕吐物不含胆汁。早期可表现为体重不增或下降,发育迟滞。体检可发现胃蠕动波及右上腹包块(幽门肿块)。结合病史及临床表现,本例应诊断为先天性肥厚性幽门狭窄(D对),故本题选D。②喂养不当常因喂奶过多、过急引起,可有一过性呕吐,但无胃蠕动波及右上腹包块(不选A)。③胃食管反流病为非喷射性呕吐,呕吐物含胆汁(不选B)。④幽门痉挛多在生后即出现间歇性不规则呕吐,非喷射性,偶见胃蠕动波,右上腹不能扪及包块(不选C)。⑤胃扭转常于生后数周出现呕吐,体位变动时呕吐加剧(不选E)。

第3节　先天性巨结肠(助理医师不要求)

【例3101】【正确答案】E

　　【答案解析】①生后48小时内无胎便或少量胎便,以后出现顽固性便秘和腹胀,最常见于先天性巨结肠(E对,A、B错),故本题选E。②功能性便秘(不选C)及先天性肠闭锁(不选D)不是医师的考试范畴。

【例3102】【正确答案】D

　　【答案解析】①小儿出现便秘伴呕吐,首先考虑先天性巨结肠(D对),故本题选D。②胃食管反流病表现为胸骨后反复出现的反酸、烧心、烧灼感(不选A)。③胃扭转(不选B)及幽门痉挛(不选E)不是医师考试范畴。④先天性肥厚性幽门狭窄表现为顽固性呕吐(不选C)。

【例3103】【正确答案】E

　　【答案解析】①婴幼儿出现类似于肠梗阻表现时,首先要考虑先天性巨结肠(E对),故本题选E。②婴幼儿出现反复呕吐要考虑先天性肥厚性幽门狭窄(不选B)。③胃食管反流病表现为胸骨后反复出现的反酸、烧心、烧灼感(不选C)。④胃扭转(不选D)及幽门痉挛(不选A)不是医师考试范畴。

【例3104】【正确答案】D

　　【答案解析】先天性巨结肠粪便在近端不能排出,使此段结肠肥厚扩张,粪便集聚在结肠及小肠近端,反复刺激肠道,导致小肠结肠炎。故先天性巨结肠最常见的并发症是小肠结肠炎(D对,A、B、C、E错),故本题选D。

第4节　小儿腹泻病

【例3105】【正确答案】C

　　【答案解析】小儿腹泻的病因包括内在及外在因素。①内在因素有:小儿消化器官发育尚未完善,受

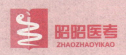

到轻微刺激即易发生功能失调（不选 A）；神经系统调节功能差，易发生肠道功能紊乱；婴儿胃肠道负担重，且对缺水的耐受能力差，易发生体液紊乱（不选 B）；机体防御功能较差，胃内酸度低，且婴儿胃排空较快，对进入胃内的细菌杀灭能力减弱（不选 E）；血液中免疫球蛋白和胃肠道 SIgA 均较低（不选 D）；肠道菌群分布不均，不稳定，易发生菌群失调。②**外在因素**有：主要是**感染**，包括病毒、细菌、真菌、原虫等（C 错），故本题选 C。

【例 3106】【正确答案】E

【答案解析】①**肠道菌群受食物成分的影响**（E 对）：母乳喂养儿以双歧杆菌为主（不选 B），人工喂养和混合喂养儿肠道内的大肠埃希菌、嗜酸杆菌、双歧杆菌及肠道球菌所占比例几乎相等（不选 A），故本题选 E。②肠道菌群对维生素 D 的合成无明显作用（不选 C）。母体内胎儿肠道是无菌的，生后数小时细菌即侵入肠道（不选 D），主要分布在结肠和直肠。

【例 3107】【正确答案】E

【答案解析】①**重型腹泻**多以肠道内感染为主，腹泻频繁，水样便，量多，伴有黏液，镜检可见少量白细胞。常伴反复呕吐、发热、精神萎靡、醒后哭闹、纳呆、腹胀等中毒症状。个别患儿有抽搐、意识障碍。**脱水为中至重度，常伴低钾、低钙、低镁血症及代谢性酸中毒**。②**轻型**腹泻无全身中毒症状，**无明显脱水和电解质紊乱表现**（E 对，A、B、C、D 错），故本题选 E。

【例 3108】【正确答案】D

【答案解析】①**哭时泪少，足稍凉**，符合**中度脱水**的典型表现。（昭昭老师速记：有泪为轻度脱水，无泪是重度脱水）②**血钠低于 130 mmol/L**，属于**低渗性脱水**；血钠高于 150 mmol/L，属于高渗性脱水；血钠 130～150 mmol/L，属于等渗性脱水。该患者**血钠 125 mmol/L** 属于**低渗性脱水**（D 对，A、B、C、E 错），故本题选 D。

【例 3109】【正确答案】E

【答案解析】①**轮状病毒是婴儿腹泻最常见的病原体**，潜伏期 1～3 天，多发生于 6～24 个月的婴幼儿，起病急，常伴有发热和上呼吸道症状，多数无明显感染中毒症状。病初 1～2 天常发生呕吐，随后腹泻为黄色水样便或蛋黄汤样便，带少量黏液，无腥臭味，**常并发脱水、酸中毒及电解质紊乱**（E 对，A、B、C 错），故本题选 E。②中毒性脑病多由呼吸系统严重感染所致（不选 D）。

【例 3110】【正确答案】A

【答案解析】①1 岁以内的婴儿，秋季发病，出现典型的蛋花汤样便，全身症状较轻，此即**秋季腹泻**的典型表现（A 对），故本题选 A。（昭昭老师速记：秋季发病者多数为秋季腹泻，即轮状病毒肠炎）②急性细菌性痢疾往往有不洁饮餐史，表现为黏液脓血便及里急后重（不选 B）。③金黄色葡萄球菌肠炎、真菌性肠炎多见于大量应用抗生素后导致的菌群失调性腹泻（不选 C）。④真菌性肠炎表现为典型的豆腐渣样便（不选 D）。⑤致病性大肠埃希菌肠炎也可出现类似秋季腹泻的表现，但便多有霉臭味，便细菌培养多为阳性（不选 E）。

【例 3111】【正确答案】B

【答案解析】①**轮状病毒肠炎**的典型表现为**秋季发病，蛋花汤样便，无腥臭味，全身症状较轻**（B 对，A、C、E 错），故本题选 B。②诺如病毒感染多见于冬季，是机构群发性腹泻发病的最常见病毒（不选 D）。

【例 3112】【正确答案】A

【答案解析】①1 岁婴儿，**蛋花汤样便＋霉臭味**，此为**致病性大肠埃希菌肠炎的典型表现**（A 对），故本题选 A。②真菌性肠炎多见于大量应用抗生素后导致的菌群失调性腹泻，出现典型的豆腐渣样便（不选 B）。③铜绿假单胞菌导致的肠炎较少见（不选 C）。④轮状病毒腹泻多在秋季发病，全身症状较轻，出现蛋黄汤样便，无臭味（不选 D）。⑤急性细菌性痢疾往往有不洁饮餐史，表现为黏液脓血便及里急后重（不选 E）。

【例 3113】【正确答案】C

【答案解析】**生理性腹泻**的婴儿除**大便次数增多外多无其他症状**，食欲好，无呕吐，一般不会影响生

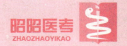

长发育,添加辅食后大便即逐渐转化为正常。该例患儿一般情况良好,正常 3 个月婴儿的体重应为 3＋0.7×3＝5.1(kg),该患儿体重为 5.6 kg,正常(C 对,A、B、D、E 错),故本题选 C。

【例 3114】【正确答案】D

【答案解析】生理性腹泻多见于 6 个月以下儿童,外表虚胖,生长发育多不受影响。正常 5 个月婴儿体重＝3＋0.7×6＝7.2(kg),目前患儿 7.6 kg,正常,故应诊断为生理性腹泻(D 对,A、B、C、E 错),故本题选 D。

【例 3115】【正确答案】D

【答案解析】①女婴,有腹泻病史,皮肤干燥、弹性差、眼窝凹陷,提示患儿发生脱水,目前最重要的处理是纠正水、电解质紊乱(D 对),故本题选 D。②控制感染(不选 A)、给予肠道微生态制剂染(不选 B)、给予肠道微生态制剂(不选 C)、止吐药物染(不选 E)等属于对症治疗,不是最重要的处理。

【例 3116】【正确答案】A

【答案解析】腹泻可致碱性肠液大量丢失。进食少导致脂肪分解,产生酮体。组织缺氧导致乳酸堆积,出现代谢性酸中毒(A 对,B、C、D、E 错),故本题选 A。

【例 3117】【正确答案】E

【答案解析】①婴儿腹泻的治疗原则不包括长期应用抗生素,会导致菌群紊乱,出现腹泻(E 对),故本题选 E。②婴儿腹泻的治疗原则包括调整和适当限制饮食(不选 A)、纠正水、电解质紊乱(不选 B)、加强护理,防止并发症(不选 C)及控制肠道内外感染(不选 D)。

【例 3118】【正确答案】C

【答案解析】①幼儿腹泻的治疗应避免使用止泻剂,会导致细菌繁殖及毒素吸收(C 错),故本题选 C。②幼儿腹泻的治疗可使用 A. 液体治疗(不选 A)、锌制剂(不选 B)、肠道微生态制剂(不选 D)及肠道黏膜保护剂(不选 E)。

【例 3119】【正确答案】A

【答案解析】重度脱水合并休克首选静脉补液,速度较快,最常用 2∶1 等张含钠液,以 20 mL/kg 的速度快速扩容治疗(A 对,B、C、D、E 错),故本题选 A。

【例 3120】【正确答案】D

【答案解析】①患者腹泻及脱水严重,全身中毒症状明显,血常规检查淋巴细胞明显增多,符合病毒性肠炎的诊断(D 对),故本题选 D。②细菌性菌痢多表现为黏液脓血便及里急后重(不选 A)。③肠伤寒多有高热、缓脉、玫瑰疹等典型表现(不选 B)。④肠结核患者有结核的一般症状,如低热、盗汗、乏力、纳差等典型表现(不选 C)。⑤生理性腹泻多见于 6 个月以下儿童,外表虚胖,生长发育多不受影响(不选 E)。

【例 3121】【正确答案】B

【答案解析】①精神萎靡,眼眶及前囟凹陷,体重下降 6％,属于中度脱水的表现(轻度脱水体重下降小于 5％,中度脱水体重下降 5％～10％,重度脱水体重下降大于 15％)。②中度脱水的补液量为 120～150 mL/kg(轻度 90～120 mL/kg,重度 150～180 mL/kg)(B 对,A、C、D、E 错),故本题选 B。

【例 3122】【正确答案】B

【答案解析】若脱水纠正后中毒症状仍无好转,说明体内仍有感染,正确处理为使用抗生素(B 对,A、C、D、E 错),故本题选 B。

【例 3123】【正确答案】E

【答案解析】尿量减少,四肢尚暖,属于中度脱水;血钠 125 mmol/L,考虑低渗性脱水,故应诊断为中度低渗性脱水(E 对,A、B、C、D 错),故本题选 E。

【例 3124】【正确答案】E

【答案解析】中度脱水的补液量是 120～150 mL/kg(轻度 90～120 mL/kg,重度 150～180 mL/kg)(E 对,A、B、C、D 错),故本题选 E。

【例 3125】【正确答案】C

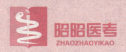

【答案解析】低渗性脱水要补高张液，即 2/3 张含钠液（即 4∶3∶2 液）（C 对，A、B、D、E 错），故本题选 C。

【例 3126】【正确答案】B

【答案解析】①12 个月婴儿体重为 10 kg。（昭昭老师速记：小儿体重，出生 3 kg，1 岁 10 kg，2 岁 12 kg）②中度脱水液体的丢失量为 50～100 mL/kg，补充液体量为 120～150 mL/kg，每天补液量为（120～150 mL/kg）×10 kg＝1 200～1 500 mL（B 对，A、C、D、E 错），故本题选 B。

【例 3127～3129】【正确答案】CEB

【答案解析】①重度窒息新生儿推迟喂养第 1 天静脉补液的量是 50～60 mL/kg（C 对），故例 3127 选 C。②小儿腹泻中度脱水第 1 天静脉补液的量是 120～150 mL/kg（E 对），故例 3128 选 E。③小儿腹泻重度脱水第 1 天静脉补液的量是 150～180 mL/kg（B 对），故例 3129 选 B。

【例 3130】【正确答案】B

【答案解析】①10 个月女婴，诊断为小儿腹泻。患者大便特点为暗红色水样便，每天 10 余次，量多，腥臭，符合大肠埃希菌肠炎的诊断（B 对），故本题选 B。②轮状病毒腹泻即秋季腹泻，大便特点是蛋花汤样便，无腥臭（不选 A）。③金黄色葡萄球菌肠炎多由长时间使用抗生素导致菌群失调，进而诱发腹泻，该患者无抗生素使用病史（不选 C）。④细菌性痢疾属于传染病，多有不洁饮餐史，大便特点是黏液脓血便（不选 D）。⑤真菌性肠炎多为白念珠菌感染所致，为黄色稀便，泡沫较多，带黏液，有时可见豆腐渣样细菌块（不选 E）。

【例 3131】【正确答案】B

【答案解析】①脱水程度分为轻度（典型描述为"稍""略""哭时有泪"）、中度（典型描述为"明显""哭时少泪"）、重度（典型描述为周围循环衰竭表现，"哭时无泪"）。②脱水性质分为等渗脱水（Na^+ 为 130～150 mmol/L）、低渗脱水（Na^+ 小于 130 mmol/L）、高渗脱水（Na^+ 大于 150 mmol/L）。③该患儿精神萎靡，呈嗜睡状，前囟、眼窝凹陷，皮肤弹性差，属于中度脱水，血钠 135 mmol/L，属于等渗性脱水，故诊断为中度等渗性脱水（B 对，A、C、D、E 错），故本题选 B。

【例 3132】【正确答案】C

【答案解析】①补液量：轻度脱水 90～120 mL/(kg·d)，中度脱水 120～150 mL/(kg·d)，重度脱水 120～150 mL/(kg·d)。②该患儿是中度等渗脱水，需要补充液体量为 120～150 mL/(kg·d)（C 对，A、B、D、E 错），故本题选 C。

【例 3133】【正确答案】B

【答案解析】①低渗性脱水需要补充高张液（2/3 张 4∶3∶2 液），等渗性脱水需要补充 1/2 张液（2∶1 液），高渗性脱水需要补充低张液（1/3 张 2∶6∶1 液）。②该患儿为中度等渗性脱水，需要补充 1/2 张液（B 对，A、C、D、E 错），故本题选 B。

【例 3134】【正确答案】A

【答案解析】①患儿腹泻的治疗应避免使用止泻剂，因其会导致细菌繁殖和毒素吸收（A 错），故本题选 A。②选用有效的抗生素可以抗感染治疗（不选 B）。③使用微生态制剂有助于恢复肠道正常菌群的平衡（不选 C）。④腹泻是进食和吸收减少，如果限制饮食会导致营养不良并发酸中毒，导致病情迁延不愈，故应继续饮食（不选 D）。⑤使用肠黏膜保护剂能吸附病原体和毒素，维持肠细胞的吸收和分泌功能（不选 E）。

第 11 章 呼吸系统疾病

第 1 节 解剖生理特点

【例 3135】【正确答案】D

【答案解析】婴幼儿的咽鼓管较宽、直、短，呈水平位，故鼻咽炎时易致中耳炎（D 对，A、B、C、E 错），故

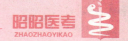

本题选 D。

【例 3136】【正确答案】D

【答案解析】咽扁桃体 6 个月内已发育,腭扁桃体至 1 岁末才逐渐增大,4～10 岁发育达高峰,青春期逐渐退化,故扁桃体炎常见于年长儿,婴儿则较少见(D 对,A、B、C、E 错),故本题选 D。

【例 3137】【正确答案】E

【答案解析】①婴幼儿的气管、支气管较成人狭窄(不选 A)。②黏膜柔嫩,血管丰富(不选 B),软骨柔软,缺乏弹力组织,支撑作用薄弱。③黏液腺分泌不足,气道较干燥,纤毛运动较差(不选 C),不能有效清除吸入的微生物。④左侧支气管细长,由气管侧方伸出,而右支气管粗短,为气管直接延伸,异物易坠入右支气管,引起右侧肺段不张或肺气肿(不选 D)。⑤小儿肺弹力纤维发育差,血管丰富,毛细血管与淋巴组织间隙较成人为宽,间质发育旺盛,肺泡数量较少,造成肺含血量丰富而含气量相对较少,容易感染(E 对),故本题选 E。

【例 3138】【正确答案】D

【答案解析】①婴幼儿辅助性 T 细胞功能暂时低下,SIgA、IgG 尤其是 IgG 亚类含量均低,是导致婴幼儿感染的主要因素(D 对),故本题选 D。②呼吸浅表(不选 A)、呼吸频率快(不选 B)、腹式呼吸(不选 C)及鼻腔短小、狭窄,黏膜血管丰富(不选 E)也是婴幼儿易患呼吸道感染的原因,但并非主要病因。

第 2 节　急性上呼吸道感染

【例 3139】【正确答案】C

【答案解析】①疱疹性咽峡炎的病原体为柯萨奇 A 组病毒(C 对),故本题选 C。(昭昭老师速记:"萨""疱""尿")②流感病毒(不选 A)及副流感病毒(不选 B)是导致上呼吸道感染的主要致病菌。③单纯疱疹病毒是导致疱疹的主要致病菌(不选 D)。④腺病毒是导致咽结合膜热的病因(不选 E)。

【例 3140】【正确答案】A

【答案解析】①小儿疱疹性咽峡炎是一种特殊类型的上呼吸道感染,病原体为柯萨奇 A 组病毒,好发于夏秋季(A 对),故本题选 A。(昭昭老师速记:"萨""疱""尿")②鼻病毒是普通感冒最重要的病原体(不选 B)。③腺病毒是咽结合膜热的病原体(不选 C)。④金黄色葡萄球菌和流感嗜血杆菌是细菌性肺炎的病原体之一(不选 D、E)。

【例 3141～3143】【正确答案】DAC

【答案解析】①幼儿急疹的病原体是人类疱疹病毒 6 型(D 对),故例 3141 选 D。②疱疹性咽峡炎的病原体是柯萨奇病毒(A 对),故例 3142 选 A。③咽结合膜热的病原体是腺病毒 3、7 型(C 对),故例 3143 选 C。(昭昭老师速记:37 结合)

【例 3144】【正确答案】B

【答案解析】①咽结合膜热是由腺病毒引发的一种特殊的上呼吸道感染,表现为高热、咽痛等。体检可发现咽部充血,并有白色点块状分泌物。咽结合膜热可在儿童群体中小流行。该病例中患儿表现为高热和咽痛,有咽充血及眼结膜充血,符合咽结合膜热的特点,故诊断为咽结合膜热。病原体为腺病毒(B 对),故本题选 B。②流感病毒(不选 E)及副流感病毒(不选 A)是导致上呼吸道感染的主要致病菌。③单纯疱疹病毒是导致疱疹的主要致病菌(不选 C)。④柯萨奇病毒是疱疹性咽峡炎的主要致病菌(不选 D)。

【例 3145】【正确答案】C

【答案解析】①婴幼儿,出现咽部疱疹及溃疡,且同时出现发热,故考虑初步诊断为疱疹性咽峡炎。②疱疹性咽峡炎的致病菌为柯萨奇病毒(C 对,A、B、D、E 错),故本题选 C。

第 3 节　支气管哮喘

【例 3146】【正确答案】D

【答案解析】①支气管舒张剂治疗可使咳嗽发作缓解,为基本诊断条件(D 对),故本题选 D。②咳嗽持续或反复发作(不选 A)、常伴夜间或清晨发作性咳嗽,痰少,运动后加重(不选 B)、临床无感染征象(不

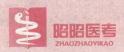

选 C）及有个人或家族过敏史（不选 E）也是咳嗽变异性哮喘的主要表现,但并非诊断的基本条件。

【例 3147】【正确答案】C

【答案解析】①患者咳嗽时间 2 个月,较长(>1 个月),抗生素治疗无效,此为咳嗽变异性哮喘的典型表现(C 对),故本题选 C。②肺炎多有高热、肺部典型的湿啰音及典型的 X 线表现(不选 A)。③毛细血管炎(不选 B)及气管异物(不选 E)不是医师考试范畴。④肺结核主要有低热、盗汗、乏力、纳差等表现(不选 D)。

【例 3148】【正确答案】B

【答案解析】①患儿体温正常,双肺布满哮鸣音,春秋发病,此即支气管哮喘的典型特征(B 对),故本题选 B。②喘息性支气管炎(不选 A)及过敏性肺炎(不选 C)、急性支气管炎(不选 D)不是医师考试范畴。③支气管肺炎表现为反复出现的咳嗽、咳痰(不选 E)。

【例 3149】【正确答案】C

【答案解析】咳嗽变异性哮喘的诊断标准有以下 6 条,其中第①到第④条是必备条件:①咳嗽持续时间>4 周,常在夜间和(或)清晨发作或加剧;②临床无感染征象,或经较长时间抗生素治疗无效;③抗哮喘药物治疗有效;④排除其他原因引发的慢性咳嗽;⑤支气管激发试验阳性;⑥个人或一级、二级亲属有特应性疾病史,或变应原测试阳性。该病例中女孩反复咳嗽 3 个月(>4 周),无明显咳痰,夜间加重,抗生素治疗无效,诊断为咳嗽变异性哮喘(C 对),故本题选 C。(昭昭老师速记:变异性心绞痛和变异性哮喘是每年考试的常考点,应着重掌握)支气管炎大多先有上呼吸道感染症状,之后以咳嗽为主要症状,开始为干咳,以后有痰(不选 A);支气管异物患者主要发生吸气性呼吸困难(不选 B);支气管肺炎患者咳嗽同时往往伴有发热、气促等表现(不选 D);喘息样支气管炎是一组临床综合征,泛指有喘息表现的婴幼儿急性支气管炎,肺实质很少受累(不选 E)。

【例 3150】【正确答案】B

【答案解析】①支气管哮喘是儿童期最常见的慢性呼吸道疾病,哮喘是由多种细胞和细胞成分参与的气道慢性炎症性疾病,使呼吸道的反应性增加,通常出现广泛多变的可逆性气流受限,并引起反复发作性喘息、气促、胸闷、咳嗽等症状,常在夜间和清晨发作或加重,抗生素治疗无效,多数患儿可经治疗缓解或自行缓解。②咳嗽变异性哮喘的诊断标准有以下六条,其中前四条是必备条件:咳嗽持续>4 周,常在夜间和(或)清晨发作或加剧;临床无感染征象或经较长时间抗生素治疗无效;抗哮喘药物治疗有效;排除其他原因引发的慢性咳嗽;支气管激发试验阳性;个人或一级、二级亲属有特应性疾病史,或变应原测试阳性。该患儿出现反复咳嗽,无咳痰,夜间加重,抗生素治疗无效,故诊断为咳嗽变异性哮喘(B 对),故本题选 B。③支气管异物患者主要发生吸气性呼吸困难(不选 A)。④胃食管反流病表现为胸骨后的反酸、胃灼热、烧灼感(不选 C)。⑤喘息样支气管炎是一组临床综合征,泛指有喘息表现的婴幼儿急性支气管炎,肺实质很少受累(不选 D)。⑥支气管炎大多先有上呼吸道的感染症状,之后以咳嗽为主要症状,开始为干咳,以后有痰(不选 E)。

【例 3151】【正确答案】D

【答案解析】患儿为哮喘持续状态,首选激素治疗,以静脉注射为主(D 对),故本题选 D。

【例 3152】【正确答案】B

【答案解析】①急性发作期首选支气管扩张剂如沙丁胺醇等(B 对),故本题选 B。②如果支气管扩张剂治疗无效,可静脉用糖皮质激素(不选 A)。③免疫抑制剂(不选 C)及肥大细胞稳定剂(不选 D)不用于支气管哮喘的急性发作期。④脱敏疗法为支气管哮喘根本治疗(不选 E)。

【例 3153】【正确答案】B

【答案解析】①8 岁儿童,自幼有哮喘发作史,支气管舒张试验阳性,应确诊为支气管哮喘。此次发作表现为呼吸困难,大汗淋漓,三凹征,无哮鸣音,心音较低钝,应诊断为哮喘危重状态。对于危重哮喘,应注意补液纠酸,维持水电解质平衡(不选 A)。②所有危重哮喘患儿均存在低氧血症,均需常规氧疗(不选 D)。当 PCO_2>65 mmHg、出现意识障碍、吸氧状态下发绀进行性加重时,应辅以机械通气(不选 C)。患者应常规使用支气管舒张剂,如吸入型速效 β_2 受体激动剂、静滴氨茶碱等(不选 E)。③全身应用糖皮质

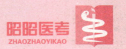

激素是儿童危重哮喘的一线治疗,应尽早应用。病情严重时,不能以吸入治疗代替全身糖皮质激素治疗,以免延误病情(B错),故本题选B。

第4节　肺　炎

【例3154】【正确答案】B

　　【答案解析】①小儿肺炎的分类方法多种多样,按照病因分类情况见下表。②肺炎按照病理分类分为大叶性肺炎、支气管肺炎和间质性肺炎。因此间质性肺炎属于病理分类,而不是病因分类(B错),故本题选B。③昭昭老师关于肺炎的分类总结如下:

按病因分类	疾　病
病毒性肺炎	呼吸道合胞病毒性肺炎占首位
细菌性肺炎	肺炎链球菌、金黄色葡萄球菌、肺炎克雷伯杆菌肺炎
支原体肺炎	肺炎支原体所致
衣原体肺炎	沙眼衣原体、肺炎衣原体、鹦鹉热衣原体等引起的肺炎
原虫性肺炎	肺包虫病、肺弓形虫病等
真菌性肺炎	白念珠菌、组织胞浆菌、隐球菌、肺孢子菌等引起的肺炎
非感染病因引起的肺炎	吸入性肺炎、坠积性肺炎、嗜酸性粒细胞性肺炎

【例3155】【正确答案】B

　　【答案解析】①轻症支气管肺炎大多起病较急,主要症状为发热,咳嗽,气促。发热:热型不一,早产儿、重度营养不良儿可无发热,甚至体温不升。咳嗽:较频,初为刺激性干咳,以后咳嗽有痰,新生儿、早产儿则表现为口吐白沫。气促:常见于发热、咳嗽出现之后,呼吸频率每分钟达40～80次,鼻翼扇动,重者呈点头式呼吸,三凹征,唇周发绀。肺部体征早期不明显或呼吸音粗糙,以后可闻及较固定的中、细湿啰音,叩诊无异常发现。若病灶融合扩大则出现相应的肺实变体征(B对),故本题选B。②毛细支气管炎不是医师的考试范畴(不选A)。③腺病毒肺炎患者病情较重,甚至休克(不选C)。④肺炎支原体肺炎表现为刺激性咳嗽,无痰(不选D)。⑤葡萄球菌肺炎表现为发热伴咳浓黄痰(不选E)。

【例3156】【正确答案】D

　　【答案解析】①幼儿表现为咳嗽,发热,气促,口周略发青,咽部充血,双肺闻及中小水泡音,可初步诊断为支气管肺炎(D对),故本题选D。②支气管炎以咳嗽为主,一般无发热或仅有低热(不选A)。③支气管哮喘以反复发作性喘息为特点(不选B)。④肺结核的肺部啰音常不明显(不选C)。⑤毛细支气管炎常有持续性干咳和发作性喘憋(不选E)。

【例3157】【正确答案】B

　　【答案解析】①3岁女孩,主要表现为发热及咳嗽,查体肺部有固定湿啰音,考虑肺部感染,诊断为支气管肺炎(B对),故本题选B。②上呼吸道感染一般仅出现咳嗽及发热,不会出现肺部的湿啰音(不选A)。③支气管哮喘多为干咳,一般无发热和咳痰,抗生素治疗无效(不选C)。④支气管肺炎患者咳嗽同时往往伴有发热、气促等表现(不选D)。⑤毛细支气管炎的特点是喘息及肺部哮鸣音,为其突出表现(不选E)。

【例3158】【正确答案】C

　　【答案解析】①该患儿出现惊厥及昏迷,即脑功能障碍的表现,基础病变为发热、咳嗽及肺部散在湿啰音,故诊断为支气管肺炎合并中毒性脑病(C对),故本题选C。②呼吸衰竭主要依靠血气分析(不选A)。③心力衰竭主要表现为下肢水肿,肺部水肿等,超声心动图可诊断(不选B)。④中毒性肠麻痹表现为严重腹胀、膈肌升高、呼吸困难加重(不选D)。⑤肺炎合并DIC常表现为血压下降、四肢发凉、脉速而弱、皮肤黏膜及胃肠道出血(不选E)

【例3159】【正确答案】B

　　【答案解析】①肺炎患儿出现合并症时称重症肺炎。常见合并症有心力衰竭、呼吸衰竭、中毒性脑

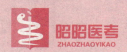

病、水电解质和酸碱平衡紊乱、中毒性肠麻痹以及DIC等。②**重症肺炎患儿出现腹胀**，首先应考虑合并**中毒性肠麻痹**，其临床特点是**腹部严重膨胀**，肠鸣音消失，同时可伴有口唇发绀、面色发灰、脉搏细弱、呼吸浅表，甚至呕吐咖啡样物（B对），故本题选B。③低钾血症（不选A）、低钠血症（不选D）、代谢性酸中毒（不选E）需要依靠血气分析。④胃肠道毛细血管通透性增加不是导致症肺炎患儿发生腹胀的病因（不选C）。

【例3160】【正确答案】D

【答案解析】①儿童，出现**发热及咳嗽，双肺存在湿啰音**，考虑肺炎。躯干可见散在**脓疱疹，中性粒细胞升高**，故考虑为细菌性感染，结合选项，诊断为**金黄色葡萄球菌肺炎**（D对），故本题选D。②病毒性肺炎，如呼吸道合胞病毒肺炎（不选C）和腺病毒肺炎（不选E），主要以淋巴细胞升高为主，而支原体（不选A）、衣原体肺炎（不选B）多表现为刺激性咳嗽。

【例3161】【正确答案】B

【答案解析】①金黄色葡萄球菌肺炎**出现高热及呼吸困难加重，右肺呼吸音减低**，考虑**并发右肺脓胸或脓气胸**（B对），故本题选B。②如果患者意识出现改变，考虑并发中毒性脑病（不选C）。③化脓性脑膜炎主要表现为发热、头痛、脑膜刺激征阳性，脑脊液检查可确诊（不选A）。④急性心力衰竭多出现奔马律（不选D）。⑤中毒性心肌炎不是医师考试范畴（不选E）。

【例3162】【正确答案】B

【答案解析】脓气胸的治疗是**应用敏感抗生素，同时行胸腔闭式引流术**（B对，A、C、D、E错），故本题选B。

【例3163】【正确答案】D

【答案解析】①支气管肺炎与支气管炎的**主要区别点**是肺部可闻及**固定湿啰音**，肺炎因为渗出，会出现水泡音，但是支气管炎没有水泡音（D对）故本题选D。②支气管肺炎与支气管炎两者都可以出现发热、频咳（不选A）、气促、喘憋（不选B）、呼吸音减弱（不选C）及白细胞增高（不选E）。

【例3164】【正确答案】C

【答案解析】①肺炎链球菌肺炎表现为咳嗽、咳痰、发热等，肺部一般表现为湿啰音。腺病毒肺炎常见于6个月～2岁的儿童，冬春季发病较多，临床特点是起病急骤、高热持续时间长、中毒症状重、啰音出现晚。**呼吸道合胞病毒肺炎**多见于婴幼儿，尤其是1岁以内的儿童，临床上轻症患者发热、呼吸困难等症状不重，**中、重症者有较明显的呼吸困难、喘憋及三凹征**，X线表现为小点状和斑片状阴影。肺炎支原体肺炎典型表现为刺激性咳嗽，冷凝集试验多为阳性。金黄色葡萄球菌肺炎典型表现是肺多发小脓肿，X线多发小空洞。该患儿6个月，主要表现为咳嗽及喘憋，全身症状较轻，此即呼吸道合胞病毒肺炎的典型表现（C对），故本题选C。②肺炎链球菌肺炎多见于青壮年，表现为发热、咳铁锈色痰（不选A）。③腺病毒肺炎多见于6个月～2岁儿童，表现为高热、中毒症状，全身症状较重（不选B）。④肺炎支原体肺炎主要表现为刺激性咳嗽，无痰液（不选D）。⑤金黄色葡萄球菌肺炎主要表现为发热及脓黄痰（不选E）。

【例3165】【正确答案】D

【答案解析】①腺病毒肺炎多见于6个月～2岁儿童，表现为高热、中毒症状，全身症状较重。该患者，年龄8个月，高热、精神萎靡说明症状重，X线显示大小不等的片状病灶或整合性病灶，提示**腺病毒肺炎**（D对），故本题选D。②急性咽喉炎不是医师的考试范畴（不选A）。③肺炎链球菌肺炎多见于青壮年，表现为发热、咳铁锈色痰（不选B）。④支原体肺炎主要见于青少年，表现为刺激性咳嗽，没有痰液（不选C）。⑤金黄色葡萄球菌肺炎主要表现为发热、咳大量脓黄痰等（不选E）。

【例3166】【正确答案】B

【答案解析】患儿**出现弛张高热**，提示**合并细菌感染**（B对，A、C、D、E错），故本题选B。

【例3167】【正确答案】A

【答案解析】①患儿在病程中**出现反复惊厥**，提示**中毒性脑病**（A对），故本题选A。②高热惊厥表现为发热，并出现抽搐（不选B）。③败血症主要表现为寒战高热，血培养可确诊（不选C）。④心力衰竭主要表现为下肢或肺部水肿（不选D）。⑤癫痫主要表现为抽搐或惊厥，脑电图可诊断（不选E）。

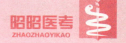

【例 3168】【正确答案】E

【答案解析】患儿**突然发生少尿,尿钠 40 mmol/L**,提示**急性肾衰**(E 对,A、B、C、D 错),故本题选 E。

【例 3169】【正确答案】C

【答案解析】①该患儿表现为**发热、咳喘**,肺部固定的湿啰音,故诊断为**急性支气管肺炎**(C 对),故本题选 C。②毛细支气管炎不是医师的考试范畴(不选 A)。③支气管哮喘主要表现为接触过敏原后,出现呼气性呼吸困难,双肺有哮鸣音(不选 B)。④急性扁桃体炎(不选 D)及急性支气管炎(不选 E)不是医师考试范畴。

【例 3170】【正确答案】A

【答案解析】①小儿支气管肺炎常见并发症有脓胸、脓气胸、肺大疱、酸碱平衡紊乱。②**肺大疱多系金黄色葡萄球菌感染引起**,革兰氏阴性杆菌次之(A 对),故本题选 A。由于细支气管管腔因炎性肿胀狭窄,渗出物黏稠,形成活瓣性部分阻塞,气体进得多、出得少,或只进不出,导致肺泡扩大、破裂而形成肺大疱。**X 线可见薄壁空洞**。③腺病毒(不选 B)、呼吸道合胞病毒(不选 C)、流感嗜血杆菌(不选 D)及肺炎链球菌(不选 E)肺炎一般较少合并胸腔积液。

【例 3171】【正确答案】C

【答案解析】①**支原体肺炎**典型特征是**刺激性咳嗽**,该患者表现为刺激性咳嗽,故诊断为支原体肺炎(C 对),故本题选 C。②**腺病毒肺炎**多见于 6 个月～2 岁儿童,高热、中毒症状较重(不选 A)。③**呼吸道合胞病毒肺炎**多见于 1 岁以内,表现为发热、喘憋、呼吸困难及三凹征(不选 B)。④**金黄色葡萄球菌肺炎**表现为咳脓黄痰,X 线可见小空洞(不选 D)。⑤**肺炎链球菌肺炎**多见于青壮年,咳铁锈色痰等(不选 E)。

【例 3172】【正确答案】A

【答案解析】①支原体肺炎抗菌治疗临床**首选大环内酯类抗生素**,如**红霉素**等(A 对),故本题选 A。②青霉素(不选 B)、氨苄西林(不选 C)、先锋霉素(不选 D)及庆大霉素(不选 E)对支原体效果差。

第 12 章　循环系统疾病

第 1 节　心血管系统生理特点

【例 3173】【正确答案】C

【答案解析】①胎儿时期营养与气体交换通过胎盘与脐血管完成(不选 A)。②由胎盘来的动脉血经脐静脉进入胎儿体内,50%入肝,故奇静脉和**肝血含氧量最高**(不选 E)。③由于胎儿在母体内肺无膨胀,故胎儿只有体循环,几乎无肺循环(不选 B)。④因为无肺循环,所以右心的静脉血,经过静脉导管、卵圆孔及动脉导管等特殊通道,进入左心及主动脉(不选 D)。⑤一部分经静脉导管入下腔静脉,与静脉血混合后,入右心房,约 1/3 经卵圆孔入左房,再到左室,主要供应心、脑、上肢,其余流入右室与下腔静脉混合后,入肺动脉;80%经动脉导管入主动脉,供应腹腔脏器及下肢,同时经脐动脉回至胎盘,换取营养和氧气,故**胎儿体内绝大部分是混合血**(C 错),故本题选 C。

【例 3174～3175】【正确答案】DA

【答案解析】①小儿**卵圆孔**解剖上关闭的时间是**生后 5～7 个月**(D 对),故例 3174 选 D。②约 80%足月儿的**动脉导管**在生后 10～15 小时消失,形成功能性关闭;80%小儿在生后 **3 个月内**(A 对)、95%小儿在生后 1 年内形成动脉导管解剖上关闭,故例 3175 选 A。

【例 3176】【正确答案】A

【答案解析】①小儿收缩压的计算公式:**年龄×2+80 mmHg**,此数值的 2/3 即为舒张压(A 对,B、C、D、E 错),故本题选 A。②收缩压高于此标准 20 mmHg 为高血压,低于此标准 20 mmHg 为低血压。

【例 3177】【正确答案】D

【答案解析】①小儿血压推算公式:**收缩压＝(年龄×2)＋80 mmHg**,舒张压＝2/3 收缩压,故 3 岁小

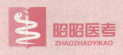

儿的收缩压是$(3×2)+80$ mmHg$=86$ mmHg（D 对，A、B、C、E 错），故本题选 D。②收缩压高于或低于此标准 20 mmHg，可考虑为高血压或低血压。

第 2 节　先天性心脏病概述

【例 3178】【正确答案】A

　　【答案解析】①先天性心脏病在临床上根据心脏左、右侧及大血管之间有无血液分流分为三类：左向右分流型，正常情况下由于体循环压力高于肺循环，平时血液从左向右分流而不出现发绀，如室间隔缺损、动脉导管未闭和房间隔缺损等（A 对），故本题选 A；右向左分流型，某些原因使右心压力升高并超过左心压力时，血流经常从右向左分流，如法洛四联症和大动脉错位等（不选 E）；无分流型，心脏左、右两侧或动、静脉之间无异常通路和分流，如肺动脉狭窄和主动脉缩窄（不选 B、C）。②右位心为胚胎发育过程中肠袢旋转异常所致，不属于先天性心脏病（不选 D）。

【例 3179】【正确答案】D

　　【答案解析】①青紫型是指由右向左分流型，包括法洛四联症和大动脉转位（D 对），故本题选 D。②潜在青紫型是指左向右分流型，如室间隔缺损、房间隔缺损、动脉导管未闭（不选 A、B）。③肺动脉狭窄和主动脉缩窄属于无分流型先心病，心脏左、右两侧或动、静脉之间无异常通路和分流，不属于青紫型先心病（不选 C、E）。

【例 3180】【正确答案】D

　　【答案解析】①先天性心脏病患者出现青紫说明存在右向左分流，即动脉血被静脉血混合。②房间隔缺损、动脉导管未闭均是左向右分流，室间隔缺损早期为左向右分流，早期均不出现青紫（不选 A、B、E），肺动脉狭窄的缺血缺氧与运动有关，活动后青紫加重，并不持续（不选 C）。③法洛四联症畸形表现为肺动脉狭窄、主动脉骑跨、室间隔缺损、右心室肥厚，患者一开始便出现右向左分流，即出现持续青紫（D 对），故本题选 D。

【例 3181】【正确答案】E

　　【答案解析】①左向右分流先天性心脏病的共同特征是胸骨左缘出现收缩期杂音（不选 A），肺出现充血水肿，容易导致肺部感染（不选 B），患者长期缺氧，导致生长发育落后（不选 C），由于长期缺氧及肺水肿导致肺动脉高压，进而出现肺动脉区第二心音增强（不选 D）。②蹲踞现象是右向左分流的典型先天性心脏病表现，如法洛四联症（E 错），故本题选 E。

第 3 节　房间隔缺损

【例 3182】【正确答案】D

　　【答案解析】房间隔缺损患者首先出现左向右分流，导致右心室的血流增多及右心室增大。由于右心室增大，大量的血流通过正常肺动脉瓣时形成相对性狭窄，在左侧第 2 肋间近胸骨旁可闻及 2～3 级喷射性收缩期杂音（D 对，A、B、C、E 错），故本题选 D。

【例 3183】【正确答案】C

　　【答案解析】①房间隔缺损可闻及胸骨左缘第 2～3 肋间收缩期杂音，由于右心室容量增多，收缩期射血时间延长，肺动脉瓣关闭更落后于主动脉瓣，出现不受呼吸影响的第二心音固定分裂。该患儿的临床表现与房间隔缺损相符，故诊断为房间隔缺损（C 对），故本题选 C。②单纯肺动脉瓣狭窄不是医师的考试范畴（不选 B）。③动脉导管未闭可闻及胸骨左缘第 2 肋间连续的机械样杂音（不选 A）。④室间隔缺损可闻及胸骨左缘第 3～4 肋间收缩期杂音（不选 D、E）。

【例 3184】【正确答案】C

　　【答案解析】房间隔缺损患者首先出现左向右分流，导致右心室的血流增多及右心室增大。由于右心室增大，大量的血流通过正常肺动脉瓣时形成相对性狭窄，在左侧第 2 肋间近胸骨旁可闻及 2～3 级喷射性收缩期杂音（C 对，A、B、D、E 错），故本题选 C。

【例 3185】【正确答案】B

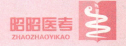

【答案解析】①由于存在左向右分流,导致右心房增大,血液进入右心室增多,晚期还可出现右心室增大(不选 A,C)。②右心室增大导致电轴右偏,可能发生不完全性右束支传导阻滞(B 对,D、E 错),故本题选 B。

【例 3186】【正确答案】B

【答案解析】①房间隔缺损可闻及胸骨左缘第 2～3 肋间收缩期杂音,由于右心室容量增多,收缩期射血时间延长,肺动脉瓣关闭更落后于主动脉瓣,出现不受呼吸影响的第二心音固定分裂,P₂亢进,胸片显示右房、右室大。该患儿的临床表现与房间隔缺损相符合,故诊断为房间隔缺损(B 对),故本题选 B。②法洛四联症主要症状是青紫(不选 A)。③肺动脉狭窄主要表现为肺动脉高压(不选 C)。④室间隔缺损可闻及胸骨左缘第 3～4 肋间收缩期杂音(不选 D)。⑤动脉导管未闭可闻及胸骨左缘第 2 肋间连续的机械样杂音(不选 E)。

【例 3187】【正确答案】C

【答案解析】①房间隔缺损有三种治疗方法:保守治疗、手术治疗和介入治疗。小型房间隔缺损在 4 岁以内有 15% 的自然闭合率,鉴于成年后有发生心力衰竭和肺动脉高压的可能,宜在儿童时期进行修补。该患儿已经发生了心脏结构改变,故应选手术治疗(C 对),故本题选 C。②年龄大于 2 岁,缺损边缘上至上下腔静脉、冠状静脉窦、右上肺静脉之间距离≥5 mm,至房室瓣距离≥7 mm 可选择介入治疗。③随访观察会延误病情(不选 B);口服吲哚美辛及卡托普利对于此病例无效(不选 A、D);防治感染为一般对症治疗(不选 E)。

第 4 节　室间隔缺损

【例 3188】【正确答案】C

【答案解析】室间隔缺损小于 5 mm 亦称为 Roger 病(C 对,A、B、D、E 错),故本题选 C。

【例 3189】【正确答案】B

【答案解析】①胸骨左缘第 3～4 肋间 3 级收缩期杂音是室间隔缺损的典型表现,左、右心室扩大,符合室间隔缺损的特点(B 对),故本题选 B。②房间隔缺损典型的听诊特点胸骨左缘第 2～3 肋间收缩期喷射性杂音(不选 A)。③动脉导管未闭的典型杂音是胸骨左缘第 2 肋间收缩期持续性机械样杂音(不选 C)。④肺动脉狭窄不是医师的考试范畴(不选 D)。⑤法洛四联症主要表现为自幼青紫,蹲踞现象(不选 E)。

【例 3190】【正确答案】D

【答案解析】室间隔缺损时,可于胸骨左缘第 3～4 肋间闻及 3～4 级响亮、粗糙的全收缩期吹风样杂音,向心前区及后背传导,并有震颤,心尖部伴随较短的舒张期隆隆样杂音(D 对,A、B、C、E 错),故本题选 D。

【例 3191】【正确答案】B

【答案解析】①室间缺损隔左向右分流,右心血增多,右心室首先增大、肥厚(不选 C)。右心血液增多导致射入肺动脉的血较多,出现肺动脉段凸出(不选 D)。随着时间推移,右心的压力逐渐超过左心,导致右心室的血液向左分流,导致继发性的左心室增大、肥厚(不选 A),后期出现左心房肥厚(不选 E)。②整个病理生理过程中右心房不会增大(B 错),故本题选 B。

【例 3192】【正确答案】B

【答案解析】①室间隔缺损时左心室血流入右心室,故右心室血氧含量高于右心房(B 对),故本题选 B。②房间隔缺损(不选 A)、动脉导管未闭(不选 C)、法洛四联症(不选 D)及肺动脉狭窄(不选 E)均布出现右心室血氧含量高于右心房。

【例 3193】【正确答案】B

【答案解析】①室间隔缺损的典型体征是胸骨左缘第 3～4 肋间可闻及 3～4 级全收缩期杂音。结合患者病史,应诊断为室间隔缺损(B 对),故本题选 B。②房间隔缺损典型的听诊特点是胸骨左缘第 2～3 肋间收缩期喷射性杂音(不选 A)。③动脉导管未闭的典型杂音是胸骨左缘第 2 肋间收缩期持续性机械

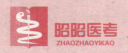

样杂音(不选 C)。④法洛四联症主要表现为自幼青紫,蹲踞现象(不选 D)。⑤肺动脉狭窄不是医师的考试范畴(不选 E)。

【例 3194】【正确答案】C

【答案解析】①室间隔缺损可出现支气管肺炎、充血性心力衰竭与肺水肿、感染性心内膜炎等并发症,晚期可出现梗阻性(器质性)肺动脉高压,出现持久青紫(不选 A、B、D、E)。②室间隔缺损很少引起脑血栓(C 错),故本题选 C。

【例 3195】【正确答案】A

【答案解析】由于左心室比右心室压力大,左室的血流通过室间隔缺损进入右室,引起右室血流增多,右室增大,肺动脉血增多,由于右室较肥厚,左室进入右室血的阻力也相应比较大,所以左室也代偿性增大(A 对,B、C、D、E 错),故本题选 A。

【例 3196】【正确答案】A

【答案解析】患者体征是胸骨左缘第 3～4 肋间可闻及 3 级粗糙收缩期杂音,此即室间隔缺损的典型杂音。室间隔缺损导致肺动脉充血,进而引起肺充血水肿,抗感染能力下降,容易导致肺部感染。所以本题的诊断为室间隔缺损合并支气管肺炎(A 对,B、C、D、E 错),故本题选 A。

第 5 节　动脉导管未闭

【例 3197】【正确答案】C

【答案解析】①由于主动脉压力大于肺动脉,主动脉血流通过动脉导管进入肺动脉,肺动脉血流增多,通过肺循环进入左心房的血流增多,从左心房进入左心室的血流也增多,最终导致左心房、左心室都增大。由于主动脉血流长期进入肺动脉,肺动脉压力增高,右心室向肺动脉射血的阻力也增大,导致右心室代偿性增大,从而导致左心房、左心室和右心室扩大,但是右心房不大。②由于长期肺动脉压力增大,肺动脉中层内膜层增厚,形成梗阻性肺动脉高压,肺动脉压力一旦超过主动脉,肺动脉的血流就会反向进入主动脉,导致青紫。但是由于动脉导管位于主动脉弓的降部,静脉血大部分进入下肢循环,小部分进入左上肢循环,形成特殊的差异性青紫,即下半身青紫、左上肢轻度青紫而右上肢无青紫。因此,临床上可出现差异性青紫(上半身不紫而下半身紫)的先天性心脏病是动脉导管未闭(C 对,A、B、D、E 错),故本题选 C。

【例 3198】【正确答案】A

【答案解析】喉返神经位于主动脉弓和肺动脉之间,当肺动脉扩张时,肺动脉和主动脉之间的间隙变窄,可压迫喉返神经(A 对,B、C、D、E 错),故本题选 A。

【例 3199～3200】【正确答案】AC

【答案解析】①胸骨左缘第 2、3 肋间有 2～3 级柔和的收缩期吹风样杂音是房间隔缺损(A 对),故例 3199 选 A。②胸骨左缘第 2 肋间有粗糙响亮的连续性机械样杂音是动脉导管未闭(C 对),故例 3200 选 C。

【例 3201】【正确答案】C

【答案解析】①胸部平片示左心房、左心室均增大,主动脉影增宽,符合动脉导管未闭的特点(C 对),故本题选 C。②房间隔缺损病理变化是右心房、右心室大(不选 A)。③室间隔缺损病理变化是右心室、左心室大(不选 B)。④法洛四联症主要特点是肺动脉狭窄,肺动脉狭窄导致肺动脉血流减少,进而导致左心室血流减少,主动脉影变窄(不选 D)。⑤艾森门格综合征不会出现在医师考试的诊断中(不选 E)。

【例 3202】【正确答案】E

【答案解析】①胸骨左缘上方可闻及收缩期杂音,是动脉导管未闭的典型临床体征。动脉导管未闭出现左心室血液向右心分流,进而导致肺动脉血氧含量大于右心室(E 对),故本题选 E。②肺动脉狭窄(不选 A)、房间隔缺损(不选 B)、肺动脉高压(不选 C)及法洛四联症(不选 D)不会出现肺动脉血氧含量高于右心室。

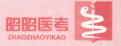

【例3203】【正确答案】E

【答案解析】①为了防止心内膜炎、有效控制心功能不全和肺动脉高压,不同年龄、不同大小的动脉导管均应及时采取手术或介入方法予以关闭。早产儿动脉导管未闭的处理视分流量大小、呼吸窘迫情况而定。②症状明显需抗心力衰竭治疗,生后1周内使用吲哚美辛治疗(E对,A、B、C、D错),故本题选E。仍有10%患儿需要手术治疗,手术可以选择蘑菇伞等关闭动脉导管。③新生儿是指生后28天以内。幼儿期是指1~3岁。学龄前期是指3~7岁。学龄期是7岁~青春期。青春期指10~20岁。

【例3204】【正确答案】A

动脉导管未闭

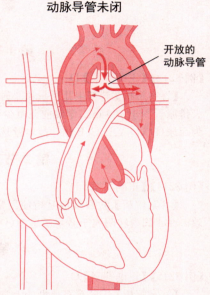

开放的动脉导管

【答案解析】①患儿男,表现为发热伴咳嗽、生长发育落后,肺部容易感染,且胸骨左缘上方闻及粗糙响亮的收缩期杂音,考虑先天性心脏病。该患儿同时出现手指甲床毛细血管搏动,此为毛细血管搏动征,是动脉导管未闭的典型表现(A对),故本题选A。②房间隔缺损(不选B)、法洛四联症(不选C)、肺动脉瓣狭窄(不选D)及室间隔缺损(不选E)不会出现毛细血管搏动征。

【例3205】【正确答案】D

【答案解析】毛细血管搏动征是由于动脉舒张压降低,脉压增大所致(D对,A、B、C、E错),故本题选D。

【例3206】【正确答案】C

【答案解析】①动脉导管未闭最易发生的并发症是充血性心力衰竭(C对),故本题选C。②血栓形成(不选A)、生长落后(不选B)、营养不良(不选D)及肺动脉瘤样扩张(不选E)也是先心病并发症,但不是最常见并发症。

第6节 法洛四联症

【例3207】【正确答案】E

【答案解析】①法洛四联症主要包括四种畸形:肺动脉狭窄、室间隔缺损、主动脉骑跨和右心室肥厚(不选A、B、C、D),其中最主要的是肺动脉狭窄。②法洛四联症患者由于血氧合差,导致动脉血氧饱和度低于正常(E对),故本题选E。

【例3208】【正确答案】D

【答案解析】青紫是法洛四联症患者最早出现的症状(D对,A、B、C、E错),故本题选D。

【例3209】【正确答案】A

【答案解析】法洛四联症的四种畸形中以肺动脉狭窄最为重要。肺动脉越狭窄,右心血液进入肺的阻力就越大(A对,B、C、D、E错),故本题选A。

【例3210】【正确答案】B

【答案解析】由于肺动脉狭窄患者哭闹或情绪激动时会加重动脉狭窄的程度,缺氧症状会加重,发绀加重(B对,A、C、D、E错),故本题选B。

【例3211】【正确答案】E

【答案解析】①法洛四联症有四种畸形同时存在:肺动脉狭窄、室间隔缺损、主动脉骑跨、右心室肥厚。肺动脉狭窄导致肺动脉血流较少,出现肺门血管影缩小及肺透亮度增加;右向左分流导致左心室血量增多,导致左心增大,进而出现心尖圆钝上翘。②该病例中2岁男孩活动后气急、口唇青紫,说明出现缺氧,可能是先天性心脏病。患者胸骨左缘第3肋间出现喷射样收缩期杂音,肺动脉段凹陷、肺门血管影缩小及肺透亮度增加,说明肺动脉血流少,通过肺的血流少;心尖圆钝上翘是由左心室肥厚所致。综上诊断为法洛四联症(E对),故本题选E。③完全性大动脉转位指主动脉和肺动脉对调位置,主动脉瓣不在肺动脉瓣的右后,而在右前接右心室,肺动脉瓣则在主动脉瓣的左后接左心室,是新生儿期最常见的发绀型先天性心脏病(不选A)。④房间隔缺损及室间隔缺损都会导致右心室血流增多,进入肺动脉及肺内亦

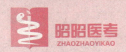

增多,出现肺动脉段凸出及肺野充血(不选 B,C)。⑤动脉导管未闭主要是在胸骨左缘第 2 肋间闻及连续的机械样杂音,该病例没有(不选 D)。

【例 3212】【正确答案】A

【答案解析】先天性心脏病患儿平时最常见的并发症是肺炎(A 对,B、C、D、E 错),故本题选 A。(昭昭老师速记:心肺不分家)

第 13 章　泌尿系统疾病

第 1 节　泌尿系统解剖生理特点

【例 3213】【正确答案】D

【答案解析】若新生儿尿量每小时<1.0 mL/kg 为少尿,每小时<0.5 mL/kg 为无尿。学龄儿童每天排尿量少于 400 mL,学龄前儿童少于 300 mL,婴幼儿少于 200 mL 时为少尿,每小时尿量少于 50 mL 为无尿(D 对,A、B、C、E 错),故本题选 D。

第 2 节　儿童肾小球疾病的临床分类

【例 3214】【正确答案】D

【答案解析】激素抵抗是指使用常规剂量的激素治疗 8～12 周无效,或者初治有效,复发后应用无效。在 4 周内转阴属于激素敏感型(D 对,A、B、C、E 错),故本题选 D。

第 3 节　急性肾小球肾炎

【例 3215】【正确答案】C

【答案解析】①儿童有典型的上感史,随后出现血尿(尿检红细胞 6/HP)、水肿及蛋白尿(尿蛋白定性(＋＋＋)),考虑急性肾小球肾炎(C 对),故本题选 C。②急进性肾小球肾炎表现为短时间内出现肾功能急剧恶化,肌酐和尿素氮迅速升高(不选 A)。③慢性肾小球肾炎及慢性肾炎急性发作的特点是病史较长(不选 B,D)。④IgA 肾病是我国肾小球源性血尿最常见的病因,仅表现为血尿,一般无其他表现(不选 E)。

【例 3216】【正确答案】D

【答案解析】①少数急性肾炎患儿可出现严重循环充血,呼吸急促,肺部有湿啰音,严重者出现呼吸困难、端坐呼吸、颈静脉怒张,咳粉红色泡沫痰(D 对,A 错),故本题选 D。(昭昭老师速记:肾炎的几个特殊表现,如严重循环充血、高血压脑病等是考试重点)②急性肾炎患者可导致水钠潴留,导致高血压,进而引发高血压脑病(不选 B)。③肾衰竭主要表现为水钠潴留,肌酐升高(不选 C)。④支气管炎主要表现为发热及咳嗽咳痰(不选 E)。

【例 3217】【正确答案】C

【答案解析】①患者 2 周前发热、咽痛,有上感史,目前表现为血尿(RBC 30～50/HP)、蛋白尿、水肿、高血压(BP 170/120 mmHg),此即肾炎的典型表现,故诊断为肾小球肾炎。②患者血压升高,有头痛的表现,考虑为高血压脑病(C 对,A、B、D、E 错),故本题选 C。

【例 3218】【正确答案】C

【答案解析】①患儿有感染史(皮肤脓疱疮),出现肾炎的典型表现,如血尿(尿如深茶色)、水肿(眼睑水肿)等表现,符合急性肾小球肾炎的诊断。患儿目前心率快、血压高,治疗应首先快速利尿,降低心脏前负荷(C 对,D 错),故本题选 C。②限盐为一般的对症治疗(不选 A)。③青霉素作用是抗感染治疗,而并非首选治疗(不选 B)。④卡托普利属于降压药,适合于高血压合并尿蛋白阳性的患者(不选 E)。

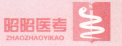

第4节 肾病综合征

【例3219】【正确答案】B

【答案解析】①小儿肾病综合征<u>最早也最突出</u>的症状是<u>水肿</u>（B对），故本题选B。②肉眼血尿（不选A）、少尿（不选C）、面色苍白（不选D）及精神萎靡（不选E）也是肾病综合征的典型表现，但出现较水肿晚。

【例3220】【正确答案】B

【答案解析】①血浆白蛋白25 g/L，RBC 2～3/HP，符合<u>单纯型肾病综合征</u>的诊断（B对），故本题选B。②肾病综合征合并RBC>10/HP诊断为肾炎性肾病（不选A）。③急进性肾炎主要表现为肾功能进行性降低，多合并中度贫血（不选C）。④急性肾炎主要表现为上感史1～3周后出现血尿（不选D）。⑤慢性肾炎是指出现血尿、蛋白尿时间持续3个月（不选E）。

【例3221】【正确答案】B

【答案解析】①<u>感染</u>是肾病综合征<u>常见的并发症</u>，常见呼吸道、泌尿道和皮肤感染（B对），故本题选B。②低钠血症（不选A）、低钾血症（不选C）、肾静脉血栓形成（不选D）、低钙血症（不选E）也是肾病综合征的常见并发症，但发生率较感染低。

【例3222】【正确答案】C

【答案解析】①该患儿表现为<u>持续的大量蛋白尿、低蛋白血症</u>，考虑诊断为<u>肾病综合征</u>。原发性肾病综合征分为单纯性肾病和肾炎性肾病。具备以下四项之一者可以诊断为肾炎性肾病：2周内3次异常的离心尿检查，红细胞≥10/HP，并证实为肾小球源性血尿；反复或持续高血压（学龄儿童≥130/90 mmHg，学龄前儿童≥120/80 mmHg），并除外糖皮质激素等原因所致；肾功能不全，并排除由于血容量不足等所致；持续低补体血症。该<u>患儿BP 135/95 mmHg，血补体C$_3$ 0.65g/L，有低补体血症</u>，故诊断为<u>肾炎型肾病综合征</u>（C对，D错），故本题选C。②急进性肾炎表现为短时间内肾功能急剧恶化（不选A）。③迁延性肾小球肾炎是指病程迁延1年以上的急性肾炎，如不伴高血压、肾功能不全或贫血者（不选B）。④急性肾小球肾炎以血尿为突出表现（不选E）。

【例3223】【正确答案】A

【答案解析】①<u>肾病综合征的高凝状态</u>可导致各种动静脉血栓的形成，其中<u>以肾静脉血栓形成最常见</u>，患者往往表现为<u>突发的腰痛、血尿或血尿加重、少尿甚至发生肾衰竭</u>。该病例中患儿突然出现肉眼血尿伴腰痛，最可能是并发肾静脉血栓形成（A对），故本题选A。②肾病综合征最容易并发泌尿系统感染，还可能并发电解质紊乱，如低钠、低钾、低钙等，长期肾病综合征导致肾功能恶化，晚期出现肾衰竭，较少合并间质性肾炎及结石（不选B、C、D、E）。

【例3224】【正确答案】C

【答案解析】①<u>肾病综合征</u>的三大并发症中最常见感染，还有电解质紊乱及低血容量。②电解质紊乱最常见低钠、低钾及低钙血症。患儿<u>不恰当的长时间禁用食盐，或长时间用不含钠的食盐代用品，过多使用利尿剂以及感染、呕吐、腹泻</u>等因素均可导致<u>低钠血症</u>，临床表现可有厌食、乏力、懒言、血压下降，甚至休克及抽搐等（C对），故本题选C。③低钙血症患者出现抽搐，但是无精神萎靡等表现（不选A）；肾病综合征所致的高凝状态会导致各种动静脉血栓，如果肾功能进一步恶化，如血尿、蛋白尿加重，应考虑深静脉血栓形成；如果出现昏迷、偏瘫等，应考虑脑血栓形成（不选B、E）；颅内感染多有惊厥、颅内压增高的表现（不选D）。

【例3225】【正确答案】E

【答案解析】①儿童<u>单纯肾病综合征</u>患者如果出现突发血尿、腰痛加重等，考虑为<u>肾静脉血栓形成</u>（E对），故本题选E。②电解质紊乱（不选A）、肾衰竭（不选B）、肾结石（不选C）及泌尿系感染（不选D）不会出现腰痛及血尿加重。

【例3226】【正确答案】C

【答案解析】①男孩，有上感史，眼睑部有水肿，考虑肾炎性水肿。患者表现为<u>大量蛋白尿及低蛋白血症</u>，故诊断为<u>肾病综合征</u>（C对），故本题选C。②IgA肾病主要表现为上感史1周内出现的血尿（不选

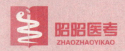

A）。③慢性肾小球肾炎是指血尿、蛋白尿＞3 个月（不选 B）。④急性链球菌感染后肺炎主要表现为咳嗽，及肺部湿啰音（不选 D）。⑤病毒性肺炎主要表现为发热、咳嗽（不选 E）。

【例 3227】【正确答案】A

【答案解析】肾病综合征治疗首选糖皮质激素，治疗时间一般 8 周左右，最长可延长至 12 周（A 对，B、C、D、E 错），故本题选 A。

【例 3228】【正确答案】A

【答案解析】①患儿经限盐并给予大剂量呋塞米治疗后，尿量明显增加，且血压下降，BP 66/45 mmHg，诊断为低血容量性休克（A 对），故本题选 A。②急性肾衰竭主要表现为少尿、无尿（不选 B）。③肾上腺皮质功能不全主要表现为色素沉着（不选 C）。④肾病综合征患者较少出现电解质紊乱（不选 D）。⑤高血压脑病主要表现为高血压患者出现头痛（不选 E）。

【例 3229】【正确答案】E

【答案解析】①肾病综合征治疗首选糖皮质激素，如果效果不佳，可加用免疫抑制剂，也可使用免疫调节剂，因为患者出现咳嗽及发热，考虑并发感染，建议应用抗生素治疗。②由于肾病综合征往往存在高凝状态及纤溶障碍，容易并发血栓形成，需加用抗凝和溶栓治疗。有显著水肿和严重高血压时应短期限制水、钠潴留，病情缓解后，不必继续限盐。③对于复发和糖皮质激素依赖型肾病综合征的其他激素治疗，应调整糖皮质激素的剂量和疗程，不应按照初次方案进行（E 对，A、B、C、D 错），故本题选 E。

第 14 章　血液系统疾病

第 1 节　小儿造血及血象特点

【例 3230】【正确答案】E

【答案解析】①胚胎第 3 周开始出现卵黄囊造血，之后在中胚叶组织中出现广泛的原始造血成分，胚胎第 6 周后，中胚叶造血开始减退（不选 D）。②胚胎 6～8 周时开始出现肝脾造血，并成为胎儿中期的主要造血部位，其中肝最主要（E 对，C 错），至胎儿期 6 个月后逐渐退，故本题选 E。③骨髓造血在胚胎 4 个月时开始，一直持续到生后（不选 A）。④胸腺属于小儿的免疫器官，而非造血器官（不选 B）。

【例 3231】【正确答案】D

【答案解析】①胚胎第 3 周开始出现卵黄囊造血，之后在中胚叶组织中出现广泛的原始造血成分，胚胎第 6 周后，中胚叶造血开始减退（不选 A、B）。②胚胎 6～8 周时开始出现肝脾造血，并成为胎儿中期的主要造血部位，其中肝最主要，至胎儿期 6 个月后逐渐退（不选 C、E）。③骨髓造血在胚胎 4 个月时开始，一直持续到生后（D 对），故本题选 D。

【例 3232】【正确答案】C

【答案解析】①出生后尤其在婴儿期，当遇到感染性贫血或溶血性贫血等造血需要增加时，肝、脾、淋巴结可随时适应需要，恢复到胎儿时的造血状态，而出现肝、脾、淋巴结肿大，称为髓外造血（C 对），故本题选 C。②卵巢属于生殖系统器官（不选 A）；胆囊、盲肠属于消化系统器官（不选 B、E）；淋巴管属于脉管系统器官（不选 D），均不是造血器官。

【例 3233】【正确答案】B

【答案解析】生后 6～12 小时因进食较少和不显性失水，红细胞数和血红蛋白量会比出生时高些，随着自主呼吸的建立，血氧含量增加，红细胞生成素减少，骨髓暂时性造血功能降低，网织红细胞减少，而胎儿红细胞寿命短，且破坏多（生理性溶血），加之婴儿生长发育迅速，血循环量迅速增加等，红细胞数和血红蛋白量逐渐降低，至 2～3 个月时红细胞及血红蛋白都降低，血红蛋白降至 110 g/L 左右，出现轻度贫血，为"生理性贫血"（B 对，A、C、D、E 错），故本题选 B。

【例 3234】【正确答案】C

【答案解析】白细胞总数出生时为（15～20）×10⁹/L，然后逐渐下降，1 岁时平均为 12×10⁹/L。婴儿

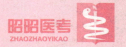

期白细胞数维持在 $10 \times 10^9 /L$ 左右,8 岁以后接近成人水平(C 对,A、B、D、E 错),故本题选 C。

【例 3235】【正确答案】C

　　【答案解析】白细胞总数出生时为 $(15 \sim 20) \times 10^9 /L$,然后逐渐下降,1 岁时平均为 $12 \times 10^9 /L$。婴儿期白细胞数维持在 $10 \times 10^9 /L$ 左右,8 岁以后接近成人水平(C 对,A、B、D、E 错),故本题选 C。

【例 3236】【正确答案】B

　　【答案解析】出生时中性粒细胞约占 0.65,淋巴细胞约占 0.30。随着白细胞总数的下降,中性粒细胞比例也相应下降,生后 4～6 天时两者比例大致相等。以后淋巴细胞约占 0.60,中性粒细胞约占 0.35,至 4～6 岁时两者又相等。7 岁后白细胞分类与成人相似(B 对,A、C、D、E 错),故本题选 B。

第 2 节　小儿贫血概述

【例 3237】【正确答案】B

　　【答案解析】新生儿的贫血标准较年长儿"高一个等级"。Hb 50 g/L＜60 g/L,属于极重度贫血(B 对,A、C、D、E),故本题选 B。

第 3 节　缺铁性贫血

【例 3238】【正确答案】C

　　【答案解析】①先天储铁不足胎儿从母体获得的铁以妊娠最后 3 个月最多,故早产、双胎或多胎、胎儿失血和孕母严重缺铁等均可使胎儿储铁减少。②铁摄入量不足是缺铁性贫血的主要原因。人乳、牛乳、谷物中含铁量均低,如不及时添加含铁较多的辅食,容易发生缺铁性贫血。③婴儿期生长发育较快,5 个月时和 1 岁时体重分别为出生时的 2 倍和 3 倍。随着体重增加,血容量也增加较快,1 岁时血循环中的血红蛋白增加 2 倍,未成熟儿的体重及血红蛋白增加倍数更高,如不及时添加含铁较丰富的食物,则易致缺铁(C 对,A、B、D、E 错),故本题选 C。

【例 3239】【正确答案】B

　　【答案解析】①面色苍白、食欲不佳及不愿活动为贫血的典型表现。MCV 70 fL,MCH 23 pg,MCHC 29%,因此诊断为小细胞低色素贫血。12 个月婴儿很可能因为摄入不足而发生缺铁性贫血,结合患者的表现和实验室检查,诊断为缺铁性贫血(B 对),故本题选 B。②营养性巨幼细胞贫血表现为大细胞贫血,MCV＞100 fL(不选 A)。③儿科的考试大纲中只考缺铁贫和巨幼贫,不考再生障碍性贫血、地中海贫血、铁粒幼细胞贫血(不选 C、D、E)。

【例 3240】【正确答案】E

　　【答案解析】①营养性缺铁性贫血的临床表现为年长儿可有头晕,眼前发黑,耳鸣(不选 A),注意力不集中,记忆力减退(不选 B),食欲减退,可出现异食癖(不选 C)和免疫功能低下,易合并感染(不选 D)。②由于髓外造血的影响,年龄越小,病程越久,肝、脾肿大越明显(E 错),故本题选 E。

【例 3241】【正确答案】C

　　【答案解析】①该患儿血红蛋白下降明显,MCV＜80 fL,实验室指标显示为小细胞低色素性贫血,缺铁性贫血是典型的小细胞低色素性贫血(C 对),故本题选 C。②叶酸缺乏性贫血(不选 A)及 $VitB_{12}$ 缺乏性贫血(不选 D)多导致巨幼红细胞贫血,巨幼贫是典型的大细胞贫血,MCV＞100 fL。③儿科的考试大纲中只考缺铁贫和巨幼贫,不考再生障碍性贫血(不选 B)。④生理性贫血一般所发生在生后 2～3 月(不选 E)。

【例 3242】【正确答案】C

　　【答案解析】①患者贫血症状明显,出现苍白、乏力及异食癖,MCV 65 fL＜100 fL,后者为缺铁性贫血的典型表现,故诊断为缺铁性贫血(C 对),故本题选 C。②叶酸缺乏性贫血(不选 A)及 $VitB_{12}$ 缺乏性贫血(不选 B)多导致巨幼红细胞贫血,巨幼贫是典型的大细胞贫血,MCV＞100 fL。③儿科的考试大纲中只考缺铁贫和巨幼贫,不考再生障碍性贫血(不选 D)。④生理性贫血一般所发生在生后 2～3 月(不选 E)。

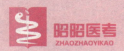

【例3243】【正确答案】A

【答案解析】①缺铁性贫血可通过铁的测定来诊断,包括血清铁、转铁蛋白饱和度降低,以及总铁结合力升高(A对),故本题选A。②血镁(不选B)、血钙(不选C)及DNA检测(不选E)对缺铁性贫血的诊断无意义。③血常规为一般性检查(不选D)。

【例3244】【正确答案】D

【答案解析】①男婴,表现为面色苍白,HB 70 g/L,结合其未及时添加辅食,考虑贫血;MCV 65 fL<100 fL,诊断为小细胞贫血,故考虑诊断为缺铁性贫血(D对),故本题选D。②儿科的考试大纲中只考缺铁贫和巨幼贫,不考溶血性贫血(不选A)。③营养性巨幼细胞贫血是典型的大细胞贫血,MCV>100 fL(不选B)。④生理性贫血一般所发生在生后2～3月(不选C)。⑤失血性贫血多有明确的失血史(不选E)。

【例3245】【正确答案】A

【答案解析】①诊断缺铁性贫血铁减少期的敏感指标是储存铁即铁蛋白,后期才出现血清铁减少,转铁蛋白饱和度降低及红细胞游离原卟啉升高(A对),故本题选A。②血红蛋白(不选B)、红细胞游离原卟啉(不选C)、转铁蛋白饱和度(不选D)及血清铁(不选E)等对诊断缺铁贫也具有重要意义,但均非最敏感指标。

【例3246】【正确答案】E

【答案解析】①苍白、食欲减退为贫血的典型表现,MCV 60 fL<100 fL,提示为小细胞低色素性贫血,4个月婴儿很可能是因为铁摄入不足而发生缺铁性贫血。结合患者的典型表现和实验室检查,可以确诊为缺铁性贫血(E对),故本题选E。②营养性巨幼细胞贫血是典型的大细胞贫血,MCV>100 fL(不选B)。③儿科的考试大纲中只考缺铁贫和巨幼贫,不考再生障碍性贫血(不选A)、感染性贫血(不选C)及混合性贫血(不选D)。

【例3247】【正确答案】C

【答案解析】缺铁性贫血的治疗即补充硫酸亚铁,补充后首先升高的是细胞内含铁酶活性,其次是网织红细胞(C对,A、B、D、E错),故本题选C。

【例3248】【正确答案】E

【答案解析】若血红蛋白恢复正常,还要进一步补充储存铁,应继续药物治疗的时间是6～8周(E对,A、B、C、D错),故本题选E。

第4节　营养性巨幼红细胞性贫血

【例3249】【正确答案】C

【答案解析】①该患儿出现面色黄,生长发育倒退,考虑贫血性疾病。患者同时出现四肢及头部颤抖,腱反射亢进,踝阵挛阳性等,此即巨幼细胞贫血导致的神经系统病变,故本病例诊断为巨幼细胞贫血。②小儿平均红细胞容积(MCV)正常值为80～94 fL、平均红细胞血红蛋白量(MCH)正常值为28～32 pg、平均红细胞血红蛋白浓度(MCHC)正常值为32%～38%。巨幼细胞贫血属于大细胞贫血,所以平均红细胞血红蛋白量34 pg>32 pg,平均红细胞容积106 fL>94 fL,平均红细胞血红蛋白浓度34%属于正常范围(不选A、D、E)。此外贫血导致网织红细胞减少(不选B)。③巨幼细胞贫血是因为缺乏维生素B12和叶酸导致的大细胞贫血,表现为胞核发育落后于胞质(C错),故本题选C。幼红细胞质发育落后于胞核是缺铁性贫血的典型表现。

【例3250】【正确答案】B

【答案解析】①患者有面色蜡黄及肝、脾大,属于贫血的典型表现;有精神、神经症状,烦躁不安、易怒、智力发育落后、全身不规则震颤、抽搐等,符合巨幼细胞贫血的诊断。②巨幼红细胞贫血的治疗主要是补充维生素B12(B对,D错),故本题选B。③维生素C主要治疗坏血病(不选A)。④铁剂主要治疗缺铁性贫血(不选C)。⑤泼尼松主要治疗自身免疫性溶血(不选E)。

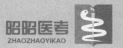

第 15 章 神经系统疾病

第 1 节 小儿神经系统发育特点(暂无)

第 2 节 热性惊厥

【例 3251】【正确答案】E

  【答案解析】①高热惊厥多见于 6 个月～5 岁小儿,常在上感、体温突然升高时出现惊厥,抽搐时间短,止惊后一般情况良好,无感染中毒的其他症状,一次病程中仅发生 1～2 次惊厥(E 对),故本题选 E。②癫痫主要表现抽搐,脑电图可诊断(不选 A)。③低钙惊厥不会有发热(不选 B)。④中毒性脑病多见于金黄色葡萄球菌肺炎后的并发症(不选 C)。⑤化脓性脑膜炎主要表现为发热、头痛及脑膜刺激征阳性(不选 D)。

【例 3252】【正确答案】E

  【答案解析】①该患儿表现为高热、抽搐,考虑为高热惊厥(E 对),故本题选 E。②维生素 D 缺乏导致低钙惊厥,不会有发热(不选 A)。③化脓性脑膜炎主要表现为发热、头痛及脑膜刺激征阳性(不选 B)。④中毒性脑病多见于金黄色葡萄球菌肺炎后的并发症(不选 C)。⑤癫痫主要表现抽搐,脑电图可诊断(不选 D)。

第 3 节 化脓性脑膜炎

【例 3253】【正确答案】B

  【答案解析】新生儿出现高热、惊厥,且前囟饱满,即考虑化脓性脑膜炎。因是新生儿感染,考虑肠道革兰氏阴性杆菌为主(B 对,A、C、D、E 错),故本题选 B。

【例 3254】【正确答案】A

  【答案解析】①新生儿和<2 个月婴儿的常见致病菌为革兰氏阴性杆菌(大肠埃希菌、铜绿假单胞菌多见)、金黄色葡萄球菌、B 组溶血性链球菌。②2 个月～12 岁儿童以流感嗜血杆菌、肺炎链球菌、脑膜炎双球菌为主。③12 岁以上小儿的常见致病菌则以肺炎链球菌和脑膜炎双球菌多见(A 对,B、C、D、E 错),故本题选 A。

【例 3255】【正确答案】E

  【答案解析】①2 个月女婴出现神经系统症状,结合患者脐部少许脓性分泌物,考虑感染导致的化脓性脑膜炎。化脓性脑膜炎的确诊检查依赖于脑脊液检查,典型患者表现为压力增高,外观似米汤样,白细胞总数显著增多≥$1\,000×10^9/L$,分类以中性粒细胞为主,糖及氯化物含量减低,蛋白质含量升高(E 对),故本题选 E。②脐分泌物培养多用于确诊新生儿败血症(不选 A)。③头颅 CT 多用于了解头颅内的出血性疾病(不选 B)。④血常规白细胞升高只提示患者出现感染的可能,不能确诊疾病(不选 C)。⑤血气分析多用于检查呼吸衰竭(不选 D)。

【例 3256】【正确答案】C

  【答案解析】①患者烦躁不安,且有呕吐,前囟饱满,是颅内压增高的表现。脑膜刺激征阳性,考虑为化脓性脑膜炎可能性大。确诊脑膜炎的检查是脑脊液检查(C 对),故本题选 C。化脓性脑膜炎表现为脑脊液外观浑浊,以中性粒细胞为主,糖和氯化物降低、蛋白质升高。②脑电图多用于癫痫患者(不选 A)。③脑 CT 多用于颅脑外伤或者脑血管病患者(不选 B)。④PPD 试验多用于结核性脑膜炎患者(不选 D)。⑤X 线胸片为一般性检查(不选 E)。

【例 3257】【正确答案】E

  【答案解析】①颅骨透照试验和 B 超、CT、MRI 扫描均可协助诊断硬膜下积液,以前者较为经济(E 对,B、C、D 错),故本题选 E。(昭昭老师提示:医师考试中只有两个病史做颅骨透照试验的,一个是硬膜

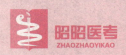

下积液,一个是睾丸鞘膜腔积液)确诊硬膜下积液的检查是硬膜下穿刺。②X线检查多用于诊断颅骨骨折,不能显示有无硬膜下积液(不选A)。

【例3258】【正确答案】D

【答案解析】小儿化脓性脑膜炎合并脑积水是由于炎性渗出物阻碍脑脊液循环,致使脑脊液通道不通畅,导致液体聚集,产生脑积水(D对,A、B、C、E错),故本题选D。

【例3259】【正确答案】D

【答案解析】①化脓性脑膜炎、病毒性脑膜炎、结核性脑膜炎等的诊断均依赖于脑脊液检查。患者的脑脊液表现为外观浑浊,糖、氯化物减少,蛋白质增多,此即化脓性脑膜炎的典型表现(D对),故本题选D。②病毒性脑膜炎的脑脊液表现为外观清亮(不选A)。③结核性脑膜炎表现为低热、盗汗等(不选B)。④隐球菌性脑膜炎脑脊液检查有典型的墨汁染色阳性(不选C)。⑤中毒性脑病多见于并发儿童重症肺炎后,出现昏迷(不选E)。

【例3260】【正确答案】D

【答案解析】①化脓性脑膜炎为细菌感染所致,首选药物是三代头孢,如头孢曲松钠(D对),故本题选D。②阿昔洛韦属于抗病毒药(不选A)。③异烟肼属于抗结核药(不选B)。④甘露醇属于降颅内压的药物,可有效颅内压,属于对症治疗,而非针对病因治疗(不选C)。⑤氟康唑属于抗真菌药(不选E)。

【例3261】【正确答案】C

【答案解析】化脓性脑膜炎最容易合并的并发症是硬膜下积液,治疗可以选择穿刺放液,每次放液量不宜超过15 mL(C对,A、B、D、E错),故本题选C。

第16章 内分泌系统疾病

先天性甲状腺功能减退症

【例3262】【正确答案】D

【答案解析】过期产儿易出现先天性甲状腺功能减退症(D对,A、B、C、E错),故本题选D。

【例3263】【正确答案】C

【答案解析】①男孩2岁,智力低下,发育落后,考虑21-三体综合征、先天性甲减及苯丙酮尿症。②该患者特有表现为皮肤粗糙及便秘,此即体内缺乏甲状腺激素所致,故诊断为先天性甲减,首选检查为测血中T_3、T_4及TSH(C对),故本题选C。③苯丙酮尿症的检查是测定血中苯丙氨酸的浓度(不选D)。④21-三体综合征确诊是进行染色体分型的检查(不选E)。⑤骨龄测定多用于检查儿童生长发育情况(不选B)。⑥血钙测量用于了解胎儿有无维生素D缺乏性疾病(不选A)。

【例3264】【正确答案】D

【答案解析】目前多以出生后2～3天的新生儿行干血滴纸片检测TSH浓度作为先天性甲减的初筛(不选A、B、C),该方法简便实用(不选E),大于20 mU/L时再检测血清T_4、TSH进行确诊,TSH>20 mU/L高度提示甲减,但是需要进一步做确诊试验(D错),故本题选D。

【例3265】【正确答案】A

【答案解析】①先天性甲状腺减低和苯丙酮尿症均可通过实验室检查确诊(A对),故本题选A。②癫痫(不选B)、21-三体综合征(不选C)、黏多糖病(不选D)及先天性巨结肠(不选E)不是新生儿期进行筛查的疾病。

【例3266】【正确答案】A

【答案解析】过期产儿出现智力低下,顽固性便秘和腹胀,均提示甲状腺功能减退症(A对),故本题选A。①苯丙酮尿症多有智力低下、全身毛发发白及尿有特殊的臭味(不选B)。②先天愚型表现为智力低下、通贯手、皮肤细腻等表现(不选C)。③先天性巨结肠仅表现为胃肠道梗阻症状如便秘、腹胀,但不会出现智力低下、反应迟钝的表现(不选D)。④黏多糖病不在执业医师的考试范围(不选E)。

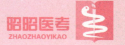

【例 3267】【正确答案】D

　　【答案解析】①女孩 3 岁，智力低下，考虑 21 -三体综合征、先天性甲减及苯丙酮尿症。该患者特有表现为便秘，此即体内缺乏甲状腺激素所致，肠蠕动减慢，故诊断为先天性甲状腺功能减退症（D 对），故本题选 D。②先天性巨结肠表现为顽固性便秘（不选 A）。③黏多糖病及骨软骨发育不良不是医师的考试范畴（不选 B、E）。④21 -三体综合征表现为智力低下及皮肤细腻、通贯手等（不选 C）。⑤先天性甲状腺功能减退症表现为智力低下及皮肤粗糙等。

【例 3268】【正确答案】E

　　【答案解析】①先天性甲状腺功能减退症首选检查为测血中 T_3、T_4 及 TSH（E 对），故本题选 E。②先天性巨结肠首选检查是 B 超检查，肛管测压（不选 A）。③21 -三体综合征首选检查是染色体核型分析（不选 B）。④生长激素缺乏症首选检查是骨龄测定（不选 C）。⑤黏多糖病首选检查为尿黏多糖测定（不选 D）。

【例 3269】【正确答案】E

　　【答案解析】先天性甲减的治疗主要是补充缺乏的甲状腺激素（E 对，A、B、C、D 错），故本题选 E。

第十三篇　神经、精神系统

第1章　神经系统概论

【例3270】【正确答案】E

　　【答案解析】①中枢性瘫痪是由于失去上运动神经元的抑制作用,导致肢体病理反射阳性。②周围性瘫痪是由于传导束中断,不会出现病理反射。因此上、下运动神经元损伤最有意义的鉴别点即有无病理反射(E对,A、B、C、D错),故本题选E。

右侧大脑皮质

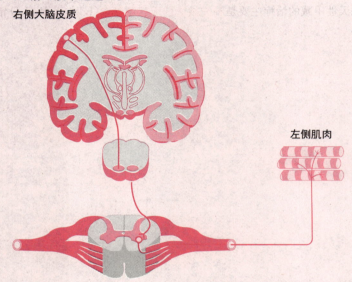

左侧肌肉

【例3271】【正确答案】C

　　【答案解析】①中枢性瘫痪即上运动神经元损伤,由于下级运动神经元失去了上级运动神经元的抑制,出现反射亢进的表现,即临床上出现肌张力增高、腱反射亢进、病理征阳性(C对),故本题选C。②周围性瘫痪是由于周围神经中断,肌肉失去神经支配,出现瘫痪(不选A);长期废用及失去神经营养作用,导致肌肉萎缩(不选B);腱反射通路中断,出现腱反射消失(不选D)及病理反射阴性(不选E)。

【例3272】【正确答案】B

　　【答案解析】①上运动神经元损伤(中枢性瘫痪)是由于失去上运动神经元的抑制作用,导致肢体病理反射阳性。②下运动神经元损伤(周围性瘫痪)是由于传导束中断,不会出现病理反射。因此上运动神经元损伤最有意义的是病理反射(B对,A、C、D、E错),故本题选B。

【例3273】【正确答案】E

　　【答案解析】①青年女性,发热伴头痛、呕吐,颈抵抗,克氏征及巴氏征均阳性,提示颅内感染,诊断可能为感染性脑炎,损伤部位在大脑皮质及丘脑(E对),故本题选E。②小脑损伤后多致共济失调(不选A、C)。基底核多为脑出血损伤的部位,而非感染(不选B)。延髓和脑桥属于脑干结构,多在脑疝时压迫,出现生命体征不稳而死亡(不选D)。

【例3274】【正确答案】D

　　【答案解析】①上、下肢瘫痪,左半身深、浅感觉消失,左侧半视野缺失此为典型的三偏征,多见于内囊损伤。②老年男性,因脑出血引起偏瘫,为一侧上、下肢体瘫痪。由症状可见,一侧上、下肢体瘫痪伴有同侧中枢性面瘫和舌瘫,可推测病变多在对侧大脑半球内囊附近,即右侧内囊(D对,A、B、C、E错),故本

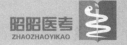

题选 D。

【例 3275】【正确答案】A

【答案解析】内囊后肢有皮质脊髓束、丘脑辐射和视放射及听放射,其损伤表现为三偏征,即对侧肢体运动障碍、感觉障碍及同向性偏盲(A 对,B、C、D、E 错),故本题选 A。

【例 3276】【正确答案】C

【答案解析】①内囊分为膝部、前肢、后肢。内囊膝有皮质脑干束,后肢有皮质脊髓束、丘脑皮质束、听辐射和视辐射。②当内囊损伤广泛时,患者会出现对侧偏身感觉丧失(丘脑中央辐射受损),对侧偏瘫(皮质脊髓束、皮质核束受损)和对侧偏盲(视辐射受损)的三偏症状。③内囊后肢受损导致皮质脊髓束、丘脑皮质束、听辐射和视辐射受损,出现对侧肢体麻痹及感觉障碍,对侧偏瘫(不选 B、D)。视辐射受损出现双眼对侧偏盲,故右侧内囊受损,应出现左侧半视野偏盲(C 对),故本题选 C。④嗅觉和听觉传导束不经过内囊,故内囊受损不会导致嗅觉和听觉损伤(不选 A、E)。

【例 3277】【正确答案】D

【答案解析】①因脑干病变损伤所在平面同侧的脑神经运动核和髓内的核下纤维,以及未交叉到对侧的皮质脊髓束,而出现病灶同侧脑神经周围性瘫痪,对侧肢体上运动神经元性瘫痪,称为交叉性瘫痪,多见于脑干肿瘤、炎症及血管病变(D 对,A、B、C、E 错),故本题选 D。②不同损害平面其表现各异,昭昭老师总结如下:

病变部位	临床表现
中脑病变	Weber 综合征:病灶侧动眼神经麻痹,对侧中枢性面、舌瘫及肢体瘫痪
脑桥病变	病灶同侧展神经及面神经麻痹,对侧中枢性舌瘫及肢体瘫痪
延髓病变	病灶同侧延髓性麻痹或舌下神经麻痹,对侧肢体瘫痪

【例 3278】【正确答案】C

【答案解析】①双上肢感觉、运动正常提示病变不在颈段,双下肢膝、踝反射亢进提示上运动神经元损伤,病变部位在腰膨大以上、颈段以下,即胸段脊髓(C 对),故本题选 C。②颈段脊髓病变,主要导致四肢硬瘫(不选 D)。③腰段脊髓病变,主要导致下肢软瘫,上肢正常(不选 E)。④脊髓前角病变,导致运动障碍,感觉正常(不选 B)。⑤传入神经元导致神经支配的感觉运动丧失(不选 A)。

【例 3279】【正确答案】B

【答案解析】①造成四肢肌张力增高、腱反射亢进的中枢性瘫痪的病损部位在颈膨大以上脊髓,导致四肢上运动神经元损伤,出现中枢性瘫痪(B 对),故本题选 B。②颈膨大以下脊髓损伤表现为上肢正常,下肢痉挛性瘫痪(不选 A)。③颈膨大前角运动细胞损伤导致上肢弛缓性瘫痪(不选 C)。④一侧内囊损伤导致三偏征(不选 D)。⑤一侧大脑皮质损伤导致对侧中枢瘫(不选 E)。

【例 3280～3282】【正确答案】AED

【答案解析】①双上肢正常,双下肢中枢性瘫痪表明损伤部位在颈髓以下、腰髓以上,即脊髓胸段(A 对),故例 3280 选 A。②双下肢周围性瘫痪说明双下肢下运动神经元以下的神经结构损伤,如马尾神经损伤(E 对),故例 3281 选 E。③四肢中枢性瘫痪为颈膨大以上的脊髓损伤,即脊髓高颈段损伤(D 对),故例 3282 选 D。④不同部位脊髓损伤及相应的临床表现是历年考试的重点,应认真把握,详见下表。

部 位	损伤后表现
颈膨大以上	四肢痉挛性瘫痪
颈膨大(C_5～T_1)	上肢弛缓性瘫痪,下肢痉挛性瘫痪
胸髓损伤	上肢正常,下肢痉挛性瘫痪
腰膨大病变(L_1～S_2)	下肢弛缓性瘫痪,上肢正常
脊髓半切综合征	同侧运动和深感觉障碍,对侧浅感觉障碍
脊髓圆锥损伤	会阴部麻木,二便失禁,下肢感觉运动正常

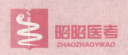

【例3283】【正确答案】D

【答案解析】①周围性瘫痪又称下运动神经元瘫痪，或称弛缓性瘫痪，是因脊髓前角细胞和脑干运动神经核及其发出的纤维（脊髓前根、脊神经、脑神经）受损而导致的瘫痪（D对，A、B、C、E错），故本题选D。②由于下运动神经元受损，使其支配的肌肉得不到应有的兴奋，临床上表现为肌张力降低、腱反射减弱或消失，伴肌肉萎缩，但无病理性反射。

【例3284】【正确答案】D

【答案解析】①脊髓前角损害时，出现该节段支配的骨骼肌下运动神经元瘫痪，即周围性瘫痪（D对，A、B、C、E错），故本题选D。②锥体束损害时，出现损害平面以下的同侧上运动神经元瘫痪。③脊髓后角损害时出现感觉障碍。④前角损害时不出现感觉障碍。

【例3285】【正确答案】B

【答案解析】①锥体外系的主要功能是协调肌群运动，调节肌张力，维持和调整姿势（B对），故本题选B。②感觉障碍和痛性麻痹多见于脊髓后角损伤（不选A、E）。③小脑负责平衡，平衡障碍主要见于小脑损伤（不选D）。④视觉障碍可见于很多疾病，但与锥体外系无关（不选C）。

【例3286】【正确答案】D

【答案解析】①肌张力是指肌肉在静止、松弛状态下的紧张度。②当肌张力出现障碍时，由于促动和拮抗肌不协调收缩，会出现不自主运动和异常姿势（D对，A、B、C、E错），故本题选D。③肌张力降低时，肌肉松弛，被动活动时阻力减小，关节活动范围增大；肌张力增高时，肌肉紧张，被动活动时阻力增大，表现为折刀样、铅管样或齿轮样肌张力增高。

【例3287】【正确答案】B

【答案解析】①当一侧小脑半球病变时，表现为同侧肢体共济失调，即指鼻试验和跟膝胫试验不稳定，轮替动作差、辨距不良。本题患者表现为出现右上肢指鼻试验不正确和轮替动作差、右下肢跟膝胫试验差，故诊断为右侧小脑半球病变（B对，C错），故本题选B。②患者无眩晕和听力障碍，故前庭神经核未受损（不选D、E）。③小脑蚓部病变时，出现躯干共济失调，表现为站立不稳、步幅加宽、左右摇摆、步态蹒跚，称醉汉样步态（不选A）。

【例3288～3289】【正确答案】CB

【答案解析】①传导位置觉、振动觉，即深感觉的第一级神经元在脊髓后根神经节内，周围支分布于肌肉、关节、肌腱，中枢支经后根进入脊髓后索上升成薄束（在内侧）和楔束（在外侧），二者分别终止于延髓的薄束核和楔束核（C对），故例3288选C。由此处的第二级神经元发出纤维交叉至对侧形成内侧丘系上行，终止于丘脑外侧核，再由此处的第三级神经元发出纤维经内囊后肢至大脑皮质感觉区。部分触觉亦通过楔束、薄束传导。②传导痛温觉，即浅感觉的第一级神经元在脊髓后根神经节，突起呈"T"形分叉，周围支至皮肤和黏膜；中枢支经后根进入脊髓后角，该处的第二级神经元发出纤维，经前连合交叉至对侧侧索组成脊髓丘脑侧束上行（由内到外分别传导来自颈、胸、腰、骶段的感觉），终止于丘脑外侧核，再由此处的第三级神经元发出纤维经内囊后肢至大脑皮质中央后回的感觉区（B对），故例3289选B。

【例3290】【正确答案】E

【答案解析】①周围神经末梢受损出现手套或袜套样改变，某一神经干受损时出现支配区域的条、块状感觉障碍。②脊髓后根受损出现支配区内皮肤节段性带状分布的各种感觉缺失或减退，也可出现相应后根的放射性疼痛，称根性疼痛（E对，A、B、C、D错），故本题选E。③脊髓后角损害时可出现节段性分布的痛觉、温度觉障碍，但深感觉和触觉存在（分离性感觉障碍）。④脊髓横贯性损伤表现为全部感觉丧失，同时有截瘫或四肢瘫、二便功能障碍。

【例3291】【正确答案】B

【答案解析】周围神经末梢受损出现四肢对称性的末端各种感觉障碍（温、痛、触觉和深感觉），呈手套袜套样分布，远端重于近端，常伴有自主神经功能障碍，见于多发性神经病等（B对，A、C、D、E错），故本题选B。

【例3292】【正确答案】D

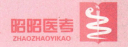

【答案解析】①浅感觉为皮肤、黏膜感觉,如痛觉、温度觉和触觉;深感觉是来自肌肉、肌腱、骨膜和关节的本体感觉,如运动觉、位置觉和振动觉。②脊髓半切综合征的主要特点是病变节段以下同侧上运动神经元性瘫痪、深感觉障碍,对侧痛、温觉障碍(D 对,A、B、C、E 错),故本题选 D。(昭昭老师速记:同深对浅)

【例 3293】【正确答案】E

【答案解析】①青年男性,表现为二便功能障碍,肢体功能正常,符合马尾圆锥损伤的典型表现(E 对),故本题选 E。②脊髓后角损伤表现为分离性感觉障碍,即痛、温觉障碍及深感觉正常(不选 A)。③脊髓后索损伤表现为受损平面以下的深感觉障碍(不选 B)。④脊髓半切综合征表现为同侧深感觉及运动障碍,对侧浅感觉障碍(不选 C)。⑤脊髓横断性损伤表现为受损平面以下的感觉、运动全丧失(不选 D)。

【例 3294~3296】【正确答案】DAB

【答案解析】①纹状体包括壳核、尾状核及苍白球,壳核、尾状核通过大量条纹状细胞桥互相连接,所以得名纹状体。根据发生的早晚可分为新、旧纹状体,新纹状体指豆状核的壳和尾状核,旧纹状体指苍白球。纹状体属锥体外系结构,与骨骼肌的活动有关(D 对),故例 3294 选 D。②动眼神经副核又称 E-W 核,主司瞳孔括约肌运动,使瞳孔缩小,属于副交感核团(A 对),故例 3295 选 A。③特殊内脏运动核团包括三叉神经运动核、面神经核、疑核和副神经核(B 对),故例 3296 选 B。④舌下神经核属于一般躯体运动核。⑤屏状核是基底核的组成部分。

【例 3297】【正确答案】D

【答案解析】只接受对侧大脑运动皮层支配的脑神经运动核为舌下神经核,其余项为双侧支配(D 对,A、B、C、E 错),故本题选 D。

【例 3298~3300】【正确答案】ABE

【答案解析】①滑车神经支配上斜肌(A 对),故例 3298 选 A。②动眼神经支配上睑提肌、上直肌、下直肌、内直肌、下斜肌、瞳孔括约肌(B 对),故例 3299 选 B。③交感神经分布于睫状肌和瞳孔开大肌(E 对),故例 3300 选 E。

【例 3301】【正确答案】B

【答案解析】面神经司舌前 2/3 味觉(B 对,A、D、E 错),舌后 1/3 味觉由舌咽神经传导(不选 C),故本题选 B。

【例 3302~3304】【正确答案】ECD

【答案解析】①动脉瘤性动眼神经麻痹的临床表现是,因为动眼神经麻痹导致上睑下垂进而眼裂变小,动眼神经麻痹后出现瞳孔扩大,直接对光反射消失(E 对),故例 3302 选 E。②霍纳综合征的临床表现是上睑下垂进而眼裂变小,压迫交感神经导致瞳孔缩小,但是对光反射正常(C 对),故例 3303 选 C。③重症肌无力眼肌型的主要是肌肉无力,即眼睑下垂导致眼裂变小,但是动眼神经正常所以瞳孔正常,直接对光反射正常(D 对),故例 3304 选 D。

【例 3305】【正确答案】D

【答案解析】①腹壁反射,即平卧位,屈膝,用硬物分别在上腹、中腹、下腹滑动,出现局部腹肌收缩。对有颅内病变者,如偏瘫患者,由于中枢神经病损,会出现一侧反射减弱或消失。②腹壁反射的临床意义:上部反射消失见于胸髓 7~8 节病损,中部反射消失见于胸髓 9~10 节病损,下部反射消失见于胸髓 11~12 节病损,单侧反射消失见于单侧锥体束病损,双侧反射消失见于昏迷、急性腹膜炎或腹壁过于松弛者(D 对,A、B、C、E 错),故本题选 D。

【例 3306~3307】【正确答案】BC

【答案解析】①深睡眠时,大脑皮质的活动减少,可出现锥体束征阳性。Brudzinski 征、Kernig 征、颈项强直都称为脑膜刺激征,为被动牵引神经时引起神经根旁肌肉的不自主抵抗所致,见于脑膜炎、蛛网膜下腔出血、脑炎、脑水肿、颅内压增高等,深昏迷患者可消失。Babinski 征为经典的病理反射,提示锥体束损害,但也见于深睡眠的正常人或 2 岁以内的婴幼儿(B 对),故例 3306 选 B。②Romberg 征又称闭目难

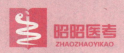
立征,阳性见于脊髓后索病变和小脑病变(C 对),故例 3307 选 C。③Brudzinski 征、Kernig 征属于脑膜刺激征。④Weber 综合征为大脑后动脉脚间支或脉络膜后动脉梗阻引起的交叉性瘫痪,表现为病灶侧动眼神经瘫,对侧面神经、舌下神经及肢体的上运动神经元瘫痪。

【例 3308】【正确答案】C

【答案解析】Oppenheim 征临床意义同 Babinski 征,阳性者有锥体束损害(C 对,A、B、D、E 错),故本题选 C。

【例 3309】【正确答案】C

【答案解析】①腰椎穿刺的常规部位首选第 3～4 腰椎棘突间隙(C 对,A、B、D、E 错),故本题选 C。②此处间隙较宽,是脊髓马尾部位,易于穿刺成功,也不会伤及脊髓,有时也可在上一或下一腰椎棘突间隙进行。

【例 3310】【正确答案】D

【答案解析】①腰椎穿刺的禁忌证:颅内压升高伴有明显的视盘水肿和怀疑后颅窝肿瘤(D 对),穿刺部位有化脓性感染灶或脊椎结核,脊髓压迫症的脊髓功能已处于即将丧失的临界状态,血液系统疾病有出血倾向,使用肝素等药物导致的出血倾向,以及血小板$<50\times10^9$/L,开放性颅脑损伤等,故本题选 D。②脑动脉硬化(不选 A)、神经系统变性病(不选 B)、急性脊髓炎(不选 C)及神经系统炎症(不选 E)不是腰穿刺激征。

【例 3311】【正确答案】D

【答案解析】①脑脊液压力正常为 80～180 mmH_2O,大于 200 mmH_2O 为颅内压增高,小于 70 mmH_2O 为颅内压降低。细胞数正常为$(0～5)\times10^6$/L。②腰穿:蛋白质正常值 0.15～0.45 g/L,糖正常值为 2.5～4.4 mmol/L(D 对,A、B、C、E 错),氯化物 120～130 mmol/L,故本题选 D。

第 2 章　周围神经病

【例 3312】【正确答案】A

【答案解析】①左侧额纹消失,左眼闭合无力,左鼻唇沟浅,口角右歪,符合面神经周围瘫的表现。面神经中枢瘫只表现为眼眶以下异常,出现对侧眶部以下诸肌麻痹,而额肌及眼轮匝肌不受累(A 对,D 错),故本题选 A。②吉兰-巴雷综合征一般为对称性损伤,多见肢体病变,有典型的脑脊液蛋白-细胞分离现象(不选 B)。③三叉神经痛多有扳机点,表现为放射痛(不选 C、E)。

【例 3313】【正确答案】E

【答案解析】①面神经炎属于周围神经病变,表现为头面部肌肉损伤,出现周围瘫,即面神经控制的面部肌肉弛缓性瘫痪即周围瘫,如患侧额纹消失(不选 A)、鼻唇沟变浅(不选 B)、眼裂不能闭合(不选 C)、不能鼓腮(不选 D)。②偏瘫是大脑损伤,如出血等引起。面神经损伤只出现面部肌肉运动异常,无肢体偏瘫(E 对),故本题选 E。

【例 3314】【正确答案】B

【答案解析】①面颊部触发点导致短暂发作的剧痛是原发性三叉神经痛的典型表现(B 对),故本题选 B。②特发性面神经麻痹(不选 A)、症状性癫痫(不选 C)、面肌抽搐(不选 D)及典型偏头痛(不选 E)不会出现面颊部的扳机点、触发点。

【例 3315】【正确答案】B

【答案解析】①卡马西平对精神运动性发作最有效,对大发作、局限性发作和混合型癫痫也有效。②卡马西平对三叉神经痛、舌咽神经痛疗效较苯妥英钠好,有抗利尿作用,可预防或治疗躁狂抑郁症,抗心律失常等(B 对),故本题选 B。③吗啡为强效镇痛药,长期应用导致成瘾(不选 A)。④芬太尼适合于各种疼痛,但是不是三叉神经痛的首选药物(不选 C)。⑤卡托普利多用于高血压患者(不选 D)。⑥硝普钠多用于急性左心衰、恶性高血压患者(不选 E)。

【例 3316】【正确答案】B

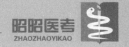

【答案解析】吉兰-巴雷综合征的脑脊液蛋白-细胞分离是指蛋白增高,细胞数正常(B对,A、C、D、E错),故本题选B。(昭昭老师速记为:"吉兰巴雷"要"分离")

【例3317】【正确答案】E

【答案解析】①双上肢及双下肢肌力差,四肢腱反射消失,手套袜子样感觉消失,双腓肠肌压痛阳性,属于神经系统症状,结合感冒病史可以诊断为吉兰-巴雷综合征(E对),故本题选E。②急性脊髓炎患者出现受损平面以下的感觉运动均丧失,且多伴有二便功能障碍(不选A)。③脊髓压迫症多表现为一侧偏瘫,不会出现双下肢偏瘫(不选B)。④周期性瘫痪多与低钾离子有关(不选C)。⑤急性肌炎不在执业和助理医师的考试范畴(不选D)。

【例3318】【正确答案】E

【答案解析】吉兰-巴雷综合征的特点是周围神经广泛的炎症性节段性脱髓鞘,运动障碍比感觉障碍明显,是吉兰-巴雷综合征的典型临床表现(E对,A、B、C、D错),故本题选E。

【例3319】【正确答案】C

【答案解析】①青年男性,有上感史,表现为四肢肌力差,感觉正常,即患者的运动障碍重于感觉障碍,此即吉兰-巴雷综合征的最典型表现(C对),故本题选C。②多发性肌炎属于炎症性肌病,是一组以骨骼肌间质性炎性变和肌纤维变性为特征的综合征,典型表现为上眼睑出现淡紫色红斑与水肿,逐渐扩展到眶周、颧部及口角,之后颈部、前胸、膝肘关节伸面和指甲周围亦出现相同的红斑与水肿(不选A)。③重症肌无力是一种由神经-肌肉接头处传递功能障碍所引起的自身免疫性疾病,临床主要表现为部分或全身骨骼肌无力和易疲劳,活动后症状加重,经休息后症状减轻(不选B)。④周期性瘫痪多见低钾性周期性瘫痪,表现为四肢弛缓性瘫痪,程度可轻可重(不选D)。⑤急性脊髓炎患者表现为受累脊髓节段以下的感觉和运动障碍,严重者可呈脊髓休克(不选E)。

【例3320】【正确答案】B

【答案解析】①急性炎症性脱髓鞘性多发性神经病又称吉兰-巴雷综合征,多数患者病前数周可有胃肠道或呼吸道感染症状以及疫苗接种史。②最主要的临床表现是肢体对称性弛缓性瘫痪,通常自双下肢开始,近端常较远端明显,多于1~2周达到高峰。感觉主诉通常不如运动症状明显,但较常见,震动觉和关节运动觉不受累(B对,A、C、D、E错),故本题选B。

【例3321】【正确答案】E

【答案解析】①呼吸肌麻痹是吉兰-巴雷综合征的主要危险,当肺活量降至1 L以下或动脉氧分压低于70 mmHg时,可行辅助呼吸。②通常先行气管内插管,一天以上不好转应行气管切开并使用呼吸机(E对,A、B、C、D错),故本题选E。

第3章 脊髓病变

【例3322】【正确答案】D

【答案解析】脊髓压迫症在老年患者中最常见的病因是转移瘤(D对,A、B、C、E错),故本题选D。

【例3323】【正确答案】D

【答案解析】①脊髓半横断综合征是指脊髓某个横断平面半侧受损,出现病侧受损平面以下深感觉障碍及上运动神经元瘫痪,对侧损伤平面以下痛、温觉消失的表现,常见于髓外占位性病变、脊髓损伤等(D对),故本题选D。②Guillam-Barre综合征即吉兰巴雷综合征,表现为运动障碍为主的周围神经变(不选A)。③急性脊髓炎表现为受损以下的感觉、运动全面受损(不选B)。④急性硬脊膜外脓肿(不选C)及脊髓空洞症(不选E)不是医师的考试范畴。

【例3324】【正确答案】E

【答案解析】①患者病情发展较慢,已经出现6个月,腰穿示脊管不完全阻塞,提示髓内肿瘤压迫所致(E对),故本题选E。②髓外肿瘤多表现为疼痛,晚期可有瘫痪(不选B)。③炎症主要表现为红肿热痛,该患者无发热表现,故不考虑硬脊膜外脓肿(不选A)。④该题干中无明确外伤及脑血管病史,故不考

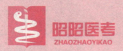

虑硬脑膜下血肿(不选 C)。⑤血管畸形不是医师考试范畴(不选 D)。

【例 3325】【正确答案】D

　　【答案解析】马鞍回避是脊髓髓内病变的表现,早期出现病变节段分离性感觉障碍,多表现为痛、温觉缺失,而触觉和深感觉相对保留。以后病变进一步发展而侵及脊髓丘脑束时,可出现病变以下对侧半身痛、温觉缺失,且感觉障碍自病变节段向下发展,马鞍区 $S_{3\sim5}$ 的感觉保留,至最后才受累,称为马鞍回避(D 对,A、B、C、E 错),故本题选 D。

【例 3326】【正确答案】D

　　【答案解析】①髓内病变脊髓呈梭形膨大(D 对,A、B、C、E 错),故本题选 D。②阻塞面光滑呈杯口状改变为髓外肿瘤压迫的典型表现。

【例 3327】【正确答案】E

　　【答案解析】患者,男性,双下肢无力、麻木慢性进行性加重,腹内压增高时疼痛加剧,传导束性痛、温觉障碍(左侧 T_8 以下),单侧锥体束征(右下肢肌力 2 级,腱反射亢进,Babinski 征阳性),右下肢足趾深感觉障碍,此为典型的脊髓半切综合征("同深对浅"),故定位在脊髓右侧 T_8 附近,无括约肌功能障碍,髓外肿瘤可能性大(E 对,A、B、C、D 错),故本题选 E。

【例 3328】【正确答案】D

　　【答案解析】①髓外肿瘤在 MRI 上表现为脊髓外肿块(D 对,B 错),故本题选 D。②脊髓呈梭形膨大,广泛低信号为髓内肿瘤的特点(不选 A)。③脊髓不膨大,髓内广泛点状高信号多见于脊髓内出血或脊髓水肿(不选 C)。④中央管扩大呈空腔为脊髓空洞积水症的典型特点(不选 E)。

【例 3329】【正确答案】C

　　【答案解析】①该患者脊髓损害为典型的脊髓半切综合征("同深对浅")即 Brown Sequard 综合征(C 对),故本题选 C。②脊髓后角损害仅表现为浅感觉障碍(不选 A)。③脊髓横贯性损害表现为损伤平面以下感觉运动全损伤(不选 B)。④脊神经根损害表现为神经根性疼痛(不选 D)。⑤脊髓后索和侧索联合损害不是医师考试范畴(不选 E)。

【例 3330】【正确答案】B

　　【答案解析】①患者出现典型的同侧深感觉及运动障碍,对侧肢体浅感觉障碍,属于典型的脊髓半切综合征。髓外肿瘤最常见脊髓受压出现半切综合征(B 对),故本题选 B。②髓内肿瘤由于可直接压迫脊髓,故患者症状出现较早,且呈进行性加重(不选 A)。③脊髓炎患者出现受损平面以下双侧感觉、运动丧失,且多伴有二便功能障碍(不选 C)。④脊柱转移癌多有原发病灶(不选 D)。⑤脊柱结核表现为低热、盗汗等(不选 E)。

第 4 章　颅脑损伤

【例 3331】【正确答案】B

　　【答案解析】①头皮下血肿,头皮下层与表皮层和帽状腱膜层在组织结构上连接甚紧密,使损伤后的出血受到限制,因此血肿通常较局限,且易于诊断(不选 A)。周围组织常因水肿变厚,触诊有凹陷感,容易误诊为颅骨凹陷性骨折,因此常需 X 线摄片方能断定是否合并有颅骨骨折。②帽状腱膜下血肿因腱膜下层组织疏松,且帽状腱膜下的血液并不凝固,所以血肿易向周围扩散。检查时可见头部广泛隆起,界线不清,手指触压时有液体波动感(B 对),故本题选 B。③颅骨骨膜下血肿,血肿不超过骨缝,且较硬(不选 C)。④皮下积液(不选 D)及皮下积脓(不选 E)不是医师的考试范畴。

【例 3332】【正确答案】D

　　【答案解析】①帽状腱膜下血肿发生于帽状腱膜和骨膜之间,固有小动脉损伤,出血扩散,出血量大,头皮肿胀可扩展至前额和颈背部,前囟触诊不清,肿胀皮肤呈紫色,压之凹陷,柔软,出血多可导致贫血或出血性休克致死亡。②巨大血肿需要抽吸,局部加压包扎有利于防治血肿扩大(D 对),故本题选 D。③血肿早期应当冷敷,而非热敷,但是针对较小的血肿有效,血肿较大后效果较差(不选 A、B)。④预防感

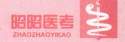

染仅为一般的对症治疗(不选 C)。⑤切开引流创伤较大(不选 E)。

【例 3333】【正确答案】C

【答案解析】①头皮裂伤系头皮的开放性损伤,伤口多较平直,创缘整齐,多仅限于头皮。②处理原则是尽早施行清创缝合,不超过 24 小时,只要无明显感染征象,仍可彻底清创一期缝合(C 对,A、B、D、E 错),故本题选 C。

【例 3334】【正确答案】E

【答案解析】①外伤后头皮下出血点根据出血量的大小可采取结扎、电凝和压迫等止血方法(不选 A)。可能污染的头皮创缘组织必须彻底清创,不必全部切除,只有严重挫伤组织可尽量切除(不选 B)。②外伤后根据伤口大小可采取全层或分层缝合(不选 C)。对于大块的头皮缺损可一期血管吻合,对于不能进行血管吻合的可二期处理(不选 D)。③清创术应争取在 8 小时内进行,一般不得超过 24 小时(E 对),故本题选 E。

【例 3335】【正确答案】D

【答案解析】①颅盖骨折按形态可分为线形骨折和凹陷骨折两种。②前者包括颅缝分离,较多见;后者包括粉碎性骨折。③线形骨折除可能伴有的头皮损伤(挫裂伤,头皮血肿)外,骨折本身仅靠触诊很难发现,常需依赖 X 线平片,故闭合性颅盖骨折诊断的主要依据是 X 线平片(D 对),故本题选 D。④触诊局部有凹陷感(不选 A)。⑤出现神经系统损伤体征不一定发生了颅骨骨折(不选 B)。⑥头皮肿胀有波动感可能发生了局部血肿,不一定是骨折(不选 C)。⑦颅骨骨折一般无骨擦音(不选 E)。

【例 3336】【正确答案】B

【答案解析】①凹陷骨折的手术适应证:凹陷深度>1 cm,位于重要的功能区,骨折片刺入脑内,骨折引起瘫痪、失语等功能障碍或局限性癫痫者。②该患者,结合外伤史及患者的影像学表现,可以确诊为左顶骨凹陷骨折。目前骨折引起神经系统受损症状且凹陷深度大于 1 cm,所以应手术治疗(B 对),故本题选 B。③抗感染治疗(不选 A)、保守治疗,应用神经营养剂(不选 C)及脱水治疗(不选 D)为一般性对症治疗。④观察病情变化,决定下一步治疗方案(不选 E)会延误病情。

【例 3337】【正确答案】E

【答案解析】①青年男性,明确的头部外伤史,影像学检查证实颅骨骨折,患者经历了典型的清醒期→昏迷期→清醒期(原发脑损伤较重导致昏迷,随后症状逐渐缓解,随着病情的发展,患者颅内血肿加重,出现脑疝,导致再次昏迷或者死亡),此即硬脑膜外血肿的典型表现,故诊断为硬脑膜外血肿,首选的影像学检查为头颅 CT(E 对),故本题选 E。②颅骨及颈部正侧位 X 线片了解有无骨折(不选 A)。③颈部 CT 了解颈部有无隐匿骨折(不选 B)。④头颅 MRI 多用于了解头颅有无脑梗死及肿瘤(不选 C)。⑤脑电图多用于癫痫的诊断(不选 D)。

【例 3338】【正确答案】C

【答案解析】根据典型的中间清醒期,诊断为硬脑膜外血肿,患者再次出现昏迷,说明血肿量增多,导致脑疝,额顶部的血肿导致颞叶钩回发生疝出,即小脑幕切迹疝(C 对,A、B、D、E 错),故本题选 C。

【例 3339】【正确答案】C

【答案解析】①患者目前发生了脑疝,情况危及,很可能发生死亡,故需要紧急手术,清除颅内血肿(C 对),故本题选 C。②观察生命体征会延误病情,导致疾病加重(不选 A)。③患者目前无需抗生素治疗(不选 B)。④给予甘露醇等降低颅内压的药物可减轻颅内症状,缓解病情,但不是目前最紧急的处理措施(不选 D)。⑤颈椎牵引用于颈椎外伤或颈椎病患者的治疗(不选 E)。

【例 3340】【正确答案】B

【答案解析】①颅中窝骨折的临床表现有鼻出血或脑脊液鼻漏,骨折累及蝶骨,脑脊液经蝶窦由鼻孔流出。脑脊液耳漏及面听神经损伤骨折累及颞骨岩部,脑膜、骨膜及鼓膜均破裂,脑脊液经中耳由外耳道流出。若鼓膜未破裂,脑脊液经咽鼓管流往鼻咽部,可误认为脑脊液鼻漏。垂体或脑神经损伤骨折累及蝶骨和颞骨的内侧部(B 对),故本题选 B。②颅前窝骨折一般主要表现为"熊猫眼"(不选 A)。③颅后窝骨折的主要体征是乳突瘀斑(不选 C)。④左颞骨骨折诊断依靠 X 线检查(不选 D)。⑤脑震荡主要表现

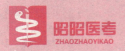

为逆行性遗忘(不选 E)。

【例 3341】【正确答案】D

　　【答案解析】①颅底骨折的诊断主要依靠临床表现，一般可根据外伤史、皮下瘀斑、脑脊液外漏和脑神经损伤等进行诊断，头颅 X 线摄片诊断价值有限，但 CT 扫描对颅底骨折有诊断意义(不选 C)。②颅前窝骨折：眼结膜下出血，眼睑皮下瘀斑，鼻或口腔流出血性脑脊液，可并发嗅、视神经损伤，易引起球结合膜下出血及迟发性眼睑皮下淤血，俗称"熊猫眼"(不选 E)。③颅中窝骨折：外耳道流出血性脑脊液(不选 A)，出现同侧面神经瘫痪、耳聋、耳鸣等。④颅后窝骨折：逐渐发生耳后、颈枕区皮下瘀斑，脑脊液漏至胸锁乳突肌和乳突后皮下(不选 B)，脑神经损伤少见。⑤单纯鼻出血不能诊断为颅底骨折(D 错)，故本题选 D。

【例 3342】【正确答案】B

　　【答案解析】①患者伤后右耳道流出血性液体应考虑出现脑脊液耳漏，是颅中窝骨折的特点。该患者伤后昏迷长达 3 小时，一般脑震荡的昏迷时间多为数分钟到数十分钟，故不考虑脑震荡，诊断为脑挫伤(B 对，D 错)，故本题选 B。②脑震荡主要表现为逆行性遗忘(不选 A、C、E)。

【例 3343】【正确答案】D

　　【答案解析】①颅脑表面有软脑膜、蛛网膜和硬脑膜三层被膜，其中蛛网膜和软脑膜之间的腔隙为蛛网膜下隙，其间流动着脑脊液。当颅骨发生开放性损伤时，如果层次较深，很可能会损伤蛛网膜下隙，引发脑脊液漏，此即颅脑损伤的特有临床表现(D 对)，故本题选 D。②颅骨骨折(不选 A)、头皮裂伤(不选 B、E)及血肿(不选 C)等属于颅脑损伤的一般表现，不是开放性损伤。

【例 3344】【正确答案】B

　　【答案解析】①颅骨线形骨折一般无需处理，但当骨折线跨过大血管如硬脑膜中动脉沟或静脉窦时，须防止硬脑膜外血肿及颅内血肿的发生(不选 A)。②凹陷骨折一般都需手术复位或将凹陷部位的骨质切除，位于功能区如运动区者更是如此(B 错)，故本题选 B。③颅盖骨骨折主要靠 X 线诊断(不选 E)。④颅底骨折属内开放性颅脑损伤(不选 D)，伴有脑脊液耳、鼻漏时禁忌堵塞耳、鼻道(不选 C)。

【例 3345】【正确答案】E

　　【答案解析】①青年男性，头部外伤，出现右侧肢体瘫痪，CT 显示颅内高密度影，提示颅内出血，考虑外伤所致的脑挫裂伤(E 对)，故本题选 E。②脑内血肿表现为脑内局部的高密度影(不选 A)。③硬脑膜外血肿为双凸镜形的高密度影(不选 B)。④硬脑膜下血肿为新月形的高密度影(不选 C)。⑤脑震荡 CT 检查无异常(不选 D)。

【例 3346】【正确答案】C

　　【答案解析】硬脑膜外血肿的出血来源最常见为脑膜中动脉(C 对，A、B、D、E 错)，故本题选 C。

【例 3347】【正确答案】B

　　【答案解析】①外伤打击头部，常同时有骨折损伤脑膜动脉、静脉窦，或因同时有右颅内血管损伤而导致外伤性颅内血肿。②急性硬脑膜外血肿最常合并的颅脑损伤是颅骨骨折(B 对，A、C、D、E 错)，故本题选 B。

【例 3348】【正确答案】D

　　【答案解析】脑部受伤后出现中间清醒期常见于硬脑膜外血肿(D 对，A、B、C、E 错)，故本题选 D。

【例 3349】【正确答案】B

　　【答案解析】①该患者有典型的中间清醒期，即表现为昏迷→清醒→昏迷，多见于硬脑膜外血肿。②中间清醒期是指受伤当时昏迷，数分钟或数小时后意识障碍好转，甚至完全清醒，继而因硬脑膜外血肿的形成，脑受压引起再度昏迷(B 对)，故本题选 B。③脑挫裂伤(不选 A)、硬脑膜下血肿(不选 C)、蛛网膜下腔血肿(不选 D)及脑内血肿(不选 E)均不出现典型的中间清醒期。

【例 3350】【正确答案】E

　　【答案解析】①硬脑膜外血肿的典型表现为伤后一过性意识清醒或好转即有典型的中间清醒期(E 对)，故本题选 E。②伤后较长时间的昏迷多见于严重的颅内血肿或脑疝患者(不选 A)。③CT 提示皮髓质交界处的点状出血多见于弥漫性轴索损伤(不选 B)。④伤后逆行性遗忘多见于应用镇静催眠类药物后(不选 C)。⑤鼻出血多见于颅中窝骨折(不选 D)。

【例 3351】【正确答案】A

【答案解析】①青年男性,有明确昏迷→清醒→昏迷病史,即有典型的中间清醒期,此为硬脑膜外血肿的典型表现(A 对),故本题选 A。②脑出血多见于颅内动静脉畸形或动脉瘤患者,常发生在基底节,患者出现三偏症状(不选 B)。③脑栓塞者血栓多来自心房,患者往往有房颤及心脏附壁血栓的病史(不选 C)。④短暂性脑缺血发作患者突发昏迷或肢体运动障碍,患者常在 30 分钟内完全缓解(不选 D)。⑤脑血栓形成多为安静起病,症状逐渐加重(不选 E)。

【例 3352】【正确答案】A

【答案解析】①急性硬脑膜下血肿最多见的出血来源为脑皮质破裂的小动脉(A 对,B、C、D、E 错),故本题选 A。②部分来源于桥静脉的损伤,见于注入上矢状窦的桥静脉、注入蝶顶窦的大脑中静脉和颞静脉。

【例 3353】【正确答案】C

【答案解析】①新月形低密度影提示病变部位在硬脑膜下,出血急性期为高密度影,慢性期为低密度影,故诊断为硬脑膜下血肿,患者发病已经 2 个月,故诊断为慢性病变(C 对,B 错),故本题选 C。②硬脑膜外血肿脑部 CT 往往表现为双凸镜形高密度影(不选 A)。③脑内血肿 CT 提示颅脑内部的高密度影(不选 D)。④高血压性脑出血部位多在基底节,导致患者出现典型的三偏征(不选 E)。

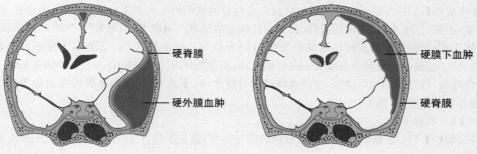

【例 3354】【正确答案】B

【答案解析】①患者两个月前头部受伤,为慢性疾病;伤后头痛,好转后逐渐加重,CT 示新月状低密度影,且中线受压移位,故诊断为右额颞顶慢性硬脑膜下血肿(B 对,A 错),故本题选 B。②硬脑膜外血肿的脑部 CT 往往表现为双凸镜形高密度影(不选 C、D)。③硬膜下积液多见于小儿化脓性脑膜炎未及时治愈后出现的相关并发症(不选 E)。

【例 3355】【正确答案】D

【答案解析】①慢性硬脑膜下血肿脑实质已经明显受压,脑室中线移位,故需钻孔冲洗引流血肿,减轻脑组织压迫(D 对),故本题选 D。若钻孔引流不能进一步缓解症状,可行血肿清除术(不选 E)。②冬眠,物理降温(不选 A)、止血治疗(不选 B)及预防感染(不选 C)仅为一般的对症治疗,不能缓解症状。

【例 3356】【正确答案】A

【答案解析】①中年女性,明确的头部外伤史,CT 提示为新月形高密度影,此即硬脑膜下血肿的典型 CT 影像学表现(A 对),故本题选 A。②硬脑膜外血肿为双凸镜形高密度影(不选 B)。③硬膜下积液多见于小儿化脓性脑膜炎未及时治愈后出现的相关并发症(不选 C)。④脑挫裂伤 CT 示颅内散在高密度影(不选 D)。⑤脑内血肿表现为脑内局部的高密度影(不选 E)。

【例 3357】【正确答案】E

【答案解析】①老年女性,明确外伤病史,伤后出现昏迷,出现上运动神经元损伤表现(肢体肌张力增高,病理反射阳性),颅脑 CT 示右额颞部骨板下新月形高密度影,符合硬脑膜下血肿的典型表现,故诊断为右额颞部急性硬脑膜下血肿。目前患者出现瞳孔散大,对光反射消失,考虑出现小脑幕切迹疝(E 对),故本题选 E。②硬膜下积液多见于小儿化脓性脑膜炎未及时治愈后出现的相关并发症(不选 A)。③硬

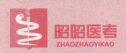

脑膜外血肿为双凸镜形高密度影(不选 B)。④脑挫裂伤 CT 示颅内散在高密度影(不选 C)。⑤脑内血肿表现为脑内局部的高密度影(不选 D)。

【例 3358】【正确答案】A

【答案解析】急性硬脑膜下血肿的出血为脑挫裂伤导致脑皮质动脉或静脉破裂，也可由脑内血肿穿破脑皮质流到硬膜下腔(A 对，B、C、D、E 错)，故本题选 A。此类血肿大多由对冲性脑挫裂伤所致，好发于额极、颞极及其底面，如摔倒时枕部着地所致对冲性损伤。

【例 3359】【正确答案】C

【答案解析】①患者目前发生脑疝，情况危急，最有效的方法是立即实施手术治疗，即颅内血肿清除术，以降低颅压(C 对)，故本题选 C。②患者发生极度呼吸困难时，才需气管切开(不选 A)。③保守治疗如冬眠疗法(不选 B)、激素治疗(不选 D)及止血、抗感染(不选 E)会延误病情，导致患者病情加重，甚至死亡。

第 5 章　脑血管疾病

【例 3360】【正确答案】B

【答案解析】①脑血管病分为急性和慢性脑血管病(B 对，A、C、D、E 错)，故本题选 B。②急性脑血管病最多见如短暂性脑缺血发作、脑栓塞、脑出血、蛛网膜下腔出血；慢性脑血管病如血管性痴呆。

【例 3361】【正确答案】D

【答案解析】①TIA 是局灶性脑缺血导致突发短暂的脑组织缺血发作持续数分钟，通常在 30 分钟内完全恢复，不超过 24 小时，不留后遗症，且无责任病灶的证据。该患者，中年男性，突发肢体瘫痪，但神经系统查体正常，考虑诊断为短暂性脑缺血发作(TIA)(D 对)，故本题选 D。②癫痫小发作表现为肢体抽搐(不选 A)。③偏头痛表现为有或无先兆的偏头痛，但无肢体麻木(不选 B)。④颈椎病多见于一侧上肢的麻木伴疼痛，颈部制动后可缓解，神经查体局部有麻木等(不选 C)。⑤顶叶肿瘤症表现为症状进行性加重，而非短暂加重(不选 E)。

【例 3362】【正确答案】C

【答案解析】TIA 发作后，通常在 30 分钟内完全恢复，最长不超过 24 小时(C 对，A、B、D、E 错)，故本题选 C。

【例 3363】【正确答案】D

【答案解析】①中年男性，反复发作性偏盲，但无意识障碍，且可迅速恢复，符合短暂性脑缺血发作的表现(D 对)，故本题选 D。②蛛网膜下腔出血患者出现剧烈头痛，同时常伴有脑膜刺激征阳性(不选 A)。③脑梗死常静态起病，脑 CT 可发现低密度改变(不选 B)。④硬脑膜外血肿患者脑 CT 多出现典型的双凸镜样改变(不选 C)。⑤脑出血患者多表现为进行性昏迷，脑 CT 可见高密度影(不选 E)。

【例 3364】【正确答案】D

【答案解析】①中年男性，高血压病史，表现为肢体无力，但持续时间较短，可完全恢复，考虑短暂脑供血减少导致的短暂性脑缺血发作(D 对)，故本题选 D。②癫痫患者多有肢体的不规则抽动(不选 A)。③脑栓塞患者往往合并有形成血栓的疾病，如二尖瓣狭窄、房颤等(不选 B)。④周期性瘫痪多合并低钾，特点是补钾后好转(不选 C)。⑤脑血栓形成多为安静状态下如晨起发病，往往需要溶栓治疗，不能自行缓解(不选 E)。

【例 3365】【正确答案】D

【答案解析】①短暂性脑缺血发作是颈动脉或椎基底动脉系统发生短暂性血液供应不足，引起局灶性脑缺血导致突发、短暂性、可逆性神经功能障碍。发作持续数分钟，通常在 30 分钟内完全恢复。②该病例为青年女性，突发意识丧失，1 分钟后完全恢复，符合短暂性脑缺血发作的典型表现(D 对)，故本题选 D。③分离性障碍多有受到强大精神刺激的病史(不选 A)。④低血糖症的诊断要依靠血糖测定来诊断(不选 B)。⑤迷走神经张力增高不是医师的考试范畴(不选 C)。⑥心律失常的诊断需要依靠心电图(不选 E)。

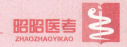

【例3366】【正确答案】D

【答案解析】TIA持续时间通常为30分钟,最长不超过24小时(D对,A、B、C、E错),故本题选D。

【例3367】【正确答案】A

【答案解析】①中年男性,有高血压病史,表现为水平眼震阳性,左侧指鼻试验和跟膝胫试验阳性,闭目试验阳性,但持续时间较短,可完全恢复,考虑短暂脑供血减少导致的短暂性脑缺血发作,受累脑血管为椎基底动脉(A对),故本题选A。②中脑、小脑、脑桥梗死后颅内CT表现为脑内低密度区(不选B、C、E)。③小脑出血后颅内CT表现为脑内高密度区(不选D)。

【例3368】【正确答案】E

【答案解析】颈动脉系统TIA症状是:①眼动脉交叉瘫(病变侧单眼一过性黑矇、对侧偏瘫及感觉障碍)和Honer征交叉瘫(病变侧Honer征、对侧偏瘫);②主侧半球受累出现失语症(Broca失语、Wemick失语及传导性失语)(E对),故本题选E。可能出现的症状是:①对侧偏身麻木或感觉减退;②对侧同向偏盲。

【例3369】【正确答案】D

【答案解析】①TIA最常见的病因是动脉粥样硬化斑块及心脏的微栓子脱落,随血流进入脑中引起颅内动脉闭塞。②阿司匹林通过抑制环氧合酶而抑制血小板聚集,从而防止血栓形成,减少TIA的复发(D对,A、B、C、E错),故本题选D。

【例3370】【正确答案】D

【答案解析】短暂性脑缺血发作为短暂、可逆、局部的脑血液循环障碍,可反复发作,多与动脉粥样硬化有关,也可以是脑梗死的前驱发作,是脑血栓形成发病的重要危险因素之一(D对,A、B、C、E错),故本题选D。

【例3371】【正确答案】E

【答案解析】①脑血栓形成多见于50~60岁以上患有动脉硬化的老年人,常伴有高血压、冠心病或糖尿病。静态起病,多数病例症状经数小时达高峰,通常意识清楚,生命体征平稳,因血栓形成的部位不同,出现相应动脉支配区的神经功能障碍。本病例为老年男性,既往有高血压和糖尿病史,以静态下偏瘫失语起病,与脑血栓形成的特点基本相符(E对),故本题选E。②脑出血多为急性发病,出现头痛及肢体感觉和运动障碍,脑CT可见局部高密度区(不选A)。③脑栓塞的发病年龄跨度较大,多有风心病、冠心病或大动脉病变的病史,起病急骤,数秒或数分钟内症状即达高峰,半数以上有不同程度的意识障碍(不选B)。④短暂性脑缺血发作表现为肢体无力,但持续时间较短,可完全恢复(不选C)。⑤蛛网膜下腔出血主要表现为剧烈头痛,但不伴有肢体运动障碍(不选D)。

【例3372】【正确答案】D

【答案解析】①晨醒后肢体无力(安静发病)+有糖尿病和高血压史→脑血栓形成(D对),故本题选D。②脑转移癌多有原发癌症病灶(不选A)。③脑栓塞的诊断必须有栓子来源,如左心房附壁血栓等(不选B)。④短暂性脑缺血发作一般表现为突发的意识丧失或肢体功能障碍,但患者多在30分钟内完全恢复(不选C)。⑤高血压性脑出血多可致基底节区出血,内囊受压,患者表现为经典的三偏征(不选E)。

【例3373】【正确答案】A

【答案解析】①大脑中动脉深穿支闭塞表现为上、下肢程度均等或以上肢为主的偏瘫,而无偏身感觉障碍及偏盲。②因内囊后肢后2/5由脉络膜前动脉供血,优势半球可有失语(A对,B、C、D、E错),故本题选A。

【例3374】【正确答案】B

【答案解析】①小脑主要控制躯干和肢体的平衡及协调等。②小脑受损时,出现指鼻试验及跟膝胫试验阳性,故本例应考虑左小脑后下动脉受损(B对,A、C、D、E错),故本题选B。

【例3375~3376】【正确答案】AC

【答案解析】①椎基底动脉系统闭塞综合征可表现为眩晕、呕吐、四肢瘫、共济失调、构音障碍、昏迷、高热等(A对),故例3375选A。②大脑中动脉血栓形成出现对侧偏瘫、偏身感觉障碍和同向性偏盲,可

423

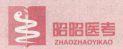

伴有双眼向病灶侧凝视（C 对），故例 3376 选 C。③大脑前动脉血栓形成主要会影响中央前回受损，导致运动性失语。④蛛网膜下腔出血患者主要表现为剧烈头痛，同时伴有脑膜刺激征阳性。⑤小脑主要控制躯干和肢体的平衡及协调等，小脑出血时，出现指鼻试验及跟膝胫试验阳性，共济失调等。

【例 3377】【正确答案】B

　　【答案解析】①患者临床表现为闭锁综合征，符合脑桥基底部病变的表现（B 对），故本题选 B。②中脑病变多出现 Weber 综合征，即病变位于中脑基底部，动眼神经和皮质脊髓束受累，表现为同侧动眼神经麻痹和对侧偏瘫（不选 A）。③内囊后肢病变临床表现为梗死病灶对侧面部、上肢和下肢全部或部分出现运动和（或）感觉障碍（不选 C）。④基底节区病变多出现典型的三偏征（不选 E）。⑤丘脑底部损伤不是医师的考试范畴（不选 D）。

【例 3378】【正确答案】A

　　【答案解析】脑血栓形成后应及时进行溶栓治疗，3 小时内用 rt PA（A 对，B、C、D、E 错），故本题选 A。

【例 3379】【正确答案】C

　　【答案解析】患者右侧中枢性面瘫，肌力减退，右半身感觉障碍，提示病变位于左侧基底节区，为左大脑中动脉供血区域（C 对，A、B、D、E 错），故本题选 C。

【例 3380】【正确答案】D

　　【答案解析】CT 未见异常，可排除脑出血，且无房颤等栓子来源，故首先考虑血栓形成（D 对，A、B、C、E 错），故本题选 D。

【例 3381】【正确答案】B

　　【答案解析】脑血栓形成发病 6 小时内为超早期，可行溶栓治疗，本例为发病 5 小时就诊，根据年龄、症状、体征及头颅 CT 符合溶栓适应证，可行溶栓治疗（B 对，A、C、D、E 错），故本题选 B。

【例 3382】【正确答案】B

　　【答案解析】①患者二尖瓣区有杂音，考虑心瓣膜病，心瓣膜疾病可导致附壁血栓。②附壁血栓脱落可导致主动脉循环栓塞，其中最容易导致脑栓塞。该患者，青年女性，符合上述描述，诊断为心瓣膜病引起的脑栓塞（B 对），故本题选 B。（昭昭老师提示：看见心脏有毛病就选脑栓塞）③脑血栓形成患者主要有三高因素，发病特点是安静中起病，晨起发病（不选 A）。④脑出血多为急性发病，出现头痛及肢体感觉和运动障碍，脑 CT 可见局部高密度区（不选 C）。⑤蛛网膜下腔出血主要表现为剧烈头痛，但不伴有肢体运动障碍（不选 D）。⑥短暂性脑缺血发作表现为肢体无力，但持续时间较短，可完全恢复（不选 E）。

【例 3383～3385】【正确答案】ACE

　　【答案解析】①导致脑梗死最常见的病因是脑血栓形成（A 对），故例 3383 选 A。②心房颤动导致栓子脱落，堵塞脑部发生脑栓塞（C 对），故例 3384 选 C。③相邻两血管供血区分界处缺血所导致的卒中类型为分水岭脑梗死（E 对），故例 3385 选 E。

【例 3386】【正确答案】C

　　【答案解析】①心肌梗死多发生在左心室，左心室的附壁血栓脱落，栓子从左心室进入主动脉，后进入颈总动脉，最后到达颅内，堵塞相应直径的分支血管，导致脑栓塞（C 对），故本题选 C。②蛛网膜下腔出血及脑出血患者常有高血压病史，血管发生硬化，导致血管破裂出血（不选 A、D）。③脑血栓形成见于患者机体呈高凝状态，形成血栓（不选 B）。④脑动脉炎是一种因感染、药物或变态反应等因素导致脑动脉管腔狭窄、闭塞，供血区脑组织缺血、梗死，出现以肢体瘫痪、失语、精神症状为主要表现的脑血管疾病（不选 E）。

【例 3387～3388】【正确答案】EA

　　【答案解析】①脑栓塞突然发病，出现很快达高峰的对侧偏瘫、偏侧麻木、同向偏盲、失语、失用、眩晕、复视、共济失调、进食吞咽困难、意识障碍等脑动脉闭塞性综合征（E 对），故例 3387 选 E。②小脑出血起病突然，数分钟内出现头痛、眩晕、频繁呕吐、枕部剧烈疼痛和平衡障碍等，但无肢体瘫痪，意识清楚或轻度意识模糊，可出现一侧肢体笨拙、行动不稳、共济失调和眼球震颤（A 对），故例 3388 选 A。

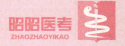

【例 3389】【正确答案】D

【答案解析】①脑栓塞系指栓子脱落后随血流进入脑动脉,引起血流阻塞,导致脑梗死,进而出现脑功能障碍,心源性栓子是最常见的原因。②脑栓塞发病年龄跨度较大,常见的风湿性心脏病、先天性心脏病、心脏黏液瘤等(不选 B),发病以中青年为主(不选 A),冠心病及大动脉病变以老年人为主。③脑栓塞起病急骤,在各类脑血管病中起病最急(不选 C)。④由于脑实质缺血、缺氧,发生脑组织水肿、坏死,临床主要为脑实质受累的表现,如偏瘫、失语等(不选 E),而脑膜刺激征少见(D 错),故本题选 D。

【例 3390】【正确答案】B

【答案解析】①风湿性心脏病二尖瓣狭窄由于左房扩大,房颤,易于形成附壁血栓,血栓脱落导致脑栓塞。患者中青年女性,临床表现为偏瘫和失语等急性脑血管病症状,因其神志清楚,脑脊液正常,因此判断为非出血性脑血管病;又因患者有风湿性心脏病二尖瓣狭窄,发病时有心房纤颤,表明其有心脏附壁血栓形成的条件及血栓脱落的机会。此时出现急性脑血管病症状,以脑栓塞最有可能(B 对),故本题选B。②脑出血多为急性发病,出现头痛及肢体感觉和运动障碍,脑 CT 可见局部高密度区(不选 A)。③脑血栓形成患者主要有三高因素,发病特点是安静中起病,晨起发病(不选 C)。④蛛网膜下腔出血主要表现为剧烈头痛,但不伴有肢体运动障碍(不选 D)。⑤短暂性脑缺血发作表现为肢体无力,但持续时间较短,可完全恢复(不选 E)。

【例 3391】【正确答案】A

【答案解析】高血压引起脑出血依次可以发生在基底节、内囊、大脑皮质、脑桥、小脑和脑干(A 对,B、C、D、E 错),故本题选 A。

【例 3392】【正确答案】C

【答案解析】①大脑中动脉是颈内动脉的直接延续,血流量大。而豆纹动脉从大脑中动脉垂直分出,管腔纤细,腔内压力较高,极易形成微动脉瘤(C 对,A、B、D、E 错),故本题选 C。②当血压突然升高时,会导致破裂出血。

【例 3393】【正确答案】C

【答案解析】基底节区出血表现为典型的三偏征即病灶对侧偏身瘫痪、偏身感觉障碍及同向性偏盲(C 对,A、B、D、E 错),故本题选 C。

【例 3394】【正确答案】D

【答案解析】①老年患者,表现为典型的三偏征,即偏瘫、偏身感觉障碍和偏盲,故考虑内囊受损。②内囊的血液供应来自豆纹动脉,后者是大脑中动脉的一个分支。大脑中动脉是颈内动脉的直接延续,血流量大。而豆纹动脉从大脑中动脉垂直分出,管腔纤细,腔内压力较高,极易形成微动脉瘤。当血压突然升高时,会导致破裂出血,即基底节区出血(D 对),故本题选 D。③脑叶出血表现为较为复杂(不选 A)。④脑桥出血主要表现为交叉瘫(不选 B)。⑤小脑出血主要表现为共济失调(不选 C)。⑥蛛网膜下腔出血,出血在脑室,可出现剧烈头痛,无"三偏"表现(不选 E)。

【例 3395】【正确答案】B

【答案解析】①由患者步行不稳、呼吸节律不整推测其脑出血部位应为小脑,因小脑主要控制人体运动的协调(B 对),故本题选 B。②脑颞叶出血主要表现颞叶钩回疝及癫痫等(不选 A)。③脑桥出血主要表现为交叉瘫(不选 C)。④基底节出血是高血压导致的最容易出血的地方,最常见表现是"三偏"(不选 D)。⑤蛛网膜下腔出血,出血在脑室,可出现剧烈头痛,无"三偏"表现(不选 E)。

【例 3396】【正确答案】D

【答案解析】发病突然+走路不稳+右手指鼻不准,右侧跟膝胫试验阳性→右小脑半球出血(D 对),故本题选 D。

【例 3397】【正确答案】D

【答案解析】颅内出血首选头颅 CT 检查,观察颅内有无高信号(D 对),故本题选 D。

【例 3398】【正确答案】E

【答案解析】①首选的处理措施是甘露醇降颅内压治疗(E 对),故本题选 E。②利血平降压属于一般

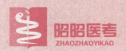

的降压对症治疗（不选 A）。③小脑出血血肿≥10 mL、直径≥3 cm 时需要手术治疗，而非 5 mL（不选 B）。④应用激素可减轻水肿，为一般性对症治疗（不选 C）。⑤本病无需预防癫痫（不选 D）。

【例 3399】【正确答案】D

　　【答案解析】①脑室出血量大时常见体征有昏迷、呕吐、瞳孔缩小、四肢弛缓性瘫，可有阵发性强直发作（D 对），故本题选 D。②内囊出血多见三偏征，重者常见双侧瞳孔不等大。③脑叶出血多有偏瘫。④小脑出血可见眼球震颤，同侧周围性面瘫，颈强直等。

【例 3400】【正确答案】D

　　【答案解析】脑出血表现为神经系统局灶体征和 CT 显示高密度灶，缺血是低密度（D 对），故本题选 D。

【例 3401】【正确答案】A

　　【答案解析】①患者有高血压病史，演讲时突发头痛、呕吐等症状，CT 示左侧基底节区高密度影，为情绪激动引起基底节区出血（A 对），故本题选 A。②蛛网膜下腔出血易导致头痛，合并脑膜刺激征阳性（不选 B）。③动脉瘤破裂多见于青年人突发的脑出血（不选 C）。④短暂性脑缺血发作患者的症状往往在 30 分钟内完全缓解（不选 D）。⑤脑血栓形成多为安静起病，头部 CT 多为低密度区（不选 E）。

【例 3402】【正确答案】A

　　【答案解析】①导致蛛网膜下腔出血的疾病有颅内动脉瘤破裂，脑血管畸形，高血压动脉硬化症出血。蛛网膜下腔出血其中最重要的是动脉瘤性出血（A 对），故本题选 A。②后颅窝肿瘤（不选 B）及颞部巨大硬膜外血肿（不选 C）是导致脑疝的主要病因。③脑挫裂伤一般不会导致蛛网膜下腔出血（不选 D）。④脑膜膨出不是医师考试范畴（不选 E）。

【例 3403】【正确答案】B

　　【答案解析】①患者出现剧烈头痛及脑膜刺激征阳性，此为蛛网膜下腔出血的典型表现，往往同时有血性脑脊液（B 对），故本题选 B。②脑栓塞多见于有栓子来源的疾病导致的脑血管病，如房颤、心房附壁血栓等（不选 A）。③脑血栓形成多为安静起病，脑膜刺激征阴性（不选 C）。④高血压脑病指当血压突然升高超过脑血流自动调节的阈值时，脑血流出现高灌注，毛细血管压力过高，渗透性增强，导致脑水肿和颅内压增高，甚至脑疝形成，引起一系列暂时性脑循环功能障碍的临床表现（不选 D）。⑤椎基底动脉供血不足主要出现共济失调，行走不稳的表现（不选 E）。

【例 3404～3406】【正确答案】DAC

　　【答案解析】①反复发作肢体无力，可短时自行恢复，考虑短暂性脑血管缺血（D 对），故例 3404 选 D。②突发肢体无力，CT 显示高密度，提示脑出血（A 对），故例 3405 选 A。③CT 示右侧侧裂池高密度，提示蛛网膜下腔出血（C 对），故例 3406 选 C。

【例 3407】【正确答案】E

　　【答案解析】①原发性脑室出血由脑室内脉络丛动脉或室管膜下动脉破裂出血，流入脑室内所致。小量脑室出血时仅有突发头痛、呕吐、脑膜刺激征，症状与蛛网膜下腔出血相似，可完全恢复（E 对），故本题选 E。大量脑室出血常起病急骤，迅速出现昏迷、频繁呕吐、针尖样瞳孔、眼球分离斜视或浮动、四肢弛缓性瘫痪及去大脑强直发作等。②脑内血肿多表现为进行性昏迷（不选 A）。③脑膜炎及脑脓肿多表现为发热及头痛，该患者无发热，故不考虑（不选 B、C）。④脑肿瘤发病缓慢，症状呈进行性加重（不选 D）。

【例 3408】【正确答案】C

　　【答案解析】①患者表现为剧烈头痛及脑膜刺激征阳性，此为蛛网膜下腔出血的典型表现，患者往往同时有血性脑脊液，脑 CT 表现为脑池内高密度影（C 对），故本题选 C。②脑炎、脑膜炎患者出现发热及头痛、脑膜刺激征等，但是没有脑池内的高密度影（不选 A、B）。③脑肿瘤发病缓慢，症状呈进行性加重（不选 D）。④脑脓肿表现为发热、癫痫等（不选 E）。

【例 3409】【正确答案】E

　　【答案解析】①颅内动脉瘤属于颅内血管疾病，诊断金标准是血管造影术，如心肌梗死的金标准是冠状动脉造影，下肢动脉粥样硬化的金标准是下肢动脉造影等，颅内动脉瘤也不例外，诊断的金标准是脑血

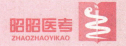

管造影(E 对),故本题选 E。②蛛网膜下腔出血的三联征:剧烈头痛、脑膜刺激征阳性、腰椎穿刺有血性脑脊液(不选 A)。③头颅 CT 多用于诊断头颅外伤如骨折、血肿等(不选 B)。④头颅 MRI 多用于脑肿瘤的检查和诊断(不选 C)。⑤头痛反复发作无特异性(不选 D)。

【例 3410】【正确答案】D

【答案解析】①老年女性,突发剧烈头痛及脑膜刺激征阳性(颈强直),头部 CT 示脑沟与脑池高密度影,符合蛛网膜下腔出血的典型表现(D 对),故本题选 D。②短暂性脑缺血发作主要表现为突发昏迷、肢体功能障碍等,多在 30 分钟内完全恢复(不选 A)。③脑栓塞患者多有心房颤动病史(不选 B)。④脑血栓形成多为安静起病,表现为逐渐加重的昏迷和功能障碍(不选 C)。⑤脑出血常动态起病,头部 CT 示脑内高密度影(不选 E)。

【例 3411】【正确答案】C

【答案解析】①出血处形成的血凝块由于酶的作用可分解自溶而导致再出血,所以一般主张用止血药治疗(不选 B)。②低分子肝素注射抗凝治疗会增加出血(C 错),故本题选 C。③卧床休息 4~6 周(不选 A)、静滴 20%甘露醇(不选 D)及口服尼莫地平(不选 E)为一般的对症性治疗。

第 6 章　颅内肿瘤(助理医师不要求)

【例 3412】【正确答案】A

【答案解析】①颅内肿瘤非定位症状包括头痛、呕吐和视盘水肿,是颅内压升高的表现,无定位体征(A 对),故本题选 A。②癫痫发作提示肿瘤位于额叶、颞叶、顶叶等;幻嗅提示颞叶肿瘤(不选 B)。③肢体运动和感觉障碍提示肿瘤位于中央前后回(不选 C)。④鞍区肿瘤可引起视力视野障碍(不选 D)。⑤海绵窦区肿瘤可表现为眼睑下垂、眼球运动障碍、面部感觉减退(不选 E)。

【例 3413】【正确答案】A

【答案解析】①大脑半球肿瘤临床表现包括压迫症状如视野缺损、进行性感觉障碍,以及脑功能异常如癫痫和精神症状(不选 B、C、D、E)。②大脑半球肿瘤临床表现无多尿表现(A 对),故本题选 A。

【例 3414】【正确答案】D

【答案解析】①老年男性+痰中带血→肺癌。②MRI 示大脑半球皮质多个小类圆形低信号影,考虑肺癌脑部转移(D 对),故本题选 D。③脑蛔虫和脑软化灶不在执业医师和助理医师的考试范畴(不选 A、E)。④脑出血表现为突发头痛(不选 B)。⑤脑梗死多有栓子产生的基础病变(不选 C)。

【例 3415】【正确答案】C

【答案解析】①老年人最常见的硬脊膜外肿瘤是转移瘤(C 对,A、B、D、E 错),故本题选 C。②髓外硬膜下肿瘤最常见为脊膜瘤。③髓内肿瘤最多见的是星形细胞瘤和室管膜瘤。④胶质瘤是颅内最常见的恶性肿瘤。

【例 3416】【正确答案】C

【答案解析】①颅内占位病变最安全可靠易行的辅助检查方法是头颅 CT(C 对),故本题选 C。②颅脑超声探测(不选 A)及脑血管造影(不选 B)主要用于脑血管病。③头颅 X 线平片主要用于颅骨骨折(不选 D)。④放射性核素扫描主要用于骨转移(不选 E)。

【例 3417】【正确答案】B

【答案解析】①颅内高压典型症状,头痛、呕吐、视盘水肿。原因可能是损伤、占位、感染,患者无其他征象,故考虑占位,肿瘤可能性大(B 对),故本题选 B。②颅脑损伤(不选 A)必须要有外伤史,本患者无头部外伤史故不考虑。③颅内感染(不选 C)表现为发热及头痛等,本患者无急性炎症病史故不考虑。④急性脑疝(不选 D)会出现瞳孔等改变。⑤椎动脉型颈椎病(不选 E)主要表现为头晕和猝倒。

【例 3418】【正确答案】C

【答案解析】①患者目前病情较重,如有占位首先考虑手术切除(C 对),故本题选 C。②吸氧治疗(不选 E)及药物镇静治疗(不选 B)为一般的对症治疗。③抗感染治疗(不选 D)多用来治疗颅内感染等。

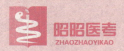

④降低颅内压为对症治疗,首选甘露醇(不选 A)。

第 7 章　颅内压增高

【例 3419】【正确答案】C

　　【答案解析】①多种病因可导致颅内压力升高,如颅内血肿(不选 A)、肿瘤(不选 E)、脑积水(不选 B)、炎症导致水肿(不选 D)等。②颅骨缺损可减少颅内压,而非增大,故颅内压增高的原因不包括颅骨缺损(C 对),故本题选 C。

【例 3420】【正确答案】A

　　【答案解析】①各种原因导致颅内容物体积增大或先天性颅骨狭小,致使颅内压力持续超过正常上限,从而引起的相应综合征,称为颅内压增高。②多种病因可导致颅内压力升高,如颅内血肿(不选 D)、肿瘤(不选 B)、脑积水(不选 C)、炎症、颅骨狭小(不选 E)等。③脑震荡是脑干网状结构受损,不会导致颅脑容积的增大,CT 检查颅内往往无异常(A 对),故本题选 A。

【例 3421】【正确答案】E

　　【答案解析】①颅内压以侧脑室脑脊液的压力为代表,可在侧卧位的患者中经腰椎穿刺测得。②影响颅内压的因素有静脉压(不选 B)、脑脊液(不选 A)、脑血流量、脑组织体积的变动(不选 C)、脑的代谢状况、血气体含量、颅骨完整性(不选 D)等。③颅骨密度与颅内压变化无关(E 对),故本题选 E。

【例 3422】【正确答案】E

　　【答案解析】①患者头痛、呕吐、视盘水肿,为颅内高压的典型临床表现(E 对),故本题选 E。②脑梗死患者表现为安静起病,CT 可见低密度影(不选 A)。③脑出血多为活动中发病,CT 表现为高密度影(不选 B)。④蛛网膜下腔出血表现为突发头痛及脑膜刺激征阳性(不选 C)。⑤脑水肿患者出现头痛等,但无病理征(不选 D)。

【例 3423】【正确答案】D

　　【答案解析】①颅内高压的影像学检查首选 CT(D 对),故本题选 D。②X 线片多用于颅骨骨折的诊断(不选 A)。③脑电图多用于癫痫等疾病的诊断(不选 B)。④脑血管造影用于脑血管病如动静脉畸形、动脉瘤等疾病的诊断(不选 C)。⑤ECT(发射型计算机断层扫描仪)多用于诊断早期癌(不选 E)。

【例 3424】【正确答案】D

　　【答案解析】①颅内压增高较重者首选降低颅内压的药物是甘露醇,效果显著、肯定(D 对),故本题选 D。②氢氯噻嗪(不选 A)、乙酰唑胺(不选 B)、氨苯蝶啶(不选 C)及呋塞米(不选 E)也可用于降低颅内压,但是均非首选药物。(昭昭老师速记:甘露醇是神经外科的万能药)

【例 3425】【正确答案】D

　　【答案解析】①脑室内出血或血肿如合并脑室扩大,应行脑室引流术。②脑室内主要为未凝固的血液时,可行颅骨钻孔穿刺脑室置管引流;如主要为血凝块时,则行开颅术切开皮质进入脑室清除血肿后置管引流。③脑室内引流管一般高于脑室平面 15 cm(D 错),故本题选 D。(昭昭老师提示:五个答案中,哪个带有数字,哪个可能就是正确答案)④脑室持续引流主要用于脑室系统内脑脊液循环通路梗阻者(不选 A);及脑室内出血或脑出血破入脑室不易行开颅手术者(不选 B)。⑤放置脑室引流管应严格无菌操作,位置准确,深度适中,固定良好,保持通畅(不选 C);预防感染,每天更换引流瓶(不选 E)。

第 8 章　脑疝(助理医师不要求)

【例 3426】【正确答案】A

　　【答案解析】外伤性颅内血肿是指颅脑外伤后引起出血,血液聚积在颅腔内导致脑受压和颅内压增高的一种继发性脑损伤,主要致命因素在于可引起颅内压增高而导致脑疝(A 对,B、C、D、E 错),故本题选 A。

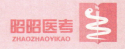

【例3427】【正确答案】B

【答案解析】小脑裂孔疝常由幕上病变引起，为颅内压增高的结果，多为两侧颞叶肿瘤压迫，形成颅内高压所致（B对，A、C、D、E错），故本题选B。

【例3428】【正确答案】B

【答案解析】①小脑幕切迹疝（颞叶钩回疝）时，疝入小脑幕裂孔的组织是颞叶钩回（B对，A、C、D、E错），故本题选B。②枕骨大孔疝疝出的组织是小脑扁桃体。

【例3429】【正确答案】D

【答案解析】①颅后窝容积小，缓冲体积小，较小的血肿或肿瘤即可引起颅内压增高，使靠近枕骨大孔的小脑扁桃体经枕骨大孔向下疝入颈椎管上端，形成枕骨大孔疝。②最容易引起枕骨大孔疝的颅内占位性病变是第四脑室肿瘤（D对，A、B、C、E错），故本题选D。

【例3430】【正确答案】C

【答案解析】①患侧瞳孔散大为小脑幕切迹疝最重要的定位体征。因早期动眼神经受刺激，所以瞳孔反射性缩小，晚期动眼神经麻痹，所以瞳孔散大（C对），故本题选C。②患侧肢体活动减少或消失、对侧腹壁反射消失、对侧肢体腱反射亢进及患侧下肢病理反射阳性为上运动神经元损伤的表现，但对小脑幕切迹疝的定位无帮助（不选A、B、D、E）。

【例3431】【正确答案】A

【答案解析】①脑疝是由颅内压升高引起的，快速静脉输注脱水剂可有效降低颅内压（A对），故本题选A。②脑疝患者禁忌腰穿（不选B）。③急性控制性过度换气、施行人工冬眠物理降温及将患者置于高压氧舱内都是治疗脑疝导致的颅内压升高的方法，但均非最有效的处理措施（不选C、D、E）。

【例3432】【正确答案】C

【答案解析】①早期出现一侧瞳孔散大是小脑幕切迹疝的临床表现（C对），故本题选C。②剧烈头痛、呕吐（不选A）、颈项强直（不选B）、意识障碍（不选D）及呼吸骤停发生早（不选E）均为枕骨大孔疝的常见症状。

【例3433】【正确答案】D

【答案解析】①中年男性，出现剧烈头痛，突发心跳、呼吸骤停，考虑枕骨大孔疝压迫延髓部位，导致呼吸中枢、心血管中枢功能障碍，出现呼吸、心跳骤停（D对），故本题选D。②小脑幕切迹疝主要表现为瞳孔大小改变（不选E）。③垂体腺瘤表现为内分泌功能障碍（不选C）。④急性脑水肿多有头痛、呕吐等（不选B）。⑤急性脑膜炎有发热及头痛等表现（不选A）。

【例3434】【正确答案】B

【答案解析】①中年男性，明确外伤史，剧烈头痛伴呕吐，考虑颅内压增高。②延髓是中枢神经重要的传入及传出通路，第Ⅴ～Ⅻ对脑神经核都集中于此，是呼吸、循环及内脏活动的重要功能枢纽。颅后窝占位性病变引起局部颅内压升高，导致小脑扁桃体下移，压迫脑干，导致呼吸、心跳骤停，可引起猝死。③该患者在CT检查时突发呼吸骤停，考虑为外伤导致颅后窝血肿，引起颅内压升高，继而导致枕骨大孔疝所致（B对），故本题选B。④小脑幕切迹疝主要表现为一侧动眼神经受压，出现一侧瞳孔变化（不选C）。⑤脑挫裂伤表现为昏迷，脑CT可见脑内广泛的高密度区（不选A）。⑥脑干中因为呼吸中枢，故损伤当时表现为生命体征不稳（不选D）。⑦脑震荡主要表现为逆行性遗忘（不选E）。

第9章　帕金森病（助理医师不要求）

【例3435】【正确答案】E

【答案解析】帕金森病主要的受损部位是黑质-纹状体，主要症状包括肌强直、动作迟缓、静止性震颤、姿势步态障碍（E对，A、B、C、D错），故本题选E。

【例3436】【正确答案】B

【答案解析】使左旋多巴脱羧的酶为多巴胺脱羧酶，存在于脑内及其他脏器和血管壁细胞。因此在

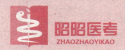

左旋多巴的吸收和转运过程中，反而会刺激各系统内的多巴胺受体引起不良反应的发生（B对，A、C、D、E错），故本题选B。

【例3437】【正确答案】A

　　【答案解析】①帕金森病受损的部位主要是黑质-纹状体，主要症状包括肌强直、动作迟缓、静止性震颤、姿势步态障碍（不选B、C、D、E）。②肌阵挛多为上运动神经元受损的表现（A对），故本题选A。

【例3438】【正确答案】A

　　【答案解析】①帕金森病患者的典型震颤是静止性震颤（A对），故本题选A。②脊髓小脑及其传出通路病变多出现意向性震颤（不选B）。③肝性脑病患者的典型震颤是扑翼样震颤（不选D）。④姿势性震颤为身体受累部分主动的保持某种姿势时出现的震颤，临床上最常见于特发性震颤（不选C）。⑤动作性震颤多见于小脑病变（不选E）。

【例3439】【正确答案】C

　　【答案解析】①老年男性，动作缓慢，慌张步态，伴有静止性震颤，同时出现面具脸，此为锥体外系病变的典型表现。②头颅CT未见明显异常，故诊断为帕金森病变，为脑内多巴胺不足所致（C对），故本题选C。③脊髓血管病（不选A）、亚急性脊髓联合变性（不选B）、进行性脊髓萎缩症（不选D）及脊髓空洞症（不选E）不是医师考试范畴。

【例3440】【正确答案】B

　　【答案解析】①帕金森病患者脑内的生化改变主要为多巴胺不足，胆碱能神经功能相对过度。②如果是年轻患者，初始治疗时可采用抗胆碱药如苯海索及司来吉兰、溴隐亭、维生素E（不选A、C、D、E）。③老年患者用多巴胺替代疗法（B对），故本题选B。

【例3441】【正确答案】B

　　【答案解析】昭昭老师讲过，此题在2018年医师考试中原题命中，帕金森的药物每年考1分。①65岁以上的帕金森患者首选复发左旋多巴（B对），故本题选B。②前列腺增生→不用苯海索即安坦（不选A）；轻度肾功能不全→不用金刚烷胺（不选D）；房颤病史→不用溴隐亭（不选E）。③<65岁的患者可单用非麦角类的多巴胺激动剂（普拉克索）及丙炔苯丙胺（司来吉兰）（不选C）。④关于帕金森的首选药物，昭昭老师总结如下：

药物类别	代表药物	机　制	副作用
抗胆碱能药物	苯海索	抑制胆碱酯酶分解乙酰胆碱	前列腺肥大禁用 （昭昭老师速记："本""钱"）
金刚烷胺	金刚烷胺	增加多巴胺的释放	肾功能不全、癫痫患者禁用 （昭昭老师速记："肾""金"病）
复方左旋多巴	苄丝肼左旋多巴	增加多巴胺剂量	耐药
DR激动剂（包括麦角类和非麦角类DR激动剂）	①非麦角类药物如普拉克索等； ②麦角类选择溴隐亭等	避免对纹状体突触后膜DR产生"脉冲样"刺激	麦角类会导致心脏瓣膜病变和肺胸膜纤维化 （昭昭老师速记："麦角"导致心脏病变，所以都不用了）
MAO-B抑制剂	司来吉兰	阻止脑内多巴胺的降解	胃溃疡患者禁用 （昭昭老师速记："胃""兰"）
儿茶酚-氧位-甲氨基转移酶（COMT）抑制剂	恩他卡朋，托卡朋	抑制左旋多巴在外周代谢，使血浆左旋多巴浓度保持稳定，并增加其入脑量	腹泻、头痛、多汗、口干、腹痛等 （昭昭老师速记："朋"友"腹痛""腹泻"）

【例3442】【正确答案】C

　　【答案解析】昭昭老师提示：帕金森的药物治疗是每年考试重点，务必掌握。①该患者诊断为帕金森。患者已经服用左旋多巴治疗，且左旋多巴的作用已经开始下降。司来吉兰是一种选择性B型单胺氧化酶（MAO-B）不可逆性抑制剂，可阻断多巴胺的代谢，抑制多巴胺的降解，也可抑制突触多巴胺的再摄

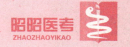

取而延长多巴胺作用的时间。与左旋多巴合用,可增强左旋多巴的作用,并可减轻左旋多巴引起的运动障碍(C 对,A、B、D、E 错),故本题选 C。②轻度肾功能不全是金刚烷胺的禁忌症。③关于帕金森的首选药物,昭昭老师总结如下:

药物类别	代表药物	机 制	副作用
抗胆碱能药物	苯海索	抑制胆碱酯酶分解乙酰胆碱	前列腺肥大禁用 (昭昭老师速记:"本""钱")
金刚烷胺	金刚烷胺	增加多巴胺的释放	肾功能不全、癫痫患者禁用 (昭昭老师速记:"肾""金"病)
复方左旋多巴	苄丝肼左旋多巴	增加多巴胺剂量	耐药
DR 激动剂(包括麦角类和非麦角类 DR 激动剂)	①非麦角类药物如普拉克索等; ②麦角类选择溴隐亭等	避免对纹状体突触后膜 DR 产生"脉冲样"刺激	麦角类会导致心脏瓣膜病变和肺胸膜纤维化 (昭昭老师速记:"麦角"导致心脏病变,所以都不用了)
MAO－B 抑制剂	司来吉兰	阻止脑内多巴胺的降解	胃溃疡患者禁用 (昭昭老师速记:"胃""兰")
儿茶酚-氧位-甲氨基转移酶(COMT)抑制剂	恩他卡朋,托卡朋	抑制左旋多巴在外周代谢,使血浆左旋多巴浓度保持稳定,并增加其入脑量	腹泻、头痛、多汗、口干、腹痛等 (昭昭老师速记:"朋"友"腹痛""腹泻")

【例 3443】【正确答案】A
　　【答案解析】①患者为老年男性,出现缓慢发生并逐渐进展的静止性震颤,有肌张力增高和运动减少,无智力和感觉障碍,无锥体束损害征,综上,帕金森病诊断明确(A 对),故本题选 A。②阿尔茨海默病主要表现为痴呆,而非静止性震颤(不选 C)。③扭转痉挛(不选 B)及肝豆状核变性(不选 D)不是医师考试范畴。④诊断脑动脉硬化需要依靠影像学检查支持,本题目未提及影像学检查,故不考虑(不选 E)。

【例 3444】【正确答案】B
　　【答案解析】①老年人帕金森病治疗首选左旋多巴可通过血脑屏障,用于替代治疗为首选(B 对),故本题选 B。②如果是年轻患者,初治治疗时可采用苯海索及司来吉兰、溴隐亭、维生素 E(不选 A、C、D、E)。

【例 3445】【正确答案】C
　　【答案解析】帕金森病治疗的主要目的是改善症状,不能治愈(C 对,A、B、D、E 错),故本题选 C。

第 10 章　阿尔茨海默病(暂无)

第 11 章　偏头痛

【例 3446】【正确答案】D
　　【答案解析】典型偏头痛的特点是搏动性头痛,伴恶心、呕吐、畏光、畏声,活动后加重,疼痛持续时伴颈肌收缩(D 对,A、B、C、E 错),故本题选 D。

【例 3447】【正确答案】E
　　【答案解析】①普通型和典型偏头痛两者的区别之一在于后者一定有 10～40 分钟先兆症状,最常见视觉先兆,其次是感觉先兆(E 对),故本题选 E。②普通型和典型偏头痛可都出现:搏动性头痛(不选 A)、恶心、呕吐(不选 B)、畏光、畏声(不选 C)及神经系统检查无异常(不选 D)。

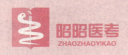
第12章　单纯疱疹性脑炎（助理医师不要求）

【例3448】【正确答案】B

　　【答案解析】单纯疱疹病毒性脑炎是由单纯疱疹病毒引起的一种急性中枢神经系统感染性疾病,为中枢神经系统最常见的病毒感染性疾病(B对,A、C、D、E错),故本题选B。

【例3449】【正确答案】D

　　【答案解析】①单纯疱疹病毒性脑炎脑脊液检查可有压力增高,有核细胞数增多,以淋巴细胞增多为主;可有红细胞计数增多;蛋白质呈轻、中度增高;糖和氯化物正常(不选A、B、C、E)。②化脓性脑膜炎的典型脑脊液特点是外观混浊或呈脓性(D错),故本题选D。

【例3450】【正确答案】B

　　【答案解析】单纯疱疹病毒性脑炎的病理特点是脑组织水肿、软化、出血、坏死,故又称急性坏死性脑炎。本病例符合单纯疱疹病毒性脑炎的特点(B对,A、C、D、E错),故本题选B。

第13章　癫　痫

【例3451～3452】【正确答案】EB

　　【答案解析】①癫痫复杂部分发作又称颞叶发作、精神运动性发作,为部分发作伴不同程度的意识障碍。癫痫性放电通常起源于颞叶或额叶内侧(E对),故例3451选E。②帕金森病的病因目前认为是中脑黑质致密部的多巴胺能神经元变性丢失,导致胆碱能系统功能相对亢进,黑质属于锥体外系(B对),故例3452选B。

【例3453】【正确答案】D

　　【答案解析】①根据题述,患者脑电图正常,故不考虑复杂部分癫痫发作、全身强直阵挛癫痫发作。患者有明显外界刺激史,出现全身抽搐,对光反射存在且脑电图正常,考虑假性癫痫(D对,B、C错),故本题选D。②晕厥发作的患者多有脑血管疾病的病史(不选A)。③短暂性脑缺血发作患者表现为突发意识丧失,不会出现全身抽搐(不选E)。

【例3454】【正确答案】D

　　【答案解析】①失神发作多见于儿童,意识短暂中断,无先兆和局部症状,发作和终止均突然,是典型的失神发作(D对),故本题选D。②复杂部分发作的患者表现为反复重复某一机械动作,如来回走动、右手抚摸衣扣等。癫痫单纯部分发作是指抽搐自手指→腕部→前臂→肘部→肩→口角→面逐渐发展。

【例3455】【正确答案】B

　　【答案解析】①青年男性,患者表现为反复重复某一机械动作,如来回走动、右手抚摸衣扣,符合癫痫复杂部分发作(B对),故本题选B。②癔症表现为部分或完全丧失了对过去的记忆、身份意识、躯体感觉及运动控制四个方面的正常整合(不选A)。③癫痫全面发作表现为全身抽搐,而非某一个肢体的抽搐(不选C)。④癫痫单纯部分发作是指抽搐自手指→腕部→前臂→肘部→肩→口角→面逐渐发展(不选D)。⑤失神发作表现为儿童期起病,青春期前停止发作,特征是突然短暂的意识丧失和正在进行的动作中断,两眼茫然凝视,呼之不应,事后对发作完全无记忆(不选E)。

【例3456】【正确答案】E

　　【答案解析】①癫痫最有意义的检查是脑电图(E对),故本题选E。②心理学测试多用于心理疾病的诊断(不选A)。③脑脊液检查用于诊断脑部器质性疾病,如流行性脑脊髓膜炎、乙型脑炎和结核性脑膜炎等(不选B)。④TCD多用于检查脑血管病(不选C)。⑤脑干诱发电位不在医师考试范畴内容(不选D)。

【例3457】【正确答案】E

　　【答案解析】①假性发作是一种非癫痫性发作性疾病,是由心理障碍而非脑电紊乱引起的脑部功能异常。②在以下情况时要考虑假性发作的可能:发作时脑电图上无相应的痫性放电,抗癫痫药治疗无效,

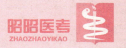

发作无刻板性,运动表现为非典型癫痫样抽动,<u>不伴瞳孔散大、对光反射消失</u>。而真性癫痫多伴有<u>瞳孔散大、对光反射消失</u>(E对),故本题选E。③全身抽搐(不选A)、突然跌倒(不选B)、呼吸急促,喉中发出叫声(不选C)及双手紧握,下肢僵直(不选D),在真性癫痫和假性癫痫之间。

【例3458】【正确答案】A

　　【答案解析】①抗癫痫药包括:丙戊酸钠、地西泮、苯妥英钠、苯巴比妥、劳拉西泮等(不选B、C、D、E)。②吗啡有<u>强大的镇痛作用</u>,仅用于创伤手术、烧伤、心肌梗死等引起的疼痛(A错),故本题选A。

【例3459】【正确答案】B

　　【答案解析】<u>癫痫持续状态</u>(大发作持续30分钟以上)的治疗关键是从速控制发作,首选<u>地西泮</u>10~20 mg,1 mg/min缓慢静注(B对,A、C、D、E错),故本题选B。

【例3460~3462】【正确答案】CAE

　　【答案解析】①治疗原发性<u>三叉神经痛</u>首选<u>卡马西平</u>(C对),故例3460选C。②<u>托吡酯</u>为抗癫痫药物,可用于预防<u>慢性偏头痛</u>的发作(A对),故例3461选A。③癫痫典型<u>失神发作</u>首选<u>乙琥胺</u>(E对),故例3462选E。④左乙拉西坦是婴儿重症肌阵挛性癫痫的二线治疗药物。⑤氯硝西泮是肌阵挛失张力发作性癫痫的首选药物。

第14章　神经肌肉接头疾病(助理医师不要求)

【例3463】【正确答案】B

　　【答案解析】①重症肌无力多表现为以脑神经支配的肌肉最先受累,首发症状往往是一侧或双侧眼外肌麻痹无力。重复神经电刺激可确诊本病,典型改变为低频电刺激时递减10%以上,或高频电刺激时递减30%以上。②该病例为青年女性,主要表现为<u>双眼上睑提肌无力</u>,眼球运动肌肉无力,四肢肌力正常,眼轮匝肌低频重复电刺激示电位衰减25%,符合重症肌无力的典型表现,实验室检查低频重复电刺激示电位衰减25%,进一步确诊为<u>重症肌无力</u>(B对),故本题选B。③<u>面神经炎</u>表现为头面部口角歪斜,伸舌时,舌偏向一侧(不选A)。④<u>周期性瘫痪</u>往往伴随低钾,补钾后症状可迅速缓解(不选C)。⑤<u>Fisher综合征</u>是一种常见于感染后发生的神经根发炎及脑干发炎的疾病,患者会出现运动失调、眼外肌麻痹等症状,被认为是吉兰-巴雷综合征的变体(不选D)。⑥<u>吉兰-巴雷综合征</u>多表现为肢体对称性弛缓性肌肉无力,常由下肢开始逐渐累及躯干肌及脑神经,感觉障碍相对较轻,可表现为手套-袜套样感觉分布,特征性实验室检查为脑脊液蛋白-细胞分离阳性(不选E)。

【例3464】【正确答案】B

　　【答案解析】①双眼睑下垂+晨轻暮重→重症肌无力,多为神经-骨骼肌接头处障碍,查乙酰胆碱(ACh)、纵隔CT了解有无胸腺瘤。做肌疲劳试验、新斯的明试验查看有无反应(不选A、C、D、E)。②重症肌无力发生<u>与血清铜无关</u>(B对),故本题选B。

【例3465】【正确答案】E

　　【答案解析】①重症肌无力是一种神经-肌肉接头传递功能障碍的获得性自身免疫性疾病,主要由于神经-肌肉接头突触后膜上AChR受损引起。②临床表现为部分或全身骨骼肌无力和极易疲劳,活动后症状加重(不选A),<u>经休息和胆碱酯酶抑制剂治疗后症状减轻</u>(E错),故本题选E。③患者首先表现为上睑下垂(不选B),四肢无力症状晨轻暮重(不选C),低频电刺激电位衰减>10%(不选D)。

第15章　精神障碍

【例3466】【正确答案】E

　　【答案解析】①眼神、手势、身体的姿势等构成了非言语交流的主体,医师可以通过使用这种手段鼓励或制止患者的谈话(不选A)。②医患关系是一种特殊的人际关系,在精神科中,建立良好的医患关系尤为重要(不选B)。③面谈检查时,先提开放式问题,后提封闭式问题(不选C);其次是应先问一般性问

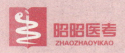

题,后问实质性问题(不选 D)。④医师在诊疗过程中,不要因患者的思维、症状而与患者争辩或强行指正其病态,否则将会阻碍患者的表达或引起患者的猜疑(E 错),故本题选 E。

【例 3467】【正确答案】C

【答案解析】①内感性不适是指躯体内部产生各种不适或难以忍受的异样感觉,如牵拉、挤压、撕扯、转动、游走、溢出、流动、虫爬等特殊感觉,患者不能明确指出不适部位(C 对,A、B、E 错),故本题选 C。②内脏性幻觉是指感到骨头里的虫爬感、血管的拉扯感等,与内感性不适的主要区别点在于定位准确(不选 D)。

【例 3468】【正确答案】C

【答案解析】①对客观事物歪曲的知觉是错觉(C 对),故本题选 C。②幻觉是无客观刺激而产生的感觉器官的知觉体验(不选 A)。③妄想是一种病理性的歪曲信念,是病理推理和判断(不选 B)。④虚构是指凌空构作;凭空捏造(不选 D)。⑤感知综合障碍是患者对客观事物能够正确认识,但对部分属性,如大小比例、形状结构、空间距离、物体的动静等产生错误的知觉体验(不选 E)。

【例 3469】【正确答案】E

【答案解析】①患者是对客观事物歪曲的知觉,将草绳误以为大蛇,故为错觉(E 对),故本题选 E。②感觉过敏临床表现为患者对一般强度的刺激反应特别强烈和敏感,显得难以忍受(不选 A)。③象征性思维患者以一些很普通的概念、词句或动作来表示某些特殊的旁人无法理解的意义(不选 B)。④关系妄想是患者坚信周围环境的各种变化和一些本来与他不相干的事物,都与他有关系。(不选 C)。⑤幻觉是无客观刺激而产生的感觉器官的知觉体验(不选 D)。

【例 3470】【正确答案】B

【答案解析】①将输液管看成一条蛇,是对客观事物的歪曲认识,即错觉(B 对),故本题选 B。②看见面前的高楼变矮属于感知综合征的视物变形症(不选 A)。③感觉周围的事物变得不真实属于感知综合征的非真实感(不选 C)。④听见汽车喇叭声音里有骂他的声音,为反射性幻觉,即当一个器官处于功能状态时,出现另外一个器官的幻觉(不选 D)。⑤感觉自己的双手不属于自己是感知综合征的自身感知综合征(不选 E)。

【例 3471】【正确答案】E

【答案解析】①幻觉是无客观刺激而产生的感觉器官的知觉体验(E 对,A、B、C 错),故本题选 E。②感觉器官对客观事物的错误知觉体验是错觉(不选 D)。

【例 3472】【正确答案】D

【答案解析】①虚幻的知觉体验是幻觉(D 对),故本题选 D。②知觉改变不是医师考试范畴(不选 A)。③错觉是对客观事物的歪曲认识(不选 E)。④患者感到周围的事物不真实,犹如隔了一层窗纱(如感到周围的房屋、树木等像是纸板糊的,毫无生气),此为非真实感(不选 B)。⑤感知综合征是指患者对客观事物的整体感知是正确的,但对某些个别属性,如大小、形状、颜色、距离、空间位置等感知与实际情况不符,多见于癫痫(不选 C)。

【例 3473】【正确答案】C

【答案解析】①功能性幻听为同一个功能器官。题干描述为典型的功能性幻听(同一器官,同时出现,同时消失)(C 对),故本题选 C。②假性幻听是存在于自己的主观空间内,不通过感觉器官而获得的幻觉(不选 A)。③心因性幻觉是指强烈的心理因素影响下出现的幻觉,多见于心因性精神病、分离性感觉障碍(不选 B)。④反射性幻听为某一感官处于功能状态时,出现涉及另一器官的幻觉,特点是不同器官,多见于精神分裂症等(不选 D)。⑤元素性幻听是指非言语性幻听(不选 E)。

【例 3474】【正确答案】C

【答案解析】幻觉是无客观刺激而产生的感觉器官的知觉体验,最常见于精神分裂症(C 对,A、B、D、E 错),故本题选 C。

【例 3475】【正确答案】A

【答案解析】①幻嗅:闻到腐败的尸体味道、化学物品的烧焦味等(A 对),故本题选 A。②幻味认为

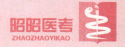

食物中的"怪味道"是被人投了毒(不选 B)。③幻听是自己坚持听到声音(不选 C)。④错觉是指对客观事物歪曲的知觉(不选 D)。⑤感觉障碍不是医师考试范畴(不选 E)。

【例 3476】【正确答案】E

【答案解析】①患者感到周围的事物不真实,犹如隔了一层窗纱(如感到周围的房屋、树木等像是纸板糊的,毫无生气),属于非真实感(E 对),故本题选 E。②幻觉是指没有现实刺激作用于感官器官时出现的知觉体验,是一种虚幻的知觉(不选 A)。③人格解体属于自我意识障碍,是指患者感到自身已有特殊的改变,甚至已不存在了(不选 B)。④梦样状态(不选 C)及蒙眬状态(不选 D)不是医师的考试范畴。

【例 3477】【正确答案】A

【答案解析】①若患者体验到强制性地涌现大量无现实意义的联想,称为强制性思维,多见于精神分裂症(A 对),故本题选 A。②思维散漫是指思维的连贯性障碍,即联想概念之间缺乏必要的联系(不选 B)。③强迫性思维指脑中反复出现的某一概念或相同内容的思维,明知不合理和没有必要,但又无法摆脱,常伴有痛苦体验(不选 C)。④思维奔逸指语速增快,口若悬河,滔滔不绝,多见于躁狂症(不选 D)。⑤被洞悉感是指感觉自己的思维还没有说出口已经路人皆知(不选 E)。

【例 3478】【正确答案】D

【答案解析】①思维贫乏常见于慢性精神分裂症(D 对),故本题选 D。②抑郁症多表现为思维迟缓(不选 A)。③强迫性神经症多表现为强迫行为、强迫观念(不选 B)。④急性精神分裂症多有被害妄想、关系妄想及幻觉等(不选 C)。⑤癔症性精神病不是医师的考试范畴(不选 E)。

【例 3479~3480】【正确答案】DC

【答案解析】①患者认真讲了一番话,但周围的医生们都不理解他要说明什么问题,该症状为思维散漫。思维散漫指思维的连贯性障碍,即联想概念之间缺乏必要的联系(D 对),故例 3479 选 D。②患者对医生的问题只能在表面上产生反应,缺乏进一步的联想,该症状为思维贫乏,沉默少语,谈话言语空洞单调或词穷句短,见于精神分裂症、脑器质性精神障碍及精神发育迟滞(C 对),故例 3480 选 C。

【例 3481】【正确答案】E

【答案解析】①思维破裂是指思维的连贯性障碍,即联想概念之间缺乏必要的联系。该患者的回答前后句之间无明显关联,故诊断为思维破裂(E 对),故本题选 E。②强制性思维又称思维云集是指患者感到脑内涌现大量无现实意义、不属于自己的联想,是被外力强加的(不选 A、C)。③思维插入是患者感到有某种思想不是属于自己的,不受其意志所支配,是外力强行塞入其脑中(不选 D)。④音联意联不是医师考试范畴(不选 B)。

【例 3482】【正确答案】A

【答案解析】①思维散漫是思维形式障碍(A 对),故本题选 A。②思维形式障碍还包括思维奔逸,思维迟缓,思维贫乏,思维破裂,被监视感(不选 B),被洞悉感(不选 C),被控制感(不选 D)及罪恶妄想(不选 E)。

【例 3483】【正确答案】B

【答案解析】①思维内容障碍包括妄想(B 对),故本题选 B。②思维中断(不选 A)、思维奔逸(不选 C)、语词新作(不选 D)及思维散漫(不选 E)属于思维形式障碍。

【例 3484】【正确答案】D

【答案解析】①被害妄想指患者坚信某人或某个集团对其进行打击、陷害,欲置患者或其家人于厄运或死地等不利活动(D 对),故本题选 D。②思维破裂和思维散漫指思维的连贯性障碍,即联想概念之间缺乏必要的联系(不选 A、B)。③强制性思维是指患者感到脑内涌现大量无现实意义、不属于自己的联想,是被外力强加的(不选 C)。④强迫思维指脑中反复出现的某一概念或相同内容的思维,明知不合理和没有必要,但又无法摆脱,常伴有痛苦体验(不选 E)。

【例 3485】【正确答案】C

【答案解析】关系妄想是指患者把环境中实际与自己不相关的一些现象都认为与自身有关,常与被害妄想同时存在。如患者坚信周围人的言行、广播或报上文章都是针对或影射、暗示自己的(C 对,A、B、

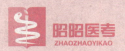
D、E错)，故本题选C。

【例3486】【正确答案】D

【答案解析】嫉妒妄想指患者无中生有地坚持认为自己的配偶对自己不忠诚，另有所爱(D对，A、B、C、E错)，故本题选D。

【例3487】【正确答案】E

【答案解析】①被害妄想是指患者坚信自己被某人或者某组织破坏。该患者认为别人在拿自己做试验，监控自己，属于典型的被害妄想，为精神分裂症的典型表现(E对)，故本题选E。②关系妄想是指患者认为周围环境中所发生的与自己无关的事情均与自己有关(不选A)。③夸大妄想是指患者认为自己拥有非凡的才能、智慧、财富、权利、地位等(不选B)。④内心被揭露感是指患者感到内心所想的事情，虽然没有说出来，也没有用文字写出来，但被别人都知道了(不选C)。⑤疑病妄想是指患者毫无根据地坚信自己患了某种严重的躯体疾病或不治之症，因而到处求医，各种详细的检查和反复的医学验证也不能纠正(不选D)。

【例3488】【正确答案】C

【答案解析】①妄想是一种不理性、与现实不符且不可能实现但坚信的错误信念，包括错误的判断与逻辑推理(C对，A、B、D、E错)，故本题选C。②即使把事实或已经被完全论证的理论摆在妄想者的面前，也很难改变其信念。

【例3489】【正确答案】D

【答案解析】情感主要是指与人的社会性需要相联系的体验，具有稳定性，不一定有明显的外部表现如爱与恨(D对，A、B、C、E错)，故本题选D。

【例3490】【正确答案】C

【答案解析】①情感淡漠指对外界刺激缺乏相应的情感反应，多见于单纯性精神分裂症(C对)，故本题选C。②情感低落指负性情感活动的明显增强，多见于抑郁症(不选A)。③情感倒错指情感表现与其内心的体验和处境明显不相协调，甚至截然相反，多见于精神分裂症(不选B)。④情感高涨指正性情感活动的明显增强，多见于躁狂症(不选D)。⑤焦虑是指对不必要的事情过分担心(不选E)。

【例3491】【正确答案】B

【答案解析】①属于情感活动减退的症状是情感淡漠，缺乏应有的内心体验和情感反应(B对)，故本题选B。②焦虑是指在缺乏相应客观因素的情况下，患者表现为顾虑重重、紧张恐惧(不选A)。③情感倒错是指情感表现与其内心体验或处境不相协调(不选C)。④情感低落是指患者表情忧愁、唉声叹气、心境苦闷、自觉前途灰暗、悲观绝望等，常见于抑郁症(不选D)。⑤情感脆弱属于情感波动性障碍，表现为患者极易多愁善感(不选E)。

【例3492】【正确答案】D

【答案解析】患者对自己精神疾病的认识和判断能力称为自知力，精神障碍患者病情好转的表现之一即为自知力的恢复(D对，A、B、C、E错)，故本题选D。

【例3493】【正确答案】C

【答案解析】①自知力是指患者对自己精神疾病的认识和判断能力，可用于判断精神疾病的严重程度(C对)，故本题选C(昭昭老师速记：题目中带有"均""都""全"等字眼的选项往往是错误答案)②自知力是对自己精神状态的认知能力(不选A)。③部分重度精神病患者没有自知力(不选B)。④精神病性症状完全缓解后自知力不一定完全恢复(不选D)。⑤分离(转换)性障碍患者不一定都有自知力(不选E)。

【例3494】【正确答案】A

【答案解析】①自知力又称领悟力或内省力，是指对自己精神状态的认识和判断能力。自知力是判断疾病的重要指标，亦是判断疾病恢复的重要指标(不选C、D)，且与治疗的依从性有关(不选E)。神经症患者大都有自知力(不选B)，而精神分裂症患者大多无自知力。②自知力不是自身控制的能力(A错)，故本题选A。

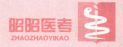

第16章 脑器质性疾病所致精神障碍

【例 3495】【正确答案】B

【答案解析】谵妄是一种病因学上非特异的脑器质性综合征,主要特征是意识障碍,表现为意识清晰度水平降低,同时伴有大量的错觉和幻觉,以视幻视最多见(B 对,A、C、D、E 错),故本题选 B。

【例 3496】【正确答案】C

【答案解析】①谵妄即急性脑综合征有意识障碍,常见于垂危的老年患者,在意识障碍的基础上出现各种幻觉,昼轻夜重,以视错觉和视幻觉较常见(C 对),故本题选 C。②谵妄会发生冲动行为同时也会有自伤(不选 A);常有恐怖性的视幻觉但内容常常模糊不清(不选 B);部分患者会产生被害妄想(不选 D);患者突然变得安静,一般说明病情缓解,但是有时也可能说明病情可能加剧(不选 E)。

【例 3497】【正确答案】A

【答案解析】①阿尔茨海默病是指老年期发生的以慢性进行性智力衰退为主要表现的一种神经精神疾病。早期症状是近事遗忘,性格改变,多疑,睡眠昼夜节律改变,进一步发展为远近记忆均受损,出现计算力、定向力和判断力障碍,或继发其他精神症状,个性改变及自制力丧失。本例患者,表现为典型的记忆力减退,符合阿尔茨海默病,故诊断明确(A 对),故本题选 A。②该题干中,未描述脑肿瘤(不选 B)和脑血管疾病(不选 C)的病史,故不考虑。③人格改变指成人的行为模式和人际关系显著而持久地发生改变,至少持续 2 个月(不选 D)。④抑郁症主要表现为心境低落,无记忆减退等表现(不选 E)。

【例 3498】【正确答案】A

【答案解析】阿尔茨海默病的首选检查为脑 CT,头部 CT 可清楚显示脑部形态(A 对,B、C、D、E 错),故本题选 A。

【例 3499】【正确答案】A

【答案解析】①患者为中老年男性,出现记忆力下降及活动能力下降等表现,结合 CT 显示脑萎缩,考虑阿尔茨海默病(A 对),故本题选 A。②患者无颅脑外伤病史,无脑血管病病史(不选 B、C、D)。③路易体痴呆是一组在临床和病理表现上介于帕金森病与阿尔茨海默病之间,以波动性认知功能障碍、视幻觉和帕金森综合征为临床特点,以路易体为病理特征的神经变性疾病(不选 E)。

【例 3500】【正确答案】E

【答案解析】阿尔茨海默病患者有记忆障碍和全面智能减退(不选 A),早期可出现人格改变及幻觉(不选 C、D),是老年期痴呆中最主要的疾病之一(不选 B),Hachinski 缺血评分量表<4 分(E 错),故本题选 E。

【例 3501】【正确答案】B

【答案解析】①女性患者,有高血压病史,出现头晕、四肢麻木感,记忆力下降,对一些物品不能命名,出现人格改变,CT 显示脑梗死,考虑血管性痴呆(B 对),故本题选 B。②阿尔茨海默病主要表现为记忆障碍,CT 表现为脑萎缩(不选 A)。③轻度认知功能损害不是医师考试的内容范畴(不选 C)。④高血压病合并精神障碍可出现抑郁状态、幻想等表现(不选 D)。⑤匹克病是始于中年的进行性痴呆,特点是早期缓慢出现性格改变及社会性衰退,并有智力、记忆和言语功能衰退,晚期情感淡漠、欣快(不选 E)。

【例 3502】【正确答案】C

【答案解析】①血管性痴呆与阿尔茨海默病的鉴别点:常有高血压病史(不选 E),病程波动呈阶梯恶化(不选 B),以记忆障碍为主的局限性痴呆,早期人格改变不明显(不选 A),Hachinski 评分(不选 D),起病较急,查体有阳性体征,CT 检查结果不同。②痴呆的严重程度不是两者的鉴别点,两者都可以很轻或很重(C 对),故本题选 C。

第17章 躯体疾病所致精神障碍

【例 3503】【正确答案】C

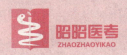

【答案解析】①躯体疾病所致精神障碍是由脑以外的躯体疾病引起的脑功能紊乱而产生的精神障碍。躯体疾病所致精神障碍一般发生在躯体疾病高峰期，而不是恢复期，偶可以精神症状为首发者（C错），故本题选 C。②躯体疾病所致精神障碍在许多情况下呈现夜间症状加重、突出，白天症状减轻或消失的所谓"昼轻夜重"的现象（A 对）。③精神障碍可表现为急性或慢性脑病综合征（B 对）。急性脑综合征常由急性躯体疾病引起，起病急，以意识障碍为主，其余症状均在此基础上发生。慢性脑综合征常由慢性躯体疾病引起，主要表现为智能障碍、人格改变、遗忘综合征等。④精神障碍的发生、发展、严重程度及预后等情况与所患躯体疾病的病程变化、治疗是否得当相一致（D 对）。⑤躯体疾病所致精神障碍患者多伴有躯体和（或）神经系统的病理体征及实验室检查的阳性发现（E 对）。

【例 3504】【正确答案】D

【答案解析】①甲状腺功能减退症所致精神障碍是指由多种原因导致甲状腺激素合成、分泌不足或生物效应缺陷引起的脑代谢改变所致精神障碍，其临床表现多种多样，但以精神活动的反应性、兴奋性和警觉性降低为其特点，如情感平淡（不选 A）、情绪低落（不选 B）、精神运动性抑制（不选 C），有些患者甚至出现幻觉妄想（不选 E）。②精神运动性不安是焦虑症的典型表现（D 错），故本题选 D。

【例 3505】【正确答案】E

【答案解析】①该患者出现躁狂表现，且血中 T_3、T_4 明显升高，故考虑甲状腺功能亢进症所致精神障碍（E 对），故本题选 E。②该患者无糖尿病病史，故不考虑糖尿病所致精神障碍（不选 A）。③精神分裂症主要表现为精神生活的全面瓦解（不选 B）。④躁狂发作主要表现为心境高涨，思维奔逸（不选 C）。⑤神经性贪食症表现为不可控制地摄入大量食物，吃到呕吐为止（不选 D）。

【例 3506】【正确答案】C

【答案解析】糖尿病患者中最常见的精神障碍是抑郁和焦虑状态，两者可共存或交替出现，其中抑郁情绪为主要表现（C 对，A、B、D、E 错），故本题选 C。

第 18 章　精神活性物质所致精神障碍

【例 3507】【正确答案】E

【答案解析】物质滥用的耐受性是指物质使用者必须增加剂量方能达到原先的效果，由于反复使用药物导致了明显的不良后果（E 对，A、B、C、D 错），故本题选 E。

【例 3508】【正确答案】B

【答案解析】①柯萨科夫综合征即酒精相关的遗忘综合征，是慢性中毒的症状之一，主要表现为记忆障碍、虚构、定向障碍三大特征，还可有幻觉、夜间谵妄等症状（B 对），故本题选 B。②Wernicke 脑病（韦尼克脑病）主要是因为维生素 B1 缺乏所致，表现为眼球震颤、眼球不能外展和明显的意识障碍（不选 A）。③精神发育迟滞是小儿常见的一种发育障碍，智力低下主要表现为社会适应能力、学习能力和生活自理能力低下，其言语、注意、记忆、理解、洞察、抽象思维、想象等心理活动能力都明显落后于同龄儿童（不选 C）。④老年性痴呆临床上以记忆障碍、失语、失用、失认、视空间技能损害、执行功能障碍以及人格和行为改变等全面性痴呆表现为特征（不选 D）。⑤刚塞综合征多出现于监禁状态下的犯人，也可发生在其他遭受严重精神刺激的人中，主要临床表现是近似回答，意识蒙眬，事后遗忘（不选 E）。

【例 3509】【正确答案】C

【答案解析】遗忘综合征，又名 Korsakoff 综合征，三大特征是近记忆障碍、虚构、定向障碍（C 对，A、B、D、E 错），故本题选 C。

【例 3510】【正确答案】D

【答案解析】①震颤谵妄为长期大量饮酒，突然断酒约 48 小时后出现的全身肌肉粗大震颤。该患者有长期大量饮酒病史，目前停止饮酒 48 小时，出现四肢震颤及幻觉，故诊断为震颤谵妄（D 对），故本题选 D。②患者无癫痫病史，头颅 CT 正常（不选 A、B）。③酒精性痴呆是指长期、大量饮酒后出现的持续性智力减退，表现为短期、长期记忆障碍，抽象思维及理解、判断障碍，人格改变等（不选 C）。④精神分裂症与饮酒无关,多出现妄想(不选 E)。

【例 3511】【正确答案】A

　　【答案解析】①酒精中毒性幻觉症以幻听为主,也可见幻视、错觉及视物变形(A 对),故本题选 A。②酒精中毒性痴呆是由于慢性酒精中毒而产生明显的记忆和智能障碍,病理基础为大脑皮质萎缩(不选 B)。③酒精中毒性精神障碍是由于长期或大量饮酒对中枢神经系统造成损害,导致出现精神症状(不选 C)。④精神分裂症是一组病因未明的重性精神病,多见于青壮年,缓慢或亚急性起病,临床上往往表现为症状各异的综合征,涉及感知觉、思维、情感和行为等多方面障碍以及精神活动不协调(不选 D)。⑤心境障碍也称情感性精神障碍是指由各种原因引起的以显著而持久的情感或心境改变为主要特征的一组疾病,临床上主要表现为情感高涨或低落,伴有相应的认知和行为改变,可有幻觉和妄想等精神病性症状(不选 E)。

【例 3512】【正确答案】C

　　【答案解析】①患者饮一两白酒后出现意识不清,出现暴力行为,是病理性醉酒的行为(C 对),故本题选 C。②单纯性醉酒是因一次大量饮酒或酒精饮料而引起的中枢神经系统兴奋或抑制状态,表现为不同程度的兴奋和激动,失去约束力、行为异常、多语和发音不清、运动和步态失调、激越、困倦,重者可出现木僵和昏迷(不选 A)。③脑外伤所致精神障碍患者多有明确的头部外伤史(不选 B)。④妄想是病理性的歪曲信念(不选 D)。⑤遗忘综合征临床特点是记忆障碍、定向力障碍和虚构(不选 E)。

第 19 章　精神分裂症

【例 3513】【正确答案】D

　　【答案解析】精神分裂症的遗传方式最可能是多基因遗传(D 对,A、B、C、E 错),故本题选 D。

【例 3514】【正确答案】D

　　【答案解析】幻觉是精神分裂症最突出的感知觉障碍,以言语性幻听最常见,包括争论性幻听、评论性幻听和命令性幻听(D 对,A、B、C、E 错),故本题选 D。

【例 3515】【正确答案】A

　　【答案解析】①精神分裂症常见的阳性症状有知觉障碍(不选 C)、思维联想障碍、思维逻辑障碍(不选 D)、妄想、内向性思维、情感障碍(不选 B)和行为障碍(不选 E)。阴性症状有思维贫乏、情感平淡和意志活动减退。②认知功能障碍有智力损害、学习与记忆功能损害、注意损害、运动协调性损害、言语功能损害和自知力损害等,无意识障碍(A 对),故本题选 A。

【例 3516】【正确答案】E

　　【答案解析】精神分裂症的症状有联想散漫、妄想、幻觉、行为混乱,其中妄想的内容比较荒谬,常伴听幻觉,最有诊断意义(E 对,A、B、C、D 错),故本题选 E。

【例 3517】【正确答案】B

　　【答案解析】精神分裂症最常见幻听,主要表现为凭空耳闻人语,可以分为评论性幻听、命令性幻听等(B 对,A、C、D、E 错),故本题选 B。

【例 3518】【正确答案】B

　　【答案解析】①阳性症状是正常心理功能的缺失表现出来的各种障碍,其中包括思维逻辑障碍,如病理性象征性思维、词语新作等(B 对),故本题选 B。②思维贫乏(不选 A)、情感淡漠(不选 C)、意志减退(不选 D)及情感平淡(不选 E)属于精神分裂症的阴性症状。

【例 3519】【正确答案】D

　　【答案解析】①精神分裂症的阴性症状包括思维贫乏、情感平淡或情感淡漠,意志减退(D 对),故本题选 D。②第三人称幻听(不选 A)、影响妄想(不选 B)、思维破裂(不选 C)及紧张性木僵(不选 E)均为精神分裂症的阳性症状。

【例 3520】【正确答案】C

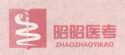

【答案解析】①精神分裂症常见阳性症状（不选 A）和阴性症状（不选 D），阳性症状包括幻觉、冲动行为（不选 B）等，阴性症状包括意志减退和情感减退（不选 E）。②记忆力减退是痴呆的典型表现，不是精神分裂症的表现（C 对），故本题选 C。

【例 3521】【正确答案】D

【答案解析】①青春型精神分裂症往往是精神活动的全面紊乱和瓦解（D 对，E 错），故本题选 D。②单纯型精神分裂症表现以阴性症状为主，注意力减弱（不选 B）。③紧张型精神分裂症以明显的精神运动紊乱和木僵交替为主（不选 A）。④偏执型精神病以幻觉（特别是幻听）、妄想为主导，是精神分裂症最常见的类型（不选 C）。

【例 3522】【正确答案】A

【答案解析】①青年男性，表现为意志低下，出现幻觉，符合精神分裂症的典型表现（A 对），故本题选 A。②急性应激障碍是由剧烈的、异乎寻常的精神刺激、生活事件或持续困境的刺激引发的精神障碍（不选 B）。③强迫症属于焦虑障碍的一种类型，是一组以强迫思维和强迫行为为主要临床表现的神经精神疾病，其特点为有意识的强迫和反强迫并存，一些毫无意义、甚至违背自己意愿的想法或冲动反反复复侵入患者的日常生活（不选 C）。④躁狂症以情感高涨或易激惹为主要临床表现，伴随精力旺盛、言语增多、活动增多，严重时伴有幻觉、妄想、紧张症状等精神病性症状（不选 D）。⑤抑郁症以显著而持久的心境低落为主要临床特征，是心境障碍的主要类型。临床可见心境低落与其处境不相称，情绪消沉可以从闷闷不乐到悲痛欲绝，自卑抑郁，甚至悲观厌世（不选 E）。

【例 3523】【正确答案】B

【答案解析】①青少年男性，以情感淡漠、孤僻退缩、懒散、意志缺乏等阴性症状为特征，诊断为单纯性精神分裂症（B 对），故本题选 B。②人格障碍是指明显偏离正常且根深蒂固的行为方式，具有适应不良的性质，其人格在内容上、质上或整体出现异常，患者由此遭受痛苦和（或）使他人遭受痛苦，给个人或社会带来不良影响（不选 A）。③抑郁症又称抑郁障碍，以显著而持久的心境低落为主要临床特征，是心境障碍的主要类型。临床可见心境低落与其处境不相称，情绪的消沉可以从闷闷不乐到悲痛欲绝，自卑抑郁，甚至悲观厌世（不选 C）。④恐惧症是以恐惧症状为主要临床表现的一种神经症。患者对某些特定的对象或处境产生强烈和不必要的恐惧情绪，且伴有明显的焦虑及自主神经症状，并主动采取回避的方式来解除这种不安（不选 D）。⑤创伤后应激障碍是指个体经历、目睹或遭遇到一个或多个涉及自身或他人的实际死亡，或受到死亡的威胁，或严重受伤，或躯体完整性受到威胁后，所导致的个体延迟出现和持续存在的精神障碍（不选 E）。

【例 3524】【正确答案】D

【答案解析】①患者以阴性症状为主，有性格改变，思维内向，情感不协调，行为孤僻懒散、怪异，社会功能丧失等，是精神分裂症的表现（D 对），故本题选 D。②癔症即分离转换性障碍，是由精神因素，如生活事件、内心冲突、暗示或自我暗示，作用于易病个体引起的精神障碍（不选 A）。③抑郁症以显著而持久的心境低落为主要临床特征，是心境障碍的主要类型。临床可见心境低落与其处境不相称，情绪的消沉可以从闷闷不乐到悲痛欲绝，自卑抑郁，甚至悲观厌世（不选 B）。④强迫症属于焦虑障碍的一种，是一组以强迫思维和强迫行为为主要临床表现的神经精神疾病，其特点为有意识的强迫和反强迫并存，一些毫无意义、甚至违背自己意愿的想法或冲动反反复复侵入患者的日常生活（不选 C）。⑤反应性精神病是由剧烈或持续的精神紧张性刺激直接引起，其临床表现的主要内容与精神创伤密切相关，并伴有相应的情感体验，容易被人所理解，致病因素一旦消除或环境改变，并经适当的治疗，精神状态即可恢复正常（不选 E）。

【例 3525～3526】【正确答案】DC

【答案解析】①目前临床上的非典型抗精神病药物作用机制是阻断 5－HT 受体如氯氮平和利培酮（D 对），故例 3525 选 D。②氟西汀又称百忧解，是强效选择性 5－HT 摄取抑制药（C 对），故例 3526 选 C。③卡马西平为抗癫痫药物。④碳酸锂主要用于躁狂症患者。⑤阿普唑仑片适应证为焦虑、紧张、激动，也可用于催眠或焦虑的辅助用药，以及抗惊恐药，并能缓解急性酒精戒断症状。

【例 3527】【正确答案】C

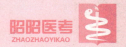

【答案解析】①精神分裂症的用药原则：从低剂量开始，逐渐加到治疗剂量（C错），而非迅速加到治疗剂量，故本题选C。②用药前进行常规的体检和辅助检查（不选A）、尽可能单一用药（不选B）、剂量个体化（不选D）及足量、足疗程（不选E）。

【例3528】【正确答案】B

【答案解析】①精神分裂症是精神病中最严重的一种，是以基本个性、思维情感、行为分裂、精神活动与环境不协调为主要特征的最常见的精神病，多青壮年发病，影响行为及情感。该患者主要表现为幻听，故诊断为精神分裂症（B对），故本题选B。②抑郁症主要表现是心境低落（不选A）。③该患者无明显肿瘤病史，故不考虑脑肿瘤所致精神障碍（不选C）。④该患者无内分泌疾病病史，故不考虑内分泌疾病所致精神障碍（不选D）。⑤偏执性精神障碍又称为持久的妄想性障碍，是一组以系统妄想为主要症状，而病因未明的精神障碍，若有幻觉则历时短暂且不突出。在不涉及妄想的情况下，无明显的其他心理方面异常（不选E）。

【例3529】【正确答案】D

【答案解析】①精神分裂症的首选药物为氯丙嗪（D对），故本题选D。②丙咪嗪及氯丙咪嗪用于抑郁症患者（不选A、E）。③氯硝西泮主要用于治疗癫痫和惊厥，对各型癫痫均有效尤以对小发作和肌阵挛发作疗效最佳（不选B）。④碳酸锂主要用于躁狂患者（不选C）。

【例3530】【正确答案】E

【答案解析】①恶性综合征的诊断标准：发病7天之内应用了抗精神病药物；高热，体温≥38℃；肌肉强直；具有下述症状之中的3项或3项以上，意识改变，心动过速，血压上升或降低，呼吸急促或缺氧，CPK增高或肌红蛋白尿，WBC增高，代谢性酸中毒，以上症状不是由全身性疾病或神经科疾病所致。中年男性，诊断为精神分裂症，给予氟哌啶醇治疗，治疗后出现肌肉僵硬、震颤、吞咽困难，是典型的恶性综合征表现（E对），故本题选E。②迟发型运动障碍多发生于持续用药几年后，常表现为不自主、有节律的刻板式运动（不选A）。③急性肌张力障碍发生较早，常有不自主的、奇特的表现如面部怪相和扭曲，吐舌，张口困难等（不选B）。④5-羟色胺综合征是由5-羟色胺能药物所产生的一组临床症状，有三个临床特征：激越、轻躁狂或精神状态多变、精神错乱（不选D）。⑤药源性帕金森综合征常在治疗最初的1～2个月发生，多表现为运动不能，肌张力增高，震颤，自主神经功能紊乱（不选C）。

【例3531】【正确答案】E

【答案解析】本例为药物治疗引起的恶性综合征并发症，首先应停药，即立即停用氟哌啶醇（E对，A、B、C、D错），故本题选E。

【例3532】【正确答案】C

【答案解析】针对该患者的情况，有特效的治疗药物是多巴胺受体激动剂（C对，A、B、D、E错），故本题选C。

【例3533】【正确答案】C

【答案解析】①患者出现典型的夸大妄想，考虑诊断为：精神分裂症。②曲唑酮、米氮平更加适合于治疗各种抑郁症（不选A、D）。③碳酸锂适合于躁狂症（不选B）。④氯氮平属于苯二氮卓类，为新型抗精分症药物，目前我国许多地区将其作为精分症的首选药物（C对），故本题选C。

【例3534】【正确答案】D

【答案解析】①氟哌啶醇的副作用多见锥体外系反应，有失眠、头痛、口干、消化道症状、低血压、心律失常、心肌损伤、尿潴留、肝功能异常（不选A）。②奋乃静的副作用为锥体外系反应，肝功能损伤（不选B）。③舒必利的副作用为轻度锥体外系症状，迟发性运动障碍，兴奋、激动与睡眠障碍或血压增高（不选C）。④利培酮的常见不良反应是失眠、焦虑、激越、头痛、头晕、口干（不选E）。⑤氯氮平的严重不良反应为粒细胞缺乏症及继发性感染，应在治疗前3个月内坚持每1～2周检查白细胞计数及分类，以后定期检查（D对），故本题选D。

【例3535】【正确答案】E

【答案解析】①抗精神病药物的锥体外系反应：帕金森病综合征、急性肌张力障碍和静坐不能三种表

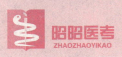

现可由中枢抗胆碱药对抗(不选 A、C)，迟发性运动障碍用上述药无效反而加重(不选 D)；直立性低血压多见于大剂量或注射后，发生时可静滴去甲肾上腺素，禁用肾上腺素；斜颈动眼危象为锥体外系的舞蹈样动作(不选 B)。②共济失调是小脑损害的表现(E 对)，故本题选 E。

第 20 章　心境障碍

【例 3536】【正确答案】D

【答案解析】①该患者为青年女性，出现抑郁症的典型"三无"表现，即无望、无助、无价值(给家庭带来许多麻烦)，诊断为抑郁症(D 对)，故本题选 D。②焦虑症主要表现为对现实过分的担忧和关心(不选 A)。③疑病症主要指患者担心或相信自己患有一种或多种严重躯体疾病，患者诉有躯体症状，反复就医，尽管经反复医学检查显示阴性，以及医生给予无相应疾病的医学解释，也不能打消患者的顾虑，常伴有焦虑或抑郁(不选 C)。④心身疾病是因人的机体发生生理变化而引发了个体心理、行为上的变化。如老年性痴呆、经期精神紧张、更年期综合征等(不选 E)。⑤神经衰弱不在执业和助理医师的考试范畴(不选 B)。

【例 3537】【正确答案】E

【答案解析】①抑郁症的典型表现为"三无""三自"症状，即无望、无助、无价值和自责、自罪、自杀，其他症状有焦虑、精神运动性抑制与激越、神经病性症状如幻觉、被害妄想等(E 对)，故本题选 E。②癔症(不选 A)、脑外伤(不选 B)、疑病症(不选 C)及神经衰弱(不选 D)一般不伴有幻觉和妄想。

【例 3538】【正确答案】E

【答案解析】抑郁发作是以抑郁为特征的疾病状态，其特点为情绪低落、思维缓慢、语言动作减少和迟缓(E 对，A、B、C、D 错)，故本题选 E。

【例 3539】【正确答案】C

【答案解析】抑郁症的首要症状是情绪低落，兴趣下降，对任何事情失去兴趣(C 对，A、B、D、E 错)，故本题选 C。

【例 3540】【正确答案】D

【答案解析】①中年男性，患者主要表现为心境低落、兴趣和愉快感缺失且易疲劳，即典型抑郁症的表现(D 对)，故本题选 D。②焦虑症主要表现为对现实过分的担忧和关心(不选 B)。③癔症是由精神因素，如生活事件、内心冲突、暗示或自我暗示，作用于患者引起的精神障碍(不选 C)。④单纯性精神分裂症表现类似于抑郁症，但是其往往出现思维贫乏、情感淡漠等表现(不选 E)。⑤神经衰弱不在执业和助理医师的考试范畴(不选 A)。

【例 3541】【正确答案】C

【答案解析】①中年女性，患者主要表现为心境低落、疑病，即典型抑郁症的表现(C 对)，故本题选 C。②焦虑症主要表现为对现实过分的担忧和关心(不选 B)。③疑病症主要指患者担心或相信自己患有一种或多种严重躯体疾病，患者诉有躯体症状，反复就医，尽管经反复医学检查显示阴性以及医生给予无相应疾病的医学解释也不能打消患者的顾虑(不选 D)。④癔症是由精神因素，如生活事件、内心冲突、暗示或自我暗示，作用于患者引起的精神障碍(不选 E)。⑤神经衰弱不在执业和助理医师的考试范畴(不选 A)。

【例 3542】【正确答案】B

【答案解析】①抑郁症典型表现为情绪低落，思维迟缓，严重者认为自己给社会和家庭带来沉重负担，甚至出现自杀倾向(B 对)，故本题选 B。②应激障碍是一类与应激源，主要是精神创伤或精神应激，有明显因果关系的精神障碍(不选 A)。③虚无心境(不选 C)及坏性心境障碍(不选 D)不是医师的考试范畴。④焦虑症主要表现为对现实过分的担忧和关心(不选 E)。

【例 3543】【正确答案】D

【答案解析】患者出现严重自杀倾向，应首选电疗(D 对，A、B、C、E 错)，故本题选 D。

【例 3544】【正确答案】B

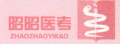

【答案解析】①抑郁症常用的抗抑郁药：选择性 5－HT 再摄取抑制剂(SSRIs)，目前已在临床应用的有氟西汀、帕罗西汀、西酞普兰(B 对)，故本题选 B。②三环类及四环类抗抑郁药如米帕明、氯米帕明、阿米替林属于典型抗抑郁药，但是此类药物对心血管疾病有影响(不选 E)。③碳酸锂主要用于躁狂症(不选 A)。④丙戊酸钠主要用于癫痫患者(不选 C)。⑤阿普唑仑主要用于失眠症患者(不选 D)。

【例 3545】【正确答案】C

【答案解析】三环类抗抑郁药的副作用：①抗胆碱能作用，常表现为口干、视物模糊、体液减少；②阻断组胺受体，表现为镇静、体重增加；③阻断肾上腺素能受体，有心血管副作用，可见良性心率增快，表现为体位性低血压，还有头晕、嗜睡等症状；④阻断多巴胺受体，表现为锥体外系运动障碍。其中最主要的副作用是心血管副作用(C 对，A、B、D、E 错)，故本题选 C。

【例 3546】【正确答案】E

【答案解析】①随意转移表现为患者的注意极易为外界的事物所吸引，且注意的对象经常变换。②随意转移主要见于躁狂症(E 对，A、B、C、D 错)，故本题选 E。

第 21 章　神经症及分离转换障碍

【例 3547】【正确答案】D

【答案解析】①神经症现称神经症性障碍是一组主要表现为焦虑、恐惧、强迫、疑病症状或神经衰弱症状的精神障碍。②神经症的共同特点是一般有明显的易感素质(不选 A)，与心理社会因素有关(不选 B)，一般社会功能相对完好(不选 C)，一般没有精神病性症状(不选 E)，症状没有明确的器质性病变作为基础(D 错)，与患者的现实处境不相称，故本题选 D。

【例 3548】【正确答案】C

【答案解析】①神经症现称神经症性障碍是一组主要表现为焦虑、恐惧、强迫、疑病症状或神经衰弱症状的精神障碍。②神经症患者多半无人格障碍(不选 A)，疾病的发生发展常受到心理社会因素的影响(不选 B)，起病一般较为缓慢(不选 D)，其社会功能受到一定程度的影响(不选 E)，症状的特异性较差(C 对)，故本题选 C。

【例 3549】【正确答案】D

【答案解析】广场恐惧症的主要临床特征是患者置身于难以迅速离开或逃离的地点或情景时出现焦虑，可同时伴有惊恐发作或出现惊恐发作样症状(D 对，A、B、C、E 错)，故本题选 D。

【例 3550】【正确答案】D

【答案解析】①根据描述，患者对特定的物体，即汽车恐惧，可以诊断为特定恐惧症。②恐惧症的首选治疗方法是行为疗法，即系统脱敏(D 对)，故本题选 D。

【例 3551】【正确答案】A

【答案解析】①惊恐障碍又称急性焦虑障碍，其主要特点是突然发作、不可预测、反复出现、强烈的惊恐体验，一般历时 5～20 分钟，伴濒死感和失控感，患者常体会到濒临灾难性结局的害怕和恐惧，并伴有自主神经功能失调症状，该患者表现为，阵发性恐惧，多次医院检查都是阴性，其主要表现为焦虑发作(A 对)，故本题选 A。②癔症即分离性障碍，表现为部分或完全丧失了对过去的记忆、身份意识、躯体感觉及运动控制四个方面的正常整合(不选 B)。③癫痫发作主要表现为意识丧失，四肢抽搐等(不选 C)。④广泛性焦虑主要表现为对现实的过分的担心和担忧(不选 D)。⑤心绞痛发作主要表现为胸痛，但心电图正常(不选 E)。

【例 3552】【正确答案】B

【答案解析】①根据该患者典型表现，符合急性焦虑的临床特点，诊断为急性焦虑发作即惊恐发作(B 对)，故本题选 B。②疑病症指患者担心或相信患有一种或多种严重躯体疾病，病人诉躯体症状，反复就医，尽管经反复医学检查显示阴性以及医生给予没有相应疾病的医学解释也不能打消病人的顾虑(不选 A)。③甲状腺功能亢进症表现为多食、易怒、体重下降等(不选 C)。④强迫症是反复出现一个概念或动

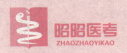

作,而且患者明明知道不必要,但还是要反复进行(不选 D)。⑤冠心病主要表现为胸痛,心电图检查可见异常(不选 E)。

【例 3553】【正确答案】D

【答案解析】①惊恐障碍主要特点是突然发作、不可预测、反复出现、强烈的惊恐体验,一般历时 5～20 分钟,伴濒死感和失控感,患者常体会到濒临灾难性结局的害怕和恐惧,并伴有自主神经功能失调的症状。该患者为中年男性,表现符合惊恐发作(D 对),故本题选 D。②癔症即分离性障碍,表现为部分或完全丧失了对过去的记忆、身份意识、躯体感觉及运动控制四个方面的正常整合(不选 A)。③低钾血症需要血清电解质的检查来明确诊断(不选 B)。④心肌梗死主要表现为胸痛,心电图可鉴别(不选 C)。⑤内脏性癫痫指以发作性腹痛为特点的一种癫痫(不选 E)。

【例 3554】【正确答案】C

【答案解析】惊恐发作的特点是患者突发胸前闷痛,症状类似冠心病,所以惊恐发作时,最重要的检查是心电图检查(C 对,A、B、D、E 错),故本题选 C。

【例 3555】【正确答案】D

【答案解析】惊恐障碍最适宜的急诊处理是选择苯二氮类镇静药物即地西泮(安定)(D 对,A、B、C、E 错),故本题选 D。

【例 3556】【正确答案】E

【答案解析】①惊恐障碍主要特点是突然发作、不可预测、反复出现、强烈的惊恐体验,一般历时 5～20 分钟,伴濒死感和失控感。该患者为中年女性,患者常体会到濒临灾难性结局的害怕和恐惧,同时出现心悸、胸闷、呼吸困难,有窒息感表现为突然出现强烈的恐惧感,符合惊恐发作(E 对),故本题选 E。②恐惧症是以过分和不合理的惧怕外界某种客观事物为主要临床表现的神经症(不选 A)。③精神分裂症是一组病因未明的精神疾病,常缓慢起病,具有思维、情感和行为等多方面障碍和精神活动不协调(不选 B)。④慢性焦虑症以焦虑为主要临床表现的精神障碍,患者常有不明原因的提心吊胆、紧张不安,并有显著的自主神经功能紊乱症状、肌肉紧张及运动性不安(不选 C)。⑤心理生理障碍是指一组与心理社会因素有关的以进食、睡眠及性行为异常为主的精神障碍(不选 D)。

【例 3557】【正确答案】C

【答案解析】①惊恐障碍又称急性焦虑障碍,其主要特点是突然发作、不可预测、反复出现、强烈的惊恐体验,一般历时 5～20 分钟,伴濒死感和失控感,患者常体会到濒临灾难性结局的害怕和恐惧,并伴有自主神经功能失调的症状。该患者为中年女性,突感心前区发闷,呼吸困难,半小时后完全消失,体格检查均正常,符合惊恐发作的典型表现,故可诊断(C 对),故本题选 C。②支气管哮喘常表现为反复发作性呼气性呼吸困难(不选 A)。③心绞痛常表现为阵发性心前区疼痛,多与劳累有关(不选 B)。④分离(转换)性障碍常因暗示而发作,多表现为分离性遗忘、漫游、出神附体等(不选 D)。⑤嗜铬细胞瘤常表现为阵发性高血压,一般不出现紧张、害怕等(不选 E)。

【例 3558】【正确答案】B

【答案解析】①惊恐发作主要表现为突感心前区发闷,呼吸困难,应注意与心绞痛相鉴别,首选检查是心电图,心电图出现 ST 段下斜性压低>0.1 mV,则提示心绞痛(B 对),故本题选 B。②头颅 CT 多用于颅脑外伤及脑血管病等(不选 A)。③超声心动图多用于心衰等疾病(不选 C)。④脑电图(EEG)多用于癫痫等(不选 D)。⑤胸部 X 线片多用于肺部疾病(不选 E)。

【例 3559】【正确答案】A

【答案解析】①苯二氮类药物治疗惊恐发作起效快如劳拉西泮、阿普唑仑等,但是长期服用容易导致依赖,故不作为首选(不选 E)。②5-HT 再摄取及抑制剂(SSRIs)与 5-HT 和去甲肾上腺素再摄取及抑制剂(SNRIs)治疗惊恐障碍有效,通常 2～3 周起效,无滥用和依赖倾向,5-HT 再摄取及抑制剂(SSRIs)的代表药物为帕罗西汀、氟西汀等(A 对),故本题选 A。③氨茶碱主要用于哮喘及心衰等导致的呼吸困难患者(不选 B)。④普萘洛尔常用于治疗高血压等(不选 C)。⑤苯乙肼主要用于治疗抑郁症(不选 D)。

【例 3560】【正确答案】E

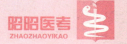

【答案解析】①慢性焦虑表现为震颤(不选 A)、胸部紧压感(不选 B)、出汗、面色苍白、心跳加快(不选 C)、尿频、尿急(不选 D)等。②胸闷、濒死感为急性焦虑症的特征(E 对),故本题选 E。

【例 3561】【正确答案】B

【答案解析】①广泛性焦虑障碍是一种以焦虑为主要临床表现的精神障碍,患者常有不明原因的提心吊胆、紧张不安,并有显著的自主神经功能紊乱症状、肌肉紧张及运动性不安。该患者为中年男性,表现为不明原因的担忧,且无客观体征,故诊断为广泛性焦虑障碍(B 对),故本题选 B。②强迫症来源于自我的强迫观念和强迫行为,多数患者认为这些观念和行为是没有必要或异常的,是违背自己意愿的,强迫与反强迫的强烈冲突使患者感到焦虑和恐惧(不选 A)。③癔症表现为部分或完全丧失了对过去的记忆、身份意识、躯体感觉及运动控制四个方面的正常整合(不选 C)。④抑郁症主要表现为心境低落,表现为"三无""三自"(不选 D)。⑤精神分裂症主要表现为缓慢起病,具有思维、情感和行为等多方面障碍和精神活动不协调(不选 E)。

【例 3562】【正确答案】E

【答案解析】①广泛性焦虑障碍是一种以焦虑为主要临床表现的精神障碍,患者常有不明原因的提心吊胆、紧张不安,并有显著的自主神经功能紊乱症状、肌肉紧张及运动性不安。该患者为中年男性,表现为不明原因的担忧,故诊断为广泛性焦虑障碍(E 对),故本题选 E。②强制思维主要见于精神分裂症(不选 A)。③恐惧症状主要见于恐惧症(不选 B)。④抑郁症状主要见于抑郁症(不选 C)。⑤强迫症状主要见于强迫障碍(不选 D)。

【例 3563】【正确答案】E

【答案解析】强迫观念是强迫症的核心(E 对,A、B、C、D 错),故本题选 E。

【例 3564】【正确答案】B

【答案解析】①强迫观念和强迫动作是强迫症的典型表现(B 对),故本题选 B。②广泛性焦虑症(不选 A)、癔症(不选 E)、精神分裂症(不选 C)及躁狂症(不选 D)主要的症状不是强迫观念和强迫动作。

【例 3565】【正确答案】B

【答案解析】①强迫行为是指患者经常反复出现,明知无必要、不合理,却无法克制,深感苦恼的违背自己意愿的行为与动作。此患者属于强迫行为(B 对),故本题选 B。②妄想是病理性的歪曲信念(不选 A)。③刻板动作是指随意、重复、刻板、无功能的(常是节律性的)运动,亦称刻板性运动障碍(不选 C)。④焦虑情绪是没有确定的客观对象和具体而固定的观念内容的提心吊胆(不选 D)。⑤强制性思维是患者头脑中出现了大量不属于自己的思维,这些思维不受患者意愿的支配,强制性地在大脑中涌现,好像在神奇的外力作用下使别人思想在自己脑中运行(不选 E)。

【例 3566】【正确答案】C

【答案解析】①强迫症典型表现为患者经常反复出现明知无必要、不合理、无法克制、深感苦恼的违背自己意愿的行为与动作。该患者符合强迫症的典型表现,故诊断为强迫症(C 对),故本题选 C。②恐惧症是以过分和不合理的惧怕外界某种客观事物为主要临床表现的神经症(不选 A)。③癔症表现为部分或完全丧失了对过去的记忆、身份意识、躯体感觉及运动控制四个方面的正常整合(不选 B)。④精神障碍(不选 D)及心理疾病(不选 E)是个较大的概念,与题意不符合。

【例 3567】【正确答案】C

【答案解析】①分离性障碍又称癔症性精神障碍,是癔症较常见的表现形式,具体表现为身份识别、记忆或遗忘破坏或分离。该患者悲伤后出现忘却自己身份的异常表现,故诊断为分离性障碍(C 对),故本题选 C。②恐惧症是以过分和不合理地惧怕外界某种客观事物为主要临床表现的神经症(不选 A)。③精神分裂症多出现典型的妄想,如关系妄想、被害妄想的表现(不选 B)。④强迫症患者表现为来源于自我的强迫观念和强迫行为,多数患者认为这些观念和行为是没有必要或异常的,是违背自己意愿的,强迫与反强迫的强烈冲突使患者感到焦虑和恐惧(不选 D)。⑤焦虑症患者常有不明原因的提心吊胆、紧张不安,并有显著的自主神经功能紊乱症状、肌肉紧张及运动性不安(不选 E)。

【例 3568】【正确答案】B

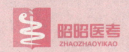
【答案解析】①癔症具体表现为身份识别、记忆或遗失破坏或分离。该患者表现符合癔症的诊断（B对），故本题选 B。②应激障碍是一类与应激源，主要是精神创伤或精神应激，有明显因果关系的精神障碍（不选 A）。③癫痫主要表现为肢体抽搐，脑电图可诊断（不选 C）。④惊恐障碍主要特点是突然发作、不可预测、反复出现、强烈的惊恐体验，一般历时 5～20 分钟，伴濒死感和失控感，患者常体会到濒临灾难性结局的害怕和恐惧，并伴有自主神经功能失调的症状（不选 D）。⑤恐惧症是以过分和不合理的惧怕外界某种客观事物为主要临床表现的神经症（不选 E）。

【例 3569】【正确答案】D

【答案解析】①癔症应选择脑电图检查（D 对），故本题选 D。②肌电图多用于肌肉神经病患者（不选 A）。③脑血流图多用于脑血管病患者（不选 B）。④头颅 CT 多用于颅脑外伤（不选 C）。⑤心电图多用于冠心病患者（不选 E）。

【例 3570】【正确答案】D

【答案解析】癔症的首选治疗是暗示疗法（D 对，A、B、C、E 错），故本题选 D。

【例 3571】【正确答案】D

【答案解析】①此患者出现跌倒但无眼外伤（排除双目外伤失明），有紧张、恐惧，且出现双目失明（排除恐怖、焦虑、疑病性神经症）。癔症性感觉障碍临床表现为躯体感觉障碍的各种情况，如失音、耳聋、失明或躯体部分或全部浅感觉丧失等，与运动障碍相似的情况是不能发现患者相应器官或中枢神经系统有与上述功能障碍相一致的病理损害。该患者表现为突发紧张伴恐惧紧张，此为典型的癔症（D 对），故本题选 D。②恐怖性神经症以过分和不合理的惧怕外界某种客观事物为主要临床表现的神经症（不选 A）。③焦虑性神经症以焦虑为主要临床表现的精神障碍，患者常有不明原因的提心吊胆、紧张不安，并有显著的自主神经功能紊乱症状、肌肉紧张及运动性不安（不选 B）。④疑病性神经症反复怀疑自己有病，但是各项检查指标均正常（不选 C）。⑤双目外伤失明不是医师的考试范畴（不选 E）。

第 22 章　应激相关障碍（助理医师不要求）

【例 3572】【正确答案】A

【答案解析】①急性应激障碍是由剧烈的、异乎寻常的精神刺激、生活事件或持续困境的作用下引发的精神障碍。在灾难事件发生时，幸存者会很快出现极度悲伤、痛哭流涕，进而出现呼吸急促，甚至短暂的意识丧失。该患者为年轻女性，既往无精神病史，突发事件刺激后出现精神症状，故最可能诊断为急性应激障碍（A 对），故本题选 A。②创伤后应激障碍指遭受异乎寻常的创伤性事件或处境，反复重现创伤性体验即病理性重现（不选 B）。③癔症即分离性障碍，表现为部分或完全丧失了对过去的记忆、身份意识、躯体感觉及运动控制四个方面的正常整合（不选 C）。④病理性激情发作是指骤然发生的强烈而短暂的情感爆发状态，常常伴有冲动和破坏行为，事后不能完全回忆（不选 D）。⑤躁狂发作主要以情感高涨、思维奔逸、言语动作增多为典型症状（不选 E）。

【例 3573】【正确答案】A

【答案解析】①急性应激障碍患者目前应给予地西泮以镇定（A 对，B、C、D 错），故本题选 A。②碳酸锂主要用于治疗躁狂症（不选 E）。

【例 3574】【正确答案】A

【答案解析】①该患者，半年后症状扔持续，考虑创伤后应激障碍（A 对），故本题选 A。②适应性障碍指在明显的生活改变或环境变化时产生的、短期的和轻度的烦恼状态和情绪失调，常有一定程度的行为变化等，但并不出现精神症状（不选 B）。③恶劣心境障碍是指以持久的心境低落状态为主的轻度抑郁，从不出现躁狂（不选 C）。④恐惧症是指是以过分和不合理的惧怕外界某种客观事物为主要临床表现的神经症（不选 D）。⑤慢性反应性精神病不是医师的考试范畴（不选 E）。

【例 3575】【正确答案】C

【答案解析】①创伤后应激障碍指遭受异乎寻常的创伤性事件或处境，反复重现创伤性体验即病理

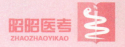

性重现,可表现为不由自主地回想受打击的经历,反复发生错觉、幻觉,反复出现触景生情的精神痛苦。该患者,女性患者车祸后频繁噩梦,心悸不安,故诊断为创伤后应激障碍(C 对),故本题选 C。②急性应激障碍常在受刺激后立即发病,表现为无法接受眼前的事实(不选 D)。③适应障碍指在明显的生活改变或环境变化时产生的、短期的和轻度的烦恼状态和情绪失调,常有一定程度的行为变化等,但并不出现精神症状(不选 E)。④抑郁症表现为心境低落,表现为"三无""三自"(不选 A)。⑤焦虑症表现为对现实过分的担忧担心(不选 B)。

【例 3576】【正确答案】C

　　【答案解析】①急性应激障碍是指患者在受到急剧、严重的精神刺激后立即发病,表现为强烈恐惧体验的精神运动性兴奋,行为有一定的盲目性或为精神运动性抑制。该患者听到家中的房子倒塌后出现精神障碍,故诊断为急性应激障碍(C 对),故本题选 C。②精神分裂症主要表现为关系妄想、被害妄想(不选 A)。③癫痫所致精神障碍多有癫痫的发病病史,癫痫主要表现为意识清楚或模糊伴肢体抽搐(不选 B)。④分离性障碍即癔症,表现为部分或完全丧失了对过去的记忆、身份意识、躯体感觉及运动控制四个方面的正常整合(不选 D)。⑤躁狂发作主要以情感高涨、思维奔逸、言语动作增多为典型症状(不选 E)。

第 23 章　心理生理障碍(助理医师不要求)

【例 3577】【正确答案】D

　　【答案解析】①患者对体形过分关注,严格控制饮食,出现偶尔贪吃→饱食后立刻呕吐→体重明显低于正常,这是典型的神经性厌食症(D 对),故本题选 D。②神经性贪食是指反复发作性地、不可控制的暴食,但又担心发胖(不选 E)。③甲状腺功能不全主要表现为表情呆滞,反应迟钝,动作缓慢,面色苍白或微黄,面容虚肿,体温偏低;皮肤干冷、粗厚,呈非凹陷性水肿(不选 A)。④青年女性,不考虑癌症(不选 B)。⑤结核症主要表现为低热、盗汗、乏力等(不选 C)。

【例 3578】【正确答案】D

　　【答案解析】①神经性贪食是指反复发作性地、不可控制的暴食,但又担心发胖(D 对,B 错),故本题选 D。②对体形过分关注,严格控制饮食,出现偶尔贪吃→饱食后立刻呕吐→体重明显低于正常是典型的神经性厌食症。③神经性发胖(不选 A)、精神性躁狂(不选 C)及神经性躁狂(不选 E)不是医师的考试范畴。

【例 3579】【正确答案】B

　　【答案解析】①神经性贪食是指反复发作性地、不可控制的暴食,但又担心发胖,且患者体重无明显改变,本例患者属于神经性贪食,而不是神经性厌食、神经性呕吐(B 对,C、D 错),故本题选 B。②躁狂发作常表现为情感高涨、思维奔逸、活动增多等三高症状(不选 A)。③抑郁发作常表现为情绪低落、兴趣缺乏和快感缺失(不选 E)。

【例 3580】【正确答案】D

　　【答案解析】①夜惊是指睡眠中突然惊醒,两眼直视,表情紧张恐惧,呼吸急促,心率增快,伴有大声喊叫、骚动不安,发作后又复入睡,晨醒后对发作不能回忆。该患者在睡眠过程中突然出现惊叫、哭喊,有定向力障碍,醒后不能回忆,考虑为夜惊(D 对),故本题选 D。②梦魇是在睡眠过程中出现焦虑、恐惧的梦境体验,伴自主神经症状,次晨能清晰回忆(不选 E)。③失眠症是指睡眠启动和维持障碍,致使睡眠质量不能满足个体需要的一种状况(不选 A)。④睡行症是指睡眠中突然爬起来进行活动,而后又睡下,醒后对睡眠期间的活动一无所知(不选 B)。⑤睡眠呼吸暂停综合征表现有夜间睡眠打鼾伴呼吸暂停和白天嗜睡(不选 C)。

【例 3581】【正确答案】E

　　【答案解析】①患者在睡眠过程中出现焦虑、恐惧的梦境体验,伴自主神经症状,次晨能清晰回忆,可诊断为梦魇(E 对),故本题选 E。②夜惊是指睡眠中突然惊醒,两眼直视,表情紧张恐惧,呼吸急促,心率增快,伴有大声喊叫、骚动不安,发作后又复入睡,晨醒后对发作不能回忆(不选 D)。③失眠症是指睡眠

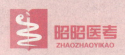
启动和维持障碍,致使睡眠质量不能满足个体需要的一种状况(不选 A)。④睡行症是指睡眠中突然爬起来进行活动,而后又睡下,醒后对睡眠期间的活动一无所知(不选 B)。⑤睡眠呼吸暂停综合征表现有夜间睡眠打鼾伴呼吸暂停和白天嗜睡(不选 C)。

【例 3582】【正确答案】E

【答案解析】①失眠症是指睡眠启动和维持障碍,致使睡眠质量不能满足个体需要的一种状况。失眠形式有多种,包括入睡困难、睡眠不深、易醒、多梦、早醒、再睡困难、醒后不适或疲乏感,或白天困倦。该患者为中年女性,入睡困难、多梦易醒,符合失眠症的典型表现(E 对),故本题选 E。②疑病症多表现为患者长期确信自己有严重疾病,但反复检查都不能找到充分的躯体疾病来解释(不选 A)。③神经衰弱常表现为用脑后倍感疲劳、肌肉疼痛、头痛头昏、睡眠紊乱等(不选 B)。④焦虑症常表现为持续的显著紧张不安和担心(不选 C)。⑤恐惧症常表现为过分、不合理地惧怕外界某种客观事物或情境,常伴有明显的焦虑和自主神经功能紊乱(不选 D)。

【例 3583】【正确答案】B

【答案解析】①对该患者应选择的治疗药物是苯二氮䓬类药物如艾司唑仑等(B 对),故本题选 B。②苯巴比妥为长效巴比妥类,醒后后遗效应大,仅偶用于顽固性失眠症(不选 A)。③氟西汀属于抗抑郁药(不选 C)。④奥氮平(不选 D)及喹硫平(不选 E)属于抗精神病药物。

【例 3584】【正确答案】B

【答案解析】失眠症药物治疗的原则是小剂量按需服用(B 对,A、C、D、E 错),故本题选 B。

第二部分

基础医学综合

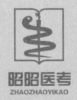

第一篇 解剖学(助理医师不要求)

第1章 运动系统

【例1】【正确答案】E

【答案解析】①长骨分布于四肢,肱骨(不选 A)、尺骨(不选 B)、指骨(不选 C)、跖骨(不选 D)属于长骨。②肋骨属于扁骨,参与胸腔的构成(E 错),故本题选 E。

【例2】【正确答案】C

【答案解析】骨膜可分为骨内、外膜两层(不选 A);含丰富的血管和神经(不选 B);具有产生新骨质和破坏骨质的功能(不选 D);手术中,在骨折端要尽力保留骨膜,避免骨膜破坏导致骨折延迟愈合及不愈合(C 错),故本题选 C;骨膜由纤维结缔组织构成(不选 E)。

【例3】【正确答案】A

【答案解析】①骨干主要由骨密质和骨松质构成(A 错),故本题选 A。②骨骺主要由骨松质构成(不选 B)。③骨髓有红骨髓和黄骨髓(不选 C)。④骨膜有血管和神经(不选 D)。⑤骺软骨即指关节软骨(不选 E)。

【例4】【正确答案】D

【答案解析】①成人共有椎骨 26 块(不选 A)。②椎体与椎弓围成椎孔,而非椎间孔(不选 B)。③相邻椎骨的上、下切迹围成椎间孔(不选 C、E)。④椎骨从椎弓板上发出七个突起(D 对),故本题选 D。

【例5】【正确答案】B

【答案解析】①所有的颈椎都有横突孔(B 对),故本题选 B。②第 7 颈椎的棘突不分叉(不选 A),第 1 颈椎呈环形、无椎体(不选 C),第 1 颈椎又称寰椎(不选 D、E),第 2 颈椎又名枢椎。

【例6】【正确答案】B

【答案解析】①可限制脊柱过度后伸的韧带是前纵韧带(B 对),故本题选 B。②棘间韧带、棘上韧带、黄韧带、后纵韧带的主要作用是限制脊柱过度前伸(不选 A、C、D、E)。

【例7】【正确答案】B

【答案解析】①枕骨大孔位于颅后窝中央(不选 A)。②枕骨大孔由枕骨构成(B 错),故本题选 B。③枕骨大孔前上方平坦的斜面称斜坡(不选 C),后上方十字形隆起称枕内隆凸(不选 D),前外侧有舌下神经管的开口(不选 E)。

【例8】【正确答案】C

【答案解析】①骨密质构成长骨骨干、骺以及其他类型骨的外层,在颅盖骨,骨密质构成外板和内板。②骨松质呈海绵状,由许多片状的骨小梁交织排列而成,骨松质分布于长骨的骺及其他类型骨的内部,颅盖骨内、外板间的骨松质称为板障(C 对,A、B、D 错),故本题选 C。

【例9】【正确答案】B

【答案解析】胸骨柄与胸骨体连接处微向前突,称为胸骨角,可在体表扪及,两侧平对第 2 肋,是计数肋的重要标志(B 对,A、C、D、E 错),故本题选 B。

【例10】【正确答案】D

【答案解析】①第 8~10 肋形成肋弓,而非假肋(D 错),故本题选 D。②第 1~7 肋称真肋(不选 A)。③第 8~12 肋称假肋(不选 B)。④第 11~12 肋称浮肋(不选 C)。⑤肋骨由肋骨与肋软骨组成(不选 E)。

【例11】【正确答案】A

【答案解析】肩关节是全身活动度最大、最灵活的关节(A 对,B、C、D、E 错),故本题选 A。

【例12】【正确答案】D

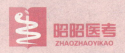

【答案解析】关节的基本结构是关节面、关节囊、关节腔（D 对，A、B、C、E 错），故本题选 D。

【例13】【正确答案】A

　　【答案解析】①关节腔是一个密闭的腔隙（A 错），故本题选 A。②关节腔是一个密闭的腔隙（不选 B）。③关节腔由关节囊滑膜层和关节面共同围成（不选 C）。④关节腔内含少量滑液（不选 D）。⑤关节腔"负压"对维持关节的稳固有一定的作用（不选 E）。

【例14】【正确答案】D

　　【答案解析】①连接于尺骨与桡骨的骨间缘之间是一层坚韧的纤维膜，纤维方向主要是从桡骨斜向下内达尺骨。当前臂处于旋前或旋后位时，骨间膜松弛。②前臂处于半旋前位时，骨间膜最紧张，是骨间膜的最大宽度（D 对，A、B、C 错），故本题选 D。

【例15】【正确答案】B

　　【答案解析】止点在远节指骨底掌侧的肌才能屈指 2～5 指远侧指间关节，指深屈肌止于远节指底掌侧（B 对，A、C、D 错），故本题选 B。

【例16】【正确答案】E

　　【答案解析】①肌的形态分类包括长肌、短肌、扁肌、轮匝肌（不选 A、B、C、D）。②肌的形态分类不包括开大肌（E 错），故本题选 E。

【例17】【正确答案】E

　　【答案解析】①肌的辅助结构是腱鞘（E 对），故本题选 E。②腱膜、肌腱、腱划、肌膜均属于肌肉的主要结构，而非辅助结构（不选 A、B、C、D）。

【例18】【正确答案】D

　　【答案解析】胸锁乳突肌起自胸骨柄前面和锁骨的胸骨端，止于乳突（不选 A）；其受副神经支配（不选 B）；两侧同时收缩可使头后仰（不选 C）；一侧收缩可使头屈向同侧（D 错），故本题选 D；一侧病变引起肌痉挛时可引起斜颈（不选 E）。

【例19】【正确答案】E

　　【答案解析】①三角肌瘫痪时，主要引起"塌肩"（E 错），故本题选 E。②斜方肌为三角形的阔肌（不选 A）。③斜方肌肌纤维止于锁骨外 2/3、肩峰、肩胛冈（不选 B）。④斜方肌上部肌束可上提肩胛骨、下部肌束使肩胛骨下降（不选 C、D）。

【例20】【正确答案】B

　　【答案解析】①股四头肌的主要功能是伸膝关节。②股四头肌麻痹时，主要运动障碍是不利于伸小腿（B 对，A、C、D、E 错），故本题选 B。

第 2～3 章　　消化系统及呼吸系统

【例21】【正确答案】D

　　【答案解析】①咽位于颈椎的前方，上端附着于颅底，下端在第 6 颈椎的下缘平面续于食管（不选 B）。②咽是一个上窄下宽（不选 A）、前后略扁的漏斗状肌性管道，分为鼻咽、口咽和喉咽三部分（不选 C）。③咽腔是呼吸道和消化道的共同通道（D 对，E 错），故本题选 D。

【例22】【正确答案】B

　　【答案解析】①空肠起自十二指肠空肠曲，回肠下接盲肠，两者无明显界限（不选 A），上 2/5 为空肠，位于腹腔左上部，管腔较大，壁较厚，血运丰富，在活体上呈淡红色；下 3/5 为回肠，位于腹腔右下部，管径较小，壁较薄，颜色较淡（B 对），故本题选 B。②空肠的黏膜环状皱襞高而密（不选 C），有孤立淋巴滤泡；回肠的黏膜皱襞低而稀疏，除有孤立淋巴滤泡外，还有集合淋巴滤泡。③肠伤寒时容易发生回肠穿孔（不选 D）。④空肠上接十二指肠（不选 E）。

【例23】【正确答案】A

　　【答案解析】①胃在中等充盈时，大部分位于左季肋区，小部分位于腹上区。②胃后壁与胰（A 对）、

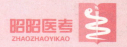

横结肠、左肾(不选 C)、左肾上腺(不选 D)相邻,胃底与膈和脾相邻,故本题选 A。③肝在右上腹,与胃后壁不相邻(不选 B)。

【例 24】【正确答案】E

【答案解析】①胰腺是人体的大消化腺(不选 A);胰分为胰头、颈、体、尾四部分(不选 B)。②胰头为右侧膨大部,被十二指肠所环抱。③胰体呈三棱柱形,前面隔网膜囊与胃体相邻。④胰颈位于胰头与胰体之间;胰尾是左侧较细部分,末端与脾门相接。⑤胰由外分泌部和内分泌部两部分组成,属混合腺体(E 错,C、D 对),故本题选 E。

【例 25】【正确答案】A

【答案解析】颏舌肌起自下颌体后面的颏棘,向上止于舌中线两侧,两侧颏舌肌同时收缩,拉舌向前下方(不选 B、D、E);单侧收缩,使舌伸向对侧(A 对,D 错),故本题选 A。

【例 26】【正确答案】A

【答案解析】上颌窦开口于中鼻道半月裂孔的后部(A 对,B、C、D、E 错),蝶窦开口于蝶筛隐窝,额窦开口于中鼻道的筛漏斗,故本题选 A。

【例 27】【正确答案】C

【答案解析】杓状软骨在环杓关节上可延垂直轴做旋转运动,使声带突向内、外侧移动,因而能缩小或开大声门裂(C 对,A、B、D、E 错),故本题选 C。

【例 28】【正确答案】C

【答案解析】①喉肌一般指喉内肌,除杓横肌外,均为成对的肌,主要作用是开大或缩小声门裂,紧张或松弛声带,并可缩小喉口(C 对,A、B、D 错),故本题选 C。②胸锁乳突肌也属于成对肌肉(不选 E)。

【例 29】【正确答案】A

【答案解析】管叉内面有一向上突出的半月形纵嵴称气管隆嵴,是支气管镜检查的定位标志(A 对,B、C、D、E 错),故本题选 A。

【例 30】【正确答案】A

【答案解析】①纵隔分界中,前界为胸骨(A 错),故本题选 A。②纵隔的后界为脊柱胸段(不选 B),上达胸廓上口(不选 C),向下至膈(不选 D),两侧界为纵隔胸膜(不选 E)。

第 4～5 章　泌尿系统及生殖系统

【例 31】【正确答案】E

【答案解析】①肾的正常位置主要依靠脂肪囊和肾筋膜维持,肾血管、腹膜、腹内压及邻近器官也起固定作用(不选 A、B、C、D)。②肾小管属于肾脏内部结构,不是维持肾正常位置的因素(E 错),故本题选 E。

【例 32】【正确答案】C

【答案解析】肾的高度因人而异,左肾上端约平对第 11 胸椎体下缘或 12 胸椎体上缘(C 对,A、B、D、E 错),故本题选 C;下端约平对第 2～3 腰椎间盘或第 3 腰椎体上缘。

【例 33】【正确答案】D

【答案解析】右肾比左肾略低,上端约平对第 12 胸椎体上缘或第 12 胸椎体下缘;下端约平对第 3 腰椎体上缘或第 3 腰椎体下缘(D 对),故本题选 D。

【例 34】【正确答案】D

【答案解析】肉膜是前腹壁浅筋膜的延续结构,因内有平滑肌,可随体内外温度变化而变化,引起表面皮肤皱褶的表化,以调节内部的温度,保护精子的生存(D 对,A、B、C、E 错),故本题选 D。

【例 35】【正确答案】A

【答案解析】①尿道球腺的排泄管开口于尿道球部(A 对,B、C、D、E 错),故本题选 A。②射精管开口于尿道前列腺部的精阜,而输精管末端与精囊的排泄管会合形成射精管。

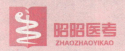

【例36】【正确答案】E

【答案解析】①精索内主要有输精管、睾丸的血管、输精管的血管、神经、淋巴管及鞘韧带等。精索的被膜由深至浅依次是：精索内筋膜、提睾肌、精索外筋膜（不选 A、B、C、D）。②输精管精索部即从睾丸上端至腹股沟管浅环间的一段，行于精索内，而输精管壶腹位于输精管盆部（E 对），故本题选 E。

【例37】【正确答案】D

【答案解析】①睾丸白膜在睾丸后缘处增厚并伸入实质内形成睾丸纵隔（不选 A）。②由此纵隔又扇形地发出许多睾丸小隔连接白膜将睾丸实质分成许多锥形的小单位，称为睾丸小叶（不选 B）。③小叶内的精曲小管汇成精直小管进入睾丸纵隔内并交织形成睾丸网（不选 C），而睾丸引带在睾丸的下端与阴囊间连有 1 条结缔组织索（D 对），故本题选 D。④睾丸间质也属于睾丸内部结构（不选 E）。

【例38】【正确答案】D

【答案解析】①子宫动脉是营养子宫、阴道等的重要动脉，该动脉由髂内动脉发出，在子宫阔韧带下缘内走向子宫颈，距子宫颈约 2 cm 处与输尿管交叉，毗邻关系密切。②在行子宫全切术结扎子宫动脉时，应注意勿损伤输尿管（D 对，A、B、C、E 错），故本题选 D。

第 6～7 章　腹膜及脉管系统

【例39】【正确答案】A

【答案解析】腹膜可分为壁腹膜和脏腹膜，胃、小肠和脾是内位器官，覆盖在其表面的是脏腹膜，胰是腹膜外位器官，贴靠其一面的是后腹膜，也就是壁腹膜（A 对，B、C、D、E 错），故本题选 A。

【例40】【正确答案】D

【答案解析】属于腹膜内位器官的是胃（D 对，A、B、C、E 错），故本题选 D。

【例41】【正确答案】A

【答案解析】属于腹膜间位器官的是子宫（A 对，B、C、D、E 错），故本题选 A。

【例42】【正确答案】C

【答案解析】属于腹膜外位器官的是胰（C 对，A、B、D、E 错），故本题选 C。

【例43】【正确答案】A

【答案解析】左心房位于右心房的左后上方，其后与食管和胸主动脉毗邻（A 对，B、C、D、E 错），故本题选 A。

【例44】【正确答案】C

【答案解析】动脉圆锥是右心室最薄弱的部分，当右心室负荷过大时，影像检查心脏，可见动脉圆锥首先呈现扩大（C 对，A、B、D、E 错），故本题选 C。

【例45】【正确答案】B

【答案解析】由于左肺动脉向后下方的弯曲走行，在 X 线透视下，可形成左肺门的半月形阴影，位于向下弯凹的左主支气管的上方，临床不要误诊为病理性阴影（B 对，A、C、D、E 错），故本题选 B。

【例46】【正确答案】E

【答案解析】①乳房的血液供应主要来自于胸廓内动脉的第 3～6 穿支、6 条肋间前支，腋动脉来自胸肩峰动脉、胸外侧动脉的乳房外侧支，以及肋间后动脉的穿支（不选 A、B、C、D）。②颈外动脉不是乳房的供应动脉（E 错），故本题选 E。

【例47】【正确答案】A

【答案解析】奇静脉没有动脉伴行，颈内静脉与颈内动脉、颈总动脉伴行，甲状腺上静脉和腋静脉与同名动脉伴行（A 对，B、C、D、E 错），故本题选 A。

【例48】【正确答案】B

【答案解析】胸导管接受的淋巴干有肠干、右腰干、左锁骨下干和左支气管纵隔干（B 错，A、C、D、E 对），故本题选 B。

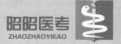

第8～10章　感觉器、神经系统及内分泌系统

【例49】【正确答案】E

【答案解析】①巩膜致密坚韧(不选 A),占纤维膜的后 5/6(不选 B),与角膜交界处的深部有巩膜静脉窦(不选 C),有保护眼球内部结构的功能(不选 D)。②巩膜不属于脉络膜的一部分(E 错),故本题选 E。

【例50】【正确答案】B

【答案解析】构成眼球壁的是纤维膜、角膜、血管膜和视网膜(B 对,A、C、D、E 错),故本题选 B。

【例51】【正确答案】C

【答案解析】①检查鼓膜时应将耳廓拉向后上方,以利于看清耳道(不选 A)。②外耳道皮下组织少,炎性疖肿时疼痛剧烈(不选 B)。③外 1/3 为软骨部,内 2/3 为骨部(C 错),故本题选 C。④外耳道是自外耳门至鼓膜的弯曲管道(不选 D)。⑤外耳道的作用是传导声波(不选 E)。

【例52】【正确答案】D

【答案解析】声波从外耳道传到内耳,其经过的顺序是鼓膜→锤骨→砧骨→镫骨→前庭窗→耳蜗(D 对,A、B、C、E 错),故本题选 D。

【例53】【正确答案】A

【答案解析】脊神经后支支配项背及腰骶部深层肌,竖脊肌为腰骶部深层肌(A 对,B、C、D、E 错),故本题选 A。

【例54】【正确答案】B

【答案解析】红核至下橄榄核的下行投射,纤维自红核小细胞部发出,经被盖中央束至同侧下橄榄核(B 对,A、C、D、E 错),故本题选 B。

【例55】【正确答案】E

【答案解析】①皮质脊髓束的上运动神经元位于中央前回的中、上部(不选 A)。②经内囊后肢到脑干(不选 B)。③皮质脊髓束管理躯干对侧的骨骼肌运动(不选 C)。④皮质脊髓束在锥体交叉部分交叉至对侧(不选 D)。⑤皮质脊髓束的下运动神经元大多数在对侧的脊髓前角(E 对),故本题选 E。

【例56】【正确答案】A

【答案解析】①大脑中动脉皮质动脉支分布于大脑皮质(A 错),故本题选 A。②大脑中动脉中央支供应大脑髓质的深部(不选 B)。③大脑中动脉中央支供应大脑的基底核(不选 C)。④大脑中动脉中央支几乎以垂直方向进入脑实质(不选 D)。⑤大脑中动脉中央支供应内囊、间脑(不选 E)。

【例57】【正确答案】C

【答案解析】①脊神经共有 31 对,而非 31 支(不选 A)。②脊神经同时管理内脏及躯体的运动及感觉(不选 B、E)。③脊神经的前支较粗大(C 对),故本题选 C。④脊神经的神经丛左、右对称(不选 D)。

【例58】【正确答案】E

【答案解析】头面部的痛、温度、触(粗)觉传导的第一级神经元位于三叉神经节内(E 对,A、B、C、D 错),故本题选 E。

【例59】【正确答案】D

【答案解析】内分泌腺的特点是无导管(不选 A)、分泌激素(不选 C)、血供丰富(D 对)、体积小(不选 E)、重量轻(不选 B),故本题选 D。

【例60】【正确答案】D

【答案解析】属于内分泌器官的是松果体(D 对,A、B、C、E 错),故本题选 D。

【例61】【正确答案】C

【答案解析】①甲状腺是由峡部和两个腺叶组成的(不选 A)。②甲状腺质地较软(不选 B)。③甲状腺被膜的内层称甲状腺真被膜(C 对),故本题选 C。④甲状腺假被膜由颈深筋膜构成(不选 D)。⑤峡位于第 2～4 气管软骨之间(不选 E)。

第二篇　生理学

第1章　绪　论

【例62】【正确答案】C

【答案解析】①人体的体液分细胞内液和细胞外液,体液并非机体的内环境(不选 A)。②细胞内液占体液的 2/3,分布在细胞内(不选 B)。③细胞外液占体液的 1/3,分布在细胞外;人体的绝大多数细胞都不直接与外界环境接触,而是直接浸浴在细胞外液中,因此细胞外液是细胞在体内直接所处的环境,称内环境(C 对),故本题选 C。④血浆是细胞外液的一部分,约占细胞外液体积的 1/4,仅是机体内环境的一部分,不准确(不选 D)。⑤组织间液是细胞之间的液体,并非机体的内环境(不选 E)。

【例63】【正确答案】E

【答案解析】机体功能活动的调节包括神经调节、体液调节和自身调节。机体处于寒冷环境时,温度感受器的信息首先要通过神经系统到达下丘脑体温调节中枢,再经过"下丘脑(TRH)-垂体(TSH)-甲状腺(T_3、T_4)"轴系促进甲状腺激素的释放(体液因素),促进代谢及产热。①神经调节是通过神经系统进行的调节,只包含部分过程(不选 A)。②既无神经系统活动又无体液因素参与的调节是自身调节(不选 B)。③局部调节是相对于全身或较大范围的调节而言的(不选 C)。④体液调节是通过内分泌细胞分泌激素完成的调节,只包含部分过程(不选 D)。⑤该过程中,既有神经系统的参与(温度感受器的信息通过神经系统到达体温调节中枢),也有体液因素的参与(甲状腺激素分泌),因此是神经-体液调节(E 对),故本题选 E。(昭昭老师速记:口腔的唾液的分泌属于纯神经调节)

【例64】【正确答案】B

【答案解析】机体功能活动的调节包括神经调节、体液调节和自身调节。正常情况下,当平均动脉压在 60～140 mmHg 范围波动时,脑血管通过自身调节机制使脑血流量保持相对稳定,脑循环的灌注压为 80～100 mmHg。①神经调节是通过神经系统进行的调节(不选 A)。②既无神经系统活动又无体液因素参与的调节是自身调节(B 对),故本题选 B。③局部调节是相对于全身或较大范围的调节而言的(不选 C)。④体液调节是通过内分泌细胞分泌激素完成的调节(不选 D)。⑤神经-体液调节是既有神经系统的参与,也有体液因素的参与(不选 E)。

【例65】【正确答案】E

【答案解析】机体功能活动的调节包括神经调节、体液调节和自身调节。交感神经兴奋,引起肾上腺髓质分泌大量肾上腺素和去甲肾上腺素,使血压升高。①神经调节是通过神经系统进行的调节,只包含部分过程(不选 A)。②既无神经系统活动又无体液因素参与的调节是自身调节(不选 B)。③局部调节是相对于全身或较大范围的调节而言的(不选 C)。④体液调节是通过内分泌细胞分泌激素完成的调节,只包含部分过程(不选 D)。⑤交感-肾上腺髓质系统兴奋引起血压升高,既有神经调节(交感神经兴奋),又有体液调节(肾上腺素和去甲肾上腺素分泌),因此属于神经-体液调节(E 对),故本题选 E。

【例66】【正确答案】A

【答案解析】①神经系统活动的基本过程是反射,反射活动的结构基础是反射弧。反射弧由感受器、传入神经、神经中枢、传出神经和效应器组成。破坏反射弧中的任何一个环节,神经调节将不能进行(A 对),故本题选 A。②体液调节是通过内分泌细胞分泌激素完成的调节(不选 B)。③自身调节是既无神经系统活动又无体液因素参与的调节(不选 C)。④旁分泌调节是体液调节的一种方式,即内分泌的细胞分泌的激素仅作用于临近的细胞(不选 D)。⑤自分泌调节是体液调节的另一种方式,即内分泌细胞分泌的激素仅作用于自身细胞(不选 E)。

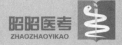
【例67】【正确答案】B

【答案解析】受控部分发出的反馈信息对控制部分的活动产生抑制作用,使控制部分的活动减弱,这种反馈被称为负反馈。①排尿时,骶段脊髓排尿中枢的传出信号通过盆神经传出,引起逼尿肌收缩,尿道内括约肌舒张,尿液被压向后尿道。进入后尿道的尿液刺激尿道感受器,冲动沿着阴部神经再次传入骶段脊髓排尿中枢,加强其活动,此为正反馈(不选A)。②循环系统中的减压反射是一种经常起作用的负反馈调节。当某种原因使动脉血压升高时,动脉壁上的压力感受器受到刺激加强经传入神经向心血管中枢发出的反馈信息,调整和纠正心血管中枢的反馈调节,使血压下降,反之,则使血压升高,从而保持血压的相对稳定(B对),故本题选B。③分娩时,子宫收缩导致胎儿头部下降并且牵张子宫颈,子宫颈受到牵张时可加强子宫收缩,此为正反馈(不选C)。④血液凝固过程中,在凝血酶原酶复合物的作用下,凝血酶原激活成为凝血酶,后者可激活FV、FⅡ、FⅪ从而加速凝血过程,此为正反馈(不选D)。⑤排便是一种随意和不随意协调的非常复杂的生理性反射动作。一旦排便开始,就逐步加强、加速,直至完成,因此也是正反馈(不选E)。

第2章 细胞的基本功能

【例68】【正确答案】D

【答案解析】饱和现象是指在单位时间内的物质转运量不能超过某一数值。由于细胞膜中载体的数量和转运速率有限,当被转运的底物浓度增加到一定程度时,底物的扩散速度便达到最大值,不能随底物浓度的增加而增大,这种现象称为载体介导跨膜转运的饱和现象。①继发性主动转运需要借助载体完成跨膜转运,存在饱和现象(不选A)。②原发性主动转运同样需要借助载体完成跨膜转运,存在饱和现象(不选B)。③易化扩散也需要借助载体完成跨膜转运,存在饱和现象(不选C)。④单纯扩散是一种简单的穿越质膜的物理现象,无须载体参与,其速率主要取决于被转运物在膜两侧的浓度差和膜对该物质的通透性,不消耗能量,质膜对通过的物质无选择性,无饱和现象(D对),故本题选D。除单纯扩散外,经通道异化扩散也无饱和现象。⑤Na^+-Ca^{2+}交换都需要借助载体完成跨膜转运,存在饱和现象(不选E)。

【例69】【正确答案】C

【答案解析】跨细胞膜的物质转运包括单纯扩散、易化扩散、主动转运、出胞和入胞等方式。葡萄糖主要有两种转运方式,多数细胞通过经载体易化扩散实现对葡萄糖的转运,如红细胞和脑细胞等;而小肠黏膜上皮细胞和近端肾小管上皮细胞,葡萄糖的胞外浓度低于胞内,葡萄糖吸收入血的方式逆浓度差进行,属于以继发性主动转运实现对葡萄糖的转运,伴Na^+的主动吸收,钠泵为葡萄糖的吸收提供能量。①单纯扩散主要介导脂溶性物质或少数不带电荷的极性小分子物质的转运,葡萄糖并非此类物质(不选A)。②经通道易化扩散主要是以离子通道的形式(如Na^+通道、K^+通道等)介导各种带电离子顺浓度梯度或电位梯度的跨膜转运(不选B)。③经载体易化扩散主要介导葡萄糖、氨基酸等水溶性小分子物质进行顺浓度梯度的跨膜转运(C对),故本题选C。④主动转运包括原发性主动转运和继发性主动转运两种形式,原发性主动转运通常以离子泵的形式(如Na^+泵、Ca^{2+}泵、H^+泵等)转运各种带电离子;继发性主动转运是载体介导的易化扩散与原发性主动转运相耦联的转运系统,可使水溶性小分子物质、带电离子逆浓度梯度或电位梯度进行跨膜转运(不选D)。⑤出胞和入胞主要介导大分子和颗粒物质的跨膜转运(不选E)。

【例70】【正确答案】C

【答案解析】细胞生物电是由一些带电离子(如Na^+、K^+、Cl^-、Ca^{2+}等)跨细胞膜流动而产生的。①单纯扩散为O_2、CO_2、NH_3等分子的跨膜转运方式(不选A)。②经载体易化扩散是指水溶性小分子物质经载体介导顺浓度梯度进行的跨膜转运,无生物电产生(不选B)。③各种带电离子在通道蛋白的介导下,顺浓度梯度和(或)电位梯度的跨膜转运,产生生物电现象,称为经通道易化扩散(C对),故本题选C。④入胞为大分子物质或固态液态物质团块,通过细胞膜进入细胞的方式(不选D)。⑤出胞为大分子物质或固态液态物质团块,通过细胞膜出细胞的方式(不选E)。

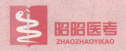

【例71】【正确答案】B

　　【答案解析】葡萄糖的转运可通过易化扩散，也可通过主动转运进行。红细胞和普通细胞摄取葡萄糖是经载体的易化扩散；肠黏膜细胞吸收葡萄糖则是逆浓度差进行的继发性主动转运。①消化道中的 HCO_3^- 多被分泌到顶膜侧发挥黏膜保护作用，与葡萄糖的吸收无直接关系（不选 A）。②上皮细胞基底侧膜区钠泵的活动，造成细胞内低 Na^+，并在顶端膜区的膜内外形成 Na^+ 浓度差。膜上的同向转运体依赖 Na^+ 的浓度势能，将肠腔中的 Na^+ 和葡萄糖分子一起转运至上皮细胞内。Na^+ 的主动吸收为葡萄糖的吸收提供动力，Na^+-葡萄糖同向转运体负责葡萄糖的重吸收（B 对），故本题选 B。③K^+ 主动吸收以补充顶膜侧丢失的部分 K^+，与葡萄糖的吸收无直接关系（不选 C）。④Cl^- 被动吸收都与葡萄糖的吸收无直接关系（不选 D）。⑤Ca^{2+} 的被动吸收都与葡萄糖的吸收无直接关系（不选 E）。

【例72】【正确答案】E

　　【答案解析】①单纯扩散仅指那些脂溶性小分子简单穿越质膜的物理扩散，无关载体蛋白（不选 A）。②红细胞和脑细胞等多数细胞通过经载体易化扩散实现对葡萄糖顺浓度梯度的转运（不选 B）。③离子顺浓度梯度和（或）电位梯度经开放的离子通道跨膜流动，是为经通道易化扩散（不选 C）。④葡萄糖被小肠上皮吸收的能量来源为钠泵，而不是 ATP 的分解，因此非原发性主动转运（不选 D）。⑤在小肠上皮细胞和近端肾小管上皮细胞，葡萄糖的胞外浓度低于胞内，葡萄糖吸收入血的方式是逆浓度差进行的，属于以继发性主动转运实现对葡萄糖的转运（E 对），故本题选 E。

【例73】【正确答案】B

　　【答案解析】①单纯扩散仅指那些脂溶性小分子简单穿越质膜的物理扩散，无关载体蛋白（不选 A）。②红细胞和脑细胞等多数细胞通过经载体易化扩散实现对葡萄糖顺浓度梯度的转运（B 对），故本题选 B。③离子顺浓度梯度和（或）电位梯度经开放的离子通道跨膜流动，是为经通道易化扩散（不选 C）。④葡萄糖被小肠上皮吸收的能量来源为钠泵，而不是 ATP 的分解，因此非原发性主动转运（不选 D）。⑤在小肠上皮细胞和近端肾小管上皮细胞，葡萄糖的胞外浓度低于胞内，葡萄糖吸收入血的方式逆浓度差进行，属于以继发性主动转运实现对葡萄糖的转运（不选 E）。

【例74】【正确答案】C

　　【答案解析】①Na^+ 顺浓度梯度或电位梯度的跨膜扩散是经通道的易化扩散。但单纯扩散仅指那些脂溶性小分子简单穿越质膜的物理扩散，无关载体蛋白（不选 A）。②Na^+ 顺浓度梯度或电位梯度的跨膜扩散是经通道的易化扩散。钠泵将细胞内的 Na^+ 移出胞外，是逆浓度差进行的，属于原发性主动转运。但单纯扩散仅指那些脂溶性小分子简单穿越质膜的物理扩散，无关载体蛋白（不选 B）。③Na^+ 顺浓度梯度或电位梯度的跨膜扩散是经通道的易化扩散。Na^+ 顺浓度梯度或电位梯度的跨膜扩散是经通道的易化扩散。钠泵将细胞内的 Na^+ 移出胞外，是逆浓度差进行的，属于原发性主动转运（C 对），故本题选 C。④出胞或入胞是大分子物质或物质团块借助细胞膜的运动完成跨膜转运的方式（不选 D）。⑤单纯扩散主要介导脂溶性物质或少数不带电荷的极性小分子物质的转运，如 O_2、CO_2、N_2、NH_3、类固醇激素、乙醇、尿素、甘油、水等物质的转运（不选 E）。

【例75】【正确答案】D

　　【答案解析】①单纯扩散是介导脂溶性物质或少数不带电荷的极性小分子物质的转运，如 O_2、CO_2、N_2、NH_3、类固醇激素、乙醇、尿素、甘油、水等物质的转运（不选 A）。②易化扩散是指物质跨膜转运时需要离子通道或载体的帮助，属于小分子物质的跨膜转运方式（不选 B）。③主动转运是指物质跨膜转运时需各种"泵"（如钠泵、钾泵、钙泵等）的参与，属于小分子物质的跨膜转运方式（不选 C）。④出胞是指胞质内的大分子物质以分泌囊泡的形式排出细胞的过程。运动神经末梢突触囊泡内的神经递质是 ACh，神经末梢对 ACh 的释放是以囊泡为单位进行的，无论是达到神经冲动时引起动作电位时的大量释放，还是没有神经冲动时引起终板膜电位的少量自发释放，都是以出胞形式进行的（D 对），故本题选 D。⑤入胞是细胞外的某些团块物质进入细胞的过程（不选 E）。

【例76】【正确答案】A

　　【答案解析】Na^+-K^+ 泵是一种广泛分布于各种细胞的细胞膜上的特殊蛋白质，它除了具有转运

Na^+、K^+的功能外，还具有 ATP 酶的活性，可以分解 ATP 释放能量，并能利用此能量进行 Na^+ 和 K^+ 的主动转运。①Na^+-K^+泵不仅仅只分布在可兴奋细胞的细胞膜上（A 错），故本题选 A。②Na^+-K^+泵是一种镶嵌于细胞膜上的蛋白质（不选 B）。③Na^+-K^+泵具有分解 ATP 而获能的功能（不选 C）。④Na^+-K^+泵能逆着浓度差不断将 Na^+ 移出细胞膜外，而把 K^+ 移入细胞膜内（不选 D）。⑤Na^+-K^+泵对细胞生物电的产生具有重要意义（不选 E）。

【例 77】【正确答案】C

【答案解析】①在静息状态下，细胞膜两侧离子的分布是不均匀的：细胞膜内的 K^+ 浓度是膜外的 30 倍，而 Na^+、Cl^- 的细胞膜外浓度分别是细胞膜内的 10 倍、30 倍。并且在静息状态下，膜上各种离子通道的状态也不相同：K^+ 通道开放、Na^+ 通道关闭。K^+ 由细胞内向膜外转移，使膜内电位低于膜外。跨膜电位梯度与 Na^+ 的浓度梯度方向相同，均为由外向内（A 对）。②跨膜电位梯度与 Cl^- 的浓度梯度方向相同，均为由外向内（B 对）。③跨膜电位梯度与 K^+ 的浓度梯度方向相反，并非相同（C 错），故本题选 C。④由于静息电位内负外正，故阻碍带正电荷的 K^+ 外流（D 对）。④由于静息电位内负外正，故阻碍带正电荷的 Na^+ 外流（E 对）。

【例 78】【正确答案】D

【答案解析】①在静息状态下，细胞膜内的 K^+ 浓度是膜外的 30 倍，这是静息电位（内负外正）产生的主要离子基础之一，当细胞外液的 K^+ 浓度明显降低时，会使 K^+ 外流增加，膜内负值增大。Na^+-K^+泵向胞外转运的 Na^+ 将减少而非增多（不选 A）。②膜内负值增大而非减小（不选 B）。③K^+ 外流增加，膜的 K^+ 电导减小（不选 C）。④一旦膜受到刺激，Na^+ 通道开放，Na^+ 内流的驱动力增加（D 对），故本题选 D。⑤K^+ 平衡电位的负值并不减小（不选 E）。

【例 79】【正确答案】B

【答案解析】①在静息状态下，细胞膜两侧离子的分布是不均匀的，细胞膜内的 K^+ 浓度是膜外的 30 倍，而 Na^+ 的细胞膜外浓度是膜内的 10 倍。膜在静息状态下，对 K^+ 的通透性是 Na^+ 的 10～100 倍（不选 A）。②在静息状态下，K^+ 通道开放，因此 K^+ 通过易化扩散的量多，K^+ 的通透性最大（B 对），故本题选 B。③Ca^{2+} 的通透性相对较小（不选 C）。④Cl^- 的通透性相对较小（不选 D）。⑤HCO_3^- 的通透性也相对较小（不选 E）。

【例 80】【正确答案】A

【答案解析】①当神经细胞膜受刺激时，膜上的 Na^+ 的通道开放，即对 Na^+ 的通透性最大，当去极化达阈电位水平时，引起动作电位（A 对），故本题选 A。②在静息状态下 K^+ 通道开放，因此 K^+ 通过易化扩散的量多，K^+ 的通透性最大（不选 B）。③Ca^{2+} 的通透性相对较小（不选 C）。④Cl^- 的通透性相对较小（不选 D）。⑤HCO_3^- 的通透性也相对较小（不选 E）。

【例 81】【正确答案】B

【答案解析】神经细胞的动作电位主要由锋电位和后电位组成，后电位包括负后电位和正后电位。①阈电位是当细胞膜去极化到达一个临界值，导致细胞膜上大量 Na^+ 通道同时开放，产生动作电位，而非神经细胞动作电位的主要组成（不选 A）。②短时内产生的细胞膜两侧电位的迅速变化，是动作电位的主要组成部分（B 对），故本题选 B。③负后电位仅是后电位的一部分，是动作电位的组成部分（不选 C）。④正后电位也是后电位的一部分，是动作电位的组成部分（不选 D）。⑤局部电位是极化未达到阈电位前引起动作电位之前的电位变化（不选 E）。

【例 82】【正确答案】B

【答案解析】在静息电位的基础上，给细胞一个适当的刺激，可触发其产生动作电位。在静息状态下，细胞内 K^+ 外移停止（K^+ 通道开放），几乎没有 Na^+ 的内移（Na^+ 通道关闭）。①动作电位上升相是因为 Na^+ 通道激活，细胞膜对 Na^+ 通透性增高，超过了对 K^+ 的通透性，导致 Na^+ 内移引起（不选 A）。②动作电位下降相是由于 Na^+ 通道失活，K^+ 通道开放，导致 K^+ 外流引起（B 对），故本题选 B。③动作电位超射时，大多数被激活的 Na^+ 通道进入失活状态，不再开放（不选 C）。④处于绝对不应期的细胞，大部分 Na^+ 通道已进入失活状态，不可能再次接受刺激而被激活（不选 D）。⑤处于相对不应期的细胞，部分失

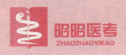

活的 Na^+ 通道开始恢复,部分 Na^+ 通道仍处于失活状态(不选 E)。但因 BCDE 项均有 Na^+ 通道失活,所以本题并不严谨,若将题干改为"Na^+ 通道失活的时间主要在"更为恰当。

【例 83】【正确答案】E

　　【答案解析】①动作电位可沿细胞膜传导到整个细胞(A 对)。动作电位在同一细胞上的传导,实际上是已兴奋的膜处,通过局部电流刺激未兴奋的细胞膜,使之传导到整个细胞(B 对)。③有髓纤维的跳跃式传导速度与其直径成正比(C 对)。④有髓纤维是沿郎飞结的跳跃式传导,其传导速度比无髓纤维快得多(D 对)。⑤由于动作电位的传导其实是沿细胞膜不断产生新的动作电位,因此它的形状和幅度在长距离传导中保持不变,其幅度不会随神经纤维直径增加而降低(E 错),故本题选 E。

【例 84】【正确答案】B

　　【答案解析】可兴奋细胞接受刺激后,先后经历"绝对不应期→相对不应期→超常期→低常期"。处于"绝对不应期"的细胞不可能再接受新的刺激产生新的动作电位。也就是说,任何强度的刺激都不可能引起兴奋。以后的其他时期,只要刺激强度适宜,就可以引起兴奋。①进入"相对不应期"后,一些失活的钠通道开始恢复,部分较正常时更强的刺激可以引起新的兴奋,因此相邻两个锋电位可小于相对不应期(不选 A)。②处于"绝对不应期"的细胞,任何强度的刺激都不可能引起兴奋,因此相邻两个锋电位的时间间隔一定大于绝对不应期(B 对),故本题选 B。③超常期是继相对不应期后,出现细胞兴奋性高于正常水平的时期(不选 C)。④去极化形成动作电位的升支,仅为绝对不应期的一部分(不选 D)。⑤更强的刺激可以在相对不应期引起新的兴奋,因此绝对不应期加相对不应期超出相邻两个锋电位的最小时间间隔(不选 E)。

【例 85】【正确答案】B

　　【答案解析】可兴奋细胞接受刺激后,细胞都会经历"绝对不应期→相对不应期→超常期→低常期"。①处于"绝对不应期"的细胞不可能再接受新的刺激产生新的动作电位。即任何强度的刺激都不可能引起兴奋(不选 A)。②以后的其他时期,只要刺激强度适宜,就可以引起兴奋。进入"相对不应期"后,一些失活的钠通道开始恢复,部分较正常时更强的刺激可以引起新的兴奋。因此后一次兴奋最早可出现于前一次兴奋后的相对不应期(B 对),故本题选 B。③超常期是继相对不应期后,出现细胞兴奋性高于正常水平的时期,低于正常强度的刺激即可引发兴奋(不选 C)。④低常期是继超常期后,出现细胞兴奋性低于正常水平的时期,需要高于正常强度的刺激才可引发兴奋(不选 D)。以后的其他时期,只要刺激强度适宜,就可以引起兴奋,因此后一次兴奋最早出现在"相对不应期"。⑤低常期结束后细胞恢复正常状态,达到阈强度才能引发兴奋(不选 E)。

【例 86】【正确答案】E

　　【答案解析】可兴奋细胞发生兴奋后,其兴奋性需要经过"绝对不应期→相对不应期→超常期→低常期→恢复正常"的过程。①各种可兴奋细胞的兴奋性不可能无限大(不选 A)。②可兴奋细胞的兴奋性高于正常的是超常期(不选 B)。③兴奋性等于正常的是恢复正常后(不选 C)。④兴奋性低于正常的是相对不应期和低常期(不选 D)。⑤处于绝对不应期的细胞,阈值无限大,无论给予多强的刺激都不能使细胞再次兴奋,表明细胞已失去兴奋性,此时兴奋性为零(E 对),故本题选 E。

【例 87】【正确答案】D

　　【答案解析】细胞兴奋后兴奋性的变化是:绝对不应期→相对不应期→超常期→低常期。①全部 Ca^{2+} 通道失活,不可能再次接受刺激而激活是绝对不应期(不选 A)。②可兴奋细胞进入相对不应期,受刺激后可发生动作电位,只不过刺激的强度必须大于原来的阈强度。较强的刺激也不能引起动作电位的是绝对不应期(不选 B)。③多数 K^+ 通道失活,不可能再次接受刺激而被激活是绝对不应期(不选 C)。④相对不应期是一部分失活的 Na^+ 通道开始恢复,另一部分 Na^+ 通道仍处于失活状态(D 对),故本题选 D。⑤当膜电位处在去极化过程中时,大部分通道处于激活过程或激活状态,不存在被再激活的可能性,为绝对不应期(不选 E)。

【例 88】【正确答案】B

　　【答案解析】①静息膜电位是指细胞在未受刺激时存在于细胞膜内、外两侧的电位差,因此无传导

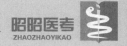

(不选 A)。②锋电位是动作电位的标志,具有动作电位的特征。因此锋电位具有动作电位传导不衰减的特性,即动作电位在某处产生后,可沿细胞膜传导,无论传导距离多远,其幅度和形状均不改变(B 对),故本题选 B。③肌细胞的终板电位是局部电位,具有局部电位的特征,其传播方式是电紧张性的,不能像动作电位一样进行长距离无衰减传播(不选 C)。④感受器细胞的感受器电位也是局部电位,具有电紧张性,不能像动作电位一样进行长距离无衰减传播(不选 D)。⑤神经元的突触后电位也是局部电位,具有局部电位的特征。(不选 E)。

【例 89】【正确答案】B

【答案解析】①当通道开放时,孔道的横截面比 Na^+ 通道的面积大,可允许 Na^+、K^+、少量 Ca^{2+} 同时通过(A 对)。②当 ACh 分子通过接头间隙达到终板膜表面时,立即同集中存在于该处的化学门控通道分子的 2 个 α-亚单位结合,由此引起蛋白质分子内部构象变化,导致通道开放,并非当终板膜去极化时打开(B 错),故本题选 B。③在通道开放时,Na^+ 内流和 K^+ 外流,使终板膜去极化(C 对)。④在神经肌肉接点处终板膜上的离子通道属于化学门控通道,是 N_2-ACh 受体的通道(D 对)。⑤受体和通道是一个大分子(E 对)。

【例 90】【正确答案】D

【答案解析】在神经肌肉接点处,神经末梢释放的 ACh 需与终板膜的 ACh 受体结合,才能进行信息传递。由于受体和离子通道是同一个蛋白质分子,因此当 ACh 与受体结合后,通过蛋白质分子的内部变构,使与受体耦联的通道由关闭进入开放状态,允许 Na^+、K^+ 易化扩散,形成终板电位,使邻近肌膜产生动作电位。①受体和离子通道是同一个蛋白质分子,而非两个独立的蛋白质分子(不选 A)。②递质与受体结合后可影响通道钙离子(不选 B)。③受体与离子通道,而非第二信使同属于蛋白质分子(不选 C)。④受体与离子通道是一个蛋白质分子(D 对),故本题选 D。⑤通过上述过程可见,不需第二信使触发肌膜兴奋(不选 E)。

【例 91】【正确答案】E

【答案解析】①无论心肌,还是骨骼肌,都是由肌小节组成的(不选 A)。②收缩机制都可用滑行理论来解释(不选 B)。③在长度-张力关系曲线中,都有最适初长度(不选 C)。④心肌与骨骼肌都含有粗、细两种肌丝(不选 D)。⑤心肌是"全或无"式收缩,而骨骼肌是等级性收缩(E 对),故本题选 E。

第 3 章 血 液

【例 92】【正确答案】E

【答案解析】红细胞比容是指红细胞在血液中所占的容积百分比。①血液包括血浆和血细胞,红细胞比容是指红细胞在血液中所占的容积百分比,而非红细胞与血浆容积的比值(不选 A)。②血细胞包括红细胞、白细胞和血小板,红细胞比容是指红细胞在血液中所占的容积百分比,而非红细胞与白细胞容积之比(不选 B)。③红细胞比容是指红细胞在血液中所占的容积百分比,而非质量百分比(不选 C)。④异常红细胞与正常红细胞的容积百分比与红细胞比容无关(不选 D)。⑤红细胞比容是指红细胞在血液中所占的容积百分比(E 对),故本题选 E。

【例 93】【正确答案】E

【答案解析】血浆渗透压包括血浆晶体渗透压和血浆胶体渗透压。①葡萄糖主要供给能量,不产生渗透压(不选 A)。②血浆晶体渗透压主要由 Na^+ 和 Cl^- 产生(不选 B)。③K^+ 影响血浆晶体渗透压,但不产生胶体渗透压(不选 C)。④血浆胶体渗透压一部分由球蛋白产生,但球蛋白数量明显少于白蛋白(不选 D)。⑤血浆胶体渗透压主要由白蛋白产生(E 对),故本题选 E。

【例 94】【正确答案】B

【答案解析】血浆渗透压包括血浆晶体渗透压和血浆胶体渗透压。①葡萄糖主要供给能量,不产生渗透压(不选 A)。②血浆晶体渗透压主要由 Na^+ 和 Cl^- 产生(B 对),故本题选 B。③K^+ 影响血浆晶体渗透压(不选 C)。④血浆胶体渗透压一部分由球蛋白产生,但球蛋白数量明显少于白蛋白(不选 D)。⑤血

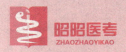

浆胶体渗透压主要由白蛋白产生(不选 E)。

【例95】【正确答案】B

　　【答案解析】①细胞内高钾,细胞外高钠,组织液的 Na^+ 浓度是 145 mmol/L,是细胞内液的 10 倍(不选 A)。②水可以自由通过细胞膜,细胞正常的大小,是由细胞内液和组织液的总渗透压相同维持的,否则细胞将肿胀或瘪陷(B 对),故本题选 B。③晶体渗透压主要由晶体物质(Na^+、Cl^-)产生,胶体渗透压由胶体物质(主要是白蛋白)产生。由于组织液中蛋白质很少,所以组织液的胶体渗透压低于血浆(不选 C)。④组织液的 Cl^- 浓度是 117 mmol/L,是细胞内液的 29 倍(不选 D)。⑤细胞内液的 K^+ 浓度为 139 mmol/L,是组织液的 30 倍(不选 E)。

【例96】【正确答案】C

　　【答案解析】血沉试验中,红细胞第 1 小时末下沉的距离称血沉。①血沉与红细胞叠连有关,而后者又主要取决于血浆变化。②因此血沉与血浆变化有关,而与红细胞本身无关。(昭昭老师速记:红细胞是一个人的话,血浆就是其生活的大环境,近朱者赤,近墨者黑,环境对人的影响很大)③只要血浆正常,血沉就正常(C 对),故本题选 C。

【例97】【正确答案】A

　　【答案解析】血沉试验中,红细胞第 1 小时末下沉的距离称血沉。血沉与红细胞叠连有关,而后者又主要取决于血浆变化。因此血沉与血浆变化有关,而与红细胞本身无关。只要血浆血沉加快,血沉就加快(A 对),故本题选 A。

【例98】【正确答案】B

　　【答案解析】血小板与血小板之间的相互黏着,称为血小板聚集。血小板聚集通常出现两个时相。第一聚集时相发生迅速,也能迅速解聚,为可逆性聚集。第二聚集时相发生缓慢,但不能解聚,为不可逆聚集。①前列环素(PGI_2)与血栓烷 A_2(TXA_2)的作用相反,血管内皮受损,PGI_2 生成减少,将有利于血小板聚集的发生,但非直接促进血小板不可逆聚集的原因(不选 A)。②通常血小板的第一聚集时相由低浓度致聚剂诱导,而第二聚集时相的发生与血小板释放的生理性致聚剂 ADP 和 TXA_2 有关(B 对),故本题选 B。③血管内皮受损,内皮下胶原暴露,可使血小板活化(不选 C、E)。④血小板收缩蛋白收缩与血小板的收缩性有关(不选 D)。

【例99】【正确答案】C

　　【答案解析】多数凝血因子在肝脏合成。①因子Ⅲ(FⅢ)组织因子非维生素 K 的依赖性凝血因子(不选 A、E)。②FⅠ纤维蛋白原也非维生素 K 的依赖性凝血因子(不选 B)。③FⅡ、FⅦ、FⅨ、FⅩ 的合成需要维生素 K 的参与,使肽链上某些谷氨酸残基于 γ 位羧化成为 γ-羧谷氨酸残基,构成与 Ca^{2+} 结合的部位。这些因子与 Ca^{2+} 结合后可发生变构,暴露与磷脂结合的部位而参与凝血。故它们又称为依赖维生素 K 的凝血因子(C 对),故本题选 C。(昭昭老师速记:"儿"子、"妻"子、小"舅"子,都是"十"分麻烦的)④FV前加速素也称易变因子,是最不稳定的凝血因子(不选 D)。

【例100】【正确答案】A

　　【答案解析】目前已知的凝血因子有 14 种,包括罗马数字编号 12 种、前激肽释放酶和高分子激肽原。①FV前加速素也称易变因子,是最不稳定的凝血因子(A 对),故本题选 A。(昭昭老师速记:5=无,容易消失)②因子Ⅶ前转变素,合成需要维生素 K 的参与(不选 B)。③因子Ⅹ以酶原形式存在,须被激活才具有活性(不选 C)。④因子Ⅷ以酶原形式存在,须被激活才具有活性(不选 D)。⑤因子Ⅺ以酶原形式存在,须被激活才具有活性(不选 E)。

【例101】【正确答案】B

　　【答案解析】①肝素可通过促进血管内皮细胞释放组织因子途径抑制物来抑制Ⅹa 的作用,但不是主要作用机制(不选 A)。②肝素是由肥大细胞和嗜碱性粒细胞产生的抗凝物质,具有很强的抗凝作用,它可使抗凝血酶Ⅲ与凝血酶的亲和力增强 100 倍;但在缺乏抗凝血酶Ⅲ的条件下,其抗凝作用很弱,因此肝素主要是通过增强抗凝血酶Ⅲ的活性而发挥间接抗凝作用(B 对),故本题选 B。③枸橼酸钠是 Ca^{2+} 螯合剂,可与 Ca^{2+} 结合而除去血浆中的 Ca^{2+},从而起抗凝作用(不选 C)。④纤溶酶属于丝氨酸蛋白酶,促进

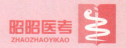

纤维蛋白溶解为可溶性小肽(不选 D)。⑤防止血小板激活,一般降低温度和增加异物表面的光滑度(涂硅胶或石蜡)可延缓凝血过程(不选 E)。

【例 102】【正确答案】C

【答案解析】纤溶酶属于丝氨酸蛋白酶,可促进纤维蛋白溶解为可溶性小肽,通常不再发生凝固,其中部分小肽具有抗凝血作用。①促进凝血酶活性的物质主要是凝血酶调节蛋白(不选 A)。②防止血小板激活一般通过降低温度和增加异物表面的光滑度(涂硅胶或石蜡)来延缓凝血过程(不选 B)。③纤维蛋白的降解产物可溶性小肽具有抗凝血作用(C 对),故本题选 C。④纤维蛋白与凝血酶有高度亲和力,可促进单体聚合(不选 D)。⑤纤溶抑制物(PAI-1 和 α_2-AP)抑制纤维蛋白溶解。

【例 103】【正确答案】C

【答案解析】血型通常是指红细胞膜上特异性凝集原的类型。①凝集原对应抗原而非抗体(不选 A)。②特异凝集素是与凝集原起反应的特异性抗体(不选 B)。③红细胞表面特异凝集原的类型即为血型(C 对),故本题选 C。④特异凝集原而非凝集素(不选 D)。⑤特异凝集原在红细胞而非血浆中(不选 E)。

【例 104】【正确答案】A

【答案解析】目前,已发现的红细胞血型系统有 30 个,如 ABO、Rh、MNSs、Lutheran、kell、lewis、Duff 及 kidd 等。①各种血型系统均可产生溶血性输血反应,即使 ABO 血型系统相符,也需要进行交叉配血,主侧、次侧均无凝集反应才能输血(A 错),故本题选 A。②因为 O 型血的红细胞上没有 A、B 抗原,不会被受血者的血浆凝集,因此过去称"O 型血的人为万能供血者"(B 对)。③AB 型血的人血清中不存在凝集素,因此被称为"万能受血者"(C 对)。④虽然 O 型血的红细胞上没有 A、B 抗原,不会被受血者的血浆凝集,但将 O 型血液输给其他血型的人时,仍应少量而且缓慢(D 对)。⑤Rh 血型系统是红细胞血型中最复杂的一个系统。通常将红细胞上含有 D 抗原者称 Rh 阳性,红细胞上缺乏 D 抗原者称 Rh 阴性。由于 Rh 阴性血的红细胞上没有 D 抗原(凝集原),因此不会被受血者的血浆凝集,故 Rh 阳性的人可以接受 Rh 阴性的血液(E 对)。

第 4 章 血液循环

【例 105】【正确答案】E

【答案解析】①心室舒张期可分为等容舒张期和心室充盈期,后者又分快速充盈期、减慢充盈期和心房收缩期。②射血后,心室肌开始舒张,室内压下降,主动脉内的血液向心室方向反流,推动半月瓣关闭,此时室内压仍高于心房压,房室瓣也处于关闭状态。从半月瓣关闭直至房室瓣开启的这段时间,称等容舒张期。等容舒张期内,室内压急剧下降。当室内压下降到低于心房压时,血液冲开房室瓣进入心室,心室容积迅速增大,称快速充盈期。③由此可见,二尖瓣开放出现在快速充盈期,并非等容舒张期,由于快速充盈期出现在等容舒张期末(E 对),故本题选 E。

【例 106】【正确答案】E

【答案解析】①心室舒张期可分为等容舒张期和心室充盈期,后者又分快速充盈期、减慢充盈期和心房收缩期。②射血后,心室肌开始舒张,室内压下降,主动脉内的血液向心室方向反流,推动半月瓣关闭,此时室内压仍高于心房压,房室瓣也处于关闭状态。从半月瓣关闭直至房室瓣开启的这段时间,称等容舒张期。等容舒张期内,室内压急剧下降。当室内压下降到低于心房压时,血液冲开房室瓣进入心室,心室容积迅速增大,称快速充盈期。③由此可见,心动周期中,从房室瓣关闭到开放的时期约相当于心室舒张期+等容舒张期(E 对),故本题选 E。

【例 107】【正确答案】C

【答案解析】①以左心室为例,典型心动周期的分期为:等容收缩期→快速射血期→减慢射血期→等容舒张期→快速充盈期→减慢充盈期→房缩期。②当左心室收缩时,室内压升高,在等容收缩期压力升高最快,在快速射血期末达最高(C 对),以后减慢射血期开始下降,故本题选 C。

【例 108】【正确答案】B

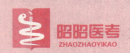
【答案解析】①以左心室为例,典型心动周期的分期为:等容收缩期→快速射血期→减慢射血期→等容舒张期→快速充盈期→减慢充盈期→房缩期。②当心室收缩,血液泵出心室时,心室容积开始缩小,在快速射血期和减慢射血期中,容积减小明显,直至最小,在紧接着的等容舒张期,心室的容积没有变化,此时左心室的容积最小(B对),故本题选 B。③昭昭老师速记如下:

情　景	分　期	昭昭老师速记
左心室压力最高	快速射血期末	快速射血期心室肌强烈收缩→室内压在等容收缩期的基础上继续上升→末期达到峰值
左心室容积最小	减慢射血期末或等容舒张期	减慢射血期末左心室刚刚射完血,左心房还没有给左心室补给血液→左心室容积最小
左心室容积最大	心房收缩期末或等容收缩期	心房收缩期时,在快速充盈期+减慢充盈期的基础上继续为心室补给血液→末期左心室容积最大
左心室内压升高最快	等容收缩期	心室肌强烈收缩,室内压急剧升高→室内压升高加速度达峰值
主动脉压力最低	等容收缩期末	主动脉压力降至最低→主动脉压力<左心室内压
主动脉压力最高	快速射血期末	左心室快速射血→末期主动脉血流量最大→末期主动脉压力最高
主动脉血流量最大	快速射血期	左心室血射得最快→主动脉血流量最大
主动脉升高最快	快速射血期	左心室血射得最快→主动脉血流量最大→主动脉压升高最快

【例 109】【正确答案】A

【答案解析】①以左心室为例,典型心动周期的分期为:等容收缩期→快速射血期→减慢射血期→等容舒张期→快速充盈期→减慢充盈期→房缩期。②在一个心动周期中,主动脉压最低的时刻,是在心室射血之前,即等容收缩期末(A对),故本题选 A。

【例 110】【正确答案】D

【答案解析】心室舒张时,室内压下降,当室内压低于房内压时,血液顺房—室压力差由静脉经心房流入心室,使心室快速充盈。在心室舒张末期,心房收缩,将心房内的血液挤入心室,使心室进一步充盈。①血液依赖地心引力而回流说明静脉血压和静脉回心血量的关系,不要与心动周期中心室血液充盈的机制相混淆(不选 A)。②骨骼肌的挤压作用加速静脉回流也是说明静脉血压和静脉回心血量的关系(不选 B)。③心动周期中,心房的收缩射血仅占 25%血量(不选 C)。④心动周期中,心室回心血量主要靠心室舒张的抽吸作用(占 75%血量)(D对),故本题选 D。⑤胸内负压促进静脉回流是说明静脉血压和静脉回心血量的关系(不选 E)。

【例 111】【正确答案】E

【答案解析】①第一心音的产生主要是由房室瓣关闭、心室内血液和室壁引起(E对),故本题选 E。②昭昭老师关于心音的总结如下:

	第一心音	第二心音	第三心音	第四心音
出现时间	心室收缩期初	心室舒张初	心室快速充盈期末	心室舒张期的晚期
意　义	标志心室收缩期的开始	标志心室舒张期的开始	—	—
产生原理	房室瓣突然关闭引起心室内血液和室壁的振动	主动脉瓣和肺动脉瓣的关闭,使血液冲击大动脉根部	室壁和乳头肌突然伸展及充盈血流突然减速,即心室产生的杂音	与心房收缩有关(心房音)
昭昭老师速记	一房一室	二主肺	三生三"世(室)"	在"房间""死"了

【例 112】【正确答案】D

【答案解析】①第二心音的产生主要是由主动脉瓣和肺动脉瓣关闭引起(D对),故本题选 D。②昭昭老师关于心音的总结如下:

	第一心音	第二心音	第三心音	第四心音
出现时间	心室收缩期初	心室舒张期初	心室快速充盈期末	心室舒张期的晚期
意 义	标志心室收缩的开始	标志心室舒张期的开始	—	—
产生原理	房室瓣突然关闭引起心室内血液和室壁的振动	主动脉瓣和肺动脉瓣的关闭,血液冲击大动脉根部	室壁和乳头肌突然伸展及充盈血流突然减速,即心室产生的杂音	与心房收缩有关(心房音)
昭昭老师速记	一房一室	二主肺	三生三"世(室)"	在"房间""死"了

【例 113】【正确答案】D

　　【答案解析】①每搏输出量是指一次心搏中由一侧心室射出的血液量(不选 A)。②每分输出量是指一侧心室每分钟射出的血液量,它们都没有考虑不同个体对心泵功能的影响(不选 B)。③射血分数＝每搏输出量/心室舒张末期容积×100％,因此射血分数与心室舒张末期容积有关,故心室扩大早期时宜选用的评定指标是射血分数(不选 C)。④心指数＝心输出量/体表面积,它考虑了个体体表面积对心泵功能的影响(D 对),故本题选 D。⑤比较高血压病人和正常人心脏的做功情况,宜选用的评定指标是心脏做功量(不选 E)。

【例 114】【正确答案】C

　　【答案解析】①每搏输出量是指一次心搏中由一侧心室射出的血液量(不选 A)。②每分输出量是指一侧心室每分钟射出的血液量,它们都没有考虑不同个体对心泵功能的影响(不选 B)。③射血分数＝每搏输出量/心室舒张末期容积×100％,因此射血分数与心室舒张末期容积有关,故心室扩大早期时宜选用的评定指标是射血分数(C 对),故本题选 C。④心指数＝心输出量/体表面积,考虑了个体体表面积对心泵功能的影响(不选 D)。⑤比较高血压病人和正常人心脏的做功情况,宜选用的评定指标是心脏做功量(不选 E)。⑥昭昭老师关于几个心功能的评价指标总结如下:

指 标	定 义	计算公式
每搏输出量	一侧心室一次心脏搏动所射出的血液量	搏出量＝舒张末期容积－收缩末期容积
每分输出量	一侧心室每分钟射出的血液量	心输出量＝搏出量×心率
心指数	以单位体表面积计算的心输出量	心指数＝心输出量/体表面积
射血分数	搏出量占心室舒张末期容积的百分比	射血分数＝搏出量/心室舒张末期容积
每搏功(心脏做功量)	指心室一次收缩射血所做的外功	每搏功＝搏出量×射血压＋血流动能
每分功	指心室每分钟收缩射血所做的功	每分功＝每搏功×心率

【例 115】【正确答案】D

　　【答案解析】按 Starling 定律,心脏前负荷增加→心室舒张末期压增高→心室肌初长度增加→心肌收缩力增强→输出量增加。①在一个心动周期中,动脉血压的平均值称为平均动脉压。其计算公式是:平均动脉压＝(收缩压＋2×舒张压)/3(不选 A)。②心率贮备指在一定范围内,心率增快时心输出量增加的能力,表示的是心泵功能的贮备能力,而不是异长调节(不选 B)。③心力贮备是指心输出量随机体代谢需要而增加的能力,表示的是心泵功能的贮备能力,而不是异长调节(不选 C)。④心肌收缩的初长度取决于舒张末期心室容积(心室舒张末期压)的大小(D 对),故本题选 D。⑤在一定范围内,心肌收缩强度与其初长度成正比,而影响心肌收缩初长度的直接因素是舒张末期的心室容积(不选 E)。

【例 116】【正确答案】E

　　【答案解析】按 Starling 定律,心室肌前负荷增加→心室舒张末期压增高→心室肌初长度增加→心肌收缩力增加(E 对)→输出量增加,故本题选 E。

【例 117】【正确答案】C

　　【答案解析】动脉血压升高,即心脏后负荷增加→等容收缩期室内压升高→射血期缩短→搏出量减少→心室剩余血量增多,左室收缩末期容积增加→自身调节机制使搏出量恢复正常(C 对),故本题选 C。

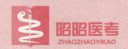
【例 118】【正确答案】E

　　【答案解析】①阻断迷走神经时，对心肌的生理效应表现为正性效应（正性变时、正性变力、正性变传导），即心肌收缩力加强，心输出量增加（不选 A）。②刺激交感神经时，对心肌的生理效应表现为正性效应（正性变时、正性变力、正性变传导），即心肌收缩力加强，心输出量增加（不选 B）。③颈动脉窦内压力降低，通过减压反射使心率加快、动脉血压升高、心输出量增加（不选 C）。④按 Starling 定律，心舒末期容积增加→心室舒张末期压增高→心室肌初长度增加→心肌收缩力增强→心输出量增加（不选 D）。⑤由平卧转为站立，由于身体低垂部分的静脉充盈扩张，使回心血量减少，每搏量减少，心输出量减少（E 对），故本题选 E。

【例 119】【正确答案】B

　　【答案解析】①快反应细胞动作电位 0 期去极化的机制是 Na^+ 内流（不选 A）。②窦房结细胞是慢性反应细胞，动作电位 0 期去极化的机制是 Ca^{2+} 缓慢内流（B 对），故本题选 B。③Cl^- 内流对心肌细胞动作电位影响不大（不选 C）。④快反应细胞动作电位 4 期静息期有 K^+ 内流（不选 D）。⑤心室肌细胞是快反应细胞，动作电位 3 期（快速复极末期）的机制是 K^+ 快速外流（不选 E）。

【例 120】【正确答案】E

　　【答案解析】①快反应细胞动作电位 0 期去极化的机制是 Na^+ 内流（不选 A）。②窦房结细胞是慢性反应细胞，动作电位 0 期去极化的机制是 Ca^{2+} 缓慢内流（不选 B）。③Cl^- 内流对心肌细胞动作电位影响不大（不选 C）。④快反应细胞动作电位 4 期静息期有 K^+ 内流（不选 D）。⑤心室肌细胞是快反应细胞，动作电位 3 期（快速复极末期）的机制是 K^+ 快速外流（E 对），故本题选 E。⑥昭昭老师关于心室肌细胞和窦房结 P 细胞动作电位的形成机制总结如下：

	心室肌细胞	窦房结 P 细胞
0 期（去极化过程）	快钠通道开放，Na^+ 内流	慢钙通道开放，Ca^{2+} 内流
1 期（复极化过程）	主要是一过性 K^+ 外流	无
2 期（平台期）	①缓慢 Ca^{2+} 内流； ②逐渐加强的 K^+ 外流	无
3 期（复极化过程）	逐渐加强的 K^+ 外流	K^+ 外流
4 期（静息期/自动去极化期）	①钠泵（排出 Na^+ 摄入 K^+）； ②Na^+ Ca^{2+} 交换体排出 Ca^{2+}，钙泵排出 Ca^{2+}（少量）	①K^+ 外流逐渐减少； ②Na^+ 内流逐渐增加； ③Ca^{2+} 内流逐渐增加

【例 121】【正确答案】D

　　【答案解析】心室肌细胞动作电位平台期，主要是 Ca^{2+} 内流、K^+ 外流形成（D 对），故本题选 D。

【例 122】【正确答案】C

　　【答案解析】①引起窦房结 P 细胞动作电位 0 期去极化的主要离子是 $I_{Ca}-L$（C 对），故本题选 C。②昭昭老师关于两个通道的总结如下：

	快 I_{Na} 通道	慢 $I_{Ca}-L$ 通道
细　胞	心室肌细胞、浦肯野细胞	窦房结 P 细胞
特　点	快反应细胞	慢反应细胞
主要参与	①心室肌细胞 0 期去极化过程； ②浦肯野细胞 0 期去极化过程	①窦房结 P 细胞 0 期去极化过程； ②心室肌细胞 2 期平台期
阈电位	-70 mV（膜电位去极化到 -70 mV 时激活开放）	-40 mV（膜电位去极化到 -40 mV 时激活开放）
阻断剂	河豚毒（TTX）	Mn^{2+}（锰）、维拉帕米
昭昭老师速记	"快""拿（钠）"住"河豚"	"慢慢""盖（钙）""房"子

【例 123】【正确答案】D

　　【答案解析】①心室肌细胞是一种快反应细胞，去极化主要是由快 Na^+ 通道开放引起。0 期去极化时,在外来刺激作用下,首先引起部分电压门控式 Na^+ 通道开放和少量 Na^+ 内流,造成细胞膜部分去极化(不选 A)。②快 Na^+ 通道的激活开放和失活关闭的速度都很快:在阈电位水平附近,Na^+ 通道激活开放,开放时间约 1 ms;当膜去极化到 0 mV 左右时,Na^+ 通道就开始失活而关闭(不选 B)。③河豚毒是 Na^+ 通道的阻断剂,但心室肌细胞膜的 Na^+ 通道不如神经细胞和骨骼肌细胞膜上的 Na^+ 通道对河豚毒敏感(不选 C)。④当去极化达阈电位约 -70 mV(不是 -40 mV,-40 mV 为慢反应细胞的阈电位)时,膜上 Na^+ 通道的开放概率明显增加,出现再生性 Na^+ 内流,于是 Na^+ 顺其浓度梯度和电位梯度由膜外快速进入膜内,使膜进一步去极化,直至接近 Na^+ 平衡电位(D 错),故本题选 D。⑤快 Na^+ 通道对离子具有选择性,只允许 Na^+ 通过(不选 E)。

【例 124】【正确答案】A

【答案解析】心肌细胞具有兴奋性、自律性、传导性和收缩性四种生理特性。①由于心肌细胞的有效不应期相当长,达 $200\sim300$ ms,在此期间,心肌细胞处于不应期,任何强的刺激均不能引起心肌细胞的兴奋和收缩,这是使心肌不会产生强直收缩的原因(A 对),故本题选 A。②心肌细胞"全或无"式收缩的原因是心肌细胞之间存在缝隙连接,兴奋可以在细胞间迅速传播(不选 B)。③心肌收缩力增强与交感神经兴奋、Ca^{2+} 浓度增高等有关(不选 C)。④心肌自动节律性是自律细胞动作电位 4 期自动去极化的结果。⑤整个心室的所有心肌细胞几乎同时发生收缩(不选 D)。

【例 125】【正确答案】C

【答案解析】兴奋在心内的传导是通过特殊传导系统进行的,传导过程是:窦房结→心房肌→房室交界区→心室肌。兴奋在心脏各部位的传导速度各不相同。①窦房结细胞动作电位去极化速度快,所以它的传导速度最快(不选 A)。②心房优势传导通路为 $1.0\sim1.2$ m/s(不选 B)。③房室交界区的传导速度很慢,其中结区最慢,仅 0.02 m/s,且房室交界是兴奋由心房传至心室的唯一通道,因此兴奋由心房传至心室有一个时间延搁,称为房-室延搁(C 对),故本题选 C。④心室浦肯野纤维的传导速度约为 4 m/s(不选 D)。⑤心室肌的传导速度约为 1 m/s(不选 E)。

【例 126】【正确答案】E

【答案解析】①心室收缩时,主动脉压急剧升高,在收缩中期达最高值,这时的动脉压称收缩压(不选 A)。②心动周期每一瞬间的动脉压平均值为平均动脉压,平均动脉压＝舒张压＋1/3 脉压(不选 B)。③压力感受器在正常水平变化时,传入冲动变化最明显,对血压的纠正作用最强(不选 C)。④心率的变化主要影响舒张压。心率加快时,心室舒张期明显缩短,因此在心舒期从大动脉流向外周的血量减少,存留在主动脉内的血量增多,导致舒张压明显升高。由于舒张期末主动脉内存留的血量增多,致使心缩期主动脉内血量增多,收缩压也相应升高。但由于血压升高使血流速度加快,在心缩期有较多的血流向外周,使收缩压的升高程度较小,故脉压(原称脉搏压)减小(不选 D)。⑤动脉压与年龄、性别、个体差异有关。一般说来,年龄越大,血压越高,至 60 岁收缩压可达 140 mmHg 左右(E 对),故本题选 E。

【例 127】【正确答案】A

【答案解析】①血压的形成,首先是由于心血管系统内有血液充盈,其次是心脏射血。②心室肌收缩时所释放的能量可分为两部分,一部分用于推动血液流动,是血液的动能;另一部分形成对血管壁的侧压,即 BP 血压。③由此可见,动脉收缩压主要反映每搏输出量(A 对),故本题选 A。

【例 128】【正确答案】C

【答案解析】①当血液从主动脉流向外周时,因不断克服血管对血流的阻力而消耗能量,血压也就逐渐降低。在各段血管中,血压降落的幅度以微动脉最显著。②由此可见,动脉舒张压的高低主要反映血管外周阻力的大小(C 对),故本题选 C。

【例 129】【正确答案】B

【答案解析】①每搏输出量是指一次心搏中由一侧心室射出的血液量,它是对收缩压影响最大的因素(不选 A)。②当血液经主动脉流向外周血管时,因要不断克服血管对血流的阻力,动脉血压逐渐降低,在各段血管中,血压降落的幅度以微动脉最显著,故动脉舒张压的高低主要反映外周阻力的大小(B 对),故本题选 B。③主动脉和肺动脉等大动脉的弹性储器作用可使心脏间断的射血变成血管系统中连续的

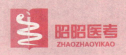

血流,因此大动脉弹性的好坏主要表现为心动周期中血压波动的幅度,即脉压增大(不选 C)。④每搏输出量主要反映心脏的泵血功能(不选 D)。⑤血管充盈程度主要反映循环血量与血管系统容量相适应的程度,若二者不相适应,则动脉血压降低,并不仅仅反映舒张压的高低(不选 E)。

【例 130】【正确答案】E

　　【答案解析】①当心率减慢时,由于心舒期明显延长,在心舒期流向外周的血液就增多,故心舒期末主动脉内存留的血量减少,舒张压降低(不选 A)。②舒张期末主动脉内存留血量的减少使收缩期动脉内的血量减少,收缩压也相应降低(不选 B)。③平均动脉压为心动周期每一瞬间的动脉压平均值,平均动脉压＝舒张压＋1/3 脉压(不选 C)。④心输出量是指左或右心室每分钟泵出的血液量,即心率与每搏输出量的乘积降低(不选 D)。⑤由于血压降低可使血流速度减慢,在心缩期流向外周的血流减少,因此收缩压降低不如舒张压降低明显,故脉压增加(E 对),故本题选 E。

【例 131】【正确答案】D

　　【答案解析】①当心率减慢时,由于心舒期明显延长,在心舒期流向外周的血液就增多,故心舒期末主动脉内存留的血量减少,舒张压降低(不选 A)。②舒张期末主动脉内存留血量的减少使收缩期动脉内的血量减少,收缩压也相应降低(不选 B)。③平均动脉压为心动周期每一瞬间动脉压的平均值,平均动脉压＝舒张压＋1/3 脉压(不选 C)。④但由于血压降低可使血流速度减慢,在心缩期流向外周的血流减少,因此收缩压降低不如舒张压降低明显,故脉压增加(D 对),故本题选 D。⑤心输出量是指左或右心室每分钟泵出的血液量,即心率与每搏输出量的乘积降低(不选 E)。

【例 132】【正确答案】A

　　【答案解析】当每搏输出量增大时,心缩期射入主动脉的血量增多,动脉管壁所受的张力更大,故收缩期动脉血压的升高更明显。由于血压升高,血流速度加快,大动脉内增加的血量大部分可在心舒期流向外周。到舒张期末,大动脉内存留的血量与搏出量增加之前相比,增加并不很多。由此可见,收缩压明显升高,舒张压升高不明显,脉压增大(A 对),故本题选 A。

【例 133】【正确答案】B

　　【答案解析】当心率加快时,由于心舒期明显缩短,因此在心舒期流向外周的血液减少,故心舒期末主动脉内存留的血量增多,舒张压升高。舒张期末主动脉内存留血量的增多使收缩期动脉内的血量增多,收缩压也相应升高。但由于血压升高可使血流速度加快,在心缩期流向外周的血流增多,故收缩压升高不如舒张压升高明显,故脉压减小(B 对),故本题选 B。

【例 134】【正确答案】B

　　【答案解析】①中心静脉压(CVP)是指右心房和胸腔内大静脉的血压,其高低取决于心脏射血能力与静脉回心血量之间的相互关系(A 对)。②当心脏射血能力减弱时,中心静脉压升高(B 错),故本题选 B。③CVP 的正常值为 4～12 cmH$_2$O(C 对)。④临床上 CVP 是反映心脏功能和指导补液的一项指标(D 对)。⑤当输液量过多过快时,中心静脉压升高(E 对)。

【例 135】【正确答案】B

　　【答案解析】阻力血管主要是指小动脉及微动脉(B 对),故本题选 B。

【例 136】【正确答案】E

　　【答案解析】①微动脉属于毛细血管前阻力血管,在调节动脉血压中起主要作用(A 对)。②微动脉管壁富含平滑肌,其舒缩活动可使血管口径发生明显变化,从而改变所在器官的血流量,是调节器官血流量的最主要血管(B 对)。③微动脉是直径最小的动脉分支,富含平滑肌,它的收缩或舒张可使微动脉的口径发生变化(C 对)。④从而改变微动脉对血流的阻力和微动脉所在器官、组织的血流量及其后面的毛细血管内的压力。收缩时,组织液的生成量减少(D 对)。⑤中动脉的主要功能是将血液输送至各器官组织,属分配血管,其管壁扩张性很小。⑥除真毛细血管外,所有血管壁(包括微动脉)都有平滑肌分布,绝大多数都受自主神经(即交感缩血管神经)的调节,此为主要调节途径;微动脉还受局部代谢产物的调节,此为次要调节途径(E 错),故本题选 E。

【例 137】【正确答案】B

【答案解析】①真毛细血管是血液和组织液进行物质交换的场所(不选 A)。②微动脉属于毛细血管前阻力血管,管壁富含平滑肌,其舒缩活动可使血管口径发生明显变化,从而改变所在器官的血流量,是调节器官血流量的最主要血管(B 对),故本题选 B。③静脉属于容量血管,在血管系统中起着血液储存库的作用(不选 C)。④动静脉吻合支是微动脉和微静脉之间的通道,在体温调节中具有重要作用(不选 D)。⑤毛细血管后静脉主要参与组织间液的回吸收(不选 E)。

【例 138】【正确答案】C

【答案解析】血液流经任何血管都有血压降落,幅度以微动脉最显著,故经过微动脉且流程最远者血压差最大。①升主动脉→桡动脉未经过微动脉(不选 A)。②大隐静脉→右心房未经过微动脉(不选 B)。③肺动脉→左心房未经过微动脉(不选 D)。④股动脉→股静脉流经了微动脉,且流程最远,前后血压相差较大(C 对),故本题选 C。⑤毛细血管的动脉端→静脉端虽流经了微动脉,但流程近于股动脉→股静脉(不选 E)。

【例 139】【正确答案】E

【答案解析】①微循环由微动脉、后微动脉、毛细血管前括约肌、真毛细血管、直接通路、动静脉吻合支和微静脉等组成。②微循环关闭或开启主要由后微动脉和毛细血管前括约肌决定。③毛细血管网的开放和关闭是由局部代谢产物积聚的浓度决定的,这些代谢产物包括低氧、CO_2、H^+、腺苷、ATP、K^+ 等(E 对),故本题选 E。

【例 140】【正确答案】D

【答案解析】血液在血管内流动时所遇到的阻力称为血流阻力。血管阻力 $R = 8\eta L/(\pi r^4)$,η 为血液黏度、L 为血管长度、r 为血管半径。①当血管半径加倍时,血管阻力降为原来的 1/16 而非 1/2(不选 A)。②在血管半径加倍时,将至原先阻力的 1/16 而非 1/8(不选 B)。③血流阻力 R 与血管壁的厚度无关(不选 C)。④血液黏度与血流阻力成正比。当血液黏度 η 升高时,血流阻力 R 增大(D 对),故本题选 D。⑤血管长度与血流阻力成正比(不选 E)。

【例 141】【正确答案】B

【答案解析】迷走神经兴奋后对心肌的影响是负性作用,即负性变时、负性变力、负性变传导。迷走神经兴奋释放的 ACh 与细胞膜上的 M 受体结合,激活 $I_K - ACh$ 通道,对 K^+ 通透性增加,细胞内的 K^+ 外流增加,使最大复极电位增大(变得更负),自动去极化到阈电位所需的时间变长,故窦房结的自律性降低,心率减慢(B 对),故本题选 B。

【例 142】【正确答案】A

【答案解析】刺激迷走神经对心脏产生负性作用,即负性变时、负性变力、负性变传导。①窦房结超极化,节律性降低(A 对),故本题选 A。②房室交界区去极化,使节律性升高(不选 B)。③迷走神经兴奋后释放的神经递质 ACh 作用于窦房结细胞的 M 受体,引起 K^+ 通道开放,导致超极化,而不是去极化(不选 C)。④心肌收缩力下降而非增强(不选 D)。⑤细胞内的 K^+ 外流增加,使最大复极电位增大(变得更负),自动去极化到阈电位所需的时间变长,故窦房结的自律性降低,心率减慢(不选 E)。

【例 143】【正确答案】D

【答案解析】①心抑制区位于迷走神经背核和疑核(D 对),故本题选 D。②交感缩血管区位于延髓头端腹外侧部。③交感舒血管区位于延髓尾端腹外侧部。

【例 144】【正确答案】E

【答案解析】①动脉压力感受器并不是直接感受血压的变化,而是感受血管壁的机械牵张程度(不选 A)。②当动脉血压升高时,动脉壁被牵张的程度升高,压力感受器发放的冲动增多,冲动由颈动脉窦神经、主动脉神经传入中枢(不选 B)。③反射性引起血压降低(不选 C)。④压力感受器的传入神经被称为缓冲神经,因为它的作用是纠正偏离正常水平的血压波动(不选 D)。⑤若切断传入神经会导致血压波动范围过大,并非动脉血压明显升高(E 错),故本题选 E。

【例 145】【正确答案】A

【答案解析】缺氧通过颈动脉体和主动脉体化学感受器来调节窦神经、迷走神经→延髓孤束核→呼

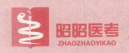

吸加深加快、心率加快、心输出量增加、外周血管阻力加大、血压升高（A 对），故本题选 A。

【例 146】【正确答案】D

【答案解析】去甲肾上腺素主要兴奋 α 受体，但也能兴奋 β_1 受体，α 受体兴奋使外周血管收缩，外周阻力增加，动脉血压升高。血压升高又可通过颈动脉窦和主动脉弓压力感受性反射使血压降低（减压反射），此反射对心脏的抑制作用大于去甲肾上腺素对 β-1 受体的正性效应，因此心率减慢（D 对），故本题选 D。

第 5 章　呼　吸

【例 147】【正确答案】E

【答案解析】①肺通气的生理过程是：呼吸肌收缩和舒张→胸廓扩大和缩小→肺的舒缩→大气与肺泡间周期性压力差通气。②由此可见，肺通气的直接动力是大气与肺泡间周期性的压力差，原动力是呼吸肌的收缩与舒张（E 对），故本题选 E。③气体分压大小是导致肺通气的直接动力（不选 A）。④胸内压变化是导致肺通气的间接动力（不选 C）。⑤肺内压变化、胸本身的舒缩活动不是肺通气的原动力（不选 B、D）。⑥昭昭老师关于肺通气的动力来源总结如下：

分　类	来　源	昭昭老师速记
呼吸的原动力	呼吸运动（呼吸肌规律的收缩）	"原""动"力
呼吸的间接动力	胸内压变化	内奸（间）
呼吸的直接动力	肺内压与大气压差的变化	"直"接"插"入

【例 148】【正确答案】C

【答案解析】①正常情况下，胸膜腔内压总是低于大气压，称胸内负压。膈肌收缩使膈顶下移，增大胸廓的上下径，肋间外肌收缩使肋骨上提，扩大胸廓前后、左右径。②胸廓容积扩大，肺被动扩张，因此吸气时膈肌收缩，胸内压将更负（C 对），故本题选 C。

【例 149】【正确答案】A

【答案解析】①肺表面活性物质可降低肺泡表面张力，而肺泡表面张力是肺弹性阻力的主要组成部分，肺弹性阻力与肺顺应性成反比，因此肺表面活性物质可使肺的顺应性增大（A 错），故本题选 A。②肺表面活性物质分布于肺泡内侧面，能降低肺泡表面张力，有助于肺泡的稳定性（B 对）。③肺表面活性物质可使肺的顺应性变大，减小肺的弹性阻力（C 对）。④肺表面活性物质是由肺泡 Ⅱ 型细胞分泌（D 对）。⑤肺表面活性物质的主要成分为二棕榈酰卵磷脂和表面活性物质结合蛋白（E 对）。

【例 150】【正确答案】C

【答案解析】肺表面活性物质分布于肺泡内侧面，其生理功能为：①降低肺泡表面张力，有助于肺泡的稳定性（A 对）。②增加肺的顺应性，减小肺的弹性阻力（B 对）。③当肺泡变大时，其密度减小，使肺泡表面张力增大，可防止肺泡过度膨胀；当肺泡变小时，其密度增大，使肺泡表面张力减小，可防止肺泡塌陷（C 错），故本题选 C。④防止肺不张，当肺泡表面活性物质缺乏时，肺泡出现明显的萎陷（D 对）。⑤当肺泡表面活性物质缺乏时，可导致肺不张，引起通气不足，导致呼吸性酸中毒，当机体不能代偿时，将间接引起动脉血 pH 降低（E 对）。

【例 151】【正确答案】E

【答案解析】①由于肺的弹性阻力来自肺组织本身的弹性回缩力和肺泡液-气界面的表面张力所产生的回缩力，因此当肺泡表面活性物质减少时，肺泡回缩力增大，肺弹性阻力增大（不选 A）。②肺顺应性与弹性阻力呈反比关系，当肺泡表面活性物质减少时，肺弹性阻力增大将使肺顺应性减小（不选 B）。③肺泡表面活性物质的主要作用是降低肺泡液-气界面的表面张力，使肺泡回缩力减小（不选 C）。④根据 Laplace 定律，$P = 2T/r$，其中 P 为肺泡液-气界面的压强，T 为表面张力系数，r 为肺泡半径。若 T 不变，则肺泡的回缩力与肺泡半径成反比，即小肺泡的内压大于大肺泡内压。正常情况下，由于肺泡表面活性物质的存在，可保持肺泡的稳定性。当肺泡表面活性物质减少时，因小肺泡的内压大于大肺泡的内压，

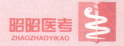

故小肺泡内的气体流入大肺泡,引起小肺泡进一步塌陷,大肺泡进一步膨胀(不选 D)。⑤肺泡变小时,肺泡表面活性物质密度增高,使肺泡表面张力降低,可防止肺泡塌陷。成年人患肺炎、肺血栓时,可因肺泡表面活性物质减少发生肺不张(E 对),故本题选 E。

【例 152】【正确答案】C

【答案解析】①余气量是指最大呼气末,尚存留于肺内不能呼出的气体量(不选 A)。②呼气储备量是指平静呼气末,再尽力呼气所能呼出的气体量(不选 B)。③功能余气量是指平静呼气末,尚存留于肺内的气体量(C 对),故本题选 C。④吸气储备量是指平静吸气末,再尽力吸气所能吸入的气体量(不选 D)。⑤肺总量(TLC)是指肺所能容纳的最大气体量,肺总量＝肺活量＋余气量(不选 E)。

【例 153】【正确答案】E

【答案解析】①肺总量在不同个体视其性别和年龄情况不同而有所差异,女性较男性约小 20%～30%(A 对)。②肺总量在不同个体视体形大小、运动锻炼情况不同而有所差异,体形高大者较体形矮小者大;锻炼有素者较无锻炼者大(B 对)。③肺总量(TLC)是指肺所能容纳的最大气体量(C 对)。④在同一个体,立位时大于卧位(D 对)。⑤肺总量＝肺活量＋余气量,而不是肺活量＋功能余气量(E 错),故本题选 E。

【例 154】【正确答案】D

【答案解析】①死区通气＝无效腔气量×呼吸频率。无效腔气量＝150 mL。若无效腔气量和呼吸频率不变,则死区通气不变(不选 A)。②功能余气量是指平静呼气末,尚存留在肺内的气体量,等于余气量与补呼气量之和,正常成人约 2 500 mL,潮气量增加时不变(不选 B)。③补吸气量是指平静吸气末,再尽力吸气所能吸入的气体量,潮气量增加时不变(不选 C)。④肺泡通气量＝(潮气量-无效腔气量)×呼吸频率。无效腔气量＝150 mL。若无效腔气量、呼吸频率不变,当潮气量增加时,显然肺泡通气量将增加(D 对),故本题选 D。⑤肺泡 CO_2 张力与潮气量无直接关系(不选 E)。⑥昭昭老师关于潮气量和呼吸频率的变化对呼吸的影响总结如下:

类 型	举 例	指标变化	对机体影响
浅快呼吸	潮气量减半,呼吸频率加倍	肺通气量不变,肺泡通气量减少	浅快呼吸对肺换气不利
深慢呼吸	潮气量加倍,呼吸频率减半	肺通气量不变,肺泡通气量增加	深慢呼吸增加肺泡通气量,但增加呼吸功

【例 155】【正确答案】A

【答案解析】①每分通气量＝潮气量×呼吸频率;肺泡通气量＝(潮气量-无效腔气量)×呼吸频率＝每分通气量-无效腔气量×呼吸频率。②由此可见,每分通气量-肺泡通气量＝无效腔气量×呼吸频率(A 对),故本题选 A。

【例 156】【正确答案】B

【答案解析】①肺泡通气量＝(潮气量-无效腔气量)×呼吸频率。②无效腔气量＝150 mL,潮气量为 500 mL,呼吸频率为 12 次/分,则肺泡通气量＝(500－150)×12＝4 200 mL(B 对),故本题选 B。

【例 157】【正确答案】E

【答案解析】①肺活量是指尽力吸气后,从肺内所能呼出的最大气体量(不选 A)。②用力肺活量是指一次最大吸气后,尽力尽快呼气所能呼出的最大气体量。由于测定肺活量时不限制呼气时间,因此难以反应气道阻塞情况和肺组织的弹性状况。故用力肺活量能更好地反映肺通气功能。临床上,常用的指标时间肺活量(FEV_1)是指第 1 秒内的用力肺活量(不选 B)。③每分通气量＝潮气量×呼吸频率(不选 C)。④肺总量(TLC)是指肺所能容纳的最大气体量(不选 D)。⑤由于解剖无效腔和肺泡无效腔的存在,呼吸时每次吸入的新鲜空气不能都到达肺泡与血液进行气体交换,因此,只有肺泡通气量才能真正反映其有效通气量。肺泡通气量是指每分钟吸入肺泡的新鲜空气量。肺泡通气量＝(潮气量-无效腔气量)×呼吸频率(E 对),故本题选 E。

【例 158】【正确答案】B

【答案解析】①肺活量是指尽力吸气后,从肺内所能呼出的最大气体量(不选 A)。②用力肺活量是指一次最大吸气后,尽力尽快呼气所能呼出的最大气体量。由于测定肺活量时不限制呼气时间,因此难

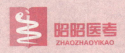

以反应气道阻塞情况和肺组织的弹性状况。故用力肺活量能更好地反映肺通气功能。临床上，常用的指标时间肺活量（FEV₁）是指第1秒内的用力肺活量（B对），故本题选B。③每分通气量＝潮气量×呼吸频率（不选C）。④肺总量（TLC）是指肺所能容纳的最大气体量（不选D）。⑤由于解剖无效腔和肺泡无效腔的存在，呼吸时每次吸入的新鲜空气不能都到达肺泡与血液进行气体交换，因此，只有肺泡通气量才能真正反映其有效通气量。肺泡通气量是指每分钟吸入肺泡的新鲜空气量，肺泡通气量＝（潮气量-无效腔气量）×呼吸频率（不选E）。

【例159】【正确答案】D

【答案解析】①由于无效腔的存在，每次吸入的新鲜空气都有一部分留在无效腔内，无法到达肺泡与血液进行气体交换，呼气时，这部分气体首先被呼出。②为了计算真正的有效气体量，肺内更新的气体量必须减去这部分无效腔量，称肺泡通气量，它是真正有效的气体交换量（D对），故本题选D。

【例160】【正确答案】C

【答案解析】气体在肺内的交换，即肺泡气通过呼吸膜与血液之间的气体交换过程称肺换气（C对），故本题选C。

【例161】【正确答案】D

【答案解析】①肺通气量＝潮气量×呼吸频率，肺泡通气量＝（潮气量-无效腔气量）×呼吸频率。无效腔气量＝150 mL。②若潮气量减少一半，而呼吸频率加快一倍，则每分肺通气量不变，肺泡通气量减少（D对），故本题选D。

【例162】【正确答案】D

【答案解析】①CO₂分压由高到低的顺序通常是：组织细胞＞静脉血＞肺泡气＞呼出气。②组织细胞代射产生CO₂，因此CO₂分压最高（D对），故本题选D。③血液经组织细胞→静脉→毛细血管→肺泡→外界，随着气体交换，CO₂分压会越来越低。

气体浓度梯度变化	PCO₂分压：组织细胞＞静脉血＞肺泡气＞呼出气
	PO₂分压：肺泡气＞动脉血＞毛细血管＞静脉血＞组织液＞组织细胞

【例163】【正确答案】E

【答案解析】①通气/血流（V_A/Q）比值是影响肺换气的重要因素，是指每分钟肺泡通气量与每分钟肺血流量的比值（不选A）。②生理情况下，由于肺泡通气量和肺毛细血管血流量分布不均，因此肺内各部位的 V_A/Q 比值也不相同，平均为0.84（不选B）。③直立时，肺尖部为3.3，肺底部为0.63，肺尖部的比值增大（不选C）。④V_A/Q 增大说明 V 增大（肺通气过度），或 Q 降低（肺血流量减少），部分肺泡无法进行气体交换，相当于肺泡无效腔增大（不选D）。⑤V_A/Q 减小说明 V 减小（肺通气不足），或 Q 增大（肺血流量过剩），部分静脉血流经通气不良的肺泡，混合静脉血中的气体未进行充分气体交换，就直接流回了心脏，相当于发生了动-静脉短路。因此，V_A/Q 比值无论增大还是减小都降低肺换气效率，不利于肺换气（E对），故本题选E。

【例164】【正确答案】C

【答案解析】CO₂在血液中的运输形式包括物理溶解和化学结合，其中物理溶解仅占5%，化学结合占95%，化学结合又包括占88%的 HCO_3^- 和占7%的氨基甲酰血红蛋白，故CO₂在血液中运输的主要形式是化学结合中的 HCO_3^-（C对），故本题选C。

【例165】【正确答案】A

【答案解析】氧解离曲线是表示血液 PO_2 与 Hb 氧饱和度关系的曲线，受多种因素的影响。能使氧解离曲线右移（可增加氧的利用）的因素包括 PCO_2↑、2,3 DPG（2,3-二磷酸甘油酸）↑、体温↓、pH↑；能使氧解离曲线左移（可减少氧的利用）的因素包括 PCO_2↓、2,3-DPG↓、体温↓、pH↑。①糖酵解加强，2,3-DPG（2,3-二磷酸甘油酸）升高，解离曲线发生右移（A对），故本题选A。②体温下降使氧解离曲线发生左移（不选B）。③pH升高使氧解离曲线发生左移（不选C）。④CO₂分压下降使氧解离曲线发生左移（不选D）。⑤CO中毒时，CO与血红蛋白结合抑制 O_2 的结合，使氧解离曲线发生左移（不选E）。

【例166】【正确答案】C

【答案解析】氧解离曲线是表示血液 PO_2 与 Hb 氧饱和度关系的曲线,受多种因素的影响。能使氧解离曲线右移(可增加氧的利用)的因素包括 $PCO_2\uparrow$、2,3 DPG(2,3-二磷酸甘油酸)↑、体温↓、pH↑;能使氧解离曲线左移(可减少氧的利用)的因素包括 $PCO_2\downarrow$、2,3-DPG↓、体温↓、pH↑。①由于肺通气阻力增加的病因就是慢阻肺(COPD),COPD 患者易导致呼吸性酸中毒,pH 降低,氧解离曲线右移。而肺通气阻力减小刚好相反,使氧解离曲线发生左移(不选 A);②当 2,3-二磷酸甘油酸(2,3-DPG)增加时,血红蛋白对氧的亲和力降低,氧解离曲线右移(C 对),故本题选 C;③体温↓使氧解离曲线发生左移(不选 D);④CO_2 分压↓使氧解离曲线发生左移(不选 E)。

【例 167】【正确答案】A

【答案解析】调节呼吸的感受器分为外周化学感受器和中枢化学感受器,前者包括颈动脉体(主要调节呼吸)和主动脉体(主要调节循环)。①外周感受器(主要是颈动脉体)可以感受 PaO_2、$PaCO_2$ 和[H^+]的变化(A 对),故本题选 A。②主动脉体位于延髓腹外侧浅表部位的头尾端,主要调节循环(不选 B)。③中枢感受器只能感受脑脊液中[H^+]的变化,不能直接感受 PaO_2 和 $PaCO_2$ 的变化,外周血中的 CO_2 只能透过血脑屏障在脑脊液中转变为 H^+,才能被中枢感受器间接感受(不选 C)。④低氧对中枢的直接作用是抑制性的(不选 D)。⑤低氧对延髓呼吸中枢的直接作用是抑制性的(不选 E)。

【例 168】【正确答案】A

【答案解析】调节呼吸的感受器分为外周化学感受器和中枢化学感受器,前者包括颈动脉体(主要调节呼吸)和主动脉体(主要调节循环)。①外周感受器(主要是颈动脉体)可以感受 PaO_2、$PaCO_2$ 和[H^+]的变化,虽然中枢化学感受器对 H^+ 的敏感性较外周化学感受器高 25 倍,但 H^+ 通过血脑屏障的速度较慢,限制了它对中枢化学感受器的作用。因此动脉血[H^+]增加,主要通过外周感受器调节呼吸(A 对),故本题选 A。②主动脉体位于延髓腹外侧浅表部位的头尾端,主要调节循环(不选 B)。③中枢感受器只能感受脑脊液中[H^+]的变化,不能直接感受 PaO_2 和 $PaCO_2$ 的变化,外周血中的 CO_2 只能透过血脑屏障在脑脊液中转变为 H^+,才能被中枢感受器间接感受。④低氧对中枢的直接作用是抑制性的(不选 D)。⑤低氧对延髓呼吸中枢的直接作用是抑制性的(不选 E)。

【例 169】【正确答案】C

【答案解析】CO_2 是调节呼吸最重要的生理性化学因素。CO_2 既可通过刺激中枢感受器,又可通过外周感受器再兴奋呼吸中枢,使呼吸加深加快,其中以中枢化学感受器起主要作用。因此,一定水平的 $PaCO_2$ 对维持呼吸和呼吸中枢的兴奋性是必要的。CO_2 浓度对呼吸调节的影响为:当 CO_2 浓度为 3% 时,肺通气量超过正常的 1 倍以上;当 CO_2 浓度为 4% 时,呼吸加深加快;当 CO_2 浓度为 7% 时,通过增大肺通气量来保持 $PaCO_2$ 不致上升过高;当 CO_2 浓度>15% 时,意识丧失。①21%O_2 和 79%N_2 并非主要影响因素(不选 A)。②17%O_2 和 83%N_2 同样并非主要影响因素(不选 B)。③2%CO_2 和 98%O_2 肺通气量增加最明显(C 对),故本题选 C。④20%CO_2 和 80%O_2 可导致呼吸抑制,意识丧失(不选 D)。⑤30%CO_2 和 70%O_2 可导致呼吸抑制,意识丧失(不选 E)。

第 6 章　消化和吸收

【例 170】【正确答案】A

【答案解析】①许多消化道平滑肌细胞的静息电位不稳定,可周期性地去极化和复极化,称慢波,也称基本电节律(A 对),故本题选 A。②当慢波去极化达阈电位水平时,便在慢波基础上产生每秒 1~10 次的动作电位,较大频率的动作电位引起较强的平滑肌收缩(不选 B)。③慢波的产生虽受神经、体液及机械牵张等因素的影响,但这些因素并不是控制消化道平滑肌收缩节律的基础。壁内神经丛活动不是控制消化道平滑肌收缩节律的基础(不选 C)。④迷走神经兴奋不是控制消化道平滑肌收缩节律的基础(不选 D)。⑤交感神经兴奋不是控制消化道平滑肌收缩节律的基础(不选 E)。

【例 171】【正确答案】D

【答案解析】①许多消化道平滑肌细胞的静息电位不稳定,可周期性地去极化和复极化(A 对)。

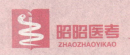
②基本电节律又称慢波电位（B对）。③其产生依赖于 Cajal 细胞而不依赖于神经的存在（C对）。（昭昭老师提示：Cajal 间质细胞相当于心脏传导系统的窦房结内细胞）④慢波的产生受神经、体液及机械牵张等因素的影响，但这些因素并不是控制消化道平滑肌收缩节律的基础（D错），故本题选 D。⑤慢波电位波幅在 10～15 mV 之间（E对）。

【例 172】【正确答案】B
【答案解析】分泌胃泌素的主要部位是胃窦部的 G 细胞（B对），故本题选 B。

【例 173】【正确答案】C
【答案解析】吸收铁的主要部位是小肠上部（C对），故本题选 C。

【例 174】【正确答案】D
【答案解析】促胃液素是由胃和十二指肠 G 细胞分泌的，主要生理作用是：①促进胃酸和胃蛋白酶原分泌（A对）。②使胃窦和幽门括约肌收缩，延缓胃排空，促进胃肠运动（B对）。③通过促进胃酸分泌，而使缩胆囊素分泌增加，后者可通过血液循环作用于胰腺的腺泡细胞，分泌富含胰酶的胰液（C对）。④唾液分泌的调节完全是神经反射性的，包括条件反射和非条件反射。体液性因素（如促胃液素等）不参与唾液分泌的调节（D错），故本题选 D。⑤缩胆囊素也可作用于胆囊，引起胆囊强烈收缩，促进胆汁排放（E对）。

【例 175】【正确答案】A
【答案解析】胃泌素的主要作用是促进胃酸分泌（A对），故本题选 A。

【例 176】【正确答案】C
【答案解析】胆囊收缩素的主要作用是促进胰液中胰酶分泌（C对），故本题选 C。

【例 177】【正确答案】C
【答案解析】促胰液素由小肠黏膜 S 型细胞分泌。①促胰液素促进肝胆汁分泌（不选 A）。②促胰液素促进胰液分泌（B对）。③促胰液素可抑制胃的运动，延缓胃的排空（C错），故本题选 C。④促胰液素促进胰腺分泌（不选 D）。⑤促胰液素促进小肠液的分泌（不选 E）。

【例 178】【正确答案】A
【答案解析】①唾液的分泌调节完全是神经反射性调节（包括条件反射和非条件反射），无体液调节的参与。支配唾液分泌的传出神经为副交感神经（迷走神经）和交感神经，但以前者为主，因此唾液的分泌最依赖迷走神经（A对），故本题选 A。②虽然盐酸（胃酸）的分泌也受迷走神经的调节，但它们还受体液因素的调节（不选 B）。③虽然胃蛋白酶（原）的分泌也受迷走神经的调节，但它们还受体液因素的调节（不选 C）。④虽然胰液的分泌也受迷走神经的调节，但它们还受体液因素的调节（不选 D）。⑤虽然胆汁的分泌也受迷走神经的调节，但它们还受体液因素的调节（不选 E）。

【例 179】【正确答案】A
【答案解析】①在食管和胃之间，不存在解剖学上的括约肌（A错），故本题选 A。②但存在一高压区，宽为 1～3 cm，其内压比胃内高 5～10 mmHg，起到类似生理性括约肌的作用，可阻止胃内容物逆流入食管（不选 B）。③当吞咽的食物达到食管下端时，该括约肌可反射性舒张，使食物进入胃内（不选 C）。④当食物进入胃内后引起促胃液素（胃泌素）的释放增加，可使该括约肌收缩（不选 D），以防胃内食物反流回食管（不选 E）。

【例 180】【正确答案】A
【答案解析】①壁细胞分泌胃酸和内因子（A对），故本题选 A。②主细胞分泌胃蛋白酶原（不选 B）。③颗粒细胞不分泌胃酸（不选 C）。④黏液细胞分泌黏液（不选 D）。⑤Cajal 细胞是位于胃肠平滑肌纵行肌和环行肌之间的间质细胞，可产生慢波电位，是胃肠道平滑肌基本电节律的起源部位（不选 E）。

【例 181】【正确答案】D
【答案解析】①贲门腺细胞参与粘液的分泌（不选 A）。②黏液细胞分泌黏液（不选 B）。③主细胞分泌胃蛋白酶原（不选 C）。④壁细胞分泌胃酸和内因子，内因子可促进 VitB12 的吸收（D对），故本题选 D。⑤G 细胞分泌促胃液素（不选 E）。

【例 182】【正确答案】B

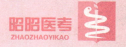

【答案解析】①壁细胞分泌盐酸和内因子(不选 A)。②主细胞分泌胃蛋白酶原,并不是胃蛋白酶。胃蛋白酶原无活性,在胃酸的作用下可激活为有活性的胃蛋白酶(B 错),故本题选 B。③黏液的主要成分是糖蛋白(不选 C)。④黏液是胃黏膜表面的上皮细胞、黏液颈细胞、贲门腺、幽门腺共同分泌的(不选 D)。⑤壁细胞分泌盐酸和内因子(不选 E)。

【例 183】【正确答案】B

【答案解析】胃液分泌分为头期、胃期和肠期胃液分泌。①头期胃液分泌:条件和非条件刺激经传入神经至反射中枢,引起迷走神经兴奋。迷走神经兴奋释放的 ACh 可直接作用于壁细胞引起胃酸分泌;也可刺激胃窦部 G 细胞释放促胃液素间接引起胃酸分泌,此为神经-体液调节,并非纯神经调节(不选 A)。②胃期胃液分泌:扩张刺激胃底、胃体部的感受器,通过迷走-迷走神经长反射和壁内神经丛的短反射,并通过胃液素引起胃酸分泌;扩张刺激作用于 G 细胞引起促胃液素释放;食物的化学成分直接作用于 G 细胞,引起胃泌素释放,此期的胃液分泌量占 60%,可见此期调节包括了神经长、短反射和体液调节(B 对),故本题选 B。③支配壁细胞的迷走神经节后纤维释放的递质是 ACh,其作用可被阿托品阻断;而支配 G 细胞的迷走神经节后纤维释放的递质是促胃液素释放肽,其作用不能被阿托品阻断。头期胃液分泌占整个消化期分泌量的 30%(不选 C)。④肠期胃液分泌:食物进入小肠后,刺激小肠黏膜分泌肠泌酸素,后者促进胃液分泌。本期胃液分泌量占整个消化期的 10%(不选 D)。⑤在进食过程中,胃液分泌的三个时相是部分重叠的,不是顺序发生的(不选 E)。

【例 184】【正确答案】A

【答案解析】①生长抑素可抑制壁细胞的腺苷酸环化酶,降低胞质内的 cAMP 水平,从而抑制胃酸分泌。此外生长抑素还可通过抑制 G 细胞分泌胃泌素、肠嗜铬样细胞分泌组胺,间接抑制壁细胞分泌胃酸(A 对),故本题选 A。②十二指肠内的高张溶液可激活小肠内的渗透压感受器,通过肠-胃反射抑制胃液分泌。反之,低张溶液可促进胃液分泌(不选 B)。③当胃内酸分泌过多,使胃窦部 pH<1.2～1.5 或十二指肠内 pH<2.5 时,通过负反馈调节抑制胃酸分泌。反之,高 pH 可促进胃液分泌(不选 C)。④氨基酸通过刺激促胃液素的分泌使胃分泌增加(不选 D)。⑤迷走神经兴奋时,释放乙酰胆碱(ACh),导致胃酸分泌增加,因此临床上可以行迷走神经切断来降低胃酸,治疗消化性溃疡(不选 E)。

【例 185】【正确答案】C

【答案解析】胃容受性舒张是指由进食动作和食物对咽、食管等处感受器的刺激,反射性引起胃底和胃体肌肉的舒张,因此胃容受性舒张是通过咽部和食管实现的(C 对),故本题选 C。

【例 186】【正确答案】C

【答案解析】胃容受性舒张是指由进食动作和食物对咽、食管等处感受器的刺激,反射性引起胃底和胃体肌肉的舒张,因此胃容受性舒张是通过咽部和食管实现的(C 对),故本题选 C。

【例 187】【正确答案】A

【答案解析】胃排空是指食糜由胃排入十二指肠的过程,增强胃运动的因素都能促进胃的排空;反之,则延缓胃排空。①促胃液素(胃泌素)可增强胃体和胃窦的收缩,促进胃排空(A 对),故本题选 A。②进入小肠的食糜,可刺激十二指肠壁上的化学、渗透压和机械感受器,通过肠-胃反射抑制胃的运动,使胃排空减慢(不选 B)。③酸性食糜和脂肪进入小肠后,可刺激小肠黏膜释放促胰液素等,抑制胃的运动,从而延缓胃排空(不选 C)。④酸性食糜和脂肪进入小肠后,可刺激小肠黏膜释放抑胃肽等,抑制胃的运动,从而延缓胃排空(不选 D)。⑤酸性食糜和脂肪进入小肠后,可刺激小肠黏膜释放促缩胆囊素(胆囊收缩素)等,抑制胃的运动,从而延缓胃排空(不选 E)。

【例 188】【正确答案】D

【答案解析】①能使胃蛋白酶原转变为胃蛋白酶的重要物质为胃酸(不选 A)。②胰蛋白酶本身通过正反馈调节能使胰蛋白酶原转变为胰蛋白酶,但不是最重要的物质(不选 B)。③糜蛋白酶不参与胰蛋白酶原转变为胰蛋白酶(不选 C)。④能使胰蛋白酶原转变为胰蛋白酶最重要的物质是肠激酶(也称"肠致活酶")(D 对),故本题选 D。⑤除肠激酶外,组织液也能使胰蛋白酶原转变为胰蛋白酶(不选 E)。

【例 189】【正确答案】E

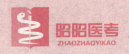

【答案解析】①正常成人胰液的 pH 为 7.8～8.4(不选 A)。②胰腺的腺泡细胞主要分泌胰酶,导管细胞主要分泌 HCO_3^- 和水分,因此胰液的碳酸氢钠含量较高(不选 B)。③正常成人胰液的分泌量为 1 000～2 000 mL/d(不选 C)。④胰酶包括淀粉酶、脂肪酶、胰蛋白酶、糜蛋白酶、胆固醇酯酶、磷脂酶 A_2、羧基肽酶、核糖核酸酶、脱氧核糖核酸酶等(不选 D)。⑤胰液分泌主要通过体液调节(促胰液素、胆囊收缩素等)进行,神经调节不起主要作用(E 错),故本题选 E。

【例 190】【正确答案】E

【答案解析】①血管活性肠肽不是促进胰液分泌的激素(不选 A)。②去甲肾上腺素也不是促进胰液分泌的激素(不选 B)。③胆囊收缩素主要促进胰腺腺泡细胞分泌消化酶(不选 C)。④促胃液素虽可间接促进胰液的分泌,但不是主要作用(不选 D)。⑤促胰液素主要作用于胰腺小导管上皮细胞,使其分泌大量的水和 HCO_3^-,而胰酶的含量不高(E 对),故本题选 E。

【例 191】【正确答案】C

【答案解析】①血管活性肠肽不是促进胰液分泌的激素(不选 A)。②去甲肾上腺素也不是促进胰液分泌的激素(不选 B)。③胆囊收缩素主要促进胰腺腺泡细胞分泌消化酶(C 对),故本题选 C。④促胃液素虽可间接促进胰液的分泌,但不是主要作用(不选 D)。⑤促胰液素主要作用于胰腺小导管上皮细胞,使其分泌大量的水和 HCO_3^-,而胰酶的含量不高(不选 E)。

【例 192】【正确答案】B

【答案解析】①胰液中水的含量很大,占无机物的 97.3%(不选 A)。②缩胆囊素(CCK)作用于胰腺腺泡细胞,使之分泌含胰酶丰富,但含水分和 HCO_3^- 少的胰液,因为水分和 HCO_3^- 是胰腺导管细胞分泌的(B 对),故本题选 B。③促胰液素可刺激胰腺分泌富含水分和 HCO_3^-,但含胰酶少的分泌物(不选 C)。④但水分多,HCO_3^- 和酶含量少(不选 D),以及水分、HCO_3^- 和酶含量都多则无此特点(不选 E)。

【例 193】【正确答案】B

【答案解析】迷走神经兴奋时,其神经纤维末梢释放的神经递质乙酰胆碱作用于胰腺的腺泡细胞,分泌物富含胰酶,但乙酰胆碱对胰腺导管细胞的作用较弱,而水分和碳酸氢盐主要由胰腺导管细胞分泌(B 对),故本题选 B。

【例 194】【正确答案】E

【答案解析】胆汁的生理作用:①胆汁中的胆盐、胆固醇和卵磷脂可乳化脂肪,加速脂肪分解(A 对)。②胆盐在小肠内吸收后还是促进自身分泌的一个因素。胆盐可促进脂肪的吸收(B 对)③胆汁可促进脂肪和脂溶性维生素 A、D、E、K 的吸收(C 对)。④肝胆汁呈弱碱性(pH 7.4),在十二指肠中可中和一部分胃酸(D 对)。⑤胆囊胆汁呈弱酸性(pH 6.8),不能中和胃酸(E 错),故本题选 E。

【例 195】【正确答案】B

【答案解析】①分节运动是小肠特有的运动形式(不选 A)。②集团蠕动是大肠的一种进行很快且前进很远的蠕动,为结肠的特有运动形式,不出现于小肠(B 对),故本题选 B。③紧张性收缩是胃肠道平滑肌的一般生理特性,因此结肠和小肠均可出现紧张性收缩(不选 C)。④0.5～2.0 cm/s 的蠕动,既可出现于小肠,也可出现于大肠(不选 D)。⑤蠕动冲是小肠特有的运动形式(不选 E)。

【例 196】【正确答案】D

【答案解析】①食物中的钙仅一小部分被吸收,大部分随粪便排出。②影响钙吸收的主要因素有 VitD 和机体对钙的需求状况。活性 VitD 的形式为 $1,25-(OH)_2VitD_3$,其可通过诱导小肠上皮细胞钙结合蛋白和 $Ca^{2+}-H^+-ATP$ 酶的合成而促进钙的吸收(D 对),故本题选 D。

第 7 章 能量代谢和体温

【例 197】【正确答案】D

【答案解析】①心肌泵血所产生的势能(动脉血压)与动能(血液流速),均于血液在血管流动的过程中,因克服血流内、外摩擦所产生的阻力而转化为热能(不选 A)。②细胞通过转运各种物质合成蛋白质

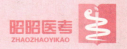

最后会转变为热能(不选 B)。③兴奋在神经纤维上的传导最后会转变为热能(不选 C)。④肌肉收缩对外界物体做功时,有一部分能量转移到了体外,如人提起重物时,肌肉做功的一部分转变为了重物的势能,这部分能量不转化为体热(D 对),故本题选 D。⑤内、外分泌腺体的分泌活动等最后都会转变为热能(不选 E)。

【例 198】【正确答案】B

【答案解析】①1 g 某种食物在体内氧化,所释放的热量称该种食物的热价(不选 A)。②食物的氧热价是指某种食物氧化时消耗 1 L 氧所产生的热量(B 对),故本题选 B。③氧化 1 g 食物消耗 1 L 氧时所释放的能量不是氧热价(不选 C)。④1 g 食物在体内代谢过程中所释放的能量不是氧热价(不选 D)。⑤1 g 某种食物在体外燃烧时所释放的热量称该种食物的物理热价(不选 E)。⑥昭昭老师关于几个常见的概念总结如下:

概　念	解　析
食物的热价	1 g 某种食物氧化时所释放的能量,称为这种食物的热价
食物的氧热价	某种食物氧化时消耗 1 L O_2 所产生的能量,称为这种食物的氧热价
呼吸商(RQ)	指一定时间内机体呼出的 CO_2 量与吸入的 O_2 量的比值

【例 199】【正确答案】E

【答案解析】呼吸商是指一定时间内机体呼出的 CO_2 量与吸入 O_2 量的比值。①在一定时间内机体摄入 O_2 与呼出 CO_2 的比值,数值颠倒(不选 A)。②呼出气与吸入气的比值,非气量的比值(不选 B)。③一次呼吸中,机体呼出 CO_2 的量与吸入 O_2 量的比值,产量与含量有所区别(不选 C)。④呼出气与肺容量的比值不是呼吸商(不选 D)。⑤呼吸商是指一定时间内机体 CO_2 产生量与耗 O_2 量的比值(E 对),故本题选 E。

【例 200】【正确答案】C

【答案解析】呼吸商是指一定时间内机体呼出的 CO_2 的量与吸入 O_2 量的比值。①耗氧量只是比值的一部分(不选 A)。②产热量与耗氧量相一致(不选 B)。③相同的物质氧化时,呼吸商是恒定的。所以呼吸商数值不同时,氧化的营养物质不同(C 对),故本题选 C。④代谢水平与呼吸商无直接相关性(不选 D)。⑤以上都不对(不选 E)。

【例 201】【正确答案】C

【答案解析】影响能量代谢的因素包括肌肉活动、精神活动、食物特殊动力效应、环境温度等,其中肌肉活动为最主要的影响因素。①寒冷属于环境温度,影响能量代谢,但不是最主要的影响因素(不选 A)。②高温属于环境温度,影响能量代谢,但不是最主要的影响因素(不选 B)。③肌肉活动为影响能量代谢最主要的影响因素(C 对),故本题选 C。④精神活动影响能量代谢,但不是最主要的影响因素(不选 D)。⑤进食可通过食物特殊动力效应影响能量代谢,但不是最主要的影响因素(不选 E)。

【例 202】【正确答案】D

【答案解析】基础代谢率是指在基础状态下单位时间内的能量代谢。所谓基础状态是指人体处于清醒而又非常安静,不受肌肉活动、精神紧张、食物及环境温度等因素影响时的状态。因此,测定基础代谢率需要在清醒、静卧、未做肌肉活动、无精神紧张、食后 12～14 小时、室温保持在 20～25 ℃的条件下进行。①基础代谢率具有性别差异,男子的基础代谢率平均比女子的高(A 对)。②基础代谢率具有年龄差异,幼儿的基础代谢率比成人的高(B 对)。③基础代谢率具有年龄差异,老年人的基础代谢率低(C 对)。④基础代谢率与体表面积,而非体重有比例关系(D 错),故本题选 D。⑤基础代谢率同体表面积之间具有比例关系(E 对)。

【例 203】【正确答案】B

【答案解析】①基础代谢率(BMR)的高低受多种因素的影响:使 BMR 升高的常见因素有甲亢、糖尿病、体温增高、肾上腺皮质功能亢进、白血病、红细胞增多症等;使 BMR 降低的常见因素有甲低、肾上腺皮质功能低下、垂体性肥胖症、肾病综合征等。②肢端肥大症是成年以后生长激素分泌过多导致的(不选 A)。③甲状腺激素是调节产热活动最重要的体液因素,可显著提高机体绝大多数组织(如心、肝、骨骼肌等)的耗氧量和产热量。1 mg T_4 可使机体增加产热量约 4 200 kJ,使 BMR 提高 28%。甲亢患者产热量

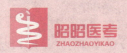

明显增加，基础代谢率可升高 60%～80%，升高最为显著（B 对），故本题选 B。④糖尿病虽也引起基础代谢率升高，但幅度远不及甲状腺功能亢进，并非最佳答案（不选 C）。⑤呆小症是由于甲状腺激素合成不足或甲状腺功能低下所致，因此其基础代谢率降低（不选 D）。⑥肾上腺皮质功能亢进虽也引起基础代谢率升高，但幅度远不及甲状腺功能亢进，也非最佳答案（不选 E）。⑦昭昭老师关于临床疾病导致 BMR 升高和降低的情况总结如下：

	BMR 升高	BMR 降低
疾病	①甲状腺功能亢进症；②糖尿病、红细胞增多症；③白血病、伴有呼吸困难的心脏病	①甲状腺功能减退症；②肾上腺皮质功能低下、垂体皮质功能低下；③肾病综合征、病理性饥饿
昭昭老师速记	亢进、多的、高的都是 BMR 升高的	"减退""低下"的都是导致 BMR 降低

【例 204】【正确答案】A

【答案解析】机体散热的方式主要有辐射、传导、对流和蒸发 4 种，其中蒸发散热又分为不感蒸发和可感蒸发（出汗）。首先关注给定的温度条件，然后决定散热方式。①当环境温度＜皮肤温度时，机体在安静状态下以辐射散热为主，约占总散热量的 60%（A 对），故本题选 A。②当环境温度＜皮肤温度时，机体在安静状态下可通过传导散热，但非主要散热方式（不选 B）。③当环境温度＜皮肤温度时，机体在安静状态下可通过对流散热，但非主要散热方式（不选 C）。④机体在安静状态下可通过不感蒸发散热（不选 D）。⑤当环境温度≥皮肤温度时，机体只能通过可感蒸发（出汗）进行散热（不选 E）。⑥昭昭老师四种散热方式的特点总结如下：

	辐射散热	传导散热	对流散热	蒸发散热
条件	环境温度＜皮肤温度	环境温度＜皮肤温度	环境温度＜皮肤温度	环境温度≥皮肤温度；环境温度＜皮肤温度
机制	机体通过热射线的形式将体热传给外界较冷物质	机体的热量直接传给其接触的温度较低的物体	机体通过气体流动来实现热量交换	机体水分从体表汽化时吸收热量而散发体热
特点	安静状态下的主要散热方式	脂肪的导热性能较差，因此肥胖者传导散热量少	受风速的影响较大，风速越大，散热量就越多	高温环境时唯一有效的散热方式
实例	空调降温	冰帽、冰袋降温	电风扇降温	酒精擦浴降温

【例 205】【正确答案】A

【答案解析】机体的散热方式主要有辐射、传导、对流、蒸发等。①当皮肤温度＞环境温度时，机体的散热方式为辐射、传导和对流，但辐射是机体在常温、安静状态下的主要散热方式，占总散热量的 60%（A 对），故本题选 A。②当皮肤温度≤环境温度时，机体的散热方式为蒸发。③当皮肤温度＜环境温度时，机体只能通过可感蒸发（出汗）进行散热（不选 C）。④机体在安静状态下可通过不感蒸发散热，但非主要散热方式（不选 D）。⑤当环境温度＜皮肤温度时，机体在安静状态下可通过传导散热，但非主要散热方式（不选 E）。

【例 206】【正确答案】B

【答案解析】机体的散热方式主要有辐射、传导、对流、蒸发等。①当环境温度≥皮肤温度，机体的散热方式为蒸发（不选 A）。②当环境温度＜皮肤温度时，机体的散热方式为辐射、传导和对流，但辐射散热是机体在常温、安静状态下的主要散热方式，占总散热量的 60%（B 对），故本题选 B。③当环境温度＜皮肤温度时，机体在安静状态下可通过散热，但非主要散热方式（不选 C）。④当环境温度＜皮肤温度时，机体在安静状态下可通过对流散热，但非主要散热方式（不选 D）。⑤当环境温度＜皮肤温度时，机体在安静状态下的散热方式包括辐射、传导和对流，其中辐射散热是最主要的散热方式（不选 E）。

【例 207】【正确答案】A

【答案解析】机体的散热方式主要有辐射、传导、对流、蒸发等。①当环境温度≥皮肤温度时，机体的散热方式为蒸发（A 对），故本题选 A。②当环境温度＜皮肤温度时，辐射散热是机体在常温、安静状态下

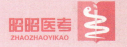

的主要散热方式,占总散热量的60%(不选B)。③当环境温度＜皮肤温度时,机体在安静状态下可通过传导散热,但非主要散热方式(不选C)。④当环境温度＜皮肤温度时,机体在安静状态下可通过对流散热,但非主要散热方式(不选D)。⑤当环境温度＜皮肤温度时,机体在安静状态下的散热方式包括辐射、传导和对流,其中辐射散热是最主要的散热方式(不选E)。⑥昭昭老师四种散热方式的特点总结如下:

	辐射散热	传导散热	对流散热	蒸发散热
条 件	环境温度＜皮肤温度	环境温度＜皮肤温度	环境温度＜皮肤温度	环境温度≥皮肤温度 环境温度＜皮肤温度
机 制	机体通过热射线的形式将体热传给外界较冷物质	机体的热量直接传给之接触的温度较低的物体	机体通过气体流动来实现热量交换	机体水分从体表汽化时吸收热量而散发体热
特 点	安静状态下的主要散热方式	脂肪的导热性能较差,因此肥胖者传导散热量少	受风速的影响较大,风速越大散热量就越多	高温环境时唯一有效的散热方式
实 例	空调降温	冰帽、冰袋降温	电风扇降温	酒精擦浴降温

第8章 尿的生成和排出

【例208】【正确答案】C

【答案解析】肾小球滤过膜由毛细血管内皮细胞、肾小球基底膜和脏层上皮(足细胞)组成,三层结构的孔径分别为70~90 nm,2~8 nm和4~11 nm。①直径＞2 nm的分子不易通过滤过膜,此为肾小球滤过膜的机械屏障,这些物质只是其中一部分(不选A)。②滤过膜的三层结构都由带负电荷的蛋白质组成,因此带负电荷的物质不易通过滤过膜,此为滤过膜的电荷屏障,这些物质也只是其中一部分(不选B)。③肾小球滤过屏障包括机械屏障和电荷屏障。蛋白质分子量既大又带负电荷,因此机械屏障和电荷屏障都能阻止其滤过(C对),故本题选C。④肾小球内皮细胞不具备重吸收能力(不选D)。⑤毛细血管内皮细胞和肾小球基底膜的孔径分别为70~90 nm和2~8 nm(不选E)。

【例209】【正确答案】B

【答案解析】肾小球滤过率是指单位时间内(每分钟)两肾生成超滤液的量,正常约125 mL/min。①滤过的血液量,不确切(不选A)。②肾小球滤过率是指单位时间内(每分钟)两肾生成超滤液的量(B对),故本题选B。③双侧而非单侧肾形成的超滤液量(不选C)。④肾血浆流量为660 mL/min(不选D)。⑤肾小球滤过分数为肾小球滤过率与肾血浆流量的比值=125/660×100%=19%(不选E)。

【例210】【正确答案】A

【答案解析】肾小球滤过分数为肾小球滤过率与肾血浆流量的比值,即肾小球滤过率/肾血浆流量=125/660×100%=19%(A对),故本题选A。

【例211】【正确答案】B

【答案解析】①肾小球滤过率是指单位时间内(每分钟)两肾生成超滤液的量,正常约为125 mL/min。肾血浆流量为660 mL/min。②肾小球滤过分数为肾小球滤过率与肾血浆流量的比值=125/660×100%=19%,接近20%(B对),故本题选B。

【例212】【正确答案】C

【答案解析】某物质的肾阈是指该物质开始在尿中出现的血浆浓度(C对),故本题选C。

【例213】【正确答案】E

【答案解析】正常人肾小球滤过率约为125 mL/min,因此两肾每天生成超滤液(原尿)的量约为180 L,而每天的终尿量仅1.5 L,说明原尿在肾脏中被重吸收的比率为99%(E对),故本题选E。

【例214】【正确答案】C

【答案解析】①正常情况下,肾小球滤过的HCO_3^-几乎全部被肾小管和集合管重吸收,高达80%的HCO_3^-是由近端肾小管重吸收的(不选A)。②由于HCO_3^-带负电荷不易通过细胞膜,因此不能以HCO_3^-的形式重吸收(不选B)。③HCO_3^-在近端小管重吸收时首先与通过Na^+-H^+交换分泌到小管腔中的

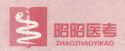
H^+ 结合生成 H_2CO_3，H_2CO_3 分解为 CO_2 和 H_2O。CO_2 具有高度脂溶性，很快以单纯扩散方式进入管腔上皮细胞内，在碳酸酐酶作用下，CO_2 和 H_2O 重新合成 H_2CO_3，H_2CO_3 又很快解离为 H^+ 与 HCO_3^-。HCO_3^- 与 Na^+ 同时吸收入血；H^+ 则通过顶端膜上的 Na^+-H^+ 交换 逆向转运进入小管液（C 对），故本题选 C。④在近端小管前半段，HCO_3^- 的重吸收伴 Na^+-H^+ 交换，Cl^- 不被重吸收（不选 D）。⑤在近端小管后半段，有 Na^+-H^+ 交换和 $Cl^--HCO_3^-$ 转运体，其转运结果使 Na^+、Cl^- 进入细胞内，H^+、HCO_3^- 进入小管液（不选 E）。

【例215】【正确答案】D

【答案解析】滤液流经近端小管、髓袢和远端小管时，其中的 Na^+、Cl^-、HCO_3^-、葡萄糖、氨基酸等都被重吸收，水被动重吸收，故进入集合管的滤液可能是 低渗或等渗的，而不会是高渗的。①低渗的，说法正确但是片面（不选 A）。②等渗的，说法正确但片面（不选 B）。③高渗的，说法错误（不选 C）。④低渗或等渗，但不会是高渗的（D 对），故本题选 D。⑤等渗或高渗，但不会是低渗的（不选 E）。

【例216】【正确答案】B

【答案解析】当肾素分泌增加时，必然导致醛固酮分泌增多，远曲小管和集合管保钠、保水、排钾增多，导致血钾降低、水钠潴留、细胞外液量增加。①醛固酮的排钾作用，导致血 K^+ 浓度降低（不选 A）。②醛固酮保钠保水，导致细胞外液量增加（B 对），故本题选 B。③红细胞比容是指红细胞在血液中所占容积百分比，肾素增加将导致细胞外液量增加，血液稀释，使红细胞比容降低（不选 C）。④血浆胶体渗透压主要由白蛋白决定，因此血浆肾素增加，主要影响晶体渗透压，而对胶体渗透压无明显影响（不选 D）。⑤肾素增加将导致细胞外液量增加，血液稀释，使血液中 H^+ 浓度降低（不选 E）。

【例217】【正确答案】D

【答案解析】①肾小管内外渗透压梯度是水重吸收的动力，小管液中溶质浓度升高可减少肾小管对水的重吸收，导致尿量增多。②糖尿病患者肾小球滤过的葡萄糖量超过了近端小管对糖的最大转运率，造成小管液渗透压升高，阻碍了水和 $NaCl$ 的重吸收，使尿量增加。③糖尿病患者出现多尿，是由于小管液葡萄糖浓度增高，渗透性利尿所致（D 对），故本题选 D。

【例218】【正确答案】C

【答案解析】肾脏对水的重吸收主要在肾小管和集合管。①肾小球滤过量不影响肾脏对水平衡的维持（不选 A）。②髓袢升支细段和粗段是不易通透水分的（不选 B）。③水在远曲小管及集合管的吸收随体内出入量而变化，受 ADH 的调节，这才是肾脏调节水平衡的主要机制（C 对），故本题选 C。④水在近端肾小管的吸收是伴随 $NaCl$ 吸收的被动吸收，与体内是否缺水无关（不选 D）。⑤肾小管的分泌功能并不影响肾脏对水平衡的维持（不选 E）。

【例219】【正确答案】D

【答案解析】血浆中的物质经肾小球滤过及肾小管重吸收、分泌后，由肾排出。肾小球滤过率是指单位时间内（每分钟）两肾生成的超滤液的量。如某种物质（如菊粉）可自由通过肾小球滤过膜，则该物质在肾小囊超滤液中的浓度与血浆浓度相同。①由于尿液的浓缩与稀释主要发生在远端小管和集合管，因此可通过昼夜尿比重测定了解肾远端小管的功能（不选 A）。②这种物质既不被重吸收（不选 B），也不被肾小管分泌（不选 C）。③单位时间内该物质在肾小球处滤过的量应等于从尿中排出该物质的量，因此该物质的清除率就等于肾小球滤过率（D 对），故本题选 D。④如果某物质可由肾小球滤过，流经肾脏后，肾静脉血中该物质的浓度接近 0，则表示血浆中该物质经过肾小球滤过和肾小管、集合管的转运后，被全部从血浆中清除，那么该物质在尿中的排出量就等于每分钟肾血浆流量×血浆中该物质的浓度。这种物质可用来测定肾血浆流量（不选 E）。

第 9 章　神经系统

【例220】【正确答案】B

【答案解析】经典的突触由突触前膜、突触间隙和突触后膜组成。①极化是指在静息状态下细胞膜电位的外正内负状态(不选 A)。②突触后膜在神经递质作用下,对 Na^+ 和 K^+ 通透性增高,导致突触后膜去极化,使突触后神经元对刺激的兴奋性增高,而产生兴奋性突触后电位(B 对),故本题选 B。③若突触后膜在神经递质作用下发生超极化,将使突触后神经元的兴奋性降低,而产生抑制性突触后电位(不选 C)。④反极化是指动作电位上升支在到达零电位后继续上升的部分(不选 D)。⑤复极化是指动作电位到达最高点后向静息电位方向恢复的过程(不选 E)。

【例 221】【正确答案】C

　　【答案解析】抑制性突触后电位(IPSP)的发生机制是某种抑制性递质作用于突触后膜,导致 Cl^- 通道开放,Cl^- 内流,使膜发生超极化。①IPSP 不是去极化电位(不选 A)。②由于 IPSP 是局部电位,因此不具备"全或无"性质(此为动作电位的特性)(不选 B)。③IPSP 是局部超极化电位(C 对),故本题选 C。④IPSP 的产生不是因突触前膜递质释放量减少引起(不选 D)。⑤IPSP 的产生主要是突触后膜对 Cl^- 通透性增加所致,也可能与 Na^+ 通透性减小有关(不选 E)。

【例 222】【正确答案】C

　　【答案解析】毒蕈碱受体也称 M 受体,广泛分布于中枢和周围神经系统。①自主神经节的突触后膜上为 N_1 受体(不选 A)。②神经-骨骼肌的终板膜上为 N_2 受体(不选 B)。③在外周,M 受体主要分布于大多数副交感节后纤维(除少数释放肽类或嘌呤类递质的纤维外),以及少数交感节后纤维(支配骨骼肌的舒血管和汗腺)(C 对),故本题选 C。④多数交感神经支配的效应器(不选 D)。⑤消化道壁内神经丛共同组成肠神经系统,释放多种递质,具有多种受体分布,如 NO、ACh(ACh 受体)、5-HT(5-羟色胺受体)、多巴胺($D_1 \sim D_5$ 受体)、γ氨基丁酸(GABA 受体)等(不选 E)。

受 体	M 受体	N 受体
别　称	毒蕈碱受体	烟碱受体
外周分布	①多数副交感节后纤维支配的效应细胞;②交感节后纤维支配的汗腺和骨骼肌血管的平滑肌细胞膜上	①N_1 受体分布于自主神经节后神经元上;②N_2 受体分布于神经-骨骼肌的终板膜上
昭昭老师速记	把政权交给"后""汗"的"骨血"肉	N_2 是 2 个地方,是神经-骨骼肌

【例 223】【正确答案】A

　　【答案解析】N 型胆碱能受体主要包括分布在自主神经节突触后膜上的 N_1 受体和神经-骨骼肌终板膜上的 N_2 受体。六羟季铵能阻断 N_1 受体,十羟季铵能阻断 N_2 受体。①筒箭毒碱能阻断 $N_1 + N_2$ 受体(A 对),故本题选 A。②心得安(普萘洛尔)是 β 受体阻滞剂,能阻断 $\beta_1 + \beta_2$(不选 B)。③酚妥拉明是肾上腺素能 α 受体阻断剂,能阻断 $\alpha_1 + \alpha_2$(不选 C)。④阿托品是 M 受体阻断剂(不选 D)。⑤烟碱是 N 样作用的模拟剂(不选 E)。⑥昭昭老师关于两种受体的阻断剂总结如下:

受 体	M 受体	N 受体(不能被阿托品阻断)	
阻断剂	阿托品	N_1 受体阻断剂:六羟季铵、美加明	N_2 受体阻断剂:筒箭毒碱、戈拉碘铵、十羟季铵
昭昭老师速记	"MM""脱"了	"六一"节买"1+"手机	一"箭""双"雕 一年"12"个月

【例 224】【正确答案】E

　　【答案解析】条件反射是指通过后天学习和训练而形成的反射,其中枢部位在大脑皮层。①咀嚼、吞咽食物引起胃液分泌属于非条件反射(不选 A)。②异物接触眼球引起眼睑闭合属于非条件反射(不选 B)。③叩击股四头肌腱引起小腿前伸的反射,其中枢不在大脑皮层,不属于条件反射(不选 C)。④强光刺激视网膜引起瞳孔缩小属于非条件反射(不选 D)。⑤条件反射的建立要求在时间上把某一无关刺激与非条件刺激结合多次,因此只有多次闻到食物香味,才能形成分泌唾液的条件反射(E 对),故本题选 E。

【例 225】【正确答案】C

　　【答案解析】反射活动的结构基础是反射弧,它由五个部分组成,即感受器、传入神经纤维、神经中枢、传出神经纤维和效应器。①兴奋通过一个化学性突触通常需 $0.3 \sim 0.5$ ms,这比兴奋在同样长的神

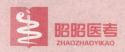
经纤维上传导要慢得多（不选A）。②刺激的强弱和性质对反射所需时间的长短影响不大（不选B）。③兴奋通过反射中枢时往往较慢，称中枢延搁。这是由于兴奋经化学性突触传递时需经突触前膜释放递质、递质在突触间隙内扩散并作用于突触后膜受体，以及突触后膜离子通道开放等多个环节，因此所需时间较长。所以反射通路上跨越的中枢突触越多，兴奋传递所需的时间就越长。因此完成一个反射所需的时间长短主要取决于中枢突触的多少（C对），故本题选C。④感受器的敏感性对反射所需时间的长短影响不大（不选D）。⑤效应器的敏感性对反射所需时间的长短影响不大（不选E）。

【例226】【正确答案】D

【答案解析】中枢兴奋传递的特征为：①单向传递（A对）；②中枢延搁（B对）；③总和现象（C对）；④兴奋节律的改变（D错），故本题选D；⑤对内环境变化敏感（E对）。

【例227】【正确答案】D

【答案解析】①脊休克是在高位中枢离断脊髓（不选A）。②去大脑僵直是在中脑上、下丘之间切断脑干（不选B）。③网状结构通过非特异投射系统发挥作用，存在于脑干网状结构内，它本身不能单独激发皮层神经元放电，它的主要功能是维持大脑皮层的兴奋状态。在中脑头端切断网状结构后，动物将失去觉醒状态（不选C）。④在中脑头端切断网状结构后，动物将处于昏睡状态（D对），故本题选D。⑤运动共济失调多为小脑损伤后出现的动作性协调障碍（不选E）。

【例228】【正确答案】E

【答案解析】感觉投射系统分特异与非特异投射系统。①网状结构上行激动系统存在于脑干网状结构内，通过非特异投射系统发挥作用（不选A）；主要是维持和改变大脑皮层兴奋状态（不选B）；可弥散投射至大脑皮层的广泛区域（不选D），本身不能单独激发皮层神经元放电（不选C）。②由于它是多突触接替系统，因此易受药物（如巴比妥类药物）影响而发生传导阻滞（不选D）。③该系统受激动时，皮层被唤醒，脑电波呈现去同步化快波（E错），故本题选E。

【例229】【正确答案】C

【答案解析】内脏痛的主要特点是缓慢、持续、定位不清楚和对刺激的分辨能力差。①刺痛不是内脏痛的特点（不选A）。②慢痛也不是内脏痛的特点（不选B）。③内脏痛的最主要特点是定位不清楚（C对），故本题选C。④不一定会有牵涉痛（不选D）。⑤对牵拉、缺血、痉挛和炎症等刺激敏感（不选E）。

【例230】【正确答案】D

【答案解析】牵张反射是指骨骼肌受外力牵拉时引起受牵拉的同一肌肉收缩的反射活动。牵张反射有腱反射和肌紧张两种类型。腱反射和肌紧张的感受器都是肌梭。①梭内肌纤维的收缩成分位于两端，感受装置位于中间，两者呈串联关系（不选A）。②肌梭的传入神经为Ⅰ类纤维和Ⅱ类纤维（不选B）。③肌梭是长度感受器，可感受肌纤维的长度（不选C）。④肌梭外有一结缔组织囊，囊内含有梭内肌纤维，囊外为梭外肌纤维。肌梭与梭外肌呈并联关系。由于感受器（肌梭）与梭外肌并联、与梭内肌串联，因此，当梭外肌收缩时，肌梭感受器受到的牵拉刺激将减少（D错），故本题选D。⑤当梭内肌收缩时，感受器的敏感性将提高（不选E）。

【例231】【正确答案】C

【答案解析】①腱反射和肌紧张的感受器都是肌梭（A对）。②牵张反射是指骨骼肌受到外力牵拉时引起受牵拉的同一肌肉收缩的反射活动，该肌肉接受脊髓对应节段前角发出的运动神经支配，只要该节段前角不受损伤，它所支配的骨骼肌牵张反射就一直存在（B对）。③即使脊髓横断后，断面以下的脊髓仍可完成牵张反射。脊髓横断后，断面以下的脊髓所支配的骨骼肌的牵张反射可能消失，但这是短暂的，称脊休克，以后会逐渐恢复（C错），故本题选C。④牵张反射包括腱反射和肌紧张。牵张反射，尤其是肌紧张的意义在于维持站立姿势（D对）。⑤肌梭的传入纤维是Ⅰ$_a$和Ⅱ类纤维，这两类纤维都终止于脊髓前角的α运动神经元。α运动神经元发出α传出纤维支配梭外肌，γ运动神经元发出的γ传出纤维支配梭内肌（E对）。

【例232】【正确答案】A

【答案解析】黑质-纹状体的纤维是多巴胺能系统，当黑质受损时（帕金森病），黑质细胞分泌的多巴胺

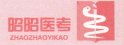

能系统受损,脑内多巴胺含量下降,对 ACh 能系统的抑制作用减弱,机体出现 ACh 递质亢进的症状(A 对),故本题选 A。

【例 233】【正确答案】A

　　【答案解析】①闰绍细胞是脊髓前角内的一种运动神经元,它接受前角运动神经元轴突侧支的支配。②脊髓前角运动神经元支配骨骼肌接头处的神经递质为 ACh,其轴突侧支与闰绍细胞发生突触联系,释放的神经递质也是 ACh。③但<u>闰绍细胞</u>轴突末梢神经释放的神经递质是<u>甘氨酸</u>,它是一种<u>抑制性神经递质</u>,可反馈性抑制脊髓前角运动神经元的活动(A 对),故本题选 A。

【例 234】【正确答案】B

　　【答案解析】<u>黑质-纹状体通路</u>是脑内<u>多巴胺</u>能递质系统的重要通路之一,在躯体运动调节中有重要作用,该系统受损可导致帕金森病(B 对),故本题选 B。

【例 235】【正确答案】A

　　【答案解析】根据小脑的传入、传出纤维联系,可将小脑分为前庭小脑、脊髓小脑和皮层小脑三个功能部分。前庭小脑由绒球小结叶构成。前庭小脑与前庭核之间有双向纤维联系,它接受来自前庭核纤维的投射,其传出纤维又经前庭核换元,再通过前庭脊髓束抵达脊髓前角内侧部分的运动神经元,控制躯干和四肢近端肌肉的活动。因此,前庭小脑主要参与身体姿势平衡功能的调节。①<u>绒球小结叶损伤</u>的患者,<u>身体平衡失调</u>,可出现步基宽、站立不稳、步态蹒跚、容易跌倒、位置性眼球震颤等症状,但其随意运动仍能协调(A 对),故本题选 A。②四肢乏力为脊髓小脑受损的表现(不选 B)。③运动不协调为脊髓小脑受损的表现(不选 C)。④静止性震颤为帕金森病的表现(不选 D)。⑤意向性震颤也为脊髓小脑受损的表现(不选 E)。

【例 236】【正确答案】D

　　【答案解析】①交感神经兴奋时,其末梢释放的去甲肾上腺素与虹膜辐射状肌的 α_1 受体结合使其收缩,引起瞳孔扩大(不选 A)。②与膀胱逼尿肌的 β_2 受体结合使其舒张(不选 B)。③与胃肠道括约肌的 α_1 受体结合使其收缩(不选 C)。④与有孕子宫平滑肌的 <u>α_1 受体</u>结合使其<u>收缩</u>(D 对),与<u>无孕</u>子宫平滑肌的 <u>β_2 受体</u>结合使其<u>舒张</u>,故本题选 D。⑤与支气管平滑肌的 β_2 受体结合使其舒张(不选 E)。

【例 237】【正确答案】D

　　【答案解析】多数交感节后纤维释放的递质是去甲肾上腺素。能与去甲肾上腺素或肾上腺素结合的受体称为肾上腺素能受体,主要分 α 受体和 β 受体。①去甲肾上腺素与 α 受体结合也有抑制性效应,如小肠平滑肌舒张,抑制肠蠕动(不选 A)。②去甲肾上腺素与 α 受体结合一般产生平滑肌兴奋效应,如虹膜辐射状肌(瞳孔开大肌)收缩(不选 B)。③交感-肾素-血管紧张素是一个调节轴,因此交感神经兴奋时,肾素分泌增加(不选 C)。④<u>交感神经兴奋</u>时胰岛素分泌减少,<u>血糖升高</u>。只有血糖升高才能使人维持兴奋状态(D 错),故本题选 D。⑤骨骼肌血管以 β 受体为主,当交感神经兴奋时,产生舒张效应(不选 E)。

【例 238】【正确答案】C

　　【答案解析】M 受体(毒蕈碱受体)分布于大多数副交感节后纤维,因此当副交感神经兴奋时,神经末梢释放乙酰胆碱(ACh)。①ACh 与虹膜环行肌的 M 受体结合,使其收缩,导致瞳孔缩小(不选 A)。②糖原分解加强是由肾上腺素 β_2 受体介导的,因此副交感神经兴奋与糖原分解无关(不选 B)。③ACh 与膀胱逼尿肌的 M 受体结合引起逼尿肌收缩(C 对),故本题选 C。④支配骨骼肌血管的为交感节后纤维(而不是副交感神经),属于胆碱能纤维,其末梢释放的神经递质也是 ACh。但只有当交感神经兴奋时,才会引起骨骼肌血管舒张(不选 D)。⑤ACh 与胃肠括约肌的 M 受体结合使其舒张(不选 E)。

【例 239】【正确答案】E

　　【答案解析】<u>交感神经系统</u>对整体生理功能的调节在于<u>促使机体能适应环境的急骤变化</u>(E 对),故本题选 E。

【例 240】【正确答案】C

　　【答案解析】①丘脑的感觉接替核与特异性投射系统有关(不选 A)。②丘脑的髓板内核群包括中央中核、束旁核、中央外侧核,属于丘脑的第三类细胞群,这些细胞群是非特异投射系统的投射细胞群。它

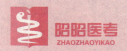

们可以间接通过多突触接替神经元后，弥散投射到整个大脑皮层，维持大脑皮层的兴奋性。故丘脑的髓板内核群与非特异投射系统有关（不选 B）。③下丘脑外侧区为摄水/摄食中枢（两者非常接近）（C 对），故本题选 C。④基底神经节是皮层一些核团的总称，包括纹状体、丘脑底核和黑质，与运动调节有关（不选 D）。⑤下丘脑视交叉上核为日周期中枢（不选 E）。

【例 241】【正确答案】B

　　【答案解析】①丘脑的感觉接替核与特异性投射系统有关（不选 A）。②丘脑的髓板内核群包括中央中核、束旁核、中央外侧核，属于丘脑的第三类细胞群，这些细胞群是非特异投射系统的投射细胞群。它们可以间接通过多突触接替神经元后，弥散投射到整个大脑皮层，维持大脑皮层的兴奋性。故丘脑的髓板内核群与非特异投射系统有关（B 对），故本题选 B。③下丘脑外侧区为摄水/摄食中枢（两者非常接近）（不选 C）。④基底神经节是皮层一些核团的总称，包括纹状体、丘脑底核和黑质，与运动调节有关（不选 D）。⑤下丘脑视交叉上核为日周期中枢（不选 E）。

【例 242】【正确答案】D

　　【答案解析】①α 波见于成人安静时（不选 A）。②β 波见于成人活动时（不选 B）。③θ 波见于成人困倦时；儿童正常脑电图常为 θ 波（不选 C）。④δ 波见于成人熟睡时；婴幼儿正常脑电图常为 δ 波（D 对），故本题选 D。⑤γ 波是脑电波中较为非特异性波（不选 E）。

【例 243】【正确答案】C

　　【答案解析】①α 波见于成人安静时（不选 A）。②β 波见于成人活动时（不选 B）。③θ 波见于成人困倦时；儿童正常脑电图常为 θ 波（C 对），故本题选 C。④δ 波见于成人熟睡时；婴幼儿正常脑电图常为 δ 波（不选 D）。⑤γ 波是脑电波中较为非特异性波（不选 E）。

第 10 章　内分泌

【例 244】【正确答案】C

　　【答案解析】"神经激素"是指下丘脑神经细胞分泌的肽类激素。①多种激素均可作用于神经细胞（不选 A）。②酶可以降低化学反应所需的活化功能（不选 B）。③神经细胞分泌的激素，如下丘脑促垂体区分泌下丘脑调节肽，由垂体门脉系统运送至腺垂体，调节腺垂体激素的合成与释放；下丘脑视上核和室旁核可分泌血管升压素和催产素，经下丘脑垂体束的轴浆运送到神经垂体，构成下丘脑-神经垂体系统（C 对），故本题选 C。（昭昭老师速记：血管升压素生在下丘脑，活在神经垂体）④神经系统内存在多种激素（不选 D）。⑤多种激素均可使神经兴奋（不选 E）。

【例 245】【正确答案】E

　　【答案解析】①甲状腺激素属于胺类激素（不选 A）。②甲状旁腺激素属于肽类激素（不选 B）。③抗利尿激素属于肽类激素（不选 C）。④肾上腺素属于胺类激素（不选 D）。⑤糖皮质激素（皮质醇）属于类固醇激素（E 对），故本题选 E。（昭昭老师速记：带"酮""醇"的都是"类固醇"激素）

【例 246】【正确答案】D

　　【答案解析】激素与其受体结合后发挥生物学功能。依据激素的作用机制，将激素分为膜受体介导的激素和核受体介导的激素。大多数含氮类激素主要与膜受体结合，启动相应受体后，通过细胞内信号传递途径产生调节效应。①肾上腺素通过与靶细胞膜上的相应受体结合，发挥其生物学作用（不选 A）。②心房钠尿肽通过与靶细胞膜上的相应受体结合，发挥其生物学作用（不选 B）。③胆囊收缩素通过与靶细胞膜上的相应受体结合，发挥其生物学作用（不选 C）。④甲状腺激素虽然是含氮类激素，但其作用机制却与类固醇激素相似，激素进入细胞后直接与核受体结合，激活 DNA 转录过程，促进 mRNA 形成，加速蛋白质及各种酶的生成（D 对），故本题选 D。⑤促肾上腺皮质激素也是通过与靶细胞膜上的相应受体结合，发挥其生物学作用（不选 E）。

【例 247】【正确答案】A

　　【答案解析】依据激素的作用机制，将激素分为膜受体介导的激素和核受体介导的激素。①甲状腺

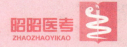

激素虽然属于胺类激素,但其作用机制与类固醇激素相似,激素进入细胞后,先与胞内受体结合成激素-受体复合物,后者进入核内与核受体结合,激发 DNA 转录过程,生成新的 mRNA,诱导相应的蛋白质合成而产生生物学效应(A 对),故本题选 A。②与膜受体结合,促进 cAMP 生成是大多数含氮类激素的作用机制,主要是与膜受体结合,启动相应受体后,通过细胞内信号传递途径产生调节效应(不选 B)。③与核受体结合后大多激发 DNA 转录过程(不选 C)。④含氮类激素的作用机制是与膜受体结合,影响 cAMP 的生成(不选 D)。⑤与核受体结合后一般影响 DNA 转录过程(不选 E)。

【例 248】【正确答案】D

【答案解析】抗利尿激素(ADH、血管升压素)可由下丘脑视上核及室旁核分泌,但主要是由视上核分泌。催产素(OXT)也由视上核及室旁核分泌,但主要是由室旁核分泌。①刺激下丘脑视上核虽可使催产素少量增加,但不是主要分泌的激素,所以不是最佳答案(不选 A、B)。②刺激下丘脑视上核主要使抗利尿激素分泌增加而非减少(不选 C)。③抗利尿激素主要是由视上核分泌,刺激下丘脑视上核主要使抗利尿激素分泌增加(D 对),故本题选 D。④瞳孔对光反射的中枢在中脑顶盖前区,因此刺激下丘脑的视上核不会引起瞳孔扩大(不选 E)。

【例 249】【正确答案】B

【答案解析】①抗利尿激素(ADH、血管升压素)可由下丘脑视上核及室旁核分泌(不选 A)。②血浆晶体渗透压增高可增加 ADH 的分泌,可保钠保水降低渗透压,维持机体水电解质及渗透压平衡(B 对),故本题选 B。③循环血量减少可使 ADH 分泌增加(不选 C)。④ADH 的作用是增加远曲小管和集合管对水的通透性,从而增加水的重吸收,使尿液浓缩,尿量减少(不选 D)。⑤抗利尿激素又称血管升压素,因此大量应用时并不引起血管扩张(不选 E)。

【例 250】【正确答案】C

【答案解析】调节胰岛素分泌的因素很多,如血糖浓度、各种激素(如抑胃肽、胃泌素、生长激素、皮质醇)、迷走神经兴奋等,但以血糖浓度最重要。①各种激素(如抑胃肽、胃泌素、生长激素、皮质醇)参与胰岛素分泌的调节,但并不是以激素调节为主(不选 A)。②迷走神经兴奋参与胰岛素分泌的调节,但并不是以神经调节为主(不选 B)。③调节胰岛素分泌的众多因素中血糖浓度最重要,所以是以代谢物反馈调节为主(C 对),故本题选 C。④胰岛素分泌调节以血糖浓度最重要,而非受靶腺激素与下丘脑调节肽双重控制(不选 D)。⑤非以自身调节为主(不选 E)。

【例 251】【正确答案】D

【答案解析】下丘脑促垂体区分泌的激素(9 种)—腺垂体激素(7 种)—靶器官/组织为一调节轴系。促甲状腺激素(TSH)的靶腺为甲状腺。①促甲状腺激素的分泌受靶腺激素(甲状腺激素),但并不是以激素调节为主(不选 A)。②神经参与甲状腺激素分泌的调节,但并不是以神经调节为主(不选 B)。③促甲状腺素分泌并非是以代谢物反馈调节为主(不选 C)。④促甲状腺激素的分泌受靶腺激素(甲状腺激素)和下丘脑(通过调节肽)的双重调节(D 对),故本题选 D。⑤非以自身调节为主(不选 E)。

【例 252】【正确答案】B

【答案解析】在外周血中存在 T_3、T_4 和 rT_3(T_4—T_3+ rT_3),其中,T_4 的数量占 90%、T_3 占 10%、rT_3 极少。①一碘酪氨酸是甲状腺激素合成的中间产物(不选 A)。②T_3 的生物活性比 T_4 大 5 倍,因此生物活性最大的是 T_3(三碘甲腺原氨酸)(B 对),故本题选 B。③甲状腺分泌的激素主要是甲状腺素(T_4),但生物活性远低于 T_3(不选 C)。④逆三碘甲腺原胺酸的生物活性不大(不选 D)。⑤二碘酪氨酸是甲状腺激素合成的中间产物(不选 E)。

【例 253】【正确答案】C

【答案解析】在外周血中存在 T_3、T_4 和 rT_3(T_4—T_3+ rT_3),其中,T_4 的数量占 90%、T_3 占 10%、rT_3 极少。①一碘酪氨酸是甲状腺激素合成的中间产物(不选 A)。②T_3 的生物活性虽比 T_4 大 5 倍,但数量较少(不选 B)。③甲状腺分泌的激素主要是甲状腺素(T_4),数量占 90%(C 对),故本题选 C。④逆三碘甲腺原胺酸数量较少(不选 D)。⑤二碘酪氨酸是甲状腺激素合成的中间产物(不选 E)。

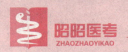

【例254】【正确答案】B

【答案解析】①生长激素促进生长发育,但不影响神经系统发育(不选A)。②甲状腺激素是胎儿和新生儿脑发育的关键激素。在胚胎期,甲状腺激素可促进神经元增殖、分化、突起和突触形成,促进胶质细胞生长和髓鞘形成,诱导神经生长因子和某些酶的合成,促进神经元骨架的发育。影响神经系统发育最重要的激素是甲状腺激素(B对),故本题选B。③皮质醇在应激过程中的作用最为重要(不选C)。④肾上腺素是神经系统的重要递质(不选D)。⑤胰岛素是蛋白质合成和储存不可缺少的激素(不选E)。

【例255】【正确答案】C

【答案解析】①大剂量甲状腺激素可促进蛋白质分解,使血中氨基酸浓度升高(不选A)。②甲状腺激素还可促进肠黏膜对糖的吸收,增加糖原分解,使血糖升高,但同时又可促进外周组织对糖的利用,因此血糖可维持正常(不选B)。③在7α-羟化酶的作用下,肝脏以胆固醇为原料合成胆汁酸,甲状腺激素可使7α-羟化酶的mRNA合成迅速增加而提高酶的活性,从而加速胆固醇转化为胆汁酸的速度,使血清胆固醇浓度降低。因此当甲状腺功能亢进时,血清胆固醇降低(C对),故本题选C。④血Ca^{2+}浓度主要通过甲状旁腺激素(主要作用为升高血Ca^{2+})进行调节,甲状腺激素对其无明显影响(不选D)。⑤尿酸异常主要是体内嘌呤核苷酸代谢异常引起,与甲亢无关(不选E)。

【例256】【正确答案】D

【答案解析】Graves病是由于甲状腺激素分泌增加所致,因代谢亢进,故血糖升高。①Graves病表现为肠道糖吸收增加(A对)。Graves病表现为肝糖原分解增加(B对)。②Graves病时,蛋白质分解增强,体重下降,负氮平衡,因此尿肌酸排出增加(C对)。③在7α-羟化酶的作用下,肝脏以胆固醇为原料合成胆汁酸,甲状腺激素可使该酶的mRNA合成迅速增加而提高7α-羟化酶的活性,从而加速胆固醇转化为胆汁酸的速度,使血清胆固醇浓度降低(D错),故本题选D。④Graves病表现为糖耐量异常(E对)。

【例257】【正确答案】D

【答案解析】①糖皮质激素对肝内和肝外组织的蛋白质代谢影响不同:可抑制肝外组织(肌肉、骨骼、结缔组织等)的蛋白质合成,加速其分解;但却能促进肝内蛋白质合成(不选A)。②糖皮质激素可促进脂肪分解和脂肪酸在肝内的氧化,抑制脂肪合成,引起脂肪的重新分布导致"水牛背"和"满月脸"现象(促进四肢脂肪分解和面部脂肪的沉积)(不选B)。③糖皮质激素可对抗胰岛素的作用:抑制外周组织摄取和利用葡萄糖,加速肝糖异生(不选C)。④糖皮质激素对某些组织细胞虽无直接活性,但可给其他激素发挥作用创造有利条件,称为允许作用。如糖皮质激素本身无缩血管作用,但对儿茶酚胺有很好的允许作用(D对),故本题选D。⑤糖皮质激素可刺激骨髓造血,使红细胞和血小板增多;刺激骨髓中的中性粒细胞释放入血而使外周血中性粒细胞数增多(不选E)。

【例258】【正确答案】A

【答案解析】肾上腺分皮质和髓质,肾上腺皮质分泌醛固酮(球状带分泌)及糖皮质激素(束状带分泌);髓质分泌儿茶酚胺。切除动物的肾上腺后,糖皮质激素和醛固酮分泌减少。①糖皮质激素显著降低,将导致糖皮质激素对儿茶酚胺的允许作用大大减弱,因此血管平滑肌和心肌对儿茶酚胺的反应性降低(A对),故本题选A。②醛固酮减少,保钠保水排钾作用减弱,因此体内失水,不是水潴留(不选B)。③糖皮质激素减少,对ACTH的反馈调节减弱,ACTH将升高(不选C)。④与血脂降低无关(不选D)。⑤胰岛素减少会出现血糖水平升高(不选E)。

【例259】【正确答案】E

【答案解析】胰岛β细胞破坏后,胰岛素分泌减少,血糖升高。①糖皮质激素显著降低,将导致糖皮质激素对儿茶酚胺的允许作用大大减弱,因此血管平滑肌和心肌对儿茶酚胺的反应性降低(不选A)。②醛固酮减少,保钠保水排钾作用减弱(不选B)。③糖皮质激素减少,对ACTH的反馈调节减弱,ACTH将升高(不选C)。④与血脂降低无关(不选D)。⑤胰岛素减少会出现血糖水平升高(E对),故本题选E。

【例260】【正确答案】E

【答案解析】①糖皮质激素对肝内肝外组织蛋白质代谢有所不同,表现为抑制肝外组织的蛋白质合成、加速蛋白质分解,促进肝内组织蛋白质(如血浆白蛋白)的合成(不选 A)。②糖皮质激素因能对抗胰岛素的作用、升高血糖而得名(不选 B)。③糖皮质激素有较弱的醛固酮作用,但其对肾的保钠排钾作用远弱于醛固酮。糖皮质激素还可减少肾小球入球小动脉对血流的阻力,增加肾血浆流量,使肾小球滤过率增加,抑制抗利尿激素分泌,总效应是有利于水的排出(不选 C)。④糖皮质激素促进血浆白蛋白的合成(不选 D)。⑤糖皮质激素本身无缩血管作用,但可加强血管对儿茶酚胺的敏感性,此为糖皮质激素的允许作用(E 对),故本题选 E。

【例 261】【正确答案】E

【答案解析】①糖皮质激素对肝内和肝外组织蛋白质代谢影响不同,它可抑制肝外组织蛋白质合成,使蛋白质分解加速;也可促进肝内蛋白质合成(不选 A)。②糖皮质激素能抑制外周组织利用葡萄糖,促进肝糖异生,从而升高血糖(不选 B)。③糖皮质激素能促进脂肪分解、氧化(不选 C)。④糖皮质激素能抑制外周组织利用葡萄糖,促进肝糖异生,从而升高血糖(不选 D)。⑤糖皮质激素刺激骨髓造血和外周血细胞的重新分布,可使外周血红细胞、血小板、中性粒细胞增加和嗜酸性粒细胞、淋巴细胞减少(E 对),故本题选 E。

【例 262】【正确答案】B

【答案解析】糖皮质激素受下丘脑(CRH)—垂体(ACTH)—肾上腺—糖皮质激素轴的调节。①当长期使用糖皮质激素时,由于负反馈调节作用,CRH 分泌受到抑制,血中 CRH 减少(不选 A)。②当长期使用糖皮质激素时,由于负反馈调节作用,ACTH 分泌受到抑制,血中 ACTH 减少(B 对),故本题选 B。③TSH 主要受下丘脑(TRH)—垂体(TSH)—甲状腺—T_3、T_4 轴的调节(不选 C)。④生长激素(GH)主要受下丘脑分泌的生长激素释放激素/生长激素抑制激素(GHRH/GHIH)的双重调节(不选 D)。⑤催乳素(PRL)主要受下丘脑分泌的催乳素释放因子/催乳素抑制因子(PRF/PIF)的双重调节(不选 E),这些都与糖皮质激素的生理调节无关。

【例 263】【正确答案】C

【答案解析】促肾上腺皮质激素(ACTH)是腺垂体分泌的 7 种激素之一,下丘脑—垂体—肾上腺皮质是一个调节轴系。①腺垂体分泌的 ACTH 受下丘脑的调节(A 对)。②ACTH 也受靶激素肾上腺皮质激素(糖皮质激素)的负反馈调节(B 对)。③但它不受醛固酮的反馈调节,也不对醛固酮进行调节(C 错),故本题选 C。④ACTH 的分泌受下丘脑—垂体—肾上腺皮质轴的调节(D 对)。⑤ACTH 分泌呈现的日周期节律性波动是受下丘脑视交叉上核控制的(E 对)。

第 11 章 生 殖

【例 264】【正确答案】A

【答案解析】睾丸由曲细精管和间质细胞构成。曲细精管是产生精子的部位,由生精细胞和支持细胞构成。①间质细胞的生理功能主要是分泌雄激素(A 对),故本题选 A。(昭昭老师速记:"奸雄=间雄")②支持细胞起营养和支持生殖细胞的作用(不选 B)。③血睾屏障是由支持细胞基部的紧密连接、基膜、结缔组织、血管的内皮及基膜构成的屏障,其作用在于限制大分子物质进入生精小管(不选 C)。④生精细胞产生精子(不选 D)。⑤支持细胞也能分泌抑制素和雄激素结合蛋白(不选 E)。(昭昭老师速记:"一支=抑支")

【例 265】【正确答案】B

【答案解析】①雌激素使子宫内膜发生增生期变化(不选 A)。孕激素可使增生期子宫内膜进一步增厚,并进入分泌期,为受精卵的生存和着床提供适宜的环境(B 对),故本题选 B。③雌激素降低血浆低密度脂蛋白含量(不选 C)。(昭昭老师速记:雌激素降低 LDL,所以女人得动脉硬化的概率比男性小一些)④雌激素促使并维持女性第二性征的出现(不选 D)。⑤催产素促进子宫收缩(不选 E)。

【例 266】【正确答案】C

【答案解析】①雌激素的主要生理作用是:促进女性生殖器官的发育,促进女性第二性征和性欲的产

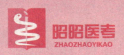

生，并广泛影响代谢（不选 A）。②孕激素的主要生理作用是：调节腺垂体激素分泌，影响生殖器官的生长和发育，促进乳腺腺泡的发育，升高女性基础体温（不选 B）。③与排卵最有关的激素是黄体生成素（LH），引起排卵的激素是黄体生成素（C 对），故本题选 C。（昭昭老师速记：只有排卵才能生成黄体）④促卵泡激素（FSH）主要是启动生精（不选 D）。⑤睾酮主要是维持生精，生精过程受 FSH、LH 和睾酮的共同调节（不选 E）。

【例 267】【正确答案】D

【答案解析】①雌激素的主要生理作用是：促进女性生殖器官的发育，促进女性第二性征和性欲的产生，并广泛影响代谢（不选 A）。②孕激素的主要生理作用是：调节腺垂体激素分泌，影响生殖器官的生长和发育，促进乳腺腺泡的发育，升高女性基础体温（不选 B）。③与排卵最有关的激素是黄体生成素（LH），引起排卵的激素是黄体生成素（不选 C）。④促卵泡激素（FSH）主要是启动生精（D 对），故本题选 D。⑤睾酮主要是维持生精，生精过程受 FSH、LH 和睾酮的共同调节（不选 E）。

【例 268】【正确答案】D

【答案解析】月经周期中，血液中的促性腺激素释放激素（GnRH）、卵泡刺激素（FSH）、黄体生成素（LH）及卵巢激素的水平均可发生周期性变化。卵泡期开始，血中雌激素和孕激素水平均很低，对 FSH 和 LH 分泌的反馈抑制作用较弱，FSH 和 LH 浓度逐渐升高。在 FSH 和 LH 的作用下，排卵前 1 周左右，卵泡合成的雌激素明显增加，通过垂体的负反馈作用使血中 FSH 下降，LH 仍缓慢升高。雌激素由于局部正反馈作用，其浓度仍不断升高，在排卵前 1 天达高峰。雌激素可正反馈作用于下丘脑，使 GnRH 分泌增加，刺激腺垂体分泌释放 LH，形成血中 LH 高峰，引发排卵。①雌激素需通过正反馈作用于下丘脑促进 GnRH 分泌增加，刺激腺垂体分泌释放 LH 引发排卵（不选 A）。②卵泡期开始，血中雌激素和孕激素水平均很低（不选 B）。③在 FSH 和 LH 的作用下，排卵前 1 周左右，卵泡合成的雌激素明显增加，通过垂体的负反馈作用使血中 FSH 下降，（不选 C）。④黄体生成素（LH）在孕激素的配合下，可使卵泡壁溶解酶的活性增强，导致卵泡壁溶化。LH 还可刺激卵泡分泌前列腺素，后者促使卵泡壁的肌样细胞收缩，使卵细胞与其附着物从破裂的卵泡壁处排入腹腔。排卵前出现 LH 高峰，LH 高峰是控制排卵的关键因素，若消除这一高峰，则排卵被抑制。因此，与排卵有关的激素是黄体生成素，引起排卵的激素为黄体生成素，导致雌激素出现第 2 次高峰的直接原因是黄体生成素（D 对），故本题选 D。⑤下丘脑促进 GnRH 分泌增加需刺激腺垂体分泌释放 LH 引发排卵（E 错）。

【例 269】【正确答案】D

【答案解析】正常的月经周期平均为 28 天左右，分为排卵前期（卵泡期）和排卵后期（黄体期），各激素水平随月经周期而变化。FSH、黄体生成素（LH）浓度逐渐升高→雌激素分泌增加（排卵前 1 天达第 1 次高峰）→LH 高峰→排卵。LH 升高，作用于黄体细胞分泌雌激素和孕激素→导致排卵后雌激素第 2 次高峰→促进黄体分泌孕激素→排卵后 5～10 天出现孕激素高峰→黄体退化，雌激素、孕激素降低。①雌激素需通过正反馈作用于下丘脑促进 GnRH 分泌增加，刺激腺垂体分泌释放 LH 引发排卵（不选 A）。②卵泡期开始，血中雌激素和孕激素水平均很低（不选 B）。③促乳素主要的作用是促进乳腺发育并维持泌乳（不选 C）。④黄体生成素（LH）升高，作用于黄体细胞分泌雌激素和孕激素，导致排卵后雌激素达第 2 次高峰（D 对），故本题选 D。⑤在 FSH 和 LH 的作用下，排卵前 1 周左右，卵泡合成的雌激素明显增加，通过垂体的负反馈作用使血中 FSH 下降（不选 E）。

【例 270】【正确答案】E

【答案解析】①黄体生成素（LH）是由腺垂体分泌的，并非由黄体分泌（不选 A）。②卵泡刺激素（FSH）也是由腺垂体分泌的（不选 B）。③促性腺激素释放激素（GnRH）由下丘脑分泌（不选 C）。④人绒毛膜生长素（HCG）由胎盘分泌（不选 D）。⑤卵巢排卵后残留的颗粒细胞和卵泡膜细胞，在黄体生成素的作用下形成黄体。黄体分泌孕激素及雌激素，引起月经周期中孕激素水平增高和雌激素水平第 2 次高峰（E 对），故本题选 E。

第三篇　生物化学

第 1 章　蛋白质的结构和功能

【例 271】【正确答案】D

【答案解析】①精氨酸属于碱性氨基酸(不选 A)。②甘氨酸和亮氨酸属于非极性脂肪族氨基酸(不选 B、C)。③酸性氨基酸包括天冬氨酸(D 对)、谷氨酸,故本题选 D。④昭昭老师关于酸性氨基酸的记忆方法总结如下:

	中文名	英文简写	昭昭老师速记
酸性氨基酸 (昭昭老师速记:冬天的谷子发酸)	谷氨酸	Glu	谷＝Gu
	天冬氨酸	Asp	"阿司匹林(Asp)""冬天"吃

【例 272】【正确答案】B

【答案解析】①赖氨酸与组氨酸为碱性氨基酸,均不属于亚氨基酸(不选 A、C)。②脯氨酸的结构形似杂环族,它的环结构里只有一个亚氨基,因此它是环状亚氨基酸,肽链中的脯氨酸常使肽链的走向形成折角。羟脯氨酸、焦谷氨酸也是亚氨基酸(B 对),故本题选 B。(昭昭老师速记:"铺"在地上的"谷"子晒"焦"了被碾"压"了)③色氨酸为极性中性氨基酸,为人体必需的氨基酸,但不是亚氨基酸(不选 D)。④异亮氨酸非极性疏水氨基酸是支链氨基酸,也是人体必需的氨基酸,但不是亚氨基酸(不选 E)。

【例 273】【正确答案】A

【答案解析】①赖氨酸(Lys)是含 2 个氨基的碱性氨基酸(A 对),故本题选 A。②色氨酸(Trp)、缬氨酸(Val)、亮氨酸(Leu)都只含有 1 个氨基(不选 B、C、E)。③谷氨酸(Glu)和天冬氨酸(Asp)是含 2 个羧基的酸性氨基酸(不选 D)。④昭昭老师关于碱性氨基酸的记忆方法总结如下:

	中文名	英文简写	昭昭老师速记
碱性氨基酸 (速记:捡来精猪)	赖氨酸	Lys	赖＝Ly
	精氨酸	Arg	"阿哥(Arg)"是个人"精"
	组氨酸	His	"组"织唱歌"嗨死(His)"了

【例 274】【正确答案】A

【答案解析】①氨基酸的结构中含有碱性的 α-氨基和酸性的 α-羧基,可在酸性溶液中与质子(H^+)结合成带正电荷的阳离子($-NH_3^+$),也可在碱性溶液中与 OH^- 结合,变成带负电荷的阴离子($-COO^-$)。因此氨基酸是一种两性电解质,具有两性解离的特性。②在某一溶液中,当氨基酸所带的正、负电荷相等,净电荷为零时,该溶液的 pH 值即为该氨基酸的等电点。③氨基酸的解离方式取决于其所处溶液的 pH 值。若溶液的 pH<pI,则解离成阳离子;若溶液的 pH>pI,则解离成阴离子;若 pH＝pI,则成为兼性离子,呈电中性(A 对,B、C、D、E 错),故本题选 A。

【例 275】【正确答案】D

【答案解析】①根据氨基酸的吸收光谱,天冬氨酸、丝氨酸、苯丙氨酸和赖氨酸的最大光吸收峰都不在 280 nm 波长附近(不选 A、B、C、E)。②含有共轭双键的色氨酸、酪氨酸的最大吸收峰在 280 nm 波长附近,其中以色氨酸的光吸收最强(D 对),故本题选 D。(昭昭老师速记:"28"岁的他"老""色"了,注意这里要与核酸区分,核酸变性后增色效应是在 260 nm 处)

【例 276】【正确答案】E

【答案解析】①盐键和疏水键是蛋白质三级结构的主要维系键(不选 A、B)。②氢键是蛋白质二级结构的主要维系键(不选 C)。③蛋白质的一级结构是指蛋白质分子中从 N 端到 C 端的氨基酸排列顺序,蛋白质

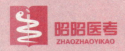

一级结构的维系键为**肽键**，个别蛋白质还包括二硫键，但以肽键为主（不选 D、E 对），故本题选 E。

【例 277】【正确答案】D

　　【答案解析】①蛋白质分子一级结构的表现形式为肽链，维系键为肽键（主要）和二硫键（次要）（不选 A、B）。②三级结构的表现形式为结构域和分子伴侣，维系键为疏水键、盐键、氢键和范德华力（不选 C、E）。③**二级结构**的表现形式为 α-螺旋、β-折叠、β-转角和无规卷曲，维系键为**氢键**（D 对），故本题选 D。④四级结构的表现形式为亚基，维系键为氢键和离子键。

【例 278～279】【正确答案】EC

　　【答案解析】①蛋白质的**一级结构**是指蛋白质分子从 N 端到 C 端的氨基酸的排列顺序，主要的维系键是氢键，个别蛋白质还含有二硫键。②**二级结构**是指蛋白质分子中某段肽链主链骨架原子的相对空间位置，包含 **α-螺旋、β-折叠、β-转角和无规卷曲**，主要的维系键是**氢键**。③**三级结构**是指整条肽链中全部氨基酸残基的相对空间位置，即整条肽链所有原子在**三维空间的排布位置**（C 对），故例 279 选 C。④**四级结构**是指各亚基的空间排布位置。⑤**模序**（即模体）是具有特殊功能的超二级结构，它是由两个或三个具有二级结构的肽段在空间上相互接近形成的一个特殊空间构象，常见的模序结构为**亮氨酸拉链**和**锌指结构**等（E 对），故例 278 选 E。（昭昭老师速记："二"个人互相"摸"，互相"欣（锌）"赏后"亮"出了底牌）

【例 280】【正确答案】C

　　【答案解析】①**氢键**维系的是蛋白质分子的高级结构（包括二、三、四级结构）（不选 A）。②**盐键**维系蛋白质的三级结构（不选 B）。③**酯键**是活化氨基酸与 tRNA-CCA 末端的结合键，对稳定蛋白质构象不起作用（C 对），故本题选 C。④**疏水键和范德华力**维系的是蛋白质分子的三级结构（不选 D、E）。

第 2 章　核酸的结构和功能

【例 281】【正确答案】B

　　【答案解析】①**DNA** 中存在的碱基为 A、G、C、T，RNA 中存在的碱基为 A、G、C、U。②黄嘌呤是既不存在于 RNA 中，也不存在于 DNA 中的碱基（B 对），故本题选 B。③**黄嘌呤**是腺嘌呤和鸟嘌呤的**代谢产物**。④昭昭老师关于核酸的构成要素总结如下：

RNA 的碱基、核苷以及核苷酸			DNA 的碱基、核苷以及核苷酸		
碱　基	核苷	核苷酸	碱　基	核　苷	核苷酸
A	腺苷	腺苷一磷酸（AMP）	A	脱氧腺苷	脱氧腺苷一磷酸（dAMP）
G	鸟苷	鸟苷一磷酸（GMP）	G	脱氧鸟苷	脱氧鸟苷一磷酸（dGMP）
C	胞苷	胞苷一磷酸（CMP）	C	脱氧胞苷	脱氧胞苷一磷酸（dCMP）
U	尿苷	尿苷一磷酸（UMP）	T	脱氧胸苷	脱氧胸苷一磷酸（dUMP）

【例 282】【正确答案】B

　　【答案解析】①核酸中核苷酸之间的连接方式是 3',5'-磷酸二酯键，脱氧核苷酸之间的连接方式同样是 3',5'-磷酸二酯键（B 对），故本题选 B。②碱基与碱基之间的连接方式是氢键，核糖与碱基之间的连接方式是糖苷键，核苷与磷酸之间的连接方式是酯键。

【例 283】【正确答案】E

　　【答案解析】①根据 DNA 双螺旋结构模型，DNA 是反平行、右手螺旋的双链结构，两条多聚核苷酸链在空间的走向呈**反向平行**，即一条链的走向为 5'→3'，另一条为 3'→5'（不选 A）。②DNA 双链之间形成互补碱基对，两条链的碱基间严格按 A＝T，G＝C 配对存在（不选 B）。③DNA 双螺旋结构的直径为 2.37 nm，螺距为 3.54 nm（不选 D），每一螺旋有 10.5 个碱基对（不选 C）。（第 8 版人卫生物化学教材数据是螺距为 3.4 nm，每一螺旋有 10 个碱基对）④右手螺旋结构不是自然界 DNA 的唯一存在方式（B-DNA），还有**左手螺旋结构**（Z-DNA 和 A-DNA）（E 错），故本题选 E。

【例 284】【正确答案】E

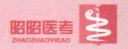

【答案解析】①DNA 的二级结构模型即双螺旋结构模型，又称 Watson－Crick 结构模型，其特点是：DNA 是反平行、右手螺旋的双链结构，两条多聚核苷酸链在空间上的走向呈反向平行，一条链的走向为 $5'\rightarrow3'$，另一条为 $3'\rightarrow5'$（不选 A）。②DNA 双螺旋结构，纵向的稳定靠疏水作用力，横向的稳定靠氢键（不选 B）。③DNA 双链之间形成互补碱基对，两条链的碱基间严格按 A＝T，G＝C 配对存在，故（A＋G）/（C＋T）=1（不选 C）。④两条链的碱基间以非共价键相连（不选 D）。⑤DNA 双螺旋结构的直径为 2.37 nm，螺距为 3.54 nm。每一螺旋有 10.5 个碱基对，每个碱基对之间的相对旋转角度为 36°。每两个相邻的碱基对在平面之间的垂直距离为 0.34 nm。在 DNA 双链结构中，亲水的磷酸基团和脱氧核糖构成螺旋骨架（E 对），位于双链的外侧，疏水的碱基位于双链的内侧，故本题选 E。

【例 285】【正确答案】D

【答案解析】①hnRNA 即不均一核 RNA 是 mRNA 的未成熟前体，hnRNA 在细胞核内存在的时间极短，经过剪接成为成熟的 mRNA（不选 A）。②大部分真核细胞的 mRNA 的 $5'$-末端以 7-甲基鸟嘌呤-三磷酸鸟苷为起始结构，这种 m7GpppN 结构称为帽子结构；$3'$-末端大多数是由数十个至百余个腺苷酸连接而成的多聚腺苷酸结构，称多聚 A 尾（不选 B）。③生物体内各种 mRNA 链的长短差异很大（不选 C）。④在各种 RNA 中，mRNA 的半衰期最短，由几分钟至数小时不等（D 错），故本题选 D。⑤mRNA 的功能是转录核内 DNA 遗传信息的碱基排列顺序，并携带至细胞质，以此为模板指导蛋白质合成中的氨基酸排列顺序（不选 E）。

【例 286～287】【正确答案】CD

【答案解析】①tRNA 中的稀有碱基占所有碱基的 10%～20%，为含稀有碱基最多的 RNA，这些稀有碱基包括：DHU（双氢尿嘧啶）、TψC 环（假尿嘧啶核苷）、甲基化的嘌呤（mG、mA）（C 对），故例 286 选 C。（昭昭老师速记：“特（T）别“稀有”的“小”“3”）②hnRNA（不均一核 RNA）是 mRNA 的未成熟前体。在合成 mRNA 过程中，hnRNA 核苷酸链中的一些片段将不出现在相应的 mRNA 中，这些片段称内含子。保留于 mRNA 中的片段称外显子。当 hnRNA 转变为成熟的 mRNA 时，切除了一些片段，保留的片段重新合成 mRNA，由此可见 hnRNA 是既含内含子又含外显子的 RNA（D 对），故例 287 选 D。③rRNA 为核蛋白体 RNA，是细胞内含量最多的 RNA，占细胞内 RNA 总量的 80% 以上。rRNA 不能单独行使功能，必须与蛋白质结合后形成核糖体，作为蛋白质合成的场所（不选 A）。④mRNA 为细胞内含量较低、半衰期较短的一类 RNA，但种类很多（不选 B）。⑤snRNA 指核内的小 RNA（不选 E）。

【例 288】【正确答案】A

【答案解析】①DNA 在各种因素作用下（加热、加酸或加碱），由双链解开的过程称变性。T_m 指核酸分子内双链解开 50% 时的温度，也称融链温度。因为 G 与 C 碱基对含有 3 个氢键，A 与 T 碱基只有 2 个氢键，因此 T_m 的大小与核酸分子中所含碱基的 G＋C 比例有关，G＋C 比例越高，T_m 值越大（A 对，B 错），故本题选 A。②若 DNA 分子是均一的，则 T_m 范围小；若 DNA 分子不均一，则 T_m 范围大（不选 C）。③T_m 还与 DNA 分子的长短有关，DNA 分子越长，T_m 越大（不选 D）。④由于 DNA 分子是双螺旋结构，RNA 分子是单链（局部也可有双螺旋），故 DNA 的 T_m 较高（不选 E）。

【例 289】【正确答案】B

【答案解析】①DNA 在各种因素作用下（加热、加酸或加碱），由双链解开的过程称变性。T_m 指核酸分子内双链解开 50% 时的温度，也称融链温度。因为 G 与 C 碱基对含有 3 个氢键，A 与 T 碱基只有 2 个氢键，因此 T_m 的大小与核酸分子中所含碱基的 G＋C 比例有关，G＋C 比例越高，T_m 值越大。②选项中，选项 A 的 AT 占 15%，即 GC 占 85%；选项 B 的 GC 占 25%；选项 C 的 GC 占 40%；选项 D 的 AT 占 60%，即 GC 占 40%；选项 E 的 GC 占 70%。由此可见，5 个备选项中 GC 含量最低的为 B 项，其 T_m 值最低（B 对，A、C、D、E 错），故本题选 B。

第 3 章 酶与酶促反应

【例 290～291】【正确答案】DC

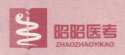
【答案解析】①结合酶是指由酶蛋白和辅助因子组成的酶,酶蛋白决定了酶促反应的特异性,辅助因子决定了酶促反应的种类和性质(C 对),故例 291 选 C。②在有些多酶体系中,在进化过程中由于基因融合,多种不同催化功能存在于一条多肽链中,这类酶称多功能酶,也称串联酶(D 对),故例 290 选 D。③单体酶是指仅具有三级结构的酶。④寡聚酶是指由多个相同或不同的亚基以非共价键连接的酶。⑤单纯酶是指仅由肽链构成的酶。⑥昭昭老师关于几个酶的概念,总结如下:

分　类	概　　念	昭昭老师速记
单体酶	由单一亚基构成的酶,如溶菌酶	单体＝单一亚基
寡聚酶	由多个相同或不同的亚基以非共价键连接组成的酶	—
结合酶	①由蛋白质部分和非蛋白质部分共同组成的酶,其中蛋白质部分称为酶蛋白,非蛋白质部分称为辅助因子;②酶蛋白主要决定了酶促反应的特异性及其催化机制,辅助因子主要决定了酶促反应的性质和类型	结合酶＝酶蛋白＋辅助因子
单纯酶	仅含有蛋白质的酶	—
多功能酶（串联酶）	在一条肽链上同时具有多种不同催化功能的酶	一个肽链就是一个酶,但是有很多不同功能
多酶复合物（多酶体系）	几种具有不同催化功能的酶彼此聚合而成	多酶复合物当然是多个酶聚集在一起
全酶	①酶蛋白和辅助因子结合在一起称为全酶;②酶蛋白和辅助因子单独存在时均无催化活性,只有全酶才有催化作用	酶蛋白必须和辅助因子牢牢绑定在一起

【例 292】【正确答案】B

【答案解析】①底物的类别是酶的选择对象,不能决定酶的特异性(不选 A)。②由酶蛋白和辅助因子组成的酶称结合酶。按照酶的诱导契合学说,酶在发挥作用之前,必须先与底物密切结合,只有能与酶蛋白结构相适应的底物才能与之结合,否则酶将不能发挥催化作用,因此酶蛋白决定了酶促反应的特异性,辅助因子决定酶促反应的种类和性质(B 对),故本题选 B。③辅基、辅酶及金属离子都只是直接参加反应,或起稳定酶活性中心构象的作用,但不决定酶促反应的特异性(不选 C、D、E)。

【例 293】【正确答案】E

【答案解析】①酶的活性中心是指酶分子中真正起催化作用的部位,所有的酶都有活性中心,没有活性中心就无法起到催化作用(E 对),故本题选 E。②辅酶和金属离子属于辅助因子,只有结合酶才有辅助因子,单纯酶没有辅助因子(不选 A、B)。③酶分子中与活性密切相关的基团称为必需基团,有的必需基团位于活性中心内,有的必需基团位于活性中心外(不选 C)。④抑制剂可与酶活性中心或活性中心之外的调节位点结合,从而抑制酶的活性(不选 D)。

【例 294】【正确答案】A

【答案解析】①乳酸脱氢酶(LDH)有 5 种同工酶,即 LDH$_1$～LDH$_5$。②LDH$_1$主要存在于心肌(A 对),LDH$_3$主要存在于胰腺,LDH$_5$主要存在于肝,故本题选 A。(昭昭老师速记:"一""心"一意,"五"香"猪"肝)

【例 295】【正确答案】E

【答案解析】①乳酸脱氢酶(LDH)有 5 种同工酶,即 LDH$_1$～LDH$_5$。②LDH$_1$主要存在于心肌,LDH$_3$主要存在于胰腺,LDH$_5$主要存在于肝(E 对),故本题选 E。(昭昭老师速记:"一""心"一意,"五"香"猪"肝)

【例 296】【正确答案】C

【答案解析】①酶与一般催化剂的共同点:在催化反应的过程中,自身的质和量保持不变(不选 D);都只能催化热力学允许的化学反应;都只能缩短达到化学平衡的时间,不能改变平衡点(不选 B);在可逆反应中,一般既可催化正反应,也可催化逆反应;酶和一般催化剂加速反应的机制都是降低反应的活化能。②与一般催化剂不同,酶对其催化的底物具有较严格的选择性,即一种酶仅作用于一种或一类化合物,或一定的化学键,催化一定的化学反应并产生一定的产物,酶的这种特性称为酶的特异性或专一性;

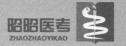

酶有极高的催化效率，只要降低反应的活化能即可达到加速化学反应的效果(C 对)，故本题选 C；酶的活性具有可调节性。③酶不能向反应体系提供能量(不选 A)、降低反应的自由能变化(不选 B)，也不能降低底物的能量水平或提高产物的能量水平(不选 D、E)。

【例 297】【正确答案】D

【答案解析】①米氏方程 $V=V_{max}[S]/(K_m+[S])$，其中 V 为反应速率，V_{max} 为最大反应速率，$[S]$ 是底物浓度，K_m 为米氏常数，K_m 等于酶促反应速度为最大速度一半时的底物浓度。②米氏方程 $V=V_{max}[S]/(K_m+[S])$，代入公式得 $80\%V_{max}=V_{max}[S]/(0.05+[S])=0.2\ mol/L$(D 对)，故本题选 D。

【例 298】【正确答案】D

【答案解析】①K_m 值增高、V_{max} 不变为竞争性抑制剂存在时酶促反应的动力学特点(不选 A)。②K_m 降低、V_{max} 不变与目前已知的动力学特点不符(不选 B)。③当抑制剂存在时，V_{max} 不可能增加(不选 C)。④非竞争性抑制剂与酶活性中心外的必须基团结合，不影响酶与底物的结合，酶与底物的结合也不影响酶与抑制剂的结合。底物和抑制剂之间无竞争关系，因此非竞争性抑制作用不改变酶促反应的表观 K_m 值。但由于抑制剂与酶的结合抑制了酶的活性，故使最大反应速度降低(D 对)，故本题选 D。⑤K_m 降低、V_{max} 降低是酶反竞争性抑制的特点(不选 E)。⑥昭昭老师关于三种不同可逆性抑制的酶促反应动力学特点总结如下：

	竞争性抑制	非竞争性抑制	反竞争性抑制
K_m	增大	不变	↓
V_{max}	不变	↓	↓

【例 299】【正确答案】A

【答案解析】①非竞争性抑制剂与酶活性中心外的必需基团结合，不影响酶与底物的结合，酶与底物的结合也不影响酶与抑制剂的结合。底物和抑制剂之间无竞争关系，因此非竞争性抑制作用不改变酶促反应的表观 K_m 值。但由于抑制剂与酶的结合抑制了酶的活性，故使最大反应速度降低(A 对)，故本题选 A。②K_m 降低、V_{max} 不变与目前已知的动力学特点类型不符(不选 B)。③当抑制剂存在时，V_{max} 不可能增高(不选 C、D)。④K_m 降低、V_{max} 降低是酶反竞争性抑制的特点(不选 E)。⑤昭昭老师关于三种不同可逆性抑制的酶促反应动力学特点总结如下：

	竞争性抑制	非竞争性抑制	反竞争性抑制
K_m	增大	不变	↓
V_{max}	不变	↓	↓

【例 300】【正确答案】A

【答案解析】①竞争性抑制作用是指抑制剂与酶的底物在结构上相似，可与底物竞争结合酶的活性中心，从而阻碍酶与底物形成中间产物。②磺胺类药物与对氨基苯甲酸结构类似，可以与其竞争性结合二氢叶酸合成酶，抑制二氢叶酸以至于四氢叶酸合成，干扰细菌一碳单位的代谢，进而干扰核苷酸合成，使细菌的生长受到抑制(A 对)，故本题选 A。③昭昭老师关于常用的抑制剂总结如下：

物　质	性　质	机制或类似物	昭昭老师速记
有机磷农药中毒	不可逆性抑制	抑制胆碱酯酶	"有胆""不"敢来
重金属离子	不可逆性抑制	抑制巯基酶	"金""球(巯)""奖""不"好拿
路易士气	不可逆性抑制	抑制巯基酶	"气""球(巯)"
丙二酸	竞争性抑制	抑制琥珀酸脱氢酶	"二"只老"虎""竞争"吃"丙"
磺胺类药物	竞争性抑制	抑制二氢叶酸合成酶，结构类似于对氨基苯甲酸	"二"个人"竞"然都很"黄"，真是找"对"人了
哇巴因	竞争性抑制	对细胞膜 Na^+-K^+-ATP 酶的抑制	"哇巴""竞争""钠和钾"

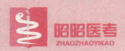

【例301】【正确答案】A

　　【答案解析】①体内一些代谢物可与某些酶的活性中心外的某个部位<u>非共价可逆结合</u>(不选C)，引起酶的构象改变，从而改变酶的活性，酶的这种调节方式称为酶的别构调节，也称为变构调节。②可以受别构调节的酶称为别构酶，常由<u>多亚基组成</u>(不选E)，由于多亚基之间存在正协同效应或负协同效应，因此其反应动力学<u>不遵守米氏方程</u>(A错)，故本题选A。③物质代谢过程中<u>各限速酶</u>(关键酶)多受别构调节(不选B)，酶活性可因与变构剂结合而促进或抑制(不选D)。

【例302】【正确答案】D

　　【答案解析】①变构酶是指一些效应剂与酶的非催化部位可逆性结合，使酶发生变构而影响酶活性的一组酶。变构酶多是代谢途径的<u>关键酶</u>(不选B)，催化的反应常是不可逆反应即非平衡反应(不选A)。②变构效应剂包括变构激活剂或变构抑制剂，可与变构酶可逆性结合(不选C)，引起酶的构象变化，分别使酶活性升高或降低(不选E)。③变构酶常由多亚基组成，具有两种调节中心即<u>催化中心和调节中心</u>，但并非都有催化亚基和调节亚基(D错)，故本题选D。

【例303】【正确答案】D

　　【答案解析】①在酶促化学修饰过程中，酶发生<u>无活性</u>与<u>有活性</u>两种形式的互变(不选A)。②酶促化学修饰调节是酶催化引起的<u>共价键</u>的变化(不选B)，包括磷酸化与脱磷酸化、乙酰化与脱乙酰化、甲基化与脱甲基化、腺苷化与脱腺苷化、-SH与-S-S-的互变等，其中以<u>磷酸化与脱磷酸化最常见</u>(不选E)。③酶促化学修饰调节是酶促反应，故有<u>放大效应</u>(不选C)。④变构调节和化学修饰都是快速调节，可以应急(D错)，故本题选D；<u>酶的诱导和阻遏</u>是通过影响酶蛋白生物合成过程中的基因转录发挥作用，因此调节速度缓慢，主要针对<u>长期调节</u>。

第4章　维生素

【例304】【正确答案】C

　　【答案解析】①<u>尼克酰胺</u>参与组成<u>脱氢酶</u>的辅酶(不选A)。②<u>磷酸吡哆醛、磷酸吡哆酸</u>参与组成转氨酶的辅酶(不选B)。③<u>辅酶Q</u>的化学组成为<u>泛醌</u>而非生物素。生物素是体内多种羧化酶的辅酶，参与CO_2的羧化(C错)，故本题选C。④<u>泛酸</u>参与组成辅酶A，核黄素参与组成黄酶的辅酶(不选D、E)。

第5章　糖代谢

【例305】【正确答案】B

　　【答案解析】①参与脂肪酸的合成、维持GSH处于还原状态(不选C)，所需的氢主要由$NADPH+H^+$提供，而不由$NADH+H^+$提供(不选A)。②糖有氧氧化和无氧酵解有一段共同途径，即葡萄糖→丙酮酸。在氧充足时进行有氧氧化，胞浆中3-磷酸甘油醛在3-磷酸甘油醛脱氢酶催化下转变为1,3-二磷酸甘油酸+$NADH+H^+$。$NADH+H^+$经α-磷酸甘油穿梭或苹果酸天冬氨酸穿梭，转移到线粒体内进行氧化，产生1.5ATP或2.5ATP。③在供氧不足时进行无氧酵解，3磷酸甘油醛脱氢产生的$NADH+H^+$提供给<u>乳酸脱氢酶</u>，使丙酮酸在胞液中<u>还原成乳酸</u>(B对)，故本题选B。④经α-磷酸甘油穿梭进入线粒体氧化、经苹果酸-天冬氨酸穿梭进入线粒体氧化均为需氧过程(不选D、E)。

【例306】【正确答案】E

　　【答案解析】①丙酮酸脱氢酶复合体是糖有氧氧化的关键酶之一，它是由丙酮酸脱氢酶、二氢硫辛酰胺转乙酰酶E_2和二氢硫辛酰胺脱氢酶E_3组成。参与的辅酶有硫胺素焦磷酸酯TPP(不选A)、硫辛酸(不选B)、FAD(不选D)、NAD+(不选C)和CoA。②丙酮酸脱氢酶复合体的辅助因子<u>不包括</u>磷酸吡哆醛(E对)，磷酸吡哆醛是氨基酸脱羧酶和转氨酶的辅酶，故本题选E。

【例307】【正确答案】E

　　【答案解析】①丙酮酸脱氢酶复合体是糖有氧氧化的关键酶之一，它是由丙酮酸脱氢酶、二氢硫辛酰

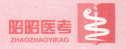

胺转乙酰酶 E_2 和二氢硫辛酰胺脱氢酶 E_3 组成。参与的辅酶有硫胺素焦磷酸酯 TPP、硫辛酸(不选 C)、FAD(不选 A)、NAD^+(不选 B)和 CoA(不选 D)。②丙酮酸脱氢酶复合体的辅助因子不包括生物素(E 对),生物素是体内多种羧化酶的辅酶,参与 CO_2 的羧化过程,故本题选 E。

【例 308】【正确答案】B

　　【答案解析】①糖代谢产生能量的方式有两种,即耦联磷酸化和底物水平磷酸化。若将底物的高能磷酸 基直接转移给 ADP 或 GDP,生成 ATP 或 GTP,称底物水平磷酸化。②在三羧酸循环中,当琥珀酰 CoA 的高能硫酯键水解时,可与 GDP 的磷酸化相耦联,生成高能磷酸键,其高能化合物是 GTP(B 对),故本题选 B。(昭昭老师速记:"虎""哥(G)")

【例 309】【正确答案】C

　　【答案解析】①6-磷酸果糖激酶-1 是糖酵解的 3 个关键酶之一,是糖酵解最重要的变构调节酶,变构激活剂为 AMP、F-1,6-BP、F-2,6-BP、乙酰 CoA(不选 A、B、D、E)。②变构抑制剂为柠檬酸(C 对)、ATP,故本题选 C。

【例 310】【正确答案】B

　　【答案解析】①6 磷酸果糖激酶-1 是糖酵解的关键酶之一,其变构激活剂为 2,6-二磷酸果糖、1,6-二磷酸果糖、ADP、AMP。②2,6-二磷酸果糖 是 6-酸果糖激酶-1 最强 的变构激活剂(B 对),故本题选 B。③1,6-二磷酸果糖的作用远弱于 2,6-二磷酸果糖(不选 A)。④磷酸果糖激酶的变构抑制剂为 ATP、柠檬酸(不选 C、E)。⑤GTP 不是磷酸果糖激酶的变构激活剂(不选 D)。

【例 311】【正确答案】D

　　【答案解析】①糖原合成、糖酵解、磷酸戊糖途径都是利用葡萄糖,使血糖降低的代谢途径,饥饿时这些代谢途径肝内代谢不会加强(不选 B、C、E)。②饥饿时,机体主要利用脂肪来提供能量,故脂肪分解增加,而非合成(不选 A)。③饥饿状态下,血糖降低,机体调节的结果是升血糖,故糖异生增强(D 对),故本题选 D。

【例 312】【正确答案】E

　　【答案解析】①丙酮酸羧化酶、磷酸烯醇式丙酮酸羧激酶、果糖双磷酸酶-1、葡萄糖-6-磷酸酶都是催化糖异生的关键酶(不选 A、B、C、D)。②糖异生的途径基本上是糖酵解的逆反应,但有 3 个不可逆反应。因此催化糖酵解的 3 个关键酶是不参与糖异生作用的酶。糖酵解的 3 个关键酶为 6-磷酸果糖激酶-1、丙酮酸激酶和葡萄糖激酶,故可得知 6-磷酸果糖激酶-1 是不参与糖异生的(E 对),故本题选 E。

第6章　生物氧化

【例 313】【正确答案】A

　　【答案解析】①细胞色素(Cyt)是呼吸链的组成成分,是一类以铁卟啉为辅基的催化电子传递的酶类(A 对),故本题选 A。②不是所有的细胞色素都紧密结合在线粒体内膜上,如 Cytc 就呈水溶性,与线粒体内膜外表面结合不紧密,极易与线粒体内膜分离(不选 B)。③铁卟啉中的铁原子可进行 $Fe^{2+} \Leftrightarrow Fe^{3+} + e$ 反应传递电子,因此细胞色素是呼吸链中的单电子传递体,并不是递氢体(不选 C)。④在呼吸链中,根据各组分的标准氧化还原电位,细胞色素由低到高的排列顺序为:$Cytb \rightarrow Cytc_1 \rightarrow Cytc \rightarrow Cytaa_3$(不选 D)。⑤Cyta 与 Cyta₃ 形成复合体 Cytaa₃,负责将电子从 Cytc 传递给氧,故称细胞色素氧化酶(Cytc 氧化酶),细胞色素不是细胞色素氧化酶(不选 E)。

【例 314】【正确答案】D

　　【答案解析】①代谢物脱下的成对氢原子(2H)通过多种酶或辅酶所催化的连锁反应逐步传递,最终与氧结合生成水,同时逐步释放能量,使 ADP 磷酸化生成 ATP,因此呼吸链在传递氢与电子的过程中可以偶联 ADP 磷酸化(不选 A)。②某些化合物能够影响呼吸链的氧化磷酸化,如一氧化碳能抑制递电子体 Cytc 氧化酶,使电子不能传递给氧,造成氧化受阻,导致整个呼吸链功能丧失(不选 B)。③呼吸链中传递氢的酶或辅酶称为氢体,传递电子的酶或辅酶称为递电子体(不选 C)。脱电子反应如 $Fe^{2+} \rightarrow Fe^{3+} + e$,

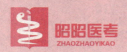

脱氢反应如 $CH_3CH(OH)COOH \rightarrow CH_3COCOOH + 2H \rightarrow 2H^+ + 2e$。可见，脱氢反应包括了脱电子反应，但脱电子反应不能包括脱氢反应（D错），故本题选 D。④在呼吸链中，酶和辅酶按一定的顺序排列在线粒体内膜上，各组分的排列顺序是根据它们各自的标准氧化还原电位（E°），由低（小）到高（大）排列的（不选 E）。

【例 315】【正确答案】D

【答案解析】①生物体内存在两条氧化呼吸链，即 NADH 氧化呼吸链和琥珀酸氧化呼吸链。②异柠檬酸、苹果酸、α酮戊二酸和丙酮酸都要经过 NADH 氧化呼吸链：$NADH \rightarrow FMN(Fe-S) \rightarrow CoQ \rightarrow Cytb \rightarrow Cytc1 \rightarrow Cytc \rightarrow Cytaa_3 \rightarrow O_2$，因此有 NADH 参与（不选 A、B、C、E）。③琥珀酸脱下的 2H，经 FAD 进入琥珀酸氧化呼吸链：$琥珀酸 \rightarrow FAD \rightarrow CoQ \rightarrow Cytb \rightarrow Cytc_1 \rightarrow Cytc \rightarrow Cytaa_3 \rightarrow O_2$，无须进入 NADH 呼吸链氧化（D对），故本题选 D。

【例 316】【正确答案】A

【答案解析】①P/O 比值指氧化磷酸化过程中每消耗 1/2 摩尔 O_2 所需磷酸的摩尔数，即生成的 ATP 的摩尔数，也即一对电子（或氢）通过呼吸链传递给氧所生成的 ATP 分子数。②β-羟丁酸的 P/O 比值为 3（A对），故本题选 A。③琥珀酸、α-磷酸甘油和脂酰 CoA 的 P/O 比值为 2，抗坏血酸为 1（不选 B、C、D、E）。

【例 317】【正确答案】B

【答案解析】1 mol 琥珀酸脱氢生成延胡索酸时，脱下的一对氢经过呼吸链氧化生成水，同时生成 2 molATP（B对），故本题选 B。

【例 318】【正确答案】B

【答案解析】①各种抑制剂对呼吸链的作用部位不同，氰化物可抑制细胞色素 C 氧化酶（复合体Ⅳ）的 $Cytaa_3$，使电子不能传递给氧（B对），故本题选 B。②昭昭老师关于氰化物中毒的记忆方法总结如下：

呼吸链抑制剂	抑制部位	作用机制	昭昭老师速记
CN^-（氰化物）、N^{3-}	复合体Ⅳ	紧密结合氧化型 $Cyta_3$，阻断电子由 Cyta 到 Cu_B-$Cyta_3$ 间传递	"轻（氰）""死"了

【例 319】【正确答案】D

【答案解析】①2,3-BPG 在红细胞内的含量高，是红细胞内能量的储存形式（不选 A）。②在一般细胞中，糖酵解的中间产物 3-磷酸甘油醛脱氢生成 1,3-二磷酸甘油酸，后者将高能磷酸键及磷酸基转移给 ADP 生成 ATP，本身转变为 3-磷酸甘油酸。3-磷酸甘油酸再经数步反应生成乳酸。在红细胞内有两种特殊的酶，即二磷酸甘油酸变位酶（能催化 1,3-二磷酸甘油酸转变为 2,3-BPG）和 2,3-BPG 磷酸酶（能催化 2,3-BPG 水解脱去磷酸而转变为 3-磷酸甘油酸）（不选 B、E）。③2,3-BPG 可特异地与去氧 Hb 结合，使 Hb 处于脱氧构象，从而降低 Hb 对氧的亲和力，促使 HbO_2 释放氧，以适应组织对氧的需求（不选 C）。④高能磷酸化合物是指水解时有较大自由能释放的磷酸化合物，但 2,3-BPG 分子中并不含高能磷酸键，不是高能磷酸化合物（D错），故本题选 D。

【例 320】【正确答案】A

【答案解析】①高能磷酸化合物是指含高能磷酸键水解时有较大自由能释放的磷酸化合物。1,6-二磷酸果糖分子中第 1、6 位是磷酸酯键，而不是高能磷酸键，因此不属于高能磷酸化合物（A对），故本题选 A。②ATP、ADP（二磷酸腺苷）、GTP、UTP、CTP、磷酸肌酸、磷酸烯醇式丙酮酸、乙酰磷酸、乙酰 CoA、氨基甲酰磷酸、焦磷酸、1,3-二磷酸甘油酸、1-磷酸葡萄糖等均含高能磷酸键，属于高能磷酸化合物（不选 B、C、D、E）。

【例 321】【正确答案】C

【答案解析】体内存在两条氧化呼吸链：①NADH 氧化呼吸链：$NADH \rightarrow FMN \rightarrow Fe-S \rightarrow CoQ \rightarrow Cytb \rightarrow Fe-S \rightarrow Cytc_1 \rightarrow Cytc \rightarrow Cu_A \rightarrow Cyta \rightarrow Cu_B \rightarrow Cyta_3 \rightarrow O_2$；②琥珀酸氧化呼吸链：$琥珀酸 \rightarrow FAD \rightarrow Fe-S(Cytb) \rightarrow CoQ \rightarrow Cytb \rightarrow Fe-S \rightarrow Cytc_1 \rightarrow Cytc \rightarrow Cu_A \rightarrow Cyta \rightarrow Cu_B \rightarrow Cyta_3 \rightarrow O_2$。③若 1 对氢原子进入 NADH 氧化呼吸链，则产生 3 个 ATP；若进入琥珀酸氧化呼吸链，则产生 2 个 ATP。α-磷酸甘油脱下的 2H，经 FAD 进入琥珀酸氧化呼吸链，产生 2 个 ATP，其 P/O 比值为 2（C对），故本题选 C。

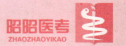

【例 322】【正确答案】E

【答案解析】①苹果酸穿梭又称苹果酸-天冬氨酸穿梭,其生理意义在于将胞液中 NADH+H$^+$ 的 2H 带入线粒体内(E 对),故本题选 E。②胞液中生成的 NADH+H$^+$ 不能自由通过线粒体内膜,而 NADH+H$^+$ 只有进入线粒体后才能彻底氧化生成水和 ATP,通过苹果酸穿梭作用将胞液中的 NADH+H$^+$ 的 2 个 H$^+$ 交给草酰乙酸生成苹果酸,苹果酸可自由通过线粒体内膜,进入线粒体后,苹果酸再转变成草酰乙酸,生成 NADH+H$^+$。

第7章 脂类代谢

【例 323】【正确答案】D

【答案解析】①乙酰 CoA 羧化酶是此反应的关键酶,该酶存在于胞液中,辅基为生物素,Mn^{2+} 为激活剂(不选 A、B)。②脂肪酸合成时由 NADPH+H$^+$ 供氢(不选 C)。③无论脂肪酸合成,还是脂肪酸分解都需要消耗 ATP(D 错),故本题选 D。④脂肪酸合成时,乙酰 CoA 必须首先羧化生成丙二酸单酰 CoA 才能参加合成反应(不选 E)。

【例 324】【正确答案】E

【答案解析】①软脂酸、油酸为不饱和脂酸,均为人体非必需脂酸,均不可用于合成前列腺素(不选 A、C)。②硬脂酸为饱和脂酸,不是前列腺合成的前体(不选 B)。③合成过程是:亚油酸→亚麻酸→花生四烯酸→PGH$_2$→KPGF$_{2\alpha}$、PGD$_2$、PGE$_2$、PGI$_2$、TXA$_2$,可见,合成前列腺素 F$_{2\alpha}$(PGF$_{2\alpha}$)的前体是花生四烯酸(E 对),故本题选 E。④亚麻酸不是合成前列腺素 F$_{2\alpha}$ 的前体(不选 D)。

【例 325】【正确答案】E

【答案解析】①不饱和脂酸包括油酸、软油酸、亚油酸、亚麻酸和花生四烯酸等,前 2 种可自身合成,后 3 种必须从食物中摄取,称必需脂酸。②合成过程是:亚油酸→α-亚麻酸→花生四烯酸→PGH$_2$→PGF$_{2\alpha}$、PGD$_2$、PGE$_2$、PGI$_2$、TXA$_2$,可见,花生四烯酸是前列腺素的前体。③由此可见,给予大鼠去脂饲料后,将造成必需脂酸花生四烯酸的缺乏,从而导致前列腺素缺乏(E 对),故本题选 E。

【例 326~327】【正确答案】AB

【答案解析】①储存于脂肪细胞中的脂肪(甘油三酯),被脂肪酶逐步分解为游离脂酸和甘油,并释放入血以供其他组织利用的过程称脂肪动员。因此,脂肪动员的产物是游离脂酸和甘油(A 对),故例 326 选 A。②甘油和脂酸是合成甘油三酯的基本原料,主要由葡萄糖代谢提供。肝细胞含有甘油激酶,能将游离的甘油磷酸化生成 3-磷酸甘油,因此可以游离的甘油或糖酵解生成的 3-磷酸甘油为原料合成甘油三酯。而脂肪细胞缺乏甘油激酶,故不能利用甘油合成甘油三酯,只能以糖酵解生成的 3-磷酸甘油为原料合成甘油三酯(B 对),故例 327 选 B。③3-磷酸甘油醛、1,3-二磷酸甘油酸是糖酵解的中间产物(不选 C、D)。④2,3-二磷酸甘油酸为 2,3-BPG 旁路的中间产物(不选 E)。

【例 328】【正确答案】C

【答案解析】①脂肪酸 β-氧化包括:脱氢(脱下的 2H 由 FAD 接受生成 FADH$_2$)(不选 B)→加水(并不产生水)(C 对)→再脱氢(脱下的 2H 由 NAD$^+$ 接受生成 NADH+H$^+$)(不选 A)→硫解等 4 步连续反应,故本题选 C。②每进行一次 β-氧化形成比原来少 2 个碳原子的脂酰 CoA 及 1 分子乙酰 CoA(不选 D)。③催化脂肪酸进行 β-氧化的酶系存在于线粒体中,首先须在胞质内将脂肪酸活化为脂酰 CoA,活化的脂酰 CoA 必须进入线粒体才能被氧化(不选 E)。

【例 329】【正确答案】E

【答案解析】①脂酸活化生成脂酰 CoA 后进入线粒体,在脂酸 β-氧化多酶复合体的催化下,从脂酰基的 β-碳原子开始,进行脱氢(脂酰辅酶 A 脱氢酶)→加水(Δ2-烯酰辅酶 A 水化酶)→再脱氢(β-羟脂酰辅酶 A 脱氢酶)→硫解(β-酮脂酰辅酶 A 硫解酶)等 4 步连续反应,脂酰基断裂生成 1 分子比原来少 2 个碳原子的脂酰 CoA 及 1 分子乙酰 CoA(不选 A、B、C、D)。②以上生成的比原来少 2 个碳原子的脂酰 CoA,可再进行脱氢、加水、再脱氢及硫解反应。如此反复,最后生成丁酰 CoA,后者再进行 1 次 β-氧化,

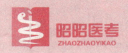

即完成了脂酸 β-氧化。③β-酮脂酰还原酶是脂酸合成的非关键酶，并不参加脂酸 β-氧化（E 对），故本题选 E。

【例 330】【正确答案】B

　　【答案解析】①根据脂酸 β-氧化的原理，$2n$ 个碳原子的脂酸，可进行 $(n-1)$ 次 β-氧化，生成 $(n-1)$ 分子 $FADH_2$、$(n-1)$ 分子 $NADH+H^+$ 及 n 分子乙酰 CoA，因此产生的总能量为 $1.5\times(n-1)+2.5\times(n-1)+10\times n-2=(14n-6)$ 分子 ATP。②若软脂酸为 C_{16}，$n=8$，故每分子软脂酸彻底氧化后净生成的能量为 $(14\times8-6)=106$ 分子 ATP。每分子葡萄糖经三羧酸循环氧化产生 32ATP，故 1 克软脂酸彻底氧化所生成的 ATP 数为 $(1/256)\times106$，1 克葡萄糖氧化产生的 ATP 数为 $(1/180)\times32$，即为 2.33 倍（B 对），故本题选 B。

【例 331】【正确答案】C

　　【答案解析】酮体包括乙酰乙酸、丙酮（C 对），故本题选 C。（昭昭老师速记："乙""丙""丁"）

【例 332】【正确答案】C

　　【答案解析】①酮体包括乙酰乙酸、β-羟丁酸和丙酮。丙酮生产量很少，可经肺呼出，乙酰乙酸、β-羟丁酸则在肝外组织被氧化利用，由于 β-羟丁酸的利用是先在 β-羟丁酸脱氢酶催化下，脱氢生成乙酰乙酸，再转变为乙酰 CoA 被氧化，因此酮体的氧化主要指乙酰乙酸的氧化。②乙酰乙酸的氧化有两条途径：一是在心、肾、脑及骨骼肌线粒体，由琥珀酰 CoA 转硫酶催化生成乙酰乙酰 CoA；二是在肾、心和脑线粒体，由乙酰乙酸硫激酶催化，直接活化生成乙酰乙酰 CoA。③肝组织因缺乏琥珀酰 CoA 转硫酶和乙酰乙酸硫激酶这两种利用酮体的酶，而不能利用酮体（C 对），故本题选 C。④HMG-CoA 裂解酶为参与酮体合成的酶（不选 A）。⑤HMG-CoA 还原酶为参与胆固醇合成的酶（不选 B）。⑥人体内不存在乙酰乙酸裂解酶和乙酰乙酸 CoA 脱酰酶这两种酶（不选 D、E）。

【例 333】【正确答案】D

　　【答案解析】①HMG-CoA 合成酶、裂解酶、还原酶都是酮体和胆固醇合成所需的酶，与肝脏利用酮体无关（不选 A、B、C）。②酮体是在肝中合成的，但若肝缺乏利用酮体的酶系琥珀酰 CoA 转硫酶，则不能利用酮体供能。心、肾、脑、骨骼肌的线粒体具有高活性的琥珀酰 CoA 转硫酶，可通过乙酰乙酸+琥珀酰 CoA→乙酰 CoA 转硫酶→乙酰乙酰 CoA→乙酰 CoA→三羧酸循环氧化过程供能，因此酮体是肝内合成而肝外利用（D 对），故本题选 D。③β-羟丁酸脱氢酶是酮体合成过程中的非关键酶，乙酰乙酸在此酶催化下被还原成 β-羟丁酸（不选 E）。

【例 334】【正确答案】C

　　【答案解析】①在皮肤上，胆固醇可转化为 7-脱氢胆固醇，后者经紫外线照射后转变为维生素 D_3（不选 A）。②胆固醇转化为胆汁酸是胆固醇在体内的主要转化途径（不选 B）。③胆色素是血红素的主要代谢产物，与胆固醇代谢无关（C 对），故本题选 C。④胆固醇可转化为类固醇激素。如以胆固醇为原料，肾上腺皮质细胞可合成醛固酮、皮质醇及雄激素；睾丸间质细胞可合成睾酮（不选 E）；卵泡内膜细胞和黄体可合成雌二醇及孕酮（不选 D）。

【例 335】【正确答案】E

　　【答案解析】①胆固醇可转化为类固醇激素。②以胆固醇为原料，肾上腺皮质细胞可合成醛固酮、皮质醇（E 对）及雄激素；睾丸间质细胞可合成睾酮；卵泡内膜细胞和黄体可合成雌二醇及孕酮，故本题选 E。③胆固醇不能生成维生素 A、辅酶 A、乙酰辅酶 A（不选 A、B、C）。④胆色素是血红素的主要代谢产物，与胆固醇代谢无关（不选 D）。

【例 336】【正确答案】B

　　【答案解析】①胆色素是血红素的主要代谢产物，与胆固醇代谢无关（不选 A）。②胆固醇转化为胆汁酸是胆固醇在体内的最主要转化途径（B 对），故本题选 B。③在皮肤上，胆固醇可转化为 7-脱氢胆固醇，后者经紫外线照射后转变为维生素 D_3，但不是主要去路（不选 C）。④胆固醇可转化为类固醇激素。如以胆固醇为原料，肾上腺皮质细胞可合成醛固酮、皮质醇及雄激素；睾丸间质细胞可合成睾酮；卵泡内膜细胞和黄体可合成雌二醇及孕酮，均不是胆固醇在体内代谢的主要去路（不选 D、E）。

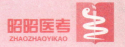

【例 337】【正确答案】E

【答案解析】①卵磷脂(磷脂酰胆碱)合成时,首先由 3 - 磷酸甘油与活化的脂酸生成磷脂酸,然后水解脱磷酸转变为甘油二酯,后者再与 CDP - 胆碱经磷酸胆碱转移酶催化合成卵磷脂。②由此可见,合成卵磷脂需要 CDP - 胆碱(E 对),合成脑磷脂需要 CDP - 乙醇胺,合成心磷脂需要磷脂酰甘油,故本题选 E。

【例 338】【正确答案】A

【答案解析】①脑磷脂(磷脂酰乙醇胺)的合成是由 3 - 磷酸甘油与活化的脂酸首先生成磷脂酸,然后水解脱磷酸转变为甘油二酯,后者再与 CDP - 乙醇胺合成脑磷脂。由此可见,合成脑磷脂需要 CDP - 乙醇胺(A 对),故本题选 A。②合成卵磷脂需要 CDP - 胆碱;合成心磷脂需要磷脂酰甘油(不选 B)。③UDP - 胆碱、UDP - 乙醇胺和 GDP - 乙醇胺都不是体内天然中间产物(不选 C、D、E)。

【例 339】【正确答案】D

【答案解析】①生物体内存在多种降解甘油磷脂的磷脂酶,包括磷脂酶 A_1、A_2、B_1、B_2、C 及 D,它们分别作用于甘油磷脂分子中不同的酯键。②磷脂酶 A_1、A_2 分别水解甘油磷脂的 1、2 位酯键,并分别产生溶血磷脂 2、1 和对应的不饱和脂肪酸(不选 A,B)。③磷脂酶 B_1、B_2 分别水解溶血磷脂 1、2 中的 1、2 位酯键,生成甘油磷酸 X(X 为胆碱、丝氨酸、肌醇等取代基)和对应的不饱和脂肪酸(不选 C)。④磷脂酶 C 水解甘油磷脂中 3 位磷酸酯键,生成甘油二酯和磷酸 X(X 为胆碱、丝氨酸、肌醇等取代基),当甘油磷脂为磷酯酰肌醇 4,5 - 二磷酸时,磷酸 X 为 1,4,5 - 三磷酸肌醇(D 对),故本题选 D。⑤磷脂酶 D 水解甘油磷脂中磷酸取代基酯键,生成磷脂酸和 X(X 为胆碱、丝氨酸、肌醇等取代基)(不选 E)。

【例 340】【正确答案】E

【答案解析】①乳糜微粒 CM 转运外源性甘油三酯及胆固醇(不选 A)。②HDL 逆向转运胆固醇,即将胆固醇从肝外组织转运到肝进行代谢,其含量与冠心病的发生成反比(不选 B)。③LDL 转运内源性胆固醇,即将胆固醇转运到肝脏(不选 D)。④IDL 是 VLDL 是血浆中向 LDL 转化的中间产物。⑤VLDL 转运内源性甘油三酯及胆固醇,空腹血浆中甘油三酯的水平主要反映在 VLDL 的含量上(E 对),故本题选 E。

【例 341】【正确答案】C

【答案解析】①乳糜微粒(CM)的主要功能是转运外源性甘油三酯及胆固醇(不选 A)。②极低密度脂蛋白(VLDL)的主要功能是转运内源性甘油三酯,空腹血浆中甘油三酯的水平主要反映在 VLDL 的含量上(不选 B)。③低密度脂蛋白(LDL)主要由极低密度脂蛋白(VLDL)在血浆中转变而来,其主要功能是转运肝合成的内源性胆固醇到血浆(C 对),故本题选 C。④高密度脂蛋白(HDL)按密度大小又分为 HDL_1、HDL_2、HDL_3,正常人血浆中主要含 HDL_2 和 HDL_3。HDL 的功能是逆向转运胆固醇,即将胆固醇从血浆转移到肝脏(不选 D、E)。

【例 342】【正确答案】D

【答案解析】在血浆各种脂蛋白中,其胆固醇含量由多到少的排列是:LDL>HDL>VLDL>CM(D 对),故本题选 D。

【例 343】【正确答案】B

【答案解析】①肝细胞线粒体内含有各种合成酮体的酶类,尤其是 HMG - CoA 合成酶,因此合成酮体是肝细胞特有的功能(不选 A)。②肝脏是降解低密度脂蛋白(LDL)的主要器官,LDL 由极低密度脂蛋白(VLDL)在血浆中合成,故肝脏不是 LDL 代谢中特有的器官(B 对),故本题选 B。③VLDL 主要由肝细胞合成,但小肠黏膜细胞也可合成少量 VLDL(不选 C)。④在肝中,约 50%的胆固醇可转变为胆汁酸,随胆汁排入肠道,参与消化吸收(不选 D)。⑤卵磷脂胆固醇酯酰转移酶(LCAT)是由肝脏合成的。从肝脏或小肠分泌的新生高密度脂蛋白(HDL)进入血浆后,在 LCAT 催化下,生成溶血性卵磷脂及胆固醇酯(不选 E)。

第 8 章　氨基酸代谢

【例 344】【正确答案】A

【答案解析】①体内需要但又不能自行合成,必须由食物供给的氨基酸称必需氨基酸,包括 8 种氨基

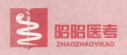
酸：缬氨酸（A 对）、异亮氨酸、亮氨酸、苯丙氨酸、蛋氨酸、色氨酸、苏氨酸、赖氨酸，故本题选 A。（昭昭老师速记："写""一""两""本""淡""色""书""来"）②精氨酸、组氨酸为碱性氨基酸，均不为必需氨基酸（不选 B、D）。③半胱氨酸为含硫氨基酸，不为必需氨基酸（不选 C）。④丝氨酸为极性中性氨基酸，不为必需氨基酸（不选 E）。

【例 345】【正确答案】E

　　【答案解析】谷氨酸相应的 α-酮酸是 α-酮戊二酸，后者是三羧酸循环的中间代谢产物（E 对），故本题选 E。

【例 346】【正确答案】C

　　【答案解析】①血中氨的主要运输形式是谷氨酰胺（C 对），故本题选 C。②脑中氨运输至肝的形式是谷氨酰胺；肌肉中氨运输至肝的形式是丙氨酸＋谷氨酰胺；脑中氨的主要去路是合成谷氨酰胺；肌肉中氨的主要去路是合成丙氨酸。

【例 347】【正确答案】A

　　【答案解析】①半胱氨酸可氧化为磺酸丙氨酸，后者脱羧生成牛磺酸，因此半胱氨酸可经代谢转变成牛磺酸（A 对），故本题选 A。②蛋氨酸为含硫氨基酸，在甲硫氨酸循环中可产生 S-腺苷甲硫氨酸、S-腺苷同型半胱氨酸和同型半胱氨酸，但不能代谢产生牛磺酸（不选 B）。③苏氨酸、赖氨酸、缬氨酸都不是含硫氨基酸，其分解后不产生含硫酸根的牛磺酸（不选 C、D、E）。

【例 348】【正确答案】D

　　【答案解析】①谷氨酸经脱羧基后可以生成 γ-氨基丁酸（D 对），故本题选 D。②其余几种氨基酸均不能脱羧基生成 γ-氨基丁酸（不选 A、B、C、E）。

【例 349】【正确答案】E

　　【答案解析】①提供一碳单位的氨基酸是丝氨酸、色氨酸、组氨酸、甘氨酸（不选 A、B、C、D）。②酪氨酸不能提供一碳单位（E 对），故本题选 E。

【例 350】【正确答案】D

　　【答案解析】①叶酸还原为四氢叶酸后才是一碳单位（不选 A）。②生物素是构成羧化酶的辅酶，参与 CO_2 固定，但与一碳单位的运载无关（不选 B）。③维生素 B_{12} 是甲基转移酶的辅基，参与甲基转移反应，不是一碳单位载体（不选 C）。④生成一碳单位的氨基酸是丝氨酸、色氨酸、组氨酸、甘氨酸，一碳单位的载体是四氢叶酸（D 对），故本题选 D。⑤S-腺苷蛋氨酸是体内甲基直接供应体，不是一碳单位载体（不选 E）。

【例 351】【正确答案】D

　　【答案解析】①在体内，酪氨酸可分解代谢产生肾上腺素、黑色素，黑色素是指吲哚醌的聚合物（不选 A、B）。②酪氨酸可经酪氨酸羟化酶催化生成对羟苯丙酮酸，后者又可进一步转变成延胡索酸与乙酰乙酸（不选 C、E）。③体内苯丙氨酸可转变为酪氨酸，但是酪氨酸不能转变为苯丙氨酸（D 对），故本题选 D。

【例 352】【正确答案】B

　　【答案解析】①酪氨酸经酪氨酸羟化酶催化生成多巴，多巴进一步转变成多巴胺，多巴胺又可进一步生成去甲肾上腺素（B 对），故本题选 B。②色氨酸、赖氨酸、脯氨酸、苏氨酸不能转变成去甲肾上腺素（不选 A、C、D、E）。

第 9 章　核苷酸代谢

【例 353】【正确答案】D

　　【答案解析】①嘌呤的合成原料为天冬氨酸、谷氨酰胺、甘氨酸、CO_2、FH_4，嘧啶的合成原料为天冬氨酸、谷氨酰胺、CO_2，因此嘌呤和嘧啶合成的共同原料是天冬氨酸，甘氨酸不是嘌呤、嘧啶合成的共同原料（A 错，D 对），故本题选 D。②嘌呤的从头合成过程由 N^{10}-甲酰四氢叶酸提供一碳单位，但一碳单位不是嘌呤、嘧啶合成的共同原料（不选 B）。③谷氨酸不参与嘌呤、嘧啶合成（不选 C）。④氨基甲酰磷酸是嘌

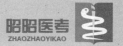

呤从头合成的中间代谢产物,不是嘌呤、嘧啶合成的共同原料(不选 E)。

【例 354～355】【正确答案】BE

　　【答案解析】①体内核糖核苷酸在核糖核苷酸还原酶的催化下,大多数能直接还原生成脱氧核糖核苷酸,这种还原作用是在核苷二磷酸水平上进行的,即 NDP→dNDP,如 UDP 能直接转变为 dUDP(B 对),故例 354 选 B。②但脱氧胸腺嘧啶核苷酸的生成是在一磷酸水平,由脱氧尿嘧啶核苷酸(dUMP)经甲基化生成的,即 dUMP→dTMP。催化此反应的酶是 TMP 合酶(胸苷酸合酶)即 UMP→UDP‐dUDP→dUMP→dTMP(E 对),故例 355 选 E。③昭昭老师关于 dTMP 的生成如下:

谷氨酰胺+CO₂+ATP ──氨基酸甲酰磷酸合成酶Ⅱ──→ 氨基甲酰磷酸(CPS) ──天冬氨酸基甲酰转移酶──→ 氨甲酰天冬氨酸

dCDP ← CDP ← CTP ← UTP ←UDP←UNP← 乳清酸核苷酸(OMP) ←──磷酸核糖转移酶── 乳清酸←二轻乳清酸

dUDP ──→ dUMP ──→ dTMP ──→ dTDP

【例 356】【正确答案】D

　　【答案解析】无论脱氧嘌呤核苷酸,还是脱氧嘧啶核苷酸,都不能由核糖直接还原而成,而主要是以二磷酸核苷的形式还原产生(D 对),故本题选 D。

【例 357】【正确答案】E

　　【答案解析】①谷氨酰胺是嘌呤和嘧啶核苷酸合成的共同原料。②氮杂丝氨酸的结构类似于谷氨酰胺,因此既可干扰嘌呤核苷酸的从头合成,也可干扰嘧啶核苷酸的从头合成。③氮杂丝氨酸抑制嘌呤核苷酸合成的位点是 PRPP＋谷氨酰胺→PRA、甲酰甘氨酰胺核苷酸→甲酰甘氨脒核苷酸、IMP→GMP;抑制嘧啶核苷酸合成的作用位点是 UTP→CTP、dUMP→dTMP(E 对),故本题选 E。

【例 358～359】【正确答案】BD

　　【答案解析】①dTMP 是由 dUMP 经甲基化生成的,此反应需要 N⁵,N¹⁰‐甲烯 FH₄ 提供甲基。N^5,N^{10}‐甲烯 FH₄ 提供甲基后生成 FH₂,FH₂ 又可在二氢叶酸还原酶的作用下重新生成 FH₄。氨甲喋呤的结构与叶酸类似,能竞争性抑制二氢叶酸还原酶,使叶酸不能还原成 FH2 和 FH4,从而抑制 dUMP 转变生成 dTMP(B 对),故例 358 选 B。②别嘌呤醇与次黄嘌呤结构类似,只是分子中 N₇ 与 N₈ 互换了位置,故可竞争性抑制黄嘌呤氧化酶,从而抑制尿酸的生成(D 对),故例 359 选 D。③6‐巯基嘌呤与次黄嘌呤结构类似,主要干扰嘌呤核苷酸的从头合成(不选 A)。④氮杂丝氨酸阻碍 UTP→CTP(不选 C)。⑤阿糖胞苷阻碍 CDP→dCDP(不选 E)。(昭昭老师速记:阿"氮""包"了;小"蝶""5"胸口)。

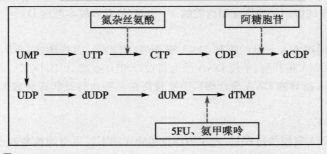

【例 360】【正确答案】E

　　【答案解析】①尿素是体内氨代谢的终产物,不是嘌呤分解代谢的终产物(不选 A)。②胺是氨基酸脱羧基的产物,肌酸是由甘氨酸、精氨酸、S‐腺苷蛋氨酸合成的,β‐丙氨酸是胞嘧啶、尿嘧啶的代谢产物,均不是嘌呤分解代谢终产物(不选 B、C、D)。③嘌呤核苷酸的分解代谢产物是尿酸(E 对),故本题选 E。④昭昭老师关于嘌呤碱的总结如下:

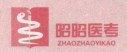

嘌 呤	代谢产物	昭昭老师速记
腺嘌呤(A)	次黄嘌呤→黄嘌呤	"黄""线(腺)"
鸟嘌呤(G)	黄嘌呤	"黄""鸟"

【例 361】【正确答案】E

【答案解析】①AMP,GMP 在核苷酸酶作用下水解成腺苷和鸟苷,再分解为碱基(A、G)和 1-磷酸核糖,A,G 最后分解为尿酸,不能分解生成 β-氨基异丁酸(不选 A、B)。②CMP,UMP 的分解代谢产物是 β-丙氨酸,不是 β-氨基异丁酸(不选 C、D)。③在体内能分解生成 β-氨基异丁酸的是 TMP(E 对),故本题选 E。

【例 362～363】【正确答案】AE

【答案解析】①体内蛋白质分解代谢的最终产物是尿素(A 对),故例 362 选 A。②TMP 的体内分解产物是 β-氨基异丁酸(E 对),故例 363 选 E。③胺是氨基酸脱羧基的产物(不选 B)。④氨基酸由蛋白质水解而成(不选 C)。⑤核苷酸是核酸分解代谢的中间产物(不选 D)。

第 10 章　遗传信息的传递(助理医师不要求)

【例 364】【正确答案】D

【答案解析】根据 DNA 半保留复制的规则:①第一代复制后,DNA 分子有 2 个,每个分子中各含母代放射性标记的 DNA 有一条,无标记的一条。②2 个第一代 DNA 分子再次复制,可产生 4 个第二代 DNA 分子,其中 2 个 DNA 分子中各带有母代 DNA 分子的一条链,其余 2 个 DNA 分子不带放射性。③第二代 DNA 分子再经复制,产生 8 个第三代 DNA 分子,其中仍只有 2 个 DNA 分子各带母代 DNA 的各一条链,其余 6 个为无放射性标记的 DNA 分子(A、B、C、E 错,D 对),故本题选 D。

【例 365】【正确答案】B

【答案解析】①DNA 的碱基为 A、T、G、C,故合成 DNA 的原料是 dATP、dTTP、dGTP、dCTP(B 对),故本题选 B。②合成 RNA 的原料是 ATP、GTP、CTP、UTP。

【例 366】【正确答案】D

【答案解析】①DNA 复制过程需要引物,引物是由一种特殊的 RNA 聚合酶,即引物酶催化合成的短链 RNA 分子。②在复制起始部位,因 DNA-pol 没有聚合 dNTP 的能力,引物酶先利用模板,游离 NTP,形成一段 RNA 引物,提供 3'-OH 末端,使 DNA 复制延长。在 DNA-pol-Ⅲ 的催化下,引物末端与 dNTP 生成磷酸二酯键。新链每次反应后也留下 3'-OH 末端,复制就可进行下去。③因此,RNA 引物在 DNA 复制过程中的作用是提供复制所需的 3'-羟基(D 对),故本题选 D。

【例 367】【正确答案】C

【答案解析】①参与 DNA 复制的酶有:DNA 聚合酶(DDDP)、引物酶(DDRP,DNA 指导的 RNA 聚合酶)、DNA 连接酶、DNA 拓扑酶、单链 DNA 结合蛋白(SSB)(不选 A、B、D、E)。②DNA 复制时不需要逆转录酶(RDPP,RNA 指导的 DNA 聚合酶),逆转录酶在一些逆转录病毒合成 DNA 时起作用(C 对),故本题选 C。

【例 368】【正确答案】E

【答案解析】①DNA 复制的过程是:先在拓扑异构酶作用下发生空间构象改变,双螺旋松弛;Dna A 辨认起始点,Dna C 协助 Dna B 解螺旋酶使 DNA 双链解为单链;SSB(单链 DNA 结合蛋白)结合解开的单链 DNA 维持 DNA 的稳定性;DNA 指导的 RNA 聚合酶(指的是引物酶)催化合成引物,Dna G(引物酶)+Dna B+Dna C+DNA 在起始复制区形成引发体;DNA-pol-Ⅲ催化新链延长;RNA 酶水解 RNA 引物;DNA 聚合酶Ⅰ填补去掉引物后留下的空缺;DNA 连接酶连接缺口(耗能过程)。②因此,DNA 复制所需的酶的排列顺序为②,④,①,③,⑤(E 对),故本题选 E。

【例 369】【正确答案】C

【答案解析】①由于 DNA 的复制是半不连续复制,复制叉前进的方向与领头链的合成方向相同。领

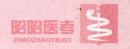

头链的子链沿 5'→3' 方向连续延长，其延长方向与解链方向相同。随从链的子链延长方向与解链方向相反，需要等待复制叉解开足够长度，生成新的引物，然后再在引物 3'-OH 末端上延长。领头链连续复制而随从链不连续复制，这就是 DNA 复制的半不连续性。随从链上不连续的片段称为冈崎片段(C 对)，故本题选 C。复制完成后，这些不连续片段经过去除引物和填补引物留下的空隙，来连成完整的 DNA 链。②复制起始时，RNA 聚合酶合成的片段为引物(不选 A)。③两个复制起始点之间的 DNA 片段是 DNA 半保留复制的片段(不选 B)。④DNA 复制为半保留，不连续复制(不选 D)。⑤E. coli 上有一固定的复制起始点，称 oriC，跨度为 245bP，不是冈崎片段(不选 E)。

【例 370】【正确答案】C

【答案解析】①反转录酶也称逆转录酶，全称为依赖 RNA 的 DNA 聚合酶，催化的是反转录过程。②反转录是指在宿主细胞中，反转录病毒从单链 RNA 合成双链 DNA(cDNA)的过程(不选 A)，其步骤包括：以病毒单链 RNA 为模板，催化 dNTP 聚合生成 DNA 互补链，产物是 RNA-DNA 杂化双链，这是 RNA 指导的 DNA 合成反应，此为反转录作用；反转录酶利用其 RNA 酶(RNase)的活性将杂化双链中的 RNA 水解(不选 D)。③剩下的单链 DNA 再作模板，由反转录酶催化合成第二条 DNA 互补链，这是 DNA 指导的 DNA 合成反应。DNA 的合成方向是 5'→3'(不选 B)。在催化 DNA 合成开始时需要有引物，此引物为存在于病毒颗粒中的 tRNA(C 错)，故本题选 C。④催化第二条互补 DNA 合成时，反转录酶没有 3'→5' 核酸外切酶活性，因此它无校对功能，故反转录的错误率较高(不选 E)。

【例 371】【正确答案】C

【答案解析】①DNA 损伤也称 DNA 突变，包括碱基错配(点突变)、缺失、插入、DNA 重排/重组(不选 A、B、D、E)。②碱基缺失或插入可导致框移突变。③DNA 甲基化是指真核生物转录后加工时，在甲基转移酶的作用下，某些嘌呤生成甲基嘌呤如 A→^{m}A，G→^{m}G，可见 DNA 甲基化不改变 DNA 的分子结构，只是在碱基上发生了甲基修饰(C 对)，故本题选 C。④昭昭老师关于 DNA 损伤形式的总结如下：

形式	概念	结果	昭昭老师速记
碱基错配	指 DNA 链上碱基的置换，发生在基因的编码区域	氨基酸的改变，如镰形红细胞贫血	"镰"刀拿"错"了
碱基缺失	DNA 链中发生碱基脱落而缺失	框移突变	3 个或 3n 个核苷酸缺失或插入不一定能引起移码突变
碱基插入	DNA 链中发生碱基插入	框移突变	
重排/重组	DNA 分子内较大片段的交换	移位 DNA 可在新位点上颠倒方向	—

【例 372】【正确答案】B

【答案解析】DNA 的切除修复主要包括碱基切除修复和核苷酸切除修复两种类型。其中碱基切除修复过程主要包括四步：①识别水解：DNA 糖基化酶特异性识别 DNA 链中已受损的碱基并将其水解去除，产生一个无碱基位点(AP 位点)；②切除：由 AP 内切核酸酶识别 AP 位点，切除受损的核苷酸(不选 C)；③合成：DNA 聚合酶在缺口处以另一条链为模板修补合成互补序列；④连接：由 DNA 连接酶将切口重新连接，使 DNA 恢复正常结构(不选 D)。蛋白质 UvrA、UvrB 等与紫外线所致 DNA 损伤的切除修复有关，属核苷酸切除修复(不选 E)。DNA 聚合酶 I 和 DNA 聚合酶 III 均为原核生物的 DNA 聚合酶，DNA 聚合酶 I 主要负责 DNA 复制的校对及切除修复过程(不选 A)，DNA 聚合酶 III 则主要负责 DNA 复制的延长过程(B 对)，故本题选 B。

【例 373】【正确答案】E

【答案解析】①DNA 损伤的切除修复主要包括碱基切除修复和核苷酸切除修复两种类型。其中碱基切除修复过程主要包括四步：识别水解：DNA 糖基化酶特异性识别 DNA 链中已受损的碱基并将其水解去除，产生一个无碱基位点；切除：核酸内切酶识别无碱基位点，切除受损的核苷酸；合成：DNA 聚合酶在缺口处以另一条链为模板修补合成互补序列；连接：由 DNA 连接酶将切口重新连接，使 DNA 恢复正常结构。②核苷酸切除修复过程与碱基切除修复相似，同样需要核酸内切酶(不选 A)、DNA 聚合酶(不

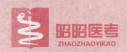

选 C)和 DNA 连接酶(不选 D)的参与。核酸外切酶参与碱基错配修复过程,碱基错配修复为碱基切除修复的特殊类型(不选 B)。③核酸限制性内切酶只能特异性识别特定核苷酸序列,主要用于基因工程,不参与 DNA 损伤修复(E 对),故本题选 E。

【例 374】【正确答案】C

【答案解析】①DNA 转录为 mRNA 的原则有两条:碱基互补即 A－U、T－A、G－C;方向相反即 DNA 模板链的方向为 5'→3',产物 mRNA 的方向为 3'→5'。②模板链为 5'…ACTAGTCAG…3',因此以此为模板,其转录产物应为 3'…UGAUCAGUC…5'。因为密码的阅读方向规定为 5'→3',因此转录产物改写为 5'…CUGACUAGU…3'(C 对),故本题选 C。

【例 375】【正确答案】A

【答案解析】①DNA 复制的原则有两条:碱基互补即 A－T、G－C;方向相反即模板链方向为 5'→3',产物方向应为 3'→5'。②模板链为 5'－TAGA－3',因此以此链为模板,其合成产物应为 3'－ATCT－5';因为密码的阅读方向规定为 5'→3',因此产物改写为 5'－TCTA－3'(A 对),故本题选 A。

【例 376】【正确答案】C

【答案解析】① 当 mRNA 上的密码与 tRNA 上的反密码配对时,有两条原则:碱基互补即 A－U、G－C;方向相反即异亮氨酸密码子为 5'－AUC－3',与之配对的 tRNA 的反密码子应为 3'－UAG－5'。②因为密码的阅读方向规定为 5'→3',因此反密码子改写为 5'－GAU－3'(C 对),故本题选 C。

【例 377～378】【正确答案】AB

【答案解析】①真核生物 RNA－pol Ⅰ 定位核仁,转录 45S－rRNA。②RNA－pol Ⅱ 定位核浆,转录产生 hnRNA→mRNA(A 对),故例 377 选 A。③RNA－pol Ⅲ 定位核浆,转录产生 tRNA、5S－RNA、snRNA(B 对),故例 378 选 B。④昭昭老师关于真核生物的 RNA 聚合酶的转录产物总结如下:

酶部分	转录产物	昭昭老师速记
RNA pol Ⅰ	45S rRNA	"1" "45"
RNA pol Ⅱ	hnRNA (mRNA 的前体),lncRNA,miRNA,piRNA	剩下的都是聚合酶 2 的
RNA pol Ⅲ	tRNA,5S rRNA,snRNA	"3""5"岁的心电图"ST"有改变

【例 379】【正确答案】B

【答案解析】①真核生物 RNA－pol 分 RNA－Pol Ⅰ、Ⅱ、Ⅲ。RNA－pol Ⅰ 定位核仁,转录生成 45S－rRNA(B 对),故本题选 B。②RNA－Pol Ⅱ 定位核浆,转录产生 hnRNA 及 hnRNA→mRNA(不选 A)。③RNA－pol Ⅲ 定位核浆,转录产生 tRNA、5S－rRNA、snRNA(不选 C、D、E)。④昭昭老师关于真核生物的 RNA 聚合酶的转录产物总结如下:

酶部分	转录产物	昭昭老师速记
RNA pol Ⅰ	45S rRNA	"1" "45"
RNA pol Ⅱ	hnRNA (mRNA 的前体),lncRNA,miRNA,piRNA	剩下的都是聚合酶 2 的
RNA pol Ⅲ	tRNA,5S rRNA,snRNA	"3""5"岁的心电图"ST"有改变

【例 380】【正确答案】B

【答案解析】①复制和转录的合成方向都是 5'→3'(不选 A)。②引物是由引物酶催化的以 DNA 为模板合成的短链 RNA 分子。由于 RNA 聚合酶具有催化两个相邻的与模板配对的游离 NTP 聚合的能力,因此 RNA 聚合酶催化的转录过程无需引物。而 DNA 合成开始时,DNA 聚合酶没有催化相邻的游离 dNTP 聚合的能力,必须在引物酶作用下合成一段短链 RNA 引物,以提供 3'－OH 末端供 dNTP 加入、延长。因此 RNA 合成不需要引物,而 DNA 合成需要引物(B 错),故本题选 B。③复制的原料为 dNTP(dATP,dCTP,dCTP,dTTP),转录的原料为 NTP(ATP,GTP,CTP,UTP)(不选 C)。④DNA 聚合酶可催化相邻的脱氧核苷酸形成 3',5'-磷酸二酯键,RNA 聚合酶可催化相邻的核苷酸形成 3',5'-磷酸二酯键(不选 D)。⑤DNA 的两股链均可作为模板进行复制,而 RNA 的生物合成为不对称转录,只有一条模板链可以进行转录(不选 E)。

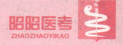

【例381】【正确答案】E

【答案解析】①操纵子原核基因表达调控范畴，而TATA盒属于真核生物范畴(不选A)。②TATA盒是指真核生物转录起始前的-25bP区段含有许多典型的TATA序列，它是启动子的核心序列。启动子是由转录起始点、RNA聚合酶结合位点及控制转录的调节组件组成。当某些DNA序列与特异蛋白因子结合时，对基因转录起阻遏作用，这些DNA序列称为负性顺式调节元件。而TATA盒是启动子的核心序列，不属于负性顺式调节元件(不选B)。③编码阻遏蛋白的是乳糖操纵子的调节基因I，属于原核生物范畴，与真核生物TATA盒无关(不选C)。④TATA盒发挥作用的方式与方向有关(不选D)。⑤转录开始前，几种转录因子与DNA的TATA盒结合，RNA聚合酶进入核心区TATA，共同形成转录起始前复合物，并开始转录(E对)，故本题选E。

【例382】【正确答案】A

【答案解析】①真核基因启动子是RNA聚合酶(RNA-pol)结合位点周围的一组富含TATA序列的转录控制组件。TATA盒是启动子的核心序列，转录起始前，几种转录因子先与DNA的TATA盒结合形成复合物，然后RNA-pol也进入转录的核心区TATA，同时在转录因子作用下，共同形成转录起始复合物，并开始转录。由此可见，TATA盒是与RNA-pol稳定结合的序列(A对)，故本题选A。②蛋白质翻译起始密码子AUG在转录起始点下游，因此翻译起始点出现于转录起始点之后，而TATA盒是位于真核生物转录起始位点前的长-25bP的区段，因此TATA盒不是蛋白质的翻译起始点(不选B)。③DNA复制有固定的起始点，但不是TATA序列(不选C)。④在蛋白质合成时，与核蛋白体稳定结合的是mRNA，而不是TATA盒上的DNA序列(不选D)。⑤远离转录起始点，增强转录活性的DNA序列是增强子，而不是TATA盒(不选E)。

【例383】【正确答案】D

【答案解析】①原核生物RNA转录产物如果是mRNA，一般不需要加工，在合成后就能作为模板参与蛋白质的生物合成。真核生物转录产物mRNA的加工包括：5'-端加帽、3'-端加多聚尾(Poly A尾)(不选A、B)；G的甲基化(不选C)；剪除内含子、连接外显子(不选E)；mRNA的编辑等。②在真核生物转录生成的mRNA前体的加工过程中，并无磷酸化修饰。磷酸化修饰是酶的一种最常见的化学修饰，通过酶的磷酸化和去磷酸化使酶的活性升高或降低(D对)，故本题选D。

【例384~385】【正确答案】CD

【答案解析】①tRNA中的稀有碱基占所有碱基的10%~20%，为含稀有碱基最多的RNA(C对)，故例384选C。这些稀有碱基包括：DHU(双氢尿嘧啶)、TψC环、甲基化的嘌呤。②hnRNA(不均一核RNA)是mRNA的未成熟前体。在合成mRNA的过程中，hnRNA核苷酸链中的一些片段将不出现在相应的mRNA中，这些片段称内含子。保留于mRNA中的片段称外显子。因此，当hnRNA转变为成熟的mRNA时，切除了一些片段，保留的片段重新合成mRNA。可见hnRNA是既含内含子又含外显子的RNA(D对)，故例385选D。③rRNA细胞内含量最多的RNA，占细胞内RNA总量的80%以上。rRNA不能单独行使功能，必须与蛋白质结合后形成核糖体，作为蛋白质合成的场所(不选A)。④mRNA是细胞内含量较低、半衰期较短的一类RNA，但种类很多。真核生物在细胞核内最先合成的是hnRNA，经过剪接成为成熟的mRNA，并依靠某种特殊的机制转移到胞液中。mRNA的功能是：转录核内遗传信息DNA的碱基排列顺序，并携带到胞质，指导所合成的蛋白质的氨基酸的排列顺序(不选B)。⑤snRNA指核内小RNA(不选E)。

【例386】【正确答案】D

【答案解析】①hnRNA是mRNA未成熟的前体，hnRNA只有经过转录后的加工修饰才能成为成熟的mRNA(不选A)。②在mRNA的成熟过程中，去除了hnRNA核苷酸链中的内含子，保留的外显子重新合成mRNA；同时还需进行甲基化修饰和首尾修饰(不选E)。首尾修饰是指5'末端加m7GpppNmp帽子结构、3'末端加多聚A尾结构(不选B、C)。5'-帽结构和3'-多聚A尾结构共同负责mRNA从核内向细胞质的转位，维系mRNA的稳定性以及翻译起始的调控。③真核细胞的转录产物为单顺反子，即一个编码基因转录生成一个mRNA分子，然后经翻译生成一条多肽链。原核细胞的转录产物为多顺反子(D错)，故本题选D。

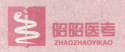

第 11 章　蛋白质合成（助理医师不要求）

【例 387～388】【正确答案】CE

　　【答案解析】①AUG 为起始密码子（mRNA 5′ 端第 1 个 AUG 为起始密码子，位于中间者为蛋氨酸的密码子）（C 对），故例 387 选 C。②UAA、UAG、UGA 为终止密码子（E 对），故例 388 选 E。③AUU 为异亮氨酸遗传密码子（不选 A）。④GUA 为缬氨酸遗传密码子（不选 B）。⑤UCA 为丝氨酸遗传密码子（不选 D）。（昭昭老师速记：8 月（AUG）"开始"复习，终止是 UAA、UAG、UGA（巧记为：除了 UGG 剩下的几个 UG 就是））

【例 389】【正确答案】E

　　【答案解析】①在 64 组密码子中，只有 61 种分别代表不同的氨基酸，而有 3 组密码子 UAA、UAG、UGA 不编码任何氨基酸，是肽链合成的终止密码，因此遗传密码不只代表氨基酸（不选 A）。②61 种密码子只编码 20 种天然的氨基酸，说明多个密码子可编码同一种氨基酸。20 种氨基酸中，除蛋氨酸和色氨酸只有 1 个密码子外，其他氨基酸都有 2～6 个密码子，这种现象被称为简并性（不选 B）。③不同的氨基酸，密码子不同，所以 1 个密码子只编码 1 种氨基酸（不选 C）。④密码与反密码子间不严格遵守常见的碱基配对规律的现象称摆动配对。摆动配对常在反密码子的 1 位碱基与密码的 3 位碱基间发生。如当 tRNA 的反密码子第 1 位是稀有碱基次黄嘌呤（I）时，可分别与密码第 3 位的 A、C、U 配对（不选 D）。⑤从简单生物到人类，在蛋白质合成过程中都使用同一套遗传密码，如从病毒到人，丝氨酸的遗传密码都是 AGU，这成为遗传密码的通用性（E 对），故本题选 E。

【例 390】【正确答案】C

　　【答案解析】①起始密码为 AUG，mRNA 5′ 端第 1 个 AUG 为起始密码，位于中间者为蛋氨酸密码，因此蛋氨酸密码可作为起始密码，但这种特点并不是指遗传密码的简并性（不选 A）。②一个密码子只能代表一种氨基酸（不选 B）。③遗传密码共有 64 个，除 3 个终止密码外，其余 61 个密码子代表 20 种氨基酸。除 Trp、Met 各有 1 个密码子外，其他氨基酸均有 2 个或多个密码子，三联体上一、二位碱基大多是相同的，只是第三位不同。遗传密码的简并性指密码子上第 3 位碱基的改变不影响氨基酸的翻译，因此简并性是指多个密码子可代表同一氨基酸（C 对），故本题选 C。④密码子与反密码子之间不严格配对的现象称遗传密码的摆动性，不是遗传密码的简并性（不选 D）。⑤所有的生物都使用同一套密码称遗传密码的通用性（不选 E）。

【例 391】【正确答案】A

　　【答案解析】遗传密码的特性是：①通用性，从病毒到人，都使用同一套密码合成蛋白质，并非不同的生物合成不同的蛋白质（A 错），故本题选 A；②连续性，密码的三联体不间断，需 3 个一组读下去，阅读方向为 5′→3′（不选 B）；③简并性，一组密码只代表一种氨基酸（不选 D），但一种氨基酸可有一种以上的密码（不选 C）。除色氨酸和蛋氨酸仅有 1 个密码子外，其他氨基酸有 2～6 个密码。密码共有 64 个，编码 20 种氨基酸的密码有 61 个。有 2 个以上密码的氨基酸，其三联体上一、二位碱基都是相同的，只是第三位不同，说明第三位（即 3′ 端）碱基在决定掺入氨基酸的特异性方面的重要性较小（不选 E）。

【例 392】【正确答案】B

　　【答案解析】①起始因子（IF）、延长因子（EFT）、释放因子（RF）和核蛋白体释放因子（RR）分别参与原核生物翻译过程的起始、延长和终止，均参与了原核生物翻译过程（不选 A、C、D、E）。②EF1 是真核生物的延长因子，并不参与原核生物的翻译过程（B 对），故本题选 B。

【例 393】【正确答案】D

　　【答案解析】①磷酸化是酶最常见的共价修饰调节方式，但不是体内合成蛋白质时氨基酸的活化方式（不选 A）。②与蛋氨酸相结合不是氨基酸的活化方式（不选 B）。③生成氨基酸辅酶 A 以及与起始因子结合均不是氨基酸的活化方式（不选 C、E）。④体内蛋白质合成时必须首先在氨基酰-tRNA 合成酶作用下合成氨基酰-tRNA，即活化氨基酸，活化后的氨基酰-tRNA 对氨基酸进行特异性转运进一步参与

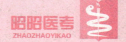

蛋白质的合成(D对),故本题选 D。

第 12 章　基因表达调控(助理医师不要求)

【例 394】【正确答案】C

　　【答案解析】①基因表达具有空间特异性和时间特异性。基因表达的空间特异性又称为组织特异性,指在某一发育阶段,同一基因产物在不同组织器官表达的多少不一样;在同一阶段,不同的基因表达产物在不同组织、器官的分布也不同(不选 A)。②基因表达的时间特异性又称阶段特异性,指多细胞生物从受精卵到组织、器官形成的不同发育阶段,相应基因严格按一定的时间顺序开启或关闭,表现为与分化、发育阶段时间的一致性(不选 B)。③基因表达是基因转录和翻译的过程。大多数基因在一定调控下,都经历"激活→转录→翻译→产生蛋白质"的过程。但并非所有基因表达都产生蛋白质,也并非所有基因表达均经过转录和翻译过程,如 rRNA、tRNA 编码基因转录合成 RNA 的过程也属于基因表达,但它不包括翻译过程(C 对,不选 D),故本题选 C。④非管家基因的表达易受环境变化的影响,表现为诱导或阻遏(不选 E)。

【例 395】【正确答案】E

　　【答案解析】①生物个体内一些基因的表达易受环境变化的影响。可诱导基因是一类在环境信号刺激下表达增强的基因。可阻遏基因是一类在环境信号刺激下表达降低的基因。可诱导基因与可阻遏基因均不能在一个生物个体的所有细胞中持续表达(不选 A、B)。②操纵基因和启动基因都属于原核操纵子的结构,不能在一个生物个体的所有细胞中持续表达(不选 C)。③启动基因不能持续表达(不选 D)。④管家基因在一个生物个体的几乎所有细胞中持续表达,这类基因表达只受启动程序或启动子与 RNA 聚合酶相互作用的影响,而不受其他机制的调节。管家基因的表达水平不同,但无论水平高低,它们都较少受环境变化的影响,而且在个体各个不同生长阶段的几乎全部组织中持续表达,或变化很少(E 对),故本题选 E。(昭昭老师速记:所有细胞都表达+持续地表达就是管家基因)

【例 396】【正确答案】E

　　【答案解析】①E. coli 的乳糖操纵子含有 3 个结构基因 Z、Y、A+操纵序列 O+启动序列 P+调节基因 I。②结构基因 Z、Y、A 分别编码 β-半乳糖苷酶、透酶和乙酰基转移酶(不选 A、B、C)。③分解(代谢)物基因激活蛋白(CAP)可结合启动子邻近的 DNA 序列,提高 RNA 聚合酶与启动序列的结合能力,从而增强 RNA 聚合酶的转录活性,是一种正调控,但 CAP 不是 I 基因编码的产物(不选 D)。④调节基因 I 编码的是一种阻遏蛋白,它与 O 序列结合,使操纵子受阻遏而处于关闭状态(E 对),故本题选 E。⑤昭昭老师关于乳糖操纵子的结构中的基因的特点总结如下:

乳糖操纵子的结构	编码/结合特点	昭昭老师速记
结构基因 Z、Y 和 A	分别编码 β-半乳糖苷酶、透酶和乙酰基转移酶,分解利用乳糖	"半"个"Z";very("Y")"透"了;"转""A"
调节基因(I)	编码阻遏蛋白,与 O 序列结合,发挥转录负性调节作用	"爱"(I)阻滞("组织"),I= Inhibitor

【例 397】【正确答案】A

　　【答案解析】①乳糖操纵子含有 3 个结构基因 Z、Y、A+操纵序列 O+启动序列 P+调节基因 I。②启动序列 P 是 RNA 聚合酶结合并启动转录的特异性 DNA 序列。各种原核基因启动序列特定区域内都有共有序列如 TATAAT 盒及 TTGACA,这些共有序列决定启动序列的转录活性大小(A 对),故本题选 A。③调节基因 I 编码的是一种阻遏蛋白,它与操纵序列 O 结合,使操纵子受阻遏而处于关闭状态,O 序列、I 基因均不能与 RNA 聚合酶结合(不选 B、D)。④CAP 为分解(代谢)物基因激活蛋白,可与 CAP 结合位点结合,刺激 RNA 转录,但不能与 RNA 聚合酶结合(不选 C)。⑤Z 基因编码 β-半乳糖苷酶,不与 RNA 聚合酶结合(不选 E)。

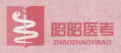

第13章　细胞信号转导(助理医师不要求)

【例398】【正确答案】C

【答案解析】①磷脂酶是生物体内存在的可以水解甘油磷脂的一类酶,其中包括磷脂酶A1、A2、C和D,它们特异地作用于磷脂分子内部的各个酯键,形成不同的产物,这一过程也是甘油磷脂的改造加工过程,不影响细胞内cAMP的含量(A错)。②蛋白激酶A参与的信号转导通路为:激素作用于膜受体→G蛋白活化→激活腺苷酸环化酶(AC)→AMP环化为cAMP→cAMP激活蛋白激酶A(PKA)→丝/苏氨酸残基磷酸化→调节物质代谢和基因表达。由此可见cAMP可激活PKA,但PKA不直接影响细胞内cAMP的含量(B错)。③ATP在腺苷酸环化酶的作用下,去焦磷酸环化生成cAMP,cAMP在磷酸二酯酶的作用下,分解为5'-AMP而失活。若腺苷酸环化酶活性增高,则cAMP生成增多;若磷酸二酯酶活性增高,则cAMP降解加快。因此,与cAMP含量有关的酶是腺苷酸环化酶和磷酸二酯酶(C对),故本题选C。④蛋白激酶C(PKC)参与的信号转导通路为:激素→G蛋白活化→PLC→DAG→PKC→效应蛋白→生物学效应;激素→G蛋白活化→PLC→IP_3→Ca^{2+}→PKC→效应蛋白→生物学效应。PKC与cAMP关系不大,不能直接影响cAMP的含量(D错)。⑤酪氨酸蛋白激酶(PTK)是一类催化ATP上γ-磷酸转移到蛋白酪氨酸残基上的激酶,能催化多种底物蛋白质酪氨酸残基磷酸化,其参与的信号转导过程为:EGF(作用于EGFR)→PTK→Grb_2(接头蛋白)→SOS(一种鸟苷酸释放因子)→Ras→Raf→MEK→ERK→核内转录调控因子→生物学效应,由此可见酪氨酸蛋白激酶不直接影响cAMP的含量(E错)。

【例399】【正确答案】B

【答案解析】①磷脂酶A_1作用于1位酯键,生成脂酸与溶血磷脂2;磷脂酶A_2作用于2位酯键,生成溶血磷脂与多不饱和脂肪酸(花生四烯酸),磷脂酶A不能被cAMP别构激活(A错)。②激素与膜受体结合后通过G蛋白介导作用于腺苷酸环化酶,引起细胞内第二信使cAMP水平增高或降低,从而激活或抑制依赖cAMP的蛋白激酶A,产生生物学效应(B对),故本题选B。③蛋白激酶C能被Ca^{2+}别构激活但不能被cAMP别构激活(C错)。④蛋白激酶G能被cGMP别构激活,但不能被cAMP别构激活(D错)。⑤酪氨酸蛋白激酶通过EGF作用于EGF受体被激活,酪氨酸蛋白激酶不能被cAMP别构激活(E错)。

【例400】【正确答案】C

【答案解析】①ATP在腺苷酸环化酶的作用下,去焦磷酸环化生成cAMP,cAMP能活化蛋白激酶A(PKA),但PKA激活后不能直接引起cAMP浓度降低(A错)。②蛋白激酶C(PKC)由Ca^{2+}别构激活,激活的PKC与cAMP浓度关系不大(B错)。③ATP在腺苷酸环化酶的作用下,去焦磷酸环化生成cAMP,cAMP在磷酸二酯酶的作用下,分解为5'-AMP而失活。当磷酸二酯酶活性增高时,cAMP降解加快,导致cAMP浓度降低(C对),故本题选C。④磷脂酶C的功能是作用于3位磷酸酯键,生成甘油二酯、磷酸胆碱、磷酸乙醇胺,激活后不能直接引起cAMP浓度降低(D错)。⑤蛋白激酶G(PKG)由cGMP激活,但与cAMP浓度关系不大(E错)。

第14章　重组DNA技术、基因诊断和基因治疗

【例401】【正确答案】D

【答案解析】限制性核酸内切酶是指可识别DNA的特异序列,并在识别位点或其周围切割DNA的特殊核酸内切酶(D对,A、B、C、E错),故本题选D。

【例402】【正确答案】E

【答案解析】DNA损伤的切除修复有两种方式:①由糖基化酶起始作用的DNA损伤修复:DNA糖基化酶识别受损部位,水解糖苷键,释放游离碱基,在DNA单链上形成无嘌呤或嘧啶的空位,称AP位;

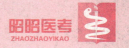

特异性的 AP 核酸内切酶在 AP 位切开磷酸二酯键,再由核酸外切酶切下 AP 位的核苷酸(不选 A、B);DNA 聚合酶Ⅰ修补缺口(不选 C);DNA 连接酶连接封口(不选 D),完成修复过程。②紫外线所致 DNA 损伤的修复:UvrA 和 UvrB 辨认、结合 DNA 损伤部位,UvrC 在解螺旋酶的协助下切除损伤部位;DNA 聚合酶Ⅰ催化填补被切除的空隙(不选 C);再由 DNA 连接酶封口(不选 D)。可见两种切除修复过程**均无需限制性核酸内切酶参与**(E 对),故本题选 E。

【例 403】【正确答案】D

【答案解析】①DNA pol-Ⅰ、限制性内切核酸酶、反转录酶也是基因工程中常用的工具酶,均不能将目的基因与载体 DNA 拼接(不选 A、C)。②DNA-pol Ⅲ不是基因工程需要的工具酶(不选 B)。③在基因工程中,将目的基因与载体 DNA 拼接的酶是 **DNA 连接酶**,该酶可催化 DNA 中相邻的 5'-磷酸基与 3'-羟基末端间形成磷酸二酯键,使 DNA 切口封闭,或使两个 DNA 片段连接(D 对),故本题选 D。④反转录酶催化 RNA 合成 DNA,不能将目的基因与载体 DNA 拼接(不选 E)。

第 15 章　癌基因、抑癌基因和生长因子(助理医师不要求)

【例 404】【正确答案】E

【答案解析】①ras 为与膜结合的 GTP 结合蛋白,为 MAPK 通路的重要分子,产物不是生长因子受体(不选 A)。②sis 编码产物为血小板源性生长因子,不编码生长因子受体(不选 B)。③myc 编码核内转录因子,促进增殖相关基因表达,不编码生长因子受体(不选 C)。④cyclin D 编码产物不为生长因子受体(不选 D)。⑤**erb-B2 编码表皮生长因子受体**(E 对),故本题选 E。⑥昭昭老师关于生长因子受体的分类总结如下:

类　别	癌基因名称	作　用	昭昭老师速记
生长因子类	sis	pdgf-2(血小板源性生长因子)	生了 2 个 sister
	int-2	fgf 同类物,促进细胞增殖	
蛋白酪氨酸激酶类生长因子**受体**	egfr、erb-B	egf(表皮生长因子)受体,促进细胞增殖	和"2"个小"姨(E)"子授受不亲
	her-2	egf 受体类似物,促进细胞增殖	"HE"是个野兽(受)
	fms、kit	m-csf 受体、scf 受体,促增殖	F 人 K 我要接受

【例 405】【正确答案】B

【答案解析】①P53 基因定位于 17 号染色体(不选 C),分野生型和突变型,野生型 P53 主要抑制细胞生长,是一种抑癌基因,而突变型 P53 是癌基因(不选 A,B 对),故本题选 B。②P53 基因编码 P53 蛋白。野生型 P53 蛋白在维持细胞正常生长、抑制恶性增殖中起重要作用。P53 基因时刻监控着基因的完整性,一旦细胞 DNA 遭到损害,P53 蛋白与基因的 DNA 相应部位结合,使细胞停滞在 G_1 期,阻止 DNA 的合成,诱导 DNA 损伤的修复;如果 G_1 期停滞不能实现,则诱导细胞凋亡,从而防止细胞恶变。当 P53 突变后,突变型 P53 失去了野生型 P53 抑制肿瘤增殖的作用,导致多种肿瘤的发生,但突变型 P53 蛋白不与生长因子受体同源(不选 D)。③野生型 P53 基因的突变方式包括纯合缺失和点突变,不是由染色体易位引起的(不选 E)。

第 16～17 章　血液生化、肝生化

【例 406】【正确答案】D

【答案解析】①除 **γ-球蛋**白由**浆细胞**合成外,其余所有的其他血浆蛋白都是由**肝脏合成**的(不选 A、B、C、E)。②当肝功能受损时,对免疫球蛋白(γ-球蛋白)影响最小(D 对),故本题选 D。

【例 407】【正确答案】B

【答案解析】①糖有氧氧化、糖异生、脂肪酸氧化、氨基酸分解代谢的有些生化反应都需要在**线粒体**

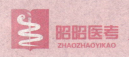

中进行,而**成熟红细胞无线粒体**,因此这些反应在成熟红细胞中都无法完成,也即成熟红细胞的能量不能来源于这些反应(不选 A、C、D、E)。②**糖酵解**是在胞液中进行的,红细胞内存在催化糖酵解所需的所有酶和中间代谢物,因此糖酵解是成熟红细胞获得能量的**唯一途径**(B 对),故本题选 B。

【例 408】【正确答案】A

　　【答案解析】①血红蛋白由**珠蛋白**与**血红素**构成(不选 B),而不是由球蛋白与血红素构成(A 错),故本题选 A。②血红蛋白亚基构象变化可影响亚基与氧结合(不选 C)。③血红蛋白是体内主要的含铁蛋白(不选 D)。④血红蛋白在血液运输 O_2 及 CO_2 中起重要作用(不选 E)。

【例 409】【正确答案】D

　　【答案解析】①在肝脾单核-吞噬细胞系统内,血红素经代谢转变为胆红素,此为间接胆红素(未结合胆红素)。②进入血液后与清蛋白结合形成胆红素-清蛋白复合物,运输至肝脏。当胆红素-清蛋白到达肝脏后,胆红素与清蛋白解离,胆红素被肝细胞摄取,与肝细胞胞液中的 Y 蛋白、Z 蛋白等配体蛋白结合,形成胆红素-Y 蛋白和胆红素-Z 蛋白,后被运送至滑面内质网,在 UDP-葡萄糖醛酸基转移酶的催化下生成葡萄糖醛酸胆红素及双葡萄糖醛酸胆红素。这些与**葡萄糖醛酸结合**的胆红素称为**结合胆红素**,而胆红素-清蛋白复合物、胆红素-Y 蛋白和胆红素 Z 蛋白均不属于结合胆红素(D 对,A、B、C 错),故本题选 D。③**结合珠蛋白**是血浆中的一种糖蛋白,与血红蛋白的结合力极强,当两者结合后可防止血红蛋白从肾漏出,结合珠蛋白不结合胆红素(不选 E)。

【例 410】【正确答案】B

　　【答案解析】①正常情况下,尿中不会出现胆红素,胆红素是人胆汁的主要色素(不选 A)。②血液中少量胆素原经肾脏排出,为尿胆素原,尿胆素原与空气接触后被氧化成尿胆素,此为尿中的主要色素。③**胆色素**是血红素的主要代谢产物,是**胆绿素、胆红素、胆素原及胆素**的总称(不选 C、E,B 对),故本题选 B。④胆汁酸盐为胆汁的主要有机成分,不是正常人尿中的主要色素(不选 D)。

【例 411】【正确答案】C

　　【答案解析】①与葡萄糖醛酸结合的胆红素称为结合胆红素或直接胆红素(不选 A)。②在肝脾单核吞噬细胞系统内,血红素经代谢转变为胆红素,此胆红素未与葡萄糖醛酸结合,称为**游离胆红素**(**间接胆红素、未结合胆红素、血胆红素**)。游离胆红素为难溶于水的脂溶性物质(不选 B),不易随尿液经肾排出(不选 D),对细胞膜的通透性大(C 对),故本题选 C。③**游离胆红素**分子内有氢键存在,不能直接与重氮试剂反应,只有在加入乙醇或尿素等破坏氢键后才能与重氮试剂反应,生成紫红色偶氮化合物,故游离胆红素与重氮试剂起**间接反应**(不选 E)。

【例 412】【正确答案】D

　　【答案解析】①胆红素分直接胆红素和间接胆红素两类。直接胆红素也称结合胆红素,是指已在肝细胞中与葡萄糖醛酸结合生成**胆红素葡萄糖醛酸二酯**的胆红素(不选 A),可**与重氮试剂作用迅速产生紫红色反应**(呈直接反应)(不选 E)。②直接胆红素脂溶性差,不易通透细胞膜(不选 C)。③胆红素与葡萄糖醛酸结合后,其水溶性增加(不选 B),有利于随尿液从肾脏排出(D 错),故本题选 D。

【例 413~414】【正确答案】EC

　　【答案解析】①**血红素**的主要代谢产物是**胆色素**,胆色素是指胆绿素、胆红素、胆素原及胆素(E 对),故例 413 选 E。②**胆固醇**的主要代谢产物是**胆汁酸**,约 50% 的胆固醇在体内转化为胆汁酸(C 对),故例 414 选 C。③乙酰辅酶 A 是三羧酸循环的原料,CO_2 及 H_2O 是三羧酸循环的产物(不选 A)。④CO_2 及 H_2O 是机体最终的代谢产物(不选 B)。⑤铁卟啉是一种金属有机配合物,四个吡咯环通过四个甲炔基相连形成的一个环形,2 价铁离子位于环中心(不选 D)。

【例 415~416】【正确答案】BD

　　【答案解析】①**胆固醇**的主要代谢产物是**胆汁酸**,约半数的胆固醇在体内转化为胆汁酸(B 对),故例 415 选 B。②胆绿素与胆素均属于**胆色素**,在体内可由**血红素**转变而来(D 对),故例 416 选 D。

第四篇　病理学

第1章　细胞和组织的适应、损伤和修复

【例417】【正确答案】D

　　【答案解析】①细胞、组织或器官体积的增大指肥大（A错）。②组织或器官内实质细胞数量的增多指增生，增生常伴组织或器官体积增大（B错）。③细胞异型性指细胞大小、形态不一致（C错）。④化生是指一种成熟的细胞或组织受刺激因素的作用后，转化为另一种分化成熟的细胞或组织的过程（D对），故本题选D。⑤萎缩是指已发育正常的实质细胞、组织或器官体积的缩小，可伴细胞数量的减少（E错）。

【例418】【正确答案】C

　　【答案解析】①化生是指一种成熟的细胞或组织受刺激因素的作用后，转化为另一种分化成熟的细胞或组织的过程。化生常发生于上皮组织、间叶组织、结缔组织。甲状腺滤泡腺癌与化生无关（A错）。②畸胎瘤是来源于生殖细胞的肿瘤，具有向体细胞分化的潜能，大多数肿瘤含有至少两个或三个胚层组织成分，但与化生无关（B错）。③正常支气管上皮为柱状上皮，肺鳞状上皮细胞癌是支气管柱状上皮化生成鳞状上皮后异型增生癌变而来（C对），故本题选C。④正常情况下，子宫内膜是由腺上皮组成的，因此子宫内膜腺癌与化生无关（D错）。⑤肾细胞癌是泌尿系统最常见的恶性肿瘤之一，与化生无关（E错）。

【例419】【正确答案】D

　　【答案解析】①化生是指一种分化成熟的细胞或组织被另一种分化成熟的细胞或组织所取代的过程，常发生于上皮组织（最常见）、间叶组织、结缔组织。②正常情况下，食管（A错）、皮肤（B错）、子宫颈（C错）和阴茎（E错）的被覆上皮都是复层鳞状上皮，因此这些组织发生的鳞癌都与化生无关。③膀胱的被覆上皮是移行上皮，因此当被覆移行上皮的膀胱发生鳞癌时，则必然与化生有关（D对），故本题选D。

【例420】【正确答案】C

　　【答案解析】①萎缩是指发育正常的细胞、组织或器官体积的缩小，可伴细胞数量的减少。骨化性肌炎时没有细胞、组织或器官体积的缩小，不属于萎缩（A错）。②增生是指实质细胞数量增多，可伴细胞、组织或器官体积增大。骨化性肌炎时肌肉组织内出现骨组织不属于增生（B错）。③一种成熟的细胞或组织受刺激因素的作用转化为另一种分化成熟的细胞或组织的过程称为化生。骨化性肌炎，在肌肉组织内出现骨组织为化生（C对），故本题选C。④肥大是指细胞、组织或器官体积的增大（D错）。⑤变性（可逆性损伤）是指细胞或细胞间质损伤后因代谢发育障碍所致的某些可逆性形态学变化，常伴异常物质的蓄积（E错）。

【例421】【正确答案】E

　　【答案解析】①一种分化成熟的细胞类型被另一种分化成熟的细胞类型所取代的过程，称为化生。化生常发生于上皮组织和间叶组织。上皮组织如皮肤、支气管、胃肠道、子宫内膜等。间叶组织包括纤维组织、脂肪组织、横纹肌、平滑肌、血管、淋巴管和骨组织等。②肾盂黏膜上皮（A错）、支气管上皮（C错）、宫颈柱状上皮（D错）均属于上皮组织，结缔组织属于间叶组织（B错），均能发生化生。③神经纤维既不属于间叶组织，也不属于上皮组织，因此不会发生化生（E对），故本题选E。

【例422】【正确答案】E

　　【答案解析】①变性是指细胞或细胞间质损伤后因代谢发生障碍所致的某些可逆性形态学变化，伴异常物质蓄积。淀粉样变性是指细胞间质内蛋白质黏多糖复合物的蓄积，可以是局灶性病变（D对），也可以是全身性病变（C对）。全身性病变可分为原发性和继发性两类，前者多累及肝、肾、心等器官；后者多见于老年人、结核病（A对）及某些肿瘤（如骨髓瘤）（B对）等的间质中。②淀粉样变性的蓄积物为淀

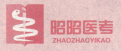

粉样蛋白质和黏多糖，并非免疫球蛋白（E错），故本题选E。

【例423】【正确答案】D

【答案解析】①脂肪变性是指细胞浆内甘油三酯的异常蓄积，常见于肝、心、肾，其中以肝脂肪变性最常见。②脂肪变性在肝小叶的分布与病因有一定的关系。磷中毒时，脂肪变性首先发生在肝小叶周边区，因该处代谢比小叶中央区更为活跃，因此对磷中毒更敏感（A错）。肝淤血时，肝小叶中央区淤血较重，该处缺氧也较重，因此脂肪变性首先发生在肝小叶中央区（B错）。③肾远曲小管不容易发生脂肪变性（C错）。④心肌脂肪变性时，脂肪空泡常较小，肉眼一般看不出明显变化。但在严重贫血时，心内膜下尤其是乳头肌处出现成排浅黄色条纹，与正常心肌的红色相间，状如虎皮斑纹，称为虎斑心（D对），故本题选D。⑤只有严重的心肌脂肪变性才影响心脏功能，并非心肌脂肪变性严重影响心脏功能（E错）。

【例424～425】【正确答案】BD

【答案解析】①细动脉硬化又称细动脉玻璃样变，玻璃样变的细小动脉壁因有血浆蛋白的渗入，造成蛋白质蓄积而明显增厚、均质性红染，使血管变硬（B对），故例424选B。②肾小管上皮吞噬吸收大量血浆蛋白称肾小管玻璃样小滴变性。③Mallory小体是指肝细胞玻璃样变时，前角蛋白在肝细胞胞质内聚集，多见于酒精性肝病（D对），故例425选D。④Rusell小体是指浆细胞变性时，胞质粗面内质网中的免疫球蛋白的蓄积。

【例426～427】【正确答案】BE

【答案解析】①纤维素样变性为间质胶原纤维及小血管壁的一种坏死，主要见于急性风湿病及结节性动脉周围炎等变态反应性疾病。机理为早期在结缔组织基质中黏多糖增多，以后纤维肿胀、断裂，失去原有结构变成纤维素样物质（B对），故例426选B。②四氯化碳是一种化学毒物，可破坏肝细胞内质网，抑制某些酶的活性，引起脂蛋白合成障碍，导致肝细胞脂肪变性（E对），故例427选E。③淀粉样变是指细胞间质内蛋白质-黏多糖复合物的蓄积，可以是局部性病变，也可是全身性病变。全身性病变可分为原发性和继发性两类，前者多累及肝、肾、心等器官；后者多见于老年人、结核病及某些肿瘤（如骨髓瘤）等的间质中。④玻璃样变性指细胞内、结缔组织间、血管壁某些变性的血浆蛋白、胶原蛋白、免疫球蛋白等的蓄积。常发生于肝细胞、肾小管上皮、浆细胞等。⑤黏液变性指细胞间质内蛋白质和黏多糖的蓄积，多见于间叶性肿瘤、动脉粥样硬化斑块、风湿病的心血管壁。

【例428～429】【正确答案】CB

【答案解析】①当肾炎或其他疾病伴有大量蛋白尿时，肾近曲小管上皮细胞内常出现许多大小不等的圆形红染小滴，称玻璃样小滴变性。当肾小球通透性增高时有大量蛋白滤过，这些蛋白质被近曲小管上皮细胞所吞饮，在胞质内彼此融合形成玻璃样小滴，以后与溶酶体融合被消化（增大的载有蛋白质的溶酶体），多见于脂性肾病（C对），故例428选C。②肝细胞胞质内前角蛋白聚集为Mallory小体，多见于酒精性肝病（B对），故例429选B。③光面内质网大量增生为毛玻璃样肝细胞的特点，是指肝细胞胞质内含有HBsAg，为慢性乙肝的表现。④线粒体肿胀、嵴消失见于细胞水肿。⑤核内包含物主要是DNA和蛋白质等。

【例430】【正确答案】B

【答案解析】①骨和牙齿外的软组织内固态钙盐的蓄积称为病理性钙化，分为营养不良性钙化和转移性钙化。②营养不良性钙化是指体内钙磷代谢正常，钙盐沉积于坏死组织或异物中，多发生于变性坏死组织、坏死的虫卵等，如血栓内（A错）、干酪样坏死（C错）、动脉粥瘤内（D错）、死亡的血吸虫卵（E错）等。③转移性钙化是由于全身钙磷代谢异常（高钙血症）而致钙盐沉积于正常组织，常发生于排酸器官，如肺泡壁、肾小管和胃黏膜上皮等（B对），故本题选B。

【例431】【正确答案】D

【答案解析】①细胞死亡可分为坏死和凋亡两大类。细胞核的变化核固缩、核碎裂和核溶解是细胞坏死的主要标志（不选A）。②坏死分凝固性、液化性和纤维素样坏死等类型。结核病时，因病灶中含脂质较多，坏死区呈黄色，状似干酪，称干酪样坏死（不选B）。③急性胰腺炎时，由于胰腺腺泡细胞通透性增高，释放大量胰酶，分解脂肪成脂肪酸，脂肪酸与血清钙结合成脂肪酸钙，使组织细胞溶解液化而呈液

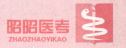

化性坏死(不选 C)。④固缩坏死也称凋亡,是细胞的生理性死亡,固缩坏死还可见于很多生理或病理过程,如各种细胞衰老更新、照射、应用细胞抑制剂之后的细胞萎缩、肿瘤细胞的自发性固缩坏死等(D 错),故本题选 D。⑤坏疽是特殊类型的坏死,指组织坏死后继发腐败菌感染(不选 E)。

【例 432】【正确答案】A

【答案解析】①由于坏死组织中可凝固的蛋白质少,或坏死组织自身及浸润的中性粒细胞等释放大量水解酶,或组织富含水分和磷脂,则组织坏死后易发生溶解液化,称为液化性坏死。脑组织含蛋白质少,不易凝固,而含磷脂和水分多,常发生液化性坏死(A 对),故本题选 A。②心、肝、肾和脾等实质器官常发生凝固性坏死而不是液化性坏死(B、C、D 错)。③小肠常发生湿性坏疽,不发生液化性坏死(E 错)。

【例 433】【正确答案】B

【答案解析】①病毒性肝炎的基本病理变化是变性和坏死,灶性坏死不属于凝固性坏死(A 错)。②灶性坏死由肝细胞的溶解坏死和高度气球样变发展而来,属于溶解坏死,也称液化性坏死,为病毒性肝炎最多见的病理改变(B 对),故本题选 B。③干酪样坏死是结核病具有诊断意义的病变,不属于病毒性肝炎(C 错)。④固缩性坏死是原来老的说法,现已废弃不用(D 错)。⑤坏疽是指组织坏死并继发腐败菌感染,与病毒性肝炎肝细胞灶性坏死无关(E 错)。

【例 434】【正确答案】B

【答案解析】①液化性坏死是由于坏死组织中可凝固的蛋白质少,或坏死组织自身及浸润的中性粒细胞等释放大量水解酶,或组织富含水分和磷脂,则组织坏死后易发生溶解液化。常见于脑、胰腺、乳房等组织,以脑组织最常见,因此结节性动脉周围炎的血管壁坏死不属于液化性坏死(A 错)。②纤维素样坏死的机理为早期在结缔组织基质中有黏多糖增多,以后纤维肿胀、断裂,失去原有结构变成纤维素样物质。多见于结节性动脉周围炎、急性风湿病等变态反应性疾病(B 对),故本题选 B。③最易发生干酪性坏死的是结核病(C 错)。④最易发生脂肪液化坏死的是急性重症胰腺炎和乳腺外伤(D 错)。⑤固缩坏死属于细胞的生理性死亡,不见于结节性动脉周围炎(E 错)。

【例 435】【正确答案】E

【答案解析】①脑易发生液化坏死,不发生坏疽(E 对),故本题选 E。脑组织含蛋白质少,不易凝固,而含磷脂和水分多,有利于液化,且液化过程中常形成软化灶。②下肢易发生干性坏疽(不选 B)。③肺、阑尾、小肠易发生湿性坏疽(不选 A、C、D)。

【例 436】【正确答案】D

【答案解析】①坏死灶周围钙盐沉积为营养不良性钙化而不是机化(A 错)。②死骨周围纤维增生不是机化(B 错)。③肺、肾等内脏坏死物液化后,经支气管、输尿管等自然管道排出,所残留的空腔不是机化(C 错)。④坏死物不能完全溶解吸收或分离排除,由新生的肉芽组织吸收、取代坏死物的过程称为机化(D 对),故本题选 D。⑤坏死缺损由周围组织修补称为再生,不是机化(E 错)。

【例 437】【正确答案】E

【答案解析】①固缩性坏死是不可逆性细胞损伤,不属于生理性死亡(A 错)。②凋亡是活体内局部组织中单个细胞程序性细胞死亡的表现形式,是由体内外因素触发细胞内预存的死亡程序而导致的细胞主动性死亡方式,不引起周围组织炎症反应和修复再生(B 错)。③凋亡时细胞固缩,核染色质边集、细胞膜及细胞器膜完整,膜可发泡成芽,形成凋亡小体,由此可见,凋亡小体不是细胞核碎片(C 错)。④肝细胞碎片状坏死不是凋亡,而肝细胞嗜酸性小体是凋亡(D 错,E 对),故本题选 E。

【例 438】【正确答案】D

【答案解析】①根据再生能力将人体细胞分为三类:不稳定细胞、稳定细胞和永久性细胞。②不稳定细胞,这类细胞总在不断地增殖,以代替衰亡或破坏的细胞,其再生能力很强,如表皮细胞(B 错)、呼吸道及消化道黏膜被覆上皮细胞、淋巴细胞、造血细胞(A 错)、间皮细胞等。③稳定细胞,在生理情况下,这类细胞增殖不明显,但受到组织损伤的刺激时,表现出较强的再生能力,如腺体(肝、胰、汗腺、内分泌腺)实质细胞(C 错)、肾小管上皮细胞(E 错)、平滑肌细胞等。④永久性细胞,这类细胞不能进行再生,如神经细胞、骨骼肌细胞、心肌细胞等(D 对),故本题选 D。

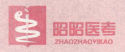

【例439】【正确答案】A

【答案解析】①根据再生能力将人体细胞分为三类：不稳定细胞、稳定细胞和永久性细胞。神经细胞、骨骼肌细胞和心肌细胞都属于永久性细胞，受损后不能进行再生，再生能力最弱（A对），故本题选A。②骨组织再生能力强，骨折后可完全修复（B错）。③纤维细胞和血管内皮细胞属于不稳定细胞，再生能力较强（C、D错）。④平滑肌细胞有一定的分裂再生能力，再生能力不是最弱（E错）。

【例440】【正确答案】C

【答案解析】①再生是指损伤周围的同种细胞来完成修复过程。如果完全恢复了原组织的结构和功能，则称为完全再生。②动脉吻合口的愈合（A错）、皮肤伤口的愈合（B错），以及肌肉（D错）和肌腱断裂（E错）后的愈合等，因愈合后有瘢痕形成，都不是完全再生。③骨折愈合时，如果对位对线都达到了解剖学复位，经骨板形成塑型期后，可完全恢复原有的组织结构和功能，属于完全再生（C对），故本题选C。

【例441】【正确答案】C

【答案解析】①上皮组织（A错）、纤维组织（B错）、毛细血管（E错）的再生能力都很强。②软骨组织的再生能力弱，较大缺损由纤维组织修补。软骨再生起始于软骨膜的增生，这些增生的幼稚细胞形似成纤维细胞，以后逐渐变为软骨母细胞，并形成软骨基质，逐渐转变为静止的软骨细胞（C对），故本题选C。③骨组织的再生能力强，骨折后可完全再生（D错）。

【例442】【正确答案】B

【答案解析】①机化是指坏死灶由肉芽组织所取代。肉芽组织由新生薄壁的毛细血管以及增生的成纤维细胞构成，并伴有炎细胞浸润，其特征性细胞是成纤维细胞。成纤维细胞的胞质中含有肌细丝，因此具有平滑肌细胞的收缩功能，但平滑肌细胞不是机化时出现的特征性细胞（A错，B对），故本题选B。②类上皮细胞来源于血液单核细胞或组织巨噬细胞，构成肉芽肿，不是机化时出现的特征性细胞（C错）。③横纹肌细胞、上皮细胞均不是机化时出现的特征性细胞（D、E错）。

第2章　局部血液循环障碍

【例443】【正确答案】C

【答案解析】①慢性肺淤血，除见肺泡壁毛细血管扩张充血更为明显外，还可见肺泡间隔变厚和纤维化。肺泡腔除有水肿液和出血外，还可见大量含有含铁血黄素颗粒的巨噬细胞，即心衰细胞。因此肺泡腔内含心衰细胞、纤维蛋白或纤维化为慢性肺淤血的病理特征，不出现于急性肺淤血（A、B错）。②肺淤血常由左心衰引起，肺静脉回流受阻，肺体积增大，暗红色。急性肺淤血的特征是肺泡壁毛细血管扩张充血，肺泡壁变厚，可伴肺泡间隔水肿，部分肺泡腔内充满伊红色水肿液，其内可见漏出的红细胞。因此急性肺淤血时肺泡腔内的主要成分是伊红色水肿液而不是黏液（C对，E错），故本题选C。③肺淤血不是炎症（肺炎），不会出现中性粒细胞浸润（D错）。

【例444】【正确答案】A

【答案解析】①慢性肺淤血时，肺质地变硬，肉眼呈棕褐色，称为肺褐色硬化。慢性肺淤血时，毛细血管通透性增高，导致红细胞漏出，造成淤血性出血。出血灶中的红细胞碎片被巨噬细胞吞噬，血红蛋白被溶酶体分解，析出含铁血黄素。因此含铁血黄素主要出现在肺褐色硬化（A对），故本题选A。②小叶性肺炎为急性化脓性炎，可见肺泡腔内大量中性粒细胞浸润，不出现含铁血黄素（B错）。③急性呼吸窘迫综合征可见肺泡和肺间质大量蛋白质浆液（肺水肿），不出现含铁血黄素（C错）。④间质性肺炎常表现为间质水肿及淋巴细胞、单核细胞浸润，肺泡腔内一般无渗出物（D错）。⑤大叶性肺炎肺泡内出现纤维素，而非含铁血黄素（E错）。

【例445】【正确答案】C

【答案解析】①特发性肺纤维化是指特发性间质性肺炎，是最常见的间质性肺疾病，病变局限在肺部，引起弥漫性肺纤维化，导致肺功能损害和呼吸困难，但与肺褐色硬化关系不大（A错）。②机化性肺炎也称肺肉质变，是大叶性肺炎的常见并发症，与肺褐色硬化无关（B错）。③慢性肺淤血时，由于肺泡壁毛

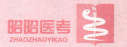

细血管扩张充血、肺泡壁变厚和纤维化,使肺实质变硬,肉眼观呈棕褐色,称肺褐色硬化(C 对),故本题选C。④大叶性肺炎及小叶性肺炎与肺褐色硬化无关(D、E 错)。

【例 446】【正确答案】C

　　【答案解析】①血栓形成是血液在流动状态下由于血小板活化和凝血因子被激活致血液发生凝固。血栓形成的条件有三个:心血管内皮细胞损伤、血流状态改变(血流缓慢、血流轴流消失)和血液凝固性增加(血小板增多)。②血管内血流缓慢、血流轴流消失、血小板增加均属于血栓形成的原因,但不是最主要的因素(A、B、D 错);心血管内皮细胞损伤是血栓形成的最重要和最常见的原因(C 对),故本题选 C。③内皮细胞损伤后,暴露出内皮下胶原,激活血小板和 FXE,启动内源性凝血过程。损伤的内皮细胞释放组织因子,启动外源性凝血过程。④红细胞增多不是血栓形成的原因(不选 E)。

【例 447】【正确答案】D

　　【答案解析】①疣状赘生物是指风湿性心内膜炎时发生在心瓣膜上的附壁血栓(D 对),故本题选 D,不指心内膜增生物(A 错)、心内膜上的新生物(B 错)、心瓣膜纤维化(C 错),也不指心瓣膜钙化(E 错)。②疣状赘生物属于白色血栓,主要由血小板组成,其间黏附一些嗜中性粒细胞、红细胞和少量纤维蛋白等。

【例 448】【正确答案】D

　　【答案解析】①延续性血栓的体部是混合血栓,静脉延续性血栓的头、体、尾部分别是白色、混合、红色血栓,不属于白色血栓(A 错)。②阻塞冠状动脉左前降支的血栓和基底动脉的血栓都是混合性血栓,而不是白色血栓(B、E 错)。③阻塞肺动脉主干的血栓栓子大多来源于下肢静脉脱落的血栓尾,属于红色血栓(C 错)。④疣状血栓性心内膜炎的疣状赘生物是白色血栓(D 对),故本题选 D。

【例 449】【正确答案】A

　　【答案解析】①疣状心内膜炎的瓣膜赘生物是白色血栓(A 对),故本题选 A。②房颤时心耳内的球性血栓、心梗时的附壁血栓均是混合性血栓,而不是白色血栓(B、C 错)。③微循环内的微血栓是透明血栓(D 错)。④下肢深静脉的延续性血栓是红色血栓(E 错)。

【例 450】【正确答案】A

　　【答案解析】①混合性血栓主要见于静脉血栓的体部,但在动脉血栓下游形成的延续性血栓、心房纤颤或二尖瓣狭窄时左心房内形成的球形血栓也属于混合性血栓(A 对),故本题选 A。②白色血栓常见于血流较快的心瓣膜、心腔内和动脉内以及静脉血栓头部,不见于心房纤颤(B 错)。③红色血栓见于延续性血栓的尾部,透明血栓见于微循环血管内,两者均不属于心房纤颤时的球形血栓(C、D 错)。④静脉延续性血栓的头、体、尾部分别是白色、混合、红色血栓,不属于房颤时的球形血栓(E 错)。

【例 451】【正确答案】E

　　【答案解析】①静脉内柱状血栓的尾部为红色血栓,不是混合性血栓(A 错)。②毛细血管内血栓为透明血栓(B 错)。③风湿性心内膜上的疣状血栓为白色血栓(C 错)。④动脉血流快,不易形成血栓(D 错)。⑤心室内附壁血栓为混合性血栓(E 对),故本题选 E。

【例 452】【正确答案】A

　　【答案解析】①透明血栓主要发生于毛细血管内,由纤维蛋白构成,最常见于 DIC(A 对),故本题选 A。②静脉瓣膜处由于血流缓慢,常发生混合性血栓而不是透明血栓(B 错)。③动脉管壁、心房及心室内膜,由于血流较快,常发生白色血栓而不是透明血栓(C、D、E 错)。

【例 453】【正确答案】A

　　【答案解析】①透明血栓主要由纤维蛋白构成,好发于毛细血管内(A 对),故本题选 A。②红色血栓主要成分为红细胞+少量白细胞,不是纤维蛋白(B 错)。③混合血栓由血小板小梁+红细胞构成,主要成分不是纤维蛋白(C 错)。④白色血栓由血小板与少量纤维蛋白构成,主要成分不是纤维蛋白(D 错)。⑤附壁血栓属于混合血栓,主要成分不是纤维蛋白(E 错)。

【例 454】【正确答案】C

　　【答案解析】血栓的结局:①溶解、吸收:刚形成不久的新鲜血栓、DIC 的微小血栓可溶解吸收(不选

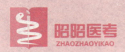

A）；②机化：完全机化约需 2 周，部分栓塞可再通，部分恢复血流，但**不能完全恢复正常循环**（C 错），故本题选 C；③钙化：长久的血栓未能充分机化者，可发生钙盐沉着形成静脉石（不选 B）。④血栓可阻塞动脉、静脉，可继发于血管炎（不选 D、E）。

【例 455】【正确答案】A
　　【答案解析】①循环血液中的异常物质随血液流动，阻塞血管腔，称为**栓塞**。②**栓子**是指循环血液中，阻塞血管的**异常物质**（A 对），故本题选 A。③栓子有多种，如血栓、脂肪、空气和水等（B、C、D、E 错）。

【例 456～457】【正确答案】BC
　　【答案解析】①**血栓栓塞**是指血栓脱落引起的栓塞，为**最常见**的栓塞。造成**肺动脉栓塞**的栓子 95% 来自于**下肢深静脉**，**体循环栓塞**的栓子大多来自于**左心**。②**脂肪栓塞**指严重脂肪组织挫伤或脂肪肝挤压伤时，破裂脂肪细胞的脂滴经小静脉进入血流，多见于**股骨干骨折**（B 对），故例 456 选 B。③当**沉箱作业者**迅速浮出水面，气压骤减时，溶解于血液和组织液中的 O_2、CO_2 和 N_2 迅速游离，形成气泡。O_2 和 CO_2 易再溶于体液，但 N_2 溶解缓慢，遂在血液和组织液中持续存在，在血管内造成**气体栓塞**（C 对），故例 457 选 C。④羊水栓塞多是在分娩时，由于宫腔内高压，将羊水挤入破裂的静脉窦内所致。⑤肿瘤栓塞是细胞栓塞。

【例 458】【正确答案】D
　　【答案解析】①在循环血液中出现的不溶于血液的异常物质，随血流运行阻塞血管腔的现象称为**栓塞**。栓子的运行方向一般与血流方向一致，最终停留在口径与其相当的血管并阻断血流。②来自髂静脉、肝静脉、股动脉内的栓子，常引起肺动脉栓塞，不引起大脑中动脉血栓栓塞（A、B、E 错）。③来自**右心**的栓子，随血流进入肺动脉主干及分支，常造成**肺栓塞**，不易造成大脑中动脉血栓栓塞（C 错）。④来自**左心**的栓子，随血流运行，常阻塞于各器官的小动脉内，栓子经左心房→左心室→主动脉→全身体循环，可导致大脑中动脉栓塞（D 对），故本题选 D。（昭昭老师速记：左体右肺）

【例 459】【正确答案】D
　　【答案解析】①少量癌细胞进入血循环，可能被机体免疫细胞杀灭，不导致肿瘤转移（A 错）。②脂肪栓塞指严重脂肪组织挫伤或脂肪肝挤压伤时，破裂脂肪细胞的脂滴经小静脉进入血流，多见于股骨骨折，但并非所有的脂肪栓塞均由创伤引起（B 错）。③羊水栓塞后产妇大多数死亡（C 错）。④**肺动脉血栓**的栓子 95% 来自**下肢深静脉**，栓子经下肢深静脉→右房→右室→肺动脉，导致肺栓塞（D 对），故本题选 D。⑤减压病是氮气栓塞（E 错）。

【例 460】【正确答案】C
　　【答案解析】①**贫血性**梗死好发于组织结构较致密、侧支循环不充分的实质器官，如**脾、肾、心和脑组织**（C 对），故本题选 C。②**肺和肠**多发生**出血性**梗死（A、B、D、E 错）。

第 3 章　炎　症

【例 461】【正确答案】D
　　【答案解析】①凡是能引起细胞和组织损伤的因子都能引起炎症。炎症的原因包括生物因子、物理因子、化学因子、组织坏死、变态反应或异常免疫反应，其中**最常见**的是**生物因子**即细菌、病毒等感染（D 对，A、B、C 错），故本题选 D。②在炎症的所有原因中，无机械性因子（E 错）。

【例 462】【正确答案】B
　　【答案解析】①急性炎症时血管通透性增高，**白细胞**经边集、附壁、黏附，最后主动游出血管外。白细胞的游出是通过白细胞在内皮细胞连接处伸出伪足，整个白细胞以**阿米巴方式**从内皮细胞间隙中逸出的。在趋化因子作用下，淋巴细胞（A 错）、单核细胞（C 错）、嗜酸性粒细胞（D 错）和嗜碱性粒细胞（E 错）主动游出血管外。②**红细胞**被动**漏出**血管外（B 对），故本题选 B。

【例 463】【正确答案】B
　　【答案解析】①白细胞渗出是炎症反应**最重要**的特征，包括白细胞边集、附壁、黏附、游出、趋化等阶

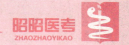

段（A 对）。②白细胞、单核细胞和各种淋巴细胞都是在内皮细胞连接处伸出伪足，以阿米巴运动方式，从内皮细胞缝隙主动游出血管外（C 对），并不是内皮细胞收缩，使中性粒细胞从间隙游出血管外（B 错），故本题选 B。③从内皮细胞间隙游出血管的白细胞在趋化因子作用下到达炎症部位（D 对）。④急性炎症时，炎性因子很多，C3、C5 是重要的炎性因子（E 对）。

【例 464】【正确答案】C

【答案解析】①细胞变性坏死是坏死性炎的表现，如干酪样坏死。但并不最支持炎症的诊断（A 错）。②毛细血管扩张充血是炎症过程中血流动力学的改变之一。炎症主要以炎性细胞的浸润为主，如急性炎症主要以中性粒细胞浸润为主，慢性炎症主要以淋巴细胞和单核细胞浸润为主，但并不是最支持炎症诊断的病理变化（B 错）。③炎症的基本病理变化包括变质、渗出和增生，其中渗出是炎症最具特征性的变化。白细胞的游出和趋化是炎症反应最重要的特征，因此白细胞渗出最支持炎症的诊断（C 对），故本题选 C。④纤维组织细胞（D 错）和实质细胞增生（E 错）是慢性增生性炎的病理改变，不支持炎症的诊断。

【例 465】【正确答案】E

【答案解析】①炎症时，可出现血流动力学的改变包括血流缓慢（A 错）、血管通透性增高包括内皮细胞损伤（C 错），但都与白细胞和内皮细胞的黏着无关。②细胞表面负电荷减少与内皮细胞和白细胞黏着关系不大（B 错）。③炎症时，白细胞可在趋化因子吸引下达到炎症部位，也与黏着无关（D 错）。④炎症时，白细胞与血管内皮细胞的黏着是靠黏附分子完成的。在白细胞和血管内皮细胞表面都有黏附分子，炎症发生时，黏附分子数量增多、亲和性增强，而彼此黏着（E 对），故本题选 E。

【例 466】【正确答案】E

【答案解析】①趋化作用是指白细胞沿浓度梯度向着化学刺激物定向移动。②具有阳性趋化作用的炎症介质包括补体成分（C5a）（B 错）、白细胞三烯（LTB4）（A 错）、细胞因子（IL-8、IL-1、TNF）（C、D 错）。缓激肽可使血管扩张、血管通透性增高、产生局部疼痛等，无趋化作用（E 对），故本题选 E。④昭昭老师关于炎症介质的作用及记忆方法总结如下：

炎症介质	功 能	昭昭老师速记
组胺、缓激肽、5-HT	血管扩张	"组"织"激"进部队"扩张"领地
组胺、缓激肽、C3a、C5a、P 物质	血管通透性升高	35 岁"太太"放的"P""通透性"很高
缓激肽、前列腺素 E2（PGE$_2$）	疼痛	"太太"丢了"2 块钱"很心"疼"
IL-1、IL-8、C5a、TNF、白细胞三烯 B$_4$	趋化作用	"18"大的"5"年规划很有"驱动"性
IL-1、IL-6、TNF	发热	"周一"到"周六"天气"热"
氧自由基、溶酶体酶、NO	组织损伤	"自由""溶解""损伤组织"

【例 467】【正确答案】E

【答案解析】①趋化作用是指白细胞沿浓度梯度向着化学刺激物所做的定向移动。组胺（A 错）、缓激肽（B 错）可使血管扩张、血管通透性增高，C3b（D 错）可通过调理作用增强中性粒细胞和单核细胞的吞噬活性，氧自由基（C 错）具有组织损伤作用，均与趋化作用无关。②具有趋化作用的炎症介质包括可溶性细菌产物、补体成分（C5a）（E 对）、白细胞三烯（LTB4）、细胞因子（IL-8、IL-1、TNF），故本题选 E。

【例 468】【正确答案】E

【答案解析】①凝血系统在炎症中具有重要作用，XD 因子激活可启动激肽系统、凝血系统和纤溶系统，如凝血酶在使纤维蛋白原转化为纤维蛋白的过程中释放的纤维蛋白多肽，可使血管通透性增高，同时也是白细胞的趋化因子（A 对）。②C3、C5 属于补体系统，是重要的炎症介质（B 对）。纤维蛋白溶解系统激活，可降解 C3 产生 C3a，使血管扩张和血管通透性增加。C3a 和 C5a 可通过刺激肥大细胞释放组胺使血管扩张和血管通透性增高。③激肽系统激活的最终产物是缓激肽。缓激肽可使细动脉扩张，血管通透性增加，内皮细胞收缩，使血管以外的平滑肌收缩，并可引起疼痛（C 对）。④花生四烯酸的代谢产物前列腺素等可导致发热，疼痛（D 对）。⑤具有趋化作用的炎症介质是细菌产物、白细胞三烯 B$_4$、C5a、IL-8、TNF 等。组胺可引起血管扩张、血管通透性增高，但无阳性趋化作用（E 错），故本题选 E。

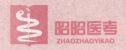

【例469】【正确答案】E

【答案解析】①急性蜂窝组织炎性阑尾炎（A错）、肾盂肾炎（B错）、皮肤疖肿（C错）、急性细菌性心内膜炎（D错）均属于化脓性炎。②肾小球肾炎，常继发于链球菌感染后，本质为自身免疫性疾病，不属于化脓性炎（E对），故本题选E。③昭昭老师关于炎症的记忆方法总结如下：

炎　症	常见疾病	昭昭老师速记
浆液性炎	浆液性炎常发生于黏膜、浆膜、滑膜、皮肤和疏松结缔组织等，如风湿病等	带"膜"的就是"浆液"的；"封（风）""醴（浆）"大吏
纤维素性炎	绒毛心（纤维素性心包炎）、细菌性痢疾（假膜性炎）、大叶性肺炎、白喉	"心""理（痢）""大""白"
化脓性炎	急性蜂窝织炎、流脑、小叶性肺炎、急性细菌性心内膜炎、肾盂肾炎、皮肤疖肿和痈	这里都是有细菌的，有细菌就有脓
出血性炎	流行性出血热、钩端螺旋体病、鼠疫	这些疾病主要表现是出血
变质性炎	乙脑、病毒性肝炎、阿米巴病	乙脑是变质，流脑是化脓
增生性炎	伤寒、炎性假瘤、类风湿关节炎的滑膜病变	伤寒有增生性的，类风湿是增生性的滑膜瞖
间质性炎	病毒性肺炎、支原体肺炎	病毒和支原体导致肺间质改变

【例470】【正确答案】A

【答案解析】①传染性肝炎属于变质性炎，而不是增生性炎（A错），故本题选A。②细菌性痢疾属于纤维素性炎（B对），阿米巴痢疾属于坏死性炎（C对），伤寒属于急性增生性炎（D对），乙型脑炎属于变质性炎（E对）。

【例471～472】【正确答案】AC

【答案解析】①化脓性炎分为表面化脓和积脓、蜂窝织炎、脓肿等类型，急性蜂窝织炎性阑尾炎属于化脓性炎的细分类型（A对），故例471选A。②浆液性炎以浆液渗出为特征，渗出的液体主要来自血浆，也可由浆膜的间皮细胞分泌，一般较轻，易于消退。风湿性关节炎是浆液性渗出性炎，易吸收，不遗留关节畸形（C对），故例472选C。③纤维素性炎是纤维蛋白原渗出，继而形成纤维蛋白（即纤维素）。纤维素性炎易发生于黏膜、浆膜和肺组织。④变质性炎又称为实质性炎，是发炎组织器官的实质细胞呈明显的变性和坏死，而渗出和增生又表现轻微的一类炎症。如果坏死变化广泛，就称为坏死性炎。

【例473】【正确答案】E

【答案解析】①纤维素性炎以纤维蛋白原纤维蛋白（纤维素）渗出为主，多由细菌毒素和毒物引起，前者如细菌性痢疾、大叶性肺炎、白喉等，后者如尿毒症时的尿素等。②少量纤维素可被吸收，当纤维素渗出过多时，可引起纤维素吸收不良而发生组织机化（A对）。③纤维素性炎好发于黏膜（如细菌性痢疾的伪膜性炎）、浆膜（如绒毛心）和肺组织（如大叶性肺炎）（B、C、D对）。④病毒性肝炎通过免疫反应致病，并无纤维素渗出（E错），故本题选E。

【例474】【正确答案】D

【答案解析】①纤维素性炎的特征为纤维蛋白原渗出，后形成纤维素，多发于黏膜、浆膜和肺组织。发生于黏膜者，黏膜坏死组织、渗出的纤维蛋白和中性粒细胞共同形成膜状物覆盖在黏膜表面称假膜性炎。②心包膜、胸膜属于浆膜，可发生纤维素性炎，而不能发生假膜性炎（A、B错）。③关节滑膜可发生化脓性炎，不发生假膜性炎（C错）。④肠黏膜可发生假膜性炎，如细菌性痢疾（D对），故本题选D。

【例475】【正确答案】A

【答案解析】①慢性肉芽肿性炎是一种特殊的慢性炎症，以肉芽肿形成为特点。肉芽肿是指由巨噬细胞局部增生构成的境界清楚的结节状病灶。梅毒特征性病变为树胶样肿，是由梅毒螺旋体引起的慢性肉芽肿性炎（A对），故本题选A。②肠阿米巴病的病变特点是以组织溶解为主的变质性炎，不属于肉芽肿性炎（B错）。③急性细菌性痢疾的早期为急性卡他性炎，随后的病理改变为特征性假膜性炎而不是肉芽肿性炎（C错）。④白喉为假膜性炎，淋病是由淋球菌引起的急性化脓性炎，两者均不属于肉芽肿性炎

（D、E 错）。

【例 476】【正确答案】E

【答案解析】①慢性肉芽肿性炎是一种特殊的慢性炎症,以肉芽肿形成为特点。肉芽肿是指由巨噬细胞局部增生构成的境界清楚的结节状病灶。分为感染性肉芽肿、异物性肉芽肿和原因不明性肉芽肿。②麻风、霉菌感染属于感染性肉芽肿(A、B 错)③手术缝线慢性炎症反应属于异物肉芽肿(C 错)。④粟粒性结核病是结核杆菌引起的异物肉芽肿(D 错)。⑤阿米巴病不属于肉芽肿(E 对),故本题选 E。

第 4 章 肿 瘤

【例 477】【正确答案】C

【答案解析】①母细胞瘤是指来源幼稚的一类肿瘤,其中大部分为恶性肿瘤,多见于儿童。②视网膜母细胞瘤、神经母细胞瘤、髓母细胞瘤、肾母细胞瘤和肝母细胞瘤等均为恶性肿瘤(A、B、D、E 错)。③骨母细胞瘤、软骨母细胞瘤和脂肪母细胞瘤等为良性肿瘤(C 对),故本题选 C。

【例 478】【正确答案】C

【答案解析】①淋巴瘤、黑色素瘤、肾母细胞瘤、精原细胞瘤均属于恶性肿瘤(A、B、D、E 错)。②神经鞘瘤属于良性肿瘤(C 对),故本题选 C。

【例 479】【正确答案】C

【答案解析】①白血病、神经母细胞瘤、无性细胞瘤、骨髓瘤都属于恶性肿瘤(A、B、D、E 错)。②葡萄胎是良性肿瘤(C 对),故本题选 C。侵袭性葡萄胎是恶性肿瘤。

【例 480】【正确答案】E

【答案解析】①淋巴瘤为原发于淋巴结和结外淋巴组织的恶性肿瘤(A 错)。②黑色素瘤为皮肤、黏膜及内脏黑色素细胞产生的恶性肿瘤(B 错)。③尤文氏瘤又称 Ewing 肉瘤或骨尤文肉瘤,为起源于骨髓间充质细胞的恶性肿瘤(C 错)。④骨髓瘤又称浆细胞骨髓瘤或多发性骨髓瘤,为起源于骨髓中浆细胞的恶性肿瘤(D 错)。⑤间皮瘤好发于胸膜和腹膜,有良性和恶性之分,并且恶性者更为常见,故 E 选项也是错误的。本题应无正确答案,但给出的参考答案为 E。

【例 481】【正确答案】C

【答案解析】①畸胎瘤是卵巢生殖细胞肿瘤中常见的一种,来源于生殖细胞,分为成熟型畸胎瘤(即良性畸胎瘤)和未成熟型畸胎瘤(恶性畸胎瘤)(A 错)。②错构瘤为正常组织在发育过程中出现错误的排列组合而导致的类癌样畸形,其本质不是肿瘤(B 错)。③发生于生殖腺的原发肿瘤几乎都是恶性肿瘤,精原细胞瘤虽是"瘤",但与淋巴瘤、黑色素瘤等一样,都是恶性肿瘤(C 对),故本题选 C。④多形性腺瘤、纤维腺瘤均属于良性肿瘤(D、E 错)。

【例 482】【正确答案】E

【答案解析】①良性肿瘤的命名一般是"起源组织＋瘤",如纤维瘤、脂肪瘤、血管瘤、平滑肌瘤等(A 错)。②大多数母细胞瘤都是恶性肿瘤,但骨母细胞瘤、软骨母细胞瘤、肌母细胞瘤是良性肿瘤。软骨母细胞瘤和纤维腺瘤属于良性肿瘤(B、C 错)。③多形性腺瘤属于良性肿瘤。多形性腺瘤是由腺组织、黏液样组织及软骨样组织等多种成分混合组成的良性肿瘤,常发生于涎腺,特别常见于腮腺。本瘤生长缓慢,但切除后较易复发(D 错)。④精原细胞瘤(E 对)、淋巴瘤、黑色素瘤等属于恶性肿瘤,故本题选 E。

【例 483】【正确答案】C

【答案解析】①恶性肿瘤生长过快,肿瘤中心血液供应不足时可发生出血坏死,但不是恶性肿瘤最具特征的变化(A 错)。②恶性肿瘤有很多特性如细胞异型性明显(细胞多形性)、生长迅速、浸润生长、转移等,但最具特征的是肿瘤转移(B、D、E 错,C 对),故本题选 C。

【例 484～485】【正确答案】CB

【答案解析】①结肠癌可经肠系膜静脉→门静脉→肝脏,导致结肠癌肝转移(C 对),故例 484 选 C。②经椎旁静脉系统转移到骨的肿瘤有:乳癌椎体转移、甲状腺癌颅骨转移、前列腺癌骨盆转移(B 对),故

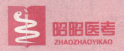

例 485 选 B。③昭昭老师关于癌症的血行转移总结如下：

肿　瘤	转移途径	转移部位
胃肠道癌	门静脉	肝
肺癌	主动脉系统	全身播散到脑、骨、肾等处
肝癌	门静脉	肝脏本身（肝内播散）
肝癌	体循环	肺
骨肉瘤	体循环	肺
绒毛膜癌	血道转移	肺
乳腺癌	脊椎静脉丛（Batson 脊椎静脉系统）	椎体转移
甲状腺癌		颅骨转移
前列腺癌		脊椎转移

【例 486】【正确答案】C

【答案解析】①大多数恶性肿瘤呈浸润性生长；良性肿瘤呈外生性或膨胀性生长。脂肪瘤（A 错）、腺瘤（D 错）、乳头状瘤（E 错）都是良性肿瘤，不呈浸润性生长。②畸胎瘤分成熟型畸胎瘤和未成熟型畸胎瘤，前者属于良性肿瘤，呈外生性或膨胀性生长，后者属于恶性肿瘤，呈浸润性生长（B 错）。③带状瘤是纤维组织发生的瘤样病变，其细胞分化良好，但在组织中呈浸润性生长，常发生在腹壁（C 对），故本题选 C。

【例 487】【正确答案】D

【答案解析】①腺癌（A 错）、磷癌（B 错）、黑色素瘤（C 错）、乳头状腺癌（E 错）均属于恶性肿瘤，转移概率大。②基底细胞癌多见于老年人面部，如眼睑、颊及鼻翼等处，由该处表皮原始上皮芽或基底细胞发生。本癌生长缓慢，表面常形成溃疡，并可浸润破坏深层组织，很少发生转移，对放疗敏感，临床上呈低度恶性（D 对），故本题选 D。

【例 488】【正确答案】D

【答案解析】①根据恶性肿瘤的分化程度（异型性）来确定其分级：Ⅰ级为高分化，分化良好，恶性程度低；Ⅱ级为中分化，中度恶性；Ⅲ级为低分化，恶性程度高。因此肿瘤细胞的分化程度（A 错）与恶性程度（B 错）均不用于肿瘤分期。②肿瘤的组织结构和细胞形态与相应的正常组织有不同程度的差异，称为肿瘤的异型性。分为结构异型性与细胞异型性，肿瘤细胞核分裂象的多少属于细胞异型性，与肿瘤分期无关（C 错）。③临床上，肿瘤分期主要根据原发肿瘤的大小、浸润深度、扩散程度、有无局部或远处转移等（D 对），故本题选 D。④肿瘤细胞的浸润及转移能力多提示肿瘤的恶性程度（E 错）。

【例 489～490】【正确答案】CE

【答案解析】①肝血管瘤虽是良性肿瘤，但无包膜，呈浸润性生长（C 对），故例 489 选 C。②胫骨骨软骨瘤自软骨发生，呈外生性生长（E 对），故例 490 选 E。③血道转移是肉瘤的主要转移方式。④淋巴道转移是癌的主要转移方式。⑤膨胀性生长是良性肿瘤常见的生长方式。

【例 491】【正确答案】E

【答案解析】①原位癌是指未突破基底膜的癌，突破了基底膜的癌称浸润癌。②小肝癌指单个癌结节最大直径＜3 cm 或两个癌结节合计直径＜3 cm 的原发性肝癌。小肝癌、胃黏膜内癌、大肠黏膜下癌以及早期食管癌都是早期癌，早期癌包括原位癌，但并不是所有的早期癌都是原位癌（A、B、C、D 错）。③乳腺导管内癌可排列成各种结构，构成原位乳头状癌、筛状导管原位癌或实质性导管原位癌及管状型导管内原位癌，导管内原位癌占所有乳癌的 15%～30%（E 对），故本题选 E。

【例 492】【正确答案】E

【答案解析】①原位癌是指未突破基底膜的癌。早期癌是指癌浸润仅限于黏膜及黏膜下层者，不属于原位癌（A 错，E 对），故本题选 E。②原发癌是指原来正常组织和器官的正常细胞，在各种内外致癌因素的长期作用下，逐渐转变为恶性肿瘤细胞，进而形成癌细胞团块，即"原发癌"或称"原发性恶性肿瘤"，

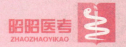

不属于原位癌（B错）。③某些疾病（或病变）虽然本身不是恶性肿瘤，但具有发展为恶性肿瘤的潜能，患者发生相应恶性肿瘤的风险增加。这些疾病或病变称为癌前疾病或癌前病变。癌前病变不属于原位癌（C错）。④原位癌不是指未发生转移的癌（D错）。

【例493】【正确答案】C

【答案解析】①既有癌又有肉瘤成分的肿瘤是癌肉瘤（A错）。②交界性肿瘤是指介于良性和恶性肿瘤之间的肿瘤（C对），故本题选C。③侵犯表皮和真皮交界部位的肿瘤是早期浸润癌或交界痣，不属于交界性肿瘤（B错）。④侵犯黏膜和黏膜下层的肿瘤是原位癌；突破黏膜下层、侵犯肌层的肿瘤是浸润癌；侵犯黏膜和黏膜肌层交界部位的肿瘤多为早期浸润癌，三者均不属于交界性肿瘤（D错）。⑤既有腺癌成分又有鳞癌成分的肿瘤是腺鳞癌，而不是交界性肿瘤（E错）。

【例494】【正确答案】B

【答案解析】①错构瘤是指受累器官的正常组织在发育过程中出现错误的组合、排列，导致的类瘤样畸形，多见于肝和肺，其本质不属于肿瘤即假性肿瘤（A错）。②迷离瘤是指误位于异常部位的分化正常的组织（B对），故本题选B。③绿色瘤是指由粒细胞白血病形成的粒细胞肉瘤，以眼眶多见，而不是指误位于异常部位的分化正常的组织（C错）。④畸胎瘤是来源于性腺或胚胎剩件中全能细胞的肿瘤，往往含两个以上胚层的多种组织成分，属于真性肿瘤，而不是指误位于异常部位的分化正常的组织（D错）。⑤尤文（Ewing）瘤是起源于骨髓间充质细胞的恶性肿瘤，而不是指误位于异常部位的分化正常的组织（E错）。

【例495】【正确答案】D

【答案解析】结核瘤是指有纤维包裹的、孤立的、境界分明的干酪样坏死灶，又称结核球（D对），故本题选D。

【例496】【正确答案】A

【答案解析】①畸胎瘤是来源于性腺或胚胎剩件中全能细胞的肿瘤，往往含两个以上胚层的多种组织成分，属于真性肿瘤（A对），故本题选A。②动脉瘤是指严重粥样斑块引起动脉中膜的萎缩和弹性下降，在血管内压力的作用下，动脉管壁的局限性扩张，不属于肿瘤（B错）。③错构瘤指受累器官的正常组织在发育过程中出现错误的组合、排列，因而导致了类瘤样的畸形，不属于真性肿瘤（C错）。④迷离瘤指误位于异常部位的分化正常的组织，不属于真性肿瘤（D错）。⑤结核瘤是指有纤维包裹的、孤立的、境界分明的干酪性坏死灶，直径一般为2～5cm，不是真正的肿瘤（E错）。

【例497】【正确答案】A

【答案解析】①某些疾病（或病变）虽然本身不是恶性肿瘤，但具有发展为恶性肿瘤的潜能，患者发生相应恶性肿瘤的风险增加。这些疾病或病变称为癌前疾病或癌前病变。②大肠腺瘤是大肠癌的癌前病变，癌变率与腺瘤性质、大小有关。乳头状腺瘤癌变概率很大；绒毛状腺瘤癌变概率更大；遗传性家族性息肉腺瘤病几乎均发生癌变。直径＜1cm的腺瘤，癌变率小（＜1%），癌变可能性随腺瘤增大而增大（A对），故本题选A。③皮下脂肪瘤（B错）、皮肤纤维瘤（C错）、子宫平滑肌瘤（D错）、乳腺纤维腺瘤（E错）都是良性肿瘤，不是癌前病变。

【例498】【正确答案】E

【答案解析】①来源于上皮组织的恶性肿瘤称为癌，来源于间叶组织的恶性肿瘤称为肉瘤。②皮肤附件（A错）、肾上腺（B错）、子宫内膜（C错）、甲状旁腺（D错）均可发生癌变。③结缔组织、脂肪、肌肉、脉管、骨、软骨组织等属于间叶组织，故来源于软骨组织的恶性肿瘤称肉瘤，而不称为癌（E对），故本题选E。

【例499～500】【正确答案】AC

【答案解析】①癌细胞团中央可见角化珠为鳞状细胞癌（鳞癌）的病理学特点（A对），故例499选A。②黏液将癌细胞核推向一侧的为印戒细胞癌（黏液癌的一种特殊类型）的组织学表现（C对），故例500选C。③癌细胞团漂浮在黏液内为黏液癌的特点。④癌细胞呈条索状排列的为实性癌。⑤癌细胞形成乳头结构为乳头状癌的特点。

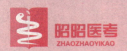

【例501～502】【正确答案】DA

【答案解析】①黏液潴留在癌细胞内,将癌细胞核推向一侧的为**印戒细胞癌**(黏液癌的一种特殊类型)的组织学表现(D对),故例501选D。②根据肿瘤的三级分级法,将肿瘤分为三级。由分化良好腺体构成的恶性肿瘤是高分化腺癌,为Ⅰ级,恶性程度低。由中等分化腺体构成的恶性肿瘤是中分化腺癌,为Ⅱ级,中度恶性。因此,由**分化良好的腺体**构成的恶性肿瘤是**高分化腺癌**(A对),故例502选A。

【例503】【正确答案】E

【答案解析】①腺癌发生于腺体,呈浸润性生长,肿瘤中央可缺血坏死,肿瘤细胞异型性明显,腺癌的病理特点是癌细胞呈腺样排列。②肿瘤出血坏死明显、肿瘤呈浸润性生长、肿瘤细胞异型性明显是恶性肿瘤都有的特点,不是诊断腺癌最重要的指标(A、B、C错)。③肿瘤发生于实体腺不是诊断腺癌最重要的指标(D错)。④恶性肿瘤细胞呈腺样排列是诊断腺癌最重要的指标(E对),故本题选E。

【例504】【正确答案】B

【答案解析】①**P53基因**定位于17号染色体,分野生型和突变型。野生型P53主要抑制细胞生长,是一种抑癌基因(A、C错,B对),故本题选B。②突变型P53是癌基因,失去了野生型P53抑制肿瘤增殖的作用,导致多种肿瘤的发生。P53基因编码P53蛋白。野生型P53蛋白在维持细胞正常生长、抑制恶性增殖中起重要作用。P53基因时刻监控着基因的完整性,一旦细胞DNA遭到损害,P53蛋白与基因的DNA相应部位结合,使细胞停滞在G1期,阻止DNA的合成;诱导DNA损伤的修复;如果G1期停滞不能实现,则诱导细胞凋亡,从而防止细胞恶变。突变型P53蛋白与生长因子受体不同源(D错)。③野生型P53基因的突变方式包括纯合缺失和点突变,不是染色体易位引起的(E错)。

【例505～506】【正确答案】AB

【答案解析】①**EB病毒**与鼻咽癌的发生有关(A对),故例505选A。②**人类乳头瘤病毒(HPV)**与**宫颈癌**的发病有关(B对),故例506选B。③乙型肝炎病毒与肝癌有关。④人类T细胞白血病病毒(HTLV病毒),有Ⅰ型(HTLV-Ⅰ)和Ⅱ型(HTLV-Ⅱ)之分,分别是引起成人T细胞白血病和淋巴瘤的病原体。⑤单纯疱疹病毒能引起匐行性疱疹。⑥常考的致癌物质昭昭老师总结如下:

致病因素	简 写	相关性肿瘤	昭昭老师速记
人乳头瘤病毒	HPV	①HPV 6,11——生殖道和**喉乳头**状瘤; ②HPV 16,18——**宫颈原位癌**和浸润癌	①1个猴头; ②68岁的宫颈癌
EB病毒	EBV	①伯基特(Burkitt)淋巴瘤; ②鼻咽癌	①EB=B; ②EB=鼻
乙型肝炎病毒	HBV	肝细胞癌	肝炎→肝硬化
人类T细胞白血病/淋巴瘤病毒Ⅰ	HTLV-1	成人T细胞白血病/淋巴瘤(ALT)	——
幽门螺杆菌	Hp	①**胃**黏膜相关组织(MALT)淋巴瘤; ②**胃**癌	HP可导致胃的炎症和癌症

第5章　动脉粥样硬化和高血压病

【例507】【正确答案】D

【答案解析】①**脂纹**为动脉粥样硬化肉眼可见的**最早**病变,主动脉脂纹多见于**中老年人**,并非仅见于中年以上人群(A错)。②**平滑肌细胞**是一种多潜能的细胞,当受到各种因素刺激时,具有吞噬能力,平滑肌细胞吞噬脂质后称泡沫细胞。此外,**巨噬细胞**也可吞噬脂质变为泡沫细胞,由此可见泡沫细胞并非均来自单核细胞(B错)。③脂纹好发于主动脉后壁及分支出口处,并非前壁(C错)。④动脉粥样硬化症的**始动因素**是**血脂异常**,由于内皮细胞通透性增高,脂质进入动脉壁内皮下。进入内膜的脂蛋白发生修饰,形成**氧化低密度脂蛋白**(ox-LDL),后者可使泡沫细胞坏死、崩解,出现脂质池,分解脂质产物,与局部的载脂蛋白共同形成粥样物质(D对),故本题选D。⑤粥瘤内胶原是由平滑肌细胞产生的,而非由纤维母细胞产生(E错)。

【例508】【正确答案】C

【答案解析】①动脉粥样硬化的纤维斑块是在血管内皮细胞损伤的基础上,由脂纹发展而来的,但内皮细胞与动脉粥样硬化病灶纤维增生关系不大(A错)。②平滑肌细胞是一种多潜能的细胞,当受到某种因素刺激时,既可具有吞噬能力,也可产生胶原纤维、弹力纤维等导致纤维增生。因此造成动脉粥样硬化中纤维增生的主要细胞是平滑肌细胞,不是泡沫细胞(B错,C对),故本题选C。③纤维母细胞在其他病灶中均为纤维增生的最主要细胞,但在动脉粥样硬化中发挥的作用却很小(D错)。④在动脉粥样硬化病变中可见T淋巴细胞浸润,但淋巴细胞与动脉粥样硬化中纤维增生关系不大(E错)。

【例509~510】【正确答案】DE

【答案解析】①平滑肌细胞或单核细胞吞噬脂质后称泡沫细胞,是动脉粥样硬化症的基本病理变化之一(D对),故例509选D。②乙型脑炎可出现神经细胞的变性坏死,表现为神经细胞肿胀、尼氏小体消失,严重者核浓缩、溶解、消失,被增生的少突胶质细胞包绕,若一个神经元被5个或5个以上的少突胶质细胞围绕,称为卫星现象。当乙型脑炎发生神经细胞变性坏死时,小胶质细胞或血源性巨噬细胞吞噬坏死的神经元,称为噬神经细胞现象(E对),故例510选E。③阿少夫(Aschoff)细胞是组成Aschoff小体(风湿小体)的特征性细胞,后者为风湿病增殖期特征性病理表现。④陷窝细胞也称腔隙细胞,是R-S细胞的一种类型,常见于结节硬化型淋巴瘤。⑤类上皮细胞丰富的病变常常发生在慢性血吸虫虫卵结节。

【例511】【正确答案】A

【答案解析】①粥瘤好发于主动脉后壁及分支出口处,并非前壁(A错),故本题选A。②动脉粥样硬化症冠状动脉左前降支、大脑中动脉(特别是豆纹动脉)易受累(B,C对)。③肾动脉发生动脉粥样硬化可引起肾固缩(D对)。④下肢动脉比上肢动脉更易发生动脉粥样硬化(E对)。

【例512】【正确答案】C

【答案解析】冠状动脉粥样硬化症是常见多发病,发生部位的发病频率为左前降支＞右冠状动脉＞左旋支＞其他(如后降支等)(C对),故本题选C。

【例513】【正确答案】D

【答案解析】①原发性颗粒性固缩肾最常见于高血压肾病。高血压时,由于入球小动脉玻璃样变性和肌型小动脉硬化,管壁增厚、管腔狭窄,使病变区的肾小球缺血发生纤维化和玻璃样变性,相应的肾小管因缺血而萎缩、消失,出现间质纤维组织增生和淋巴细胞浸润。病变相对较轻的肾小球代偿性肥大,相应的肾小管代偿性扩张。肉眼观双侧肾脏对称性缩小、质地变硬,肾表面凸凹不平,呈细颗粒状。肾脏以上的病变特点称原发性颗粒性固缩肾。由此可见,原发性颗粒性固缩肾最主要的病变是入球小动脉玻璃样变性(D对),故本题选D。部分肾小球纤维化(A错)、肾间质纤维结缔组织增生(B错)、肾间质淋巴细胞浸润(C错)、部分肾小球代偿肥大(E错)均不是引起原发性颗粒性固缩肾的最主要病变。②常考点知识点拓展:慢性肾小球肾炎→继发性颗粒性固缩肾;动脉粥样硬化累及肾动脉→动脉粥样硬化性固缩肾。

【例514】【正确答案】C

【答案解析】①细动脉硬化是高血压的主要病理变化,表现为细小动脉玻璃样变(A对)。②血压持续升高,外周阻力增大,心肌负荷增加,可导致左心室代偿性肥大(B对)。③高血压时,由于入球小动脉玻璃样变性和肌型小动脉硬化,管壁增厚、管腔狭窄,使病变区的肾小球缺血发生纤维化和玻璃样变性,相应的肾小管因缺血而萎缩、消失,出现间质纤维组织增生和淋巴细胞浸润。病变相对较轻的肾小球代偿性肥大,相应的肾小管代偿性扩张。肉眼观双侧肾脏对称性缩小、质地变硬,肾表面凸凹不平,呈细颗粒状。肾脏以上的病变特点称原发性颗粒性固缩肾,并非大瘢痕性萎缩(C错),故本题选C。不规则瘢痕肾见于慢性肾盂肾炎。④脑出血是高血压最严重的并发症(D对)。⑤高血压时,细动脉硬化常累及视网膜中央动脉,眼底检查可见血管迂曲,反光增强,动静脉交叉处出现压痕,严重者视乳头水肿、出血,视力减退(E对)。

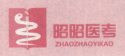

【例515】【正确答案】E

【答案解析】①高血压时，由于脑的细小动脉硬化和痉挛，脑组织可发生小坏死灶，组织液化形成小软化灶（A对）。②当血压突然升高时可引起破裂性出血，也可由于血管壁弹性下降，局部膨出形成小动脉瘤和微小动脉瘤（B对）。③脑出血是高血压最严重的并发症及主要死亡原因，出血常发生在基底节、内囊等处（C、D对）。④动脉血栓形成多在血流缓慢、压力低的情况下发生，因此高血压时发生脑动脉栓塞的可能性极小（E错），故本题选E。

【例516】【正确答案】B

【答案解析】①恶性高血压最突出的受累器官就是肾脏，其病理特征为肾细动脉壁纤维素样坏死（B对），故本题选B。良性高血压主要表现为肾细小动脉的玻璃样变性（A错）。②动脉粥瘤是血管壁在严重粥样斑块的基础上，血管内压力增高，动脉壁局限性扩张的结果，且常见于主动脉，肾动脉粥瘤少见（C错）。③肾小管毛细血管内透明血栓的形成常见于DIC患者，不是恶性高血压特征性病理变化（D错）。④肾小球纤维化多是急进性肾小球肾炎晚期的表现，而不是恶性高血压特征性病理变化（E错）。

【例517】【正确答案】B

【答案解析】①风湿病可导致纤维素性渗出，长期发作可因纤维粘连，导致缩窄性心包炎（A对）。②风湿性关节炎为浆液性及纤维素性渗出，渗出物易被完全吸收，不遗留关节畸形（B错），故本题选B。（昭昭老师速记：风湿是舔过关节、咬住心脏）③Aschoff小体又称风湿性肉芽肿，内含少量T淋巴细胞、单核细胞、纤维细胞等，为风湿病增殖期特征性病理表现，具有诊断意义（C对）。④Aschoff细胞为巨噬细胞增生、聚集、吞噬纤维素样坏死物质后形成的，故Aschoff细胞可为巨噬细胞源性（D对）。⑤Aschoff小体内淋巴细胞主要是T细胞（E对）。

【例518】【正确答案】D

【答案解析】①风湿病是一种与A组β溶血性链球菌感染有关的变态反应性疾病（A、B对），主要累及全身结缔组织，以心脏病变后果最严重（C对）。②风湿病关节腔内有浆液性及纤维素性渗出，急性期过后，渗出物可完全吸收，一般不留关节畸形（D错），故本题选D。（昭昭老师速记：风湿病是舔过关节、咬住心脏）遗留关节畸形的是类风湿关节炎，而非风湿性关节炎。③风湿病的急性期有发热、心脏和关节损害、环形红斑、皮下结节等，这些都是有助于诊断的临床体征（E对）。

【例519～520】【正确答案】CB

【答案解析】①风湿性心内膜炎的发病与A组乙型溶血性链球菌感染引起的变态反应有关（C对），故例519选C。②亚急性细菌性心内膜炎主要由毒力相对较弱的草绿色链球菌引起，还可由肠球菌、革兰阴性杆菌、立克次体、真菌等引起（B对），故例520选B。③急性细菌性心内膜炎主要由毒力强的化脓菌如金黄色葡萄球菌、溶血性链球菌、肺炎球菌引起，其中最常见的是金黄色葡萄球菌。④Libman-Sacks心内膜炎与系统性红斑狼疮有关。⑤无菌性血栓性心内膜炎与慢性消耗性疾病有关。

第6章　呼吸系统疾病

【例521】【正确答案】B

【答案解析】①肺出血-肾炎综合征（Goodpasture综合征）为肺出血性炎，与α_1-抗胰蛋白酶减少无关（A错）。②全小叶性肺气肿是指呼吸性细支气管、肺泡管、肺泡囊和肺泡都扩张，肺气肿发病机制是因为弹性蛋白酶与抗胰蛋白酶的比例失衡。炎症时，氧自由基等能氧化抗胰蛋白酶，导致中性粒细胞和巨噬细胞分泌弹性蛋白酶数量增多、活性增强。弹性蛋白酶能够分解细支气管和肺泡壁弹力蛋白纤维，使其回缩力减弱，造成肺气肿。正常情况下，α_1-抗胰蛋白酶可以抑制弹性蛋白酶的活性。若弹性蛋白酶增多或α_1-抗胰蛋白酶减少，导致两者比例失调，可引起全小叶性肺气肿（B对），故本题选B。③α_1-抗胰蛋白酶缺乏与支气管扩张症的发病有关，但并非本题最佳答案（C错）。④慢性支气管炎、肺间质纤维化均与α_1-抗胰蛋白酶缺乏无关（D、E错）。

【例522】【正确答案】C

【答案解析】①小叶中央型肺气肿常见于老年吸烟者或有慢性支气管炎者,与 α_1-抗胰蛋白酶缺乏关系不大(A 错)。②间质性肺气肿是指肋骨骨折、胸壁开放伤或剧烈咳嗽等导致细支气管或肺泡间隔破裂,空气进入肺间质所致(B 错)。③α_1-抗胰蛋白酶可抑制弹性蛋白酶的水解活性,当 α_1-抗胰蛋白酶活性降低甚至缺乏时,弹性蛋白酶的活性增高、数量增多,导致细支气管和肺泡壁弹力蛋白、Ⅵ型胶原和糖蛋白的降解,破坏肺组织结构,引起肺气肿。遗传性 α_1-抗胰蛋白酶缺乏是全腺泡型肺气肿的发病机制(C 对),故本题选 C。(昭昭老师速记:抗胰蛋白酶就是全腺泡)④肺大泡(或肺大疱)是指由于各种原因导致肺泡腔内压力升高,肺泡壁破裂,互相融合,在肺组织形成的含气囊腔,与 α_1-抗胰蛋白酶缺乏无关(D 错)。⑤瘢痕旁肺气肿是指出现在肺组织疤痕灶周围,由肺泡破裂融合形成的局限型肺气肿,与 α_1-抗胰蛋白酶缺乏关系不大(E 错)。

【例 523】【正确答案】C

【答案解析】①正常情况下,血液的流向是:右心房→三尖瓣→右心室→肺动脉瓣→肺→左心房→二尖瓣→左心室→主动脉瓣→主动脉。肺内病变、胸廓病变及呼吸机疲劳等原因可导致肺动脉高压→肺循环障碍→右心室肥大、扩张→肺心病。②因此,慢性肺源性心脏病发生的关键环节为肺动脉高压(C 对),故本题选 C。③肺间质纤维化(A 错)、肺气肿(B 错)、肺动脉分支血栓栓塞(D 错)和肺阻塞性通气障碍(E 错)都是慢性肺心病的病因,都是通过形成肺动脉高压而引起慢性肺心病。

【例 524】【正确答案】B

【答案解析】①大叶性肺炎是主要由肺炎链球菌引起的以肺泡内弥漫性纤维素渗出为主的炎症性病变,通常累及肺大叶的全部或大部(A、D 对)。②大叶性肺炎的主要病理变化为肺泡腔内的纤维素性炎,不属于浆液性炎(B 错),故本题选 B。③当病原菌毒力大或机体抵抗力降低时,金葡菌与肺炎球菌混合感染时可继发肺脓肿(C 对)。④由于肺内炎性病灶中的中性粒细胞渗出过少,释放的蛋白酶量不足以溶解渗出物中的纤维素,大量未能被溶解吸收的纤维素被肉芽组织取代而机化。病变肺组织呈褐色肉样外观,故称肺肉质变(E 对)。

【例 525～526】【正确答案】CB

【答案解析】①肺结节病是一种肺间质性疾病,其病理特点是非干酪样坏死性类上皮肉芽肿,肉芽肿的中央为多核巨细胞和类上皮细胞,而无干酪样病变,故其属于肉芽肿性炎(C 对),故例 525 选 C。②小叶性肺炎是由化脓性细菌引起的、以肺小叶为病变单位的急性化脓性炎症(B 对),故本例 526 题选 B。③大叶性肺炎是纤维素性炎。④流行性出血热等属于出血性炎。⑤流感属于卡他性炎。

【例 527～528】【正确答案】BE

【答案解析】①大叶性肺炎主要是由肺炎球菌引起的以肺泡内弥漫性纤维素(纤维蛋白)渗出为主的炎症,病变通常累及肺大叶的全部或大部(B 对),故例 527 选 B。②小叶性肺炎主要是由化脓性细菌引起,以肺小叶为病变单位的急性化脓性炎症,病变特点是以细支气管为中心的肺组织化脓性炎症,镜下可见肺泡腔内大量中性粒细胞(E 对),故例 528 选 E。③病毒性炎的病理特点是淋巴细胞渗出。④上呼吸道感染出现卡他性炎症是以浆液渗出为主的炎症。⑤伤寒患者的主要病理变化是以单核巨噬细胞渗出为主的炎症。

【例 529】【正确答案】A

【答案解析】①硅肺的发病机制与 SiO_2 尘粒的大小、接触时间、SiO_2 浓度等有关。SiO_2 尘粒 $>5~\mu m$,不易吸入肺内,故不易致病;$<5~\mu m$ 的粉尘可进入肺部,沉积在肺泡管分支处,被巨噬细胞吞噬而发病,其以 $1\sim2~\mu m$ 的粉尘致病性最强。由此可见硅肺主要由小于 $5~\mu m$ 的粉尘引起(A 对),故本题选 A。我们日常天气预报中报告的 PM2.5 即是直径小于 $2.5~\mu m$ 的颗粒物。②支原体引起支原体肺炎,小叶性肺炎常由金黄色葡萄球菌感染引起(B 错)。③α_1-抗胰蛋白酶缺乏是全腺泡型肺气肿的病因,但不是常见病因(C 错)。④支气管扩张是小支气管管腔持久性扩张,并伴管壁纤维增厚的慢性呼吸道疾病(D 错)。⑤支气管肺炎多为其他呼吸道疾病的合并症,不是独立疾病(E 错)。

【例 530】【正确答案】D

【答案解析】①类上皮肉芽肿可见于结核病、梅毒、结节病等,不是硅肺的特征病变(A 错)。②硅结

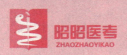

节是硅肺的**特征性病变**。**早期**硅结节是巨噬细胞吞噬硅尘后形成的**细胞性结节**,**后期**纤维增生形成**纤维性结节**,结节中央可有玻璃样变(D 对),故本题选 D。③相邻的硅结节可相互融合成大的结节状病灶,如中央区缺血、坏死、液化,可形成硅肺空洞,但不是硅肺的特征病变(C 错)。④肺内可有弥漫性纤维化,胸膜也可因弥漫性纤维化而广泛增厚,厚度可达 1～2 cm,但不是硅肺的特征病变(B、E 错)。

【例 531】【正确答案】B

【答案解析】①硅尘(原称矽尘)的致病力与 SiO_2 尘粒的大小、接触时间、SiO_2 浓度等有关。SiO_2 尘粒>5 μm 不易吸入肺内,不易致病;**1～2 μm** 的硅尘致病性**最强**(A 错)。②硅结节(原称矽结节)内的免疫球蛋白含量明显高于胶原蛋白含量(C 错)。硅尘表面的 SiO_2 与 H_2O 聚合成硅酸,可**破坏巨噬细胞膜的稳定性**,使之发生自溶(B 对),故本题选 B。③硅结节密集与肺纤维化融合成块是Ⅲ期硅肺的病理改变,并非早期病变(D 错)。④硅肺患者肺组织弥漫性纤维化,胸膜也可因弥漫性纤维化而广泛增厚,厚度可达 1～2 cm(E 错)。

【例 532～533】【正确答案】BA

【答案解析】①**肺鳞癌**为肺癌中**最常**见的类型,通常发生于大支气管,80%～85%为**中央型**肺癌(A 对),故例 533 选 A。②肺腺癌通常发生于较小的支气管上皮,约 65%为周围型肺癌,肉眼观多为弥漫型或多结节型(B 对),故例 532 选 B。(昭昭老师速记:鳞癌→中央型→吸烟;腺癌→周围型→不吸烟)③具有**内分泌功能**的肺癌多为**小细胞肺癌**。④肿瘤呈胶冻状常是**黏液癌**的特点,好发于胃和大肠。

【例 534】【正确答案】C

【答案解析】①肺腺癌多为周围型,占 65%左右,不是最多见的肺癌类型,最常见的是肺鳞癌(A、D 错)。②**小细胞**性肺癌恶性程度高,多为**中央型**,常发生于大支气管,向肺实质浸润型生长,形成巨块,不呈弥漫型(B 错)。③**肺鳞癌**多为**中央型**,占 80%～85%,绝大多数为中老年人且大多有吸烟史(C 对),故本题选 C。(昭昭老师速记:鳞癌→中央型→吸烟;腺癌→周围型→不吸烟)④细支气管肺泡细胞癌多为**弥漫型**生长(E 错)。

【例 535】【正确答案】A

【答案解析】①肺癌分为:鳞状细胞癌、腺癌、腺鳞癌、小细胞癌、大细胞癌、肉瘤样癌、类癌和唾液腺癌,恶性程度依次为**小细胞癌**>大细胞癌>腺癌>鳞癌>**类癌**。②肺类癌恶性程度低,局部淋巴结转移少见,大多数患者无神经内分泌异常表现,少数可有类癌综合征(A 对),故本题选 A。(昭昭老师速记:最高的是小细胞癌、最低的是类癌)

【例 536】【正确答案】B

【答案解析】①小细胞肺癌又称**燕麦细胞癌**,占全部肺癌的 10%～20%,其发生与**吸烟**关系密切(A 错)。②小细胞肺癌起源于支气管黏膜或腺上皮的 Kulchitsky 细胞(APUD 细胞),并非起源于上皮细胞(C 错)。③小细胞肺癌可**分泌** 5-羟色胺,导致哮喘样支气管痉挛、阵发性心动过速、水样腹泻及皮肤潮红等;还可分泌 ACTH,导致异位 ACTH 综合征等(B 对),故本题选 B。④小细胞肺癌是肺癌中恶性程度最高的,生长迅速,转移早,存活大多不超过 1 年(D 错)。(昭昭老师速记:小细胞肺癌恶性程度高,而且有内分泌功能)⑤肺癌发病率占首位的是肺鳞癌,而不是小细胞肺癌(E 错)。

第 7 章 消化系统疾病

【例 537～538】【正确答案】BD

【答案解析】①消化性溃疡并发症的发生率分别为:出血(15%～25%)>穿孔(1%～5%)>梗阻(2%～4%)>胃溃疡癌变率(<1%),即**出血**是消化性溃疡**最常见**的并发症(B 对),故例 537 选 B。②胃溃疡会癌变,**十二指肠溃疡绝对不癌变**(D 对),故例 538 选 D。

【例 539】【正确答案】D

【答案解析】①肝细胞**点状坏死**是急性**普通型**肝炎的病理特点,表现为肝小叶内散在的灶性肝细胞坏死,每个坏死灶仅累及一个至几个肝细胞(D 对),故本题选 D。②肝细胞核碎裂为小点状坏死是肝细

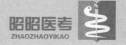

胞坏死时光镜下见到的细胞核的自溶性改变，而不是肝细胞点状坏死的特点（A 错）。③破坏肝细胞界板的坏死是碎片状坏死，而不是点状坏死，常见于慢性肝炎（B 错）。④嗜酸性小体形成是肝细胞凋亡的表现，不属于坏死（C 错）。⑤肝虽然是脂肪变性最常见的器官，但病毒性肝炎很少发生严重脂肪变性，因此，脂肪变性不是肝细胞点状坏死的特点，其仅见于丙型病毒性肝炎（E 错）。⑥昭昭老师关于几个肝细胞坏死类型再生情况总结如下：

分　型	坏死类型	再生情况
急性普通型肝炎	①点状坏死； ②肝细胞水样变性伴点状坏死，很少发生脂肪样变	完全再生
轻度慢性肝炎	①点状坏死（多见）；②碎片状坏死（偶见）	完全再生
中度慢性肝炎	①碎片状坏死（中度）；②桥接坏死（特征性）	较明显再生
重度慢性肝炎	①碎片状坏死（重度）；②大范围桥接坏死	不规则再生
急性重型肝炎	大片坏死（为弥漫性大片坏死）	不明显再生
亚急性重型肝炎	大片坏死	结节状再生

【例 540】【正确答案】C

【答案解析】①乙型肝炎特征性的形态学改变为光镜下出现毛玻璃样细胞。HBV 进入肝细胞后，在光面内质网内复制，引起光面内质网不同程度的增生，增生主要是 HBsAg 颗粒的沉积（C 对，E 错），故本题选 C。②细胞内大量糖原沉积见于糖原沉积症，是一种常染色体隐性遗传病（A 错）。③核内出现假包涵体（胞核不规则内陷成分叶状，内含胞浆和细胞器）见于肝癌细胞（B 错）。④前角蛋白细丝堆集可成 Mallory 小体，多见于酒精性肝病，为肝细胞玻璃样的表现（D 错）。

【例 541～542】【正确答案】EC

【答案解析】①大片状坏死是指几乎累及整个肝小叶的大范围肝细胞坏死，常见于重型肝炎（E 对），故例 541 选 E。②碎片状坏死是指肝小叶周边部界板肝细胞的灶性坏死和崩解。碎片状坏死及桥接坏死常见于中度慢性肝炎（C 对），故例 542 选 C。③点状坏死是单个或数个肝细胞的坏死，常见于急性普通型肝炎。④桥接坏死是指中央静脉与汇管区之间，两个汇管区之间，或两个中央静脉之间出现的相互连接的坏死带，常见于中度和重度慢性肝炎。⑤昭昭老师将肝细胞坏死的类型总结如下：

类　型	概　念	常见于
点状坏死	指单个或数个肝细胞的坏死	急性普通型肝炎
碎片状坏死	指肝小叶周边部界板肝细胞的灶性坏死和崩解	慢性肝炎
桥接坏死	指中央静脉与汇管区之间，两个汇管区之间，或两个中央静脉之间出现的互相连接的坏死带	中度和重度慢性肝炎，逐渐发展为肝硬化
大片坏死	指几乎累及整个肝小叶的大范围肝细胞坏死	重型肝炎

【例 543～544】【正确答案】EA

【答案解析】①点状坏死是指单个或数个肝细胞坏死，常见于急性普通型肝炎（A 对），故例 544 选 A。②大片坏死是指几乎累及整个肝小叶的大范围肝细胞坏死，常见于急性重型肝炎、亚急性重型肝炎（E 对），故例 543 选 E。③碎片状坏死多为肝小叶周边界板肝细胞的坏死、崩解，常见于慢性肝炎。④桥接坏死是指中央静脉与汇管区之间，两个汇管区之间，或两个中央静脉之间出现的相互连接的坏死带，常见于中度和重度慢性肝炎。⑤病毒性肝炎时肝细胞无亚大片坏死。⑥昭昭老师将肝细胞坏死的类型总结如下：

类　型	概　念	常见于
点状坏死	指单个或数个肝细胞的坏死	急性普通型肝炎
碎片状坏死	指肝小叶周边部界板肝细胞的灶性坏死和崩解	慢性肝炎

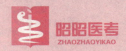

续表

类　型	概　念	常见于
桥接坏死	指中央静脉与汇管区之间，两个汇管区之间，或两个中央静脉之间出现的互相连接的坏死带	中度和重度慢性肝炎，逐渐发展为肝硬化
大片坏死	指几乎累及整个肝小叶的大范围肝细胞坏死	重型肝炎

【例545】【正确答案】E

　　【答案解析】①病毒性肝炎（HBV、HCV）是我国肝硬化的主要原因（E对），故本题选E。②慢性酒精中毒是西方国家肝硬化的主要原因（A错）。③肝硬化的其他病因还有如营养不良、胆道阻塞、血吸虫病等（B、C、D错）。

【例546】【正确答案】B

　　【答案解析】①肝炎的病毒中，除了乙肝病毒是DNA病毒外，其余的都是RNA病毒。且乙肝病毒是最容易导致肝硬化的病毒（B对），故本题选B。②HAV、HEV属于RNA病毒，多由粪-口传播，感染后常导致急性肝炎，不易发展成肝硬化（A、E错）。③HCV、HDV属于RNA病毒而不是DNA病毒（C、D错）。

【例547】【正确答案】A

　　【答案解析】①门脉性肝硬变的表面呈小结节状，大小相仿，切面见小结节间为纤维组织条索或间隔包绕，纤维分割薄而均匀（A对，B错），故本题选A。②肝脏细颗粒状、深绿色是胆汁性肝硬化而不是门脉性肝硬化的病理特点（C错）。③结节大小不等，肝内散在多个大结节是坏死后性肝硬化的病理特点（E错）。④树枝状纤维组织将肝脏分割为粗大结节为肝脏慢性血吸虫病的病理特点（D错）。

【例548】【正确答案】E

　　【答案解析】①假小叶是指由广泛增生的纤维组织分割原来的肝小叶并包绕成大小不等的圆形或类圆形肝细胞团。②假小叶内肝细胞排列紊乱，可变性、坏死、再生。汇管区可见纤维组织和小胆管增生。包绕假小叶的纤维间隔宽窄比较一致，内有少量淋巴细胞和单核细胞浸润。因此肝细胞增生、小胆管增生、肝细胞坏死、慢性炎细胞浸润均是假小叶的病理改变，但不是肝硬化的特征性病变，肝硬化的特征性病变是假小叶形成（E对），故本题选E。

【例549】【正确答案】E

　　【答案解析】①假小叶是肝硬化的特征性病变，其特点为正常肝小叶结构破坏，假小叶形成，假小叶大小不等，肝细胞索排列紊乱（A、B对）。②中央静脉缺如、偏位或有两个以上（C对）。③假小叶内可见汇管区和慢性炎细胞浸润（D对）。④肝细胞异型性显著为肝细胞癌的特点，不是假小叶的特点（E错），故本题选E。

【例550】【正确答案】C

　　【答案解析】肝细胞玻璃样变时，前角蛋白细丝可在肝细胞胞质内堆积，在肝细胞内呈现为透明小体，称Mallory小体，多见于酒精性肝病（C对），故本题选C。

【例551】【正确答案】A

　　【答案解析】①食管癌以中段最多见，下段次之，上段最少见（A错），故本题选A。②组织学分型以鳞状细胞癌多见（约95%以上），腺癌次之（B对）。③早期食管癌可为原位癌、黏膜内癌（C对）。④亚硝胺致癌性强：不对称的亚硝胺常引起食管癌，对称的亚硝胺常引起肝癌（D对）。⑤食管癌可以多中心发生（E对）。

【例552】【正确答案】E

　　【答案解析】早期胃癌肉眼观可分为隆起型、表浅型（分为表浅隆起型、表浅平坦型、表浅凹陷型）、凹陷型，其中凹陷型最多见（E对），故本题选E。

【例553】【正确答案】A

　　【答案解析】①中晚期胃癌肉眼观可分为息肉型或蕈伞型、溃疡型、浸润型，其中以溃疡型最多见（A对，C、D错），故本题选A。②癌组织向胃壁内局限性或弥漫性浸润，与周围正常组织分界不清楚。如为

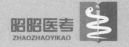

弥漫性浸润,可导致胃壁普遍增厚、变硬,胃腔变小,状如皮革,称为"革囊胃"或"皮革胃",不是最多见的肉眼类型(B错)。③当癌细胞分泌大量黏液时,癌组织肉眼观呈半透明的冻胶状,称为胶样癌,病理类型为腺癌,不是最多见的中晚期胃癌肉眼类型(E错)。

【例554】【正确答案】D

【答案解析】①胃溃疡分为良性溃疡与恶性溃疡。②良性溃疡的特点为:溃疡直径一般<2 cm;深度较深;溃疡呈圆形,椭圆形(A错);边缘整齐,不隆起(B错);溃疡底部较平坦(C错);皱襞向溃疡集中(E错)。③恶性溃疡胃癌的溃疡直径常>2 cm;形态不规则,呈火山口状;边缘不整齐、隆起;周围黏膜皱襞中断,呈结节状肥厚;底部凹凸不平,常有肿瘤细胞出血坏死(D对),故本题选D。

【例555】【正确答案】E

【答案解析】①肠癌的癌前病变为:家族性息肉病、绒毛状腺瘤、息肉状腺瘤、溃疡性结肠炎、慢性血吸虫病、管状腺瘤(癌变率低)。因此,家族性腺瘤性息肉病(A错)、绒毛状腺瘤(B错)、息肉状腺瘤(C错)、混合型腺瘤(D错)均属于大肠癌癌前病变,与大肠癌关系密切。②增生性息肉一般不癌变,可自行消失,与大肠癌关系不密切(E对),故本题选E。(昭昭老师速记:仔细观察癌前病变都有"腺瘤"和"病",注意区分:炎症性息肉和炎症性息肉病)

第8章　淋巴造血系统肿瘤(助理医师不要求)

【例556】【正确答案】E

【答案解析】①Burkitt淋巴瘤、滤泡性淋巴瘤和滤泡中心细胞型淋巴瘤均为B细胞淋巴瘤,不属于T细胞淋巴瘤(A、B、D错)。②免疫母细胞淋巴瘤可为B细胞、T细胞或NK细胞性淋巴瘤(C错)。③曲折核淋巴细胞型淋巴瘤为T细胞淋巴瘤(E对),故本题选E。④昭昭老师关于T细胞来源和B细胞来源的淋巴瘤总结如下:

分　型	进一步分型	内　容	昭昭老师速记
非霍奇金淋巴瘤(NHL)	成熟B细胞来源淋巴瘤	弥漫性大B细胞淋巴瘤	大B＝B
		边缘区淋巴瘤	B＝边(bian)缘
		套细胞淋巴瘤	"BB"＝"套套"
		Burkitt淋巴瘤	B＝Burkitt
		滤泡性淋巴瘤等	"B"涕"泡"
	成熟T/NK细胞淋巴瘤	曲折核淋巴细胞型淋巴瘤	"T(特)"别"曲折"
		血管免疫母细胞性T细胞淋巴瘤	T＝T
		外周T细胞淋巴瘤	T＝T
		蕈样肉芽肿	"特(T)"别"熏"制
		间变性大细胞淋巴瘤	"T(特)"别"间(奸)"诈

【例557】【正确答案】D

【答案解析】①多发性骨髓瘤为B细胞性非霍奇金淋巴瘤(A错)。②霍奇金淋巴瘤大多起源于B细胞,也可起源于T细胞(B错)。③蕈样霉菌病是一种原发于皮肤的低度恶性T细胞淋巴瘤(C错)。④伯基特淋巴瘤为典型的B细胞性恶性淋巴瘤(D对),故本题选D。⑤恶性组织细胞增生症的瘤细胞表达T淋巴细胞的标记,属于T细胞淋巴来源恶性肿瘤(E错)。⑥昭昭老师关于T细胞来源和B细胞来源的淋巴瘤总结如下:

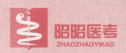

分　型	进一步分型	内　　容	昭昭老师速记
非霍奇金淋巴瘤（NHL）	成熟 B 细胞来源淋巴瘤	弥漫性大 B 细胞淋巴瘤	大 B＝B
		边缘区淋巴瘤	B＝边（bian）缘
		套细胞淋巴瘤	"BB"＝"套套"
		Burkitt 淋巴瘤	B＝Burkitt
		滤泡性淋巴瘤等	"B"涕"泡"
	成熟 T/NK 细胞淋巴瘤	曲折核淋巴细胞型淋巴瘤	"T（特）"别"曲折"
		血管免疫母细胞性 T 细胞淋巴瘤	T＝T
		外周 T 细胞淋巴瘤	T＝T
		蕈样肉芽肿	"特（T）"别"熏"制
		间变性大细胞淋巴瘤	"T（特）"别"间（奸）"诈

【例 558】【正确答案】C

【答案解析】①非霍奇金淋巴瘤（NHL）可发生于淋巴结及结外组织，如胃肠道、皮肤、肝、肾等处（A错）。②肠道 NHL 以 B 细胞性多见，鼻咽部及皮肤以 T 细胞性多见（B 错）。③滤泡性及小细胞性 NHL 恶性程度低（C 对），故本题选 C。④蕈样霉菌病是皮肤 T 细胞性淋巴瘤（D 错）。⑤Burkitt 淋巴瘤为 B 细胞源性（E 错）。

【例 559】【正确答案】A

【答案解析】①肿瘤常发生于颌骨、颅骨、腹腔器官和中枢神经系统，一般不累及外周淋巴结（颈淋巴结）和脾脏（A 错），故本题选 A。②Burkitt 淋巴瘤是 B 细胞来源的 NHL，好发于儿童和青年，男多于女（B、D 对）。③本病的发生与 EB 病毒感染有关，患者血清中有高价 EB 病毒抗体，淋巴组织培养可见 EB病毒颗粒，20％患者的 R－S 细胞中可找到 EB 病毒（C 对）。④本病恶性程度虽高，但化疗效果较好（E对）。

【例 560】【正确答案】D

【答案解析】①非霍奇金淋巴瘤镜下见淋巴结结构被破坏（B 对），淋巴滤泡和淋巴窦消失，增生或浸润的淋巴细胞成分单一、排列紧密，大部分为 B 细胞性（A 对）。②淋巴瘤起源于淋巴结和淋巴组织，其发生大多与免疫应答过程中淋巴细胞增殖分化产生的某种免疫细胞恶变有关，且免疫功能低下患者淋巴瘤的发病率较正常人高，因此非霍奇金淋巴瘤（NHL）可伴免疫功能缺陷（C 对）。③淋巴样肿瘤都由一个细胞恶性转化而来，因此 NHL 是单克隆肿瘤（D 错），故本题选 D。④NHL 多为侵袭性，发展迅速，易发生早期远处扩散（E 对）。

【例 561】【正确答案】E

【答案解析】①蕈样霉菌病发生于皮肤（C 对），在患者周围血液中出现脑回状细胞核的瘤细胞称为Sezary 细胞（A 对）。②真皮内瘤细胞常侵入表皮，在表皮内聚集成堆，似小脓肿，称为Pautrier 微脓肿（B对）。③蕈样霉菌病病程经过缓慢，大致分为红斑期、斑块期和瘤块期三个阶段，后期可发生皮肤外的扩散，累及淋巴结和内脏器官（D 对）。④蕈样霉菌病是 T 细胞来源而不是 B 细胞来源的淋巴瘤（E 错），故本题选 E。

【例 562】【正确答案】A

【答案解析】①蕈样霉菌病是 T 细胞淋巴瘤，主要累及皮肤，是最常见的皮肤淋巴瘤。早期为湿疹样病损，表面斑疹；以后发展为不规则瘤样结节，可扩散至淋巴结和内脏（A 对），故本题选 A。②Burkitt 淋巴瘤主要累及颌骨、颅面骨，不以皮肤病变为特点（B 错）。③免疫母细胞性淋巴瘤主要累及淋巴结或血管而不是皮肤（C 错）。④小淋巴细胞性淋巴瘤和滤泡性淋巴瘤主要累及淋巴结（D、E 错）。

【例 563】【正确答案】E

【答案解析】①霍奇金淋巴瘤具有诊断意义的细胞是 R－S 细胞。R－S 细胞虽然是霍奇金淋巴瘤"具有诊断意义"的细胞，但并非霍奇金淋巴瘤特有，R－S 细胞还可见于传染性单核细胞增多症、结缔组

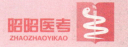

织病等(E 对),故本题选 E。②小核裂细胞、大核裂细胞均见于滤泡性细胞瘤(A、B 错)。③陷窝细胞见于结节硬化型或其他淋巴瘤,但不是霍奇金淋巴瘤最有诊断意义的病变(C 错)。④单核瘤巨细胞称霍奇金细胞,不是霍奇金淋巴瘤最有诊断意义的病变(D 错)。

【例 564】【正确答案】D

【答案解析】①R－S 细胞是一种双核或多核瘤巨细胞,典型的双核 R－S 细胞,其双核呈面对面排列,彼此对称,称"镜影细胞",对霍奇金淋巴瘤具有诊断意义(D 对),故本题选 D。②单核瘤巨细胞称霍奇金细胞,不是霍奇金淋巴瘤最有诊断意义的病变(A 错)。③陷窝细胞见于结节硬化型或其他淋巴瘤,但不是霍奇金淋巴瘤具有诊断意义的病变(B 错)。④多形性细胞主要见于淋巴细胞减少型霍奇金病(C 错)。⑤细胞分化程度与肿瘤的良恶性有关,与肿瘤的特异性诊断无关(E 错)。

【例 565】【正确答案】E

【答案解析】①霍奇金淋巴瘤分为 5 种亚型即结节硬化型、混合细胞型、富于淋巴细胞型、淋巴细胞减少型及结节性淋巴细胞为主型,其中前 4 种属于经典霍奇金淋巴瘤,可见诊断性 R－S 细胞(A、B、C、D 错)。②结节性淋巴细胞为主型的病变淋巴结呈模糊不清的结节状,缺乏典型诊断性 R－S 细胞,多为爆米花细胞(E 对),故本题选 E。③昭昭老师关于霍奇金淋巴瘤的亚型总结如下:

分 类	病理特征	肿瘤细胞	免疫表型
结节性淋巴细胞为主型(NLPHL)	①大量的小 B 淋巴细胞;②缺乏诊断性 R－S 细胞(昭昭老师速记:以淋巴细胞为主当然缺乏 R S 细胞)	LP 细胞(爆米花细胞)(昭昭老师速记:"(姐姐)结节小"淋"喜欢"爆米花")	CD30 偶见 CD20 阳性 CD10 阳性 表达成熟 B 细胞标记
结节硬化型(最多见的 CHL)	纤维组织大量增生,分隔病变的淋巴结为大小不等的结节	陷窝细胞、镜影细胞(昭昭老师速记:"硬"汉调入"陷"阱)	CD30 阳性 CD15 阳性
混合细胞型	肿瘤细胞与各种炎细胞混合存在	镜影细胞、霍奇金细胞	CD30 阳性 CD15 阳性
富于淋巴细胞型	大量反应性淋巴细胞	镜影细胞	CD30 阳性 CD15 阳性
淋巴细胞减少型	病变组织中只有极少量的淋巴细胞	镜影细胞、多形性瘤细胞	CD30 阳性 CD15 阳性

【例 566】【正确答案】E

【答案解析】①霍奇金淋巴瘤是恶性淋巴瘤,因此淋巴结结构被破坏(A 错)。②经典霍奇金淋巴瘤分为 4 型:结节硬化型、混合细胞型、富于淋巴细胞型和淋巴细胞减少型。③结节硬化型多见于年轻女性,好发于颈部、锁骨上淋巴结,特别是纵隔淋巴结,其肿瘤细胞多为陷窝细胞,典型 R－S 细胞较少,晚期纤维组织大量增生,分隔病变淋巴结为大小不等的结节(E 对),故本题选 E。④淋巴细胞大量增生见于富于淋巴细胞型(B 错)。⑤肿瘤细胞与各种炎细胞混合增生见于混合细胞型(C 错)。⑥淋巴细胞数量减少而 R－S 细胞较多见于淋巴细胞减少型(D 错)。

第 9 章 泌尿系统疾病

【例 567】【正确答案】C

【答案解析】①系膜细胞与内皮细胞增生是急性弥漫性增生性肾炎而不是急进性肾小球肾炎的病变特点(A、B 错)。②急进性肾炎也称新月体性肾炎,病理特点为肾小球囊壁层上皮细胞广泛增生形成新月体(C 对),故本题选 C。(昭昭老师速记:急性肾炎→系膜细胞和内皮细胞增生;急进性肾炎→壁层

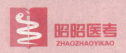

上皮细胞增生）③毛细血管基底膜多量钉状突起为膜性肾病的病理特点（D错）。④毛细血管壁增厚呈车轨状为膜性增生性肾炎的特点（E错）。

【例568】【正确答案】A

【答案解析】①新月体性肾小球肾炎也称快速进行性肾炎，其特征性病变是50%以上的肾小球囊内有新月体形成。新月体主要由增生的壁层上皮细胞和巨噬细胞构成。基底膜缺陷、断裂是纤维素渗出的基础病变，而渗出的纤维素是壁层上皮细胞和巨噬细胞增生的直接诱因。几乎所有病例均可见基底膜缺损和断裂（A对），故本题选A。②大量中性粒细胞渗出为急性肾盂肾炎的病变（B错）。③单核细胞渗出可见于新月体肾炎，但并非主要病变（C错）。④系膜细胞和内皮细胞增生为急性肾炎的病变（D、E错）。

【例569～570】【正确答案】AC

【答案解析】①急性弥漫增生性肾小球肾炎又称毛细血管内增生性肾小球肾炎，其病理特点为毛细血管内皮细胞和系膜细胞增生，伴中性粒细胞和巨噬细胞浸润（A对），故例569选A。②快速进行性肾小球肾炎的病理特点为肾小球壁层上皮细胞增生形成新月体，因此本病也称为新月体性肾炎（C对），故例570选C。（昭昭老师速记：急性肾炎→系膜细胞和内皮细胞增生；急进性肾炎→壁层上皮细胞）

【例571】【正确答案】A

【答案解析】①好发于儿童的肾病综合征是脂性肾病，好发于中老年的肾病综合征是膜性肾病（A对），故本题选A。②新月体性肾炎Ⅰ型好发于中青年，Ⅱ、Ⅲ型好发于中老年（B错）。③IgA肾病和节段性肾炎好发于青少年男性（C、D错）。④弥漫增生型肾炎是急性肾小球肾炎最常见的病理类型（E错）。

【例572～573】【正确答案】CB

【答案解析】①系膜增生性肾小球肾炎电镜下可见电子致密物沉积于系膜区、毛细血管壁及内皮下。免疫病理为IgA、IgG和IgM，伴C3沉积（C对），故例572选C。②毛细血管内增生性肾小球肾炎电镜下可见肾小球上皮有驼峰状电子致密物质，免疫病理见IgG和C3沿毛细血管壁和/或系膜区沉积（B对），故例573选B。③上皮细胞足突消失为微小病变性肾炎、局灶性节段性肾小球硬化。④内皮下、致密层和上皮下沉积物为膜性增生性肾炎。⑤上皮下沉积物伴基底膜增厚为膜性肾病。

【例574】【正确答案】D

【答案解析】①新月体形成为急进性肾炎的病理特征，肾小球囊壁层细胞增生（A、B错）。②系膜细胞和内皮细胞增生为弥漫性毛细血管内增生性肾小球肾炎的病理特征（C、E错）。③弥漫性膜性增生性肾小球肾炎的病理特点是系膜细胞及基质增生，插入毛细血管内，使毛细血管基底膜不规则增厚，呈车轨状（D对），故本题选D。（昭昭老师速记：在"车轨"上"摸"了摸就"生"了）

【例575】【正确答案】C

【答案解析】①系膜毛细血管性肾小球肾炎又称膜性增生性肾小球肾炎，本病常慢性进展，好发于儿童及青年，多表现为肾病综合征（A、B错）。②本病镜下见基底膜增厚、系膜细胞增生、突起插入毛细血管壁呈车轨状，此为特征性病理改变（C对），故本题选C。（昭昭老师速记：在"车轨"上"系"着鸡"毛"信）③由于发病有免疫机制参与，部分患者出现补体C3持续降低（D错）。④本病难以治疗，糖皮质激素和免疫抑制剂仅对部分儿童病例有效，对成人疗效差（E错）。

【例576】【正确答案】D

【答案解析】①膜性肾小球肾炎又称膜性肾小球病，简称膜性肾病。早期光镜下肾小球炎性改变不明显，病变特征是肾小球毛细血管壁弥漫性增厚，肾小球基膜上皮细胞侧出现含免疫球蛋白的电子致密沉积物，但不是致密沉积物病（A错）。②急进性肾小球肾炎即快速进行性肾小球肾炎，临床表现为急进性肾炎综合征，由蛋白尿、血尿等症状迅速发展为少尿和无尿。组织学特征是肾小球壁层上皮细胞增生、新月体形成，故又称新月体性肾小球肾炎，不是致密物病（B错）。③系膜增生性肾小球肾炎的病变特点是弥漫性系膜细胞增生及系膜基质增多。电镜下，系膜区电子致密物沉积。IgG和C3沉积，在其他国家则多表现为IgM和C3沉积，又称IgM肾病，但不是致密物病（C错）。④原发膜性增生性肾小球肾炎根据超微结构和免疫荧光的特点，分为两个主要类型：Ⅰ型在电镜下可见系膜区和内皮细胞下出现电子致密沉积物，免疫荧光显示C3颗粒状沉积；Ⅱ型在电镜下可见大量块状电子密度极高的沉积物在基膜致密

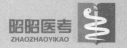

层呈带状沉积,故称为致密沉积物病(D 对),故本题选 D。⑤毛细血管内增生性肾小球肾炎以内皮细胞与系膜细胞增生为主,电镜下可见驼峰状沉积物,多位于脏层上皮细胞和肾小球基膜之间,也可位于内皮细胞下、基膜内或系膜区。不是致密物病(E 错)。

【例 577～578】【正确答案】BE

【答案解析】①弥漫性膜性肾小球肾炎的病变特征是肾小球毛细血管壁弥漫性增厚。肉眼观,早期两侧肾脏肿胀增大,苍白色,称为大白肾(B 对),故例 577 选 B。②动脉粥样硬化常累及肾动脉。粥样斑块可使血管管腔狭窄,导致肾组织缺血,肾实质萎缩和间质纤维组织增生。因斑块合并血栓形成可致肾组织梗死,梗死灶机化后遗留较大凹陷瘢痕,多个瘢痕可使肾脏缩小,称动脉粥样硬化性固缩肾(E 对),故例 578 选 E。③蚤咬肾见于急性肾小球肾炎。④原发性颗粒性固缩肾见于高血压肾病,继发性颗粒性固缩肾见于慢性肾小球肾炎。⑤昭昭老师关于几种常见的肾外观总结如下:

病理类型	疾 病	昭昭老师速记
大红肾、蚤咬肾	急性肾小球肾炎	"大红"被跳"蚤咬"了很着"急"
大白肾	膜性肾病	"大白""膜"
瘢痕肾	慢性肾盂肾炎	"鱼(盂)"身上有"瘢痕"
原发性颗粒性固缩肾	原发性高血压	"高血压"导致"肾固缩"
继发性颗粒性固缩肾	慢性肾小球肾炎	"肾小球"继发性"固缩"

【例 579】【正确答案】B

【答案解析】①慢性肾盂肾炎感染途径包括上行感染和血行感染,其中上行感染多见,血行感染少见(E 错),因此双肾弥漫受累少见(A 错)。②肾盂肾炎是由细菌感染引起的肾盂、肾间质的化脓性炎,严重时感染可波及肾周围组织(C 错)。其病理特征是肾间质的化脓性炎症,肾组织疤痕形成,并伴明显肾盂、肾盏的纤维化和变形(B 对),故本题选 B。③晚期可并发肾功能衰竭(D 错)。

【例 580】【正确答案】B

【答案解析】①肾细胞癌的组织学分类包括透明细胞癌、乳头状癌、嫌色细胞癌、集合管癌和未分类肾癌。②肾细胞癌最常见的病理组织学类型是透明细胞癌(B 对),故本题选 B。(昭昭老师速记:"渗(肾)""透")

第 10 章 内分泌系统疾病

【例 581】【正确答案】B

【答案解析】①甲状腺病理分型为:乳头状腺癌、滤泡状腺癌、未分化癌(包括小细胞型、巨细胞型、索性细胞型、混合型)、髓样癌。②其中乳头状腺癌最常见,约占儿童的全部及成人的 60%(B 对),故本题选 B。③昭昭老师关于甲状腺癌的分类及特点总结如下:

	乳头状癌	滤泡状癌	未分化癌	髓样癌
发生率	约占成人的 60%及儿童甲状腺癌的全部	20%	15%	7%
镜下观	乳头分支多,间质内常见砂粒体,细胞核常呈透明或毛玻璃状,无核仁	可见不同分化程度的滤泡,分化差的瘤细胞异型明显	①瘤细胞大小、形态、染色深浅不一,核分裂象多;②有小细胞型、巨细胞型、索性细胞型、混合型	肿瘤间质内常有淀粉样物质沉着,胞质内有神经内分泌颗粒
预 后	最好	较好	最差	较差

【例 582】【正确答案】E

【答案解析】①甲状腺癌分为:乳头状癌、滤泡癌、髓样癌和未分化癌。②癌细胞异型明显见于分化差的滤泡癌(A 错)。③癌细胞有大量核分裂象见于未分化癌(B 错)。④乳头状癌镜下特点为乳头分枝

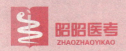

多，间质内可见<u>砂粒体</u>。癌细胞分化程度不一，核常呈毛玻璃状，无核仁（C、D 错）。癌细胞核呈<u>毛玻璃状</u>是组织学<u>最重要</u>的诊断依据（E 对），故本题选 E。

【例 583】【正确答案】E

　　【答案解析】①甲状腺<u>髓样癌</u>起源于<u>滤泡旁细胞</u>（C 细胞），能分泌<u>降钙素</u>，是一种神经内分泌肿瘤（E 对），故本题选 E。②交界性肿瘤指介于良性与恶性之间的肿瘤，髓样癌属于<u>中度恶性</u>肿瘤，不属于交界性肿瘤（A 错）。③鳞癌常发生在<u>鳞状上皮</u>被覆的部位，正常时虽不是由鳞状上皮被覆，但可以发生鳞状上皮化生，在此基础上发生鳞癌，甲状腺髓样癌不属于鳞癌（B 错）。④髓样癌属于<u>中度恶性</u>肿瘤，不属于未分化癌（C 错）。⑤迷离瘤指误位于异常部位的分化正常的组织，甲状腺髓样癌没有发生于异常组织，不属于迷离瘤（D 错）。

【例 584】【正确答案】C

　　【答案解析】①甲状腺癌分为：乳头状腺癌、滤泡状腺癌、髓样癌和未分化癌（细分为小细胞型、梭形细胞型、巨细胞型和混合细胞型）。髓样癌起源于甲状腺的<u>滤泡旁细胞</u>（C 细胞），属于 <u>APUD 瘤</u>，可分泌降钙素，导致低钙血症，进而引发低钙抽搐和严重腹泻（C 对），故本题选 C。②乳头状腺癌（A 错）、滤泡状腺癌（B 错）、未分化癌（D、E 错）均不是由 APUD 细胞发生而来。

【例 585】【正确答案】C

　　【答案解析】①甲状腺癌按恶性程度分为 4 型：<u>未分化癌</u>＞髓样癌＞滤泡状腺癌＞<u>乳头状腺癌</u>。未分化癌在组织学上可细分为小细胞型、梭形细胞型、<u>巨细胞型</u>和混合细胞型，巨细胞癌属未分化癌，其分化程度最低，<u>恶性程度最高</u>（C 对），故本题选 C。②甲状腺嗜酸性细胞腺癌属于滤泡状癌，不是分化最差的，极少见（D 错）。

第 11 章　生殖系统疾病和乳腺癌

【例 586】【正确答案】B

　　【答案解析】最常见的乳腺癌的病理学类型是<u>浸润性导管癌</u>，占所有乳腺癌的 70%（B 对），故本题选 B。

【例 587】【正确答案】C

　　【答案解析】①原位癌是指未突破基膜的癌，突破了基膜的癌称浸润癌。胃黏膜内癌（A 错）、食管黏膜下癌（B 错）、大肠黏膜下癌（D 错）、皮革胃（E 错）均不是原位癌。②<u>乳腺导管内癌</u>的癌细胞局限于扩张的导管内，导管<u>基膜完整</u>，故属于<u>原位癌</u>（C 对），故本题选 C。

【例 588】【正确答案】A

　　【答案解析】①非浸润性乳腺癌包括导管内原位癌和小叶原位癌，导管内原位癌包括<u>粉刺癌</u>（A 对）、非粉刺导管内癌、乳头 Paget 病伴导管原位癌，故本题选 A。②浸润性乳腺癌包括浸润性导管癌、浸润性小叶癌及特殊类型癌，其中特殊类型癌包括乳头 Paget 病伴导管浸润癌、典型髓样癌（D 错）、小管癌（C 错）、黏液癌（B 错）等。③<u>硬癌</u>属于<u>浸润性</u>乳腺癌（E 错）。④昭昭老师关于乳腺癌的分类总结如下：

分　类	内　　容	昭昭老师速记
非浸润性癌	导管内原位癌（又称<u>导管内癌</u>）：<u>粉刺</u>癌等	"非""粉刺"不青春
	小叶<u>原位癌</u>	"原位癌"就是"非浸润"
	乳头 Paget 病伴导管<u>原位癌</u>	"原位癌"就是"非浸润"
浸润性癌	<u>浸润性导管癌</u>（<u>最常见</u>的乳腺癌病理类型）	类似于"支气管肺癌"
	浸润性小叶癌	—
	特殊类型癌：典型<u>髓</u>样癌（伴大量淋巴细胞浸润）、<u>小</u>管癌、<u>黏</u>液癌、乳头 Paget 病伴导管浸润癌	"小随（髓）""黏"人

【例 589～590】【正确答案】AC

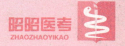

【答案解析】①葡萄胎,属于良性病变,其镜下特点为绒毛水肿增大;绒毛间质内血管消失;滋养层细胞有不同程度增生(A 对),故例 589 选 A。②绒毛膜癌是起源于妊娠绒毛滋养层上皮的高度侵袭性恶性肿瘤。镜下瘤组织由细胞滋养层和合体滋养层两种瘤细胞组成,细胞异型性明显,可浸润深肌层。肿瘤自身无间质血管,依靠侵袭宿主血管获取营养,故癌组织和周围正常组织有明显出血坏死,有时癌细胞大片坏死。癌细胞不形成绒毛和水泡状结构(C 对),故例 590 选 C。(昭昭老师速记:葡萄胎和侵袭性葡萄胎有绒毛;绒癌无绒毛)

第 12 章 传染病和寄生虫病

【例 591】【正确答案】A

【答案解析】①原发性肺结核的病理特征是原发综合征,原发综合征形成后约 95% 的病例可痊愈。但仍有少数患儿,病灶扩大、干酪样坏死和空洞形成,可经血液循环播散,肺内形成急性粟粒性肺结核(A 对),故本题选 A。②局灶型肺结核(B 错)、浸润型肺结核(C 错)、干酪性肺炎(D 错)和慢性纤维空洞型肺结核(E 错)都属于继发性肺结核,不由原发性肺结核引起。

【例 592】【正确答案】B

【答案解析】①继发性肺结核是再次感染结核杆菌所引起的肺结核,是以内源性感染为主(不选 A)。②循血道、淋巴道播散为原发性肺结核的病理特点(不选 C),继发性肺结核常经支气管播散(B 对),故本题选 B。③继发性肺结核的发病部位为上叶尖后段与下叶背段,多从肺尖开始(不选 D)。④继发性肺结核的病理特征为病变多样,新旧病灶并存,病变多局限在肺内(不选 E)。

【例 593】【正确答案】E

【答案解析】①继发性肺结核的发病部位为上叶尖后段与下叶背段,肺尖最常受累(A 对)。②病程长,病变轻微,大多能自愈,少数患者病灶扩大形成干酪样坏死和空洞(B,C 对)。③其病理特征为病变多样,新旧病灶并存,较局限(D 对)。④原发性肺结核经淋巴与血道播散,继发性肺结核常经支气管播散(E 错),故本题选 E。

【例 594】【正确答案】D

【答案解析】①结核瘤是肺结核的一种病理类型,不属于肿瘤(A、B、C 错)。②结核瘤是指由结核杆菌引起的干酪性坏死灶,有纤维包裹,孤立、境界分明,直径一般为 2～5 cm,为非活动性病变,不是浸润性病变(C 错,D 对),故本题选 D。③结核性冷脓肿是由结核性炎性渗出物和干酪坏死组织聚积局部形成,多发生在骨关节结核的周边组织,其他部位发生较少(E 错)。

【例 595】【正确答案】A

【答案解析】肠内容物在回盲部停留时间久,而且回盲部淋巴组织丰富,因此肠结核好发于回盲部(A 对),故本题选 A。

【例 596】【正确答案】C

【答案解析】①中毒性痢疾多见于 2～7 岁儿童(A 对)。②中毒性痢疾的特征是起病急骤,严重者有全身中毒症状(D 对),发病后数小时即可出现中毒性休克或呼吸衰竭而死亡,但肠道病变和症状轻微(B 对)。③病原菌常为毒力较低的福氏或宋内氏杆菌,而不是由毒力强的痢疾杆菌引起(C 错),故本题选 C。④患者对细菌毒素反应强烈(E 对)。

【例 597】【正确答案】E

【答案解析】①结肠多发性不规则浅溃疡是急性细菌性痢疾的溃疡特征(A 错)。②盲肠形成多发性烧瓶状溃疡是阿米巴病肠溃疡的特征(B 错)。③回肠形成多数环形溃疡,溃疡长径与肠管长轴垂直是肠结核溃疡的特征(C 错)。④克罗恩病的早期,回肠黏膜可呈鹅口疮样溃疡,晚期溃疡增大,形成典型的纵行裂隙性溃疡(D 错)。⑤伤寒肠道病变以累及末端回肠集合淋巴滤泡和孤立淋巴小结最多见,其典型的病理改变为回肠形成多数圆形或椭圆形溃疡,长径与肠轴平行(E 对),故本题选 E。

【例 598】【正确答案】C

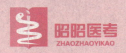

【答案解析】①中性粒细胞是急性化脓菌感染增多的细胞,不是伤寒杆菌感染的特征性反应细胞(A错)。②嗜酸性粒细胞增多常见于寄生虫感染(B错)。③伤寒是由伤寒杆菌引起的急性传染病,病理特征是全身单核巨噬细胞系统增生,以回肠末端淋巴组织最明显。临床表现为持续高热、相对缓脉、脾肿大、玫瑰疹及中性粒细胞和嗜酸性粒细胞减少。因此伤寒的特征性反应细胞是单核细胞(C对),故本题选C。④巨噬细胞吞噬结核杆菌后体积增大,转变为上皮样细胞,上皮样细胞相互融合,称为多核巨细胞,见于肉芽肿性炎,不是伤寒杆菌感染的特征性反应(D错)。⑤病毒感染时淋巴细胞增多,淋巴细胞不是伤寒杆菌感染的特征性反应细胞(E错)。

【例599】【正确答案】B

【答案解析】①乙脑是乙型脑炎病毒感染脑实质所致,其基本病理变化是:神经细胞变性坏死(A对)、胶质细胞增生(C对)、血管周围淋巴细胞袖套状浸润(E对)。病变以大脑皮质(D对)、基底核和视丘最为严重。(昭昭老师速记:乙脑病变的特点是神经细胞坏死、胶质细胞增生、血管套及软化灶)②蛛网膜下腔大量中性粒细胞渗出的病理变化为流脑的病理特点,而非乙脑的特点(B错),故本题选B。

【例600】【正确答案】B

【答案解析】①流行性乙型脑炎的主要病变累及脑实质,导致神经细胞坏死和灶性神经组织的液化性坏死,形成质地疏松、染色较淡的镂空筛网状病灶,此为乙型脑炎的特征性病变(B对),故本题选B。(昭昭老师提示:镂空筛网状病灶属于液化性坏死)②乙脑患者镜下也可见血管改变和炎症反应,浸润的炎细胞以淋巴细胞、单核细胞和浆细胞为主。炎细胞浸润多以变性坏死的神经元为中心,或围绕血管周围间隙形成淋巴细胞套,但并非特征性改变(A错)。③胶质细胞增生在所有中枢神经系统病毒感染时均可出现,也并非特征性改变(C错)。④卫星现象是指在变性坏死的神经细胞周围,常有增生的少突胶质细胞围绕的现象,中枢神经系统病毒感染时即可见,但并非乙脑所特有(D错)。⑤蛛网膜下腔有脓性分泌物是流行性脑脊髓膜炎的典型病理改变(E错)。

【例601~602】【正确答案】DE

【答案解析】①动脉粥样硬化症患者,平滑肌细胞或单核细胞吞噬脂质后泡沫细胞,此为动脉粥样硬化症的基本病理变化之一(D对),故例601选D。②乙型脑炎可出现神经细胞的变性坏死,表现为神经细胞肿胀、尼氏小体消失,严重者核浓缩、溶解、消失,被增生的少突胶质细胞包绕,若一个神经元被5个或5个以上的少突胶质细胞围绕,称为卫星现象。当乙型脑炎发生神经细胞变性坏死时,小胶质细胞或血源性巨噬细胞吞噬坏死的神经元,称为噬神经细胞现象(E对),故例602选E。③阿少夫细胞是组成风湿小体的特征性细胞,风湿小体为风湿病增殖期特征性病理表现(A错)。④陷窝细胞即腔隙细胞常见于结节硬化型淋巴瘤,为RS细胞的一种类型(B错)。⑤类上皮细胞丰富的病变常常发生在慢性血吸虫虫卵结节(C错)。

【例603】【正确答案】A

【答案解析】①虫卵沉着所引起的损害是最主要的病变,基本病理变化为虫卵结节(A对),故本题选A。②虫卵主要沉着于乙状结肠壁、直肠壁和肝,也可见于回肠末端、阑尾、升结肠等处。②童虫移行至肺部可引起咳嗽、痰中带血,但危害较虫卵小(B错)。③成虫及胞蚴对机体损害较轻(C、E错)。④尾蚴主要产生尾蚴性皮炎,危害较虫卵小(D错)。

【例604】【正确答案】D

【答案解析】①由血吸虫引起的急性虫卵结节是由成熟虫卵引起的一种急性坏死、渗出性病变。在镜下可见结节中央常有虫卵,虫卵表面有时可见放射状嗜酸性棒状体,即Chacot Leyden结晶,系嗜酸性粒细胞的嗜酸性颗粒互相融合而成。其周围是一片无结构的颗粒状坏死物质及大量嗜酸性粒细胞浸润,称嗜酸性脓肿。②血吸虫急性虫卵结节内浸润的细胞为大量嗜酸性粒细胞(D对),故本题选D。

【例605】【正确答案】A

【答案解析】①血吸虫卵可造成严重病损,基本病理变化为虫卵结节,表现为虫卵在肝、肠、肺、脑等组织内的沉集。急性血吸虫病虫卵结节的嗜酸性脓肿,状似脓肿而非脓肿,实质为嗜酸性粒细胞的堆积(A错),故本题选A。②虫卵沉着所引起的损害是最主要的病变,虫卵主要沉着于乙状结肠壁、直肠壁和肝,也可见于回肠末端、阑尾、升结肠等处,可随粪便排出体外(B对)。③血吸虫病可引起窦前性门脉性肝硬变(C对)。④钉螺是血吸虫的唯一中间宿主,因此治理血吸虫疫水,消灭钉螺是防治血吸虫病的重要措施(D对)。⑤虫卵可经血液循环至肺、脑,故肺、脑也可发生虫卵结节(E对)。

第13章　艾滋病和性传播疾病

【例606】【正确答案】A

【答案解析】①获得性免疫缺陷综合征(AIDS、艾滋病)是由人类免疫缺陷病毒(HIV)感染引起的继发性免疫缺陷病。CD4分子是HIV的主要受体,当HIV进入人体后,嵌于病毒包膜上的gp120与CD4＋T细胞上的CD4受体结合,同时在共受体(CXCR4和CCR5)的帮助下进入细胞。CD4＋T细胞在HIV直接和间接作用下被大量破坏,且细胞功能严重受损,最终导致细胞免疫缺陷而发病。到病程晚期,外周血CD4＋T细胞显著减少(A对),故本题选A。②类风湿关节炎发病中起主要作用的细胞是CD4＋T细胞。参与结核免疫反应和变态反应的细胞是CD4＋T细胞。

【例607】【正确答案】D

【答案解析】①由于艾滋病主要累及淋巴结,因此艾滋病晚期淋巴结副皮质区将遭破坏(B错),不会出现淋巴滤泡增生(A错)。②艾滋病晚期不会出现窦组织细胞增生(C错)。③艾滋病晚期淋巴细胞越来越少,直至淋巴细胞消失殆尽,巨噬细胞越来越多,最后主要细胞为巨噬细胞和浆细胞,可见大量增生的血管和纤维组织(D对),故本题选D。④昭昭老师关于艾滋病患者早、晚期淋巴结变化总结如下:

	早期淋巴结病变	晚期淋巴结病变
淋巴结	肿大	萎缩
淋巴滤泡	明显增生、增大、融合	消失
淋巴小结	明显增生	消失
生发中心	明显增生、活跃	消失
副皮质区	明显增生、活跃	消失
炎细胞	髓质内出现较多浆细胞	淋巴结内残留少许巨噬细胞和浆细胞
血管及纤维组织	基本正常	大量增生(昭昭老师速记:只有纤维组织是增生)
昭昭老师速记	"增生"为主	"消失"为主

【例608】【正确答案】B

【答案解析】①增生性动脉内膜炎和小血管周围炎是梅毒的基本病理变化。②增生性动脉内膜炎是指小动脉内皮细胞、纤维细胞增生,使管壁增厚、血管腔狭窄闭塞。③小动脉周围炎是指围管型单核细胞、淋巴细胞、浆细胞浸润。④浆细胞恒定出现和大量浸润是本病的特点之一(B对),故本题选B。

【例609~610】【正确答案】AB

【答案解析】①硬性下疳为Ⅰ期梅毒的特征性病变(A对),故例609选A。②梅毒疹为Ⅱ期梅毒的特征性病变(B对),故例610选B。③树胶样肿为Ⅲ期梅毒的特征性病变。④脊髓痨属于内脏梅毒,为Ⅲ期梅毒的一般性病变。⑤昭昭老师关于梅毒总结如下:

分　期	早期梅毒		晚期梅毒
	一期梅毒	二期梅毒	三期梅毒(内脏梅毒)
发生时间	螺旋体侵入人体3周左右	硬下疳发生后7~8周	常发生于感染后4~5年
传染性	有传染性	有传染性	无传染性
病理特征	硬性下疳	皮肤黏膜广泛梅毒疹	形成树胶样肿
昭昭老师速记	"一"下子强"硬"起来	"二""皮"脸	"三"棵"树"

【例611】【正确答案】C

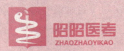

【答案解析】①性传播为梅毒的最主要传播途径,其他传播途径还有母婴传播、输血、接吻、医务人员不慎被感染等(A错)。②梅毒的基本病理变化是血管炎和树胶样肿(C对),故本题选C。树胶样肿又称梅毒瘤,仅见于三期梅毒。树胶样肿类似于干酪样坏死,坏死灶周围含大量淋巴细胞、浆细胞,但类上皮细胞和朗汉斯巨细胞很少(B错)。③病变可侵犯主动脉,引起主闭、主动脉炎、主动脉瘤等,但不引起主动脉瓣狭窄(D错)。④梅毒也可造成骨和关节损害,长骨、肩胛骨和颅骨常受累(E错)。

【例 612】【正确答案】D

【答案解析】①树胶样肿(梅毒瘤)为梅毒的特征性病变,见于三期梅毒,其镜下特点为:类似干酪样坏死,但绝少钙化(不选C),坏死灶周围含大量淋巴细胞、浆细胞(D对),故本题选D;上皮样细胞和朗汉斯巨细胞少见(不选 A、E)。由于梅毒不是急性炎症,因此不可能有大量中性粒细胞浸润(不选 B)。②结核性肉芽肿的镜下特点为:干酪样坏死灶,可有钙化,含有大量淋巴细胞、上皮样细胞和朗汉斯巨细胞(不选 A、C、E)。

【例 613】【正确答案】A

【答案解析】淋病是由淋球菌引起的急性化脓性炎,是最常见的性传播疾病,好发于 15～30 岁年龄段,以 20～24 岁最常见(A对),故本题选 A。

【例 614】【正确答案】B

【答案解析】①尖锐湿疣镜下表现为表皮角质层轻度增厚,细胞角化不全,棘层肥厚,有乳头状瘤样增生;表皮浅层出现凹空细胞。凹空细胞较正常细胞大,胞浆空泡化,细胞边缘常残存带状胞质。凹空细胞的出现有助于尖锐湿疣的诊断(B对),故本题选 B。②基底细胞缺如有助于前列腺癌的诊断(不选 A)。③镜影细胞常见于霍奇金淋巴瘤(不选 C)。④泡沫细胞常见于动脉粥样硬化(不选 D)。⑤毛玻璃样细胞常见于乙型病毒性肝炎(不选 E)。

第五篇　病理生理学（助理医师不要求）

第1～3章　疾病概论、水和电解质代谢紊乱及酸碱平衡和酸碱平衡紊乱

【例615】【正确答案】D

【答案解析】病理生理学的主要任务是研究疾病发生、发展和转归的规律（D对，A、B、C、E错），故本题选D。

【例616】【正确答案】C

【答案解析】病理过程是指不同疾病出现的共同的成套的变化（C对，A、B、D、E错），故本题选C。

【例617】【正确答案】E

【答案解析】疾病的概念是在病因作用下因稳态破坏而发生的异常生命活动（E对，A、B、C、D错），故本题选E。

【例618】【正确答案】B

【答案解析】①患糖尿病→酸性产物产生增多、pH下降、血浆HCO_3^-浓度下降，AG＝140－（104＋16）＝20＞16（mmol/L），因此可诊断为AG增高性代谢性酸中毒；$PaCO_2$ 34 mmHg代偿性下降（B对，A、C、D、E错），故本题选B。

【例619】【正确答案】D

【答案解析】①患肺心病、肺感染→肺通气功能下降、pH下降、$PaCO_2$升高，可诊断为慢性呼吸性酸中毒。②血浆HCO_3^-浓度增高，根据代偿预计公式：$\Delta[HCO_3^-]\uparrow＝0.35\Delta PaCO_2\pm3＝10.5\pm3$，患者如果是单纯型呼吸性酸中毒，其$[HCO_3^-]$应为$(24＋10.5)\pm3＝31.5～37.5$（mmol/L），此患者的$[HCO_3^-]$为36 mmol/L，在其代偿变化的范围，表明患者仅有呼吸性酸中毒（D对，A、B、C、E错），故本题选D。

【例620】【正确答案】B

【答案解析】①幽门梗阻患者，反复呕吐→体内酸丢失过多、pH上升、HCO_3^-上升，可诊断为代谢性碱中毒（B对，A、C、D、E错），故本题选B。②$PaCO_2$代偿性上升。

第4～7章　缺氧、发热、应激及缺血再灌注损伤

【例621】【正确答案】C

【答案解析】①血氧分压是指溶解于血浆中的氧分子所产生的张力，吸入气氧分压、外呼吸功能均可以影响氧分压（C错），故本题选C。②A、B、D、E描述是正确的。

【例622】【正确答案】C

【答案解析】①此病例患者动脉PaO_2正常，血氧容量和动脉血氧含量降低，动静脉血氧含量差降低，符合血液性缺氧的特点（C对），故本题选C。②硅沉着病（不选A）和慢性支气管炎（不选E）属于低张性缺氧，PaO_2应降低。③慢性充血性心力衰竭（不选B）属于循环性缺氧，动静脉血氧含量差应升高。④严重维生素B_{12}缺乏（不选D）属于组织性缺氧，血氧容量应在正常范围。

【例623】【正确答案】C

【答案解析】①一氧化碳中毒时，血中大量形成HbCO，其不能携带O_2是造成缺氧的主要原因（C对），故本题选C。②CO使红细胞内2,3-DPG减少，使氧离曲线左移，HbO_2解离速度减慢，亦加重缺氧，但不是主要原因（不选A、B、D、E）。

【例624】【正确答案】D

【答案解析】氰化钠中毒是组织性缺氧的原因之一，会出现血氧容量、动脉血氧分压和氧含量正常，静脉血氧分压和氧含量高于正常（D对，A、B、C、E错），故本题选D。

【例625】【正确答案】E

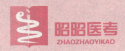

【答案解析】①严重缺氧可抑制呼吸中枢,引起呼吸运动减弱,甚至呼吸停止(E 错),故本题选 E。②A、B、C、D 选项中描述是正确的。

【例 626】【正确答案】A

【答案解析】①提高动脉血氧饱和度和氧分压而增加动脉血氧含量,对外呼吸功能障碍引起的低张性缺氧治疗效果最好(A 对),故本题选 A。②吸氧对失血性休克(不选 B)、先天性心脏病所致右左分流(不选 C)、亚硝酸盐中毒(不选 D)、氰化物中毒(不选 E)的疗效较差。

第8～10章　休克、弥散性血管内凝血及心功能不全

【例 627】【正确答案】C

【答案解析】体温升高使体表和呼吸道水分蒸发量大大增加,且在退热期大量出汗,而汗液又是低渗液,所以高热患者容易发生高渗性脱水(C 对,A、B、D、E 错),故本题选 C。

【例 628】【正确答案】E

【答案解析】热惊厥的发生机制是,在持续性高热时大脑皮质由兴奋转为抑制,而皮质下中枢兴奋性增强,出现全身或局部肌肉抽搐(E 对,A、B、C、D 错),故本题选 E。

【例 629】【正确答案】D

【答案解析】注射青霉素引起发热是抗原抗体复合物激活体内产生内生致热原所致(D 对,A、B、C、E 错),故本题选 D。

【例 630】【正确答案】A

【答案解析】①应激时交感肾上腺髓质系统兴奋所产生的防御性反应有:心脏兴奋作用(不选 E)、外周阻力血管和容量血管收缩(不选 D);胰岛素分泌减少,糖原分解增强,血糖升高(不选 C),支气管扩张加强通气(不选 B)。②应激时交感肾上腺髓质系统兴奋所产生的防御性反应不包括稳定溶酶体膜(A 错),故本题选 A。

【例 631】【正确答案】B

【答案解析】①全身适应综合征的抵抗期体内起主要作用的激素是糖皮质激素(B 对),故本题选 B。②胸腺、淋巴结萎缩,炎症、免疫反应减弱,机体的代谢率升高,防御储备能力被消耗(不选 A、C、D、E)。

【例 632】【正确答案】D

【答案解析】①HSP 的诱导表达是细胞中的热休克因子(HSF)聚合成活化的三聚体后与 HSP 基因 5'端的诱导型启动子热休克元件(HSE)相结合的结果(D 错),故本题选 D。②A、B、C、E 的描述是正确的。

【例 633】【正确答案】E

【答案解析】积极抗休克治疗是挽救患者生命的重要环节(E 对,A、B、C、D 错),故本题选 E。

【例 634】【正确答案】B

【答案解析】①动脉血压的收缩压与舒张压之间的差值称为脉压。一般情况下,正常人的脉压为30～40 mmHg,通过脉压可间接判定心输出量(B 对,A、C、D、E 错),故本题选 B。②收缩压主要取决于心肌收缩力的大小与心脏排出量的多少。

【例 635】【正确答案】A

【答案解析】患者有血压的下降,休克的诊断是确定的,加上有发热和寒战,可以判断有感染,加上病因明确,感染性休克的诊断明确(A 对,B、C、D、E 错),故本题选 A。

【例 636】【正确答案】D

【答案解析】①大多数内毒素休克时,内毒素可直接刺激交感肾上腺髓质系统兴奋。儿茶酚胺的大量释放将引起血管收缩、细胞功能紊乱和重要器官血液灌流不足。内毒素介导的血管作用不是直接的,是通过激活白细胞、巨噬细胞、内皮细胞和血小板等产生 NO、TNF－α、IL－1 和 PAF 等,间接导致血管扩张(不选 A、B、C、E)。②内毒素不会导致直接扩张微血管(D 对),故本题选 D。

【例 637】【正确答案】B

【答案解析】①休克早期由于动脉血压的维持及其血管反应性的差别使血液得以重新分布,保证了心脑等重要生命器官的血液供应,心脏冠状动脉血流量不一定减少;即使在后期冠脉血流无法得到维持,

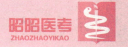

使心肌供血不足,但交感神经的持续兴奋使心率加快、心肌收缩力增强,心肌耗氧量持续增加(不选 A、C、D、E)。②休克时,由于机体代偿作用,不会出现心脏冠状动脉血流量减少,心肌耗氧量下降(B 错),故本题选 B。

【例 638】【正确答案】C

【答案解析】①休克时由于微循环严重障碍,组织低灌流、细胞缺氧以及线粒体功能障碍,休克时代谢总体变化为氧耗减少、糖酵解加强、脂肪和蛋白分解增加、合成减少。因此,有氧氧化减弱,ATP 生成减少;无氧酵解加强,乳酸生成增多;脂肪酰辅酶 A 合成酶抑制,脂肪酸代谢受限;能量缺失导致细胞膜钠泵失灵,细胞水肿等。但糖原磷酸化酶的活性是增强的,使糖原分解加强。而炎症反应等使相关的 MAPK、NF－kB 等信号通路激活,其他类型的磷酸化酶(激酶)的活性也增强(不选 A、B、D、E)。②磷酸化酶活性减弱,糖原分解减弱不是休克时细胞代谢改变的结果(C 错),故本题选 C。

第 11～13 章　呼吸功能不全、肝性脑病及肾功能不全

【例 639】【正确答案】D

【答案解析】呼吸衰竭必定有 PaO_2 降低,根据是否伴有 $PaCO_2$ 升高,分为Ⅰ型和Ⅱ型。当吸氧患者的吸氧浓度不足 20％时,诊断呼吸衰竭的标准将用 RFI,RFI＝PaO_2/FiO_2,RFI≤300 可诊断为呼吸衰竭(D 对,A、B、C、E 错),故本题选 D。

【例 640】【正确答案】A

【答案解析】按动脉血气分析分为两型:Ⅰ型 PaO_2 小于 60 mmHg,$PaCO_2$ 正常;Ⅱ型 PaO_2 小于 50 mmHg,$PaCO_2$ 大于 50 mmHg(A 对,B、C、D、E 错),故本题选 A。

【例 641】【正确答案】C

【答案解析】①中枢性呼吸衰竭呈潮式、间歇或抽泣样呼吸;慢性阻塞性肺疾病呼吸衰竭患者开始常表现为呼吸费力伴呼气延长,严重时出现浅快呼吸,辅助呼吸肌活动加强,呈点头样或提肩样呼吸,严重 CO_2 潴留患者则出现浅慢呼吸;中枢神经抑制性药中毒表现为呼吸匀缓、昏睡(不选 A、B、D、E)。②呼吸衰竭最主要的临床表现是呼吸困难与发绀(C 对),故本题选 C。

【例 642】【正确答案】C

【答案解析】心力衰竭时心输出量减少导致长期的组织器官低灌注可出现皮肤苍白或发绀,乏力、头晕或嗜睡,血压下降、脉压缩小,尿少等,而端坐呼吸主要是由肺循环淤血水肿造成的(C 对,A、B、D、E 错),故本题选 C。

【例 643】【正确答案】B

【答案解析】心输出量是评价心脏泵血功能的重要指标之一,心脏指数则是心输出量经单位体表面积标准化后的心脏泵血功能指标,其横向可比性比心输出量更好,是精确反映心脏每搏输出量改变的指标(B 对,A、C、D、E 错),故本题选 B。

【例 644】【正确答案】B

【答案解析】①体力活动时机体需氧增加,但衰竭的左心不能提供与之相应的心输出量,机体缺氧加剧,CO_2 潴留,刺激呼吸中枢产生"气急"的症状(B 错),故本题选 B。②A、C、D、E 描述是正确的。

【例 645】【正确答案】D

【答案解析】严重休克引起的肾严重持续缺血、汞中毒以及严重挤压伤形成的大量肌红蛋白均可引起肾小管细胞坏死,而免疫复合物沉积在肾小球基底膜,主要损伤肾小球(D 对,A、B、C、E 错),故本题选 D。

【例 646】【正确答案】A

【答案解析】血液透析、葡萄糖酸钙、聚磺苯乙烯(降钾树脂)、11.2 ％乳酸钠静脉推注均可用于高血钾的治疗,但以血液透析速度最快,效果最好,故急性肾衰竭合并严重高钾血症治疗首选血液透析(A 对,B、C、D、E 错),故本题选 A。

【例 647】【正确答案】B

【答案解析】患者出现近日无尿、水肿、BUN 38 mmol/L、血清肌酐 450 μmol/L、血清钾 6.5 mmol/L,考虑急性肾衰竭,由于曾有连续应用庆大霉素病史,而庆大霉素有肾毒性(B 对,A、C、D、E 错),故本题选 B。

第六篇　药理学

第1～2章　药物效应动力学及药物代谢动力学

【例648】【正确答案】A

【答案解析】①口服的药物经过肠道吸收,然后经过肠系膜静脉回流至门静脉到达肝,肝是一个化工厂,会代谢掉一部分药物,剩余药物经过肝静脉回流到下腔静脉,然后逐级流动,到达全身。②药物在肝内被代谢的部分称为首过效应,可见首过效应的器官是肝(A对,B、C、D、E错),故本题选A。

【例649】【正确答案】C

【答案解析】①药物在体内的分布受很多因素的影响,包括药物的脂溶度(不选A)、毛细血管通透性、器官和组织的血流量(不选E)、与血浆蛋白和组织蛋白的结合能力、药物的pKa(不选B)和局部的pH值、药物转运载体的数量和功能状态、血脑屏障(不选D)等。②药物在体内的分布与给药剂量无关(C错),故本题选C。

【例650】【正确答案】C

【答案解析】一级消除动力学的特点是等比消除(D错),药物的半衰期是恒定值(A错),它是绝大多数药物的消除方式(B错),单位时间内实际消除的药量递减(C对),故本题选C,其消除速度与初始血药浓度高低无关(E错)。

【例651】【正确答案】C

【答案解析】一级消除动力学即等比消除,药物的半衰期是恒定值,药物的半衰期不随剂量而改变(不选A),以固定的间隔给药,体内血药浓度难以达到稳态(不选E),一级消除动力学为绝大多数药物的消除方式(不选B),单位时间内实际消除的药量递减(C对),故本题选C;一级消除动力学中酶学中的米-曼公式与动力学公式不同(不选D);以固定的间隔给药。

【例652】【正确答案】D

【答案解析】①临床上大多数药物治疗是采用多次给药,其体内药物总量随着不断给药而逐步增多,直至达到稳态浓度。药物达到稳态浓度的时间仅取决于药物的消除半衰期,而药物消除半衰期是血浆药物浓度下降一半所需要的时间,其长短可反映体内药物的消除速度。②因此用药的间隔时间主要取决于药物的消除速度(D对,A、B、C、E错),故本题选D。

【例653】【正确答案】A

【答案解析】药物的副反应是难以避免的(A对,B、C、D、E错);是在治疗剂量下产生的,由于药物的选择性低而与治疗目的无关的效应,故本题选A。

【例654】【正确答案】E

【答案解析】①治疗指数＝LD 50/ED 50(E对,不选B、C),故本题选E(昭昭老师速记:考试时候用的灯是LED灯)。②治疗指数越大,药物越安全,但以治疗指数来评价药物的安全性是不可靠的(不选A、D)。

【例655】【正确答案】B

【答案解析】拮抗剂是与受体有亲和力,而无内在活性的药物(B对,A、C、D、E错),故本题选B。少数拮抗剂以拮抗效应为主,同时尚有较弱的内在活性,故有较弱的激动受体作用。

第3～5章　胆碱受体激动药、抗胆碱酯酶药和
胆碱酯酶复活药及M胆碱受体阻滞剂

【例656】【正确答案】A

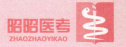

【答案解析】①毛果芸香碱的作用是缩瞳、降压、调节痉挛（A 对，B、C、D、E 错），故本题选 A。②阿托品的主要作用是扩瞳、升压、调节麻痹。

【例 657】【正确答案】B

【答案解析】毛果芸香碱可通过扩张巩膜静脉窦周围的小血管以及收缩睫状肌，使小梁网结构发生改变，促进房水循环而使眼内压下降。而青光眼主要导致视神经损伤的因素就是眼内压的过高，故毛果芸香碱能治疗青光眼（B 对，A、C、D、E 错），故本题选 B。

【例 658】【正确答案】A

【答案解析】①有机磷农药中毒可造成乙酰胆碱在体内的大量蓄积，引起 M 样（毒蕈碱样）症状、N 样（烟碱样）症状和中枢神经系统症状。有机磷农药中毒的解毒剂包括胆碱酯酶复能剂和抗胆碱能药。胆碱酯酶复能剂（氯解磷定）能恢复被抑制的胆碱酯酶的活力，提高全血胆碱酯酶的活性，但对中毒 24～48 小时后已老化的胆碱酯酶无复活作用（A 错，C、E 对），故本题选 A。②胆碱酯酶复能剂还能作用于外周 N2 受体，对抗外周 N 胆碱受体活性，有效解除烟碱样症状（B 对）。③与解除 M 样症状的阿托品合用，可发挥协同作用（D 对）。

【例 659】【正确答案】D

【答案解析】新斯的明具有抗胆碱酯酶作用，乙酰胆碱能直接作用于骨骼肌细胞的胆碱能受体，故对骨骼肌作用较强，常用来治疗重症肌无力（D 对），故本题选 D。

【例 660】【正确答案】B

【答案解析】①新斯的明为抗胆碱酯酶药，能与胆碱酯酶结合抑制其活性，造成乙酰胆碱在体内堆积，产生 M 样作用，能促进胃肠道平滑肌收缩，促进肠内容物排出，故新斯的明禁用于机械性肠梗阻（B 对），故本题选 B。②麻痹性肠梗阻（不选 A）、手术后尿潴留（不选 C）、重症肌无力（不选 D）、筒箭毒碱过量中毒（不选 E）是新斯的明的适应症。

【例 661】【正确答案】B

【答案解析】阿托品对眼睛的作用表现在以下三个方面：①扩瞳，松弛瞳孔括约肌，使去甲肾上腺素能神经支配的瞳孔扩大肌功能占优势，瞳孔扩大；②眼内压升高（B 错），故本题选 B；③调节麻痹，睫状肌松弛而退向外缘，使悬韧带拉紧，晶状体变为扁平，其折光度减低，只适合看远物。

【例 662】【正确答案】C

【答案解析】①阿托品阻断 M 胆碱受体，因而使瞳孔括约肌和睫状肌松弛，出现扩瞳、眼内压升高，故禁用于青光眼患者（C 对），故本题选 C。②阿托品可以缓解平滑肌痉挛，可治疗胃痉挛、胆绞痛（不选 A、D）。③阿托品可加快房室结传导，治疗缓慢型心律失常（不选 E）。④虹膜睫状体炎（不选 B）也非阿托品的禁忌症。

【例 663～665】【正确答案】BED

【答案解析】①迷走神经兴奋分泌乙酰胆碱，阿托品可竞争性拮抗 M 胆碱受体（B 对），故例 663 选 B。②交感缩血管神经末梢释放的递质主要是去甲肾上腺素，酚妥拉明能竞争性非选择性阻断 α 受体，对 α1、α2 受体有相似的亲和力，可拮抗肾上腺素的 α 型作用（E 对），故例 664 选 E。③去甲肾上腺素激动 α 受体作用强大，对 α1、α2 受体无选择性，能强烈收缩血管，主要使小动脉和小静脉收缩（D 对），故例 665 选 D。④左旋多巴为抗帕金森病药。⑤毛果芸香碱为胆碱受体激动药。

第 6～7 章　肾上腺素受体激动药及肾上腺素受体阻滞剂

【例 666】【正确答案】A

【答案解析】①多巴胺主要作用于血管平滑肌的 α 受体，对 β 受体作用很弱；可以直接激动心脏 β1 受体（不选 C），对血管平滑肌 β2 受体作用很弱（不选 B）；激动血管平滑肌多巴胺受体（不选 D）；间接促进去甲肾上腺素释放导致血压升高（不选 E）。②低浓度的多巴胺作用于 D1 受体能舒张肾血管，导致肾血流量增加（A 对），故本题选 A。

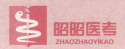

【例667】【正确答案】D

【答案解析】多巴胺的药理作用是：①小量时主要作用于多巴胺受体，使肾及肠系膜血管扩张，肾血流量及肾小球滤过率增加，尿量及钠排泄量增加（D对），故本题选D。②小到中等量时（每分钟按体重2～10 μg/kg），能直接激动β1受体以及间接促使去甲肾上腺素自贮藏部位释放，对心肌产生正性应力作用，使心肌收缩力及心搏出量增加，最终使心排血量加大，收缩压升高，脉压可能增大，舒张压无变化或有轻度升高，外周总阻力常无改变，冠脉血流及心肌氧耗改善。③大量时激动α受体，导致周围血管阻力增加，肾血管收缩，肾血流量及尿量反而减少。由于心排血量及周围血管阻力增加，致使收缩压及舒张压均增高。肾上腺素（不选A）、异丙肾上腺素（不选B）、麻黄碱（不选C）、去甲肾上腺素（不选E）都不能舒张肾血管。

【例668】【正确答案】D

【答案解析】①肾上腺素与异丙肾上腺素共同的适应证是支气管哮喘，都能够激活支气管平滑肌的β2受体，舒张平滑肌，减轻器官痉挛，缓解症状（D对），故本题选D。②肾上腺素主要用于过敏性休克（不选A）、局部止血（不选C），以及与局麻药配伍，延长局麻药的作用时间（不选E）等。③异丙肾上腺素可提高房室传导，治疗房室传导阻滞（不选B）。

【例669】【正确答案】C

【答案解析】①异丙肾上腺素对窦房结有显著兴奋作用，加快心率，加速传导，可用于治疗严重的房室传导阻滞（C对），故本题选C。②肾上腺素（不选A）主要用于过敏性休克及心脏骤停等。③去甲肾上腺素（不选B）主要收缩血管，为升压药。④阿托品（不选D）可提高房室结传导，但对于严重的房室结传导，效果较异丙肾上腺素差。⑤氨茶碱（不选E）主要用于肺源性及心源性的哮喘导致的呼吸困难。

【例670～671】【正确答案】BA

【答案解析】①去甲肾上腺素可非选择性激动α2受体，强烈收缩小动脉和小静脉，使外周阻力增高，故临床上常作为升压药使用（B对），故例670选B。②普萘洛尔为非选择性β受体阻断药，对β1和β2受体的选择性很低，用药后心率减慢，心肌收缩力和心输出量降低（A对），故例671选A。

【例672】【正确答案】B

【答案解析】①β受体阻滞剂的作用有：阻断心脏β1受体，导致心率减慢，心排量减少（不选A）；阻断支气管平滑肌的β2受体可诱发或加重哮喘发作（B对），故本题选B；阻断脂肪组织受体，导致脂肪分解减少（不选C）；阻断肾小球旁器细胞的β1受体，抑制肾素释放（不选D）；减少房水形成，降低眼内压（不选E）。

【例673】【正确答案】C

【答案解析】①哮喘患者最不宜选用的降压药为β受体阻滞剂，这是因为阻断支气管平滑肌的β受体可诱发或加重哮喘发作（C对），故本题选C。②哮喘患者可以使用的降压药有利尿剂（不选A）、α受体阻滞剂（不选B）、血管紧张素转换酶抑制剂（不选D）及二氢吡啶类钙离子通道阻滞剂（不选E）。

第8～9章　局部麻醉药及镇静催眠药

【例674】【正确答案】A

【答案解析】主要用于表面麻醉的是丁卡因，因为其脂溶性高，穿透力强，强度较普鲁卡因强（A对），故本题选A。（昭昭老师速记："表面"被蚊子"叮"了）

【例675】【正确答案】E

【答案解析】①丁卡因也称地卡因，属于酯类局麻药，对黏膜的穿透力强，常用于表面麻醉（C错，E对），故本题选E。②本药因毒性较大，一般不用于浸润麻醉（不选A）。③丁卡因的化学结构与普鲁卡因相似，但麻醉强度较普鲁卡因强10倍（不选D）。④亲脂性、非解离型是所有局麻药的必要条件（不选B）。

【例676】【正确答案】B

【答案解析】局麻作用起效快、作用强、维持时间长且安全范围大的药物是利多卡因（B对，A、C、D、E

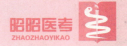

错),故本题选 B。

【例 677】【正确答案】A

【答案解析】①苯二氮卓类药物与 γ-氨基丁酸受体结合,增强中枢抑制作用,但是不阻断多巴胺受体(不选 D)和 5 羟色胺受体(不选 E)。②苯二氮卓类药物的中枢肌肉松弛作用使肌肉松弛,但是与焦虑无关。③苯二氮苯抗焦虑药物的主要作用为精神松弛(A 对,B、C 错),故本题选 A。

【例 678】【正确答案】A

【答案解析】苯二氮苯类通过与脑内苯二氮卓受体结合,GABA 与 GABA 受体结合使 Cl⁻ 通道开放,Cl⁻ 内流,增加 GABA 能神经的抑制效应(A 对,B、C、D、E 错),故本题选 A。

第 10～11 章　抗癫痫药和抗惊厥药、抗帕金森药

【例 679】【正确答案】A

【答案解析】①癫痫小发作的首选药物是乙琥胺(A 对),故本题选 A。(昭昭老师速记:"小""虎"队)②硫酸镁是控制妊娠高血压疾病子痫抽搐的首选药物(不选 B)。③苯巴比妥常用于治疗癫痫大发作、癫痫持续状态,但一般不作为首选药物(不选 C)。④扑米酮只用于其他药物不能控制的癫痫患者(不选 D)。⑤苯妥英钠为癫痫大发作、局限性发作的首选药(不选 E)。

【例 680】【正确答案】D

【答案解析】①丙戊酸钠为广谱抗癫痫药,对各型癫痫都有一定疗效(D 对),故本题选 D。②乙琥胺为癫痫小发作的首选药(不选 A)。③苯妥英钠为癫痫大发作、局限性发作的首选药(不选 B)。④卡马西平是治疗癫痫单纯性局限性发作、大发作的首选药物之一(不选 C)。⑤苯巴比妥常用于治疗癫痫大发作、癫痫持续状态,但一般不作为首选药物(不选 E)。

【例 681】【正确答案】E

【答案解析】①苯妥英钠是治疗癫痫大发作和局限性发作的首选药物(不选 C、D),但对小发作无效甚至可使病情加重(E 错),故本题选 E。②苯妥英钠可用于治疗中枢疼痛综合征,对三叉神经痛、舌咽神经痛效果较好,可减轻疼痛,减少发作次数,甚至完全消失,其作用机制可能与细胞膜稳定性有关(不选 A、B)。

【例 682～684】【正确答案】BCE

【答案解析】①吗啡可降低脑干呼吸中枢对血液 CO_2 张力的敏感性,抑制脑桥呼吸调节中枢,即使治疗剂量的吗啡也有明显呼吸抑制作用,常可使呼吸频率减慢、潮气量降低、每分通气量减少(B 对),故例 682 选 B。吗啡可使瞳孔缩小(不选 A)。②碳酸锂常用于治疗躁狂症,但不良反应常表现为意识障碍、昏迷、肌张力增高、深反射亢进、共济失调、震颤、癫痫发作等(C 对),故例 683 选 C。③乙琥胺是癫痫小发作的首选药物,常见副作用为胃肠道反应,其次为中枢神经系统症状,偶见嗜酸性粒细胞、中性粒细胞缺乏症,严重者可发生再生障碍性贫血(E 对),故例 684 选 E。

【例 685】【正确答案】E

【答案解析】①左旋多巴口服后经小肠芳香族氨基酸转运体迅速吸收,而不是在胃内、肾内被吸收(不选 A、B)。②左旋多巴为多巴胺的前体,需进入脑内转变为多巴胺发挥治疗作用。口服后,99% 在外周(肠黏膜、肝、心、肾等处)被 L-芳香族氨基酸脱羧酶脱羧成为多巴胺(不选 C),仅有 1% 左右的左旋多巴能进入中枢神经系统,在中枢脱羧酶的作用下,转化为多巴胺而发挥治疗作用(E 对,D 错),故本题选 E。

【例 686】【正确答案】E

【答案解析】①帕金森病是由于黑质受损,脑内多巴胺含量下降,对乙酰胆碱能系统的抑制作用减弱,机体出现的 ACh 递质亢进症状。表现为全身肌张力增高、肌肉强直、随意运动减少、动作迟缓、表情呆板等。临床上,给予多巴胺的前体(左旋多巴)或 M 受体阻断剂(东莨菪碱、阿托品),可明显缓解这些症状(不选 A、B、C、D)。②帕金森病患者表现为静止性震颤,此症状与 5-羟色胺能系统受损有关,而与

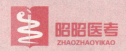

黑质受损无关，因此不能被左旋多巴或M受体阻断剂缓解，而给予5-羟色胺酸（5-羟色胺的前体）治疗，可显著改善静止性震颤症状（E错），故本题选E。

【例687】【正确答案】B

【答案解析】①卡比多巴是氨基酸脱羧酶抑制剂，不易通过血脑屏障，治疗帕金森病时，常与左旋多巴合用。②卡比多巴能抑制外周氨基酸脱羧酶的活性，减少左旋多巴在外周转化为多巴胺的量，使进入脑内的左旋多巴增加，而减少不良反应，减轻症状波动（B对，A、C、D、E错），故本题选B。

【例688】【正确答案】C

【答案解析】①苯海索为中枢抗胆碱抗帕金森病药，作用在于选择性阻断纹状体的胆碱能神经通路（不选A），而对外周作用较小（不选E），从而有利于恢复帕金森病患者脑内多巴胺和乙酰胆碱的平衡，改善患者的帕金森病症状，但效果较左旋多巴差（不选B），对僵直和运动困难疗效差（不选D）。②临床用于帕金森病、帕金森综合征，也可用于药物引起的锥体外系疾患，如对氯丙嗪引起的震颤麻痹亦有效（C错），故本题选C。

第12～13章　抗精神失常药及镇痛药

【例689】【正确答案】C

【答案解析】①抗精神病药物的主要机制是阻断中脑-边缘通路和中脑-皮质通路中的D2受体而发挥疗效（C对），故本题选C。②抗精神病药物也可阻断结节-漏斗系统中的D2受体，促进催乳素分泌，抑制促性腺激素、糖皮质激素、生长激素分泌，此与其治疗作用无关（不选A）。③抗精神病药物也可非特异性阻断黑质-纹状体通路的DA受体，不同程度地引起锥体外系的副作用（不选B）。④小脑大脑皮质通路（不选D）和小脑颞叶系统通路（不选E）与抗精神病药物作用部位关系不大。

【例690】【正确答案】B

【答案解析】①氯丙嗪可阻断D_2受体，增加催乳素的分泌（B错），故本题选B。②长期大量服用氯丙嗪，可导致锥体外系反应：ⓐ帕金森综合征：表现为肌张力增高、面容呆板、动作迟缓、肌肉震颤等（不选A）；ⓑ静坐不能：表现为坐立不安、反复徘徊（不选D）；ⓒ急性肌张力障碍：表现为强迫性张口、伸舌、斜颈、呼吸运动障碍、吞咽困难等（不选C）。③长期服用氯丙嗪后，部分患者还可引起一种特殊而持久的运动障碍，称为迟发性运动障碍，表现为口-面部不自主的刻板运动，广泛性舞蹈样手足徐动症（不选E）。

【例691】【正确答案】A

【答案解析】①小剂量氯丙嗪可阻断延脑第四脑室底部的催吐化学感受区的D_2受体，对抗多巴胺（DA）受体激动剂阿扑吗啡引起的呕吐反应，大剂量可直接抑制呕吐中枢，但氯丙嗪对前庭刺激引起的呕吐无效（A错），故本题选A。②氯丙嗪对下丘脑体温调节中枢有很强的抑制作用，不仅可降低发热机体的体温，还可降低正常人体温（不选B）。③氯丙嗪可阻断D受体，增加催乳素的分泌，抑制促性腺激素和糖皮质激素的分泌（不选C、D）。④氯丙嗪能增强苯二氮卓类的中枢抑制效应，加强其催眠作用（不选E）。

【例692～694】【正确答案】DAB

【答案解析】①氯丙嗪为吩噻嗪类抗精神病药，可阻断中脑-边缘通路和中脑-皮质通路中的多巴胺D_1、D_2受体，常用于精神分裂症的治疗（D对），故例692选D。②丙米嗪为三环类抗抑郁药，能抑制心肌去甲肾上腺素的再摄取，引起心动过缓、血压降低、心脏传导阻滞、缺血性心律失常等，称为对心肌有奎尼丁样作用，因此心血管疾病患者应慎用（A对），故例693选A。③碳酸锂主要用于治疗躁狂症，其药理机制为抑制脑内去甲肾上腺素和多巴胺的释放，促进儿茶酚胺的再摄取，降低突触间隙去甲肾上腺素（NA）的浓度（B对），故例694选B。

【例695】【正确答案】B

【答案解析】吗啡镇痛作用的机制是激动脑室、导水管周围灰质的阿片受体（B对，A、C、D、E错），故本题选B。

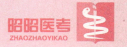

【例 696】【正确答案】C

【答案解析】因为吗啡连续多次应用易成瘾,故不用于慢性钝痛(C 对,A、B、D、E 错),故本题选 C。

【例 697】【正确答案】D

【答案解析】①心源性哮喘是左心衰竭引起急性肺淤血、肺水肿,导致患者肺换气功能降低,体内缺氧和 CO_2 蓄积,出现呼吸急促与窒息感,引起心源性哮喘。②吗啡可降低呼吸中枢对 CO_2 的敏感性,接触窒息感;扩张周围血管,减少回心血量,减轻心脏负担,还可消除患者焦虑和恐惧情绪。③哌替啶作为吗啡类药物可代替吗啡应用于心源性哮喘(D 对),故本题选 D。④血管活性药物如肾上腺素(不选 A)、去甲肾上腺素(不选 B)、异丙肾上腺素(不选 C)、多巴胺(不选 E)对血管有收缩作用,导致血压升高。

【例 698～699】【正确答案】AD

【答案解析】①地西泮有较强的肌肉松弛作用,在小剂量可抑制脑干网状结构下行系统对神经元的易化作用;较大剂量时可增强脊髓神经元的突触前抑制,抑制多突触反射,引起肌肉松弛,临床上常用于脑血管意外、脊髓损伤等引起的中枢性肌强直(A 对),故例 698 选 A。②氯丙嗪具有较强的镇吐作用,小剂量可拮抗催吐化学感受区的 D_2 受体,对抗多巴胺受体激动剂阿扑吗啡引起的呕吐反应;大剂量可直接抑制呕吐中枢,对顽固性呃逆具有显著疗效(D 对),故例 699 选 D。③异丙嗪可用于晕动病引起的呕吐。④苯妥英钠具有抗癫痫、抗心律失常作用。⑤乙琥胺为癫痫小发作的首选药。

【例 700】【正确答案】A

【答案解析】①哌替啶对新生儿呼吸的抑制作用极为敏感,因此产妇临产前 2～4 小时内不宜使用(A 对),故本题选 A。②丙磺舒(不选 B)、对乙酰氨基酚(不选 C)、喷他佐辛(不选 D)、布洛芬(不选 E)等对孕妇及胎儿无影响,可用于产前。

第 14～15 章 解热镇痛抗炎药及钙拮抗剂

【例 701】【正确答案】C

【答案解析】①解热镇痛抗炎药是一类具有解热、镇痛、抗炎、抗风湿作用的药物,其作用机制是抑制环氧化酶(COX)活性,减少局部组织前列腺素的生物合成(C 对,A、B、D、E 错),故本题选 C。

【例 702】【正确答案】C

【答案解析】①阿司匹林属于解热镇痛抗炎药,可抑制环氧化酶(COX)活性,而减少局部组织前列腺素的生物合成引起急性胃炎(不选 A)。②阿司匹林有抗血小板作用,可导致出血时间延长(不选 B)。③阿司匹林的副作用还包括诱发哮喘(不选 D)及血管神经性水肿(不选 E)。④阿司匹林的副作用不会导致溶血性贫血(C 错),故本题选 C。

【例 703】【正确答案】E

【答案解析】①对乙酰氨基酚抗炎抗风湿的作用较弱,仅在超过镇痛剂量时才有一定的抗炎作用,临床不用作治疗风湿性关节炎(E 对),故本题选 E。②吲哚美辛(不选 A)、吡罗昔康(不选 B)、布洛芬(不选 C)、双氯芬酸(不选 D)等抗炎作用较强,可用于风湿病的治疗。

【例 704】【正确答案】A

【答案解析】钙拮抗剂分为两类:选择性和非选择性钙离子拮抗剂。①选择性钙拮抗药分为三类:ⓐ二氢吡啶类:如硝苯地平、尼卡地平、尼群地平、氨氯地平、尼莫地平等;ⓑ苯并噻氮䓬类:如地尔硫革、克仑硫革、二氯呋利登;ⓒ苯烷胺类:如维拉帕米、加洛帕米、噻帕米等。②非选择性钙拮抗药包括普尼拉明、苄普地尔、卡罗维林、氟桂利嗪、哌克昔林等(A 对),故本题选 A。

【例 705】【正确答案】B

【答案解析】钙拮抗剂分为两类:选择性和非选择性钙离子拮抗剂。①选择性钙拮抗药分为三类:ⓐ二氢吡啶类:如硝苯地平、尼卡地平、尼群地平、氨氯地平、尼莫地平等;ⓑ苯并噻氮䓬类:如地尔硫革、克仑硫革、二氯呋利登;ⓒ苯烷胺类:如维拉帕米、加洛帕米、噻帕米等(B 对),故本题选 B。②非选择性钙拮抗药包括普尼拉明、苄普地尔、卡罗维林、氟桂利嗪、哌克昔林等。

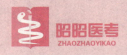

【例706】【正确答案】A

【答案解析】①尼莫地平(A对)、尼卡地平、桂利嗪、氟桂利嗪等钙拮抗剂对脑血管有较强舒张作用，增加脑血流量，改善脑缺血后神经功能障碍症状，临床上用于治疗脑血管痉挛和脑供血不足等疾病，故本题选A。②硝苯地平(不选B)、地尔硫卓(不选C)、维拉帕米(不选D)、氨氯地平(不选E)对脑血管无选择性扩张作用。

【例707】【正确答案】D

【答案解析】①变异型心绞痛多由冠状动脉痉挛引起，硝苯地平的冠脉扩张作用明显，其疗效最佳(D对)，故本题选D。②胺碘酮为Ⅲ类抗心律失常药(不选A)。③ACEI为血管紧张素转换酶抑制剂，特别适合高血压合并糖尿病、肾功能轻度损害的治疗(不选B)。④利多卡因为Ⅰ_b类抗心律失常药(不选C)。⑤普萘洛尔为β受体阻滞剂(不选E)。

【例708】【正确答案】D

【答案解析】①稳定型心绞痛多为冠状动脉粥样硬化所致，钙通道阻滞剂可舒张冠脉，减慢心率，降低血压而发挥治疗效果，所有钙通道阻滞剂均可使用。地尔硫可选择性扩张冠状动脉，而扩张外周血管作用较弱，因此为稳定型心绞痛的首选药(D对)，故本题选D。②尼莫地平特别适合伴脑血管病者(不选A)。③硝苯地平扩张外周血管作用较强，特别适合高血压伴冠心病病人(不选B)。④氨氯地平(不选C)和尼群地平(不选E)对冠脉无明显选择性扩张作用。

第16～17章　抗心律失常药、治疗充血性心力衰竭药

【例709】【正确答案】B

【答案解析】①普萘洛尔为非选择性β受体阻滞剂，可使心率减慢，心肌收缩力和心排量降低，冠脉血流量下降，心肌耗氧量明显减少，对高血压病人可使其血压降低，因此可用于心律失常、高血压、心绞痛的治疗(B对)，故本题选B。②可乐定为中枢性降压药(不选A)。③利多卡因为抗室性心律失常药(不选C)。④硝酸甘油为常用的抗心绞痛药(不选D)。⑤氢氯噻嗪为利尿剂，可用于轻、中度高血压的治疗(不选E)。

【例710】【正确答案】D

【答案解析】①普萘洛尔治疗浓度可缩短浦肯野纤维APD和ERP，高浓度则延长浦肯野纤维APD和ERP(D错)，故本题选D。②对房室结ERP有明显的延长作用，这和减慢传导作用一起(心率减慢)，是普萘洛尔抗室上性心律失常的作用基础。③普萘洛尔可阻断心肌β受体，为β受体阻滞剂(不选A)。④普萘洛尔可降低窦房结的自律性(不选B)及降低浦氏纤维的自律性(不选C)。⑤普萘洛尔可延长房室结的有效不应期(不选E)。

【例711】【正确答案】B

【答案解析】①胺碘酮对心脏多种离子通道(如 I_{Na}、I_{Ca}、I_K、I_{K1}、I_{to})均有抑制作用，可降低窦房结、浦肯野纤维的自律性和传导性，明显延长动作电位时程(APD)和有效不应期(ERP)(B对，不选C)，故本题选B。②可非竞争性抑制α、β肾上腺素能受体，扩张血管平滑肌、扩张冠状动脉、增加冠脉流量，减少心肌耗氧量(不选A、D、E)。

【例712】【正确答案】A

【答案解析】①维拉帕米和普萘洛尔都可以治疗心绞痛，但变异型心绞痛由血管痉挛引起，所以用维拉帕米钙通道阻滞药缓解血管痉挛，更适用于变异型心绞痛(A对，E错)，故本题选A。②利多卡因多用于室性心律失常(不选B)。③普鲁卡因胺(不选C)及奎尼丁(不选D)为Ⅰ_a类抗心律失常药物。

【例713】【正确答案】C

【答案解析】①利多卡因为Ⅰ_b类抗心律失常药，可抑制动作电位2期少量钠内流，缩短普肯耶纤维和心室肌的动作电位时程，延长有效不应期，主要用于室性心律失常的治疗，对房性心律失常疗效差(C对)，故本题选C。②强心苷可用于房颤所致的心衰(不选A)。③奎尼丁为广谱抗心律失常药，适用于房

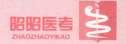

颤、房扑、室上速和室速等(不选 B)。④维拉帕米可降低窦房结自律性,减慢房室传导,对室上性心律失常效果好(不选 D)。⑤普萘洛尔为 β 受体阻滞剂,可减慢房颤患者的心率,降低氧耗(不选 E)。

【例 714】【正确答案】B

　　【答案解析】洋地黄与心肌细胞膜上 Na^+-K^+-ATP 酶结合而抑制后者的活性(B 对,A 错),结果在心动周期早期心肌细胞内出现一时性钠浓度的升高。因细胞内 Na^+ 堆积时,钠、钙交换系统趋于活跃,结果在泵出 Na^+ 的同时,Ca^{2+} 内流增多,而使胞浆内 Ca^{2+} 浓度增高,心肌收缩力增强,故本题选 B。

【例 715】【正确答案】B

　　【答案解析】①洋地黄(强心苷)治疗房颤的目的主要是减慢快速的心室率。洋地黄主要是通过兴奋迷走神经或对房室结的抑制作用,而减慢房室传导、增加房室结中隐匿性传导、减慢心室率、增加排血量,从而改善循环障碍,多数病人并不能转复为窦性心律(B 对),故本题选 B。②洋地黄抑制的是房室结而不是窦房结,延长的是房室结的不应期,而不是心房肌的不应期(不选 C、E)。③缩短心房有效不应期的药物可能使心房肌的兴奋性增高,对于房颤的治疗是不利的(不选 A)。④洋地黄并不能直接抑制房颤(不选 D)。

【例 716】【正确答案】E

　　【答案解析】①卡托普利属于 ACEI,能缓解慢性心衰的症状,逆转左心室肥厚,防止心室重构,降低心衰患者的病死率,改善预后(E 对),故本题选 E。②强心苷可增强心肌收缩力,可显著改善心衰患者的短期症状,但不能降低远期死亡率(不选 A)。③哌唑嗪为 α 受体阻滞剂,不用于慢性心衰的治疗(不选 B)。④硝酸甘油主要用于心绞痛的治疗(不选 C)。⑤酚妥拉明为非选择性 α 受体阻滞剂,主要用于外周血痉挛性疾病的治疗(不选 D)。

【例 717】【正确答案】C

　　【答案解析】强心苷中毒最常见和最早出现的心律失常是室性早搏(C 对),约占心脏毒性发生率的 1/3,也可发生二联律、三联律,甚至室颤等,故本题选 C。

【例 718】【正确答案】D

　　【答案解析】①卡托普利属于血管紧张素转换酶抑制剂(ACEI),其抗心衰的机制当然是减少血管紧张素 II 的生成(D 对),故本题选 D。②ACEI 可抑制交感活性,因此去甲肾上腺素的分泌应减少(不选 A)。③ACEI 可抑制缓激肽的降解,使具有血管扩张作用的前列腺素生成增多(不选 B)。④ACEI 不能拮抗钙离子的作用,能够拮抗钙离子的是钙通道阻滞剂(不选 C)。⑤ACH 可抑制交感活性,不可能增加心肌耗氧量(不选 E)。

第 18～19 章　抗心绞痛药及抗动脉粥样硬化药

【例 719】【正确答案】D

　　【答案解析】硝酸甘油松弛平滑肌的作用,近年来的新进展认为是硝酸甘油在体内能解离为无机硝酸盐,最终生成一氧化氮(NO),NO 通过激活鸟苷酸环化酶(cGMP),进而激活依赖于 cGMP 的蛋白激酶,促使肌球蛋白去磷酸化而松弛平滑肌(D 对,A、B、C、E 错),故本题选 D。

【例 720】【正确答案】E

　　【答案解析】硝酸甘油作为一氧化氮(NO)的供体,在平滑肌细胞内经谷胱甘肽转移酶的催化释放出 NO,NO 属于内源性血管内皮舒张因子,可舒张血管平滑肌,扩张冠状动脉而抗心绞痛(E 对),故本题选 E。此外,硝酸甘油还可通过产生 NO 而抑制血小板聚集、黏附,也有利于冠心病的治疗。

【例 721】【正确答案】E

　　【答案解析】①硝酸甘油的药理作用包括:ⓐ降低心肌氧耗量:硝酸甘油可扩张静脉血管,减少回心血量,降低心脏前负荷,使心腔容积缩小,心室内压减小,心室壁张力降低(不选 A、B);ⓑ扩张冠状动脉:硝酸甘油可选择性扩张较大的心外膜血管、输送血管及侧支血管,增加缺血区血液灌注(不选 C);ⓒ降低左室充盈压,增加心内膜供血(不选 D)。②硝酸甘油不能降低交感神经活性,具有此作用的药物是血管

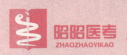
紧张素转换酶抑制剂（E 错），故本题选 E。

【例 722】【正确答案】B

【答案解析】普萘洛尔为 β 受体阻断药，与硝酸酯类合用治疗心绞痛时，能协同降低心肌细胞耗氧量（B 对，A、C、D、E 错），故本题选 B。

【例 723】【正确答案】E

【答案解析】心得安为非选择性 β 受体阻滞剂，可阻滞 $β_1$ 和 $β_2$ 受体。由于能使冠状动脉扩张的 $β_2$ 受体被阻滞，将导致冠状动脉收缩或痉挛加重，因此使用后可加重变异型心绞痛的病情（E 对，A、B、C、D 错），故本题选 E。

【例 724】【正确答案】B

【答案解析】HMG－CoA（羟甲基戊二酸单酰 CoA）还原酶为胆固醇合成的关键酶，因此 HMG－CoA 还原酶抑制剂的药理作用为阻断 HMG－CoA 转化为甲羟戊酸（B 对），故本题选 B。

【例 725】【正确答案】B

【答案解析】①辛伐他汀的副作用轻微，如胃肠道反应、失眠、皮疹等；严重的不良反应少见，如肝炎、血管神经性水肿、横纹肌溶解症（表现为肌痛、无力、肌酸磷酸激酶增高等）（B 对），故本题选 B。②雷米普利的不良反应包括皮疹、蛋白尿、中性粒细胞减少等（不选 A）。③阿司匹林的不良反应包括胃肠道反应、出血倾向等（不选 C）。④美托洛尔的不良反应包括对心脏的负性作用（不选 E）。⑤血清肌钙蛋白水平正常可排除再发心肌梗死（不选 D）。

第 20～21 章　抗高血压药及利尿剂和脱水剂

【例 726】【正确答案】C

【答案解析】①卡托普利为血管紧张素抑制剂（ACEI），血管紧张素抑制剂在降血压的同时，不影响血糖及同时有减少尿蛋白的作用，故糖尿病、高血压伴有肾功不全者最好选用卡托普利（C 对），故本题选 C。②氢氯噻嗪（不选 A）、利血平（不选 B）、胍乙啶（不选 D）及哌唑嗪（不选 E）没有保护肾功能的作用。

【例 727】【正确答案】C

【答案解析】①血管紧张素转换酶抑制剂（ACEI）可抑制交感—肾素—血管紧张素—醛固酮系统，扩张血管而降压；还可改善和延缓心室重塑，减少纤维化，故适合于高血压伴左心室肥厚的患者（C 对），故本题选 C。②ACEI 可使主动脉瓣狭窄患者冠状动脉灌注减少，故禁用于高血压伴主动脉瓣狭窄（不选 A）。③ACEI 可引起妊娠妇女胎儿畸形、发育不良，甚至死胎，应禁用（不选 B）。④交感—肾素—血管紧张素—醛固酮系统是一调节轴，ACEI 可抑制血管紧张素 Ⅱ 的合成，使醛固酮生成减少，从而使排钾减少，引起血钾增高，故 ACEI 禁用于高血压伴高钾血症者（不选 D）。⑤对于双侧肾动脉狭窄者，若使用 ACEI，将减少血管紧张素 Ⅱ 的合成，使肾灌注压降低，导致肾小球滤过率降低，故禁用（不选 E）。

【例 728～729】【正确答案】AE

【答案解析】①噻嗪类利尿剂主要以有机酸的形式从肾小管分泌，可与尿酸的分泌产生竞争，从而使尿酸的分泌速率降低，故高尿酸导致的痛风患者不宜选用氢氯噻嗪（A 对），故例 728 选 A。②β 受体包括心脏的 $β_1$ 受体和支气管平滑肌的 $β_2$ 受体等，因此支气管哮喘患者禁用 β 受体阻滞剂（美托洛尔），以免支气管平滑肌痉挛加重病情（E 错），故例 729 选 E。③厄贝沙坦为血管紧张素 Ⅱ 受体拮抗药（不选 B）。④硝苯地平为钙通道阻滞剂（不选 C）。⑤福辛普利为血管紧张素受体拮抗药（不选 D）。

【例 730～731】【正确答案】AC

【答案解析】①醛固酮的作用是保水保钠排钾，卡托普利为 ACEI，可抑制交感—肾素—血管紧张素—醛固酮系统，而使醛固酮生成减少。醛固酮减少，将导致排钾减少，从而引起高钾血症（A 对），故例 730 选 A。②肝素为抗凝剂，使用过量将导致凝血障碍，因此使用时必须监测出凝血时间（C 对），故例 731 选 C。

【例 732】【正确答案】D

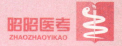

【答案解析】①利尿药用药初期主要通过减少细胞外液容量及心输出量而降低血压(D 对,A、B、C、E 错),故本题选 D。②长期用药时,心输出量逐渐恢复到给药前水平而降压作用仍能维持,但细胞外液容量仍有一定程度的减少。利尿药长期使用后可降低血管阻力,其可能机制是持续地降低体内 Na^+ 浓度及降低细胞外液容量。

【例 733】【正确答案】D

【答案解析】①呋塞米主要作用于髓襻升支粗段,抑制 $Na^+ - K^+ - Cl^-$ 共转运子,抑制 NaCl 的重吸收,而引起利尿作用(D 对),故本题选 D。②螺内酯为醛固酮的竞争性拮抗药,主要作用于远曲小管(不选 A)。氨苯蝶啶主要作用于远曲小管和集合管,通过阻滞管腔 Na^+ 通道而减少 Na^+ 的重吸收(不选 B)。甘露醇为渗透性利尿药,主要作用于近曲小管、髓襻升支、远曲小管,使水的重吸收减少(不选 C)。氢氯噻嗪的主要作用是抑制远曲小管 $Na^+ - K^+ - Cl^-$ 共转运子,抑制 NaCl 的重吸收(不选 E)。

【例 734】【正确答案】A

【答案解析】①呋塞米是强效利尿药,主要用于严重水肿:对于其他利尿药无效的严重心、肝、肾性水肿;急性肺水肿及脑水肿;急、慢性肾衰竭;加速毒物排泄等(A 对),故本题选 A。②氢氯噻嗪(不选 B)、氨苯蝶啶(不选 C)、螺内酯(不选 D)及乙酰唑胺(不选 E)等消除肺水肿的作用不如呋塞米有效。

【例 735】【正确答案】A

【答案解析】①甘露醇静脉注射后,不易从毛细血管渗入组织,能迅速提高血浆渗透压,使组织间液向血浆转移而产生组织脱水作用,可迅速降低颅内压,是治疗脑水肿、降低颅内压的首选药物(A 对),故本题选 A。②螺内酯、氢氯噻嗪因起效慢,作用弱,不宜用于脑水肿的治疗(不选 B、E)。③呋塞米虽可用于脑水肿的治疗,但效果不如甘露醇,不作为首选药物(不选 C)。④氯噻嗪多用于水肿等疾病(不选 D)。

【例 736】【正确答案】C

【答案解析】呋塞米的利尿作用最强,最容易引起电解质紊乱,大量利尿后出现低钾血症(C 对,A、B、D、E 错),故本题选 C。

【例 737】【正确答案】B

【答案解析】螺内酯具有抗雄激素样作用或对其他内分泌系统的影响,长期服用本药在男性可致男性乳房发育、阳痿、性功能低下,在女性可致乳房胀痛、声音变粗、毛发增多、月经失调、性机能下降(B 对,A、C、D、E 错),故本题选 B。

第 22～23 章　作用于血液及造血器官的药物、组胺受体阻滞剂

【例 738】【正确答案】C

【答案解析】①肝素与抗凝血酶Ⅲ(现已改称抗凝血酶)结合后,可使后者的抗凝活性增强 2000 倍。AT-Ⅲ是凝血酶及 FⅨa、Ⅹa、Ⅺa、Ⅻa 的抑制剂(C 对),故本题选 C。②香豆素类的抗凝血机制未阻碍凝血因子Ⅱ、Ⅶ、Ⅸ、Ⅹ的合成(不选 A)。③阿司匹林的作用机制为抑制血小板聚集(不选 B)。④枸橼酸钠的抗凝机制为降低血中钙离子浓度(不选 D)。⑤尿激酶、链激酶的作用机制为促进纤维蛋白溶解(不选 E)。

【例 739】【正确答案】D

【答案解析】①甲磺丁脲(不选 A)、奎尼丁(不选 B)、羟基保泰松(不选 E)可与香豆素类竞争性结合血浆蛋白,故可加强后者的抗凝血作用。②阿司匹林为血小板抑制药,可与香豆素类产生协同作用(不选 C)。③口服避孕药可加速香豆素类的代谢,降低其抗凝作用(D 对),故本题选 D。

【例 740】【正确答案】B

【答案解析】链激酶为纤维蛋白溶解药,其溶解血栓的机制是与内源性纤维蛋白溶酶原结合成复合物,并促使纤维蛋白溶酶原转变为纤溶酶。纤溶酶迅速水解血栓中纤维蛋白,导致血栓溶解(B 对,A、C、D、E 错),故本题选 B。

【例 741～742】【正确答案】CC

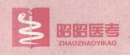

【答案解析】①雷贝拉唑属于质子泵抑制剂，可以抑制胃酸分泌（C对），故例741选C。②雷尼替丁属于H2受体阻滞剂，可以抑制胃酸分泌（C对），故例742选C。③氢氧化铝凝胶为胃酸中和剂。④枸橼酸铋钾及米索前列醇是胃黏膜保护剂。⑤丙谷胺可阻断胃泌素受体。

第24～25章　作用于呼吸系统的药物、作用于消化系统的药物

【例743】【正确答案】B

【答案解析】氨茶碱为茶碱与乙二胺复盐，基药理作用主要来自茶碱，乙二胺使其水溶性增强。氨茶碱通过抑制磷酸二酯酶（B对），使细胞内cAMP含量提高，故本题选B。氨茶碱的作用有：①松弛支气管平滑肌，也能松弛肠道、胆道等多种平滑肌，对支气管黏膜的充血、水肿也有缓解作用。②增加心排出量，扩张输出和输入肾小动脉，增加肾小球滤过率和肾血流量，抑制远端肾小管重吸收钠和氯离子。③增加离体骨骼肌的收缩力；在慢性阻塞性肺疾患情况下，改善肌收缩力。茶碱增加缺氧时通气功能不全被认为是因为它增加膈肌的收缩，而它在这一方面的作用超过呼吸中枢的作用结果。

【例744】【正确答案】C

【答案解析】①沙丁胺醇为选择性β2受体激动剂，可舒张支气管，主要用于支气管哮喘急性发作的治疗（C对），故本题选C。②茶碱为茶碱类支气管扩张药（不选A）。③肾上腺素为α＋β受体激动剂，可用于控制支气管哮喘的急性发作（不选B）。④色甘酸钠为肥大细胞膜稳定剂，为抗过敏平喘药（不选D）。⑤异丙肾上腺素既可激动β1受体，也可激动β2受体（不选E）。

【例745】【正确答案】B

【答案解析】①奥美拉唑为胃壁细胞质子泵抑制剂（B对），故本题选B。②哌仑西平为M胆碱受体阻断药（不选A）。③氢氧化镁为抗酸药（不选C）。④枸橼酸铋钾为胃黏膜保护药（不选D）。⑤雷尼替丁为H2受体阻断药（不选E）。

【例746】【正确答案】E

【答案解析】①奥美拉唑能抑制胃壁细胞H^+-K^+-ATP酶（质子泵），从而抑制胃酸分泌，其抑酸作用强大而持久，是目前抑酸作用最强、疗效最好的制酸剂。奥美拉唑主要用于治疗消化性溃疡（E对）、反流性食管炎、上消化道出血、幽门螺杆菌感染，故本题选E。②胃肠平滑肌痉挛（不选A）主要用阿托品治疗。③萎缩性胃炎（不选B）主要是抗Hp治疗。④消化道功能紊乱（不选C）的治疗可选用相应的药物。⑤慢性腹泻（不选D）主要是应用抑制胃肠道平滑肌痉挛的药物。

【例747】【正确答案】C

【答案解析】①奥美拉唑为质子泵（H^+-K^+-ATP酶）抑制剂，可抑制胃酸分泌，且其抑酸作用最强，是目前治疗反流性食管炎效果最好的药物（C对），故本题选C。②苯海拉明、异丙嗪均为H1受体阻断药，主要用于皮肤变态反应性疾病的治疗（不选A、E）。③肾上腺皮质激素的药理作用广泛（不选B）。④雷尼替丁为H2受体阻断药，也可抑制胃酸分泌，但抑酸作用较弱，常用于轻、中度反流性食管炎的治疗（不选D）。

第26～27章　肾上腺皮质激素类药物、抗甲状腺药物

【例748】【正确答案】B

【答案解析】①糖皮质激素药物可用于治疗急性淋巴细胞白血病，急性淋巴细胞白血病的治疗方案是VP方案，即糖皮质激素＋长春新碱（B对），故本题选B。②原发性血小板增多症（不选A）、慢性粒细胞白血病（不选C）、真性红细胞增多症（不选D）及骨质疏松（不选E）不适合用糖皮质激素治疗。

【例749】【正确答案】B

【答案解析】长期应用糖皮质激素后，突然停药所产生的反跳现象是由于患者对糖皮质激素产生了依赖或病情未能完全控制（B对，A、C、D、E错），故本题选B。

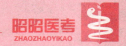

【例750】【正确答案】A

【答案解析】①糖皮质激素具有强大的抗炎作用，能抑制多种原因（如物理性、化学性、免疫性及病原生物性等）所引起的炎症反应（A对），故本题选A。②能抑制机体的免疫反应，降低机体的防御功能（不选B）。③糖皮质激素能加速组织蛋白质分解代谢，用药后可引起肌肉消瘦、骨质疏松、皮肤变薄，不利于创口愈合（不选C）。④糖皮质激素可抑制免疫系统功能，导致病原菌在体内生长繁殖不受限制，使感染扩散（不选D、E）。

【例751】【正确答案】D

【答案解析】①糖皮质激素能加速组织蛋白质分解代谢，用药后可引起肌肉消瘦、骨质疏松（D错），故本题选D。②急性粟粒性肺结核中毒症状严重，早期可应用糖皮质激素，可减轻中毒反应（A对）。③由免疫性因素导致的血小板减少症，应用糖皮质激素疗效较好（B对）。④中毒性休克患者，在有效抗菌药物治疗下，可短时间突击使用大剂量糖皮质激素冲击治疗（C对）。⑤腺垂体前叶功能减退，给予糖皮质激素进行替代治疗（E对）。

【例752】【正确答案】E

【答案解析】糖皮质激素常用于感染性休克的治疗，其作用机制为：①抑制某些炎性因子的产生，减轻全身炎症反应综合征及组织损伤，改善休克状态（C对）；②稳定溶酶体膜，减少心肌抑制因子的形成（A对）；③扩张痉挛收缩的血管，兴奋心脏，增强心脏收缩力（B、D对）；④提高机体对细菌内毒素的耐受力。但对外毒素无防御作用（E错），故本题选E。

【例753】【正确答案】A

【答案解析】①糖皮质激素可提高中枢神经的兴奋性，有些患者因大量长期应用，可引起欣快、激动、失眠，偶可诱发精神失常（A对），故本题选A。②糖皮质激素导致的加速蛋白质的分解代谢（不选B）、增强升压药的作用（不选C）、过量引起感染的扩散（不选D）及减少脑组织对葡萄糖的利用（不选E）不会导致患者精神失常。

【例754】【正确答案】E

【答案解析】糖皮质激素对有些组织细胞虽无直接活性，但可给其他激素发挥作用创造有利条件，称为允许作用。如糖皮质激素可增强儿茶酚胺的血管收缩作用而升高血压（E对，A、B、C、D错），故本题选E。

【例755】【正确答案】B

【答案解析】①硫脲类药物最严重的不良反应是粒细胞缺乏症（不选C）。②硫脲类药物最常见的不良反应是过敏反应（B对，A、D、E错），故本题选B。

第28～29章　胰岛素和口服降糖药、子宫平滑肌兴奋药

【例756】【正确答案】B

【答案解析】①磺酰脲类为口服降糖药，作用机制包括：促进胰岛B细胞释放胰岛素而降血糖，当该类药物与胰岛B细胞膜上磺酰脲受体结合后，可阻滞与受体耦联的ATP敏感性钾通道而阻滞钾外流，致使细胞膜去极化，增强电压依赖性钙通道开放，促进胞外钙内流，胞内游离钙浓度增加后，触发胰岛素的释放（B对，A、C、D错），故本题选B；降低血清糖原水平；增加胰岛素与靶组织的结合能力。②磺酰脲类能促进抗利尿激素的分泌（不选E）。

【例757】【正确答案】B

【答案解析】①磺酰脲类药物的降糖机制主要是促进胰岛残存的B细胞释放胰岛素，因此其降糖作用的前提是胰岛B细胞功能尚存（B对），故本题选B。②糖尿病合并高热（不选A）、糖尿病并发酮症酸中毒（不选C）、胰岛素依赖型糖尿病（不选D）及重症糖尿病（不选E）是胰岛素治疗的适应证。

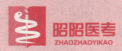

第30～31章　β-内酰胺类抗生素、大环内酯类抗生素

【例758～759】【正确答案】AC

【答案解析】①β内酰胺酶类的抗菌机制是抑制细菌细胞壁合成（A对），故例758选A。②喹诺酮类抗生素，可抑制DNA螺旋酶，从而干扰细菌DNA的合成（C对），故例759选C。

【例760】【正确答案】B

【答案解析】①钩端螺旋体对青霉素极其敏感，治疗时其首选药物就是青霉素（B对），故本题选B。②立克次体、衣原体感染的治疗首选四环素（不选A、C）。③支原体感染的治疗首选大环内酯类（不选D）。④真菌感染的治疗可以选用酮康唑、氟康唑等（不选E）。

【例761】【正确答案】E

【答案解析】①青霉素属于β-内酰胺类抗生素，可作用于细菌菌体内的青霉素结合蛋白，抑制细菌细胞壁肽聚糖的合成，使菌体失去渗透屏障而膨胀、裂解，同时借助细菌的自溶酶溶解而产生抗菌作用（E对，C、D错），故本题选E。②氨基糖苷类抗生素可干扰细菌蛋白质合成（不选A）。③磺胺类的抗菌机制是抑制细菌核酸合成代谢（不选B）。

【例762】【正确答案】B

【答案解析】①第三代头孢菌素对G⁺菌的作用不及第一、二代，但对G⁻包括肠杆菌类、铜绿假单胞菌及厌氧菌有较强的作用（B对），故本题选B。②第三代头孢菌素对β-内酰胺酶有较高的稳定性（不选E），可用于危及生命的败血症、脑膜炎、肺炎、骨髓炎及尿路严重感染的治疗（不选A）。③第三代头孢菌素对组织的穿透力强，能渗入各种组织，能透过胎盘、血脑屏障等（不选C）。④第三代头孢菌素基本没有肾毒性（不选D）。

【例763】【正确答案】C

【答案解析】①第三代头孢菌素对革兰阴性菌有较强的作用（不选A），对革兰阳性菌的作用不如第一、二代（不选B），对肾脏基本无毒性（不选D）及作用时间长、体内分布广（不选E）。②第三代头孢菌素对β-内酰胺酶有较高的稳定性（C错），故本题选C。

【例764】【正确答案】B

【答案解析】军团菌感染首选红霉素（B对，A、C、D、E错），故本题选B。

【例765～766】【正确答案】DE

【答案解析】①红霉素对G⁺菌敏感，抗菌作用强，如肺炎链球菌等（D对），故例765选D。②阿米卡星为氨基糖苷类，对肠道G⁻杆菌敏感（E对），故例766选E。③真菌感染的治疗可以选用酮康唑、氟康唑等。④结核杆菌感染可以选用异烟肼、利福平、链霉素等。⑤肠道寄生虫感染可根据病原菌选用合理抗生素。

【例767～768】【正确答案】BD

【答案解析】①克林霉素对需氧G⁺菌高度敏感，对金黄色葡萄球菌引起的骨与关节感染为首选药（B对），故例767选B。②阿昔洛韦为抗病毒药，具有抗DNA病毒的作用（D对），故例768选D。③铜绿假单胞菌（绿脓杆菌）的首选药物是氨基糖苷类的妥布霉素，对其最敏感的喹诺酮类抗生素是环丙沙星。④支原体肺炎的首选药物是红霉素。⑤念珠菌感染的首选药物是氟康唑。

第32～33章　氨基糖苷类抗生素、四环素类

【例769】【正确答案】A

【答案解析】①氨基糖苷类的抗菌机制主要是抑制细菌蛋白质的合成，还能破坏细菌胞浆膜的完整性（A对，C、D错），故本题选A。②青霉素的抗菌机制是抑制细菌细胞壁合成（不选B）。③第三代喹诺酮类的抗菌机制是抑制细菌DNA的合成（不选E）。

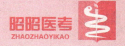

【例770】【正确答案】C

【答案解析】①链霉素的抗菌机制是与细菌核糖体小亚基结合，致读码错误，抑制翻译起始；红霉素的抗菌机制是与细菌核糖体大亚基结合，抑制转肽酶，阻断翻译延长过程。②由此可见，链霉素及红霉素共同的作用部位是细菌核糖体的亚基，而亚基的构成包括核蛋白体(C对，A、B、D、E错)，故本题选C。

【例771】【正确答案】B

【答案解析】氨基糖苷类的主要不良反应包括耳毒性、肾毒性、神经肌肉麻痹、过敏反应，其中主要的是耳毒性(B对，A、C、D、E错)，故本题选B。

【例772】【正确答案】D

【答案解析】对铜绿假单胞菌最敏感的氨基糖苷类抗生素是妥布霉素(D对，A、B、C、E错)，故本题选D。

【例773】【正确答案】D

【答案解析】新生儿及早产儿服用较大剂量的氯霉素，可引起急性中毒，表现为腹胀、呕吐、进行性苍白与紫绀、循环衰竭、呼吸浅表而不规则等症候群，称为灰婴综合征(D对，A、B、C、E错)，故本题选D。

【例774～775】【正确答案】ED

【答案解析】①多西环素为四环素类抗生素的首选药，对立克次体、支原体、衣原体均有效(E对)，故例774选E。②磺胺药可抑制细菌二氢蝶酸合酶，通过抑制四氢叶酸合成，影响细菌核酸合成而抗菌(D对)，故例775选D。③利巴韦林为抗病毒药，对病毒感染有效。④抗真菌药对念珠菌属的细菌感染有效。⑤异烟肼可杀灭结核分枝杆菌。

第34～35章　人工合成抗菌药、抗真菌药和抗病毒药物

【例776】【正确答案】C

【答案解析】①第三代喹诺酮类药物的抗菌机制是抑制DNA螺旋酶，从而抑制细菌DNA合成(C对，不选E)，故本题选C。②氨基糖苷类的抗菌机制是抑制细菌蛋白质合成(不选A)。③青霉素的抗菌机制是抑制细菌细胞壁的合成(不选B)。④甲氧苄啶的抗菌机制是抑制二氢叶酸还原酶和合成酶(不选D)。

【例777】【正确答案】D

【答案解析】①氟喹诺酮类属于广谱抗菌药(不选A)，对G⁻、G⁺、结核分枝杆菌、军团菌、支原体、衣原体、厌氧菌等均有杀灭作用。②氟喹诺酮类口服易吸收(不选B)，同类药物间有交叉耐药，但与其他抗菌药物之间无交叉耐药(不选C)。③氟喹诺酮类为全化学合成药，性能稳定，不良反应较少(D错)，故本题选D。④使用后在体内分布广泛，组织浓度高，可达有效抑菌或杀菌浓度(不选E)。

【例778】【正确答案】B

【答案解析】①喹诺酮类药物易浓缩、沉积于骨髓中，直接损害软骨细胞的发育，影响儿童和胎儿的骨骼发育，故孕妇和12岁以下的小儿禁用(B错)，故本题选B。②红霉素(不选A)、头孢菌素类(不选C)、β-内酰胺类(不选D)及青霉素类(不选E)可用于妊娠期的感染性疾病。

【例779～782】【正确答案】ABED

【答案解析】①对磺胺药敏感的细菌，不能利用现成的叶酸，必须以对氨基苯甲酸(PABA)为原料，在二氢蝶酸合酶的作用下生成二氢蝶酸，并进一步与谷氨酸生成二氢叶酸。后者在二氢叶酸还原酶催化下被还原成四氢叶酸。活化后的四氢叶酸，作为一碳单位载体的辅酶参与核苷酸的合成。磺胺药的结构与PABA类似，可与PABA竞争二氢蝶酸合酶，抑制叶酸合成，影响细菌核酸合成而抗菌(A对)，故例779选A。②甲氧苄啶(TMP)可抑制二氢叶酸还原酶，通过抑制四氢叶酸合成，影响细菌核酸合成而抗菌(B对)，故例780选B。③复方磺胺甲恶唑为磺胺＋甲氧苄啶的复方制剂，因此其抗菌机制为抑制二氢蝶酸合酶＋二氢叶酸还原酶(E对)，故例781选E。④氟喹诺酮类的抗菌机制是抑制DNA回旋酶，从而抑制细菌DNA合成(D对)，故例782选D。

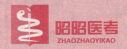

【例783～785】【正确答案】DAE

【答案解析】①氟康唑是广谱抗真菌药，对隐球菌属、念珠菌属、球孢子菌属等均有作用（D对），故例783选D。②麻风病是由麻风杆菌引起的特异性感染。利福平杀灭麻风杆菌作用快，毒性小（A对），故例784选A。③环磷酰胺是一种常用的烷化剂，其免疫抑制作用强，临床上常用于防止器官移植后的排斥反应和糖皮质激素不能长期缓解的自身免疫性疾病的治疗（E对），故例785选E。④利巴韦林为抗病毒药。⑤伯氨喹为控制疟疾复发和传播的药物。

第36～38章　抗结核药、抗疟疾药及抗恶性肿瘤药

【例786】【正确答案】B

【答案解析】①异烟肼的结构与VitB$_6$相似，长期服用异烟肼可使VitB6排泄增加而致体内缺乏，导致周围神经炎，表现为手脚麻木、肌肉震颤和步态不稳（B对），故本题选B。②利福平的常见不良反应为胃肠道反应、肝毒性（不选A）。③阿昔洛韦为抗病毒药，常见的不良反应为胃肠功能紊乱、头痛和斑疹（不选C）。④吡嗪酰胺的反应为肝损害（不选D）。⑤卡那霉素的常见不良反应为耳毒性、肾毒性等（不选E）。

【例787】【正确答案】E

【答案解析】①利福平抗菌谱广且作用强大，对结核杆菌、麻风杆菌、多种球菌、G$^-$菌均有抗菌活性（E对），故本题选E。②链霉素（不选A）、乙胺丁醇（不选B）、异烟肼（不选C）及氯喹（不选D）对麻风杆菌无效。

【例788】【正确答案】A

【答案解析】利福平在大剂量间隔使用时，可出现发热、寒战、头痛、肌肉痛等类似感冒的症状，称为流感综合征（A对，B、C、D、E错），故本题选A。

【例789～790】【正确答案】CE

【答案解析】①异烟肼对各种类型的结核病均为首选药（C对），故例789选C。②对铜绿假单胞菌最敏感的氨基糖苷类抗生素是妥布霉素，最敏感的喹诺酮类抗生素是环丙沙星（E对），故例790选E。

【例791～792】【正确答案】ED

【答案解析】①红霉素属于大环内酯类抗生素，对军团菌、布鲁斯菌、百日咳鲍特菌、流感杆菌等高度敏感（E对），故例791选E。②利福平不仅对结核杆菌敏感，而且对麻风杆菌有效（D对），故例792选D。③庆大霉素属于氨基糖苷类抗生素，主要对G$^-$菌敏感，对军团菌、结核无效。④乙胺嘧啶主要用于疟疾的病因性预防。⑤头孢噻肟为第三代头孢菌素，对大多数G$^+$菌和G$^-$菌都有效，但对军团菌、结核分枝杆菌无效。

【例793】【正确答案】A

【答案解析】①主要用于控制症状的抗疟药如氯喹、奎宁、青蒿素等，均能杀灭红细胞内期裂殖体，控制症状（不选D）。②主要用于控制远期复发和传播的抗疟药如伯氨喹，能杀灭肝脏中的休眠子，控制疟疾的远期复发；并能杀灭各种疟原虫的配子体，控制疟疾传播（不选E）；③主要用于病因预防的抗疟药如乙胺嘧啶，能杀灭红细胞外期的子孢子发挥病因预防作用（A对），故本题选A。④乙胺丁醇（不选B）、异烟肼（不选C）属于抗结核药物。

【例794～795】【正确答案】CD

【答案解析】①氯喹对各种疟原虫的红细胞内期裂殖体均有较强的杀灭作用，能迅速有效地控制疟疾的临床发作，因此是控制间日疟发作的首选药物。虽然氯喹和奎宁都可控制间日疟的发作症状，但临床上氯喹较奎宁常用（C对），故例794选C。②伯氨喹能杀灭肝脏中的休眠子，控制疟疾的远期复发（D对），故例795选D。③吡喹酮常用于治疗血吸虫病。④乙胺嘧啶常用于疟疾病因性预防。⑤奎宁主要用于耐氯喹的疟疾。

【例796～797】【正确答案】BE

【答案解析】①氯喹是控制普通型疟疾发作症状的药物(B 对),故例 796 选 B。②防止疟疾复发的药物是伯氨喹(E 对),故例 797 选 E。

【例 798～799】【正确答案】AD

【答案解析】①顺铂的不良反应包括骨髓抑制(D 对)、消化道反应、周围神经炎、耳毒性、大剂量可致肾毒性,故例 799 选 D。②阿霉素的不良反应包括心脏毒性、骨髓抑制、消化道反应、皮肤色素沉着、脱发等,其中最重要的不良反应是心脏毒性(A 对),故例 798 选 A。

【例 800～801】【正确答案】DC

【答案解析】①阿霉素最严重的不良反应为心脏毒性,可表现为心肌退行性病变、心肌间质水肿等(D 对),故例 800 选 D。②长春新碱的不良反应包括外周神经炎、骨髓抑制、消化道反应、脱发等(C 对),故例 801 选 C。③环磷酰胺的不良反应包括骨髓抑制、恶心呕吐、脱发、出血性膀胱炎等。④甲氨蝶呤的不良反应包括口腔炎、胃炎、腹泻、便血、骨髓抑制、肝肾损害等。⑤左旋门冬酰胺酶的不良反应包括肝功能损害、胰腺炎、凝血因子及白蛋白合成减少、过敏反应等。

第七篇 医学免疫学(助理医师不要求)

第1~2章 绪论及抗原

【例802】【正确答案】D

【答案解析】免疫系统的功能表现在3个方面:免疫防御、免疫自稳(或者免疫稳定)以及免疫监视(D对,A、B、C、E错),故本题选D。①免疫防御是指机体防止外界病原体的入侵及清除已入侵的病原体及其他有害物质;②免疫自稳是指机体通过自身免疫耐受和免疫调节达到免疫系统内环境的稳定;③免疫监视是指机体随时发现和清除体内出现的"非己"成分。

【例803】【正确答案】D

【答案解析】抗原通常具有两种基本特性:免疫原性及免疫反应性(也称抗原性)。①免疫原性系指抗原能够刺激机体产生适应性免疫应答,即诱导B细胞产生抗体和(或)T细胞分化为效应T细胞的能力(不选A、C);②免疫反应性系指抗原能与免疫应答产物,即相应抗体或致敏淋巴细胞特异性结合产生免疫效应的能力(D对,不选B、E),故本题选D。

【例804】【正确答案】D

【答案解析】抗原通常具有两种基本特性:免疫原性及抗原性(也称免疫反应性)。①免疫原性系指抗原能够刺激机体产生适应性免疫应答,即诱导B细胞产生抗体和(或)T细胞分化为效应T细胞的能力。②抗原性系指抗原能与免疫应答产物,即相应抗体或效应T细胞特异性结合产生免疫效应的能力。根据抗原的基本特性可以将抗原分为完全抗原及半抗原(也称不完全抗原)。完全抗原既有免疫原性,又有抗原性(D对),故本题选D;半抗原只有抗原性,没有免疫原性(不选A、B、C、E)。

【例805】【正确答案】E

【答案解析】①胸腺依赖性抗原指刺激B细胞产生体液免疫应答时需要Th细胞协助的抗原,又称T细胞依赖性抗原或简称TD抗原(不选A,E对),故本题选E。②可引发体液免疫应答和细胞免疫应答(不选D),也能引起免疫记忆和再次应答(不选C)。③胸腺非依赖性抗原指能直接激活B细胞产生抗体、无需T细胞辅助的抗原,又称T细胞非依赖性抗原或简称TI抗原(不选B)。

【例806】【正确答案】A

【答案解析】①抗原决定簇是指抗原分子中决定抗原特异性的特殊化学基团,又称表位,它是TCR/BCR及抗体特异结合的基本单位(A对),故本题选A。②胸腺依赖性抗原指刺激B细胞产生抗体需要Th细胞协助的抗原,又称T细胞依赖性抗原或简称TD抗原(不选B)。③胸腺非依赖性抗原指刺激机体产生抗体时无需T细胞辅助的抗原,又称T细胞非依赖性抗原或简称TI抗原,少数抗原属于此类,如细菌脂多糖、聚合鞭毛蛋白等(不选C)。④完全抗原是指同时具有免疫原性和抗原性的物质(不选D)。⑤共同抗原指免疫学中来源不同但含有相同或相似抗原表位的抗原;将某种抗原刺激机体产生的抗体与具有相同或相似抗原表位的他种抗原发生的反应称为交叉反应(不选E)。

【例807】【正确答案】C

【答案解析】①抗原决定簇是指抗原分子中决定抗原特异性的特殊化学基团,又称表位,它是TCR/BCR及抗体特异结合的基本单位(不选A)。抗原种类繁多,根据不同分类原则可将抗原分为许多种类。根据诱导抗体产生是否需要Th细胞参与,可将抗原分为胸腺依赖性抗原(TD Ag)和胸腺非依赖性抗原(TI Ag)。TD Ag系指刺激B细胞产生抗体需要Th细胞协助的抗原,又称T细胞依赖性抗原。绝大多数天然抗原(如各种病原体、异种血清蛋白或同种异体细胞等)都是TD Ag,此类抗原既有T细胞表位又有B细胞表位,可引发体液免疫应答和(或)细胞免疫应答(不选B)。②TI Ag系指刺激B细胞产生抗体无需Th细胞协助的抗原,可直接刺激B细胞产生抗体,此类抗原具有B细胞表位而无T细胞表位,又称

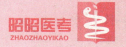

T 细胞非依赖性抗原（C 对），故本题选 C。③根据抗原的基本特性可以将抗原分为完全抗原及不完全抗原（也称半抗原）。④完全抗原既有免疫原性，又有免疫反应性（不选 D），不完全抗原只有免疫反应性，没有免疫原性。⑤共同抗原：免疫学中将来源不同但含有相同或相似抗原表位的抗原称为共同抗原（不选 E）。

【例 808】【正确答案】E

【答案解析】①抗原决定簇：是指抗原分子中决定抗原特异性的特殊化学基团（不选 A）。②胸腺依赖性抗原：指刺激 B 细胞产生抗体需要 Th 细胞协助的抗原，又称 T 细胞依赖性抗原或简称 TD 抗原（不选 B）。③胸腺非依赖性抗原：指刺激机体产生抗体时无需 T 细胞辅助的抗原，又称 T 细胞非依赖性抗原或简称 TI 抗原，少数抗原属于此类，如细菌脂多糖、聚合鞭毛蛋白等（不选 C）。④完全抗原：是指同时具有免疫原性和抗原性的物质（不选 D）。⑤共同抗原：免疫学中将来源不同但含有相同或相似抗原表位的抗原称为共同抗原；将某种抗原刺激机体产生的抗体与具有相同或相似抗原表位的他种抗原发生的反应称为交叉反应（E 对），故本题选 E。

【例 809】【正确答案】D

【答案解析】①T 细胞抗原决定簇即 T 细胞表位，是供 T 细胞的 TCR 识别的表位；B 细胞抗原决定簇即 B 细胞表位，是供 BCR 识别的表位。②B 细胞表位通常是构象表位，也可以是位于抗原分子表面的线性表位（5～15 个氨基酸），可被 BCR 直接识别。③T 细胞表位通常是线性表位（不选 A），可位于抗原分子的任意部位，但多位于分子内部（不选 E），通常由 8～10 或 12～17 个氨基酸组成（不选 B）。④T 细胞表位只能经 APC 加工并经 MHC 分子提呈后才能被 TCR 识别（D 对，C 错），故本题选 D。

【例 810～813】【正确答案】ABCE

【答案解析】①完全抗原：是指同时具有免疫原性和抗原性的物质（A 对），故例 810 选 A。②共同抗原：两种不同的抗原之间可以存在有相同或相似的抗原表位，称为共同抗原。抗体或致敏淋巴细胞对具有相同或相似表位的不同抗原的反应称为交叉反应（B 对），故例 811 选 B。③抗原决定簇指抗原分子中决定抗原特异性的特殊化学基团称抗原决定簇，又称抗原表位，它是与 TCR、BCR 及抗体特异结合的基本结构单位，通常由 5～17 个氨基酸残基或 5～7 个多糖残基或核苷酸组成（C 对），故例 812 选 C。④胸腺依赖性抗原指刺激 B 细胞产生抗体需要 Th 细胞协助的抗原，又称 T 细胞依赖性抗原或简称 TD 抗原。⑤胸腺非依赖性抗原指刺激机体产生抗体时无需 T 细胞辅助的抗原，又称 T 细胞非依赖性抗原或简称 TI 抗原（E 对），故例 813 选 E。

【例 814】【正确答案】C

【答案解析】①抗毒素是来自异种动物的免疫血清，通常用类毒素免疫马匹后取免疫血清制备而成，其中所含抗毒素抗体能与相应外毒素特异性结合，具有防治疾病的作用。②抗毒素作为异种蛋白反复使用有可能产生超敏反应，因此临床应用此类生物制剂前必须做皮肤过敏试验。因此，抗毒素既是抗原，又是抗体（C 对），故本题选 C。

【例 815】【正确答案】C

【答案解析】①佐剂是指预先或与抗原同时注入体内，可增强机体对该抗原的免疫应答，或改变免疫应答类型的非特异性免疫增强物质（C 错，不选 D），故本题选 C。②佐剂的作用机制：改变抗原物理性状，延缓抗原降解和排除，延长抗原在体内滞留时间，故选项 A 和 B 是正确的（不选 A、B）；刺激抗原提呈细胞，增强其对抗原的加工和提呈；刺激淋巴细胞的增殖分化，增强和扩大免疫应答，故选项 E 正确（不选 E）。

第 3～4 章　免疫器官及免疫细胞

【例 816】【正确答案】E

【答案解析】①淋巴管是输送淋巴液的管道（不选 A）。肝不属于免疫器官（不选 B）。②胸腺是中枢免疫器官，是 T 细胞分化、成熟的主要场所（不选 C）。③外周血是 T、B 细胞分布至全身的途径（不选 D）。

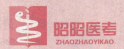

④淋巴结是外周免疫器官，其主要功能为成熟 T、B 细胞的主要定居部位，是免疫应答发生的场所（E 对），故本题选 E。

【例 817】【正确答案】B

【答案解析】①免疫器官包括中枢免疫器官和外周免疫器官。②中枢免疫器官包括胸腺和骨髓，分别是 T、B 细胞发育、分化、成熟的主要场所（不选 A、C），腔上囊是鸟类 B 细胞分化、发育成熟的中枢免疫器官（不选 D）。③免疫应答发生的场所在外周免疫器官，包括与淋巴结、脾、黏膜相关的淋巴组织及与皮肤相关的淋巴组织（B 对），故本题选 B。④外周血是 T、B 细胞分布至全身的途径（不选 E）。

【例 818】【正确答案】B

【答案解析】①免疫器官包括中枢免疫器官和外周免疫器官，二者通过血液和淋巴循环相互联系构成免疫网络系统。中枢免疫器官是免疫细胞发生、分化、发育和成熟的主要场所，对外周免疫器官发育也有重要影响。人和其他哺乳类动物的中枢免疫器官包括骨髓和胸腺（B 对），故本题选 B。②外周免疫器官是成熟 T、B 淋巴细胞寄居和接受抗原刺激后产生免疫应答的主要场所，也是滤过清除淋巴和血液中病原微生物等有害物质的重要免疫器官，主要包括淋巴结（不选 A）、脾（不选 C）和与黏膜相关的淋巴组织（不选 D、E）。

【例 819】【正确答案】C

【答案解析】免疫器官包括中枢免疫器官和外周免疫器官，二者通过血液和淋巴循环相互联系构成免疫网络系统。中枢免疫器官是免疫细胞发生、分化、发育和成熟的主要场所，对外周免疫器官发育也有重要影响。人和其他哺乳类动物的中枢免疫器官包括骨髓和胸腺，胸腺是 T 细胞发育、分化、成熟的场所，也能分泌一些细胞因子（如 SCF、IL－7、GM－CSF 等）和胸腺肽类物质（如胸腺素、胸腺肽、胸腺生成素等）诱导未成熟 T 细胞分化发育成熟（C 对），故本题选 C。外周免疫器官是成熟 T、B 淋巴细胞寄居和接受抗原刺激后产生免疫应答的主要场所，主要包括淋巴结（不选 A）、脾（不选 E）和与黏膜相关的淋巴组织（不选 B）。胰不属于免疫器官（不选 D）。

【例 820】【正确答案】D

【答案解析】①胸腺是中枢免疫器官，是 T 细胞发生、分化、发育和成熟的主要场所。T 细胞既介导细胞免疫应答，也能辅助 B 细胞产生抗体，参与体液免疫。动物新生期切除胸腺后，T 细胞没有了发育分化成熟的场所，因此会出现 T 细胞功能的缺陷，即细胞免疫功能缺陷，体液免疫功能受损（D 对，不选 A、B、C），故本题选 D。②骨髓也是中枢免疫器官，主要功能是诱导造血干细胞分化发育，也是 B 细胞发育分化成熟的场所，如果骨髓功能受损，机体造血和免疫功能均会有损害（不选 E。）

【例 821】【正确答案】E

【答案解析】①ADCC 作用（即抗体依赖的细胞介导的细胞毒性作用）是抗体介导的一种生物学功能，是指表达 IgG Fc 受体的 NK 细胞、巨噬细胞和中性粒细胞等，通过与已结合在病毒感染细胞或肿瘤细胞等靶细胞表面的 IgG 的 Fc 段结合，而杀伤这些靶细胞的作用，无 T 细胞参与（E 对），故本题选 E。②T 细胞能产生多种细胞因子（不选 A），有些细胞因子能诱导抗体的类别转换（不选 D），能介导细胞免疫参与抗病毒免疫（不选 C），Tc 细胞能直接杀伤靶细胞（不选 B）。

【例 822】【正确答案】D

【答案解析】①T 细胞和 B 细胞表面都有相应的抗原识别受体（不选 A）。②补体 C3 的受体存在于多形核白细胞、巨噬细胞、B 细胞、人 O 型血的红细胞表面（不选 B）。③细胞因子受体可存在于多种细胞表面，并非 T 细胞所特有（不选 C）。细胞因子受体根据其结构特征可分为免疫球蛋白超家族受体、Ⅰ类细胞因子受体、Ⅱ类细胞因子受体、肿瘤坏死因子受体超家族和趋化因子受体等多种类型。④CD3 只在 T 细胞上表达（D 对），故本题选 D。⑤T 细胞和 B 细胞表面都存在有丝分裂原受体（不选 E）。

【例 823】【正确答案】D

【答案解析】①CD3、CD4、CD8 及 CD28 为 T 细胞的表面标志（不选 A、B、C、E）。②CD20 表达于除浆细胞外的各发育、分化阶段的 B 细胞，在 B 细胞增殖和分化中起重要调节作用。CD20 是 B 细胞特异性标志，是治疗性单抗识别的靶分子（D 对），故本题选 D。

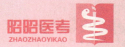

【例824】【正确答案】A

【答案解析】①膜表面免疫球蛋白(mIg)是 B 细胞的特征性表面标志,以单体形式存在,是 B 细胞的抗原识别受体,能特异性结合抗原(A 对),故本题选 A。②体内多种细胞均可表达 FcγR,例如巨噬细胞、NK 细胞(不选 B)。③CD40 和 CD80 也可表达在其他抗原提呈细胞上,如巨噬细胞、树突状细胞(不选 C、E)。④B1 细胞可表达 CD5,但是 B2 细胞不表达 CD5(不选 D)。

【例825】【正确答案】C

【答案解析】T 细胞受体即 TCR 是所有 T 细胞表现的特征性标志,它的作用是识别抗原,但是 TCR 不能直接识别抗原,只能特异性识别抗原提呈细胞或靶细胞表面的抗原肽 MHC 分子复合物(C 对,A、B、D、E 错),故本题选 C。

【例826】【正确答案】B

【答案解析】①Th 细胞可分为 Th1 和 Th2。Th1 型细胞因子是 Th1 细胞分泌的细胞因子,主要包括 IL-2、IFN-γ、TNF-β(不选 C、D、E)等。②Th2 型细胞因子是 Th2 细胞分泌的细胞因子,主要包括 IL-4、IL-5、IL-6、IL-10(B 对),故本题选 B。③IFN-α 和 IFN-β 又称为Ⅰ型干扰素,主要由白细胞、成纤维细胞和病毒感染的组织细胞产生(不选 A)。

【例827】【正确答案】A

【答案解析】①Th 细胞可分为 Th1 和 Th2。Th1 型细胞因子是 Th1 细胞分泌的细胞因子,主要包括 IL-2、IFN-γ(A 对)、TNF-β 等,故本题选 A。②Th2 型细胞因子是 Th2 细胞分泌的细胞因子,主要包括 IL-4、IL-5、IL-6、IL-10 等(不选 B、C、D、E)。

【例828】【正确答案】C

【答案解析】①IL-2 主要由 Th1 细胞产生(C 对),可促进活化的 T、B 细胞增殖,活化 NK 细胞及其他杀伤细胞功能,故本题选 C。②巨噬细胞主要产生干扰素和 TNF(不选 A)。③肥大细胞和嗜酸性粒细胞与Ⅰ型超敏反应有关(不选 B、E)。B 细胞是抗体产生细胞(不选 D)。

【例829】【正确答案】D

【答案解析】①ADCC 作用即抗体依赖性细胞介导的细胞毒作用,是指 IgG 类抗体与病毒感染或肿瘤靶细胞表面相应抗原表位特异性结合后,再通过其 Fc 段与 NK 细胞和巨噬细胞表面相应 IgG Fc 受体(FcγRⅢ)结合,从而介导产生的增强或触发上述效应细胞对靶细胞的杀伤破坏作用(D 对),故本题选 D。②浆细胞、CTL、B 细胞及肥大细胞均无此功能(不选 A、B、C、E)。

【例830】【正确答案】E

【答案解析】NK 细胞是一种非常重要的非特异性杀伤细胞,通过释放穿孔素非特异杀伤肿瘤靶细胞(不选 A、D)和某些病毒感染的靶细胞(不选 B),也可通过 ADCC 作用杀伤肿瘤和病毒感染的靶细胞(不选 C)。它并不是通过释放蛋白水解酶而杀伤靶细胞的(E 错),故本题选 E。

【例831～833】【正确答案】DEA

【答案解析】①细胞毒性 T 细胞(Tc)属于 T 细胞亚群,具有特异性细胞毒作用,可介导细胞免疫,是排斥同种异体移植物、杀伤病毒感染细胞和肿瘤细胞的效应细胞(D 对),故例 831 选 D。②B 细胞除了是专职抗原提呈细胞以外,还能介导体液免疫,受抗原刺激后能活化、增殖、分化为浆细胞,合成并分泌抗体进入血液循环(E 对),故例 832 选 E。③抗原提呈细胞(APC)是指能够加工处理抗原,并将抗原信息提呈给 T 淋巴细胞的一类细胞。专职性 APC 包括树突状细胞、单核/巨噬细胞、B 细胞(A 对),故例 833 选 A。④NK 细胞的主要作用是自然杀伤活性、ADCC 作用、分泌细胞因子等。⑤肥大细胞存在于血液中,其颗粒中含有肝素、组胺、5 羟色胺,细胞活化后可脱颗粒并释放出颗粒中的活性物质,引起速发型超敏反应。

【例834～836】【正确答案】ADC

【答案解析】①成熟的 T 细胞不同时表达 CD4 和 CD8,借此可将 T 细胞分为 CD4⁺T 细胞和 CD8⁺T 细胞两个亚群,CD4 主要表达在 CD4⁺Th 细胞上(A 对),故例 834 选 A。②树突状细胞是机体功能最强的专职抗原提呈细胞,它能高效地摄取、加工处理和提呈抗原,膜表面表达 MHC-Ⅱ类分子(D 对)、共刺

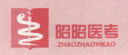

激分子（CD80、CD86、CD40 等）和黏附因子（ICAM－1，ICAM－2，LFA－l，LFA－3）等，故例 835 选 D。
③NK 细胞表面具有两类功能截然不同的受体：一类受体与靶细胞表面相应配体结合后，可激发 NK 细胞产生杀伤作用，称为杀伤细胞活化受体（KAR）；另一类受体与靶细胞表面相应配体结合后，可抑制 NK 细胞产生杀伤作用，称为杀伤细胞抑制受体（KIR）（C 对），故例 836 选 C。CD19 是 B 细胞的表面标志。
IL－2 主要由 Th1 细胞分泌。

【例 837】【正确答案】D
　　【答案解析】①辅助性 T 细胞（Th）是表达 CD4 分化抗原的 T 细胞（不选 A）。②活化的巨噬细胞表面可表达 MHC－Ⅱ类抗原（不选 B）。③细胞毒性 T 细胞（CTL）是表达 CD8 分化抗原的 T 细胞（不选 C）。④NK 细胞可表达 IgG Fc 受体（FcγRⅢ，CDI6），也可表达杀伤细胞活化受体（KAR）和杀伤细胞抑制受体（KIR），但 NK 细胞不表达 CD4 分化抗原（D 错），故本题选 D。⑤人成熟红细胞无细胞核，不表达 MHC－Ⅰ类抗原（不选 E）。

第 5 章　免疫球蛋白

【例 838】【正确答案】A
　　【答案解析】①免疫球蛋白是具有抗体活性或化学结构与抗体相似的球蛋白的统称，对异种动物而言，是良好的抗原物质，既有免疫原性，也有抗原性（A 对），故本题选 A。②IgG 和 IgM 构成的免疫复合物可通过 C1q 激活补体（不选 B）。③分泌型 IgA 含分泌片（不选 C）。④Ig 有 κ 和 λ 两型轻链（不选 D）。⑤抗体可被木瓜水解酶水解成 Fab 和 Fc 段（不选 E）。

【例 839】【正确答案】D
　　【答案解析】抗体是由浆细胞合成并分泌的一类能与相应抗原特异性结合的含有糖基的免疫球蛋白，而具有抗体活性或者化学结构与抗体相似的球蛋白统称为免疫球蛋白，故免疫球蛋白与抗体有区别也有联系，免疫球蛋白是化学结构上的概念，而抗体是生物学功能上的概念（不选 A、B、C）。抗体分布于体液（血液、淋巴液、组织液及黏膜的外分泌液）中，而免疫球蛋白除分布于体液中（分泌型）之外，还可存在于 B 细胞膜（膜型）上（D 对，不选 E），故本题选 D。

【例 840】【正确答案】B
　　【答案解析】①根据轻链（L 链）结构组成和抗原性的不同，可将其分为 κ（kappa）和 λ（lambda）两型（不选 A）。②根据抗体重链（即 H 链）结构组成和抗原性的不同，可将其分为五类，即 μ、γ、α、δ 和 ε 链；它们与轻链组成的抗体分别称为 IgM、IgG、IgA、IgD 和 IgE（B 对），故本题选 B。③IgG 因其重链恒定区内某些氨基酸及二硫键数目和位置存在差异而分为 IgG1、IgG2、IgG3 和 IgG4 四个亚类；IgA 可分为 IgA1 和 IgA2 两个亚类（不选 C、D、E）。

【例 841】【正确答案】C
　　【答案解析】①免疫球蛋白的分“类”依据是 Ig 重链恒定区（C 区）所含抗原表位的不同（C 对），故本题选 C。②而分“型”依据是 Ig 轻链恒定区（C 区）所含抗原表位的不同（不选 A、B、D、E）。

【例 842】【正确答案】A
　　【答案解析】①IgA 有血清型和分泌型两种，SIgA 是外分泌液中主要的抗体类别，参与黏膜局部免疫（A 对），通过与相应病原微生物（细菌、病毒等）结合，阻止病原体黏附到细胞表面，从而在局部抗感染中发挥重要作用，是机体抗感染的“边防军”，故本题选 A。②IgM（不选 B）出现最早、分子量最大。③IgD（不选 C）半衰期最短。④IgE（不选 D）含量最少，为亲细胞抗体，可引起Ⅰ型超敏反应。⑤IgG（不选 E）是唯一可以通过胎盘的免疫球蛋白。

【例 843】【正确答案】C
　　【答案解析】①血清中含量最高的 Ig 是 IgG（C 对），故本题选 C。“最”字型考题应引起注意。②IgA（不选 A）有血清型和分泌型两种，SIgA 是外分泌液中主要的抗体类别，参与黏膜局部免疫，通过与相应病原微生物（细菌、病毒等）结合，阻止病原体黏附到细胞表面，从而在局部抗感染中发挥重要作用，是机

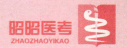

体抗感染的"边防军"。③IgD(不选 B)半衰期最短。④IgM(不选 D)出现最早,分子量最大。⑤IgE(不选 E)是唯一可以通过胎盘的免疫球蛋白。

【例 844】【正确答案】A

　　【答案解析】①关于免疫球蛋白的考点很常考,请引起重视。IgM 出现最早,分子量最大(A 对),故本题选 A。②IgD 半衰期最短(不选 B)。③IgG 含量最高,出现代表既往感染(不选 C)。④IgA 与局部抗感染有关(不选 D)。⑤IgE 含量最少,为亲细胞抗体,可引起 I 型超敏反应(不选 E)。

【例 845】【正确答案】D

　　【答案解析】IgG(150KD)主要由脾和淋巴结中的浆细胞合成分泌;存在于血液和组织液中,约占血清抗体总量的 75%～80%;血清半衰期较长,约 23 天,是再次体液免疫应答产生的主要抗体(D 对),故本题选 D。

【例 846】【正确答案】B

　　【答案解析】已发现人类具有五类免疫球蛋白,分别为 IgG、IgM、IgA、IgD 及 IgE。与血型有关的免疫球蛋白只有三类,即 IgG、IgM 及 IgA。凡未经抗原刺激就在体内血清中出现的抗体称"天然抗体","天然抗体"通常是 IgM(B 对),故本题选 B。

【例 847】【正确答案】C

　　【答案解析】IgE 为亲细胞抗体,可通过 Fc 段与肥大细胞和嗜碱性粒细胞上的 FcεR I 结合而使之致敏,当再次接触相应变应原时可引发 I 型超敏反应(C 对),故本题选 C。

第 6 章　补体系统

【例 848】【正确答案】E

　　【答案解析】补体的激活途径有三条:①经典激活途径,其激活物为 IgG 或 IgM 与抗原形成的复合物(E 对),故本题选 E。②旁路激活途径,又称替代激活途径,其激活物为细菌、内毒素、脂多糖(LPS)等(不选 A、B、C、D)。③MBL 激活途径:指甘露糖结合凝集素(MBL)直接识别病原体表面的 N 氨基半乳糖或甘露糖,依次活化 MASP1、MASP2、C4、C2、C3,形成 C3 转化酶与 C5 转化酶的级联酶促反应过程。

【例 849】【正确答案】C

　　【答案解析】①免疫耐受由抗原诱导(不选 A)。②超敏反应是指机体对某些抗原初次应答后,再次接受相同抗原刺激时发生的一种以机体生理功能紊乱或组织细胞损伤为主的适应性免疫应答(不选 B)。③补体系统在激活后可在表面细菌形成膜攻击复合物,从而导致细菌裂解(C 对),故本题选 C。④抗体的类别转换是在 B 细胞初次 DNA 重排基础上,即形成功能性 V-D-J 基因片段后,重链恒定区基因片段发生重排的过程(不选 D)。⑤细胞毒性 T 细胞是组成性表达 TCR αβ 和 CD8 分子的 T 细胞;其表面 TCR-CD3 复合体识别抗原受 MHC-I 类分子限制,即只能识别结合 APC 或靶细胞表面 MHC-I 类分子提呈的抗原肽(不选 E)。

【例 850】【正确答案】C

　　【答案解析】补体各组分的分子量变化范围很大,最低者为 D 因子,最高者为 C_1(C 对),故本题选 C。

【例 851】【正确答案】C

　　【答案解析】①补体膜攻击复合物的形成过程为:C_5 转化酶(C_{4b2a3b})将 C_5 裂解为 C_{5a} 和 C_{5b} 两个片段,其中小分子 C_{5a} 释放至液相,具有过敏毒活性和趋化作用;大分子 C_{5b} 依次与液相 C_6、C_7 结合形成 C_{5b67} 复合物。②上述复合物中 C_7 具有高度亲脂性,能与相邻病原体或细胞非特性结合,进而与 C_8 高亲和力结合形成 C_{5b678} 复合物,使细胞膜出现损伤。③在此基础上,C_{5b678} 复合物可进一步促进 C_9 聚合(12～15 个 C_9 分子)形成 C_{5b6789} 复合物,此即膜攻击复合物(MAC)(C 对),故本题选 C。

【例 852】【正确答案】C

　　【答案解析】IgG1～3 或 IgM 类抗体与相应抗原结合形成的抗原抗体复合物是启动经典途径活化的主要物质(不选 A、B、D)。可通过替代途径激活补体的有肽聚糖、酵母多糖、脂多糖、凝聚的 IgA、IgG4(C

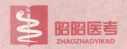

对,不选 E),故本题选 C。

【例 853～855】【正确答案】ACD

【答案解析】①KIR 是杀伤细胞抑制性受体,是一种主要表达在 NK、T 细胞上的抑制性信号传递分子。正常情况下,KIR 的存在可能是 NK、T 细胞不攻击自身组织的重要因素。KIR 分子传递的抑制性信号可能是活化 T 细胞的负调节因素(A 对),故例 853 选 A。②KAR 是杀伤细胞活化受体,与靶细胞表面相应配体结合后,可激发 NK 细胞产生杀伤作用。③TCR 是 T 细胞的特异性抗原识别受体,可特异性结合抗原(C 对),故例 854 选 C。④MBL 是甘露聚糖结合凝集素,能激活补体的 MBL 激活途径(D 对),故例 855 选 D。⑤CEA 为癌胚抗原,属于肿瘤相关抗原。

【例 856】【正确答案】D

【答案解析】补体是存在于正常人和动物血清与组织液中的一组经活化后具有酶活性的蛋白质。补体激活过程依据其起始顺序不同,可分为三条途径:①经典途径:从 C_{1q} - C_{1r} - C_{1s} 开始激活,抗原抗体(IgG,IgM)复合物为主要激活物质(不选 A、B、C)。②替代途径:从 C_3 开始激活,以某些细菌、真菌或细菌脂多糖(LPS)、酵母多糖、葡聚糖等为激活物质(D 对),故本题选 D。③MBL 途径:从 MBL 激活开始(不选 E)。

【例 857～859】【正确答案】DCA

【答案解析】补体的活化过程表现为一系列丝氨酸蛋白酶的级联酶解反应。①C_3 转化酶是裂解补体 C_3 为 C_{3a} 和 C_{3b} 的酶,其中经典途径的 C_3 转化酶是 C_{4b2a}(D 对),故例 857 选 D;②旁路途径 C_3 转化酶是 C_{3bBb}(C 对),故例 858 选 C。③C_5 转化酶为裂解补体 C_5 为 C_{5a} 和 C_{5b} 的酶,其中经典途径的 C_5 转化酶是 C_{4b2a3b}(A 对),故例 859 选 A。④C_{3bnBb} 是旁路途径的 C_5 转化酶。⑤$C_{5b6789n}$ 是膜攻击复合物。

【例 860】【正确答案】B

【答案解析】补体是执行固有免疫的效应分子,在适应性免疫应答中也发挥重要作用。补体活化过程中产生的裂解片段可介导产生多种生物学作用。①C_2 裂解片段 C_{2b} 在体内可进一步裂解为 C_2 激肽,此种具有激肽样作用的 C_2 激肽能使毛细血管扩张、通透性增强,从而导致局部皮肤和黏膜出现炎性水肿(不选 A)。②C_{3b} 可介导调理吞噬作用、免疫黏附及其对循环免疫复合物的清除作用(B 对),故本题选 B。③C_{5a} 具有过敏毒素及趋化作用(不选 C)。④C_{2a} 与 C_{4b} 结合形成经典途径的 C_3 转化酶(不选 D)。⑤C_{4a} 具有过敏毒素作用(不选 E)。

第 7 章　细胞因子及受体

【例 861】【正确答案】A

【答案解析】①IL-1 主要由单核-巨噬细胞产生(A 对),故本题选 A。②IL-2 主要由 CD4$^+$T 细胞产生,CD8$^+$T 细胞也可产生(不选 B)。③IL-4 主要由 T 细胞、肥大细胞产生(不选 C)。④IL-5 主要由 T 细胞、肥大细胞和嗜酸性粒细胞产生(不选 D)。⑤IL-10 主要由 Th2 细胞产生(不选 E)。

【例 862】【正确答案】E

【答案解析】根据结构和功能的不同可将细胞因子分为六类:白细胞介素(IL)(不选 A)、干扰素(IFN)(不选 B)、肿瘤坏死因子(TNF)(不选 C)、集落刺激因子(CSF)、趋化性细胞因子和生长因子(不选 D)六类,过敏毒素不属于细胞因子(E 对),故本题选 E。

【例 863】【正确答案】C

【答案解析】①IL-2 主要由 CD4$^+$ 和 CD8$^+$T 细胞产生,主要以自分泌或旁分泌方式发挥效应(不选 A),具有促进 T 细胞和 B 细胞的增殖分化(不选 B、E)、增强 NK 细胞、单核细胞的杀伤活性(不选 D)、诱导 LAK 细胞形成等功能。②IL-2 还能促进,而不是抑制 Th1 胞分泌 IFN-γ(C 错),故本题选 C。

【例 864】【正确答案】B

【答案解析】①肿瘤坏死因子(TNF)是 Carswell 等在 1975 年发现的一种能使肿瘤组织发生出血坏死的细胞因子。②根据来源和结构可将肿瘤坏死因子分为 TNF-α 和 TNF-β 两种:TNF-α 主要由脂

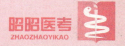

多糖(LPS)激活的单核/巨噬细胞产生;TNF-β又称淋巴毒素-α(LT-α),主要由抗原或丝裂原激活的T细胞产生。TNF-α和TNF-β为同源三聚体分子,两者识别结合的受体相同,生物学活性相似,均具有杀伤肿瘤和参与炎症反应等作用(B对),故本题选B。③IL-2、干扰素、IL-4、IL-1等均无此功能(不选A、C、D、E)。

【例865】【正确答案】D

　　【答案解析】①IL-2主要由CD4$^+$和CD8$^+$T细胞产生,主要以自分泌或旁分泌方式发挥效应(不选A),具有促进T细胞和B细胞的增殖分化(不选B)、增强NK细胞、单核细胞的杀伤活性(不选C)、诱导LAK细胞形成等功能(不选E)。②IL-2还能促进,而不是抑制Th1胞分泌IFN-γ(D错),故本题选D。

【例866】【正确答案】A

　　【答案解析】①IL-1主要由单核巨噬细胞产生,淋巴细胞、内皮细胞及角化细胞等也可产生(A对),故本题选A。②IL-2主要由CD4$^+$Th1细胞产生,CD8$^+$T细胞也可产生(不选B)。③IL-4、IL-5、IL-10主要由Th2细胞产生(不选C、D、E)。

【例867】【正确答案】C

　　【答案解析】①局部微环境和细胞因子可影响和调节免疫球蛋白类型的转换,如在肠道派伊尔氏结的B细胞V基因片段优先转换到Cα$_1$进行重排,因此主要合成和分泌IgA。在体外向经LPS刺激的小鼠B细胞中加入IL-4,可促进B细胞产生IgG1和IgE,抑制IgG2b产生,低浓度的IL-4主要诱导产生IgG1,高浓度的IL-4主要诱导产生IgE(C对),故本题选C。②而IFN-γ则诱导小鼠B细胞合成IgG2a,抑制IgE的产生(不选B)。③TGF-β、IL-5和IL-6对IgA的产生具有促进作用。

【例868】【正确答案】D

　　【答案解析】①根据结构和生物学功能的不同,细胞因子可分为六类,即白细胞介素、干扰素、肿瘤坏死因子、集落刺激因子、趋化因子、生长因子。②集落刺激因子(CSF)是指能够选择性刺激多能造血干细胞和不同发育阶段造血干细胞定向增殖分化、在半固体培养基中形成不同细胞集落的细胞因子。CSF包括干细胞因子(SCF)、多集落刺激因子(multi-CSF,IL-3)、粒细胞-巨噬细胞集落刺激因子(GM-CSF)、巨噬细胞集落刺激因子(M-CSF)、粒细胞集落刺激因子(G-CSF)、红细胞生成素(EPO)和血小板生成素(TPO)。上述选项中只有G-CSF是可以促进造血干细胞增生分化的细胞因子(D对),故本题选D。③IL-2、IL-6、IL-10属于白细胞介素(不选A、C、E)。④IFN-γ属于干扰素(不选B)。

【例869】【正确答案】B

　　【答案解析】干扰素(IFN)是最早发现的细胞因子,因其具有干扰病毒感染和复制的能力而得名。根据来源和理化性质可将干扰素分为α、β、γ三种类型;其中IFN-α和IFN-β主要由白细胞、成纤维细胞和病毒感染的组织细胞产生,又称Ⅰ型干扰素;IFN-γ主要由活化的Th1细胞、CTL和NK细胞产生,又称Ⅱ型干扰素或免疫干扰素。Ⅰ型和Ⅱ型干扰素均具有抗病毒作用和免疫调节作用(B对,A、C、D、E错),故本题选B。

【例870】【正确答案】E

　　【答案解析】①CD4是Th细胞的TCR辅助受体(不选A)。②CD19-CD21-CD81复合体是B细胞表面的BCR辅助受体(不选B、C)。③CD28是T细胞表面的黏附分子,也是最重要的协同刺激分子(不选D)。④CD40是B细胞表面最重要的协同刺激分子,与活化T细胞表达的CD40L结合,可提供B细胞活化所需要的第二信号(E对),故本题选E。

【例871～873】【正确答案】CEB

　　【答案解析】①重组β干扰素(IFN-β)用于治疗多发性硬化症(C对),故例871选C。②红细胞生成素(EPO)由肾间质细胞产生,因此慢性肾衰竭患者常因EPO减少而导致肾性贫血,EPO常用于治疗肾性贫血(E对),故例872选E。③抗肿瘤坏死因子抗体(TNF-α单抗)用于治疗类风湿关节炎(B对),故例873选B。④抗CD3单克隆抗体(莫罗单抗)用于治疗各种器官移植后急性排斥反应及自身免疫性疾病。⑤1986年,FDA批准IFN-α用于治疗人毛细胞白血病,这是世界上第一个获得临床应用的商品化

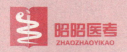
细胞因子类药物。

第8~9章　白细胞分化抗原和黏附因子、主要组织相容性复合体及其编码分子

【例874】【正确答案】C

【答案解析】结合提呈抗原肽是经典HLA-Ⅰ类和Ⅱ类分子的主要生理功能之一（C对），故本题选C。在抗原提呈细胞（APC）内，HLA-Ⅰ类分子通过其抗原肽结合槽能与内源性抗原肽结合（不选B），形成抗原肽-HLAⅠ类分子复合物。上述抗原肽-HLAⅠ类分子复合物经转运表达于APC表面，可被CD8+T细胞，而不是CD4+T细胞识别结合启动适应性免疫应答（不选A、E）。HLA-Ⅰ类分子可结合CD8，而不是CD4（不选D）。

【例875】【正确答案】B

【答案解析】①HLA-Ⅰ类分子由α链和β2-m链组成（不选A）。②HLA-Ⅱ类分子可提呈外源性抗原供Th细胞识别，与辅助受体CD4结合，对T辅助细胞（Th）的识别起限制作用（B对），故本题选B。③HLA-Ⅰ类分子几乎表达于所有有核细胞表面，HLA-Ⅱ分子主要表达于专职APC表面（不选C）。④HLA-Ⅰ类分子由HLA-A、B、C等基因编码（不选D）。⑤HLA-Ⅰ类分子是CD8的配体，而HLA-Ⅱ类分子是CD4的配体（不选E）。

【例876】【正确答案】B

【答案解析】HLA复合体（3 600 kb）位于第6号染色体短臂上，共有224个基因座位。根据各位点基因及其编码产物结构和功能的不同，可将HLA复合体分为三个区域，即Ⅰ类基因区、Ⅱ类基因区和介于Ⅰ类与Ⅱ类基因区之间的Ⅲ类基因区。Ⅰ类基因编码HLA-Ⅰ类分子的重链（α链）（不选A），Ⅱ类基因编码HLA-Ⅱ类分子的α链和β链（不选C、D），Ⅲ类基因编码B因子（不选E）。HLA-Ⅰ类分子的轻链（β2-m）由15号染色体上的基因编码，不是HLA复合体的编码产物（B错），故本题选B。

【例877】【正确答案】A

【答案解析】在免疫应答过程中，T细胞通过表面抗原受体（TCR）与APC表面MHC-Ⅰ/Ⅱ类分子提呈的抗原肽结合，是启动T细胞活化的重要环节。研究发现：只有当APC与T细胞表面MHC相同时T细胞才能被激活，即T细胞只能识别自身APC表面MHC分子提呈的抗原肽；而不能识别非己APC表面MHC分子提呈的抗原肽，上述细胞间相互作用的限制性称为MHC限制性。执行特异免疫功能的免疫细胞间相互作用要受MHC限制性，如APC提呈抗原供Th细胞识别时受MHCⅡ类分子的限制性，而CTL细胞杀伤靶细胞时受MHC-Ⅰ类分子的限制性（A对），故本题选A。NK细胞的杀伤作用及巨噬细胞的吞噬作用是非特异性的，没有MHC限制性（不选B、C）。抗体结合病毒属于抗原-抗体反应，与MHC限制性无关（不选D）。树突状细胞摄取抗原也与MHC限制性无关（不选E）。

【例878】【正确答案】D

【答案解析】①HLA复合体位于第6号染色体短臂上，共有224个基因座位。根据各位点基因及其编码产物结构和功能的不同，可将HLA复合体分为三个区域，即Ⅰ类基因区、Ⅱ类基因区和介于Ⅰ类与Ⅱ类基因区之间的Ⅲ类基因区。②经典的HLA-Ⅰ类基因包括B，C，A三个座位，所以HLA-A区、HLA-B区、HLA-C区都是编码HLA-Ⅰ类抗原的基因区域（不选A、B、C）。③经典的HLA-Ⅱ类基因位于D区，由DP、DQ和DR三个亚区组成（D对），故本题选D。④HLA-D区与HLA-B区之间指的是Ⅲ类基因区（不选E）。

【例879】【正确答案】D

【答案解析】①研究发现携带某些特定HLA等位基因或单体形的个体与某些疾病的发生相关联。②其中最典型的例子是强直性脊柱炎患者，其HLA-B27抗原阳性率高达58%~97%；而正常人的HLA-B27抗原阳性率仅为1%~8%（D对，A、B、C、E错），故本题选D。

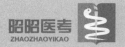

第10～11章 免疫应答及黏膜免疫

【例880】【正确答案】B

【答案解析】①骨髓是中枢免疫器官,是B细胞发育分化成熟的场所(不选A)。②淋巴结是外周免疫器官,其主要功能为:成熟T、B细胞的主要定居部位;免疫应答发生的场所(B对),故本题选B。③胸腺是中枢免疫器官,是T细胞发育分化成熟的场所(不选C)。④腔上囊是禽类B细胞发育分化成熟的场所(不选D)。⑤外周血是T、B细胞分布至全身的途径(不选E)。

【例881】【正确答案】A

【答案解析】免疫应答是机体免疫系统对抗原刺激所产生的以排除抗原为目的的生理过程。这个过程可以人为地分成三个阶段:①抗原识别阶段:是抗原通过某一途径进入机体,被免疫细胞识别、提呈和诱导细胞活化的开始时期,又称感应阶段。②淋巴细胞活化阶段:是接受抗原刺激的淋巴细胞活化和增殖的时期,又称为活化阶段。③抗原清除阶段:是免疫效应细胞和抗体发挥作用将抗原灭活并从体内清除的时期,也称效应阶段。故免疫应答的基本过程包括识别、活化、效应三个阶段(A对,B、C、D、E错),故本题选A。

【例882】【正确答案】C

【答案解析】抗体产生细胞是浆细胞(不选A)。表达TCR的是T细胞(不选B)。巨噬细胞可以分泌多种细胞因子(如IL-1、IL-12和TNF等)(C对),故本题选C。T细胞可表达CD3分子,但巨噬细胞不表达(不选D)。T、B细胞内部可发生基因重排,但巨噬细胞不会(不选E)。

【例883】【正确答案】A

【答案解析】①在众多的免疫细胞中,只有T细胞和B细胞可表达特异性的抗原识别受体,分别为TCR和BCR(A对),故本题选A。②浆细胞(不选B)、巨噬细胞(不选C)、NK细胞(不选D)、单核细胞(不选E)无特异性抗原受体的细胞。

【例884】【正确答案】C

【答案解析】①T细胞的充分活化需要双信号的刺激,缺乏任一信号都会导致T细胞的无能(不选A)。②T细胞不能直接识别抗原,只能识别由APC的MHC分子提呈的抗原肽(C错),故本题选C,而且受MHC限制性的约束(不选B)。③T细胞活化后能表达CD40L,提供B细胞活化的第二信号,还可分泌多种细胞因子(不选D),对B细胞有辅助作用(不选E)。

【例885】【正确答案】A

【答案解析】①细胞免疫应答是由T细胞介导的,故结核病的细胞免疫反应中起主要作用的细胞为T细胞(选A),故本题选A。②B细胞主要介导体液免疫应答,是抗体产生细胞(不选B)。③NK细胞、巨噬细胞和中性粒细胞是固有免疫细胞(不选C、D、E)。

【例886】【正确答案】B

【答案解析】①IFN-α主要由白细胞产生(不选A)。②Th2细胞主要分泌IL-4(B对)、IL-5、IL-6、IL-13等,诱导和促进B细胞介导的体液免疫应答,故本题选B。③Th1细胞主要分泌IFN-γ(不选C)、IL-2(不选E)、TNF-α/β等细胞因子,增强吞噬细胞介导的抗感染免疫,特别是抗胞内病原体的感染。④IFN-β主要由成纤维细胞产生(不选D)。

【例887】【正确答案】A

【答案解析】①Th1细胞主要分泌IFN-γ(A对)、IL-2、TNF-α/β等细胞因子,增强吞噬细胞介导的抗感染免疫,特别是抗胞内病原体的感染,故本题选A。②Th2细胞主要分泌IL-4、IL-5、IL-6、IL-10等细胞因子,诱导和促进B细胞介导的体液免疫应答(不选B、C、D、E)。

【例888】【正确答案】B

【答案解析】①诱导免疫抑制不利于病毒感染细胞的清除(不选A)。②特异性CTL是细胞免疫应答的产物,能高效、特异地杀伤胞内病原体(病毒和某些胞内寄生菌)感染细胞、肿瘤细胞等靶细胞,而不

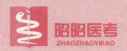

损害正常细胞(B对)，故本题选 B。③IL－10 是抑制性细胞因子，上调 IL－10 不利于病毒感染细胞的清除(不选 C)。④诱导免疫耐受不利于病毒感染细胞的清除(不选 D)。⑤CTL 杀伤靶细胞受 HLA－Ⅰ类分子限制，下调 HLA－Ⅰ类分子的表达不利于 CTL 功能的发挥(不选 E)。

【例 889】【正确答案】C

【答案解析】①胸腺是中枢免疫器官(不选 A)。②脾脏是外周免疫器官(不选 B)。③黏膜相关淋巴组织亦称黏膜免疫系统，主要指呼吸道、胃肠道及泌尿生殖道黏膜固有层上皮细胞下散在的淋巴组织，以及含有生发中心的淋巴组织，如扁桃体(C 对)、小肠的派尔及阑尾等，是发生黏膜免疫应答的主要部位，故本题选 C。④骨髓是中枢免疫器官(不选 D)。⑤肝不属于免疫器官(不选 E)。

第 12 章　　免疫耐受

【例 890】【正确答案】D

【答案解析】免疫耐受是指免疫活性细胞接触抗原性物质时所表现的特异性无应答状态。诱导免疫耐受形成的难易与机体免疫系统的发育成熟程度密切相关，通常在胚胎期最易诱导形成免疫耐受，新生期次之，成年期最难(D 对)，故本题选 D。

【例 891】【正确答案】C

【答案解析】①免疫耐受是指机体免疫系统接受某种抗原作用后产生的特异性的免疫无应答状态，对某种抗原产生免疫耐受的个体，再次接触同一抗原刺激后，不发生免疫应答或不能用常规方法检测到免疫应答，但对其他抗原仍具有正常的免疫应答能力(不选 A)，是免疫应答的另一种形式(不选 E)。诱导免疫耐受形成的难易与机体免疫系统的发育成熟程度密切相关，通常在胚胎期最易诱导形成免疫耐受，新生期次之，成年期最难(不选 B)。成年动物体内有大量成熟 T、B 淋巴细胞，单独使用抗原一般不易建立免疫耐受，但与免疫抑制措施配合则可诱导机体产生免疫耐受(不选 D)。协同刺激分子可抑制免疫耐受的形成，例如肿瘤细胞由于缺乏协同刺激因子，使机体的免疫系统处于对它的免疫耐受状态。抗肿瘤免疫基因治疗的一个策略是：借助转基因技术使肿瘤细胞表达高水平的协同刺激因子，使得肿瘤细胞易被免疫细胞杀伤(C 错)，故本题选 C。

【例 892】【正确答案】D

【答案解析】同种异体肾移植早期，异体肾作为异种抗原诱导免疫排斥反应，但临床上免疫抑制剂的应用使机体对异体肾的排斥反应大大减弱，时间长了，受者对移植物发生了免疫耐受，受者体内虽有供者抗原表达却未发生明显的排斥反应(D 对)，故本题选 D。

第 13～14 章　　抗感染免疫及超敏反应

【例 893】【正确答案】D

【答案解析】①题干所述为接触性皮炎，属于Ⅳ型超敏反应中的接触性迟发型超敏反应(D 对)，故本题选 D。②通常是由于接触小分子半抗原物质，如油漆、染料、农药、化妆品和某些药物等引起(不选 A、B、C)。③Arthus 反应属于Ⅲ型超敏反应(不选 E)。

【例 894】【正确答案】B

【答案解析】超敏反应是指机体受到某些抗原刺激时，出现生理功能紊乱或组织细胞损伤的异常适应性免疫应答。按发生机制的不同，可分为Ⅰ、Ⅱ、Ⅲ、Ⅳ型超敏反应。①Ⅰ型超敏反应也称过敏反应，是指变应原与结合在肥大细胞和嗜碱性粒细胞上的 IgE 结合并交联，使细胞释放生物活性介质，引起平滑肌收缩、血管扩张、通透性增强、黏膜腺体分泌增加，常见疾病有药物过敏性休克(B 对)、支气管哮喘、食物过敏症、湿疹、皮肤过敏反应，故本题选 B。②免疫复合物性肾小球肾炎、血清病、类风湿关节炎均属于Ⅲ型超敏反应(不选 A、C、D)。③感染性迟发性超敏反应属于Ⅳ型超敏反应(不选 E)。

【例 895】【正确答案】B

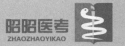

【答案解析】①Ⅱ型超敏反应也称细胞毒型或细胞溶解型超敏反应,由 IgG 或 IgM 抗体与靶细胞表面抗原结合后,在补体、吞噬细胞和 NK 细胞参与下,引起以细胞溶解或组织损伤为主的病理性免疫反应。常见疾病有输血反应、新生儿溶血症、自身免疫性溶血性贫血(B 对)、药物过敏性血细胞减少症、Goodpasture 综合征,Craves 病,故本题选 B。②过敏性休克、变态反应性鼻炎、荨麻疹均属于Ⅰ型超敏反应性疾病(不选 A、C、E)。③血清病属于Ⅲ型超敏反应(不选 D)。

【例 896】【正确答案】B

【答案解析】①IgD 在血清中含量很少,主要表达在成熟 B 细胞上,是 B 细胞发育成熟的标志(不选A、E)。②参与Ⅱ型超敏反应的免疫球蛋白是 IgG 或 IgM(B 对),故本题选 B。③IgE 介导过敏反应的发生(不选 C、E)。④IgA 可介导免疫复合物型超敏反应的发生(不选 C、D)。

【例 897~898】【正确答案】EB

【答案解析】①Ⅱ型超敏反应常见的有输血反应、新生儿溶血症、自身免疫性溶血性贫血(E 对)、药物过敏性血细胞减少症及肺出血-肾炎综合征等,故例 897 选 E。②Ⅲ型超敏反应常见的有 Arthus 反应、类 Arthus 反应、血清病(B 对)及链球菌感染后肾小球肾炎等,故例 898 选 B。③支气管哮喘及药物过敏性休克属于Ⅰ型超敏反应疾病。④接触性皮炎属于Ⅳ型超敏反应疾病。

第 15~16 章　自身免疫和自身免疫性疾病、免疫缺陷病

【例 899】【正确答案】E

【答案解析】①自身免疫病临床表现复杂多样,根据自身抗原在组织器官中的分布及其分布范围,可分为器官特异性自身免疫病和系统性自身免疫病。②器官特异性自身免疫病是指患者病变通常只局限于具有某种自身抗原的特定器官,极少累及其他组织器官的自身免疫病,如慢性甲状腺炎(不选 A)、恶性贫血(不选 B)、胰岛素依赖性糖尿病、重症肌无力(不选 C)和特发性血小板减少性紫癜等(不选 D)。③系统性自身免疫病是机体针对多种自身抗原产生的、病变累及多个组织器官的病理性免疫反应,如系统性红斑狼疮、类风湿性关节炎(E 对)和多发性硬化等,故本题选 E。

【例 900】【正确答案】E

【答案解析】①自身抗原是指能够诱导机体发生自身免疫应答或自身免疫病的自身组织成分,主要包括隐蔽的自身抗原、改变/修饰的自身抗原和抗体的独特型抗原。②机体有些组织成分由于解剖位置的特殊性,正常情况下终生不与免疫系统接触,称为隐蔽的自身抗原,例如眼葡萄膜色素(E 对)、眼晶状体蛋白和精子等都是隐蔽抗原,故本题选 E。③HLA 抗原、ABO 血型抗原和 Rh 血型抗原均属于同种异型抗原(不选 A、C、D)。④肿瘤抗原是指细胞癌变过程中出现的新抗原或过度表达的抗原物质(不选 B)。

【例 901】【正确答案】E

【答案解析】①德乔治综合征(DiGeorge 综合征)又称先天性胸腺发育不全(不选 B),是因 22 号染色体某区域缺失,胚胎早期第Ⅲ、Ⅳ对咽囊发育不全所致。②患者 T 细胞数目降低,细胞免疫应答能力显著降低,患者结核菌素试验阴性(不选 C、D);B 细胞数目正常,但对 TD 抗原的体液免疫应答能力显著下降,所以患者体液免疫功能也受影响(E 错),故本题选 E。③德乔治综合征临床表现为易反复感染病毒、真菌、原虫及胞内寄生菌(不选 A)。

【例 902】【正确答案】C

【答案解析】①X 连锁无丙种球蛋白血症是最常见的原发性 B 细胞免疫缺陷病,因其首次被 Bruton 报道又称 Bruton 病,为婴儿性联丙种球蛋白缺乏病,与 X 染色体隐性遗传有关,仅发生于男孩,女性为携带者,于出生后 6~9 个月开始发病。本病的特点在于:血中 B 细胞明显减少甚至缺如,血清免疫球蛋白(IgM、IgG、IgA)减少或缺乏,骨髓中前 B 细胞发育停滞。②全身淋巴结、扁桃体等淋巴组织生发中心发育不全或呈原始状态;脾和淋巴结的非胸腺依赖区淋巴细胞稀少;全身各处浆细胞缺如。③T 细胞及细胞免疫反应正常。由于体液免疫缺陷,患儿常发生反复细菌感染,特别易受流感嗜血杆菌、金黄色葡萄球菌、肺炎球菌等感染,可引起中耳炎、鼻窦炎、支气管炎、肺炎、脑膜炎或败血症而致死。注射丙种球蛋白,

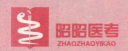
能控制感染,但由于无法提高呼吸道等黏膜处的 sIgA,因此鼻部、肺部的感染极易复发(C 对),故本题选 C。

第 17～18 章　肿瘤免疫及移植免疫

【例 903】【正确答案】B

　　【答案解析】①ADCC 作用指的是抗体依赖的细胞介导的细胞毒作用,是指具有杀伤活性的细胞如 NK 细胞通过其表面表达的 Fcγ 受体(FcγR)与靶抗原(如细菌或肿瘤细胞)上 IgG 抗体的 Fc 段结合,直接杀伤靶细胞(B 对),故本题选 B。②NK 细胞是介导 ADCC 的主要细胞,表面表达 FcγR Ⅲ。③CD3 和 CD4 是分化抗原,不介导 ADCC 作用(不选 A、E)。④IFN‐γ 和 IL‐4 是细胞因子,不介导 ADCC 作用(不选 C、D)。

【例 904】【正确答案】C

　　【答案解析】①急性排斥反应是指器官移植后数天至数周内发生的以细胞免疫应答为主的移植排斥反应,也是同种异基因移植术后最常见的排斥反应。病理学检查可见移植物组织出现大量巨噬细胞和淋巴细胞浸润。受体 CD8$^+$T 细胞和 CD4$^+$T 细胞是参与该种排斥反应的主要细胞(C 对),故本题选 C。②CD4$^+$T 细胞主要识别 APC MHC‐Ⅱ类分子提呈的抗原,介导针对移植物的迟发型超敏反应性炎症。③CD8$^+$T 细胞主要识别 APC MHC‐Ⅰ类分子提呈的抗原,介导对移植物细胞的特异性杀伤。④NK 细胞、肥大细胞和嗜酸性粒细胞主要参与固有免疫(不选 A、D、E)。⑤B 细胞主要介导体液免疫(不选 B)。

【例 905～906】【正确答案】CE

　　【答案解析】①超急性排斥反应是指移植器官与受者血管接通后数分钟至 24 小时内发生的由体液免疫应答介导产生的排斥反应,见于反复输血、多次妊娠、长期血液透析或再次移植的个体。发病原因主要为受者体内预先存在抗供者组织抗原的抗体(IgM),包括供者 ABO 血型抗原、血小板抗原、HLA 抗原、血管内皮细胞抗原的抗体(C 对),故例 905 选 C。②移植物抗宿主反应常见于骨髓移植后,是指当受体处于免疫无能或免疫抑制状态时,移植物内含有较多成熟的供者 T 细胞(E 对),通过识别受体抗原而产生攻击受体的免疫应答,故例 906 选 E。

第 19～20 章　免疫学检测技术及免疫学防治

【例 907】【正确答案】B

　　【答案解析】①直接凝集反应是颗粒性抗原直接与相应抗体结合出现的凝集现象。ABO 血型鉴定原理是根据红细胞膜上有无 A、B 抗原,将血型分为 A 型、B 型、AB 型及 O 型,通常 ABO 血型是通过直接凝集反应来鉴定的(B 对),故本题选 B。②间接凝集反应是将已知可溶性抗原吸附于某些载体颗粒表面形成致敏颗粒后,再与相应抗体进行反应出现的凝聚现象(不选 A)。③间接凝集抑制反应是先将可溶性抗原和抗体反应,再加入致敏颗粒,凝集被抑制的现象(不选 C)。④沉淀反应是指可溶性抗原与相应抗体特异性结合后出现沉淀的现象(不选 D)。⑤酶联免疫吸附试验(ELISA)是将已知抗体或可溶性抗原吸附在固相载体表面,使抗体‐抗原‐酶标抗体或抗原‐抗体‐酶标二抗在固相表面进行反应的酶免疫测定法(不选 E)。

【例 908】【正确答案】A

　　【答案解析】①外周血单个核细胞 PBMC 包括淋巴细胞和单核细胞,是免疫学试验最常用的细胞。分离免疫细胞的方法有葡聚糖‐泛影葡胺密度梯度离心法、磁珠分离法、流式细胞术(FCM),其中以流式细胞术最常用(A 对,E 错),故本题选 A。②ELISA、免疫电泳、双相琼脂扩散都是抗原‐抗体反应的检测方法(不选 B、C、D)。

第八篇　医学微生物学(助理医师不要求)

第1～3章　微生物的基本概念、细菌的形态与结构及细菌的生理

【例909】【正确答案】D

　　【答案解析】①细菌是原核细胞,不具成形的核,细菌的遗传物质称为核质或拟核,集中于细胞质的某一区域,多在菌体中央,没有核膜、核仁和有丝分裂器(不选C)。②真菌是一大类真核细胞型微生物,细胞核高度分化,有核膜和核仁,胞浆内有完整的细胞器(D对),故本题选D。③立克次体(不选A)、放线菌(不选B)、衣原体(不选E)不具有完整细胞核。

【例910】【正确答案】B

　　【答案解析】①微生物分为非细胞型、原核细胞型和真核细胞型三类,病毒是最小的一类微生物,核酸类型为DNA或RNA,属于非细胞型微生物(B对),故本题选B。②细菌(不选A)、支原体(不选C)、立克次体(不选D)及衣原体(不选E)均属于原核细胞型微生物。

【例911～912】【正确答案】CB

　　【答案解析】①支原体是缺乏细胞壁的原核细胞型微生物,呈高度多形性,是在无生命培养基中能生长繁殖的最小原核细胞型微生物(C对),故例911选C。②非细胞型微生物无典型细胞结构,只有一种核酸,即RNA或DNA,两者不能同时存在,如病毒(B对),故例912选B。

【例913】【正确答案】A

　　【答案解析】①不同的细菌细胞壁,其组成和结构不同,主要成分为肽聚糖,为细菌细胞壁所特有(A对),故本题选A。②外膜(不选B)、脂蛋白(不选C)、脂多糖(不选D)、类脂A(不选E)不是细菌细胞壁的特有成分。

【例914】【正确答案】C

　　【答案解析】①细菌的遗传物质称为核质。"核质以外的遗传物质"包括质粒、噬菌体、转位因子,质粒编码的细菌性状有菌毛、细菌素、毒素和耐药性等(C对),故本题选C。②mRNA、核蛋白体都不是遗传物质,只有DNA才是遗传物质(不选A、B)。③异染颗粒是细菌普遍存在的贮藏物,主要成分是RNA和多偏磷酸盐(不选D)。④性菌毛可通过接合作用传递F质粒,也是某些噬菌体吸附于菌细胞的受体,但它不是遗传物质(不选E)。

【例915】【正确答案】C

　　【答案解析】①质粒是细菌染色体以外的遗传物质,存在于细胞质中,为闭合环状双链DNA,带有遗传信息。质粒编码的细菌性状有菌毛、细菌素、毒素和耐药性等(C对),故本题选C。②性菌毛主要通过接合作用传递F质粒,也是某些噬菌体吸附于菌细胞的受体(不选A)。③细菌染色体为遗传物质。④鞭毛为细菌的运动器官,具有抗原性,与致病性有关(不选D)。⑤异染颗粒主要成分是RNA和多偏磷酸盐(不选E)。

【例916】【正确答案】B

　　【答案解析】某些菌株产生的一类具有抗菌作用的蛋白质为细菌素,细菌素与抗生素的作用不同,其作用范围狭窄,仅对与产生菌有亲缘关系的细菌有杀伤作用,故可用于细菌分型和流行病学调查(B对,A、C、D、E错),故本题选B。

【例917】【参考答案】C

　　【答案解析】①荚膜是某些细菌在其细胞壁外包绕的一层黏液性物质,与细胞壁结合牢固,能抵抗宿主吞噬细胞的吞噬和消化作用,增强细菌的侵袭力,是病原菌的重要毒力因子(C对),故本题选C。②芽

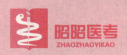

孢是细菌的休眠形式,对热力、干燥、辐射、化学消毒剂等理化因素均有强大的抵抗力,与侵袭力无关(不选 A)。③肽聚糖是细菌细胞壁特有的成分,其主要功能是保持菌体固有形态,维持菌体内外的渗透压(不选 B)。④核糖体是细菌合成蛋白质的场所(不选 D)。⑤异染颗粒的主要成分是 RNA 和多偏磷酸盐,可用于某些细菌的鉴定(不选 E)。

【例 918】【参考答案】D

【答案解析】①细菌一般以简单的二分裂方式进行无性繁殖(D 对),故本题选 D。②有性繁殖为真菌的繁殖方式之一(不选 A)。③放线菌主要以孢子形式无性繁殖,也可通过菌丝断裂繁殖(不选 B)。④细胞出芽为单细胞生物常见的繁殖方式之一(不选 C)。⑤核酸复制为病毒的繁殖方式(不选 E)。

第 4～6 章　消毒与灭菌、噬菌体及细菌的遗传与变异

【例 919】【正确答案】C

【答案解析】①灭菌是杀灭物体上所有微生物的方法,包括杀灭细菌芽孢、病毒和真菌在内的全部病原微生物和非病原微生物(C 对),故本题选 C。②抑菌(不选 A)、消毒(不选 B)、防腐(不选 D)、无菌(不选 E)不能杀灭一切微生物。

【例 920】【正确答案】C

【答案解析】①高压蒸气灭菌法是灭菌效果最好的方法,常用于耐高温、耐湿热物品的灭菌,如普通培养基、生理盐水、手术敷料等的灭菌(C 对),故本题选 C。②巴氏消毒法常用于牛奶、酒类的消毒(不选 A)。③煮沸法常用于消毒食具、剪刀、注射器等(不选 B)。④流通蒸气灭菌法常用于消毒及不耐热制剂的灭菌,但不能杀死芽孢(不选 D)。⑤间歇灭菌法适用于不耐高热的含糖或牛奶培养基的灭菌(不选 E)。

【例 921】【正确答案】D

【答案解析】①高压蒸气灭菌法是目前应用最普遍的灭菌方法,灭菌效果可靠(不选 A)。②高压蒸气灭菌法适用于耐高温和耐湿物品的灭菌(不选 B),如金属器械、玻璃、敷料、橡胶制品等的灭菌。③当蒸汽压力达到 104.0～137.3 kPa,温度为 121～126 ℃时(不选 E),30 分钟(D 错)即可杀灭包括芽孢在内的一切微生物(不选 C),故本题选 D。

【例 922】【正确答案】C

【答案解析】①质粒是染色体以外的遗传物质,存在于细胞质中,为闭合环状双链 DNA,带有遗传信息,控制细菌某些特定的遗传性状。质粒编码的细菌性状有菌毛、细菌素、毒素和耐药性等(C 对),故本题选 C。②性菌毛(不选 A)、细菌染色体(不选 B)、鞭毛(不选 D)、异染颗粒(不选 E)与细菌耐药性无关。

第 7～8 章　细菌的感染和免疫、
细菌感染的检查方法与防治原则

【例 923】【正确答案】D

【答案解析】菌群失调是指在应用抗生素治疗感染性疾病的过程中,宿主某部位正常微生物的菌群发生了定量或定性的异常变化而产生的病症。因此,引起菌群失调症的原因是正常菌群的组成和数量明显改变(D 对,A、B、C、E 错),主要诱因是抗生素的滥用,其他诱因有免疫抑制剂和肿瘤化疗药物,以及部分外科手术和插管等侵入性诊疗操作,故本题选 D。

【例 924】【正确答案】A

【正确解析】①在应用抗生素治疗感染性疾病的过程中,宿主某部位正常菌群中各菌种间的比例发生较大幅度变化而产生的病症。引起肠道菌群失调的原因是长期、大量使用抗生素后,大多数正常菌群被抑制或杀灭,而原处于劣势的菌群或外来耐药菌趁机大量繁殖而致病。②正常微生物的菌群发生了定量或定性的异常变化,以及正常微生物群因寄居部位而改变(A 对,B、C、D、E 错),均可引起菌群失调症,

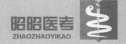

故本题选 A。

【例 925】【正确答案】D

【答案解析】①细菌的侵袭力包括黏附素(不选 A)、荚膜(不选 B)、侵袭素、侵袭性酶类(不选 E)、细菌生物被膜(不选 C)等。细菌首先通过黏附素黏附并定植在宿主黏膜上皮细胞表面,才能侵入细胞生长繁殖而致病。荚膜具有抗吞噬作用,能使细菌在宿主体内大量繁殖和扩散。细菌生物被膜是细菌在生长过程中,为了适应周围环境而形成的一种保护性生存方式。A 群链球菌可产生透明质酸酶,分解细胞间质的透明质酸,利于细菌及毒素的扩散。②外毒素只引起宿主细胞的功能损害,而与细菌的侵袭力无关(D 错),故本题选 D。

【例 926】【正确答案】B

【答案解析】①内毒素是多种革兰阴性菌的细胞壁成分(不选 A),由菌体裂解后释出(不选 E),其主要化学成分为脂多糖(不选 C)。②内毒素耐热且稳定(不选 D),抗原性弱,可刺激机体产生抗体,但无中和作用形成抗毒素,经甲醛处理不能脱毒成为类毒素(B 错),故本题选 B。③经甲醛处理可脱毒成为类毒素的是外毒素。

【例 927】【正确答案】D

【答案解析】①内毒素是革兰阴性菌细胞壁的脂多糖组分(D 对),脂多糖分子结构由 O 特异性多糖、非特异核心多糖和脂质 A 三部分组成,故本题选 D。②内毒素只有在细菌死亡裂解后才被释放出来。③肽聚糖为细菌细胞壁的主要成分(不选 A)。④外毒素的成分为蛋白质(不选 B),内毒素的成分为脂多糖。⑤病毒的主要成分是核酸(不选 E)。⑥脂蛋白是一种含有蛋白质以及可以与蛋白质水结合的脂类的生物化学组合体,很多酶、载体、结构蛋白、抗原、黏附素和毒素都是脂蛋白(不选 C)。

【例 928】【正确答案】B

【答案解析】①内毒素是革兰阴性菌的细胞壁成分(不选 A),由菌体死亡裂解后释出,其主要化学成分为脂多糖(C 对,B 错),故本题选 B。②与外毒素比较,内毒素的毒性作用相对较弱(不选 D)。内毒素可作用于巨噬细胞、血管内皮细胞等,使之产生 IL-1、IL-6、TNF-a 等具有内源性致热源的细胞因子,导致人体体温升高。内毒素耐热,加热至 160 ℃持续 2~4 h 才被破坏(不选 E)。

第 9~11 章　病原性球菌、肠道杆菌及弧菌属

【例 929】【正确答案】B

【答案解析】①淋病奈瑟菌俗称淋球菌,是引起人类泌尿生殖系统黏膜化脓性感染(淋病)的病原菌,也是我国目前流行的发病率最高的性传播疾病。②淋病奈瑟菌是革兰染色阴性双球菌(B 对),故本题选 B;淋病奈瑟菌抵抗力弱,对热、冷、干燥和消毒剂极度敏感(不选 A、D)。③泌尿生殖系统感染,当然是柱状上皮(不选 E)和移行上皮多见,对移行上皮自然有亲和力(不选 C)。

【例 930】【正确答案】C

【答案解析】①淋球菌是引起淋病的病原体,主要经性接触传播(不选 A),少数经污染的毛巾、衣裤、被褥等进行传播。淋球菌为革兰阴性球菌(不选 B),无芽孢,无鞭毛,但有荚膜和菌毛(不选 E)。②人是淋球菌的天然宿主,也是唯一宿主(C 对),淋球菌多侵犯尿道黏膜,常位于中性粒细胞内,故本题选 C。③淋球菌不产生自溶酶,自溶酶是细胞死亡时参与细胞自溶的酶类,包括蛋白酶、脂肪酶、糖类水解酶等(不选 D)。

【例 931】【正确答案】E

【答案解析】①荚膜有抗吞噬作用,是肺炎链球菌的主要毒力因子(E 对,不选 D),故本题选 E。②炎症因子、蛋白水解酶不属于肺炎链球菌的致病因子(不选 A、B)。③肺炎链球菌属于革兰阳性球菌,不产生内毒素(不选 C)。

【例 932】【正确答案】A

【答案解析】①根据细胞壁中抗原结构(C 多糖抗原)的不同,可将链球菌分为 A~H、K~V 共 20

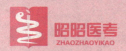

群。对人致病的链球菌菌株，90％左右属 A 群，含有 M 蛋白，M 蛋白与其致病性有关。肺炎链球菌无群抗原，不含 M 蛋白（A 错），故本题选 A。②荚膜（不选 B）、神经氨酸酶（不选 C）、肺炎链球菌溶素（不选 D）、脂磷壁酸（不选 E）均是肺炎链球菌的致病物质。

【例 933】【参考答案】A

【答案解析】①流行性脑脊髓膜炎是由脑膜炎奈瑟菌引起的急性化脓性脑膜炎（A 对），故本题选 A。②念珠菌属、隐球菌属主要引起真菌感染（不选 B，C）。③链球菌属可引起化脓性疾病、中毒性疾病、变态反应性疾病、感染性心内膜炎等（不选 D）。④葡萄球菌属主要引起化脓性疾病、毒素性疾病等（不选 E）。

【例 934～935】【参考答案】CE

【答案解析】①肺炎链球菌有典型的荚膜结构，荚膜有抗吞噬作用，是肺炎链球菌的主要毒力因子（C 对），故例 934 选 C。②淋病奈瑟菌可黏附于黏膜表面，产生 IgA_1 蛋白酶（E 对），故例 935 选 E。

【例 936～937】【参考答案】AE

【正确解析】①细菌性食物中毒最常见的致病菌为金黄色葡萄球菌（A 对），故例 936 选 A。如临床发现金葡菌能产生肠毒素，肠毒素能引起急性胃肠炎即食物中毒。②淋病奈瑟菌能产生 IgA_1 蛋白酶，破坏黏膜表面存在的特异性 IgA 抗体，使淋病奈瑟菌能黏附在尿道黏膜表面，并大量繁殖而致病，故淋病奈瑟菌可通过性接触感染生殖道和尿道，引起泌尿生殖系感染（E 对），故例 937 选 E。

【例 938】【正确答案】D

【答案解析】①急性出血性结肠炎的病原体为肠出血型大肠埃希菌（EHEC），血清型主要为 $O_{157}:H_7$ 型（D 对），故本题选 D。5 岁以下儿童易感染，夏季多见。②志贺痢疾杆菌常引起急性菌痢（不选 A）。③伤寒沙门菌为伤寒的致病菌（不选 B）。④新型肠道病毒 70 型常引起麻痹症、无菌性脑膜脑炎、急性出血性结膜炎等（不选 C）。⑤轮状病毒 A 组常引起婴幼儿或成人腹泻（不选 E）。

【例 939】【正确答案】B

【答案解析】肠出血型大肠埃希菌为出血型结肠炎和溶血性尿毒综合征的病原体，症状轻重不一，可为轻度水泻至伴剧烈腹痛的血便（B 对，A、C、D、E 错），故本题选 B。

【例 940】【正确答案】C

【答案解析】①霍乱弧菌有鞭毛和菌毛（不选 A、B）。其鞭毛运动有助于细菌穿过肠黏膜表面液层而接近肠壁上皮细胞。细菌的普通菌毛是细菌定居于小肠所必须的因子，只有黏附定居后方可致病。②霍乱弧菌分为两个生物型，即古典生物型和 ElTot 生物型，两型弧菌均无荚膜。而 1992 年发现的新流行株 0139 群有荚膜。由于前两型是引起霍乱流行的主要致病菌，因此霍乱弧菌的致病因素不包括荚膜（C 错），故本题选 C。③霍乱肠毒素是目前已知的致泻毒素中最为强烈的毒素（不选 D）。④霍乱弧菌可产生三种毒素（Ⅰ～Ⅲ型），Ⅰ型毒素为内毒素，系多糖体，耐热，存在菌体内部，是制作菌苗引起抗菌免疫的主要成分；Ⅱ型毒素为外毒素，即霍乱肠毒素。可见，霍乱弧菌既可分泌内毒素，也可分泌外毒素（不选 E）。

【例 941】【正确答案】D

【答案解析】①霍乱弧菌是引起烈性传染病霍乱的病原体，呈弧形或逗点状，革兰染色阴性（不选 A），有菌毛（不选 B），无芽孢，有些菌株有荚膜。在菌体一端有单鞭毛，运动非常活泼。取患者米泔水样粪便作悬滴观察，细菌呈穿梭样或流行样运动（不选 C）。粪便直接涂片染色镜检，可见其排列如"鱼群"状。霍乱弧菌耐碱不耐酸，在碱性蛋白胨培养基上生长良好（不选 E）。②El Tor 生物型是 O1 群霍乱弧菌的 1 个亚型，无芽孢（D 对），故本题选 D。

【例 942】【正确答案】D

【答案解析】导致食物中毒的非溶血性弧菌最容易污染的食品是海产品和盐渍食品（D 对，A、B、C、E 错），故本题选 D。

【例 943】【正确答案】C

【答案解析】①副溶血性弧菌存在于近海的海水、海底沉积物和鱼类、贝壳等海产品中，主要引起食物中毒，是我国大陆沿海地区食物中毒中最常见的一种病原菌。该菌与霍乱弧菌的一个显著差别是嗜

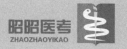

盐,在含有 35g/L NaCl 的培养基上最易生长,无盐则不能生长,故称为嗜盐弧菌(C 对),故本题选 C。②痢疾志贺菌(不选 A)、破伤风梭菌(不选 B)、白喉棒状杆菌(不选 D)、结核分枝杆菌(不选 E)都不具有嗜盐特性。

第 12～13 章　厌氧性杆菌及分枝杆菌

【例 944】【参考答案】C

【答案解析】①口腔感染大多为牙源性感染,主要由无芽孢厌氧革兰阴性杆菌引起(C 对),核梭杆菌、普雷沃菌属占主导地位,故本题选 C。②甲型溶血性链球菌常引起牙菌斑(不选 A)。③类白喉杆菌多为条件致病菌,分别可引起咽部、结膜、阴道或尿道等部位炎症。(不选 B)。④铜绿假单胞菌常引起皮肤黏膜受损部位的感染(不选 D)。⑤白念珠菌常引起鹅口疮(不选 E)。

【例 945】【正确答案】D

【答案解析】①2/3 的厌氧菌感染合并有需氧菌的混合感染。需氧菌消耗氧、破坏组织,为厌氧菌的生长繁殖创造了厌氧的条件。两类细菌的协同作用,使坏死组织增多,易于形成脓肿(A 对)。②无芽孢厌氧菌可产生多种毒素、胞外酶,如肠毒素、胶原酶、蛋白酶、纤溶酶、溶血素、DNA 酶、透明质酸酶等,这些酶通过脱氮、脱氨、发酵作用而产生大量不溶性气体,如硫化氢、氮等,气体积聚在组织间,可散发出恶臭味。坏死组织分泌物可呈乳白色、粉红色、血性或棕黑色等(B 对)。③无芽孢厌氧菌多为革兰染色阴性厌氧杆菌,因此分泌物直接涂片＋革兰染色可见细菌存在(C 对)。④无芽孢厌氧菌只有在厌氧的环境中才能生长,因此在普通肉汤培养基上(有氧环境中)不能生长,而在无氧环境下的血平板中可长出微小菌落(D 错,E 对),故本题选 D。

【例 946】【正确答案】B

【答案解析】①结核分枝杆菌的胞壁含有大量脂质,占菌体干重的 20％～40％,故生长成粗糙的疏水性菌落,而且难以用一般染料染色,需用助染剂并加温使之着色,着色后又不易以含有 3％HCl 的乙醇脱色,因此称为抗酸杆菌,结核杆菌一般用齐-尼(Ziehl - Neelsen)抗酸染色(B 对),故本题选 B。②革兰染色常用于普通细菌的染色(不选 A)。③美蓝染色常用于检测细菌数量的多少(不选 C)。④镀银染色常用于细菌鞭毛染色(不选 D)。⑤因为荚膜含水分较多,不易着色,因此荚膜染色常采用负性染色法,即将菌体和背景着色而荚膜不着色,从而使荚膜在菌体周围呈一透明圈(不选 E)。

【例 947】【正确答案】B

【答案解析】分枝杆菌属是一类细长略弯曲的杆菌,因由分枝生长的趋势而得名,此菌的显著特点为胞壁中含有大量脂质,结核分枝杆菌也不例外(B 对,A、C、D、E 错),故本题选 B。(昭昭老师速记:枝脂音同 zhi)

第 14～15 章　动物源性细菌及其他细菌

【例 948】【正确答案】C

【答案解析】①布鲁菌属细菌是一类引起人兽共患传染病的病原菌(C 对,A、B、D、E 错),故本题选 C。②在我国流行的主要是羊布鲁菌,其次为牛布鲁菌。

【例 949】【正确答案】C

【答案解析】耶尔森菌属于肠杆菌科,为鼠疫的病原体,其中肺鼠疫也称"黑死病"(C 对,A、B、D、E 错),故本题选 C。(昭昭老师速记:鼠拼音相近 S)

【例 950】【参考答案】D

【答案解析】①人类鼠疫的病原菌是鼠疫耶尔森菌,革兰染色阴性,主要通过被染疫的鼠蚤叮咬而感染。腺鼠疫以急性淋巴结炎为特点。鼠疫耶尔森菌能在吞噬细胞内生长繁殖,沿淋巴液到达局部淋巴结,多在腹股沟和腋下引起严重的淋巴结炎,呈局部肿胀、化脓和坏死(D 对),故本题选 D。②伤寒杆菌

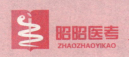

主要引起肠伤寒,临床特点为高热、缓脉、脾大、玫瑰疹(不选 A)。大肠埃希菌引起急性淋巴结炎少见(不选 B)。奈瑟球菌多引起脑膜炎和泌尿生殖道感染(不选 C)。流感嗜血杆菌常引起上呼吸道感染(不选 E)。

【例 951】【正确答案】D

　　【答案解析】①幽门螺杆菌是一种单极、多鞭毛(不选 A)、螺旋形弯曲的细菌(不选 E),革兰染色阴性(不选 B),微需氧(D 对),生长时需要 CO_2,营养要求高(不选 C),培养时需动物血清或血液,故本题选 D。②属于微需氧菌的还有空肠弯曲菌。

第 16 章　放线菌

【例 952】【正确答案】E

　　【答案解析】放线菌感染的主要特征是病灶形成多发性瘘管,并且排出硫黄样颗粒(E 对,A、B、C、D 错),故本题选 E。

【例 953】【正确答案】D

　　【答案解析】放线菌病可累及全身任何系统和器官,其中以面颈部最为常见,约占 60%。临床表现为后颈面部肿胀,不断产生新结节、多发性脓肿和瘘管形成(D 对,A、B、C、E 错),故本题选 D。

第 17～21 章　支原体、立克次体、衣原体、螺旋体及真菌

【例 954】【正确答案】C

　　【答案解析】立克次体的共同特点包括严格细胞内寄生(不选 A),含 DNA 和 RNA 两种核酸(不选 B),有较复杂的酶系统,对多数抗生素敏感(C 错),大多是人畜共患病的病原体(不选 D),以二分裂法繁殖(不选 E),与吸血节肢动物关系密切,故本题选 C。

【例 955】【正确答案】B

　　【答案解析】衣原体是一类严格在真核细胞内寄生,具有独特发育周期,并能通过细菌滤器的原核细胞型微生物(B 对,A、C、D、E 错),故本题选 B。

【例 956】【正确答案】E

　　【答案解析】①鹅口疮由白色念珠菌引起,属于真菌疾病(E 对),故本题选 E。②传染性单核细胞增多症主要是 EB 病毒感染,水痘主要是水痘带状疱疹病毒感染,病毒感染属于非细胞型微生物(不选 A、B)。③结核是由结核杆菌感染的,霍乱是由霍乱弧菌感染的,细菌属于原核细胞型微生物(不选 C、D)。

【例 957】【正确答案】C

　　【答案解析】新生隐球菌属于隐球菌属,是机会性致病真菌,主要引起隐球菌病(C 对,A、B、D、E 错),故本题选 C。

第 22～24 章　病毒的基本性状、病毒的感染和免疫及病毒感染的检查方法和防治原则

【例 958】【正确答案】B

　　【答案解析】①病毒是形态最微小、结构简单的非细胞型微生物(不选 E),其大小的测量单位为纳米或毫微米(不选 A)。②结构简单表现为无完整的细胞结构,仅有一种类型的核酸即 DNA 或 RNA 作为其遗传物质(B 错)必须在活细胞内才能显示生命活性(不选 D),故本题选 B。③病毒的增殖是以病毒核酸分子为模板进行的自我复制(不选 C)。

【例 959】【正确答案】B

　　【答案解析】①病毒缺乏增殖所需的酶系统,只能在有易感性的活细胞内进行增殖。②病毒增殖的

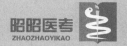

方式是以其基因组为模板,在 DNA 聚合酶或 RNA 聚合酶以及其他必要因素的作用下,经过复杂的生化合成过程,复制出病毒的基因组。病毒基因组则经过转录、翻译过程,合成大量的病毒结构蛋白,再经过装配,最终释放出子代病毒,这种以病毒核酸为模板进行复制的方式称为自我复制(B 对,A、C、D、E 错),故本题选 B。

【例 960】【正确答案】D

【答案解析】①从病毒进入宿主细胞开始,经过基因组复制,到最后释放出子代病毒,称为一个复制周期。②人和动物病毒的复制周期依次为吸附(不选 A)、穿入、脱壳(不选 B)、生物合成及装配与释放(不选 C、E)等 5 个阶段。因此,复制周期并不包括扩散(D 错),故本题选 D。

【例 961】【正确答案】E

【答案解析】①干扰素是病毒或其他干扰素诱生剂刺激人或动物细胞产生的一种糖蛋白,具有抗病毒、抗肿瘤和免疫调节等多种生物学活性。干扰素具有广谱抗病毒作用,但只能抑制病毒而无法杀灭病毒。②干扰素主要通过诱导宿主细胞合成抗病毒蛋白(Anti-Viral Protein,AVP)发挥效应(E 对,A、B、C、D 错),故本题选 E。

【例 962】【正确答案】D

【答案解析】动物接种是最早的病毒分离方法,细胞培养为分离病毒最常用的方法,鸡胚培养对流感病毒最敏感(D 对,B、C、E 错),故本题选 D。②肉汤培养基培养为细菌(而非病毒)的培养方法(不选 A)。

第 25～27 章　呼吸道病毒、肠道病毒及肝炎病毒

【例 963】【正确答案】B

【答案解析】①甲型流感病毒包膜上镶嵌有两种血凝素(HA)和神经氨酸酶(NA),均易发生变异,是划分甲型流感病毒亚型的主要依据(B 对,A、C、D、E 错),故本题选 B。②2013 年上半年暴发的 H7N9 禽流感就是一种变异的甲型流感病毒所致,其中的“H”“N”即是最易发生变异的结构。

【例 964】【正确答案】D

【答案解析】①副黏病毒科包括副流感病毒(不选 E)、呼吸道合胞病毒(不选 A)、麻疹病毒(不选 B)、腮腺炎病毒(不选 C)、尼派病毒、人偏肺病毒等。②正黏病毒是指对人或某些动物细胞表面的黏蛋白有亲和性,有包膜,具有分节段 RNA 基因组的一类病毒,只有流感病毒一个种。禽流感病毒是甲型流感病毒,属正黏病毒,不属于副黏病毒(D 对),故本题选 D。

【例 965】【正确答案】D

【答案解析】①风疹病毒可通过垂直传播导致胎儿畸形,尤其是妊娠前 3 个月胎儿畸形率可高达80%,因此妊娠妇女应严禁接种风疹减毒活疫苗(D 对,A、B、C、E 错),故本题选 D。②临床上,育龄妇女尤其是结婚之前的育龄女性及学龄儿童应接种风疹减毒活疫苗。

【例 966～968】【正确答案】CBE

【答案解析】①病毒性心肌炎和心包炎主要由柯萨奇 B 组病毒引起,散发流行于成人和儿童,常表现为发热、上呼吸道感染,继而出现心脏症状(C 对),故例 966 选 C。②解脲脲原体属于支原体,其黏附素能黏附于呼吸道或泌尿生殖道上皮细胞,导致宿主细胞损伤,引起非淋病性尿道炎,感染途径主要为性接触(B 对),故例 967 选 B。③汉坦病毒属于布尼亚病毒科,主要引起以发热、出血、肾功能损害和免疫功能紊乱为突出表现的肾综合征出血热(E 对),故例 968 选 E。④炭疽芽孢杆菌主要引起炭疽。⑤伯氏疏螺旋体主要引起莱姆病,莱姆病是 1977 年在美国康涅狄格州莱姆镇首次发现,故称莱姆病。

【例 969～970】【正确答案】BA

【答案解析】①手足口病主要由新型肠道病毒 71 型引起,特点为手足皮肤和口舌出现水泡性损伤,可伴有发热(B 对),故例 969 选 B。多发生于 5 岁以下小儿,夏秋季容易流行。②人类腺病毒多数可引起人类呼吸道、胃肠道、泌尿系及眼部疾病等,有些腺病毒型别可通过眼结膜引起咽结膜热、流行性角膜炎(A 对),故例 970 选 A。

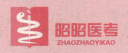

【例971】【正确答案】B

　　【答案解析】HBV DNA 的 S 基因编码的"a"抗原性改变使现有的诊断方法不能检出 HBsAg，临床虽有 HBV 感染，但 HBsAg 却呈阴性结果，出现所谓的"诊断逃逸"（B 对，A、C、D、E 错），故本题选 B。

【例972】【正确答案】B

　　【答案解析】乙型肝炎病毒（HBV）属嗜肝 DNA 病毒科，完整的 HBV 颗粒首先由 Dane 在乙型肝炎病毒感染者的血清中发现，故称为 Dane 颗粒，又称大球形颗粒（B 对，A、C、D、E 错），故本题选 B。

第 28～33 章　黄病毒、出血热病毒、疱疹病毒、反转录病毒、其他病毒及朊粒

【例973～974】【正确答案】BD

　　【答案解析】①成人 T 淋巴细胞白血病的病原体是人类嗜 T 细胞病毒（HTLV）（B 对），故例 973 选 B。②水痘带状疱疹病毒（VZV）是水痘和带状疱疹的病原体。其中，水痘为原发感染，带状疱疹为复发感染。潜伏性感染是指经急性或隐性感染后，病毒基因组潜伏在特定组织或细胞内，在某些情况下可被激活而急性发作。如 VZV 原发感染后，VZV 可潜伏于脊髓后根神经节或颅神经的感觉神经节中，当机体细胞免疫功能低下时，潜伏的 VZV 被激活可发生带状疱疹（D 对），故例 974 选 D。③EB 病毒（EBV）主要引起传染性单核细胞增多症、非洲儿童恶性淋巴瘤、鼻咽癌、淋巴组织增生性疾病等。④乙肝病毒（HBV）主要引起乙型肝炎。⑤人乳头瘤病毒（HPV）的 16 型、18 型主要引起子宫颈癌，6 型、11 型主要引起生殖器尖锐湿疣。

【例975】【正确答案】B

　　【答案解析】艾滋病毒（HIV）的受体分子是 CD4 分子（B 对），HIV 进入人体后，其包膜糖蛋白 gp120 首先与 CD4$^+$ T 细胞表面的 CD4 分子结合，然后再与辅助受体结合，包膜糖蛋白产生分子构象改变，暴露 gp41 融合肽，介导病毒包膜与细胞膜融合，病毒核衣壳进入细胞内脱壳，释放出基因组 RNA 进行复制，故本题选 B。

【例976】【正确答案】A

　　【答案解析】HIV 与感染细胞膜上 CD4 分子结合的病毒刺突为 gp120（A 对，B、C、D、E 错），故本题选 A。（昭昭老师速记：得了"HIV"要打"120"）

【例977】【正确答案】E

　　【答案解析】①人乳头瘤病毒 HPV－16 型、HPV－18 与子宫颈癌的发生密切相关（E 对），故本题选 E；HPV－6 型、HPV－11 型主要引起生殖器尖锐湿疣。②HAV、HBV、HEV 分别引起甲型肝炎、乙型肝炎、戊型肝炎。③HIV 主要引起艾滋病。

第三部分

人文医学

昭昭医考
ZHAOZHAOYIKAO

第一篇 医学心理学

第1~2章 绪论和医学心理学基础

【例1】【正确答案】D

【答案解析】医学心理学是研究人的疾病和健康及其相互转化过程中所涉及的各种心理行为问题及解决这些问题的方法和措施。即医学心理学要解决各种影响人们身心健康的心理学问题（D对，A、B、C、E错），故本题选D。

【例2】【正确答案】E

【答案解析】①医学心理学的基本观点包括个性特征作用的观点、认知评价的观点、主动适应与调节的观点、情绪因素作用的观点。②医学心理学的基本观点不包括遗传决定论的观点（E对，A、B、C、D错），故本题选E。

【例3】【正确答案】C

【答案解析】①医学心理学的6个基本观点为：心身统一的观点；社会对个体影响的观点；认知评价的观点；主动适应和调节的观点；情绪因素作用的观点；个性特征作用的观点。②个性特征的观点：面对同样的社会应激，有的人得病，难以适应，有的人则"游刃有余"，很快度过"难关"（C对，A、B、D、E错），故本题选C。

【例4】【正确答案】C

【答案解析】医学心理学的具体任务包括：①心理社会因素在疾病的发生、发展和变化过程中的作用规律；②心理评估手段在疾病的诊断、治疗、护理与预防中的作用；③运用心理治疗的方法达到治病、防病和养生保健的目的；④患者心理活动的特点及心理护理方法的运用。显然不包括"医院管理中存在的心理问题系统的解决方法"这些具体的事情（C错），故本题选C。

【例5】【正确答案】A

【答案解析】①反映直接作用于感觉器官的客观事物的个别属性的心理过程是感觉（A对），故本题选A。②知觉是人脑对直接作用于感觉器官的客观事物整体属性的反映（不选B）。③记忆是人脑对过去经历过的事物的反映（不选C）。④思维是人脑间接地概括地对客观事物的反映（不选D）。⑤想象是人在头脑里对已储存的表象进行加工改造形成新形象的心理过程（不选E）。

【例6】【正确答案】B

【答案解析】①意志是指一个人能自觉地确定目的、克服困难、调节行动以实现目的的心理过程（B对），故本题选B。②认识是人脑反映客观事物的特性与联系、并揭露事物对人的意义与作用的思维活动（不选A）。③情感是态度在生理上一种较复杂而又稳定的生理评价和体验（不选C）。④感知即意识对内外界信息的觉察，感觉，注意，知觉的一系列过程（不选D）。⑤思维是人脑间接地概括地对客观事物的反映（不选E）。

【例7】【正确答案】D

【答案解析】按马斯洛的需要层次理论，人的最低需要是生理需要；人的最高需要是自我实现（D对，A、B、C、E错），故本题选D。

【例8】【正确答案】C

【答案解析】趋避冲突指一个人对同一目标采取矛盾的态度，既向往（喜欢），又拒绝（厌恶）时发生的心理冲突，是最常见的心理冲突。该病例中，"想吃糖，又怕胖"既向往（喜欢），又拒绝（厌恶）即为典型的趋避冲突（C对，A、B、D、E错），故本题选C。

【例9】【正确答案】B

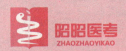

【答案解析】双避冲突指一个人同时面临着两件不欢迎或令人讨厌的事物，产生同等的逃避动机，要回避其一就必然遭遇另一件时产生的心理冲突。该病例中，年轻人不想受父母控制，又不想做房奴，即面临两件不受欢迎的或令人讨厌的事物即双避冲突（B 对，A、C、D、E 错），故本题选 B。

【例 10】【正确答案】B

【答案解析】青年女性，存在既想见又不想见的思想，说明一个人对同一目标采取矛盾的态度，既向往（喜欢），又拒绝（厌恶）时发生的心理冲突，属于趋避冲突（B 对，A、C、D、E 错），故本题选 B。

【例 11】【正确答案】C

【答案解析】关于是否允许患者父母探视应首先遵循的伦理原则是患者利益至上原则（C 对，A、B、D、E 错），故本题选 C。

【例 12】【正确答案】C

【答案解析】根据《精神卫生法》，医生可以限制患者父母会见患者的理由是为了避免妨碍治疗（C 对，A、B、D、E 错），故本题选 C。

【例 13】【正确答案】C

【答案解析】胆汁质型的人，高级神经活动类型是兴奋型，强度较强，灵活性为不均衡的（C 对，A、B、D、E 错），故本题选 C。

【例 14】【正确答案】C

【答案解析】人对客观现实稳定的态度和与之相适应的习惯化的行为方式是指性格（C 对，A、B、D、E 错），故本题选 C。

【例 15】【正确答案】C

【答案解析】①性格是人体在生活过程中形成，对客观现实稳固的态度，以及与之相适应的习惯了的行为方式。②性格特征有以下四个方面：态度特征主要表现在对各种社会关系的处理上，包括对社会、集体、他人的态度如爱集体、善交际、有礼貌，或是孤僻、粗暴等及对自己的态度如自信或自卑、羞怯或大方等（C 对，A、B、D、E 错），故本题选 C；情绪特征包括情绪活动的强度、情绪的稳定性、情绪的持久性及主导心境；意志特征：个体对自己行为自觉调整和控制的水平特点；理智特征：指人们在感知觉、记忆、思维和想象等认知过程中所表现出现来的个体差异。

【例 16】【正确答案】B

【答案解析】①人格形成的标志是自我意识的确立和社会化的完善。②前者标志着形成了个体有别于他人的心理内涵；后者标志着完成了社会角色的认同（B 对，A、C、D、E 错），故本题选 B。

【例 17】【正确答案】A

【答案解析】①A 型行为由弗雷德曼和罗森曼提出，特征为：竞争性强、时间紧迫感、办事急躁、具有敌意等（A 对，B、C、D、E 错），故本题选 A。②经研究认为 A 型行为与冠心病等心血管疾病的发病有关。

【例 18】【正确答案】C

【答案解析】①A 型行为由弗雷德曼和罗森曼提出，特征为：竞争性强、时间紧迫感、办事急躁、具有敌意等。②经研究认为 A 型行为与冠心病等心血管疾病的发病有关（C 对，A、B、D、E 错），故本题选 C。

第 3～4 章　心理健康、心理应激及心身疾病

【例 19】【正确答案】B

【答案解析】1908 年 5 月成立了世界第一个心理卫生协会"康涅狄格州心理卫生协会"（B 对，A、C、D、E 错），故本题选 B。

【例 20】【正确答案】D

【答案解析】①心理健康的标准：智力正常、情绪良好、人际和谐、社会适应、人格完整（不选 A、B、C、E）。②意识清晰不是心理健康的标准（D 错），故本题选 D。

【例 21】【正确答案】B

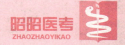

【答案解析】①心理健康的标准:智力正常、情绪良好、人际和谐、社会适应、人格完整(不选 A、C、D、E)。②心理健康标准不包括思想内容健康和意识清晰(B 对),故本题选 B。

【例 22】【正确答案】D

【答案解析】①社会支持是指在应激状态下的个体,受到来自社会各方面的心理上和物质上的支持或援助(D 对),故本题选 D。②催眠疗法是运用暗示的方法使患者进入一种特殊的意识状态,控制患者的心身活动,从而解除和治疗患者的心身问题,显然本例不属于睡眠治疗(不选 A)。③自我防御反应是指借助于自我防御机制,个体面对环境的挑战,对自己的应对效果作出新的解释,以减轻应激所引起的紧张和内心痛苦(不选 B)。④专业思想教育(不选 C)及回避应激源(不选 E)不是本病例的特点。

【例 23】【正确答案】B

【答案解析】①心身疾病是心理社会因素在发病、发展过程中起重要作用的躯体器质性疾病。如原发性高血压、冠状动脉硬化性心脏病、胃溃疡、十二指肠溃疡(不选 A)、神经性厌食症、支气管哮喘(不选 E)、偏头痛、甲状腺功能亢进、糖尿病(不选 D)、痛经、月经不调、更年期综合征、癌症(不选 C)、肥胖症等。②精神病如精分症及抑郁症等不属于心身疾病(B 对),故本题选 B。

【例 24】【正确答案】D

【答案解析】①心身疾病是心理社会因素在发病、发展过程中起重要作用的躯体器质性疾病。如原发性高血压(不选 B)、冠状动脉硬化性心脏病(不选 A)、胃溃疡、十二指肠溃疡(不选 E)、神经性厌食症、支气管哮喘(不选 C)、偏头痛、甲状腺功能亢进、糖尿病、痛经、月经不调、更年期综合征、癌症、肥胖症等。②肺结核是一种感染性疾病,不属于心身疾病(D 错),故本题选 D。

第 5 章 心理评估

【例 25】【正确答案】D

【答案解析】①评估者采用与被评估者面对面的谈话方式属于会谈法,是主试者与被评估者面对面的语言交流,也是心理评估中最常用的一种基本方法(D 对,A、B、C、E 错),故本题选 D。②会谈的形式包括自由式会谈和结构式会谈两种。

【例 26】【正确答案】C

【答案解析】①心理评估常用的方法包括观察法、会谈法、调查法、作品分析法、心理测验法及临床评定量表。②心理评估常用的方法不包括实验法(C 对),故本题选 C。

【例 27】【正确答案】E

【答案解析】①心理治疗原则包括信任原则、保密原则、计划原则、针对性原则、综合原则、灵活原则、中立原则、回避原则。②保密原则是指心理治疗往往涉及患者的各种隐私,为保证材料的真实,保证患者正确及时地知道,同时也为了维护心理治疗本身的声誉及权威性,必须在心理治疗中坚持保密原则,医生不得将患者材料透露给他人。该病例中,单位领导无权获得该患者的信息,医生应当坚持保密原则(E 对,A、B、C、D 错),故本题选 E。

【例 28】【正确答案】A

【答案解析】①效度是指一个测量工具能够测量出其所测东西的真实程度,它反映了工具的有效性、正确性(A 对),故本题选 A。②信度反映工具的可靠性和稳定性,而效度反映测量工具的正确性和有效应(不选 B)。③样本是指按照一定的抽样规则从总体中取出的一部分个体(不选 C)。④常模是指某种心理测验在某种人群中测查结果的标准量数,即可比较的标准(不选 D)。⑤概念是把所感知的事物的共同本质特点抽象出来,加以概括,是自我认知意识的一种表达,形成概念式思维惯性(不选 E)。

【例 29】【正确答案】A

【答案解析】①WISC 即威克斯儿童智力量表。8 岁男孩学习成绩不好,心理治疗师首先应评估该男童的智力是否正常,故应当采用韦克斯勒儿童智力量表(WISC)(A 对),故本题选 A。②SDS 即抑郁自评量表主要评估患者的抑郁严重程度(不选 B)。③16PF 即卡特尔 16 项人格问卷、EPQ 即艾森克人格问卷

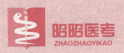

主要用于人格测验(不选 C、D)。④SAS 即焦虑自评量表主要用于评估焦虑严重程度(不选 E)。

【例 30】【正确答案】D

【答案解析】①投射测验是指观察个体对一些模糊的或者无结构材料所作的反应,通过被试的想象而将其心理活动从内心深处暴露或投射出来的一种测验,用于了解被试的人格特征和心理冲突。主题统觉测验(TAT)是主试向被试者呈现模糊情景图片,要求被试者根据所给图片讲述一个故事,以了解被试者的人格特征。可见,主题统觉测验属于投射性测验(D 对),故本题选 D。②明尼苏达多项人格调查表、卡特尔 16PF 主要用于客观性人格测量(不选 A、C)。③比奈智力量表主要用于智力测验(不选 B)。④SCL 90 项症状自评量表主要用于心理评定测验(不选 E)。

【例 31】【正确答案】B

【答案解析】①明尼苏达多项人格调查表(MMPI)是编织者先以大量题目施测于临床已确诊的心理异常者和临床确定为无任何异常的正常人,然后比较两组被试者对每道题目的反应,选择两组反应明显不同的题目构成的。MMPI 以精神患者作为效标团体,可以协助医生对患者的精神状况作出诊断,并确定病情轻重,对疗效判断和病情预后有一定参考价值(B 对),故本题选 B。②艾森克人格问卷(EPQ)、焦虑自评量表(SAS)一般用于正常人(不选 A、C)。③SCL 90 为常用的自评量表(不选 D)。④主题统觉测验(TAT)主要用于人格测量(不选 E)。

第 6 章　心理治疗与心理咨询

【例 32】【正确答案】E

【答案解析】心理障碍大多为幼年压抑的潜意识冲突而引起,持这种观点的学派是精神分析学派(E 对,A、B、C、D 错),故本题选 E。

【例 33】【正确答案】E

【答案解析】行为主义的心理治疗把着眼点放在可观察到的外在行为或可描述的心理状态,充分利用"学习"的原则来改善非功能性或非适应性的心理与行为(E 对,A、B、C、D 错),故本题选 E。

【例 34】【正确答案】D

【答案解析】系统脱敏疗法是诱导求治者缓慢地暴露出导致神经症焦虑、恐惧的情境,并通过心理的放松状态来对抗这种焦虑情绪,从而达到消除焦虑或恐惧的目的(D 对,A、B、C、E 错),故本题选 D。

【例 35】【正确答案】D

【答案解析】厌恶疗法是将令患者厌恶的刺激与对患者有吸引力的不良刺激相结合形成条件反射,以消退不良刺激对患者的吸引力,使症状消退(D 对,A、B、C、E 错),故本题选 D。

【例 36】【正确答案】E

【答案解析】放松训练又称松弛训练,是按一定的练习程序,学习有意识地控制或调节自身的心理生理活动,以达到降低机体唤醒水平,调整因紧张刺激而紊乱了的功能(E 对,A、B、C、D 错),故本题选 E。

【例 37】【正确答案】C

【答案解析】①保密原则心理治疗往往涉及患者的各种隐私。②为保证材料的真实,保证患者得到正确及时的指导,同时也为了维护心理治疗本身的声誉及权威性,必须在心理治疗工作中坚持保密原则(C 对,A、B、D、E 错),故本题选 C。医生不得将患者的具体材料公布于众,即使在学术交流中不得不详细介绍患者的材料时,也应隐去其真实姓名。

【例 38】【正确答案】D

【答案解析】"中立"原则心理治疗的目的是要帮助患者自我成长,心理治疗师不是"救世主",因此在心理治疗过程中,不能替患者作任何选择,而应保持某种程度的"中立"(D 对,A、B、C、E 错),故本题选 D。例如当遇到来访者来询问:"我该与谁结婚?""我应该离婚吗?"等问题时,要让来访者自己做决定。

【例 39】【正确答案】D

【答案解析】①回避原则心理治疗中往往要涉及个人的隐私,不宜在熟人之间进行,亲人与熟人均应

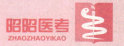

在治疗中回避。本例中,碰到自己的亲人,故应当回避(D对),故本题选D。②保密性原则是指治疗者尊重患者的权利和隐私(不选A)。③真诚原则是指在心理治疗过程中,治疗者要以真诚一致、无条件的积极关注和通情与患者建立彼此接纳、相互信任的工作联盟(不选B)。④中立原则是指治疗者不能替患者做任何决定(不选C)。⑤心理咨询中不涉及系统原则(不选E)。

第7～8章　医患关系与医患沟通及患者心理问题

【例40】【正确答案】C

　　【答案解析】在医患交往过程中,医护人员不恰当的交往方式中,要重视患者的自我感受(不选A),可采取封闭和开放式的提问(不选B);禁用专业术语进行交流(C错);关注疾病本身和相关话题(不选D);了解患者的安全需(不选E),故本题选C。

【例41】【正确答案】E

　　【答案解析】①言语交往是信息交流的一个重要方式,主要以口头语进行交往,书面语的形式则少用。②针对性原则是指医患交往毕竟是医疗活动的一部分,交谈应该有目的、有计划地进行,在交谈之前,医护人员应做好充分的准备,明确交谈的目的、步骤、方式(E对),故本题选E。③隐蔽性(不选A)、情绪性(不选B)、广泛性(不选C)及指令性(不选D)不是医患交谈的原则。

【例42】【正确答案】A

　　【答案解析】①医患沟通中的非言语沟通是指通过表情动作、目光接触、周围环境信息等手段表达自己的情感,从而达到交往的目的。②沟通形式包括面部表情、身段姿势、目光接触、人际距离、语调表情等,不包括引导话题(A错),故本题选A。

【例43】【正确答案】E

　　【答案解析】①医患交往方式包括言语交往和非言语交往。言语交往的技巧包括积极倾听、正确共情、善于提问、适当解释和有效指导。积极倾听是指在医患交往中,"听"往往比"说"更重要(E对),故本题选E。②医患双方往往通过目光接触,可以判断对方的心理状态和信息接收的程度(不选A)。③医患交往时,医生要善于细心体察患者的表现,而不是多用自我表露(不选B)。④加快语速、多用专业术语会导致患者难以领会医生的语意(不选C、D)。

【例44】【正确答案】D

　　【答案解析】①医患关系是指医生和患者在健康与疾病问题上建立起来的真诚、信任、彼此尊重的人际关系,是一种特殊的人际关系。②医者应保持情感的中立性(不选A)、医患双方目的的一致性(不选B)、医患双方在人格尊严、权利上的平等性(不选C)及医患矛盾存在的必然性(不选E)的描述是正确的。③医生与患者在疾病治疗方面的知识、信息、能力上是不对等的(D错),故本题选D。

【例45】【正确答案】C

　　【答案解析】①角色行为异常是指病人无法承受患病或不治之症的挫折和压力,对病人角色感到厌倦、悲观、绝望,由此导致行为异常。该患者出现行为异常,如对医务人员的攻击性言行,病态固执、抑郁、厌世,以致自杀等,这个属于角色行为异常(C对),故本题选C。②角色行为缺如是指患者未能进入病人角色,不承认自己是病人(不选A)。③角色行为减退是指个体进入病人角色后,由于某种原因又重新承担起本应免除的社会角色的责任,放弃病人角色,去承担其正常时角色的责任和义务(不选B)。④角色行为强化即"小病大养"(不选D)。⑤角色行为冲突是指当多种社会地位和多种角色集于一人时,在其自身内部产生的冲突(不选E)。

【例46】【正确答案】D

　　【答案解析】①患者安于已适应的角色,小病大养,该出院而不愿意出院,此时患者的状态被称为角色行为强化。角色行为强化指对承担原来的社会角色恐慌不安,安心于已适应的患者角色现状,或者自觉病情严重程度超过实际情况,小病大养(D对),故本题选D。②角色行为减退是指个体进入病人角色后,由于某种原因又重新承担起本应免除的社会角色的责任,放弃病人角色,去承担其正常时角色的责任

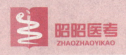

和义务（不选 A）。③**角色行为缺如**是指患者未能进入病人角色，不承认自己是病人（不选 B）。④**角色行为冲突**是指当多种社会地位和多种角色集于一人时，在其自身内部产生的冲突（不选 C）。⑤**角色行为异常**是指病人无法承受患病或不治之症的挫折和压力，对病人角色感到厌倦、悲观、绝望，由此导致行为异常（不选 E）。

【例 47】【正确答案】D

【答案解析】①该患者表现为对于自己身体的康复情况并不重视，<u>不按要求到医院复查</u>，也不愿再接受任何其他的治疗，属于**角色行为减退**（D 对），故本题选 D。②**角色行为冲突**是指当多种社会地位和多种角色集于一人时，在其自身内部产生的冲突（不选 A）。③**角色行为缺如**是指患者未能进入病人角色，不承认自己是病人（不选 B）。④**角色行为异常**是指病人无法承受患病或不治之症的挫折和压力，对病人角色感到厌倦、悲观、绝望，由此导致行为异常（不选 C）。⑤**角色行为强化**即"小病大养"（不选 E）。

【例 48】【正确答案】B

【答案解析】①本题题干描述了医生诊断为有病，但<u>本人否认自己有病</u>，根本没有或不愿意识到自己是患者，属于**角色行为缺如**（B 对），故本题选 B。②角色行为没有转化（不选 A）。③**角色行为强化**即"小病大养"（不选 C）。④**角色行为异常**是指病人无法承受患病或不治之症的挫折和压力，对病人角色感到厌倦、悲观、绝望，由此导致行为异常（不选 D）。⑤**角色行为冲突**是指当多种社会地位和多种角色集于一人时，在其自身内部产生的冲突（不选 E）。

【例 49】【正确答案】B

【答案解析】**心理护理的目标**包括：①提供良好的心理环境；②满足患者的合理需求；③**消除不良的情绪反应**（B 对，A、C、D、E 错），故本题选 B；④提高患者的适应能力。

【例 50】【正确答案】C

【答案解析】①**儿童在患病期间**，<u>对父母更加依赖</u>，门诊或住院治疗造成与父母短时或相对较长时间的分离，会引起儿童极大的情绪反应，造成"**分离性焦虑**"情绪（不选 A、E）。②学龄期患者初入院时**有惧怕心理，缺乏安全感**（不选 B、D），表现为孤僻、胆怯、悲伤、焦虑等（C 错），故本题选 C。

第二篇　医学伦理学

第1章　伦理学与医学伦理学

【例51】【正确答案】E

　　【答案解析】医疗伦理学属于规范伦理学（E对，A、B、C、D错），故本题选E。

【例52】【正确答案】C

　　【答案解析】①医学伦理学是研究医学道德关系的科学，以医学领域中医务人员的医德意识和医德活动为研究对象（C对），故本题选C。②医学道德难题（不选A）、医德基本理论（不选B）、医德基本规范（不选E）只涉及医学道德的一部分，不全面。③医德基本实践为医德修养的要求（不选D）。

【例53】【正确答案】B

　　【答案解析】医学伦理学具有以下三个显著的特征：实践性、继承性、时代性（B对，A、C、D、E错），故本题选B。

【例54】【正确答案】D

　　【答案解析】《大医精诚论》的作者是孙思邈（D对，A、B、C、E错），故本题选D。

【例55】【正确答案】A

　　【答案解析】提出"以最大多数人的最大幸福"作为道德判断标准的学者是边沁（A对，B、C、D、E错），故本题选A。

【例56】【正确答案】A

　　【答案解析】"夫医者，非仁爱之士不可托；非聪明理达不可任也；非廉洁淳良不可信也。"此语出自晋代杨泉（A对，B、C、D、E错），故本题选A。

【例57】【正确答案】A

　　【答案解析】最先提出"不伤害原则"的西方医学家是希波克拉底（A对，B、C、D、E错），故本题选A。

【例58】【正确答案】E

　　【答案解析】医学伦理学是研究医学道德关系的科学，同时，它是医学与伦理学的交叉学科，是认识、解决医疗卫生实践和医学科学发展中人们之间、医学与社会之间伦理道德关系的科学（E对，A、B、C、D错），故本题选E。

第2章　医学伦理学的基本原则与规范

【例59】【正确答案】B

　　【答案解析】①在医务人员的行为中，不符合有利原则的是使病人受益，但却给别人造成了较大的伤害（B错），故本题选B。②选项A、C、D、E关于医疗人员行为是符合游离原则的。

【例60】【正确答案】C

　　【答案解析】在医疗实践活动中分配医疗收益与平衡时，类似的个案适用相同的准则，不同的个案适合不同的准则，这所体现的医学伦理基本原则是公正原则（C对，A、B、D、E错），故本题选C。

【例61】【正确答案】E

　　【答案解析】①临床上可能对患者造成伤害的情况有：医务人员的知识和技能低下（不选A）；对患者的呼叫或提置之不理（不选D）；歧视、侮辱、谩骂患者或家属；强迫患者接受某项检查或治疗措施（不选C）；施行不必要的检查或治疗；医务人员的行为疏忽，粗枝大叶（不选B）；不适当地限制约束患者自由；拒绝对某些患者提供医疗照护活动；拖拉或拒绝对急诊患者的抢救等。②为达到治疗的目的，可对某些病

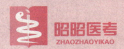

人，如烦躁不安者、躁狂症患者等，给予适当地限制或约束，并不违反伤害原则（E 对），故本题选 E。

【例 62】【正确答案】D

【答案解析】医学伦理学的基本原则包括尊重原则、不伤害原则、有利原则和公正原则（不选 A、B、C、E），不包括克己（D 错），故本题选 D。

【例 63～65】【正确答案】AEB

【答案解析】①医师违背不伤害原则的是医师检查病人时，由于消毒观念不强，造成交叉感染（A 对），故例 63 选 A。②医师违背有利原则的是医师的行为使某个病人受益，但却损害了别的病人的利益（E 对），故例 64 选 E。③医师违背尊重原则的是医师满足病人的一切保密要求（B 对），故例 65 选 B。

【例 66】【正确答案】A

【答案解析】①公正原则包括形式公正和内容公正。②形式公正是指对同样的人给予相同的待遇，对不同的人给予不同的待遇（A 对），故本题选 A。③内容公正是指依据个人的地位、能力、贡献、需要等分配相应的负担和收益（不选 B、C、D、E）。

【例 67～68】【正确答案】AE

【答案解析】①在基本医疗保健需求上要求做到绝对公正，即人人同样享有，在特殊医疗保健需求上要求做到相对公正，即只有具备同样条件（主要是经济支付能力）的病人，才会得到同样的满足（A 对），故例 67 选 A。②尊重原则是指医疗实践中，医务人员对患者的人格尊严及其自主性的尊重。患者的自主性是指患者对与自己有关的医护问题，经过深思熟虑后，所做出的合乎理性的决定并据此采取行动，如知情同意、知情选择、要求保守秘密、隐私等均是患者自主性的体现。在患者充分知情并同意后实施医疗决策，即为尊重原则的具体体现（E 对），故例 68 选 E。③不伤害原则是指医务人员在整个医疗行为中，无论动机还是效果，均应避免对患者造成伤害。④有利原则是指医务人员的诊治、护理行为对患者有益，既能减轻痛苦，又能促进康复。⑤整体性原则不属于医学伦理学基本原则。

【例 69】【正确答案】C

【答案解析】医务工作者献身于医学事业，崇高的道德境界就体现在他们所从事的具体的认识疾病、治疗疾病的医学活动之中（C 对，A、B、D、E 错），故本题选 C。

【例 70】【正确答案】C

【答案解析】①医务人员之间的相互关系称为医际关系。②正确处理医际关系的原则为彼此信任，相互协作（C 对，A、B、D、E 错），故本题选 C。

【例 71】【正确答案】B

【答案解析】医际关系是指医务人员之间的关系，正确处理医际关系的原则为：①共同维护病人利益和社会公益；②彼此平等，相互尊重；③彼此独立，相互支持和帮助；④彼此信任，相互协作和监督；⑤相互学习，共同提高和发挥优势（B 对，A、C、D、E 错），故本题选 B。

【例 72～74】【正确答案】BAC

【答案解析】①医学伦理学的基本范畴包括：权利与义务，情感与良心，审慎与保密（B 对），故例 72 选 B。②医学伦理学的基本原则包括：不伤害，有利，尊重，公正（A 对），故例 73 选 A。③医学伦理学的基本规范为：救死扶伤，忠于职守；钻研医术，精益求精；平等交往，一视同仁；举止端庄，语言文明；廉洁行医，遵纪守法；诚实守信，保守医密；互尊互学，团结协作（C 对），故例 74 选 C。

第 3 章　医疗人际关系伦理

【例 75】【正确答案】C

【答案解析】医患关系的道德关系属于具有契约的信托关系（C 对，A、B、D、E 错），故本题选 C。

【例 76】【正确答案】C

【答案解析】①处理医际关系的伦理原则：共同维护患者利益和社会公益、彼此平等、相互尊重、彼此独立、相互帮助；彼此信任、相互监督、相互学习，共同提高。处理医患关系的伦理原则为：相互尊重、平等

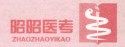

协作、科学行医、文明就医、社会公益、以人为本、共同遵守法律和规章制度可见,可见处理两者的依据的伦理原则并不相同(C 错),故本题选 C。②A、B、D、E 四个选项关于医际关系与医患关系的表述是正确的。

【例77】【正确答案】B

【答案解析】生物—心理—社会医学模式是临床实际活动和医学科学研究的指导思想和理论框架,标志着医学道德的进步。在更高层次上实现了对人的尊重,该模式不仅重视人的生物生存状态,而且更加重视人的社会生存状态(D、E 对)。该模式是 20 世纪 70 年代提出并建立起来的一种全新医学模式(B错),故本题选 B。

【例78】【正确答案】C

【答案解析】急性阑尾炎术后的病人神志清楚,病情较轻,可在医务人员指导下进行康复,因此可采用指导合作型模式(C 对),故本题选 C。

【例79】【正确答案】D

【答案解析】①医患关系的基本模式分为三种类型:主动-被动型、指导-合作型和共同参与型(不选 B、E)。②共同参与型是指在医疗活动中,医务人员与患者具有近似相等的权利和地位,医患双方共同制定并实施诊断方案。这种模式适用于患慢性病且具有一定医学科学知识水平的患者(D 对),故本题选 D。③主动被动型是指在医疗活动中,医务人员处于完全主动的地位,而患者则处于完全被动的地位,这种模式适合于昏迷、休克、严重精神病人、严重智力低下、婴幼儿等(不选 A)。④指导-合作型是指在医疗活动中,医患双方具有一定的主动性,但仍以医务人员为主,医务人员具有权威性并充当指导,患者接受医务人员的指导并主动或被动地进行配合,医患双方在一定程度上进行信息交流,这种模式主要适合于大多数患者,尤其是急性病人、虽然病情较重但神志清楚、能够表达表情而与医生合作的病人(不选 C)。

第 4 章　临床诊疗伦理

【例80】【正确答案】A

【答案解析】医疗行为中,要让患者充分了解病情知晓病情,在进行医疗行为前,要获得患者家属或患者本人同意后,才可以进行某项治疗。该病例中,主治医师没有与患者及家属进行良好交流沟通,擅自将患者的生殖器官切除,违背了患者知情同意原则(A 对,B、C、D、E 错),故本题选 A。

【例81】【正确答案】A

【答案解析】①手术方案应当经患方知情同意,跟其单位无关,体现了知情同意原则(A 对,E 错),故本题选 A。②患者坚决要求而无指征的手术,医生要跟患者做良好的沟通,不可实施(不选 B)。③手术对患者确实有益时,可无需患者知情同意及患者充分信任时,医生可自行决定手术方案,都违背患者的知情同意权(不选 C)。④患者充分信任时,也必须经过患者同意,医生不可自行决定手术方案(不选 D)。

【例82】【正确答案】A

【答案解析】医生的干涉权又称为医生的特殊权,是指在特定情况下,限制患者自主权利以达到对患者应尽责任的目的。医生干涉权的应用范围有:①精神病患者和自杀未遂等患者拒绝治疗时,可采取约束措施控制其行为;②在进行人体实验性治疗时,虽然患者已知情同意,但在出现高度危险时,医生必须终止实验以保护患者利益;③对需要进行隔离的传染病患者进行隔离(A 对,B、C、D、E 错),故本题选 A;④危重病患者要求了解自己疾病的真相,但当了解后很可能不利于诊治或产生不良后果时,医生有权隐瞒真相;⑤若患者要求提供不符合事实的病情介绍和证明,医生在了解情况、全面分析的基础上,能行使干涉权。

【例83】【正确答案】A

【答案解析】手术前的伦理要求是:①严格掌握手术指征,手术动机纯正(不选 B);②患者或患者家属知情同意(A 对,C、D、E 错),故本题选 A;③认真做好术前准备,为手术的顺利进行创造条件。手术中的伦理要求是:①关心患者,体贴入微;②态度严肃,作风严谨;③精诚团结,密切协作。手术后的伦理要求

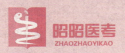

是：①严密观察，勤于护理；②减轻痛苦，加速康复。

【例84～86】【正确答案】AED

【答案解析】①住院医师开具精神药品处方时，首先应遵守《麻醉药品和精神药品管理条例》（A对），故例84选A。②医生进行药物治疗的伦理要求包括："对症下药，剂量安全；合理配伍，细致观察；节约费用，公正分配"（E对），故例85选E。③医生采取"多头堵"、"大包围"的方式开具大处方，不符合"合理配伍"的用药原则（D对），故例86选D。

第5章　临终关怀与死亡的伦理

【例87】【正确答案】B

【答案解析】世界上第一个安乐死合法化的国家是荷兰（B对，A、C、D、E错），故本题选B。

【例88】【正确答案】B

【答案解析】世界上允许实施安乐死的国家是荷兰和比利时（B对，A、C、D、E错），故本题选B。

【例89】【正确答案】C

【答案解析】临终关怀是一种特殊服务，是指向临终患者及其家属提供包括医疗、护理、心理和社会等各方面的照护，目的是使临终患者的症状得到控制，痛苦得以缓解，生存质量得以提高（C对，A、B、D、E错），故本题选C。

【例90】【正确答案】B

【答案解析】临终关怀的伦理要求包括：①认识和理解临终患者；②保护临终患者的权益；③尊重满足临终患者的生活需求：尽管死亡是生命运动发展的必然归宿，但是临终患者仍有生活的权利，任何人都有尊重他们生活的道德义务（B对），故本题选B；④同情和关心临终患者的家属。

第6章　公共卫生伦理与健康伦理

【例91】【正确答案】B

【答案解析】①甲类传染病的患者需要与公安警察部门协同合作，对患者实施强制隔离（B对，A、C、D、E错），故本题选B。②甲类传染病具有严重的危害性，往往在短时间内就可以进行大规模的传播和播散，导致大面积人群受累，所以对甲类传染病患者实施强制隔离措施时，应当遵循的公共卫生伦理原则是全社会参与原则，全社会共同参与，共同控制传染源、切断传播途径、治疗和保护易感人群。

【例92】【正确答案】A

【答案解析】①传染病防控工作伦理要求的是做好传染病的监测和报告、尊重传染病患者的人格和权利、尊重科学事实、开展传染病的预防宣传教育（不选B、C、D、E）。②采取走访患者家庭以预防医患冲突不属于预防传染病的内容，跟传染病的防控无关（A错），故本题选A。

【例93～94】【正确答案】CA

【答案解析】①手术前让患者签署知情同意书是尊重原则的具体体现（C对），故例93选C。②公共卫生道德原则包括：全社会参与原则、社会公益原则、社会公正原则、互助协同原则、信息公开原则（A对），故例94选A。

第7章　医学科研伦理（助理医师不要求）

【例95】【正确答案】A

【答案解析】涉及人的生物医学研究进行伦理审查的目的旨在保护所有受试者的尊严、权利、安全和福利，保障研究结果的可信性，促进社会公正；同时，在某种意义上对科研人员也有一定的保护作用（A对，B、C、D、E错），故本题选A。

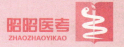

【例 96】【正确答案】C

【答案解析】涉及人的生物医学研究的伦理审查：①卫生部、省级卫生行政部门的医学伦理专家委员会是伦理审查指导的咨询组织，必要时可组织对重大科研项目的伦理审查；②各医疗卫生机构、疾病预防控制机构、科研院所、妇幼保健机构设立的伦理委员会，对本机构涉及人的生物医学研究进行伦理审查（C 对，A、B、D、E 错），故本题选 C。

【例 97～99】【正确答案】EAB

【答案解析】①在人体实验开始之前，让准备参加实验的人员知情同意，并签字；对缺乏或丧失自主能力的受试者，应由家属、监护人或代理人代表签署知情同意书。故"弱势人群若参加实验，需要监护人签字"，体现了人体实验的知情同意原则（E 对），故例 97 选 E。②反之，若未取得知情同意，而"以健康人或病人作为受试对象"，则不能体现知情同意的伦理原则（A 对），故例 98 选 A。③已参加实验的受试者，有随时撤销其承诺的权利（D 错）。在实验过程中，应遵循医学科学研究的规律，采用试验对照和双盲的方法（B 对），故例 99 选 B。

第 8 章　医学新技术研究与应用的伦理（助理医师不要求）

【例 100】【正确答案】D

【答案解析】任何器官的捐献首选征得的是家属知情同意权。该病例中，未经患者家属同意就摘除了患者角膜，属于违反了知情同意权（D 对，A、B、C、E 错），故本题选 D。

【例 101】【正确答案】C

【答案解析】2003 年卫生部发布《人类辅助生殖技术和人类精子库伦理原则》规定：医务人员不得为任何女性实施代孕技术（C 对，A、B、D、E 错），故本题选 C。

【例 102】【正确答案】C

【答案解析】①《人类辅助生殖技术管理办法》第三条规定，医疗机构和医务人员不得实施任何形式的代孕技术（C 错），故本题选 C。②使用捐赠的精子（不选 A）、使用捐赠的卵子（不选 B）、实施卵胞浆内单精注射（不选 D）及使用捐赠的胚胎（不选 E）为人类辅助生殖技术的操作方法。

【例 103】【正确答案】E

【答案解析】《人类辅助生殖技术和人类精子库伦理原则》规定，供精者应是完全自愿地参加供精，并有权知道其精液的用途及限制供精次数的必要性，并签署知情同意书（不选 B、C）；供精者在心理、生理不适或其他情况下有权随时终止供精（不选 A）；应建立完善的供精者管理机制，严禁同一供精者多处供精并使 5 名以上妇女受孕（不选 D）；为保护供精者和受者夫妇及所出生后代的权益，供精者和受精者应保持互盲，供精者和实施人类辅助生殖技术的医务人员应保持互盲，供精者和后代应保持互盲。可见，不是供精者与精子库的医务人员保持互盲，而是供精者与实施人类辅助生殖技术的医务人员应保持互盲（E 错），故本题选 E。

【例 104】【正确答案】D

【答案解析】2003 年卫生部发布《人类辅助生殖技术和人类精子库伦理原则》规定，同一供者的精子、卵子最多只能使 5 名妇女受孕（D 对，A、B、C、E 错），故本题选 D。

第 9 章　医务人员医学伦理素质的养成与行为规范

【例 105】【正确答案】A

【答案解析】医学道德修养是指医务人员在医德方面所进行的自我教育、自我锻炼和自我陶冶的过程，以及在此基础上达到的医学道德境界（A 对，B、C、D、E 错），故本题选 A。

【例 106】【正确答案】C

【答案解析】医学道德修养来源于医疗实践，又服务于实践，因此医务人员坚持医疗卫生保健实践是

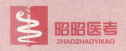

医学道德修养的根本途径和方法（C对，A、B、D、E错），故本题选C。

【例107】【正确答案】C

【答案解析】医学道德评价标准是判断医学道德行为善恶以及行为者品德优劣的价值尺度。其具体评价标准主要有：①是否有利于患者疾病的缓解和康复；②是否有利于人类生存和环境的保护与改善（不选A）；③是否有利于优生和人群的健康长寿；④是否有利于医学科学的发展和社会的进步。其中，第①条是医学道德评价的首要的至上标准（C对，A、B、D、E错），故本题选C。

【例108】【正确答案】D

【答案解析】由我国卫生部、国家食品药品监督管理局和国家中医药管理局联合发布的《医疗机构从业人员行为规范》中《医疗机构从业人员基本行为规范》"以人为本，践行宗旨"包括：坚持救死扶伤、防病治病的宗旨，发扬大医精诚理念和人道主义精神，以病人为中心，全心全意为人民服务（D对，A、B、C、E错），故本题选D。

【例109～110】【正确答案】ED

【答案解析】①我国《医疗机构从业人员行为规范》规定，医疗机构从业人员的基本行为规范是：以人为本，践行宗旨；遵纪守法，依法执业；尊重患者，关爱生命；优质服务，医患和谐；廉洁自律，恪守医德；严谨求实，精益求精；爱岗敬业，团结协作；乐于奉献，热心公益（E对），故例109选E。②我国《医疗机构从业人员行为规范》规定，医师行为规范为：尊重科学，规范行医，重视人文，规范文书，严格报告，救死扶伤，严格权限，规范试验（D对），故例110选D。

【例111～113】【正确答案】ADE

【答案解析】①医疗机构从业人员理想的人格形象应是一种崇高医德人格，即"大医精诚"。其中，精是指医术修养达到高超水准，诚是指医德修养进入高尚境界（A对），故例111选A。②全心全意为人民健康服务是医务人员在执业活动中的具体体现，也是医学道德的价值目标（D对），故例112选D。③防病治病、救死扶伤、保护人民健康是执业医师的神圣职责（E对），故例113选E。

第三篇　卫生法规

第 1 章　卫生法(暂无)

第 2～3 章　执业医师法及医疗机构管理条例及其实施细则

【例 114～115】【正确答案】EC

【答案解析】①取得执业助理医师执业证书后,具有高等学校医学专科学历的,可以在医疗、预防、保健机构中工作满 2 年后报考执业医师资格考试(E 对),故例 114 选 E。②具有高等学校医学专业本科学历,报考执业医师资格考试的,需要在医疗、预防、保健 机构中工作满 1 年后(C 对),故例 115 选 C。

【例 116】【正确答案】B

【答案解析】①执业医师法规定,取得执业助理医师执业证书后,具有高等学校医学专科学历,在医疗、预防、保健机构中工作满 2 年;具有中等专业学校医学专业学历,在医疗、预防、保健机构中工作满 5 年的。②本题干中,中专学历,欲参加执业医师资格考试,应取得执业助理医师执业证书后,在医疗机构中工作满 5 年(B 对,A、C、D、E 错),故本题选 B。

【例 117】【正确答案】B

【答案解析】《执业医师法》规定,吊销医师执业证书后不满 2 年的,不予注册(B 对,A、C、D、E 错),故本题选 B。

【例 118】【正确答案】B

【答案解析】《执业医师法》规定,吊销医师执业证书后不满 2 年的,不予注册(B 对,A、C、D、E 错),故本题选 B。

【例 119～120】【正确答案】BA

【答案解析】①医师应当履行的义务是遵守法律、法规、技术操作规范(B 对),故例 119 选 B。②医师应当遵守的执业要求是对急危患者不得拒绝急救处置(A 对),故例 120 选 A。

【例 121】【正确答案】C

【答案解析】①医师在执业活动中享有从事医学研究的权利(C 对),故本题选 C。②保护患者隐私(不选 A)、履行医师职责(不选 B)、遵守技术规范(不选 D)及遵守职业道德(不选 E)属于医师的责任,而非医师的权利。

【例 122～123】【正确答案】BD

【答案解析】①利用职务之便,索取、非法收受患者财物或者牟取其他不正当利益的,由卫生行政部门给予的处理是暂停执业活动 6 个月～1 年(B 对),故例 122 选 B。②发生自然灾害、传染病流行、突发重大伤亡事故以及其他严重威胁人民生命健康的紧急情况时,不服从卫生行政部门调遣,情节严重的,由卫生行政部门给予的处理是吊销医师执业证书(D 对),故例 123 选 D。

【例 124】【正确答案】B

【答案解析】医师在执业活动中,违反规定,有下列行为之一的,由县级以上人民政府卫生行政部门给予警告或者责令暂停六个月以上一年以下执业活动;情节严重的,吊销其医师执业证书:①违反卫生行政规章制度或者技术操作规范,造成严重后果的;②由于不负责任延误急危患者的抢救和诊治,造成严重后果的;③造成医疗责任事故的;④未经亲自诊查、调查,签署诊断、治疗、流行病学等证明文件或者有关

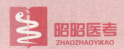

出生、死亡等证明文件的；⑤隐匿、伪造或者擅自销毁医学文书及有关资料的；⑥使用未经批准使用的药品、消毒药剂和医疗器械的；⑦不按照规定使用麻醉药品、医疗用毒性药品、精神药品和放射性药品的；⑧未经患者或者其家属同意，对患者进行实验性临床医疗的泄露患者隐私，造成严重后果的（B 对），故本题选 B；⑨利用职务之便，索取、非法收受患者财物或者牟取其他不正当利益的；⑩发生自然灾害、传染病流行、突发重大伤亡事故以及其他严重威胁人民生命健康的紧急情况时，不服从卫生行政部门调遣的；⑪发生医疗事故或者发现传染病疫情，患者涉嫌伤害事件或者非正常死亡不按照规定报告的。

【例 125】【正确答案】C

【答案解析】《医师考核管理办法》已经明确规定，国家对医师施行定期考核的内容是业务水平、工作成绩和职业道德状况（C 对），故本题选 C。

【例 126】【正确答案】A

【答案解析】①《执业医师法》第三十九条规定，未经批准擅自开办医疗机构行医或者非医师行医的，由县级以上人民政府卫生行政部门予以取缔，没收其违法所得及其药品、器械，并处十万元以下的罚款；对医师吊销其执业证书；给患者造成损害的，依法承担赔偿责任；构成犯罪的，依法追究刑事责任（不选 B、C、D、E）。②本例中，王某为无证非法行医，应予以取缔，不能责令改正（A 错），故本题选 A。

【例 127】【正确答案】E

【答案解析】《医疗机构管理条例》规定：①医疗机构执业必须进行登记，领取《医疗机构执业许可证》（B 错）医疗机构执业，必须遵守有关法律、法规和医疗技术规范；②医疗机构必须将《医疗机构执业许可证》、诊疗科目、诊疗时间和收费标准悬挂于明显处所；③医疗机构必须按照核准登记的诊疗科目开展诊疗活动（E 对），故本题选 E；④医疗机构不得使用非卫生技术人员从事医疗卫生技术工作；⑤医疗机构应当加强对医务人员的医德教育；⑥医疗机构工作人员上岗工作，必须佩戴载有本人姓名、职务或者职称的标牌。

第 4～5 章 医疗事故处理条例、母婴保健法及其实施办法

【例 128】【正确答案】D

【答案解析】医疗事故处理条例：在医疗活动中由于患者病情异常或者患者体质特殊而发生医疗意外的，不属于医疗事故。本例属于患者体质特殊（对利多卡因过敏），导致变态反应而死亡（D 对，A、B、C、E 错），故本题选 D。

【例 129】【正确答案】C

【答案解析】因抢救急危患者，未能及时书写病历的，有关医务人员应当在抢救结束后据实补记，并加以注明，其期限是 6 小时内（C 对，A、B、D、E 错），故本题选 C。

【例 130】【正确答案】E

【答案解析】①患者有权复印或者复制自己的门诊病历、住院志、体温单、医嘱单、化验单（检验报告）、医学影像检查资料、特殊检查同意书、手术同意书、手术及麻醉记录单（E 对）、病理资料、护理记录以及国务院卫生行政部门规定的其他病历资料，故本题选 E。②疑难病例讨论记录（不选 A）、上级医师查房记录（不选 B）、死亡病例讨论记录（不选 C）及会诊意见（不选 D）是不能复印的。

【例 131】【正确答案】A

【答案解析】医务人员在医疗活动中发生或者发现医疗事故、可能引起医疗事故的医疗过失行为或者发生医疗事故争议的，应当立即向所在科室负责人报告（A 对），科室负责人应当及时向本医疗机构负责医疗服务质量监控的部门或者专（兼）职人员报告；负责医疗服务质量监控的部门或者专（兼）职人员接到报告后，应当立即进行调查、核实，将有关情况如实向本医疗机构的负责人报告，并向患者通报、解释，故本题选 A。

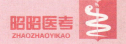

【例132～133】【正确答案】CA

【答案解析】①发生患者死亡或者可能为二级以上医疗事故的，医疗机构应当向所在地卫生行政部门报告的时限是12小时内（C对），故例132选C。②因抢救急危患者，未能及时书写病历的，有关医务人员应当在抢救结束后据实补记并加以注明的时限是6小时内（A对），故例133选A。

【例134～135】【正确答案】DA

【答案解析】①医务人员发生医疗事故，情节严重，尚不够刑事处罚的，卫生行政部门可以给予的行政处罚是吊销执业证书（D对），故例134选D。②医疗机构没有正当理由，拒绝为患者提供复印或者复制病历资料服务的，卫生行政部门可以采取的措施是警告（A对），故例135选A。

【例136】【正确答案】E

【答案解析】①医疗机构应当按照国务院卫生行政部门规定的要求，书写并妥善保管病历资料。因抢救急危患者，未能及时书写病历的，有关医务人员应当在抢救结束后6个小时内据实补记，并加以注明。严禁涂改、伪造、隐匿、销毁或者抢夺病历资料。②未在规定时间内补记抢救工作病历内容的，医疗机构发生医疗事故的，由卫生行政部门根据医疗事故等级和情节，给予警告（E对），故本题选E；情节严重的，对负有责任的主管人员和其他直接责任人员依法给予行政处分或者纪律处分。

【例137】【正确答案】E

【答案解析】婚前医学检查服务的内容是指对严重遗传疾病、指定传染病和有关精神病的检查（E对，A、B、C、D错），故本题选E。

【例138】【正确答案】D

【答案解析】对感染艾滋病病毒的孕产妇无偿提供预防艾滋病母婴传播的服务是产前指导（D对，A、B、C、E错），故本题选D。

【例139】【正确答案】B

【答案解析】按照规定，负责对其进行考核并颁发相应合格证书的单位是县级以上地方卫生行政部门（B对，A、C、D、E错），故本题选B。

【例140】【正确答案】B

【答案解析】我国是严格禁止实施胎儿性别鉴定的，如果私自进行胎儿性别鉴定，当地卫生计生行政部门应对该医师做出的处理是给予行政处分（B对，A、C、D、E错），故本题选B。

第6～7章　传染病防治法及艾滋病防治条例

【例141】【正确答案】E

【答案解析】①为了防止疾病传播，该医院严格按照有关规定立即对患者予以隔离和治疗，同时在规定的时限内向当地卫生计生行政部门进行了报告。②该规定时限是2小时（E对，A、B、C、D错），故本题选E。

【例142】【正确答案】D

【答案解析】国家规定与艾滋病检测相关的制度是自愿检测（D对，A、B、C、E错），故本题选D。

第8～9章　突发公共卫生事件应急条例及药品管理法

【例143】【正确答案】C

【答案解析】突发事件监测机构、医疗卫生机构和有关单位发现突发公共卫生事件（如重大食物中毒）后，应当在2小时内向所在地县级人民政府卫生行政主管部门报告；接到报告的卫生行政主管部门应当在2小时内向本级人民政府报告，并同时向上级人民政府卫生行政主管部门和国务院卫生行政主管部

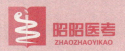

门报告(C对,A、B、D、E错),故本题选C。

【例144】【正确答案】E

【答案解析】《突发公共卫生事件应急条例》规定,对未依照本条例的规定履行报告职责,隐瞒、缓报或者谎报的医疗卫生机构的主要负责人、负有责任的主管人员和其他直接责任人依法给予降级或撤职的纪律处分;造成传染病传播、流行或者对社会公众健康造成其他严重危害后果,构成犯罪的,依法追究刑事责任(E对,A、B、C、D错),故本题选E。

【例145】【正确答案】B

【答案解析】对于已确认发生严重不良反应的药品,国务院、省、自治区、直辖市人民政府的药品监督管理部门可以采取停止生产、销售、使用的紧急控制措施,并应当在5日内组织鉴定(B对),自鉴定结论作出之日起15日内依法作出行政处理决定,故本题选B。

【例146】【正确答案】C

【答案解析】①药品管理法规定,未经批准而进口的属于假药(C对),故本题选C。②劣药是指药品成分含量不符合国家药品标准规定的药品。③有下列情形之一的药品,按劣药论处:未标明有效期或者更改有效期的(不选A);不注明或者更改生产批号的(不选B);超过有效期的(不选D);直接接触药品的包装材料和容器未经批准的;擅自添加着色剂、防腐剂、香料、矫味剂及辅料的(不选E);其他不符合药品标准规定的。

【例147】【正确答案】C

【答案解析】药品管理法规定,医疗机构在药品购销中收受回扣或者其他利益的,由工商行政管理部门处1万元以上、20万元以下的罚款,有违法所得的,予以没收(C对,A、B、D、E错),故本题选C。

【例148】【正确答案】B

【答案解析】①药品管理法规定,医疗机构的负责人、药品采购人员、医师等有关人员收受药品生产企业、药品经营企业或者其代理人给予的财物或者其他利益的,由卫生行政部门或者本单位给予处分,没收违法所得(不选A、B);对违法行为情节严重的执业医师,由卫生行政部门吊销其执业证书(不选C);构成犯罪的,依法追究刑事责任(不选E)。②由此可见,医师收受药品回扣的处罚不包括行政拘留(B错),故本题选B。

【例149】【正确答案】A

【答案解析】药品管理法规定,医疗机构的负责人、药品采购人员、医师等有关人员收受药品生产企业、药品经营企业或者其代理人给予的财物或者其他利益的,由卫生行政部门或者本单位给予处分,没收违法所得(A对,B、C、D、E错),故本题选A;对违法行为情节严重的执业医师,由卫生行政部门吊销其执业证书;构成犯罪的,依法追究刑事责任。

第10~11章 麻醉药品和精神药品管理条例及处方管理方法

【例150】【正确答案】C

【答案解析】麻醉药品处方的保存时间至少是3年(C对,A、B、D、E错),故本题选C。

【例151】【正确答案】B

【答案解析】执业医师处方权的取得方式是在注册的执业地点取得(B对),故本题选B。

【例152】【正确答案】A

【答案解析】每次开处方,每张处方所包含的药品种类上限为5种(A对),故本题选A。

【例153】【正确答案】D

【答案解析】正确的处方应该使用药品通用名称而非商品名;中成药和西药可以开在二张方子上,也可以放在一张方子上;每张处方不超过5种药品;开具处方的有效期为3天;处方量一般不超过7天(D

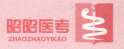

对,A、B、C、E错),故本题选 D。

【例 154】【正确答案】C

【答案解析】医疗机构应对无正当理由开具抗菌药物超常处方达到一定次数的医师提出警告。应当予以警告的最低次数是 3 次(C 对,A、B、D、E 错),故本题选 C。

第 12～13 章　献血法及侵权责任法

【例 155】【正确答案】D

【答案解析】①血站对献血者每次采血量一般为 200 mL,最多不得超过 400 mL,两次采集间隔不少于 6 个月。②最大的献血年龄是不超过 55 岁,此人 50 岁,还有 5 年,故献血次数是 5×2＝10(次)(D 对,A、B、C、E 错)),故本题选 D。

【例 156】【正确答案】A

【答案解析】医疗机构出售无偿献血的血液的,由县级以上地方人民政府卫生行政部门予以取缔,没收违法所得,可以并处 10 万元以下的罚款(A 对,B、C、D、E 错)),故本题选 A。

【例 157】【正确答案】A

【答案解析】侵权责任法规定,患者在诊疗活动中受到损害,医疗机构及其医务人员有过错的,由医疗机构承担赔偿责任(A 对,B、C、D、E 错),故本题选 A。

【例 158】【正确答案】C

【答案解析】侵权责任法规定,推定医疗机构有过错的情形包括:①违反法律、行政法规、规章以及其他有关诊疗规范的规定;②隐匿或者拒绝提供与纠纷有关的病历资料(C 对),故本题选 C;③伪造、篡改或者销毁病历资料。

【例 159】【正确答案】E

【答案解析】侵权责任法规定,医疗机构及其医务人员应当按照规定填写并妥善保管住院志、医嘱单、检验报告、手术及麻醉记录、病理资料、护理记录、医疗费用等病历资料(E 对,A、B、C、D 错),故本题选 E。

第 14～15 章　放射诊疗管理规定及抗菌药物临床应用管理办法

【例 160】【正确答案】E

【答案解析】医疗机构应当设置电离辐射醒目警示标志的场所是放射性废物储存场所(E 对,A、B、C、D 错),故本题选 E。

【例 161】【正确答案】A

【答案解析】放射诊疗设备和检测仪表应定期进行稳定性检测、校正和维护保养,由省级以上卫生行政部门资质认证的检测机构每年至少进行 1 次状态检测(A 对,B、C、D、E 错),故本题选 A。

【例 162】【正确答案】D

【答案解析】①放射诊疗管理规定,应当尽量以胸部 X 射线摄影代替胸部荧光透视检查,以免人体 X 线吸收过多(D 错),故本题选 D。②严格执行检查资料的登记、保存、提取和借阅制度(不选 A);不得将 X 射线胸部检查列入对婴幼儿及少年儿童体检的常规检查项目(不选 B);非特殊需要,对受孕后 8 至 15 周的育龄妇女,不得进行下腹部放射影像检查(不选 C);实施 X 射线照射操作时,应当禁止非受检者进入操作现场(不选 E)均属于放射诊断检查的原则。

【例 163】【正确答案】A

【答案解析】抗菌药物临床应用管理办法规定,抗菌药物临床应用应当遵循安全、有效、经济的原则

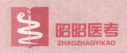

（A 对，B、C、D、E 错），故本题选 A。

【例 164】【正确答案】C

【答案解析】①抗菌药物临床应用管理办法规定，医疗机构应当建立抗菌药物遴选和定期评估制度。而遴选和新引进抗菌药物品种应当由临床科室提交申请报告，经药学部门提出意见后，由抗菌药物管理工作组审议（C 对，A、B、D、E 错），故本题选 C。

【例 165】【正确答案】A

【答案解析】抗菌药物临床应用管理办法规定：①具有高级职称的医师，可授予特殊使用级抗菌药物处方权；②具有中级职称的医师，可授予限制使用级抗菌药物处方权（A 对，B、C、D、E 错），故本题选 A；③具有初级职称的医师、助理医师以及乡村医生，可授予非限制使用级抗菌药物处方权。

【例 166】【正确答案】A

【答案解析】抗菌药物临床应用管理办法规定，医师使用本机构抗菌药物供应目录以外的品种、品规，造成严重后果的：①由县级以上卫生行政部门给予警告或者责令暂停 6 个月以上、1 年以下执业活动；②情节严重的，吊销其执业证书；③构成犯罪的，依法追究刑事责任（A 对，B、C、D、E 错），故本题选 A。

【例 167】【正确答案】A

【答案解析】抗菌药物临床使用管理办法规定，因抢救生命垂危的患者等紧急情况，医师可以越级使用抗菌药物。越级使用抗菌药物应当详细记录用药指征，并应当于 24 小时内补办越级使用抗菌药物的必要手续（A 对），故本题选 A。

第 16～17 章　医疗机构临床用血管理办法及精神卫生法

【例 168】【正确答案】C

【答案解析】献血法规定，为保障公民临床急救用血的需要，国家提倡并指导择期手术的患者自身储血，动员家庭、亲友、所在单位以及社会互助献血（C 对，A、B、D、E 错），故本题选 C。

【例 169】【正确答案】E

【答案解析】①公民临床用血时只交付用于血液的采集、储存、分离、检验等费用（不选 A、B、C、D）。②无偿献血的血液不得买卖（E 错），故本题选 E。

【例 170】【正确答案】D

【答案解析】献血法规定，医疗机构的医务人员违反规定，将不符合国家规定标准的血液用于患者的，由县级以上地方人民政府卫生行政部门责令改正（D 对，A、B、C、E 错），故本题选 D；给患者健康造成损害的，应当依法赔偿，对直接负责的主管人员和其他直接责任人员，依法给予行政处分；构成犯罪的，依法追究刑事责任。

【例 171】【正确答案】A

【答案解析】医疗机构临床用血管理办法规定，医疗机构应当建立临床用血申请管理制度：①同一患者一天申请备血量 < 800 mL 的，由具有中级以上专业技术职务任职资格的医师提出申请，上级医师核准签发后，方可备血（A 对，B、C、D、E 错），故本题选 A。②同一患者一天申请备血量在 800～1 600 mL 的，由具有中级以上专业技术职务任职资格的医师提出申请，经上级医师审核，科室主任核准签发后，方可备血。③同一患者一天申请备血量 ≥ 1 600 mL 的，由具有中级以上专业技术职务任职资格的医师提出申请，科室主任核准签发后，报医务部门批准，方可备血。

【例 172】【正确答案】D

【答案解析】医疗机构临床用血管理办法规定，医疗机构使用未经卫生行政部门指定血站供应血液的，由县级以上地方人民政府卫生行政部门给予警告，并处 3 万元以下罚款；情节严重或者造成严重后果

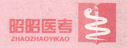

的,对负有责任的主管人员和其他直接责任人员依法给予处分(D 对,A、B、C、E 错),故本题选 D。

【例 173】【正确答案】A

【答案解析】精神卫生法规定,精神卫生工作实行以预防为主的方针,坚持预防、治疗和康复相结合的原则(A 对,B、C、D、E 错),故本题选 A。②精神卫生工作实行政府组织领导、部门各负其责、家庭和单位尽力尽责、全社会共同参与的综合管理机制。

【例 174】【正确答案】D

【答案解析】精神卫生法规定,精神障碍患者病历资料的保存期不得少于 30 年(D 对,A、B、C、E 错),故本题选 D。

【例 175】【正确答案】D

【答案解析】精神卫生法规定,精神障碍患者在医疗机构内发生或者将要发生伤害自身、危害他人安全、扰乱医疗秩序的行为,医疗机构及其医务人员在没有其他可替代措施的情况下,可以实施约束、隔离等保护性医疗措施(D 对,A、B、C、E 错),故本题选 D。

第 18～19 章　人体器官移植条例及疫苗流通和预防接种管理条例

【例 176】【正确答案】A

【答案解析】人体器官移植条例规定,人体器官捐献应当遵循自愿、无偿的原则(A 对,B、C、D、E 错),故本题选 A。

【例 177】【正确答案】D

【答案解析】人体器官移植条例规定,活体器官的接受人限于活体器官捐献人的配偶、直系血亲或者三代以内旁系血亲,或者有证据证明与活体器官捐献人存在因帮扶等形成亲情关系的人员(D 错),故本题选 D。

【例 178】【正确答案】A

【答案解析】人体器官移植条例规定,对摘取器官完毕的尸体未进行符合伦理原则的医学处理,恢复尸体原貌的医务人员,应当依法给予处分(A 对,B、C、D、E 错),故本题选 A;情节严重的,由县级以上人民政府卫生主管部门暂停其 6 个月以上、1 年以下执业活动;情节特别严重的,吊销其执业证书。

【例 179】【正确答案】A

【答案解析】我国的疫苗分为两类:第一类疫苗是指政府免费向公民提供,公民应当依照政府的规定受种的疫苗;第二类疫苗是指由公民自费并且自愿受种的其他疫苗(A 对,B、C、D、E 错),故本题选 A。

【例 180】【正确答案】C

【答案解析】《疫苗流通和预防接种管理条例》规定,不属于预防接种异常反应的情形包括:①因疫苗本身特性引起的接种后一般反应(不选 E);②因疫苗质量不合格给受种者造成的损害(不选 D);③因接种单位违反预防接种工作规范、免疫程序、疫苗使用指导原则、接种方案给受种者造成的损害(C 错),故本题选 C;④受种者在接种时正处于某种疾病的潜伏期或者前驱期,接种后偶合发病(不选 A);⑤受种者有疫苗说明书规定的接种禁忌,在接种前受种者或者其监护人未如实提供受种者的健康状况和接种禁忌等情况,接种后受种者原有疾病急性复发或者病情加重;⑥因心理因素发生的个体或者群体的心因性反应(不选 B)。

【例 181】【正确答案】A

【答案解析】①《疫苗流通和预防接种管理条例》规定,因接种第一类疫苗引起预防接种异常反应需要对受种者予以补偿的,补偿费用由省、自治区、直辖市人民政府财政部门在预防接种工作经费中安排。②因接种第二类疫苗引起预防接种异常反应需要对受种者予以补偿的,补偿费用由相关的疫苗生产企业承担(A 对,B、C、D、E 错),故本题选 A。

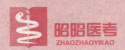

【例182】【正确答案】E

【答案解析】①预防接种异常反应是指合格疫苗在实施规范接种过程中或者实施规范接种后造成受种者机体组织、器官功能损害，相关各方均无过错的药品不良反应（E对），故本题选E。②由疫苗本身特性引起的接种后的一般反应（不选A）；受种者在接种时正处于某种疾病的前驱期，接种后偶合发病（不选B）；接种单位违反预防接种方案给受种者造成损害（不选C）、心理因素引起的个体心因性反应（不选D）均不属于预防接种异常反应的情形。

第20～21章　职业病防治法及药品不良反应报告和监测管理办法（暂无）

第22章　基本医疗卫生与健康促进法（暂无）

第四部分

预防医学

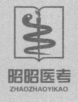

昭昭医考
ZHAOZHAOYIKAO

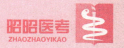

第1～2章 绪论及医学统计学方法

【例1】【正确答案】C

【答案解析】①预防医学的特点包括着重于疾病预防(不选A);研究对象包括个体和群体(不选B);以环境、人群为研究重点(不选D);研究方法上注重微观与宏观结合(不选E)。②预防医学的重点侧重于全部人群、健康人群的研究,而非着重于个体治疗(C错),故本题选C。

【例2】【正确答案】E

【答案解析】预防医学是医学的一门应用学科,它以个体和确定的群体为研究对象,目的是保护、促进和维护健康,预防疾病等(E对,A、B、C、D错),故本题选E。

【例3】【正确答案】E

【答案解析】①"三级预防"原则:一级预防(病因预防),从根本上阻止职业性有害因素对人体的损害作用,为最有效的预防措施;二级预防(临床前期预防),对作业人群实施职业健康监护,早期发现职业损害,及时合理处理,并进行有效治疗,防止损害的进一步发展;三级预防(临床预防),对已患职业病的患者及时做出正确的诊断和处理,包括脱离接触、实施合理有效的治疗、预防并发症、促进患者尽快康复等(不选A、B、C、D)。②第一级预防是针对病因所采取的预防措施,碘缺乏病可用于第一级预防(E对),故本题选E。

【例4】【正确答案】A

【答案解析】①"三级预防"原则:一级预防(病因预防),从根本上阻止职业性有害因素对人体的损害作用,为最有效的预防措施;二级预防(临床前期预防),对作业人群实施职业健康监护,早期发现职业损害,及时合理处理,并进行有效治疗,防止损害的进一步发展;三级预防(临床预防),对已患职业病的患者及时做出正确的诊断和处理,包括脱离接触、实施合理有效的治疗、预防并发症、促进患者尽快康复等(不选B、C、D、E)。②以低毒原料代替高毒原料以减少职业病发生,属于病因预防,是一级预防(A对),故本题选A。

【例5～6】【正确答案】AE

【答案解析】疾病的预防采取三级预防策略:①第一级预防又称病因预防。孕妇易发生巨幼细胞贫血,因此妊娠期补充叶酸,即为病因预防(A对),故例5选A。②COPD患者的康复护理指导属于确诊后的治疗措施之一,因此属于第三级预防(E对),故例6选E。③高血压患者的早期诊断、糖尿病和乳腺癌的筛检是为了早期发现疾病,均属于第二级预防。

【例7～8】【正确答案】AD

【答案解析】①算术均数和中位数均可反映计量资料的集中趋势,算术均数适用于正态分布的资料,中位数适用于偏态分布或两端无确切数值的资料(A对),故例7选A。②标准差和四分位间距均可反映计量资料的离散趋势,标准差适用于正态分布的资料,四分位间距适用于偏态分布的资料(D对),故例8选D。

【例9】【正确答案】D

【答案解析】①几何平均数是指n个观察值连乘积的n次方根。根据资料的条件不同,几何平均数有加权和不加权之分。②几何平均数的适用条件是:观察值为非对称分布;数值按大小顺序排列后,各观察值呈倍数关系或近似倍数关系,如抗体滴度、药物的平均效价等(D对,A、B、C、E错),故本题选D。

【例10】【正确答案】C

【答案解析】①数值变量数据的统计描述,集中趋势指标为算术平均数、几何均数、中位数和百分位数;离散趋势指标有全距、四分位间距、方差、标准差、变异系数。②集中趋势指标:正态资料用算术平均数;几何均数用于比例关系的数值,如药物溶度等;偏态分布用中位数。③离散程度指标:四分位间距通常用于描述偏态分布资料的离散程度。④该病例资料为偏态分布,所以描述数据的集中趋势和离散程度的指标为中位数和四分位间距(C对,A、B、D、E错),故本题选C。

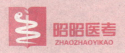

【例11】【正确答案】B

【答案解析】标准正态分布是均数为0、标准差为1的正态分布（B对，A、C、D、E错），故本题选B。

【例12】【正确答案】E

【答案解析】均数的标准误主要反映抽样误差的大小，即由抽样造成的样本均数与总体均数的差异大小（E对，A、B、C、D错），故本题选E。

【例13】【正确答案】E

【答案解析】在假设检验者，通常取 $\alpha=0.05$，若 $P \leqslant \alpha$，按 α 检验水准拒绝无效假设（H_0），接受备择假设（H_1），称为差异显著；若 $P > \alpha$，则不能拒绝 H_0，称为差异不显著（E对，A、B、C、D错），故本题选E。

【例14】【正确答案】B

【答案解析】①样本均数 t 检验的条件是资料呈正态分布，而无论什么分布类型的资料，均可行秩和检验，此为非参数检验。②秩和检验常用于资料总体分布类型未知的统计检验（B对，A、C、D、E错），故本题选B。

【例15】【正确答案】D

【答案解析】①题目中两个样本分别来自方差相等的正态分布总体的假设是不成立的，为等级资料两样本的比较，应采用秩和检验，其主要目的是比较两样本所代表的总体分布位置是否有差别（D对），故本题选D。②t 检验的应用前提是两个样本分别来自方差相等的正态分布总体的假设成立（不选A）。③方差分析通过计算假设检验的统计量 F 值，实现对总体均数是否有差别的推断（不选B）。④Z 检验适用于大样本时两组均数的比较（不选C）。⑤回归分析是确定两种或两种以上变量间相互依赖的定量关系的一种统计分析方法（不选E）。

【例16】【正确答案】C

【答案解析】①在相关分析中，当一个变量 X 改变时，另一个变量 Y 也相应改变，此时称 X 为自变量，Y 为因变量。②若 $Y=a+bX$，则直线回归分析就是研究两变量 X 和 Y 之间是否存在线性关系（C对，A、B、D、E错），故本题选C。

【例17】【正确答案】B

【答案解析】①两样本均数的 Z 检验必须满足的条件包括：为大样本资料 $n>50$（不选C）；两样本的总体呈正态分布（不选D）；两样本所属总体的方差必须相等（不选E）。②由于是两样本均数的比较，因此两组数据的单位相同（A对，B错），故本题选B。

【例18～19】【正确答案】CB

【答案解析】①比较甲、乙、丙、丁四个城市乙肝感染率，宜选用单式直条图（C对），故例18选C。②某城市 2015 年 4 种不同类型病毒性肝炎发病人数占发病总人数的比例，为构成比资料，宜选用圆图（B对），故例19选B。

【例20】【正确答案】C

【答案解析】统计表必备结构包括标题、标目、线条、数字、注释（C错，A、B、D、E对），故本题选C。

第3章　流行病学原理和方法

【例21】【正确答案】B

【答案解析】①流行病学最基本的原理是疾病分布论，主要是研究疾病或健康状况在人群中的分布情况，如人群特征、时间特征、地区特征等（B对），故本题选B。②在流行病学最基本的原理中不包括基因调控论（不选A）。③疾病预防控制论、疾病流行数理模型、健康疾病连续带理论属于流行病学的原理，但并非最基本的原理（不选C、D、E）。

【例22】【正确答案】E

【答案解析】疾病的三间分布是指地区、时间、人群分布（E对，A、B、C、D错），故本题选E。

【例23】【正确答案】A

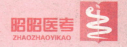

【答案解析】①流行病学的研究方法包括：观测法，分为描述流行病学（横断面研究＋生态学研究＋疾病监测）和分析流行病学（病例对照研究＋队列研究）；实验法（临床试验＋现场试验＋社区干预试验）；数理法（理论流行病学）（不选 B、C、D、E）。②流行病学的研究方法不包括推论性方法（A 错），故本题选 A。

【例24】【正确答案】D

【答案解析】①某个地区某种疾病占整个人群的发病情况，称为该疾病的患病率（D 对），故本题选 D。②发病率是指一定时间内特定人群中某病新病例出现的频率（不选 A）。③罹患率是指短时间内、局部地区的发病情况（不选 B）。④死亡率指某人群中死于某病的频率（不选 C）。⑤续发率亦称二代发病率，是指一个家庭、病房、集体宿舍、托儿所、幼儿园班组中第一个病例发生后，在该病的最短潜伏期到最长潜伏期之间，易感接触者中因受其感染而发病的续发病例占所有易感接触者总数的百分率（不选 E）。

【例25】【正确答案】A

【答案解析】①对病人生命威胁最大的疾病，即导致该地区居民死亡的主要疾病。病死率是指一定时期内，患某病的全部病人中因该病死亡者所占的比例，其包含一种病因。而死亡率是指在一定期间（1年）内，某人群中死于某病的频率，其包含多种病因。根据概念可得知，病死率可确定本地区内导致死亡于某一种疾病的人数，从而针对该疾病进行有效的预防和治疗工作（A 对，C 错），故本题选 A。②患病率指某个地区某种疾病占整个人群的发病情况，称为该疾病的患病率（不选 B）。③患病构成比仅能体现出某种病所占整体的比例，不能突出死亡人数（不选 D）。④发病率是指一定时间内特定人群中某病新病例出现的频率（不选 E）。

【例26】【正确答案】D

【答案解析】①横断面研究也称现况研究，是在某一人群中，应用普查或抽样调查的方法收集特定时间内、特定人群中疾病、健康状况及有关因素的资料，并加以描述的方法。因研究所得到的比率是在特定时间、特定人群中的患病率，因此又称为患病率研究（D 对），故本题选 D。

【例27】【正确答案】B

【答案解析】当疾病迅速蔓延，涉及地域广，短时间内可跨越省界、国界或洲界，发病率超过该地一定历史条件下的流行水平，称为大流行（B 对），故本题选 B。

【例28】【正确答案】E

【答案解析】①短时间内一个单位（工厂、幼儿园等）出现大量相同病人，称为暴发（E 对），故本题选 E。②在疾病的流行强度的描述中没有聚集（不选 A）。③某疾病的发病情况接近历年发病水平，称为散发（不选 B）。④某疾病的发病情况超过历年发病水平，称为流行（不选 C）。⑤当疾病迅速蔓延，涉及地域广，短时间内可跨越省界、国界或洲界，发病率超过该地一定历史条件下的流行水平，称为大流行（不选 D）。

【例29～30】【正确答案】BA

【答案解析】①从总体中按照相同的间隔抽取调查单位进行调查的方法为系统抽样（B 对），故例 29 选 B。②在调查研究中，先将总体按照某种特征分成若干组群，然后在每组群中进行随机抽样的方法为分层抽样（A 对），故例 30 选 A。

【例31】【正确答案】D

【答案解析】①抽样时，将总体分成互不交叉的层，然后按照一定的比例，从各层中独立抽取一定数量的个体，得到所需样本，这样的抽样方法为分层抽样。②如果通过逐个抽取的方法抽取一个样本，且每次抽取时，每个个体被抽到的概率相等，这样的抽样方法为简单随机抽样（D 对，A、B、C、E 错），故本题选 D。

【例32】【正确答案】E

【答案解析】①实验设计的三大原则包括对照原则、随机化原则、重复原则。②只有设立了对照组，才能消除非处理因素对实验结果的影响，从而使处理因素的效应得以体现。临床上有许多疾病，如感冒等不经药物治疗也会自愈，因此必须设立对照组。③本研究未设立对照组，因此所得出的结论不能肯定

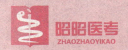

（E 对，A、B、C、D 错），故本题选 E。

【例 33】【正确答案】A

【答案解析】选定暴露和未暴露于某种因素的两种人群,追踪其各自的发病结局,比较二者发病结局的差异,从而判断暴露因素与发病有无因果关系及关联程度,该研究为队列研究(A 对,B、C、D、E 错),故本题选 A。

【例 34】【正确答案】D

【答案解析】①队列研究是将人群按是否暴露于某可疑因素及其暴露程度分为不同的亚组,追踪其各自的结局,比较不同亚组之间频率的差异,从而判定暴露因子与结局之间有无因果关联及关联大小的一种观察性研究方法。②该病例中,探究脂肪摄入量与前列腺癌的关系,属于由因到果的检查,属于队列研究(D 对,A、B、C、E 错),故本题选 D。

【例 35】【正确答案】D

【答案解析】①相对危险度亦称危险度比,是暴露组的危险度与对照组的危险度之比。②RR＝（20/200）÷（10/200）＝2.0（D 对）,故本题选 D。

【例 36】【正确答案】E

【答案解析】①特异危险度又称绝对危险度,是暴露组发病率与非暴露组发病率相差的绝对值,说明危险特异地归因于暴露因素的程度,即由于暴露因素的存在使暴露组人群发病率增加或减少的部分。②（20/200）－（10/200）＝10/200＝5/100（E 对,A、B、C、D 错）,故本题选 E。

【例 37】【正确答案】C

【答案解析】在流行病学研究中,由因到果的研究为队列研究(C 对,A、B、D、E 错);由果到因的研究为病例对照研究,故本题选 C。

【例 38】【正确答案】B

【答案解析】病例对照研究是选择患有和未患有某特定疾病的人群分别作为病例组和对照组,调查各组人群过去暴露于某可疑危险因素的水平,通过对比各组之间暴露水平的差异,判断暴露因素是否与研究的疾病有关联及其关联强度(B 对,A、C、D、E 错),故本题选 B。

【例 39】【正确答案】E

【答案解析】①病例对照研究是选择患有和未患有某特定疾病的人群分别作为病例组和对照组,调查各组人群过去暴露于某可疑危险因素的水平,通过对比各组之间暴露水平的差异,判断暴露因素是否与研究的疾病有关联及其关联强度,根据题干得知,本病例为病例对照研究。②病例对照研究估计暴露因素与疾病关联程度所用的指标是比值比(OR)。OR＝病例组的暴露比值/对照组的暴露比值(E 对,C、D 错),故本题选 E。③患病率、发病率仅仅可显示疾病的流行强度(不选 A、B)。

【例 40】【正确答案】E

【答案解析】①病例对照研究是选择患有和未患有某特定疾病的人群分别作为病例组和对照组,调查各组人群过去暴露于某可疑危险因素的水平,通过对比各组之间暴露水平的差异,判断暴露因素是否与研究的疾病有关联及其关联强度。②OR 值也称比值比,是指某事物发生的可能性与不发生的可能性之比。OR＝暴露比/未暴露比＝病例组中（暴露人数/非暴露人数的比值）/对照组中（暴露人数/非暴露人数的比值）＝（30/10）/（10/30）＝9.0（E 对）,故本题选 E。

【例 41】【正确答案】E

【答案解析】①现况研究属于描述性研究,是一种观察性研究,并不对研究对象人为施加干预措施(不选 A)。②现况研究也称横断面研究,只能在同一时间横断面上获得疾病、健康状态等有关资料,因而只能判断它们之间是否有关联,但不能确定因果关联(不选 B)。③由于现况研究强调在一定时间内完成,因此不会随访观察研究对象(不选 C)。④现况研究是将所获得的资料按照不同地区、不同时间、不同人群特征进行分组,因此研究对象不是随机分组,也无需特设对照组(D 错,E 对),故本题选 E。

【例 42】【正确答案】E

【答案解析】①单盲是受试者不知道自己的分组情况(E 对,A、B、C、D 错),故本题选 E。②昭昭老师

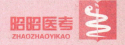

关于三盲的概念总结如下表：

单 盲	研究对象不知道
双 盲	研究者、研究对象都不知道
三 盲	研究者、研究对象、病例资料收集者全不知道

【例43～44】【正确答案】EA

【答案解析】①开展膳食与糖尿病关系的病例对照研究,若选用确诊一年以上的糖尿病患者作为病例组,则最常见的偏倚是现患病例新发病例偏倚(E对),故例43选E。②开展以医院为基础的病例对照研究,最常见的偏倚是入院率偏倚(A对),故例44选A。

【例45】【正确答案】B

【答案解析】在病例对照研究中,因为已经明确了该疾病,故研究者有某疾病与暴露某因素有关联的先入之见,因而在收集病例组和对照组的暴露信息时采取了不同的方法和态度,致使病例组比对照组更易获得暴露信息的情况,此为典型的暴露怀疑偏倚(B对,A、C、D、E错),故本题选B。

【例46】【正确答案】E

【答案解析】筛检也称筛查,指运用快速简便的检验、检查或其他措施,在健康人群中,发现那些表面健康,但可疑有病或有缺陷的人(E对,A、B、C、D错),故本题选E。

【例47】【正确答案】A

【答案解析】①筛检试验要求具备的特点是快速、简单、经济、可靠、安全、有效,且易为群众接受(不选B、C、D、E)。②特异度高是诊断的应用原则,而非筛检试验的要求(A错),故本题选A。

【例48】【正确答案】E

【答案解析】①评价试验真实性的指标有灵敏度、特异度、假阳性率、假阴性率、约登指数和粗一致性,其中灵敏度指按金标准确诊的病例中被评试验也判断为阳性者所占的百分比,它是准确的指标。②对此病的诊断试验应特别注重的是灵敏度(E对,A、B、C、D错),故本题选E。

【例49】【正确答案】B

【答案解析】①归因危险度是指暴露组发病率(或死亡率)与对照组发病率(或死亡率)的差值,是衡量某疾病的原因归因于暴露某危险因素程度的最好指标(B对),故本题选B。②归因危险度百分比是指暴露人群因某因素暴露所致的某病发病或死亡占该人群该病全部发病或死亡的百分比(不选A)。③人群归因危险度是指人群中某病发病(死亡)率与非暴露人群该病发病(死亡)率的差值(不选C)。④人群归因危险度百分比是指总人群因暴露于某因素所致的某病发病(死亡)占总人群该病全部发病(死亡)的百分比(不选D)。⑤相对危险度是指暴露组发病率(死亡率)与非暴露组发病率(死亡率)的比值(不选E)。

【例50】【正确答案】A

【答案解析】①灵敏度指在按金标准确诊的病例中被评试验也判断为阳性者所占的百分比。②900/1 000＝90%(A对,B、C、D、E错),故本题选A。

【例51】【正确答案】E

【答案解析】①假阳性率指在按金标准确诊的非病例中被评试验错判为阳性者所占的百分比。②100/1 000＝10%(E对,A、B、C、D错),故本题选E。

【例52】【正确答案】A

【答案解析】①特异度指在按金标准确诊的非病例中被评试验也判断为阴性者所占的百分比。②900/1 000＝90%(A对,B、C、D、E错),故本题选A。

第4章 临床预防服务

【例53】【正确答案】A

【答案解析】①临床预防服务的内容包括健康咨询、健康筛查、免疫接种、化学预防(不选B、C、D、E)。

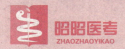

②临床预防服务**不包括**慢性病的自我管理（A 错），故本题选 A。

【例 54】【正确答案】D

　　【答案解析】①临床预防服务的内容包括健康咨询、健康筛查、免疫接种、化学预防（不选 A、B、C、E）。②临床预防服务**不包括**疾病监测（D 错），故本题选 D。

【例 55～56】【正确答案】AC

　　【答案解析】①适宜摄入量（AI）是指通过观察或实验获得的健康人群对某种营养素的摄入量。纯母乳喂养的足月健康婴儿，从出生到 4～6 个月，他们的营养全部来自母乳，母乳中供给的营养素就是他们的 AI 值（A 对），故例 55 选 A。②推荐摄入量（RNI）是指可满足某一特定性别、年龄及生理状况的群体中 97%～98% 个体需要量的摄入水平，相当于传统的每日膳食中营养素供给量（C 对），故例 56 选 C。③平均需要量是指某一特定性别、年龄及生理状况的群体中，个体对某营养素需要量的平均值。④参考摄入量是在每日膳食中营养素供给量基础上发展起来的一组每日平均膳食营养素摄入量的参考值。⑤可耐受最高摄入量（UL）是指平均每日摄入营养素的最高限量，当摄入量超过 UL 时，有增加发生毒副作用的危险性。

【例 57】【正确答案】E

　　【答案解析】①本例为蛋白质缺乏患者。②畜禽类、鱼类、蛋类的蛋白质含量约为 10%～20%，鲜奶类约为 1.5%～3.8%，大豆为 20%～40%，粮谷类约为 8%～10%，大豆及其制品蛋白质含量最高（E 对），故本题选 E。

【例 58】【正确答案】D

　　【答案解析】①膳食中的铁主要来源于动物肝脏、动物全血、畜禽类、鱼类、海带、黑木耳等（D 对，A、B、C、E 错），故本题选 D。②豆类蛋白质含量高。粮谷类、蔬菜、水果的糖水化合物含量较高。③牛奶及奶制品的钙含量较高。

【例 59～60】【正确答案】DB

　　【答案解析】①奶及奶制品是钙的良好来源（D 对），故例 59 选 D。②蛋白质广泛存在于动物性和植物性食物中，动物性蛋白质质量好，植物性蛋白质中以大豆及其制品富含优质蛋白质，其余植物性蛋白质利用率较低（B 对），故例 60 选 B。

【例 61】【正确答案】E

　　【答案解析】膳食调查是营养评价的基本组成部分，借助于掌握就餐人数、进食种类和数量，利用食物成分表计算每人每日从膳食中摄入的营养素和能量的量，并与中国居民每日膳食营养素参考摄入量进行比较，以评价个体或群体的膳食数量和质量（E 对，A、B、C、D 错），故本题选 E。

【例 62】【正确答案】B

　　【答案解析】①豆类及其制品是我国居民膳食中蛋白质的重要来源。大豆蛋白质含量较高，一般为 20%～40%，是植物性食品中蛋白质含量最高的食品。大豆含有多种必需氨基酸和非必需氨基酸，除蛋氨酸、胱氨酸等不足外，其余氨基酸均含量丰富，其氨基酸模式接近人体氨基酸模式，为植物中的优质蛋白质。②在"平衡膳食宝塔"中第四层要求每人大豆及其制品的摄入量为 30～50 g/d，是为了提高膳食蛋白质质量（B 对，A、C、D、E 错），故本题选 B。

【例 63～64】【正确答案】AC

　　【答案解析】①判断影响健康行为三因素的简单方法是：行为之前的先行因素→倾向因素，行为本身→促成因素，行为之后的后果特别是周围人的评价或自身感受→强化因素。②价值观属于倾向因素（A 对），故例 63 选 A。③周围人的首肯属于强化因素（C 对），故例 64 选 C。④政策、干预项目、医疗费用等属于促成因素（不选 B、D、E）。

【例 65】【正确答案】B

　　【答案解析】①影响健康行为的因素包括倾向因素、促成因素和强化因素三类（不选 D、E）。②倾向因素是指为行为改变提供理由或动机的先行因素，是产生某种行为的动机或愿望，或诱发产生某行为的因素。促成因素是指允许行为动机或愿望得以实现的先行因素，即实现或达到某行为所必需的技术和资

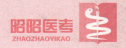

源,包括干预项目、服务、行为和环境改变的必需资源及行为改变所需的新技能等。③强化因素是指对象实施某行为后所得到的加强或减弱该行为的因素。可见,倾向因素和促成因素都属于先行因素,强化因素属于后行因素,本例中患者还没有开始戒烟,因此不可能为强化因素(不选 C)。④"家人的督促戒烟"为促成因素,"戒烟后得到家人的鼓励"属于强化因素(B 对),故本题选 B。

【例 66】【正确答案】C

【答案解析】①行为改变阶段模式分为无打算阶段、打算阶段、准备阶段、行动阶段和行为维持 5 个阶段。无打算阶段是指患者没有在 6 个月中改变自己行为的考虑,或有意坚持不改。②患者目前不考虑戒烟,也就是有意坚持不改,故属于无打算阶段(C 对,A、B、D、E 错),故本题选 C。

【例 67】【正确答案】C

【答案解析】①对于没有戒烟意愿的吸烟者,应提供 5R 法动机干预,即相关性→危险性→益处→障碍→反复。相关性是动机干预的第一步,是指使吸烟者认识到戒烟与他们密切相关,越个体化越好,如患者目前的健康状态或发生某种疾病的危险性、家庭或周围环境、年龄、性别等。②本例患者处于无打算戒烟阶段,因此首先应进行相关性干预(C 对),故本题选 C。③建议改吸低焦油卷烟不属于 5R 法的干预措施(不选 A)。④使患者认识到戒烟可能的障碍属于第四步干预措施(不选 B)。⑤指出二手烟暴露的健康危害属于第二步干预措施(不选 D)。⑥说明戒烟的益处属于第三步干预措施(不选 E)。

【例 68】【正确答案】E

【答案解析】①行为改变阶段模式认为人的行为变化通常需要经过 5 个阶段:无打算阶段即处于该阶段的人,没有在未来 6 个月中改变自己行为的考虑;打算阶段即处于该阶段的人,打算在未来 6 个月内采取行动;改变疾病危险行为即准备阶段,进入该阶段的人,将于未来 1 个月内改变行为;行动阶段即在此阶段的人,在过去 6 个月中目标行为已经有所改变;行为维持阶段即处于此阶段的人已经维持新行为长达 6 个月以上。②对于无打算阶段、打算阶段,应重点促使他们思考,认识到危险行为的危害,权衡行为利弊,从而产生改变行为的意向、动机;对于准备阶段、行动阶段,应促使他们尽快开始改变危害健康的行为,并促使参与者做出改变行为的承诺;对于行为维持阶段,应改变环境,消除或减少诱惑,通过帮助建立自我强化、学会信任来支持行为改变。根据题干,本例应属于准备阶段,为促使患者做出戒烟承诺,医生应和病人一起确定戒烟日期(E 对,A、B、C、D 错),故本题选 E。

【例 69】【正确答案】A

【答案解析】①按照行为改变阶段模式,该患者行为属于无打算阶段。②对于无打算阶段的患者,最重要的劝导是"提高认识",包括对疾病严重性和易感性的认识,"我从来不生病,不会得肺癌",显然患者是对疾病的易感性认识不足(A 对,E 错),故本题选 A。③行为改变的有效性、行为改变的障碍、吸烟相关疾病的严重性均属于认识到疾病易感性之后,采取的进一步治疗措施(不选 B、C、D)。

【例 70】【正确答案】D

【答案解析】①按照行为改变阶段模式,该患者行为属于无打算阶段。②对于无打算阶段的患者,最重要的劝导是"提高认识",包括对疾病严重性和易感性的认识。"吸烟不过使人多咳嗽几声,没什么大不了的",说明患者对疾病的严重性认识不足(D 对,C 错),故本题选 D。②该患者目前已经认识到了吸烟的问题,提高自信的重要性、行为改变的好处及障碍不属于此类(不选 A、B、E)。

第 5 章 社区公共卫生

【例 71】【正确答案】A

【答案解析】①慢性病防治的基本原则包括:以社区和家庭为基础、以健康教育和健康促进为主要手段、三级预防并重、生命全程干预等(不选 B、C、D、E)。②慢性病防治的基本原则不包括高危人群(A 错),故本题选 A。

【例 72】【正确答案】C

【答案解析】慢性病自我管理的三大特征是医疗和行为管理、情绪管理、角色管理(C 对,A、B、D、E

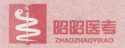
错），故本题选 C。

【例73】【正确答案】B

【答案解析】①疫苗效果评价包括免疫学效果评价和流行病学效果评价。免疫学效果评价指标包括接种后人群抗体阳转率、抗体平均滴度和抗体持续时间。抗体阳转是指疫苗接种前后保护性抗体滴度增高4倍以上者，因此观察甲肝疫苗预防的效果，应选择无免疫力的人群，即观察接种前抗体阴性的人群在接种后抗体阳转率。②流行病学效果评价指标包括疫苗保护率和疫苗效果指数，疫苗保护率＝(对照组发病率－接种组发病率)/对照组发病率×100%；疫苗效果指数＝对照组发病率/接种组发病率。因此，评价流行病学效果的指标均与发病率有关，若选择甲肝高发区进行研究，则可减少样本例数，节约工作量(B对，C错)，故本题选 B。③近期甲肝暴发地区的人群，其特异性抗体已阳性，无需再次接种甲肝疫苗(不选 A)。D、E 选项显然不是正确答案。

【例74】【正确答案】B

【答案解析】在环境污染物质中，一次污染物指从污染物直接排入环境后，理化性质未发生改变的污染物(B对，A、C、D、E错)，故本题选 B。

【例75】【正确答案】B

【答案解析】属于环境中的二次污染物是光化学烟雾(B对，A、C、D、E错)，故本题选 B。

【例76】【正确答案】C

【答案解析】光化学烟雾是汽车尾气中 NO_x 和烃类污染物在强烈日光(强紫外线)作用下经过一系列光化学反应产生以氧化剂为主的二次污染物，蓄积于空气中形成具有强烈刺激作用的一种浅蓝色烟雾(C对，A、B、D、E错)，故本题选 C。

【例77】【正确答案】E

【答案解析】①食用污染的乳制品(奶油蛋糕等)最易引起金黄色葡萄球菌肠毒素食物中毒(E对)，故本题选 E。②副溶血性弧菌食物中毒多由进食海产品引起，好发于青壮年，7—9月为高发季节，潜伏期多为14～20小时，常表现为上腹部疼痛，粪便水样、血水样、黏液或脓血便等(不选 A)。③沙门菌属多见于肉制品中毒(不选 B)。④肉毒梭菌毒素食物中毒好发于冬春季，多以家庭或个体形式发病，极少集体暴发，主要表现为头晕、无力、视力模糊、眼睑下垂、咀嚼困难、吞咽困难、呼吸困难等(不选 C)。⑤蜡样芽胞杆菌食物中毒多因进食淀粉类食物引起，常表现为呕吐、腹泻，病情轻，病程短，很少超过12小时(不选 D)。

【例78】【正确答案】E

【答案解析】①引起金黄色葡萄球菌肠毒素食物中毒的食物，除奶制品外，还有肉类、剩饭等(E对)，故本题选 E。②进食海产品常引起副溶血性弧菌食物中毒(不选 A)。③进食蔬菜、水果不易引起食物中毒(不选 B、C)。④进食罐头制品易引起肉毒梭菌毒素食物中毒(不选 D)。

【例79】【正确答案】E

【答案解析】①金黄色葡萄球菌肠毒素食物中毒的治疗措施为对症治疗，及时纠正水、电解质紊乱(E对)，故本题选 E。②目前尚无针对金黄色葡萄球菌肠毒素的抗体(不选 A)。③服用改变肠道菌群的制剂，为婴幼儿腹泻的治疗措施(不选 B)。④应用止痛剂为对症治疗措施(不选 C)。⑤彻底洗胃、灌肠为有机磷农药中毒的治疗措施(不选 D)。

【例80～81】【正确答案】AB

【答案解析】①易引起葡萄球菌食物中毒的食品是剩米饭(A对)，故例80选 A。②易引起沙门菌食物中毒的食品是动物性食品(B对)，故例81选 B。

【例82】【正确答案】E

【答案解析】①属于职业卫生服务原则的是保护和预防原则、全面的初级卫生保健原则、适应原则、健康促进原则(不选 A、B、C、D)。②不属于职业卫生服务原则的是治疗优先原则(E对)，故本题选 E。

【例83】【正确答案】B

【答案解析】①职业病的特点包括：控制病因可控制发病，一般有剂量-反应关系，病因多可识别及病

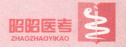

因明确,可以预防(不选 A、C、D、E)。②职业病治疗起来很困难,部分疾病有特效治疗方法(B 对),故本题选 B。

第6章 卫生服务体系与卫生管理(助理医师不要求)

【例84】【正确答案】E

【答案解析】WHO 把卫生系统的功能归纳为三项:①卫生服务提高;②公平对待所有人;③满足人群非卫生服务的期望(E 对,A、B、C、D 错),故本题选 E。

【例85】【正确答案】D

【答案解析】公共卫生的功能包括:①预防疾病的发生和传播(B 对);②保护环境免受破坏;③预防意外伤害(C 对);④促进和鼓励健康行为(E 对);⑤对灾难做出应急反应,并帮助社会从灾难中恢复;⑥认识到卫生服务的有效性和可及性。"研究具体的临床治疗措施"为临床执业医师的职能,不属于公共卫生的功能(D 错),故本题选 D。

【例86】【正确答案】D

【答案解析】卫生服务需求是从经济和价值观念出发,在一定时期内和一定价格水平上,人们愿意而且有能力消费的卫生服务量。卫生服务需求分为两类:①第一类是由需要转化而来的需求:人们的卫生服务需要只有转化为需求,才有可能去利用卫生服务。但在现实生活中,并不是所有的卫生服务都能转化为需求。需要能否转化为需求,除了与居民本身是否觉察到有卫生服务需要相关外,还与多种因素如收入水平、享有的健康保障制度、交通便利程度、风俗习惯及卫生机构提供的服务类型和质量有关。②第二类是没有需要的需求:通常由不良的就医和行医两种行为造成。一方面,有时候居民提出的一些"卫生服务需求",可能经医疗卫生专家按照服务规范判定是不必要的,或被认为是过分的要求。另一方面,在不规范的卫生服务市场条件下,由于经济利益的驱动使某些医疗卫生人员对就诊者实施一些不必要的检查、治疗等,诱导病患进行过度的服务需求(D 对,A、B、C、E 错),故本题选 D。

【例87】【正确答案】A

【答案解析】①卫生服务需求的形成必须具备两个条件:消费者的购买愿望和消费者的支付能力(C、D 对)。卫生服务需求分为两类,即由需要转化而来的需求、没有需要的需求,可见需求可以由需要转化而来(B 对)。有些需求不是必要的,如有些医务人员为了经济利益对就诊者实施一些不必要的检查、治疗等(E 对)。②卫生服务需要主要取决于居民的自身健康状况,是依据人们的实际健康状况与"理想健康状态"之间存在差距而提出的对预防、保健、医疗、康复等服务的客观要求。卫生服务需求是从经济和价值观念出发,在一定时期内和一定价格水平上,人们愿意而且有能力消费的卫生服务量。需求与需要相互联系,也有区别(A 错),故本题选 A。

【例88】【正确答案】A

【答案解析】以强制参保为原则,参保范围涵盖城镇所有用人单位和职工的保险为城镇职工基本医疗保险(A 对,B、C、D、E 错),故本题选 A。

【例89】【正确答案】D

【答案解析】①起付线又称扣除保险,是指医疗保险开始支付医疗费用的最低标准,低于起付线的医疗费用由被保险人自付,超过起付线以上的医疗费用由医疗保险按规定支付(D 对),故本题选 D。②封顶线也称最高支付限额,低于封顶线的医疗费用由医疗保险支付,超出封顶线的医疗费用由被保险人自己负担,这种方式称为最高支付限额方式(不选 C)。③自付线(不选 A)、共付线(不选 B)及封底线(不选 E)不是规范的名称。

【例90】【正确答案】B

【答案解析】①目前城镇职工基本医疗保险统筹基金的共付措施包括起付线、共付比例、封顶线三种(不选 C、D)。②起付线是指医疗保险开始支付医疗费用的最低标准,低于起付线的医疗费用由被保险人自负,超过起付线以上的医疗费用由医疗保险按规定支付,如本例中的 800 元即为起付线(不选 E)。

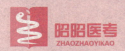
③共付比例是指医疗保险机构按照合同或政府的规定对被保险人的医疗费用按一定的比例进行补偿，剩余比例的费用由个人自己负担，称为共同付费方式，又称按比例分担，如本例中的7 000元即为共同付费（B对），故本题选B。④封顶线也称最高支付限额，低于封顶线的医疗费用由医疗保险支付，超出封顶线的医疗费用由被保险人自己负担（不选A）。

【例91】【正确答案】C

【答案解析】实现"人人享有卫生保健"目标的关键是开展初级卫生保键（C对，A、B、D、E错），故本题选C。

【例92】【正确答案】C

【答案解析】①初级卫生保健的基本原则包括合理分配资源、社区参与、预防为主、适宜技术、综合服务与合理转诊（不选A、B、D、E）。②初级卫生保健肯定不包括推广医学尖端技术（C错），故本题选C。